Thieme

Anatomie und Physiologie für Hebammen

Unter der Mitarbeit von
Olga Wesker
Barbara Fisahn

495 Abbildungen

Georg Thieme Verlag
Stuttgart · New York

Olga **Wesker**
Berlin

Barbara **Fisahn**
Heidestr. 81
42349 Wuppertal
Deutschland

Bibliografische Information der Deutschen Nationalbibliothek
Die Deutsche Nationalbibliothek verzeichnet diese Publikation in der Deutschen Nationalbibliografie; detaillierte bibliografische Daten sind im Internet über http://dnb.d-nb.de abrufbar.

Ihre Meinung ist uns wichtig! Bitte schreiben Sie uns unter:
www.thieme.de/service/feedback.html

Georg Thieme Verlag KG
Oswald-Hesse-Straße 50, 70469 Stuttgart, Germany
www.thieme.com

Printed in Germany
Zeichnungen: anatomische Grafiken von Markus Voll, München; Karl Wesker, Berlin (überwiegend auf Basis von Abbildungen aus: Schünke M, Schulte E, Schumacher U, PROMETHEUS LernAtlas der Anatomie, Illustrationen von Voll M, Wesker K); Mareen Wrobel, Stuttgart
Covergestaltung: © Thieme
Bildnachweis Cover: © sinhyu/stock.adobe.com
Redaktion: Frank Aschoff, Apfeldorf
Satz: Ziegler und Müller, Kirchentellinsfurt
Druck: Westermann Druck Zwickau GmbH, Zwickau

DOI 10.1055/b000 000 535

ISBN 978-3-13-244262-7 2 3 4 5 6

Auch erhältlich als E-Book:
eISBN (PDF) 978-3-13-244267-2
eISBN (epub) 978-3-13-244268-9

MIX
Papier | Fördert gute Waldnutzung
FSC® C110508
FSC www.fsc.org

Wichtiger Hinweis: Wie jede Wissenschaft ist die Medizin ständigen Entwicklungen unterworfen. Forschung und klinische Erfahrung erweitern unsere Erkenntnisse, insbesondere was Behandlung und medikamentöse Therapie anbelangt. Soweit in diesem Werk eine Dosierung oder eine Applikation erwähnt wird, dürfen die Lesenden zwar darauf vertrauen, dass Autor*innen, Herausgeber*innen und Verlag große Sorgfalt darauf verwandt haben, dass diese Angabe dem Wissensstand bei Fertigstellung des Werkes entspricht.

Für Angaben über Dosierungsanweisungen und Applikationsformen kann vom Verlag jedoch keine Gewähr übernommen werden. Jede*r Benutzende ist angehalten, durch sorgfältige Prüfung der Beipackzettel der verwendeten Präparate und gegebenenfalls nach Konsultation eines/r Spezialist*in festzustellen, ob die dort gegebene Empfehlung für Dosierungen oder die Beachtung von Kontraindikationen gegenüber der Angabe in diesem Buch abweicht. Eine solche Prüfung ist besonders wichtig bei selten verwendeten Präparaten oder solchen, die neu auf den Markt gebracht worden sind. **Jede Dosierung oder Applikation erfolgt auf eigene Gefahr des Benutzenden.** Autor*innen und Verlag appellieren an alle Benutzenden, ihnen etwa auffallende Ungenauigkeiten dem Verlag mitzuteilen.

Marken, geschäftliche Bezeichnungen oder Handelsnamen werden nicht in jedem Fall besonders kenntlich gemacht. Aus dem Fehlen eines solchen Hinweises kann nicht geschlossen werden, dass es sich um einen freien Handelsnamen handelt.

Wo datenschutzrechtlich erforderlich, wurden die Namen und weitere Daten von Personen redaktionell verändert (Tarnnamen). Dies ist grundsätzlich der Fall bei Patient*innen, ihren Angehörigen und Freund*innen, z. T. auch bei weiteren Personen, die z. B. in die Behandlung von Patient*innen eingebunden sind.

Die abgebildeten Personen haben in keiner Weise etwas mit der Krankheit zu tun.

Thieme Publikationen streben nach einer fachlich korrekten und unmissverständlichen Sprache. Dabei lehnt Thieme jeden Sprachgebrauch ab, der Menschen beleidigt oder diskriminiert, beispielsweise aufgrund einer Herkunft, Behinderung oder eines Geschlechts. Thieme wendet sich zudem gleichermaßen an Menschen jeder Geschlechtsidentität. Die Thieme Rechtschreibkonvention nennt Autor*innen mittlerweile konkrete Beispiele, wie sie alle Lesenden gleichberechtigt ansprechen können. Die Ansprache aller Menschen ist ausdrücklich auch dort intendiert, wo im Text (etwa aus Gründen der Leseleichtigkeit, des Text-Umfangs oder des situativen Stil-Empfindens) z. B. nur ein generisches Maskulinum verwendet wird.

Vorwort

Wir freuen uns sehr, dass Sie Hebamme werden!

Hebammen haben ein großartiges und facettenreiches Berufsfeld: Sie stehen Schwangeren, Gebärenden und frischgebackenen Müttern, Vätern und Familien mit Rat und Tat zur Seite. Sie sind Expert*innen, Fürsprecher*innen und Begleiter*innen. In den nächsten Jahren werden Sie viel lernen, um sich auf diese Aufgabe vorzubereiten. Dazu gehört es, Bereiche des menschlichen Körpers zu erfassen, die dem Auge verborgen bleiben und zu begreifen, warum dieses Wissen nützlich ist. Ein tieferes Verständnis der körperlichen Strukturen ist eine der Säulen, auf denen Sie ihr Wissen über Ihr Berufsleben aufbauen und auf dessen Basis Sie agieren.

Bei der Erstellung des Buches war es lag ein großes Augenmerk darauf, die Kapitel in einer klaren, verständlichen Sprache zu verfassen.

Zunächst werden Ihnen die Grundlagen vermittelt, die zum Verständnis der Anatomie und Physiologie hilfreich sind. Auf knapp 100 Seiten finden sich relevante Ausschnitte aus den Fachgebieten Biologie, Physik, Chemie und Biochemie sowie der Histologie (Gewebelehre).

Im zweiten Buchteil geht es dann weiter mit der Anatomie und Physiologie der verschiedenen Organsysteme, wo Aufbau und Funktion der Organe detailliert besprochen werden. Bemerkenswert sind die detaillierten Darstellungen des Bulboklitoralorgans, die erstmals in der 6. PROMETHEUS-Auflage erschienen sind und die wir in diesem Buch verwenden dürfen.

Buchteil 3 geht näher auf die Besonderheiten ein, die es bei Heranwachsenden bzw. im Alter gibt. Hier erfahren Sie z. B. welche Meilensteine es in der kindlichen Entwicklung gibt und wie sich Organe und Körper durch das Älterwerden verändern.

Der letzte Buchteil widmet sich der „Anatomie in vivo", also der Anatomie am lebenden Menschen. Es zielt darauf ab, theoretisch anatomisches Wissen in die praktische Hebammenarbeit zu transferieren, also beispielsweise zu lernen Körperstrukturen von Mutter und Kind sicher zu identifizieren und aufzufinden.

Das letzte Kapitel des Buchs stammt aus der Feder der Osteopathin Barbara Fisahn. Ihr Anliegen ist es Hebammen für die Beweglichkeit des Beckens und dessen Einflüsse auf Schwangerschaft und Geburt sensibilisieren. Dazu hat sie neben dem Buchkapitel auch Videos als Begleitmaterial erstellt, die sich ganz einfach per QR-Code abrufen lassen.

Dieses Buch ist ein Novum. Es ist das erste Anatomiebuch speziell für Hebammen im deutschsprachigen Raum und konnte nicht länger auf sich warten lassen. Nicht zuletzt danken wir Olga Wesker, selbst Hebamme, die bei ihrer Mitarbeit einen besonderen Fokus auf die Nutzung zeitgemäßer Begriffe in Bezug auf den weiblichen Körper in den Texten sowie spezifisch weiblicher Versionen der sonst meist männlichen anatomischen Grafiken gelegt hat. Das Buch ist also auch ein Meilenstein, was geschlechtersensible Lehrmaterialien angeht.

Wir wünschen Ihnen viel Freude und Erfolg beim Studium!

Ihr Verlagsteam

Inhalt

Grundlagen

Anatomie und Physiologie der Organsysteme

Anatomie in vivo

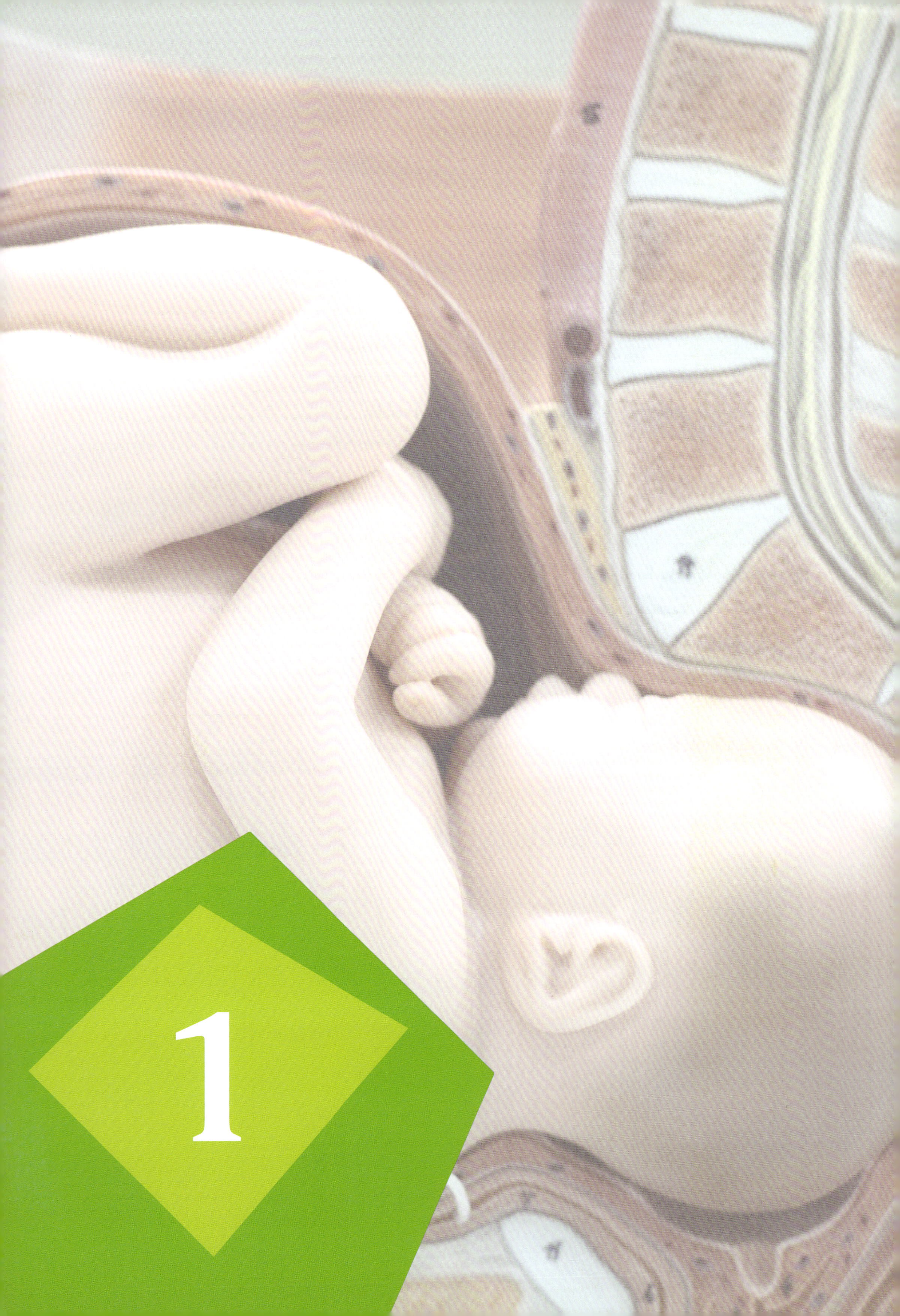

1

Grundlagen

1 Aufbau und Funktion des menschlichen Körpers – ein Überblick

1.1 Geschichtlicher Überblick

Seit der Antike beschäftigen sich die Menschen mit der Lehre vom Aufbau von Organismen – weshalb die **Anatomie** als eine der ältesten Naturwissenschaften gilt. Das Wort „Anatomie" leitet sich aus dem Griechischen ab: ἀνατέμνειν („anatemnein") bedeutet übersetzt so viel wie „zerschneiden" oder „zergliedern". Doch dieses „Zerschneiden" war – zumindest was den menschlichen Körper anbelangt – in früheren Zeiten keineswegs so selbstverständlich wie heute. Die Ehrfurcht vor den Toten, kulturelle und religiöse Vorbehalte ließen die Wissenschaftler lange vor der Eröffnung eines Leichnams, einer **Sektion**, zurückschrecken. Zeitweise waren Sektionen auch ausdrücklich verboten. Man behalf sich, indem man Tierkörper sezierte und aus dem, was bei Menschen durch Wunden sichtbar wurde, auf die weiteren Strukturen im Körper schloss.

Auch wenn sein Interesse nicht in erster Linie der Anatomie galt, darf in diesem Zusammenhang der Arzt **Hippokrates von Kos** (ca. 460 bis ca. 370 v. Chr.) nicht unerwähnt bleiben. Er gilt als der Vater der modernen Medizin, da er als Erster die Patienten, ihre Symptome und ihre Lebenssituation genau beobachtete, um daraus die geeignete Therapie abzuleiten. Bis dahin waren Erkrankungen durch religiöse oder magische Phänomene erklärt und nicht von Ärzten, sondern von Priestern oder Heilern behandelt worden. Hippokrates wurde schon zu Lebzeiten verehrt und gab sein Wissen in Briefen an seine Kollegen weiter. Außerdem gründete er in Kos die erste Ärzteschule, wodurch er die Medizin in den Stand einer Wissenschaft erhob. Er gilt als Begründer der Viersäftelehre, die von den Symptomen ausgehend auf ein Ungleichgewicht zwischen den 4 „Säften" Blut, Schleim, gelbe und schwarze Galle schloss. Diesem Ungleichgewicht sollte mit Medikamenten, Diäten und einer Verbesserung des Lebenswandels begegnet werden. Zu den weiteren therapeutischen Maßnahmen zählten z. B. der Aderlass und das Schröpfen. Sein Konzept der Viersäftelehre hatte bis ins 19. Jahrhundert Bestand. Erst dann setzte sich die Idee durch, dass Krankheiten durch Störungen der Zellfunktionen hervorgerufen werden. Doch auch wenn seine Viersäftelehre inzwischen in den Hintergrund getreten ist, gelten viele der von Hippokrates begründeten Prinzipien noch heute für Mediziner: die Schweigepflicht, die Pflicht zur genauen Beobachtung, Befragung und Untersuchung des Patienten, die Pflicht zu körperlicher und geistiger Hygiene und eine hohe ethische Verantwortung für das eigene Tun. Noch heute schwören angehende Ärzte den „Eid des Hippokrates", der nach dem berühmten Arzt der Antike benannt ist und viele dieser Grundprinzipien enthält.

Bald nach dem Wirken des Hippokrates gelang der Anatomie im 3. Jahrhundert v. Chr. ihr Durchbruch: Unter der Herrschaft Ptolemaios des Ersten entwickelte sich die ägyptische Hafenstadt Alexandria zu einem Bildungszentrum, dessen Lehre als **alexandrinische Schule** bekannt wurde. Hier wurde auch zu medizinischen Themen geforscht. In diesem wissenschaftlichen Umfeld fand die erste belegte Sektion eines Menschen statt. **Herophilus von Chalkedon** und **Erasistratos von Keos** öffneten den Leichnam eines Hingerichteten, um dessen Organe zu untersuchen. Nach dem Tod der beiden fand sich allerdings kein Nachfolger, der die Anatomie gegen die noch immer bestehenden Vorbehalte gegenüber dem Öffnen Verstorbener mit derselben Leidenschaft vorantrieb. So dümpelte die neue Wissenschaft in den nächsten Jahrhunderten auf mehr oder weniger demselben Wissensstand vor sich hin.

Rund 400 Jahre später, im 2. Jahrhundert nach Christus, verfasste der griechische Arzt **Galenos von Pergamon** (deutsch: Galen) sein aus 14 Büchern bestehendes Hauptwerk „Methodus medendi“, das sich zum frühen Standardwerk der medizinischen Literatur entwickelte. Darin fasste er das gesamte medizinische Wissen der damaligen Zeit zusammen. Dies war kein leichtes Unterfangen, denn die Medizin war damals von 2 unterschiedlichen Strömungen geprägt: Die eine folgte der Viersäftelehre des Hippokrates, die andere verstand Krankheiten und ihre Symptome als Folgen anatomischer Veränderungen. Galen betrieb auch zahlreiche anatomische Studien. Da in Rom, wo er praktizierte, Körperöffnungen am Menschen untersagt waren, musste er auf Schweine, Affen und Hunde ausweichen. Bei seiner Tätigkeit als Gladiatorenarzt sah er außerdem zahlreiche, auch schwere Wunden, die ihm Einblicke in den Verlauf von Muskeln und Sehnen sowie den Aufbau von Gelenken gaben. Die Erkenntnisse, die er durch die Sektionen gewann, übertrug er auf den Menschen und hielt sie in zahlreichen Schriften fest („Corpus galenicum“). Dabei machte er allerdings nicht deutlich, dass er nie einen Menschen seziert hatte und sein Werk daher größtenteils auf Annahmen beruhte. Diese Schriften dienten über 1000 Jahre als Grundlagen der anatomischen Lehre und galten als unantastbar wahr – auch wenn viele seiner Annahmen sich später als falsch erweisen sollten. Nach Galen ist übrigens die Galenik, die Lehre der Herstellung von Arzneimitteln, benannt.

Auch das gesamte **Mittelalter** hindurch folgte man Galens Lehre und hinterfragte sie nicht. Dies wurde dadurch begünstigt, dass die Medizinstudenten der damaligen Zeit nicht – wie heute üblich – selber anatomische Präparationen vornehmen durften. Sie schauten vielmehr ihrem Lehrer zu, der die Schnitte ausführte und das Gesehene im Sinne Galens interpretierte. Abweichungen von Galens Lehre wurden – sofern sie überhaupt bemerkt wurden – als Missbildungen abgetan. Die Sektionen weckten nach und nach auch die Sensationsgier der Bevölkerung, sodass sie zu Beginn des 14. Jahrhunderts öffentlich wurden und die Schaulust eines zahlenden Publikums bedienten.

Im 16. Jahrhundert schließlich hatte die kritiklose Anerkennung von Galens Schriften ein Ende: Der flämische Medizinstudent **Andreas Vesalius** wollte – im Gegensatz zu seinen Vorgängern – nicht glauben, dass es sich bei den zahlreichen anatomischen Strukturen, die von Galens Lehre abwichen, um Missbildungen handele. So verschaffte er sich Möglichkeiten, Sektionen am Menschen vorzunehmen. Am Ende seiner Bemühungen standen 2 große Erfolge: In Bologna führte er 1540 erstmals eine öffentliche Sektion in einem eigens dafür errichteten **Anatomischen Theater** durch und 1543 veröffentlichte er mit „Vesals Anatomie“ ein erstes umfassendes anatomisches Werk („Vom Bau des menschlichen Körpers“), das – im Gegensatz zu Galens Schriften – auf Sektionen des Menschen fußte. Dieses revolutionierte die bestehenden wissenschaftlichen Ansätze derart, dass Vesalius als Begründer der modernen Anatomie angesehen werden kann.

In den folgenden Jahrhunderten führten zahlreiche Anatomen Vesalius' Werk fort. Im Zuge dessen entwickelte sich auch die Präparierkunst weiter. Bereits im 18. Jahrhundert entstanden **Ganzkörperpräparate** von Menschen und Tieren. Einen weiteren Fortschritt bedeutete die Verwendung von Formaldehyd zur Haltbarmachung von **Organpräparaten**. Je weiter sich die anatomische Forschung entwickelte, desto weniger Neues gab es zu entdecken – zumindest mit bloßem Auge. Da kam es gerade recht, dass im 19. Jahrhundert das Mikroskop so weit entwickelt war, dass sich damit der Körper auch auf Zellebene untersuchen ließ. Die **mikroskopische Anatomie** war geboren. Etwa um dieselbe Zeit spaltete sich die klassische Anatomie, wie sie bisher existiert hatte, in die Unterdisziplinen **Anatomie** und **Physiologie** auf, die seither als selbstständige Wissenschaften nebeneinander existieren.

1.2 Die Fächer Anatomie und Physiologie

1.2.1 Anatomie

Das Fach Anatomie umfasst die Teildisziplinen der makroskopischen Anatomie, der mikroskopischen Anatomie und der Embryologie. Alle 3 Teildisziplinen sind gleichermaßen wichtig, um ein möglichst vollständiges Verständnis des menschlichen Körpers zu gewinnen. Auch aus diesem Grund ist das Lehrfach Anatomie in der heutigen Ausbildung von jungen Mediziner*innen sowie Hebammen und Beschäftigten in Gesundheitsberufen immer noch stark repräsentiert.

Ohne zu wissen, wie Gesundes aussieht, kann man Krankes nicht erkennen.

Makroskopische Anatomie • Sie beschäftigt sich mit allen Dingen des Körpers, die so groß sind, dass man sie mit **bloßem Auge** (oder mit einer Lupe) erkennen kann. Dabei betrachtet man den Körper nicht nur von außen, sondern setzt gezielte Schnitte, um auch innere Strukturen und Organe beurteilen zu können. In der makroskopischen Anatomie gibt es unterschiedliche Herangehensweisen:

- In der **beschreibenden Anatomie** (der deskriptiven Anatomie) wird das Erscheinungsbild von Körper und Organen beschrieben (Form, Größe, Farbe usw.).
- Die **systematische Anatomie** fasst Organe, die von ihrer Funktion her miteinander zusammenhängen, zu Organ- oder funktionalen Systemen (z. B. dem Nervensystem mit Gehirn, Rückenmark und Nerven) zusammen.
- In der **topografischen Anatomie** spielen die Lagebeziehungen verschiedener Strukturen zueinander die wesentliche Rolle.
- Die **vergleichende Anatomie** betrachtet dieselben anatomischen Strukturen beispielsweise an verschiedenen Tierarten und sucht Gemeinsamkeiten und Unterschiede.

Mikroskopische Anatomie • Sie beschäftigt sich mit solchen Strukturen, für deren Betrachtung ein Mikroskop benötigt wird – also in erster Linie Gewebe und Zellen. Auch hier müssen spezielle Schnitte angefertigt oder Zellen gewonnen werden, die dann auf einem Objektträger unter dem Mikroskop betrachtet werden. Man kann zwischen der **Zytologie** (Lehre von den Zellen) und der **Histologie** (Lehre vom Gewebe) unterscheiden.

Embryologie • Sie beschäftigt sich mit der Entstehung der anatomischen Strukturen während der Embryonalentwicklung.

1.2.2 Physiologie

Die Physiologie ist die Lehre von den **natürlichen Lebensvorgängen**. Sie untersucht die biochemischen und physikalischen Prozesse in den Zellen und Geweben von Lebewesen.

Damit stellt sich die Physiologie des Menschen die Frage, **wie der Körper funktioniert**, wie die Stoffwechselvorgänge in unserem Körper ablaufen und wie sie miteinander zusammenhängen. Die Physiologie steht in enger Beziehung zur Anatomie, ist aber auch sehr stark mit der Biochemie verknüpft.

! Merke „Physiologisch“

Wird in der Medizin der Begriff „physiologisch“ verwendet, ist damit der „Normalzustand“ von Geweben und Organen gemeint und damit der Zustand beim Gesunden. Das Gegenteil von „physiologisch“ ist „pathologisch“.

1.3 Kennzeichen und Subsysteme des Lebens

Die **Kennzeichen des Lebens** sind:

- Lebewesen sind in der Lage, ihre Umwelt **wahrzunehmen** und auf diese zu **reagieren**.
- Lebewesen können ihre Spezies durch **Fortpflanzung** vermehren.
- Lebewesen müssen über einen **eigenen Stoffwechsel** verfügen, der ihr Überleben sichert und sie bis zu einem gewissen Grad unabhängig von äußeren Einflüssen macht.
- Lebewesen sind in der Lage, sich zu **entwickeln** und zu **wachsen** – und dies aufgrund ihres Stoffwechsels oder als Reaktion auf äußere Einflüsse.
- Lebewesen können sich selbst aktiv **bewegen** oder zeigen zumindest innerhalb ihres Körpers Bewegungen (z. B. Zilienschlag).

Die **Zusammensetzung eines Körpers** kann man auf verschiedenen Ebenen betrachten:

Atome und Moleküle • Die kleinste Einheit und damit die Grundbausteine jeder Materie sind die Atome (S. 24). Verbinden sich einzelne Atome, entstehen **Moleküle**. Betrachtet man Lebewesen, kommt solchen Molekülen eine besondere Bedeutung zu, die ein oder mehrere Kohlenstoff-Atome enthalten. Sie werden als **organische Verbindungen** bezeichnet. Hierzu zählen die Eiweiße (Proteine), die Zucker (Kohlenhydrate), die Fette (Lipide) und die Nukleinsäuren. Sie bilden die wichtigsten Bausteine der nächstgrößeren Einheit, nämlich der Zellen.

Zellen • Die **Zelle** ist die kleinste Einheit des belebten Organismus (S. 56). Je nachdem, wie die jeweilige Zelle aufgebaut ist, erfüllt sie im Körper eine bestimmte Aufgabe. So unterscheidet man u. a. Muskel-, Nerven-, Knochen- und Leberzellen. Um ihrer Aufgabe nachkommen zu können, enthalten die Zellen verschiedene „Zellorgane“ (Organellen). Diese Zellorganellen, zu denen u. a. der Zellkern, die Mitochondrien und der Golgi-Apparat zählen, dienen z. B. der Bereitstellung von Energie oder der Weiterverarbeitung aufgenommener Nährstoffe.

Gewebe und Organe • Spezialisierte Zellen schließen sich mit gleichartigen Zellen zu Zellverbänden zusammen, wodurch Gewebe (S. 93) entstehen. Funktionell einheitliche Gewebe bilden – meist zusammen mit Stützgeweben – die Organe.

Organsysteme • Organe mit verwandten Funktionen lassen sich zu Organsystemen zusammenfassen. Beispiele hierfür sind:

- Herz-Kreislauf-System (Herz, Lunge, Blutgefäße)
- Atmungssystem (Nase, Kehlkopf, Luftröhre, Bronchien, Lunge)
- Verdauungssystem (Magen, Dünn-/Dickdarm, Pankreas, Gallenblase)
- Nervensystem (Gehirn und Rückenmark, periphere Nerven, autonomes Nervensystem)

1.4 Richtungsbezeichnungen und Körperachsen

Zur genauen Bezeichnung von Strukturen und ihrer Lage im Körper haben sich im medizinischen Sprachgebrauch bestimmte Bezeichnungen durchgesetzt, die überwiegend aus dem Lateinischen stammen. Diese Grundbegriffe sollte man sich unbedingt einprägen, denn sie dienen auch dazu, die Lage von Veränderungen **unmissverständlich** zu beschreiben. Sagt man z. B.: „Das Brustbein liegt vor dem Herzen“, stimmt dies schon nicht mehr, sobald sich der Mensch auf den Rücken legt. Dann wird aus dem „vor“ ein „über“. Ein „ventral“ (in Richtung Bauch gelegen) bleibt dagegen immer ein „ventral“, egal ob der Mensch steht, sitzt, auf dem Bauch oder auf dem Rücken liegt. Es ist klar definiert.

1.4.1 Lage- und Richtungsbezeichnungen

In ▶ Tab. 1.1 haben wir die gängigsten Bezeichnungen mit ihren Bedeutungen aufgelistet und sie in ▶ Abb. 1.1 am Menschen eingezeichnet.

Abb. 1.1 Lage- und Richtungsbezeichnungen.

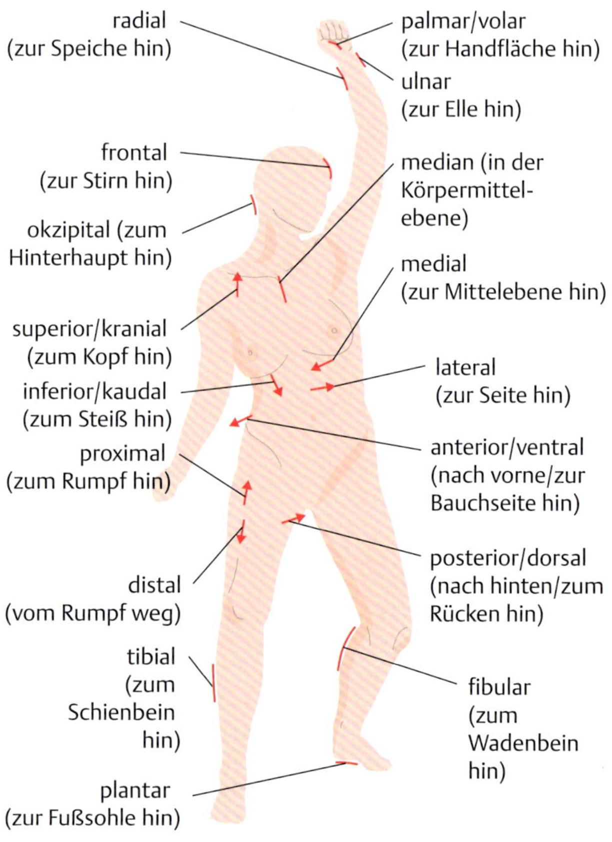

Noch ein Hinweis zu den unterschiedlichen Endungen, die die lateinischen Begriffe haben können: Wie im Deutschen gibt es auch im Lateinischen 3 grammatische Geschlechter, an die sich die Endung der Lage- und Richtungsbezeichnung anpasst:

- männlich: endet häufig auf -us, z. B. Ventriculus (Herzkammer)
- sächlich: endet häufig auf -um, z. B. Atrium (Vorhof)
- weiblich: endet häufig auf -a, z. B. Arteria (Arterie)

Am Beispiel für rechts (**dexter**) und links (**sinister**) wird das deutlich:

- Ventricul**us** dext**er** (rechter Ventrikel), Ventricul**us** sinist**er** (linker Ventrikel)
- Atri**um** dextr**um** (rechter Vorhof), Atri**um** sinistr**um** (linker Vorhof)
- Arteri**a** coronaria dextr**a** (rechte Herzkranzarterie), Arteri**a** coronaria sinistr**a** (linke Herzkranzarterie)

ACHTUNG

Die Seitenangaben „rechts“ (dexter) und „links“ (sinister) gelten immer aus Sicht des zu behandelnden Menschen!

Tab. 1.1 Wichtige Lage- und Richtungsbezeichnungen (angegeben ist jeweils die männliche Form).

Gebiet	Bezeichnung	abgeleitet von	Bedeutung	Beispiel
„vorn“ und „hinten“				
Rumpf	**ventral**	Venter (Bauch)	vorn, am Bauch/zur Bauchseite hin gelegen	Ventralflexion (Vorbeugen des Oberkörpers)
	dorsal	Dorsum (Rücken)	hinten, am Rücken/zum Rücken hin gelegen	Dorsalflexion (Rückbeugen des Oberkörpers)
Kopf	**frontal**	Os frontale (Stirnbein)	vorn, an der Stirn/zur Stirn hin gelegen	Lobus frontalis (Stirnlappen des Gehirns)
	okzipital	Os occipitale (Hinterhauptsbein)	hinten, am Hinterhaupt/zum Hinterhaupt hin gelegen	Lobus occipitalis (Hinterhauptslappen des Gehirns)
Unterarm und Hand	**radial**	Radius (Speiche)	an der Speiche/zur Speiche hin gelegen	Musculus flexor carpi radialis (speichenseitig gelegener Handgelenkbeuger)
	ulnar	Ulna (Elle)	an der Elle/zur Elle hin gelegen	Musculus flexor carpi ulnaris (ellenseitig gelegener Handgelenkbeuger)
Hand	**dorsal**	Dorsum manus (Handrücken)	am Handrücken/zum Handrücken hin gelegen	Dorsalextension (Abwinkeln der Hand in Richtung Handrücken)
	palmar	Palma manus (Handfläche)	an der Handfläche/zur Handfläche hin gelegen	Musculus palmaris brevis (kurzer Handflächenmuskel)
Unterschenkel	**tibial**	Tibia (Schienbein)	am Schienbein/zum Schienbein hin gelegen	Musculus tibialis posterior (hinterer Schienbeinmuskel)
	fibular	Fibula (Wadenbein)	am Wadenbein/zum Wadenbein hin gelegen	Musculus fibularis longus (langer Wadenbeinmuskel)
Fuß	**dorsal**	Dorsum pedis (Fußrücken)	am Fußrücken/zum Fußrücken hin gelegen	Arteria dorsalis pedis (Fußrückenarterie)
	plantar	Planta pedis (Fußsohle)	an der Fußsohle/zur Fußsohle hin gelegen	Plantarflexion (Absenken der Fußspitze)
Lagebeziehung von Strukturen untereinander	**anterior**	–	vorn, vorderer	Ligamentum cruciatum anterius (vorderes Kreuzband)
	posterior	–	hinten, hinterer	Ligamentum cruciatum posterius (hinteres Kreuzband)

Tab. 1.1 Fortsetzung

Gebiet	Bezeichnung	abgeleitet von	Bedeutung	Beispiel
„oben" und „unten"				
Rumpf	**kranial**	Cranium (Schädel)	nach oben, kopfwärts	Kranialfläche des Wirbelkörpers („obere" Seite des Wirbelkörpers)
	kaudal	Cauda (Schwanz)	nach unten, steiß- bzw. fußwärts	Kaudalfläche des Wirbelkörpers („untere Fläche des Wirbelkörpers)
Gliedmaßen	**proximal**	–	rumpfnah, zum Rumpf hin gelegen	Phalanx proximalis (Fingergrundglied)
	distal	–	rumpffern, vom Rumpf weg gelegen	Phalanx distalis (Fingerendglied)
Lagebeziehung von Strukturen untereinander	**inferior**	–	unterer, untenliegend	Vena cava inferior (untere Hohlvene)
	superior	–	oberer, obenliegend	Vena cava superior (obere Hohlvene)
„außen", „innen", „mittig"				
Lagebeziehung von Strukturen untereinander	**lateralis**	–	seitlich, außen	Meniscus lateralis (äußerer Meniskus)
	medialis	–	innen, zur Mitte hin	Meniscus medialis (innerer Meniskus)
	medius	–	mittlere(r), zwischen zwei anderen	Musculus gluteus medius (mittlerer Gesäßmuskel)
	median	–	in der Körpermitte	Sutura palatina mediana (mittlere Gaumennaht)
	externus	–	außen, an der Oberfläche/zur Oberfläche hin gelegen	Musculus obliquus abdominis externus (äußerer schräger Bauchmuskel)
	internus	–	innen, im Körper/zum Körperinneren hin gelegen	Musculus obliquus abdominis internus (innerer schräger Bauchmuskel)
	profundus	–	tief	Musculus flexor digitorum profundus (tief gelegener Fingerbeuger)
	superficialis	–	oberflächlich	Musculus flexor digitorum superficialis (oberflächlich gelegener Fingerbeuger)
Verlauf				
Richtung	**ascendens**	–	aufsteigend	Aorta ascendens (aufsteigender Teil der Hauptschlagader)
	descendens	–	absteigend	Aorta descendens (absteigender Teil der Hauptschlagader)
	longitudinalis	–	in Längsrichtung	Fissura longitudinalis cerebri (Einschnitt zwischen den beiden Großhirnhälften)
Größe				
im Vergleich	**maximus**	–	der Größte	Musculus gluteus maximus (großer Gesäßmuskel)
	minimus	–	der Kleinste	Musculus gluteus minimus (kleiner Gesäßmuskel)
	longus	–	lang	Musculus fibularis longus (langer Wadenbeinmuskel)
	brevis	–	kurz	Musculus fibularis brevis (kurzer Wadenbeinmuskel)

1.4.2 Körperachsen und Körperebenen

Zusätzlich zu den Richtungsbezeichnungen spielen – besonders bei bildgebenden Verfahren wie CT oder MRT – auch die Körperebenen und -achsen (▶ **Abb. 1.2**) eine Rolle.

Man unterscheidet **3 Hauptebenen**:

- **Frontalebene:** Sie entspricht der Ebene, die entsteht, wenn man sich die flache Hand vor die Augen hält.
- **Transversalebene:** Sie entspricht der Ebene, die entsteht, wenn man die Hand waagerecht an die Stirn legt, und wird auch als Horizontalebene bezeichnet.
- **Sagittalebene:** Sie entspricht der Ebene, die entsteht, wenn man die senkrecht gehaltene Hand zwischen den Augen auf die Nase legt. Befindet sie sich genau in der Mitte des Körpers (trennt sie den Körper also in 2 gleiche Hälften), spricht man von der **Medianebene**. Die Sagittalebene dagegen kann auch rechts oder links der Mitte durch den Körper gelegt werden.

Zusätzlich gibt es **3 Hauptachsen**, die jeweils senkrecht aufeinander stehen:

- **Longitudinalachse** (Längsachse): Sie verläuft von kranial nach kaudal und umgekehrt.
- **Transversalachse** (Querachse): Sie verläuft von rechts nach links und umgekehrt.
- **Sagittalachse** (Pfeilachse): Sie verläuft von ventral nach dorsal und umgekehrt.

Diagnostik Ebenen in der medizinischen Bildgebung

Neben diesen anatomischen Ebenen werden Ihnen in der medizinischen Diagnostik auch weitere Begriffe unterkommen, dies gilt insbesondere für die Aufnahmetechnik bei einer ***Computertomografie*** *oder* ***Magnetresonanztomografie****. Hier können folgende Aufnahmen angefertigt werden:*

- *sagittale Aufnahme: in der Sagittalebene*
- *axiale Aufnahme: in der Transversalebene*
- *koronare Aufnahme: in der Frontalebene*

Abb. 1.2 Körperebenen und -achsen.

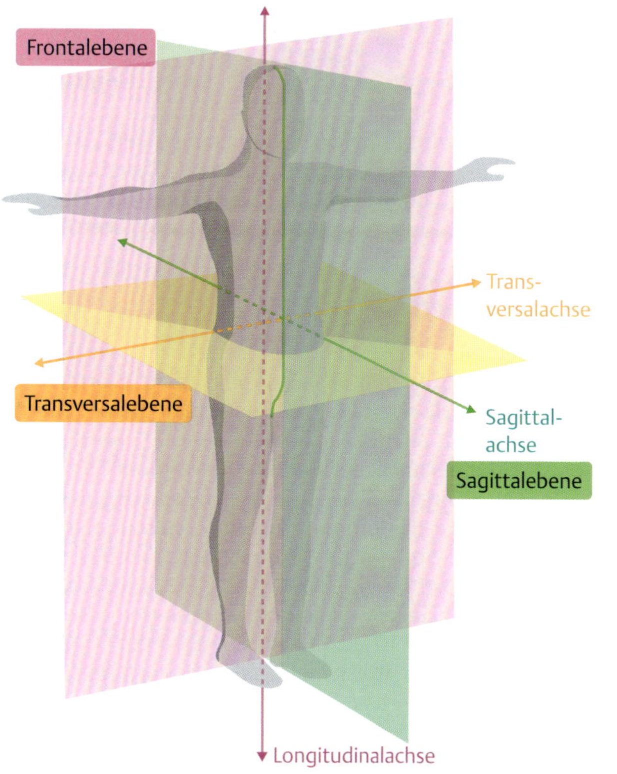

Die Körperebenen müssen nicht, wie hier dargestellt, die Körpermitte schneiden. Sie können auch weiter kranial oder weiter kaudal (Transversalebene), weiter ventral oder weiter dorsal (Frontalebene) oder weiter lateral (Sagittalebene) liegen. Quelle: Schwegler J, Lucius R. Der Mensch, Anatomie und Physiologie. Stuttgart: Thieme; 2016.

1.5 Terminologie und Sprache

1.5.1 Grundbegriffe und Abkürzungen

Nachfolgend sind einige wichtige anatomische Grundbegriffe aufgelistet. Die Angaben in den runden Klammern geben die Mehrzahl an; häufig gebrauchte Abkürzungen finden sich in den eckigen Klammern:

- Angulus (Anguli): Winkel
- Apex (Apizes): Spitze
- Arcus (Arcus): Bogen
- Arteria [A.] (Arteriae [Aa.]): Arterie
- Articulatio [Art.] (Articulationes [Artt.]): Gelenk
- Bursa (Bursae): Schleimbeutel
- Canalis (Canales): Kanal
- Capsula (Capsulae): Kapsel
- Caput (Capita): Kopf
- Cartilago (Cartilagines): Knorpel
- Cavitas (Cavitates): Höhle
- Cavum (Cava): Höhle
- Cornu (Cornua): Horn
- Corpus (Corpora): Körper
- Crista (Cristae): Leiste
- Ductus (Ductus): Gang
- Facies (Facies): Fläche
- Fascia (Fasciae): Faszie
- Flexura (Flexurae): Biegung
- Foramen (Foramina): Loch, Öffnung
- Fossa (Fossae): Grube, Vertiefung
- Glandula [Gl.] (Glandulae [Gll.]): Drüse
- Incisura (Incisurae): Einschnitt
- Ligamentum [Lig.] (Ligamenta [Ligg.]): Band
- Linea (Lineae): Linie
- Lobus (Lobi): Lappen
- Membrana (Membranae): Membran
- Musculus [M.] (Musculi [Mm.]): Muskel
- Nervus [N.] (Nervi [Nn.]): Nerv
- Nodus (Nodi): Knoten
- Nucleus (Nuclei): Kern
- Os (Ossa): Knochen
- Ostium (Ostia): Loch
- Pars (Partes): Teil
- Plexus (Plexus): Geflecht
- Plica (Plicae): Falte
- Processus [Proc.] (Processus [Procc.]): Vorsprung, Fortsatz
- Radix (Radices): Wurzel
- Ramus [R.] (Rami [Rr.]): Zweig
- Septum (Septa): Trennwand
- Sinus (Sinus): Ausbuchtung
- Sulcus (Sulci): Rinne, Furche
- Truncus (Trunci): Ast
- Tuberculum (Tubercula): Höckerchen
- Tuberositas (Tuberositates): Rauigkeit
- Tunica (Tunicae): Überzug, Hülle
- Vas (Vasa): Gefäß
- Vena [V.] (Venae [Vv.]): Vene

Denjenigen, die diese Liste ganz genau gelesen haben, ist vielleicht aufgefallen, dass Arcus, Ductus, Plexus, Processus und Sinus sowohl in Einzahl als auch in Mehrzahl gleich geschrieben werden – sie folgen der lateinischen U-Deklination. Gesprochen gibt es aber einen feinen Unterschied: Während das „U" in der Endsilbe bei Einzahl nur kurz gesprochen wird, wird es bei Mehrzahl zum langen „U". Auch bei „Articulatio" gibt es eine Besonderheit: Obwohl das „O" am Ende einen männlichen Artikel vermuten lässt, heißt es „die Articulatio".

1.5.2 Organangaben

In der anatomischen Terminologie setzen sich die Namen der einzelnen Strukturen oft aus 2 oder mehr Wörtern zusammen (Beispiele s. ▶ **Tab. 1.1**). Kennt man die Bedeutung der lateinischen oder griechischen Begriffe, wird meist schon aus dem Namen ersichtlich, zu welchem Organ die Struktur gehört oder welche Funktion sie hat, z. B.:

Musculus flexor digitorum profundus: „Musculus" bedeutet „Muskel"; „flexor" stammt vom lateinischen Verb „flectere" für „beugen"; „digitorum" ist der Genitiv Plural von „digitus", was „Finger" bedeutet; „profundus" bedeutet „tief". Dieser Muskel ist also für das Beugen der Finger zuständig und liegt tief (was nahelegt, dass es auch noch einen oberflächlichen Fingerbeuger gibt).

Ein anderes Beispiel ist der Nervus glossopharyngeus: Dieser Nerv versorgt 2 Organe, nämlich die Zunge (griech. glossa) und den Rachen (griech. pharynx).

Für diejenigen unter euch, die sich dafür interessieren, hier zur Orientierung einige weitere Beispiele:

- abdominalis: zum Bauch (Abdomen) gehörend
- brachialis: am Oberarm (Brachium)
- bronchialis: an den Bronchien
- femoris: am Oberschenkel (Femur)
- gastricus: zum Magen (Gaster) gehörend
- hepatis: an oder in der Leber (Hepar)
- lienalis: zur Milz (Lien) gehörend
- pectoralis: an der Brust (Pectus)
- pulmonalis: an oder in der Lunge (Pulmo)
- renalis: an oder in der Niere (Ren)
- splenica: zur Milz gehörend (statt „Lien" [lateinisch] wird für die Milz auch „Splen" [griechisch] verwendet)
- thoracicus: am oder im Brustkorb (Thorax)
- vertebralis: zum Wirbel (Vertebra)

1.5.3 Vor- und Nachsilben

Eine weitere Eigenart der anatomischen bzw. medizinischen Terminologie besteht darin, bestimmte Begriffe entweder vor (Vorsilbe) oder hinter (Nachsilbe) den Wortstamm zu stellen. Vor- und Nachsilben, die besonders häufig vorkommen, sind in ▶ **Tab. 1.2** zusammengetragen.

1.5.4 Messgrößen und ihre Einheiten

Auch – oder gerade – in den medizinischen Fachberufen kommt man um Messgrößen und ihre Einheiten nicht herum, sei es beim Blutdruckmessen, bei der Dosierung der Medikamente oder beim Auswerten von Laboruntersuchungen. Um verschiedene Werte untereinander besser vergleichbar zu machen, verwendet man heute in den meisten Ländern sog. **SI-Einheiten** (Système International d'Unités) (▶ **Tab. 1.3**).

Tab. 1.2 Häufig vorkommende Vor- und Nachsilben.

Vor- bzw. Nachsilbe	Bedeutung	Beispiel
brady-	langsam	Bradykardie (verlangsamte Herzfrequenz)
epi-	oben, auf	Epiphyse (Knochenende)
extra-	außerhalb	extraperitoneal (außerhalb der Bauchfellhöhle gelegen)
hemi-	halb	Hemisphäre (Großhirnhälfte)
hetero-	ungleich, anders	heterogen (uneinheitlich)
homo-	gleich	homogen (einheitlich)
hyper-	über, oberhalb	Hyperaktivität (übersteigerte Aktivität)
hypo-	unter, unterhalb	Hypophyse (Hirnanhangdrüse)
intra-	innerhalb	intrathorakal (im Brustkorb gelegen)
myo-	Muskel	Myokard (Herzmuskel)
peri-	um, herum	Perikard (Herzbeutel)
poly-	viel	Polysaccharide (Mehrfachzucker)
tachy-	schnell	Tachykardie (gesteigerte Herzfrequenz)
-itis	Entzündung	Kardiomyokarditis (Herzmuskelentzündung)
-pathie	krankhafte Veränderung	Neuropathie (Nervenerkrankung)
-osis/-ose	chronisch degenerativer Prozess	Osteoporose (krankhafter Knochenabbau)

Tab. 1.3 SI-Einheiten (Beispiele).

Größe	Einheit
SI-Basisgrößen	
Länge	Meter (m)
Masse	Kilogramm (kg)
Zeit	Sekunde (s)
Stromstärke	Ampere (A)
Temperatur	Kelvin (K), Grad Celsius (°C)
Stoffmenge	Mol (mol)
davon abgeleitete Größen	
Fläche	Quadratmeter (m^2)
Volumen (Flüssigkeitsvolumen)	Kubikmeter (m^3), (Liter [l])
Druck	Pascal (Pa)
Frequenz	Hertz (Hz)
Kraft	Newton (N)
elektrischer Widerstand	Ohm (Ω)
Leistung	Watt (W)
Energie/Arbeit	Joule (J)
Geschwindigkeit	Meter pro Sekunde (m/s)

Was jedem von den Bytes der digitalen Welt vertraut ist, findet seine Anwendung auch bei anderen Messgrößen: die Vorsilben „Kilo-", „Mega-" und „Giga-". So wird beispielsweise die Speicherkapazität eines USB-Sticks mit 128 MB (Megabyte) angegeben, was 128 000 KB (Kilobyte) entspricht. Mit solchen Vorsilben kann allerdings nicht nur ein Vielfaches der Messgröße benannt werden, sondern auch ein Bruchteil – z. B. entspricht 1 Milliliter (ml) 1 Tausendstel Liter (l). Die Verwendung solcher Faktoren dient der Übersichtlichkeit und senkt die Fehleranfälligkeit: „1 ml" liest sich schneller und sicherer als „0,001 l". ▶ **Tab. 1.4** gibt eine Übersicht über solche Vorsilben und ihre Bedeutung. Im medizinischen Alltag begegnen einem v. a. „Kilo-", „Dezi-", „Milli-" und „Mikro-".

Eine Bemerkung noch zu den **lateinischen Namen**: Im täglichen Sprachgebrauch wird für manche Strukturen der deutsche und für andere der lateinische Name verwendet. Der deutsche Name „Zwerchfell" wird zum Beispiel auch in der Klinik häufig gebraucht. Ist jedoch vom größten Streckmuskel des Knies die Rede, benutzt man meist dessen lateinischen Namen „M. quadriceps" oder kurz „Quadriceps". Kaum jemand wird „vierköpfiger Oberschenkelmuskel" sagen. Wir geben bei der Beschreibung meist den lateinischen Namen und dessen deutsche Übersetzung an. Auch wenn diese manchmal etwas sonderbar klingt, gibt sie häufig Hinweise auf den Verlauf oder die Funktion des Muskels. Es lohnt sich also, immer beide Bezeichnungen zu lesen, auch wenn nur eine von beiden im Alltag benutzt wird.

Tab. 1.4 Maßeinheiten – Faktoren und Vorsilben.

Vorsilbe	in Zahlen	Faktor	Zahlwort
Peta- (P)	1 000 000 000 000 000	10^{15}	Billiarde
Tera- (T)	1 000 000 000 000	10^{12}	Billion
Giga- (G)	1 000 000 000	10^{9}	Milliarde
Mega- (M)	1 000 000	10^{6}	Million
Kilo- (k)	1 000	10^{3}	Tausend
Hekto- (h)	100	10^{2}	Hundert
Deka- (da)	10	10^{1}	Zehn
	1	10^{0}	Eins
Dezi- (d)	0,1	10^{-1}	Zehntel
Zenti- (c)	0,01	10^{-2}	Hundertstel
Milli- (m)	0,001	10^{-3}	Tausendstel
Mikro- (µ)	0,000 001	10^{-6}	Millionstel
Nano- (n)	0,000 000 001	10^{-9}	Milliardstel
Piko- (p)	0,000 000 000 001	10^{-12}	Billionstel
Femto- (f)	0,000 000 000 000 001	10^{-15}	Billiardstel

2 Chemie und Biochemie

2.1 Einleitung

Chemie ist die Lehre von den Stoffen und deren Umwandlung. Chemische Prozesse sind die Grundlage jeden Lebens. Die Wissenschaft, die sich besonders mit den chemischen Vorgängen in unserem Körper befasst, nennt sich **Biochemie**. Um komplexe Vorgänge wie z. B. Energiegewinnung und -verbrauch zu verstehen, sind chemische Grundkenntnisse nötig. Beginnen wollen wir daher mit der kleinsten Einheit der Materie: dem Atom.

2.2 Chemische Elemente

Die kleinsten Einheiten von belebter wie unbelebter Materie sind die **Atome**. Der Begriff „Atom" kommt aus dem Griechischen und kann mit „das Unteilbare" übersetzt werden.

Befindet sich in einer Substanz nur 1 Atomart, spricht man von einem **chemischen Element**. Alle chemischen Elemente haben ein eigenes **Symbol**, mit dem ihr Name abgekürzt wird; die wichtigsten sind **Sauerstoff** („O" für Oxygenium), **Wasserstoff** („H" für Hydrogenium), **Kohlenstoff** („C" für Carbon) und **Stickstoff** („N" für Nitrogenium). Diese machen den größten Teil der Körpermasse aus, in der insgesamt 26 verschiedene chemische Elemente vorkommen.

2.2.1 Atomaufbau

Jedes Atom besteht aus einem **Atomkern** aus Protonen und Neutronen und einer **Atomhülle** aus Elektronen. Dieser schematische Aufbau ist für alle Atome gleich. Es ist wichtig zu wissen, dass es sich bei **Protonen** und **Elektronen** um **geladene Teilchen** handelt. Protonen sind positiv, Elektronen negativ geladen. Ihre Ladungen gleichen sich aus, sodass das Atom nach außen hin nicht geladen und damit **elektrisch neutral** ist. Das lässt sich durch die Tatsache erklären, dass es im Atomkern genauso viele Protonen gibt, wie sich Elektronen in der Atomhülle befinden (▶ **Abb. 2.1**). Die **Neutronen** sind, wie der Name schon sagt, neutral, also **ungeladen**.

> **WISSEN TO GO**
>
> **Protonen, Neutronen und Elektronen**
>
> Ein Atom besteht aus 1 Atomkern und mindestens 1 Elektron. Der Atomkern enthält **Protonen** und **Neutronen**. Die elektrische Ladung von **Protonen** ist **positiv**, die **Elektronen** auf den Elektronenschalen sind **negativ** geladen. Die Ladungen der Protonen und der Elektronen gleichen sich aus: Das Atom ist nach außen hin **elektrisch neutral**.

2.2.2 Periodensystem der Elemente

Jedes Element hat im Periodensystem aufgrund seines Aufbaus und seiner Eigenschaften einen festen Platz.

Ordnungszahl, Neutronenzahl, Massenzahl und Isotope

Im Periodensystem sind die Elemente nach ihrer **Ordnungszahl aufsteigend** angeordnet. Daneben sind zur Charakterisierung der Atome noch die Massen- und die Neutronenzahl von Bedeutung:

Abb. 2.1 Der Atomaufbau am Beispiel von Wasserstoff und Kohlenstoff.

Wasserstoff
(= $^{1}_{1}$H)

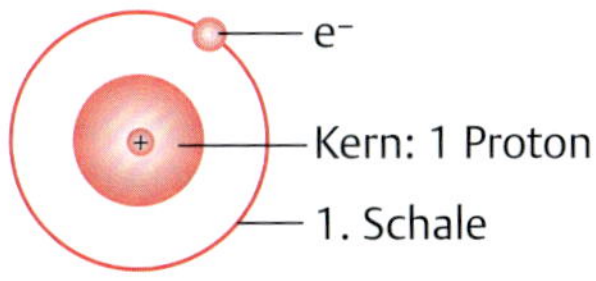

Kohlenstoff
(= $^{12}_{6}$C)

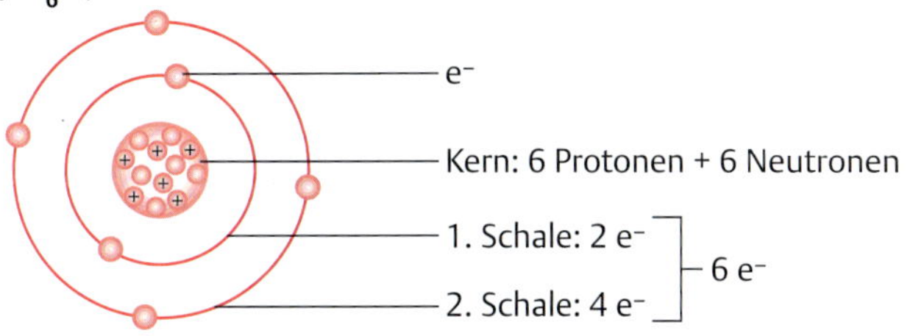

Das Wasserstoff-Atom besitzt nur 1 Elektronenschale mit 1 Elektron. Das Symbol für „Elektron" ist **e⁻**. Das Wasserstoff-Atom bildet eine Ausnahme vom üblichen Atomaufbau, da es zwar im Kern 1 Proton enthält, aber kein Neutron. Das Kohlenstoff-Atom hingegen hat 6 Elektronen und damit 2 Elektronenschalen: Die erste, kernnahe Schale ist schon mit 2 Elektronen voll besetzt. Die zweite, äußere Elektronenschale nimmt 4 Elektronen auf. Da Kohlenstoff 6 Elektronen besitzt, sind in seinem Kern auch 6 Protonen und 6 Neutronen zu finden. *Quelle: Horn F. Biochemie des Menschen. Stuttgart: Thieme; 2018.*

- **Ordnungszahl:** Sie gibt an, wie viele positive Ladungen und damit **Protonen** sich im Atomkern befinden (▶ **Abb. 2.2**). Synonyme sind Kernladungszahl, Protonenzahl oder Atomnummer.
- **Massenzahl:** Sie gibt die relative Atommasse an und stellt die Summe der **Nukleonen** dar, also der Protonen und der Neutronen. Synonym ist Nukleonenzahl. Die Masse der Elektronen ist so gering, dass man sie vernachlässigen kann.
- **Neutronenzahl:** Sie gibt an, wie viele **Neutronen** im Kern vorhanden sind. Sie berechnet sich aus der Differenz zwischen Massenzahl und Ordnungszahl.

Alle Atome eines Elements haben dieselbe Ordnungszahl, sie können sich aber in der Massenzahl voneinander unterscheiden. Solche Atome eines Elements mit unterschiedlicher Massenzahl nennt man **Isotope**. Wie die meisten Elemente besteht z. B. das in der Natur vorkommende Chlor aus einem **Isotopengemisch**. Diese Chlor-Atome haben alle die Ordnungszahl 17, kommen aber mit einer Massenzahl von 35 und 37 vor. Andere Elemente wie Natrium oder Fluor kommen nur in Form eines Isotops vor, sie sind **isotopenrein**.

! Merke Wasserstoff-Ion und Proton

Gibt normaler Wasserstoff 1 Elektron ab, entsteht ein Wasserstoff-Ion. Dieses Wasserstoff-Ion besteht nur noch aus 1 Proton. „Wasserstoff-Ion (H^+)" und „Proton" werden daher häufig synonym gebraucht.

Perioden

Die Elemente werden im Periodensystem in Perioden und Gruppen (s. u.) eingeteilt. Alle Elemente einer **waagerechten** Zeile gehören zu einer **Periode**. Die **Nummer** der Periode ist dabei nicht zufällig gewählt. Sie gibt an, wie viele **Schalen** das Atom eines Elements dieser Gruppe besitzt (▶ **Abb. 2.3**).

Abb. 2.2 Atomcharakterisierung.

$^{1}_{1}$H	$^{8}_{16}$O	$^{11}_{23}$Na	Ordnungszahl / Massenzahl	Elementsymbol

Die Ordnungszahl entspricht der Anzahl der Protonen im Atomkern. Die Massenzahl ist die Summe aus der Anzahl der Protonen und der Neutronen.

Gruppen

In der **senkrechten** Spalte werden Elemente mit ähnlichen Eigenschaften als **Gruppe** zusammengefasst (▶ **Abb. 2.3**). Die Atome aller Elemente einer **Hauptgruppe** haben dieselbe Anzahl von Valenzelektronen. Unter **Valenzelektronen** (Außenelektronen) versteht man die Elektronen, die sich auf der **äußeren** Kernschale befinden. Sie bestimmen die chemischen Eigenschaften des Elements.

Die Elemente der 8. Hauptgruppe (Gruppe 18) werden als **Edelgase** bezeichnet (▶ **Abb. 2.3**). Die äußere Schale ihrer Atome ist voll besetzt. Dieser Zustand wird auch als **Edelgaskonfiguration** bezeichnet. Er ist sehr stabil und energetisch günstig, weshalb alle Atome das Bestreben haben, ihre äußere Schale voll zu besetzen, also die Edelgaskonfiguration einzunehmen. Dies besagt die Edelgasregel. Mit Ausnahme von Wasserstoff und Helium bedeutet dies für die meisten Hauptgruppenelemente, dass ihre Atome 8 Elektronen auf ihrer Außenschale anstreben (**Oktettregel**). Um die Edelgaskonfiguration zu erreichen, geben Atome Elektronen ab oder nehmen Elektronen auf. Der „Wille", diesen Zustand zu erreichen, ist bei Atomen der verschiedenen Elemente aber unterschiedlich stark ausgeprägt: Atome, deren äußerste Schale fast vollständig besetzt ist, haben das größte Bestreben, die Edelgaskonfiguration zu erreichen.

Die Fähigkeit, Elektronen eines fremden Atoms anzuziehen, nennt man **Elektronegativität**. Eine andere Möglichkeit, die Edelgaskonfiguration zu erreichen, ist, die äußere Schale „leerzuräumen". Dadurch wird dann die ursprünglich darunterliegende, voll besetzte Schale, zur äußeren Valenzelektronenschale.

! Merke Elektronegativität

*Allgemein kann man sich merken, dass Atome von Elementen, die **rechts** im Periodensystem stehen, **elektronegativer** sind als jene, die links stehen. Atome von Elementen einer Gruppe, die weiter **unten** im Periodensystem stehen, sind **weniger elektronegativ** als solche, die weiter oben stehen. Atome von Elementen der 2. Hauptgruppe geben ihre überschüssigen Elektronen lieber ab.*

In den **Nebengruppen** ist die äußere Schale meist nur mit 2 Elektronen besetzt. Hier bestimmt die vorletzte Schale die chemischen Eigenschaften des Stoffes. Die Nebengruppen enthalten metallische Elemente.

Die Stufenlinie im Periodensystem kennzeichnet die Grenze zwischen den **Metallen** (lila) und **Nichtmetallen** (grün). Bei den Elementen der rechten Gruppe (blau) handelt es sich um **Edelgase** (▶ **Abb. 2.3**).

- **Metalle:** Sie sind elektrisch leitfähig und können insbesondere Wärme gut transportieren (gute thermische Leitfähigkeit). Der Übergang zwischen Metallen und Nichtmetallen ist fließend.
- **Nichtmetalle:** Sie reagieren nicht alle gleich und unterscheiden sich innerhalb der Gruppen. Für alle gilt jedoch, dass ihnen die typisch metallischen Eigenschaften fehlen.

Abb. 2.3 Periodensystem der Elemente.

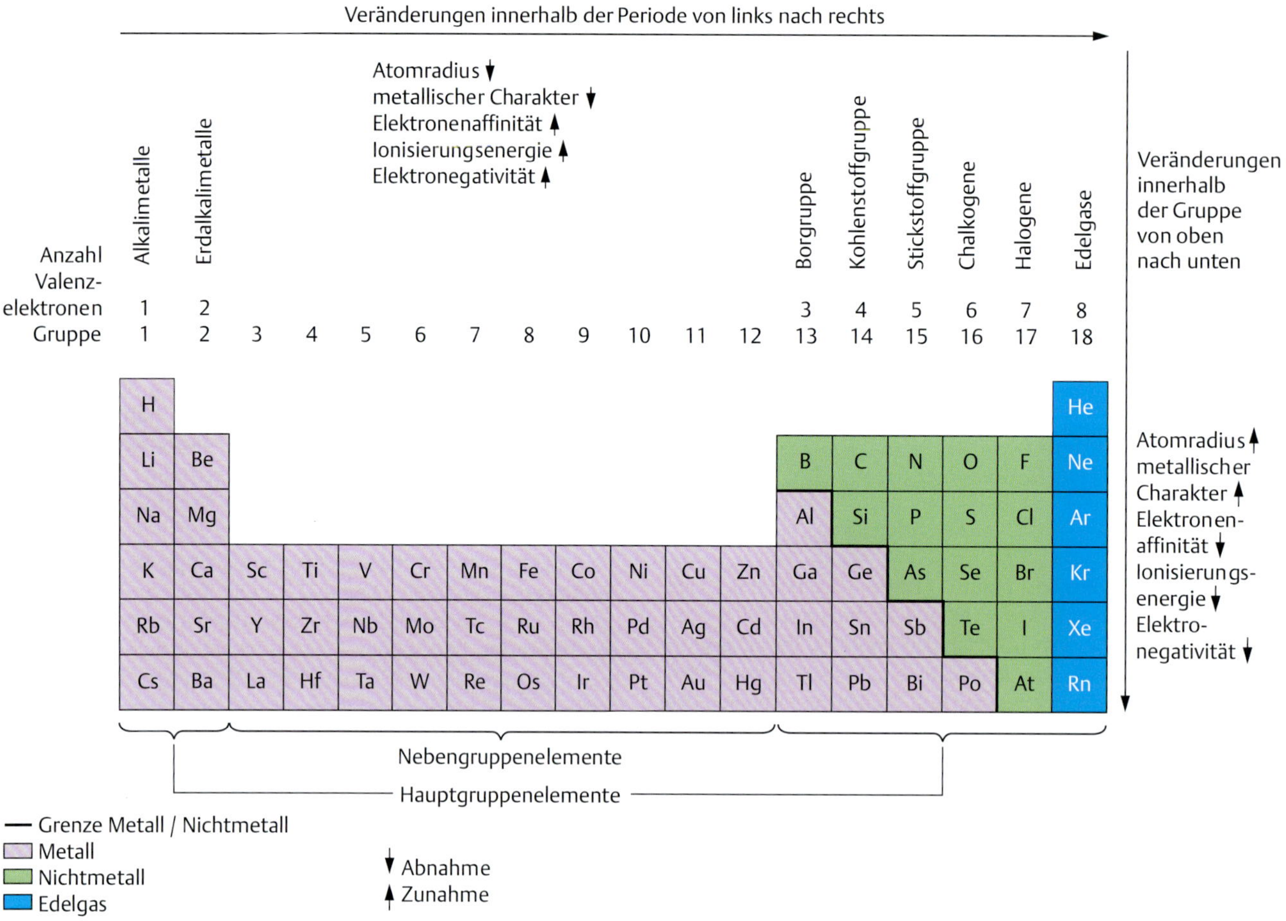

Die Anzahl der Außenelektronen entspricht der Nummer der Hauptgruppe. Eine Ausnahme bildet das Edelgas Helium (He) mit nur 2 Elektronen. Da die 1. Schale bereits mit 2 Elektronen voll besetzt ist, entspricht diese Konfiguration der Edelgaskonfiguration. Die Elektronegativität nimmt von links nach rechts zu und von oben nach unten ab. Anmerkung: Die hier gezeigte Darstellung des Periodensystems ist nicht vollständig, sie zeigt nur die für uns wichtigsten Elemente. *Quelle: Boeck G. Kurzlehrbuch Chemie. Stuttgart: Thieme; 2018.*

Außerdem neigen Nichtmetalle im Gegensatz zu Metallen dazu, Elektronen aufzunehmen.

- **Edelgase:** Allen 7 Edelgasen ist gemein, dass ihre Elektronenschalen voll besetzt und sie deshalb sehr reaktionsträge sind.

WISSEN TO GO

Periodensystem und Edelgaskonfiguration

Im Periodensystem gehören alle Elemente einer **Zeile** zu einer **Periode**. Sie gibt Auskunft über die **Anzahl** der Elektronenschalen. Elemente einer **Spalte** gehören zu einer **Gruppe**. In den Gruppen werden Elemente mit ähnlichen chemischen Eigenschaften zusammengefasst. Die Anzahl der **Valenzelektronen** (Elektronen auf der äußeren Schale) aller Elemente einer Gruppe ist gleich.

Ist die Außenschale eines Atoms voll besetzt, liegt eine **Edelgaskonfiguration** vor. Sie ist sehr stabil und energetisch günstig. Alle Atome streben diese Konfiguration an, was sie mehr oder weniger reaktionsfreudig macht.

2.3 Chemische Bindungen

Weil die Atome eines Elementes – wie oben gesagt – nach der Edelgaskonfiguration und damit nach einem energetisch günstigeren Zustand streben, gehen sie chemische Bindungen ein. Um ihre äußere Schale voll zu besetzen, haben die Atome verschiedene Möglichkeiten:

- Sie können Elektronen aufnehmen oder abgeben (Ionenbindungen).
- Sie können sich Elektronen teilen (Elektronenpaarbindungen).

Diese beiden Bindungsarten werden als **Primärbindungen** bezeichnet, zu denen außerdem die metallischen Bindungen gehören (die hier nicht weiter betrachtet werden). Daneben gibt es schwächere Wechselwirkungen (**Sekundärbindungen**), wie die Wasserstoffbrückenbindungen.

2.3.1 Primärbindungen

Über Primärbindungen werden Atome miteinander zu **Molekülen** verbunden.

Ionenbindung

Bei Ionenbindungen kommt es zu einer **Elektronenübertragung** von einem Atom auf das andere, wodurch Ionen entstehen.

! Merke Ionenbindung

Eine Ionenbindung kann nur zwischen Atomen von 2 Elementen ausgebildet werden, die sich deutlich in ihrer ***Elektronegativität*** *unterscheiden.*

Unter **Ionen** versteht man in der Chemie **geladene Teilchen**. Ist ein Ion **positiv** geladen, weil es ein Elektron abgegeben hat, wird es als **Kation** bezeichnet. Ist es negativ geladen, weil es ein Elektron aufgenommen hat, heißt es **Anion.** Ionische Verbindungen sind aus Kationen und Anionen aufgebaut. Grundlage der Verbindung ist die Anziehungskraft der entgegengesetzten elektrischen Ladungen. Die meisten Stoffe mit Ionenbindungen sind kristallin und fest.

Elektronenpaarbindung (kovalente Bindung)

Elektronen können sich Atome auch teilen. Da die Elektronen dabei nicht von einem Atom zum anderen wechseln, entstehen keine Ionen. Die Elektronen ordnen sich vielmehr so zwischen den beteiligten Atomen an, dass beide Außenschalen voll besetzt sind. Man spricht von **kovalenten Bindungen (Elektronenpaarbindungen).** Eine kovalente Bindung (Elektronenpaarbindung) besteht also aus 1 Paar Elektronen, das 2 Atomen gemeinsam gehört. Bei Doppelbindungen sind 2, bei Mehrfachbindungen 3 oder mehr gemeinsame Elektronenpaare zwischen den beiden Atomen vorhanden. Die kovalente Bindung ist sehr stabil und ein häufiger Bindungstyp in der Natur. Im Gegensatz zur Ionenbindung kann die kovalente Bindung auch zwischen Atomen mit annähernd gleicher Elektronegativität ausgebildet werden.

Zwischen Atomen desselben Elements • Besteht die kovalente Bindung zwischen Atomen **desselben** Elements, entsteht eine **unpolare** Molekülbindung.

Zwischen Atomen verschiedener Elemente • Besteht die kovalente Bindung zwischen Atomen **unterschiedlicher** Elemente und damit auch unterschiedlicher Elektronegativität, entsteht ein mehr oder weniger **polares** Molekül. Dadurch, dass ein Bindungspartner eine größere Anziehungskraft auf das gemeinsame Elektronenpaar ausübt als der andere, kommt es zu einer Ladungsverschiebung in Richtung dieses Elektronenpartners. Durch die so entstehende räumliche Trennung des positiven und des negativen Ladungsschwerpunktes entsteht ein Dipol. Hierbei spielt allerdings auch der Aufbau des Moleküls und die Differenz der Elektronegativität der Bindungspartner eine Rolle.

2.3.2 Sekundärbindungen

Die Sekundärbindungen wirken zwischen Atomen oder **Molekülen.** Man bezeichnet sie daher auch als zwischenmolekulare Wechselwirkungen. Sie sind zwar schwächer als die Primärbindungen, aber nicht weniger wichtig. Zu ihnen zählen die Wasserstoffbrückenbindungen und die Van-der-Waals-Kräfte.

WISSEN TO GO

Chemische Bindungen

Atome bzw. Molelküle sind untereinander über **chemische Bindungen** verbunden. Bei den **Ionenbindungen** kommt es zu einer Elektronenübertragung von einem Atom auf das andere, sodass das entstehende Molekül aus einem Anion und einem Kation besteht. Ionenverbindungen finden sich hauptsächlich in Salzen. Bei einer **kovalenten Bindung** teilen sich die beiden Bindungspartner ein Elektronenpaar. Besitzen beide Bindungspartner dieselbe Elektronegativität, ist das entstehende Molekül **unpolar**. Unterscheiden sie sich in ihrer Elektronegativität, ist das entstehende Molekül polar (**Dipol**).

2.4 Chemische Reaktionen

Eine chemische Reaktion ist im Prinzip nichts anderes als eine mathematische Gleichung. Der Wert der rechten Seite ist das **Produkt**. Es muss dem Wert auf der linken Seite entsprechen, also dem der reagierenden Stoffe (**Reaktanden**). Die Anzahl der Atome ist vor und nach der Reaktion auf jeder der beiden Seiten gleich groß, sie werden im Laufe der Reaktion lediglich anders angeordnet. Dadurch entstehen neue Moleküle, die meist andere chemische Eigenschaften als die Ausgangsstoffe haben.

2.4.1 Anabole und katabole Prozesse

Der **Stoffwechsel** des Menschen basiert auf einer Vielzahl komplexer chemischer Reaktionen. Man unterscheidet beim Stoffwechsel 2 Arten von Reaktionen: die aufbauenden (anabolen) und die abbauenden (katabolen) Prozesse.

Anabole Prozesse • Ein Beispiel ist die Herstellung der Proteine (Proteinsynthese), bei der aus verschiedenen Aminosäuren große Eiweißmoleküle entstehen. Damit eine anabole Reaktion ablaufen kann, wird **Energie benötigt**. Das Nukleotid **ATP** (**A**denosin**tri**phosphat) liefert dem Körper diese Energie. Es wird in den Zellen gespeichert und kann jederzeit als Energiequelle für anabole Reaktionen genutzt werden.

ATP ist aus einem Nukleosid (S. 34) aufgebaut, dem **Adenosin**, das wiederum aus der Nukleinbase **Adenin** und dem Zucker **Ribose** besteht und an das **3 Phosphatgruppen** angehängt sind. Wird diese Bindung enzymatisch gespalten, entsteht **ADP** (**A**denosin**di**phosphat) und **1 Phosphatrest**. Der Phosphatrest reagiert mit Wasser, wodurch Energie frei wird. Bindet der Phosphatrest wieder an ADP, entsteht neues ATP.

Katabole Prozesse • Sie laufen im Körper z. B. im Rahmen der Glykolyse, der Atmungskette und des Fettsäureabbaus ab. In katabolen Prozessen wird ein Stoff in mehrere Teile zerlegt. Ein gutes Beispiel ist die Verdauung, bei der die großen Moleküle aus der Nahrung in kleinere Bestandteile aufgespalten werden. Nur so können die Nährstoffe über die Darmwand aufgenommen werden und ins Blut gelangen. Bei einer katabolen Reaktion wird **Energie frei.** Diese Energie nutzt der Körper, um **ATP** zu **regenerieren** und die ATP-Speicher der Zellen aufzufüllen. Katabole Reaktionen dienen also auch der Energiegewinnung. Es kann jedoch nie die komplette Energie in ATP umgewandelt werden. Nach dem Grundsatz der Energieerhaltung geht diese überschüssige Energie aber nicht verloren, sondern wird in Form von **Wärme** freigesetzt.

2.4.2 Redoxreaktionen

Eine **Redoxreaktion** besteht aus 2 Teilreaktionen:
- **Oxidation:** Teilreaktion, bei der ein Teilchen (Molekül, Atom oder Ion) ein Elektron abgibt. Das Teilchen wird positiver.
- **Reduktion:** Teilreaktion, bei der ein Teilchen ein Elektron aufnimmt. Das Teilchen wird negativer.

! Merke Redoxreaktion

Oxidation und Reduktion sind immer als Redoxreaktion miteinander gekoppelt, sie können nicht für sich allein ablaufen.

WISSEN TO GO

Chemische Reaktionen

Bei **anabolen Reaktionen** werden Stoffe aufgebaut. Im Körper entstehen so z. B. Aminosäuren, Proteine und andere große Moleküle. Dafür wird Energie in Form von Adenosintriphosphat (**ATP**) benötigt. Bei **katabolen Reaktionen** werden Stoffe abgebaut. Dabei wird Energie freigesetzt, die entweder in Form von ATP gespeichert oder als Wärme abgegeben wird.

Redoxreaktionen bestehen aus 2 Teilreaktionen: der **Oxidation**, bei der ein Elektron abgegeben, und der **Reduktion**, bei der ein Elektron aufgenommen wird.

2.5 Wasser, Säuren und Basen

2.5.1 Wasser

Wasser dient im Körper zum einen als **Lösungsmittel**, zum anderen fungiert es als **Transportmedium**. Viele chemische Reaktionen werden erst dadurch möglich, dass die einzelnen Reaktionspartner im wässrigen Milieu miteinander in Kontakt treten können. Reines Wasser kommt in der Natur nicht vor, es enthält immer gelöste Teilchen wie z. B. Ionen, Gase oder organische Stoffe. So besteht unser Blutplasma (S. 298) z. B. zu rund 90 % aus Wasser, die restlichen 10 % machen hauptsächlich Proteine und Elektrolyte aus.

Das Wasser-Molekül besteht aus 2 Wasserstoff-Atomen und 1 Sauerstoff-Atom (**H_2O**), wobei die beiden Wasserstoff-Atome über **kovalente Bindungen** an das Sauerstoff-Atom gebunden sind. Weil alle Bindungspartner dadurch die Edelgaskonfiguration erreichen, handelt es sich beim Wasser-Molekül um eine stabile Verbindung.

2.5.2 Säuren und Basen

Der dänische Chemiker Johannes N. Brønsted definierte 1923 Säuren als Stoffe, die **Protonen** (H^+) abgeben, während Basen Protonen aufnehmen. Oder anders gesagt: Säuren sind **Protonendonatoren** (von lat. donare: schenken), die ihrem Reaktionspartner, der Base, ein Proton abgeben. Die Base nimmt das Proton von der Säure an (**Protonenakzeptor**).

! Merke Säuren

Je mehr H^+ in einer Lösung vorhanden sind, desto saurer ist sie, und je leichter eine Säure H^+ abgibt, desto stärker ist sie.

Säure und Base sind Gegenspieler, d. h., bei gleicher Konzentration heben sie sich gegenseitig auf und werden neutral. Die allgemeine Gleichung für das **Säure-Basen-Gleichgewicht** lautet wie folgt:
HA (Säure) = $H^+ + A^-$ (Base)

pH-Wert

Die Konzentration von H^+ in einer Lösung und damit ihr Säuregehalt wird mit dem **pH-Wert** angegeben (von lat. potentia hydrogenii: „Stärke des Wasserstoffs"). Seine Skala reicht von **0 bis 14**.
- **pH-Wert = 7,0**: **neutrale Lösung** (z. B. hat reines Wasser einen pH-Wert von 7,0). Die Konzentration der H^+- und OH^--Ionen ist hierbei gleich.
- **pH-Wert < 7,0**: **saure Lösung.** Die Konzentration der H^+-Ionen ist höher als diejenige der OH^--Ionen.
- **pH-Wert > 7,0**: **alkalische Lösung** (basische Lösung). Die OH^--Ionen liegen in höherer Konzentration vor als die H^+-Ionen.

! Merke pH-Wert

*Es gilt: Je **saurer** die Lösung, desto **niedriger** ist der pH-Wert, je **alkalischer** (basischer) die Lösung, desto **höher** ist der pH-Wert.*

Puffersysteme

Der pH-Wert des Blutes eines gesunden Menschen liegt zwischen 7,37 und 7,43 und ist damit leicht basisch. Da Zellen und Organe nur in diesem sehr engen pH-Bereich störungsfrei arbeiten können, ist es wichtig, dass dieser Wert möglichst gleichbleibt. Verantwortlich hierfür sind in erster Linie die Niere und die Lunge. Sie entfernen überschüssige Wasserstoff-Ionen, die bei den Stoffwechselvorgängen entstehen, aus dem Körper und wirken damit langfristigen pH-Wert-Veränderungen des Blutes entgegen. Damit die Wasserstoff-Ionen auf ihrem Weg zu den beiden Organen aber nicht zu einer Säuerung des Blutes führen, werden sie über sog. Puffersysteme im Blut unschädlich gemacht.

Puffersysteme dienen dem **Ausgleich von Schwankungen** im Säure-Basen-Haushalt. Sie besitzen die Fähigkeit, **H^+-Ionen** aufzunehmen und wieder abzugeben. Dadurch ändert sich ihr pH-Wert bei Zugabe von Säuren oder Basen nur sehr langsam und bleibt weitestgehend konstant. Im menschlichen Organismus gibt es verschiedene Puffersysteme (S. 256).

WISSEN TO GO

Säuren und Basen

Säuren sind Stoffe, die Protonen (H^+) abgeben, **Basen** nehmen Protonen auf. Die Konzentration der H^+-Ionen in einer Lösung wird als **pH-Wert** angegeben. Eine neutrale Lösung besitzt den pH-Wert 7,0. Liegt er darunter, handelt es sich um eine saure Lösung, liegt er darüber, um eine alkalische (basische) Lösung.

Damit sich der pH-Wert des Blutes durch die im Stoffwechsel anfallenden H^+-Ionen nicht ändert, werden sie dort von **Puffersystemen** abgefangen. Deren Aufgabe ist es, Schwankungen im Säure-Basen-Haushalt auszugleichen. Ihr pH-Wert bleibt auch bei Säure- oder Basenzugaben weitestgehend konstant.

2.6 Organische Verbindungen im menschlichen Körper

Man kann bei den chemischen Verbindungen 2 große Gruppen unterscheiden: die organischen und die anorganischen Verbindungen:
- **organische Verbindungen:** Die meisten im Körper vorkommenden Verbindungen zählen zu den organischen Verbindungen. Sie enthalten immer mindestens 1 **Kohlenstoff-Atom**. Meist bestehen sie aus einer Kombination von Kohlenstoff- und Wasserstoff-Atomen.
- **anorganische Verbindungen:** Sie sind dadurch definiert, dass sie **kein** Kohlenstoff-Atom besitzen (S. 35). Ausnahmen bilden Kohlendioxid, die Kohlensäure und deren Salze, die trotz des Kohlenstoff-Atoms zu den anorganischen Verbindungen gerechnet werden. Ein wichtiges Beispiel einer anorganischen Verbindung ist das Wasser (H_2O).

Zu den wichtigsten organischen Verbindungen im menschlichen Stoffwechsel zählen die Kohlenhydrate (Zucker), Proteine (Eiweiße) und Lipide (Fette). Sie sind die Hauptbestandteile der Nahrung und dienen dem Körper als Energielieferanten, weil aus ihnen ATP hergestellt werden kann. Auch die Nukleinsäuren gehören zu den organischen Verbindungen.

2.6.1 Kohlenhydrate

Die **Kohlenhydrate** (Zucker, Saccharide) stellen eine wichtige chemische Stoffklasse dar. Sie bestehen aus:
- Kohlenstoff-Atomen,
- Wasserstoff-Atomen und
- Sauerstoff-Atomen.

Pflanzen produzieren Kohlenhydrate, indem sie mithilfe der Sonnenenergie aus energiearmen Ausgangsstoffen (H_2O und CO_2) ein energiereiches Produkt (Glukose) entstehen lassen. Dieser Vorgang wird **Photosynthese** genannt. Während diese Umwandlung von Sonnenenergie in chemische Energie den grünen Pflanzen vorbehalten ist, nutzen alle Lebewesen Kohlenhydrate als **Energielieferanten** und als **Grundbausteine** für andere Stoffe wie Fette und Aminosäuren.

Aufbau und Einteilung der Kohlenhydrate

Ein Zuckermolekül ist aufgebaut aus:
- mindestens 3 Kohlenstoff-Atomen,
- mindestens 1 Carbonyl-Gruppe (C = O) und
- mindestens 2 Hydroxyl-Gruppen (–OH).

Die Einfachzucker (**Monosaccharide**) bestehen aus nur 1 Zuckermolekül. Monosaccharide dienen auch als Bausteine für größere Zuckermoleküle. Dabei bilden sie über **glykosidische Bindungen** längere oder kürzere Ketten. Je nachdem, wie viele Monosaccharide verknüpft werden, unterscheidet man zwischen Zweifachzuckern (**Disacchariden**), Mehrfachzuckern (**Oligosacchariden**) und Vielfachzuckern (**Polysacchariden**) (▶ Tab. 2.1).

Der bekannteste Einfachzucker ist die **Glukose**, die der Zelle als Energielieferant dient. Der Körper hat die Möglichkeit, aus der Nahrung aufgenommene Disaccharide mithilfe bestimmter Enzyme in Monosaccharide aufzuspalten. Diese Monosaccharide können dann zur Energiegewinnung genutzt werden. Für die Reaktion wird ein Wassermolekül benötigt.

Tab. 2.1 Zuckerarten im Überblick.

Zuckerart	Beispiele
Einfachzucker (Monosaccharide)	• Glukose (Traubenzucker) • Fruktose (Fruchtzucker) • Galaktose (Schleimzucker)
Zweifachzucker (Disaccharide)	• Laktose (Milchzucker) • Maltose (Malzzucker) • Saccharose (Kristallzucker)
Mehrfachzucker (Oligosaccharide)	• Raffinose • Stachyose
Vielfachzucker (Polysaccharide)	• Stärke (Amylose, Amylopektin) • Lebensmittelzusätze (Dextrine)

Patho Laktoseintoleranz

*Menschen, die an einer **Laktoseintoleranz** leiden, fehlt im Darm die Laktase und damit ein Enzym, das den Milchzucker bei gesunden Menschen in Glukose und Galaktose spaltet. Diese Spaltung ist notwendig, da Laktose als Disaccharid nicht resorbiert werden kann (S. 218).*

Das bekannteste Beispiel für ein Polysaccharid ist die pflanzliche **Stärke** (Amylose, Amylopektin), die z. B. in Kartoffeln oder Getreide enthalten ist. Sie wird bereits im Mund durch Speichelenzyme in Disaccharideinheiten gespalten (S. 218). Auch das **Glykogen**, die Speicherform der Glukose in der Muskel- und Leberzelle (S. 31), zählt zu den Polysacchariden.

WISSEN TO GO

Kohlenhydrate

Kohlenhydrate (Zucker, Saccharide) sind organische Verbindungen aus **Kohlenstoff-**, **Wasserstoff-** und **Sauerstoffatomen**. Sie dienen allen Lebewesen als Energielieferanten. Eingeteilt werden sie in:
- **Monosaccharide** (Einfachzucker), z. B. Glukose, Fruktose, Galaktose
- **Disaccharide** (Zweifachzucker, bestehend aus 2 Monosacchariden), z. B. Laktose
- **Oligosaccharide** (Mehrfachzucker, bestehend aus 3–10 Monosacchariden), z. B. Raffinose
- **Polysaccharide** (Vielfachzucker, bestehend aus mehr als 10 Monosacchariden), z. B. Stärke

Die Verknüpfung der Monosaccharide erfolgt durch eine glykosidische Bindung, bei der sich die **Hydroxylgruppe** (OH-Gruppe) eines Zuckers mit der Hydroxylgruppe eines anderen Zuckers unter Wasserabspaltung verbindet.

Aerobe Energiegewinnung aus Glukose

Der wichtigste Energielieferant für den Körper ist die **Glukose**. Sie wird in den Zellen in Kohlendioxid und Wasser umgewandelt, wobei Energie frei wird (Zellatmung oder innere Atmung). Diese „Verbrennung" der Glukose funktioniert allerdings nur, wenn **ausreichend Sauerstoff** vorhanden ist:

1 Molekül Glukose + 6 Moleküle O_2 → 6 Moleküle CO_2 + 6 Moleküle H_2O

Abb. 2.4 Aerobe Energiegewinnung aus Glukose.

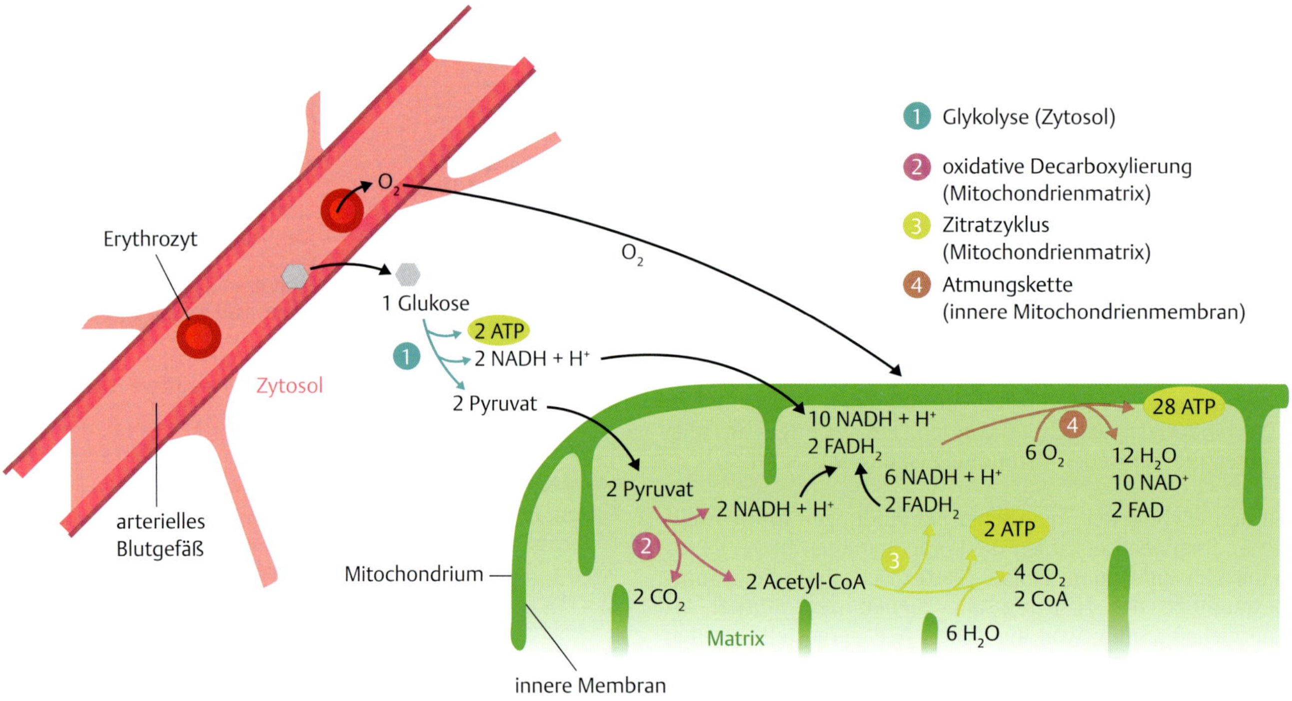

Der 1. Schritt der Energiegewinnung ist die Glykolyse, die im Zytosol abläuft. Hierbei entstehen aus 1 Molekül Glukose 2 Moleküle Pyruvat, 2 Moleküle ATP und 2 Moleküle NADH + H^+. Die beiden Pyruvat-Moleküle werden ins Mitochondrium geschleust, wo sie im Rahmen der oxidativen Decarboxylierung (2. Schritt) mithilfe des Pyruvat-Dehydrogenase-Komplexes (PDH) zu Acetyl-CoA oxidiert werden. Hierbei entstehen außerdem 2 CO_2 und 2 NADH + H^+. Acetyl-CoA bildet den Ausgangsstoff für den Zitratzyklus (3. Schritt), der ebenfalls in der Matrix des Mitochondriums abläuft. Unter Verbrauch von H_2O entstehen neben 4 CO_2 auch 2 ATP, 6 NADH + H^+ und 2 $FADH_2$. Die reduzierten Coenzyme (insgesamt 10 NADH + H^+ und 2 $FADH_2$) reagieren in der Atmungskette (Schritt 4) mit 6 O_2, wodurch Wasser 12 H_2O und 28 ATP entstehen. Insgesamt handelt es sich um einen Energiegewinn von 32 ATP. Die Abbildung zeigt die Vorgänge stark vereinfacht, die zahlreichen Einzelreaktionen sind nicht dargestellt. *Quelle: I care Anatomie, Physiologie. 2., aktualisierte Auflage. Stuttgart: Thieme; 2020.*

Die Energieausbeute dieser Umwandlung ist sehr hoch. Die dabei freiwerdende Energie wird meist in Form von ATP (S. 27) in den Zellen zwischengespeichert. Die Energiegewinnung verläuft in 4 Schritten, die wiederum zahlreiche Einzelreaktionen umfassen (▶ **Abb. 2.4**):

1. Glykolyse
2. oxidative Decarboxylierung
3. Zitratzyklus (auch Zitronensäurezyklus oder Krebs-Zyklus genannt)
4. Atmungskette

Die beiden durch die **Glykolyse** gewonnenen **2 ATP** werden anderen Stoffwechselprozessen zur Verfügung gestellt und **nicht** in den Zitratzyklus überführt. **Acetyl-CoA** ist der Ausgangsstoff für den **Zitratzyklus**, entsteht aber auch durch den Abbau von Fettsäuren und ist gleichzeitig Ausgangsstoff für die Fettsäuresynthese (S. 33).

Energiebilanz • Nach den 4 Schritten der Energiegewinnung liegt die ATP-Ausbeute aus 1 Molekül Glukose bei **32 Molekülen ATP**.

Anaerobe Energiegewinnung aus Glukose

Steht den Zellen nur begrenzt Sauerstoff zur Verfügung, zum Beispiel bei anstrengender körperlicher Aktivität, ist kein Energiegewinn über Zitronensäurezyklus und Atmungskette möglich. Dasselbe gilt für Erythrozyten, da diese keine Mitochondrien besitzen. In diesen Fällen muss das über die **Glykolyse** gewonnene **Pyruvat** einen anderen Weg gehen: den der **Milchsäuregärung**. Mithilfe des Enzyms Laktatdehydrogenase (LDH) entsteht hierbei aus 1 Molekül Pyruvat 1 Molekül **Lakat** (Milchsäure). Bei diesem Schritt ist nicht die Laktatbildung das eigentliche Ziel, sondern die Oxidierung des NADH zu NAD^+. Dieses NAD^+ steht dann wieder für die Glykolyse bereit, sodass diese weiter ablaufen kann.

Energiebilanz • Die Ausbeute an ATP ist bei der anaeroben Energiegewinnung wesentlich geringer als bei der aeroben: Aus 1 Molekül Glukose entstehen letztlich **2 Moleküle ATP** – die schon während der Glykolyse (s. o.) gebildet werden. Dafür läuft die Reaktion aber wesentlich schneller ab.

Die anaerobe Energiegewinnung spielt in der Muskulatur eine große Rolle: Kann bei größerer Anstrengung die Sauerstoffversorgung des Muskels nicht mehr mit dem Sauerstoffbedarf mithalten, stellt die Muskelzelle auf Milchsäuregärung um. Diese Art der Energiegewinnung ist allerdings nur für eine Dauer von max. 2 Minuten möglich.

WISSEN TO GO

Energiegewinnung aus Glukose

Der 1. Schritt der Energiegewinnung aus Glukose ist die **Glykolyse**, bei der im Zytosol aus 1 Molekül Glukose 2 Moleküle **Pyruvat** und 2 Moleküle ATP entstehen. Bei Anwesenheit von Sauerstoff (**aerobe Bedingungen**) wird das Pyruvat in den Mitochondrien über die oxidative Carboxylierung in Acetyl-CoA umgewandelt, aus dem schließlich über Zitratzyklus und Atmungskette Wasser und Kohlendioxid entstehen. Insgesamt entstehen so **36 Moleküle ATP** pro Glukose-Molekül.

Ist kein Sauerstoff vorhanden (**anaerobe Bedingungen**), wird das Pyruvat im Zytosol in **Laktat** umgewandelt (Milchsäuregärung). Die Energieausbeute bei dieser Art der Energiegewinnung beträgt **2 Moleküle ATP** pro Molekül Glukose. Aus diesem Grund macht sich eine mangelnde interuterine Versorgung des Kindes zusätzlich durch einen erhöhten Laktat-Wert bei der Blutgasanalyse (BGA) bemerkbar.

Energieüberschuss

Herrscht ein Energieüberschuss, d. h., ist mehr Glukose vorhanden, als benötigt wird, wird die Glukose in Form von **Glykogen** v. a. in den Muskel- und Leberzellen gespeichert. Während die **Muskelzellen** das Glykogen nur für ihren eigenen Bedarf verwenden, dient das in der **Leber** gespeicherte Glykogen der Aufrechterhaltung des Blutzuckerspiegels. Außerdem ist die Leber in der Lage, Glukose in Fettsäuren umzuwandeln (S. 33).

Die Bildung von Glykogen wird vom Hormon Insulin (S. 281) stimuliert. Es sorgt dafür, dass überschüssige Glukose aus dem Blut in die Muskel- und Fettzellen geschleust wird. Die Leberzellen nehmen die Glukose insulinunabhängig auf.

Energiemangel

Damit der Blutzuckerspiegel auch zwischen den Mahlzeiten oder bei hohem Energiebedarf aufrechterhalten werden kann, ist der Körper in der Lage, neue Glukose zu bilden. Diese Neubildung läuft überwiegend in der **Leber** ab. Sie kann auf 2 Wegen erfolgen: der Glykogenolyse und der Glukoneogenese.

Glykogenolyse • Um das Glykogen wieder abzubauen, spalten Enzyme Glukosemoleküle von dem langkettigen Polysaccharid ab.

Die Glykogenolyse in der Leber wird von dem Hormon Glukagon (S. 282) gefördert, das gleichzeitig die Glukoneogenese steigert und die Glykolyse hemmt.

! Merke Glykogenolyse und Glukoneogenese

Weil die Glykogenvorräte der Leber begrenzt sind, spielt die Glykogenolyse nur zur Überbrückung kleinerer Energieengpässe eine Rolle. Die wichtigste Glukosequelle zwischen den Mahlzeiten ist die Glukoneogenese.

Glukoneogenese • Unter Glukoneogenese versteht man die Neubildung von Glukose aus Nicht-Kohlenhydraten. Sie findet vorwiegend in der Leber (aber auch in der Niere) statt, die als Ausgangsstoffe Laktat, bestimmte Aminosäuren und Glyzerin nutzt (S. 211). **Glyzerin** entsteht, wenn vom Triglyzerid (S. 33) 3 Fettsäuren abgespalten werden.

WISSEN TO GO

Energieüberschuss und Energiemangel

Herrscht ein **Energieüberschuss**, wird die überschüssige Glukose in Form des Polysaccharids **Glykogen** v. a. in den Muskel- und Leberzellen gespeichert. Das Hormon **Insulin** sorgt dafür, dass die Glukose aus dem Blut in die Zellen geschleust wird. Während die Muskelzellen mit dem Glykogen den eigenen Energiebedarf decken, dienen die Glykogenvorräte der Leber dazu, den Blutzuckerspiegel aufrechtzuerhalten.

Um den Blutzuckerspiegel aufrechtzuerhalten, wird bei **Energiemangel** Glukose v. a. von der **Leber** ins Blut freigesetzt. Diese Glukose stammt entweder aus dem Abbau des in der Leber gespeicherten Glykogens (**Glykogenolyse**) oder aus der **Glukoneogenese**, also der Neubildung von Glukose aus Nicht-Kohlenhydraten (Laktat, bestimmte Aminosäuren, Glyzerin). Da die Glykogenvorräte der Leber begrenzt sind, spielt die Glukoneogenese die wichtigere Rolle.

2.6.2 Proteine

Proteine (Eiweiße) sind Bestandteil jeder Zelle und damit wichtige Bausteine lebender Organismen. Sie machen rund 15 % des menschlichen Körpers aus. Ihre Aufgaben sind vielfältig: Sie bilden z. B. Strukturen in Zellen und Geweben, steuern Stoffwechselvorgänge, dienen als Transporter und ermöglichen Bewegungen. Auch die meisten Enzyme zählen zu den Proteinen. Für all diese Funktionen sind unterschiedliche, genau auf die jeweilige Aufgabe spezialisierte Proteine notwendig.

Funktionen der Proteine

Je nachdem, welche Aufgabe die Proteine im Körper erfüllen, werden sie bestimmten Gruppen zugeordnet:

- **Motorproteine:** Sie ermöglichen Bewegungen. Die wichtigsten Motorproteine des menschlichen Körpers sind Aktin und Myosin (S. 106). Sie befinden sich in der Muskelfaser und sorgen dafür, dass sich der Muskel zusammenzieht.
- **Strukturproteine:** Sie bilden als Stützsubstanz das Gerüst von Zellen und Geweben. Zu ihnen zählen z. B. Kollagen (S. 99), das für die Festigkeit und Flexibilität des Bindegewebes verantwortlich ist, und das Tubulin (S. 57) des Zytoskeletts.
- **Transportproteine:** Sie transportieren beispielsweise als **Kanal-** oder Carrierproteine (S. 64) Teilchen durch die Zellmembran. Auch im Blut finden sich Transportproteine: Plasmaproteine (S. 299) binden wasserunlösliche Substanzen und ermöglichen so deren Transport im Blut. Auch am Aufbau des Hämoglobins der Erythrozyten (S. 300) sind Proteine beteiligt.
- **Enzyme:** Sie beschleunigen biochemische Reaktionen im Körper. Zum Beispiel überträgt die Transferase, eine der wichtigsten Kinasen, das Phosphat vom ATP auf ein anderes Molekül.
- **Speicherproteine:** Sie helfen Zellen, bestimmte Verbindungen (z. B. Eisen) zu speichern.

Abb. 2.5 Übersicht über wichtige essenzielle und nicht essenzielle Aminosäuren.

essenzielle AS	nicht essenzielle AS	Beispiele für nicht proteinogene AS
Isoleucin (Ile) Leucin (Leu) Lysin (Lys) Methionin (Met; mit Schwefel) Phenylalanin (Phe; aromatisch) Threonin (Thr; mit OH-Gruppe) Tryptophan (Trp; aromatisch) Valin (Val)	Alanin (Ala) Arginin (Arg) Asparagin (Asn) Asparaginsäure (Asp) Cystein (Cys; mit Schwefel) Glutamin (Gln) Glutaminsäure (Glu) Glycin (Gly) Histidin (His) Prolin (Pro) Serin (Ser; mit OH-Gruppe) Tyrosin (Tyr; aromatisch)	γ-Aminobuttersäure (GABA) Thyroxin β-Alanin Homocystein Citrullin Orinithin

hellgrün – unpolar, hydrophob; grün – polar, neutral; blau – polar, basisch; orange – polar, sauer

In Klammern ist der Drei-Buchstaben-Code der jeweiligen Aminosäure angegeben.

- **Rezeptorproteine:** Sie binden bestimmte Stoffe, z. B. Hormone, und dienen der Signalweitergabe.
- **Immunproteine** Sie sind an der Infektionsabwehr beteiligt. Zu den Immunproteinen zählen u. a. die Antikörper (S. 324).

Proteine dienen auch als Energiequelle: Damit in den Postresorptionsphasen ausreichend Aminosäuren für die Glukoneogenese zur Verfügung stehen, werden ca. 75 g Proteine pro Tag abgebaut.

Aufbau der Proteine

! *Merke* Proteinaufbau

*Bei **Proteinen** handelt es sich um Makromoleküle, die aus **Aminosäuren** aufgebaut sind. Die Aminosäuren sind dabei zu einer – meist unverzweigten – Kette verknüpft. Die meisten Proteine im Körper bestehen aus 300–500 Aminosäuren.*

Aminosäuren

Alle **Aminosäuren** sind aus Kohlenstoff-, Wasserstoff- und Stickstoffatomen aufgebaut. Einige enthalten noch weitere Elemente wie z. B. Schwefel. Alle Aminosäuren besitzen:

- 1 Aminogruppe (–NH_2)
- 1 Carboxylgruppe (–COOH)
- 1 Rest (R)

Obwohl es wesentlich mehr Aminosäuren gibt, nutzt der Mensch nur rund 20, um seine Proteine aufzubauen. Diese Aminosäuren werden als **proteinogene Aminosäuren** bezeichnet. Demnach heißen solche Aminosäuren, die nicht in Proteinen vorkommen, **nicht proteinogene Aminosäuren**. Sie sind in chemischen Botenstoffen wie Neurotransmittern oder Hormonen zu finden.

Ist der Mensch darauf angewiesen, die Aminosäure über die Nahrung aufzunehmen, weil er sie nicht selbst herstellen kann, spricht man von einer essenziellen Aminosäure (S. 223). Kann er sie dagegen aus ihren Bausteinen selbst zusammenbauen, handelt es sich um eine **nicht essenzielle Aminosäure** (▶ Abb. 2.5).

Proteinstruktur

Um welches Protein es sich handelt, hängt davon ab, welche Aminosäuren in welcher Reihenfolge aneinandergereiht sind. Dabei sind die einzelnen Aminosäuren über **Peptidbindungen** miteinander verknüpft. Die Verbindung von 2 oder mehr Aminosäuren nennt man daher auch **Peptid** bzw. **Polypeptid**. Bei vielen Hormonen handelt es sich um Peptide, weshalb dann auch von Peptidhormonen die Rede ist. Ab einer Kettenlänge von ca. 100 Aminosäuren spricht man von einem Protein. Die Abfolge der einzelnen Aminosäuren innerhalb des Proteins nennt man **Aminosäurensequenz** oder **Primärstruktur.**

WISSEN TO GO

Proteine und Aminosäuren

Bei **Proteinen** handelt es sich um Ketten aus mehr als 100 **Aminosäuren**. Ist die Kette kürzer, spricht man von einem **Peptid**. Proteine erfüllen im Körper zahlreiche Aufgaben. Je nach Aufbau und Spezialisierung dienen sie beispielsweise als Motor-, Struktur-, Transport-, Immun-, Speicher- oder Rezeptorproteine oder Enzyme. Viele Hormone zählen zu den Peptiden.

Für den Aufbau menschlicher Proteine werden nur **20 verschiedene Aminosäuren** genutzt, die deshalb als **proteinogene Aminosäuren** bezeichnet werden. Die übrigen Aminosäuren heißen nicht proteinogene Aminosäuren. Sie finden sich z. B. in Hormonen. **Essenzielle Aminosäuren** müssen dem Körper zugeführt werden, **nicht essenzielle Aminosäuren** kann er selbst herstellen.

Die Abfolge der einzelnen Aminosäuren innerhalb des Proteins nennt man **Aminosäurensequenz** oder **Primärstruktur.**

2.6.3 Lipide

Die Gruppe der **Lipide** umfasst zahlreiche biochemische Verbindungen, denen allen gemein ist, dass sie in Wasser nicht oder nur schlecht, in organischen Lösungsmitteln (z. B. Hexan) dagegen gut löslich sind. Viele Lipide spielen eine wichtige Rolle im menschlichen Körper. Zu ihnen zählen:
- die Fettsäuren
- die Fette (Triglyzeride)
- die membranbildenden Lipide (Phospholipide, Sphingolipide, Glykolipide, Lipopolysaccharide)
- die Isoprenoide (Steroide, Carotinoide)
- die Eicosanoide (z. B. Prostaglandine)

ACHTUNG
*Die Bezeichnungen **„Fette“** und **„Lipide“** werden häufig synonym gebraucht. Das ist aber nicht richtig. Die Fette sind nur ein Mitglied der großen Gruppe der Lipide, zu der auch die fettähnlichen Substanzen zählen.*

Genauso wie die Proteine haben auch die Lipide unterschiedliche Aufgaben im Körper: Sie dienen als Energiespeicher, Membranbestandteile oder als Hormon oder sonstiger Botenstoff.

Fettsäuren

Fettsäuren sind nach Glukose die wichtigste **Energiequelle** des Körpers. Sie werden in Form von Fett (s. u.) im Körper gespeichert.

Bei Fettsäuren handelt es sich um **Carbonsäuren** und damit um meist unverzweigte **Kohlenstoff-Ketten** aus bis zu 20 C-Atomen mit einer endständigen **Carboxylgruppe** (–COOH). Ihren Namen haben die Fettsäuren erhalten, weil ihre Ester Hauptbestandteil der Fette sind. Ester ($Rest_1$–CO–O–$Rest_2$) entstehen, wenn eine Säure unter Abspaltung von Wasser mit einem Alkohol oder Phenol reagiert.

! Merke Wasserlöslichkeit
***Kurzkettige Fettsäuren** stellen eine Ausnahme unter den Lipiden dar: Sie sind gut in Wasser löslich.*

Die Fettsäuren unterscheiden sich durch die **Anzahl** ihrer C-Atome und durch das Vorhandensein etwaiger **Doppelbindungen** zwischen den C-Atomen bzw. deren Position. Sind Doppelbindungen zwischen den C-Atomen vorhanden, spricht man von **ungesättigten** Fettsäuren, fehlen sie, von **gesättigten** Fettsäuren. Bei den ungesättigten Fettsäuren unterscheidet man:
- **einfach ungesättigte Fettsäuren:** Sie besitzen nur 1 Doppelbindung, wie z. B. die im Olivenöl vorkommende Ölsäure.
- **mehrfach ungesättigte Fettsäuren:** Sie besitzen mehrere Doppelbindungen und kommen z. B. in Nüssen und in Fisch vor. Wichtig für die menschliche Ernährung sind u. a.:
  - **Omega-3-Fettsäuren:** Ihre 1. Doppelbindung befindet sich am 3. C-Atom, gezählt vom Alkylgruppen(CH_3)-Ende (Omega-Ende) des Fettsäure-Moleküls. Hierzu zählt z. B. die α-Linolensäure.
  - **Omega-6-Fettsäuren:** Ihre 1. Doppelbindung befindet sich am 6. C-Atom, wieder gezählt vom Omega-Ende aus. Ein Beispiel ist die Linolsäure.

Während gesättigte Fettsäuren überwiegend in tierischen Lebensmitteln vorkommen, finden sich ungesättigte Fettsäuren eher in pflanzlichen Lebensmitteln und Fisch.

Wie bei den Aminosäuren unterscheidet man auch bei den Fettsäuren die essenziellen von den nicht essenziellen. Die mehrfach ungesättigten Fettsäuren **α-Linolensäure** und **Linolsäure** sind für den Menschen **essenzielle** Fettsäuren, d. h., dass der Körper sie nicht selbst bilden kann (S. 223). Diese beiden Fettsäuren verwendet er als Ausgangsprodukt für die Bildung weiterer mehrfach ungesättigter Fettsäuren, wie z. B. der Arachidonsäure.

Fette (Triglyzeride)

Gemeinsam mit den Kohlenhydraten und den Proteinen zählt **Fett** zu den wichtigsten organischen Verbindungen des Körpers. Es spielt vor allem als **Energiespeicher** eine große Rolle. Außerdem bildet es als **Baufett** Polster um einige Organe, wie z. B. die Niere und den Augapfel. Speicherort des Fettes ist hauptsächlich das Fettgewebe, genauer gesagt das Innere der Fettzellen (S. 104).

Chemisch gesehen handelt es sich bei dem im menschlichen Körper vorkommenden Fett um **Triglyzeride**. Sie werden auch als Triacylglyzerole (TAG) bezeichnet.

! Merke Triglyzeride
*Die Triglyzeride stellen die **Speicherform** der Fettsäuren dar.*

Auch in der Nahrung liegt das Fett hauptsächlich in Form von Triglyzeriden vor (S. 225).

Aufbau der Triglyzeride und Fettsäuresynthese

Triglyzeride können in den Zellen der Darmschleimhaut, in den Fettzellen und in den Leberzellen aus Fettsäuren und Glyzerin zusammengesetzt werden:
- **Darmschleimhaut:** Die Zellen der Darmschleimhaut nehmen die Abbauprodukte der Fettverdauung (S. 220) auf, zu denen u. a. langkettige Fettsäuren und Glyzerin gehören. Aus diesen Ausgangsstoffen bilden sie Triglyzeride, die sie – in Lipoproteine (S. 213) verpackt – über das Lymphsystem ins Blut abgeben.
- **Leber:** Die Fettsäuren, die die Leber für die Triglyzeridsynthese nutzt, stammen entweder aus der Nahrung und erreichen sie über den Blutweg oder werden von der Leber selbst gebildet. Die Triglyzeride werden von der Leber, ebenfalls in Form von Lipoproteinen (S. 212), ins Blut abgegeben.
- **Fettgewebe:** In den Blutgefäßen des Fettgewebes werden die Fettsäuren aus den Lipoproteinen herausgelöst und in die Fettzellen geschleust – dasselbe passiert übrigens auch in den Muskeln. Während in der Muskulatur die Fettsäuren aber vorwiegend verbrannt und so zur Energiegewinnung genutzt werden, setzt die Fettzelle sie wieder zu Triglyzeriden zusammen, um sie zu speichern. Darüber hinaus sind die Fettzellen in der Lage, aus Glukose Triglyzeride herzustellen.

Abbau der Triglyzeride und Fettsäureabbau

Besteht Energiemangel, kann das Fett wieder abgebaut werden. Dazu spalten zunächst mehrere Enzyme das Triglyzerid in Glyzerin und 3 Fettsäuren. Dieser Vorgang findet im Fettgewebe statt und wird als **Lipolyse** bezeichnet.

Die Fettzellen geben die so entstandenen Fettsäuren und das Glyzerin ins Blut ab. Dort müssen die langkettigen Fettsäuren wegen ihrer mangelnden Wasserlöslichkeit an Transportproteine gebunden werden, die kurzkettigen und das Glyzerin liegen frei im Blut vor.

Die freien Fettsäuren werden vorwiegend von den **Herz-** und **Skelettmuskelzellen** als Energiequelle genutzt.

Auch die **Leber** nutzt die bei der Lipolyse freigewordenen Fettsäuren. In der **Leber** entstehen aus den freien Fettsäuren **Ketonkörper**, das Glyzerin verwendet sie zur Glukoneogenese.

WISSEN TO GO

Lipide – Fettsäuren und Fette

Lipide sind Verbindungen, die in Wasser nicht oder nur schlecht, in organischen Lösungsmitteln dagegen gut löslich sind. Sie dienen als Energiespeicher, Membranbestandteil oder Botenstoffe.

Die **Fettsäuren** sind eine wichtige Energiequelle für den Körper. Sie werden in Form von Triglyzeriden im Fettgewebe gespeichert. Enthalten Fettsäuren Doppelbindungen zwischen ihren C-Atomen, spricht man von **ungesättigten Fettsäuren**. Fettsäuren, die keine Doppelbindungen zwischen den C-Atomen aufweisen, heißen **gesättigte Fettsäuren**. Fettsäuren werden entweder mit der Nahrung aufgenommen oder von den Leber- und Fettzellen hergestellt (**Lipogenese**). In der **Leber** entstehen aus den freien Fettsäuren **Ketonkörper**, das Glyzerin verwendet sie zur Glukoneogenese.

Triglyzeride (Fette) sind als Speicherform der Fettsäuren eine wichtige Energiereserve. Sie werden in der Darmschleimhaut, der Leber und dem Fettgewebe zusammengesetzt. Speicherort der Triglyzeride ist das **Fettgewebe**. Bei Energiemangel werden die Triglyzeride im Fettgewebe aufgespalten (**Lipolyse**) und die Bestandteile ins Blut freigesetzt.

Membranbildende Lipide

Hauptmerkmal der membranbildenden Lipide ist ihre **Amphiphilie**. Das Wort „amphiphil“ bedeutet „beides liebend“ und spielt darauf an, dass ein Ende des Moleküls hydrophil („wasserliebend“), das andere dagegen lipophil („fettliebend“) ist. In wässriger Lösung liegen amphiphile Lipide deshalb als Öltröpfchen oder als **Lipiddoppelschicht** (► **Abb. 4.2**) vor. Lipiddoppelschichten grenzen als Zellmembran (S. 56) das Innere jeder einzelnen Zelle von ihrer Umgebung ab.

Isoprenoide und Eicosanoide

Isoprenoide sind aus mehreren Isopreneinheiten aufgebaut. Bei **Isopren** handelt es sich um einen ungesättigten Kohlenwasserstoff mit 5 Kohlenstoffatomen und 2 Doppelbindungen ($CH_2{=}C(CH_3){-}CH{=}CH_2$). Zu den Isoprenoiden zählen u. a. die Steroide und die Carotinoide.

Steroide bestehen aus 6 Isopreneinheiten, die sich zu einem Ringsystem aus C-Atomen zusammenlagern. Ihr wichtigster Vertreter ist das **Cholesterin**. Es ist in der Nahrung enthalten und eines der Endprodukte der Fettverdauung, wird aber auch vom Körper selbst produziert. Es dient nicht als Energiespeicher, sondern als wichtiger Ausgangsstoff u. a. für die Bildung von Geschlechtshormonen, Gallensäuren und der Vitamin-D_3-Vorstufe Cholecalciferol. Außerdem ist es Bestandteil der Zellmembranen.

Wichtigster Vertreter der **Carotinoide** ist das **β-Carotin** (Provitamin A). Es ist eine Vorstufe des **Retinols**, eines Bestandteils des Sehfarbstoffs.

Eicosanoide leiten sich von der Omega-6-Fettsäure Arachidonsäure bzw. der Omega-3-Fettsäure Eicosapentaensäure mit jeweils 20 C-Atomen ab. Sie ähneln Hormonen und übertragen Informationen zwischen den Zellen. Zu den Eicosanoiden zählen beispielsweise die Entzündungsmediatoren (S. 335).

WISSEN TO GO

Lipide – membranbildende Lipide, Isoprenoide und Eicosanoide

Die **membranbildenden Lipide** sind **amphiphil.**

Zu den **Isoprenoiden** zählen die Steroide und die Carotinoide. Das Steroid **Cholesterin** ist u. a. ein Bestandteil der Zellmembranen.

Die **Eicosanoide** sind hormonähnliche Substanzen. Sie dienen als Botenstoffe. Zu dieser Gruppe gehören u. a. die Entzündungsmediatoren.

2.6.4 Nukleinsäuren

Die **Nukleinsäuren** sind neben Kohlenhydraten, Eiweißen und Fetten die 4. große Gruppe chemischer Verbindungen im menschlichen Körper. Man unterscheidet bei den Nukleinsäuren zwischen **Desoxyribonukleinsäure** (DNS) und **Ribonukleinsäure** (RNS). Inzwischen sind die englischen Abkürzungen **DNA** (desoxyribonucleic acid) und **RNA** (ribonucleic acid) auch im Deutschen gebräuchlicher, weshalb sie im Folgenden verwendet werden.

DNA

Die Desoxyribonukleinsäure (DNA) trägt die **Erbinformation**. Sie enthält alle Informationen, die eine Zelle benötigt, um Proteine zu bilden (S. 62). Sie besteht aus 2 parallel zueinander laufenden Nukleotid-Strängen und liegt somit als **Doppelstrang** im Zellkern jeder Zelle vor.

Ein DNA-Strang setzt sich aus mehreren Millionen Nukleotiden zusammen. Die Nukleotide sind über die Phosphatreste miteinander verknüpft: Auf ein Zuckermolekül folgt ein Phosphatmolekül, auf das wiederum ein Zuckermolekül folgt usw. Bei den Zuckermolekülen der DNA-Nukleotide handelt es sich um **Desoxyribose**.

Jede Desoxyribose ist mit einer Base verknüpft. In der DNA kommen folgende 4 Nukleinbasen vor:

- **Adenin** (A),
- **Thymin** (T),
- **Guanin** (G) und
- **Cytosin** (C).

Die Basen sind dafür verantwortlich, dass sich die beiden DNA-Stränge aneinanderlagern: Die Basen des einen Strangs bilden mit denjenigen des anderen Strangs Wasserstoffbrückenbindungen (S. 27) aus. Dabei paaren sich die Basen aber nur nach bestimmten Regeln. Das **Basenpaarungsprinzip** besagt, dass nur folgende Basen eine Bindung eingehen:

- Adenin mit Thymin
- Guanin mit Cytosin

Abb. 2.6 Aufbau der DNA.

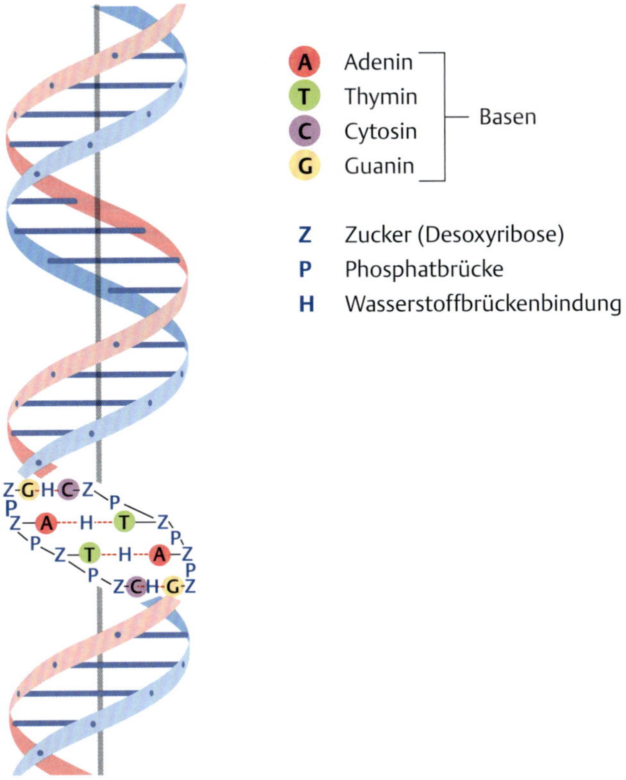

Die 4 Basen, die Desoxyribose und der Phosphatrest bilden gemeinsam die DNA. Verglichen mit einer Strickleiter bilden die Basen die Sprossen und die Zucker- und Phosphatmoleküle die Stricke. Der Doppelstrang ist ineinander verwunden (Helix). *Quelle: Faller A, Schünke M, Der Körper des Menschen. 18. Auflage. Stuttgart: Thieme; 2020.*

Durch diese Basenpaarungen entsteht die für die DNA typische Struktur einer in sich gedrehten Strickleiter, der **DNA-Doppelhelix** (▸ Abb. 2.6).

RNA

Ribonukleinsäure (RNA) kommt in verschiedenen Varianten im Zellkern und dem Zytoplasma vor, z. B. als:

- **mRNA:** Die Messenger-RNA wird im Rahmen der Proteinbiosynthese während der Transkription (S. 62) gebildet. Sie stellt den „Abdruck" eines Gens, also eines DNA-Abschnitts, dar und transportiert so die genetische Information aus dem Zellkern an den Ort der Proteinbiosynthese, zu den Ribosomen (S. 59) im Zytoplasma. Sie codiert die Reihenfolge der Aminosäuren in dem zu bildenden Protein.
- **tRNA:** Die Transfer-RNA holt im Zytoplasma die passenden Aminosäuren, bringt sie zu den Ribosomen und fügt sie während der Translation (S. 63) gemäß der in der mRNA codierten Reihenfolge aneinander. Im Gegensatz zur mRNA codiert sie keine genetischen Informationen.
- **rRNA:** Die ribosomale RNA ist wichtig für die Struktur und die Funktion der Ribosomen. Auch sie enthält keine genetischen Informationen.

RNA liegt im Gegensatz zur DNA als **Einzelstrang** vor. Dessen Struktur entspricht im Prinzip derjenigen eines DNA-Einzelstrangs – mit 2 wichtigen Unterschieden:

- Bei dem Zucker handelt es sich um **Ribose** anstatt um Desoxyribose wie in der DNA.
- Die Base Thymin der DNA ist in der RNA durch **Uracil** (U) ersetzt.

Adenin, Cytosin und Guanin dagegen sind auch in der RNA vorhanden.

WISSEN TO GO

Die Nukleinsäuren DNA und RNA

Die **Desoxyribonukleinsäure** (DNA) liegt im Zellkern und trägt die genetischen Informationen, während die **Ribonukleinsäure** (RNA) v. a. eine wichtige Rolle in der Proteinbiosynthese spielt und auch im Zytoplasma zu finden ist.

Beide Nukleinsäuren setzen sich aus **Nukleotiden** zusammen, die jeweils aus 1 Zuckermolekül, 1 Nukleinbase und 1 Phosphatrest bestehen. Das Zuckermolekül des einen Nukleotids ist mit dem Phosphatrest des folgenden Nukleotids verknüpft, sodass ein Strang entsteht.

Außer in ihrer Funktion und ihrer Lokalisation unterscheiden sich DNA und RNA durch:

- den Zucker: In der DNA handelt es sich um Desoxyribose, in der RNA um Ribose.
- ihre Basen: In der DNA kommen die Basen Adenin, Thymin, Cytosin und Guanin vor, in der RNA ist Thymin durch Uracil ersetzt.
- die Anzahl der Stränge: Die DNA liegt als gewundener Doppelstrang (Doppelhelix) vor, während die RNA einsträngig ist.

Der Doppelstrang der DNA entsteht durch Wasserstoffbrückenbindungen zwischen den Basen der einzelnen Stränge. Dabei lagern sich nach dem **Basenpaarungsprinzip** jeweils Adenin und Thymin bzw. Cytosin und Guanin zusammen.

2.7 Anorganische Verbindungen im menschlichen Körper

Im Gegensatz zu organischen Verbindungen besitzen anorganische Moleküle **kein** Kohlenstoff-Atom. Im menschlichen Körper zählen neben dem Wasser, den Säuren und den Basen (S. 28) die **Mineralstoffe** zu den wichtigsten anorganischen Verbindungen.

Blitzlicht Praxis Zusammensetzung von Infusionslösungen

Bei intravenösen Infusionen gelangen Flüssigkeit und die in ihr gelösten Teilchen über eine Vene direkt in den Blutkreislauf. Eine Infusionstherapie kann mehrere Ziele verfolgen: Sie kann das Flüssigkeitsvolumen des Körpers erhöhen und damit den Kreislauf stabilisieren (z. B. bei hohem Blutverlust), sie kann den Elektrolythaushalt ausgleichen (z. B. bei Elektrolytmangel) oder die Infusionslösung kann als Trägerlösung für Medikamente dienen. Letzteres ist dann wichtig, wenn bestimmte Medikamente bei der Passage durch den Magen-Darm-Trakt zerstört werden oder wenn sie schnellstmöglich an ihren Wirkort gelangen sollen. Abhängig von der gewünschten Wirkung besitzen die Infusionslösungen unterschiedliche Eigenschaften.

Mineralstoffe (S. 223) sind **anorganische Nahrungsstoffe**, die in Spuren- und Mengenelemente (Mengenstoffe) eingeteilt werden können. **Spurenelemente** gehören zu den Metallen oder Halbmetallen und haben eine für den Stoffwechsel elementare Funktion. **Mengenelemente** sind Ionen, die in wässriger Lösung vorliegen und zueinander in einem definierten Verhältnis stehen. Sie werden auch als Elektrolyte (S. 253) bezeichnet. Elektrolyte sind wichtig, um das extrazelluläre und intrazelluläre Milieu aufrechtzuerhalten, und damit für alle Körperfunktionen.

Blitzlicht Praxis Parenterale Ernährung

Unter parenteraler Ernährung versteht man eine Ernährung, die unter Umgehung des Verdauungssystems stattfindet. Das Wort setzt sich aus griechisch „para" (neben) und „enerton" (Darm) zusammen und bedeutet so viel wie „ohne Beteiligung des Darmes". Bei parenteraler Ernährung werden die lebenswichtigen Nährstoffe über eine Infusionslösung direkt in das Blut verabreicht. Diese Art der Ernährung spielt vor allem nach ***Operationen am Verdauungssystem*** *und in der* ***Intensivmedizin*** *eine wichtige Rolle. Für die parenterale Ernährung gibt es spezielle Infusionslösungen, deren Zusammensetzung sehr komplex ist. Sie enthalten Aminosäuren (Vitamine), Glukose (elektrolytfreie Lösungen), Mineralstoffe (Elektrolytinfusion) und Fettsäuren.*

3 Physik

3.1 Einleitung

Egal was wir tun, wir sind immer von physikalischen Ereignissen umgeben: Dass wir z. B. sprichwörtlich „auf dem Boden bleiben" und Gegenstände nach unten fallen, hängt mit der **Schwerkraft** zusammen. Auch dass wir als Flugpassagiere das Gefühl haben, beim Start in den Sitz gedrückt zu werden, hat eine physikalische Ursache: Die horizontale Beschleunigung des Flugzeugsitzes übt eine Kraft auf uns aus (**Mechanik**). Es gibt unzählige dieser physikalischen Phänomene, die uns im Alltag begegnen und die wir wahrnehmen können.

Es gibt aber auch physikalische Kräfte, die still und leise wirken und schwieriger zu beobachten sind. Dennoch lohnt es sich, sie kennenzulernen, weil unser Körper durch sie überhaupt erst funktioniert: So leiten z. B. die Nerven Reize und Signale über elektrisch geladene Teilchen weiter (**Elektrizitätslehre**). Dass wir sehen und hören können, hat etwas mit Physik zu tun (**Optik** bzw. **Schallwellen**). Physikalische **Drücke** sind dafür verantwortlich, dass unser Blut durch den Körper gepumpt wird, und die Thermoregulation (**Wärmelehre**) erklärt, wie unser Körper die Temperatur hält.

Ein physikalisches Grundwissen ist wichtig, denn es hilft auch in den Gesundheitsberufen, Vorgänge zu verstehen und dementsprechend zu reagieren. So beruhen z. B. das Messen von Temperatur oder Blutdruck auf physikalischen Gesetzmäßigkeiten. Deshalb wollen wir uns in diesem Kapitel einige physikalische Phänomene mitsamt ihrer Bedeutung für die tägliche Praxis anschauen und sie möglichst ohne komplizierte Formeln verständlich machen.

3.2 Druck

Druck ist definiert als Kraft, die auf die Oberfläche wirkt. Die SI-Einheit (S. 22) des Drucks ist **Pascal** (Pa). Daneben gibt es aber eine Reihe weiterer Möglichkeiten, den Druck anzugeben: In der Technik gibt man Druck z. B. oft auch in **bar** oder als Vielfaches des Atmosphärendrucks (**atm**) an. In der Medizin wird noch immer die Einheit **mmHg** (Millimeter Quecksilbersäule) verwendet, in der z. B. der Blutdruck gemessen wird. Diese Bezeichnung kommt daher, dass man früher den Druck mit einem Rohr gemessen hat, das mit Quecksilber gefüllt war.

Die unterschiedlichen Einheiten kann man ineinander umrechnen:

- 1 bar ≈ 100 000 Pa
- 1 mmHg ≈ 133,322 Pa und 0,00 133 bar

Den Druck misst man mit einem **Manometer** bzw. beim Messen des Luftdrucks mit einem **Barometer**.

Druck spielt in unserem Organismus eine wichtige Rolle, z. B. in den Blutgefäßen, im Auge oder bei der Atmung.

3.2.1 Hydrostatischer Druck

Der **hydrostatische Druck** ist der Druck, der durch die **Schwerkraft** in ruhenden Flüssigkeiten oder Gasen erzeugt wird. Je tiefer der Messpunkt gewählt ist, desto höher ist der hydrostatische Druck.

Der hydrostatische Druck wirkt z. B. auf unsere Blutgefäße und beeinflusst dort den Blutdruck (S. 140) und die **Verteilung des Blutes** im Körper. Wenn wir stehen, wirkt auf das Blut in den Beingefäßen ein höherer hydrostatischer Druck als auf das Blut in den Arm- oder Halsgefäßen. Mit dem hydrostatischen Druck ist auch der Blutdruck in den Beinen erhöht. Im Liegen hat die Schwerkraft weniger Einfluss. Der hydrostatische Druck hat aber nicht nur Auswirkungen auf den Blutdruck, sondern er kann auch dafür verantwortlich sein, dass Flüssigkeit aus den Gefäßen austritt und sich im Gewebe ansammelt (Ödem). Wenn der hydrostatische Druck in den Kapillargefäßen zu hoch ist, wird vermehrt Flüssigkeit aus den Kapillaren gepresst, die sich dann im Gewebe ansammelt und als Schwellung bemerkbar macht. Viele werden es kennen: Nach einem langen Tag auf den Beinen passt man kaum noch in seine Schuhe. Legt man dann die Beine für einige Zeit hoch, bildet sich die Schwellung zurück.

3.2.2 Luftdruck und Partialdruck

Der hydrostatische Druck der Luft wird auch **Luftdruck** genannt. Er beträgt auf Meereshöhe 1 bar (101 325 Pa = 1013 hPa) und sinkt mit der Höhe. Als vereinfachte Faustformel gilt: Alle 80 Höhenmeter nimmt der Luftdruck um ca. 1 % ab.

Da Luft ein Gemisch aus verschiedenen Gasen ist, spricht man auch vom Gesamtluftdruck. Er setzt sich aus den Drücken der einzelnen in der Luft vorhandenen Gase zusammen. Den Druck eines einzelnen Gases in einem Gasgemisch nennt man **Partialdruck** (Teildruck).

Der Anteil des Partialdrucks eines Gases am Gesamtluftdruck entspricht seiner Konzentration in der Luft (S. 179). Stickstoff hat mit etwa 78 % den größten Anteil an der Luft und somit auch den höchsten Partialdruck. Sauerstoff macht etwa 21 % aus, Kohlendioxid rund 0,04 % (▶ **Abb. 3.1**). Weitere Gase (z. B. Argon, Ozon und Helium) sind in kleinen Mengen vorhanden.

Abb. 3.1 Zusammensetzung der Luft.

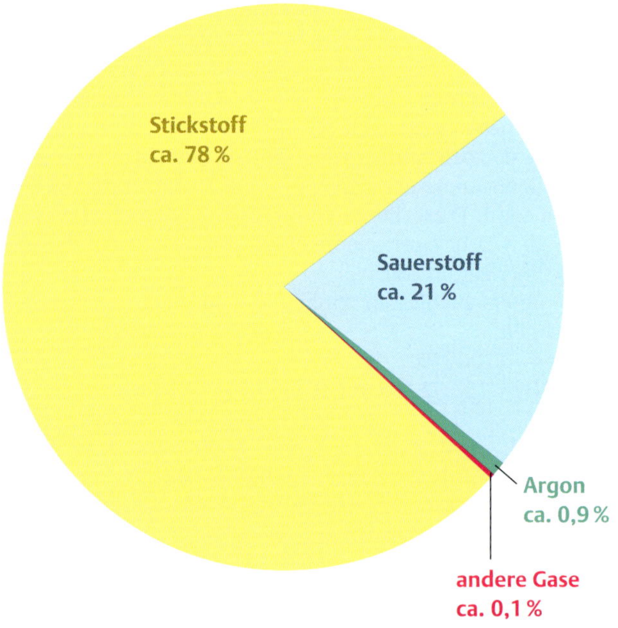

Sauerstoff macht ca. 21 % der Luft aus, Stickstoff rund 78 %, das Halogen Argon ca. 0,9 %. In 0,1 % finden sich andere Gase wie Kohlendioxid, Ozon und Helium. *Quelle: I care Anatomie, Physiologie. 2., aktualisierte Auflage. Stuttgart: Thieme; 2020.*

Patho Höhenkrankheit

Sauerstoff hat auf Meereshöhe bei einem Gesamtluftdruck von 1 bar einen Partialdruck von 0,2 bar. In einer Höhe von 5 500 m beträgt der Luftdruck jedoch nur noch die Hälfte, der Partialdruck liegt demnach auch nur noch bei 0,1 bar. Durch den mit zunehmender Höhe sinkenden Sauerstoffpartialdruck entsteht ein ***Sauerstoffmangel*** *im Körper. Dieser kann bei Bergsteigern zur sog.* ***Höhenkrankheit*** *führen.*

! *Merke* Druck

- ***Luftdruck:*** *Je höher in der Luft, desto niedriger der Druck.*
- ***Wasserdruck:*** *Je tiefer im Wasser, desto höher der Druck.*

Diagnostik Blutgase

Der Partialdruck von Sauerstoff ist nicht nur in der Luft, sondern auch im Körper messbar. Sauerstoff und Kohlendioxid sind sog. Blutgase und können in der ***Blutgasanalyse*** *beurteilt werden. Die Partialdrücke von Sauerstoff und Kohlendioxid geben Auskunft über die* ***Funktion der Lungen****, also ob ausreichend Sauerstoff und Kohlendioxid von den Alveolen in das Blut übertreten. Ist zu wenig Sauerstoff und zu viel Kohlendioxid im Blut, sprechen die Kliniker von einer globalen* ***Ateminsuffizienz****.*

3.2.3 Auftrieb im Wasser

Taucht man einen Körper ins Wasser, wird auf ihn von allen Seiten Druck ausgeübt. Ist der Druck, der von unten auf den Körper einwirkt, größer als der Druck von oben, entsteht eine der Schwerkraft entgegengerichtete Kraft, die man **Auftrieb** nennt. Die Stärke des Auftriebs ist vor allem abhängig von der **Dichte** und vom **Volumen** des Körpers und damit dem Volumen, das der Körper im Wasser verdrängt. Die Stärke des Auftriebs entscheidet darüber, ob ein Körper schwimmt oder sinkt. Ist die Dichte des Körpers geringer als die der Flüssigkeit, schwimmt der Körper (z. B. Styropor). Ist sie dagegen größer als die der Flüssigkeit, geht er unter (z. B. Blei). Dieses Phänomen nutzt man bei der Wassergymnastik: Im Wasser ist der menschliche Körper so gut wie schwerelos, wodurch die Gelenke entlastet werden.

WISSEN TO GO

Druck

Druck ist die Kraft, die auf eine Oberfläche wirkt. Er wird in den Einheiten Pascal (Pa, SI-Einheit), bar oder (v. a. in der Medizin) Millimeter Quecksilbersäule (mmHg) angegeben.

Der **hydrostatische Druck** entsteht durch die Wirkung der Schwerkraft auf **Flüssigkeiten oder Gase.** Er ist umso höher, je tiefer der Messpunkt gewählt wird.

Der **Luftdruck** beträgt auf Meereshöhe 1 bar. Er setzt sich aus den **Partialdrücken** der in der Luft vorhandenen Gase zusammen.

Der **Auftrieb** ist die Kraft, die in Flüssigkeiten der Schwerkraft entgegenwirkt.

3.3 Temperatur und Wärme

3.3.1 Temperatur

Die Temperatur beschreibt den Mittelwert der Bewegungsenergie von Teilchen in einem Festkörper, einem Gas oder einer Flüssigkeit und damit den **Wärmezustand** eines Körpers. Sie hat entscheidenden Einfluss auf verschiedene physikalische Eigenschaften. Ein Beispiel ist der Aggregatzustand (S. 40): Eis schmilzt bei Temperaturen oberhalb von 0 °C, Wasser verdampft bei 100 °C. Umgekehrt friert Wasser bei Temperaturen unter 0 °C. Bei konstantem Volumen hat die Temperatur außerdem Einfluss auf den **Druck**: Je höher die Temperatur, desto höher auch der Druck. Dies kann man am Beispiel eines Schnellkochtopfs beobachten. Der Schnellkochtopf wird durch einen speziellen Deckel luftdicht verschlossen, sodass sich der Druck erhöht und dadurch höhere Temperaturen erreicht werden können. Dadurch wird das Essen schneller gar und Energie gespart.

Die Körperkerntemperatur (S. 445) des Menschen, d. h. die Temperatur im Körperinneren, liegt normalerweise bei ca. 37 °C. Ab 37,5 °C spricht man von erhöhter Temperatur, ab 38 °C von **Fieber**. Fieber über 41 °C, das über einen längeren Zeitraum andauert, ist lebensgefährlich, da bei dieser Temperatur Eiweiße zerstört werden (denaturieren).

Eine **Unterkühlung** (Hypothermie) liegt bei einer Körpertemperatur unter 36 °C vor.

Temperaturskalen

In Deutschland wird die Temperatur üblicherweise auf der Temperaturskala nach Celsius angegeben. Bei der **Celsius-Skala** entsprechen

- 0 °C dem **Schmelzpunkt** von Eis und
- 100 °C dem **Siedepunkt** von Wasser.

Der Bereich zwischen diesen beiden Fixpunkten ist in 100 gleich große Teile aufgeteilt, die jeweils 1 °C entsprechen.

Im wissenschaftlichen Bereich wird oft die **Kelvin-Skala** verwendet. 0 Kelvin (K) entspricht dem **absoluten Nullpunkt**, also der Temperatur, bei der sich die Luftmoleküle nicht mehr bewegen. Auf der Celsius-Skala liegt der absolute Nullpunkt bei ca. –273 °C. Die Gradeinteilung der Kelvin-Skala und der Celsius-Skala sind gleich, d. h. eine Temperaturdifferenz von 1 K ist gleich einer Temperaturdifferenz von 1 °C. Folglich entsprechen 0 °C etwa 273 K und 100 °C etwa 373 K.

Temperaturmessung

In der Medizin spielen Fieberthermometer zur Messung der Körpertemperatur eine wichtige Rolle. Heute benutzt man v. a. **elektronische Fieberthermometer**. Die Temperaturmessung beruht auf der temperaturabhängigen Änderung des **elektrischen Widerstands** in einem Sensor, der sich an der Spitze des Thermometers befindet. Die Temperatur wird digital auf einem Display angezeigt. **Infrarotthermometer**, die die vom Körper ausgehende Wärmestrahlung erfassen, finden z. B. bei Ohr-Fieberthermometern Verwendung.

Diagnostik Temperaturmessung

*Die Körpertemperatur eines Menschen kann an verschiedenen Stellen gemessen werden, z. B. im Mastdarm (**rektal**), im Mund (**oral**), unter der Achsel (**axillär**) oder im Ohr. Am genauesten ist die rektale Temperaturmessung.*

3.3.2 Wärme

Bei Wärme handelt es sich um **thermische Energie**, die von einem Körper auf einen anderen **übertragen** werden kann. Voraussetzung ist, dass sich die Temperatur der beiden Körper unterscheidet. Die Wärme überträgt sich dabei immer von dem Körper mit der höheren Temperatur auf den Körper mit der niedrigeren Temperatur. Auch Gase und Flüssigkeiten können Energie in Form von Wärme abgeben oder aufnehmen.

Führt man einem Körper Wärme zu, erhöht sich seine Temperatur, sein Energieniveau steigt. Umgekehrt sinken Temperatur und Energieniveau, wenn ein Körper Wärme abgibt. Abhängig von der Art des Stoffes und der Höhe der abgegebenen oder aufgenommenen Energie kann sich auch dessen Aggregatzustand (S. 40) verändern.

Da es sich bei Wärme um eine Form der Energie handelt, wird die Einheit Joule (S. 43) verwendet.

Im menschlichen Körper entsteht Wärme hauptsächlich bei der Muskelarbeit und bei Stoffwechselvorgängen in den Organen.

Wärmetransport

Wärme kann auf verschiedene Arten von einem Körper auf einen anderen Körper übertragen werden:

Wärmeströmung (Konvektion) • Hierbei wird Wärme über Teilchen transportiert, die sich **bewegen** (Gas- oder Wassermoleküle). Ein Beispiel für Wärmeströmung ist die Abgabe von Körperwärme an die Luft. Da sich bei Wind die Konvektion verstärkt, friert man leichter, wenn es windig ist.

Blitzlicht Praxis Kinder kühlen leichter aus

Neugeborene haben eine im Verhältnis zur Körpermasse deutlich größere Körperoberfläche als Erwachsene. Durch die größere Körperoberfläche geben sie mehr Wärme ab und kühlen leichter aus. Die Wärme geht dabei v. a. über den Kopf verloren.

ACHTUNG

Neugeborene kühlen bereits bei normaler Raumtemperatur aus, wenn sie unbekleidet sind!

Wärmeleitung (Konduktion) • Wenn sich 2 unterschiedlich warme Körper **berühren**, fließt so lange Wärme vom wärmeren zum kälteren Körper, bis beide Körper dieselbe Temperatur haben. Bei der Wärmeleitung spielt die **Wärmeleitfähigkeit** der jeweiligen Materialien eine wichtige Rolle. Wasser z. B. leitet Wärme viel besser als Luft. Daher kühlt man im Wasser deutlich schneller aus als an der Luft.

Blitzlicht Praxis Fiebersenkung durch Wadenwickel

*Therapeutisch nutzt man die Wärmeleitung z. B. bei der Anwendung von **Wadenwickeln** zur Fiebersenkung. Dabei wird Körperwärme an die Wickel abgegeben, deren Temperatur unter der Körpertemperatur liegt.*

Wärmestrahlung (Radiation) • Unter Wärmestrahlung versteht man den Transport von Wärme durch **elektromagnetische Wellen**, die von einem Körper ausgehen (Infrarotstrahlung). So kann Wärme von einem Körper auf einen anderen übertragen werden, ohne dass die beiden Körper in direktem Kontakt miteinander stehen. Wärmestrahlung ist auch im Vakuum möglich, Wärmeströmung nicht.

Verdunstung • Die Verdunstung (Evaporation) ist ein wichtiger Mechanismus der Wärmeabgabe, wobei bei dieser Form neben dem Temperaturunterschied von Oberfläche und Umgebung auch die Wasserdampfdruckdifferenz eine Rolle spielt. Feuchte Haut, wie bei einem Neugeborenen direkt nach der Geburt, und eine trockene Umgebungsluft führen somit selbst bei einem beheizten Raum zu Wärmeverlust. ([3])

Wärmekapazität

Die Fähigkeit, thermische Energie zu speichern, ist von Stoff zu Stoff unterschiedlich. Sie findet Ausdruck in der **spezifischen Wärmekapazität**. Darunter versteht man die Wärmemenge, die von einem Stoff aufgenommen werden muss, damit sich 1 kg des Stoffes um 1 °C erwärmt. Wasser beispielsweise hat eine sehr hohe Wärmekapazität: Man benötigt ca. 4200 Joule, um 1 kg Wasser um 1 °C zu erwärmen. Bei Luft reichen 1000 Joule aus. Die hohe Wärmekapazität des Wassers ist verantwortlich für das im Vergleich zum Binnenland ausgeglichene Klima, das in Küstengegenden herrscht. Im Sommer wird ein großer Teil der Wärmeenergie vom Meer aufgenommen, wobei dessen Temperatur nur um wenige Grad steigt. Im Winter wird diese Energie wieder an die kühlere Luft abgegeben, wodurch sich diese erwärmt. Daher fallen in küstennahen Regionen die Temperaturunterschiede zwischen Sommer und Winter geringer aus als in küstenfernen.

Da auch der menschliche Körper zum Großteil aus Wasser besteht, speichert er Wärme gut. Deutlich wird dies z. B. an der Tatsache, dass die Körpertemperatur gleichbleibt, auch wenn sich die Lufttemperatur ändert.

WISSEN TO GO

Temperatur und Wärme

Die **Temperatur** gibt den Wärmezustand eines Körpers an. Sie wird in Deutschland in Grad Celsius (°C) angegeben, SI-Einheit ist Kelvin (K). Der absolute Nullpunkt, also die Temperatur, bei der sich die Luftteilchen nicht mehr bewegen, liegt bei 0 K (−273 °C). Die Temperatur wird mit Thermometern gemessen, in der Medizin werden meist Infrarotthermometer verwendet (Messung im Ohr).

Bei **Wärme** handelt es sich um thermische Energie, die von einem Körper (auch Gase und Flüssigkeiten) auf einen anderen übertragen wird. Sie fließt immer vom Ort der höheren zum Ort der niedrigeren Temperatur. Ihre Einheit ist Joule (J). Der **Wärmeaustausch** kann über Wärmeströmung (Konvektion), Wärmeleitung (Konduktion) oder Wärmestrahlung (Radiation) erfolgen. Die **Wärmekapazität** ist die Speicherfähigkeit eines Stoffes für thermische Energie. Sie gibt an, wie viel Wärmeenergie einem Stoff zugeführt werden muss, damit sich 1 kg um 1 °C erwärmt.

3.4 Aggregatzustand

Stoffe können in 3 unterschiedlichen physikalischen Zuständen (Aggregatzuständen) vorliegen: **flüssig, fest** oder **gasförmig**. Bei Druck- oder Temperaturänderungen wechseln viele Stoffe ihren Aggregatzustand:

- **Schmelzen**: Ein fester Stoff wird flüssig, z. B. wird aus Eis durch Erhitzen Wasser.
- **Sublimation:** Ein fester Stoff wird gasförmig, z. B. sublimiert gefrorenes Trockeneis bei −78,5 °C zu gasförmigem Kohlendioxid.
- **Kondensation**: Ein gasförmiger Stoff wird flüssig, z. B. setzt sich Wasserdampf am kühleren Topfdeckel als Wasser ab.
- **Resublimation:** Ein gasförmiger Stoff wird fest. Im Gefrierfach z. B. setzt sich die als Wasserdampf in der Luft enthaltene Feuchtigkeit direkt in der Form von Eiskristallen ab, ohne sich vorher zu verflüssigen.
- **Verdampfen:** Ein flüssiger Stoff wird gasförmig, z. B. entsteht beim Erhitzen von Wasser Wasserdampf.
- **Erstarren:** Ein flüssiger Stoff wird fest, z. B. entsteht aus Wasser durch Abkühlung unter den Gefrierpunkt Eis.

Um den Prozess des **Verdampfens** zu verstehen, muss man sich klarmachen, dass Wassermoleküle nicht starr über ihre Wasserstoffbrückenbindungen (S. 27) fixiert, sondern ständig in Bewegung sind. Sie tauschen dabei ihre Plätze, lösen Bindungen auf und gehen neue ein. Man spricht dabei von einer **ungerichteten Molekülbewegung**. Im Rahmen dieser Molekülbewegungen gelingt es einigen sehr energiereichen Teilchen, sich ganz aus dem Molekülverband zu lösen. Je höher die Temperatur des Wassers ist, desto schneller bewegen sich die Teilchen und desto mehr Molekülen gelingt es, den Molekülverband zu verlassen. Erreicht Wasser eine Temperatur von 100 °C, verfügen alle Moleküle über genug Bewegungsenergie, um die Anziehungskräfte der anderen Wassermoleküle zu überwinden – das Wasser verdampft.

Es gibt 2 Formen des Verdampfens: das **Sieden** und die **Verdunstung**. Ob eine Flüssigkeit siedet oder verdunstet, hängt davon ab, ob beim Erhitzen der Flüssigkeit der Sättigungsdampfdruck der Umgebungsluft erreicht wird oder nicht. Der **Sättigungsdampfdruck** ist dann erreicht, wenn die Luft, die sich über der Flüssigkeitsoberfläche befindet, keine weiteren Wasserdampfmoleküle mehr aufnehmen kann. Der Sättigungsdampfdruck ist temperaturabhängig: Warme Luft kann mehr Wasserdampf aufnehmen als kalte.

Sofern der Sättigungsdampfdruck nicht erreicht ist, kommt es zur **Verdunstung**. Die Geschwindigkeit der Verdunstung ist dabei abhängig von der Temperatur und der Luftfeuchte. Ein Beispiel aus dem Alltag ist das Wäschetrocknen auf der Leine. Bei gleicher Luftfeuchte trocknet Wäsche in warmer Luft schneller als in kalter. Allerdings kann Wäsche z. B. in den Tropen – obwohl es dort heiß ist – länger zum Trocknen brauchen als an einem trockenen Wintertag auf der Zugspitze. Grund dafür ist die ohnehin schon hohe Luftfeuchte in tropischen Ländern: Die Luft dort ist zwar (meist) wärmer als in den Alpen, aber schon weitestgehend mit Wasserdampf gesättigt. Sie kann daher weniger Wasserdampf aufnehmen als die kältere, aber trockenere Bergluft. Auch beim **Schwitzen** spielt Verdunstung eine Rolle, insbesondere die **Verdunstungskälte**. Die Energie, die die Wassermoleküle im Schweiß benötigen, um sich aus dem Molekülverband zu lösen und zu verdunsten, entziehen sie der Haut und damit dem Körper. Das Energieniveau der Haut sinkt und sie kühlt ab. Der kühlende Effekt des Schwitzens ist wichtig für die Temperaturregulation des Körpers (S. 480).

Beim **Sieden** verdampft nicht nur das Wasser an der Oberfläche, sondern – unter Bildung von Dampfblasen – auch im Inneren der Flüssigkeit. Je mehr Energie zugeführt wird – also je stärker das Wasser erhitzt wird –, desto mehr Wasserdampf entsteht innerhalb der Flüssigkeit. Wenn so viel Wasserdampf innerhalb der Flüssigkeit entstanden ist, dass der **Dampfdruck** die Summe aus Luftdruck und hydrostatischem Druck übersteigt, steigen die Bläschen an die Oberfläche – die Flüssigkeit siedet. Die Temperatur, bei der die Flüssigkeit zu sieden beginnt, wird als **Siedepunkt** bezeichnet.

! *Merke* Siedepunkt

*Ist der **Siedepunkt** erreicht, beginnt die Flüssigkeit zu sieden und ihre Temperatur steigt trotz weiterer Energiezufuhr nicht mehr an.*

Für **Wasser** liegt der Siedepunkt auf Meereshöhe (Luftdruck 1 bar bzw. 1013 hPa) bei **100 °C**. Sinkt der Luftdruck, sinkt auch der Siedepunkt. Will man z. B. auf dem höchsten Berg der Alpen, dem 4 810 m hohen Mont Blanc, eine Portion Nudeln kochen, stellt man fest, dass das Wasser nur eine Temperatur von ca. 84 °C benötigt, um zu sieden. Grund hierfür ist, dass der Luftdruck in dieser Höhe bei nur noch rund 550 hPa liegt. Da es beim Nudelkochen aber auf die Temperatur ankommt und nicht darauf, ob das Wasser siedet oder nicht, dauert es in der Höhe länger, bis man endlich zur Gabel greifen kann.

> **WISSEN TO GO**
>
> **Aggregatzustände**
>
> Man unterscheidet die Aggregatzustände **fest, flüssig** und **gasförmig**. Unter Energieaufnahme oder -abgabe können sie ineinander übergehen. Je nachdem, von welchem in welchen Aggregatzustand gewechselt wird, spricht man von Schmelzen (fest zu flüssig), Sublimation (fest zu gasförmig), Kondensation (gasförmig zu flüssig), Resublimation (gasförmig zu fest), Verdampfen (flüssig zu gasförmig) oder Erstarren (flüssig zu fest).
>
> Die Verdunstung ist eine Form des Verdampfens. Die dabei entstehende **Verdunstungskälte** ist für die Kühlung verantwortlich, die beim **Schwitzen** auftritt.

3.5 Löslichkeit von Gasen

Grundsätzlich gibt die **Löslichkeit** eines Stoffes an, inwieweit er in einem Lösungsmittel gelöst werden kann, d. h., in welchem Umfang sich seine Teilchen gleichmäßig in einer bestimmten Menge des Lösungsmittels vermischen.

Wenn ein Gas und eine Flüssigkeit miteinander in Kontakt kommen, löst sich an der Grenzfläche ein Teil des Gases in der Flüssigkeit, indem einige Gasmoleküle in die Flüssigkeit eindringen. Wie viel Gas sich in der Flüssigkeit löst, hängt von 3 Faktoren ab:

- dem Partialdruck des Gases (S. 38) über der Flüssigkeit,
- der Temperatur und
- dem spezifischen Lösungsvermögen des Gases.

Je höher der **Partialdruck** des Gases ist, desto mehr Gas löst sich in der Flüssigkeit. Erst wenn der in der Flüssigkeit herrschende Gasdruck genauso hoch ist wie der über der Flüssigkeit herrschende Partialdruck des Gases, tritt eine **Sättigung** der Flüssigkeit ein. Das heißt, dass die Menge an gelöstem Gas nicht mehr steigt, sondern gleichbleibt. Es treten dann genau so viele Gasmoleküle in die Flüssigkeit über wie aus ihr aus; zwischen Gas und Lösungsmittel besteht ein Gleichgewicht. Beobachten kann man dies an einer Sprudelwasserflasche: Bei der Herstellung von Sprudelwasser wird Kohlendioxid unter hohem Druck im Wasser gelöst und die Flasche dann verschlossen. Der hohe Druck in der Flasche bleibt bestehen, da der Deckel luftdicht schließt. Es steigen bei geschlossener Flasche keine Blasen auf, da die Partialdrücke des Kohlendioxids im Wasser und im darüber befindlichen kleinen Luftraum gleich sind. Öffnet man nun die Flasche, nimmt der Druck des Kohlendioxids schlagartig ab, da es aus der Flasche entweicht. Damit lastet auf dem Wasser ein geringerer Kohlendioxidpartialdruck und die Löslichkeit des Kohlendioxids sinkt. Kohlendioxid muss das Wasser verlassen und Gasblasen steigen auf – das Wasser sprudelt.

Auch die **Temperatur** spielt bei der Löslichkeit eine Rolle. Je höher die Temperatur ist, desto geringer ist die Löslichkeit. Auch das kann man wieder am Sprudelwasserbeispiel beobachten: Stellt man eine bereits geöffnete Sprudelflasche in den Kühlschrank, bleibt sie länger spritzig, als wenn man sie in der Sonne stehen lässt. Ein weiteres Beispiel sind Fischteiche. Sauerstoff ist in Wasser schwer löslich, die Fische benötigen ihn aber zum Leben. In heißen Sommern erwärmt sich das Wasser gerade kleinerer Teiche, wodurch die Löslichkeit sinkt. Sauerstoff entweicht deshalb und das Wasser wird sauerstoffärmer. Sinkt sein Sauerstoffgehalt zu weit ab, kommt es zum Fischsterben.

Daneben ist die Menge des gelösten Gases auch von seinem **spezifischen Lösungsvermögen** abhängig. Kohlenstoffdioxid löst sich z. B. viel besser in Flüssigkeiten als Sauerstoff. Dies ist auch der Grund dafür, dass im Blut Sauerstoff nur zu ca. 1 % im Blut gelöst transportiert wird (99 % sind an den roten Blutfarbstoff der Erythrozyten gebunden), Kohlendioxid dagegen zu 10 % (S. 180).

> **WISSEN TO GO**
>
> **Löslichkeit von Gasen**
>
> Die Löslichkeit eines Gases bestimmt darüber, welche Menge des Gases sich in einer Flüssigkeit (Lösungsmittel) verteilt. Sie ist abhängig vom **Partialdruck** des Gases und der **Temperatur**. Je höher der Druck und je niedriger die Temperatur, desto höher ist die Löslichkeit.

3.6 Diffusion und Osmose

3.6.1 Diffusion

Unter **Diffusion** versteht man die Wanderung von **Teilchen** in Flüssigkeiten oder Gasen. Die Diffusion wird von einem Konzentrationsgefälle angetrieben und führt zum Ausgleich dieses Konzentrationsgradienten (▶ **Abb. 3.2**). Das Ergebnis ist die **gleichmäßige Verteilung** aller Teilchen und damit die vollständige Durchmischung zweier oder mehrerer Stoffe.

Die Diffusion ist ein **passiver** Vorgang, d. h., die Teilchen durchmischen sich von allein, ohne dass dafür Energie aufgewendet werden muss. Sie ist das Ergebnis der **ungerichteten Molekülbewegung**: Alle Teilchen bewegen sich in eine zufällige Richtung, stoßen aneinander, ändern die Richtung. Über einen längeren Zeitraum hinweg führt diese ungerichtete Molekülbewegung dazu, dass sich die Teilchen vermischen und sich gleichmäßig verteilen. Wie schnell die Diffusion abläuft, hängt u. a. von der Temperatur ab. Bei höheren Temperaturen verfügen die Teilchen über mehr Bewegungsenergie und die Durchmischung findet deshalb schneller statt.

Die Diffusion kann auch durch eine **Membran** stattfinden – sofern diese durchlässig für die Teilchen ist. Die Teilchen bewegen sich dann so lange von der Seite der höheren Konzentration auf die Seite der niedrigeren Konzentration, bis auf beiden Seiten der Membran dieselbe Konzentration herrscht. Bei der Diffusion durch eine Membran hängt die Diffusionsgeschwindigkeit noch von weiteren Faktoren ab: vom Konzentrationsunterschied auf beiden Seiten der Membran, von deren Durchlässigkeit und der Größe ihrer Oberfläche sowie der Teilchengröße. Sie ist Grundlage des Stoffaustauschs in den kleinsten Blutgefäßen, den Kapillaren (S. 146).

Abb. 3.2 Diffusion.

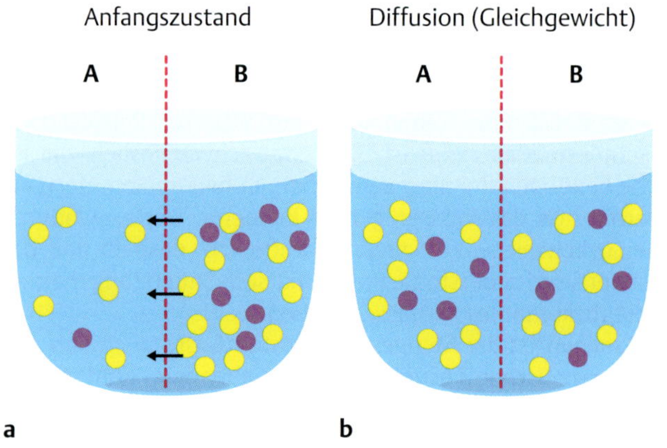

In der Schale ist die Konzentration der gelösten Teilchen auf Seite B höher als auf Seite A (a). Die Teilchen wandern so lange entlang ihres Konzentrationsgradienten nach A, bis ein Konzentrationsausgleich stattgefunden hat (b). *Quelle: Endspurt Vorklinik Physik. Stuttgart: Thieme; 2017.*

Abb. 3.3 Osmose.

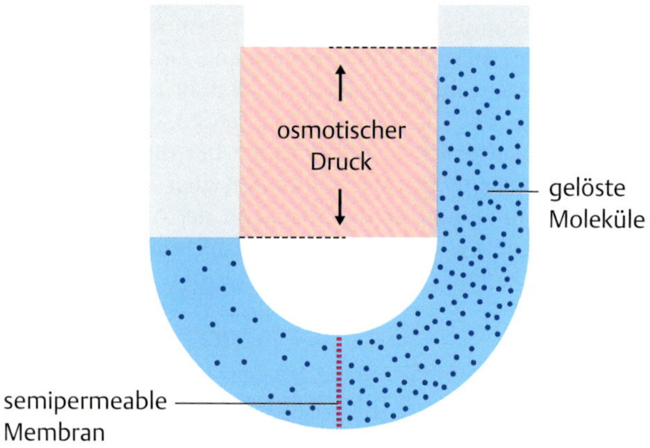

Um den Konzentrationsunterschied zwischen den beiden Seiten der semipermeablen Membran auszugleichen, fließt das Lösungsmittel (hier Wasser) von der Seite mit der niedrigen auf die Seite mit der höheren Konzentration durch die Membran – und zwar so lange, bis die Konzentration auf beiden Seiten gleich ist. Treibende Kraft bei der Flüssigkeitsverschiebung ist der osmotische Druck. *Quelle: Faller A, Schünke M, Der Körper des Menschen. 18., unveränderte Auflage. Stuttgart: Thieme; 2020.*

Blitzlicht Praxis Das Prinzip der Dialyse

Im medizinischen Bereich nutzt man das Prinzip der Diffusion bei der ***Dialyse****. Sie wird eingesetzt, wenn die Nieren nicht mehr in der Lage sind, das Blut von schädigenden Substanzen zu reinigen. Bei der Dialyse gelangt das zu reinigende Blut mithilfe einer Blutpumpe zum Dialysator (Filter). Dort fließt es an der Dialyseflüssigkeit vorbei, von der es durch eine Membran getrennt ist. Diese ist für Giftstoffe durchlässig, für Blutbestandteile wie rote Blutkörperchen (Erythrozyten) und Eiweiße dagegen undurchlässig. Angetrieben durch das Konzentrationsgefälle zwischen Blut und Dialyseflüssigkeit, diffundieren die giftigen Substanzen aus dem Blut des Patienten in die Dialyseflüssigkeit. Das gereinigte Blut wird anschließend wieder in die Vene des Patienten geleitet.*

3.6.2 Osmose

Wie die Diffusion dient auch die Osmose dem Konzentrationsausgleich. Der Unterschied zur Diffusion ist der, dass hier nicht die gelösten Teilchen, sondern das **Lösungsmittel** wandert. Voraussetzung für die Osmose ist eine Membran, die nur für das Lösungsmittel und nicht für die Teilchen durchlässig ist (halbdurchlässige oder **semipermeable Membran**). Dadurch wird die Diffusion der Teilchen verhindert und die unterschiedliche Konzentration der Teilchen auf beiden Seiten der Membran kann nur ausgeglichen werden, indem die Flüssigkeit wandert – und zwar von der Seite der niedrigeren Konzentration auf die Seite der höheren. Die höhere Konzentration wird so verdünnt, während die niedrigere konzentriert wird.

Das Ergebnis der Osmose ist dasselbe wie bei der Diffusion: Auf beiden Seiten der Membran herrscht dieselbe Teilchenkonzentration. Während bei der Diffusion allerdings am Ende sowohl die Anzahl der Teilchen als auch die Menge des Lösungsmittels auf beiden Seiten gleich ist, ist das bei der Osmose nicht der Fall. Dadurch, dass die Membran für die Teilchen undurchlässig ist, kann sich die Anzahl der Teilchen nicht verändern. Das bedeutet, dass sich am Ende der Osmose auf der Seite mit der anfangs höheren Teilchenkonzentration mehr Lösungsmittel befindet als auf der anderen – das Flüssigkeitsvolumen auf beiden Seiten der Membran ist unterschiedlich (▶ **Abb. 3.3**).

Leichter zu erklären ist dieser Unterschied mit dem Begriff des **Stoffmengenanteils**. Alle Teilchen gemeinsam, also auf beiden Seiten der Membran, bilden die Stoffmenge. Der Stoffmengenanteil ist der Anteil der Teilchen, der sich auf der jeweiligen Membranseite befindet.

- Diffusion: Ausgleich von Konzentration und Stoffmengenanteil.
- Osmose: Ausgleich der Konzentration, nicht aber des Stoffmengenanteils.

Ein gutes Beispiel für Osmose sind reife Kirschen bei Regen: Reife Kirschen haben einen hohen Zuckergehalt. Ihre Haut bildet eine semipermeable Membran, die zwar von Wasser-, nicht aber von Zuckermolekülen durchdrungen werden kann. Regnet es auf die reife Kirsche, besteht zwischen den Regentropfen und dem Saft in der Kirsche ein Konzentrationsgefälle hinsichtlich des Zuckers. Um den Konzentrationsunterschied auszugleichen, strömt das Regenwasser in die Kirsche. Durch das aufgenommene Wasser steigt der Druck in der Kirsche an. Kann die Haut der Kirsche dem Druck nicht mehr standhalten, platzt sie auf.

Osmotischer Druck

Die osmotisch wirksamen Teilchen üben – wie oben beschrieben – eine Sogwirkung auf das Wasser aus, das sich auf der anderen Seite der Membran befindet. Dieser osmotische Druck ist u. a. abhängig von der Zahl der gelösten Teilchen und der Temperatur. Durch den Wassereinstrom erhöht sich der Innendruck. Sind osmotischer Druck und Innendruck gleich groß, kommt der Wassereinstrom zum Erliegen.

Auch im Körper spielt der osmotische Druck eine wichtige Rolle: Die **Zellmembranen** stellen im Prinzip eine semipermeable Membran dar, die für Wasser durchlässig ist. Der osmotische Druck ist hier v. a. von der Salz- und der Proteinkonzentration abhängig. Herrscht im Zellinneren eine höhere Osmolalität als in der Zellumgebung, strömt Wasser in die Zelle. Ist es umgekehrt und herrscht im Zellinnenraum eine geringere Osmolalität, strömt Wasser aus der Zelle. Die Folge ist eine Zellschwellung bzw. eine Zellschrumpfung (S. 251).

***Patho* Osmotische Diurese**

Bei einem Diabetes mellitus (S. 282) scheidet die Niere wegen des chronisch erhöhten Blutzuckerspiegels Glukose über den Urin aus. Glukose ist osmotisch wirksam und zieht Wasser nach – die Harnmenge steigt. Schlecht eingestellte Diabetiker müssen daher oft und viel Harn lassen. Durch die starken Flüssigkeitsverluste haben sie auch großen Durst.

*Das Prinzip der Osmose kann man auch therapeutisch nutzen, um dem Körper Wasser zu entziehen. Angewendet wird dies u. a. bei der Behandlung **eines erhöhten Hirndrucks**, z. B. nach einer schweren Kopfverletzung. Hier verabreicht man dem Patienten eine zuckerreiche Infusion, die dem Körper Wasser entzieht und so den Hirndruck senkt.*

In der Medizin bezeichnet man Lösungen dann als isoton, wenn sie denselben osmotischen Druck wie das Blutplasma haben, z. B. eine **0,9 %ige Kochsalzlösung**.

Kolloidosmotischer Druck

Der kolloidosmotische Druck ist eine Form des osmotischen Drucks und spielt im Körper eine wichtige Rolle bei der intra- und extrazellulären Verteilung des Körperwassers (S. 146). Er wird durch die im Blut befindlichen Eiweißmoleküle, die Plasmaproteine (S. 299), hervorgerufen. Diese werden auch als **Kolloide** bezeichnet.

Ist der kolloidosmotische Druck in einem Gefäß niedrig, tritt Flüssigkeit aus dem Gefäß aus und sammelt sich im Gewebe an. Dadurch entstehen Ödeme. Neben einem erhöhten hydrostatischen Druck (S. 37) kann also auch ein verminderter kolloidosmotischer Druck zu Ödemen führen. Ein Beispiel ist das **Hungerödem**, wie es bei extremer Unterernährung auftreten kann. Aufgrund des ernährungsbedingten Eiweißmangels sinkt der kolloidosmotische Druck in den Blutgefäßen, Flüssigkeit tritt aus den Gefäßen aus und sammelt sich u. a. in der Bauchhöhle. Der Bauch wirkt dann im Vergleich zu den abgemagerten Gliedmaßen und dem mageren Oberkörper sehr dick.

WISSEN TO GO

Diffusion und Osmose

Das Ergebnis von Diffusion und Osmose ist der **Konzentrationsausgleich** zwischen unterschiedlich konzentrierten Lösungen. Triebkraft ist der Konzentrationsunterschied, der Transportprozess benötigt keine Energie. Bei der **Diffusion** wandern die **Teilchen** von der Seite der höheren auf die Seite der niedrigeren Konzentration. Bei der **Osmose** wandert das **Lösungsmittel** von der Seite der niedrigeren auf die Seite der höheren Konzentration. Voraussetzung für die Osmose ist eine halbdurchlässige Membran, die nur für das Lösungsmittel, nicht aber für die Teilchen durchlässig ist (**semipermeable Membran**). Die Teilchen, die den Wassereinstrom bewirken, werden als **osmotisch wirksame** Teilchen bezeichnet. Ihre Konzentration heißt bezogen auf

- 1 l der Gesamtlösung **Osmolarität** (osmol/l),
- 1 kg der Gesamtlösung **Osmolalität** (osmol/kg).

Die osmotisch wirksamen Teilchen sind verantwortlich für den **osmotischen Druck**, also den Druck, den das einströmende Wasser ausübt. Handelt es sich bei diesen Teilchen um Kolloide (Eiweißmoleküle), spricht man vom **kolloidosmotischen Druck**. Er spielt eine große Rolle bei der Verteilung des Wassers zwischen Gefäßen und Gewebe.

3.7 Energie, Arbeit und Leistung

Gefühlt wissen wir alle, was das ist – Energie, Arbeit und Leistung. Die Physik fasst diese Begriffe klarer und hat sie folgendermaßen definiert:

Energie • Sie entspricht der Menge an Arbeit, die ein mechanisches System verrichten kann. Auf dem Gebiet der Mechanik unterscheidet man hauptsächlich 2 Energieformen: die Bewegungsenergie (kinetische Energie) und die Lageenergie (gespeicherte oder potenzielle Energie).

Die **kinetische Energie** (Bewegungsenergie) ist die Fähigkeit eines Körpers, durch seine Bewegung Arbeit zu verrichten (bzw. Wärme abzugeben oder Licht auszusenden). Sie ist abhängig von der Masse des Körpers, der sich bewegt, und von dessen Geschwindigkeit:

kinetische Energie =
½ Masse des Körpers × Geschwindigkeit^2

Die **potenzielle Energie** ist die Fähigkeit eines Körpers, aufgrund seiner Lage Arbeit zu verrichten (bzw. Wärme abzugeben oder Licht auszusenden). Sie ist abhängig von der Masse des Körpers und von der Höhe, um die der Körper angehoben wird. Sie beruht auf der Erdbeschleunigung:

potenzielle Energie = Masse des Körpers ×
Erdbeschleunigung × Höhe

Neben dieser mechanischen Energie gibt es noch andere Energieformen, u. a.:

- elektrische Energie,
- thermische Energie (Wärmeenergie),
- Strahlungsenergie,
- chemische Energie.

Die **chemische Energie** ist in Form einer chemischen Verbindung gespeichert. Wenn diese Verbindung reagiert, wird die Energie frei. Im Körper findet sich diese chemische Energie z. B. in Form von ATP (S. 27). Auch die Nahrung enthält energiereiche chemische Verbindungen.

Die offizielle Einheit der Energie ist das **Joule**. Dabei entspricht 1 Kilojoule (kJ) etwa 0,24 Kilokalorien (kcal).

! *Merke* Energie

Für jede Form der Energie gilt: Energie kann nicht erzeugt oder vernichtet, sondern nur transportiert, gespeichert oder umgewandelt werden.

Alle Energieformen können **ineinander umgewandelt** werden – was für die Wärmeenergie allerdings nur eingeschränkt gilt. Bei Umwandlung von einer Energieform in eine andere geht prinzipiell keine Energie verloren. Ein Teil wird aber meist in Wärmeenergie umgewandelt, die unter Umständen nicht weiter nutzbar ist.

Die Umwandlung der Energieformen ineinander lässt sich gut beim Skateboardfahren in einer Halfpipe beobachten: Anfangs steht der Skater oben am Rand der Halfpipe. Hier verfügt er über eine hohe potenzielle Energie, aber noch über keine kinetische Energie. Verlässt er den Rand und fährt zum tiefsten Punkt der Halfpipe, sinkt seine potenzielle Energie, die kinetische Energie nimmt dagegen zu: Er fährt immer schneller. Am tiefsten Punkt angekommen besitzt er die größtmögliche kinetische Energie, seine potenzielle Energie ist gleich null. Auf dem Weg nach oben kehrt sich der Vorgang um: Je höher er kommt, desto größer wird seine potenzielle Energie, während seine kinetische Energie abnimmt. Am Rand der anderen Seite ist die Ausgangssituation wiederhergestellt.

Diese Darstellung ist natürlich idealisiert – in Wirklichkeit wird ein gewisser Teil der Gesamtenergie durch die Rollreibung des Boards, die Erwärmung der Rollen und die Luftreibung in andere Energieformen umgewandelt und geht dem Skater verloren. Dies ist auch der Grund dafür, dass er irgendwann stillsteht, wenn er nichts unternimmt. Trotzdem veranschaulicht das Beispiel gut den **Energieerhaltungssatz** der Mechanik:

! *Merke* Energieerhaltungssatz

In einem reibungsfreien mechanischen System ändert sich die Gesamtenergie nicht (sofern es nicht von außen beeinflusst wird). Dabei kann die Gesamtenergie auf unterschiedliche mechanische Energieformen verteilt sein.

Arbeit und Kraft • Unter Arbeit versteht man die **Energieübertragung** zwischen 2 Systemen. Sie wird dann verrichtet, wenn Kraft auf einen Körper einwirkt und sich dieser Körper dadurch bewegt oder verformt. Wie viel Arbeit aufgewendet wird, ist abhängig von der Kraft, die auf den Körper ausgeübt werden muss, und dem Weg, den der Körper zurücklegen soll:

Arbeit = Kraft × Weg

Auch bei der Arbeit unterscheidet man verschiedene Formen, z. B. die Hub-, die Reib- oder die Beschleunigungsarbeit.

Die **Kraft** ist dabei abhängig von der Masse des bewegten Körpers und der Beschleunigung:

Kraft = Masse des Körpers × Beschleunigung

Die Einheit der Kraft ist **Newton** (N). Daraus ergibt sich als Einheit für die Arbeit **Newtonmeter** (Nm), wobei auch die Einheit **Joule** (1 J = 1 Nm) für die Arbeit Verwendung findet.

Leistung • Sie gibt an, in welcher Zeit eine Arbeit verrichtet wird:

Leistung = Arbeit/Zeit

Aus der Gleichung ergibt sich auch die für Leistung verwendete Einheit: Joule pro Sekunde (J/s) oder **Watt** (W). 1 J/s entspricht 1 W. Eine weitere, eigentlich nicht mehr gebräuchliche Einheit der Leistung hält sich vor allem im Fahrzeugbereich hartnäckig, die Pferdestärke (**PS**). 1 PS entspricht 0,735 kW.

WISSEN TO GO

Energie, Arbeit und Leistung

Energie ist die Menge an Arbeit, die ein mechanisches System verrichten kann. Die einzelnen Energieformen (z. B. Lage-, Bewegungs-, Wärmeenergie, chemische Energie) können ineinander umgewandelt werden. Die Einheit ist Joule (1 kJ = 0,24 kcal).

Mechanische Arbeit wird verrichtet, wenn ein Körper durch Krafteinwirkung bewegt oder verformt wird. Die Einheit ist Newtonmeter (Nm) oder Joule (J).

Leistung ergibt sich aus der pro Zeiteinheit verrichteten Arbeit. Einheit ist Joule pro Sekunde (J/s) oder Watt (W).

3.8 Kohäsion und Adhäsion

Taucht man ein dünnes Glasröhrchen (Kapillare) in Wasser, steigt das Wasser in der Kapillare auf – und zwar über den Wasserspiegel hinaus. Für diese Kapillarwirkung sind hauptsächliche 2 Kräfte verantwortlich: die Kohäsion und die Adhäsion.

3.8.1 Kohäsion und Oberflächenspannung

Kohäsionskräfte treten innerhalb von Flüssigkeiten auf, also zwischen Teilchen **desselben Stoffes**. Sie halten die Flüssigkeit zusammen und stellen die Anziehungskräfte dar, die zwischen den einzelnen Flüssigkeitsmolekülen bzw. -atomen wirken. Im Inneren der Flüssigkeit sind die Moleküle an allen Seiten von anderen Flüssigkeitsmolekülen umgeben, sodass sie nicht in eine bestimmte Richtung gezogen werden. An der Oberfläche der Flüssigkeit ist das anders: Hier wirken Kohäsionskräfte nur zur Seite und in Richtung des Flüssigkeitsinneren, da an der Außenseite benachbarte Flüssigkeitsmoleküle fehlen. Dieser Zug nach innen bewirkt, dass z. B. fallende Wassertropfen Kugelform annehmen.

Durch die an der Oberfläche wirkenden Kohäsionskräfte entsteht an der Grenzfläche der Flüssigkeit eine Spannung, die **Oberflächenspannung**. Sie ist der Grund dafür, dass Flüssigkeiten stets bestrebt sind, ihre Oberfläche so klein wie möglich zu halten und damit die energetisch günstigste Form einzunehmen – wie es bei der Kugelform gegeben ist. Je größer die Kohäsionskräfte sind, desto größer ist auch die Oberflächenspannung. Der Wasserläufer ist ein beliebtes Beispiel, um die Oberflächenspannung zu veranschaulichen: Jeder hat sicher schon einmal dieses kleine langbeinige Insekt beobachtet, wie es sich über die Oberfläche eines Tümpels oder einer Pfütze bewegt. Diese Bewegung auf dem Wasser macht erst die Oberflächenspannung möglich: Sie ist höher als die Kraft, die über die Wasserläuferfüße auf die Wasseroberfläche wirkt, weshalb der Wasserläufer nicht versinkt. Wenn er auf Spülwasser landete, hätte er vermutlich größere Probleme: Seifen und Waschmittel setzen die Oberflächenspannung des Wassers herab oder zerstören sie sogar ganz. Das bewirkt, dass das Wasser besser zwischen die Schmutzteilchen gelangt, die Reinigungskraft steigt.

3.8.2 Adhäsion und Kapillarwirkung

Adhäsionskräfte treten als Anziehungskräfte zwischen den Molekülen bzw. Atomen **verschiedener Stoffe** auf, also an der Grenzfläche zweier Substanzen (**Grenzflächenspannung**). Wie das Verhältnis von Kohäsions- und Adhäsionskräften das Verhalten von Flüssigkeiten beeinflusst, hat jeder beobachtet, dem einmal ein Quecksilberthermometer kaputtging: Das Quecksilber zieht sich auf dem Boden sofort zu zahlreichen kleinen und größeren Kügelchen zusammen, wobei der Boden trocken bleibt. Lässt man dagegen ein Röhrchen mit Wasser fallen, bildet sich ein feuchter Fleck. Dies liegt daran, dass beim Quecksilber die Kohäsion größer ist als die Adhäsion, während es beim Wasser andersherum ist. Man spricht auch von **nicht benetzenden** (z. B. Quecksilber auf Glas) und **benetzenden** (z. B. Wasser auf Glas) Flüssigkeiten.

Hält man ein dünnes Glasröhrchen in eine benetzende Flüssigkeit, steigt die Flüssigkeit in dem Röhrchen auf (**Kapillarwirkung**). Bei diesem Prozess wirken Adhäsions- und Kohäsionskräfte zusammen: Die Adhäsion bewirkt, dass die

Flüssigkeit sich auf der Glasoberfläche ausbreitet – was in diesem Fall in nur 1 Richtung möglich ist, nämlich nach oben. Wanderte aber nur der Rand der Flüssigkeitssäule nach oben, während der restliche Flüssigkeitsspiegel unten verharrte, würde sich die Oberfläche der Wassersäule vergrößern. Dem wirkt die Oberflächenspannung entgegen. Sie sorgt dafür, dass die Oberfläche möglichst klein bleibt, und zieht dabei über die Kohäsionskräfte die Wassersäule nach. Dabei ist der Wasserspiegel immer leicht konkav, also nach unten gewölbt. Nach diesem Prinzip steigt die Flüssigkeitssäule so lange nach oben, bis sich die Gewichtskraft der Wassersäule (Schwerkraft, die auf die Wassersäule wirkt) und die Adhäsionskräfte ausgleichen.

Der Kapillareffekt ist abhängig vom **Durchmesser** des Röhrchens. Je kleiner der Durchmesser, desto höher steigt das Wasser. Ein gewisser Mindestdurchmesser muss allerdings vorhanden sein. Der Kapillareffekt tritt nicht nur in Glasröhrchen auf, sondern im Prinzip in allen Spalten, deren Oberfläche im Vergleich zu ihrem Volumen groß ist. Man findet ihn beispielsweise in saugfähigen Reinigungstüchern oder auch in Würfelzuckerstückchen, die sich komplett mit Tee vollsaugen, auch wenn man sie nur mit einer Ecke eintaucht.

Diagnostik **Entnahme kleiner Blutmengen**

Die Kapillarkraft macht man sich bei der Abnahme ***kleiner Blutmengen*** *zunutze, wie man sie z. B. zur Blutzuckermessung oder zur Blutgasanalyse benötigt. Nach Punktion mit einer Lanzette an Fingerkuppe, Ohrläppchen, bzw. beim Neugeborenen an der Ferse, wird der austretende Blutstropfen mit einer Kapillare „eingesaugt". Auch Hämatokritröhrchen werden unter Ausnutzung des Kapillareffekts befüllt.*

3.9 Strömungen von Flüssigkeiten und Gasen

Sowohl das Blut, das durch die Gefäße fließt, als auch die Atemluft, die durch die Atemwege ihren Weg in die Lunge findet, folgen den Gesetzen der Physik, genauer gesagt: denen der Strömungslehre. Wichtig sind hierbei vor allem die laminare und die turbulente Strömung, der Einfluss des Gefäßdurchmessers auf die Strömungsgeschwindigkeit und die Viskosität.

3.9.1 Laminare Strömung und Viskosität

Fließende Stoffe (Flüssigkeiten oder Gase) werden als **Fluide** bezeichnet. Bei **laminarer Strömung** fließen die Teilchen entlang sog. Stromfäden. Dabei handelt es sich um gerade, parallel zueinander und parallel zur Wandfläche des Rohrs verlaufende Linien, denen die Teilchen folgen. Auf diesen Stromfäden bewegen sich die Teilchen in dieselbe Richtung, **ohne** sich zu durchmischen – auch nicht, wenn ein Hindernis umflossen wird. Sie unterscheiden sich allerdings in ihrer Strömungsgeschwindigkeit. Bedingt durch die Adhäsionskräfte, fließen die Teilchen nahe der Innenwand des Rohrs langsamer als diejenigen in der Rohrmitte. Daher ist die Strömungsgeschwindigkeit in der Mitte des Rohrs am größten.

Wie **fließfähig** ein Fluid ist, hängt davon ab, wie viel Reibung in seinem Inneren herrscht. Diese Reibung entsteht zwischen den Schichten des Fluids, wenn sich diese während des Fließens aneinander vorbeibewegen, und setzt dem Fließen einen Widerstand entgegen. Umschrieben wird dieser Reibungswiderstand mit dem Begriff der **Viskosität**. Je höher die Viskosität eines Fluids ist, desto weniger fließfähig und zähflüssiger ist es – und umgekehrt.

Die **Stromstärke** gibt an, wie viel Fluid pro Zeiteinheit (z. B. pro Minute) an einer bestimmten Stelle des Rohrs vorbeifließt. Sie ist abhängig vom Druckunterschied, der zwischen dem Rohranfang und dem Rohrende herrscht, und vom Strömungswiderstand:

- Je höher die Druckdifferenz, desto höher die Stromstärke.
- Je höher der Strömungswiderstand, desto geringer die Stromstärke.

Der **Strömungswiderstand** wiederum ist von mehreren Faktoren abhängig: Er steigt mit der Viskosität des Fluids und der Länge des Rohrs und er sinkt mit dem **Rohrdurchmesser**.

! *Merke* Strömungswiderstand und Stromstärke

Es gilt also:

- *Sinkt der Durchmesser, steigt der Strömungswiderstand und die Stromstärke sinkt.*
- *Steigt der Durchmesser, sinkt der Strömungswiderstand und die Stromstärke steigt.*

Diese Zusammenhänge sind wichtig für das Verständnis der Steuerung der Organdurchblutung (S. 155). Fluide wählen den Weg des geringsten Widerstands, d. h., bei Aufzweigungen fließen sie eher in das Rohr mit dem größeren Durchmesser. Und eben diese Durchmesser kann der Körper über eine Muskelschicht in der Wand der Arterien ändern und damit den Blutfluss steuern. Nach dem Essen stellt er die Gefäße weit, die die Verdauungsorgane mit Blut versorgen, und andere eng. Bei körperlicher Arbeit stellt er die Gefäße des Verdauungstraktes eng und diejenigen weit, die die Muskulatur versorgen.

Die Geschwindigkeit, mit der das Fluid durch das Rohr fließt (**Strömungsgeschwindigkeit**), ist abhängig von der Stromstärke und damit von der Druckdifferenz und – genauso wie der Strömungswiderstand – vom Durchmesser. Dies bedeutet:

- Je höher die Druckdifferenz, desto höher die Strömungsgeschwindigkeit.
- Je höher der Durchmesser, desto geringer die Strömungsgeschwindigkeit.

Dies kann man grob auch auf den Blutkreislauf übertragen: Der Druckunterschied wird im Körper durch das Herz erzeugt, das als Pumpe den Blutfluss antreibt. Ist die Stromstärke unverändert, ist die Strömungsgeschwindigkeit des Blutes in großen Gefäßen geringer als in Gefäßen mit kleinem Durchmesser. Da aber Gefäßwände elastisch sind und sich verformen können und sich auch die Viskosität des Blutes verändern kann, herrschen im Körper komplexere Bedingungen als in einem starren Röhrensystem.

3.9.2 Turbulente Strömung

Im Gegensatz zur laminaren Strömung fließen die Fluidteilchen bei der **turbulenten Strömung** nicht alle in geordneten Schichten in dieselbe Richtung. Vielmehr ist ihre Bahn nicht vorhersehbar, sie werden ständig durchmischt und bewegen sich in unterschiedliche Richtungen, wodurch **Verwirbelungen** (Turbulenzen) auftreten.

! Merke Turbulente Strömung

Bei der turbulenten Strömung ist der Strömungswiderstand wesentlich höher als bei der laminaren Strömung.

Bei gleicher Druckdifferenz fließen die Teilchen deshalb bei turbulenter Strömung langsamer als bei laminarer Strömung. Dies bedeutet, dass für dieselbe Strömungsgeschwindigkeit ein höherer Druck erforderlich ist. Da die Teilchen ungeordnet fließen, haben sie alle mehr oder weniger dieselbe Geschwindigkeit.

Laminare Strömung kann in turbulente Strömung übergehen, wenn die Strömungsgeschwindigkeit einen kritischen Wert übersteigt oder sich das Rohr plötzlich stark erweitert. Auch Biegungen oder Hindernisse können Turbulenzen hervorrufen. Solche Hindernisse stellen z. B. die Herzklappen dar. Hier kommt es immer zu leichten Verwirbelungen des ansonsten laminaren Blutstroms.

Außer von der **Strömungsgeschwindigkeit** ist das Auftreten turbulenter Strömung auch von der **Viskosität** des Fluids abhängig: Je höher die Geschwindigkeit und je geringer die Viskosität, desto wahrscheinlicher treten Turbulenzen auf.

Diagnostik Blutdruckmessung

*Turbulente Strömung ist auch die Grundlage für die **Blutdruckmessung** mit Druckmanschette und Stethoskop. Die Druckmanschette wird am Oberarm zunächst so stark aufgepumpt, dass die Blutzufuhr zum Arm unterbunden wird. Anschließend wird der Druck so weit vermindert, dass nur in dem Moment Blut durch das abgedrückte Gefäß fließt, in dem sich das Herz zusammenzieht – also während der Systole. Dabei entsteht im Gefäß eine turbulente Strömung. Das Geräusch, das die turbulente Strömung verursacht, kann man mit dem Stethoskop unterhalb der Manschette in der Ellenbogenbeuge hören. In dem Moment, in dem dieses Geräusch zum 1. Mal auftritt, liest man auf dem Manometer an der Pumpe den Druck ab und erhält so den 1. (systolischen) Blutdruckwert. Der Manschettendruck wird weiter vermindert, so lange, bis das Geräusch nicht mehr auftritt. Liest man zu diesem Zeitpunkt wieder den Druck ab, erhält man den 2. (diastolischen) Blutdruckwert.*

WISSEN TO GO

Kapillarwirkung und Strömung

Anziehungskräfte, die zwischen Teilchen desselben Stoffes wirken, werden als **Kohäsion** bezeichnet. Wirken sie zwischen Teilchen verschiedener Stoffe, spricht man von **Adhäsion**. Durch ihren nach innen gerichteten Zug erzeugt die Kohäsion an Grenzflächen von Flüssigkeiten eine **Oberflächenspannung**. Beim Kapillareffekt wirken Kohäsion und Adhäsion zusammen: Die Adhäsion lässt die Flüssigkeit an der Innenwand des Glasröhrchens hochsteigen, die Kohäsion sorgt dafür, dass die Wassersäule mitaufsteigt.

Bei **laminarer Strömung** fließen alle Teilchen auf geordneten Bahnen in dieselbe Richtung, ohne sich zu durchmischen. Bei **turbulenter Strömung** ist diese Ordnung aufgehoben, die Teilchen bewegen sich in unterschiedliche Richtungen und vermischen sich. Es entstehen Verwirbelungen (Turbulenzen). Der Strömungswiderstand ist bei turbulenter Strömung höher als bei laminarer. Um dieselbe Strömungsgeschwindigkeit zu erreichen, muss deshalb ein höherer Druck herrschen.

Unter **Viskosität** versteht man die Fließfähigkeit einer Flüssigkeit.

3.10 Elektrischer Strom und elektrisches Potenzial

3.10.1 Stromfluss, Spannung und Widerstand

Unter elektrischem Strom versteht man die **gerichtete Bewegung** von geladenen Teilchen. Bei diesen Ladungsträgern handelt es sich um **Elektronen** oder **Ionen**. Elektrischer Strom kann daher nur in Stoffen fließen, die über freie Ladungsträger verfügen. Diese Stoffe werden als **elektrische Leiter** bezeichnet. Besonders gut geeignet sind Metalle (z. B. Gold, Kupfer und Aluminium) und Graphit. Ionen sind auf eine Elektrolytlösung als Leiter angewiesen. Materialien, die keinen elektrischen Strom leiten können, heißen **Isolatoren**. Zu ihnen zählen z. B. Holz, Papier, Gummi, Glas und destilliertes (elektrolytfreies) Wasser. Die elektrische Leitfähigkeit von **Halbleitern** ist u. a. abhängig von der Temperatur. Viele Halbleiter wirken bei Kälte als Isolator, bei höheren Temperaturen als Leiter.

Voraussetzung dafür, dass Strom überhaupt fließt, ist eine **elektrische Spannung**. Sie entsteht, wenn zwischen 2 Punkten eine Ladungsdifferenz besteht, also an dem einen Punkt mehr negative Ladung vorliegt als an dem anderen. Sind diese beiden Punkte über einen Leiter verbunden, gleicht sich der Ladungsunterschied aus. Dies geschieht, indem negative Ladung (Elektronen) durch den Leiter vom negativen zum positiven Pol wandert, also Strom fließt.

In einer Elektrolytlösung wandern die negativ geladenen Ionen (**Anionen**) zum positiven Pol (**Anode**) und die positiv geladenen Ionen (**Kationen**) zum negativen Pol (**Kathode**). Dabei nimmt die Anode Elektronen auf, d. h., es laufen dort Oxidationsreaktionen (S. 28) ab. Andersherum bei der Kathode: Sie gibt Elektronen über Reduktionsreaktionen ab.

Die Einheit der elektrischen Spannung ist **Volt (V)**.

! Merke Elektrische Spannung

Je höher die Spannung, desto mehr Strom fließt.

Die **Stromstärke** definiert sich im Prinzip genauso wie bei den Flüssigkeiten: Sie ist davon abhängig, wie viele Elektronen bzw. Ionen pro Zeiteinheit (Sekunde) durch den Querschnitt eines Leiters fließen. Ihre Einheit ist **Ampere (A)**.

Wie viel Spannung benötigt wird, um eine bestimmte Stromstärke zu erreichen, ist abhängig vom **Widerstand** des elektrischen Leiters. Je höher der Widerstand, desto mehr Spannung wird benötigt. Der elektrische Widerstand wird durch die Wechselwirkungen der freien Elektronen mit den Atomen des Leiters verursacht. Sind diese Wechselwirkungen stark, wie beispielsweise bei Eisen, ist der Widerstand hoch. Bei guten Leitern, z. B. bei Kupfer, sind die Wechselwirkungen und daher auch der Widerstand gering. Die Einheit des elektrischen Widerstands ist **Ohm (Ω)**.

Die Beziehung von Spannung, Stromstärke und Widerstand beschreibt das **Ohm'sche Gesetz**:

Spannung = Stromstärke × Widerstand

3.10.2 Elektrisches Potenzial und Membranpotenzial

Das **elektrische Potenzial** beschreibt die Spannung, die an einem Punkt gegenüber einem **Bezugspunkt** vorliegt. Dieser Bezugspunkt wird mit 0 V definiert. Besteht also beispielsweise zwischen 2 Punkten (Plus und Minus) eine Spannung von 100 V und nimmt man den Minuspunkt als Bezugspunkt, hat der Pluspunkt ein elektrisches Potenzial von 100 V. Nimmt man nun stattdessen die Mitte zwischen den beiden Punkten als Bezugspunkt, so hat der Minuspunkt ein elektrisches Potenzial von –50 V und der Pluspunkt eines von + 50 V. Die Spannung zwischen den beiden Punkten beträgt aber noch immer 100 V. Spannung wird daher auch als **Potenzialdifferenz** bezeichnet.

Auch im menschlichen Körper begegnen uns elektrische Potenziale – und zwar an jeder Zellmembran. Eine besonders wichtige Rolle spielt dieses **Membranpotenzial** an den Nerven-, Muskel- und Sinneszellen, denn hier dient seine Veränderung der Weiterleitung von Informationen.

Zwischen dem Zellinneren und dem Zelläußeren bestehen Potenzialdifferenzen, die dadurch zustande kommen, dass sich die Ionenkonzentrationen im Zellinneren von denen außerhalb der Zelle unterscheiden. Die wichtigsten Ionen in diesem Zusammenhang sind die **Kalium-Ionen** (K^+) und die **Natrium-Ionen** (Na^+):

- Die K^+-Konzentration ist intrazellulär etwa 30-mal höher als extrazellulär.
- Die Na^+-Konzentration ist extrazellulär etwa 12-mal höher als intrazellulär.

Diese Konzentrationsunterschiede erzeugen für jede Ionen-Sorte eine individuelle Spannung zwischen dem Zellinneren und dem Zelläußeren. Aus diesen Einzelspannungen ergibt sich das Membranpotenzial der Zelle, wobei man den Extrazellulärraum als Bezugspunkt nimmt, ihn also mit 0 V definiert. Das Membranpotenzial der meisten Zellen beträgt zwischen –60 mV und –80 mV. Da die hier beschriebene Ionenverteilung für ruhende Zellen gilt, spricht man auch vom Ruhemembranpotenzial (S. 118).

Erreicht ein elektrischer Reiz die Zelle, kann sich die Durchlässigkeit der Zellmembran von Nerven- und Muskelzellen schlagartig ändern. Natrium-Kanäle öffnen sich, und Natrium strömt in die Zelle. Dadurch verschiebt sich das Membranpotenzial teilweise bis in den positiven Bereich. Man spricht von einem Aktionspotenzial (S. 119). Entlang von Nervenfasern breiten sich diese Aktionspotenziale aus und dienen der Reizweiterleitung.

WISSEN TO GO

Elektrischer Strom und elektrisches Potenzial

Bewegen sich Elektronen oder Ionen durch einen elektrischen Leiter, fließt **Strom**. Voraussetzung dafür ist eine Ladungsdifferenz zwischen 2 Punkten (**Spannung**, gemessen in Volt). Die **Stromstärke** (gemessen in Ampere) gibt an, wie viele Ladungsträger pro Sekunde durch den Leiterquerschnitt fließen. Sie ist abhängig von der Spannung und dem elektrischen Widerstand (gemessen in Ohm) des Leiters. Das **elektrische Potenzial** gibt die Spannung an, die gegenüber einem Bezugspunkt herrscht.

3.11 Optik

3.11.1 Licht

Bei Licht handelt es sich um den Teil der elektromagnetischen Strahlung (S. 50), der vom menschlichen Auge wahrgenommen werden kann. Elektromagnetische Strahlung setzt sich aus kleinen Energieeinheiten (Photonen) zusammen, die sich wellenförmig im Raum ausbreiten (S. 50). Der Abstand zwischen 2 benachbarten Wellenbergen bzw. 2 benachbarten Wellentälern wird als **Wellenlänge** bezeichnet. Je kleiner die Wellenlänge ist, desto höher ist die **Frequenz** (Häufigkeit von Wellentälern und Wellenbergen pro Zeiteinheit). Und je höher wiederum die Frequenz ist, desto höher ist die Energie der elektromagnetischen Welle.

Abb. 3.4 Spektrum elektromagnetischer Strahlung.

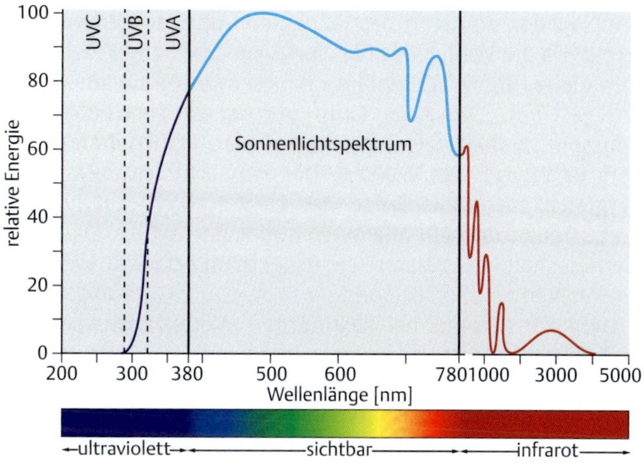

Der für den Menschen sichtbare Bereich liegt zwischen 380 und 780 nm. *Quelle: Endspurt Klinik Rechtsmedizin, Arbeitsmedizin, Umweltmedizin. Stuttgart: Thieme; 2017.*

Das weiße Licht setzt sich aus 7 reinen, nicht weiter zerlegbaren Farben (**Spektralfarben**) zusammen, von der jede einen eigenen Wellenlängenbereich hat (▸ Abb. 3.4):

! Merke Licht

*Das menschliche Auge kann nur elektromagnetische Strahlung wahrnehmen, deren Wellenlänge im Bereich zwischen **380 und 780 nm** liegt.*

Die Geschwindigkeit, mit der Licht sich in einem Vakuum ausbreitet (**Lichtgeschwindigkeit**), ist mit rund 300 000 km pro Sekunde die höchste bekannte Geschwindigkeit.

3.11.2 Streuung, Reflexion und Absorption

Licht kann sich nur in einem Vakuum unbeeinflusst ausbreiten. Sobald es eine Materie durchdringt (z. B. Luft, Glas oder Wasser), treten die elektromagnetischen Wellen in Wechselwirkungen mit den Teilchen dieser Materie. Abhängig vom durchdrungenen Medium bzw. dessen Teilchengröße und der Wellenlänge, werden die Wellen gestreut, gebrochen, reflektiert oder absorbiert.

Streuung

Treffen die elektromagnetischen Wellen auf kleine Teilchen (Atome, Moleküle oder sonstige Partikel), werden sie von ihrer geradlinigen Bahn abgelenkt und erfahren eine Richtungsänderung. Dabei können sie ihren Weg in alle möglichen Richtungen (**diffus**) fortsetzen. Dieser Vorgang wird als **Streuung** bezeichnet. Er findet **innerhalb** eines Mediums statt und die Wellen ändern dabei **nicht** ihre Ausbreitungsgeschwindigkeit.

Häufig ist von der Streuung aber nur das Licht einer bestimmten Wellenlänge betroffen. Welcher Anteil des Lichts gestreut wird, ist abhängig von dessen Wellenlänge und der Größe der Teilchen, auf die das Licht trifft.

Ein gutes Beispiel für Streuung ist das Blau des Himmels: Wenn das Sonnenlicht die Atmosphäre durchdringt, werden seine Wellen an deren Gasmolekülen und Staubteilchen gestreut. Da die Wellen des Blauspektrums von allen Farbspektren die geringste Wellenlänge haben, werden sie am stärksten gestreut. Das Auge kann nur dieses gestreute Licht erfassen, weshalb wir den Himmel blau wahrnehmen. Anders ist es mit den Wolken: Die Wassermoleküle sind im Vergleich zur Wellenlänge der Lichtstrahlen relativ groß und streuen deshalb alle Wellen gleichermaßen. Das Auge kann deshalb das gesamte Lichtspektrum erfassen, wodurch die Wolken weiß erscheinen.

Dass der Himmel bei bestimmten Wetterlagen morgens und abends rot gefärbt ist, liegt daran, dass das Licht mit zunehmender Streuung schwächer wird. Steht die Sonne am Horizont, müssen die Lichtwellen einen wesentlich längeren Weg durch die Atmosphäre zur Erdoberfläche zurücklegen, als wenn die Sonne mittags im Zenit steht. Auf diesem langen Weg werden die kurzen Wellenlängen mehrfach gestreut und dadurch stark abgeschwächt. Das langwellige Licht dagegen erreicht die Erdoberfläche, was wir als Morgen- oder Abendrot erleben.

Reflexion, Absorption und Transmission

Während es zur Streuung innerhalb eines Mediums kommt, tritt die **Reflexion** an der **Grenzfläche** zwischen 2 Medien auf. Die Lichtwelle dringt dabei nicht in das 2. Medium ein, sondern wird von dessen Oberfläche zurückgeworfen. Meist wird nur ein Teil der eintreffenden Lichtwellen reflektiert, die anderen treten ins Medium über und werden dort entweder absorbiert oder sie durchdringen das Medium (Transmission).

Von **Absorption** spricht man, wenn Lichtstrahlen in das 2. Medium eintreten und dort abgeschwächt und in andere Energieformen (z. B. Wärme) umgewandelt werden.

Additive Farbmischung • Reflexion und Absorption sind verantwortlich für den **Farbeindruck**, den wir von einem Gegenstand erhalten. Reflektiert ein Körper alle eintreffenden Lichtwellen, erscheint er weiß, absorbiert er alle, erscheint er schwarz. Farbig erscheint er dann, wenn er bestimmte Lichtwellen reflektiert und andere absorbiert. Die Schale reifer Zitronen beispielsweise enthält Pigmente, die die blauen Anteile des Lichts absorbieren. Würde man die Zitrone mit ausschließlich blauem Licht anstrahlen, erschiene sie schwarz, da keine Reflexion aufträte. Die Beleuchtung mit rotem und blauem Licht ergäbe eine rote Zitrone, da nur das rote Licht reflektiert würde. Bestrahlte man sie mit weißem Licht, würden die roten und grünen Anteile reflektiert, vom Auge wahrgenommen und weitergegeben und vom Gehirn zur Farbe Gelb zusammengesetzt. Wie man an diesem Beispiel erkennen kann, ist die Farbwahrnehmung kein rein physikalisches Geschehen: Nehmen wir z. B. einen Gegenstand als gelb wahr, wissen wir nicht, ob dieser nur die gelben Anteile des Farbspektrums reflektiert oder vielmehr die grünen und die roten.

! *Merke* Farbwahrnehmung

*Erst die Verarbeitung der Lichtwellen in **Auge** und **Gehirn** lässt den Farbeindruck entstehen.*

Setzt das Gehirn eine Farbempfindung aus mehreren Anteilen des Lichts zusammen – wie das Gelb der Zitrone aus Rot und Grün – spricht man von einer **additiven Farbmischung** (► Abb. 3.5).

Diffuse und reguläre Reflexion • Damit Gegenstände überhaupt gesehen werden können, benötigen sie eine **raue Oberfläche**. Dabei bedeutet „rau", dass die Unebenheiten der Oberfläche im Verhältnis zur Wellenlänge des auftreffenden Lichts groß sind. Solche rauen Oberflächen haben z. B. Tapeten, Stoffe, Erde und eigentlich die meisten Dinge unserer Umgebung. An ihrer Oberfläche werden parallel eintreffen-

Abb. 3.5 Farbmischungen.

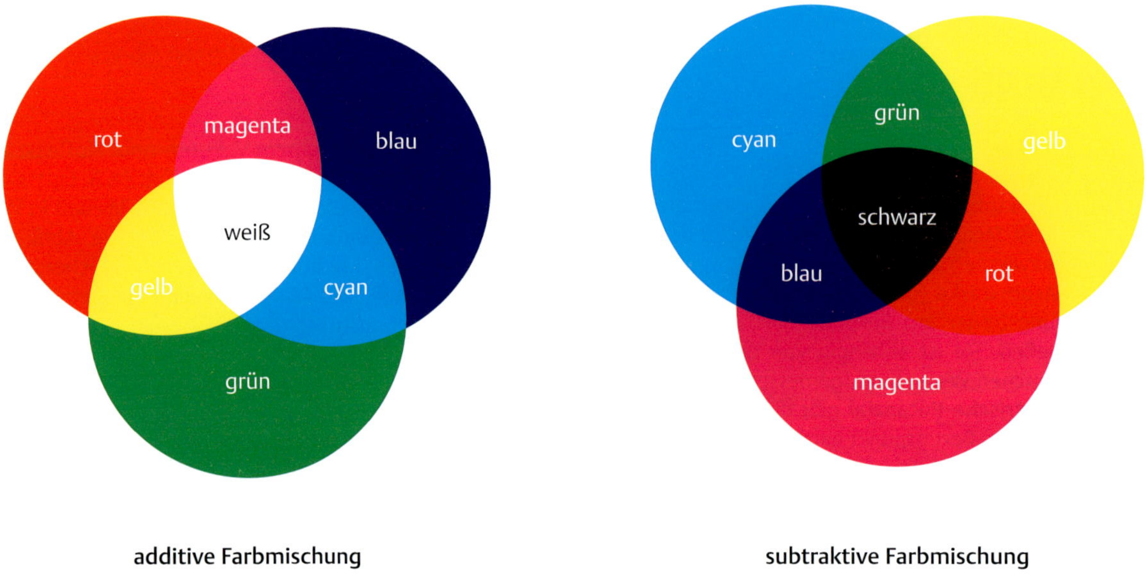

Die **additive Farbmischung** ist eine „Lichtmischung", bei der Lichtwellen unterschiedlicher „Farben" vom Gehirn zu einem Farbeindruck zusammengesetzt werden. Ihre Grundfarben (Primärfarben) sind Rot, Grün und Blau. Aus ihnen setzt das Gehirn den Farbeindruck zusammen. So erscheint z. B. rotes und grünes Licht zusammen gelb. Alle Primärfarben zusammen erscheinen weiß.
Bei der **subtraktiven Farbmischung** handelt es sich um eine „Filtermischung", bei der die absorbierenden Stoffe gemischt werden. Ihre Grundfarben sind Magenta, Cyan und Gelb. Kombiniert man z. B. einen Gelbfilter mit einem Cyanfilter, erhält man Grün. *Quelle: I care Anatomie, Physiologie. 2., aktualisierte Auflage. Stuttgart: Thieme; 2020.*

de Lichtwellen in alle möglichen Richtungen verteilt zurückgeworfen, der Lichtstrahl wird „zerstreut“. Man spricht deshalb von einer **diffusen Reflexion** (▶ Abb. 3.6).

ACHTUNG
Für die diffuse Reflexion wird häufig ebenfalls der Begriff „Streuung“ verwendet.

Im Gegensatz dazu steht die **reguläre Reflexion**. Sie tritt an **glatten Oberflächen** auf, bei denen die Unebenheiten im Verhältnis zur Wellenlänge des eintreffenden Lichts klein sind. Solche Oberflächen besitzen z. B. Glas und polierter Edelstahl. Auch an glatten Wasseroberflächen tritt reguläre Reflexion auf. Sie ist dadurch gekennzeichnet, dass die parallel einfallenden Lichtwellen (und damit der Lichtstrahl) nicht diffus, sondern alle in genau demselben Winkel reflektiert werden – also auch nach der Reflexion parallel verlaufen (▶ Abb. 3.6). Dem Lichtstrahl widerfährt damit nur eine Richtungsänderung, ansonsten bleibt er unverändert.

Werden nahezu alle einfallenden Lichtwellen regulär reflektiert, entsteht eine **Spiegelung**. Dadurch, dass die Lichtwellen nur in ihrer Richtung abgelenkt werden und ansonsten unverändert bleiben, enthalten sie keine Informationen über die spiegelnde Fläche, sondern über den Gegenstand, auf den sie zuvor trafen und von dem sie diffus reflektiert wurden. Da das Auge nur solche Lichtwellen verarbeiten kann, die diffus reflektiert wurden, sehen wir in diesem Fall nicht den Spiegel als solchen, sondern das Spiegelbild.

! Merke Reflexion
*Das Auge kann nur Gegenstände wahrnehmen, die eintreffendes Licht **diffus** reflektieren.*

Transmission und Brechung

Durchdringen die Lichtwellen das Medium – werden also weder an der Grenzfläche reflektiert noch vom Stoff absorbiert – spricht man von **Transmission**. Materialien, die Lichtstrahlen durchlassen (z. B. Glasscheiben), erscheinen durchsichtig.

Subtraktive Farbmischung • Bei durchsichtigen Gegenständen ist die Transmission – in Kombination mit Absorption – ursächlich für den **Farbeindruck**, den wir erhalten. So erscheint eine Plastikflasche grün, wenn sie die Lichtwellen aus dem grünen Spektrum durchlässt, die übrigen aber absorbiert. Grün kann aber auch dadurch entstehen, dass man eine gelbe und eine türkise (Cyan) Plastikscheibe aufeinanderlegt; dies bezeichnet man als **subtraktive Farbmischung** (▶ Abb. 3.5).

Brechung • Verschiedene Stoffe unterscheiden sich auch hinsichtlich ihrer Lichtgeschwindigkeit. Breitet sich Licht in einem Stoff schneller aus als in einem anderen, bezeichnet man ihn als optisch dünner; breitet es sich langsamer aus, als optisch dichter. Die **optische Dichte** eines Mediums wird durch den **Brechungsindex** beschrieben. Wasser z. B. hat einen höheren Brechungsindex als Luft und ist somit optisch dichter.

Linse, Brennpunkt und Brennweite • Linsen sind durchsichtige gewölbte Körper, die Licht brechen. Man unterscheidet (▶ Abb. 3.7):
- **Sammellinsen:** Ihre Vorder- und Rückseite sind nach außen gewölbt (**konvex**). Sammellinsen **bündeln** parallel einfallende Lichtstrahlen.
- **Zerstreuungslinsen:** Ihre Vorder- und Rückseite sind nach innen gewölbt (**konkav**). Zerstreuungslinsen **zerstreuen** parallel einfallende Lichtstrahlen.

! Merke Merkspruch konkav
*Konkav – kann man **Kaf**fee reinschütten.*

Damit ein Bild entsteht, müssen Lichtstrahlen, die von einem Punkt ausgehen, nach der Brechung durch die Linse auch wieder an einem Punkt zusammentreffen. Diesen Punkt nennt man **Brennpunkt** (**F** = Fokus), hier wird der Gegenstand abgebildet. Bei der Sammellinse ist der Brennpunkt der Punkt, an dem sich die Lichtstrahlen schneiden, die parallel zur optischen Achse auf die Linse fallen. Bei der Zerstreuungslinse ist der Brennpunkt der Punkt, an dem sich die nach rückwärts verlängerten gebrochenen Strahlen schneiden (▶ Abb. 3.7).

Die **optische Achse** ist eine geometrische Hilfslinie. Sie verläuft durch die Mitte der Linse und steht senkrecht zur Hauptebene der Linse (▶ Abb. 3.7).

Der Abstand zwischen der Linse und dem Brennpunkt wird als **Brennweite (f)** bezeichnet (▶ Abb. 3.7). Der Kehrwert der Brennweite ist die **Brechkraft (D)**. Sie wird in der Einheit **Dioptrie** (dpt) angegeben.

$$D\ (\text{dpt}) = \frac{1}{f}$$

Abb. 3.6 Reguläre und diffuse Reflexion.

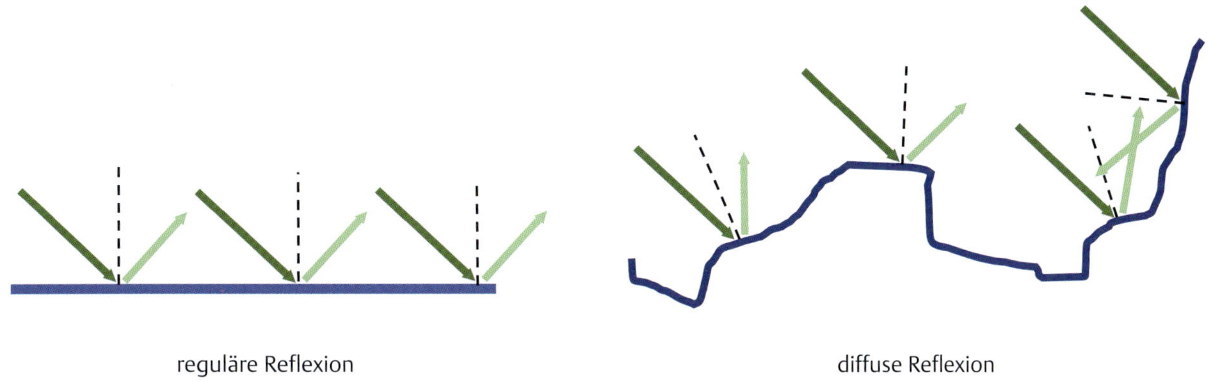

Sowohl bei der regulären als auch bei der diffusen Reflexion gilt das Reflexionsgesetz: Der Einfallswinkel (α_1) ist genauso groß wie der Ausfallswinkel (α_2). Als Bezugspunkt für den Winkel dient das Lot, das senkrecht zur Oberfläche gefällt wird. *Quelle: I care Anatomie, Physiologie. 2., aktualisierte Auflage. Stuttgart: Thieme; 2020.*

Abb. 3.7 Strahlengang durch Sammel- und Zerstreuungslinsen.

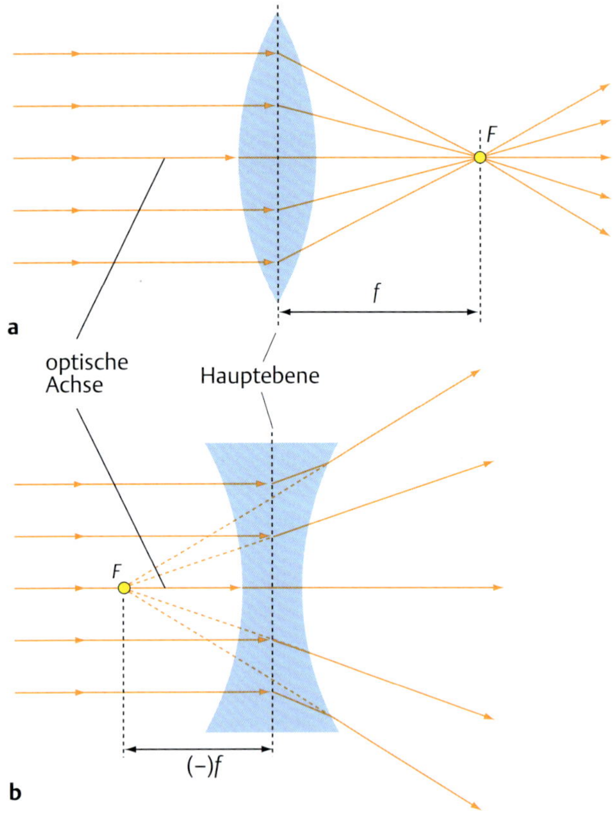

F = Brennpunkt, f = Brennweite. **a** Die konvexe Sammellinse bündelt einfallendes Licht hinter der Linse (Brennpunkt liegt hinter der Linse). Die Brennweite einer Sammellinse ist positiv. **b** Die konkave Zerstreuungslinse zerstreut einfallendes Licht hinter der Linse (Brennpunkt liegt vor der Linse). Die Brennweite einer Zerstreuungslinse ist negativ. *Quelle: Endspurt Vorklinik Physik. Stuttgart: Thieme; 2017.*

Damit wir einen Gegenstand scharf wahrnehmen, muss der Brennpunkt der **Augenlinse** auf der **Netzhaut** liegen. Dies erreicht die Linse, indem sie sich abflacht oder stärker krümmt. Dadurch verändert sie ihre Brechkraft und steuert die Brechung der Lichtstrahlen so, dass der Brennpunkt immer auf der Netzhaut liegt – egal, wie weit oder nah das Objekt entfernt ist (S. 460). Die Brechkraft der Augenlinse liegt in entspannten Zustand (wenn der Blick in die Ferne gerichtet ist) bei etwa 60 dpt.

Patho Dioptrien

Hin und wieder hört man von Kurz- oder Weitsichtigen Angaben wie „Ich habe –2,4 Dioptrien“ oder „Ich habe fast 3 Dioptrien“. Genau genommen haben aber nicht die Menschen, sondern ihre Brillengläser diese Werte. Die Dioptrien geben in diesem Zusammenhang an, welche Brechkraft das Brillenglas haben muss, um eine bestehende Fehlsichtigkeit (S. 460) auszugleichen. Bei Fehlsichtigkeiten ist die Linse nicht in der Lage, die Strahlen im Brennpunkt auf der Netzhaut zu bündeln. Der Brennpunkt liegt dann entweder vor (Kurzsichtigkeit) oder hinter (Weitsichtigkeit) der Netzhaut. Bei Kurzsichtigkeit werden Zerstreuungs-, bei Weitsichtigkeit Sammellinsen verwendet.

WISSEN TO GO

Optik

Beim weißen **Licht** handelt es sich um elektromagnetische Strahlung mit Wellenlängen zwischen 380 und 780 nm. Es setzt sich aus 7 Spektralfarben zusammen, wobei jede Farbe von einem bestimmten Wellenlängenbereich erzeugt wird. Je kleiner die Wellenlänge ist, desto höher ist ihre Frequenz und damit ihre Energie.

Treffen Lichtwellen **innerhalb** eines Mediums auf dessen Teilchen, werden sie in alle möglichen Richtungen abgelenkt (**Streuung**). Trifft Licht auf die Grenzfläche zwischen 2 Medien, wird ein Teil der Strahlen zurückgeworfen (**Reflexion**) und ein Teil dringt in das 2. Medium ein und wird dort abgeschwächt (**Absorption**). Wird der Lichtstrahl bei der Reflexion zerstreut, spricht man von **diffuser Reflexion**. Sie ist zusammen mit der Absorption Voraussetzung dafür, dass wir Gegenstände sehen können. In welcher Farbe der Gegenstand erscheint, ist abhängig davon, welche Wellenlängen reflektiert werden. Der Farbeindruck selbst entsteht erst in Auge und Gehirn. Werden alle Wellenlängen reflektiert, erscheint der Gegenstand weiß, werden alle absorbiert, erscheint er schwarz. An sehr glatten Oberflächen wird der Lichtstrahl nicht gestreut, sondern regulär reflektiert. Es kommt zur **Spiegelung**.

Durchdringt ein Lichtstrahl ein Medium, ohne absorbiert zu werden, spricht man von **Transmission**. Solche Materialien erscheinen durchsichtig.

Sammellinsen brechen parallel einfallende Lichtstrahlen so, dass sie hinter der Linse im **Brennpunkt** zusammenlaufen. **Zerstreuungslinsen** zerstreuen die Lichtstrahlen. Der Brennpunkt entsteht hier, indem man die gebrochenen Strahlen rückwärts verlängert. Der Abstand zwischen Linse und Brennpunkt ist die **Brennweite**. Deren Kehrwert ist die **Brechkraft** mit der Einheit **Dioptrien** (dpt).

3.12 Strahlung

Unter Strahlung versteht man die **Ausbreitung von freier Energie** im Raum. Strahlung kann unter 2 Gesichtspunkten eingeteilt werden:

- Art des Energietransports: Nach dieser Einteilung unterscheidet man die Wellen- von der Teilchenstrahlung (genau genommen besitzt allerdings jede Strahlung Wellen- und Teilcheneigenschaften).
- Energiegehalt der Strahlung: Ist die Strahlung so energiereich, dass sie Elektronen aus Atomen oder Molekülen „herausschlägt“, spricht man von ionisierender Strahlung, andernfalls von nicht ionsierender Strahlung.

3.12.1 Wellenstrahlung

Bei Wellenstrahlung wird die Energie transportiert, **ohne** an eine Masse gebunden zu sein. Sie ist das Ergebnis von Wechselwirkungen zwischen elektrischen und magnetischen Feldern und wird deshalb auch als **elektromagnetische Strahlung** bezeichnet. Die Energie wird hierbei in Form kleinster, masseloser Energieteilchen (**Photonen**, Lichtteilchen) übertragen. Die Wellenstrahlung ist immer ungeladen und kann sich – da sie kein Trägermedium benötigt – auch im Vakuum ausbreiten.

Abb. 3.8 Wellen.

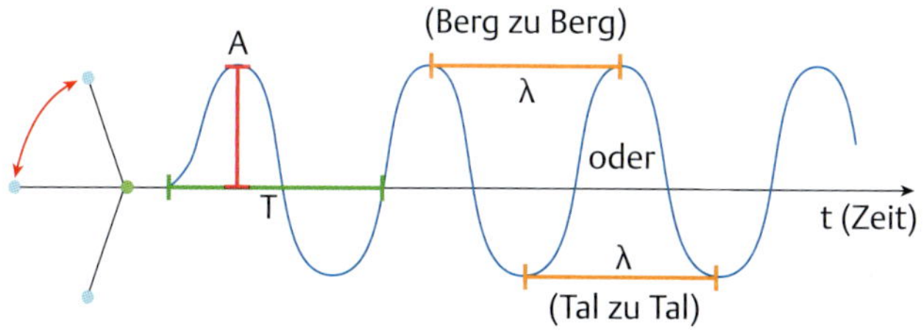

Die Welle breitet sich im Raum aus und besitzt damit eine zeitliche Komponente. Die Amplitude ist die maximale Auslenkung der Welle. Die Wellenlänge, die den Abstand zwischen 2 Wellenbergen oder -tälern angibt, wird aus der Ausbreitungsgeschwindigkeit und der Frequenz berechnet. *Quelle: I care Anatomie, Physiologie. 2., aktualisierte Auflage. Stuttgart: Thieme; 2020.*

Elektromagnetische Strahlung setzt sich meist geradlinig im Raum fort. Sie setzt sich aus **Transversalwellen** (Querwellen) zusammen, d. h., dass die Photonen senkrecht zu ihrer Ausbreitungsrichtung schwingen. Unter **Schwingungen** versteht man Bewegungen, die sich um eine Ruhelage herum regelmäßig (periodisch) wiederholen. **Wellen** sind im Gegensatz zu Schwingungen nicht auf einen Ort begrenzt, sondern breiten sich im Raum aus und transportieren dabei Energie. Sie können sich hinsichtlich mehrerer Kriterien unterscheiden (▶ **Abb. 3.8**):

- **Wellenlänge:** Abstand zwischen 2 Wellenbergen bzw. 2 Wellentälern. Sie wird mit dem griechischen Kleinbuchstaben Lambda (λ) angegeben.
- **Frequenz (f):** Anzahl der vollständigen Schwingungen pro Sekunde. Sie wird in der Einheit Hertz (Hz) angegeben.
- **Amplitude (A):** Abstand des höchsten Punktes (Wellenberg) bzw. des niedrigsten Punktes (Wellental) von der Ruhelage (Wellenknoten) und damit die maximale Auslenkung einer Welle.
- **Periodendauer (T):** Zeitspanne, in der eine vollständige Schwingung stattfindet (von Ruhelage über Wellenberg, Ruhelage und Wellental wieder zur Ruhelage).
- **Ausbreitungsgeschwindigkeit (v):** Sie gibt an, wie weit und wie schnell sich ein Wellenberg oder ein Wellental verschiebt. Licht hat mit 300 000 km/s die höchste Ausbreitungsgeschwindigkeit (Lichtgeschwindigkeit).

Die Strahlungsenergie ist abhängig von der Wellenlänge bzw. **Frequenz** (▶ **Tab. 3.1**).

! Merke Elektromagnetische Strahlung

Bis auf das Wellenlängenspektrum des sichtbaren Lichts ist elektromagnetische Strahlung für das menschliche Auge nicht sichtbar.

Die Maßeinheit für die Energie, die von der Strahlung transportiert wird, ist **Elektronenvolt** (eV).

Gamma-Strahlung und Röntgenstrahlung

Sowohl γ-Strahlung als auch Röntgenstrahlung zählen zur ionisierenden Strahlung (S. 52). Hinsichtlich ihrer Wellenlänge ist die γ-Strahlung nicht streng von der Röntgenstrahlung zu trennen, da sich die Wellenlängenbereiche der beiden Strahlenarten überschneiden. Der Unterschied zwischen den beiden Strahlungsarten liegt in erster Linie in ihrer Entstehung.

γ-Strahlung • Als hochenergetische Wellenstrahlung kann γ-Strahlung Materie gut durchdringen und ist dementsprechend gefährlich.

Röntgenstrahlung • Sie entsteht bei Vorgängen in der **Atomhülle** und als **Bremsstrahlung**. Röntgenstrahlung für medizinische Zwecke wird meist in Röntgenröhren erzeugt.

Da die Gewebe des Körpers sich in ihrer Zusammensetzung unterscheiden, schwächen sie die Röntgenstrahlung unterschiedlich stark ab. Der Röntgenfilm wird daher ungleichmäßig belichtet und die Strukturen werden sichtbar. Knochen z. B. enthält große Mengen Kalzium, das Röntgenstrahlen stark absorbiert. Sie durchdringen daher den Knochen kaum, und der dahinterliegende Röntgenfilm wird an dieser Stelle nicht belichtet. Der Knochen erscheint deshalb im Röntgenbild weiß.

Ultraviolette Strahlung

UV-Strahlung wird in 3 Bereiche unterteilt (▶ **Abb. 3.4**):

- UV-A-Strahlung: 315–380 nm
- UV-B-Strahlung: 280–315 nm
- UV-C-Strahlung: 100–280 nm

Quelle der natürlichen UV-Strahlung ist die **Sonne**. Da UV-Strahlen eine geringe Wellenlänge und damit eine hohe Frequenz besitzen, sind sie sehr energiereich – und damit auch zellschädigend. Sie zählen zur ionisierenden Strahlung (S. 52). Die gute Nachricht: Die hochfrequente UV-C-Strahlung wird in der Atmosphäre herausgefiltert und erreicht die Erde nicht. Auch Teile der UV-B-Strahlung gehen auf ihrem Weg zur Erde verloren. Ihr Filter ist die Ozonschicht. Der übrige Anteil dringt allerdings bis zur Erdoberfläche durch. UV-A-Strahlung erreicht die Erde relativ ungefiltert. Wie intensiv die UV-A- und UV-B-Strahlung ist, der man ausgesetzt ist, hängt vom Aufenthaltsort und vom Wetter ab:

Tab. 3.1 Elektromagnetische Strahlung.

Art der Strahlung	Wellenlänge	Frequenz	Auftreten (Beispiele)
γ-Strahlung	< 0,003 nm	$> 3 \times 10^{19}$ Hz	radioaktiver Zerfall
Röntgenstrahlung	0,001 nm bis 1 nm	3×10^{19} Hz bis 3×10^{17} Hz	Röntgendiagnostik, CT
UV-Strahlung	100 nm bis 380 nm	3×10^{17} Hz bis 8×10^{14} Hz	Gerätesterilisation
sichtbares Licht	380 nm bis 780 nm	8×10^{14} Hz bis 4×10^{14} Hz	Beleuchtung
Infrarotstrahlung	780 nm bis 1 mm	4×10^{14} Hz bis 3×10^{9} Hz	Wärmelampen, Fernbedienungen
Mikrowellen	1 mm bis 30 cm	3×10^{9} Hz bis 3×10^{8} Hz	GPS, Mikrowelle, WLAN
Radiowellen	> 30 cm	$< 3 \times 10^{8}$ Hz	Funk, Rundfunk

- Bei klarem Himmel ist die Strahlung intensiver als bei Bewölkung.
- In Äquatornähe ist die Strahlung intensiver als in Polnähe.
- Im Sommer ist die Strahlung intensiver als im Winter.
- In der Höhe, z. B. auf einem Berg, ist die Strahlung intensiver als auf Meeresspiegelhöhe.
- Wasser, Sand und Schnee verstärken die Strahlung durch Reflexion.

Künstliche UV-Strahlung kommt z. B. in Solarien zum Einsatz. Sie entspricht der natürlichen Strahlung und ist deshalb genauso zellschädigend.

Infrarotstrahlung

Die **Sonne** ist auch die Hauptquelle der natürlichen Infrarotstrahlung (**Wärmestrahlung**). Die IR-Strahlung macht rund 50 % der Sonnenstrahlung aus. Auch jeder warme Körper, die Erde eingeschlossen, gibt Infrarotstrahlung ab. Die von der Erde abgegebene Infrarotstrahlung wird von den Gasen der Erdatmosphäre aufgenommen.

Mikrowellen und Radiowellen

Auf der Anwendung von **Mikrowellen** beruhen u. a. Radar, WLAN, Mobilfunk, Bluetooth und GPS. Auch der Mikrowellenherd und die „Radarfallen" im Straßenverkehr arbeiten mit Mikrowellen.

Radiowellen werden – wie der Name schon vermuten lässt – im Rundfunk eingesetzt. Auch in der Medizin werden Radiowellen eingesetzt, z. B. in Magnetresonanztomografen (MRT) und bei der Behandlung von Krampfadern.

3.12.2 Teilchenstrahlung

Im Gegensatz zur Wellenstrahlung, die aus masselosen Photonen besteht, wird bei der Teilchenstrahlung Materie transportiert. Genauso wie die γ- und die Röntgenstrahlung wirkt auch die Teilchenstrahlung **ionisierend**.

3.12.3 Ionisierende Strahlung

Als ionisierende Strahlung wird solche Strahlung bezeichnet, deren Energie dazu ausreicht, **Elektronen** aus Atomen oder Molekülen **herauszulösen** – unabhängig davon, ob es sich um Wellen- oder Teilchenstrahlung handelt oder durch welche Prozesse die Strahlung entstanden ist. Durch das Herauslösen der Elektronen entstehen Ionen und sehr reaktive Verbindungen, die **Radikale**. Darunter versteht man Atome, Moleküle oder Ionen mit mindestens 1 unpaaren Valenzelektron (S. 25).

Radioaktive Strahlung

Als radioaktive Strahlung wird die ionisierende Strahlung bezeichnet, die beim **Zerfall von Atomkernen** entsteht. Beim radioaktiven Zerfall wandelt sich der instabile Atomkern eines chemischen Elements durch Aussendung ionisierender Strahlung spontan in den stabileren Atomkern eines anderen chemischen Elements um. Damit handelt es sich bei der radioaktiven Strahlung um eine Unterart der ionisierenden Strahlung. Zu ihr zählen die **α-**, die **β-** und die **γ-Strahlung**.

Patho Radiojodtherapie

Die Bestrahlung mit β-Teilchen wird z. B. in der Radiojodtherapie bei ***Schilddrüsenerkrankungen*** *eingesetzt. Hier wird den Patienten radioaktives Jod verabreicht, das wie normales Jod von der Schilddrüse aufgenommen und eingebaut wird. Dort gibt es β-Strahlung ab, die das Schilddrüsengewebe schädigt. Diese Therapie wird beispielsweise bei einer überaktiven Schilddrüse infolge eines Morbus Basedow (S. 274) oder eines autonomen Schilddrüsenadenoms eingesetzt.*

Halbwertszeit • Im Zusammenhang mit radioaktiver Strahlung wird häufig die „Halbwertszeit" erwähnt. Die Halbwertszeit gibt an, wie viel Zeit vergeht, bis die Hälfte der ursprünglich vorhandenen **Atomkerne zerfallen** ist.

Wirkung ionisierender Strahlung

Ob ionisierende Strahlung Schäden im Körper hervorruft, hängt von der Strahlenart, der Strahlenmenge und dem betroffenen Gewebe ab. Der Schaden, der entsteht, ist dabei weniger eine direkte Folge der Strahlung, sondern wird in erster Linie von den hochreaktiven **Radikalen** hervorgerufen, die durch die Strahlungsenergie im Körper entstehen. Diese Radikale reagieren u. a. mit Proteinen und der DNA, wodurch es zu Schädigungen von Körperzellen, zu genetischen Veränderungen, zu einem verminderten Zellwachstum oder zum Zelltod kommt.

Patho Strahlentherapie bei Tumorerkrankungen

Die schädigende Wirkung, die ionisierende Strahlung auf Körperzellen hat, nutzt man bei der Bestrahlung von Tumoren. Die Bestrahlung mit sehr energiereicher (ultraharter) Röntgenstrahlung oder mit Elektronenstrahlung hemmt die Zellteilung und führt zum Absterben der Tumorzellen. Gesunde Zellen, die sich schnell teilen (z. B. Haut, Schleimhaut, Knochenmark), werden durch die Bestrahlung jedoch auch in Mitleidenschaft gezogen.

Spätschäden • Hauptursache der schädigenden Wirkung ist eine strahlenbedingte Veränderung der DNA (S. 34). Allerdings verfügen die Zellen über wirksame **Reparaturmechanismen**, sodass kleine Strahlendosen meist ohne Folgen bleiben. Gelingt die Reparatur nicht, stirbt die Zelle im Rahmen einer Apoptose (S. 66) entweder gewollt ab, oder sie überlebt mit fehlerhafter, veränderter DNA. Vermehren sich diese genetisch veränderten Zellen, kann es zu einer **Tumorerkrankung** kommen. Zwischen der Strahleneinwirkung und dem Auftreten der Erkrankung können Jahre vergehen, weshalb man auch von **Spätschäden** spricht. Je häufiger man sich kleinen Dosen ionisierender Strahlung aussetzt und je höher diese Dosen sind, desto höher ist die Wahrscheinlichkeit für Spätschäden. Zu solchen Spätschäden zählt beispielsweise auch die Lungenfibrose (Störung der Lungenfunktion durch vermehrte Bildung von Bindegewebe in der Lunge), die bis zu 2 Jahren nach einer Strahlentherapie auftreten kann.

Akutschäden • Im Gegensatz zu den Spätschäden stehen die **akuten Strahlenschäden**. Sie treten innerhalb von Stunden bis Wochen auf, wenn die Strahlendosis einen bestimmten **Schwellenwert** überschreitet.

Strahlenschutz

Der Strahlenschutz hat die Aufgabe, akute Strahlenschäden zu verhindern und Spätschäden so weit wie möglich zu vermeiden. Er ist durch 2 Verordnungen gesetzlich geregelt:

- **Strahlenschutzverordnung:** Sie regelt den Strahlenschutz für die allgemeine Bevölkerung.
- **Röntgenverordnung:** Sie regelt den Strahlenschutz für Personen, die beruflich mit ionisierender Strahlung zu tun haben.

Beide Verordnungen enthalten **Grenzwerte** für die Strahlendosis, der ein Mensch pro Kalenderjahr ausgesetzt sein darf. Diese Grenzwerte sind allerdings nicht so zu verstehen, dass eine Strahlendosis unterhalb des Grenzwerts als absolut gefahrlos anzusehen ist. Vielmehr bergen auch niedrige Dosen ein gewisses Risiko. Der Grenzwert markiert lediglich die Dosis, ab der die Wahrscheinlichkeit für Spätschäden über einen als annehmbar festgelegten Wert ansteigt.

! *Merke* Strahlenschutz

*Jede Strahlenbelastung sollte vermieden und dort, wo dies nicht möglich ist, so gering wie möglich gehalten werden. Als Grundregel gilt (**4-A-Regel**):*

- *Abstand halten!*
- *Abschirmung sicherstellen!*
- *Aufenthaltsdauer so gering wie möglich halten!*
- *Aufnahme von Radioaktivität vermeiden!*

Die Strahlendosis wird in der Einheit **Sievert** (Sv) bzw. **Millisievert** (mSv = 0,001 Sv) angegeben. 1 Sievert entspricht 1 J/kg. Der Grenzwert für Einzelpersonen der Bevölkerung liegt prinzipiell bei 1 mSv pro Kalenderjahr, derjenige für Personen, die beruflich mit ionisierenden Strahlen arbeiten, bei 20 mSv. Diese Grenzwerte schließen **nicht** mit ein:

- Strahlenanwendungen aus **medizinischen Gründen** (Röntgen, CT, Strahlentherapie usw.) und
- Strahlung aus **natürlichen Quellen** (kosmische Strahlung, natürliche radioaktive Stoffe in Böden und Gesteinen, Edelgas Radon in der Atemluft usw.).

Die folgenden Beispiele können eine Vorstellung von der Größenordnung von Strahlendosen vermitteln:

- Die Strahlendosis, der ein Patient bei einer Röntgenaufnahme des Brustkorbs ausgesetzt ist, beträgt 0,01 bis 0,03 mSv pro Aufnahme.
- Bei einem Flug von Frankfurt nach Tokio setzt man sich einer Dosis von bis zu 0,1 mSv aus.
- Die durchschnittliche natürliche Strahlendosis für einen in Deutschland lebenden Menschen liegt bei 2,1 mSv pro Jahr.
- Ein CT des Hirnschädels benötigt eine Strahlendosis von 1 bis 3 mSv.
- Die Strahlendosis, der ein Patient bei einem Ganzkörper-CT ausgesetzt ist, beträgt 10 bis 20 mSv.

***Blitzlicht Praxis* Strahlenschutz**

*Medizinisches Personal, das Kontakt zu ionisierender Strahlung hat, muss sich vor der Strahlung schützen. Strahlenschutz spielt daher eine wichtige Rolle, insbesondere in der Radiologie, der Strahlentherapie und der Nuklearmedizin (Umgang mit radioaktiven Substanzen). Alle Personen, die in einer Röntgenabteilung arbeiten, tragen ein **Dosimeter**. Hiermit wird ihre monatliche Strahlungsbelastung (Körperdosis) registriert. Bei Röntgenaufnahmen werden **Bleischürzen** getragen, um die Röntgenstrahlung abzuschirmen und den Körper zu schützen. **Schwangere Mitarbeiterinnen** dürfen nur dort eingesetzt werden, wo sie keiner ionisierenden Strahlung ausgesetzt sind.*

WISSEN TO GO

Strahlung

Unter Strahlung versteht man die **Ausbreitung von Energie** im Raum. Bei der **Wellenstrahlung** (elektromagnetische Strahlung) wird die Energie in Form masseloser Energieteilchen (Photonen) transportiert. Ihre Strahlungsenergie ist abhängig von Wellenlänge und Frequenz. Zur Wellenstrahlung zählen γ-Strahlung, Röntgenstrahlung, UV-Strahlung, sichtbares Licht, Infrarotstrahlung (Wärmestrahlung), Mikro- und Radiowellen. Bei der **Teilchenstrahlung** wird Materie transportiert.

Kurzwellige UV-Strahlung, Röntgenstrahlung, γ-Strahlung und alle Arten der Teilchenstrahlung zählen zur **ionisierenden Strahlung**. Deren Energie ist so groß, dass sie Elektronen aus Atomen und Molekülen herauslöst. Dadurch entstehen Ionen und Radikale, die im Organismus Schäden insbesondere am Erbgut (DNA) hervorrufen können. Als Folge kann es zu Tumorerkrankungen kommen. Bei sehr hohen Strahlendosen treten akute Strahlenschäden (Strahlenverbrennungen, Organschäden usw.) auf. α-, β- und γ-Strahlung entstehen beim Zerfall der Kerne radioaktiver Elemente. Sie werden deshalb unter dem Begriff **„radioaktive Strahlung“** zusammengefasst.

3.13 Schallwellen

Bei Schallwellen handelt es sich um **Druckwellen**. Sie entstehen, wenn ein Körper (z. B. die Stimmbänder, die Saite einer Gitarre oder die Membran eines Lautsprechers) schwingt und sich die Schwingungen auf die umgebenden Teilchen (Moleküle und Atome von Gasen, Flüssigkeiten oder Festkörpern) übertragen. Diese beginnen ebenfalls zu schwingen, wodurch Bereiche mit einer höheren Teilchendichte (höherer Druck) und solche mit einer geringeren Teilchendichte (niedrigerer Druck) entstehen. Anschließend kehren sich die Verhältnisse um: In den verdichteten Bereichen weichen die Teilchen wieder auseinander, während sie sich in den Bereichen mit niedrigem Druck verdichten (▶ **Abb. 3.9**). Durch diese schnell aufeinanderfolgenden, minimalen **Druck-** und **Dichteveränderungen** pflanzen sich die Schallwellen im Medium fort. Voraussetzung dafür ist, dass es sich um ein elastisches Medium handelt. Schall kann sich also im Gegensatz zu elektromagnetischen Wellen **nicht** im Vakuum ausbreiten.

Schallwellen breiten sich **in alle Richtungen** des Raums aus. Genauso wie elektromagnetische Wellen können auch Schallwellen gestreut, reflektiert (Echo) und absorbiert (Schalldämpfung) werden. Und auch hier gilt: Schallwellen niedriger Frequenzen werden weniger gestreut und haben daher eine größere Reichweite.

Die Geschwindigkeit, mit der sich die Schallwellen ausbreiten (**Schallgeschwindigkeit**), ist abhängig von dem Medium, in dem sie sich fortpflanzen. Dass die Schallgeschwindigkeit geringer ist als die Lichtgeschwindigkeit, ist übrigens der Grund dafür, dass wir bei einem Gewitter Blitz und Donner zeitversetzt wahrnehmen.

Schallfrequenz und Wellenlänge • Auch Schallwellen können sich – wie alle Wellen – in ihrer Wellenlänge, ihrer Frequenz, ihrer Amplitude und ihrer Periodendauer (S. 50) unterscheiden. Anhand ihrer **Frequenz** werden sie in 3 Bereiche eingeteilt:

Abb. 3.9 Schallwellen.

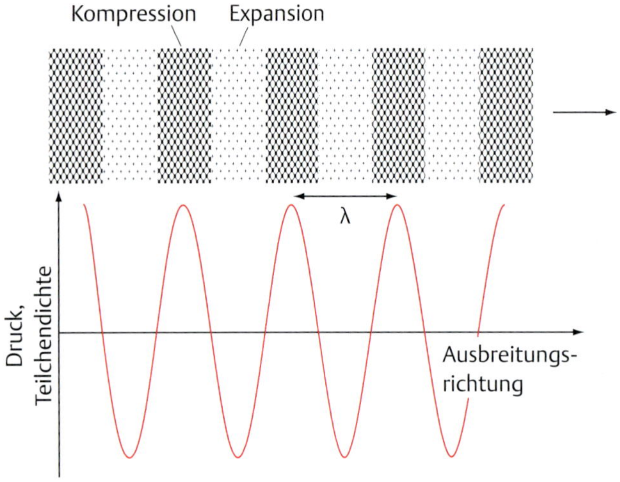

In der Ausbreitungsrichtung erfährt die Luft durch die Schallwelle abwechselnd eine Verdichtung (Kompression) und eine Ausdehnung (Expansion). *Quelle: Endspurt Vorklinik Physik. Stuttgart: Thieme; 2017.*

- **Infraschall:** Schallwellen mit Frequenzen **< 20 Hz**. Elefanten und Blauwale nutzen Teile dieses Frequenzbereiches, um sich über große Entfernungen hinweg zu verständigen. Infraschall entsteht beispielsweise auch durch die Meeresbrandung oder Windkraftanlagen. Wenn überhaupt, kann er vom Menschen nur bei sehr hohem Schalldruckpegel (s. u.) wahrgenommen werden.
- **Hörschall:** Sein Frequenzbereich umfasst **20 bis 20 000 Hz**. Hörschall ist für den Menschen **wahrnehmbar**. Der Kammerton a^1 zum Beispiel hat eine Frequenz von 440 Hz. Am empfindlichsten ist das menschliche Ohr für Frequenzen zwischen 500 und 5 000 Hz.
- **Ultraschall:** Hierunter versteht man Schallwellen mit Frequenzen **> 20 000 Hz.** Solche Frequenzen nutzen Fledermäuse und Delfine zur Orientierung. Sie werden auch diagnostisch im Rahmen von Ultraschalluntersuchungen eingesetzt.

Diagnostik Ultraschalluntersuchung

*Ultraschall mit einer Frequenz von 2 bis 30 MHz (1 MHz = 1 Mio Hz) nutzt man bei der **Sonografie** (Ultraschalluntersuchung) zur Darstellung von Organen und Gewebe sowie in der Schwangerschaft. Im **Schallkopf** der Geräte befinden sich Kristalle, die durch Wechselspannung in Schwingungen versetzt werden und dadurch Ultraschallwellen erzeugen. Um diese Wellen störungsfrei auf das Gewebe der untersuchten Person zu übertragen, wird zwischen Schallkopf und Haut luftblasenfreies Ultraschallgel verwendet. Wenn die Ultraschallwellen auf eine Grenzfläche zwischen unterschiedlichen Geweben (z. B. Leber und Gallenblase) treffen, werden sie je nach Gewebeart unterschiedlich stark reflektiert und gestreut. Der nicht reflektierte Anteil der Wellen dringt in das Gewebe ein und ändert seine Ausbreitungsgeschwindigkeit.*

*Der Schallkopf dient nicht nur der Erzeugung der Schallwellen, sondern auch als **Empfänger** der Wellenechos. Er wertet aus, wann die Echos bei ihm eintreffen und wie stark die Ultraschallwellen reflektiert wurden. Anhand dieser Daten erzeugt das Ultraschallgerät das Bild, das auf dem Monitor zu sehen ist.*

Die Frequenz des Schalls bestimmt die **Tonhöhe**. Je höher die Frequenz ist (also je schneller die Luft schwingt), als desto höher wird der Ton von uns wahrgenommen. Diese Empfindung schwankt allerdings von Mensch zu Mensch, womit es sich bei der Tonhöhe um eine physiologische und keine physikalische Größe handelt. Derselbe Ton hat aber immer dieselbe Frequenz, unabhängig davon, in welchem Medium er sich ausbreitet. Ein Ton hat also im Wasser dieselbe Tonhöhe wie in Luft, da auch die Frequenz dieselbe ist.

Im Gegensatz zur Frequenz ändert sich die **Wellenlänge** der Schallwelle in den verschiedenen Medien. Dies liegt daran, dass sich der Schall je nach Medium unterschiedlich schnell ausbreitet. In Luft liegt die Wellenlänge von Schallwellen mit einer Frequenz von 20 000 Hz bei etwa 1,7 cm. Bei einer Wellenlänge von 20 Hz beträgt sie rund 17 m, bei 10 Hz ca. 34 m. In Wasser dagegen beträgt die Wellenlänge bei gleichbleibender Frequenz etwa das 5-Fache.

Diagnostik Doppler-Untersuchung

*Eine Sonderform der Sonografie ist die Doppler-Untersuchung, mit der man die **Strömungsgeschwindigkeit von Blut** messen kann. Bei der Doppler-Untersuchung sendet die Dopplersonde Schallwellen aus, die von vorbeifließenden roten Blutkörperchen reflektiert werden. Aus der Frequenzänderung der reflektierten Ultraschallwellen wird die Fließgeschwindigkeit des Blutes berechnet.*

Diese Untersuchungsmethode wird auch zur Untersuchung der intrauterinen, plazentaren Versorgung des oder der Feten genutzt, wenn hierfür aufgrund der Anamnese oder pathologischer Befunde die Notwendigkeit besteht. Untersucht werden in diesem Fall die Aa. uterinae, die Aa. umbilicalis sowie die Aa. cerebri media beim Feten [5].

Schalldruck und Lautstärke • Je größer die Amplitude (S. 50) der Schallwelle, desto höher ist die von ihr erzeugte Druckänderung. Dieser von der Schallwelle hervorgerufene Druck wird als **Schalldruck** bezeichnet. Er wird, wie auch der Luftdruck, in der Einheit Pascal (S. 37) angegeben. Als **Hörschwelle** wird der Schalldruck bezeichnet, den eine Schallwelle mit der Frequenz von 1000 Hz erzeugen muss, damit der Schall vom menschlichen Gehör gerade noch wahrgenommen wird. Da sich die Hörschwelle von Mensch zu Mensch unterscheidet, verwendet man den statistisch ermittelten Wert von 20 µPa. Da das menschliche Ohr nicht für alle Frequenzen gleich empfindlich ist (S. 54), ist für die Wahrnehmung sehr tiefer und sehr hoher Töne ein größerer Schalldruck erforderlich.

Der **Schalldruckpegel** gibt an, um wie viel ein Ton oder ein Geräusch von der Hörschwelle abweicht. Er ist eine physikalische Größe und entspricht dem physiologischen Eindruck der **Lautstärke**. Die Einheit des Schalldruckpegels ist **Dezibel (dB)**, wobei die Hörschwelle mit 0 dB definiert ist. Die Einheit der Lautstärke ist **Phon**. Bei einer Frequenz von 1000 Hz gilt: 1 dB = 1 Phon. Dass die Lautstärke eine **physiologische Größe** ist, erkennt man leicht daran, dass wir Töne mit unterschiedlichen Frequenzen, aber demselben Schalldruckpegel als unterschiedlich laut empfinden.

ACHTUNG

Häufig wird auch die Lautstärke in Dezibel angegeben.

! Merke Tonhöhe und Lautstärke

*Wir empfinden einen Ton als umso **höher**, je höher seine **Frequenz** ist, und umso **lauter**, je größer seine **Amplitude** ist.*

WISSEN TO GO

Schallwellen

Unter **Schallwellen** versteht man minimale Druck- und Dichteveränderungen, die sich wellenförmig im Raum ausbreiten. Sie entstehen, wenn sich die Schwingungen eines Körpers auf die umgebenden Luftteilchen übertragen. In Luft breitet sich Schall mit 340 m/s aus.

Der menschliche **Hörbereich** liegt im Frequenzbereich zwischen **20 Hz** und **20 000 Hz**. Bei Schall mit Frequenzen über 20 000 Hz spricht man von **Ultraschall**, bei Frequenzen unter 20 Hz von **Infraschall**.

In welcher **Tonhöhe** wir den Schall wahrnehmen, bestimmt die **Frequenz** der Schallwelle. Je höher die Frequenz, desto höher der Ton. In welcher **Lautstärke** wir den Schall wahrnehmen, ist abhängig von der Empfindlichkeit des Ohrs gegenüber der jeweiligen Frequenz und vom **Schalldruckpegel**. Er gibt die Höhe des Schalldrucks verglichen mit der Hörschwelle an. Der **Schalldruck** wiederum ist abhängig von der **Amplitude** der Schallwelle. Je größer die Amplitude, desto höher der Schalldruck. Der Schalldruckpegel wird in Dezibel (dB) angegeben, die Lautstärke in Phon.

4 Biologie

4.1 Einleitung

Biologie ist die Lehre vom Leben: Das griechische Wort „bios“ bedeutet „Leben“; das griechische Wort „logos“ bedeutet „Lehre“. Über Bakterien, Pflanzen und Pilze bis hin zum Menschen erforscht sie, wie der lebende Organismus funktioniert. Als Schlüssel zum Verständnis aller biologischen Grundprinzipien dienen die klassischen biologischen Fächer: Zoologie, Botanik, Mikrobiologie und Genetik. Eng verknüpft mit anderen Naturwissenschaften wie der Chemie oder Physik, ergeben sich durch die Forschung im Bereich der Biologie neue Erkenntnisse, die nicht zuletzt für den Fortschritt in der Medizin ausschlaggebend sein können.

Möchten wir die Gesetzmäßigkeiten des Lebens verstehen, lohnt sich ein Blick auf die kleinste Lebenseinheit des Organismus, die Zelle. Obwohl es tatsächlich Lebewesen gibt, die aus nur einer einzigen Zelle bestehen (Einzeller), konzentrieren wir uns in diesem Kapitel auf die **menschliche Zelle**: wie sie sich teilt, ernährt und bewegt. An ihr lassen sich alle biologischen Zellvorgänge erklären – Grundlagenwissen also, das auch für alle Gesundheitsberufe wichtig ist. Denn wenn man die Vorgänge in einer Zelle kennt, fällt es wesentlich leichter, auch die Vorgänge in einem mehrzelligen Organismus, wie der Mensch einer ist, zu verstehen.

Auch die Grundlagen der **Genetik**, die früher als Vererbungslehre bezeichnet wurde, sind im medizinischen Bereich von Bedeutung. Die Genetik erklärt uns die Funktion der Gene und hilft, genetisch bedingte Krankheiten auch auf molekularer Ebene zu verstehen, zu diagnostizieren und zu therapieren.

4.2 Zytologie – die Lehre von der Zelle

4.2.1 Allgemeiner Aufbau der Zelle

Die Größe einer menschlichen Zelle liegt bei 10–20 µm (1 µm = 1/1000 mm). Zu den kleinsten Zellen gehören die **roten Blutkörperchen** (**Erythrozyten**, ca. 7,5 µm) und die **kleinen Lymphozyten** (6–8 µm), die zu den weißen Blutkörperchen zählen. Eine der größten Zellen des menschlichen Körpers ist die Eizelle mit einem Durchmesser von 0,1–0,2 mm. Es geht aber auch noch größer: Manche Nervenzellen können mit ihren Fortsätzen eine Länge von 1 m erreichen.

Der Mensch besteht aus etwa **10–100 Billionen Zellen** (10^{13}–10^{14}), die nicht alle genau gleich sind. Je nach der Funktion, die sie erfüllen, besitzen sie eine unterschiedliche **Morphologie** (Form oder Gestalt). 3 Hauptstrukturen haben alle Zellen allerdings gemein: die Zellmembran, das Zytoplasma und den Zellkern (▶ **Abb. 4.1**).

Zellmembran

Die **Zellmembran** (Plasmalemm) begrenzt die Zelle. Sie bildet eine Barriere zwischen dem Zellinneren (**Intrazellularraum**) und dem Raum außerhalb der Zelle (**Extrazellularraum**) und schützt die Zelle vor mechanischer und chemischer Schädigung. Die Zellmembran besteht aus einer 2-lagigen Schicht, der **Lipiddoppelschicht**.

Die **Lipide** der Lipiddoppelschicht setzen sich jeweils aus einem Schwanz und einem Kopf zusammen, wobei der **Schwanz** fettliebend (**lipophil**) und der **Kopf** wasserliebend (**hydrophil**) ist. Die Schwänze und damit die lipophilen An-

Abb. 4.1 Aufbau einer Körperzelle.

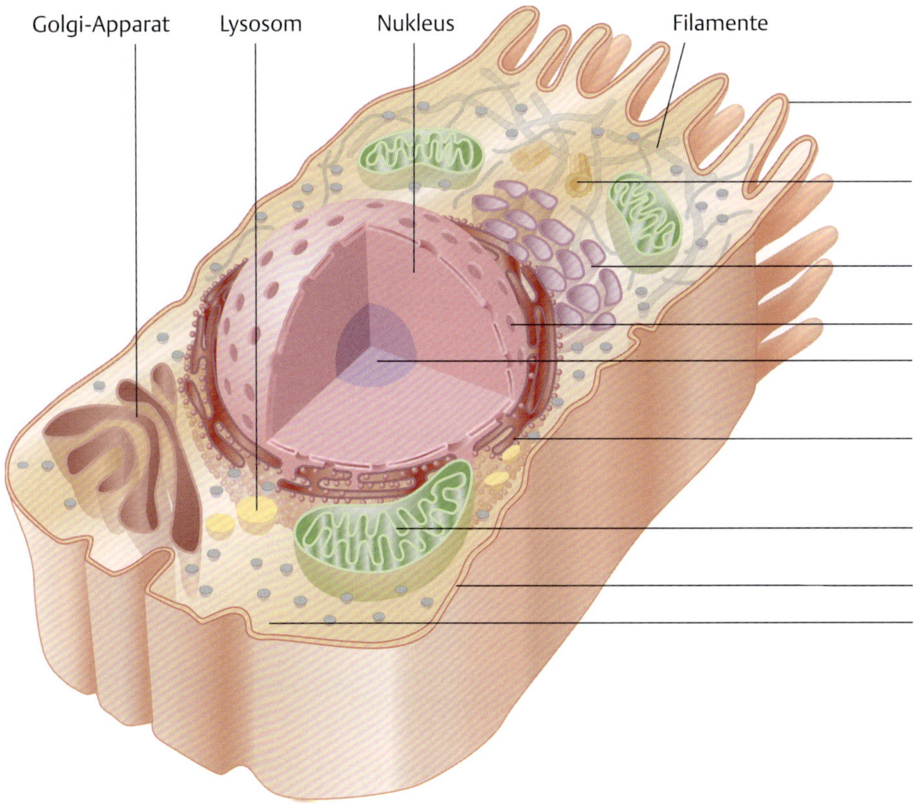

Zu den wichtigsten Zellstrukturen zählen der Zellkern (Nukleus) mit dem Kernkörperchen (Nukleolus), das raue und das glatte endoplasmatische Retikulum, der Golgi-Apparat und die Mitochondrien. *Quelle: Aumueller G et al. Duale Reihe Anatomie. Stuttgart: Thieme; 2017.*

teile der Lipiddoppelschicht zeigen zur Mitte der Zellmembran, wohingegen die Köpfe und damit die hydrophilen Anteile nach außen ragen. Die Köpfe der Außenschicht zeigen damit zum Extrazellularraum, diejenigen der Innenschicht zum Intrazellularraum (▶ **Abb. 4.2**).

Der Zellmembran außen aufgelagert ist eine Schicht aus mehrkettigen Zuckerresten (Polysacchariden), die **Glykokalyx**. Die Zuckerreste der Glykokalyx sind entweder direkt an Membranlipide gebunden (**Glykolipide**) oder an Proteine (**Glykoproteine**), die innerhalb der Zellmembran liegen und diese durchziehen. Solche Proteine werden auch als **Transmembranproteine** bezeichnet.

WISSEN TO GO

Zellmembran

Die **Zellmembran** (Plasmalemm) besteht aus einer **Lipiddoppelschicht**. Die wasserliebenden (hydrophilen) Köpfchen der Lipide zeigen dabei zur Membranaußenseite, die fettliebenden (lipophilen) Schwänze zur Membranmitte. Zwischen den Lipiden liegen die **Transmembranproteine**, die die Membran durchspannen. An der Außenseite der Membran sind an den Lipiden selbst oder den Transmembranproteinen Zuckerreste befestigt. Sie bilden zusammen die **Glykokalyx**.

Zytoplasma

Das **Zytoplasma** füllt das Zellinnere aus und umgibt die Zellorganellen (S. 58), die „Organe der Zelle". Es setzt sich aus dem Zytosol und dem Zytoskelett zusammen.

Das **Zytosol** besteht aus Wasser, Proteinen, Fetten, Zuckern sowie Kationen und Anionen.

Das **Zytoskelett** stellt den festen Bestandteil des Zytoplasmas dar. Es besteht aus verschiedenen Proteinfasern (**Filamenten**), die miteinander in Kontakt stehen (▶ **Abb. 4.1**). Wie ein Netz ziehen sich die Filamente durch die gesamte Zelle, halten sie in Form, machen Bewegungen möglich und sind verantwortlich für intrazelluläre Transporte. Sie arbeiten häufig mit sog. **Motorproteinen** zusammen. Darunter versteht man funktionelle Einheiten des Zytoskeletts, die zelluläre Komponenten unter Energieverbrauch bewegen.

Man unterscheidet 3 Arten von Filamenten:

- **Aktinfilamente:** Sie sind Teil der **Muskelzellen** und mitverantwortlich dafür, dass sich der Muskel zusammenziehen kann. Dabei arbeiten sie mit dem Motorprotein Myosin (S. 106) zusammen. Auch in anderen Zellen sind Aktinfilamente zu finden.
- **Mikrotubuli:** Hierbei handelt es sich um Hohlzylinder, die aus den Proteinen **α- und β-Tubulin** aufgebaut sind. Sie dienen als **Transportschienen** für die Fracht der Zellorganellen. Die Motorproteine der Mikrotubuli sind Kinesine und Dyneine.
- **Intermediärfilamente:** Sie kommen in allen Zellen vor und bilden ein passives Stützgerüst.

Abb. 4.2 Aufbau der Zellmembran.

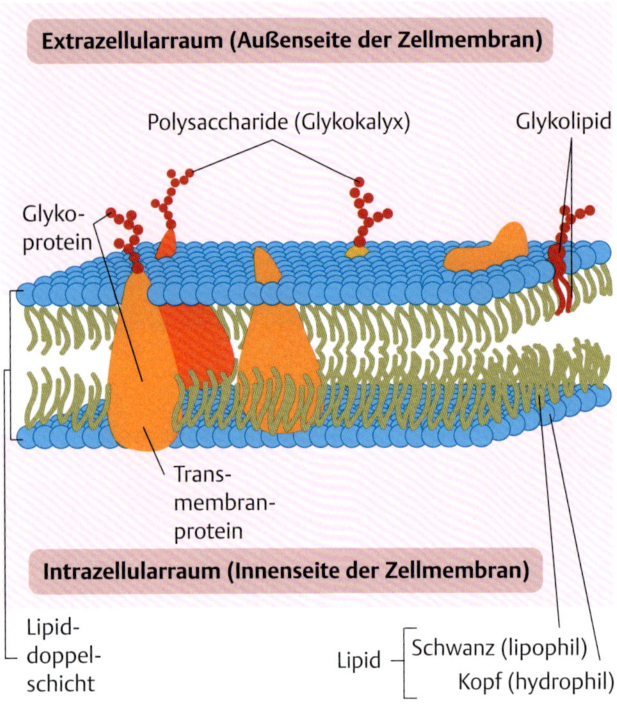

Die Zellmembran (Plasmalemm) besteht aus einer Lipiddoppelschicht. Die hydrophilen Köpfe der Lipide liegen an den Oberflächen der Membran, die lipophilen Schwänze begegnen sich in der Mitte. Auf der Außenseite der Membran befindet sich die Glykokalyx. Sie besteht aus Polysacchariden, die als Glykolipide entweder direkt an den Membranlipiden oder als Glykoproteine an Transmembranproteinen befestigt sind. *Quelle: I care Anatomie, Physiologie. 2., aktualisierte Auflage. Stuttgart: Thieme; 2020.*

WISSEN TO GO

Zytoplasma

Das **Zytoplasma** füllt die Zelle aus und umgibt die Zellorganellen. Es besteht aus dem flüssigen **Zytosol** und dem Zytoskelett. Das **Zytoskelett** bildet das Stützgerüst der Zelle. Es kann an Transportprozessen innerhalb der Zelle und an Zellbewegungen beteiligt sein und besteht aus Proteinfasern, den **Filamenten**.

Zellkern

Der Zellkern oder **Nukleus** enthält **Erbinformationen** und kontrolliert die Aktivität und Funktion der Zelle. Er ist das größte Organell der Zelle (▶ **Abb. 4.1**).

4.2.2 Zellorganellen

Die Zellorganellen sind quasi die Organe der Zellen. Jedes Organell übt eine bestimmte Funktion innerhalb der Zelle aus, auf die es spezialisiert ist. Zu den Zellorganellen zählen:

- der Zellkern (Nukleus),
- das endoplasmatische Retikulum (ER),
- die Ribosomen,
- der Golgi-Apparat,
- die Lysosomen,
- die Mitochondrien und
- die Zentrosomen (S. 70).

Abb. 4.3 Zellkern.

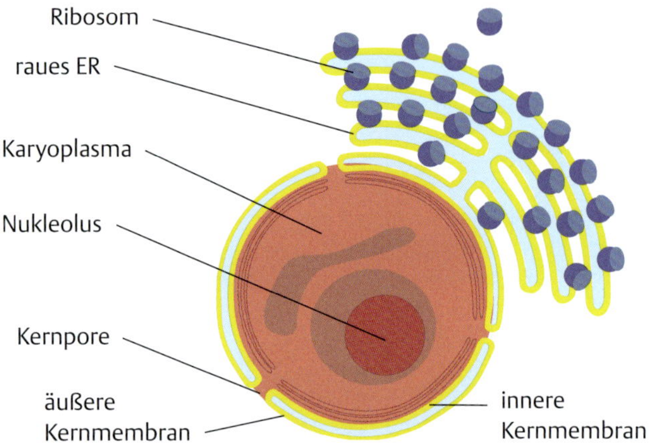

Der Nukleus ist von einer äußeren und einer inneren Kernmembran (Doppelmembran) umgeben, wobei die äußere mit dem rauen endoplasmatischen Retikulum in Verbindung steht. Der Nukleolus liegt im Inneren des Zellkerns. Über die Kernporen steht das Karyoplasma mit dem Zytosol in Verbindung. *Quelle: Poeggel G. Kurzlehrbuch Biologie. Stuttgart: Thieme; 2013.*

Zellkern (Nukleus)

Der Zellkern ist die wichtigste Zellstruktur (▶ **Abb. 4.1**). Er enthält die Erbinformation in Form von DNA (Desoxyribonukleinsäure) und ist als **Schalt- und Regulierungszentrale für Stoffwechselvorgänge** und für die **Zellteilung** unentbehrlich. Mit Ausnahme der Erythrozyten und der Thrombozyten (S. 298) besitzt jede Zelle einen Zellkern, einige menschliche Zellen sogar mehr als einen. Dazu gehören z. B. Leberzellen und Skelettmuskelzellen, die bis zu 500 Zellkerne enthalten.

Der Kern hat einen Durchmesser von durchschnittlich 10 µm. Er wird durch die **Kernmembran** vom Zytoplasma abgegrenzt. In seinem Inneren befinden sich die Kernflüssigkeit (**Karyoplasma**), die Kernkörperchen (**Nukleoli**; Einzahl: Nukleolus) und das **Chromatin**.

Kernmembran

Bei der Kernmembran handelt es sich um eine **Doppelmembran**. Sie besitzt kleine Löcher, die **Kernporen**, über die das Kerninnere mit dem Zytosol verbunden ist. Auf diesem Weg können bestimmte Moleküle ungehindert hin- und herdiffundieren (▶ **Abb. 4.3**). Die äußere Schicht der Kernmembran steht direkt mit dem endoplasmatischen Retikulum (S. 59) in Verbindung.

Der Zellkern ist die ***Kommandozentrale*** *der Zelle.*

Karyoplasma

Wie das Zytoplasma besteht auch das Karyoplasma aus flüssigen (**Karyolymphe**) und aus festen (**Kernmatrix**) Bestandteilen. Es enthält das **Chromatin** und die **Kernkörperchen** (Nukleoli).

Kernkörperchen

In den Kernkörperchen (**Nukleoli**, ▶ **Abb. 4.3**) werden die Untereinheiten der Ribosomen (S. 59) gebildet. Diese verlassen den Zellkern über die Kernporen und setzen sich im Zytoplasma zu den fertigen Ribosomen zusammen.

Chromatin

In gestrecktem Zustand wäre die gesamte in einem Zellkern vorliegende DNA (S. 34) ca. 2 × 1 m lang. Damit sie in den Zellkern passt, muss sie dicht gepackt werden. Dies geschieht, indem sie sich um basische Proteine wickelt, die **Histone**. An die aufgewickelte DNA lagern sich noch weitere Proteine zur Stabilisierung an. Dieser Komplex aus DNA, Histonen und Nicht-Histon-Proteinen wird als **Chromatin** bezeichnet. Zu Beginn der Mitose (S. 69) verdichtet sich das Chromatin maximal (der Verkürzungsfaktor beträgt dann etwa 1:12 000), wodurch es in der Metaphase mit speziellen Färbeverfahren lichtmikroskopisch als **Chromatiden** bzw. Chromosomen (S. 67) erkennbar wird.

> **WISSEN TO GO**
>
> **Zellkern**
>
> Der Zellkern (**Nukleus**) ist die Schaltzentrale der Zelle. Er ist von einer doppelwandigen, porenhaltigen **Kernmembran** umgeben und enthält das **Karyoplasma** und die **Kernkörperchen** (Nukleoli), in denen Vorstufen der Ribosomen gebildet werden. Im Karyoplasma liegt die Erbinformation der Zelle in Form von **Chromatin**, einem Komplex aus DNA, Histonen und Nicht-Histon-Proteinen vor. In seiner stärksten Verdichtungsstufe wird das Chromatin lichtmikroskopisch als **Chromatiden** sichtbar.

Endoplasmatisches Retikulum

Das **endoplasmatische Retikulum (ER)** ist ein verzweigtes **Hohlraumsystem**, das von einer Membran umschlossen wird und das Zytoplasma durchzieht. Es steht in engem Kontakt mit dem Zellkern (▶ **Abb. 4.1**). Das ER ist in allen kernhaltigen Zellen zu finden, das sER (s. u.) auch in den kernlosen Thrombozyten.

! Merke Endoplasmatisches Retikulum

*Die kernlosen Erythrozyten besitzen **kein** ER; in den ebenfalls kernlosen Thrombozyten findet sich nur ein spezialisiertes glattes ER, das als Kalziumspeicher dient.*

Die Oberfläche des ERs kann von kleinen, körnigen Strukturen bedeckt sein, den **Ribosomen** (s. u.). Sie verleihen der Oberfläche eine raue Struktur, weshalb dieses ER als **raues endoplasmatisches Retikulum** oder **rER** bezeichnet wird. Das ER ohne Ribosomen heißt **glattes ER**. Es steht mit dem rER in Verbindung (▶ **Abb. 4.1**) und wird mit **sER** abgekürzt (englisch smooth: glatt).

Raues endoplasmatisches Retikulum (rER) • Das rER steht über die Kernporen mit dem Zellkern in Kontakt (▶ **Abb. 4.1**). An seinen **Ribosomen** findet die Proteinsynthese (S. 62) statt. Dabei kann es sich um **sekretorische Proteine** (Exportproteine) handeln, die von der Zelle nach außen abgegeben werden, oder um **Membranproteine**, die in Vesikeln zur Zellmembran oder der Membran anderer Zellorganellen transportiert werden. Auch die **Enzyme** der Lysosomen (S. 60) entstehen am rER. Darüber hinaus ist das rER Teil des **intrazellulären Stofftransportwegs**.

Das rER ist in großen Mengen in Nerven-, Embryonal- und Drüsenzellen vorhanden, da diese viele sekretorische Proteine herstellen. So bildet z. B. das rER bestimmter Zellen der Bauchspeicheldrüse das als Hormon wirkende Protein Insulin.

Glattes endoplasmatisches Retikulum (sER) • Das sER ist an Stoffwechselvorgängen beteiligt und bildet **Hormone, Fettsäuren** und **Lipide**. Deshalb ist es in größeren Mengen in hormonproduzierenden Zellen zu finden. Auch in den Zellen der Niere ist viel glattes ER vorhanden, da dort Entgiftungsprozesse stattfinden. Es wandelt die Toxine in weniger schädliche Formen um, die über den Urin ausgeschieden werden. In den Muskelzellen und den Thrombozyten dient das sER als Speichersystem für **Kalzium-Ionen**, die für die Kontraktion benötigt werden. Das sER der quergestreiften Muskelzellen (S. 105) wird auch als **sarkoplasmatisches Retikulum** bezeichnet.

Ribosomen

An den Ribosomen findet die Proteinsynthese (S. 62) statt. Sie stellen Komplexe aus Proteinen und kleinen RNA-Molekülen (S. 35) dar und sind **nicht** von einer Membran umgeben. Deshalb sind sie streng genommen keine echten Zellorganellen. Da sie aber mit dem rER eine funktionelle Einheit bilden, werden sie dennoch zu den Zellorganellen gezählt.

Neben den Ribosomen, die auf der Oberfläche des rER sitzen, gibt es auch solche, die frei im Zytoplasma liegen. Diese **freien Ribosomen** bilden **zelleigene Proteine**, z. B. Enzyme oder Strukturproteine. Am **rER** sind sie dagegen für die Produktion von Proteinen zuständig, die aus der Zelle hinaustransportiert werden (**Exportproteine**).

> **WISSEN TO GO**
>
> **Endosplasmatisches Retikulum und Ribosomen**
>
> Das endoplasmatische Retikulum bildet ein membranumschlossenes Hohlraumsystem. Ist seine Oberfläche mit Ribosomen besetzt, handelt es sich um raues endoplasmatisches Retikulum (**rER**), ist sie es nicht, um glattes (**sER**). Das rER steht mit dem Zellkern in Kontakt, das sER wiederum mit dem rER.
>
> Das **rER** ist für die **Proteinsynthese** zuständig, das **sER** bildet Hormone, Fettsäuren und Lipide und dient als Kalziumspeicher.
>
> **Ribosomen** bestehen aus RNA und Proteinen. Sie sitzen entweder auf der Membran des rERs, wo sie Exportproteine herstellen, oder kommen frei im Zytoplasma vor. Die freien Ribosomen bilden Proteine, die für die Zelle selbst benötigt werden.

Golgi-Apparat

Der Golgi-Apparat kommt in allen **kernhaltigen Zellen** vor. Er nimmt hauptsächlich Proteine auf, die vom rER gebildet wurden, verändert sie chemisch und gibt sie in kleinen Transportbläschen, den **Vesikeln**, wieder ab. Außerdem bildet er die Enzyme für die Lysosomen (s. u.) und die Baustoffe für die Glykokalyx (S. 56).

Abb. 4.4 Golgi-Apparat.

cis-Golgi-Netzwerk

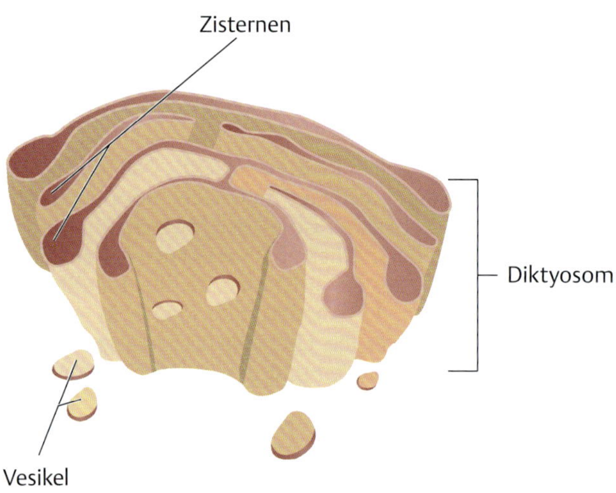

trans-Golgi-Netzwerk

Der Golgi-Apparat besteht aus membranumschlossenen flachen Hohlräumen, den Zisternen. Ein Stapel aus mehreren Zisternen bildet ein Diktyosom. Über das cis-Golgi-Netzwerk werden Proteine aufgenommen. Im Inneren des Golgi-Apparates werden sie verändert und am trans-Golgi-Netzwerk in Vesikel verpackt wieder ausgeschleust. *Quelle: I care Anatomie, Physiologie. 2., aktualisierte Auflage. Stuttgart: Thieme; 2020.*

Der Golgi-Apparat setzt sich aus mehreren flachen, membranumschlossenen Hohlräumen zusammen, den **Zisternen**. Sie befinden sich in unmittelbarer Nähe des rERs und des Zellkerns (▶ **Abb. 4.1** und ▶ **Abb. 4.4**). 5–10 dieser Zisternen ergeben einen Stapel von 1 µm Durchmesser, der als **Diktyosom** bezeichnet wird. Je nach Zelltyp besteht der Golgi-Apparat aus einer unterschiedlichen Zahl von Diktyosomen. Leberzellen z. B. besitzen bis zu 250.

Der Golgi-Apparat nimmt die Proteine auf, die ihm in Vesikel verpackt vom rER geschickt werden. In seinen Zisternen versieht er sie v. a. mit unterschiedlich langen Zuckerketten, was als **Glykosylierung** bezeichnet wird. Diese Veränderung macht die Proteine stabiler, schützt sie vor Abbau und verändert ihre Reaktionsfreudigkeit. Je nach Protein können auch Sulfat- oder Phosphorreste oder Fettsäuren angelagert werden.

Die Aufnahme der Proteine erfolgt am sog. **cis-Golgi-Netzwerk**. So wird die Seite des Golgi-Apparats bezeichnet, die dem rER und dem Zellkern zugewandt ist (▶ **Abb. 4.4**). Die gegenüberliegende Seite, die zur Zellmembran hin orientiert ist, wird als **trans-Golgi-Netzwerk** bezeichnet. Dessen Aufgabe ist es, die auf ihrem Weg von der cis- zur trans-Seite veränderten Proteine auf neue Transportvesikel zu verteilen, die sich von der trans-Seite abschnüren. Die Zielorte dieser Vesikel bzw. ihres Inhalts können sein:

- der Extrazellularraum (Exportvesikel),
- die Zellmembran,
- die Lysosomen (s. u.) oder
- wieder das rER.

Welcher Vesikel welches Ziel hat, wird über bestimmte Proteine codiert, die in der Vesikelmembran verankert sind.

WISSEN TO GO

Golgi-Apparat

Der **Golgi-Apparat** verpackt die Proteine, die vom rER gebildet werden, für ihren Export aus der Zelle in Transportbläschen (**Vesikel**). Er besteht aus flachen Hohlräumen (**Zisternen**), die von einer Membran umschlossen werden. Ein Stapel aus mehreren Zisternen wird als **Diktyosom** bezeichnet. Das **cis-Golgi-Netzwerk** ist die Seite des Golgi-Apparates, die die Proteine des rER aufnimmt, das **trans-Golgi-Netzwerk** diejenige, an der die Vesikel frei werden. Auf ihrem Weg von der cis- zur trans-Seite werden die Proteine chemisch verändert.

Lysosomen

Lysosomen sind von einer Membran umgebene **Vesikel** (▶ **Abb. 4.1**), in denen sich große Mengen Enzyme befinden. Die Enzyme des Lysosoms werden vom rER gebildet, zum Golgi-Apparat transportiert und dort in Vesikel gepackt.

Die Lysosomen **verdauen** zelleigene Partikel und Stoffe, die von der Zelle nicht mehr benötigt werden. Dabei kann es sich z. B. um Zellorganellen handeln, die ein bestimmtes Alter erreicht haben, oder um extrazelluläres Material, das zum Abbau in die Zelle geschleust wurde.

Lysosomen sind die Müllabfuhr und die Recyclinganlagen der Zellen.

WISSEN TO GO

Lysosomen

Bei **Lysosomen** handelt es sich um Vesikel, die **Enzyme** enthalten. Sie werden vom Golgi-Apparat gebildet. Ihre Aufgabe ist es, überalterte Zellbestandteile abzubauen oder Material, das zum Abbau in die Zelle aufgenommen wurde.

Mitochondrien

Mitochondrien (▶ **Abb. 4.5**) sind die **Kraftwerke der Zellen**. Sie liefern Energie in Form von ATP (S. 27) und kommen in allen Zellen vor. Je mehr Energie ein Organ benötigt, desto mehr Mitochondrien sind in dessen Zellen zu finden. Sehr reich an Mitochondrien sind z. B. die Muskel- und die Nervenzellen.

Im Unterschied zu den anderen Zellorganellen sind die Mitochondrien von 2 Membranen umgeben, einer Innen- und einer Außenmembran. Zwischen den beiden Membranen befindet sich der **Intermembranraum**.

Die **innere Membran** ist stark gewunden und bildet kleine kammförmige (**Cristae**) oder röhrenförmige (**Tubuli**) Ausstülpungen in den Innenraum des Mitochondriums. An der Innenmembran liegen die Enzyme, die für die Prozesse der Atmungskette (S. 29) und der ATP-Bildung benötigt werden.

Im Innenraum der Mitochondrien befindet sich die sog. **Matrix**. Sie enthält u. a. die Enzyme für den Zitratzyklus (S. 29) und den Fettsäureabbau.

Abb. 4.5 Aufbau eines Mitochondriums.

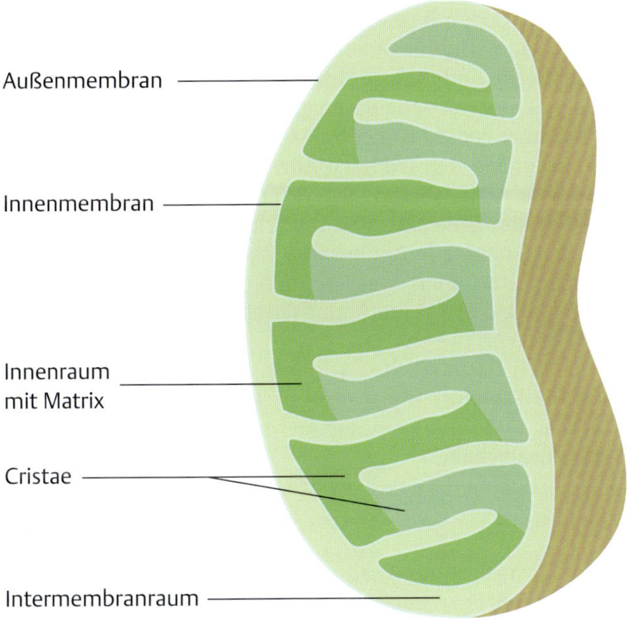

Durch die 2 Membranen entstehen 2 Räume: der Intermembranraum und der Matrixraum. In der Matrix finden sich Proteine, Enzyme, Lipide und Granula. *Quelle: I care Anatomie, Physiologie. 2., aktualisierte Auflage. Stuttgart: Thieme; 2020.*

Die Mitochondrien besitzen außerdem eine eigene DNA, die **mitochondriale DNA (mtDNA)**. Diese wird ausschließlich von der Mutter vererbt – im Gegensatz zur DNA des Zellkerns, die von beiden Elternteilen stammt.

WISSEN TO GO

Mitochondrien

Die **Mitochondrien** bilden Energie in Form von **ATP**. Sie werden von einer **Außen-** und einer **Innenmembran** umschlossen, zwischen denen der Intermembranraum liegt. Der Innenraum ist mit der mitochondrialen **Matrix** ausgefüllt.

An der Innenseite der Innenmembran befinden sich die Enzyme für die Atmungskette und die ATP-Bildung, die Enzyme für den Zitratzyklus sind in der Matrix enthalten. Als einziges Zellorganell verfügen die Mitochondrien über eine **eigene DNA** (mtDNA), die von der Mutter vererbt wird.

4.2.3 Zell-Zell-Kontakte

Die meisten Körperzellen leben in einem Zellverband und sind über Zell-Zell-Kontakte mit anderen Zellen verbunden. Diese Kontakte können unterschiedliche Funktionen haben:

Adhäsionskontakte • Sie befestigen die Zelle an den Nachbarzellen oder an extrazellulären Strukturen. Sie bestehen aus speziellen Proteinen, die die Zellmembran durchspannen und mit dem Zytoskelett in Verbindung stehen. Adhäsionskontakte kommen v. a. in Epithelgeweben (S. 94) vor.

Kommunikationskontakte • Sie werden auch als **Gap Junctions** oder Nexus bezeichnet und bestehen aus tunnelartigen Proteinen (Connexone), die aus mehreren Untereinheiten

Abb. 4.6 Gap Junction.

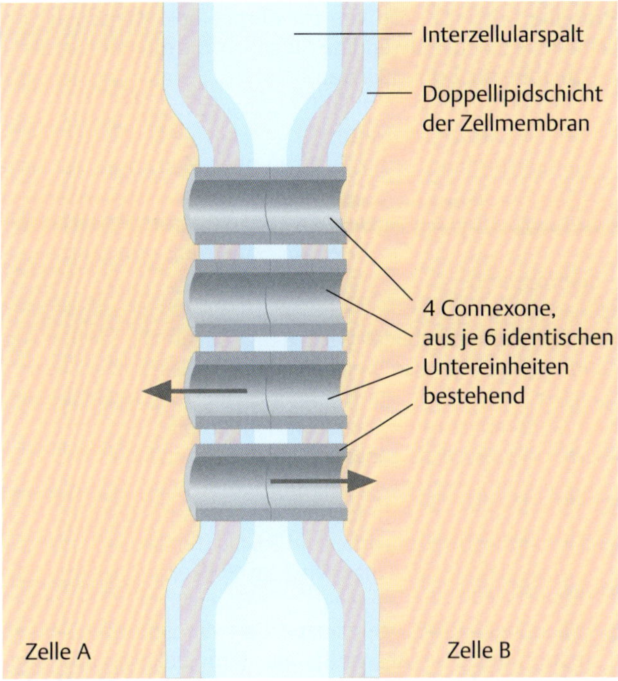

Bei Gap Junctions (Nexus) verbinden tunnelartige Proteine (Connexone) die Intrazellularräume zweier benachbarter Zellen miteinander, indem sie die Zellmembranen und den Interzellularspalt durchspannen. Die Pfeile zeigen den Ionenfluss an. *Quelle: Aumueller G et al. Duale Reihe Anatomie. Stuttgart: Thieme; 2017.*

zusammengesetzt sind und verschließbare **Kanäle** zwischen benachbarten Zellen bilden (▶ **Abb. 4.6**). Sind die Kanäle geöffnet, können Ionen und kleine Moleküle von einer Zelle in die nächste gelangen. Dadurch kann beispielsweise ein elektrischer Reiz von Zelle zu Zelle weitergeleitet werden.

Verschlusskontakte • Sie werden auch **Tight Junctions**, Schlussleisten oder Zonula occludens (Plural: Zonulae occludentes) genannt und kommen fast ausschließlich in Epithelgeweben vor. Dort **verhindern** sie, dass Moleküle zwischen den Zellen hindurch von einer Seite des Epithels auf die andere gelangen, und damit den **parazellulären Stoffaustausch**. Sie bestehen aus speziellen Proteinen, die in die Zellmembran eingelagert sind. Dadurch, dass diese sich mit den entsprechenden Proteinen der Nachbarzelle verbinden, wird der Interzellularspalt verschlossen.

WISSEN TO GO

Zell-Zell-Kontakte

Zell-Zell-Kontakte dienen der Befestigung der Zellen untereinander und teilweise auch der Kommunikation zwischen den Zellen. **Adhäsionskontakte** befestigen die Zelle an anderen Zellen oder an extrazellulären Strukturen. **Gap Junctions** (Nexus) ermöglichen durch ihren kanalartigen Aufbau einen Ionenfluss zwischen den Zellen und dienen damit z. B. zur Weiterleitung elektrischer Reize. **Tight Junctions** (Schlussleisten) verschließen den Zwischenraum zwischen 2 Zellen.

4.2.4 Proteinsynthese

Proteine (Eiweiße) erfüllen im Körper des Menschen verschiedene lebensnotwendige Aufgaben. Sie dienen u. a. als:
- Baustoffe für Zellstrukturen,
- Transportproteine beim Stoffaustausch zwischen Zytoplasma und Extrazellularraum,
- Filamentproteine wie z. B. Aktin oder Myosin für Muskelkontraktionen,
- Antikörper bei der Abwehr von Krankheitserregern oder
- Biokatalysatoren (Enzyme) zur Steuerung von Stoffwechselprozessen.

Welches Protein gebildet wird, hängt davon ab, welcher Abschnitt der DNA (also welches Gen) abgelesen wird und in welcher Reihenfolge die Nukleinbasen (S. 34) des abgelesenen Gens angeordnet sind. Die Reihenfolge der Basen im DNA-Strang wird als **genetischer Code** bezeichnet.

Die Proteine werden in den **Ribosomen** gebildet, die genetische Information befindet sich allerdings im **Zellkern**. Deshalb läuft die Proteinsynthese in 2 Schritten ab:
1. **Transkription:** Zunächst wird im Zellkern eine Art „Abdruck" des Gens angelegt, die Boten-RNA oder **mRNA** (Messenger-RNA). Sie transportiert die genetische Information des DNA-Abschnitts aus dem Zellkern zum Ribosom.
2. **Translation:** In den Ribosomen findet die eigentliche Proteinsynthese statt, indem die Informationen der mRNA ausgelesen und die Aminosäuren in der dort verschlüsselten Reihenfolge zu Proteinen zusammengesetzt werden.

Transkription, Translation und eine eventuell nachfolgende Veränderung des Proteins werden gemeinsam als **Genexpression** bezeichnet.

Der genetische Code

Proteine setzen sich aus Aminosäuren (S. 32) zusammen. Um welches Protein es sich handelt, hängt davon ab, welche Aminosäuren in welcher Reihenfolge aneinandergereiht sind. Diese Reihenfolge ist im genetischen Code festgelegt. Dabei codieren jeweils 3 aufeinanderfolgende Nukleinbasen für eine Aminosäure. Diese Dreiereinheit wird als **Basentriplett** oder **Codon** bezeichnet. So steht die Nukleotidreihenfolge Guanin-Thymin-Adenin (GTA) in der DNA beispielsweise für die Aminosäure Histidin.

Da es 4 verschiedene Basen gibt und nur jeweils 3 für eine Aminosäure codieren, gibt es insgesamt 64 mögliche Zusammensetzungen des Tripletts. Allerdings gibt es nur **20 proteinogene Aminosäuren**, also Aminosäuren, die am Aufbau von Proteinen beteiligt sind. Die Erklärung für diesen Unterschied ist, dass jede Aminosäure von mehreren verschiedenen Tripletts codiert werden kann. So steht z. B. nicht nur das Triplett GTA für die Aminosäure Histidin, sondern auch das Triplett GTG.

Von den 64 möglichen Tripletts dienen 61 als Bauanleitung für Proteine. Die 3 übrigen signalisieren den Beginn bzw. das Ende des Gens. Sie werden als **Start-** bzw. **Stopp-Codon** bezeichnet.

Transkription

Bei der Transkription wird das Gen auf der DNA abgelesen und eine **mRNA** erzeugt. Die Transkription findet im **Zellkern** statt.

Zum Ablesen der DNA muss der DNA-Doppelstrang zunächst im Bereich des entsprechenden Gens entwunden und getrennt werden. Dies erledigt das Enzym **RNA-Polymerase**, indem es sich im Startbereich des Gens dem DNA-Strang anlagert (▶ **Abb. 4.7**). Durch das Entwinden werden die Basentripletts des DNA-Einzelstrangs frei zugänglich. Die RNA-Polymerase liest nun ab, welche Basen im DNA-Strang vorliegen und knüpft währenddessen einen entsprechenden Strang aus RNA-Basen (S. 35) zusammen. Die Zusammensetzung des RNA-Strangs folgt dabei festen Regeln:
- Einem **Adenin** der DNA entspricht in der RNA ein **Uracil**.
- Einem **Thymin** der DNA entspricht in der RNA ein **Adenin**.
- Einem **Guanin** der DNA entspricht in der RNA ein **Cytosin**.
- Einem **Cytosin** der DNA entspricht in der RNA ein **Guanin**.

Aus dem Basentriplett GTA in der DNA beispielsweise entsteht so das RNA-Codon CAU.

Abb. 4.7 Transkription und Translation.

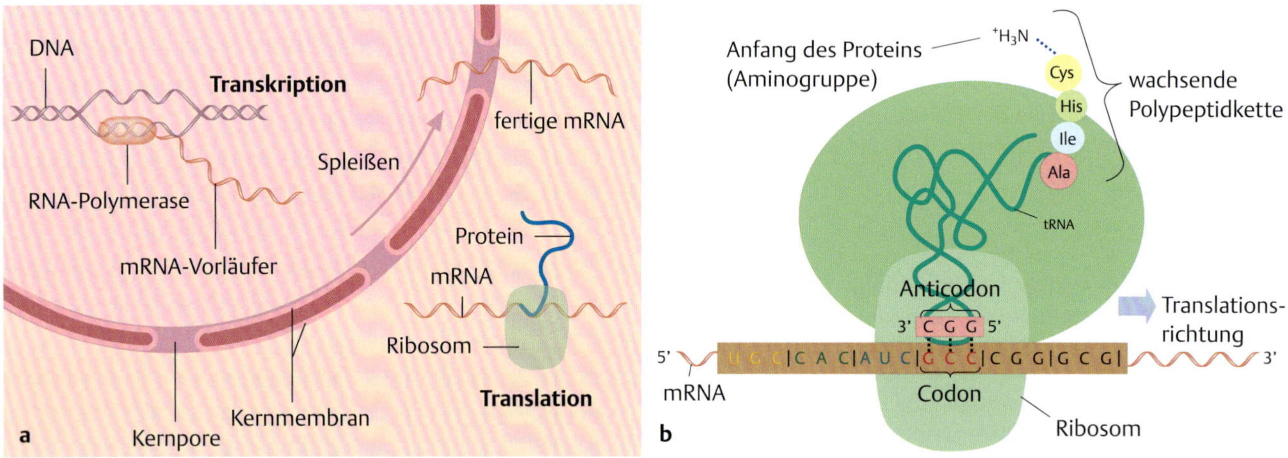

a Damit ein Protein entsteht, muss zunächst die auf der DNA enthaltene Information in eine mRNA überführt werden (Transkription). Die mRNA durchläuft noch im Zellkern einen Reifungsprozess (Spleißen). Danach verlässt die nun fertige mRNA den Zellkern durch die Kernporen und wandert zu den Ribosomen. *Quelle: Aumueller G et al. Duale Reihe Anatomie. Stuttgart: Thieme; 2017.*

b An den Ribosomen findet die eigentliche Proteinsynthese statt, bei der gemäß der Basen-Reihenfolge der mRNA Aminosäuren aneinandergeknüpft werden (Translation). Jeweils 3 Basen der mRNA bilden ein Codon, an das eine tRNA mit passendem Anticodon bindet. Diese trägt eine bestimmte Aminosäure, die dann an die Polypeptidkette angehängt wird. *Quelle: Munk K. Taschenlehrbuch Biologie: Genetik. Stuttgart: Thieme; 2017.*

Die RNA-Basen werden über Ribose mit den Phosphatresten verknüpft. So entsteht ein zum entwundenen DNA-Strang **komplementärer mRNA-Strang**. Erreicht die RNA-Polymerase das Ende des Gens, löst sich der mRNA-Strang vom DNA-Strang und die DNA nimmt wieder ihre Doppelhelix-Struktur an.

Die so entstandene mRNA ist allerdings unreif. Noch im Zellkern wird sie daher verändert: Nicht codierende und damit unbrauchbare Abschnitte werden herausgeschnitten und die so entstandenen Bruchstücke anschließend wieder miteinander verknüpft. Diese Prozessierung wird als **Spleißen** (engl. splicing) bezeichnet. Erst nachdem dies geschehen ist, verlässt die nun **reife mRNA** durch die Poren der Kernmembran den Zellkern und gelangt ins Zytoplasma (▶ **Abb. 4.7**).

Translation

Im Zytoplasma angekommen, wandert die mRNA zu den Ribosomen (S. 59). Hier findet die **Translation** statt, der eigentliche Vorgang der Proteinsynthese (▶ **Abb. 4.7a**). Bei der Translation werden die Codons der mRNA in Aminosäureketten übersetzt und diese aneinandergereiht. Welches mRNA-Triplett in welche Aminosäuren übersetzt wird, lässt sich an der sog. **Codon-Sonne** ablesen (▶ **Abb. 4.8**).

Bindeglied zwischen den mRNA-Codons und den Aminosäuren ist die **tRNA** (Transfer-RNA). Dabei handelt es sich um kurze RNA-Stücke, die an eine Aminosäure gekoppelt sind. Je nachdem, um welche Aminosäure es sich handelt, enthalten auch die tRNAs bestimmte Basentripletts, die als **Anticodon** bezeichnet werden (▶ **Abb. 4.7b**). „Anticodon" deshalb, weil sich diese Tripletts aus Basen zusammensetzen, die denjenigen der mRNA-Codons entgegengesetzt sind. Dadurch können die tRNAs an die mRNA-Codons binden und so die Aminosäure in die Aminosäurekette einfügen. Kommt in der mRNA beispielsweise das Codon CAU vor, soll an dieser Stelle des Proteins die Aminosäure Histidin eingebaut werden (▶ **Abb. 4.8**). Die ans Histidin gekoppelte tRNA enthält dann das komplementäre Basentriplett GUA und kann damit an das CAU-Codon binden.

Das **Ribosom** katalysiert diese Reaktion, d. h., es bringt tRNAs und mRNA miteinander in Kontakt. Dazu wandert es an der mRNA entlang, sodass an jedes Triplett der mRNA die passende tRNA samt ihrer Aminosäure bindet. Die Aminosäuren werden dann über Peptidbindungen (S. 32) aneinandergeknüpft. Nach und nach entsteht so eine Aminosäurekette.

Startsignal für die Bildung der Aminosäurekette ist das **Start-Codon** der mRNA mit der Sequenz AUG, die der Aminosäure Methionin entspricht. An diesem Codon bindet die erste tRNA an die mRNA. Ein Protein ist dann fertig synthetisiert, wenn die Aneinanderreihung von Aminosäuren durch ein **Stopp-Codon** beendet wird. Auf dieses Codon passt kein Anticodon einer tRNA und somit kann die mRNA dem Peptidstrang keine weiteren Aminosäuren mehr hinzufügen – der Aufbau der Eiweißstruktur ist damit beendet.

Direkt nach ihrer Entstehung liegen die Proteine als lineare Aminosäurensequenz vor, was sie besonders angreifbar gegenüber proteinspaltenden Enzymen des Zytoplasmas macht. Um ihre Stabilität zu erhöhen, werden die Proteine **gefaltet**. An der Faltung sind komplexe Proteine, die **Chaperone**, beteiligt. Sie geben den Proteinen ihre räumliche bzw. dreidimensionale Struktur (S. 32).

Abb. 4.8 Codon-Sonne.

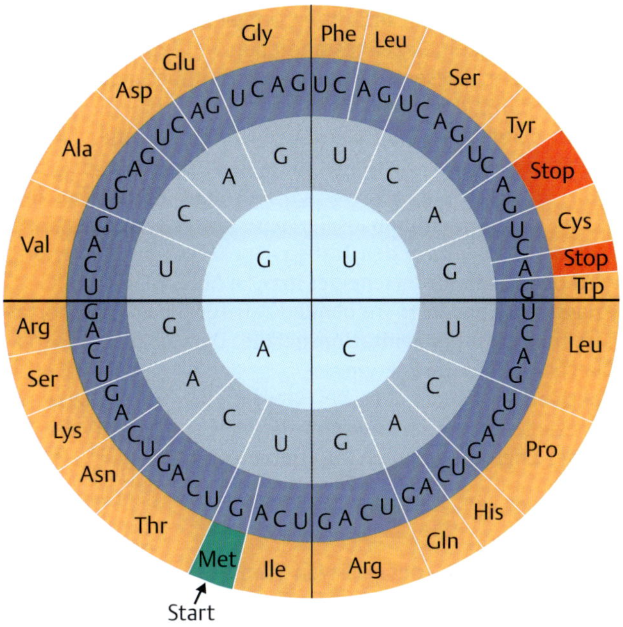

Das Basenpaarungsprinzip gibt Aufschluss darüber, welche 3 Nukleotid-Basen für welche Aminosäure codieren. *Quelle: Pueschel GP et al. Taschenlehrbuch Biochemie. Stuttgart: Thieme; 2018.*

Je nachdem, ob es sich bei dem Protein z. B. um ein Enzym, ein Strukturprotein oder ein Hormon handelt, folgen auf die Faltung noch weitere Strukturveränderungen. Abhängig von seiner Funktion bleibt das fertige Protein dann in der Zelle oder wird über Exozytose (S. 65) aus der Zelle geschleust und an seinen Bestimmungsort transportiert.

WISSEN TO GO

Proteinsynthese

Die Bildung eines Proteins beginnt mit der **Transkription**, die im **Zellkern** stattfindet. Zunächst wird auf der DNA derjenige Abschnitt (**Gen**) abgelesen, der für das entsprechende Protein zuständig ist. In der Basenreihenfolge des Gens (**genetischer Code**) ist die Aminosäurereihenfolge des Proteins verschlüsselt, das gebildet werden soll. Jeweils 3 aufeinanderfolgende Basen der DNA (**Basentriplett**) stehen dabei für bestimmte Aminosäure.

Um die Information über die Aminosäurereihenfolge aus dem Zellkern an den Ort der eigentlichen Proteinsynthese, das Ribosom, zu transportieren, wird während des Ablesens des Gens eine Boten-RNA (**mRNA**) hergestellt. Sie stellt mit ihrer Basenreihenfolge einen Abdruck des Gens dar.

Die mRNA verlässt den Kern und gelangt zu den **Ribosomen**, an denen die **Translation** stattfindet. Dabei werden die einzelnen Aminosäuren zum Protein zusammengesetzt. Jede Aminosäure ist mit einer **tRNA** gekoppelt, die eine bestimmte Basenreihenfolge aufweist. Passt diese Reihenfolge zu der Basenreihenfolge der mRNA, wird die Aminosäure als nächste in die Aminosäurenkette eingebaut. Ist die Kette vollständig, löst sie sich vom Ribosom und wird zu einer bestimmten dreidimensionalen Struktur gefaltet. Damit ist das Protein fertig.

4.2.5 Membrantransport

Zwischen den Zellen und ihrer Umgebung, aber auch zwischen den einzelnen Zellbestandteilen werden ständig Stoffe ausgetauscht. Dieser Stofftransport ist unbedingte Voraussetzung dafür, dass der Körper funktioniert. Ist der Stoffaustausch behindert, führt das unweigerlich zu einer Störung des Stoffwechsels. Zwischen dem Ursprungsort der Substanz, die transportiert werden soll, und ihrem Ziel liegt meist eine **Zellmembran** als Barriere.

Je nachdem, ob für den Transportprozess Energie benötigt wird oder nicht, unterscheidet man (▶ **Abb. 4.9**):

- **passiven Transport:** Treibende Kraft für diese Transportart ist meist ein **Konzentrationsgefälle**. Der passive Transport verbraucht **keine** Energie.
- **aktiven Transport:** Hierbei werden die Substanzen mit speziellen **Transportmechanismen** weitergeleitet, die nur unter **Energieverbrauch** funktionieren.

Passiver Transport

Der Mechanismus des passiven Transports ist die Diffusion (S. 41). Man unterscheidet die freie von der erleichterten Diffusion.

Freie Diffusion • Dieser Teilchentransport beruht auf einem Konzentrationsunterschied des Stoffes zwischen den beiden Seiten der Membran. Der Stoff fließt ohne Energiezufuhr von der Seite der hohen direkt **durch die Membran** auf die Seite der niedrigen Konzentration (▶ **Abb. 4.9**). Die freie Diffusion ist nur kleinen **unpolaren Teilchen** möglich.

Erleichterte Diffusion • Der Vorteil der erleichterten Diffusion ist, dass sie schneller vonstattengeht als die freie Diffusion. Mit der erleichterten Diffusion können **Ionen**, andere **polare Stoffe** und **größere Moleküle** die Membran durchdringen.

Auch hier wandert der Stoff ohne Energiezufuhr entlang des Konzentrationsgefälles von der Seite der hohen auf die Seite der niedrigen Konzentration. Im Gegensatz zur freien Diffusion geschieht dies bei der erleichterten Diffusion aber nicht direkt durch die Membran, sondern mithilfe von **Membranproteinen** (▶ **Abb. 4.9**):

- **Kanalproteine:** Hierbei handelt es sich um Proteine, die einen Kanal durch die Zellmembran bilden und im Prinzip wassergefüllte Membranporen darstellen. Die meisten Kanalproteine benötigen ein bestimmtes Signal, damit sie sich öffnen, z. B. Veränderungen im Zytoskelett, die Bindung eines Botenstoffes oder eine Änderung des Membranpotenzials. Kanalproteine können auf bestimmte Stoffe spezialisiert sein, müssen es aber nicht.
- **Carrier-Proteine:** Sie sind immer auf einen bestimmten Stoff spezialisiert und arbeiten nur dann, wenn genau dieser Stoff an eine dafür vorgesehene Bindungsstelle des Carrier-Proteins bindet. Ist dies der Fall, ändern die Carrier-Proteine ihre Anordnung und transportieren so den Stoff in die Zelle hinein oder aus ihr heraus.

Bei den Transportprozessen, die durch Carrier-Proteine angetrieben werden, unterscheidet man:

- **Uniport:** Hier bindet das Carrier-Protein Moleküle einer Sorte und transportiert sie entlang ihres Konzentrationsgradienten, also in 1 Richtung.
- **Symport:** Hierbei werden 2 unterschiedliche Stoffe gemeinsam in dieselbe Richtung transportiert. Das setzt voraus, dass das Konzentrationsgefälle für beide Stoffe in derselben Richtung verläuft. Der Natrium-Glukose-Cotransporter zum Beispiel transportiert 1 Glukosemolekül zusammen mit 2 Na^+-Ionen in die Zelle.
- **Antiport:** Hier werden Stoffe gegeneinander ausgetauscht, d. h., ein Stoff wird aus der Zelle herausgeschleust und gleichzeitig ein anderer in die Zelle hinein. Die Konzentrationsgefälle müssen also bei beiden Stoffen in entgegengesetzter Richtung verlaufen. Ein Beispiel ist der Natrium-Kalzium-Austauscher: Er bringt 3 Na^+-Ionen ins Zellinnere und transportiert gleichzeitig 1 Ca^{2+}-Ion aus der Zelle.

Aktiver Transport

Auch am aktiven Transport sind Carrier-Proteine beteiligt. Die Transportrichtung ist aber – im Gegensatz zur erleichterten Diffusion – dem Konzentraionsgefälle **entgegengesetzt**. Damit der Transport dennoch durchgeführt werden kann, ist eine **Zufuhr von Energie** (ATP) notwendig

Abb. 4.9 Passiver und aktiver Transport.

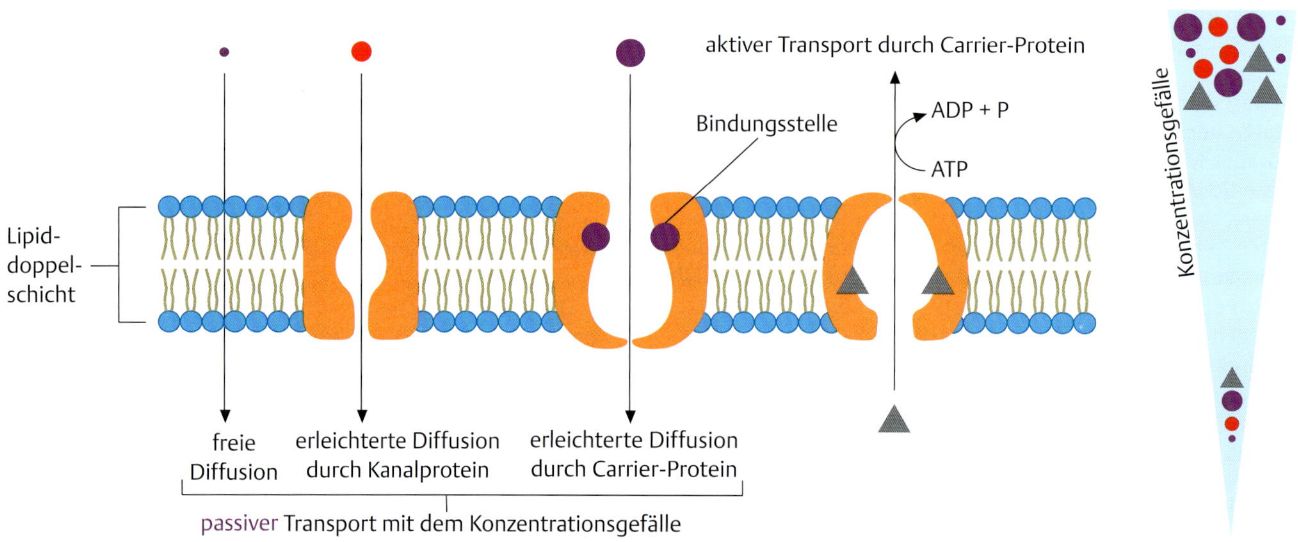

Beim **passiven Transport** wird ein Stoff ohne Energieaufwand in Richtung seines Konzentrationsgefälles transportiert. Man unterscheidet die freie und die erleichterte Diffusion. An letzterer sind Kanal- bzw. Carrier-Proteine beteiligt. Beim **aktiven Transport** wird ein Stoff entgegen seinem Konzentrationsgefälle transportiert. Dafür wird Energie benötigt, die durch die Spaltung von ATP gewonnen wird. *Quelle: Poeggel G. Kurzlehrbuch Biologie. Stuttgart: Thieme; 2013.*

(▸ Abb. 4.9). Unabhängig davon kommen auch beim aktiven Transport Uniport, Symport und Antiport vor, aber mit gegenläufiger Transportrichtung.

Primär aktiver Transport • Hierfür wird vom Transportprotein Energie in Form von **ATP** benötigt. Ein Beispiel für einen primär aktiven Transport ist die **Natrium-Kalium-Pumpe** (Natrium-Kalium-ATPase). Sie transportiert entgegen dem jeweiligen Konzentrationsgefälle 2 K^+-Ionen in die Zelle und 3 Na^+-Ionen aus der Zelle:

- Im **Intrazellularraum** ist das Verhältnis von **K^+-Ionen** im Vergleich zum Extrazellularraum 41:1 und damit intrazellulär wesentlich **höher**.
- Die **Na^+-Konzentration** dagegen ist im **Extrazellularraum** mit 9:1 wesentlich **höher** als im Intrazellularraum.

Aufgrund dieses elektrochemischen Gradienten haben die Ionen eigentlich das Bestreben, ihre intra- und extrazellulären Konzentrationen anzugleichen und über Na^+- bzw. K^+-Kanäle in die Zelle hinein (Na^+) oder aus der Zelle hinaus (K^+) zu wandern. Die Natrium-Kalium-Pumpe wirkt durch ihre Transportfunktion dem Konzentrationsausgleich entgegen.

Sekundär aktiver Transport • Er nutzt den elektrischen oder chemischen Gradienten eines Teilchens als „Motor“, um ein anderes zu transportieren. Der Gradient des „Motorteilchens“ kommt dabei durch einen ATP-abhängigen Transport zustande. Das energieverbrauchende Carrier-Protein baut dafür ein Konzentrationsgefälle für einen zweiten Stoff auf. Wenn Stoff 2 dann wieder ohne Energieverbrauch von der Seite seiner höheren auf die seiner niedrigeren Konzentration wandert, nimmt er Stoff 1 mit. ATP wird für den Transport von Stoff 1 also nur indirekt benötigt.

Der sekundär aktive Transport ist besonders bei **Aminosäuren** und **Zuckern** von Bedeutung. Ein Beispiel ist der **Natrium-Glukose-Cotransporter**, der im Darm und in der Niere zu finden ist. Er transportiert als Symporter gleichzeitig 2 Natrium-Ionen und 1 Glukosemolekül in die Zelle. Das antreibende Ion ist dabei Na^+, das aufgrund seines elektrochemischen Gradienten in die Zelle strömt. Dieser Gradient wird unter ATP-Verbrauch durch die Natrium-Kalium-Pumpe aufrechterhalten.

> **WISSEN TO GO**
>
> **Membrantransport**
>
> Der **passive Transport** verbraucht keine Energie. Er beruht auf einem Konzentrationsgefälle, aufgrund dessen der Stoff entweder direkt durch die Membran (**freie Diffusion**) oder durch spezielle Kanal- oder Carrier-Proteine (**erleichterte Diffusion**) von der Seite der höheren auf die Seite der niedrigeren Konzentration wandert.
>
> Der **aktive Transport** findet entgegen dem Konzentrationsgefälle statt. Er ist auf Carrier-Proteine angewiesen, die unter **Energieverbrauch** einen Stoff von einer Seite der Membran auf die andere transportieren.

4.2.6 Vesikeltransport

Größere Partikel, wie z. B. Proteine, Krankheitserreger oder Zellreste, können die Membran weder über einen aktiven noch über einen passiven Transport durchdringen. Sie gelangen in kleinen membranumhüllten Bläschen, den **Vesikeln**, aus dem Extrazellular- in den Intrazellularraum und umgekehrt. Je nach Transportrichtung spricht man von Endozytose oder Exozytose.

Endozytose

Mithilfe der **Endozytose** werden große Moleküle bzw. Partikel ins **Zellinnere** transportiert. Bemerkt eine Zelle, dass sich der entsprechende Stoff in ihrer Nähe befindet, umfließt sie ihn mit ihrer Membran, die sich dann um den Stoff schließt. Damit liegt der Stoff in einem Vesikel, dem **Endosom**, das aber noch mit der Zellmembran in Verbindung steht. Im nächsten Schritt schnürt sich das Vesikel von der Membran ab und bewegt sich weiter ins Zellinnere. Dort kann das Endosom z. B. mit einem Lysosom (S. 60) verschmelzen und sein Inhalt durch die lysosomalen Enzyme verdaut werden.

Häufig bindet der Stoff, der in die Zelle geschleust werden soll, zunächst an bestimmte Proteine auf der Zelloberfläche (**Rezeptoren**), was der Zelle das Signal zur Endozytose gibt. In diesen Fällen spricht man von einer **rezeptorvermittelten Endozytose** (▸ Abb. 4.10).

Je nachdem, ob es sich bei dem aufgenommenen Stoff um einen Feststoff oder eine Flüssigkeit (gelöste Teilchen) handelt, spricht man auch von **Phagozytose** bzw. **Pinozytose**. Die Phagozytose spielt insbesondere im Rahmen der Immunabwehr (S. 304) eine Rolle.

Exozytose

Bei der **Exozytose** werden Stoffe **aus der Zelle** in den Extrazellularraum geschleust. Die Abläufe sind ähnlich denen der Endozytose, nur in umgekehrter Reihenfolge: Im Zellinneren befindet sich ein Vesikel, dessen Inhalt nach außen geschleust werden soll. Dabei kann es sich beispielsweise um ein Transportvesikel handeln, das sich vom Golgi-Apparat abgeschnürt hat und Proteine enthält. Dieser Vesikel wandert zur **Zellmembran**. Die Vesikelmembran und die Zellmembran verschmelzen miteinander, wodurch der Vesikelinhalt in den Extrazellularraum freigesetzt wird.

Der Auslöser für die Exozytose ist häufig ebenfalls **rezeptorvermittelt**: Ein Botenstoff bindet an einen Rezeptor auf der Zelloberfläche und signalisiert damit der Zelle, dass ein bestimmter Stoff freigesetzt werden soll.

> **WISSEN TO GO**
>
> **Endozytose und Exozytose**
>
> Durch **Endozytose** gelangen größere Partikel, die die Zellmembran nicht durchdringen können, ins Zellinnere. Dazu werden sie von der Zellmembran umschlossen, die sich dann als **Endosom** ins Innere der Zelle abschnürt. Bei der **rezeptorvermittelten Endozytose** wird die Endozytose dadurch ausgelöst, dass das Partikel an einen Membranrezeptor der Zelle bindet. Werden Feststoffe endozytiert, spricht man auch von **Phagozytose**, bei Flüssigkeiten von **Pinozytose**.
>
> Bei der **Exozytose** werden Stoffe aus der Zelle geschleust. Die Vesikel, in denen diese Stoffe liegen, werden in der Zelle gebildet. Erreichen sie die Zellmembran, verschmelzen Zell- und Vesikelmembran miteinander und der Stoff gelangt in den Extrazellularraum. Bei der **rezeptorvermittelten Exozytose** bindet ein Überträgerstoff, z. B. ein Hormon, an einen Membranrezeptor und setzt so eine Signalkaskade in der Zelle in Gang, über die die Exozytose ausgelöst wird.

Abb. 4.10 Endozytose.

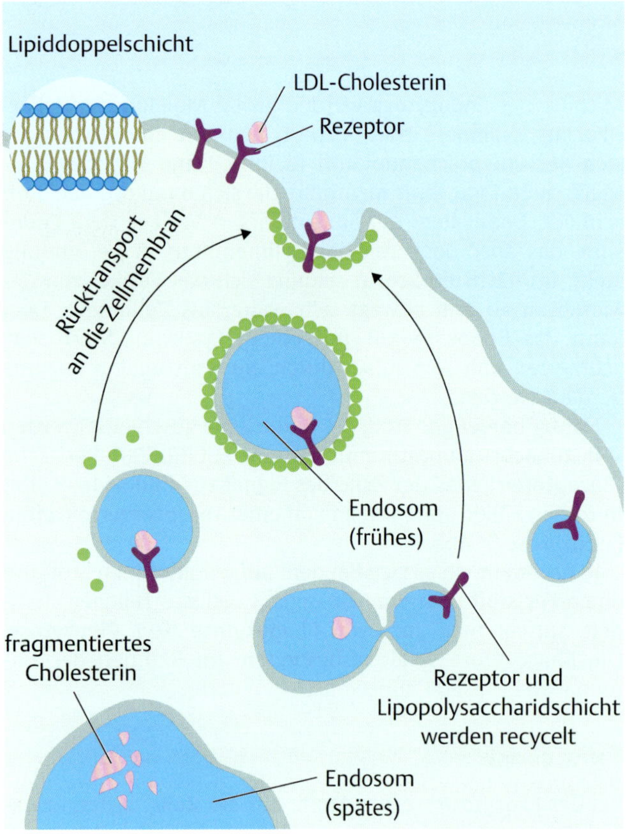

Gezeigt wird die rezeptorvermittelte Endozytose von LDL-Cholesterin (S. 212). Die Zelle bemerkt über die Rezeptorbindung, dass LDL aufgenommen werden soll. Sie umfließt mit ihrer Zellmembran den Rezeptor und das an ihn gebundene Cholesterin. Membran und Zytoplasma schnüren sich nach innen als Endosom ab, in dem der Rezeptor und das Cholesterin liegen. Der Rezeptor und die Membrananteile des Endosoms werden zurück zur Zellmembran befördert und wieder in diese eingebaut, das Cholesterin wird abgebaut. *Quelle: I care Anatomie, Physiologie. 2., aktualisierte Auflage. Stuttgart: Thieme; 2020.*

4.2.7 Zelltod

Die Lebensdauer der einzelnen Zellen im menschlichen Körper ist sehr unterschiedlich. Rote Blutkörperchen leben im Durchschnitt 120 Tage, Leberzellen dagegen nur 10–15 Tage. Eine besonders kurze Lebensdauer weisen die Zellen der Dünndarmschleimhaut mit nur 30–35 Stunden auf. Es gibt aber auch Zellen, die genauso alt werden wie wir selbst: die **permanenten Zellen**. Zu ihnen gehören z. B. die Sinneszellen des Innenohrs und die Herzmuskelzellen. Diese Zellen können nicht neu gebildet werden. Sterben sie ab oder werden sie geschädigt, begleitet uns dieser Verlust für den Rest unseres Lebens, z. B. als Schwerhörigkeit oder Herzmuskelschwäche.

Die Zellen können auf 2 Arten zugrunde gehen: durch programmierten Zelltod oder durch Nekrose.

Programmierter Zelltod

Der programmierte Zelltod wird auch als **Apoptose** bezeichnet. Er läuft nach festgelegten Regeln und damit kontrolliert ab, ist also vom Körper vorgesehen.

Damit Zellen nicht absterben, benötigen sie ständig ein **Überlebenssignal** von außen. Das können Hormone, Wachstumsfaktoren oder andere Botenstoffe sein. Empfängt eine Zelle keines dieser Signale mehr oder erhält sie sogar ein direktes Todessignal, tritt sie in den programmierten Zelltod ein. Dafür können z. B. Proteine und Enzyme innerhalb der Zelle aktiviert werden, die sich selbst und andere Proteine zerstören. Dabei schrumpft der Zellkern und zerfällt allmählich. Die entstehenden Kern- und Zytoplasmastücke werden als Zelltrümmerchen (**Apoptosekörper**) abgeschnürt und von Fresszellen (Phagozyten) abgebaut. Zuletzt ist nichts mehr von der Zelle übrig. Im Gegensatz zur Nekrose laufen bei der Apoptose **keine Entzündungsprozesse** ab (▶ Abb. 4.11).

Die Apoptose ermöglicht nicht nur, dass sich Gewebe durch Zellabbau und -neubildung regenerieren kann, sondern auch, dass z. B. Zellen mit beschädigter DNA beseitigt werden.

Nekrose

Im Gegensatz zur Apoptose wird die **Nekrose** nicht vom Körper selbst, sondern durch **äußere Einflüsse** ausgelöst. Dazu gehören beispielsweise physikalische Einflüsse wie Hitze oder Kälte oder chemische Einflüsse wie Verätzungen durch Säuren oder Laugen. Auch Infektionen können zu Zellnekrosen führen. Bei der Nekrose schwillt die Zelle an und platzt schließlich. Die freigesetzten Zellfragmente führen zu einer **Entzündungsreaktion** (▶ Abb. 4.11).

WISSEN TO GO

Apoptose und Nekrose

Bei der **Apoptose** (programmierter Zelltod) geht das Signal zum Zelluntergang vom Körper selbst aus, der Zelltod ist also erwünscht. Er wird dadurch ausgelöst, dass die Zelle keine Überlebenssignale mehr erhält. Der Zellkern schrumpft und zerfällt. Es entstehen Zelltrümmer (Apoptosekörper), die von Fresszellen abgebaut werden.

Die **Nekrose** wird durch äußere Einflüsse ausgelöst, ist also vom Körper nicht geplant. Sie geht mit einer Entzündungsreaktion einher.

4.3 Genetik

Der Ausdruck **Genetik** leitet sich vom griechischen Wort „genesis" ab, das so viel bedeutet wie „Ursprung" oder „Abstammung". Sie ist ein Teilgebiet der Biologie und wurde früher als Vererbungslehre, Erbkunde, Erbbiologie oder Erblehre bezeichnet.

Im klassischen Sinne befasst sich die Genetik mit den Gesetzmäßigkeiten der Vererbungsvorgänge. Sie hat ihren Ursprung in den Kreuzungsexperimenten des Augustinermönchs **Johann Gregor Mendel** (1822–1884) an Erbsenpflanzen. **Theodor Boveri** und **Walter Sutton** formulierten 1902 die „Chromosomentheorie der Vererbung", nachdem sie entdeckt hatten, dass die Chromosomen innerhalb eines Organismus die Grundlage für Vererbungserscheinungen (Gene) bilden. Zusammen mit der Entdeckung der DNA-Struktur durch **James Watson** und **Francis Crick** (1953) war das die Geburtsstunde der molekularen Genetik. Möchten wir die Vererbungsvorgänge im Bereich der Nukleinsäuren als Träger der genetischen Information verstehen, müssen wir uns mit der Genetik beschäftigen.

Abb. 4.11 Apoptose und Nekrose.

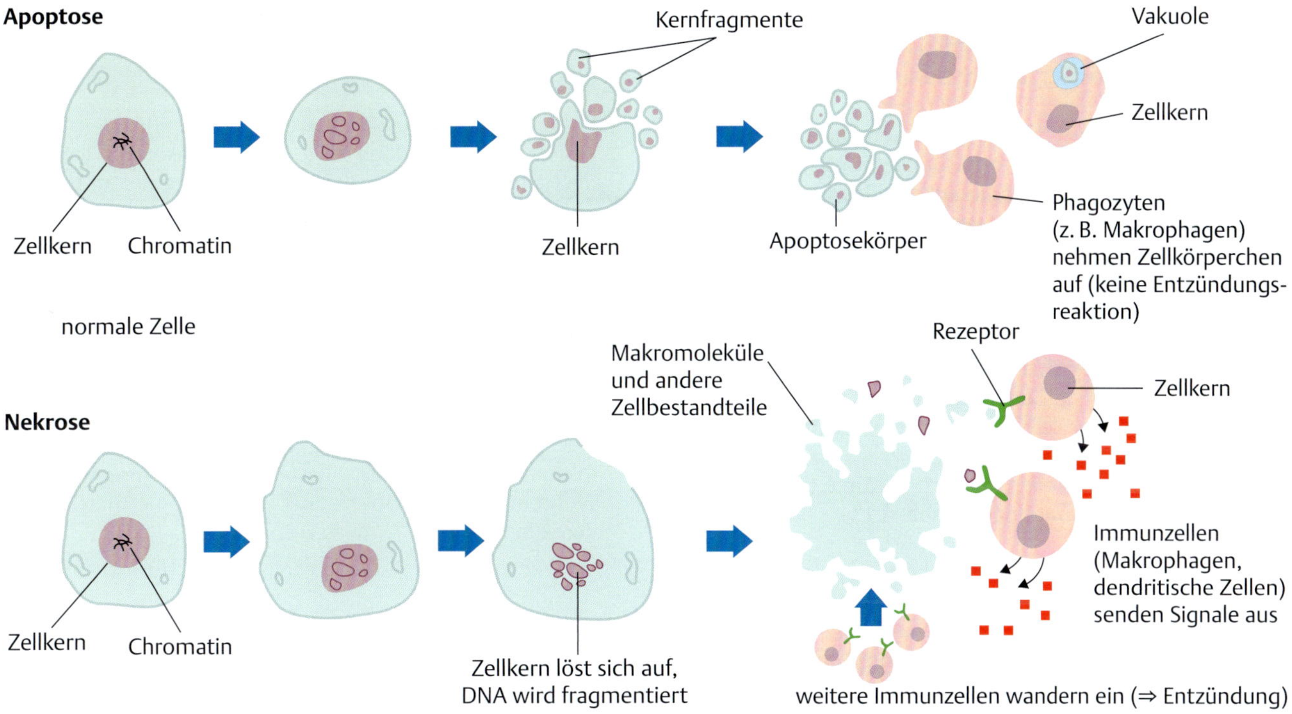

Bei der **Apoptose** schrumpfen Zelle und Zellkern und lösen sich in kleine Fragmente auf. Zell- und Zellkernfragmente werden von den Phagozyten aufgefressen. Bei der **Nekrose** schwillt die Zelle an und die DNA wird fragmentiert. Auch der Kern löst sich auf. Die Zelle platzt, die Fragmente aus dem Zellinneren treten nach außen. Sie binden an Rezeptoren der Immunzellen, die daraufhin entzündungsfördernde Moleküle abgeben. Andere Immunzellen (Granulozyten) werden dadurch angelockt, das Gewebe entzündet sich. *Quelle: I care Anatomie, Physiologie. 2., aktualisierte Auflage. Stuttgart: Thieme; 2020.*

4.3.1 Chromosomen

Die **Chromosomen** sind die Organisationsform der DNA (S. 34) im Zellkern und enthalten die gesamte **Erbinformation** eines Organismus. Die Erbinformation wird durch Gene (S. 73) verschlüsselt, die jeweils einen bestimmten Abschnitt der DNA darstellen.

Chromosomenzahl • Bis auf die reifen Geschlechtszellen enthält jeder Zellkern dieselbe Anzahl Chromosomen und damit jeweils 1 kompletten **Chromosomensatz**. Dieser besteht bei gesunden Menschen aus jeweils **46 Chromosomen** (▶ **Abb. 4.12**). Da jedes Chromosom in diesem Chromosomensatz doppelt, als Chromosomenpaar (▶ **Abb. 4.12**), vorkommt, spricht man von einem **diploiden Chromosomensatz**. Das paarweise Auftreten der Chromosomen liegt daran, dass der diploide Chromosomensatz aus einem einfachen (haploiden) Chromosomensatz von der Mutter und einem vom Vater entsteht. Die sich entsprechenden, strukturgleichen väterlichen und mütterlichen Chromosomen werden als **homologe Chromosomen** bezeichnet. Die **haploiden Chromosomensätze** mit je 23 Chromosomen stammen aus den reifen Geschlechtszellen, also der Ei- und der Samenzelle, die sich bei der Befruchtung zu einer Zelle mit diploidem Chromosomensatz vereinigen.

2 der 46 Chromosomen definieren das Geschlecht (Geschlechtschromosomen):

- Männer besitzen **1 X- und 1 Y-Chromosom**.
- Frauen besitzen **2 X-Chromosomen**.

Die Geschlechtschromosomen des Mannes kommen als einzige Chromosomen im Chromosomensatz nie paarweise vor.

Abb. 4.12 Chromosomensatz einer menschlichen Zelle.

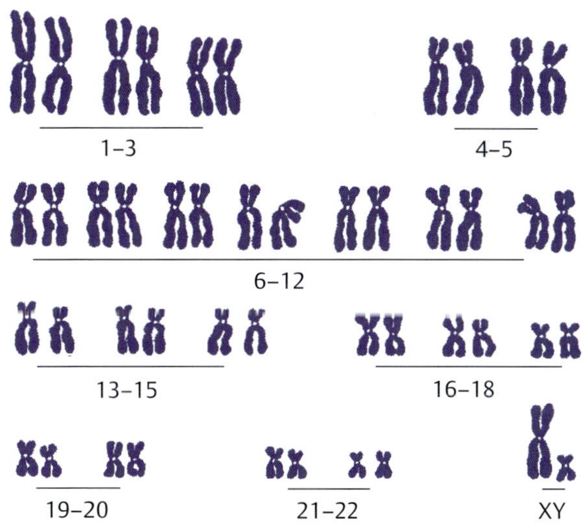

Dargestellt ist ein diploider Chromosomensatz, die Chromosomen sind nach ihrer Größe und nach Lage ihres Zentromers geordnet. Jedes Chromosom liegt doppelt vor, wobei eines vom Vater und eines von der Mutter stammt. Die Chromosomen 23 bestimmen das Geschlecht, hier ist ein männlicher Chromosomensatz mit XY-Chromosomen gezeigt. *Quelle: Faller A, Schünke M, Der Körper des Menschen. 18., unveränderte Auflage. Stuttgart: Thieme; 2020.*

Die Geschlechtschromosomen werden als **Gonosomen** bezeichnet, die übrigen Chromosomen als **Autosomen**.

Der Begriff Geschlecht bezieht sich hier und im Folgenden ausschließlich auf das genetische oder chromosomale Geschlecht, welches als binär definiert wird. Das medizinische

System, wie es in diesem Lehrbuch genutzt wird, verbleibt bei einer binären Definition von Geschlecht. Es soll hier jedoch darauf hingewiesen werden, dass Geschlecht in allen seinen biologischen, sozialen, juristischen und weiteren Geschlechtscharakteristika auch außerhalb der Binarität Frau/Mann gedacht werden und existieren kann. Ein Mensch hat mindestens 5 Geschlechtsdeterminanten, dazu gehören neben dem genetisch oder chromosomalen Geschlecht das gonadale, das phänotypische oder äußere, das standesamtliche und das psychologische oder verhaltensbasierte Geschlecht. Diese Determinanten weisen verschiedene Dimensionen von Selbst- und Fremdbestimmtheit auf.

Aufbau der Chromosomen • Je nachdem, in welcher Phase des Zellzyklus (s. u.) sich die Zelle befindet, besteht ein Chromosom aus 1 Chromatid oder aus 2 Chromatiden:

- Chromosomen von Zellen, denen **keine Zellteilung** bevorsteht, bestehen aus **1 Chromatid**.
- Chromosomen von Zellen, die sich in Kürze **teilen** werden, bestehen aus **2 Chromatiden** (▶ **Abb. 4.13**).

Jedes Chromatid besitzt eine Einschnürung, das **Zentromer**. Es liegt je nach Chromosom auf unterschiedlicher Höhe. Das Zentromer unterteilt das Chromatid in einen kurzen und einen langen **Chromosomenarm**. Bei Chromosomen, die aus 2 Chromatiden bestehen, stellt das Zentromer außerdem die Verbindung zwischen den beiden Chromatiden dar (▶ **Abb. 4.13**).

Die Chromosomenenden werden als **Telomere** bezeichnet, sie enthalten keine genetische Information.

WISSEN TO GO

Chromosomen

Bis auf die reifen Geschlechtszellen (Eizelle und Spermien) enthält jede kernhaltige Zelle **46 Chromosomen**. Jeweils die Hälfte davon stammt von der Mutter bzw. vom Vater, weshalb jedes Chromosom doppelt vorkommt. Man spricht von einem **diploiden Chromosomensatz**. In den reifen Geschlechtszellen kommt jedes Chromosom nur einfach vor, sie enthalten einen **haploiden Chromosomensatz** mit 23 Chromosomen.

Jedes Chromosom besteht entweder aus **1 Chromatid** (ruhende Zellen) oder aus **2 Chromatiden** (Zellen kurz vor der Zellteilung). Das **Zentromer** ist eine Einschnürung, die jedes Chromatid in einen langen und einen kurzen Chromosomenarm unterteilt. Besteht das Chromosom aus 2 Chromatiden, sind diese über das Zentromer miteinander verbunden.

4.3.2 Mitose und Meiose

Wenn Körperzellen zugrunde gehen, werden sie – mit Ausnahme der permanenten Zellen – ersetzt. Dies ist wichtig für die Erhaltung der Funktion der Organe und die Reparatur von Gewebeschäden. Die Neubildung der Zellen, die auch für das Wachstum notwendig ist, geschieht durch **Zellteilung**. Die beiden Zellen, die dabei entstehen (Tochterzel-

Abb. 4.13 Aufbau eines Chromosoms.

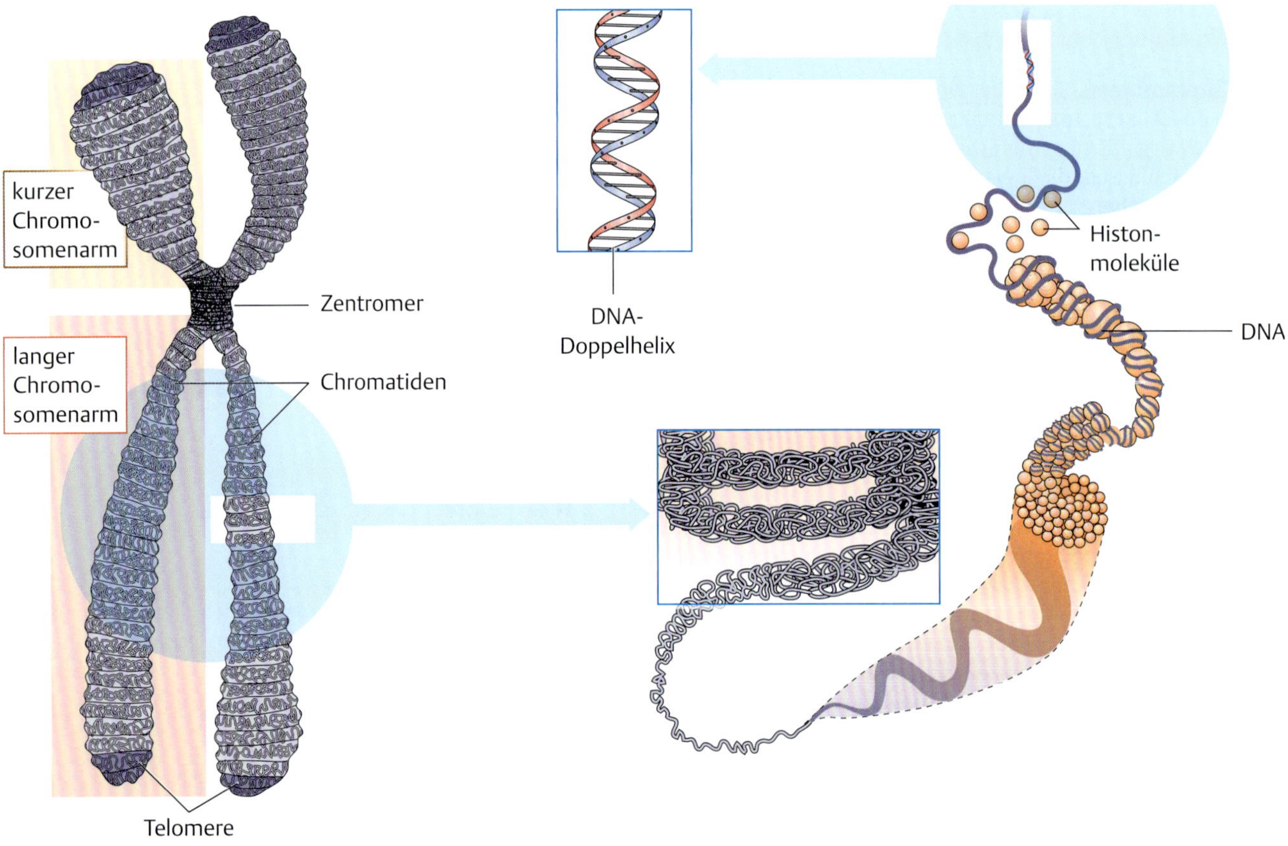

Kurz vor der Zellteilung bestehen die Chromosomen aus jeweils 2 Chromatiden. Diese sind über das Zentromer miteinander verbunden. Das Zentromer unterteilt die Chromatiden außerdem in einen langen und einen kurzen Chromosomenarm. Ein Chromatid besteht hauptsächlich aus der DNA-Doppelhelix und den Histonen, um die sie sich wickelt. *Quelle: Faller A, Schünke M, Der Körper des Menschen. 18., unveränderte Auflage. Stuttgart: Thieme; 2020.*

len), sind mit der Zelle **genetisch identisch**, die sich geteilt hat (Mutterzelle). Dieser Vorgang der Zellteilung wird als **Mitose** bezeichnet. Sie findet in allen wachsenden oder sich regenerierenden Geweben statt.

Die **Meiose** verfolgt ein anderes Ziel: Durch sie entstehen die **Keimzellen** (Ei oder Spermium). Weil sich jeweils 2 Keimzellen bei der Befruchtung vereinigen und sich damit das genetische Material verdoppelt, besitzt jede Keimzelle nur einen halben, also **haploiden Chromosomensatz**. Dieser ist **nicht** mit dem der Mutterzelle identisch, was die genetische Vielfalt sicherstellt.

Die wichtigsten Unterschiede zwischen Mitose und Meiose fasst ► **Tab. 4.1** zusammen.

Mitose

Bei der **Mitose** entstehen aus einer diploiden Mutterzelle während eines Zellzyklus **2 diploide Tochterzellen**. Ein **Zellzyklus** umfasst eine komplette Zellteilung. Er verläuft in jeder Zelle des menschlichen Körpers gleich. Der Zellzyklus setzt sich aus 2 Phasen zusammen (► **Abb. 4.14**):

- **Interphase:** Sie geht der eigentlichen Zellteilung voraus. Die Zelle bereitet sich auf die Teilung vor, indem sie wächst und ihr genetisches Material verdoppelt. Nur dann können 2 gleichwertige Tochterzellen entstehen.
- **M-Phase:** In dieser Phase teilt sich die Zelle, und das doppelte Material wird auf die beiden Tochterzellen verteilt.

Abb. 4.14 Ablauf des Zellzyklus mit Interphase und M-Phase.

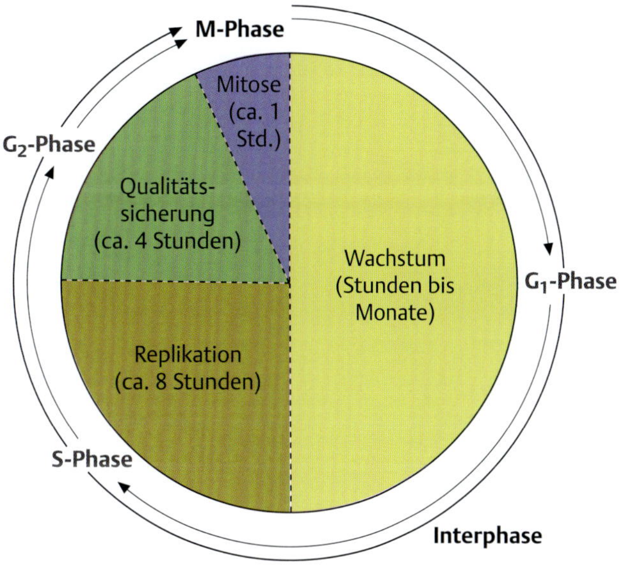

Ein Zellzyklus besteht aus einer Interphase, die sich in G_1-Phase, S-Phase und G_2-Phase unterteilt, und einer M-Phase, in der die eigentliche Zellteilung stattfindet. *Quelle: Koenigshoff M, Brandenburger T. Kurzlehrbuch Biochemie. Stuttgart: Thieme; 2018.*

Auf die M-Phase kann entweder wieder eine Interphase folgen oder die Zelle kann in einen Ruhezustand, die **G_0-Phase**, übertreten. In dieser „Arbeitsphase" erfüllt sie ihre Funktion, ohne sich auf eine Teilung vorzubereiten. Die meisten ausgereiften Zellen befinden sich in der G_0-Phase. Werden nun neue Zellen benötigt, gibt es prinzipiell 2 Möglichkeiten:

- **Reaktivierung durch Wachstumsfaktoren:** Die Zelle hat ihre Teilungsfähigkeit nicht verloren und kann wieder in die Interphase eintreten. Zu diesen Zellen zählen beispielsweise die Leberzellen, Bindegewebszellen und bestimmte Zellen der Bauchspeicheldrüse.
- **Ersatz aus teilungsfähigen Stammzellen:** Hier haben die ausgereiften Zellen ihre Teilungsfähigkeit verloren. Der Zellersatz findet durch Teilung noch unreifer Stammzellen des Gewebes statt. Um ihre Funktionsfähigkeit zu erlangen, müssen die Tochterzellen danach einen Reifungsprozess durchlaufen. Diese Art des Zellersatzes ist beispielsweise bei der Skelettmuskulatur möglich.

Bei den permanenten Zellen ist keine dieser Möglichkeiten gegeben.

Interphase

Die Interphase ist die längere der beiden Phasen. Sie gliedert sich in die G_1-Phase, die S-Phase und die G_2-Phase.

G_1-Phase • In diesem ersten Abschnitt bereitet sich die Zelle auf die Zellteilung vor, indem sie **wächst**. Zytoplasma und Zellorganellen vermehren sich, damit ausreichend Zellmaterial für 2 Zellen zur Verfügung steht. Außerdem werden weitere Proteine gebildet, die in späteren Phasen, z. B. für die Mitosespindel, benötigt werden. Auch der Gehalt an RNA steigt stark an.

Tab. 4.1 Die wichtigsten Unterschiede zwischen Mitose und Meiose.

	Mitose	Meiose
Ort	alle wachsenden und sich regenerierenden Gewebe	Keimepithel der Geschlechtsorgane (Ovar und Hoden)
Ergebnis	2 diploide Tochterzellen, deren genetische Ausstattung mit derjenigen der Mutterzelle identisch ist	4 haploide Tochterzellen (Keimzellen), die sich genetisch von der Mutterzelle unterscheiden
Ziel	Neubildung von Körperzellen (Zellvermehrung)	Bildung von Keimzellen (Reduktion auf haploiden Chromosomensatz und Neukombination des Erbguts der Eltern)
Ablauf	1 Teilungsschritt	2 Teilungsschritte (1. und 2. Reifeteilung)
Phasen	Prophase, Metaphase, Anaphase, Telophase	Reduktionsteilung + mitotische Teilung (jeweils mit Prophase, Metaphase, Anaphase und Telophase)
Chromosomensatz der Tochterzellen	diploid (46 Chromosomen), jedes Chromosom besteht aus 1 Chromatid	1. Reifeteilung: haploid (23 Chromosomen), jedes Chromosom besteht aus 2 Chromatiden 2. Reifeteilung: haploid, jedes Chromosom besteht aus 1 Chromatid
Crossing-over	nein	ja

Abb. 4.15 M-Phase der Mitose.

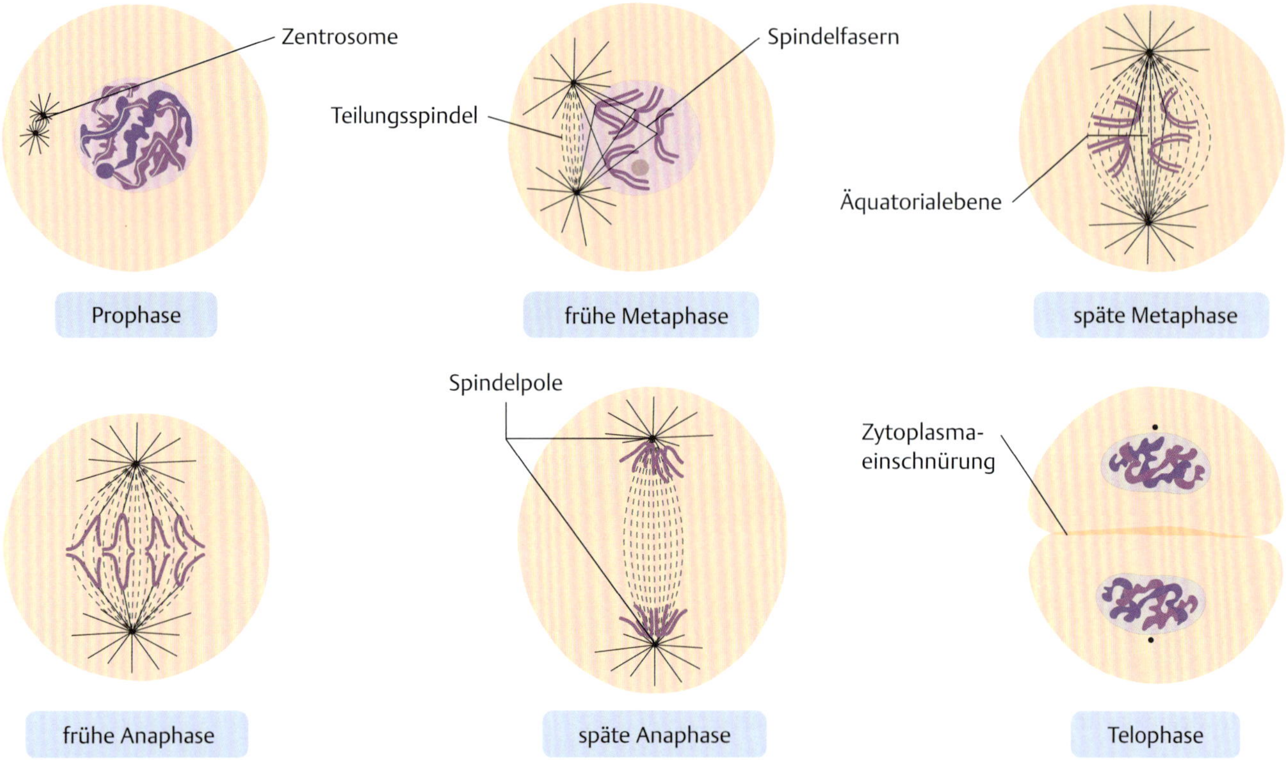

In der Prophase werden die Chromosomen durch Kondensation lichtmikroskopisch sichtbar. In der Metaphase ist der Mitoseapparat ausgebildet und die Chromosomen richten sich an der Äquatorialebene aus. In der Anaphase zieht die Teilungsspindel die Chromosomen zu den Polen des Mitoseapparats, wodurch sich das genetische Material gleichmäßig verteilt. In der Telophase findet die Trennung in 2 Tochterzellen statt. *Quelle: Faller A, Schünke M, Der Körper des Menschen. 18., unveränderte Auflage. Stuttgart: Thieme; 2020.*

Während der G_1-Phase übt die Zelle so lange ihre Funktion aus, bis ein bestimmtes Kern-Plasma-Verhältnis überschritten wird. Ist dies der Fall, geht sie in die S-Phase über. Erreicht sie das kritische Kern-Plasma-Verhältnis nicht, tritt sie in die G_0-Phase ein. Die Dauer der G_1-Phase ist abhängig vom Zelltyp. Sie kann mehrere Stunden oder auch Monate betragen.

S-Phase • Sie dauert rund 8 Stunden. In der S-Phase findet die Verdopplung (**Replikation**) der DNA statt. Zu Beginn der S-Phase besteht jedes Chromosom aus 1 Chromatid (S. 68), am Ende der S-Phase aus je **2 identischen Chromatiden**.

Dafür wird der DNA-Doppelstrang des Chromatids enzymatisch in seine beiden Einzelstränge **aufgespalten**. An den Einzelsträngen setzt dann die **DNA-Polymerase** an, ein Enzym, das eine **Kopie** des jeweiligen Strangs herstellt. Wenn dieser Prozess beendet ist, lagern sich die beiden Stränge der ursprünglichen DNA wieder zusammen. Auch die beiden neu gebildeten Stränge verbinden sich zu einem Doppelstrang. Damit hat sich das genetische Material der Zelle verdoppelt. Die beiden Schwesterchromatiden sind an ihrem Zentromer miteinander verbunden.

G_2-Phase • In dieser Phase wird geprüft, ob die DNA-Replikation **fehlerfrei** abgelaufen ist – Voraussetzung dafür, dass eine gesunde neue Zelle entsteht. Werden Fehler gefunden, werden sie repariert. Gelingt dies nicht, geht die Zelle durch Apoptose (S. 66) zugrunde. Werden keine Fehler erkannt, bereitet sich die Zelle auf die M-Phase vor, indem sie z. B. für die Mitose notwendige Proteine herstellt. Die G_2-Phase dauert rund 4 Stunden.

M-Phase

In der M-Phase, die nur ca. 1 Stunde dauert, werden sowohl die Chromatiden als auch das Zytoplasma und die Zellorganellen auf 2 Tochterzellen verteilt (▶ **Abb. 4.15**). Sie läuft in 4 Abschnitten ab:

- Prophase,
- Metaphase,
- Anaphase und
- Telophase.

Prophase • In dieser Phase ziehen sich die Chromosomen zusammen, sie **kondensieren**. Die Kernkörperchen, die Kernmembran und das Zytoskelett beginnen sich aufzulösen, dafür bildet sich der **Mitoseapparat**. Er sorgt dafür, dass sich die Chromosomen in die beiden Schwesterchromatiden aufteilen und die Chromatiden gleichmäßig auf die beiden Tochterzellen verteilt werden.

Der Mitoseapparat besteht aus der Teilungsspindel und den Zentrosomen. Die **Teilungsspindel** entsteht, indem sich neue Mikrotubuli (S. 57), die **Spindelfasern**, mit ihrem einen Ende an die Zentromere der Chromatiden heften; ihr anderes Ende ist in der Nähe des Kerns an einem **Zentrosom** befestigt. Dabei handelt es sich um ein Zellorganell, das im Zytosol in der Nähe des Zellkerns liegt. Es besteht aus 2 Untereinheiten, den **Zentriolen** (▶ **Abb. 4.1**). Diese wurden bereits in der G_1-Phase verdoppelt, sodass jetzt in der Prophase 4 Zentriolen vorhanden sind. Davon wandern 2 von ihrem Ursprungsort an die gegenüberliegende Seite der Zelle. Die Spindelfasern ziehen nun von 2 einander gegenüberliegenden Polen zu den Chromatiden.

Metaphase • In dieser Phase sind die Chromosomen so weit kondensiert, dass sie auch unter dem Lichtmikroskop sichtbar und deutlich in Form und Größe unterscheidbar sind. Durch ihre Anheftung an den Mitoseapparat ordnen sie sich jetzt mittig auf der sog. **Äquatorialebene** zwischen den beiden Polen der Teilungsspindel an. Die **Kernmembran** ist nun vollständig **aufgelöst** und die Kernteilungsspindel fertig ausgebildet. Gegen Ende der Metaphase sind die Chromosomen so ausgerichtet, dass ihre **Zentromere** alle parallel zur Äquatorialebene verlaufen.

Anaphase • Die Spindelfasern verkürzen sich und ziehen die Chromatiden zu den Polen. Indem dabei jeweils ein Chromatid des Chromosoms zu dem einen und das andere Chromatid zu dem anderen Pol wandert, wird das genetische Material gleichmäßig aufgeteilt.

Telophase • Die Chromatiden sind am jeweiligen Spindelpol angekommen, und die Mitosespindel zerfällt. Um die Chromatiden jeweils eines Pols bildet sich eine **Kernmembran**, und die Chromatiden nehmen wieder eine aufgelockerte Struktur an (**Dekondensation**). In jedem der beiden neuen Kerne entstehen Kernkörperchen. Zwischen den beiden Kernen beginnt sich das Zytoplasma einzuschnüren. Die Furche wird im Verlauf der Telophase immer tiefer, bis sie die Zelle letztlich komplett durchtrennt (**Zytokinese**). Aus einer Mutterzelle sind damit 2 genetisch identische Tochterzellen mit **diploidem** Chromosomensatz entstanden, dessen Chromosomen aus jeweils **1 Chromatid** bestehen. Die Mitose ist beendet.

WISSEN TO GO

Mitose

Bei der **Mitose** entstehen durch Zellteilung aus einer Mutterzelle 2 Tochterzellen, die mit der Mutterzelle **genetisch identisch** sind. Sie dient der Zellvermehrung und -erneuerung in wachsenden und sich regenerierenden Geweben. Die Tochterzellen besitzen **diploide Chromosomensätze**, deren Chromosomen aus je **1 Chromatid** bestehen.

Der eigentlichen Mitose geht die **Interphase** voraus, während deren sich die Chromatiden eines Chromosoms verdoppeln und die Zelle wächst.

In der **M-Phase** findet die eigentliche Mitose statt. In ihrer **Prophase** kondensieren die Chromosomen, und die **Teilungsspindel** bildet sich. In der **Metaphase** richten sich die Chromosomen in der Äquatorialebene aus. Während der **Anaphase** trennen sich die Chromatiden auf, indem die Teilungsspindel je ein Chromatid jedes Chromosoms an die entgegengesetzten Pole der Teilungsspindel zieht. In der abschließenden **Telophase** bilden sich die Zellkerne. Indem sich die Zellmembran in der Äquatorialebene einschnürt, entstehen die beiden Tochterzellen.

Meiose

Bei der **Meiose** entstehen aus einer diploiden Mutterzelle **4 haploide Tochterzellen**. Die Meiose läuft ausschließlich in unreifen **Keimzellen** ab. Je nachdem, um welche Art von Keimzelle es sich handelt, trägt der Vorgang einen anderen Namen: Bei der **Spermatogenese** entstehen männliche Samenzellen (Spermien), bei der **Oogenese** weibliche Eizellen (Oozyten).

Bei der Befruchtung vereinigen sich eine Samenzelle und eine Eizelle mit jeweils einem haploiden Chromosomensatz, sodass die dadurch entstehende Zelle, die Zygote (S. 80), wieder einen diploiden Chromosomensatz aufweist.

Auch der Meiose geht eine Interphase (S. 69) mit DNA-Replikation voraus, während deren sich die Chromatiden verdoppeln. Nach Abschluss der Interphase besteht jedes der 46 Chromosomen der noch unreifen diploiden Geschlechtszelle aus **2 Chromatiden**.

Die eigentliche Meiose verläuft dann in 2 Schritten (▶ **Abb. 4.16**):

- **1. Reifeteilung:** Die einander entsprechenden mütterlichen und väterlichen Chromosomen finden sich zu Paaren zusammen, und es kommt zum Austausch von DNA-Segmenten zwischen den Chromosomen (**Rekombination**). Anschließend werden die Chromosomenpaare wieder aufgetrennt und die Chromosomen auf 2 Zellen verteilt. Es entstehen 2 Zellen mit **haploidem Chromosomensatz**, dessen Chromosomen aber noch aus **2 Chromatiden** bestehen.
- **2. Reifeteilung:** Die 2. Reifeteilung entspricht der M-Phase der Mitose. Die Chromosomen werden in ihre Chromatiden aufgeteilt. Aus jeder der beiden Zellen entstehen 2 Tochterzellen mit **haploidem Chromosomensatz**, dessen Chromosomen aus nur noch **1 Chromatid** bestehen.

Zwischen den beiden Reifeteilungen liegt eine kurze Ruhephase, die **Interkinese**.

1. Reifeteilung

Die 1. Reifeteilung wird auch als **Reduktionsteilung** oder Meiose I bezeichnet. Sie reduziert den diploiden Chromosomensatz (46 Chromosomen) auf einen haploiden (23 Chromosomen). Die 1. Reifeteilung unterteilt sich in Prophase 1, Metaphase 1, Anaphase 1 und Telophase 1, wobei allerdings Unterschiede zu den entsprechenden Mitosephasen bestehen.

Prophase 1 • In der Prophase der 1. Reifeteilung kommt es, wie auch bei der Mitose, zu einer **Kondensation** der Chromosomen. Wie bei jeder diploiden Zelle stammt die eine Hälfte des diploiden Chromosomensatzes von der Mutter und die andere vom Vater, weshalb immer 2 Chromosomen des Chromosomensatzes, die homologen Chromosomen (S. 67), einander strukturell entsprechen.

Die homologen Chromosomen lagern sich nun aneinander. Es entstehen **Chromosomenpaare** aus je einem mütterlichen und einem väterlichen Chromosom, in denen jeweils 4 Chromatiden eng zusammenliegen. Dabei kommt es zu Brüchen in den Chromatiden. Die Bruchstücke werden von Enzymen wieder in die Chromatiden eingebaut, allerdings werden dabei väterliche und mütterliche Bruchstücke vertauscht. Dieser Prozess wird als **Crossing-over** bezeichnet. Er ist verantwortlich dafür, dass sich das genetische Material von Mutter und Vater vermischt. Man spricht auch von **genetischer Rekombination**.

Die Prophase 1 dauert bei männlichen Keimzellen mehrere Tage, bei weiblichen viele Jahre. Die unreife Oozyte I tritt während der Prophase 1 in eine Ruhephase ein, die erst kurz vor der Ovulation (S. 510) endet.

Metaphase 1 • Die Chromosomenpaare ordnen sich in der Äquatorialebene in der Teilungsspindel an. Im Unterschied zur Metaphase der Mitose liegen hier 4 statt 2 Chromatiden nebeneinander.

Abb. 4.16 1. und 2. Reifeteilung der Meiose.

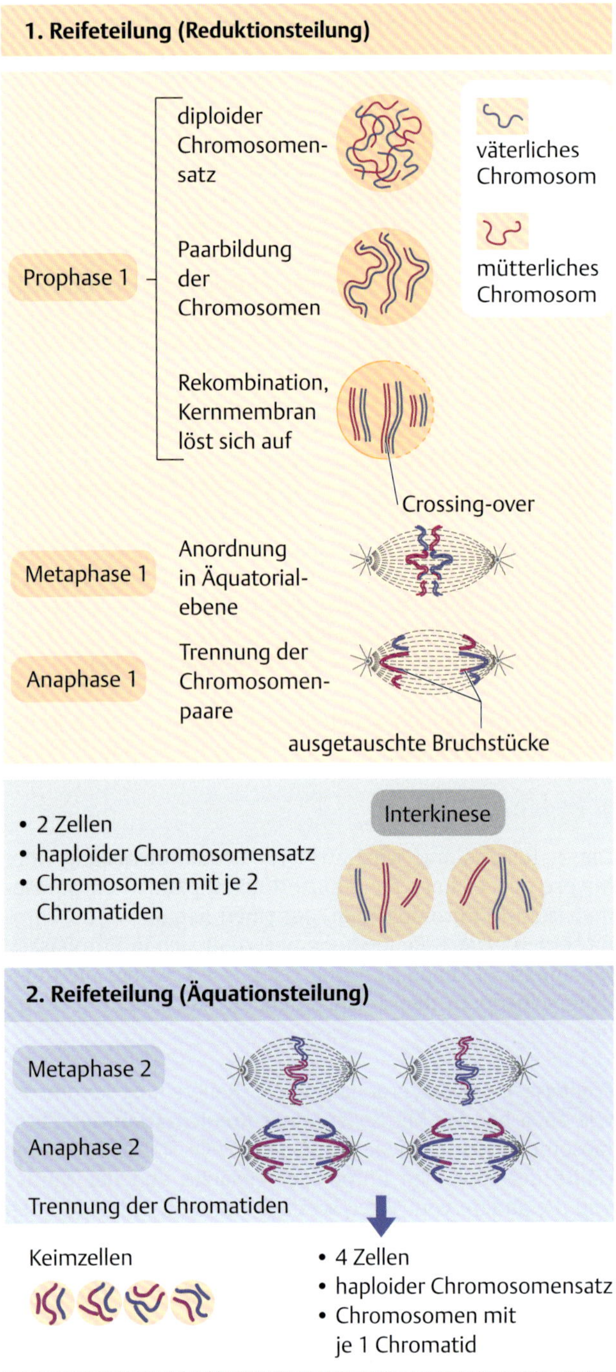

Bei der 1. Reifeteilung der Meiose kommt es unter Rekombination des genetischen Materials zur Reduzierung vom diploiden auf den haploiden Chromosomensatz. Jedes Chromosom besteht dabei aus 2 Chromatiden. Zur besseren Übersicht sind nur 3 anstatt der 46 Chromosomen dargestellt. Bei der 2. Reifeteilung, die wie eine Mitose verläuft, werden die Chromatiden getrennt. Es entstehen insgesamt 4 Keimzellen mit haploidem Chromosomensatz, dessen Chromosomen aus je 1 Chromatid bestehen. Prophase 2 und Telophase 1 und 2 sind nicht dargestellt. *Quelle: Faller A, Schünke M, Der Körper des Menschen. 18., unveränderte Auflage. Stuttgart: Thieme; 2020.*

Anaphase 1 • Die Chromosomenpaare werden getrennt, indem jeweils eines der homologen Chromosomen zum einen Pol der Teilungsspindel und das andere zum anderen Pol der Teilungsspindel gezogen wird (▶ **Abb. 4.16**). Die Verteilung ist dabei zufällig, d. h., es ist nicht festgelegt, welches Chromosom des jeweiligen Chromosomenpaars an welchen Pol gezogen wird.

Durch diese zufällige Verteilung und das Crossing-over wird die genetische Vielfalt (**Variabilität** oder **Varianz**) gewährleistet. Da es väterlicher- und mütterlicherseits je 23 Chromosomenpaare gibt, gibt es 2^{23} (8 338 608) Möglichkeiten der Chromosomenkombination.

Telophase 1 • Die Zelle teilt sich. Es entstehen **2 Tochterzellen** mit jeweils **haploidem** Chromosomensatz (23 Chromosomen). Dabei besteht jedes Chromosom aus **2 Chromatiden**.

Eine Besonderheit besteht bei den weiblichen Keimzellen: Sie teilen sich nur unvollständig und asymmetrisch. Dadurch entstehen eine große Zelle mit viel und eine kleine Zelle mit wenig Zytoplasma, die als **Polkörperchen** bezeichnet wird. Aufgrund der unvollständigen Teilung der Zelle bleibt das Polkörperchen mit der eigentlichen Eizelle verbunden.

Interkinese

In dieser kurzen Ruhephase lockern sich die Chromosomen wieder auf, sie dekondensieren. Außerdem werden die Kernhüllen und die Kernkörperchen gebildet.

ACHTUNG

*Während der Interkinese findet im Unterschied zur Interphase **keine** Verdopplung des Chromosomensatzes statt.*

2. Reifeteilung

Die 2. Reifeteilung wird auch als **Äquationsteilung** oder Meiose II bezeichnet. Sie entspricht mit Prophase 2, Metaphase 2, Anaphase 2 und Telophase 2 weitestgehend der **Mitose**, nur mit dem Unterschied, dass die beiden Ausgangszellen über einen haploiden anstelle eines diploiden Chromosomensatzes verfügen (▶ **Abb. 4.16**). Durch den Spindelapparat werden die beiden Chromatiden der Chromosomen zu entgegengesetzten Polen gezogen und die Zellen teilen sich. Auch bei der 2. Reifeteilung kommt es bei weiblichen Keimzellen zur Bildung eines **Polkörperchens**.

Patho Trisomien

*Bei den Reifeteilungen der Meiose können Fehler auftreten. Eine mangelhafte Trennung der Chromosomen während der 1. Reifeteilung oder der Chromatiden während der 2. Reifeteilung, die sog. **Non-Disjunctions**, führen dazu, dass die entstehende haploide Keimzelle das Chromosom doppelt anstatt nur einmal enthält. Nach der Befruchtung liegt es dann im eigentlich diploiden Chromosomensatz **3-fach** vor. Man spricht in solchen Fällen von einer **Trisomie**. Bekanntes Beispiel ist die Trisomie 21, die auch als **Down-Syndrom** bezeichnet wird. Hier liegt das Chromosom 21 in 3-facher Ausführung vor.*

Am Ende der 2. Reifeteilung sind damit prinzipiell **4 Tochterzellen** mit einem **haploiden** Chromosomensatz entstanden, dessen Chromosomen nur noch aus jeweils **1 Chromatid** bestehen:

- **Mann:** Aus 1 unreifen Keimzelle reifen **4 Spermien** heran. 2 davon besitzen als Geschlechtschromosom ein X-Chromosom, die anderen beiden ein Y-Chromosom.
- **Frau:** Aus 1 unreifen Keimzelle entsteht **1 Eizelle** mit 2 oder 3 **Polkörperchen**. Zu 3 Polkörperchen kommt es, wenn sich das bei der 1. Reifeteilung entstandene Polkörperchen bei der 2. Reifeteilung ebenfalls teilt.

***Diagnostik* Polkörperchendiagnostik**

*Polkörperchen werden bei der künstlichen Befruchtung (**In-vitro-Fertilisation**, IVF) im Rahmen der **Polkörperchendiagnostik** genutzt, um die genetische Ausstattung der entnommenen Eizelle zu prüfen. Dazu werden die Polkörperchen der Eizelle entnommen und genetisch analysiert. Dadurch können z. B. chromosomale Fehlverteilungen erkannt werden. Liegen Veränderungen vor, wird die Eizelle nicht zur IVF genutzt.*

WISSEN TO GO

Meiose

Bei der **Meiose** entstehen durch Zellteilung aus der Mutterzelle 4 Tochterzellen, die mit der Mutterzelle genetisch **nicht** identisch sind. Sie dient der Bildung von reifen **Keimzellen** (Eizellen und Spermien). Die Tochterzellen besitzen **haploide Chromosomensätze**, deren Chromosomen aus je **1 Chromatid** bestehen.

Genauso wie der Mitose geht auch der Meiose eine **Interphase** mit der Replikation der Chromatiden voraus. Die eigentliche Meiose unterteilt sich in die 1. und die 2. Reifeteilung.

Bei der **1. Reifeteilung** (Reduktionsteilung) entstehen zunächst 2 Tochterzellen mit **haploidem** Chromosomensatz, dessen Chromosomen weiterhin aus **2 Chromatiden** bestehen. Während der Teilung kommt es zum Austausch von Chromatidbruchstücken zwischen den homologen väterlichen und mütterlichen Chromosomen (**Crossing-over**) und dadurch zu einer **Rekombination** des Erbmaterials.

Die **2. Reifeteilung** (Äquationsteilung) läuft wie eine Mitose ab, bei der die beiden Chromatiden der jeweiligen Chromosomen aufgeteilt werden. Dadurch entstehen insgesamt 4 Zellen mit haploidem Chromosomensatz, dessen Chromosomen aus nur noch 1 Chromatid bestehen. Bei den weiblichen Keimzellen ist davon allerdings nur 1 Tochterzelle als vollwertige Eizelle ausgeprägt. Die anderen 3 Tochterzellen liegen als kleine **Polkörperchen** innerhalb dieser Eizelle.

4.3.3 Gene

Unter einem **Gen** versteht man einen definierten Abschnitt der DNA. Dieser kann in eine RNA übersetzt werden, z. B. in eine mRNA, die dann für ein bestimmtes Protein codiert. Gene sind auf den Chromosomen linear angeordnet und haben eine definierte Position und Struktur. Die Stelle, an der sich das Gen auf dem Chromosom befindet, ist der **Genlokus**.

Die Gesamtheit aller Gene eines Organismus bezeichnet man als **Genom**. Es setzt sich aus ungefähr **30 000–40 000 Genen** zusammen (bezogen auf den haploiden Chromosomensatz). Jede kernhaltige Zelle des Körpers trägt das komplette Genom in sich, wobei allerdings nur diejenigen Gene aktiv sind, die die jeweilige Zelle zur Erfüllung ihrer Aufgabe benötigt.

Ein Merkmal eines Menschen, wie z. B. die Haar- oder Augenfarbe, kann von mehreren Genen bestimmt werden.

Allele

Als **Allel** bezeichnet man die **Variante** eines Gens, das auf dem mütterlichen und dem väterlichen Chromosom am selben Genlokus liegt. Für die meisten Gene existieren verschiedene Allele, deren DNA-Sequenz sich mehr oder weniger unterscheidet.

Je nachdem, ob sich die Allele für ein bestimmtes Merkmal auf den homologen Chromosomen unterscheiden, bezeichnet man den Merkmalsträger als homozygot oder heterozygot:

- **homozygot:** Beide Allele sind in Bezug auf ihre genetische Information identisch (reinerbig).
- **heterozygot:** Die beiden Allele unterscheiden sich voneinander (mischerbig).

Dominanz, Rezessivität und Kodominanz

Ein **homozygot** vererbtes Merkmal gelangt in der Regel zur Ausprägung. So ist es sehr wahrscheinlich, dass ein Mensch, der 2 identische Allele für die Augenfarbe, z. B. für Grün, besitzt, auch mit grünen Augen geboren wird.

Bei einem **heterozygoten** Allelpaar kommt es darauf an, welches der beiden Allele sich durchsetzt. Das Gen, das sich durchsetzt, wird als **dominantes Gen** bezeichnet. Das schwächere Gen, das nicht zur Ausprägung kommt, wird als **rezessives Gen** bezeichnet.

In seltenen Fällen kommt es vor, dass beide Allele gleichwertig sind. Man spricht dann von einer **Kodominanz** der beiden Allele.

WISSEN TO GO

Gene und Allele

Ein **Gen** ist ein definierter Abschnitt der DNA, der im Chromosom an einer bestimmten Stelle (**Genlokus**) liegt. Ein Mensch besitzt 30 000–40 000 unterschiedliche Gene. Die entsprechenden väterlichen und mütterlichen Gene eines Chromosomensatzes können sich leicht voneinander unterscheiden. Diese Varianten werden als **Allele** bezeichnet. Unterscheiden sich die beiden Allele in ihrer genetischen Information, ist das Individuum diesbezüglich **heterozygot** (mischerbig). Unterscheiden sie sich nicht, ist es **homozygot** (reinerbig).

Setzt sich ein Allel mit seiner Information gegen das andere durch, ist es **dominant**, steht es zurück, **rezessiv**. Kommen beide Allele zur Ausprägung, herrscht eine **Kodominanz**.

Phänotyp und Genotyp

Als **Phänotyp** werden das **äußere Erscheinungsbild** und die **physiologischen Eigenschaften** eines Organismus bezeichnet. Er setzt sich aus allen beobachtbaren Merkmalen zusammen. Hierzu zählen z. B. Haarfarbe, Augenfarbe, Blutgruppe, biologisches Geschlecht, Körperbau, Blutdruck usw. Diese Eigenschaften können sowohl vererbt als auch durch äußere Einflüsse erworben worden sein.

Der **Genotyp** dagegen bezeichnet die Gesamtheit der **genetischen Informationen**, die in einem Organismus vorhanden sind. Sie sind, zumindest teilweise, für den Phänotyp verantwortlich.

WISSEN TO GO

Genotyp und Phänotyp

Der **Genotyp** umfasst die gesamte genetische Information, während man unter **Phänotyp** im Wesentlichen das äußere Erscheinungsbild versteht. Der Phänotyp kann von äußeren Umständen beeinflusst werden.

4.3.4 Die Mendel-Regeln

Gregor Mendel (1822–1884) entdeckte mithilfe seiner Kreuzungsversuche mit Erbsen die grundlegenden Gesetzmäßigkeiten der Vererbung. 3 dieser Regeln haben bis heute ihre Gültigkeit behalten. Sie lassen sich durch die zufällige Verteilung der homologen Chromosomen während der Meiose und die nachfolgenden Kombinationsmöglichkeiten beim Zusammentreffen der Geschlechtszellen erklären. Voraussetzung für die Anwendung der Mendel-Regeln ist allerdings, dass für die Experimente **homozygote** Organismen verwendet werden.

In den Versuchen wird die Elterngeneration als Parentalgeneration (**P-Generation**), die 1. Nachfolgegeneration als 1. Filialgeneration (**F_1-Generation**) und die Nachkommen dieser Generation als 2. Filialgeneration (**F_2-Generation**) bezeichnet.

1. Mendel-Regel

Die 1. Mendel-Regel ist die **Uniformitätsregel**. Sie besagt, dass bei einer Kreuzung von 2 Individuen, die sich in einem Merkmal unterscheiden, für das sie homozygot sind, alle Nachkommen der **F_1-Generation** denselben **Genotyp** besitzen.

Man kreuzt z. B. 2 Pflanzen, die sich im Merkmal „Blütenfarbe" unterscheiden:

- Pflanze 1 ist homozygot für das Merkmal „rotblühend" (rotblühend/rotblühend).
- Pflanze 2 ist homozygot für das Merkmal „weißblühend" (weißblühend/weißblühend).

Jede Pflanze der F_1-Generation erbt dabei ein Allel von Pflanze 1 und ein Allel von Pflanze 2, sodass alle Pflanzen der F_1-Generation hinsichtlich des Merkmals heterozygot (rotblühend/weißblühend) sind.

Der **Phänotyp** dieser Pflanzen ist nun davon abhängig, welches der Allele dominant oder rezessiv ist oder ob beide Allele kodominant vererbt werden.

Dominant-rezessiver Erbgang • Bei diesem Erbgang dominiert das eine Merkmal über das andere. Als Ergebnis sehen alle Pflanzen der **F_1-Generation** gleich aus: Sie weisen den Phänotyp des **dominanten** Merkmals auf (▶ Abb. 4.17).

Bei der Gartenerbse beispielsweise ist das Merkmal „rotblühend" (Allele: RR) dominant über das Merkmal „weißblühend" (Allele: ww). Da alle Pflanzen der F_1-Generation hinsichtlich des Merkmals jeweils ein Allel der Elternpflanzen erben, besitzen alle Tochterpflanzen die Allele **Rw** und sind damit heterozygot. Nur das dominante R-Allel kommt phänotypisch zur Ausprägung, das rezessive w-Allel nicht. Deswegen blühen alle Pflanzen der F_1-Generation rot.

Intermediärer Erbgang • Diesem Erbgang liegt eine **Kodominanz** der Allele zugrunde. Kreuzt man z. B. eine rotblühende

Abb. 4.17 Dominant-rezessiver Erbgang.

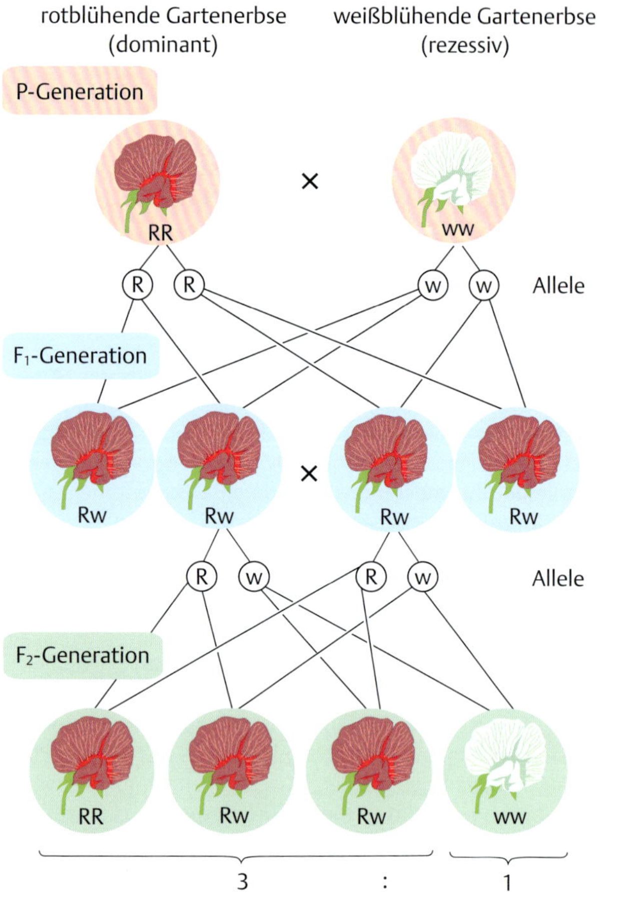

Kreuzt man eine homozygot rotblühende (RR) mit einer homozygot weißblühenden (rr) Gartenerbse, trägt die F_1-Generation die Blütenfarbe des dominanten Merkmals: Alle Blüten sind einheitlich rot. Die F_2-Generation spaltet sich im Verhältnis 3:1 auf, 3 Nachkommen blühen rot (RR, Rr und Rr) und 1 Nachkomme weiß (rr). *Quelle: Faller A, Schünke M, Der Körper des Menschen. 18., unveränderte Auflage. Stuttgart: Thieme; 2020.*

(Allele: rr) mit einer weißblühenden (Allele: ww) Japanischen Wunderblume, tragen alle Pflanzen der F_1-Generation die Allele **rw** und sind – wie auch beim dominant-rezessiven Erbgang – heterozygot. Der Unterschied ist aber der, dass keines der beiden Allele dominant ist. Die Pflanzen blühen deshalb **rosafarben**. Die Exemplare solcher F_1-Generationen werden auch als **Hybride** bezeichnet, da sie eine Mischform der elterlichen Merkmale aufweisen.

WISSEN TO GO

1. Mendel-Regel (Uniformitätsregel)

Kreuzt man 2 Individuen, die sich in **1 Merkmal** unterscheiden und die für dieses Merkmal **homozygot** sind, sind alle **direkten Nachkommen** hinsichtlich dieses Merkmals heterozygot und besitzen denselben Phänotyp.

2. Mendel-Regel

Die 2. Mendel-Regel ist die **Spaltungsregel**. Sie sagt aus, dass sich bei einer Kreuzung der Pflanzen der F_1-Generation die Pflanzen der **F_2-Generation** in einem **bestimmten Zahlenver-**

Abb. 4.18 Intermediärer Erbgang.

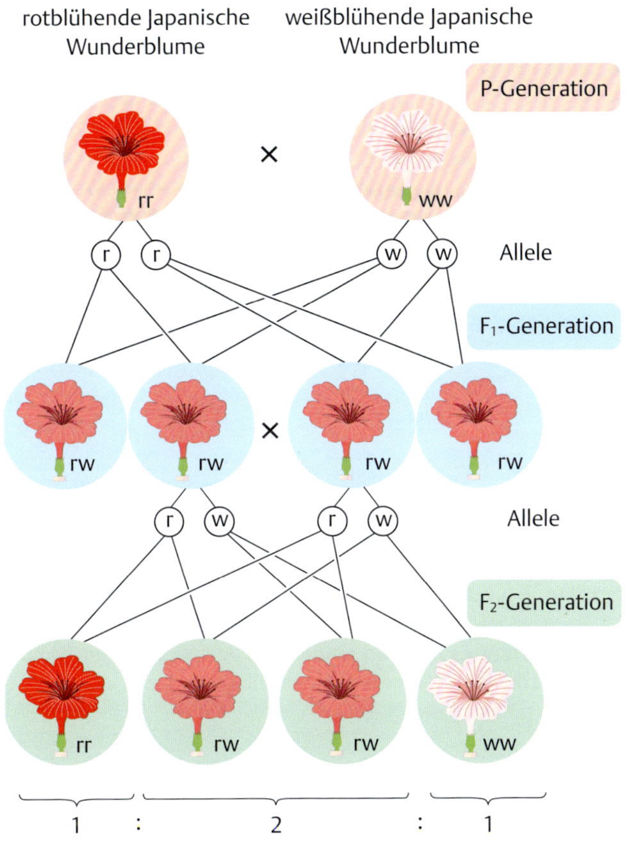

Kreuzt man eine homozygote rotblühende (rr) mit einer homozygot weißblühenden (ww) Japanischen Wunderblume, blüht die F_1-Generation einheitlich rosa (rw). Keine der beiden Blütenfarben ist dominant, sodass sich beide Blütenfarben phänotypisch durchsetzen. Bei den Blüten der F_2-Generation hingegen liegt ein 1:2:1-Verhältnis vor: 1 Pflanze ist rot- (rr), 1 weiß- (ww) und 2 sind rosablühend (rw, wr). *Quelle: Faller A, Schünke M, Der Körper des Menschen. 18., unveränderte Auflage. Stuttgart: Thieme; 2020.*

hältnis aufspalten. Dabei tauchen im Phäno- wie auch im Genotyp die beiden Merkmale der Elterngeneration wieder auf.

Dominant-rezessiver Erbgang • Kreuzt man die F_1-Generation (Allele: Rw) miteinander, entstehen folgende Kombinationen:

- **3** Nachkommen blühen **rot**, 1 davon ist homozygot für rot (RR), 2 sind heterozygot (Rw).
- **1** Nachkomme blüht **weiß**, er ist homozygot für weiß (ww).

Die F_2-Generation weist also phänotypisch immer das Verhältnis **3:1** (rot:weiß) und genotypisch immer das Verhältnis **1:2:1** (RR:Rw:ww) auf (▶ **Abb. 4.17**).

Intermediärer Erbgang • Hier entstehen aus den Pflanzen der F_1-Generation mit der Allelkombination rw in der F_2-Generation Pflanzen mit den Allelkombinationen rr, rw und ww:

- 1 Nachkomme blüht rot (rr),
- 2 Nachkommen blühen rosa (rw) und
- 1 Nachkomme blüht weiß (ww).

Das Verhältnis **1:2:1** in der F_2-Generation gilt also sowohl für den Geno- als auch für den Phänotyp (▶ **Abb. 4.18**).

WISSEN TO GO

2. Mendel-Regel (Spaltungsregel)

Kreuzt man 2 Individuen, die sich in **1 Merkmal** unterscheiden und für dieses Merkmal **homozygot** sind, spaltet sich die **Enkelgeneration** hinsichtlich ihres Geno- und Phänotyps in einem bestimmten Zahlenverhältnis auf. Dabei treten auch die Merkmale der Elterngeneration wieder auf.

3. Mendel-Regel

Die 3. Mendel-Regel ist die **Unabhängigkeitsregel**. Sie besagt, dass die Allele unterschiedlicher Gene **unabhängig voneinander** vererbt werden. Kreuzt man also 2 homozygote Individuen, die sich in **2 Merkmalen** unterscheiden, kommt es in der F_1-Generation zunächst ebenfalls zu in beiden Merkmalen heterozygoten Nachkommen. In der **F_2-Generation** entstehen allerdings neue Allelkombinationen und damit **neue Merkmalsausprägungen**, die in der P-Generation noch nicht vorhanden waren (▶ **Abb. 4.19**).

Voraussetzung ist, dass die Gene, die für die Ausprägung verantwortlich sind, auf unterschiedlichen Chromosomen liegen. Denn erst dann können die Allele nach dem Zufallsprinzip neu verteilt werden. Liegen beide Gene auf 1 Chromosom, werden sie dementsprechend gemeinsam vererbt – sofern kein Crossing-over (S. 71) stattfindet.

WISSEN TO GO

3. Mendel-Regel (Unabhängigkeitsregel)

Kreuzt man 2 Individuen, die sich in **2 Merkmalen** unterscheiden und die für diese Merkmale **homozygot** sind, sind die **direkten Nachfahren** für beide Merkmale heterozygot. In der Enkelgeneration treten sowohl Merkmalsausprägungen der Elterngeneration auf als auch neue, die in der Elterngeneration noch nicht vorhanden waren. Die Allele, die für die Ausprägung der beiden Merkmale verantwortlich sind, werden also unabhängig voneinander vererbt. Voraussetzung ist, dass die für die beiden Merkmale verantwortlichen Gene auf unterschiedlichen Chromosomen liegen.

4.3.5 Erbgänge beim Menschen

Die verschiedenen Erbgänge spielen klinisch v. a. in Hinsicht auf erbliche Krankheiten eine wichtige Rolle. Dabei ist nicht nur von Bedeutung, ob das jeweilige Merkmal **dominant** oder **rezessiv** vererbt wird, sondern auch, ob sich das jeweilige Gen auf einem **Autosom** oder auf einem Gonosom (S. 67) befindet.

Autosomaler Erbgang

Beim **autosomalen Erbgang** sitzt das für die Ausprägung eines Merkmals verantwortliche Allel auf einem der Autosomen. Dabei kann es dominant oder rezessiv sein.

Abb. 4.19 Unabhängige Vererbung zweier Merkmale.

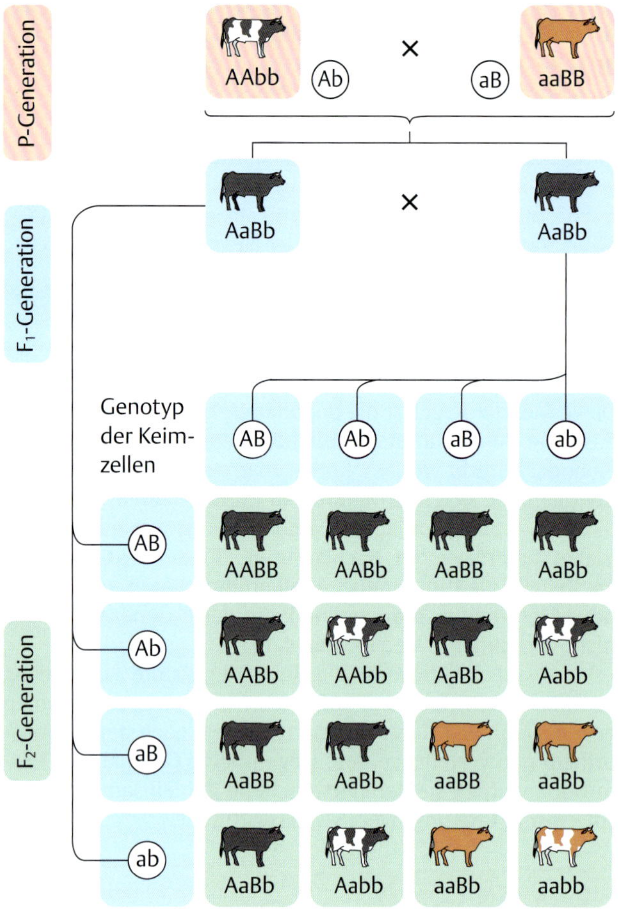

Kreuzung von 2 Rinderrassen, die sich in der Fellfarbe (schwarz und braun) und der Farbverteilung (gescheckt und ungescheckt) und damit in 2 Merkmalen unterscheiden. Das schwarze Fell (AA) ist dominant über das braune (aa) und die ungescheckte (BB) Färbung dominiert die gescheckte (bb). Die F_1-Generation ist vollständig schwarz und ungescheckt (AaBb). Werden Tiere der F_1-Generation miteinander gekreuzt, bringt die F_2-Generation 4 phänotypisch unterschiedliche Erscheinungsformen im Verhältnis **9:3:3:1** zum Vorschein: schwarz-ungescheckt, schwarz-gescheckt, braun-ungescheckt und braun-gescheckt. Mit schwarz-ungescheckt und braun-gescheckt treten damit Merkmalsausprägungen auf, die in der P-Generation noch nicht vorhanden waren. *Quelle: Faller A, Schünke M, Der Körper des Menschen. 18., unveränderte Auflage. Stuttgart: Thieme; 2020.*

Autosomal-dominanter Erbgang

Wird eine Erkrankung **autosomal-dominant** vererbt, tritt sie auch dann in Erscheinung, wenn der Erkrankte für die Erkrankung **heterozygot** ist, also das entsprechende Allel auf dem 2. Chromosom gesund ist (Allele: Aa).

Wenn ein heterozygoter Kranker Nachkommen mit einem gesunden Partner (Allele: aa) hat, besteht in der F_1-Generation eine **Wahrscheinlichkeit von 50 %**, dass die Kinder ebenfalls erkranken (▶ **Abb. 4.20**):

- 50 % der F_1-Nachkommen haben den heterozygoten Genotyp Aa (krank) und
- 50 % den homozygoten Genotyp aa (gesund).

Ist ein Elternteil homozygot erkrankt, erkranken alle Kinder, auch wenn der andere Elternteil gesund ist. Sind beide Elternteile heterozygot erkrankt, betrifft die Erkrankung 75 %

Abb. 4.20 Autosomal-dominanter Erbgang.

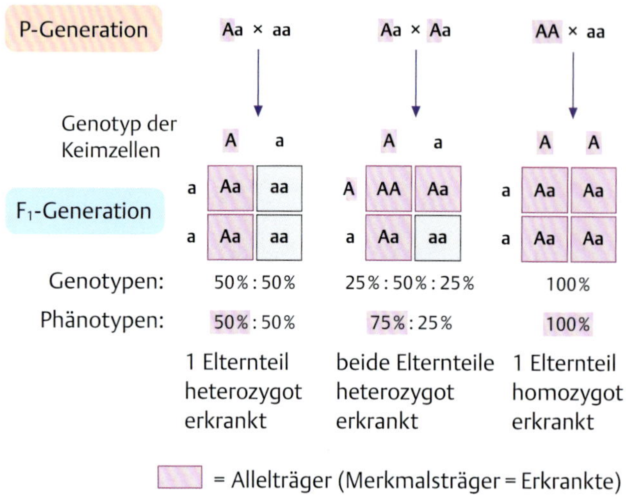

Wird eine Erkrankung autosomal-dominant vererbt, erkranken auch heterozygote Merkmalsträger. Bei 1 heterozygot erkrankten und 1 gesunden Elternteil erkranken 50 % der Kinder, bei 2 heterozygoten Elternteilen 75 %. Ist 1 Elternteil homozygot erkrankt, kommt es bei allen Kindern zur Ausprägung der Erkrankung, auch wenn der andere Elternteil gesund ist. *Quelle: Faller A, Schünke M, Der Körper des Menschen. 18., unveränderte Auflage. Stuttgart: Thieme; 2020.*

der Kinder. Dabei sind 25 % homozygot erkrankt, 50 % heterozygot erkrankt und 25 % gesund (▶ **Abb. 4.20**).

Patho Erbkrankheiten I

Bis heute sind ungefähr 1000 autosomal-dominant vererbte Erkrankungen bekannt. Sie sind allerdings relativ selten, weil viele so schwerwiegend sind, dass der Erkrankte das Fortpflanzungsalter nicht erreicht. Zu den weniger schwerwiegend verlaufenden Erkrankungen gehören beispielsweise:

- ***Polydaktylie:*** *Bei der „Vielfingrigkeit" sind zusätzliche Finger oder Zehen ausgebildet, z. B. an einer Hand oder an beiden Händen 6 Finger.*
- ***familiäre Hypercholesterinämie:*** *Hierbei kommt es zu chronisch erhöhten Cholesterinkonzentrationen im Blutserum (Hyperlipoproteinämie). Wegen eines genetisch bedingten Rezeptordefekts können bestimmte Lipoproteine, die LDL (S. 212), nicht in die Zellen aufgenommen werden und reichern sich im Blut an. Betroffene sind deshalb besonders anfällig für Arteriosklerose (S. 539).*
- ***Chorea Huntington:*** *Diese neurologische Erkrankung wurde früher auch als „Veitstanz" bezeichnet und ist durch unwillkürliche Bewegungen geprägt. Erste Symptome treten meist im Alter zwischen 35 und 50 Jahren auf. Es kommt zu einem Verlust von Nervenzellen im Gehirn.*

Von einem **kodominanten** Erbgang spricht man, wenn beide Allele nebeneinander phänotypisch ihre Ausprägung finden. Er kommt z. B. vor bei der Vererbung der Merkmale des AB0-Blutgruppensystems im Fall der Blutgruppe AB. Bei dieser Blutgruppe kommen sowohl das Blutgruppenantigen A als auch das Blutgruppenantigen B auf der Oberfläche der Erythrozyten vor.

Autosomal-rezessiver Erbgang

Beim **autosomal-rezessiven Erbgang** tritt die Erkrankung nur auf, wenn der Träger selbst **homozygot** für das betroffene Gen ist (bb). Heterozygote Individuen mit einem gesunden Allel (bB) sind klinisch gesund.

Abb. 4.21 Autosomal-rezessiver Erbgang.

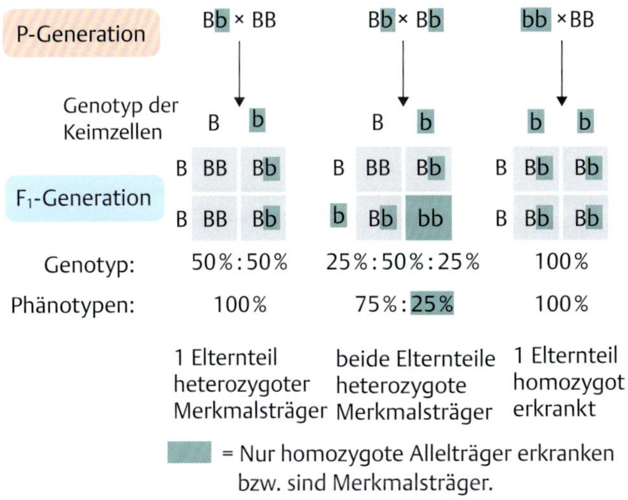

Wird eine Erkrankung autosomal-rezessiv vererbt, erkranken nur homozygote Merkmalsträger. Kinder eines heterozygoten Merkmalsträgers und eines gesunden Elternteils sind alle gesund. 50 % der Kinder sind allerdings Merkmalsträger. Bei 2 heterozygoten, also klinisch gesunden Elternteilen erkranken 25 % der Kinder, da sie homozygot für das veränderte Allel sind. 25 % sind homozygot gesund, 50 % sind heterozygote Merkmalsträger. Ist 1 Elternteil homozygot erkrankt und der andere homozygot gesund, werden alle Kinder klinisch gesunde, heterozygote Merkmalsträger. *Quelle: Faller A, Schünke M, Der Körper des Menschen. 18., unveränderte Auflage. Stuttgart: Thieme; 2020.*

Zeugt ein Erkrankter (bb) mit einem homozygot Gesunden (BB) Nachkommen, sind diese klinisch gesund, da sie alle heterozygot sind und die Erkrankung daher nicht in Erscheinung tritt. Sie alle sind allerdings Merkmalsträger. Dies kann wichtig sein, wenn auch der Partner heterozygot für die Erkrankung ist – also klinisch gesund, aber ebenfalls Merkmalsträger. Bei einer Partnerschaft von 2 **heterozygot** Gesunden (bB) besteht eine **Wahrscheinlichkeit von 25 %**, dass die Kinder erkranken (▶ **Abb. 4.21**):

- 25 % der F1-Generation haben den Genotyp BB (homozygot gesund),
- 50 % haben den Genotyp bB (heterozygot gesund) und
- 25 % haben den Genotyp bb (homozygot krank).

Kinder eines heterozygot und eines homozygot gesunden Elternteils werden zu 50 % klinisch gesunde, heterozygote Merkmalsträger und zu 50 % homozygot gesund sein (▶ **Abb. 4.21**).

Patho Erbkrankheiten II

Mehrere ***Stoffwechselerkrankungen****, die auf* ***Enzymdefekten*** *beruhen, werden autosomal-rezessiv vererbt. Einige dieser Erkrankungen bleiben allerdings ohne gravierende Folgeschäden, wenn von Geburt an entsprechende Maßnahmen ergriffen werden. Dazu gehört beispielsweise die* ***Phenylketonurie*** *(„Brenztraubensäureschwachsinn"). Aufgrund eines Enzymdefekts kann die Aminosäure Phenylalanin vom Körper nicht abgebaut werden und reichert sich an. Als Folge treten schwerwiegende geistige Entwicklungsstörungen auf. Diese Schäden können vollständig vermieden werden, wenn von Geburt an bis etwa zum 14. Lebensjahr eine phenylalaninarme Diät eingehalten wird.*

Diagnostik Neugeborenen-Screening

Bei autosomal-rezessiv vererbten Erkrankungen wissen die heterozygoten Merkmalsträger häufig nicht, dass sie das veränderte Allel tragen, da sie ja klinisch gesund sind. Treffen nun 2 Merkmalsträger aufeinander, kann deren Kind homozygot für die Erkrankung sein. Dies fällt bei Stoffwechselerkrankungen wie z. B. der Phenylketonurie häufig erst dann auf, wenn beim Kind bereits Schäden aufgetreten sind.

Um die betroffenen Kinder frühzeitig zu erkennen und mit geeigneten Maßnahmen vor Schäden zu bewahren, wurde 2005 deutschlandweit das ***Neugeborenen-Screening*** *eingeführt. Dafür wird dem Neugeborenen im Alter von 36 bis 72 Lebensstunden Blut entnommen, das auf therapierbare* ***Stoffwechsel-*** *und* ***Hormonstörungen*** *untersucht wird. Zu den derzeit untersuchten Erkrankungen gehört neben der Phenylketonurie z. B. auch die angeborene Schilddrüsenunterfunktion.*

WISSEN TO GO

Autosomale Erbgänge

Als **Autosomen** werden die Chromosomen bezeichnet, die keine Gonosomen sind.

Beim **autosomal-dominanten** Erbgang tritt das Merkmal auch dann in Erscheinung, wenn das Individuum für das Merkmal **heterozygot** ist.

Beim **autosomal-rezessiven** Erbgang tritt das Merkmal nur dann in Erscheinung, wenn das Individuum homozygot für das Merkmal ist. Heterozygote können das Merkmal – obwohl es bei ihnen nicht ausgeprägt ist – über das rezessive Allel allerdings an ihre Nachfahren weitergeben.

Das Geschlecht spielt bei der Vererbung des Merkmals **keine** Rolle.

Gonosomaler Erbgang

Bei den gonosomalen Erbgängen liegt das betroffene Gen auf einem **Gonosom**. Es ist deshalb von Bedeutung, ob der Merkmalsträger oder sein Nachkomme weiblich oder männlich ist.

X-chromosomaler Erbgang

Beim **X-chromosomalen Erbgang** liegt das betroffene Gen auf dem X-Chromosom.

X-chromosomal-rezessiver Erbgang • Bei **Frauen** können folgende Genotypen auftreten:

- XX (homozygot gesund),
- Xx (heterozygot gesund) und
- xx (homozygot erkrankt).

Da Frauen 2 X-Chromosomen besitzen, erkranken sie nur dann an X-chromosomal-rezessiv vererbten Erkrankungen, wenn sie homozygote Genträgerinnen sind.

Bei Männern können folgende Allelkombinationen auftreten:

- XY (gesund) oder
- xY (erkrankt).

Männer besitzen nur 1 X-Chromosom, können also ein fehlerhaftes X-Allel nicht mit einem gesunden X-Allel „übertrumpfen". Sie erkranken deshalb auch dann, wenn das fehlerhafte Allel rezessiv vererbt wird. Man sagt, sie sind

Abb. 4.22 X-chromosomal-rezessiver Erbgang.

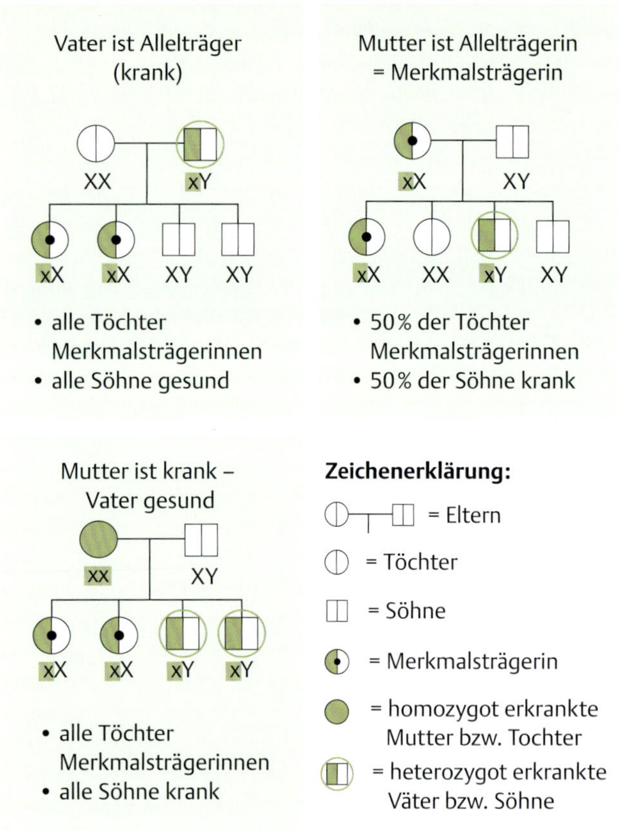

Bei X-chromosomal-rezessiv vererbten Erkrankungen ist die Wahrscheinlichkeit, dass die Kinder erkranken, auch von deren Geschlecht abhängig. *Quelle: Faller A, Schünke M, Der Körper des Menschen. 18., unveränderte Auflage. Stuttgart: Thieme; 2020.*

hemizygot für dieses Gen, denn das Allel dieses Gens kommt nur einfach vor.

Patho Erbkrankheiten III

Zu den X-chromosomal-rezessiv vererbten Erkrankungen zählen z. B. die ***Hämophilie A*** *(„Bluterkrankheit") und die* ***Farbfehlsichtigkeiten****. Der X-chromosomal-rezessive Erbgang ist der Grund dafür, dass diese Erkrankungen bei Männern wesentlich häufiger auftreten als bei Frauen.*

Bei der Vererbung auf die Nachkommen ist auch von Interesse, welches Geschlecht diese besitzen (▶ Abb. 4.22). Zeugt ein **erkrankter Mann** (xY) Kinder mit einer homozygot gesunden Frau (XX), entsteht folgende Situation:

- **Söhne:** Da Söhne ihr X-Chromosom immer von der Mutter erhalten, entsteht der Genotyp XY, d. h., alle Söhne werden **gesund** sein.
- **Töchter:** Die Töchter erhalten ein X-Chromosom vom Vater und eins von der Mutter. Sie besitzen daher alle den Genotyp xX. Sie sind also klinisch gesund, aber Merkmalsüberträgerinnen, sog. **Konduktorinnen**.

Bekommt nun eine Tochter, also eine **Konduktorin** (xX), Kinder mit einem gesunden Mann (YX), ergeben sich folgende Wahrscheinlichkeiten:

- **Söhne:** 50 % der Söhne erkranken (xY), die andere Hälfte ist gesund (XY).
- **Töchter:** 50 % der Töchter sind homozygot gesund (XX), die andere Hälfte sind klinisch gesunde Konduktorinnen (xX).

Bekommt eine **erkrankte Frau** (xx) Kinder mit einem gesunden Mann (XY), sieht es folgendermaßen aus:

- **Söhne:** Alle Söhne erkranken (xY).
- **Töchter:** Alle Töchter sind heterozygot (xX), also klinisch gesunde Konduktorinnen.

X-chromosomal-dominanter Erbgang • Bei diesem Erbgang erkranken sowohl homozygote (XX) als auch heterozygote (Xx) Frauen, da das erkrankte Allel dominant ist. Männer, die das Allel tragen, erkranken ebenso. Bei der Vererbung ergibt sich folgende Situation:

- Bei **erkrankten Männern** (XY) mit einer gesunden Partnerin (xx) erkranken alle Töchter (Xx), die Söhne sind gesund (xY).
- Bei **homozygot erkrankten Frauen** (XX) mit einem gesunden Partner (xY) erkranken sowohl alle Söhne (XY) als auch alle Töchter, wobei die Töchter heterozygot (Xx) sind.
- Bei **heterozygot erkrankten Frauen** (xX) mit einem gesunden Partner (xY) ist die Hälfte der Kinder gesund (xx bzw. xY), die andere Hälfte erkrankt (Xx bzw. XY). Das Geschlecht der Kinder spielt dabei keine Rolle.

Y-chromosomaler Erbgang

Weil Frauen kein Y-Chromosom besitzen, treten solche Erkrankungen bzw. Merkmale nur bei Männern auf. Dabei tritt die Erkrankung **immer** in Erscheinung, da es kein entsprechendes Allel auf dem X-Chromosom gibt, das ausgleichen könnte. Erkrankte Männer übertragen das veränderte Gen zu 100 % auf ihre Söhne. Der Y-chromosomale Erbgang wird auch als **holandrischer Erbgang** bezeichnet.

WISSEN TO GO

Gonosomale Erbgänge

Gonosomen sind die Geschlechtschromosomen. Frauen besitzen 2 X-Chromosomen (XX), Männer 1 X- und 1 Y-Chromosom (XY). Bei der Vererbung von Merkmalen, die auf Gonosomen codiert sind, spielt das Geschlecht des Nachfahren eine Rolle. Bei den **X-chromosomalen Erbgängen** liegt das Allel auf dem X-Chromosom, bei **Y-chromosomalen Erbgängen** auf dem Y-Chromosom.

Beim **X-chromosomal-rezessiven** Erbgang tritt das Merkmal bei **Frauen** nur in Erscheinung, wenn sie für das Merkmal **homozygot** sind. Bei heterozygoten Frauen tritt das Merkmal hinter dem dominanten X-Allel zurück. Sie können es aber als **Konduktorinnen** vererben. Erben **Männer** das entsprechende X-Allel, kommt das Merkmal bei ihnen immer zur Ausprägung, da sie kein anderes und damit auch kein dominantes X-Chromosom besitzen.

Beim **X-chromosomal-dominanten** Erbgang tritt das Merkmal sowohl bei für das Merkmal homozygoten als auch **heterozygoten** Frauen in Erscheinung.

Y-chromosomal vererbte Merkmale treten bei Frauen nie auf, aber bei allen Männern, die das entsprechende Allel erben.

Polygene und multifaktorielle Vererbung

Von einer polygenen Vererbung spricht man, wenn **mehrere Gene** an der Ausprägung eines Merkmals beteiligt sind. Dies ist zum Beispiel bei der Augen- oder der Haarfarbe der Fall.

Bei der **multifaktoriellen Vererbung** spielen **genetische** und **umweltbedingte Faktoren** eine Rolle. Beispielsweise spielt bei der Vererbung der Körpergröße auch die Ernährung eine Rolle, während die Weitergabe von Intelligenz auch vom sozioökonomischen Umfeld beeinflusst wird.

4.3.6 Epigenetik

Die **Epigenetik** unterscheidet sich von der Genetik insofern, als epigenetische Veränderungen die Genexpression und damit den Phänotyp beeinflussen, **ohne** dass es zu Mutationen des entsprechenden Gens gekommen ist. Zu diesen epigenetischen Modifikationen gehören:

- **DNA-Methylierung:** Das Anhängen vieler Methylgruppen (CH_3-Gruppen) legt ein Gen still. Eine mäßige Methylierung hält es aktiv.
- **Veränderung der Histone:** Die Struktur der Histone bestimmt, wie dicht die DNA gepackt ist. Ist sie sehr dicht gepackt, kann sie nicht transkribiert werden. Damit das Gen transkribiert werden kann, muss die dichte Verpackung gelockert werden. Das geschieht über das Anheften von Acetylierungen (CH_3OH-Gruppen).
- **RNA-Interferenz:** Kleine, kurze RNA-Moleküle können die Aktivität eines Gens beeinflussen und es ausschalten.

Solche Veränderungen können z. B. durch Umweltfaktoren wie Klima, Ernährung oder Medikamente hervorgerufen werden. So können sich „Erfahrungen" der Eltern oder Erfahrungen, die im Laufe des eigenen Lebens gemacht werden, in der Erbsubstanz verankern und an die Nachkommen übergehen, ohne dass dabei die eigentliche Genstruktur (DNA-Sequenz) verändert wird.

4.4 Vorgeburtliche Entwicklung

Die Schwangerschaft beginnt mit der Befruchtung der Eizelle (**Konzeption**) und endet mit der **Geburt**. Sie dauert in der Regel **38 Wochen** (263–273 Tage). Meist ist allerdings den Frauen der genaue Zeitpunkt der Befruchtung nicht bekannt. Deshalb wird die Schwangerschaft in der Regel ab dem **1. Tag der letzten Menstruation** (Regelblutung) berechnet, der von vielen Frauen mit größerer Sicherheit angegeben werden kann. Bei dieser Art der Berechnung liegt die Schwangerschaftsdauer bei **40 Wochen**, da der Eisprung und damit auch die Befruchtung etwa 14 Tage nach dem 1. Blutungstag stattfinden (S. 509). Die Angabe „24. Schwangerschaftswoche (SSW)" zum Beispiel bedeutet also, dass es sich um die 24. Woche nach Beginn der letzten Regelblutung handelt, wobei sich das Kind aber erst in der 22. Entwicklungswoche befindet.

Will man den Schwangerschaftszeitpunkt genauer angeben, nennt man die Zahl der vollendeten Wochen plus der zusätzlichen Tage. Die Angabe 23 + 6 entspricht z. B. dem letzten Tag der 24. Schwangerschaftswoche (23 komplette Wochen plus 6 Tage).

Bestimmung des Geburtszeitraums • Da die Zykluslänge variiert, findet die Befruchtung nicht immer exakt 14 Tage nach dem Beginn der letzten Regelblutung statt. So kann auch die Schwangerschaftsdauer um einige Tage variieren und eine genaue Vorhersage des Geburtstermins ist nicht möglich. Eine nützliche Methode, um aber zumindest einen ungefähren Termin zu berechnen, ist die Anwendung der erweiterten **Naegele-Regel**.

! Merke Geburtszeitraum

Mit der (erweiterten) Naegele-Regel kann ein Geburtstermin berechnet werden:

Errechneter Geburtstermin = 1. Tag der letzten Menstruation + 1 Jahr + 7 Tage – 3 Monate (+/– x Tage, die von einem 28-Tage-Zyklus abweichen).

Der Geburtszeitraum sind die Wochen um diesen Termin, ab 3 Wochen vor bis 2 Wochen nach dem errechneten Termin (ET), also ab der 37 + 0 bis 42 + 0 Schwangerschaftswoche.

Allerdings kommen weniger als 10 % der Kinder am errechneten Termin zur Welt. Die meisten Geburten finden innerhalb einer Spanne von 10 Tagen vor und 10 Tagen nach dem Termin statt.

Kommt das Kind nach der 30., aber vor Ende der 37. Schwangerschaftswoche zur Welt, spricht man von einem **Frühgeborenen**, bei Kindern, die noch früher zur Welt kommen, von **Frühstgeborenen**. Kinder, die vor der 24. Schwangerschaftswoche geboren werden, sind meist noch so unreif, dass ein Überleben fraglich ist.

Schwangerschaftsabschnitte • Man unterteilt die Schwangerschaft in 3 Abschnitte, die jeweils ca. 3 Monate bzw. 13 Wochen umfassen: das **1., 2.** und **3 Trimenon**. Heute wird auch häufig der Begriff **Trimester** verwendet.

Entwicklungsphasen • Die vorgeburtliche Entwicklung unterteilt sich in 3 Phasen:

- **Keimphase:** Sie beginnt mit der Befruchtung der Eizelle und endet mit Vollendung der 4. SSW bzw. der 2. Entwicklungswoche.
- **Embryonalperiode:** Sie dauert von der 5. bis zur 10. SSW bzw. von der 3. bis zur 8. Entwicklungswoche.
- **Fetalperiode:** Sie beginnt mit der 11. SSW bzw. der 9. Entwicklungswoche und endet mit der Geburt.

4.4.1 Keimphase

Sie umfasst die Vorgänge der Befruchtung, der Einnistung des befruchteten Eies in das **Endometrium** (Gebärmutterschleimhaut) und die Entwicklung der Embryonalanlage.

Befruchtung

Nach der **Ovulation** (Eisprung) gelangt das Ei in den **Ovidukt** (Eileiter). Die Eizelle befindet sich dabei im Stadium der Oozyte II (S. 511) und hat mit der 2. Reifeteilung bereits begonnen. Sie ist von einer dünnen Schicht Granulosazellen (Corona radiata) und einer Schutzschicht, der **Zona pellucida**, umgeben und enthält einen haploiden Chromosomensatz. Ab dem Zeitpunkt der Ovulation ist sie für **12 bis max. 24 Stunden** befruchtungsfähig. Die **Spermien** dagegen sind bis zu **5 Tage** befruchtungsfähig. Deshalb kann eine Befruchtung auch dann stattfinden, wenn der Geschlechtsverkehr einige Tage **vor** der Ovulation stattfand.

Durch die Ejakulation gelangen bis zu 500 Mio. Spermien in die Vagina. Sie bewegen sich mithilfe ihres Schwanzes aktiv vorwärts. Es gelingt allerdings nicht allen, durch den Zervikalkanal und die Uterushöhle den **Ovidukt** (Eileiter) zu erreichen, sodass dort letztlich nur etwa 500 befruchtungsfähige Spermien ankommen. Auch sie besitzen jeweils einen haploiden Chromosomensatz. Ihre Wanderung in den Eileiter dauert ca. 4 Stunden. Während dieser Zeit vollenden die Spermien ihre Reifung, sodass sie nun fähig zur Befruchtung sind. Diese letzten Reifungsschritte werden als **Kapazitation**

Abb. 4.23 Akrosomreaktion und Befruchtung.

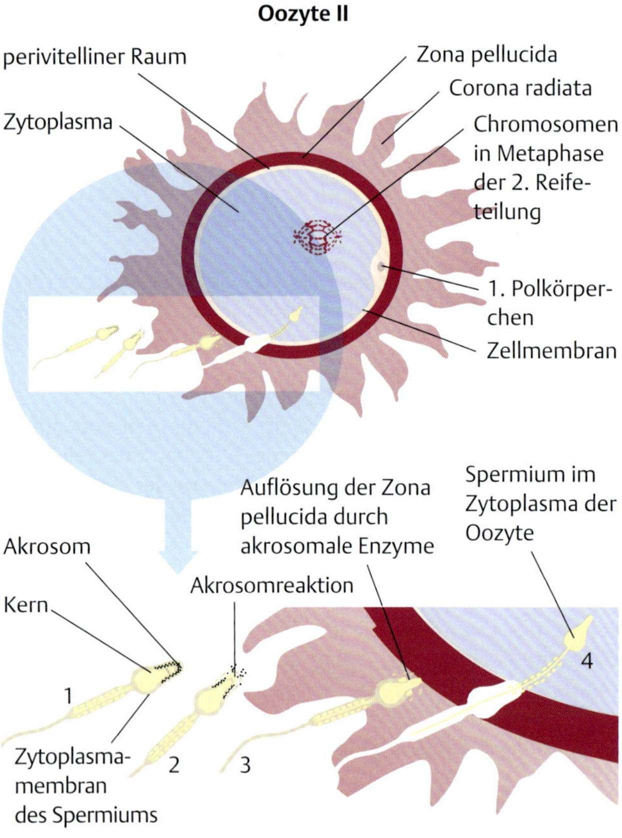

Das befruchtungsfähige Spermium erreicht die Eizelle (**1**). Es kommt zur Akrosomreaktion, bei der die Membran des Spermienkopfes mit der des Akrosoms verschmilzt (**2**). Das Akrosom setzt seine Enzyme frei (**3**), und das Spermium kann die Zona pellucida der Eizelle durchdringen (**4**). *Quelle: Weyerstahl T, Stauber M. Duale Reihe Gynaekologie. Stuttgart: Thieme; 2013.*

bezeichnet. Sie betreffen v. a. die Membran des Akrosoms (S. 518).

Trifft das Spermium im Eileiter auf die Eizelle, muss es zunächst die Zona pellucida durchdringen. Dies gelingt ihm, indem die Membran seines Kopfes mit derjenigen seines Akrosoms verschmilzt (**Akrosomreaktion**; ▶ Abb. 4.23). Dadurch entsteht eine kleine Öffnung, durch die die Enzyme des Akrosoms freigesetzt werden. Diese lösen einen Teil der Zona pellucida auf, und das Spermium kann in das Innere des Eies vordringen.

ACHTUNG
Ohne die Akrosomreaktion ist keine Befruchtung möglich.

Sobald das Spermium mit der Membran der Eizelle in Kontakt kommt, verfestigt sich die Zona pellucida. Dadurch wird verhindert, dass ein weiteres Spermium in das Ei eindringt. Die Membran des Spermienkopfs verschmilzt mit der Eimembran und der Zellkern des Spermiums mit dem väterlichen Erbmaterial gelangt in die Eizelle (sog. **Imprägnation**). Dort werden die väterlichen Chromosomen freigesetzt und die Eizelle setzt ihre 2. Reifeteilung fort. Die jeweils haploiden Chromosomensätze der Mutter (Eizelle) und des Vaters (Spermium) verschmelzen zu einem Kern, der dann insgesamt 46 Chromosomen und somit einen diploiden Chromosomensatz (S. 67) enthält. Damit ist die Befruchtung (**Konzeption**) beendet, und die Eizelle wird nun als **Zygote** bezeichnet.

Bei **2-eiigen Zwillingen** springen 2 Eizellen gleichzeitig und werden von 2 verschiedenen Spermien befruchtet. Im Gegensatz zu 1-eiigen Zwillingen haben 2-eiige Zwillinge also nicht dieselben genetischen Anlagen, sondern sind so unterschiedlich wie Geschwister aus unterschiedlichen Schwangerschaften.

WISSEN TO GO

Entstehung der Zygote

Nach der **Ovulation** (Eisprung) gelangt die **Oozyte II** (Eizelle) in den Ovidukt (Eileiter), wo sie 12 bis max. 24 h befruchtungsfähig ist. Ihr Chromosomensatz ist haploid. Im Ovidukt trifft sie auf die **Spermien**, die durch aktive Bewegungen innerhalb von ca. 4 h aus der Vagina (Scheide) hierher gelangten. Während ihrer Wanderung beenden sie ihre Reifung und sind damit etwa 5 Tage befruchtungsfähig.

Ein Spermium dringt in die Oozyte ein. Dort setzt es seine Chromosomen frei, die dann mit den mütterlichen Chromosomen zu einem Kern verschmelzen. Damit hat sich die Oozyte in die **Zygote** mit diploidem Chromosomensatz umgewandelt.

Furchungsteilungen

Etwa 24 Stunden nach der Befruchtung beginnt sich die Zygote zu teilen. Die Teilung wiederholt sich ungefähr alle 12 Stunden, sodass innerhalb der Zona pellucida zunächst 2, dann 4, dann 8, dann 16 und nach rund 3 Tagen 32 Tochterzellen, die **Blastomere**, entstehen. Im 16- und im 32-Zell-Stadium hat die Zygote das Aussehen einer Beere und wird als **Morula** (= Beere) bezeichnet. Sie erreicht am 3. oder 4. Tag nach der Befruchtung die Uterushöhle.

Etwa um diesen Zeitpunkt entsteht in der Morula eine Flüssigkeitsansammlung, wodurch sich die Morula zur **Blastozyste** weiterentwickelt. Sie besteht aus 3 Anteilen (▶ Abb. 4.24):

- **Blastozystenhöhle:** So wird der Hohlraum bezeichnet, in dem sich die Flüssigkeit befindet.
- **Trophoblast:** Er besteht aus denjenigen Blastomeren, die die Wand der Blastozystenhöhle bilden. Der Trophoblast entwickelt sich während der Embryonalentwicklung zu den **Eihäuten** und Teilen der **Plazenta** (Mutterkuchen) weiter.
- **Embryoblast:** Hierbei handelt es sich um eine Ansammlung von Blastomeren, die im Inneren des Trophoblasten neben der Blastozystenhöhle liegt. Aus dem Embryoblasten entwickelt sich der **Embryo**.

Während des Morula- bzw. Blastozystenstadiums können **1-eiige Zwillinge** entstehen. Spalten sich während der Furchungsteilungen einige Blastomere von dem restlichen Zellhaufen ab, können 2 Blastozysten entstehen, in denen sich jeweils eine eigene Blastozystenhöhle und ein eigener Tropho- und Embryoblast entwickelt. 1-eiige Zwillinge entstehen aber auch dann, wenn sich im Blastozystenstadium der Embryoblast teilt.

Einnistung

Etwa 5–6 Tage nach der Befruchtung löst sich die Zona pellucida auf. Inzwischen hat sich der **Trophoblast** weiterentwickelt, er besteht jetzt aus 2 Anteilen:

Abb. 4.24 Furchungsteilungen.

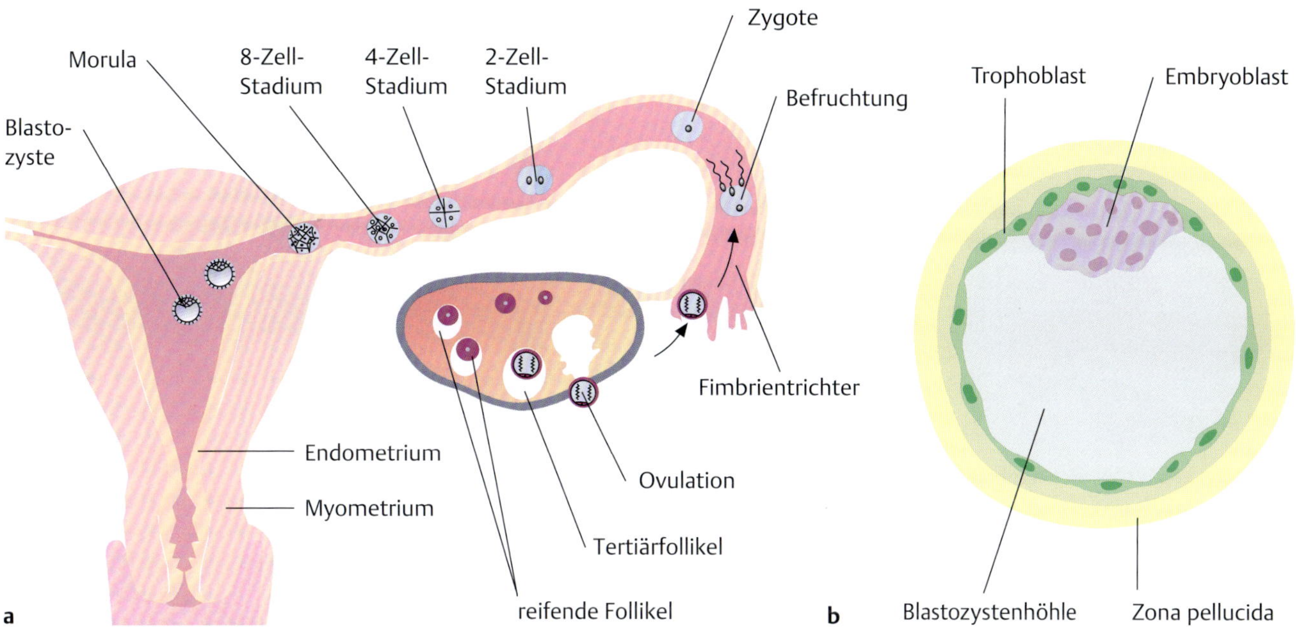

Nach der Befruchtung entsteht durch Furchungsteilungen der Embryoblast, aus dem sich der Embryo entwickelt.

a Die Furchungsteilungen finden während der Wanderung durch den Eileiter statt. Aus der Zygote entsteht zunächst die Morula, dann die Blastozyste. Diese erreicht am 3. oder 4. Tag nach der Befruchtung die Uhöhle. *Quelle: Weyerstahl T, Stauber M. Duale Reihe Gynaekologie. Stuttgart: Thieme; 2013.*

b Die Blastozyste besteht aus dem Embryoblasten, dem Trophoblasten und der Blastozystenhöhle. Aus dem Embryoblasten entwickelt sich der Embryo, aus dem Trophoblasten die Eihäute und der kindliche Anteil der Plazenta. *Quelle: Behrends JC et al. Duale Reihe Physiologie. Stuttgart: Thieme; 2016.*

- Der **Synzytiotrophoblast** bildet die äußere Schicht, die sich direkt mit den Zellen des Endometriums verbindet. Dazu nutzt er Enzyme, mit deren Hilfe er Endometriumzellen auflösen kann, um tiefer in das Endometrium vorzudringen. Die Zellen des Synzytiotrophoblasten verschmelzen miteinander und bilden dadurch eine funktionelle Einheit.
- Der **Zytotrophoblast** umgibt als innere Schicht den Embryoblasten. Er bildet ständig neue Zellen, die den Nachschub für das Wachstum des Synzytiotrophoblasten bilden. Die Zellen des Zytotrophoblasten behalten ihre Eigenständigkeit und verschmelzen nicht miteinander.

Einnistung • Die jetzt „nackte“ Blastozyste lagert sich mit der Seite, an der sich der Embryoblast befindet, an das **Endometrium** (Gebärmutterschleimhaut). Der Synzytiotrophoblast dringt tief in das Endometrium vor und verankert die Blastozyste in das Endometrium, das sich schließlich wieder über der Blastozyste schließt. Mit der Einnistung verändert sich auch das Endometrium in der Umgebung der Blastozyste, z. B. lagert es zusätzliches Fett und Glykogen ein. Es wird nun als **Dezidua** bezeichnet. Die Einnistung der Blastozyste in das Endometrium (**Implantation** oder **Nidation**) ist 9–10 Tage nach der Befruchtung (2. Entwicklungswoche bzw. 4. SSW) abgeschlossen. Sie findet meist an der Hinterwand der Uterushöhle statt (▶ **Abb. 4.25**).

Patho Ektope Schwangerschaft

Manchmal ist die Wanderung der Eizelle durch den Eileiter in den Uterus erschwert. Dies kann z. B. der Fall sein, wenn sich nach einer Eileiterentzündung Verklebungen gebildet haben, bei einer Endometriose (S. 497) oder auch bei Verwendung einer Spirale zur Schwangerschaftsverhütung. Dann besteht die Gefahr, dass sich die befruchtete Eizelle außerhalb des Cavum uteri (Gebärmutterhöhle) einnistet. Neben der häufigsten Form (99 %) der ***Tubargravidität*** *(Eileiterschwangerschaft) können ektope Schwangerschaften in seltensten Fällen auch Ovar, Peritoneum oder Zervix betreffen. ([5])*

Einige Extrauteringraviditäten bleiben ohne Symptome, weil der Keim frühzeitig abstirbt und abgebaut wird. Besteht eine Extrauteringravidität jedoch fort, treten häufig Schwangerschaftsanzeichen (Übelkeit, Spannen der Brüste), leichte Blutungen und Unterbauchschmerzen auf. Wird zum Beispiel die Tubargravidität nicht erkannt, besteht die Gefahr, dass der Eileiter reißt. Dabei kommt es zu ***lebensbedrohenden Blutungen****.*

Typisch ist ein ***erhöhter hCG-Wert*** *im Blutserum, obwohl bei einer Ultraschalluntersuchung* ***keine Fruchtanlage*** *in der Gebärmutterhöhle gesehen werden kann. Gesichert wird die Diagnose durch eine* ***Laparoskopie*** *(Bauchspiegelung) des Beckens.*

Lakunenbildung • In der Mitte der 2. Entwicklungswoche bilden sich im Synzytiotrophoblasten kleine Hohlräume (Vakuolen). Wenn die Blastozyste bei der Einnistung weiter in das Endometrium vordringt, verbinden sich diese Hohlräume mit den Kapillaren des Endometriums und füllen sich mit mütterlichem Blut. Sie werden dann als **Lakunen** bezeichnet.

Bildung von hCG • In diesem Zyklusstadium beginnt die Progesteronfreisetzung durch den Gelbkörper langsam nachzulassen (▶ **Abb. 17.28**). Damit nun nicht die Funktionalis des Endometriums mitsamt der Blastozyste abgestoßen wird, setzt der **Synzytiotrophoblast** das Hormon **hCG**, das humane Choriongonadotropin (S. 287) frei. Es bewirkt, dass der Gelbkörper sich nicht zurückbildet, sondern erhalten bleibt und die Progesteronbildung zunächst fortsetzt. Dieser verliert als Progesteronquelle erst an Bedeutung, wenn in der etwa 8. SSW die Plazenta mit der Freisetzung von Progesteron beginnt.

Abb. 4.25 Einnistung der Blastozyste.

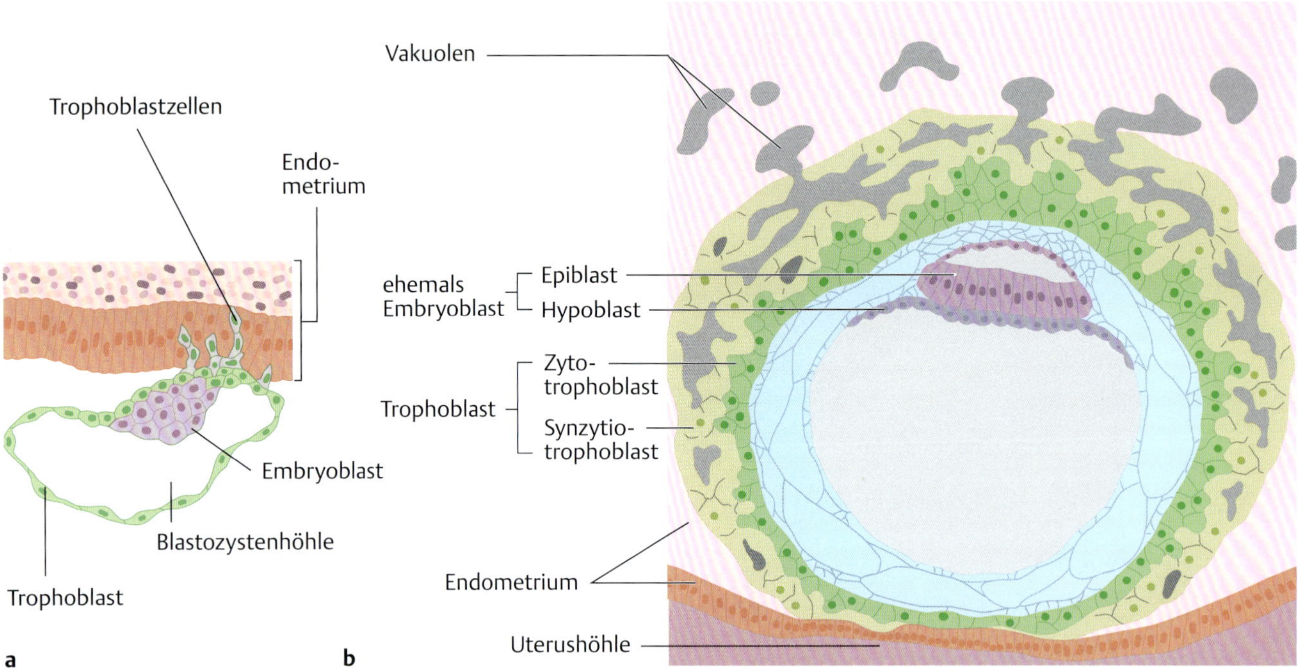

a Die Blastozyste hat die Zona pellucida verloren und lagert sich an das Endometrium. Zellen des Trophoblasten dringen in das Endometrium ein. *Quelle: Aumueller G et al. Duale Reihe Anatomie. Stuttgart: Thieme; 2017.*

b Damit, dass sich die Uterusschleimhaut wieder über der Blastozyste schließt, ist die Nidation abgeschlossen. Der Trophoblast hat sich zum Synzytiotrophoblasten und dem Zytotrophoblasten weiterentwickelt. Aus dem Embryoblasten sind Epiblast und Hypoblast entstanden. *Quelle: Behrends JC et al. Duale Reihe Physiologie. Stuttgart: Thieme; 2016.*

WISSEN TO GO

Entstehung der Blastozyste und Nidation

Während die Zygote im Eileiter in Richtung Uterus wandert, finden die **Furchungsteilungen** statt, d. h., die Zygote teilt sich mehrmals und vervielfacht dabei die Anzahl der Tochterzellen. Am 4. Tag nach der Befruchtung erreicht sie den Uterus. Inzwischen ist innerhalb der Zygote ein Hohlraum entstanden, und ihre Zellen haben sich in 2 Zelltypen differenziert:

- die Vorläuferzellen für die späteren Eihäute und die Plazenta, den **Trophoblasten**, und
- die Vorläuferzellen für die embryonalen Zellen, den **Embryoblasten.**

Ab jetzt wird die Zygote als **Blastozyste** bezeichnet.

Mithilfe von Enzymen, die vom Trophoblasten freigesetzt werden, dringt die Blastozyste so tief ins Endometrium ein, dass es sich wieder über ihr schließt. Am 10. Tag nach der Befruchtung ist die **Einnistung** (Implantation oder Nidation) abgeschlossen.

Zu diesem Zeitpunkt beginnt der Trophoblast mit der Bildung des humanen Choriongonadotropins (**hCG**). Dieses Hormon bewirkt, dass der **Gelbkörper** seine Progesteronfreisetzung fortsetzt, sodass es nicht zur Regelblutung kommt, bei der das Endometrium mitsamt der Blastozyste abgestoßen würde.

Diagnostik Schwangerschaftstest

*Das humane Choriongonadotropin (**hCG**) lässt sich nicht nur im Blut, sondern auch im Urin der Schwangeren nachweisen. Dies wird bei den handelsüblichen Schwangerschaftstests genutzt. Empfindliche Tests können schon 2 Wochen nach der Befruchtung ein relativ sicheres Ergebnis bringen. Zu diesem frühen Testzeitpunkt ist der **Morgenurin** zur Testdurchführung am besten geeignet, da er höhere hCG-Konzentrationen enthält.*

Embryonalanlage

Die Embryonalanlage entsteht in der 2. Entwicklungswoche. Sie besteht aus:

- der 2-blättrigen Keimscheibe (Epiblast und Hypoblast),
- der Amnionhöhle,
- dem Dottersack und
- der Chorionhöhle.

2-blättrige Keimscheibe • Sie bildet sich noch während der Einnistung aus dem **Embryoblasten**. Sie besteht aus Epiblast und Hypoblast:

- **Epiblast** (inneres Keimblatt): Er entsteht aus den äußeren Zellen des Embryoblasten, die dem Trophoblasten anliegen. Aus ihm entwickelt sich der Embryo.
- **Hypoblast** (äußeres Keimblatt): Er entsteht aus der inneren Zelllage des Embryoblasten, die an die Blastozystenhöhle grenzt. Aus ihm entwickelt sich der Dottersack.

Amnionhöhle • Während sich der Epiblast bildet, entstehen **oberhalb** der Keimscheibe zwischen dem Zytotrophoblasten und dem Embryoblasten Hohlräume. Diese fließen zu einem großen Hohlraum, der Amnionhöhle, zusammen. Sie enthält später das **Fruchtwasser**. Die Amnionhöhle wird von Zellen

Abb. 4.26 Zweiblättrige Keimscheibe, Dottersack und Chorionhöhle.

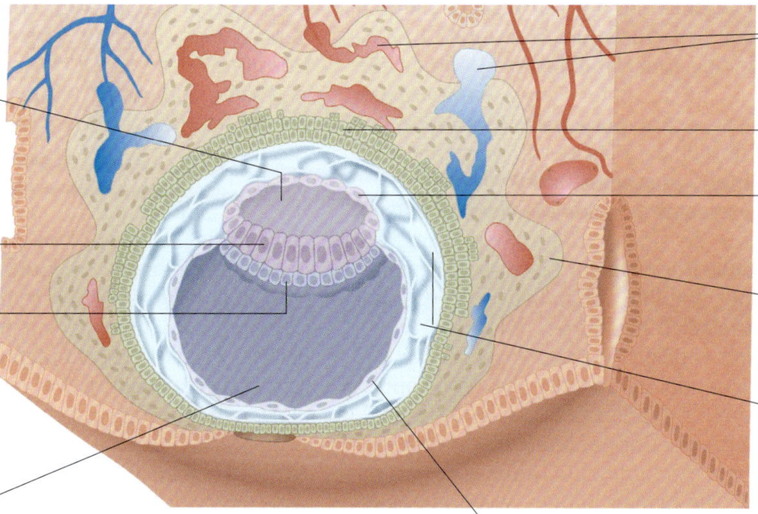

a

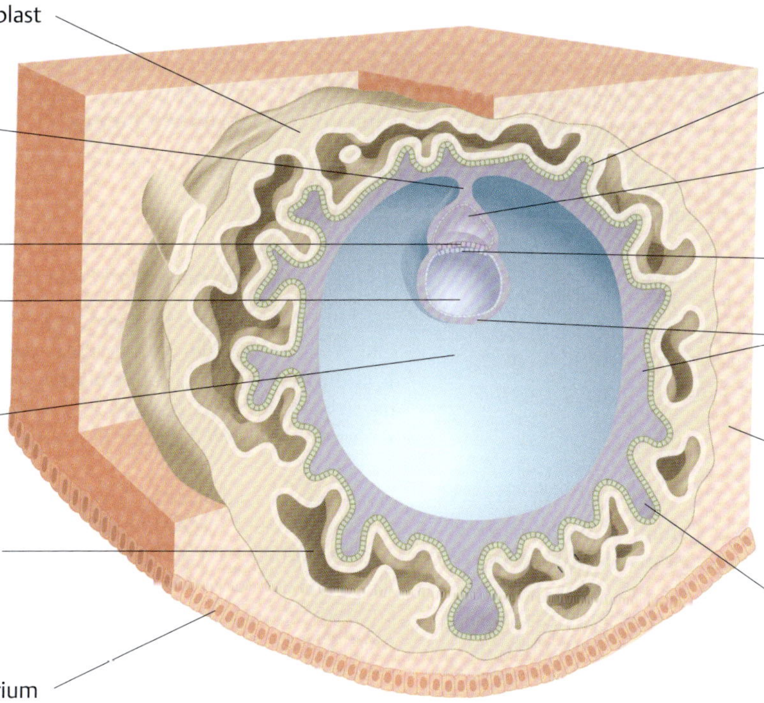

b

a Der Embryoblast hat sich zur 2-blättrigen Keimscheibe weiterentwickelt. Oberhalb der Keimscheibe ist die Amnionhöhle entstanden, unterhalb der Keimscheibe der primäre Dottersack. Zwischen Amnionhöhle und Dottersack und dem Zytotrophoblasten bildet sich ein Spaltraum.

b Nur wenige Tage später sind aus dem Spaltraum das extraembryonale Mesoderm und in dessen Innerem die Chorionhöhle entstanden. Das äußere Blatt des extraembryonalen Mesoderms wird zu Teilen der Plazenta, das innere bildet zusammen mit den beiden Anteilen des Trophoblasten das Chorion. *Quelle: Aumueller G et al. Duale Reihe Anatomie. Stuttgart: Thieme; 2017.*

ausgekleidet, die vom Epiblasten abstammen, den Amnioblasten.

Dottersack • Auch **unterhalb** der Keimscheibe bildet sich ein Hohlraum. Dafür wandern Zellen des **Hypoblasten** entlang des Zytotrophoblasten in die Blastozystenhöhle ein. Sobald sie die gesamte Innenwand der Blastozystenhöhle bedecken, wandeln sie sich in die sog. Heuser-Membran um. Damit ist aus der Blastozystenhöhle der **primäre Dottersack** entstanden. Von diesem schnürt sich nur wenig später ein größerer Anteil ab und der kleinere, **sekundäre Dottersack** bleibt übrig. Er bildet sich erst etwa in der 12. Entwicklungswoche zurück. Bis dahin übernimmt er die **Ernährung** des Embryos, außerdem ist er der Ort der embryonalen **Blutbildung**, die in der 3. Entwicklungswoche einsetzt (▶ **Abb. 4.27**).

Chorionhöhle und extraembryonales Mesoderm • Gegen Ende der 2. Entwicklungswoche wächst der Zytotrophoblast schneller als die Amnionhöhle und der Dottersack. Dadurch bildet sich zwischen den Strukturen ein Spaltraum. In diesen wandern Zellen ein, die vom **Hypoblasten** stammen. Sie werden, weil sich aus ihnen später keine embryonalen Strukturen entwickeln, als **extraembryonales Mesoderm** bezeichnet. Das extraembryonale Mesoderm umschließt in kurzer Zeit Amnionhöhle, Keimscheibe und Dottersack.

Auch innerhalb des extraembryonalen Mesoderms entstehen Spalträume, die sich zu einem großen Spaltraum vereinigen, der **Chorionhöhle**. Der Anteil des extraembryonalen Mesoderms, der die Chorionhöhle außen begrenzt (das sog. parietale Blatt), entwickelt sich zusammen mit dem Trophoblasten weiter zum embryonalen Teil der **Plazenta**. Das parietale Blatt, der Zytotrophoblast und der Synzytiotrophoblast werden gemeinsam als **Chorion** bezeichnet. Der Anteil, der die innere Abgrenzung der Chorionhöhle bildet (das sog. viszerale Blatt), überzieht Amnionhöhle, Keimscheibe und sekundären Dottersack. Die beiden Blätter gehen am **Haftstiel** ineinander über. Er bildet die Aufhängung der Embryonalanlage und verbindet die Amnionhöhle mit dem Trophoblasten.

Diagnostik Chorionzottenbiopsie

Mit der Chorionzottenbiopsie ist es möglich, schon in der ***10.–12. Schwangerschaftswoche*** *eine Chromosomenanalyse des Kindes durchzuführen. Unter Ultraschallkontrolle wird dabei eine Punktionsnadel durch die Bauchdecke der Schwangeren in das Chorion gestochen und 20–30 g Zottengewebe entnommen. Je nach Lage der Plazenta kann die Probengewinnung auch durch die Zervix erfolgen. Das Gewebe wird auf* ***Chromosomenabnormalitäten*** *untersucht, insbesondere auf Trisomie 21 (Down-Syndrom), Trisomie 13 (Pätau-Syndrom) und Trisomie 18 (Edwards-Syndrom). Der Vorteil der Untersuchung ist ihr früher Zeitpunkt. Sollten sich Eltern aufgrund des Untersuchungsergebnisses gegen das Kind entscheiden, besteht die Möglichkeit, die Schwangerschaft zu beenden. Als Nachteil besteht die Gefahr, durch die Untersuchung eine Fehlgeburt auszulösen. Das Risiko dafür beträgt ca. 1 %.*

Plazenta

Die Plazenta, auch Mutterkuchen genannt, besteht aus einem fetalen Teil, dem Chorion frondosum, und einem maternalen Anteil, der Decidua basalis, welche nach der Implantation miteinander verwachsen. Ihr Zwischenraum ist mit maternalem Blut gefüllt, in welchen die Zottenbäume von der Chorion-Deckplatte hineinragen. Mehrere Zottenbäume lassen sich Läppchen (Kotyledonen) zuordnen, welche von Septen getrennt werden. Diese Septen reichen jedoch nicht bis zur Chorion-Platte und ermöglichen somit eine Verbindung zwischen den Kotyledonen (▶ **Abb. 4.26**). Die Plazenta übernimmt mit wachsender Schwangerschaft langsam die Versorgung des Embryos. Sie erreicht ihre endgültige Struktur in der 14. Woche, wächst jedoch noch weiter in ihrer Dicke bis zum 5. Monat und in der Fläche sogar noch darüber hinaus. Nach der ersten Hälfte der Schwangerschaft erreicht die Plazenta durchschnittlich eine Dicke von 2-4 cm und eine Fläche von 10 cm Durchmesser, welcher sich bis zur Geburt noch verdoppeln kann. Bei der Geburt erreicht die Plazenta ein durchschnittliches Gewicht von 500 g, jedoch steht die Größe der Plazenta in Korrelation zum Geburtsgewicht des Kindes. Die Oberfläche des kindlichen Teils der Plazenta ist mit dem Amnion überzogen. Hier entspringt die Nabelschnur, die die Plazenta und das Kind und damit Mutter und Kind bis zur Geburt verbindet. Ein stärkeres Einwachsen der Plazenta in das Myometrium oder sogar durch dieses hindurch kann zu schweren Komplikation postpartum führen. Die Plazenta ist ein Austausch-, Versorgungs- und Filterorgan. Des weiteren produziert sie Hormone (siehe Kap. 11). Neben dem Austausch der Blutgase, Sauerstoff und Kohlendioxid, und der Versorgung mit Nährstoffen (siehe fetaler Kreislauf (S. 153)), hat die Plazenta eine Filterfunktion (siehe Blutgruppensystem (S. 301), ▶ **Tab. 12.7** und 18.6.5). Der fetale und mütterliche Blutkreislauf sind durch die sogenannte Plazentaschranke getrennt, die bestimmt welche Stoffe in das fetale System übertreten können. So sind nicht alle Stoffe, Medikamente oder auch Viren und Bakterien plazentagängig. Mit voranschreitender Schwangerschaft nimmt die Funktionstüchtigkeit der Plazenta langsam ab und die Plazentaschranke wird durchlässiger, was das Risiko der Übertragung von Infektionen von der Mutter auf das Ungeborene erhöht.

Alles-oder-nichts-Prinzip • Wirken in den ersten beiden Entwicklungswochen schädliche Einflüsse auf den Keim ein, gilt das Alles-oder-nichts-Prinzip. Das bedeutet, dass der Keim entweder so stark geschädigt wird, dass er sich **nicht einnistet** und abgestoßen wird, oder dass die geschädigten Zellen durch gesunde Zellen ersetzt werden und der Keim **keinen bleibenden Schaden** davonträgt. Dieser Reparaturmechanismus funktioniert nur so lange, wie die Zellen sich noch nicht funktionell spezialisiert haben, also jede Zelle noch jede andere Zelle ersetzen kann. Diese Eigenschaft der Zellen bezeichnet man auch als **Pluripotenz**.

WISSEN TO GO

2-blättrige Keimscheibe und Embryonalanlage

In der 2. Woche nach der Befruchtung entwickeln sich der Embryoblast und der Trophoblast weiter. Aus dem **Embryoblasten** entsteht die **2-blättrige Keimscheibe**. Aus deren innerem Blatt (Epiblast) entwickelt sich später der Embryo, aus ihrem äußeren Blatt (Hypoblast) der Dottersack.

Außerdem bilden sich 3 Hohlräume: Über der Keimscheibe entsteht die **Amnionhöhle**, die später das Fruchtwasser enthält. Unter ihr bildet sich der **Dottersack**. Er dient bis zur 12. Entwicklungswoche der Ernährung des Embryos und der embryonalen Blutbildung und verkümmert dann. Amnionhöhle, Dottersack und Keimscheibe werden gemeinsam vom 3. Hohlraum umgeben, der **Chorionhöhle**. Ihre äußere Wand wird zusammen mit dem Trophoblasten später zum embryonalen Anteil der Plazenta.

4.4.2 Embryonalperiode

Bei der Embryonalentwicklung laufen sehr vielschichtige Vorgänge ab, die im Folgenden vereinfacht dargestellt werden. Zu wissen, welche Organe aus welchen embryonalen Geweben entstehen, hilft zu verstehen, warum z. B. einige Organe, die eigentlich funktionell wenig miteinander zu tun haben, vom selben Nerv oder denselben Blutgefäßen versorgt werden. Häufig kann mithilfe der Embryonalentwicklung auch erklärt werden, welche Fehlbildungen bei Neugeborenen wann und wie entstanden sind.

Abb. 4.27 Aufbau der Plazenta.

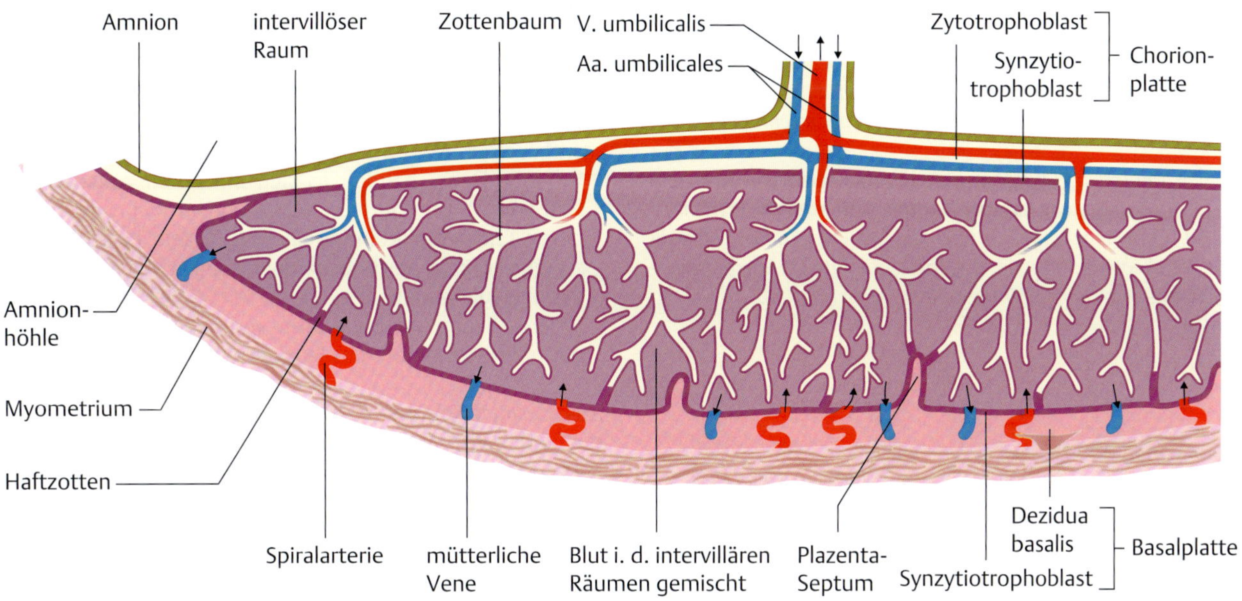

Quelle: Breckwoldt M, Gätje R, Karck U et al. Gynäkologie und Geburtshilfe. Stuttgart: Thieme 2008.

Abb. 4.28 Übersicht über die verschiedenen Anteile der Embryonalanlage und deren Entwicklung.

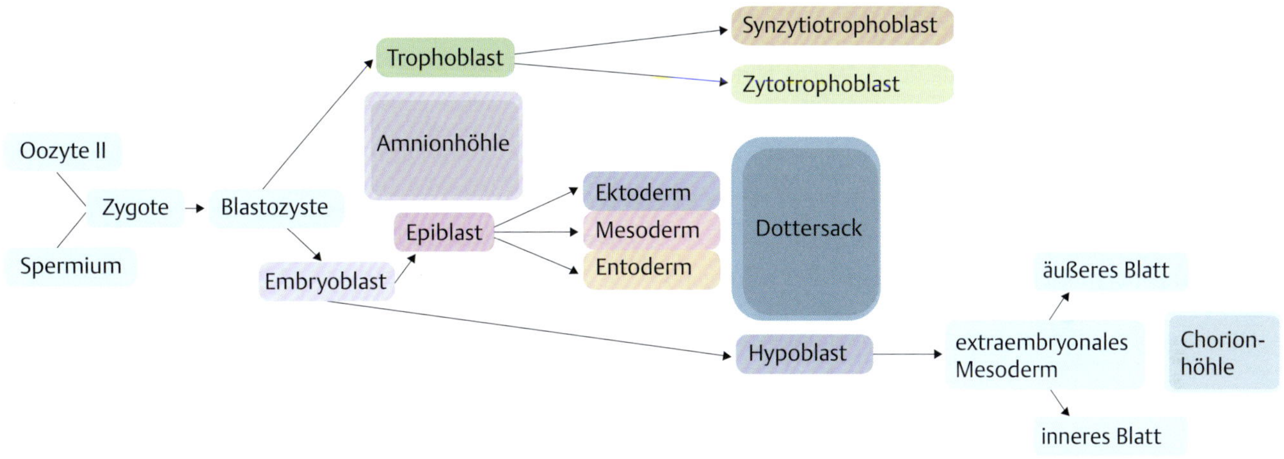

Quelle: Aumueller G et al. Duale Reihe Anatomie. Stuttgart. Thieme; 2017.

! Merke Embryo und Fetus

Bis zur 8. Entwicklungswoche bzw. 10. Schwangerschaftswoche spricht man vom Embryo, danach vom Fetus.

Ab dem Ende der 3. Entwicklungswoche wird der Keim als Embryo bezeichnet. Die Embryonalentwicklung beginnt damit, dass sich die 2-blättrige Keimscheibe in die dreiblättrige Keimscheibe umwandelt. Aus der 3-blättrigen Keimscheibe entwickeln sich während der Embryonalentwicklung alle Organanlagen. Bereits in der 3. Entwicklungswoche verliert der Embryo seine scheibenförmige, ovale Gestalt und nimmt eine längliche Form an.

Zu diesem Zeitpunkt beginnt auch die Entwicklung des Nervensystems und der Herzanlage. Wenig später, in der 4. bis 8. Entwicklungswoche, folgt die Anlage aller weiteren Organe, und der Embryo beginnt, ein menschliches Aussehen anzunehmen. Da Gehirn und Gesicht vor allem in der 5. und 6. Entwicklungswoche stark wachsen, ist der Kopf im Verhältnis zum Rumpf sehr groß. Dieses Verhältnis normalisiert sich erst während der Fetalentwicklung, wenn der Kopf sein Wachstum verlangsamt und der Körper aufholt. Lippen und Nase sind am Ende der Embryonalentwicklung deutlich erkennbar, auch die Augen und Ohren sind geformt. Der Embryo kann auch schon Arme und Beine bewegen. Diese Bewegungen sind aber von der Mutter noch nicht spürbar. Bis dahin dauert es noch bis zur etwa 20. SSW (▶ **Abb. 4.28**).

Von der 3. bis zur 8. Entwicklungswoche nimmt die Größe des Embryos von ca. 0,2 cm auf etwa 2,5 cm zu. Die Gliedmaßen werden bei der Längenmessung nicht berücksichtigt, es wird vielmehr die **Scheitel-Steiß-Länge** (SSL) angegeben, also der Abstand zwischen der Kopfoberseite (Scheitel) und dem Ende des Rumpfes (Steiß).

Die im Folgenden beschriebenen Vorgänge laufen teilweise gleichzeitig und teilweise nacheinander ab.

Patho Fehlbildungen durch äußere Einflüsse

Bis zum 4. Schwangerschaftsmonat ist nicht nur das Risiko für eine Fehlgeburt (Frühabort), sondern auch das für Fehlbildungen erhöht. Da in der Embryonalperiode viele Entwicklungsvorgänge innerhalb kurzer Zeit ablaufen, ist das Kind in diesem Zeitraum besonders empfindlich gegen äußere, schädliche Einflüsse, sog. Teratogene.

Zum Beispiel kann Alkoholkonsum der Mutter im ersten Drittel der Schwangerschaft zu Fehlbildungen verschiedener innerer Organe und des Gesichts führen (Fetales Alkoholsyndrom, FAS). In der Fetalperiode dagegen führt er hauptsächlich zu einer Verzögerung des Wachstums, da hier bereits alle Organe angelegt sind. Allerdings wird das Gehirn des Kindes auch in dieser Zeit durch Alkohol stark beeinträchtigt, da es auch in der Fetalperiode noch sehr empfindlich ist.

Zu den Teratogenen gehören weiterhin: energiereiche Strahlung (Röntgenstrahlung, Radioaktivität), giftige Gasbestandteile (Kohlenmonoxid, Chlorverbindungen), Chemikalien (Quecksilber), Medikamente (Thalidomid), Drogen und plazentagängige Mikroorganismen (Röteln-Viren, Herpes-Simplex-Viren, Toxoplasmen).

WISSEN TO GO

Embryonalperiode

Ab der **3. Entwicklungswoche** wird der Keim als Embryo bezeichnet. Bis zur **8. Entwicklungswoche**, dem Ende der Embryonalperiode, werden alle Organe angelegt. Deshalb ist der Embryo gegen schädigende Einflüsse besonders empfindlich.

Gastrulation und Neurulation

In der 3. Entwicklungswoche bildet sich die **3-blättrige Keimscheibe**. Die Umbauvorgänge, die dazu führen, werden **Gastrulation** genannt. Gegen Ende der 3. Woche bildet sich durch die sog. **Neurulation** die Grundlage für das spätere Nervensystem.

Gastrulation • Die 3-blättrige Keimscheibe entwickelt sich aus dem **Epiblasten**. Sie besteht aus (▶ Abb. 4.29):
- dem Ektoderm (oberem bzw. äußerem Keimblatt),
- dem intraembryonalen Mesoderm (mittlerem Keimblatt) und
- dem Entoderm (unterem bzw. innerem Keimblatt).

ACHTUNG
*Das **extraembryonale Mesoderm** bildet sich aus Strukturen der 2-blättrigen Keimscheibe und entwickelt sich zum Chorion, das **intraembryonale Mesoderm** ist Teil der 3-blättrigen Keimscheibe und ist die Grundlage für verschiedene Strukturen des Embryos.*

Die Gastrulation beginnt, indem sich auf der Oberfläche des Epiblasten eine längliche Verdickung bildet, der **Primitivstreifen**. Er reicht von dem hinteren Ende des Epiblasten bis in die Mitte der Keimscheibe und endet dort in einer Verdickung, dem **Primitivknoten**. Aus dem Primitivstreifen und dem Primitivknoten wandern Zellen aus und schieben sich zwischen den Epiblasten und den Hypoblasten, dessen Zellen dadurch verdrängt werden:
- Die Zellen, die den Platz des Hypoblasten einnehmen, entwickeln sich zum unteren Keimblatt, dem **Entoderm**, das die Keimscheibe vom Dottersack abgrenzt.
- Aus den Zellen, die zwischen Epiblast und Entoderm zu liegen kommen, entsteht das mittlere Keimblatt, das **intraembryonale Mesoderm**. Zu ihm gehört auch der **Chordafortsatz**. Dabei handelt es sich um einen Zellstrang, der sich vom Primitivknoten ausgehend in Richtung des vorderen Endes der Keimscheibe entwickelt. Er schließt sich zu einem Rohr, der **Chorda dorsalis**, das den Vorläufer der Wirbelsäule bildet.
- Die restlichen im Epiblasten verbliebenen Zellen bilden das obere Keimblatt, das **Ektoderm**.

Aus diesen 3 Keimblättern entwickeln sich im Laufe der ersten beiden Entwicklungsmonate alle Organe.

Das Mesoderm schiebt sich allerdings nicht in allen Bereichen zwischen Endo- und Ektoderm, sondern am vorderen und am hinteren Teil der Keimscheibe liegen die beiden Schichten direkt aufeinander. Im vorderen Bereich wird dieser Abschnitt als **Rachenmembran** oder Prächordalplatte bezeichnet, im hinteren als **Kloakenmembran**. Hinter der Kloakenmembran stülpt sich eine Ausbuchtung des Entoderms in den Haftstiel aus, die **Allantois** (Urharnsack). Sie dient dem Embryo als Harnblasenersatz und steht später über den Urachus mit der fetalen Harnblase in Verbindung.

Patho Urachusfistel

*Eine Fehlbildung, die relativ selten auftritt, ist die Urachusfistel. Sie entsteht, wenn sich der Urachus nicht verschließt. Da sich der Haftstiel, in dem der Urachus liegt, zu Teilen der Nabelschnur weiterentwickelt, verbindet der noch offene Urachus die Harnblase des Säuglings mit dem Nabel. Betroffene Kinder leiden deshalb an einem **nässenden Nabel**. Die Fistel muss operativ entfernt und die Lücke verschlossen werden.*

Neurulation • Die Chorda dorsalis setzt Botenstoffe frei, welche die darüberliegenden **Ektodermzellen** anregen, sich in Neuroektodermzellen umzuwandeln. Diese Zellen bilden zunächst eine flache Struktur, die **Neuralplatte**. Deren Ränder biegen sich auf, und es bildet sich die in der Mitte der Platte gelegene **Neuralrinne**, die parallel zu Chorda dorsalis verläuft. Um den 20. Entwicklungstag verbinden sich die beiden Ränder der Neuralrinne, wodurch das vorn und hinten offene **Neuralrohr** entsteht. Dessen Entwicklung setzt sich in der 4. Entwicklungswoche fort (s. u.).

Über dem Neuralrohr bzw. der Neuralplatte liegt eine weitere Ektodermschicht, das **Oberflächenektoderm**, aus dem später Teile der Epidermis entstehen (▶ Abb. 4.30).

Tab. 4.2 Organentwicklung aus den 3 Keimblättern.

Keimblatt	daraus entstehende Organe
Ektoderm	Gehirn, Rückenmark, Nervensystem, Sinnesorgane, Nebennierenmark, Haut, Zahnschmelz, Milchdrüsen und Schleimhaut und Bindegewebe des Kopfes
Mesoderm	Bindegewebe, Knorpel, Knochen, Gefäße, Blutzellen, Herz, Muskulatur, Keimdrüsen, Nieren, Milz und Unterhaut
Entoderm	Schleimhäute der Luftröhre, der Lungen, der ableitenden Harnwege und des Verdauungssystems, Leber, Schilddrüse, Nebenschilddrüsen, Thymus und Pankreas

Abb. 4.29 Die 3-blättrige Keimscheibe.

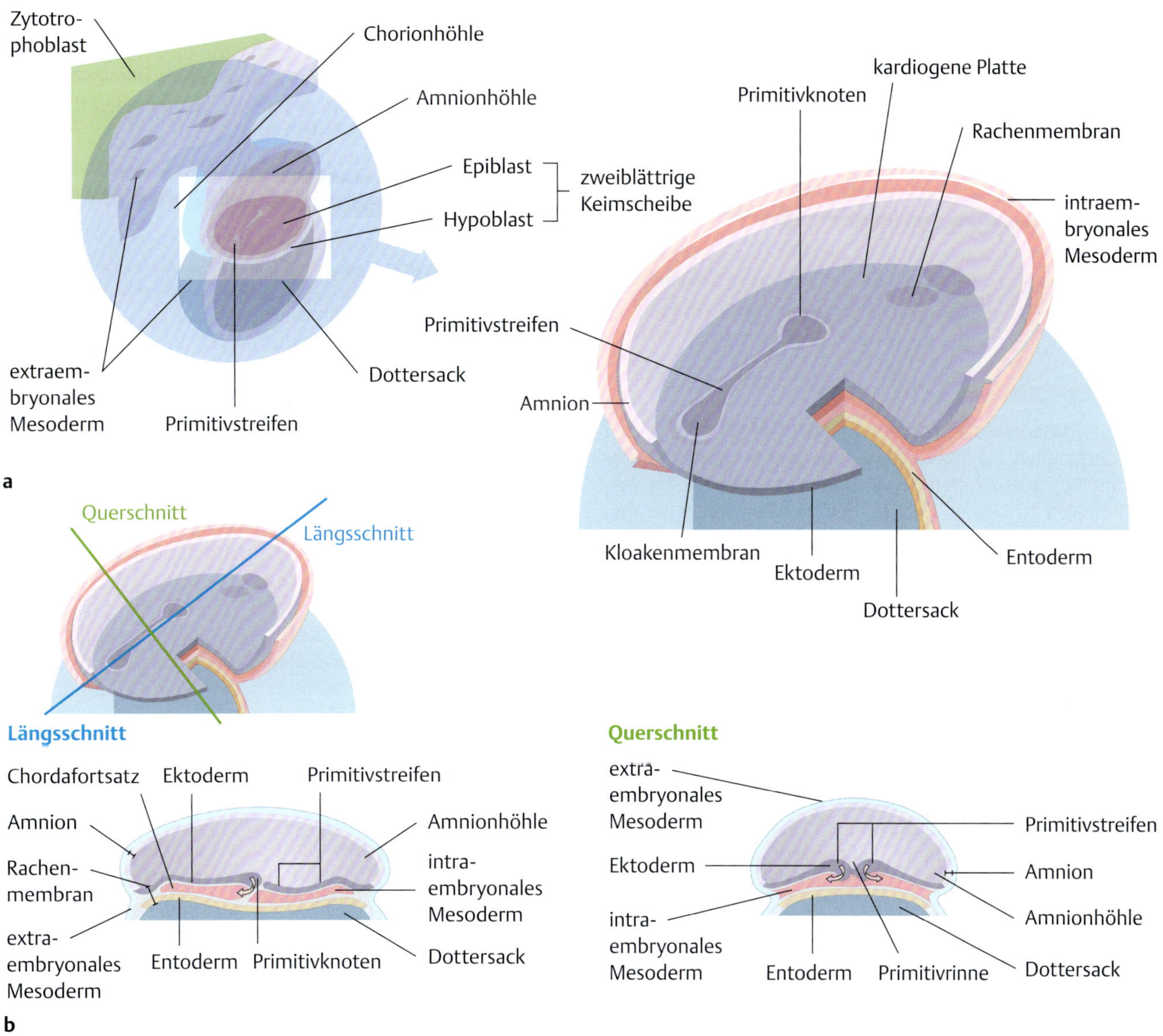

a Durch den Primitivstreifen und den Primitivknoten wandern Zellen zwischen den Epiblasten und den Hypoblasten (Pfeile). Dort bilden sie 2 neue Keimblätter, das unten gelegene Entoderm und das in der Mitte gelegene Mesoderm. Die verbliebenen Zellen des Epiblasten bilden das 3. Keimblatt, das oben gelegene Ektoderm.

b Längs- und Querschnitt durch die 3-blättrige Keimscheibe. Die Pfeile zeigen die Wanderung der Zellen durch den Primitivstreifen.

Quelle: Aumueller G et al.: Duale Reihe Anatomie. Stuttgart: Thieme; 2017.

Abb. 4.30 Neurulation.

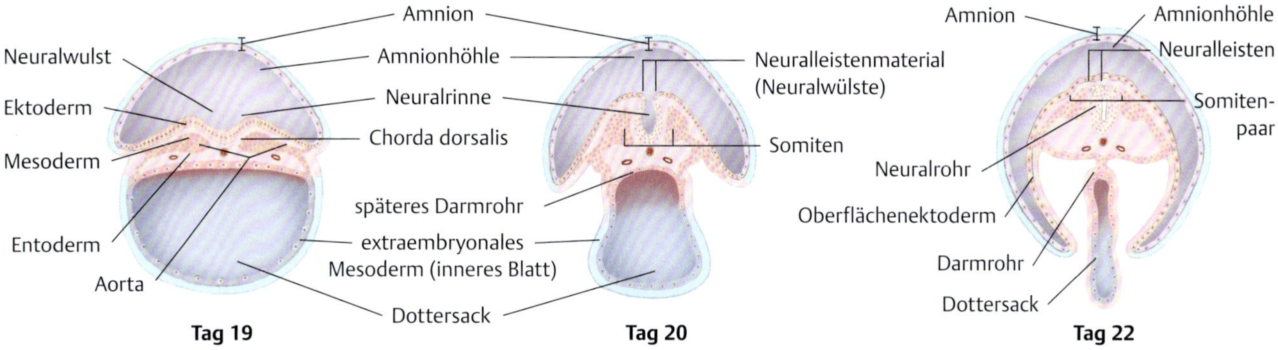

Querschnitt durch die dreiblättrige Keimscheibe. Über der Chorda dorsalis bildet sich aus Zellen des Ektoderms die Neuralrinne, die sich kurz darauf zum Neuralrohr schließt. Aus dem Neuralrohr entsteht später das zentrale Nervensystem. Über dem Neuralrohr bildet sich die Neuralleiste, aus der das periphere Nervensystem hervorgeht. *Quelle: Aumueller G et al.: Duale Reihe Anatomie. Stuttgart: Thieme; 2017.*

WISSEN TO GO

Dreiblättrige Keimscheibe und Neurulation

In der 3. Entwicklungswoche bildet sich das innere Blatt der 2-blättrigen Keimscheibe zur **3-blättrigen Keimscheibe** um. Aus ihren 3 Keimblättern (Entoderm, Mesoderm, Ektoderm) entwickeln sich bis zum Ende der Embryonalperiode alle Organe des Embryos.

Bereits am Ende der 3. Woche entsteht im oberen Keimblatt (Entoderm) der Vorläufer des zentralen Nervensystems, das **Neuralrohr**.

Somitenbildung

Die Chorda dorsalis regt nicht nur die über ihr liegenden Ektodermzellen zur Entwicklung an, sondern auch die neben ihr liegenden Zellen des **Mesoderms**. Diese Zellen verdichten sich zu kleinen Knoten, den **Somiten** (Ursegmente), die paarig jeweils rechts und links der Chorda dorsalis liegen. Insgesamt entstehen in Kopf-Schwanz-Richtung entlang der Chorda dorsalis zwischen dem 20. und 30. Entwicklungstag 42 Somitenpaare. Sie legen den Grundstein für die segmentale Gliederung des Körpers und sind Ausgangspunkt u. a. für die Entstehung des Bindegewebes der Haut, der autochthonen Rückenmuskeln (S. 379) und der **Wirbel**. Letztere entstehen jeweils zwischen 2 benachbarten Somiten. Die übrigen Knochen gehen aus anderen Abschnitten des Mesoderms hervor. Zellen, die aus den Somiten an andere Stellen des Körpers, z. B. in die Arm- oder Beinknospen, wandern, bilden den Ausgangspunkt für die quergestreifte Muskulatur von Rumpf und Gliedmaßen.

Gehirnbläschen und Neuralleiste

Ende der 4. Entwicklungswoche verschließen sich die vordere und die hintere Öffnung des Neuralrohrs. An dessen vorderem Ende entstehen 3 Ausbuchtungen, die **Gehirnbläschen**. Sie bilden die Gehirnanlage, während sich das Neuralrohr zum **Rückenmark** weiterentwickelt. Da das Neuralrohr schneller wächst als die übrigen Strukturen, beginnt der Embryo in der 7. Woche, sich C-förmig um den Dottersack zu krümmen.

Am Übergang von Neuralrohr zu Oberflächenektoderm bildet sich in der 4. Entwicklungswoche die **Neuralleiste**. Deren Zellen wandern an verschiedene andere Stellen des Embryos. Aus ihnen entstehen später die Strukturen des **peripheren Nervensystems**. Außerdem sind die Zellen der Neuralleiste auch die embryonalen Vorläuferzellen für:

- die Melanozyten der Haut,
- die C-Zellen der Schilddrüse,
- die Zellen des Nebennierenmarks und
- das Binde- und Stützgewebe des Kopfes.

Primitives Darmrohr

Die Seitenränder der Keimscheibe falten sich nach unten-innen, gleichzeitig neigen sich das Vorder- und das Hinterende aufgrund des schnellen Wachstums des Neuralrohrs immer mehr zueinander. Dadurch nähern sich auch die Ränder des **Entoderms** einander an, bis sie sich schließlich treffen und sich am etwa 28. Entwicklungstag zum **primitiven Darmrohr** schließen. Damit liegt das Entoderm dem Dottersack nicht mehr breitflächig auf, sondern ist mit ihm nur noch über einen schmalen Gang, den **Dottergang**, verbunden. Dieser liegt im Nabelstrang und bildet sich ab der 6. Woche zurück. Der Dottersack verkümmert (▶ **Abb. 4.31**).

Patho Meckel-Divertikel

Bei manchen Kindern bildet sich nur der nabelnahe Teil des Dottergangs zurück. Der andere Teil bleibt als fingerförmige ***Ausbuchtung des Darms*** *erhalten, die als Meckel-Divertikel bezeichnet wird. Ein Meckel-Divertikel bleibt bei ca. 90 % der Betroffenen ohne Beschwerden. Es kann sich aber entzünden und fällt dann v. a. durch Schmerzen im linken Unterbauch auf.*

Am vorderen Ende des Darmrohrs liegt die Rachenmembran, am hinteren die Kloakenmembran. Letztere trennt das Darmrohr von der Amnionhöhle.

Das Darmrohr besteht aus 3 Abschnitten:

Vorderdarm • Aus einer Ausstülpung des Vorderdarms entwickelt sich die Schleimhaut von Kehlkopf, Luftröhre und Lunge. Außerdem entstehen aus diesem Abschnitt die Speiseröhre, der Magen, der vordere Abschnitt des Duodenums und Anlagen für Leber (Leberknospe), Gallenblase und Pankreas (Pankreasknospe).

Abb. 4.31 Abfaltung des Embryos und Entstehung des primitiven Darmrohrs.

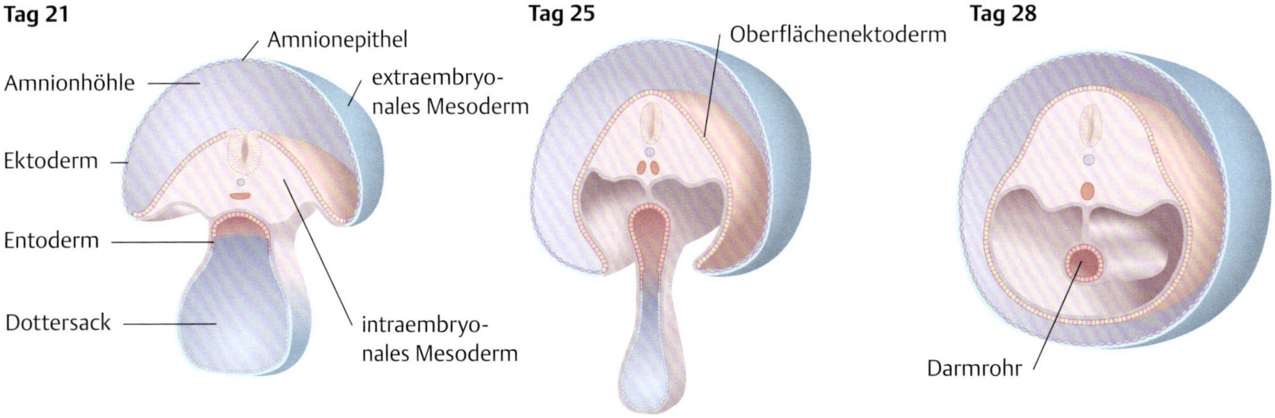

Querschnitt durch den Embryo. Die Ränder der Keimscheibe falten sich nach unten ab, bis sich das Entoderm beider Seiten trifft und miteinander verschmilzt. Damit ist das primitive Darmrohr entstanden. Der Dottergang liegt hinter der Schnittebene des Bildes und ist deshalb nicht zu sehen. *Quelle: Aumueller G et al.: Duale Reihe Anatomie. Stuttgart: Thieme; 2017.*

Mitteldarm • Er entwickelt sich zum unteren Abschnitt des Duodenums, zum Jejunum, Ileum, Zäkum und dem aufsteigenden und quer verlaufenden Anteil des Kolons weiter. Etwa in der 7. Woche wird die embryonale Bauchhöhle für den sich rasch entwickelnden Darm zu klein. Deshalb verlagern sich Darmschlingen in den Nabelstrang, und es entsteht der **physiologische Nabelbruch**, der im Ultraschallbild gut erkennbar ist. In der 10. Woche wird der Darm wieder in die Bauchhöhle zurückverlagert.

Hinterdarm • Aus ihm entsteht das restliche Kolon, das Rektum und der Analkanal. Im Endabschnitt des Hinterdarms liegt auch der Abgang der **Allantois**. Gemeinsam wird dieser Bereich als **Kloake** bezeichnet. Hier endet auch der Ausführungsgang der Urniere (S. 89). Die Kloake dient also zunächst als gemeinsames Sammelbecken für feste und flüssige Ausscheidungen des Embryos. Durch das Einwachsen einer Membran wird die Kloake in der 6. bis 8. Woche in 2 Abschnitte geteilt. Aus dem einen entwickeln sich das Rektum und der Analkanal, aus dem anderen die Harnröhre und die Harnblase. Damit sind beide Ausscheidungsorgane getrennt.

Schlundbögen und Schlundtaschen

Im Vorderdarm bilden sich in der 4. und 5. Woche schräg verlaufende Wülste, die sog. Schlundbögen. Dazwischen liegen Vertiefungen, die auf der Außenseite als Schlundfurchen, auf der Innenseite als Schlundtaschen bezeichnet werden. Bei Fischen entwickeln sie sich zu den Kiemen weiter, beim Menschen entstehen daraus zahlreiche Strukturen von Kopf und Hals:

Aus den **Schlundbögen** entstehen die Kaumuskulatur, die Muskeln von Schlund und Gaumen, die mimische Muskulatur, die Gehörknöchelchen, einige Schädelknochen, das Zungenbein, die Kehlkopfknorpel und die Zunge. Aus dem 1. Schlundbogen entstehen außerdem die Ober- und Unterkieferwülste, die später an der Bildung des Gesichts beteiligt sind.

Die **Schlundtaschen** bilden die Grundlage für die Entwicklung des Mittelohrs, der Gaumenmandeln, des Thymus und der Nebenschilddrüsen. Die **Schlundfurchen** entwickeln sich weiter zum äußeren Gehörgang und zum Trommelfell.

Anlage der übrigen Organe

Herzanlage • Bereits in der 3. Entwicklungswoche hat sich mit der **kardiogenen Platte** auch die Herzanlage gebildet. Die kardiogene Platte liegt im Bereich vor der Rachenmembran. Hier bilden sich aus speziellen Mesodermzellen **2 Endokardröhren**, die kurz darauf an ihren Enden miteinander zum **Herzschlauch** verschmelzen. Von dieser ersten Herzanlage führen bereits Blutgefäße entlang der Chorda dorsalis in Richtung Dottersack. Zu Beginn der 4. Woche beginnt der Herzschlauch zu schlagen, in der 5. Woche krümmt er sich zur **Herzschleife**. Ab diesem Zeitpunkt ist der Herzschlag auch häufig schon bei der Ultraschalluntersuchung zu erkennen. Ab der 7. Woche beginnt die Aufteilung der Herzschleife in die beiden Herzkammern und Vorhöfe und die Ausbildung des Myokards.

WISSEN TO GO

Organanlage: Nervensystem, Verdauungstrakt und Herz

Am Vorderende des **Neuralrohrs** entstehen als Grundlage für das spätere Gehirn die **3 Gehirnbläschen**. Das Neuralrohr selbst wird zum Rückenmark. Auf beiden Seiten des Neuralrohrs entwickeln sich die **Neuralleisten**, aus denen später die Nerven entstehen.

Mit dem **primitiven Darmrohr** entsteht Ende der 4. Entwicklungswoche eine wichtige Struktur, aus der sich mehrere Organe (u. a. Lunge, Verdauungstrakt mit Leber und Gallenblase und Pankreas) entwickeln. Das Darmrohr entsteht, indem sich die Ränder des unteren Blatts der Keimscheibe (Entoderm) zusammenlagern.

Die meisten Strukturen des Kopfes entwickeln sich aus den **Schlundbögen** und **Schlundtaschen**, die in der 4. und 5. Woche als Wülste bzw. Vertiefungen im vorderen Abschnitt des Darmrohrs entstehen.

Das **Herz** entsteht aus dem Gewebe des mittleren Keimblatts (Mesoderm). Schon in der 5. Entwicklungswoche ist ein Herzschlag erkennbar, die Aufteilung in Kammern und Vorhöfe beginnt in der 7. Woche.

Nieren • Sie gehen über 3 Stadien (Vorniere, Urniere, Nachniere) aus dem **Mesoderm** hervor. Dabei gehen die Stadien aber nicht ineinander über, sondern sie entwickeln sich getrennt voneinander. Zuerst entsteht die Vorniere. Schon während sie sich zurückbildet, entwickelt sich die **Urniere**, die bereits Harn bildet. Ihre Rückbildung setzt in der 6. Woche ein, die zurückbleibenden Strukturen spielen beim **männlichen Embryo** eine wichtige Rolle bei der Entwicklung der **Geschlechtsorgane** (s. u.). Ebenfalls etwa in der 6. Woche bilden sich im Mesoderm die sog. Ureterknospen. Sie entwickeln sich zur **Nachniere**, aus der schließlich die endgültige Niere entsteht. Auch wenn die 3 Nierengenerationen nicht unmittelbar ineinander übergehen, ist jede Generation notwendig, damit die folgende Generation entsteht. Wird also z. B. die Vorniere nicht angelegt, entstehen auch die beiden folgenden Generationen nicht.

Geschlechtsorgane • Die Keimdrüsen (Gonaden) werden in der 5. Entwicklungswoche als mesodermale **Genitalleisten** in der Nähe der Urniere angelegt. Dabei gibt es anfangs keine Unterschiede zwischen beiden Geschlechtern. Bereits in der 4. Woche bilden sich im Dottersack (Ektoderm) die **Urkeimzellen**, die in der 6. Woche in die Gonadenanlage einwandern. Die Weiterentwicklung der Genitalleisten in Hoden bzw. Ovarien beginnt etwa in der 7. Woche.

Beim **männlichen Embryo** entwickeln sich einige Geschlechtsorgane auch aus den Überbleibseln der Urniere: Aus den Urnierenkanälchen entwickeln sich die Hodenkanälchen, aus dem **Wolff-Gang** (Urnierengang) der Nebenhoden, der Samenleiter und die Bläschendrüsen. Beim weiblichen Embryo verkümmert der Wolff-Gang.

Beim **weiblichen Embryo** entwickeln sich die Eileiter, der Uterus und die Vagina aus dem sog. **Müller-Gang**. Er entsteht parallel zum Wolff-Gang nahe den Genitalleisten und ist zunächst ebenfalls bei beiden Geschlechtern vorhanden. Die männlichen Embryonen bilden in ihren Hoden das Anti-Müller-Hormon, das bewirkt, dass bei ihnen der Müller-Gang zurückgebildet wird. Verschiedene Ursachen können zu einer Störung dieses Prozesses führen.

Beim echten Zwitter (Hermaphroditus verus) bleiben somit Keimelemente beider Geschlechter bestehen. Abhängig von Zeitpunkt und Stärke der Störung kommt es, wie auch bei den verschiedenen Formen des Pseudohermaphroditismus, zu einer breiten Variation der phänotypischen Ausprägung eines intersexuellen Urogenitalsystems [2].

Die **äußeren Geschlechtsorgane** bilden sich aus den sog. Genitalhöckern im Bereich der Kloakenmembran. Während der Embryonalperiode verläuft die Entwicklung bei beiden Geschlechtern gleich. Erst ab der 9. Entwicklungswoche werden Unterschiede sichtbar.

WISSEN TO GO

Organanlage: Niere und Geschlechtsorgane

Bei der Bildung der **Niere** entstehen zunächst 2 Vorläufermodelle: Zuerst entwickelt sich die **Vorniere**, die allerdings funktionslos ist. Während sie sich zurückbildet, entsteht die **Urniere**, die bereits Harn ausscheiden kann. Auch sie bildet sich zurück, wobei einige Strukturen für die spätere Bildung der männlichen Geschlechtsorgane übrigbleiben. In der 6. Woche schließlich entsteht die **Nachniere**, die sich zur endgültigen Niere weiterentwickelt.

Die **inneren Geschlechtsorgane** entstehen als **Genitalleisten** in der 5. Entwicklungswoche. Zunächst gibt es keinen Unterschied zwischen männlich und weiblich. Die **Urkeimzellen** wandern aus dem Dottersack in die Genitalleisten ein. Ab der 7. Woche entwickeln sich die männlichen und die weiblichen Geschlechtsorgane unterschiedlich. Dabei entstammen nicht alle Strukturen den Genitalleisten: Beim **männlichen** Embryo entstehen die Hodenkanälchen aus den **Kanälchen der Urniere** und Samenleiter und Bläschendrüsen aus dem Urnieren- bzw. **Wolff-Gang**. Beim **weiblichen** Embryo entstehen Eileiter, Uterus und Vagina aus dem **Müller-Gang**.

Atmungssystem • Die Schleimhaut von Lunge und Bronchien entwickelt sich aus dem Vorderdarm, an dem sich in der 6. Entwicklungswoche die **Lungenknospen** ausbilden. Die zuerst breitflächige Verbindung der Lungenknospen mit dem Vorderdarm verengt sich im Laufe der Entwicklung immer mehr, bis sie schließlich nur noch auf Höhe des Kehlkopfs besteht. Die Knorpel der großen Bronchien und der Luftröhre entwickeln sich, genauso wie die glatte Muskulatur, aus dem Mesoderm.

Leber • Die Anlage der Leber entwickelt sich in der 6. Woche am Mitteldarm. Bereits in der 7. Entwicklungswoche beginnt die Leber mit der Blutbildung. Nach dem 7. Monat übernimmt dann das Knochenmark diese Aufgabe.

Gesicht • Das Gesicht entsteht aus 5 Wülsten: dem Stirnnasenwulst, den Oberkieferwülsten und den Unterkieferwülsten. Diese Wülste wachsen aufeinander zu und verbinden sich schließlich miteinander. Außer dem Gesicht gehen noch der Unterkieferknochen, die Schneidezähne, ein Teil des Oberkiefers und ein Teil des Gaumens aus diesen Wülsten hervor. Die Augenlider und die Nase beginnen etwa in der 7. Woche, sich zu entwickeln.

Patho **Lippen-Kiefer-Gaumen-Spalte**

Verschmelzen die 5 Gesichtswülste nicht oder nur teilweise miteinander, kommt es zur ***Spaltbildung****. Sie kann z. B. nur die Oberlippe betreffen (umgangssprachlich Hasenscharte genannt), sich aber auch auf den Oberkiefer und den Gaumen erstrecken. Diese schwerste Form der Spaltbildung bezeichnet man als Lippen-Kiefer-Gaumen-Spalte. Während reine Lippenspalten meist nur ein kosmetisches Problem darstellen, haben Kinder mit einem Kiefer- und Gaumenspalt insbesondere* ***Schwierigkeiten beim Trinken****, da sie die Mamille oder den Sauger nicht gegen den Gaumen pressen können. Bei solchen Kindern wird ggf. zunächst eine Gaumenplatte eingesetzt, die den Defekt verschließt. Eine erste operative Therapie sollte bis zum Alter von ca. 2½ Jahren abgeschlossen sein, da andernfalls auch das Sprechen Schwierigkeiten bereiten wird. In den Folgejahren sind bei ausgeprägten Fehlbildungen häufig noch weitere Operationen notwendig, die das Ergebnis der Erstoperationen funktionell und optisch verbessern. Ursachen der Spaltbildung können äußere Einwirkungen (z. B. Röntgenstrahlung, Virusinfektionen, Alkoholmissbrauch) und erbliche Faktoren sein.*

Skelettsystem und Gliedmaßen • Die Verknorpelung der zukünftigen Knochen beginnt bereits in der 6. Woche. Dadurch, dass nun langsam die Wirbelsäule entsteht, nimmt die Krümmung des Embryos ab, und der Rumpf beginnt sich aufzurichten. Etwa in der 8. Woche bildet sich der Schwanz zurück, der bisher das Ende des Embryos darstellte.

Die 1. Anlage der Gliedmaßen, die **Gliedmaßenknospen**, bildet sich in der 5. Entwicklungswoche. Ihr Kern entstammt dem Mesoderm, ihr Überzug dem Ektoderm. In der 6. Woche entstehen an den Enden der Gliedmaßenknospen Anlagen für die Hände bzw. Füße. Wenig später bilden sich erste Ansätze für Finger und Zehen, die aber zunächst über Schwimmhäute miteinander verbunden sind. In der 7. Woche beschleunigt sich die Gliedmaßenentwicklung, die Ellenbogen-, Knie- und Hüftgelenke entstehen. Das Skelett der Arme beginnt bereits zu verknöchern. Die Beine entwickeln sich insgesamt langsamer als die Arme (▶ **Abb. 4.32**).

WISSEN TO GO

Organanlage: Atmungssystem, Leber, Gesicht und Gliedmaßen

Die **Lunge** entsteht aus den **Lungenknospen**, die sich in der 6. Entwicklungswoche im vorderen Bereich des **Darmrohrs** bilden.

Die **Leber** entwickelt sich aus der Leberknospe des **mittleren Darmrohrabschnitts**. Sie bildet zwischen der 7. Woche und dem 7. Monat das Blut.

Grundlage des **Gesichts** sind die 5 Gesichtswülste, die aus den **Schlundbögen** hervorgehen.

Die Entwicklung der **Gliedmaßen** beginnt in der 5. Woche mit den **Gliedmaßenknospen**, an denen das mittlere und das obere Keimblatt beteiligt sind. Eine Woche später bilden sich die Anlagen der Hände und der Füße, kurz darauf Finger und Zehen. In der 7. Woche beginnt das Gliedmaßenskelett bereits zu verknöchern.

4.4.3 Fetalperiode

Nachdem in der Embryonalperiode alle Organe angelegt worden sind, geht es in der Fetalperiode darum, dass deren Strukturen weiter **ausreifen**. Das Atmungs- und Immunsystem und die Leber nehmen allerdings erst nach der Geburt ihre Funktion auf. Auch das Gehirn macht nach der Geburt noch eine erhebliche Entwicklung durch.

Gewicht und Größe • In der Fetalperiode nehmen das Gewicht und die Größe des Kindes stark zu. Während der Fetus im 4. und 5. Monat vor allem in die Länge wächst, steht ab dem 6. Monat seine Gewichtszunahme im Vordergrund. Ab

Abb. 4.32 Entwicklung der Gliedmaßen.

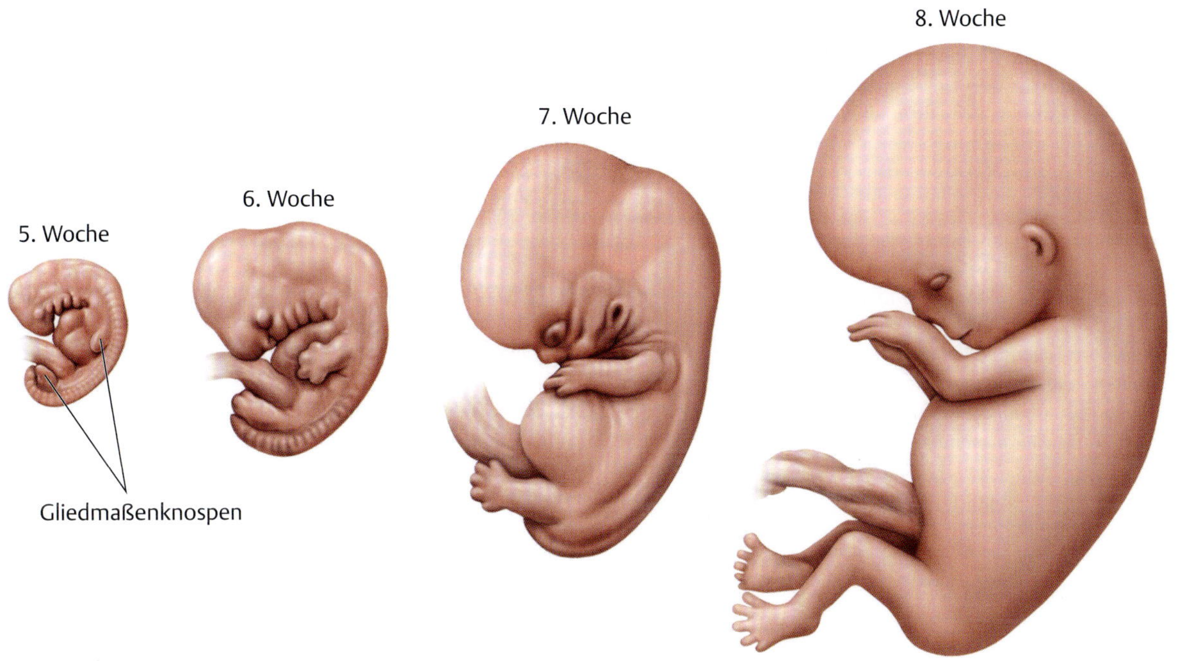

In der 5. Entwicklungswoche sind die Gliedmaßenknospen zu sehen. Sie entwickeln sich innerhalb von 3 Wochen zu voll ausgebildeten Armen und Beinen mit Händen, Füßen und Gelenken weiter. *Quelle: Schünke M, Schulte E, Schumacher U. Prometheus. LernAtlas der Anatomie. Allgemeine Anatomie und Bewegungssystem. Illustrationen von K. Wesker und M. Voll. 6. Aufl. Stuttgart: Thieme; 2022.*

der 18. Entwicklungswoche wird im Ultraschall nicht mehr die Scheitel-Steiß-Länge, sondern die **Scheitel-Fersen-Länge** (SFL) bestimmt. Insgesamt vervierzehnfacht sich die Länge des Fetus, auch sein Gewicht nimmt um ein Vielfaches zu:

- Die Größe nimmt von etwa 3,0 cm SSL in der 9. Entwicklungswoche auf durchschnittlich 51 cm SFL in der 38. Woche zu.
- Das Gewicht steigt von ca. 4–10 g in der 9. Woche auf etwa 3 500 g in der 38. Entwicklungswoche.

! Merke Scheitel-Steiß-Länge

Ab der 6.–7. SSW p. m. ist der Embryo sichtbar und die ***Scheitel-Steißlänge*** *messbar. Diese Messung lässt die sichersten Rückschlüsse auf das Gestationsalter zu [4].*

Dabei wächst der Körper schneller als der Kopf. Macht der Kopf anfangs noch rund die Hälfte der Gesamtlänge des Fetus aus, ist es kurz vor der Geburt nur noch etwa ein Viertel. Etwa um die 26. Entwicklungswoche sind die Proportionen des Neugeborenen erreicht. In der 24. Woche beginnen auch die Fingernägel zu wachsen. In der 18. Entwicklungswoche (20. SSW) ist das Kind groß und kräftig genug, dass die Mutter seine **Bewegungen erstmalig spüren** kann.

WISSEN TO GO

Fetalperiode

Ab der **9. Entwicklungswoche** wird der Embryo als Fetus bezeichnet. In der Zeit bis zur Geburt reifen die Organe, die in der Embryonalperiode angelegt wurden, weiter heran. Der Fetus legt, besonders ab dem 7. Monat, stark an Größe und Gewicht zu. Bei einer Geburt innerhalb des errechneten Geburtszeitraums sind die Kinder im Durchschnitt 51 cm groß und 3,5 kg schwer.

Äußere Geschlechtsorgane • In der 9. Entwicklungswoche beginnen sich die äußeren Geschlechtsorgane, je nachdem, ob der Fetus männlich oder weiblich ist, unterschiedlich zu entwickeln. Im Ultraschall ist der Unterschied meist erst ab der 16. Woche zu sehen – und auch nur, wenn sich das Kind dem Untersucher gut präsentiert. In diesem frühen Stadium kann allerdings die noch relativ **große Klitoris** eines Mädchens im Ultraschall für einen Penis gehalten werden und sich bei der Geburt oder einem späteren Ultraschall der vermeintliche Sohn als Tochter entpuppen.

Meist kurz vor der Geburt steigt bei Jungen der **Hoden** endgültig in den Hodensack ab, und der Descensus testis (S. 516) ist damit beendet. Häufig ist der Prozess aber auch erst bis zum Ende des 1. Lebensjahres abgeschlossen.

Achtung

Kindsbewegungen

Die Kindsbewegungen lassen zum Geburtstermin hin physiologischerweise nicht nach. Wenn sie deutlich weniger werden, kann die Ursache eine fetale Notlage sein und gilt als eine Indikation für weitergehende Tests, z. B. ein CTG. (Stiefel et al. 2020)

Sinnesorgane und Nervensystem • Die Augen verlagern sich nach und nach von der Kopfseite nach vorn ins Gesicht, die Ohren wandern seitlich an den Kopf. Etwa ab dem 5. Monat kann der Fetus seine Bewegungen immer besser koordinieren, ab diesem Zeitpunkt kann er auch hören, schmecken und Schmerzen empfinden. Etwa in der 35. Woche bildet sich der Greifreflex aus.

Atmungssystem und Fetalkreislauf • Lunge und Bronchien entwickeln sich, verglichen mit anderen Organen, relativ spät. Dies ist sinnvoll, da der Fetus im Uterus die Lunge ohnehin nicht zur Atmung benutzen kann.

Erst in der 14. Entwicklungswoche beginnt sich die Struktur der bis dahin nur grob ausgebildeten Bronchien und Alveolen zu verfeinern. Bis zur 24. Woche erhöht sich die Zahl der **Alveolen**, auch die Bronchien verzweigen sich immer mehr. Um die 24. Woche beginnen die Pneumozyten II damit, das Surfactant (S. 176) zu produzieren. Es setzt die Oberflächenspannung so weit herab, dass sich die Alveolen bei den ersten Atemzügen des Kindes nach der Geburt entfalten können. Damit ist die Entwicklung der Lunge allerdings keineswegs abgeschlossen. Bis alle Alveolen gebildet sind, dauert es bis zum 8. Lebensjahr. Erst dann ist die Lunge voll ausgereift.

Blitzlicht Praxis Surfactant-Gabe bei Frühchen

Auch wenn die Bildung des Surfactants bereits in der 24. Entwicklungswoche einsetzt, reicht die Surfactant-Menge meist erst ab der 30. Entwicklungswoche aus, damit sich die Lungenbläschen ausreichend entfalten können. Kinder, die vor diesem Zeitpunkt geboren werden, leiden daher häufig unter dem Atemnotsyndrom des Frühgeborenen (S. 176). Bei drohenden Frühgeburten wird deshalb der Mutter 2-mal im Abstand von 12 Stunden Kortisol verabreicht. Es gelangt über den Blutkreislauf zum Kind und steigert in dessen Lunge die Bildung des Surfactants. Nach der Geburt kann ein Surfactant-Präparat über einen Tubus direkt in die Luftröhre des Kindes verabreicht werden. Der darin enthaltene Surfactant stammt meist aus Schweine- oder Rinderlungen.

Da der Gasaustausch in der Fetalperiode über die Plazenta und nicht über die fetale Lunge erfolgt, muss auch kein Blut durch die Lungenstrombahn fließen. Stattdessen ist der Fetalkreislauf (S. 153) ausgebildet, der die Lunge größtenteils umgeht.

Blitzlicht Praxis Plazentakreislauf

Die Versorgung des Kindes hängt im Wesentlichen von einer guten Durchblutung im mütterlichen Plazentakreislauf ab. Weiterhin erhält das Kind Informationen über die mütterlichen Lebensbedingungen. Reicht die Versorgung über die Plazenta nicht aus, werden die Fett- und Glykogenreserven der Leber angebrochen. Deshalb ist ein ungünstiges Verhältnis von Kopf- und Bauchumfang ein wichtiger Hinweis auf eine intrauterine Wachstumsretardierung. (Stiefel et al. 2020)

Auch wenn der Fetus im Uterus keine Luft atmen kann, simuliert er die Atmung durch Einsaugen und Ausstoßen des Fruchtwassers. Mit diesen Übungen trainiert er bereits vor der Geburt das **Zwerchfell** und damit den wichtigsten Atemmuskel. Demselben Zweck dient der Schluckauf des Fetus, der häufig vorkommt und den man manchmal auch bei der Ultraschalluntersuchung beobachten kann. Man erkennt ihn daran, dass der Fetus in regelmäßigen Abständen hochhüpft.

Blitzlicht Praxis Fruchtwasser

Das Fruchtwasser wirkt wachstumsfördernd und ist sehr wichtig für die Entwicklung des ungeborenen Kindes, besonders für die gesunde Entwicklung von Lungen- und Atemmuskulatur (Stiefel et al. 2020), aber durch die Bewegungsmöglichkeit auch generell für den Muskelaufbau.

Umgehungskreislauf der Leber • Die Plazenta übernimmt beim Fetus nicht nur die Funktion der Lunge, sondern größtenteils auch die der Leber. Deshalb fließt der größte Teil des Blutes direkt über die Nabelvene und den Ductus venosus (S. 153) in die untere Hohlvene des Kindes. Nur ein kleiner Anteil erreicht die Leber über ein Gefäß, das zuvor von der Nabelvene abzweigt (▶ **Abb. 7.12**). Nach der Geburt und der Abnabelung verschließen sich der Ductus venosus und das Lebergefäß, und der Portalkreislauf (S. 211) bildet sich aus.

Fettgewebe • Wenn das Kind ab dem 6. Monat stark an Gewicht zulegt, nimmt auch sein Fettpolster an Dicke zu, und die bisher recht runzelige Haut des Kindes glättet sich. Wichtig ist v. a. die Bildung des braunen Fettgewebes (S. 105), das der Säugling nach der Geburt zur Wärmeproduktion nutzt. Diese zusätzliche Wärmequelle benötigt er, weil er wegen seiner noch geringen Muskelmasse kaum Wärme durch Kältezittern erzeugen kann. Am Ende der Schwangerschaft macht das braune Fettgewebe 2–5 % des Körpergewichts des Kindes aus.

WISSEN TO GO

Organentwicklung in der Fetalperiode

Die **äußeren Geschlechtsorgane** differenzieren sich ab der 9. Woche in männlich und weiblich. Ab der 16. Woche kann man den Unterschied auch bei der Ultraschalluntersuchung erkennen. Bei Jungen steigt der Hoden kurz vor der Geburt aus der Bauchhöhle in den Hodensack ab.

Ab dem 5. Monat sind **Augen** und **Ohren** so weit entwickelt, dass das Kind sehen und hören kann.

Die **Lunge** entwickelt sich relativ langsam. Erst im 6. Monat sind Bronchien und Alveolen weitestgehend ausgebildet. Dann setzt auch die Bildung des **Surfactants** ein. Er ist aber erst etwa in der 30. Woche in so ausreichender Menge vorhanden, dass sich die Lungenbläschen entfalten können. Die Lunge wird im **Fetalkreislauf** nur wenig durchblutet.

Auch die **Leber** enthält im Fetalkreislauf geringere Blutmengen als nach der Geburt. Der Portalkreislauf bildet sich erst nach der Geburt.

Das **Fettpolster** des Kindes nimmt ab dem 6. Monat stark zu. Hierbei bildet sich auch das **braune Fettgewebe**, das vom Säugling nach der Geburt zur Regulation seines Wärmehaushalts genutzt wird.

5 Gewebe im menschlichen Körper

5.1 Prinzipieller Aufbau eines Gewebes

Nur wenige Zellen, wie z. B. die Blut- oder die Immunzellen, können ihren Aufenthaltsort im Körper verändern. Die meisten Zellen sind in **Zellverbänden** angeordnet und durch Kontakte mit benachbarten Zellen oder umliegenden Strukturen fest an ihrem Platz fixiert. Diese Zellen bilden zusammen mit der Interzellularsubstanz die Gewebe des Körpers. Als **Interzellularsubstanz** oder **Extrazellulärmatrix** werden alle Gewebsbestandteile zusammengefasst, die sich zwischen den Zellen befinden. Der Raum zwischen den Zellen, in dem die Interzellularsubstanz liegt, wird als **Interstitium** bezeichnet.

Die verschiedenen Gewebe unterscheiden sich in ihrem **Aufbau**, ihrer **Funktion** und ihrer **Regenerationsfähigkeit**. Unter Regenerationsfähigkeit versteht man die Fähigkeit der Gewebe, Zellverluste durch die Neubildung von Zellen zu ersetzen. Innerhalb eines Gewebes erfüllen die Zellen bestimmte Aufgaben, um die Funktion des Gewebes sicherzustellen. Solche Funktionen können beispielsweise die Gallebildung durch das Lebergewebe oder die Informationsweiterleitung über das Nervengewebe sein.

Histologie • Mit der Funktion und dem Aufbau von Geweben und dessen Zellen beschäftigt sich die **Histologie** (Gewebelehre). Sie geht da ins Detail, wo die Möglichkeiten der makroskopischen Anatomie (makroskopisch: mit bloßem Auge erkennbar) enden. Zusammen mit der Physiologie und der Biochemie trägt die Histologie dazu bei, die Abläufe zu verstehen, die im Körper auf Zell- und Gewebeebene ablaufen.

Organaufbau • Ein Organ setzt sich aus unterschiedlichen Geweben zusammen. Dabei wird dasjenige Gewebe, das für dieses Organ spezifisch und für dessen Funktion verantwortlich ist, in seiner Gesamtheit als **Parenchym** bezeichnet. Das Parenchym wird bei den meisten Organen von einem Stützgewebe durchzogen, dem **Stroma**. Hier verlaufen die Blutgefäße und die Nerven, die das Organ versorgen. Das Stroma trägt **nicht** zur Funktion des Organs bei, sondern gibt ihm seine Form. Bei einigen Organen untergliedert es das Parenchym in kleinere Einheiten, z. B. in Läppchen.

ACHTUNG
*Der Begriff **Interstitium** wird sowohl für die **Zellzwischenräume** innerhalb eines Gewebes benutzt als auch anstelle des Begriffs **Stroma** für das Stützgewebe der Organe.*

Gewebearten • Die unterschiedlichen Gewebearten entwickeln sich im Laufe der embryonalen und fetalen Entwicklung aus den Zellen des Embryoblasten (S. 80). Nach ihrem Aufbau und ihrer Funktion unterscheidet man **4 Grundgewebearten:**
- Epithelgewebe,
- Binde-, Stütz- und Fettgewebe,
- Muskelgewebe und
- Nervengewebe.

Patho Veränderungen der Gewebe
Gewebe können sich durch Beanspruchung, äußere Einflüsse oder Stoffwechselprozesse verändern. Je nachdem, wie die Veränderung ausfällt, spricht man von:

- ***Hypertrophie:*** *Durch die Vergrößerung der einzelnen Zellen vergrößert sich auch das Organ bzw. Gewebe. Die Anzahl der Zellen ändert sich nicht. Eine Hypertrophie entsteht z. B. an der Muskulatur durch regelmäßiges Training.*
- ***Hyperplasie:*** *Hier nimmt die Zellzahl zu und die Zellgröße bleibt gleich. Ursache können z. B. hormonelle Einflüsse sein. Fällt der Einfluss weg, geht auch die Zellzahl wieder zurück. Eine Hypertrophie und eine Hyperplasie können gemeinsam auftreten.*
- ***Neoplasie:*** *Auch hier kommt es zu einer Gewebeneubildung durch einen Anstieg der Zellzahl. Im Gegensatz zur Hyperplasie verringert diese sich später allerdings nicht mehr. Im klinischen Sprachgebrauch wird der Begriff „Neoplasie“ meist für bösartige Tumoren verwendet.*
- ***Atrophie:*** *Hierunter versteht man einen Gewebeschwund. Er kann auf eine Verminderung der Zellzahl, auf eine Verkleinerung der Zellen oder auf beides zurückzuführen sein.*
- ***Metaplasie:*** *Hierbei wandelt sich eine Gewebeart aufgrund einer dauerhaften mechanischen, chemischen, thermischen oder entzündlichen Reizung in eine andere Gewebeart um. So kann starkes Rauchen z. B. dazu führen, dass aus dem Flimmerepithel der Atemwege ein Plattenepithel wird.*

WISSEN TO GO

Gewebe

Ein Gewebe besteht aus einem **Zellverband** und dem Raum zwischen den Zellen, dem **Interstitium**. Im Interstitium befindet sich die **Interzellularsubstanz** oder Extrazellulärmatrix.

Unter **Parenchym** versteht man das Gewebe eines Organs, das für dessen Funktion verantwortlich ist. Es wird meist von einem Stützgewebe (**Stroma**) durchzogen, das das Parenchym gliedert und dem Organ seine Form gibt.

Als **Grundgewebearten** unterscheidet man Epithelgewebe, Binde-, Stütz- und Fettgewebe, Muskelgewebe und Nervengewebe.

5.2 Epithelgewebe

5.2.1 Aufgaben und Aufbau

Das **Epithelgewebe** bildet die Grenzen zwischen benachbarten Geweben oder zwischen Geweben und Hohlräumen. Es bedeckt die inneren und äußeren Oberflächen von Organen, auch Drüsen sind aus Epithelgewebe aufgebaut. Bei vielen Organen, wie z. B. der Leber, der Bauchspeicheldrüse oder der Lunge, ist das Epithelgewebe für die Organfunktion verantwortlich und stellt damit das Parenchym dar.

Epithelgewebe besitzt prinzipiell eine **gute Regenerationsfähigkeit**. Die Neubildung und das Absterben von Epithelzellen befinden sich im Gleichgewicht. Abhängig vom jeweiligen Epithel sind die Erneuerungszyklen aber unterschiedlich. Die Regeneration des Dünndarmepithels dauert z. B. 2–5 Tage, während die oberste Hautschicht innerhalb von 30 Tagen erneuert wird.

Je nach Lokalisation und Funktion unterscheidet man:
- Oberflächenepithel,
- Drüsenepithel und
- Sinnesepithel.

Alle Epitheltypen haben folgende Gemeinsamkeiten:
- Epithelgewebe enthält bis auf eine Ausnahme im Innenohr **keine Blutgefäße**.
- Die Zellen sitzen sehr dicht, es gibt nur **wenig Interzellularsubstanz**.
- Die Epithelzellen sind untereinander über Zell-Zell-Kontakte (S. 61) verbunden.
- Die Zellen sitzen mit ihrer Basis einer extrazellulären **Basalmembran** auf.

Die **Basalmembran** befestigt das Epithel am darunterliegenden Bindegewebe. Sie besteht nicht aus Zellen, sondern aus Proteinen. Dabei bildet sie allerdings keine undurchlässige Grenze: Immunzellen beispielsweise können sie durchdringen, an bestimmten Strukturen der Niere besitzt sie eine Filterfunktion.

WISSEN TO GO

Epithelgewebe

Epithelgewebe kann als **Oberflächenepithel** die Körperoberfläche und die Oberflächen der Organe bilden oder Hohlräume auskleiden. Als **Drüsenepithel** bildet es Drüsen und als **Sinnesepithel** nimmt es Reize auf.

Im Epithelgewebe gibt es keine Blutgefäße und nur wenig Interzellularsubstanz. Es besitzt eine gute Regenerationsfähigkeit.

5.2.2 Oberflächenepithel

Oberflächenepithelien werden auch als **Deckepithel** bezeichnet. Sie **schützen** die darunterliegenden Strukturen vor mechanischen Schäden und erschweren Mikroorganismen den Eintritt in den Körper. Außerdem sind viele Oberflächenepithelien an wichtigen **Transportprozessen**, z. B. für Ionen, beteiligt. Dabei erfolgt der Stofftransport entweder **parazellulär**, d. h. zwischen den Zellen hindurch, oder **transzellulär**, also direkt durch die Zellen.

Oberflächenepithelien bilden die äußere Schicht:
- der **Schleimhäute** und kleiden die Hohlräume der Organe aus, z. B. des Magens, des Darms oder der Bronchien,
- der **äußeren Haut** und bedecken als Epidermis die äußere Körperoberfläche,
- der **serösen Häute**, wie z. B. von Bauch- und Lungenfell, und bedecken die Wände der Körperhöhlen.

Unter dem Oberflächenepithel liegt Bindegewebe, das über Diffusionsvorgänge für dessen Ernährung sorgt.

Mikrovilli • Die Zellen einiger Epithelien besitzen an ihrer Oberfläche bis zu 2 µm lange fingerförmige Fortsätze, sog. Mikrovilli. Ein dichter, gleichmäßiger Besatz der Zellen mit Mikrovilli wird als **Bürstensaum** bezeichnet. Durch die Mikrovilli vergrößert sich die Epitheloberfläche, wodurch Transportvorgänge vereinfacht werden.

Stereozilien • Längere Mikrovilli (bis zu ca. 10 µm) heißen **Stereozilien**. Weiche Stereozilien kommen beispielsweise auf den Epithelzellen des Nebenhodengangs vor. Auch die Sinneszellen im Innenohr besitzen Stereozilien. Diese sind allerdings steif. Sie dienen der Sinneswahrnehmung (**Sinneshärchen**), weshalb dieses Epithel nicht zu den Oberflächen-, sondern zu den Sinnesepithelien gezählt wird.

Kinozilien • Auch bei den Kinozilien handelt es sich um Zellfortsätze. Sie sind etwa 5 µm lang und können sich im Gegensatz zu den Stereozilien aus **eigenem Antrieb** bewegen.

Abb. 5.1 Einteilung der Oberflächenepithelien.

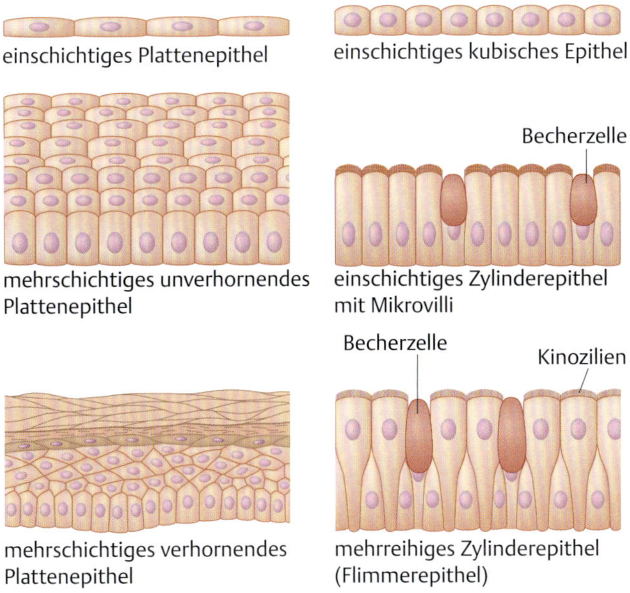

Die Oberflächenepithelien werden nach der Form ihrer Zellen und der Anzahl ihrer Zellschichten eingeteilt. *Quelle: Aumueller G et al. Duale Reihe Anatomie. Stuttgart: Thieme; 2017.*

Sie werden auch als **Flimmerhärchen** bezeichnet, die Epithelien, die sie tragen, auch als **Flimmerepithel**. Solche Epithelien kommen beispielsweise im Eileiter und in den Atemwegen vor und können das Ei bzw. den Schleim der Luftwege aktiv in eine Richtung transportieren.

Einteilung der Oberflächenepithelien • Oberflächenepithelien werden unter 2 Gesichtspunkten unterschieden (▶ **Tab. 5.1** und ▶ **Abb. 5.1**):

- nach der Form der beteiligten Zellen (platt, kubisch oder zylindrisch) und
- nach der Anzahl der Zellschichten (einschichtig oder mehrschichtig).

! Merke Oberflächenepithelien

Bei der Einteilung nach der Zellform sind immer die Zellen der obersten Epithelschicht ausschlaggebend.

Wenn z. B. die obere Zellschicht aus platten Zellen besteht, handelt es sich immer um ein Plattenepithel, auch wenn die Zellen der darunterliegenden Schichten eine zylindrische Form haben.

Plattenepithel

Die Zellen der Plattenepithelien sind flach, also breiter als hoch. Plattenepithelien können ein- oder mehrschichtig aufgebaut sein (▶ **Abb. 5.1**).

Einschichtiges Plattenepithel • Alle Zellen sitzen der Basalmembran direkt auf. Ein einschichtiges Plattenepithel kleidet z. B. als **Endothel** die Blut- und Lymphgefäße oder als **Endokard** die Vorhöfe und Kammern des Herzens aus. Auch die Lungenbläschen werden innen überwiegend von einem einschichtigen Plattenepithel bedeckt. Als Bestandteil der serösen Häute der Körperhöhlen wird es als **Mesothel** bezeichnet.

Mehrschichtiges Plattenepithel • Hier besteht nur die oberste Zellschicht aus Plattenepithelzellen, die darunterliegenden Zellen haben eine andere Form (▶ **Abb. 5.1**). Die unterste Zellschicht sitzt der Basalmembran auf, hier finden auch die Zellteilungen für den Zellersatz statt. Bei den mehrschichtigen Plattenepithelien unterscheidet man verhornendes und nicht verhornendes Epithel:

- Mehrschichtiges **verhornendes** Plattenepithel besteht meist aus mehr als 10 Zelllagen. Die obere Zellschicht besteht aus toten, kernlosen Zellen. Es bildet die äußerste Hautschicht, die Epidermis (S. 478). Es schützt insbesondere vor mechanischer Beanspruchung und Austrocknung.
- Mehrschichtiges **nicht verhornendes** Plattenepithel ist aus 5–20 Zellschichten aufgebaut, auch die Zellen der oberen Schicht besitzen noch einen Zellkern. Die Zellen sind untereinander durch eine Vielzahl von Desmosomen (S. 61) verbunden. Auch dieser Epitheltyp schützt vor Verdunstung und sorgt dafür, dass die inneren Körperoberflächen feucht gehalten werden.

Kubisches Epithel

Die Zellen des kubischen Epithels besitzen eine annähernd quadratische Form (▶ **Abb. 5.1** und ▶ **Abb. 5.2**), weshalb diese Epithelform auch als **isoprismatisches Epithel** bezeichnet wird. Das Epithel ist meist **einschichtig** aufgebaut.

Tab. 5.1 Beispiele für die Lokalisation verschiedener Oberflächenepitheltypen.

Endotheltyp		Vorkommen (Beispiele)
Plattenepithel	einschichtig	Gefäßsystem (Endothel), Herzinnenräume (Endokard), Körperhöhlen (Mesothel)
	mehrschichtig verhornend	äußere Haut (Epidermis)
	mehrschichtig nicht verhornend	Schleimhäute von Mundhöhle, Speiseröhre, Vagina, Analkanal
kubisches Epithel	meist einschichtig	Nierenkanälchen, Ausführungsgänge von Drüsen
Zylinderepithel	einschichtig	Dünndarmepithel (mit Bürstensaum)
	einschichtig mehrreihig	Flimmerepithel der Atemwege
Übergangsepithel	mehrschichtig	ableitende Harnwege (Urothel)

Abb. 5.2 Einschichtiges kubisches Epithel.

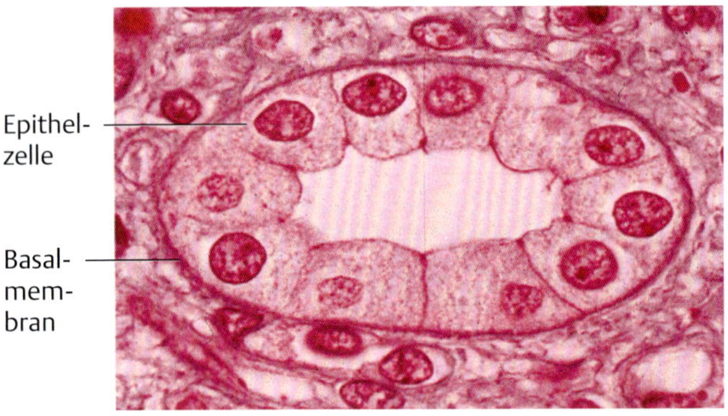

Die Zellen des kubischen Epithels sind nahezu quadratisch. Zu sehen ist ein Querschnitt durch das Sammelrohr einer Niere (Färbung: Hämalaun-Eosin, 400-fach vergrößert). *Quelle: Kuehnel W. Taschenatlas Histologie. Stuttgart: Thieme; 2014.*

Abb. 5.3 Einschichtiges Zylinderepithel.

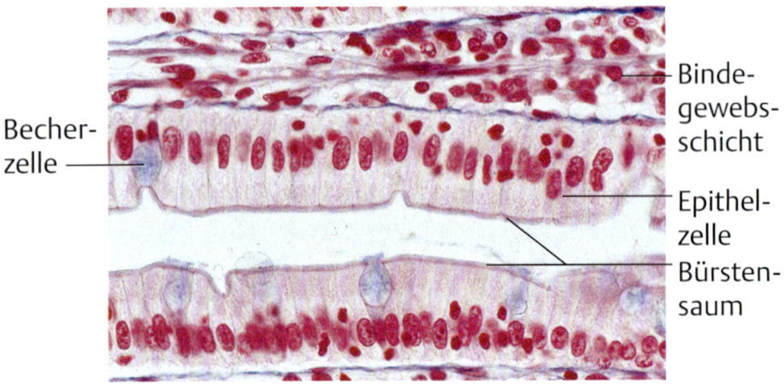

Die Zellen des Zylinderepithels sind höher als breit. Dargestellt ist das Epithel des Zwölffingerdarms. Es besitzt einen Bürstensaum und eingelagerte Becherzellen (Färbung Azan, 400-fach vergrößert). *Quelle: Kuehnel W: Taschenatlas Histologie. Stuttgart: Thieme; 2014.*

Zylinderepithel

Weil seine Zellen höher als breit sind, wird das Zylinderepithel auch **hochprismatisches Epithel** genannt. Genauso wie das kubische Epithel kommt es meist als **einschichtiges** Epithel vor. Viele Zylinderepithelien bestehen aus unterschiedlichen Zelltypen und sind häufig mit einem Bürstensaum ausgestattet oder als Flimmerepithel angelegt (▶ **Abb. 5.1** und ▶ **Abb. 5.3**). Das Epithel des Dünndarms z. B. besitzt einen Bürstensaum und enthält neben den Epithelzellen auch Becherzellen, die Schleim bilden.

Beim **mehrreihigen Epithel** handelt es sich um eine Sonderform des einschichtigen Zylinderepithels, dessen Zellen zwar alle der Basalmembran aufsitzen, aber unterschiedlich hoch sind. Deshalb reichen nicht alle Zellen bis an die Epitheloberfläche. Diejenigen Zellen, die die Oberfläche erreichen, sind für die Funktion des Epithels verantwortlich, die niedrigen Basalzellen bilden die Grundlage für die Zellerneuerung. Ein Beispiel für ein mehrreihiges Zylinderepithel ist das Flimmerepithel der Atemwege, bei dem diejenigen Zellen, die bis an die Oberfläche reichen, die Kinozilien tragen.

Abb. 5.4 Übergangsepithel.

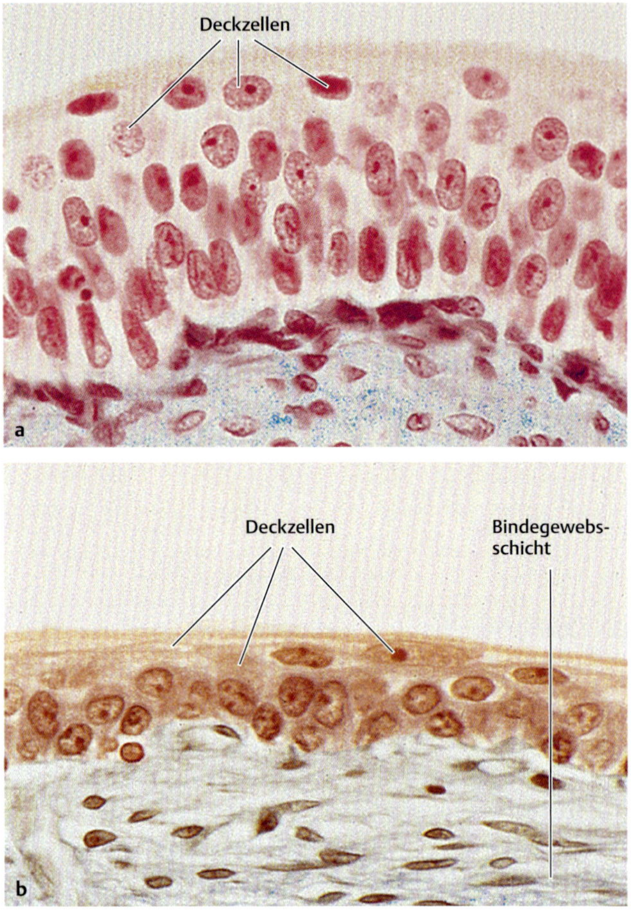

Übergangsepithel in ungedehntem (**a**) und in gedehntem (**b**) Zustand. Durch die Dehnung verlieren die Deckzellen ihre kubische Form und werden platt, das gesamte Epithel nimmt an Dicke ab. Dargestellt ist ein Schnitt durch die Harnblase einer Katze (Färbung: Azan, 400-fach vergrößert). *Quelle: Asan E, Luellmann-Rauch R. Taschenlehrbuch Histologie. Stuttgart: Thieme; 2019.*

Übergangsepithel

Weil das Übergangsepithel die harnableitenden Wege auskleidet, wird es auch als **Urothel** bezeichnet. Dabei handelt es sich um ein **mehrschichtiges** Oberflächenepithel aus 3–8 Schichten. Im Gegensatz zum mehrschichtigen Plattenepithel besteht die obere Zellreihe, die sog. **Deckzellen**, im entspanntem Zustand aus eher kubischen Zellen (▶ **Abb. 5.4**). Das hat den Vorteil, dass das Epithel gedehnt werden kann. Diese Fähigkeit ist v. a. in der Harnblase wichtig, die – je nachdem, wie stark sie gefüllt ist – eine unterschiedliche Größe haben kann. Die Größenanpassung ist nur dann möglich, wenn ihr Oberflächenepithel **dehnbar** ist. Dehnt sich das Urothel, weil sich die Blase füllt, wird es insgesamt flacher. Insbesondere die Deckzellen nehmen dabei an Höhe ab und an Breite zu.

WISSEN TO GO

Oberflächenepithel

Oberflächenepithelien (**Deckepithelien**) bilden die äußere Schicht der Schleimhäute, der äußeren Haut und der serösen Häute. Sie **schützen** die darunterliegenden Strukturen und sind am **Ionentransport** beteiligt. Die Zellen der Oberflächenepithelien bilden häufig kleine Fortsätze aus:
- **Mikrovilli:** dichte, kurze (2 µm) Fortsätze, sie bilden den **Bürstensaum**.
- **Stereozilien:** längere Mikrovilli (bis 10 µm), sie können weich oder steif (**Sinneshärchen**) sein.
- **Kinozilien:** Fortsätze mit ca. 5 µm Länge, die sich selbstständig bewegen können (**Flimmerhärchen**).

Nach der Form der Zellen der obersten Epithelschicht unterscheidet man:
- **Plattenepithel:** Es kann ein- oder mehrschichtig sein, die oberen Zellen sind platt. Bei mehrschichtigen Plattenepithelien können die oberen Schichten verhornen, wie z. B. bei der äußeren Hautschicht, oder auch nicht, wie bei den Schleimhäuten.
- **kubisches Epithel:** Es ist meist einschichtig, die oberen Zellen sind nahezu quadratisch.
- **Zylinderepithel:** Es ist meist einschichtig, die oberen Zellen sind höher als breit. Häufig sind sie mit einem Bürstensaum oder Flimmerhärchen ausgestattet.
- **Übergangsepithel:** Es ist mehrschichtig und besitzt eine gewisse Dehnbarkeit. Es kommt v. a. in der Harnblase vor und wird auch als Urothel bezeichnet.

5.2.3 Drüsenepithelien

Drüsenepithelien bestehen hauptsächlich aus **Drüsenzellen**. Die Hauptaufgabe einer Drüsenzelle besteht darin, ein **Sekret** zu bilden und es abzugeben. Zu diesen Sekreten zählen beispielsweise Milch, Schweiß, Hormone oder Talg.

Je nachdem, wohin das Sekret abgegeben wird, unterscheidet man (▶ **Abb. 5.5**):
- **exokrine Drüsen:** Sie haben eine Verbindung zur Organ- oder Körperoberfläche und geben ihr Sekret daher **nach außen** ab. Zu den exokrinen Drüsen zählen beispielsweise die Speicheldrüsen, der Teil der Bauchspeicheldrüsen, der die Verdauungssäfte herstellt, und die Schweißdrüsen.
- **endokrine Drüsen:** Sie geben das Sekret in das umliegende Bindegewebe ab, von wo aus es über die **Blutbahn** abtransportiert wird. Die meisten hormonproduzierenden Organe zählen zu den endokrinen Drüsen, z. B. das Inselorgan der Bauchspeicheldrüse, die Schilddrüse, der Hypophysenvorderlappen oder die Nebennieren.

Neben den Drüsenzellen enthalten einige Drüsenepithelien, wie z. B. die Brust- und die Schweißdrüsen, auch **Myoepithelzellen**. Sie ähneln den Glattmuskelzellen und sind untereinander und mit den Drüsenzellen über Zellkontakte verbunden. Wenn sie sich zusammenziehen, wird das Sekret aus den Drüsenzellen gepresst.

Exokrine Drüsen

Bei den meisten **exokrinen Drüsen** besteht jede Drüse aus mehreren Drüsenzellen, die innerhalb des Drüsenepithels in einer bestimmten Form organisiert sind: Mehrere Drüsenzellen umgeben gemeinsam einen Hohlraum, in den sie ihr

Abb. 5.5 Exokrine und endokrine Sekretion.

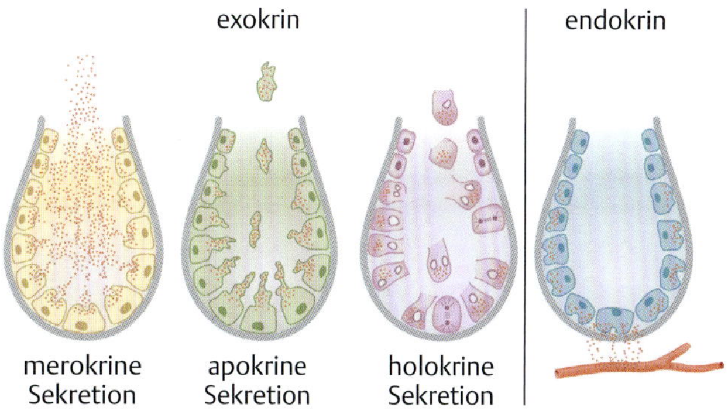

Bei der **exokrinen Sekretion** wird das Sekret an eine Oberfläche, also nach außen abgegeben. Je nachdem, wie das genau geschieht, unterscheidet man die merokrine, apokrine und holokrine Sekretion. Die ekkrine Sekretion ist nicht dargestellt. Bei der **endokrinen Sekretion** gelangt das Sekret in das umliegende Bindegewebe und wird über die Blutbahn weitertransportiert. Quelle: Aumueller G et al. Duale Reihe Anatomie. Stuttgart: Thieme; 2017.

Sekret abgeben. Dieser sekretproduzierende Anteil der Drüse wird als **Drüsenendstück** bezeichnet. Das Drüsenendstück liegt meist im Bindegewebe unter dem Epithel, mit dem es über einen **Ausführungsgang** verbunden ist. Über den Ausführungsgang gelangt das Sekret aus dem Endstück auf die Organ- oder Körperoberfläche.

Allerdings gibt es auch **exokrine Einzelzelldrüsen**. Bei diesen Drüsen sind nicht mehrere Drüsenzellen zu einer Drüse organisiert, sondern jede Drüsenzelle stellt eine eigene Drüse dar. Hierzu zählen beispielsweise die **Becherzellen**, die in der Schleimhaut der Atemwege liegen und Schleim produzieren.

Exokrine Drüsen können unter verschiedenen Gesichtspunkten eingeteilt werden:
- Anzahl der Ausführungsgänge
- Form der Endstücke
- Sekretionsart
- Art des Sekrets

Anzahl der Ausführungsgänge • Je nachdem, ob eine Drüse nur einen oder mehrere Ausführungsgänge besitzt, spricht man von (▶ **Abb. 5.6**):
- **einfachen Drüsen:** Sie besitzen nur 1 Ausführungsgang, der allerdings auch fehlen kann. Dann mündet das Endstück direkt auf der Oberfläche. Geben mehrere Endstücke ihr Sekret in diesen 1 Ausführungsgang ab, spricht man von **verzweigten Drüsen**.
- **zusammengesetzten Drüsen:** Diese Drüsen haben eine baumartige Struktur. Sie bestehen aus mehreren Endstücken, die zunächst in verschiedene Gänge münden. Die Gänge vereinigen sich später zu einem gemeinsamen Ausführungsgang.

Form der Endstücke • Die Endstücke der exokrinen Drüsen können unterschiedlich geformt sein. Je nach Gestalt unterscheidet man (▶ **Abb. 5.6**):
- **tubulöse Drüsen** mit einem schlauchförmigen Endstück,
- **azinöse Drüsen** mit einem beeren- oder kugelförmigen Endstück, das nur einen kleinen Hohlraum besitzt,
- **alveoläre Drüsen** mit einem bläschenförmigen Endstück, dessen Innenraum geräumiger ist als bei den azinösen Drüsen.

Abb. 5.6 Einteilung der exokrinen Drüsen.

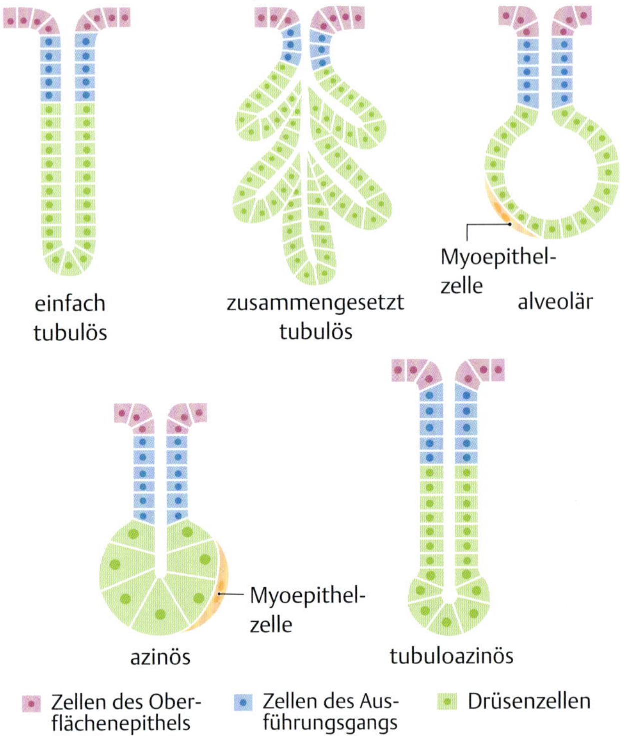

Exokrine Drüsen werden nach der Anzahl ihrer Ausführungsgänge und nach der Form ihrer Endstücke eingeteilt. Grün: Zellen des Drüsenendstücks. Blau: Zellen des (gemeinsamen) Ausführungsgangs. Lila: Zellen des Oberflächenepithels. *Quelle: Endspurt Vorklinik Histologie. Stuttgart: Thieme; 2017.*

Mit den tubuloazinösen und den tubuloalveolären Drüsen gibt es auch Mischformen zwischen den Drüsentypen.

Sekretionsart • Das Sekret kann auf unterschiedlichen Wegen die Drüsenzelle verlassen (▶ **Abb. 5.5**):

- **merokrine Sekretion:** Das Sekret verlässt die Zelle durch Exozytose (S. 65), die Zelle bleibt dabei intakt. Diese Art der Sekretion kommt v. a. bei Drüsen mit einem proteinhaltigen Sekret vor.
- **ekkrine Sekretion:** Hier werden die Ionen des Sekrets aktiv ausgeschleust und das Wasser folgt osmotisch nach. Schweißdrüsen nutzen diese Art der Sekretion.
- **apokrine Sekretion:** Die Drüsenzelle schnürt, um das Sekret abzugeben, ein Stück Zytoplasma und einen Teil der Zellmembran ab. Diese Sekretionsart findet sich z. B. bei der Brustdrüse oder den Ohrschmalzdrüsen.
- **holokrine Sekretion:** Bei dieser Sekretionsart stirbt die gesamte Zelle ab. Das Sekret setzt sich bei diesen Drüsen aus den Zellresten und den zuvor von der Zelle produzierten Substanzen zusammen. Die holokrine Sekretion kommt bei Talgdrüsen vor.

Zusammensetzung des Sekrets • Drüsensekrete bestehen hauptsächlich aus Wasser, Ionen, Proteinen und Schleimstoffen (Muzinen). Je nachdem, wie sie genau zusammengesetzt sind, unterscheidet man:

- **seröse Drüsen:** Ihr Sekret ist sehr wasserhaltig und dadurch dünnflüssig und proteinreich. Meist sind es azinöse Drüsen. Seröse Drüsen liegen z. B. in der Bauchspeichel- oder der Ohrspeicheldrüse.
- **muköse Drüsen:** Ihr Sekret ist reich an Muzinen und dadurch zähflüssig. Ihre Endstücke sind tubulös. Zu den mukösen Drüsen zählen z. B. die Becherzellen oder die Unterzungenspeicheldrüse.
- **seromuköse Drüsen:** Ihre Endstücke enthalten sowohl Zellen, die ein seröses Sekret abgeben, als auch solche, die ein muköses Sekret bilden. Die Endstücke sind meist tubuloazinös. Zu diesen Drüsen zählt z. B. die Unterkieferspeicheldrüse.

Endokrine Drüsen

Endokrine Drüsen besitzen **keine Ausführungsgänge**, da sie ihr Sekret an ihre direkte Umgebung abgeben. Bei den meisten endokrinen Drüsen handelt es sich um **Hormondrüsen**. Die freigesetzten Hormone wirken entweder direkt am Ort ihrer Freisetzung oder werden über das Blut zu ihrem Zielort transportiert (S. 258).

WISSEN TO GO

Drüsenepithelien

Drüsenepithelien bestehen aus sekretbildenden **Drüsenzellen**, einige enthalten zusätzlich **Myoepithelzellen.**

Man unterscheidet **exokrine Drüsen**, die ihr Sekret nach außen abgeben, von **endokrinen Drüsen**, die ihr Sekret in das umgebende Bindegewebe abgeben, von wo es über die Blutbahn abtransportiert wird.

Eine **exokrine Drüse** besteht aus einem **Drüsenendstück**, in dem das Sekret gebildet wird, und einem oder mehreren **Ausführungsgängen**. Je nach Form des Endstücks unterscheidet man **tubulöse** (schlauchförmige), **azinöse** (kugelförmige) und **alveoläre** (bläschenförmige) Drüsen.

Nach der Beschaffenheit ihres Sekrets teilt man die Drüsen in **seröse Drüsen** mit einem dünnflüssigen Sekret, **muköse Drüsen** mit einem zähflüssigen Sekret und **seromuköse Drüsen** mit einem gemischten Sekret ein.

Endokrine Drüsen besitzen keinen Ausführungsgang.

5.2.4 Sinnesepithelien

Bei den Sinnesepithelien handelt es sich um spezielle Epithelzellen, die in der Lage sind, Sinnesreize aufzunehmen und an das zentrale Nervensystem weiterzuleiten. Zu diesen Sinneszellen gehören zum Beispiel die Geschmacksknospen der Zunge, die Riechschleimhaut in der Nase und die Rezeptoren in der Haut. Sie werden näher in Kap. 15 besprochen.

5.3 Binde-, Stütz- und Fettgewebe

5.3.1 Aufgaben und Aufbau

Die **Binde-, Stütz-** und **Fettgewebe** erfüllen im Körper unterschiedliche Aufgaben. Sie bilden beispielsweise:

- die Stützstrukturen des Körpers, wie z. B. das Skelett,
- das Stroma der Organe und gliedern dadurch das Parenchym,
- die Organkapseln, z. B. der Niere und der Milz, und
- den Raum für den Stoffaustausch durch Diffusion.

Wie die Epithelgewebe haben auch viele Binde-, Stütz- und Fettgewebe eine **gute Regenerationsfähigkeit**. Außerdem dienen sie als Ersatzgewebe nach Verletzungen anderer Gewebearten: Das zugrunde gegangene Gewebe wird durch Bindegewebe ersetzt, und eine Narbe entsteht.

Bei den Binde-, Stütz- und Fettgeweben unterscheidet man hauptsächlich folgende Gewebetypen:

- **Bindegewebe im eigentlichen Sinne:** Es wird unterteilt in lockeres, straffes und retikuläres Bindegewebe.
- **Stützgewebe:** Hierzu zählen das Knorpel- und das Knochengewebe.
- **Fettgewebe:** Man unterscheidet weißes und braunes Fettgewebe.

Bei der Vielfalt der Aufgaben, die von den Binde-, Stütz- und Fettgeweben erfüllt wird, liegt es nahe, dass auch deren Aufbau recht unterschiedlich ist. Allen gemein ist aber, dass sie aus **viel Interzellularsubstanz** und nur **wenigen Zellen** bestehen.

Interzellularsubstanz

Die Interzellularsubstanz besteht prinzipiell aus **Wasser**, der **Grundsubstanz** und den **Bindegewebsfasern**. Je nach Gewebetyp ist die Interzellularsubstanz, die auch als **Extrazellulärmatrix** bezeichnet wird, allerdings unterschiedlich aufgebaut: Sowohl die Zusammensetzung der Grundsubstanz als auch die der Bindegewebsfasern kann variieren, genauso wie das Verhältnis von Grundsubstanz zu Fasern.

! *Merke* Bindegewebe

*Im Bindegewebe bestimmen weniger die Zellen als vielmehr die **Interzellularsubstanz** über die **Funktion** des Gewebes.*

Grundsubstanz

Die **Grundsubstanz** besteht aus Makromolekülen. Diese Makromoleküle (Glykosaminoglykane, Proteoglykane und Glykoproteine) sind u. a. für das **Wasserbindungsvermögen** der Interzellularsubstanz verantwortlich. Sie sind außerdem wichtig für die **Elastizität** des Bindegewebes und für die **Anheftung der** fixen Zellen (S. 99) an die Bindegewebsfasern der Extrazellulärmatrix.

Bindegewebsfasern

Bei den **Bindegewebsfasern** unterscheidet man 2 Faserarten: die Kollagenfasern und die elastischen Fasern.

Kollagenfasern • Sie kommen z. B. in Bändern, Sehnen, den Kapseln und dem Stroma von Organen und in der Haut vor. Sie sind sehr **zugfest**, dabei aber nicht steif, sondern **flexibel**. Bindegewebe ist deshalb relativ unempfindlich gegen mechanische Einflüsse. Die Kollagenfasern sind im Allgemeinen nur **wenig dehnbar**. Der Durchmesser einer Kollagenfaser kann zwischen 1 µm und 20 µm liegen.

Kollagenfasern setzen sich aus kleineren Einheiten zusammen, den **Kollagenfibrillen**. Diese wiederum bestehen aus Kollagenmolekülen, die sich spiralig umeinanderwinden. Bei **Kollagen** handelt es sich um ein Protein, das im Körper stark vertreten ist. Es macht etwa 25 % der gesamten Proteinmasse aus. Man unterscheidet zahlreiche **Kollagentypen**, die wichtigsten sind die Typen I–IV:

- **Kollagen Typ I:** Es ist der häufigste Typ. Kollagen Typ I kommt im straffen und im lockeren Bindegewebe (S. 100) und im Knochen (S. 102) vor. Teilweise verlaufen seine Fasern in Wellen, sodass eine begrenzte Dehnbarkeit gegeben ist.
- **Kollagen Typ II:** Dieser Typ findet sich im Knorpel (S. 101).
- **Kollagen Typ III:** Bei diesem Typ lagern sich die Fibrillen zu Kollagennetzen zusammen. Kollagen Typ III kommt in geringer Menge in vielen Organen vor, insbesondere in der Basalmembran der Epithel- und Muskelgewebe und im retikulären Bindegewebe (S. 100).
- **Kollagen Typ IV:** Bei diesem Typ bilden die Kollagenmoleküle keine Fibrillen, sondern 2-dimensionale Netze. Kollagen Typ IV ist zusammen mit Kollagen Typ III am Aufbau der Basallamina der Epithel- und Muskelgewebe beteiligt.

Patho **Osteogenesis imperfecta**

*Bei der erblichen Osteogenesis imperfecta ist die Bildung des **Kollagens Typ** I gestört. Die Folge davon ist, dass die Knochen sehr brüchig sind. Die Erkrankung wird deshalb auch als **Glasknochenkrankheit** bezeichnet. Bei schwerer Ausprägung sind die Knochen verformt, und es kommt zu einem Minderwuchs. Die Betroffenen sind dann häufig auf den Rollstuhl angewiesen. Für diese Patienten ist es wichtig, auch kleine Traumata zu vermeiden, damit es nicht zu einem Knochenbruch kommt.*

Elastische Fasern • Sie kommen v. a. im Knorpel, in der Lunge und in den Wänden herznaher Arterien vor. Im Gegensatz zu den Kollagenfasern sind die elastischen Fasern **dehnbar**. Sie können unter Zug ihre Länge mehr als verdoppeln. Fällt der Zug weg, ziehen sie sich wie ein Gummiband wieder zusammen. Ihr Durchmesser beträgt ca. 2 µm. Sie stehen meist mit Kollagenfasern in Kontakt, die ihre Dehnbarkeit begrenzen. Elastische Fasern lagern sich zu **netzartigen Strukturen** zusammen, die z. T. wie eine Membran erscheinen.

Elastische Fasern bestehen aus Elastin und Fibrillin. Bei **Elastin** handelt es sich um ein wasserabweisendes Protein, das als strukturlose Masse den Kern der elastischen Fasern bildet. Es wird von einem Gerüst aus **Mikrofibrillen** umgeben, die aus dem Protein **Fibrillin** bestehen und deren Durchmesser nur ca. 10 nm beträgt.

Zellen des Bindegewebes

Bei den Zellen des Bindegewebes können fixe und freie Zellen unterschieden werden.

Fixe Zellen • Sie werden, weil sie sich immer im jeweiligen Gewebe aufhalten, auch als **ortsständige Zellen** bezeichnet. In den Bindegeweben heißen diese Zellen **Fibrozyten** oder Fibroblasten (▶ **Abb. 5.7**). Sie bilden die Grundsubstanz und die Bindegewebsfasern, kontrollieren deren Abbau, sind relativ langlebig und haben ein komplex aufgebautes Zytoskelett. Sie sind über bestimmte Makromoleküle der Grundsubstanz mit den Bindegewebsfasern verbunden, können diese Verbindung aber lösen und sich innerhalb des Gewebes fortbewegen.

Die fixen Zellen der Stützgewebe sind die **Chondrozyten** (Knorpelzellen) bzw. die **Osteozyten** (Knochenzellen), diejenigen des Fettgewebes die **Adipozyten** (Fettzellen). Alle 3 Zellarten sind eng mit den Fibrozyten verwandt.

Freie Zellen • Hierbei handelt es sich um Blut- und Abwehrzellen, die in das Gewebe einwandern. Vor allem Granulozyten, Lymphozyten, Makrophagen und Mastzellen sind im Gewebe anzutreffen. Sie zählen zu den **weißen Blutkörperchen** und werden in Kap. 12 (S. 303) näher beschrieben. Makrophagen, die sich im Gewebe aufhalten, werden auch als **Histiozyten** bezeichnet.

Abb. 5.7 Fibrozyten.

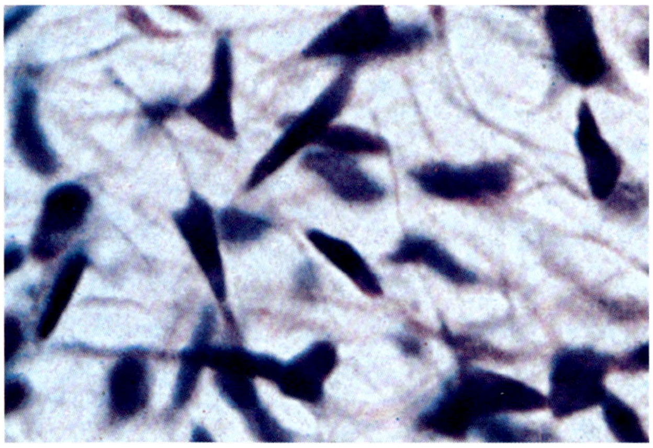

Die Fibrozyten sind verzweigte Zellen, die über ihre Fortsätze miteinander in Verbindung stehen. Ihr Aussehen kann sich je nach Bindegewebe unterscheiden. Die hier dargestellten Fibrozyten stammen aus dem Unterkiefer eines Fetus (Färbung: Hämalaun-Eosin, 500-fach vergrößert). *Quelle: Kuehnel W. Taschenatlas Histologie. Stuttgart: Thieme; 2014.*

WISSEN TO GO

Binde-, Stütz- und Fettgewebe

Die Binde-, Stütz- und Fettgewebe erfüllen im Körper vielfältige Aufgaben. Zu ihnen zählen das **Bindegewebe** im eigentlichen Sinne, das **Knorpel-** und das **Knochengewebe** und das weiße und das braune **Fettgewebe**.

Die **Interzellularsubstanz** setzt sich aus Wasser, der Grundsubstanz und Bindegewebsfasern zusammen. Die **Grundsubstanz** besteht aus Makromolekülen und ist für das Wasserbindungsvermögen des Gewebes verantwortlich. Bei den **Bindegewebsfasern** unterscheidet man:

- **kollagene Fasern:** Sie sind zugfest, aber nur wenig dehnbar. Es gibt verschiedene Typen, die in unterschiedlicher Menge in den verschiedenen Geweben vorkommen.
- **elastische Fasern:** Sie sind dehnbarer als die kollagenen Fasern und ziehen sich nach Belastung wieder zusammen.

Die für das Bindegewebe typischen Zellen sind die **Fibrozyten**. Daneben findet man weiße Blutkörperchen, die als **freie Zellen** in das Gewebe eingewandert sind.

5.3.2 Bindegewebe

Beim Bindegewebe im eigentlichen Sinn unterscheidet man hauptsächlich lockeres, straffes und retikuläres Bindegewebe. Bei diesen 3 Formen sind mehr kollagene als elastische Fasern vorhanden. Die elastischen Fasern überwiegen dagegen bei den elastischen Bändern, die allerdings eher selten vorkommen.

Lockeres Bindegewebe

Das **lockere Bindegewebe** kommt im Körper am häufigsten vor. Es wird auch als **interstitielles Bindegewebe** bezeichnet, weil es Zwischenräume zwischen benachbarten Strukturen ausfüllt. So bildet es beispielsweise:

- das Stroma epithelialer Organe, z. B. der Leber, der Niere und der Lunge,
- die Hüllen von Muskeln, Organen und Organteilen,
- eine Verschiebeschicht unter den Epithelien der Schleimhäute und der Blutgefäße.

Abb. 5.8 Lockeres Bindegewebe.

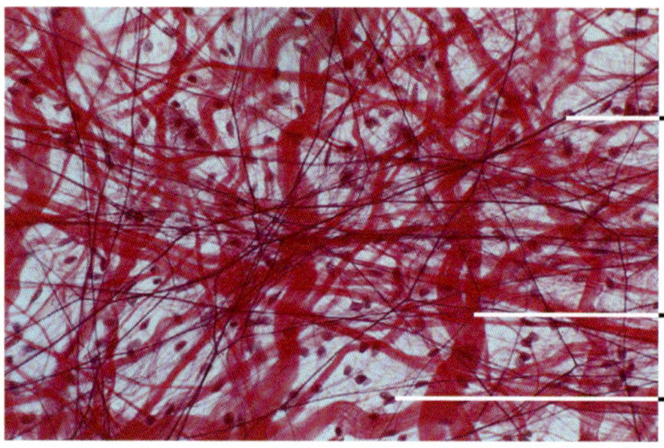

Im lockeren Bindegewebe überwiegt die Grundsubstanz. Es enthält nur relativ wenige Zellen und Fasern. Sowohl die Kollagen- als auch die elastischen Fasern verlaufen ungeordnet in unterschiedlichen Richtungen. Die Abbildung zeigt lockeres Bindegewebe aus dem Gekröse des Darms (Färbung: Eisenhämatoxylin-Fuchsin nach van Gieson, 200-fach vergrößert). *Quelle: Kuehnel W. Taschenatlas Histologie. Stuttgart: Thieme; 2014.*

Im lockeren Bindegewebe verlaufen **Blutgefäße** und **Nerven**.

Das lockere Bindegewebe besteht hauptsächlich aus **Grundsubstanz**, in der nur wenige Zellen und auch relativ wenige Kollagenfasern vom Typ I und III liegen. Die Kollagenfasern sind gewellt und verlaufen in unterschiedlichen Richtungen (▶ **Abb. 5.8**). Zwischen ihnen finden sich vereinzelte elastische und retikuläre Fasern. Wegen des hohen Wasserbindungsvermögens der Grundsubstanz stellt das lockere Bindegewebe einen wichtigen **Wasserspeicher** des Körpers dar.

Straffes Bindegewebe

Im Gegensatz zum lockeren Bindegewebe besteht das straffe Bindegewebe hauptsächlich aus **Kollagenfaserbündeln**. Diese sind überwiegend in Richtung der Zugkräfte angeordnet, die auf das Gewebe wirken. Dabei unterscheidet man:

Parallelfaseriges Bindegewebe • Es kommt v. a. in **Sehnen** und **Bändern** vor. Da hier die Zugkräfte vorwiegend in derselben Richtung wirken, sind die Kollagenfaserbündel parallel in Zugrichtung angeordnet (▶ **Abb. 5.9**). Sie sind von lockerem Bindegewebe umhüllt.

Geflechtartiges Bindegewebe • Es findet sich vorwiegend in **Organkapseln**. Da die Zugkräfte hier aus verschiedenen Richtungen wirken, kreuzen sich die Kollagenfaserbündel und bilden ein Geflecht. Zwischen den Kollagenfaserbündeln liegen elastische Fasern. Dadurch, dass diese sich nach Beendigung der Zugeinwirkung wieder **zusammenziehen**, kehrt das Gewebe in seine Ausgangsform zurück. Geflechtartiges Bindegewebe ist sehr widerstandsfähig gegen mechanische Beanspruchungen.

Außer in Organkapseln kommt das geflechtartige straffe Bindegewebe z. B. auch in der harten Hirnhaut (S. 421), den Gelenkkapseln, der Knochenhaut und den Herzklappen vor.

Retikuläres Bindegewebe

Aus retikulärem Bindegewebe sind die Milz, die Lymphknoten, die Mandeln und das rote Knochenmark aufgebaut, die alle zu den **lymphatischen Organen** gehören.

Abb. 5.9 Straffes parallelfaseriges Bindegewebe.

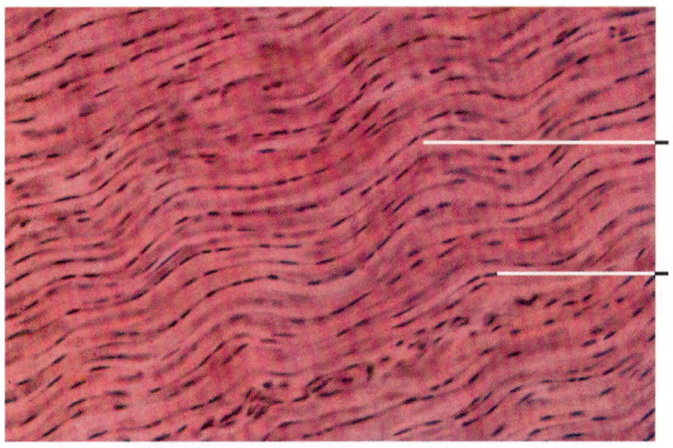

Die zahlreichen Kollagenfasern verlaufen im straffen parallelfaserigen Bindegewebe in derselben Richtung. Sie sind zu Faserbündeln zusammengefasst, zwischen denen die Fibrozyten liegen. Zu sehen ist ein Längsschnitt durch eine Fingersehne (Färbung: Hämalaun-Eosin, 240-fach vergrößert). *Quelle: Kuehnel W. Taschenatlas Histologie. Stuttgart: Thieme; 2014.*

Die Fibrozyten des retikulären Bindegewebes haben eine sternförmige Gestalt und werden als **Retikulumzellen** bezeichnet. Sie produzieren Typ-III-Kollagen, das sich zu sog. **retikulären Fasern** zusammenlagert, die von Ausläufern der Retikulumzellen umhüllt werden. Dadurch bildet sich ein Netz, in dessen Maschen sich viele freie Zellen aufhalten, v. a. Lymphozyten (S. 306). Aufgrund der relativ flexiblen retikulären Fasern können sich die Organe, wenn auch nur geringfügig, an Form- und Volumenänderungen anpassen.

Elastische Bänder

Bei elastischen Bändern überwiegen die **elastischen Fasern**. Diese sind stark verzweigt, in ihren Zwischenräumen liegen kollagene und retikuläre Fasern und Fibrozyten. Nur wenige Bänder sind elastisch, die meisten Bänder bestehen aus straffem Bindegewebe. Zu den elastischen Bändern zählen die Stimmbänder und die kurzen Bänder, die zwischen den Wirbelbögen verlaufen, die Ligg. flava (S. 372).

WISSEN TO GO

Bindegewebe im eigentlichen Sinne

Das **lockere Bindegewebe** kommt von allen Bindegewebsarten am häufigsten vor. Es bildet das Stroma der Organe, auch unter Oberflächenepithelien liegt eine Schicht lockeren Bindegewebes. Im lockeren Bindegewebe verlaufen Gefäße und Nerven. Hauptbestandteil ist die **Grundsubstanz**, weshalb die Wasserbindungsfähigkeit hoch ist. Zellen und Bindegewebsfasern kommen nur vereinzelt vor.

Hauptbestandteil des **straffen Bindegewebes** sind **Kollagenfaserbündel**. Diese verlaufen in Sehnen und Bändern parallel, in den Organ- und Gelenkkapseln, der Knochenhaut und den Herzklappen dagegen geflechtartig.

Die Kollagenfasern des **retikulären Bindegewebes** bilden ein dichtes Netz, in dem sich zahlreiche **freie Zellen** aufhalten. Das retikuläre Bindegewebe bildet das Gerüst lymphatischer Organe, wie z. B. der Milz, der Lymphknoten oder des roten Knochenmarks.

Elastische Fasern sind der Hauptbestandteil von **elastischen Bändern**, von denen es allerdings nur wenige gibt.

5.3.3 Stützgewebe

Zu den Stützgeweben zählen das Knorpel- und das Knochengewebe.

Knorpelgewebe

Knorpel kommt vor allem im **Skelett** vor, z. B. als Gelenkknorpel, Zwischenwirbelscheibe oder Meniskus (S. 346). Aber auch in anderen Organen, wie z. B. in der Luftröhre oder der Ohrmuschel, erfüllt Knorpel eine **Stützfunktion**. Außerdem stellt er die **Vorläufersubstanz des Knochengewebes** bei der Skelettentwicklung dar.

Das Knorpelgewebe ist **fest** und **druckelastisch**. Nachdem es verformt wurde, kehrt es wieder in seine Ausgangsform zurück. Durch seine glatte Oberfläche ermöglicht es außerdem die Gleitbewegungen der Knochen in den Gelenken.

Knorpelgewebe enthält weder Nerven noch Gefäße. Seine Ernährung erfolgt über Diffusion, weshalb die **Regenerationsfähigkeit schlecht** ist.

Interzellularsubstanz des Knorpels

Die **Grundsubstanz** der Extrazellulärmatrix enthält große Mengen an **Proteoglykanen** und dem Glykosaminoglykan **Hyaluronan** (Hyaluronsäure). Sie besitzt dadurch ein hohes Wasserbindungsvermögen, das für die große Elastizität des Knorpelgewebes wichtig ist. Für die Festigkeit des Gewebes sind in erster Linie die **Kollagenfibrillen** der Extrazellulärmatrix verantwortlich.

Knorpelzellen

Sie stellen die Grundsubstanz des Knorpelgewebes her. Abhängig von ihrem Reifegrad unterteilt man die Knorpelzellen in:

- **Chondroblasten:** Die Jugendform der Knorpelzellen ist noch teilungsfähig.
- **Chondrozyten:** Die reifen Knorpelzellen können sich nicht mehr teilen.

WISSEN TO GO

Knorpelgewebe

Knorpelgewebe ist fest und druckelastisch. In **Gelenken** verteilt es den Druck und sorgt für eine glatte Oberfläche, an der Ohrmuschel und der Luftröhre z. B. wirkt es formgebend.

Seine **Grundsubstanz** verfügt über ein hohes Wasserbindungsvermögen, für die Festigkeit sind **Kollagenfibrillen** verantwortlich. Die Knorpelzellen werden als **Chondrozyten**, ihre Jugendform als Chondroblasten bezeichnet.

Knorpelarten und Knorpelhaut

Man unterscheidet 3 Arten von Knorpelgewebe: den hyalinen Knorpel, den elastischen Knorpel und den Faserknorpel (▸ Abb. 5.10).

Hyaliner Knorpel • Er ist die Knorpelart, die beim Erwachsenen am häufigsten vorkommt. Der hyaline Knorpel bildet den **Gelenk-** und den **Rippenknorpel** und gibt der Nase, dem Kehlkopf, der Luftröhre und den Bronchien ihre Form. Darüber hinaus bildet hyaliner Knorpel die **Wachstumsfugen** der

Abb. 5.10 Die verschiedenen Knorpelarten.

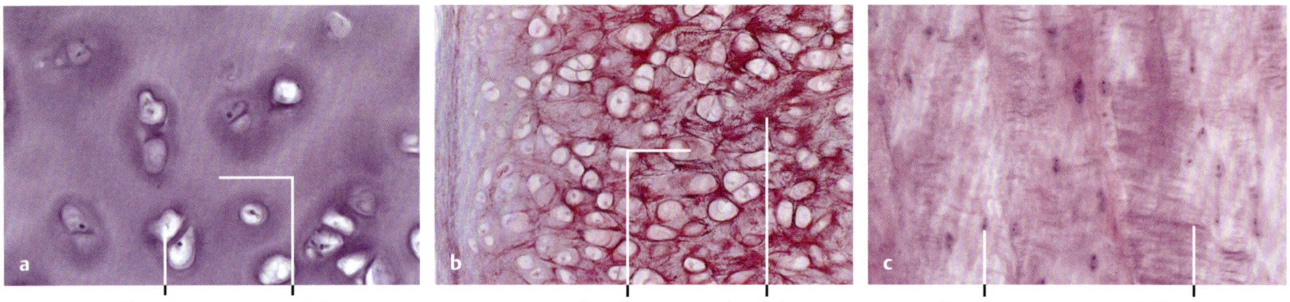

a Hyaliner Knorpel. Hier überwiegt die Interzellularsubstanz, Fasern kommen nur vereinzelt vor. *Quelle: Aumueller G et al. Duale Reihe Anatomie. Stuttgart: Thieme; 2017.*

b Elastischer Knorpel. Er enthält zahlreiche elastische Fasern, die netzartig angeordnet sind. *Quelle: Kuehnel W. Taschenatlas Histologie. Stuttgart: Thieme; 2014.*

c Faserknorpel. Hier finden sich relativ wenig Chondrozyten, es überwiegen dicke Bündel aus Kollagenfasern. *Quelle: Aumueller G et al. Duale Reihe Anatomie. Stuttgart: Thieme; 2017.*

Röhrenknochen und ist damit Ausgangspunkt für das Längenwachstum.

Hyaliner Knorpel ist besonders druckelastisch. Diese Eigenschaft liegt in der **reichlich vorhandenen Interzellularsubstanz** (▶ Abb. 5.10) begründet: Wird der Knorpel zusammengedrückt, wird Wasser aus der Extrazellulärmatrix gepresst; lässt der Druck nach, strömt das Wasser wieder hinein. Hyaliner Knorpel besitzt nur **relativ dünne Kollagenfibrillen**, die sich nicht zu Fasern zusammenlagern.

Außer an den Gelenken wird der hyaline Knorpel von einer **Knorpelhaut (Perichondrium)** überzogen. Sie besteht aus straffem Bindegewebe und unreifen Zellen, die sich zu Chondroblasten weiterentwickeln können. Die Knorpelhaut verhindert, dass Knorpel bei Biegung bricht, indem sie die entstehenden Zugkräfte abfängt.

Elastischer Knorpel • Er kommt im Gerüst der Ohrmuschel, des äußeren Gehörgangs, der Ohrtrompete und des Kehldeckels (Epiglottis) vor. Er unterscheidet sich vom hyalinen Knorpel vor allem dadurch, dass er auch zahlreiche **elastische Fasern** enthält, die netzartig angeordnet sind (▶ Abb. 5.10▶ Abb. 5.10b). Dadurch ist der elastische Knorpel nicht nur druckelastisch, sondern auch **biegsam**. Die elastischen Fasern strahlen in die **Knorpelhaut** ein, die den elastischen Knorpel umgibt.

Faserknorpel • Aus dieser Knorpelart bestehen die Schambeinfuge (Symphyse), die Zwischenwirbelscheiben, die Menisken des Knie- und die Knorpelscheibe des Kiefergelenks. Faserknorpel besitzt **keine Knorpelhaut**.

Faserknorpel enthält **dicke kollagene Faserbündel** und nur wenig Knorpelzellen (▶ Abb. 5.10). Zusätzlich zur Druckelastizität besitzt er durch diesen Aufbau eine **hohe Zugfestigkeit** und ähnelt darin dem straffen Bindegewebe. Neben Druck hält er auch Zug- und Scherkräften stand.

> **WISSEN TO GO**
>
> **Knorpelarten**
>
> Die häufigste Knorpelart ist der **hyaline Knorpel**. Er bildet u. a. den Gelenkknorpel. Da er viel Grundsubstanz enthält, ist er besonders **druckelastisch**. Außerhalb der Gelenke wird er von der **Knorpelhaut** (Perichondrium) verstärkt, in der Vorläuferzellen der Chondroblasten liegen.
>
> **Elastischer Knorpel** kommt z. B. im Kehldeckel und in der Ohrmuschel vor. Neben den kollagenen enthält er auch elastische Fasern, die ihn **biegsam** machen. Auch er wird von **Knorpelhaut** überzogen.
>
> Der **Faserknorpel** bildet die Menisken und die Zwischenwirbelscheiben. Er besteht hauptsächlich aus dicken Kollagenbündeln, Zellen sind selten. Er ist besonders **zugfest** und besitzt **keine** Knorpelhaut.

Knochengewebe

Knochengewebe ist das härteste Bindegewebe und weist eine hohe Festigkeit gegen Zug-, Druck- und Scherkräfte auf. Aufgrund seiner Form- und Biegefestigkeit erfüllt es im Körper in erster Linie eine Stütz- und Schutzfunktion (S. 339). Außerdem dient es als **Kalziumspeicher**, rund 99 % des gesamten Kalziums des Körpers befinden sich in den Knochen.

Interzellularsubstanz des Knochens

Neben Wasser, das rund 25 % ausmacht, besteht die Extrazellulärmatrix des Knochengewebes zu etwa 45 % aus anorganischen und zu ca. 30 % aus organischen Substanzen:

- **anorganischer Anteil:** Er setzt sich aus verschiedenen **Mineralien** zusammen, Hauptbestandteil ist Hydroxylapatit, eine kristalline Form des Kalziumphosphats. Die Mineralsalze sorgen für die Festigkeit des Knochengewebes.
- **organischer Anteil:** Er besteht hauptsächlich aus **Kollagenfibrillen** des Typs I, an die sich die Hydroxylapatit-Kristalle anlagern.

Knochenzellen

Knochengewebe wird nicht einmal gebildet und bleibt dann unverändert bestehen, sondern wird stetig umgebaut (S. 343). Dafür sind die Knochenzellen verantwortlich, bei denen man 3 Arten unterscheidet: die Osteoblasten, die Osteozyten und die Osteoklasten.

Osteoblasten • Sie bilden die Grundsubstanz des Knochens und die Vorstufe des Kollagens und sind damit für den **Knochenaufbau** verantwortlich. Direkt nach ihrer Bildung ist die Extrazellulärmatrix des Knochens noch nicht verkalkt und wird als **Osteoid** bezeichnet. Sie liegt, genauso wie die Osteoblasten, an der inneren und der äußeren Oberfläche des Knochens. Nach etwa 2 Tagen beginnt die Grundsubstanz zu mineralisieren, indem sich die Mineralsalze an die Kollagenfasern anlagern und auskristallisieren. Das Gewebe verhärtet sich, und die Knochenstruktur entsteht. Die Osteoblasten werden von der entstehenden Knochensubstanz eingemauert und wandeln sich in Osteozyten um.

Die Osteoblasten werden durch Belastung des Knochens aktiviert. Ihre Anzahl nimmt mit steigendem Lebensalter ab.

Osteozyten • Sie entstehen aus den Osteoblasten und sind die häufigsten Knochenzellen. Die Osteozyten liegen in kleinen Höhlen, den **Lakunen**, im Knochengewebe und sind von einer dünnen Schicht nicht mineralisierter Knochensubstanz umgeben. Sie sind mit anderen Osteozyten über Zellkontakte verbunden.

Die Osteozyten dienen wahrscheinlich als Messfühler für die Belastung des Knochens (Mechanosensoren) und beeinflussen die Aktivität der Osteoblasten. Damit sind sie an der Erhaltung der Knochensubstanz beteiligt.

Osteoklasten • Sie bauen die verkalkte Interzellularsubstanz ab und sind damit für den **Knochenabbau** verantwortlich. Zusammen mit den Osteoblasten sorgen sie dafür, dass Knochenaufbau und Knochenabbau im Gleichgewicht stehen. Die Botenstoffe, die die Aktivität der Osteoklasten regulieren, werden u. a. von Osteoblasten freigesetzt.

Die Osteoklasten sind mit den Makrophagen (Fresszellen) des Immunsystems (S. 306) verwandt. Sie enthalten bis zu 50 Zellkerne und liegen in Einbuchtungen an der Oberfläche des Knochens (Howship-Lakunen), die sie selbst geschaffen haben.

WISSEN TO GO

Knochengewebe

Knochengewebe ist extrem **form-** und **biegefest**. Es hat eine Stütz- und Schutzfunktion und dient als Kalziumspeicher. Knochengewebe ist einem ständigen Umbauprozess unterworfen.

Seine Interzellularsubstanz besteht überwiegend aus **Mineralien** und **Kollagenfibrillen**. Bei den Knochenzellen unterscheidet man:

- **Osteoblasten:** Sie dienen dem **Knochenaufbau**, indem sie die Interzellularsubstanz bilden.
- **Osteozyten:** Sie gehen aus den Osteoblasten hervor, wenn diese in der mineralisierenden Grundsubstanz eingemauert werden. Sie messen wahrscheinlich die Belastung des Knochens.
- **Osteoklasten:** Sie dienen dem **Knochenabbau**, indem sie verkalkte Interzellularsubstanz abbauen.

! Merke Klasten oder Blasten?

*Was welche Knochenzelle macht, kann man sich leicht merken: Osteo**b**lasten **b**auen, Osteo**k**lasten **k**lauen.*

Knochenarten und Knochenhaut

Mit dem Geflecht- und dem Lamellenknochen unterscheidet man 2 Arten von Knochen, die sich in ihrer Bauweise und der Zusammensetzung des Knochengewebes unterscheiden.

Geflechtknochen • Er ist die Knochenform, die bei jeder Knochenbildung (S. 344) als erste entsteht. Deshalb stellt der Geflechtknochen die Hauptform beim **Kleinkind** dar, wird aber bereits in den ersten Lebensjahren größtenteils zu Lamellenknochen umgebaut. Beim Erwachsenen findet sich Geflechtknochen nur noch an wenigen Stellen, wie z. B. an den Schädelnähten, dem Innenohr und den Zahnfächern. Geflechtknochen entsteht zunächst auch bei der Heilung von **Knochenbrüchen**.

Der Geflechtknochen besteht aus zahlreichen Knochenzellen und **ungeordneten** Kollagenfasern, die ein unregelmäßiges Geflecht bilden. Dieses Grundgerüst ist nur **wenig mineralisiert** und weist einen hohen Wassergehalt auf. Daher ist es biege- und zugfest.

Lamellenknochen • Er ist mechanisch stärker belastbar als der Geflechtknochen. Er stellt die Hauptform beim **Erwachsenen** dar und entsteht durch den Umbau des Geflechtknochens. Dieser Umbau besteht darin, dass das ungeordnete Geflecht aus Kollagenfibrillen eine **regelmäßige** Struktur annimmt. Dafür lagern sich die mineralisierten Kollagenfibrillen zu dünnen (3–5 µm) Schichten, den **Lamellen**, zusammen. Die Kollagenfibrillen einer Schicht verlaufen dabei immer in derselben Richtung. Die Lamellen werden jeweils durch eine Schicht aus Osteozyten voneinander getrennt.

Je nach Anordnung der Lamellen unterscheidet man an einem Skelettknochen 2 Anteile, die Spongiosa und die Kompakta (S. 343):

Die **Spongiosa** liegt im Inneren des Knochens. Die Lamellen lagern sich hier zu einem Gerüst aus feinen Knochenbälkchen, den **Trabekeln**, zusammen, das in seinem Aufbau an die Struktur eines Schwamms erinnert. Die Trabekel sind in Richtung der größten Beanspruchung ausgerichtet, die Lamellen verlaufen parallel zur Trabekeloberfläche. Die Trabekel enthalten keine Blutgefäße. Zwischen ihnen befindet sich Knochenmark oder Fett. Durch die Luftigkeit der Spongiosa wird bei größtmöglicher Stabilität Gewicht eingespart.

Die **Kompakta** stellt die dichte äußere Schicht der Skelettknochen dar. In der Kompakta bilden die Lamellen die **Osteone** (► Abb. 5.11). Das sind kleine „Lamellenzylinder“, die meist in Längsrichtung des Knochens verlaufen und mehrere Zentimeter lang werden können. Jedes Osteon besteht aus 5–20 ringförmig angeordneten Lamellen. In der Mitte des Osteons befindet sich ein kleiner Kanal, der **Havers-Kanal**, in dem 2 kleine Gefäße (Havers-Gefäße) verlaufen.

Unter den Havers-Kanälen bestehen Querverbindungen, die **Volkmann-Kanäle**. Sie enthalten Äste der Havers-Gefäße, die Volkmann-Gefäße.

Abb. 5.11 Aufbau des Lamellenknochens.

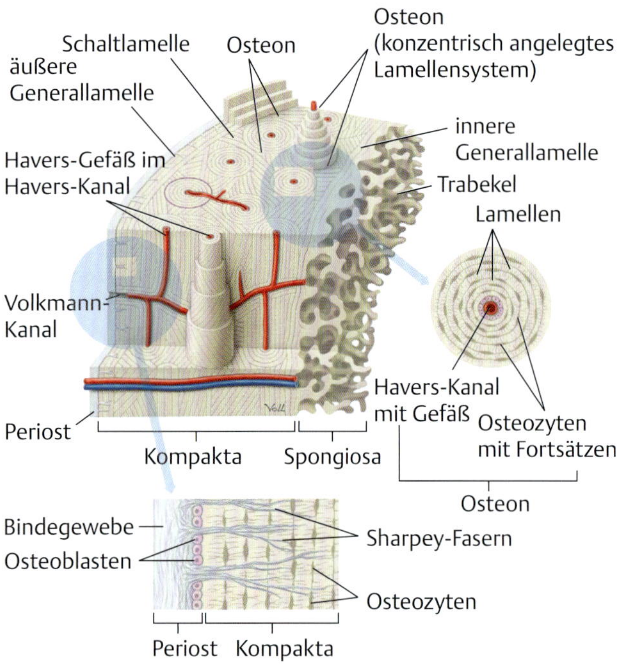

Der äußere Mantel des Lamellenknochens besteht aus der dichten Kompakta, die schwammartige Innenstruktur wird als Spongiosa bezeichnet. Innerhalb der Kompakta bilden die Knochenlamellen kleine Zylinder, die Osteonen. In den Osteonen verlaufen die Havers-Kanäle, die Gefäße enthalten und über die quer verlaufenden Volkmann-Kanäle miteinander in Verbindung stehen. Zwischen den Osteonen liegen die Schaltlamellen. Die Generallamellen bilden die äußere und die innere Schicht der Kompakta. Die Knochenhaut ist über die Sharpey-Fasern im Knochengewebe verankert. *Quelle: Schünke M, Schulte E, Schumacher U. Prometheus. LernAtlas der Anatomie. Allgemeine Anatomie und Bewegungssystem. Illustrationen von K. Wesker und M. Voll. 6. Aufl. Stuttgart: Thieme; 2022.*

WISSEN TO GO

Knochenarten

Bei der Knochenbildung und der Frakturheilung entsteht als Erstes **Geflechtknochen**. Er wird später zu Lamellenknochen umgebaut. Geflechtknochen enthält **viele Knochenzellen** und **ungeordnete Kollagenfasern** und ist nur wenig mineralisiert.

Der **Lamellenknochen** ist belastbarer als der Geflechtknochen, aus dem er entsteht. Dazu lagern sich die ungeordneten Kollagenfasern zu regelmäßig angeordneten **Lamellen** zusammen.

In der **Spongiosa** im Inneren des Knochens bilden die Lamellen feine Knochenbälkchen (**Trabekel**) und verleihen ihr so eine schwammartige Struktur. In der dichten Außenschicht des Knochens, der **Kompakta**, lagern sich die Lamellen zu kleinen Zylindern, den **Osteonen**, zusammen. Im Zentrum der Osteonen liegt der **Havers-Kanal** mit den Havers-Gefäßen. Die Havers-Kanäle sind über die **Volkmann-Kanäle** miteinander verbunden.

Knochenhaut • Das Knochengewebe wird von Knochenhaut überzogen. Die innere Knochenhaut (**Endost**) kleidet die Hohlräume des Knochens aus, sie liegt den Spongiosabälkchen und der Innenseite der Havers- und der Volkmann-Kanäle an. Die äußere Knochenhaut (**Periost**) umgibt die Kompakta (▶ **Abb. 5.11**). Nur die Gelenkflächen sind frei von Periost.

Sowohl das Endost als auch das Periost bestehen aus Bindegewebe, das als Besonderheit **Vorläuferzellen der Osteoblasten** enthält. Aus diesen Vorläuferzellen können neue Osteoblasten entstehen.

Im **Periost** verlaufen Blut- und Lymphgefäße, die der Versorgung des Knochengewebes dienen. Außerdem finden sich hier Nervenfasern, weshalb das Periost sehr **schmerzempfindlich** ist. Einige der Kollagenfasern des Periosts, die sog. **Sharpey-Fasern**, reichen bis in die Kompakta und verankern so das Periost am Knochen (▶ **Abb. 5.11**).

WISSEN TO GO

Knochenhaut

Die Knochenhaut besteht aus Bindegewebe. Die schmerzempfindliche äußere Knochenhaut (**Periost**) liegt der Kompakta außen auf, während die innere Knochenhaut (**Endost**) die Hohlräume des Knochens auskleidet.

5.3.4 Fettgewebe

Fettgewebe kommt nahezu überall im Körper vor. Es besteht aus Fettzellen und wenig Interzellularsubstanz. Aufgabe des Fettgewebes ist es, **Energie** in Form von Triglyzeriden (S. 33) zu **speichern**. Fettzellen bilden auch Hormone, u. a. Leptin (S. 287), das eine Rolle bei der Steuerung des Hungers (S. 228) spielt.

Die nahezu kugelförmigen Fettzellen (**Adipozyten**) bilden sich aus Vorläuferzellen der Fibrozyten. Sie verfügen über Enzyme, die es ihnen ermöglichen, die Ausgangsstoffe für die Triglyzeride aufzunehmen bzw. Triglyzeride zu **freien Fettsäuren** abzubauen und als Energiequelle für den Körper freizusetzen. Auch wenn viele Triglyzeride gespeichert werden, steigt die Anzahl der Fettzellen normalerweise nicht. Vielmehr vergrößert sich das Volumen der einzelnen Fettzelle, zum Teil bis auf das Tausendfache.

Die Fettzellen speichern die Triglyzeride in Form von **Fetttropfen**. Nach der Anzahl der Fetttropfen und seinem Aussehen unterscheidet man weißes (univakuoläres = „eintropfiges") Fettgewebe und braunes (plurivakuoläres = „mehrtropfiges") Fettgewebe.

Weißes Fettgewebe

Das weiße Fettgewebe ist im Körper weit verbreitet. Seine Zellen enthalten nur **1 großen Fetttropfen**, der das Zytoplasma und den Zellkern an den Rand der Zelle verdrängt (▶ **Abb. 5.12**). Unter dem Mikroskop erinnert die Zelle deshalb ihrer Form nach an einen **Siegelring**. Weißes Fettgewebe ist nur wenig durchblutet.

Nach seiner Funktion lässt sich das weiße Fettgewebe in Speicherfett und Baufett unterteilen:

- **Speicherfett:** Es dient in erster Linie als Energiespeicher und wird deshalb bei Energiebedarf vom Körper abgebaut. Seine Menge ist vom Ernährungszustand abhängig. Das Speicherfett befindet sich vor allem im Bauchraum und in der Unterhaut. Hier bildet es auch eine Isolationsschicht gegen Kälte.
- **Baufett:** Es bildet an bestimmten Körperstellen, z. B. hinter dem Augapfel oder in der Umgebung der Nieren, ein Lager für die Organe und hält diese so in ihrer Position. An ande-

Abb. 5.12 Weißes Fettgewebe.

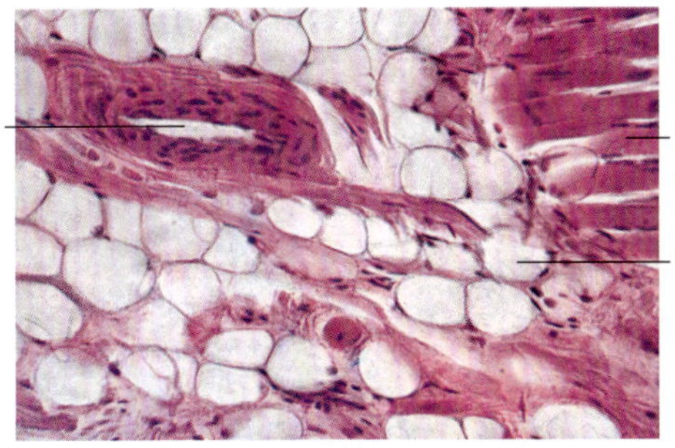

Die Zellen des weißen Fettgewebes enthalten einen großen Fetttropfen, der den Kern an den Rand drängt. Auf dem Bild zu sehen ist in einen Skelettmuskel eingelagertes Speicherfett (Färbung: Hämalaun-Eosin, 300-fach vergrößert). *Quelle: Kuehnel W. Taschenatlas Histologie. Stuttgart: Thieme; 2014.*

ren Stellen, wie z. B. den Handflächen, den Fußsohlen und am Gesäß, dient es als druckelastisches Polster. Baufett wird erst bei länger andauerndem Energiemangel abgebaut.

Braunes Fettgewebe

Die Zellen des braunen Fettgewebes enthalten **mehrere kleine Fetttropfen**. Seine braune Farbe erhält das Fett durch die **große Anzahl von Mitochondrien** in den Fettzellen.

Das braune Fettgewebe spielt vor allem beim **Säugling** eine Rolle, der es zur **Wärmeproduktion** nutzt: Die Mitochondrien der Fettzellen bauen die Fettsäuren ab, wodurch Wärme entsteht. Da das braune Fettgewebe viele kleine Blutgefäße enthält, kann diese Wärme über das Blut im Körper verteilt werden. Beim Erwachsenen, der Wärme wesentlich besser als der Säugling über Muskelzittern produzieren kann, kommt braunes Fettgewebe nur noch an wenigen Stellen vor, z. B. im Halsbereich.

WISSEN TO GO

Fettgewebe

Das Fettgewebe besteht überwiegend aus Fettzellen (**Adipozyten**). Es dient in erster Linie als **Energiespeicher**. Dazu speichert es Triglyzeride in Form von Fetttröpfchen. Man unterscheidet:

- **weißes Fettgewebe:** Es dient der Energiegewinnung (**Speicherfett**) oder als Polster (**Baufett**). Die Fettzellen enthalten nur 1 großen Fetttropfen.
- **braunes Fettgewebe:** Es dient dem Säugling zur **Wärmeproduktion**. Die Fettzellen enthalten mehrere kleine Fetttröpfchen.

5.4 Muskelgewebe

5.4.1 Aufgaben und Aufbau

Muskelzellen (**Myozyten**) haben die Fähigkeit, sich zusammenzuziehen und wieder zu entspannen. Das Zusammenziehen wird als **Kontraktion**, das Entspannen als **Relaxation** bezeichnet. Dabei verhalten sich immer alle Muskelzellen eines Muskels gleich, d. h., sie kontrahieren oder relaxieren nahezu zur selben Zeit. Als Folge verkürzt oder verlängert sich der Muskel, und es kommt zur **Bewegung** eines Körper- oder Organteils.

Hauptverantwortlich für die Fähigkeit zur Kontraktion sind Bestandteile des **Zytoskeletts** der Muskelzellen: die **Aktinfilamente** und das Motorprotein Myosin (S. 57). Je nachdem, wie diese Strukturen in der Zelle angeordnet sind, ergibt sich unter dem Mikroskop ein unterschiedliches Erscheinungsbild, nach dem man das Muskelgewebe in die **quergestreifte** und die **glatte Muskulatur** einteilt. Die quergestreifte Muskulatur wiederum kommt in 2 Formen vor, sodass insgesamt 3 Arten von Muskelgewebe unterschieden werden (▶ **Tab. 5.2**):

- die quergestreifte Skelettmuskulatur,
- die quergestreifte Herzmuskulatur und
- die glatte Muskulatur.

WISSEN TO GO

Muskelgewebe

Muskelzellen (**Myozyten**) besitzen die Fähigkeit, sich zusammenzuziehen (**Kontraktion**) und sich wieder zu entspannen (**Relaxation**). Dadurch entstehen Bewegungen. Ermöglicht wird die Kontraktion durch die Proteine **Aktin** und **Myosin**. Je nach deren Anordnung unterscheidet man die **quergestreifte** von der **glatten Muskulatur**.

5.4.2 Quergestreifte Skelettmuskulatur

Die quergestreifte Skelettmuskulatur ist für die **Körperbewegungen** verantwortlich (S. 352). Um diese Aufgabe zu erfüllen, sind die einzelnen Muskeln über Sehnen mit dem Skelett verbunden. Da die Muskeln der Zunge, des Rachens, des Kehlkopfs und des oberen Teils der Speiseröhre denselben Aufbau zeigen, werden sie ebenfalls zu dieser Gruppe gerechnet. Sie sind allerdings nicht mit dem Skelett verbunden.

Die quergestreifte Skelettmuskulatur wird in der Regel **willentlich** vom zentralen Nervensystem gesteuert.

Aufbau des Skelettmuskels

Ein Skelettmuskel wird durch mehrere bindegewebige Hüllen in seine Unterstrukturen unterteilt (▶ **Abb. 5.13**):

- Die **Muskelfaszie** bildet die äußere Hülle eines jeden Muskels. Sie besteht aus straffem Bindegewebe, das durch eine Schicht aus lockerem Bindegewebe, dem **Epimysium**, unterlagert wird.
- Das **äußere Perimysium** unterteilt den Muskel in die nächstkleineren Einheiten, die **Sekundärbündel**.
- Die Sekundärbündel bestehen aus mehreren **Primärbündeln**, die durch das **innere Perimysium** voneinander abgegrenzt werden.
- Ein Primärbündel setzt sich aus ca. 100 **Muskelfasern** zusammen. Eine Muskelfaser entspricht dabei einer einzelnen Muskelzelle. Jede Muskelfaser besitzt eine Hülle aus Bindegewebe mit retikulären Fasern, das **Endomysium**.

Über die verschiedenen Muskelhüllen wird der Zug, der bei der Kontraktion des Muskels entsteht, auf die Sehnen übertragen. Außerdem verlaufen hier Gefäße und Nerven.

Abb. 5.13 Aufbau eines Skelettmuskels.

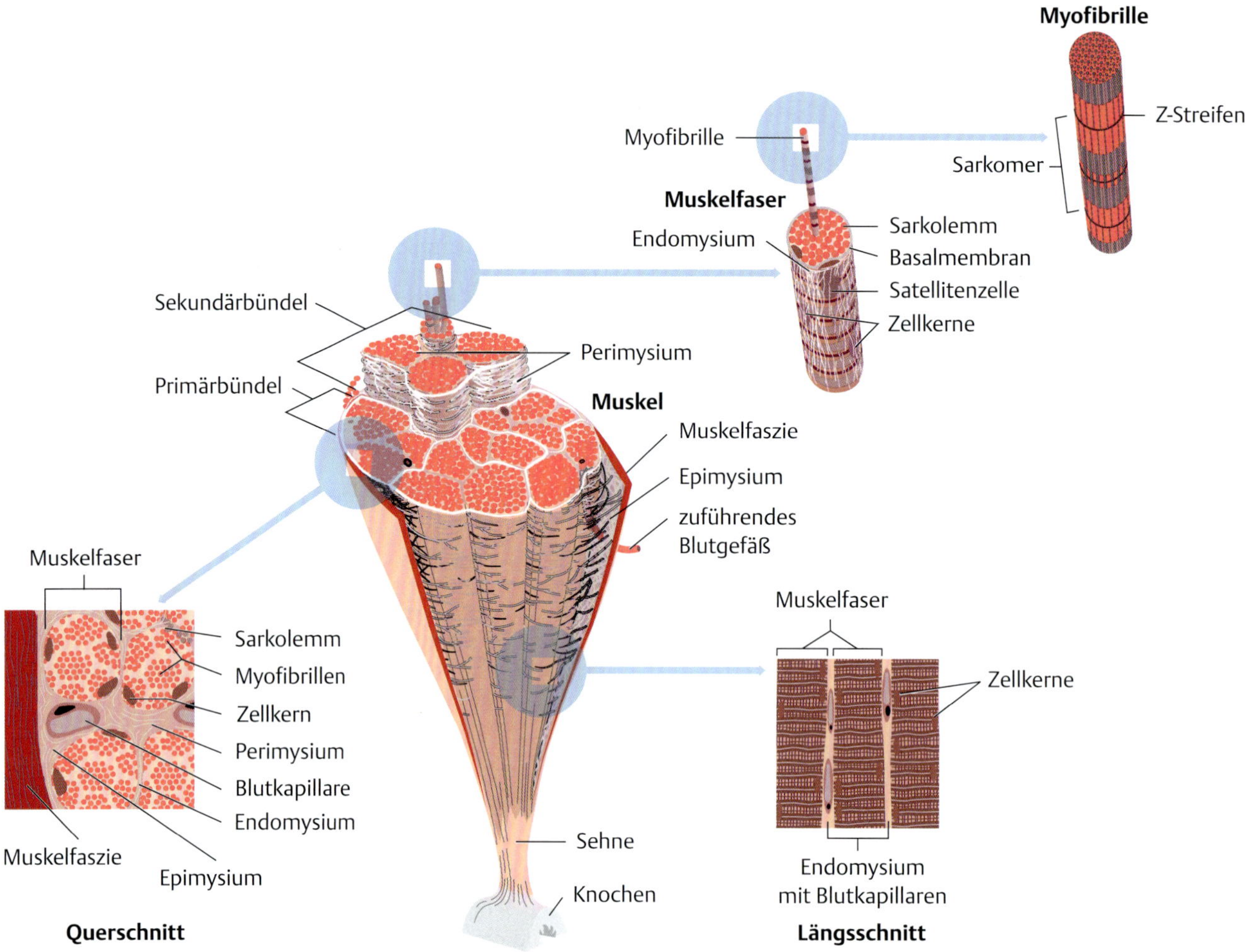

Der Skelettmuskel besteht aus mehreren Sekundärbündeln, die sich aus Primärbündeln zusammensetzen. Er wird von der Muskelfaszie und dem Epimysium umhüllt, die Sekundär- und Primärbündel von Perimysium. Jedes Primärbündel enthält zahlreiche Muskelfasern, die jeweils von Endomysium umgeben sind. In den Muskelfasern befinden sich die Myofibrillen, die aus hintereinandergeschalteten Sarkomeren bestehen. *Quelle: Schünke M, Schulte E, Schumacher U. Prometheus. LernAtlas der Anatomie. Allgemeine Anatomie und Bewegungssystem. Illustrationen von K. Wesker und M. Voll. 6. Aufl. Stuttgart: Thieme; 2022.*

WISSEN TO GO

Aufbau der quergestreiften Skelettmuskulatur

Die Skelettmuskeln können willentlich gesteuert werden und sind für die Körperbewegungen verantwortlich. Sie bestehen aus einzelnen **Muskelfasern**. Mehrere Muskelfasern werden durch bindegewebige Hüllen zu **Primärbündeln** und mehrere Primärbündel zu **Sekundärbündeln** zusammengefasst. Alle Sekundärbündel gemeinsam bilden den Muskel, der von der **Muskelfaszie** umgeben wird.

Aufbau einer Skelettmuskelfaser

Bei jeder Muskelfaser handelt es sich um 1 große, längliche **Muskelzelle**. Sie kann 20–30 cm lang werden und entsteht dadurch, dass zahlreiche Vorläuferzellen (Myoblasten) während der Entwicklung der Muskulatur miteinander verschmelzen. Die Zellkerne der Myoblasten bleiben bei der Verschmelzung erhalten, sodass jede Muskelfaser **mehrere Zellkerne** enthält. Sie liegen am Rand der Muskelzelle, ihre Zahl kann bis zu 500 betragen.

ACHTUNG

Die Bezeichnungen für einige Bestandteile der Muskelzellen weichen von den allgemeinen Bezeichnungen ab:
- *Das Zytoplasma wird **Sarkoplasma** genannt.*
- *Das glatte endoplasmatische Retikulum heißt **sarkoplasmatisches Retikulum**.*
- *Die Zellmembran (Plasmalemm) wird als **Sarkolemm** bezeichnet.*

Die für die Kontraktion wichtigsten Strukturen der Skelettmuskelfaser sind die Myofibrillen, das sarkoplasmatische Retikulum und die Mitochondrien.

Myofibrillen • Sie sind mit beiden Enden an der Zellmembran befestigt und durchspannen die Muskelfaser auf ihrer ganzen Länge. Jede Skelettmuskelzelle enthält mehrere Hundert Myofibrillen (▶ **Abb. 5.13**).

Die Myofibrillen setzen sich aus verschiedenen **Myofilamenten** zusammen, die sich in einer regelmäßigen Abfolge wiederholen: den dünnen **Aktinfilamenten** und den dicken **Myosinfilamenten**. Da die Myofibrillen parallel zueinander angeordnet sind und sich gegeneinander auch nicht verschieben können, liegen die Aktinfilamente immer neben Aktinfilamenten und Myosinfilamente immer neben Myosinfilamenten. Die Bereiche, die aus Aktinfilamenten beste-

Abb. 5.14 Quergestreifte Skelettmuskulatur.

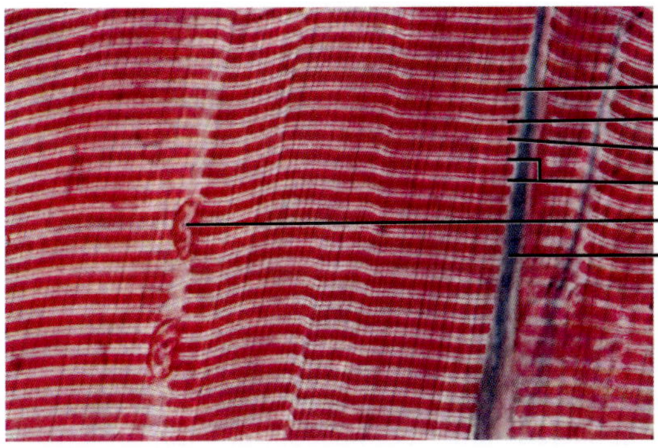

Die Querstreifung ist im Längsschnitt (Färbung: Azan, 1125-fach vergrößert) gut zu erkennen. Die dunklen A-Streifen bestehen aus Myosin, die hellen I-Streifen aus Aktin. In der Mitte der I-Streifen liegen die schmalen Z-Streifen, an denen das Aktin ansetzt. Der Abschnitt zwischen 2 Z-Streifen wird als Sarkomer bezeichnet. *Quelle: Kuehnel W. Taschenatlas Histologie. Stuttgart: Thieme 2014.*

hen, erscheinen im Lichtmikroskop hell, diejenigen, die sich aus Myosinfilamenten zusammensetzen, dunkel. Dadurch entsteht unter dem Lichtmikroskop der Eindruck einer **Querstreifung** (▶ **Abb. 5.14**):

- Die hellen Streifen aus **Aktin** werden als **I-Streifen** bezeichnet,
- die dunklen Streifen aus **Myosin** als **A-Streifen**.

Dabei reichen die Aktinfilamente noch ein kleines Stück in den A-Streifen hinein; in diesem Grenzbereich kommt es zur Überlappung der Aktin- und Myosinfilamente. Das andere Ende der Aktinfilamente ist an einer kleinen Faserscheibe verankert, die senkrecht etwa in der Mitte der I-Streifen verläuft. Sie erscheint im Lichtmikroskop als dunkle Linie, der **Z-Streifen** (▶ **Abb. 5.14**).

Der Bereich zwischen 2 Z-Streifen wird als **Sarkomer** bezeichnet. Jedes Sarkomer ist also folgendermaßen aufgebaut:

- Z-Streifen,
- ½ I-Streifen,
- A-Streifen,
- ½ I-Streifen,
- Z-Streifen.

Eine Myofibrille kann sich aus mehreren Hundert bis über 1000 Sarkomeren zusammensetzen. Die Länge eines einzelnen Sarkomers beträgt ca. 2,5 µm.

An den Sarkomeren laufen die Vorgänge der Muskelkontraktion (S. 110) ab. Diese kommt dadurch zustande, dass sich die Aktinfilamente in der Überlappungszone tiefer zwischen die Myosinfilamente schieben, wodurch sich das Sarkomer verkürzt. Das Sarkomer stellt damit die kleinste funktionelle Einheit des Muskels dar. In entspanntem Zustand ist ein Sarkomer ca. 2 µm lang.

Sarkoplasmatisches Retikulum • Es spielt als **Kalziumspeicher** eine große Rolle bei der Muskelkontraktion. Das sarkoplasmatische Retikulum bildet um jede Myofibrille ein eigenes Röhrensystem. Da dieses längs der Myofibrillen verläuft, wird es als **L-System** bezeichnet (▶ **Abb. 5.15**).

Mitochondrien • Sie liegen zwischen den Myofibrillen und zwischen Myofibrillen und Zellmembran (▶ **Abb. 5.15**). Je nachdem, wie viele Mitochondrien eine Muskelfaser enthält, werden Typ-I- und Typ-II-Fasern (S. 360) unterschieden.

Abb. 5.15 Aufbau einer Skelettmuskelfaser.

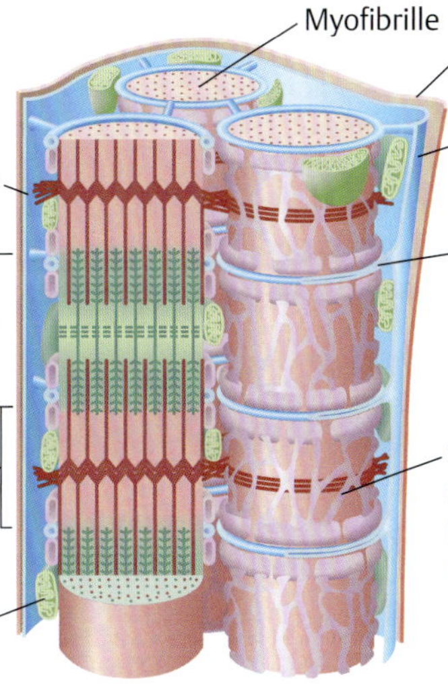

Ausstülpungen des Sarkolemms bilden das quer verlaufende T-System, das sarkoplasmatische Retikulum das längs verlaufende L-System. Die Mitochondrien liegen zwischen den Myofibrillen und zwischen Myofibrillen und Sarkolemm. An der angeschnittenen Myofibrille ist der Aufbau eines Sarkomers aus A-, I- und Z-Streifen dargestellt. *Quelle: Aumueller G et al. Duale Reihe Anatomie. Stuttgart: Thieme; 2017.*

Sarkolemm • Die Zellmembran der Muskelfasern enthält spezielle Proteine, die sie gegen die mechanischen Kräfte stabilisieren, die bei der Kontraktion auftreten. Diese Festigkeit ermöglicht auch, dass die Kontraktion über das Sarkolemm zunächst auf das Endomysium und dann über die anderen Bindegewebshüllen auf die Sehnen übertragen wird.

Das Sarkolemm bildet zudem Ausstülpungen, die sich zwischen die Myofibrillen ins Innere der Muskelzelle schieben. Weil diese Ausstülpungen quer (transversal) zur Muskelfaser verlaufen, werden sie gemeinsam als **T-System** bezeichnet (▶ **Abb. 5.15**). Das T-System ist wichtig, damit sich bei der Erregung der Muskelzelle alle Myofibrillen zeitgleich kontrahieren und nicht die äußeren früher als die inneren.

WISSEN TO GO

Aufbau der Skelettmuskelfaser

Jede Muskelfaser entspricht 1 Muskelzelle (**Myozyt**). Skelettmuskelzellen sind bis zu 30 cm lange, mehrkernige, längliche Zellen. Ihre Membran (**Sarkolemm**) bildet Einstülpungen, die bis ins Innere der Zelle reichen. Dort liegen die **Myofibrillen**, die aus den Myofilamenten **Aktin** und **Myosin** bestehen. Um die Myofibrillen spannt sich das **sarkoplasmatische Retikulum**, das als Kalziumspeicher dient.

Die **Aktin-** und **Myosinfilamente** sind hintereinander (jeweils Aktin-Myosin-Aktin) angeordnet, wobei es zwischen Aktin und Myosin zu Überschneidungen kommt. Diese **regelmäßige Anordnung** ist für die Querstreifung des Muskelgewebes verantwortlich. Eine Aktin-Myosin-Aktin-Einheit wird als **Sarkomer** bezeichnet.

5.4.3 Quergestreifte Herzmuskulatur

Die **Herzmuskulatur** (Myokard) besitzt einen ähnlichen Aufbau wie die Skelettmuskulatur. Sie weist ebenso wie die Skelettmuskulatur eine **Querstreifung** auf. Die Herzmuskelzellen (**Kardiomyozyten**) unterscheiden sich aber von den Skelettmuskelzellen insbesondere in folgenden Punkten:

- Sie erreichen nur eine Länge von 50–120 µm.
- Sie verzweigen sich.
- Sie besitzen in der Regel nur 1 Kern, der in der Zellmitte liegt.
- Ihr sarkoplasmatisches Retikulum (L-System) ist weniger ausgeprägt.
- Sie sind an ihren Enden mit den benachbarten Herzmuskelzellen über sog. Glanzstreifen verbunden.

Die **Glanzstreifen** (▶ **Abb. 5.16**) liegen auf Höhe der Z-Streifen. Hier sind die Aktinfilamente verankert. Innerhalb der Glanzstreifen liegen Desmosomen und Adhärenzkontakte, die einen festen Zusammenhalt zwischen den einzelnen Myozyten herstellen. Außerdem enthalten die Glanzstreifen Gap Junctions (S. 61), über welche die elektrische Erregung einer Zelle an die nächste weitergegeben wird.

Im Gegensatz zur Skelettmuskulatur ist die Herzmuskulatur **nicht** dem Willen unterworfen. Sie wird vielmehr über ein eigenes Erregungsbildungssystem (S. 134) gesteuert, das aus spezialisierten Kardiomyozyten besteht.

WISSEN TO GO

Aufbau der quergestreiften Herzmuskelfaser

Die Herzmuskelzelle (**Kardiomyozyt**) ist eine einkernige, **verzweigte** Zelle mit einer Länge bis zu 120 µm. Die Kardiomyozyten sind untereinander über **Glanzstreifen** verbunden, über die ein Reiz direkt von Zelle zu Zelle weitergegeben werden kann. Die Anordnung der **Myofilamente** gleicht derjenigen der Skelettmuskelzelle.

5.4.4 Glatte Muskulatur

Die glatte Muskulatur befindet sich v. a. in den Wänden von **Hohlorganen**. So werden Organe bezeichnet, die in ihrem Inneren einen Hohlraum besitzen, wie z. B. der Magen, der Darm, die Harnblase, die Speiseröhre oder der Uterus. Auch die **Gefäßwände** besitzen eine Schicht aus glatter Muskulatur.

Die Zellen der glatten Muskulatur sind langgestreckt und spindelförmig. Ihre Länge kann bis zu 200 µm betragen. Wie auch die Kardiomyozyten besitzen die Glattmuskelzellen nur **1 Zellkern** in der Zellmitte.

Die glatte Muskulatur hat ihren Namen daher, dass – im Gegensatz zur Skelett- und Herzmuskulatur – mikroskopisch **keine Querstreifung** zu erkennen ist (▶ **Abb. 5.17**). Dies liegt daran, dass in den Glattmuskelzellen die Myofilamente **keine Sarkomere** bilden. Vielmehr sind die Aktin- und Myosinfilamente in unregelmäßigen Bündeln angeordnet, die meist schräg in der Zelle verlaufen und am Zytoskelett ansetzen.

Darüber hinaus fehlen den Glattmuskelzellen ein sarkoplasmatisches Retikulum und das T-System der Zellmembran.

Die glatte Muskulatur kann nicht willentlich beeinflusst werden.

WISSEN TO GO

Aufbau einer Glattmuskelzelle

Die **glatte Muskulatur** kommt insbesondere in Organen und Gefäßen vor. Sie ist nicht willentlich beeinflussbar. Ihre Zellen sind einkernig, spindelförmig und bis zu 200 µm lang. Die **Myofilamente** sind unregelmäßig angeordnet, weshalb die glatte Muskulatur **keine Querstreifung** aufweist.

Abb. 5.16 Quergestreifte Herzmuskulatur.

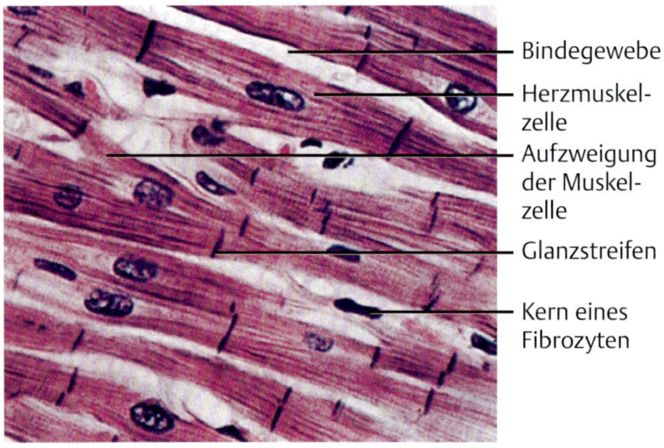

Die Kardiomyozyten sind im Gegensatz zu den Zellen der Skelettmuskulatur verzweigt. Mit den Nachbarzellen sind sie über die Glanzstreifen verbunden, die nicht nur den Kontakt zwischen den Zellen herstellen, sondern über Gap Junctions auch Erregungen weiterleiten können. Gezeigt ist ein Längsschnitt durch die linke Herzkammer (Färbung: Brillantschwarz-Toluidinblau-Safranin, 200-fach vergrößert). *Quelle: Kuehnel W. Taschenatlas Histologie. Stuttgart: Thieme; 2014.*

Abb. 5.17 Glatte Muskulatur.

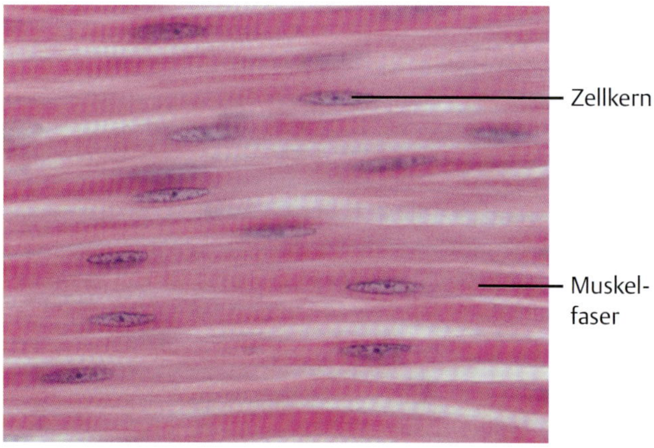

Da die Myofilamente der glatten Muskulatur nicht zu Sarkomeren angeordnet sind, ist an den Muskelfasern keine Querstreifung erkennbar. Dargestellt ist ein Längsschnitt durch die Wand des Dünndarms (Färbung: Hämatoxylin-Eosin, 600-fach vergrößert). *Quelle: Endspurt Vorklinik Histologie. Stuttgart: Thieme; 2017.*

Abb. 5.18 Aufbau der Myofilamente.

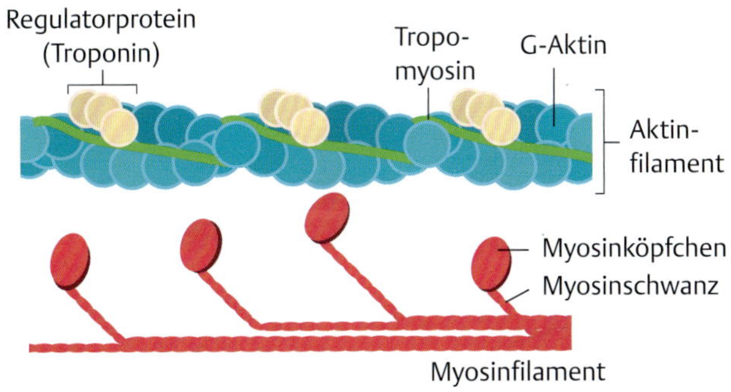

Der Aufbau der Myofilamente ist hier am Beispiel der quergestreiften Muskulatur dargestellt. Das Aktinfilament besteht aus 2 Ketten aus G-Aktin, die sich umeinanderwinden. An diese Ketten lagern sich Tropomyosin und ein Regulatorprotein (hier Troponin) an. Das Myosinfilament setzt sich aus einzelnen Myosinmolekülen zusammen, die wiederum aus einem Schwanz und einem Köpfchen bestehen. *Quelle: Endspurt Vorklinik Physiologie 3. Stuttgart: Thieme; 2017.*

5.4.5 Ablauf der Muskelkontraktion

Sowohl in der quergestreiften als auch in der glatten Muskulatur kommt die Kontraktion dadurch zustande, dass die Aktinfilamente weiter zwischen die Myosinfilamente **gleiten**. Die **Sarkomere verkürzen** sich und damit auch die Muskelfaser. Bei der Relaxation des Muskels kehren die Aktinfilamente wieder in ihre Ausgangsposition zurück.

Während bei den Vorgängen, die bei der Kontraktion ablaufen, Energie verbraucht wird, ist die Relaxation des Muskels ein passiver Vorgang ohne Energieverbrauch.

Der Mechanismus der Kontraktion ist bei allen 3 Muskelarten prinzipiell derselbe. Die wichtigsten Unterschiede sind in ▶ Tab. 5.2 zusammengefasst.

Prinzipieller Mechanismus der Muskelkontraktion

Damit die Aktin- und die Myosinfilamente aneinander vorbeigleiten können, muss das Myosin an das Aktin binden. Auslöser für diese Bindung ist ein **Anstieg** der intrazellulären **Kalziumkonzentration**.

Aktinfilamente • Sie bestehen aus einzelnen Aktin-Molekülen, die als **G-Aktin** bezeichnet werden und Bindungsstellen für Myosin besitzen. Indem sich jeweils 2 Ketten aus G-Aktinen umeinanderwinden, bilden sie ein Aktinfilament (▶ **Abb. 5.18**). Um seine Aufgabe zu erfüllen, benötigt das Aktinfilament allerdings noch bestimmte Begleitproteine:

- **Tropomyosin:** Das fadenförmige Strukturprotein blockiert bei entspanntem Muskel die Aktin-Myosin-Bindungsstellen, indem es sich um das Aktinfilament windet (▶ **Abb. 5.18**).
- **Regulatorprotein:** Es bindet Ca^{2+}-Ionen und löst dadurch den Kontraktionsvorgang aus. Das Regulatorprotein im quergestreiften Muskel heißt **Troponin**, das im glatten Muskel **Calmodulin**.

Myosinfilamente • Sie setzen sich aus ca. 300 einzelnen Myosin-Molekülen zusammen, die aus einem Köpfchen und einem Schwanz bestehen. Während sich die Schwänze zusammenlagern, ragen die **Köpfchen** seitlich aus dem Filament heraus (▶ **Abb. 5.18**). Jedes Köpfchen ist mit einem ATP-Molekül (S. 27) gekoppelt. Mit den Köpfchen bindet das Myosin an das Aktin (▶ **Abb. 5.19**).

> **WISSEN TO GO**
>
> **Aufbau von Aktin und Myosin**
>
> Die **Myosinfilamente** setzen sich aus mehreren Myosinmolekülen mit jeweils einem Schwanzanteil und einem **Köpfchen** zusammen. An das Köpfchen ist **ATP** gebunden.
>
> Ein **Aktinfilament** besteht aus Aktinmolekülen, die eine **Bindungsstelle** für das Myosinköpfchen besitzen. Diese Bindungsstelle wird in Ruhe durch das Protein **Tropomyosin** blockiert. Tropomyosin steht mit einem Regulatorprotein in Verbindung, in der quergestreiften Muskulatur ist das **Troponin**, in der glatten **Calmodulin**.

Kontraktionszyklus • Steigt die Kalziumkonzentration in der Muskelzelle über einen bestimmten Wert (etwa 1 µmol/L), bindet das **Regulatorprotein** Ca^{2+}-Ionen. Dies führt dazu, dass die Myosin-Bindungsstellen des Aktins freigelegt werden und der Kontraktionsvorgang beginnen kann. Dabei spielen die **Myosinköpfchen** eine aktive Rolle:

Tab. 5.2 Hauptunterschiede der verschiedenen Muskelarten.

	quergestreifte Skelettmuskulatur	quergestreifte Herzmuskulatur	glatte Muskulatur
Muskelzelle	• länglich (bis 30 cm) • Durchmesser 40–100 µm • unverzweigt • mehrkernig	• länglich (bis 120 µm) • Durchmesser 15–20 µm • verzweigt • einkernig • Glanzstreifen mit Gap Junctions	• spindelförmig (bis 200 µm) • Durchmesser 3–10 µm • unverzweigt oder verzweigt • einkernig • mit (Single-Unit-Typ) oder ohne (Multi-Unit-Typ) Gap Junctions
Anordnung der Myofilamente	• Sarkomer	• Sarkomer	• ungeordnet
Regulatorprotein	• Troponin	• Troponin	• Calmodulin
Erregungsauslösung	• Motoneuron mit motorischer Endplatte	• herzeigenes Erregungssystem	• verschiedene Reize
Erhöhung der Kalziumkonzentration	• hauptsächlich aus intrazellulärem Speicher • schnell	• aus intrazellulärem Speicher und durch Einstrom von extrazellulär • schnell	• hauptsächlich durch Einstrom von extrazellulär • langsam

Abb. 5.19 Kontraktionszyklus im quergestreiften Skelettmuskel.

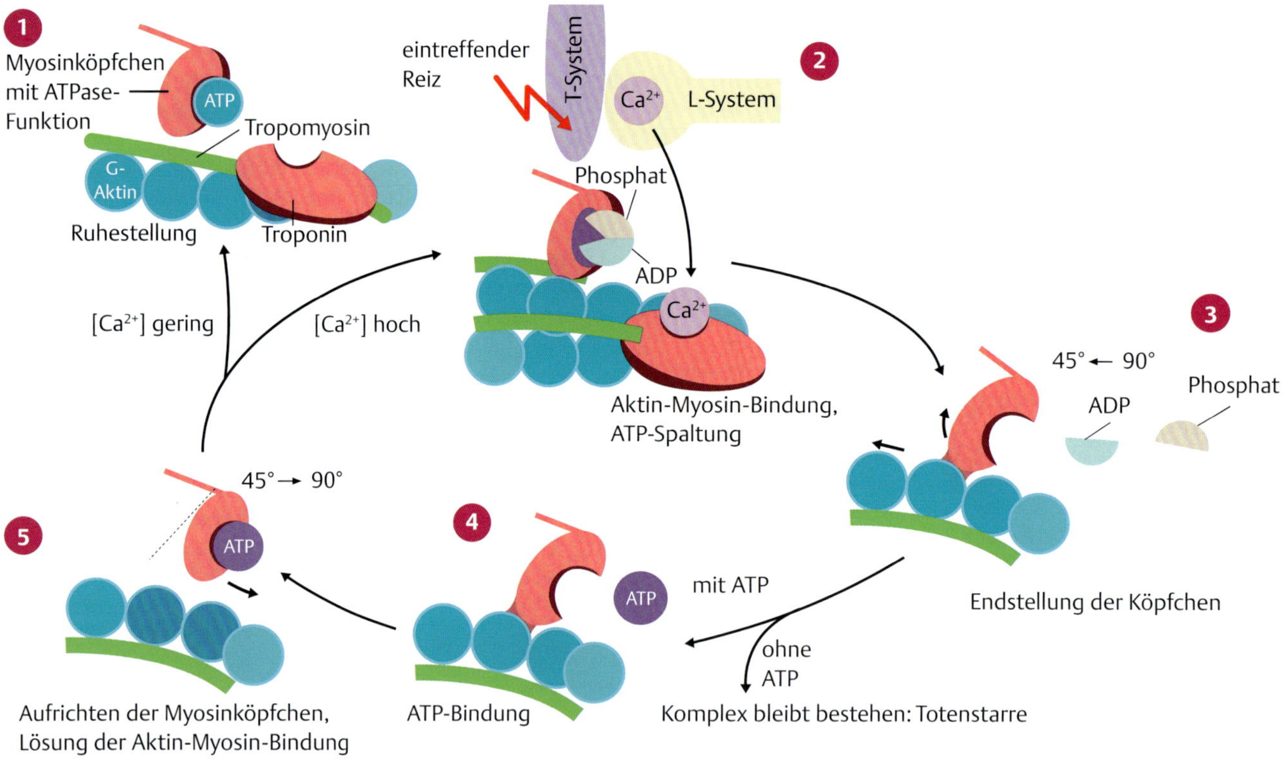

In der Ruhestellung (**1**) blockiert Tropomyosin die Bindungsstelle für das Myosinköpfchen. Trifft ein Reiz ein, steigt die Kalziumkonzentration. Ca^{2+} bindet an Troponin, und die Bindungsstelle wird frei. Das Myosinköpfchen mit ATPase-Funktion bindet an G-Aktin, wobei ATP gespalten wird (**2**). Durch die freiwerdende Energie wird das Myosinköpfchen angewinkelt und verschiebt das Aktinfilament (**3**). Neues ATP bindet an das Myosinköpfchen (**4**), wodurch es sich vom G-Aktin löst und wieder seine ursprüngliche Stellung einnimmt (**5**). Ist die Kalziumkonzentration inzwischen abgesunken, kehren die Myofilamente in ihre Ruhestellung zurück. Ist sie noch immer hoch, folgt ein neuer Kontraktionszyklus. *Quelle: Endspurt Vorklinik Physiologie 3. Stuttgart: Thieme; 2017.*

Nachdem seine Bindungsstelle am Aktin freigelegt wurde, lagert sich das Myosinköpfchen an das G-Aktin an. Dadurch wird die Enzymaktivität des Köpfchens (ATPase) aktiviert, wodurch das an das Köpfchen gebundene ATP-Molekül gespalten wird. Die dadurch freiwerdende Energie verwendet das Myosin dafür, den Winkel zwischen Schwanz und Köpfchen von ca. 90° auf 45° zu verkleinern und dadurch das Aktinfilament zu verschieben (▶ **Abb. 5.19**).

Sobald ein neues ATP-Molekül an das Myosinköpfchen bindet, löst sich das Köpfchen vom Aktin, und der Winkel zwischen Schwanz und Köpfchen wird wieder 90°. Ist zu diesem Zeitpunkt die intrazelluläre Kalziumkonzentration noch immer hoch, wiederholt sich der Vorgang. Da das Myosinköpfchen eine Art Brücke zwischen Aktin und Myosin bildet, wird dieser Ablauf auch als **Querbrückenzyklus** bezeichnet.

Ist die Konzentration inzwischen abgesunken, wird die Bindungsstelle wieder durch das Tropomyosin blockiert und die Kontraktion damit beendet.

Blitzlicht Totenstarre

Die Totenstarre (Rigor mortis) kommt dadurch zustande, dass nach dem Tod kein neues ATP mehr gebildet wird. Die Bindung zwischen Myosinköpfchen und Aktin bleibt deshalb bestehen und die Muskelkontraktion kann nicht gelöst werden. Die Totenstarre setzt – je nach äußeren Bedingungen – nach etwa 1 Stunde an den Augenlidern und den kleinen Gelenken ein und hat sich nach 6–12 Stunden über den gesamten Körper ausgebreitet. Sie löst sich nach 1–2 Tagen, wenn sich die Körperzellen durch enzymatische Prozesse aufzulösen beginnen.

Elektromechanische Kopplung

Das Signal zur Muskelkontraktion wird in Form eines elektrischen Impulses gegeben, der über einen Nerv die Muskelzelle erreicht. Dieser elektrische Impuls wird als Aktionspotenzial (S. 119) bezeichnet. Er wird bei der Muskelkontraktion in mechanische Arbeit, nämlich die Muskelverkürzung, umgewandelt. Alle Abläufe, die bei der Umwandlung des elektrischen Reizes in mechanische Arbeit ablaufen, werden unter dem Begriff der **elektromechanischen Kopplung** zusammengefasst.

WISSEN TO GO

Ablauf der Muskelkontraktion

Bei der Muskelkontraktion verkürzen sich die Sarkomere, indem sich die Aktinfilamente unter Energieverbrauch tiefer zwischen die Myosinfilamente schieben. Dieser Vorgang wird dadurch ausgelöst, dass die intrazelluläre **Kalziumkonzentration** ansteigt.

Die Kontraktion läuft wie folgt ab:

- Kalzium-Ionen binden an das Regulatorprotein.
- Tropomyosin wird verlagert und gibt die Bindungsstelle frei.
- Das Myosinköpfchen lagert sich an das Aktinmolekül.
- Das an das Köpfchen gebundene ATP wird gespalten, wodurch Energie frei wird.

- Das Köpfchen winkelt sich ab und verschiebt das Aktinfilament, wodurch sich das Sarkomer verkürzt.
- Neues ATP bindet an das Köpfchen, das sich daraufhin vom Aktin löst und in seine Ausgangsposition zurückkehrt.

Dieser Prozess wird auch als **Querbrückenzyklus** bezeichnet. Er wiederholt sich so lange, bis die Kalziumkonzentration in der Zelle wieder abgesunken ist.

Der Anstieg der Kalziumkonzentration wird durch einen **elektrischen Impuls** ausgelöst, der von einer anderen Zelle auf die Muskelzelle übertragen wird. Die Umwandlung des elektrischen Reizes in mechanische Arbeit heißt **elektromechanische Kopplung**.

Kontraktion der quergestreiften Skelettmuskulatur

Elektrischer Impuls • An der quergestreiften Skelettmuskulatur erreicht der elektrische Impuls die Muskelzelle über einen **motorischen Nerv**. Als motorischer Nerv oder Motoneuron (S. 356) werden solche Nerven bezeichnet, die Bewegungsbefehle vom zentralen Nervensystem (Gehirn, Rückenmark) an die Skelettmuskulatur weiterleiten. Unter **Motorik** versteht man alle vom zentralen Nervensystem aus gesteuerten, aktiven und koordinierten Bewegungen.

Dadurch, dass sich das Motoneuron aufzweigt, kann es bis zu 2000 Muskelfasern gleichzeitig erreichen. Eine Muskelfaser dagegen wird immer nur von 1 Nerv versorgt. Der Nerv und alle mit ihm in Verbindung stehenden Muskelfasern werden zusammen als **motorische Einheit** bezeichnet.

Übertragung auf die Muskelfaser • Das Ende des Motoneurons ist über eine besondere Struktur mit der Muskelfaser verbunden, die **motorische Endplatte** (▶ **Abb. 5.20**). Sie besteht aus dem Endkolben der Nervenfaser (S. 114), dem schmalen Spalt zwischen Endkolbenmembran und Muskelfaser (synaptischer Spalt) und dem benachbarten Abschnitt des Sarkolemms (postsynaptische Membran). Die Endkolben enthalten zahlreiche Vesikel, in denen sich der Überträgerstoff **Acetylcholin** befindet. Wenn das Aktionspotenzial die motorische Endplatte erreicht, wird Acetylcholin in den Spalt zwischen der Nerven- und Muskelfaser freigesetzt und bindet an passende Rezeptoren in der Membran der Muskelfaser.

Patho Myasthenia gravis

*Die Autoimmunerkrankung **Myasthenia gravis** wird dadurch verursacht, dass **Autoantikörper** gegen die **Acetylcholin-Rezeptoren** der motorischen Endplatten gebildet werden. Sie besetzen die Rezeptoren, ohne jedoch einen Reiz auszulösen. Es kommt zu einer Muskelschwäche, die meist zuerst an den Augen- und Gesichtsmuskeln auftritt und sich bei schweren Verläufen auf die Muskulatur von Rumpf und Gliedmaßen ausdehnen kann. Bei etwa 10–20 % der Betroffenen bessern sich die Symptome von selbst oder verschwinden sogar ganz. Ist dies nicht der Fall, kann eine Entfernung des Thymus Besserung bringen.*

Blitzlicht Praxis Muskelrelaxierende Medikamente

*Die synaptische Übertragung durch die Neurotransmitter an der motorischen Endplatte kann medikamentös gehemmt werden. Die betreffenden Wirkstoffe werden als **periphere Muskelrelaxanzien** bezeichnet. Sie blockieren die Bindungsstellen für das Acetylcholin, sodass der Muskel nicht erregt werden kann. Sie kommen v. a. bei Operationen im Rahmen der Narkose zum Einsatz, um optimale Operationsbedingungen zu schaffen.*

*Auch **Botox** (Botulinumtoxin) zählt zu den muskelrelaxierenden Wirkstoffen. Es wird als Injektion derzeit häufig mit dem kosmetischen Ziel verwendet, v. a. Stirnfalten zu reduzieren, indem die entsprechende mimische Gesichtsmuskulatur stillgelegt wird.*

Abb. 5.20 Aufbau der motorischen Endplatte.

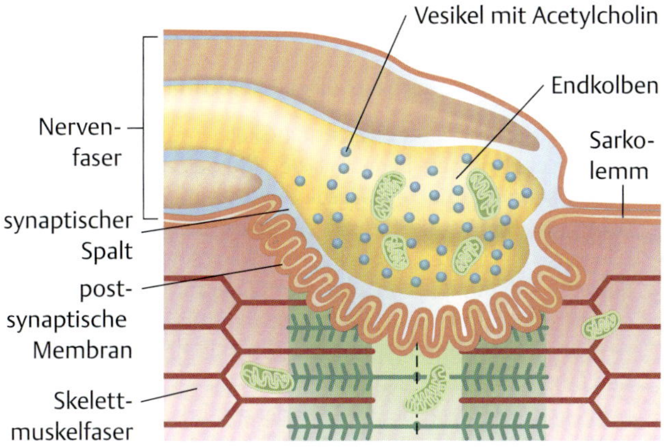

An der motorischen Endplatte wird der Reiz von der Nervenfaser auf die Muskelzelle übertragen. Sie besteht aus dem Endkolben der Nervenfaser, dem synaptischen Spalt und der postsynaptischen Membran und enthält zahlreiche Vesikel mit dem Überträgerstoff Acetylcholin. *Quelle: Aumueller G et al. Duale Reihe Anatomie. Stuttgart: Thieme; 2017.*

Anstieg der Kalziumkonzentration • Die Rezeptorbindung bewirkt, dass sich **Natriumkanäle** im Sarkolemm öffnen und Natrium-Ionen in die Muskelfaser strömen. Normalerweise ist die Natriumkonzentration in der Zelle wesentlich niedriger als außerhalb der Zelle, weshalb an der Zellmembran eine Spannung, das Ruhepotenzial (S. 118), besteht. Durch den Natriumeinstrom steigt die Natriumkonzentration in der Muskelzelle an, und aus dem Ruhepotenzial wird ein Aktionspotenzial (S. 119). Das Aktionspotenzial erreicht über das **T-System** des Sarkolemms auch das Innere der Muskelfaser und bewirkt eine Freisetzung von **Kalziumionen** aus dem **sarkoplasmatischen Retikulum**, wodurch die intrazelluläre Kalziumkonzentration steigt. Die Ca^{2+}-Ionen binden an das Regulatorprotein der quergestreiften Muskulatur, das **Troponin**. Dieses ändert daraufhin seine räumliche Struktur und bewegt so das **Tropomyosin** aus dessen ursprünglicher Lage. Die Bindungsstellen für das Myosinköpfchen werden frei, und der Querbrückenzyklus wird ausgelöst (▶ **Abb. 5.19**).

Die Verkürzung des Muskels entsteht nicht durch eine Dauerkontraktion, sondern durch **viele einzelne Kontraktionen**, bei denen sich das Myosinköpfchen immer wieder vom Aktin löst und anschließend wieder bindet. Auf diese Weise können sich manche Muskeln bis auf die Hälfte ihrer Ruhelänge verkürzen.

Nach dem **Alles-oder-nichts-Prinzip** ziehen sich dabei immer alle Muskelfasern einer **motorischen Einheit** zusammen, sobald ein ausreichend starker Reiz bis zur motorischen Endplatte gelangt. Da ein Muskel aus mehreren motorischen Einheiten besteht, kann seine Kontraktionskraft gesteuert werden, indem je nach Bedarf unterschiedlich viele motorische Einheiten erregt werden.

Nach Beendigung der Muskelkontraktion werden die Ca^{2+}-Ionen in das sarkoplasmatische Retikulum zurückgepumpt.

WISSEN TO GO

Kontraktion der quergestreiften Skelettmuskulatur

Der elektrische Impuls erreicht die Skelettmuskelzelle über einen **Nerv**, dessen Ende mit der Muskelzelle über eine **motorische Endplatte** in Verbindung steht. Ein Nerv kann dabei mehrere Muskelfasern versorgen; der Nerv und die von ihm innervierten Muskelfasern bilden eine **motorische Einheit**. Abhängig davon, wie viele seiner motorischen Einheiten aktiviert werden, variiert die vom Muskel entwickelte Kraft. Eine Erregungsweiterleitung zwischen den einzelnen Muskelfasern ist nicht möglich.

Bei Erregung setzt der Nerv an der motorischen Endplatte den chemischen Überträgerstoff **Acetylcholin** frei, der an Rezeptoren im Sarkolemm bindet und dort eine Erregung auslöst. Die Erregung führt dazu, dass Kalzium aus dem **sarkoplasmatischen Retikulum** freigesetzt wird und sich die Kalziumkonzentration in der Zelle erhöht. Es werden immer alle Muskelfasern einer motorischen Einheit gemeinsam erregt.

Kontraktion der quergestreiften Herzmuskulatur

Elektrischer Impuls • Die Erregung der Herzmuskelzellen, die für die Kontraktion zuständig sind (**Arbeitsmyokard**), erfolgt nicht über Nerven, sondern über das herzeigene Erregungsleitungs- und Erregungsbildungssystem (S. 134), das aus spezialisierten Herzmuskelzellen besteht.

Übertragung auf die Muskelfaser • Am Herzen sind **keine** motorischen Endplatten ausgebildet. Vielmehr sind die Zellen des Erregungsleitungssystems mit den Zellen des Arbeitsmyokards über Gap Junctions (S. 61) verbunden, durch die der elektrische Impuls direkt und schnell an die Muskelfasern weitergegeben wird. Da auch die Muskelfasern untereinander über Gap Junctions in den Glanzstreifen verbunden sind, breitet sich die Erregung von Zelle zu Zelle über den gesamten Herzmuskel aus. Im Gegensatz zum Skelettmuskel werden also immer **alle Muskelfasern** des Herzens erregt, das **Alles-oder-nichts-Prinzip** gilt für den kompletten Herzmuskel.

Anstieg der Kalziumkonzentration • Auch beim Anstieg der Kalziumkonzentration gibt es Unterschiede zum Skelettmuskel: Während an der Skelettmuskelfaser die zusätzlichen Ca^{2+}-Ionen hauptsächlich vom sarkoplasmatischen Retikulum – also intrazellulär – freigesetzt werden, stammen sie an der Herzmuskelfaser sowohl von **extra-** als auch von **intrazellulär**. Nachdem an der Herzmuskelfaser durch den Einwärtsstrom von Na^{+}-Ionen ein Aktionspotenzial entstanden ist, öffnen sich in der Zellmembran Kalziumkanäle und Ca2+-Ionen fließen in die Zelle (S. 135). Dieser Kalziumeinstrom von extrazellulär führt dazu, dass auch das sarkoplasmatische Retikulum Ca^{2+}-Ionen freisetzt.

WISSEN TO GO

Kontraktion der quergestreiften Herzmuskulatur

Der elektrische Impuls stammt von speziellen Herzmuskelzellen, die das **herzeigene Erregungsbildungs- und Erregungsleitungssystem** bilden. Die Erregung wird über die Glanzstreifen von Zelle zu Zelle weitergegeben. Daher kontrahieren immer **alle Muskelfasern** des Herzmuskels.

Die **Kalziumkonzentration** steigt in der Herzmuskelzelle durch die **intrazelluläre** Freisetzung aus dem sarkoplasmatischen Retikulum und durch einen Einstrom von **extrazellulär** durch Kanäle in der Zellmembran.

Kontraktion der glatten Muskulatur

Die Kontraktionen der glatten Muskulatur verlaufen **langsamer** als die der quergestreiften Muskulatur. Anders als die quergestreiften Muskelfasern befindet sich die glatte Muskulatur vieler Organe in einem gewissen Kontraktionszustand (**Tonus**), der gesteigert oder gesenkt werden kann. Dieser Tonus wird dadurch möglich, dass sich einige Myosinköpfchen fest an das Aktin binden können. Dieser Mechanismus ist wichtig, um Energie zu sparen. Würde sich, wie bei der quergestreiften Muskulatur, das Köpfchen immer wieder vom Aktin lösen und unter ATP-Verbrauch neu anlagern, wäre der Energieverbrauch ungleich höher. Die **tonische Kontraktion** spielt vor allem bei der Spannung der Gefäßwände oder bei Schließmuskeln eine wichtige Rolle.

Erregung • Die glatte Muskulatur unterliegt ebenso wie die Herzmuskulatur keiner bewussten Kontrolle, weshalb auch sie **nicht** von Motoneuronen gesteuert wird. Je nachdem, in welchem Organ sie sich befinden, können die glatten Muskelfasern vielmehr durch unterschiedliche Reize erregt werden, u. a. durch:

- **elektrische Impulse:** Sie erreichen die Glattmuskelzellen über sympathische und parasympathische Fasern des autonomen Nervensystems (S. 437) oder über Fasern des selbstständig arbeitenden Darmwandnervensystems (S. 443). Die nervale Steuerung der glatten Muskulatur ist unwillkürlich.
- **Dehnung:** Über Dehnungsrezeptoren in der Muskulatur wird eine Füllung des Organs wahrgenommen, woraufhin sich die glatten Muskelzellen zusammenziehen. Dieser Mechanismus spielt z. B. bei einigen Gefäßen eine Rolle.
- **Hormone:** Hierzu zählen z. B. Oxytocin (S. 266), das auf die Muskulatur des Uterus und der Brustdrüse wirkt, **Histamin**, das die Bronchien und die Gefäße beeinflusst, oder **Stickstoffmonoxid** (NO), das die Muskulatur der Gefäße entspannt.
- **lokale Reize:** Beispielsweise können auch der pH-Wert oder die Sauerstoff- oder Kohlendioxidkonzentration im Blut eine Kontraktion oder Relaxation bewirken.

Für die Kontraktion der Glattmuskelzellen sind Aktionspotenziale nicht unbedingt notwendig.

Blitzlicht Praxis Wehenauslöser Oxytocin

Als künstlich hergestelltes Hormon ist Oxytocin das bekannteste wehenauslösende Medikament, wobei bei jeder Oxytocingabe eine CTG-Dauerüberwachung obligatorisch ist. (Stiefel et al. 2020)

Übertragung auf die Muskelzellen • Wird der Reiz durch einen elektrischen Impuls übermittelt, werden – genauso wie bei der Skelettmuskulatur – von den Nervenenden verschiedene Überträgerstoffe freigesetzt. Allerdings ist **keine motorische Endplatte** ausgebildet, sondern die Botenstoffe werden von den Nervenenden einfach in unmittelbarer Nähe der Muskelzelle abgegeben.

Als Reaktion auf einen Reiz (Aktionspotenzial, Hormone oder Dehnung) öffnen sich im Sarkolemm **Kalziumkanäle.** Ca^{2+}-Ionen strömen in die Zelle und die intrazelluläre Kalziumkonzentration steigt. Bei den Glattmuskelzellen spielt das von **extrazellulär** einströmende Kalzium die Hauptrolle bei der Kontraktion. Aus intrazellulären Speichern werden nur geringe Kalziummengen freigesetzt.

Die weitere Erregungsausbreitung ist abhängig davon, wie die glatte Muskulatur aufgebaut ist. Man unterscheidet 2 Typen:

- **Single-Unit-Typ:** In einigen Organen, wie dem Darm, des Uterus oder dem Harnleiter, stehen die Glattmuskelzellen wie beim Herzmuskel über Gap Junctions miteinander in Verbindung. Dies hat zur Folge, dass sich die Erregung über alle Zellen ausbreitet. Dieser Typ verfügt häufig über sog. Schrittmacherzellen, die spontan Erregungen auslösen können.
- **Multi-Unit-Typ:** In der glatten Muskulatur der größeren Blutgefäße und der Bronchien sind keine Gap Junctions ausgebildet. Die Zellen werden über Nervenimpulse erregt, wobei jede Nervenfaser – ähnlich wie bei der Skelettmuskulatur – eine bestimmte Zahl von Muskelfasern versorgt. Darüber, wie viele dieser Einheiten erregt werden, kann das Ausmaß der Kontraktion abgestuft werden.

Anstieg der Kalziumkonzentration • Er kommt bei der glatten Muskulatur hauptsächlich durch den Kalziumeinstrom von **extrazellulär** zustande. Genauso wie bei der quergestreiften Muskulatur ist der Anstieg der Kalziumkonzentration Voraussetzung für die Kontraktion. Der Mechanismus der Kontraktion unterscheidet sich allerdings etwas von dem der quergestreiften Muskulatur:

WISSEN TO GO

Kontraktion der glatten Muskulatur

Die Kontraktionen verlaufen an der glatten Muskulatur **langsam.** Im Gegensatz zur quergestreiften Muskulatur sind einige Myosinköpfchen dauerhaft an Aktin gebunden, wodurch die Muskulatur eine gewisse Grundspannung (**Tonus**) aufweist. Dadurch wird weniger ATP und damit Energie verbraucht.

Die Kontraktion kann durch Nerven, Dehnung, Hormone oder sonstige Reize ausgelöst werden. Auf den Reiz hin öffnen sich Kalziumkanäle in der Zellmembran und Kalzium strömt von **extrazellulär** in die Zelle. Die intrazelluläre Freisetzung spielt nur eine untergeordnete Rolle.

Die Glattmuskelzellen können entweder wie die Herzmuskelzellen untereinander über Gap Junctions gekoppelt oder wie die Skelettmuskelzellen in Form motorischer Einheiten organisiert sein.

Anstelle des Troponins besitzt die Glattmuskelzelle als Regulatorprotein **Calmodulin**, das mit den Ca^{2+}-Ionen Komplexe bildet. Diese Komplexe lösen auf 2 Wegen die Kontraktion aus:

- Der Calmodulin-Kalzium-Komplex bindet an ein zusätzliches Protein, das **Caldesmon**, das an Tropomyosin gebunden ist. Daraufhin löst sich das Calmodulin ab, und die Bindungsstelle für das Myosinköpfchen wird frei.
- Er aktiviert außerdem ein Enzym, das eine **Phosphorylierung des Myosinköpfchens** bewirkt. Erst nach dieser Phosphorylierung kommt es zur Spaltung des an das Köpfchen gebundenen ATPs und zur Auslösung des Querbrückenzyklus.

5.5 Nervengewebe

5.5.1 Aufgaben und Aufbau

Das gesamte Nervengewebe des Körpers bildet ein eigenes Organsystem, das Nervensystem (S. 412). Es nimmt Informationen auf, verarbeitet sie, steuert Bewegungen und die Organfunktionen und ermöglicht höhere Leistungen wie z. B. Bewusstsein, Gedächtnis, Emotionen und Denken.

Das Nervengewebe ist aus 2 Zellarten aufgebaut:

- **Neurone:** Sie stellen die eigentlichen Nervenzellen dar und sind für die Informationsübermittlung zuständig.
- **Gliazellen:** Sie umhüllen, stützen und ernähren die Neurone und sind damit für deren Funktion notwendig.

WISSEN TO GO

Nervengewebe

Das Nervengewebe besteht aus den eigentlichen Nervenzellen, den **Neuronen**, und Stützzellen, den **Gliazellen.** Über das Nervengewebe werden Informationen in Form von **elektrischen Impulsen** transportiert.

5.5.2 Neuron

Über die **Neurone** nimmt das Nervengewebe Informationen auf, leitet sie an andere Zellen (z. B. Nerven-, Drüsen- oder Muskelzellen) weiter und verarbeitet sie. Die Informationen sind dabei als elektrische Impulse verschlüsselt. Voraussetzung für die Funktion der Neurone ist, dass ihre Membran **elektrisch erregt** werden kann.

Das gesamte Nervensystem besteht aus 100 Milliarden bis 1 Billion Neuronen. Sie bilden ein komplexes Netzwerk, in dem jedes Neuron mit mindestens einem weiteren Neuron in Verbindung steht. Die meisten Neurone sind mit mehreren – teilweise weit über 1000 – Neuronen verbunden. An den Kontaktstellen zwischen den Neuronen sind spezielle Strukturen, die **Synapsen**, ausgebildet. Über sie wird die Information von Zelle zu Zelle übertragen.

Jedes Neuron setzt sich aus einem Zellkörper (Soma, Perikaryon), vielen Dendriten und einem Axon zusammen (▶ **Abb. 5.21**):

- **Dendriten:** Sie stellen kürzere Fortsätze dar und leiten die Informationen in Richtung des Zellkörpers.
- **Zellkörper:** Er bildet die „Zentrale" des Neurons und enthält die Zellorganellen.
- **Axon:** Dieser meist lange Fortsatz leitet die Informationen vom Zellkörper in Richtung Zielzelle.

Abb. 5.21 Aufbau eines Neurons.

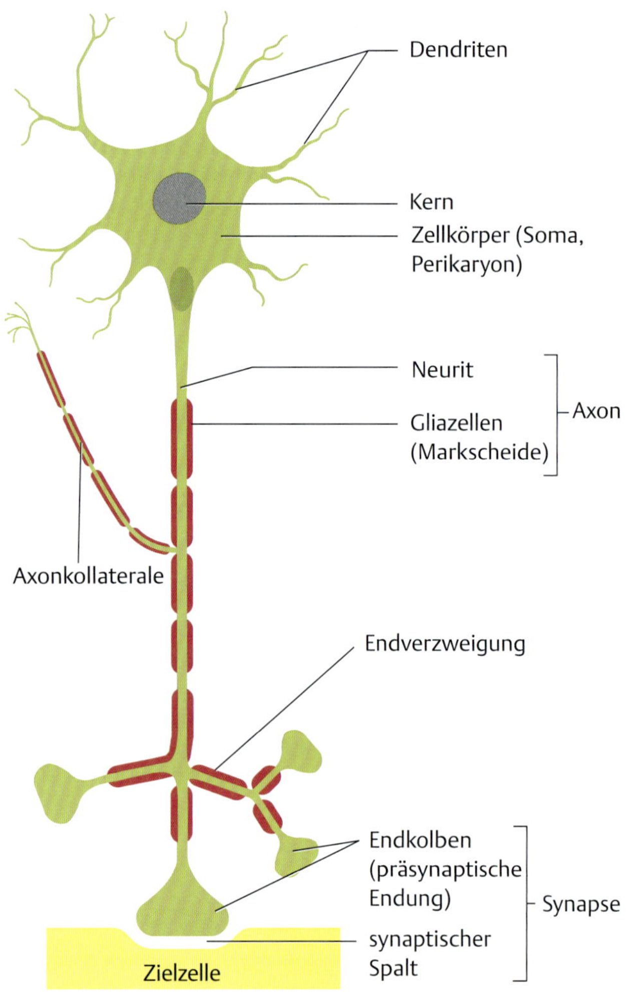

Ein Neuron besitzt mehrere Dendriten und 1 Neuriten, der von spezialisierten Gliazellen umgeben ist und als Axon bezeichnet wird. Das Axon kann in seinem Verlauf Seitenäste abgeben. Seine Enden sind zu Endkolben ausgebildet, die Teil einer Synapse sind. Der Zellkörper wird als Perikaryon oder Soma bezeichnet.
Quelle: Endspurt Vorklinik Histologie. Stuttgart: Thieme; 2017.

Dendrit

Die **Dendriten** nehmen über Synapsen die Informationen von anderen Nervenzellen auf und leiten sie in Richtung Zellkörper. Sie stellen – meist eher kurze – Ausstülpungen von Zellmembran und Zytoplasma dar, die sich baumartig verzweigen (► **Abb. 5.21**). Durch die Dendriten vergrößert sich die Oberfläche des Neurons, sodass mehr Platz für synaptische Verbindungen mit anderen Neuronen entsteht. Die meisten Neurone besitzen mehrere Dendriten.

Zellkörper

Neurone haben eine hohe Stoffwechselaktivität. Im Zellkörper (**Perikaryon** oder **Soma**) werden alle für die Funktion des Neurons benötigten Proteine gebildet und von dort in die Fortsätze transportiert. Daher liegen hier zahlreiche Zellorganellen: Kern, raues und glattes endoplasmatisches Retikulum, viele Mitochondrien und ein ausgedehnter Golgi-Apparat. Das rER der Neurone wird auch als **Nissl-Substanz** bezeichnet. Der Durchmesser des Perikaryons kann von 10 bis 100 µm reichen.

Nicht nur an den Dendriten, sondern auch am Zellkörper können Informationen von anderen Nervenzellen eingehen. Bis zu einem Viertel der Oberfläche des Zellkörpers kann mit **Synapsen** bedeckt sein.

Axon

Das **Axon** setzt sich aus dem Neuriten und einer Hülle aus spezialisierten Gliazellen zusammen, die den Neuriten umgibt. Es leitet den elektrischen Impuls vom Zellkörper weg zu anderen Zellen. Es ist wesentlich länger als die Dendriten, seine Länge kann bis zu 1 m betragen.

! *Merke* Fortsätze der Nervenzellen
*Jedes Neuron kann **mehrere Dendriten** besitzen, aber nur **1 Axon**.*

In seinem Verlauf kann das Axon Seitenäste, sog. **Axonkollateralen**, abgeben (► **Abb. 5.21**). Diese können dieselbe Zelle erreichen wie das Hauptaxon, aber auch zu anderen Zielen oder zurück zum Zellkörper ziehen. Das Ende des Axons ist meist stark verzweigt. Es bildet kleine Auftreibungen aus, die **Endkolben** (Boutons), die bereits Teil der Synapse sind.

Die **Gliazellen** bilden die sog. Mark- oder **Myelinscheide**. Von deren Ausprägung hängt ab, mit welcher Geschwindigkeit das Axon den elektrischen Impuls (S. 117) leitet.

Axone sind außerdem in der Lage, Stoffe entlang ihres Zytoskeletts zu transportieren. Dies ist z. B. wichtig, um die Botenstoffe, die für die synaptische Reizübermittlung notwendig sind, vom Zellkörper an die Enden des Axons zu bringen. Auch bei der Freisetzung der Hormone Oxytocin und ADH aus der Hirnanhangdrüse (S. 266) ist dieser **axonale Transport** von Bedeutung. Er funktioniert übrigens in beide Richtungen: Es können auch Stoffe von den Enden des Axons aufgenommen und von dort zum Perikaryon transportiert werden.

WISSEN TO GO

Nervenzelle

Die Nervenzelle (**Neuron**) gliedert sich in:
- **Dendriten:** Über diese kurzen, verzweigten Fortsätze werden Informationen aufgenommen.
- **Zellkörper:** Er enthält die Zellorganellen und sammelt die Informationen.
- **Axon:** Über diesen bis zu 1 m langen Fortsatz gibt die Nervenzelle die Information weiter. An seinem Ende verzweigt sich das Axon und bildet Synapsen mit seinen Zielzellen.

Entlang des Axons können nicht nur Reize, sondern über das Zytoskelett auch Substanzen transportiert werden (**axonaler Transport**).

Synapsen

Synapsen sind Kontaktstellen zwischen 2 Zellen, über die Informationen weitergegeben werden.

Synapsenarten • Prinzipiell unterscheidet man chemische und elektrische Synapsen:
- **chemische Synapsen:** Hier werden die Informationen mithilfe chemischer Botenstoffe (Transmitter) von einer Zelle an die andere übergeben. Diese Botenstoffe im Nervensystem werden als **Neurotransmitter** bezeichnet. Sie werden bei Erregung der Nervenzelle ausgeschüttet und lösen an

Abb. 5.22 Aufbau einer chemischen Synapse.

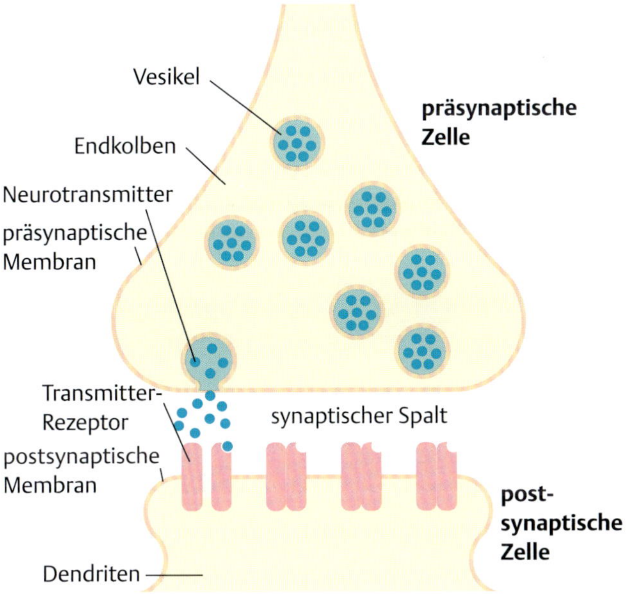

Chemische Synapsen übertragen den Reiz von einer Nervenzelle auf deren Zielzelle. Sie bestehen aus einer prä- und einer postsynaptischen Membran und dem synaptischen Spalt. An der präsynaptischen Membran werden auf einen Reiz hin Neurotransmitter ausgeschüttet, die an Rezeptoren der postsynaptischen Membran binden, wodurch diese erregt wird. *Quelle: Gekle M et al. Taschenlehrbuch Physiologie. Stuttgart: Thieme; 2015.*

den Zellen, die synaptisch gekoppelt sind, entweder ebenfalls eine Erregung aus oder hemmen die Erregungsweiterleitung.
- **elektrische Synapsen:** Bei dieser Form der Synapse sind die Zellen über Gap Junctions (S. 61) elektrisch miteinander verbunden. Die Erregung wird direkt an die nächste Zelle weitergegeben, indem Ionen durch die kleinen Kanäle der Gap Junctions von der einen in die andere Zelle strömen. Es ist weder eine Übertragung auf weiter entfernte Zellen noch eine hemmende Übertragung möglich.

Neurone geben ihre Informationen in der Regel über **chemische Synapsen** an andere Zellen weiter. Die nachfolgende Zelle kann dabei eine weitere Nervenzelle oder auch eine Muskel- oder Drüsenzelle sein. Die motorischen Endplatten der Motoneurone (S. 111) zählen ebenfalls zu den Synapsen.

Die **elektrischen Synapsen** kommen im Nervensystem nur vereinzelt vor, z. B. im Innenohr und in der Netzhaut des Auges. Wesentlich häufiger sind sie in der quergestreiften Herzmuskulatur (S. 112) und in der glatten Muskulatur (S. 112).

Aufbau einer chemischen Synapse • Die Nervenzelle, über deren Axon die Information an der Synapse eintrifft, wird als **präsynaptische Zelle** bezeichnet, die Nervenzelle, auf deren Dendriten oder deren Perikaryon die Erregung per Synapse übertragen wird, als **postsynaptische Zelle**. Die Begriffe leiten sich vom lateinischen „prae" für „vor" und „post" für „nach" ab.

An der Synapse selbst unterscheidet man 3 Abschnitte (► Abb. 5.22):
- **präsynaptische Membran:** Dabei handelt es sich um den Membranabschnitt des präsynaptischen Axons (genauer seines Endkolbens), der der postsynaptischen Zelle zugewandt ist.
- **postsynaptische Membran:** So wird der Membranabschnitt des Dendriten oder des Perikaryons bezeichnet, der der präsynaptischen Membran benachbart ist.
- **synaptischer Spalt:** Er liegt zwischen prä- und postsynaptischer Membran und ist ca. 20 nm breit.

Im Endkolben des Axons befinden sich **Vesikel**, die mit dem **Neurotransmitter** gefüllt sind. Diese werden im Perikaryon gebildet und gelangen über den axonalen Transport an das Ende des Axons. Trifft nun eine Erregung am Endkolben ein, verschmelzen diese Vesikel mit der präsynaptischen Membran und der Neurotransmitter gelangt in den **synaptischen Spalt**. Er diffundiert zur **postsynaptischen Membran**. Dort befinden sich spezielle Proteine zur Bindung der Neurotransmittermoleküle, sog. **Rezeptoren**. Wenn der Neurotransmitter an diese Rezeptoren bindet, wird die postsynaptische Zelle erregt und die Information dadurch weitergeleitet.

Nach der Erregungsweiterleitung wird der Neurotransmitter wieder über die präsynaptische Membran aufgenommen – entweder als komplettes Molekül oder nachdem er durch Enzyme aufgespalten wurde.

Neurotransmitter • An den verschiedenen Synapsen des Nervensystems kommen unterschiedliche Neurotransmitter zum Einsatz. Abhängig von dem verwendeten Transmitter lassen sich hemmende und erregende Synapsen unterscheiden:
- **erregende Synapsen:** Sie führen zu einer Erregung der postsynaptischen Zelle und leiten damit die Information bzw. den elektrischen Impuls weiter.
- **hemmende Synapsen:** Sie senken die Erregbarkeit der postsynaptischen Membran und hemmen so die Erregungsleitung.

Zu den wichtigsten **erregenden Neurotransmittern** zählen:
- **Glutamat:** Die Aminosäure wirkt an den Synapsen des zentralen Nervensystems (S. 417) als erregender Neurotransmitter.
- **Acetylcholin:** Es überträgt die Erregung an den motorischen Endplatten und im autonomen Nervensystem (S. 437).

Die häufigsten **hemmenden Neurotransmitter** sind:
- **GABA:** Die Gamma-Aminobuttersäure ist ein Abkömmling des Glutamats. Sie kommt v. a. an hemmenden Synapsen des Gehirns vor.
- **Glycin:** Die Aminosäure dient im Rückenmark als hemmender Neurotransmitter.

WISSEN TO GO

Synapsen

Man unterscheidet elektrische und chemische Synapsen. Die **elektrischen Synapsen** bestehen aus **Gap Junctions**, der elektrische Reiz wird über Ionenströme direkt von Zelle zu Zelle fortgeleitet. Sie kommen im Nervengewebe so gut wie nicht vor.

Bei den **chemischen Synapsen** wird der elektrische Reiz in ein chemisches Signal umgewandelt, das an der Zielzelle wiederum einen elektrischen Reiz auslöst. Sie sind aufgebaut aus:

- **präsynaptischer Membran:** Sie bildet das Ende des Axons, das den Reiz herantransportiert. Hier werden die chemischen Überträgerstoffe (Neurotransmitter) freigesetzt.
- **postsynaptischer Membran:** Membranabschnitt der Zielzelle, die der präsynaptischen Membran gegenüberliegt. Hier befinden sich Rezeptoren für die Neurotransmitter.
- **synaptischem Spalt:** Er liegt zwischen prä- und postsynaptischer Membran.

Je nachdem, welcher Neurotransmitter von der Synapse verwendet wird, kann eine Synapse **erregend** sein und die Information weiterleiten oder **hemmend** und das Signal abschwächen. Wichtige erregende Neurotransmitter sind Glutamat und Acetylcholin, wichtige hemmende Neurotransmitter GABA (Gamma-Aminobuttersäure) und Glycin.

5.5.3 Gliazellen

Im Nervengewebe kommen etwa 10-mal mehr Gliazellen als Neurone vor. Es gibt verschiedene Arten von Gliazellen, die unterschiedliche Aufgaben erfüllen. Die Gliazellen des Gehirns und des Rückenmarks (zentrales Nervensystem, ZNS) unterscheiden sich von den Gliazellen des übrigen Nervensystems. Man spricht deshalb von einer zentralen und einer peripheren Glia.

Zentrale Glia • In Gehirn und Rückenmark kommen folgende 4 Gliazelltypen vor:

- **Astrozyten:** Sie sind die häufigsten und größten Gliazellen des ZNS und besitzen meist zahlreiche Fortsätze. Sie haben v. a. eine **Stützfunktion** und übernehmen **Stoffwechselaufgaben**. Dazu zählen beispielsweise die Aufrechterhaltung des Ionengleichgewichts im Extrazellularraum und die Speicherung von Glukose zur Ernährung der Neurone. Die Astrozyten bilden außerdem die Blut-Hirn-Schranke (S. 431).
- **Oligodendrozyten:** Sie umhüllen die Nervenfasern und bilden so die **Markscheiden** des ZNS. Sie verzweigen sich weniger stark als die Astrozyten und besitzen nur wenige Fortsätze.
- **Ependymzellen:** Sie kleiden die Hirnkammern und den Zentralkanal des Rückenmarks (S. 422) aus und sind am Austausch der Hirn- und Rückenmarksflüssigkeit beteiligt.
- **Mikrogliazellen:** Sie übernehmen im ZNS hauptsächlich **Abwehrfunktionen**. Sie können Erreger, Fremdkörper oder Zelltrümmer aufspüren und aufnehmen und zählen zu den Makrophagen (S. 306). Außerdem sind sie zur Antigenpräsentation (S. 319) in der Lage.

Periphere Glia • Hier unterscheidet man 2 Gliazelltypen:

- **Schwann-Zellen:** Sie umhüllen die Axone der Nervenzellen und bilden die **Markscheiden** der Nervenfasern. Sie spielen eine wichtige Rolle bei der Ernährung des Neurons und der Erregungsleitung.
- **Mantelzellen:** Sie bilden eine Schicht um den Zellkörper derjenigen Neurone, die in Zellansammlungen, den Ganglien (S. 432), zusammenliegen. Sie dienen ebenfalls der Ernährung der Nervenzelle und werden auch als **Satellitenzellen** bezeichnet.

WISSEN TO GO

Gliazellen

Im zentralen Nervensystem (Gehirn und Rückenmark) kommen folgende Gliazellen vor:

- **Oligodendrozyten:** Sie bilden die Markscheide der Axone.
- **Astrozyten:** Sie stützen und ernähren die Nervenzellen des zentralen Nervensystems.
- **Ependymzellen:** Sie kleiden die Hohlräume des zentralen Nervensystems aus und sind am Austausch der Hirn- und Rückenmarksflüssigkeit beteiligt.
- **Mikrogliazellen:** Bei ihnen handelt es um Abwehrzellen.

Außerhalb des zentralen Nervensystems finden sich:

- **Schwann-Zellen:** Sie bilden die Markscheide der peripheren Nerven.
- **Mantelzellen:** Sie ernähren die Neurone.

5.5.4 Nervenfaser

Das Axon eines Neurons und seine Gliazellschicht bilden gemeinsam eine **Nervenfaser**. Lagern sich mehrere Nervenfasern zusammen, entsteht ein **Nerv** (▶ **Abb. 5.23**).

Abb. 5.23 Aufbau eines Nervs.

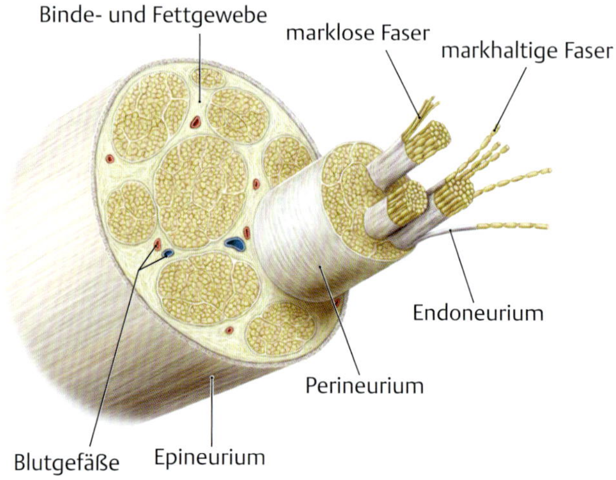

Ein Nerv besteht aus zahlreichen Nervenfasern, die vom Endoneurium umhüllt werden. Das Perineurium fasst mehrere Fasern zu Nervenfaserbündeln zusammen, während das Epineurium den gesamten Nerv umgibt. Zwischen den Nervenfaserbündeln liegen Binde- und Fettgewebe und kleine Blutgefäße. *Quelle: Schünke M, Schulte E, Schumacher U. Prometheus. LernAtlas der Anatomie. Allgemeine Anatomie und Bewegungssystem. Illustrationen von K. Wesker und M. Voll. 6. Aufl. Stuttgart: Thieme; 2022.*

Bindegewebshüllen

Jede Nervenfaser besitzt eine eigene Hüllschicht, das **Endoneurium**. Es besteht aus einer Basalmembran, die direkt den Gliazellen anliegt, und einer darüberliegenden Bindegewebsschicht.

Das **Perineurium** wiederum fasst mehrere Nervenfasern zu Nervenfaserbündeln zusammen. Alle Nervenfaserbündel eines Nervs werden zusammen vom **Epineurium** umgeben. Es stellt die äußere Bindegewebsschicht eines Nervs dar.

Zwischen den Nervenfaserbündeln befindet sich Fett- und Bindegewebe, in dem kleine Blutgefäße verlaufen.

Einteilung der Nervenfasern

Nervenfasern können nach mehreren Kriterien eingeteilt werden. Die wichtigsten sind:

- in welche Richtung die Information transportiert wird,
- welcher Art die Information ist und
- ob die Nervenfaser eine Markscheide besitzt oder nicht.

Richtung des Informationsflusses • Nervenfasern, die Informationen in Richtung Gehirn und Rückenmark leiten, werden als **afferente** Nervenfasern oder kurz Afferenz bezeichnet. Die Fasern, die Informationen vom zentralen Nervensystem in die Peripherie transportieren, heißen **efferente** Nervenfasern oder Efferenz. In einem Nerv können sowohl afferente als auch efferente Fasern vorkommen.

Faserqualitäten • Nervenfasern transportieren immer nur eine Art von Information. Je nach Funktion unterscheidet man:

- **motorische Nervenfasern:** Sie sind efferent und transportieren Bewegungsbefehle vom zentralen Nervensystem zu den Muskeln (sog. Motoneurone).
- **sensible Nervenfasern:** Sie sind afferent und bringen Informationen, wie z. B. Sinneswahrnehmungen, von der Körperperipherie zum ZNS. Im deutschen Sprachraum wird häufig – wenn auch nicht immer konsequent – zwischen sensiblen (Fühlen, Spüren) und **sensorischen** (Sehen, Hören, Riechen, Schmecken) Fasern unterschieden. Im englischen Sprachraum gibt es diese Unterscheidung nicht.
- **autonome Nervenfasern:** Sie sind efferent und leiten die Befehle des autonomen Nervensystems (S. 437) zu den Organen.

Innerhalb eines Nervs können Fasern aller 3 Faserqualitäten verlaufen.

WISSEN TO GO

Aufbau einer Nervenfaser

Unter einer Nervenfaser versteht man das **Axon** einer Nervenzelle und seine **Hülle** aus Gliazellen. Mehrere Nervenfasern werden von einer bindegewebigen Hülle zu Nervenfaserbündeln zusammengefasst, mehrere Nervenfaserbündel bilden gemeinsam einen **Nerv**.

Afferente Nervenfasern leiten die Informationen in Richtung des zentralen Nervensystems. Sie sind **sensibel**, d. h., sie transportieren Sinneseindrücke. **Efferente** Nervenfasern leiten die Information in die entgegengesetzte Richtung. Sie können **motorisch** sein und Befehle an die Skelettmuskulatur transportieren (Motoneurone) oder **autonom** und der Steuerung der Organe dienen.

Abb. 5.24 Aufbau eines markhaltigen Nervs.

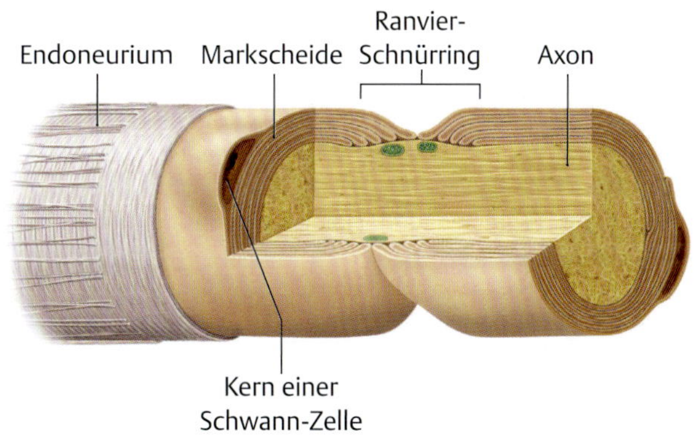

Bei markhaltigen Nerven legen sich dünne Lamellen der Gliazellen in mehreren Schichten um das Axon. Dort, wo die Lamellen der einen Gliazelle enden und die der nächsten beginnen, weist die Myelinhülle eine Einkerbung auf, den Ranvier-Schnürring. *Quelle: Schünke M, Schulte E, Schumacher U. Prometheus. LernAtlas der Anatomie. Allgemeine Anatomie und Bewegungssystem. Illustrationen von K. Wesker und M. Voll. 6. Aufl. Stuttgart: Thieme; 2022.*

Markscheide • Die Axone der Nervenzellen werden von einer Gliazellschicht umgeben. In Gehirn und Rückenmark wird diese Hülle von den Oligodendrozyten, an den peripheren Nerven von den Schwann-Zellen gebildet. Nach ihrem Aufbau unterscheidet man die markhaltigen von den marklosen Nervenfasern:

Bei den **markhaltigen Nervenfasern** bilden die Gliazellen dünne Lamellen aus, die sich in bis zu 100 Lagen um das Axon wickeln. Sie bestehen aus einem Gemisch aus Lipiden und Proteinen, das auch als **Myelin** bezeichnet wird. Nervenfasern mit einer Markscheide werden daher auch **myelinisierte Nervenfasern** genannt. Dort, wo die Wicklungen der einen Gliazelle enden und die der nächsten beginnen, ist die Markscheide kurz unterbrochen. Diese Einkerbungen heißen **Ranvier-Schnürringe** (▶ Abb. 5.24). Die Markscheide dient dazu, die **Erregungsausbreitung** entlang des Axons zu **beschleunigen**.

Patho Multiple Sklerose

*Bei der **Multiplen Sklerose** kommt es zu einer Schädigung (**Demyelinisierung**) der Markscheiden vorwiegend im Gehirn. Sie wird von körpereigenen Abwehrzellen verursacht, die irrtümlich das Myelin angreifen. Durch den Abbau der Markscheiden wird die Erregungsleitung verzögert bzw. gestört, wodurch es im Verlauf der Erkrankung u. a. zu Sehstörungen, schneller Ermüdbarkeit, Lähmungen und Störungen der Sensibilität kommen kann. Eine Heilung der Erkrankung ist derzeit noch nicht möglich.*

Marklose oder **nicht myelinisierte Nervenfasern** haben keine Myelinscheide, sind aber auch von Gliazellen umhüllt. Die Gliazellen hüllen dabei mehrere Axone auf einmal ein, im ZNS können die Fasern aber auch ohne Hülle sein. Die marklosen Fasern sind dünn. Die Leitungsgeschwindigkeit von marklosen Fasern ist deutlich geringer als bei markhaltigen. Marklose Fasern findet man v. a. im vegetativen Nervensystem.

WISSEN TO GO

Markhaltige und marklose Nervenfasern

Bei den **markhaltigen Nervenfasern** bilden die Gliazellen eine **Markscheide**, indem sie die Axone mit dünnen Lamellen aus Proteinen und Lipiden (**Myelin**) umwickeln. Dort, wo die Lamellen der einen Gliazelle enden und die der nächsten beginnen, bildet sich in der Markscheide eine Einziehung, der **Ranvier-Schnürring**.

Auch **marklose Fasern** sind von Gliazellen umhüllt, diese bilden allerdings keine Myelinhülle. Markhaltige Fasern können Reize wesentlich schneller transportieren als marklose Fasern.

5.5.5 Erregungsleitung

In den Nervenfasern werden die Informationen in Form von **elektrischen Impulsen** weitergeleitet. Voraussetzung hierfür ist, dass an den Zellmembranen der Neurone eine elektrische Spannung herrscht, die sich verändern kann. Die Spannung, die an der Membran einer ruhenden, also nicht erregten Zelle vorliegt, wird als **Ruhemembranpotenzial** bezeichnet. Bei der Erregungsweiterleitung verändert sich diese Spannung, die Zellmembran **depolarisiert**. Aus dem Ruhemembranpotenzial wird ein **Aktionspotenzial**.

Erreicht ein solches Aktionspotenzial die Endkolben eines Axons und damit die **Synapse**, werden **Neurotransmitter** in den synaptischen Spalt freigesetzt. Dadurch wird das elektrische Signal in ein **chemisches Signal** umgewandelt. Die Neurotransmitter binden an Rezeptoren der postsynaptischen Membran und lösen dort ein Aktionspotenzial aus. Dieses jetzt wieder **elektrische Signal** wird über die Dendriten zum Perikaryon geleitet, wo die Information verarbeitet wird. Da an den Dendriten und am Perikaryon eines Neurons zahlreiche Synapsen vorkommen, entscheidet die Summe der Reize, ob eine Erregung fortgeleitet wird oder nicht. Für die Erregungsweiterleitung entsteht dann am Anfangsteil des Axons ein neuer Reiz, der sich zu dessen Endkolben und damit zur nächsten Synapse fortpflanzt.

WISSEN TO GO

Erregungsweiterleitung

Nervenfasern leiten Informationen in Form von elektrischen Impulsen. Dies funktioniert nur, wenn die Zelle **erregbar** ist, also an ihrer Membran eine Spannung ausgebildet ist, die sich verändern kann. Die Spannung, die bei der nicht erregten Zelle besteht, ist das **Ruhemembranpotenzial**. Es wandelt sich bei entsprechender Erregung in ein **Aktionspotenzial** um.

Ruhemembranpotenzial

Die Grundlage der Erregungsleitung bildet die **Ruhespannung an der Zellmembran**. Dieses Ruhemembranpotenzial kommt dadurch zustande, dass die Konzentrationen der verschiedenen Ionen auf beiden Seiten der Membran unterschiedlich hoch sind. Dabei spielen die Natrium- und die Kalium-Ionen die wichtigste Rolle:

- Die **Natriumkonzentration** ist im Extrazellularraum hoch und im Zytoplasma niedrig.
- Die **Kaliumkonzentration** ist im Zytoplasma hoch und im Extrazellularraum niedrig.

Entstehung des Ruhemembranpotenzials • Könnten nun die Ionen die Zellmembran ungehindert durchdringen, würden so lange Na^+-Ionen in die Zelle und K^+-Ionen aus der Zelle strömen, bis sich die Konzentrationen innerhalb und außerhalb der Zelle ausgeglichen hätten. Diesem Konzentrationsausgleich stehen aber 2 Umstände entgegen:

- **die selektive Permeabilität der Membran:** Da in der ruhenden Zellmembran die Ionenkänale für Kalium geöffnet und die für Natrium weitestgehend geschlossen sind, ist sie für **K^+ wesentlich besser durchgängig** als für Na^+. Daher strömen viel mehr Kalium-Ionen entlang ihres osmotischen Gradienten aus der Zelle als Natrium-Ionen in die Zelle.
- **der elektrische Gradient:** Mit jedem K^+, das die Zelle verlässt, geht dieser eine positive Ladung verloren und das Zellinnere wird negativer. Diese Negativität wird dadurch verstärkt, dass sich im Zytoplasma viele negativ geladene Proteine befinden, die die Zelle nicht verlassen können. Die wachsende negative Ladung des Zellinneren verhindert schließlich, dass weitere Kalium-Ionen und damit positive Ladungen die Zelle verlassen, auch wenn sich die intra- und die extrazelluläre Kaliumkonzentration noch nicht angeglichen haben.

Das **Ruhemembranpotenzial** ist also die Spannung, die an der Zellmembran anliegt, wenn der osmotische und der elektrische Gradient sich gegenseitig aufheben. Es liegt bei Nervenzellen bei **–70 mV**. Das bedeutet, dass die Zelle gegenüber ihrer Umgebung negativ geladen ist.

Auch die **Muskelzellen** zählen zu den erregbaren Zellen. Das Ruhemembranpotenzial einer quergestreiften Muskelzelle beträgt ca. **–90 mV.**

Aufrechterhaltung des Ruhemembranpotenzials • Da sich beim Ruhepotenzial der osmotische und der elektrische Gradient aufheben, müsste der Ionenfluss eigentlich zum Erliegen kommen. Tatsächlich ist es aber so, dass die Zellmembran für Natrium-Ionen nicht völlig undurchlässig ist und deshalb Na^+ in das Zellinnere gelangt. Dieser Einstrom von geringen Mengen Na^+ nennt man **Leckstrom**. Er würde nach und nach dazu führen, dass sich die intra- und extrazelluläre Natriumkonzentration angleichen und sich die Negativität des Zellinneren verringert – das Ruhemembranpotenzial würde aufgehoben. Damit dies nicht geschieht, muss dem Leckstrom entgegengewirkt und der Konzentrationsunterschied zwischen Zytoplasma und Extrazellularraum aufrechterhalten werden. Dies geschieht mithilfe einer Ionenpumpe in der Zellmembran, der Natrium-Kalium-ATPase (S. 64). Sie pumpt Na^+ aus der Zelle und gleichzeitig K^+ in die Zelle – und damit entgegen dem jeweiligen Konzentrationsgefälle, was nur unter **Energieverbrauch** möglich ist. Die notwendige Energie wird durch die Spaltung von ATP bereitgestellt, woher auch der Name der Pumpe rührt.

WISSEN TO GO

Ruhemembranpotenzial

Das Ruhemembranpotenzial kommt durch eine **Konzentrations-** und eine **Spannungsdifferenz** zwischen Intra- und Extrazellularraum zustande.

Wichtig ist v. a. die Konzentration der **Kalium-** und der **Natrium-Ionen**. Für K^+ ist sie in der Zelle hoch und außerhalb der Zelle gering, für Na^+ ist es umgekehrt. Da die Zellmembran nur für K^+ durchlässig ist, strömen Kalium-Ionen aus der Zelle. Dadurch entsteht ein Ungleichgewicht hinsichtlich der elektrischen Ladung: Das Zellinnere wird immer negativer, da positive Ladung verloren geht. Letztlich steigt die Negativität im Zytoplasma so stark an, dass keine Kalium-Ionen mehr die Zelle verlassen können, obwohl das Konzentrationsgefälle noch nicht ausgeglichen ist. Dies ist der Fall, wenn an der Zellmembran eine Spannung von **−70 mV** herrscht, das Ruhemembranpotenzial. Bei den ebenfalls erregbaren Muskelzellen beträgt es −90 mV.

Aktionspotenzial

Bei der Weiterleitung von elektrischen Reizen spielt das **Aktionspotenzial** eine wesentliche Rolle. Dafür öffnen sich in der Zellmembran **Natriumkanäle** und Na^+ strömt in großen Mengen in die Zelle. Dies führt dazu, dass sich die Ladungsverhältnisse umkehren: War während des Ruhemembranpotenzials das Zellinnere gegenüber der Umgebung negativ geladen, ist es nun im Vergleich zum Extrazellularraum positiv geladen.

Nervenzellen sind übrigens nicht die einzigen Zellen im menschlichen Körper, die Aktionspotenziale bilden können. Auch Muskel- und Sinneszellen sind dazu fähig. An den Muskelzellen werden die Aktionspotenziale für das Auslösen einer Kontraktion benötigt.

Depolarisation • Dem Aktionspotenzial geht eine kleine Änderung des Membranpotenzials voraus, die **Depolarisation**. Sie stellt das Signal für die Öffnung der Natriumkanäle und damit für die Entstehung des Aktionspotenzials dar. Diese Depolarisation kann z. B. durch den Neurotransmitter an der Synapse verursacht werden, durch die Erregung des benachbarten Membranabschnitts oder durch die Reizung einer Sinneszelle.

Voraussetzung dafür, dass ein Aktionspotenzial entsteht, ist, dass durch die Depolarisation das Membranpotenzial von −70 mV auf den **Schwellenwert von −50 mV** angehoben wird. Für ein Aktionspotenzial gilt das **Alles-oder-nichts-Prinzip**: Wird der Schwellenwert nicht erreicht, wird auch kein Aktionspotenzial ausgebildet. Wird er erreicht, entsteht ein Aktionspotenzial, und zwar unabhängig davon, wie stark der Reiz war. Stärkere Reize führen also nicht zu stärkeren Aktionspotenzialen – diese sind immer gleich.

Entstehung des Aktionspotenzials • Wird der Schwellenwert von −50 mV erreicht, öffnen sich in der Zellmembran vor allem **spannungsabhängige Natriumkanäle** und Na^+ strömt in die Zelle. Dadurch verringert sich das Konzentrationsgefälle für Na^+ und die Negativität des Zellinneren und das Membranpotenzial erreicht positive Werte. Diese zunehmende Depolarisation der Zellmembran führt zur Öffnung weiterer Natriumkanäle und das Aktionspotenzial pflanzt sich ohne Verlust der Reizstärke entlang des Axons fort.

Ende des Aktionspotenzials • Bereits nach 1–2 Millisekunden schließen sich die Natriumkanäle wieder und spannungsabhängige **Kaliumkanäle** öffnen sich. Der Na^+-Einstrom wird damit beendet, und K^+-Ionen strömen ihrem Konzentrationsgefälle folgend aus der Zelle heraus. Das Membranpotenzial normalisiert sich und erreicht schließlich das Ruhemembranpotenzial. Die eingeströmten Natrium-Ionen werden von der Natrium-Kalium-ATPase wieder aus der Zelle gepumpt.

Refraktärzeit • Nachdem das Aktionspotenzial beendet ist, kann die Zelle über einen bestimmten Zeitraum nicht wieder erregt werden. Diese Zeitspanne wird als **absolute Refraktärzeit** bezeichnet. Sie dauert bei Nervenzellen ca. 2 Millisekunden und ist dadurch bedingt, dass die spannungsabhängigen Natriumkanäle zunächst inaktiviert bleiben, also sich nicht sofort wieder öffnen können. Die Refraktärzeit bewirkt, dass sich die Aktionspotenziale am Axon in nur eine Richtung ausbreiten können: Ein rückwärts gerichteter Transport ist nicht möglich, da der Membranabschnitt, von dem der Reiz kam, vorübergehend nicht erregbar ist.

An die absolute schließt sich die **relative Refraktärzeit** von meist mehreren Millisekunden an. Während dieser Zeit öffnen sich die Natriumkanäle zwar, das Schwellenpotenzial dafür liegt aber höher. Es ist also ein stärkerer Reiz nötig, um ein Aktionspotenzial auszulösen. Außerdem sind weniger Natriumkanäle verfügbar. Aus diesem Grund fallen Aktionspotenziale, die während der relativen Refraktärzeit entstehen, schwächer aus.

Dauer der Aktionspotenziale • Ein Aktionspotenzial dauert an der Nervenzelle **1–2 Millisekunden** und am Skelettmuskel ca. 10 Millisekunden. Die Aktionspotenziale der Herzmuskelzellen sind mit ca. 300 Millisekunden deutlich länger, weil hier noch eine Plateauphase (S. 135) vorkommt (▶ **Abb. 5.25**).

Abb. 5.25 Membranpotenziale.

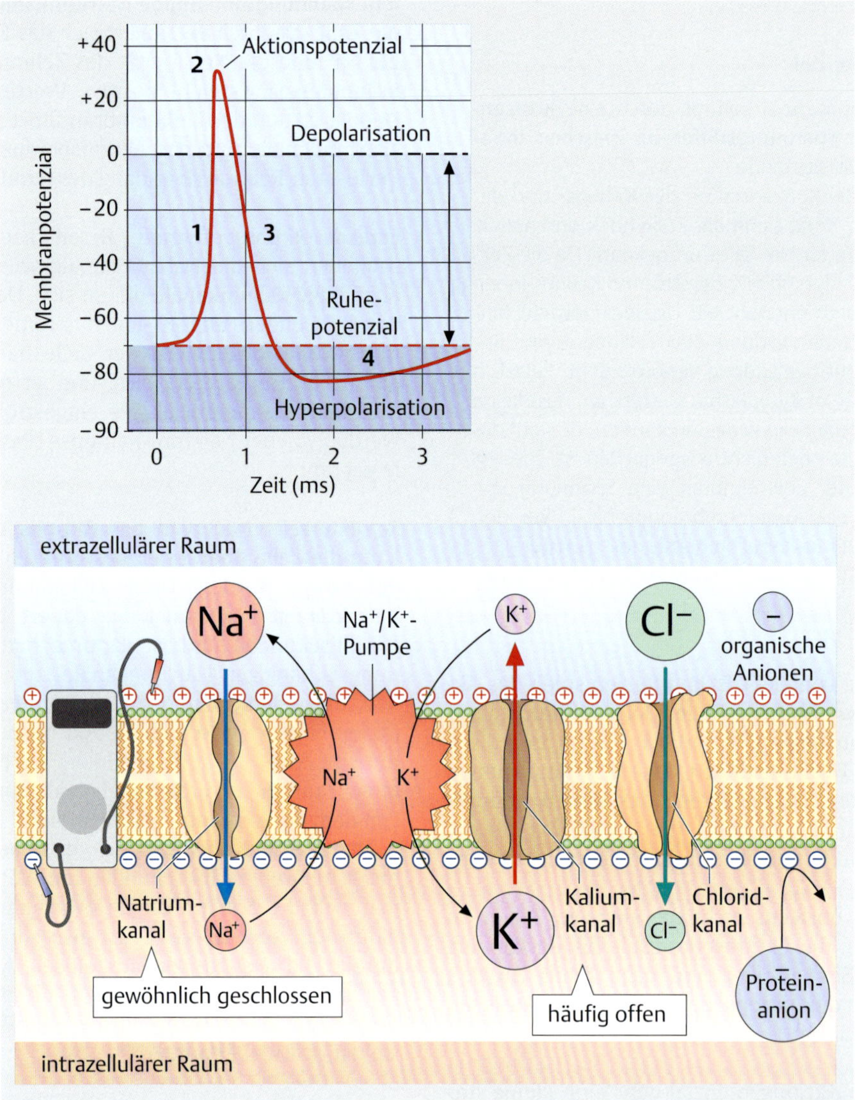

Quelle: Westerhuis P, Wiesner R, Addison D, Bucher-Dollenz G, Hengeveld E, Jeangros P, Stam H, von Minnen J, von Piekartz H, Hrsg. Klinische Muster in der Manuellen Therapie. 2. Auflage. Stuttgart: Thieme; 2014.

WISSEN TO GO

Aktionspotenzial

Bei der Weiterleitung eines Reizes ändert sich das Membranpotenzial, und es bildet sich ein **Aktionspotenzial** aus. Verantwortlich dafür sind **Natriumkanäle** in der Zellmembran. Sie öffnen sich, wenn ein Reiz in dem Membranabschnitt eintrifft. Dieser Reiz kann z. B. die Neurotransmitterausschüttung an der Synapse oder die Erregung des benachbarten Membranabschnitts sein. Er löst allerdings nur dann ein Aktionspotenzial aus, wenn er groß genug ist, um das Membranpotenzial von −70 mV auf den **Schwellenwert** von −50 mV anzuheben. Erst ab diesem Schwellenwert öffnen sich die Natriumkanäle.

Na^+ fließt dann entlang seines Konzentrationsgefälles in die Zelle, sodass das Zellinnere im Bereich der Erregung **positiv** wird. Dadurch öffnen sich in den benachbarten Membranabschnitten ebenfalls Natriumkanäle, und das Aktionspotenzial pflanzt sich entlang des Neurons fort. Erreicht es am Ende des Axons die präsynaptische Membran, löst es die Ausschüttung des Neurotransmitters aus, und der Reiz wird auf die nächste Zelle übertragen.

Nach 1–2 Millisekunden schließen die Kanäle wieder und können auch durch erneut eintreffende Reize für eine gewisse Zeit (**Refraktärzeit**) nicht wieder öffnen.

Leitungsgeschwindigkeit

Wie schnell sich eine Erregung entlang des Axons ausbreitet, hängt von der Hülle des Axons ab. Bei markhaltigen Fasern ist die Leitungsgeschwindigkeit wesentlich höher.

Marklose Nervenfasern • Hier werden Erregungen **kontinuierlich** weitergeleitet, indem sich Stück für Stück die Natriumkanäle öffnen und die Membran nach und nach depolarisiert. Dabei wird eine Geschwindigkeit von maximal 2 m/s erreicht. Sie ist abhängig von der Dicke des Axons – je dicker das Axon, desto höher die Leitungsgeschwindigkeit. Marklose Fasern kommen in erster Linie im autonomen Nervensystem vor und dienen der Steuerung der Organfunktionen.

Markhaltige Nervenfasern • Bei den myelinisierten Fasern wird die Erregung sprunghaft (**saltatorisch**) und damit schneller weitergeleitet. Verantwortlich hierfür sind die Ranvier-Schnürringe (S. 117). An ihnen konzentrieren sich die Natriumkanäle, sodass nur dort Aktionspotenziale entstehen können. Die Erregung „springt“ deshalb von Schnürring zu Schnürring, die dazwischenliegenden Membranabschnitte depolarisieren nicht. Die Leitungsgeschwindigkeit erreicht bei der saltatorischen Erregungsleitung Maximalwerte von 120 m/s.

Die Leitungsgeschwindigkeit an den markhaltigen Fasern wird außerdem von der Dicke der Myelinscheide beeinflusst. Je dicker die Myelinscheide ist, desto schneller wird die Erregung geleitet.

WISSEN TO GO

Reizleitungsgeschwindigkeit am Neuron

Bei **marklosen Fasern** pflanzt sich die Erregung entlang der gesamten Zellmembran **kontinuierlich** fort. Die Leitungsgeschwindigkeit beträgt max. 2 m/s.

Bei **markhaltigen Fasern** springt die Erregung von Ranvier-Schnürring zu Ranvier-Schnürring, da sich nur in diesen Bereichen Natriumkanäle befinden. Daher ist die **saltatorische Erregungsleitung** mit bis zu 120 m/s wesentlich schneller als die kontinuierliche.

5.5.6 Literatur

[1] Weyerstahl T, Stauber M, Hrsg. Duale Reihe Gynäkologie und Geburtshilfe. 4. vollständig überarbeitete Auflage. Stuttgart: Thieme; 2013.

[2] Breckwoldt M. Sexuelle Differenzierung und ihre Störungen. In: Breckwoldt M, Gätje R, Karck U, Kaufmann M, Keck C, Pfleiderer A, Schneider H, Schuth W, Hrsg. Gynäkologie und Geburtshilfe. 5. Auflage. Stuttgart: Thieme; 2008

[3] Klinke R, Pape HC, Silbernagel S. Physiologie. 5., komplett überarbeitete Auflage. Stuttgart: Thieme; 2005

[4] Stiefel A, Brendel K, Bauer NH. Hebammenkunde. 6., aktualisierte und erweiterte Auflage. Stuttgart: Thieme; 2020

[5] Weyerstahl T, Stauber M. Duale Reihe Gynäkologie und Geburtshilfe. 2., aktualisierte Auflage. Stuttgart: Thieme; 2005

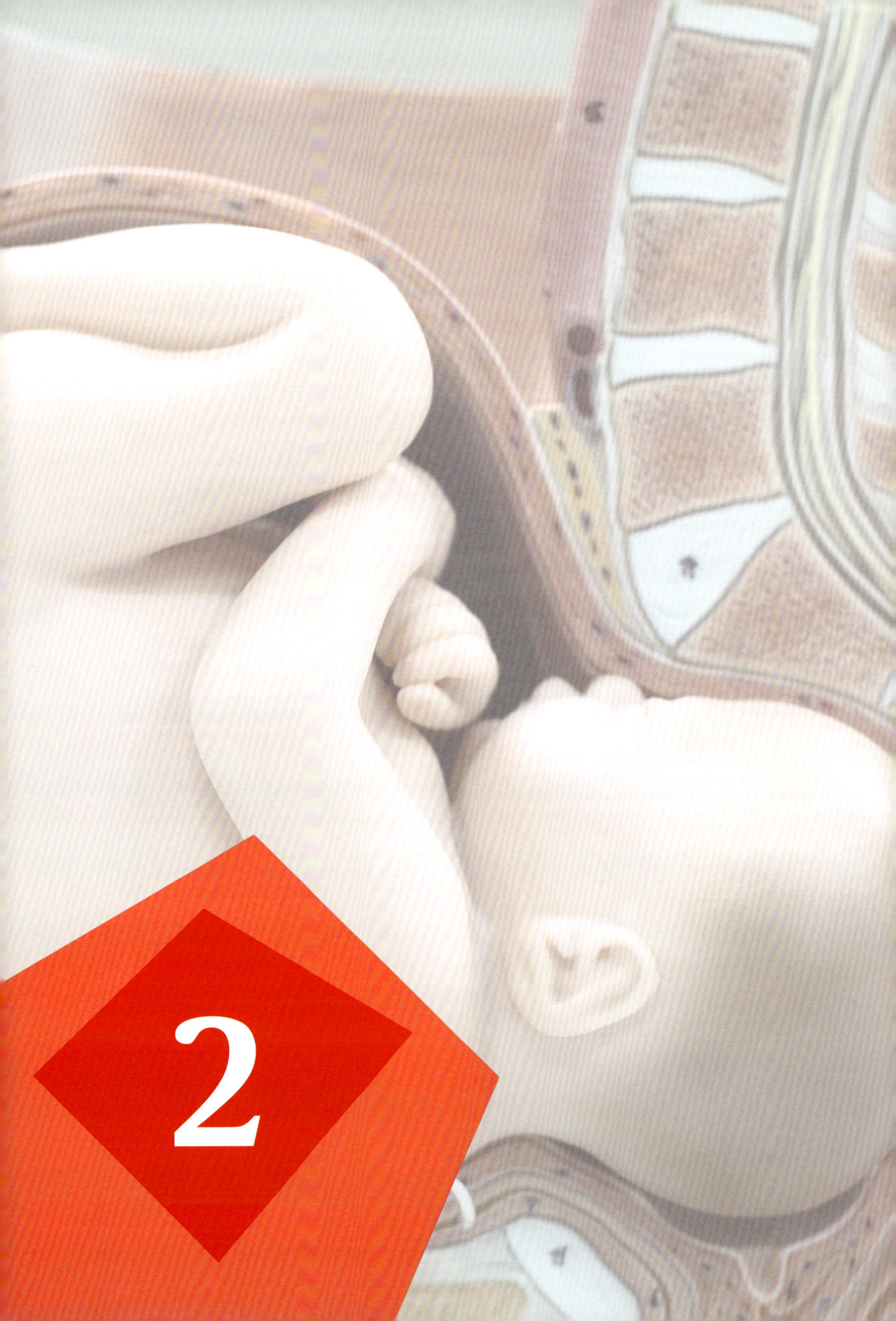
2

Anatomie und Physiologie der Organsysteme

6 Herz

6.1 Aufgaben

Beim Herzen (Cor) handelt es sich um einen kräftigen **Muskel**, der als **Hohlorgan** aufgebaut ist. Darunter versteht man ein Organ, dass in seinem Inneren einen Hohlraum (Lumen) enthält. Das Herz stellt die **zentrale Blutpumpe** des Herz-Kreislauf-Systems dar: Durch seine Pumpleistung fließt das Blut durch das Gefäßsystem des Körpers. Dabei gelangt es zunächst in den Lungenkreislauf, kehrt von dort zurück zum Herzen und wird in den Körperkreislauf weitergepumpt (▶ **Abb. 7.1**):

- Im **Lungenkreislauf** (kleiner Kreislauf) wird das sauerstoffarme, kohlendioxidreiche Blut zur Lunge transportiert (S. 153). Dort gibt es das Kohlendioxid ab und nimmt Sauerstoff auf, bevor es wieder zurück zum Herzen fließt.
- Im **Körperkreislauf** (großer Kreislauf) gelangt das jetzt sauerstoffreiche Blut aus dem Herzen zu den Organen, gibt dort den Sauerstoff ab und fließt als sauerstoffarmes, kohlendioxidreiches Blut wieder zurück zum Herzen (S. 152).

Damit dieser geordnete Blutfluss möglich ist, wird das Herz durch die Herzscheidewand (Septum) in 2 Hälften unterteilt: Die linke Herzhälfte dient als Pumpe des Körperkreislaufs, die rechte Herzhälfte als Pumpe des Lungenkreislaufs.

WISSEN TO GO

Aufgaben des Herzens

Das Herz arbeitet als Pumpe, die sauerstoffarmes Blut zur Lunge (rechtes Herz) und sauerstoffreiches Blut in den Körper (linkes Herz) pumpt.

6.2 Lage, Form und Größe

Das Herz befindet sich im **Brustkorb** (Thorax), und zwar zwischen den beiden Lungenflügeln im Mediastinum (S. 164). Dabei liegt es zu etwa ⅔ in der linken Brustkorbhälfte und zu etwa ⅓ in der rechten (▶ **Abb. 6.1**). Seitlich grenzt es an die Lungenflügel, vorn an das Brustbein (Sternum) und hinten an die Speiseröhre (Ösophagus) sowie an die Luftröhre (Trachea). Das Herz ist in den Herzbeutel (S. 130) eingebettet. Oben gehen vom Herzen die Hauptschlagader (Aorta) und der Truncus pulmonalis („Lungenstamm") ab (▶ **Abb. 6.2**).

Diagnostik Schluckecho

Die räumliche Nähe des Herzens zur Speiseröhre macht man sich bei der ***transösophagealen Echokardiografie*** *zunutze. Bei dieser Herzultraschalluntersuchung führt man einen Schallkopf in die Speiseröhre ein, weshalb diese Methode umgangssprachlich auch als* ***Schluckecho*** *bezeichnet wird. Da die Speiseröhre hinter dem Herzen verläuft, kann man mit dieser Technik gut die* ***hinteren*** *Anteile des Herzens beurteilen.*

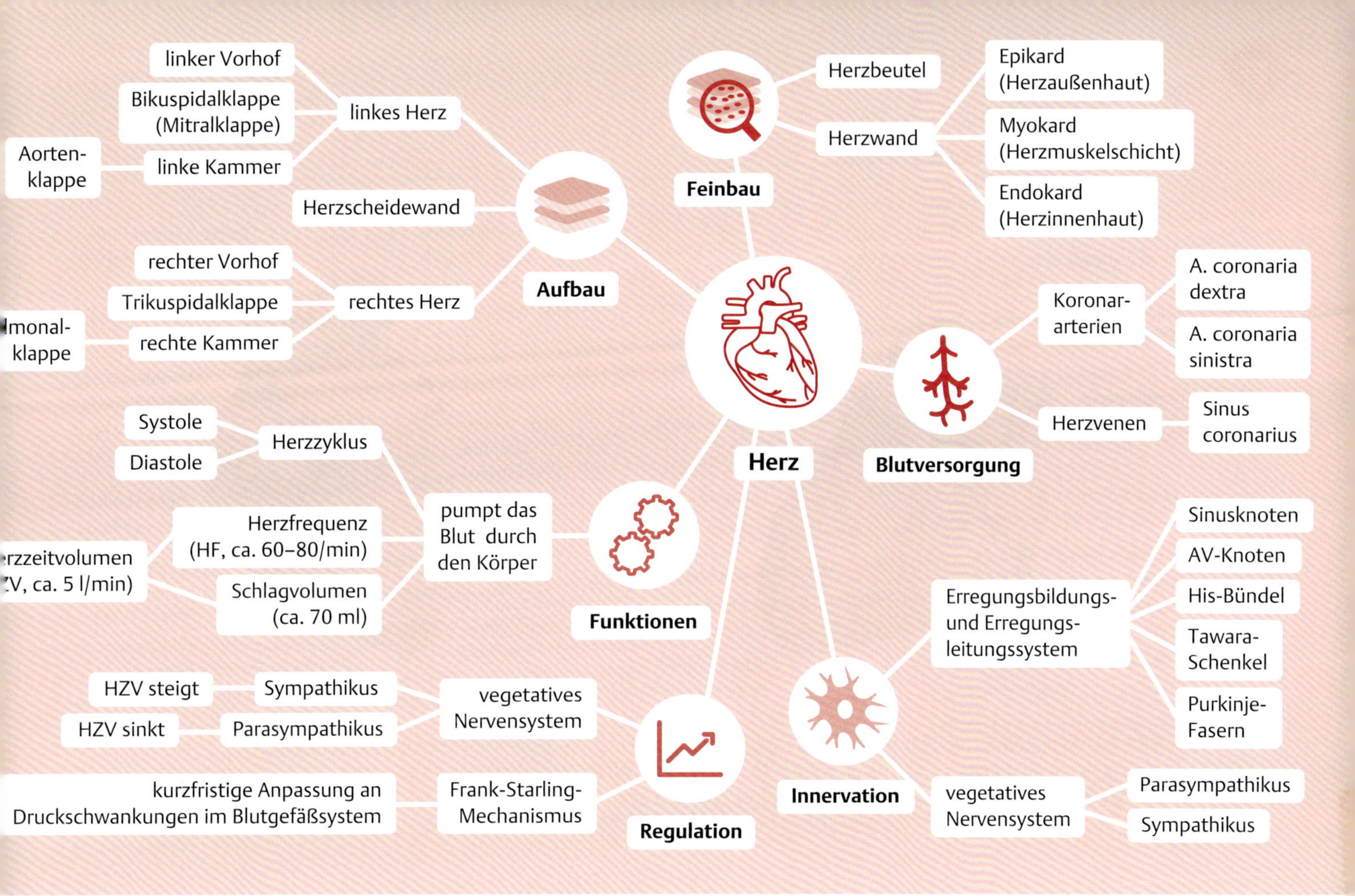

Abb. 6.1 Lage des Herzens im Brustkorb.

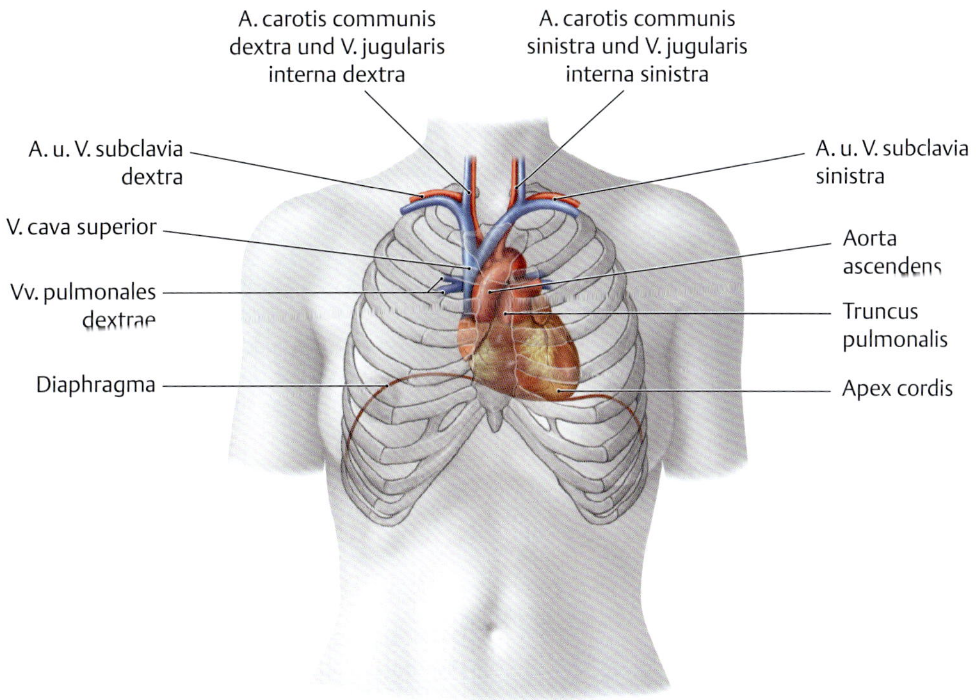

Das Herz liegt zu etwa ⅔ links der Mittellinie, die Herzachse verläuft schräg nach unten-links. Gefäße, die sauerstoffreiches Blut führen, sind rot dargestellt, Gefäße, die sauerstoffarmes Blut führen, blau. Sie werden in Kap. 7 näher beschrieben. *Quelle: Schünke M, Schulte E, Schumacher U. Prometheus. LernAtlas der Anatomie. Innere Organe. Illustrationen von K. Wesker und M. Voll. 6. Aufl. Stuttgart: Thieme; 2022.*

Abb. 6.2 Form und Aufbau des Herzens.

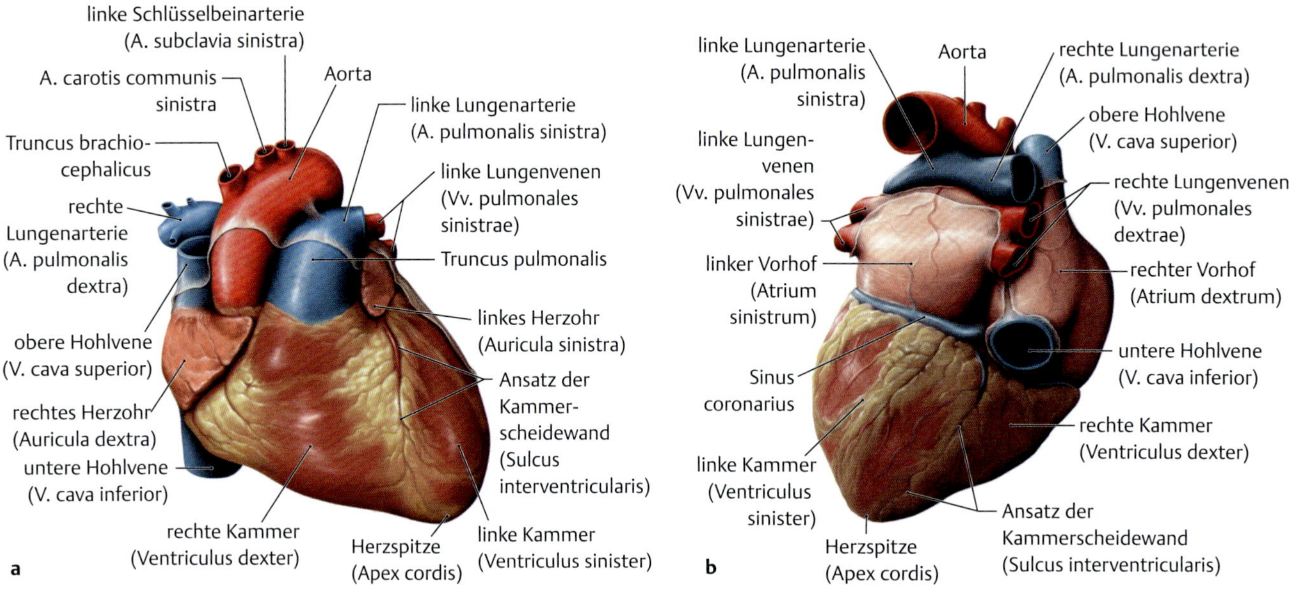

Gefäße, die sauerstoffreiches Blut führen, sind rot dargestellt, Gefäße, die sauerstoffarmes Blut führen, blau.
a Ansicht von vorn. Mit dieser Fläche grenzt das Herz an das Brustbein (Sternum).
b Ansicht von hinten-unten. Mit dieser Fläche grenzt das Herz ans Zwerchfell. *Quelle: Schünke M, Schulte E, Schumacher U. Prometheus. LernAtlas der Anatomie. Innere Organe. Illustrationen von K. Wesker und M. Voll. 6. Aufl. Stuttgart: Thieme; 2022.*

Das Herz ist kegelförmig und liegt schräg im Brustkorb. Seine **Spitze** ist nach links gedreht und zeigt leicht nach vorn-unten. Sie liegt nah an der linken Brustwand etwa in Höhe 5. Interkostalraums (S. 374).

Der Teil des Herzens, von dem die großen Gefäße abgehen, wird als **Herzbasis** bezeichnet. Verbindet man die Herzspitze mit der Herzbasis, so erhält man eine Linie, die als **Herzachse** bezeichnet wird (► **Abb. 6.1**).

! Merke Herzachse

*Die prinzipielle Verlaufsrichtung der Herzachse kann man sich leicht einprägen, indem man sich überlegt, in welche Richtung man seine **rechte Hand** in die **rechte Hosentasche** steckt: nämlich von hinten-oben-rechts nach vorn-unten-links.*

Der genaue Verlauf der Herzachse variiert von Mensch zu Mensch: Bei jungen, schlanken Menschen verläuft sie meist steiler als bei älteren oder übergewichtigen.

Neben der Herzspitze und der Herzbasis kann man am Herzen noch eine **Vorderwand**, eine **Hinterwand** und eine dem Zwerchfell zugewandte Fläche abgrenzen.

In blutleerem Zustand wiegt das Herz eines Erwachsenen im Durchschnitt **300 g**. Durch regelmäßiges intensives körperliches Training kann der Herzmuskel an Dicke zunehmen, wodurch das Herzgewicht steigt (physiologische Herzmuskelhypertrophie). Grob kann man sagen, dass das Herz etwas größer ist als die Faust seines Besitzers.

Patho Herzmuskelhypertrophie

*Von der physiologischen Herzmuskelhypertrophie durch Training muss man die **krankhafte (pathologische) Herzmuskelhypertrophie** abgrenzen. Sie entsteht, wenn der Herzmuskel über einen längeren Zeitraum wegen krankhafter Prozesse vermehrt Arbeit leistet, z. B. wenn er im Rahmen eines Bluthochdrucks (Hypertonie) einen höheren Druck aufbauen muss. Überschreitet die Dicke des Herzmuskels ein gewisses Ausmaß, können die einzelnen Herzmuskelzellen nicht mehr ausreichend mit Blut versorgt werden und werden geschädigt. Dies ist etwa ab einem Herzgewicht von über 500 g der Fall, man spricht deshalb von einem **kritischen Herzgewicht**. Folge ist eine Herzmuskelschwäche (Herzinsuffizienz).*

WISSEN TO GO

Lage, Form und Größe des Herzens

Das Herz liegt im **Mediastinum** und wird vom **Herzbeutel** umgeben. Seitlich grenzt es an die Lungenflügel, vorn an das Brustbein (Sternum), hinten an die Speiseröhre (Ösophagus) und die Luftröhre (Trachea). Oben gehen vom Herzen die Hauptschlagader (Aorta) und der Truncus pulmonalis („Lungenstamm") ab. Das Herz hat die Form eines Kegels mit **Herzbasis** und **Herzspitze**, **Vorderwand** und **Hinterwand**. Die Herzspitze zeigt schräg nach links-unten. Ein Herz wiegt ca. 300 g und ist etwas größer als die Faust seines Besitzers.

6.3 Aufbau

6.3.1 Prinzipieller Aufbau

Damit das Herz seine Pumpfunktion erfüllen kann, ist es als **Hohlmuskel** angelegt, d. h., es besitzt einen Innenraum. Dieser Innenraum wird durch 2 Strukturen unterteilt:

- Die **Herzscheidewand** (Septum) verläuft von der Herzbasis in Richtung Herzspitze und teilt das Herz in eine rechte und eine linke Herzhälfte. Sie besteht größtenteils aus Muskelzellen.
- Das **Herzskelett** verläuft quer zum Septum. Es unterteilt jede Herzhälfte in einen Vorhof (Atrium cordis) und eine Kammer (Ventriculus cordis). Das Herzskelett besteht aus straffem Bindegewebe.

Abb. 6.3 Vierkammerschnitt durch das Herz.

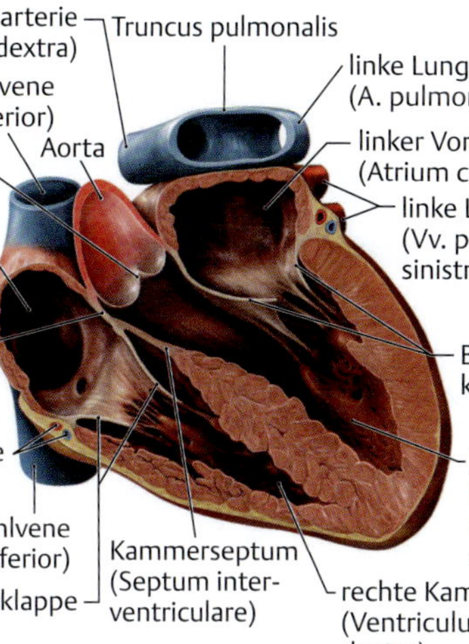

In dieser Schnittebene ist die Pulmonalklappe nicht sichtbar. *Quelle: Schünke M, Schulte E, Schumacher U. Prometheus. LernAtlas der Anatomie. Innere Organe. Illustrationen von K. Wesker und M. Voll. 6. Aufl. Stuttgart: Thieme; 2022.*

Damit besitzt das Herz 4 Innenräume (▶ **Abb. 6.3**):
- den rechten Vorhof (Atrium cordis dextrum),
- die rechte Herzkammer (Ventriculus dexter),
- den linken Vorhof (Atrium cordis sinistrum),
- die linke Herzkammer (Ventriculus sinister).

6.3.2 Vorhöfe

Die Vorhöfe (▶ **Abb. 6.2b**) dienen dazu, das Blut aus den zuführenden Gefäßen in die jeweilige Kammer weiterzuleiten. Damit arterielles und venöses Blut sich dabei nicht vermischen, trennt das **Vorhofseptum** den rechten und den linken Vorhof voneinander. Diese Trennung erfolgt allerdings erst nach der Geburt, im fetalen Kreislauf (S. 153) sind die beiden Vorhöfe über eine Öffnung im Vorhofseptum (**Foramen ovale**) miteinander verbunden.

Patho Vorhofseptumdefekt

Bei ca. 10 % der Menschen verschließt sich das Foramen ovale nicht vollständig. Es bleibt ein ***Atriumseptumdefekt*** *(ASD) bestehen, durch den auch nach der Geburt ein Blutaustausch zwischen den beiden Vorhöfen möglich ist. Kleinere Defekte bleiben meist symptomlos, während bei größeren Defekten bei Belastung Kurzatmigkeit oder Leistungsabfall auftreten können. Sie sollten dann verschlossen werden.*

Beide Vorhöfe besitzen an ihrem oberen Pol eine Ausstülpung, die **Herzohren** (▶ **Abb. 6.2a**). Dabei handelt es sich um Überbleibsel aus der Herzentwicklung, die für den Blutfluss allenfalls eine geringe Bedeutung besitzen. Im Endokard (S. 129) der Herzohren werden allerdings die Hormone ANP (Atriales Natriuretisches Peptid) und BNP (B-Typ Natriuretisches Peptid oder Brain Natriuretic Peptide) produziert, die an der Blutdruckregulation (S. 157) beteiligt sind.

Patho Blutgerinnsel

*Da die Herzohren eher abseits des eigentlichen Blutflusses liegen, können sich dort – insbesondere bei erhöhter Gerinnungsneigung oder Vorhofflimmern (S. 134) – Blutgerinnsel (**Thromben**) bilden. Gelangen sie mit dem Blut in andere Organe, können sie dort Blutgefäße verstopfen (**Embolie**). Mit der transösophagealen Echokardiografie (s. o.) können diese Thromben in den Herzohren entdeckt werden und es kann versucht werden, sie durch die Gabe von Blutgerinnungshemmern (Antikoagulanzien, z. B. Heparin) aufzulösen.*

Die beiden Vorhöfe unterscheiden sich hinsichtlich ihrer Öffnungen, also der Mündungen der zuführenden Gefäße und der Verbindung mit den Kammern:
- In den **linken Vorhof** münden die Lungenvenen aus dem Lungenkreislauf, die Öffnung zur Kammer ist die Bikuspidalklappe (s. u.).
- In den **rechten Vorhof** münden die obere und die untere Hohlvene aus dem Körperkreislauf. Zusätzlich besteht eine Verbindung mit dem Koronarvenensinus (S. 131). Er führt das venöse Blut aus der Versorgung des Herzmuskels. Mit der rechten Herzkammer ist der rechte Vorhof über die Trikuspidalklappe (s. u.) verbunden.

6.3.3 Herzkammern

Die Herzkammern werden wegen ihres lateinischen Namens (Ventriculus) häufig als Ventrikel bezeichnet. Sie unterscheiden sich in erster Linie in der Stärke ihrer Wandmuskulatur. Der **linke Ventrikel** pumpt das sauerstoffreiche Blut in die Aorta und weiter in alle Organe des Körpers. Damit der dafür notwendige hohe Druck aufgebaut werden kann, ist die Wand der linken Herzkammer ca. **10–12 mm** dick. Der rechte Ventrikel pumpt das Blut in den Lungenkreislauf, in dem ein wesentlich geringerer Druck herrscht. Die Wand des **rechten Ventrikels** ist daher mit **3–4 mm** wesentlich dünner als die Wand der linken Herzkammer. Das Vorhofseptum setzt sich in den Kammern als **Ventrikelseptum** fort und trennt linken und rechten Ventrikel voneinander.

! Merke

*Die **rechte** Herzkammer pumpt das Blut in den **Lungenkreislauf**, die **linke** Herzkammer pumpt das Blut in den **Körperkreislauf**.*

Patho Ventrikelseptumdefekt

Auch im Kammerseptum können nach der Geburt Kurzschlussverbindungen bestehen bleiben. Sie werden ***Ventrikelseptumdefekt*** *(VSD) genannt und können sich in den ersten Lebensjahren noch von selbst zurückbilden. Geschieht dies nicht, ist auch bei geringer oder fehlender Symptomatik ein Verschluss sinnvoll, um einer Überlastung des linken Ventrikels vorzubeugen.*

6.3.4 Herzklappen

Damit das Blut die einzelnen Innenräume in der richtigen Reihenfolge und in der richtigen Richtung durchströmt, sind 4 Herzklappen angelegt. Alle Herzklappen sind am **Herzskelett** befestigt und liegen somit in einer Ebene. Diese wird auch als Klappen- oder **Ventilebene** bezeichnet (▶ **Abb. 6.4**).

Atrioventrikularklappen

Die beiden **Atrioventrikularklappen** verbinden jeweils Vorhof und Herzkammer (daher der Name AV-Klappe oder Atrioventrikularklappe = Klappe zwischen **Atri**um und **Ventri**kel). Vom Typ her handelt es sich um sog. **Segelklappen**. Ihr Verschlussmechanismus besteht aus segelförmigen Häutchen, deren freie Enden über Sehnenfäden mit der Wand der Herzkammer verbunden sind (▶ **Abb. 6.3**). Wenn Blut aus dem Vorhof in die Kammer gepresst wird, öffnen sich die Klappen. Steigt dagegen der Druck in der Kammer, wird das Blut in die Segel hineingedrückt und die Klappe schließt. Die Sehnenfäden beugen dabei dem Umschlagen

Abb. 6.4 Ventilebene mit den vier Herzklappen.

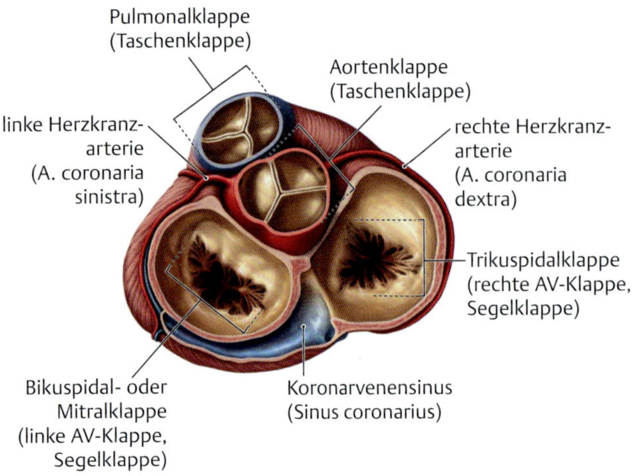

Blick von oben. Im Bild sind die beiden Taschenklappen (Aorten- und Pulmonalklappe) geschlossen, die jeweils 3 Taschen sind gut zu erkennen. Die beiden Segelklappen sind geöffnet. Die Trikuspidalklappe besitzt 3 Segel, die Bikuspidalklappe 2. Sie wird auch Mitralklappe genannt, weil ihre Form an eine Bischofsmütze erinnert (lateinisch: mitra). *Quelle: Schünke M, Schulte E, Schumacher U. Prometheus. LernAtlas der Anatomie. Innere Organe. Illustrationen von K. Wesker und M. Voll. 6. Aufl. Stuttgart: Thieme; 2022.*

der Segel in den Vorhof vor. Durch die AV-Klappen wird also verhindert, dass während der Ventrikelkontraktion Blut in den Vorhof zurückfließt.

Die beiden Atrioventrikularklappen unterscheiden sich in ihrem Aufbau:

- Die **rechte AV-Klappe** ist aus 3 segelartigen Klappenanteilen aufgebaut, weshalb sie auch **Trikuspidalklappe** (oder kurz: Trikuspidalis) genannt wird.
- Die **linke AV-Klappe** besteht aus nur 2 Segeln, sie wird daher auch **Bikuspidalklappe** (oder kurz: Bikuspidalis) genannt. Häufig wird auch der Begriff **Mitralklappe** (Mitralis) verwendet.

! Merke Welche Klappe ist wo?

*Dass die T**r**ikuspidalklappe **r**echts liegt, kann man sich daran merken, dass beide Wörter – im Gegensatz zu „Bikuspidalis" und „links" – ein **r** enthalten.*

Klappen zwischen Kammern und großen Gefäßen

Zwei weitere Klappen befinden sich zwischen den Herzkammern und den großen ableitenden Gefäßen, also zwischen der rechten Kammer und dem Truncus pulmonalis (**Pulmonalklappe**) und zwischen der linken Kammer und der Aorta (**Aortenklappe**). Diese beiden Klappen sind vom Typ her sog. **Taschenklappen**, die wegen der halbmondförmigen Bauweise ihrer 3 Anteile (Taschen) auch **Semilunarklappen** genannt werden. Im Gegensatz zu den Segelklappen besitzen die Taschenklappen keine Sehnenfäden. Sie erlauben den Blutfluss aus den Herzkammern in die großen Gefäße, bei umgekehrter Fließrichtung fließt das Blut in die Ausbuchtungen der Taschen, sie werden in der Mitte zusammengedrückt und schließen sich. Dadurch wird ein Rückstrom des Blutes aus den Gefäßen in die Kammern verhindert.

Abb. 6.5 Weg des Blutes durch das Herz.

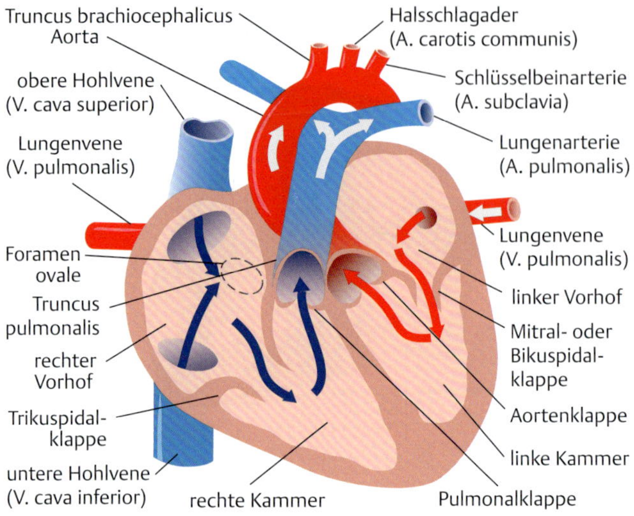

Die Pfeile stellen die Fließrichtung dar: blaue Pfeile = sauerstoffarmes Blut, rote Pfeile = sauerstoffreiches Blut. *Quelle: Bommas-Ebert U, Teubner P, Voss R. Kurzlehrbuch Anatomie und Embryologie. Stuttgart: Thieme; 2011.*

Patho Herzklappenerkrankungen

Alle Herzklappen können von krankhaften Veränderungen betroffen sein. Die beiden wichtigsten sind die Klappeninsuffizienz und die Klappenstenose.

*Bei der **Klappeninsuffizienz schließt** die Herzklappe **nicht** mehr richtig. Dies führt dazu, dass Blut auch in die entgegengesetzte Richtung durch die Klappe fließt. Eine Klappeninsuffizienz belastet das Herz, weil ständig ein erhöhtes Blutvolumen gepumpt werden muss (**Volumenbelastung**). Am häufigsten ist die Mitralklappe von einer Klappeninsuffizienz betroffen (Mitralinsuffizienz).*

*Bei der **Klappenstenose öffnet** die Herzklappe **nicht** mehr richtig. Dies hat zur Folge, dass das Blut nur mit erhöhtem Kraftaufwand durch die Klappe hindurchgepumpt werden kann (**Druckbelastung**). Es kommt zur Herzmuskelhypertrophie und im Endstadium zu einer Herzinsuffizienz. Die häufigste Herzklappenerkrankung überhaupt ist die Aortenklappenstenose, bei der sich die Aortenklappe aufgrund von Kalkablagerungen nicht mehr weit genug öffnen kann.*

*Zur Diagnostik von Herzklappenerkrankungen eignet sich die **Doppler-Ultraschalluntersuchung**. Mit ihr ist es möglich, die Blutflüsse durch die Klappen darzustellen.*

6.3.5 Weg des Blutes durch das Herz

Aus den oben beschriebenen Strukturen ergibt sich folgender Weg des Blutes durch das Herz (▶ **Abb. 6.5**): Das sauerstoffarme, kohlendioxidreiche Blut aus den oberhalb des Herzens gelegenen Organen fließt über die **obere Hohlvene** (Vena cava superior), das aus den tiefer gelegenen Organen über die **untere Hohlvene** (Vena cava inferior) in den **rechten Vorhof**. Von dort gelangt es durch die **Trikuspidalklappe** in die **rechte Herzkammer**. Diese pumpt das Blut durch die **Pulmonalklappe** in den **Truncus pulmonalis** („Lungenstamm") und weiter über die Lungenarterien in die Lunge. Das aus der Lunge zurückkehrende sauerstoffreiche und kohlendioxidarme Blut gelangt über die Lungenvenen in den **linken Vorhof** und von dort durch die **Bikuspidalklappe** in die **linke Herzkammer**. Diese pumpt es durch die **Aortenklappe** in die **Hauptschlagader** und damit wieder in den Körperkreislauf (s. auch ▶ **Abb. 7.11**).

WISSEN TO GO

Aufbau des Herzens

Das Herz besteht aus der rechten und der linken Herzhälfte, getrennt durch die **Herzscheidewand** (Septum). Jede Herzhälfte besitzt einen **Vorhof** (Atrium) und eine **Kammer** (Ventrikel).

Zwischen rechtem Vorhof und rechter Kammer liegt die **Trikuspidalklappe**, zwischen rechter Kammer und Lungenarterie die **Pulmonalklappe**. Zwischen linkem Vorhof und linker Kammer liegt die **Bikuspidalklappe**, zwischen linker Kammer und Aorta liegt die **Aortenklappe**. Bei der Bi- und der Trikuspidalklappe handelt es sich um **Segelklappen**, die Pulmonal- und die Aortenklappe stellen **Taschenklappen** dar. Die Hauptaufgabe der Klappen besteht darin, dafür zu sorgen, dass das Blut nur in eine Richtung fließt.

Das Blut durchfließt das Herz in folgender Reihenfolge:
- **rechtes Herz:** obere/untere Hohlvene → rechter Vorhof → Trikuspidalklappe → rechte Herzkammer → Pulmonalklappe → Truncus pulmonalis („Lungenstamm")
- **linkes Herz:** Lungenvenen → linker Vorhof → Bikuspidalklappe → linke Herzkammer → Aortenklappe → Hauptschlagader

6.4 Feinbau

6.4.1 Herzwand

Die Wand des Herzens ist 3-schichtig aufgebaut (▶ **Abb. 6.6**). Sie besteht von innen nach außen aus:
- **Endokard** (Herzinnenhaut),
- **Myokard** (Herzmuskelschicht),
- **Epikard** (Herzaußenhaut, Teil des Herzbeutels).

Endokard

Die innere Schicht der Herzwand wird Endokard genannt. Sie kleidet alle 4 Herzhöhlen aus und steht in Kontakt mit dem Blut.

Histologisch ähnelt das Endokard stark dem Endothel, das die Blutgefäße auskleidet. Es besteht aus einem einschichtigen Plattenepithel (S. 95) und einer darunterliegenden dünnen **Bindegewebsschicht**. Die Funktion der Endothelzellen besteht darin, eine möglichst glatte und regelmäßige Oberfläche zu bilden, die einen Blutfluss ohne Turbulenzen gewährleistet und damit der Bildung von Blutgerinnseln entgegenwirkt.

Bei den **Herzklappen** handelt es sich um Ausstülpungen des Endokards. In ihrem Inneren haben sie eine sehr kräftig ausgeprägte Bindegewebsschicht, die ihnen ihre Stabilität verleiht. Ihre Außenseiten sind von einer Endothelschicht bedeckt.

Patho Endokarditis

*Zahlreiche Krankheitserreger können über die Blutbahn ins Herz geschwemmt werden und dort am Endokard eine Entzündung (**Endokarditis**) verursachen. Besonders häufig siedeln sich die Erreger an den Herzklappen an. In der Herzultraschalluntersuchung (Schluckecho, s. o.) können sie dann häufig als sog. **Vegetationen** (Anhängsel) erkannt werden. Eine weitere wichtige Möglichkeit zur Diagnose einer Endokarditis sind Blutkulturen, also das Anzüchten der Erreger aus dem Blut.*

Myokard

Das Myokard ist die dickste Schicht der Herzwand. Es wird von der quergestreiften **Herzmuskulatur** gebildet, die aus **Herzmuskelzellen** (Kardiomyozyten) besteht. Die Herzmuskelzellen sind in 3 Schichten schraubenförmig um die Herzkammern angeordnet. Wenn sie sich zusammenziehen, kontrahiert das Herz und presst das Blut weiter. Die einzelnen Herzmuskelzellen stehen an den Glanzstreifen (S. 108) über Gap Junctions (S. 61) miteinander in Verbindung. Diese gewährleisten, dass sich die Kontraktion über die gesamte Herzmuskulatur ausbreitet (S. 135).

Weil in den verschiedenen Herzhöhlen jeweils ein unterschiedlicher Druck und damit unterschiedlich viel Muskelkraft benötigt wird, variiert die Dicke des Myokards: Am dicksten ist es im Bereich der linken Herzkammer (s. o.), am dünnsten im Bereich der beiden Vorhöfe.

Patho Herzinsuffizienz

*Infolge von Herzerkrankungen, wie z. B. einem Herzinfarkt oder einer Herzmuskelentzündung, kann das Myokard so stark geschädigt werden, dass die Pumpleistung des Herzens dauerhaft beeinträchtigt ist. Das resultierende Krankheitsbild wird **Herzinsuffizienz** (Herzmuskelschwäche) genannt. Der Körper kann dann nicht mehr ausreichend mit Sauerstoff versorgt werden. Je nachdem, welcher*

Abb. 6.6 Feinbau der Herzwand und des Herzbeutels.

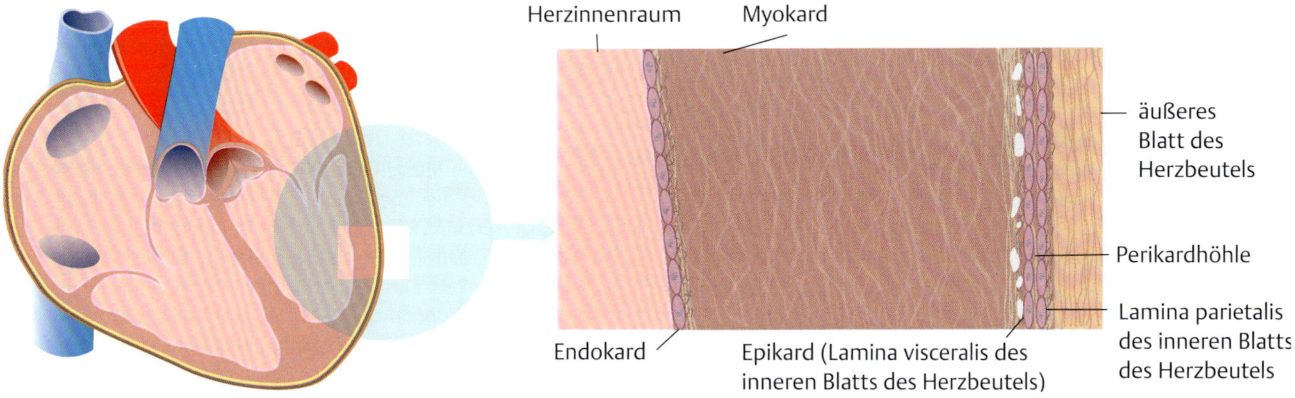

Die Herzwand besteht aus der dünnen Herzinnenhaut (Endokard), einer mächtigen Muskelschicht (Myokard) und der elastischen Herzaußenhaut (Epikard). Letztere bildet zugleich die innere Schicht des inneren Blatts des Herzbeutels (Perikard) und ist von dessen äußerer Schicht durch die Perikardhöhle getrennt. Quelle: Schewior-Popp S, Sitzmann F, Ullrich L. Thiemes Pflege. Stuttgart: Thieme; 2017.

Teil des Herzmuskels von der Schädigung betroffen ist, spricht man von einer Rechtsherzinsuffizienz, einer Linksherzinsuffizienz oder einer Globalherzinsuffizienz (Ganzherzinsuffizienz).

Neben den normalen Herzmuskelzellen, die der Kontraktion dienen (**Arbeitsmyokard**), kommen im Myokard auch **spezialisierte Herzmuskelzellen** vor, die für die Bildung und Weiterleitung elektrischer Impulse verantwortlich sind. Sie werden bei der Erregungsbildung und -leitung (S. 134) besprochen.

Epikard

Das Epikard ist mit dem Myokard verwachsen und bildet so die Herzoberfläche. Es besteht aus einer Bindegewebs- und einer Mesothelzellschicht. Die **Bindegewebsschicht** ist sehr fettreich und gleicht Unebenheiten der Herzoberfläche aus, wie sie z. B. im Bereich der Herzkranzgefäße vorkommen. Dadurch erhält das Herz nach außen hin eine regelmäßige Oberfläche. Die **Mesothelzellschicht** bildet den Abschluss des Epikards. Das Epikard wird anatomisch schon zum Herzbeutel gerechnet, es entspricht der inneren Schicht (Lamina visceralis) des inneren Blattes des Herzbeutels (s. u.).

6.4.2 Herzbeutel

Während des Schlagens verändert das Herz seine Größe. Dafür muss es sich bewegen können. Dies wird vom Herzbeutel (**Perikard**) sichergestellt, der aus einem inneren und einem äußeren Blatt besteht. Das **innere Blatt** (Pericardium serosum) besteht aus 2 Schichten: der Lamina visceralis, die dem Epikard entspricht, und der Lamina parietalis. Es ist sehr elastisch und passt sich der Oberfläche des Herzens an. Das **äußere Blatt** (Pericardium fibrosum) des Herzbeutels verstärkt die Lamina parietalis des inneren Blatts. Es ist stellenweise (z. B. am Zwerchfell) mit seiner Umgebung verwachsen. Es weist nur eine geringe Elastizität auf.

! Merke

Der Herzbeutel im eigentlichen Sinne besteht aus der Lamina parietalis des inneren Blattes und dem äußeren Blatt. Die Lamina visceralis des inneren Blattes entspricht dem Epikard.

Zwischen der Lamina visceralis und der Lamina parietalis des inneren Blattes befindet sich ein schmaler Spalt, die **Perikardhöhle** (Cavitas pericardiaca). Sie enthält eine geringe Menge seröser Flüssigkeit. Dadurch ist das Herz im Herzbeutel beweglich und kann sich ungehindert zusammenziehen und wieder ausdehnen.

Patho Perikarderguss

*Flüssigkeitsansammlungen in der Perikardhöhle, die über die normale Flüssigkeitsmenge hinausgehen, werden als **Perikarderguss** bezeichnet. Kleine Perikardergüsse verursachen i. d. R. keine Beschwerden, größere Flüssigkeitsmengen engen das Herz im Herzbeutel ein. Dadurch wird es in seiner Funktion beeinträchtigt und kann nicht mehr genug Blut pro Herzschlag auswerfen. Dieser **lebensbedrohliche** Zustand wird **Herzbeuteltamponade** genannt.*

WISSEN TO GO

Feinbau des Herzens

Die Wand des Herzens besteht von innen nach außen aus **Endokard** (Herzinnenhaut), **Myokard** (Herzmuskel) und **Epikard** (Herzaußenhaut). Der **Herzbeutel** (Perikard) umgibt das Herz und sorgt dafür, dass es sich im Brustkorb ungehindert zusammenziehen und ausdehnen kann.

6.5 Gefäßversorgung und Innervation

6.5.1 Gefäßversorgung

Um ihre Funktion zu erfüllen, benötigt die Herzmuskulatur Sauerstoff und Nährstoffe. Deshalb besitzt das Herz ein eigenes System aus Blutgefäßen (Arterien und Venen), die Herzkranzgefäße oder **Koronargefäße** (▶ **Abb. 6.7**). Eine Versorgung über Diffusion direkt aus dem Ventrikelblut ist nur für Kardiomyozyten möglich, die dicht unter dem Endokard liegen. Alle tiefer liegenden Kardiomyozyten sind auf die Versorgung über die Koronargefäße angewiesen.

Arterielle Gefäßversorgung

Zwei Arterien versorgen das Herz mit sauerstoffreichem Blut:

- rechte Herzkranzarterie (A. coronaria dextra),
- linke Herzkranzarterie (A. coronaria sinistra).

Der Ursprung dieser Arterien liegt am Anfang der Hauptschlagader direkt hinter der Aortenklappe in einem Bereich, der **Aortensinus** (Sinus aortae) genannt wird (▶ **Abb. 6.7a**). Der genaue Verlauf und die jeweils von der rechten bzw. linken Herzkranzarterie versorgten Bereiche sind von Mensch zu Mensch unterschiedlich. Ganz grob kann man sich merken, dass

- die **rechte Herzkranzarterie** die Wand des rechten Vorhofs und des rechten Ventrikels versorgt, außerdem den Abschnitt des linken Ventrikels, der dem Zwerchfell aufliegt, und
- die **linke Herzkranzarterie** für die Wand des linken Vorhofs (außer dem von der rechten Herzkranzarterie versorgten Abschnitt) und des linken Ventrikels und für die Herzscheidewand zuständig ist.

Es gibt aber auch andere Verteilungen, die ebenfalls als normal betrachtet werden.

Patho Herzinfarkt und KHK

*Beim vollständigen **Verschluss** einer Herzkranzarterie wird die Sauerstoffversorgung des betroffenen Gebietes unterbrochen, man spricht vom **Herzinfarkt.** Dabei kommt es innerhalb weniger Minuten durch Absterben von Herzmuskelzellen zu einem Funktionsverlust des Herzmuskels. Das Ausmaß eines Herzinfarktes hängt dabei stark von der Lokalisation des Verschlusses ab und reicht von einem unbemerkten Infarkt bis hin zum plötzlichen Herztod.*

*Liegen nur **Verengungen** (Stenosen) der Herzkranzgefäße vor, spricht man von der **Koronaren Herzkrankheit (KHK).** Symptome treten dabei anfangs nur unter körperlicher Belastung auf, nämlich dann, wenn das Herz einen hohen Sauerstoffbedarf hat, aber* *wegen der Verengung nicht genug sauerstoffreiches Blut den Herzmuskel erreicht.*

*Die Diagnose von Verengungen oder Verschlüssen in Herzkranzgefäßen erfolgt im Rahmen einer **Herzkatheteruntersuchung** (Koronarangiografie). Werden dabei Engstellen oder Verschlüsse erkannt, können diese sofort mit einem Ballon aufgedehnt und anschließend mit einem sog. **Stent** (Gefäßstütze) versorgt werden. Diese Methode wird Perkutane Transluminale Koronarangioplastie (**PTCA**) genannt.*

Rechte Herzkranzarterie • Sie zieht vom Aortensinus unter dem rechten Herzohr entlang zur Rückseite des Herzens. Neben der Wand des rechten Vorhofs und des rechten Ventrikels liegen in ihrem Versorgungsgebiet auch die meisten Strukturen des Reizleitungssystems (S. 134), so z. B. der Sinusknoten, der AV-Knoten und das His-Bündel. Ein Verschluss der rechten Herzkranzarterie verursacht deshalb besonders oft lebensbedrohliche Herzrhythmusstörungen.

Abb. 6.7 Herzkranzgefäße.

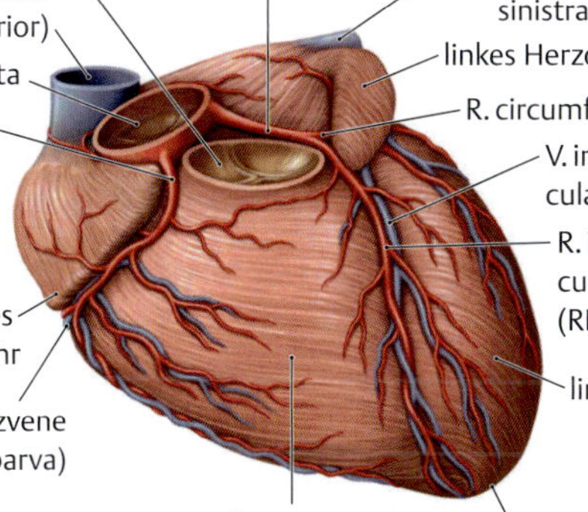

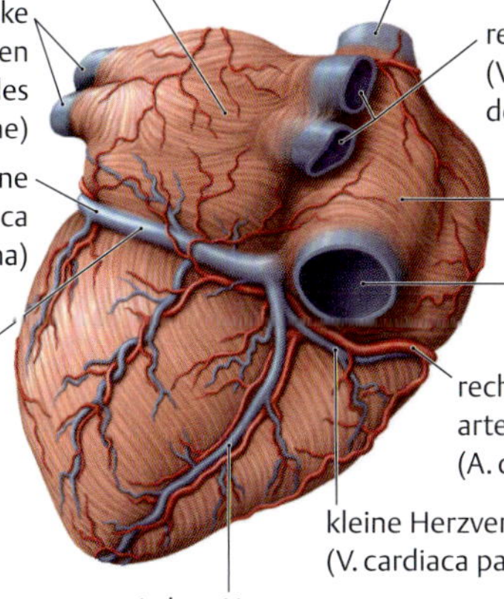

Die wichtigsten Koronargefäße im Überblick.

a Ansicht von vorn. Die beiden Herzkranzarterien entspringen dem Aortensinus. Ihr Verlauf und der ihrer Abgänge können variieren. Hier ist der am häufigsten vorkommende Typ dargestellt.

b Ansicht von hinten-unten. Alle 3 Herzvenen sammeln sich im Sinus coronarius, der in den rechten Vorhof mündet. *Quelle: Schünke M, Schulte E, Schumacher U. Prometheus. LernAtlas der Anatomie. Innere Organe. Illustrationen von K. Wesker und M. Voll. 6. Aufl. Stuttgart: Thieme; 2022.*

Linke Herzkranzarterie • Nach dem Austritt aus dem Aortensinus zieht die linke Herzkranzarterie zunächst ein Stück entlang des linken Herzohrs und teilt sich dann in 2 Hauptäste:

- Der **Ramus interventricularis anterior** (RIVA) verläuft zwischen der rechten und linken Herzkammer weiter nach unten bis zur Herzspitze.
- Der **Ramus circumflexus** (RCX) zieht am linken Herzohr weiter zum linken Herzrand.

Der Abschnitt zwischen dem Ursprung aus der Aorta und der Aufteilungsstelle wird als **Hauptstamm** bezeichnet.

! Merke RCA, LAD usw.

Bei Herzkatheteruntersuchungen werden heute oft die englischen Abkürzungen der jeweiligen Herzkranzgefäße verwendet:

- ***RCA** (right coronary artery) für die rechte Herzkranzarterie,*
- ***LCA** (left coronary artery) für die linke Herzkranzarterie,*
- ***LAD** (left anterior descending) für den Ramus interventricularis anterior und*
- ***RCX** für den Ramus circumflexus.*

Venöser Blutabfluss

Der Abfluss des sauerstoffarmen Blutes erfolgt über die Herzvenen, die weitgehend parallel zu den arteriellen Gefäßen verlaufen. Die wichtigsten Herzvenen sind (▶ **Abb. 6.7b**):

- die V. cardiaca magna (große Herzvene),
- die V. cardiaca media (mittlere Herzvene) und
- die V. cardiaca parva (kleine Herzvene).

Alle 3 münden in den **Sinus coronarius** (Koronarvenensinus). Er umgibt das Herz auf Höhe der Klappenebene am Übergang von Vorhöfen und Ventrikeln und mündet neben der oberen Hohlvene in den rechten Vorhof.

WISSEN TO GO

Gefäßversorgung des Herzens

Das Herz wird durch die rechte Herzkranzarterie (A. coronaria dextra) und die linke Herzkranzarterie (A. coronaria sinistra) mit Sauerstoff versorgt:

Die **rechte Herzkranzarterie** zieht vom Aortensinus zur Rückseite des Herzens. Dabei versorgt sie die Wand des rechten Vorhofs und der rechten Herzkammer. Außerdem liegen in ihrem Versorgungsgebiet auch die meisten Strukturen des Reizleitungssystems.

Die **linke Herzkranzarterie** teilt sich in 2 Hauptäste: Der **Ramus interventricularis anterior** (RIVA oder LAD) verläuft zwischen der rechten und linken Herzkammer nach unten bis zur Herzspitze, während der **Ramus circumflexus** (RCX) zum linken Herzrand zieht. Der Abschnitt zwischen Aorta und Aufteilung in die beiden Hauptäste wird als **Hauptstamm** bezeichnet. Die Äste der linken Herzkranzarterie versorgen bei den meisten Menschen den linken Vorhof, die linke Herzkammer und die Herzscheidewand.

6.5.2 Innervation

Ohne Beeinflussung durch das Nervensystem schlägt das Herz in einem Grundrhythmus, da es ein eigenes Erregungsbildungssystem (S. 134) besitzt. Dieser Rhythmus ist aber nicht für alle Lebenssituationen geeignet, z. B. muss das Herz bei körperlicher Leistung schneller schlagen. Solche Anpassungen an die aktuellen Bedürfnisse werden vom autonomen Nervensystem (S. 437) veranlasst, das aus Sympathikus und Parasympathikus besteht. Näheres dazu erfahren Sie im Kapitel zur Regulation der Herzleistung (S. 138).

WISSEN TO GO

Innervation des Herzens

Ohne Beeinflussung durch das Nervensystem schlägt das Herz in einem Grundrhythmus. Dieser kann bei Bedarf vom **vegetativen Nervensystem** beeinflusst werden.

6.6 Funktionen

6.6.1 Mechanische Herzaktion

Ein Herzschlag kann in mehrere Phasen unterteilt werden, deren regelmäßiger Ablauf als **Herzzyklus** bezeichnet wird (▶ **Abb. 6.8**). Er besteht aus einer Kontraktionsphase (**Systole**) und einer Erschlaffungsphase (**Diastole**).

Systole

In der Systole ziehen sich die Herzmuskelzellen zusammen und pressen das Blut aus den beiden Herzkammern in die abgehenden Gefäße, die Aorta und den Truncus pulmonalis („Lungenstamm"). Dabei werden eine Anspannungsphase und eine Austreibungsphase unterschieden.

Abb. 6.8 Phasen der Herztätigkeit.

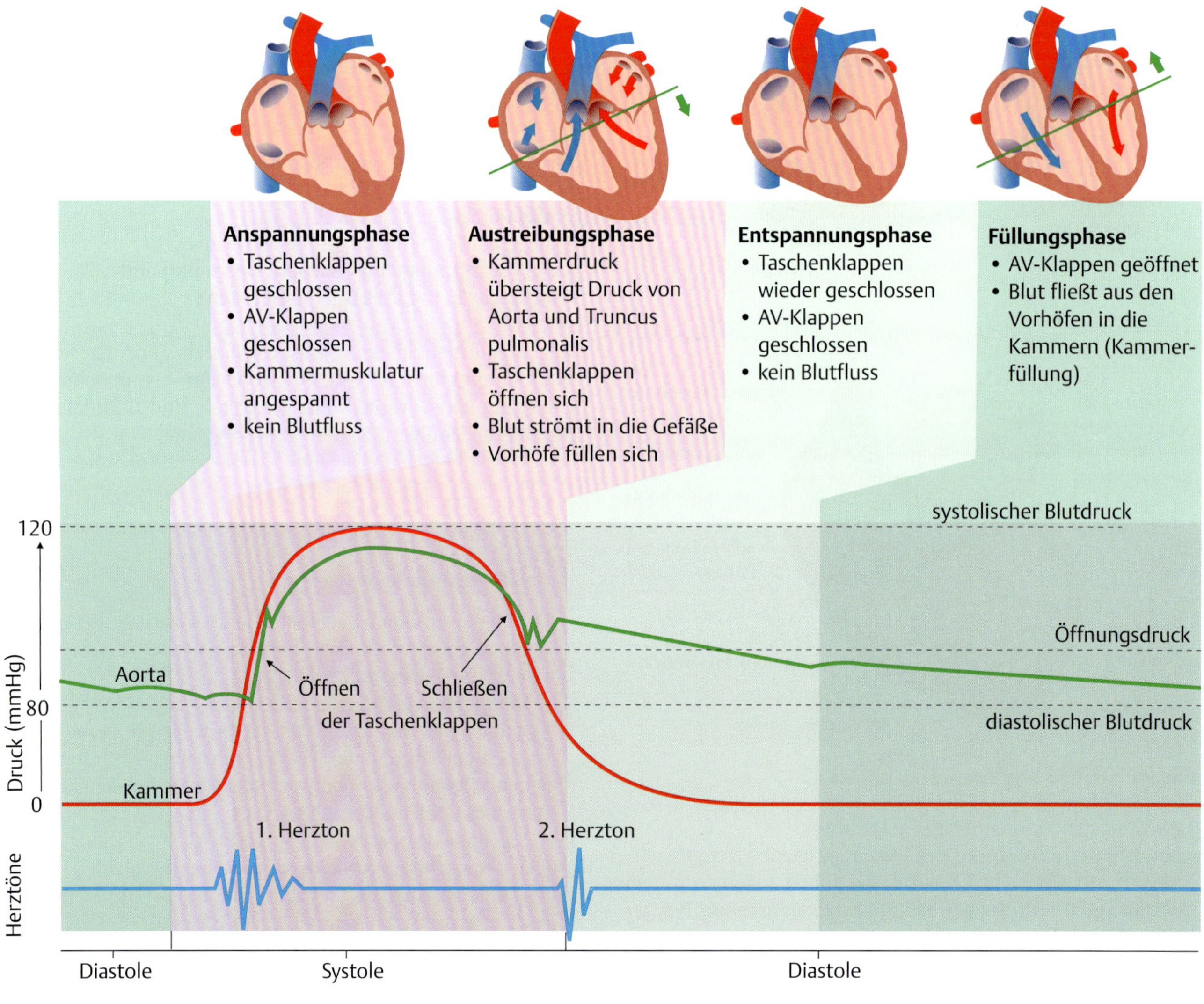

Anspannungs- und Austreibungsphase gehören zur Systole, Entspannungs- und Füllungsphase zur Diastole. Die untere Hälfte der Abbildung zeigt die Druckverhältnisse in der linken Herzkammer (rot) und in der Aorta (grün) während der Herzaktion. Überschreitet in der Anspannungsphase der Druck in der Herzkammer denjenigen in der Aorta (Öffnungsdruck), geht die Aortenklappe auf und die Austreibungsphase beginnt. Dieser Zeitpunkt fällt mit dem 1. Herzton zusammen (untere Linie, blau). Der 2. Herzton entsteht beim Schließen der Aortenklappe am Ende der Austreibungsphase. Am rechten Herzen laufen die Phasen analog und fast zeitgleich ab, die Pulmonalklappe ist auf der Abbildung nicht dargestellt. *Quelle: Schwegler JS, Lucius R. Der Mensch – Anatomie und Physiologie. Stuttgart: Thieme; 2016.*

Anspannungsphase

Jede Systole beginnt damit, dass die Herzmuskelzellen der gefüllten Ventrikel in einer bestimmten Reihenfolge durch einen elektrischen Impuls erregt werden. Daraufhin ziehen sie sich zusammen, wodurch der Druck in den beiden Herzkammern ansteigt. Die AV-Klappen werden dadurch geschlossen, der Druck reicht allerdings noch nicht aus, um die Taschenklappen (Aorten- und Pulmonalklappe) zu öffnen. Damit kann das Blut die Kammer nicht verlassen und die Ventrikelmuskulatur „spannt" sich um das vorhandene Blutvolumen. Zu diesem Zeitpunkt befinden sich etwa **130 ml Blut** in jeder Herzhälfte.

Austreibungsphase

Erst wenn der Druck in den Herzkammern diejenigen Drücke übersteigt, die in Aorta und Truncus pulmonalis herrschen, öffnen sich die Taschenklappen und das Blut kann aus den beiden Herzkammern in die Gefäße strömen. Die Austreibungsphase ist beendet, wenn der Druck in den Ventrikeln unter den Druck in den abführenden Gefäßen fällt und sich die Taschenklappen wieder schließen.

Das ausgeworfene Blutvolumen (**Ejektionsfraktion**) beträgt pro Ventrikel ca. **70 ml**. Am Ende der Austreibungsphase bleiben damit ca. **60 ml** Blut in jeder der beiden Herzkammern zurück. Die Ejektionsfraktion beträgt also nur etwa 60 % des Volumens, das zu Beginn der Kontraktionsphase in der Kammer vorhanden war.

Da in der Aorta ein höherer Druck herrscht als im Lungenkreislauf, muss auch vom linken Ventrikel während der Systole ein höherer Druck aufgebaut werden als von der rechten Herzkammer. Während der Druck in der **linken** Herzkammer durchschnittliche Maximalwerte von ca. **120 mmHg** erreicht, werden in der **rechten** Herzkammer nur ca. **25 mmHg** gemessen.

Während der Austreibungsphase kommt es auch zur Füllung der Vorhöfe: Wenn sich das Kammermyokard zusammenzieht, wird die **Ventilebene** in Richtung der Herzspitze gezogen. Der dadurch in den Vorhöfen entstehende Unterdruck führt dazu, dass Blut aus den zuführenden Gefäßen in die Vorhöfe fließt.

Diastole

In der auf die Systole folgenden Diastole entspannen sich die Herzmuskelzellen wieder, sodass Blut aus den Vorhöfen in die Herzkammern strömt. Die Diastole dauert länger als die Systole, ihre Dauer nimmt aber mit steigender Herzfrequenz ab. Sie wird in eine Entspannungsphase und eine Füllungsphase unterteilt.

Entspannungsphase

Die Entspannungsphase beginnt, wenn der Druck in den Herzkammern wieder unter den Druck in der Aorta bzw. im Truncus pulmonalis gefallen ist und die Taschenklappen geschlossen sind. Da auch die AV-Klappen geschlossen sind, fließt in der Entspannungsphase noch **kein** Blut vom Vorhof in die Kammer. Das Blutvolumen bleibt bei sich entspannendem Myokard und damit sinkendem Druck konstant.

Füllungsphase

Erst wenn der Druck in den Kammern unter denjenigen Druck fällt, der in den Vorhöfen herrscht, öffnen sich die AV-Klappen und das Blut strömt aus den Vorhöfen in die beiden Herzkammern. Hierbei spielt wieder der **Ventilebenenmechanismus** eine Rolle: Durch die Entspannung des Myokards in der Füllungsphase wird die Ventilebene nach oben verlagert und schiebt sich über die Blutsäule der gefüllten Vorhöfe. Auf diese Weise gelangen bei körperlicher Ruhe ca. 85 % des Blutes aus dem Vorhof in die Kammer. Das restliche Blut wird über die **Vorhofkontraktion** in die Kammern gepresst. Bei höheren Herzfrequenzen nimmt allerdings der Anteil der Vorhofkontraktion an der Kammerfüllung zu. Am Ende der Diastole sind die AV-Klappen geschlossen, die Herzkammern mit Blut gefüllt und das Herz damit bereit für eine neue Systole.

WISSEN TO GO

Herzzyklus

Ein Herzzyklus besteht aus einer Kontraktionsphase (**Systole**) und einer Erschlaffungsphase (**Diastole**). Während der Systole wird Blut aus den Kammern in die Aorta bzw. den Truncus pulmonalis gepumpt. Während der Diastole werden die Herzkammern wieder mit Blut gefüllt.

Die Systole besteht aus Anspannungs- und Austreibungsphase:
- **Anspannungsphase:** Der Druck in den Herzkammern baut sich auf, alle Klappen sind geschlossen.
- **Austreibungsphase:** Der Druck in den Kammern übersteigt den Druck in der Aorta bzw. dem Truncus pulmonalis. Die Aorten- und die Pulmonalklappe öffnen sich und das Blut wird in die abführenden Gefäße ausgeworfen.

Die Diastole besteht aus Entspannungs- und Füllungsphase:
- **Entspannungsphase:** Der Druck in den Herzkammern sinkt, die Aorten- und die Pulmonalklappe schließen, alle Klappen sind geschlossen.
- **Füllungsphase:** Der Druck in den Vorhöfen übersteigt den Druck in den Kammern, die AV-Klappen öffnen und über den Ventilebenenmechanismus füllen sich die Kammern mit dem Blut aus den Vorhöfen.

Herztöne und Herzgeräusche

Im Rahmen der mechanischen Herzaktion entstehen Schallwellen, die man beim Abhören mit dem Stethoskop (Auskultation) wahrnehmen kann. Dabei unterscheidet man zwischen **Herztönen**, die durch die normale Herzaktion entstehen und auch beim Gesunden auftreten (physiologische Herztöne), und krankhaften (pathologischen) **Herzgeräuschen**, die entstehen, wenn das Blut unregelmäßig strömt, wie es z. B. an defekten Herzklappen der Fall ist.

Herztöne

Bei der Auskultation hört man beim Gesunden in der Regel 2 Herztöne, die beide beim Schließen von Herzklappen entstehen.

Der **1. Herzton** entsteht zu Beginn der Anspannungsphase durch die Kontraktion der Kammermuskulatur und den dadurch bedingten Schluss der AV-Klappen. Er wird auch als **Anspannungston** bezeichnet und kennzeichnet den **Beginn der Systole**.

Der **2. Herzton** entsteht, wenn am Ende der Austreibungsphase der Druck in den wegführenden Gefäßen den Herzkammerdruck übersteigt und die **Taschenklappen** wieder schließen. Wenn sich die beiden Klappen nicht gleichzeitig schließen, weil die Austreibungsphase von rechter und linker Herzkammer unterschiedlich lang dauert, kann der 2. Herzton auch in 2 Töne gespalten sein. Mit dem 2. Herzton **endet die Systole** und die Erschlaffungsphase der Diastole beginnt.

Ein zusätzlicher 3. (während der Kammerfüllung) und 4. Herzton (bei Vorhofkontraktion) kann bei Jugendlichen normal sein, bei Erwachsenen ist er aber fast immer krankhaft.

Herzgeräusche

Geräusche, die zusätzlich zu den beiden Herztönen bei der Auskultation zu hören sind, weisen auf krankhafte Veränderungen hin. Diese sind meist an den Herzklappen lokalisiert. Öffnen oder schließen Herzklappen nicht mehr richtig, bildet das vorbeifließende Blut Turbulenzen. Dadurch werden Schallwellen erzeugt, die bei der Auskultation zu hören sind. Persistierende Shunts postpartum wie ein persistierender Ductus arteriosus Botalli (PDA) oder ein weiter bestehendes Foramen Ovale (PFO) können sich ebenfalls mit Herzgeräuschen bemerkbar machen und haben unterschiedliche Auswirkungen.

Patho Herzgeräusche

Je nachdem, zu welchem Zeitpunkt des Herzzyklus und an welcher Stelle des Brustkorbs das Herzgeräusch am besten zu hören ist, kann der Arzt Rückschlüsse auf die betroffene Herzklappe ziehen.

- ***systolische Herzgeräusche:*** *Sie entstehen während der Systole, wenn die Taschenklappen verengt sind oder die AV-Klappen nicht richtig schließen. Die häufigste Ursache für ein systolisches Herzgeräusch ist eine Verengung (Stenose) der Aortenklappe.*
- ***diastolische Herzgeräusche:*** *In der Diastole können Herzgeräusche durch eine undichte Taschenklappe oder durch verengte AV-Klappen zustande kommen.*

WISSEN TO GO

Herztöne und Herzgeräusche

Beim Gesunden sind i. d. R. **2 Herztöne** zu hören:

- **1. Herzton:** Beginn der Anspannungsphase, Schluss der AV-Klappen
- **2. Herzton:** Beginn der Entspannungsphase, Schluss der Taschenklappen

Herzgeräusche weisen auf krankhafte Veränderungen, meist an den Herzklappen, hin.

6.6.2 Erregungsbildungs- und Erregungsleitungssystem

Damit das Herz überhaupt schlägt, muss es elektrische Impulse erhalten. Die Quelle dieser Impulse ist das **herzeigene Erregungsbildungssystem**, ihre Weiterleitung erfolgt über das **Erregungsleitungssystem** des Herzens (▶ Abb. 6.9). Beide Systeme bestehen nicht aus Nerven- sondern aus **spezialisierten Herzmuskelzellen**. Da keine Reize von außerhalb des Herzens benötigt werden, spricht man von einer „Autonomie des Herzens".

Erregungsbildungssystem

Der Herzeigenrhythmus geht von sog. **Schrittmacherzellen** aus. Hauptsächlich 2 Strukturen sind zur Impulsbildung in der Lage:

Abb. 6.9 Erregungsbildung und Erregungsleitungssystem.

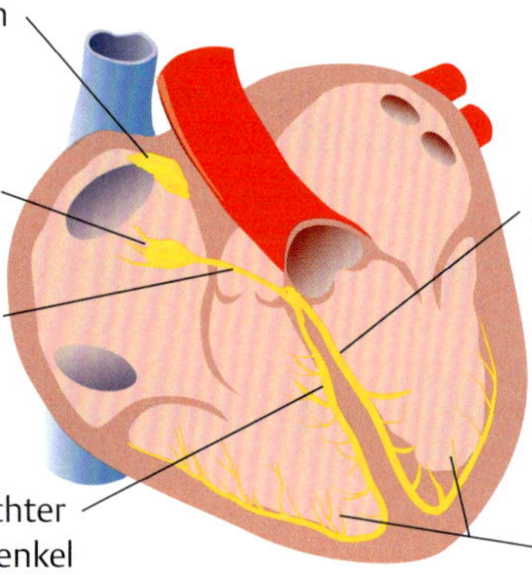

Der im Sinusknoten gebildete Reiz wird über die Muskulatur der Vorhöfe zum AV-Knoten geleitet. Von dort erreicht er über das His-Bündel und die Tawara-Schenkel die Purkinje-Fasern und schließlich das Kammermyokard. *Quelle: Bommas-Ebert U, Teubner P, Voss R. Kurzlehrbuch Anatomie und Embryologie. Stuttgart: Thieme; 2011.*

Sinusknoten (Nodus sinuatrialis) • Er liegt **oben im rechten Vorhof** direkt neben der Mündung der oberen Hohlvene und generiert beim gesunden Herzen die Impulse (60–80 Schläge/min beim Erwachsenen). Er ist damit das Schrittmacherzentrum des Herzrhythmus (**Sinusrhythmus**). Über die Muskelzellen der Vorhöfe breitet sich der Impuls im Rahmen der Vorhofkontraktion zum AV-Knoten hin aus.

AV-Knoten (Atrioventrikularknoten, Nodus atrioventricularis) • Er liegt am **Boden des rechten Vorhofes** und sorgt dafür, dass die Erregung erst mit Verzögerung vom Vorhof auf die Kammern übergeleitet wird. Dies ist so eingerichtet, damit zunächst die Vorhöfe vollständig kontrahieren und danach erst die Kammern. Vom AV-Knoten aus wird der Impuls über das Erregungsleitungssystem an das Kammermyokard weitergegeben. Fällt der Sinusknoten aus, springt der AV-Knoten als Schrittmacher ein. Sein Rhythmus ist allerdings langsamer (40–50 Schläge/min). Fallen Sinus- und AV-Knoten gleichzeitig aus, können auch die Zellen des Erregungsleitungssystems Aktionspotenziale bilden. Dabei liegt die Frequenz jedoch nur noch bei maximal 20–40 Schlägen/min.

Patho Herzrhythmusstörungen

*Fehler bei der Erregungsbildung führen zu **Herzrhythmusstörungen**. Je nachdem, wo die Erregungsbildungsstörung lokalisiert ist, unterscheidet man verschiedene Formen:*

*Als **Extrasystole** bezeichnet man einen Herzschlag, der zusätzlich zum normalen Sinusrhythmus auftritt. Ursache hierfür ist ein Impuls, der in einem außerhalb des Sinusknotens gelegenen Schrittmacher entsteht (**ektoper Schrittmacher**).*

*Beim häufig auftretenden **Vorhofflimmern** produziert ein ektoper Schrittmacher im Vorhof regelmäßige hochfrequente Erregungen. Diese führen im Vorhof zu einer unkoordinierten Kontraktion der einzelnen Herzmuskelzellen (Flimmern), sodass keine effektive Vorhofkontraktion mehr erfolgen kann. Die Kammern schlagen dabei allerdings normal weiter, weil die Erregungen durch die Verzögerung im AV-Knoten weitestgehend abgefangen werden. Die Pumpfunktion des Herzens wird deshalb nicht beeinträchtigt, sodass Vorhofflimmern meist nur geringe oder **keine Symptome** verursacht.*

*Dagegen ist das **Kammerflimmern** immer ein **lebensbedrohlicher** Zustand. Hierbei verursacht eine in den Kammerwänden kreisende elektrische Erregung hochfrequente, unkoordinierte Zuckungen der Ventrikelmuskulatur. Dadurch kann kein Blut mehr ausgeworfen werden und der Körper ist mit Sauerstoff unterver-*

*sorgt. Man spricht dann von einer **hämodynamisch relevanten** Rhythmusstörung am Herzen. Kammerflimmern ist die häufigste Ursache des plötzlichen Herztods. Bei Kammerflimmern muss deshalb genau wie beim Herzstillstand unverzüglich mit einer **Reanimation** begonnen werden.*

Erregungsleitungssystem

Das Erregungsleitungssystem sorgt dafür, dass die von den Schrittmacherzellen generierten Impulse weitergeleitet werden und sich schließlich über alle Zellen des Arbeitsmyokards ausbreiten. Seine definierten Bahnen gewährleisten, dass jeder Bereich des Herzens zur passenden Zeit aktiviert wird und eine geordnete Kontraktion entsteht.

His-Bündel • Da das Herzskelett eine Isolationsschicht zwischen Vorhof- und Kammermyokard darstellt, können die Impulse nicht direkt von den Muskelzellen der Vorhöfe auf die der Kammer übergehen. Die einzige Möglichkeit der Erregungsweiterleitung durch das Herzskelett ist damit das His-Bündel, das vom AV-Knoten durch die Ventilebene zum Kammerseptum zieht. Dort teilt es sich in die beiden Tawara-Schenkel auf.

Tawara-Schenkel • Sie werden auch als **Kammerschenkel** bezeichnet. Der rechte Tawara-Schenkel läuft auf der rechten Seite der Kammerscheidewand zur Herzspitze, der linke Tawara-Schenkel auf der linken Seite. Sie verzweigen sich zu den Purkinje-Fasern.

Purkinje-Fasern • Sie bilden die Endaufzweigungen des Erregungsleitungssystems und verlaufen innerhalb des Kammermyokards. Erst sie übertragen die Erregung auf die Muskelzellen der Herzkammern, wodurch es zur Kontraktion des Arbeitsmyokards kommt.

Patho **Erregungsleitungsstörungen**

*Erregungsleitungsstörungen können die Erregungsleitung vom Sinusknoten auf die Vorhöfe (**sinuatrialer Block**) als auch diejenige von den Vorhöfen auf die Kammern (**atrioventrikulärer Block**) betreffen. Auch die Erregungsleitung über die Tawara-Schenkel kann gestört sein. Je nachdem, welcher Kammerschenkel betroffen ist, spricht man hier vom **Rechts-** oder **Linksschenkelblock**. Bei einer Blockierung der Erregungsleitung sinkt die Herzfrequenz, da immer der nachgeschaltete Abschnitt als Schrittmacher einspringt (bei einem Block zwischen Sinus- und AV-Knoten der AV-Knoten mit 40–50 Schlägen/min, bei einem Block zwischen AV-Knoten und His-Bündel das His-Bündel mit 20–40 Schlägen/min usw.).*

WISSEN TO GO

Erregungsbildungs- und Erregungsleitungssystem

Spezialisierte Herzmuskelzellen erzeugen elektrische Impulse bzw. leiten diese weiter. Sie bilden das **Erregungsbildungs-** und **Erregungsleitungssystem** und sind dafür verantwortlich, dass das Herz schlägt. Die Bestandteile des Systems sind Sinusknoten, AV-Knoten, His-Bündel, Tawara-Schenkel und Purkinje-Fasern.

6.6.3 Ablauf der Kontraktion

Damit das Herz seine Pumpfunktion erfüllen kann, müssen die 3 Prozesse Erregungsbildung, Erregungsleitung und elektromechanische Kopplung ineinandergreifen.

Erregungsbildung in den Schrittmacherzellen

Auslöser einer Herzmuskelkontraktion ist die Bildung von Aktionspotenzialen (S. 119) in den **Schrittmacherzellen** während der Diastole. Diese sind zur selbstständigen Impulsbildung in der Lage, weil ihr Ruhemembranpotenzial nicht stabil ist (S. 118). Dies liegt daran, dass durch Kationenkanäle stetig geringe Mengen an Na^+ in die Zelle fließen, sodass das Membranpotenzial langsam von −60 mV auf −40 mV steigt und die Membran zu depolarisieren beginnt. Ist dieser Schwellenwert erreicht, öffnen sich spannungsabhängige **Ca^{2+}-Kanäle** und Ca^{2+} strömt in die Zelle. Es entsteht ein **Aktionspotenzial**. Dass das Aktionspotenzial durch einen Ca^{2+}- und nicht durch einen Na^+-Einstrom ausgelöst wird, ist eine Besonderheit der Schrittmacherzellen. Durch die Öffnung spannungsabhängiger K^+-Kanäle und den folgenden K^+-Ausstrom kommt es zur **Repolarisation** der Schrittmacherzelle und damit zur Rückkehr zum Ruhemembranpotenzial.

Erregungsleitung

Die im Sinusknoten gebildeten Aktionspotenziale werden über die **Muskelzellen der Vorhöfe** an den AV-Knoten weitergeleitet. Dabei erfolgt die Erregungsübertragung zwischen den einzelnen Kardiomyozyten über die Poren (**Gap Junctions**) im Bereich der Glanzstreifen (S. 108). Diese gewährleisten, dass die Erregung schnell von einer Zelle auf die nächste überspringt, sodass die Muskelzellen des Vorhofs eine funktionelle Einheit bilden und sich nahezu gleichzeitig zusammenziehen. Die Depolarisation wird dabei, wie auch bei den Zellen des Kammermyokards, von einem Na^+-Einwärtsstrom hervorgerufen.

Am **AV-Knoten** wird die Erregungsweiterleitung verzögert, damit die Kammern sich erst dann zusammenziehen, wenn die Vorhofkontraktion beendet ist. Der zeitlich getrennten Kontraktion von Vorhöfen und Kammern dient auch das **Herzskelett**: Durch seine isolierenden Eigenschaften verhindert es, dass die Erregung direkt von den Vorhofmyozyten auf die Muskelzellen der Kammern übergreift.

Das auf den AV-Knoten folgende **His-Bündel** und die **Tawara-Schenkel** besitzen eine hohe Leitungsgeschwindigkeit. Dies liegt unter anderem daran, dass sie keine Gap Junctions zu den benachbarten Zellen des Arbeitsmyokards besitzen und damit die Erregung nur an die Zellen des Erregungsleitungssystems weitergeben. Im Bereich der Herzspitze verästeln sich die Tawara-Schenkel in zahlreiche **Purkinje-Fasern**. Diese sind über Gap Junctions mit den Kammermyozyten verbunden und können so die Erregung an die Herzmuskelzellen übertragen.

Erregungsausbreitung über das Arbeitsmyokard

Herzmuskelzellen besitzen im Gegensatz zu Schrittmacherzellen ein **stabiles Ruhemembranpotenzial** von ungefähr −90 mV. Sie benötigen deshalb einen Impuls von außen, um zu depolarisieren. Diesen Impuls erhalten sie über die Gap Junctions von den benachbarten Myozyten bzw. den Purkinje-Fasern in Form eines Aktionspotenzials. Da alle Herzmus-

Abb. 6.10 Ausbreitung der Erregung im Herzmuskel.

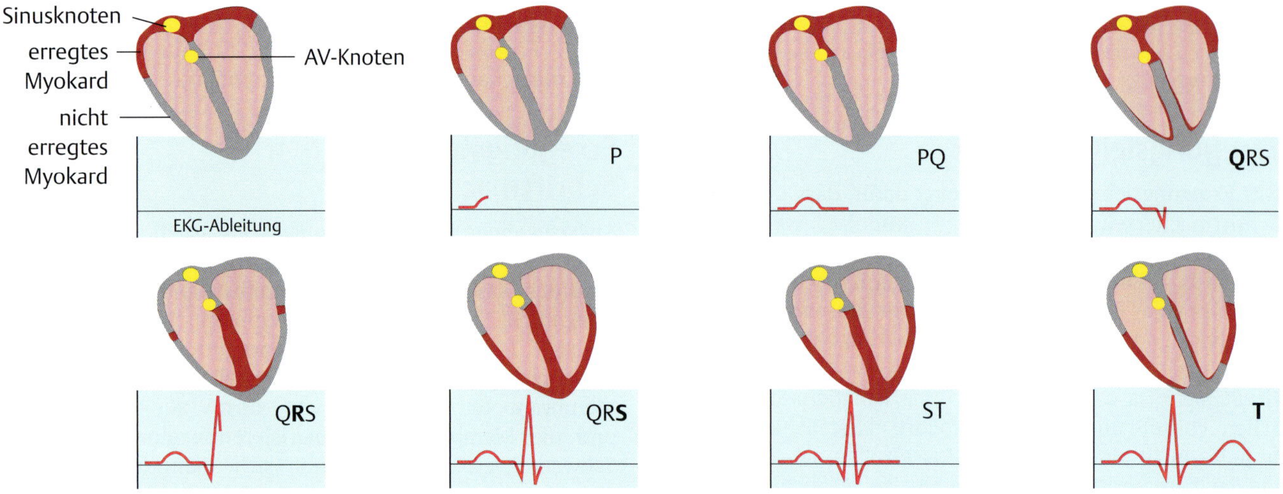

Die Erregung breitet sich in einer bestimmten Abfolge über die Vorhof- und die Kammermuskulatur aus. Die erregten Bereiche entsprechen dabei jeweils einem Abschnitt im EKG. *Quelle: Huppelsberg J, Walter K. Kurzlehrbuch Physiologie. Stuttgart: Thieme; 2013.*

kelzellen direkt miteinander in Verbindung stehen, breitet sich die Erregung sehr schnell auf alle Herzmuskelzellen aus, sodass eine **geordnete Kontraktion** aller Zellen gewährleistet ist (▶ **Abb. 6.10**).

Wird eine Zelle des Arbeitsmyokards von einem Aktionspotenzial erreicht, öffnen sich **spannungsabhängige Na^+-Kanäle** und Na^+ strömt in die Zelle. Dadurch verschiebt sich das Membranpotenzial in den positiven Bereich auf etwa + 20 mV. Das so entstehende **Aktionspotenzial** unterscheidet sich von den Aktionspotenzialen des Erregungsleitungssystems durch seine lange Dauer (ca. 300 Millisekunden). Grund dafür ist die sog. **Plateauphase**, die sich an die Depolarisationsphase anschließt.

! Merke

Diese Plateauphase kommt nur bei Herzmuskelzellen vor.

Sie ist gekennzeichnet durch einen langsamen Einstrom von $\mathbf{Ca^{2+}}$. Während der Plateauphase ist die Zelle vollständig depolarisiert und die wieder geschlossenen, spannungsabhängigen Na^+-Kanäle sind nicht aktivierbar. Dies bedeutet, dass es auch bei einem von benachbarten Zellen eintreffenden Aktionspotenzial nicht zu einem Na^+-Einstrom und damit auch nicht zu einer Erregung der Zelle kommen kann. Die Phase, in der die Zelle nicht erregt werden kann, wird als **absolute Refraktärzeit** bezeichnet. Die Refraktärzeit stellt sicher, dass die Zellen nicht vorzeitig wieder erregt werden können und die Herzaktion mit einem geregelten Wechsel zwischen Kontraktion und Entspannung verläuft.

Am Ende der Plateauphase steigt die Permeabilität der Membran für K^+. Es kommt zu einem K^+-Auswärtsstrom, der den Beginn der **Repolarisationsphase** kennzeichnet. Sie ist gleichbedeutend mit der **relativen Refraktärzeit**, in der zwar eine Erregung möglich, die Erregungsschwelle aber erhöht ist. Die in der relativen Refraktärzeit entstehenden Aktionspotenziale sind von kürzerer Dauer. Am Ende der Repolarisationsphase ist die negative Ladung im Zellinneren und damit das Ruhemembranpotenzial wiederhergestellt. Der Herzmuskel entspannt sich.

Diagnostik EKG

*Das EKG (Elektrokardiogramm) ermöglicht es, die Erregungsbildung und -ausbreitung im Herzen zu beurteilen. Wird eine Zelle depolarisiert, besteht zwischen dieser Zelle und ihrer Umgebung eine veränderte Spannung, die ein schwaches elektrisches Feld erzeugt. Dieses elektrische Feld breitet sich im Körper aus und kann auf der Hautoberfläche zwischen 2 Elektroden gemessen werden. Die Elektroden bringt man dazu entweder an den Händen und Füßen oder direkt an der Brustwand an. Anhand der gemessenen Spannungen kann man die einzelnen Phasen des Herzzyklus in Form von Wellen, Zacken und Strecken unterscheiden (▶ **Abb. 6.11**):*

*Die **P-Welle** bildet die Erregung der Vorhofmuskulatur ab. Regelmäßige P-Wellen in gleichen Abständen sprechen für eine normale Funktion des Sinusknotens. Die Welle ist relativ klein, weil auch die Muskelmasse der Vorhöfe geringer ist als die der Kammern.*

*Die **PQ-Strecke** entsteht, wenn die Vorhöfe vollständig erregt sind und die Erregung den AV-Knoten erreicht hat. Weil die Fortleitung dort verzögert wird, kann man für eine kurze Zeit keine elektrischen Felder messen. Die Länge der PQ-Strecke gibt an, wie stark der AV-Knoten die Erregungsfortleitung in die Herzkammern verzögert.*

*Der **QRS-Komplex** entsteht bei der Erregung der Herzkammern. Die R-Zacke ist die mit Abstand größte Zacke im EKG und bildet die Ausbreitung der elektrischen Erregung von der Klappenebene in Richtung Herzspitze ab. Da die Kammern eine große Muskelmasse besitzen, ist die Zacke sehr ausgeprägt.*

*Die **ST-Strecke** verläuft gerade. Mit dem Ende des QRS-Komplexes ist die Kammermuskulatur vollständig erregt und nicht in der Lage, erneut zu depolarisieren. Weil man keine Spannung messen kann, befindet sich die ST-Strecke auf Nullniveau.*

*Nach der Kontraktion der Herzkammern bildet sich die Erregung wieder zurück und die Zellen erreichen wieder ihr Ruhemembranpotenzial. Die Erregungsrückbildung wird als **T-Welle** im EKG dargestellt.*

Elektromechanische Kopplung

Unter dem Begriff der elektromechanischen Kopplung werden alle Abläufe verstanden, die an der Umsetzung eines elektrischen Impulses (hier: Aktionspotenzial) in mechanische Arbeit (hier: Kontraktion der Herzmuskelzelle) beteiligt sind. Auslöser der mechanischen Kopplung ist das Ca^{2+}, das während der Plateauphase aus dem Extrazellulärraum in die Herzmuskelzelle strömt. Dieser Ca^{2+}-Einstrom bewirkt, dass sich am sarkoplasmatischen Retikulum (S. 59)

Abb. 6.11 Elektrokardiogramm.

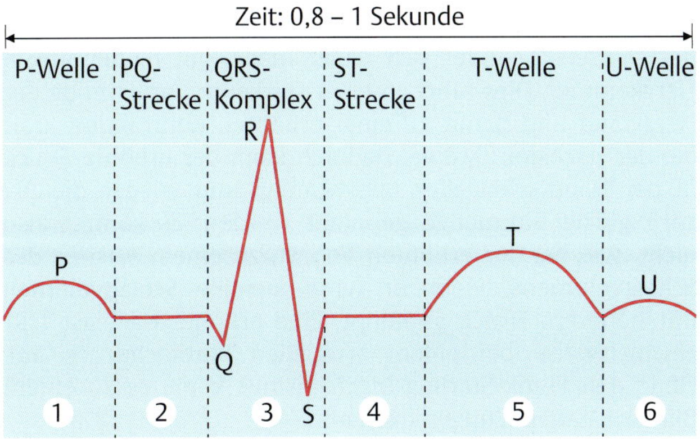

1 Erregungsausbreitung im Vorhofmyokard
2 Das gesamte Vorhofmyokard ist erregt. Erregungsüberleitung auf die Kammern im AV-Knoten
3 Erregungsausbreitung im Kammermyokard
4 Beginn der Erregungsrückbildung in den Kammern
5 Abschluss der Erregungsrückbildung in den Kammern
6 nicht immer vorhanden

Typische EKG-Kurve in Ruhe. Die auf die T-Welle folgende U-Welle tritt nicht immer auf. *Quelle: Schewior-Popp S, Sitzmann F, Ullrich L: Thiemes Pflege. Stuttgart: Thieme; 2017.*

der Zelle Kanäle öffnen und das dort gespeicherte Ca^{2+} ins Zytoplasma freigesetzt wird. Dadurch erhöht sich der Ca^{2+}-Spiegel im Zellinneren. Über dieselben Vorgänge, wie sie in der Skelettmuskulatur (S. 111) stattfinden, kommt es zur Interaktion von Aktin und Myosin und damit zur Kontraktion der Herzmuskelzelle.

Über eine Ca^{2+}-Pumpe wird dann das Ca^{2+} wieder in das sarkoplasmatische Retikulum zurücktransportiert. Sobald der zytosolische Ca^{2+}-Spiegel so weit abgesunken ist, dass die Bindung an Troponin C nicht mehr möglich ist, endet die Kontraktion und der Muskel erschlafft.

WISSEN TO GO

Erregung und elektromechanische Kopplung

Die **Erregungsbildung** am Herzen erfolgt in den **Schrittmacherzellen** des Sinusknotens. Die Erregung breitet sich über die Zellen des **Vorhofmyokards** aus, das eine funktionelle Einheit bildet. Sie erreicht den **AV-Knoten**, der sie nur verzögert weiterleitet, damit die Vorhofkontraktion vor der Kammerkontraktion beendet ist. Das **His-Bündel** und die **Tawara-Schenkel** leiten dagegen den Impuls mit hoher Geschwindigkeit weiter an die **Purkinje-Fasern**, die für die Erregung der **Muskelzellen der Herzkammern** verantwortlich sind. Diese geordnete Erregungsleitung sorgt dafür, dass jeder Bereich des Herzens zu passender Zeit kontrahiert. Mitverantwortlich dafür ist die für die Herzmuskelzellen typische **Refraktärzeit**, während deren die Zelle nicht wieder erregt werden kann.

Die **elektromechanische Kopplung** am Herzen entspricht weitestgehend der am Skelettmuskel.

6.7 Regulation der Herzleistung

Die autonome Erregungsbildung und die mechanische Kontraktion des Herzens können durch verschiedene Mechanismen beeinflusst werden. Dies ist notwendig, da der Sauerstoffbedarf des Körpers je nach Aktivität unterschiedlich ist: Beim Sport z. B. benötigen wir mehr Sauerstoff als im Schlaf. Deshalb muss auch die Pumpleistung des Herzens an Belastung oder Entlastung angepasst werden.

Durchschnittlich pumpt das Herz in Ruhe mit jedem Herzschlag 70 ml Blut (**Schlagvolumen**). Multipliziert man dieses Schlagvolumen mit der durchschnittlichen Anzahl von 70 Schlägen/min (d. h. mit der Herzfrequenz), so erhält man das **Herzzeitvolumen** (HZV). Meist – wie auch hier berechnet – bezieht sich das Herzzeitvolumen auf den Zeitraum von 1 Minute. Man spricht dann auch vom **Herzminutenvolumen**. Es beträgt ca. **5 l/min**.

Die normale **Herzfrequenz** ist abhängig vom Alter. Beim gesunden, normal trainierten Erwachsenen liegt sie bei 60–80 Schlägen/min, bei Neugeborenen bei bis zu 140 Schlägen/min und beim alten Menschen bei 70–90 Schlägen/min. Ein zu langsamer Herzschlag (in der Regel < 50 Schläge/min) wird **Bradykardie**, ein zu schneller Herzschlag (in der Regel > 100 Schläge/min) **Tachykardie** genannt.

Durch Erhöhung des **Schlagvolumens** und der **Herzfrequenz** kann das Herzzeitvolumen je nach Bedarf auf bis zu 25 l/min, also auf das 5-Fache, gesteigert werden. Hierfür sind im Wesentlichen 2 Regulationsmechanismen verantwortlich:

- **Frank-Starling-Mechanismus:** Er passt die Herztätigkeit kurzfristig an Veränderungen im venösen Rückfluss und an Druckschwankungen in der Aorta an.
- **vegetatives Nervensystem:** Über die Aktivität des Sympathikus und des Parasympathikus kann die Herzleistung an die aktuellen Bedürfnisse des Körpers angepasst werden.

6.7.1 Beeinflussung durch den Frank-Starling-Mechanismus

Der Herzmuskel verfügt über einen Mechanismus, der automatisch auf kurzfristige Druckschwankungen im venösen oder im arteriellen System reagiert. Dieser sog. Frank-Starling-Mechanismus beruht darauf, dass die Kontraktionskraft des Herzmuskels abhängig von dessen **Vordehnung** ist. Je stärker die Herzwand in der Diastole gedehnt wird, desto kräftiger kontrahiert sich das Arbeitsmyokard in der darauffolgenden Systole. Der Frank-Starling-Mechanismus spielt vor allem in 2 Situationen eine Rolle: bei erhöhter Vorlast und bei erhöhter Nachlast.

Erhöhte Vorlast

Unter einer erhöhten Vorlast (engl. preload) versteht man einen **vermehrten venösen Rückstrom** zum rechten Herzen und damit eine **erhöhte Volumenbelastung** der rechten Kammer. Eine erhöhte Vorlast kann z. B. bei starker Muskelaktivität auftreten, wenn über die Muskelpumpe (▶ **Abb. 7.6**) viel Blut zurück zum Herzen transportiert wird. Kommt es kurzfristig zu einer erhöhten Vorlast, füllt sich die rechte Herzkammer während der Diastole mit einer größeren Menge Blut und das enddiastolische Füllungsvolumen nimmt zu. Dadurch steigt die Wandspannung der Herzkammer und die Herzmuskelzellen sind am Ende der Diastole stärker gedehnt. Diese erhöhte Vordehnung bedingt, dass sie sich während

Abb. 6.12 Frank-Starling-Mechanismus bei erhöhter Vorlast und erhöhter Nachlast.

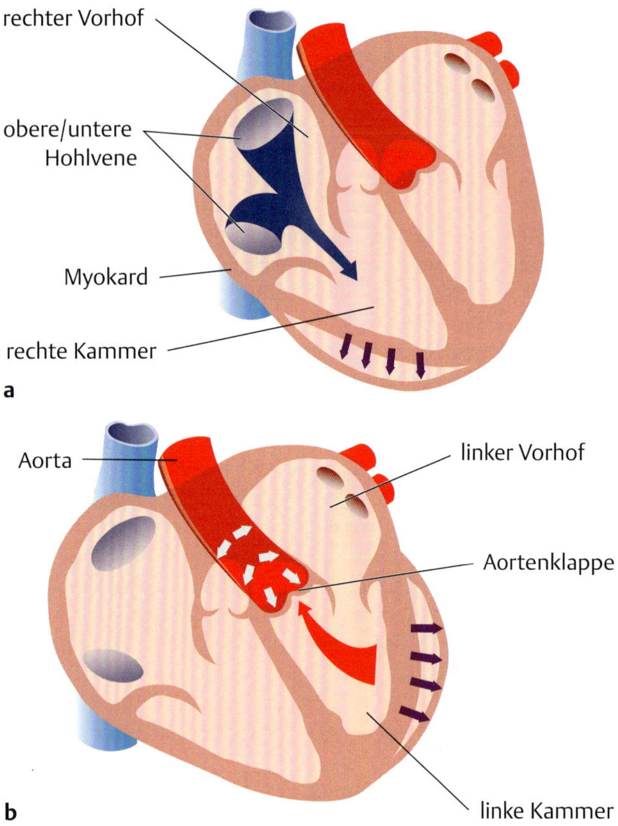

a Vorlast: Die enddiastolische Dehnung in der rechten Kammerwand steigt (lila Pfeile), weil der Ventrikel wegen des erhöhten venösen Rückflusses (blauer Pfeil) mehr Blut enthält. Das Myokard des rechten Herzens kann sich daher bei der nächsten Kontraktion stärker zusammenziehen, es kommt zu einem Anstieg des Schlagvolumens.

b Nachlast: Da der Druck in der Aorta erhöht ist (graue Pfeile), muss der Ventrikel mehr Kraft aufwenden, um das Blut auszuwerfen (roter Pfeil). Es bleibt enddiastolisch mehr Blut in der Kammer zurück, und das enddiastolische Volumen steigt an. Dadurch wird die Wand der linken Herzkammer stärker gedehnt (lila Pfeile). Bei der nächsten Systole entwickelt sie deshalb mehr Kraft und kann dasselbe Schlagvolumen gegen den erhöhten Druck auswerfen. *Quelle: I care Anatomie, Physiologie. 2., aktualisierte Auflage. Stuttgart: Thieme; 2020.*

der Systole stärker zusammenziehen, also mehr Kraft entwickeln. Es kann mehr Blut ausgeworfen werden (**Anstieg des Schlagvolumens**), wodurch das Herzzeitvolumen steigt. Ohne diese Regulation würde sich das Blut im venösen System stauen (▶ **Abb. 6.12**).

Erhöhte Nachlast

Unter Nachlast (engl. afterload) versteht man den Widerstand, gegen den das linke Herz anpumpen muss. Bei einer Erhöhung der Nachlast besteht also für die linke Herzkammer eine **erhöhte Druckbelastung**, d. h., sie muss einen höheren Druck entwickeln, um das Blut durch die Taschenklappen zu pumpen, die durch den Druck in der Aorta geschlossen gehalten werden. Im ersten Herzzyklus nach Erhöhung der Nachlast pumpt das Herz noch mit der gleichen Kraft wie vor der Nachlasterhöhung. Diese Kraft reicht aber nicht aus, um das gesamte Blutvolumen gegen den nun erhöhten Widerstand auszuwerfen, weshalb das endsystolische Restvolumen in der Herzkammer ansteigt. Am Ende der Diastole befindet sich daher mehr Blut in der linken Herzkammer. Dies führt zu einer stärkeren Vordehnung der Herzwand und damit zu einer erhöhten Kontraktionskraft bei der nächsten Systole. Dadurch kann der erhöhte Druck in der Hauptschlagader überwunden und wieder die ursprüngliche Blutmenge gepumpt werden. Es kommt also nicht, wie bei der erhöhten Vorlast, zu einem Anstieg des Schlagvolumens, vielmehr wird **dasselbe Schlagvolumen** mit höherem Druck gepumpt. Eine erhöhte Nachlast tritt beispielsweise bei einem arteriellen Bluthochdruck auf. Ohne den Frank-Starling-Mechanismus käme es zu einem Blutrückstau im Lungenkreislauf.

6.7.2 Einfluss des vegetativen Nervensystems

Sympathikus

Bei körperlicher Anstrengung, psychischer Erregung, in Stresssituationen und oft auch bei Schmerzen steigt die Aktivität des Sympathikus. Die sympathischen Nervenfasern erreichen das Herz als Herznerven (Nervi cardiaci) aus dem Grenzstrang (S. 440). Der Sympathikus bewirkt über seinen Botenstoff (Transmitter) **Noradrenalin** am Herzen:

- eine gesteigerte Herzfrequenz (positive Chronotropie),
- eine größere Kontraktionskraft und damit ein erhöhtes Schlagvolumen (positive Inotropie),
- eine schnellere Überleitung im AV-Knoten (positive Dromotropie),
- eine schnellere Erschlaffung der Muskulatur (positive Lusitropie).

All diese einzelnen Effekte tragen dazu bei, dass unter dem Einfluss des Sympathikus das **Herzzeitvolumen ansteigt**.

! *Merke* Sympathikus

Der Sympathikus ist zuständig für „fight or flight" (Kampf oder Flucht).

Parasympathikus

Die Wirkungen des Parasympathikus sind denen des Sympathikus entgegengesetzt. Die Aktivität des Parasympathikus überwiegt hauptsächlich in ruhigeren Situationen, wie z. B. im Schlaf, bei dem die Herzfrequenz normalerweise niedriger ist als im wachen Zustand. Die Nervenfasern entstammen dem Nervus vagus (S. 443) und verwenden **Acetylcholin** als Transmitter. Im Gegensatz zum Sympathikus, der auch direkten Einfluss auf die Ventrikel ausübt, beeinflusst der Parasympathikus überwiegend die Vorhöfe inkl. des Sinus- und des AV-Knotens. Seine Effekte auf das Arbeitsmyokard sind nur sehr gering. Er bewirkt daher:

- eine geringere Herzfrequenz (negative Chronotropie),
- eine geringere Überleitung im AV-Knoten (negative Dromotropie),
- eine geringere Kontraktionskraft der Vorhofmyozyten (negative Inotropie).

Unter Einwirkung des Parasympathikus wird also das **Herzzeitvolumen gesenkt**.

Merke Parasympathikus

Der Parasympathikus ist zuständig für „rest and digest“ (Ruhen und Verdauen).

Blitzlicht Praxis Beeinflussung der Herzfrequenz

Mit Medikamenten, welche die Wirkung des Sympathikus oder des Parasympathikus am Herzen verstärken bzw. abschwächen, kann man Herzfrequenz und Schlagkraft therapeutisch beeinflussen:

Eine ***Erhöhung*** *der Herzfrequenz und der Schlagkraft erreicht man mit Medikamenten, die*

- *die Aktivität des Sympathikus verstärken (z. B. Adrenalin, Noradrenalin oder Dobutamin) oder*
- *die Wirkung des Parasympathikus herabsetzen (z. B. Atropin).*

Die ***Senkung*** *von Herzfrequenz und Schlagkraft gelingt mit Medikamenten, die die Aktivität des Sympathikus drosseln (z. B. Betablocker).*

WISSEN TO GO

Regulation der Herzleistung

Die normale **Herzfrequenz** liegt beim Erwachsenen bei 60–80 Schlägen/min, bei Neugeborenen bei bis zu 140 Schlägen/min und beim alten Menschen bei 70–90 Schlägen/min. Das **Schlagvolumen** liegt in Ruhe bei 70 ml und das **Herzzeitvolumen** (HZV) bei ca. 5 l/min.

Die Herzleistung wird im Wesentlichen durch 2 Regulationsmechanismen angepasst:

Druckschwankungen im Kreislaufsystem werden durch den **Frank-Starling-Mechanismus** ausgeglichen. Grundlage dieser Regulation ist das Prinzip, dass die Herzmuskelzellen sich nach einer größeren diastolischen Dehnung in der Systole stärker kontrahieren. Der Mechanismus greift hauptsächlich in 2 Situationen:

- **kurzfristig erhöhte Vorlast (preload):** erhöhter venöser Rückfluss (größere Volumenbelastung) → stärkere Füllung der rechten Herzkammer → enddiastolische Wandspannung steigt → stärkere Kontraktion der Herzmuskelzellen in der Systole → erhöhtes Schlagvolumen, Herzzeitvolumen steigt
- **kurzfristig erhöhte Nachlast (afterload):** erhöhter Druck in der Aorta → erhöhter Auswurfwiderstand → ausgeworfenes Blutvolumen ist verringert → systolisches Restvolumen in der Herzkammer steigt → erhöhtes enddiastolisches Volumen → enddiastolische Wandspannung steigt → stärkere Kontraktion der Herzmuskelzellen in der Systole → größerer Auswurfdruck bei gleichbleibendem Schlagvolumen

Das **vegetative Nervensystem** passt die Pumpleistung des Herzens an die körperliche Belastung an:

- **Sympathikuswirkung:** gesteigerte Herzfrequenz (positiv chronotrop), erhöhte Kontraktionskraft (positiv inotrop), schnellere Überleitung im AV-Knoten (positiv dromotrop) und schnellere Erschlaffung (positiv lusitrop); Botenstoff ist Noradrenalin.
- **Parasympathikuswirkung:** geringere Herzfrequenz (negativ chronotrop) und langsamere Überleitung im AV-Knoten (negativ dromotrop); Botenstoff ist Acetylcholin.

7 Kreislauf- und Gefäßsystem

7.1 Blutgefäßsystem

7.1.1 Aufgaben

Blutgefäße bilden die Wege, auf denen das Blut durch den Körper strömt. Sie sind die Voraussetzung dafür, dass das Blut jedes Organ erreicht und von dort wieder zurück zum Herzen transportiert wird. Die Blutgefäße bilden also ein geschlossenes System und werden in ihrer Gesamtheit auch als Blutgefäßsystem bezeichnet. Im Organ selbst sorgen sehr kleine Blutgefäße (Kapillaren) für die **Versorgung des Gewebes** mit Sauerstoff und anderen Stoffen und transportieren dort entstehende Substanzen (z. B. Kohlendioxid, Stoffwechselprodukte, Hormone) aus dem Gewebe ab. Da normalerweise kein Blut aus den Blutgefäßen austritt, stellen sie außerdem sicher, dass das Gesamtblutvolumen erhalten bleibt. Zusammen mit dem Herzen, das die treibende Kraft des Blutstroms ist (Kap. 6), bilden die Blutgefäße das **Herz-Kreislauf-System** mit Körper- und Lungenkreislauf (▶ **Abb. 7.1**).

7.1.2 Blutgefäßarten

Grundsätzlich werden mit **Arterien** und **Venen** 2 Gefäßarten unterschieden.

! Merke Arterien und Venen

Arterien *führen Blut vom Herzen weg.* ***Venen*** *führen Blut zum Herzen hin.*

Die **Kapillaren** bilden den Übergang von den arteriellen zu den venösen Blutgefäßen. Verbindungen zwischen 2 Gefäßen werden als **Anastomosen** bezeichnet.

Arterien

In den Arterien des **Lungenkreislaufs**, die das Blut vom Herzen zur Lunge transportieren, ist das Blut **dunkelrot**, weil es sauerstoffarm ist. In den Arterien des **Körperkreislaufs**, die das Blut vom Herzen zu den Organen führen, ist das Blut von **hellroter** Farbe, weil es sauerstoffreich ist.

Die Arterien verzweigen sich in ihrem Verlauf, wobei der Gefäßdurchmesser immer weiter abnimmt. Sehr kleine Arterien mit einem Durchmesser von etwa 40–100 µm werden als **Arteriolen** bezeichnet. Sie gehen schließlich in die Kapillaren über.

Die Arterien des Körperkreislaufs bilden zusammen mit dem kontrahierten linken Ventrikel das sog. **Hochdrucksystem** (▶ **Abb. 7.2**). Der Name rührt daher, dass dort mit durchschnittlich ca. **100 mmHg** ein wesentlich höherer Druck herrscht als im Niederdrucksystem (s. u.). Dieser Druck ist notwendig, damit das Blut auch weiter vom Herzen entfernte Organe erreichen kann. Er wird auch als arterieller Blutdruck (S. 156) bezeichnet. Im Hochdrucksystem befinden sich etwa 15 % der Gesamtblutmenge des Körpers.

Venen

In den Venen des **Lungenkreislaufs**, die das Blut von der Lunge zurück zum Herzen transportieren, fließt sauerstoffreiches und deshalb **hellrotes** Blut. In den Venen des **Körperkreislaufs**, die das Blut von den Organen zurück zum Herzen leiten, ist das Blut sauerstoffarm und daher **dunkelrot**.

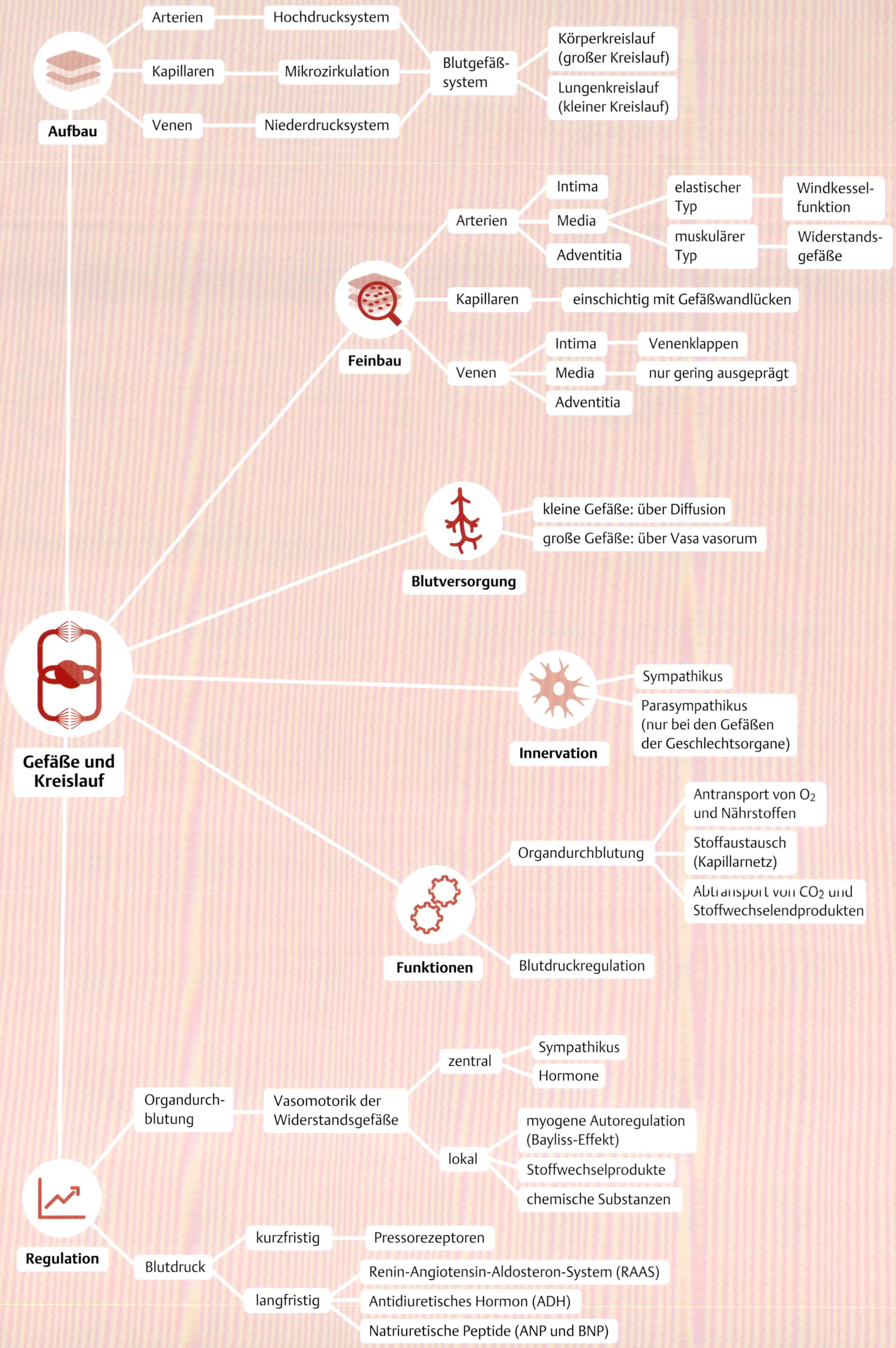
Gefäße und Kreislauf
Aufbau
Arterien
Hochdrucksystem
Kapillaren
Mikrozirkulation
Venen
Niederdrucksystem
Blutgefäß-system
Körperkreislauf (großer Kreislauf)
Lungenkreislauf (kleiner Kreislauf)
Feinbau
Arterien
Intima
Media
Adventitia
elastischer Typ
Windkessel-funktion
muskulärer Typ
Widerstands-gefäße
Kapillaren
einschichtig mit Gefäßwandlücken
Venen
Intima
Venenklappen
Media
nur gering ausgeprägt
Adventitia
Blutversorgung
kleine Gefäße: über Diffusion
große Gefäße: über Vasa vasorum
Innervation
Sympathikus
Parasympathikus (nur bei den Gefäßen der Geschlechtsorgane)
Funktionen
Organdurchblutung
Antransport von O_2 und Nährstoffen
Stoffaustausch (Kapillarnetz)
Abtransport von CO_2 und Stoffwechselendprodukten
Blutdruckregulation
Regulation
Organdurch-blutung
Vasomotorik der Widerstandsgefäße
zentral
Sympathikus
Hormone
lokal
myogene Autoregulation (Bayliss-Effekt)
Stoffwechselprodukte
chemische Substanzen
Blutdruck
kurzfristig
Pressorezeptoren
langfristig
Renin-Angiotensin-Aldosteron-System (RAAS)
Antidiuretisches Hormon (ADH)
Natriuretische Peptide (ANP und BNP)

Abb. 7.1 Körperkreislauf und Lungenkreislauf.

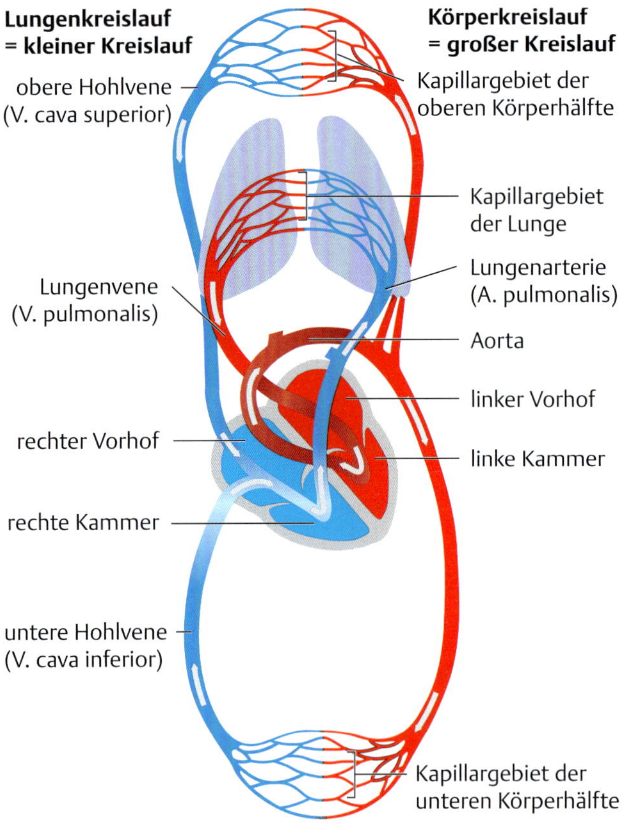

Gefäße, die sauerstoffreiches Blut führen, sind rot gezeichnet, Gefäße, die sauerstoffarmes Blut führen, blau. Die Pfeile geben die Richtung des Blutflusses an. Die Darstellung ist vereinfacht, gezeigt werden nur die großen Gefäße. *Quelle: Aumueller G et al. Duale Reihe Anatomie. Stuttgart: Thieme; 2017.*

Abb. 7.2 Hoch- und Niederdrucksystem.

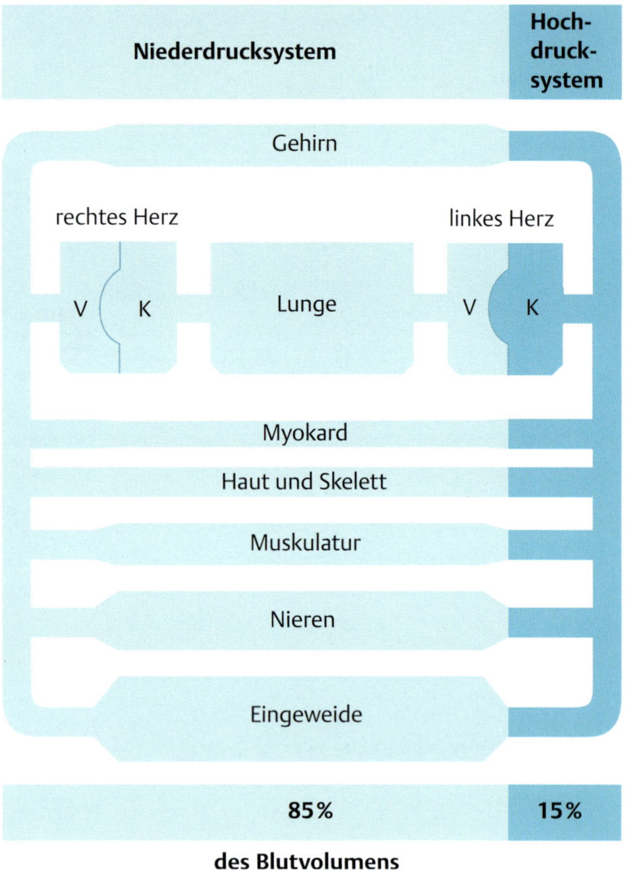

85 % des Blutvolumens zirkulieren im Niederdrucksystem und somit in Venen und Lungenkreislauf, 15 % im Hochdrucksystem und somit in Arterien. V = Vorhof, K = Kammer. *Quelle: Behrends JC et al. Duale Reihe Physiologie. Stuttgart: Thieme; 2016.*

Venen mit einem geringen Durchmesser (ca. 40–100 µm) bezeichnet man als **Venolen**. Sie gehen aus den Kapillaren hervor. Durch Vereinigung mit anderen Venolen nimmt ihr Durchmesser in Richtung Herz zu, bis sie schließlich in die größeren Venen münden.

Alle Venen, die arteriellen und die venösen Blutgefäße des Lungenkreislaufs, das rechte Herz, der linke Vorhof und während der Diastole auch der linke Ventrikel gehören zusammen mit den Kapillaren zum sog. **Niederdrucksystem** (▶ **Abb. 7.2**). Dort herrscht ein mittlerer Druck von **< 20 mmHg**. Das Niederdrucksystem enthält 85 % der Gesamtblutmenge.

Kapillaren

Die Kapillaren bilden ein Netz aus sehr kleinen Gefäßen. Sie schließen sich im Blutverlauf an die Arteriolen an und gehen in die Venolen über (▶ **Abb. 7.3**). Die dem Kapillarnetz vorgeschalteten Arteriolen, das Kapillarnetz und die darauffolgenden Venolen werden auch unter dem Begriff **terminale Strombahn** zusammengefasst. Dort, wo die Kapillaren aus den Arteriolen hervorgehen, liegen ihrer Wand Muskelzellen an. Sie bilden den **präkapillären Sphinkter**, der bei der Regulation des Blutflusses in das Kapillarnetz eine Rolle spielt.

Der Durchmesser der Kapillaren bleibt über deren gesamten Verlauf weitestgehend unverändert, und ihre Wand ist so dünn (s. u.), dass kleine Moleküle hindurchdiffundieren können. So können Nährstoffe und Atemgase das Gewebe erreichen bzw. aus dem Gewebe aufgenommen werden. Dieser Prozess wird auch als Mikrozirkulation (S. 146) bezeichnet.

Die Anzahl der Kapillaren ist in den verschiedenen Organen unterschiedlich. Ein dichtes Kapillarnetz weisen z. B. die Lunge, die Leber und die Muskulatur auf, während die Sehnen und Bänder nur wenig kapillarisiert sind. Die Linse und die Hornhaut des Auges sowie Knorpel sind frei von Kapillaren.

! Merke Kapillaren

Prinzipiell gilt: Je geringer die Stoffwechselaktivität und der Sauerstoffbedarf eines Organs oder eines Gewebes sind, desto geringer ist die Zahl der Kapillaren.

Bei der Blutversorgung der Leber und der Hypophyse sind 2 Kapillargebiete hintereinandergeschaltet (▶ **Abb. 7.3** und ▶ **Abb. 7.11**). Da das Gefäß, das die beiden Kapillargebiete verbindet, als Pfortader bezeichnet wird, spricht man von einem **Pfortadersystem**.

Gefäßanastomosen und Kollateralgefäße

Anastomosen

Zwischen Gefäßen können Verbindungen bestehen, sog. Anastomosen. Über diese Gefäßkurzschlüsse kann das Blut von dem einen in das andere Gefäß umgeleitet werden,

Abb. 7.3 Kapillargebiete und Anastomosen.

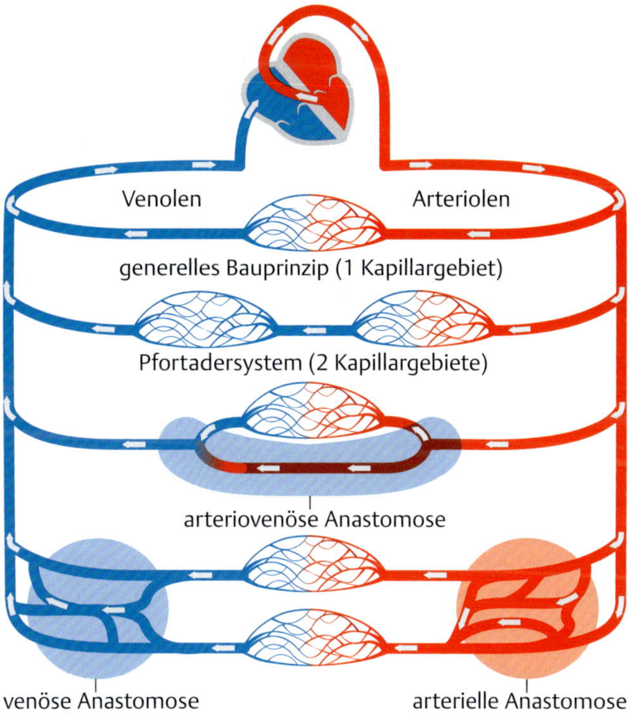

Die Arteriolen verzweigen sich in zahlreiche kleine Äste, die sich dann wieder zu Venolen vereinen. Am so entstehenden Kapillarnetz findet der Austausch von Atemgasen und Nährstoffen mit dem umliegenden Gewebe statt. In einem Pfortadersystem sind 2 Kapillargebiete hintereinandergeschaltet. Anastomosen verbinden 2 Gefäße miteinander. Die arteriovenösen Anastomosen ermöglichen eine Umgehung des Kapillargebietes. *Quelle: Aumueller G et al. Duale Reihe Anatomie. Stuttgart: Thieme 2017.*

wodurch ein **Umgehungskreislauf** entsteht. Es gibt 3 Arten von Gefäßanastomosen (▶ **Abb. 7.3**):

Arterielle Anastomosen • Sie verbinden 2 Arterien miteinander. Arterielle Anastomosen werden vor allem dann wichtig, wenn das Gefäß nach dem Abgang der Anastomose verschlossen ist. Das Blut kann dann den Weg über die Anastomose in das andere Gefäß nehmen.

Venöse Anastomosen • Sie verbinden 2 Venen miteinander. Wichtige venöse Anastomosen, sog. portokavale Anastomosen, (S. 211) kommen im Bauchraum vor und verbinden dort das Pfortadersystem der Leber mit dem Hohlvenensystem.

Arteriovenöse Anastomosen • Sie verbinden eine Arterie mit einer Vene und verlaufen parallel zum Kapillarnetz. Ihre Weite kann durch ihre stark entwickelte Muskelschicht reguliert werden. Ist das Gefäßlumen weit und der präkapillare Sphinkter kontrahiert, strömt viel Blut durch die Anastomose und nur wenig Blut durch das entsprechende Kapillarnetz. Verengt sich die arteriovenöse Anastomose, ist es umgekehrt: Der Blutfluss durch das Kapillarnetz steigt, derjenige durch die Anastomose nimmt ab. Dieser Mechanismus spielt bei der Regulation der Organdurchblutung eine Rolle.

Kollateralgefäße

Bei Kollateralgefäßen handelt es sich um Seitenäste von Arterien. Sie laufen parallel zu ihrem Hauptgefäß und ziehen zu demselben Versorgungsgebiet. Im Gegensatz zu den arteriellen Anastomosen münden sie nicht in eine andere Arterie ein, sondern verbinden sich wieder mit dem Gefäß, von dem sie abgezweigt sind. Damit bildet sich ein **Parallelkreislauf**.

Bei einem arteriellen Gefäßverschluss ist das Ausmaß des Organschadens u. a. abhängig davon, wie viele Kollateralgefäße im betroffenen Bereich vorhanden sind. Sind viele ausgeprägt, ist die Blutversorgung auch bei Ausfall einer Arterie meist noch ausreichend, bei nur wenigen Kollateralgefäßen hat der Verschluss einer Arterie schwerwiegendere Folgen.

Sind zahlreiche Kollateralgefäße angelegt, die sich stark verzweigen und untereinander Anastomosen bilden, entsteht ein Gefäßnetz (**Rete**).

Arterien, die weder Anastomosen noch Kollateralen besitzen, werden als **Endarterien** bezeichnet.

Patho Anastomosen

Als Anastomose werden nicht nur natürliche Verbindungen zwischen Gefäßen oder Nerven bezeichnet. Bei einigen Erkrankungen werden solche Kurzschlussverbindungen operativ hergestellt – und zwar nicht nur zwischen Gefäßen, sondern auch zwischen Organen. Ein Beispiel hierfür ist die Anastomose zwischen Speiseröhre und Dünndarm nach der Entfernung des Magens.

WISSEN TO GO

Arterien, Venen und Kapillaren

In den Blutgefäßen fließt das Blut vom Herzen durch die Organe und wieder zurück zum Herzen. Die Blutgefäße bilden zusammen mit dem Herzen das **Herz-Kreislauf-System**.

Die **Arterien** leiten das Blut vom Herzen weg. In den Arterien des Körperkreislaufs fließt sauerstoffreiches, in den Arterien des Lungenkreislaufs sauerstoffarmes Blut. Die Arterien des Körperkreislaufs zählen zum **Hochdrucksystem**, in ihnen herrscht ein Blutdruck von durchschnittlich **100 mmHg**.

Die **Venen** transportieren das Blut zum Herzen zurück. In den Venen des Körperkreislaufs fließt sauerstoffarmes, in den Venen des Lungenkreislaufs sauerstoffreiches Blut. Die Venen zählen zum **Niederdrucksystem**, in ihnen herrscht ein Blutdruck von **< 20 mmHg**.

Die **Kapillaren** verbinden das arterielle mit dem venösen Blutsystem. Im Bereich der Kapillaren findet der **Stoffaustausch** mit dem Gewebe statt.

Anastomosen verbinden 2 Gefäße miteinander und bilden einen Umgehungskreislauf. **Kollateralgefäße** münden wieder in ihre Ursprungsarterie und bilden einen Parallelkreislauf.

7.1.3 Feinbau

Die Wand der meisten Blutgefäße besteht aus 3 Schichten (▶ **Abb. 7.4**). Von innen nach außen sind dies:

- **Tunica interna:** Sie besteht, je nach Gefäß, aus 2 oder 3 Lagen. Das Endothel, ein einschichtiges Plattenepithel (S. 95), kleidet das Gefäß innen aus und steht in Kontakt mit dem Blut. Darauf folgt eine Schicht mit lockerem Bindegewebe

Abb. 7.4 Aufbau der Gefäßwand.

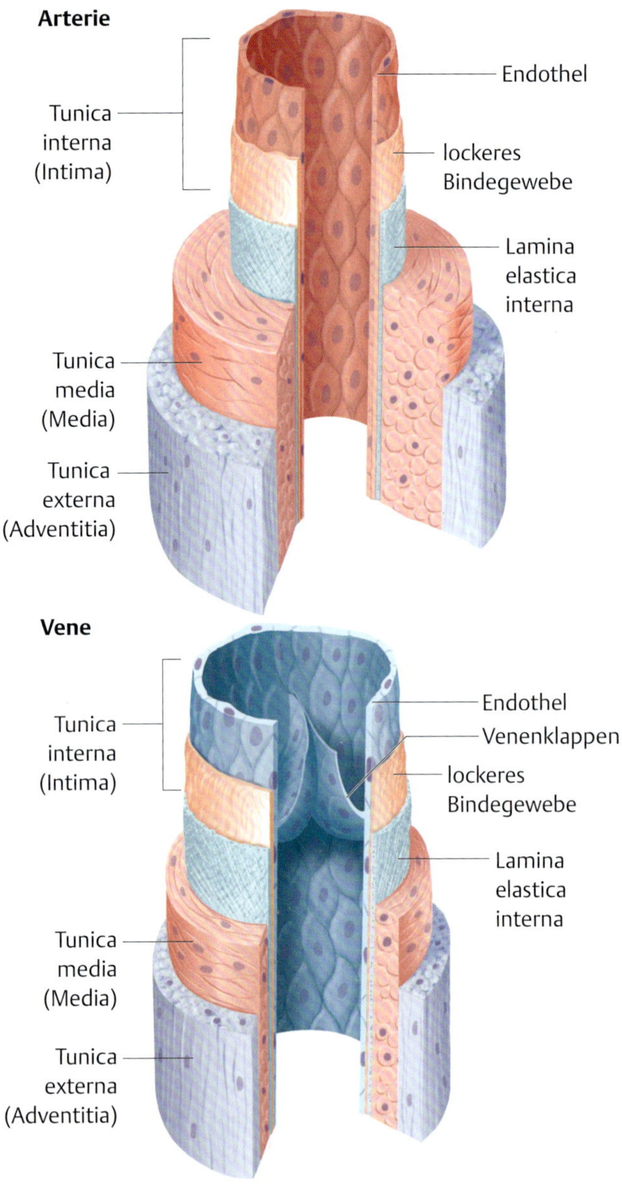

Die Muskelschicht (Tunica media) ist bei Arterien stärker ausgeprägt als bei Venen. Die Lamina elastica interna ist nicht bei allen Venen vorhanden. *Quelle: Aumueller G et al. Duale Reihe Anatomie. Stuttgart: Thieme; 2017.*

(S. 100). Die Tunica interna wird häufig auch als **Intima** bezeichnet.

- **Tunica media:** Sie besteht aus einer mehr oder weniger stark ausgeprägten Schicht aus ringförmig angeordneter, glatter Muskulatur. Bei einigen Arterien sind auch elastische Fasern enthalten. Diese Schicht wird häufig kurz **Media** genannt. Bei Arterien und bei manchen Venen befindet sich zwischen der Intima und der Media noch eine zusätzliche Lage mit elastischen Fasern (Lamina elastica interna), die formal allerdings zur Intima gezählt wird. Sie ist bei muskelreichen Arterien besonders stark ausgeprägt.
- **Tunica externa:** Die Außenschicht der Gefäße besteht ebenfalls aus lockerem Bindegewebe. Häufig wird für diese Schicht auch der Name **Adventitia** verwendet.

Je nachdem, ob das Gefäß einem hohen oder niedrigen Druck standhalten muss und ob es sich um ein arterielles oder venöses Gefäß handelt, sind die einzelnen Schichten mehr oder weniger deutlich ausgeprägt.

Abb. 7.5 Windkesselfunktion der Aorta.

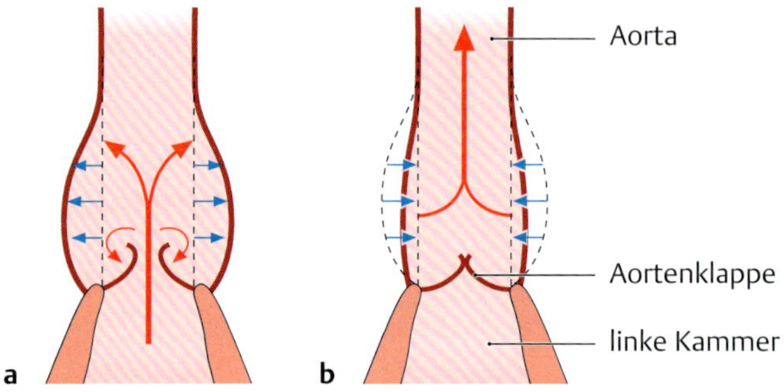

a Die elastische Wand der Aorta wird durch das Blutvolumen gedehnt (blaue Pfeile), das während der Austreibungsphase (Systole) vom linken Ventrikel ausgeworfen wird (rote Pfeile). Dadurch nimmt die Aorta einen Teil des Herzschlagvolumens auf.
b Während der folgenden Füllungsphase (Diastole) zieht sich die Wand der Aorta wieder zusammen (blaue Pfeile) und befördert so das gespeicherte Blut mit Verzögerung in den großen Kreislauf (roter Pfeil). Dadurch werden Blutdruckspitzen gemildert, und die Blutströmung wird gleichmäßiger. *Quelle: Behrends JC et al. Duale Reihe Physiologie. Stuttgart: Thieme 2016.*

Patho Aortendissektion

Kommt es zu einem ***Einriss des Endothels****, kann Blut direkt in die Media eindringen. Besonders in der Aorta, in der ein hoher Druck herrscht, bahnt sich das Blut dann einen Weg innerhalb der Gefäßwand und trennt die einzelnen Schichten voneinander. Man spricht in diesem Fall von einer Aortendissektion. Diese Veränderung der Hauptschlagader ist als sehr gefährlich einzustufen, da immer die Gefahr besteht, dass die Gefäßwand reißt und der Patient in die Brust- oder die Bauchhöhle verblutet.*

Wandbau der Arterien

Da die Arterien einem großen Druck standhalten müssen, sind ihre **Wände relativ dick**. Die Gefäßwand der Hauptschlagader zum Beispiel kann 3–5 mm stark sein. Je kleiner der Durchmesser der Arterie ist, desto dünner wird allerdings auch ihre Wand. Mit der Entfernung der Arterie vom Herzen verändert sich aber nicht nur die Wanddicke, sondern auch die Zusammensetzung der **Tunica media**.

Arterien vom elastischen Typ

Bei herznahen Arterien wie der Aorta oder den Lungenarterien enthält die Tunica media viele elastische Fasern, man spricht daher auch von Arterien vom **elastischen Typ**. Die elastische Wand der herznahen Arterien sorgt über den **Windkesseleffekt** dafür, dass das Blut relativ gleichmäßig durch das Gefäßsystem fließt, obwohl es vom Herzen stoßweise gepumpt wird. Dieser Mechanismus funktioniert so (► **Abb. 7.5**):

Das während der Systole von der linken Kammer ausgeworfene Blutvolumen bewirkt, dass die elastische Wand der Aorta hinter der Aortenklappe gedehnt wird. Es wird also nicht das gesamte ausgeworfene Blut sofort weitertransportiert, sondern ein Teil verbleibt in diesem erweiterten Gefäßabschnitt. Während der Diastole zieht sich die Gefäßwand langsam wieder zusammen, wodurch nun auch das zuvor im erweiterten Abschnitt gespeicherte Blut in Richtung Peripherie transportiert wird (zurück ins Herz kann es wegen der verschlossenen Aortenklappe nicht). Wäre die Wand der Aorta nicht elastisch, würde das Blut nur während der Systole fließen und während der Diastole stillstehen. Außerdem würde während der Systole ein höherer Druck in der Aorta herrschen, da das gesamte ausgeworfene Blut sofort weitertransportiert werden und damit eine größere Blutsäule bewegt werden müsste. Dieser Zusammenhang ist zu beobachten, wenn die Elastizität der Gefäßwand im Alter abnimmt: In der Systole kommt zu einem schnelleren Blutdruckanstieg und -abfall.

Wenn sich die Gefäßwand in einem Abschnitt zusammenzieht und dadurch das Blut weitertransportiert, nimmt das Blutvolumen im anschließenden Gefäßabschnitt zu. Dessen Gefäßwand dehnt sich, zieht sich wieder zusammen und transportiert so das Blut in den nächsten Abschnitt, wo sich wieder die Gefäßwand dehnt usw. Diese Abfolge von Dehnung und Zusammenziehen pflanzt sich entlang der Gefäßwand fort. Es entsteht eine **Druckpulswelle**, die sich über das gesamte arterielle Gefäßsystem ausbreitet.

Blitzlicht Praxis Puls

An Stellen, an denen größere Arterien dicht unter der Haut liegen (z. B. Handgelenk, Hals oder Leiste), ist diese Druckpulswelle der Gefäßwand als Puls (S. 148) tastbar (S. 552).

Arterien vom muskulären Typ

Je weiter die Arterien vom Herzen entfernt liegen, desto stärker nimmt der Anteil der elastischen Fasern ab und die relative Dicke der Muskelschicht zu. Bei diesen Gefäßen spricht man von Arterien vom **muskulären Typ**. Durch die ausgeprägte Muskelschicht sind sie in der Lage, sich zu verengen und damit den Widerstand für den Blutfluss zu erhöhen. Sie werden daher auch als **Widerstandsgefäße** bezeichnet. Ihre Funktion ist es, die Durchblutung der von ihnen versorgten Organe zu steigern oder zu drosseln.

Wandbau der Venen

Viele Venen verlaufen parallel zu den entsprechenden Arterien, weshalb häufig auch von **Begleitvenen** die Rede ist. Dabei entspricht ihr Umfang meist demjenigen der Arterien, die sie begleiten. Da der Blutdruck in den Venen wesentlich geringer ist als in den Arterien, sind ihre **Wände** im Verhältnis zu denen der Arterien **relativ dünn**. Eine dünnere Wand bei gleichem Umfang bedeutet, dass der vom Gefäß umschlossene Hohlraum (Gefäßlumen) bei den Venen größer ist als bei den entsprechenden Arterien. Dies trägt dazu bei, dass sich der Großteil des Gesamtblutvolumens im Niederdrucksystem befindet (▶ **Abb. 7.2**). Venen werden deshalb auch als **Kapazitätsgefäße** bezeichnet.

Von den Schichten der Gefäßwand ist vor allem die Muskelschicht weniger ausgeprägt (▶ **Abb. 7.4**), am deutlichsten ist sie noch in den Beinvenen vorhanden. Der Wandbau der **sehr kleinen Venolen**, die sich direkt an das Kapillarsystem anschließen, gleicht eher dem der Kapillaren (s. u.).

Venenklappen

Eine Besonderheit der Venenwand stellen die **Venenklappen** dar (▶ **Abb. 7.4** und ▶ **Abb. 7.6**), die von der Tunica interna (Intima) gebildet werden. Sie sind vor allem in mittelgroßen und kleinen Venen vorhanden und verhindern den Rückfluss des Blutes in Richtung Kapillaren. In den Venen der unteren Körperhälfte sind sie besonders zahlreich, da hier das venöse Blut gegen die Schwerkraft zurück zum Herzen fließen muss. Die Halsvenen besitzen dagegen keine Venenklappen. Die Venenklappen funktionieren nach demselben Prinzip wie die Taschenklappen des Herzens (S. 128): Fließt das Blut im Gefäß in der gewünschten Richtung (bei Venen also herzwärts), öffnen sich die Klappen; will das Blut zurückfließen, schließen sie.

Abb. 7.6 Venöser Rückfluss.

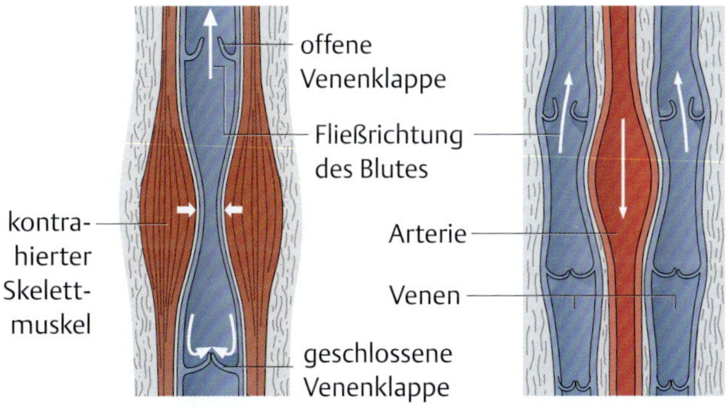

Der venöse Rückfluss kommt dadurch zustande, dass die Venen von außen kurz zusammengedrückt werden und so das Blut in Richtung Herz gepresst wird. Ein Fluss in die andere Richtung wird durch die Venenklappen verhindert. Bei der **Muskelpumpe** (links) wird die Vene durch die umliegende Skelettmuskulatur komprimiert, bei der **arteriovenösen Kopplung** (rechts) durch den Druckpuls der Arterie, die sie begleitet. *Quelle: Schünke M, Schulte E, Schumacher U. Prometheus. LernAtlas der Anatomie. Allgemeine Anatomie und Bewegungssystem. Illustrationen von K. Wesker und M. Voll. 6. Aufl. Stuttgart: Thieme; 2022.*

Venöser Rückfluss

Folgende Mechanismen ermöglichen, dass das venöse Blut überhaupt in Richtung Herz fließt:

Die **arteriovenöse Kopplung** beruht auf der unmittelbaren Nähe der Venen zu den Arterien. Wie oben beschrieben, breitet sich beim Weitertransport des arteriellen Blutes eine Druckpulswelle über die Arterienwand aus. Dadurch wird die Vene zusammengepresst und das in ihr befindliche Blut in Richtung Herz gedrückt (▶ **Abb. 7.6**). Ein Transport in die andere Richtung wird durch die Venenklappen verhindert.

Nach einem ähnlichen Prinzip arbeitet die **Muskelpumpe**, die vorwiegend in den Beinen Bedeutung hat. Hier werden die Venen durch die Bewegung der Beinmuskulatur zusammengedrückt (▶ **Abb. 7.6**).

Der Blutfluss in der oberen und der unteren Hohlvene wird unterstützt durch:

- die **Sogwirkung des rechten Vorhofs** in der Austreibungsphase des Herzzyklus (S. 133) und
- den **Unterdruck**, der während der Einatmung im Thorax entsteht.

Wandbau der Kapillaren

Eine Sonderstellung bezüglich des Wandbaus nehmen die Kapillaren ein. Damit sie in den Organen den Gas- und Stoffaustausch mit dem Gewebe ermöglichen können, muss ihre Gefäßwand möglichst dünn sein. Daher weist die Gefäßwand der Kapillaren **keine Dreischichtigkeit** auf, sondern besteht nur aus einer **sehr dünnen Endothelzellschicht** und ist teilweise von **Perizyten** locker ummantelt. Bei Perizyten handelt es sich um Bindegewebszellen, die in der Lage sind, sich zusammenzuziehen. Die Endothelzellschicht weist kleine Lücken auf, die den Übertritt von Stoffen aus dem Blut ins Gewebe bzw. andersherum ermöglichen. Je nachdem, wie diese Lücken ausgeprägt sind, unterscheidet man 3 Kapillartypen:

Kontinuierlicher Typ • Die Wand dieser Kapillaren weist nur schmale Spalten **zwischen** den Endothelzellen auf (**Interzellularspalten**). Es können daher ausschließlich sehr kleine Moleküle ins Gewebe übertreten, z. B. Wasser, Elektrolyte, Glukose oder Harnstoff. Kapillaren vom kontinuierlichen Typ findet man vor allem in Skelett- und Herzmuskel, Lunge, Haut, Fett- und Bindegewebe. Die Kapillaren des Gehirns nehmen hier eine Sonderstellung ein: Ihr Endothel ist auch für kleine Moleküle nahezu undurchlässig, weshalb man von der Blut-Hirn-Schranke (S. 431) spricht. Hier sorgen spezielle Carrier-Proteine (S. 64) für den Stoffaustausch.

Fenestrierter Typ • Bei diesen Kapillaren verlaufen porenähnliche Strukturen, sog. Fenestrationen, **durch** die Endothelzellen. Sie werden von der Plasmamembran ausgekleidet. Die Poren können von den gleichen Teilchen passiert werden wie die Interzellularspalten, allerdings in wesentlich größeren Mengen. Deshalb kommen Kapillaren vom fenestrierten Typ überwiegend in Organen vor, in denen der Austausch von Flüssigkeit eine große Rolle spielt (Niere, Drüsen und Dünndarm).

Diskontinuierlicher Typ • Das Endothel dieses Kapillartyps weist **große Lücken** auf, durch die auch Zellen oder größere Moleküle, wie z. B. Proteine, hindurchtreten können. Kapillaren vom diskontinuierlichen Typ findet man vor allem in der Leber, der Milz und im Knochenmark.

7.1.4 Mikrozirkulation

Der **Stoffaustausch** an den Kapillaren erfolgt größtenteils durch Diffusion (S. 41). Wo und in welchem Ausmaß er stattfindet, ist abhängig davon, ob der Stoff fett- oder wasserlöslich ist:

- **fettlösliche Stoffe:** Sie können frei durch die Zellmembran diffundieren und sind nicht auf Lücken im Endothel angewiesen. Ihr Austausch ist deshalb an allen Kapillaren (auch an der Blut-Hirn-Schranke) möglich. Er ist von der Durchblutung und vom Konzentrationsunterschied, der für den jeweiligen Stoff zwischen dem Kapillarinneren und dem umliegenden Gewebe herrscht, abhängig. Zu den fettlöslichen Stoffen zählen z. B. Sauerstoff, Kohlendioxid, Alkohol und Narkosegase.
- **wasserlösliche Stoffe:** Sie gelangen hauptsächlich durch die Endothellücken aus den Kapillaren ins Gewebe (oder umgekehrt). Ihr Austausch ist deshalb abhängig vom Kapillartyp und von der Teilchengröße. Zu den wasserlöslichen Stoffen gehören z. B. Ionen, Glukose oder Proteine.

Für den **Flüssigkeitsaustausch** spielen neben der Diffusion auch der hydrostatische und der kolloidosmotische Druck (S. 43) eine wichtige Rolle:

- **hydrostatischer Druck:** Hierunter versteht man den Druck, der durch eine Flüssigkeit hervorgerufen wird. Der hydrostatische Druck in den Kapillaren ist abhängig vom Blutdruck und kann durch die Vasomotorik (S. 155) beeinflusst werden: Bei Weitstellung der Arteriole steigt er, bei Engstellung sinkt er.
- **kolloidosmotischer Druck:** Er wird in den Kapillaren durch Proteine erzeugt, die zu groß sind, als dass sie durch die Gefäßwand ins Gewebe übertreten könnten.

Im Anfangsabschnitt der Kapillare beträgt der hydrostatische Druck etwa 30 mmHg, im Gewebe dagegen liegt er bei nur etwa 5 mmHg. Dieser Druckunterschied würde bedeuten, dass Wasser aus der Kapillare ins Gewebe gepresst würde. Dem hydrostatischen Druck entgegengerichtet ist allerdings der kolloidosmotische Druck: Die Proteinkonzentration im Gewebe ist außer in der Leber und im Darm sehr gering, in der Kapillare dagegen relativ hoch. Dies hätte zur Folge, dass Wasser – dem Konzentrationsunterschied folgend – aus dem Gewebe in die Kapillare strömte. Da am **Anfang der Kapillare** aber der hydrostatische Druck höher ist als der kolloidosmotische Druck, tritt Wasser aus dem Gefäß ins Gewebe über. Dieser Vorgang wird auch **Filtration** genannt.

Am **venösen Schenkel** des Kapillarnetzes kehren sich die Druckverhältnisse um: Während der kolloidosmotische Druck unverändert bleibt, ist der hydrostatische Druck in der Kapillare auf ca. 15 mmHg gesunken. Damit überwiegt der kolloidosmotische Druck und Wasser strömt zurück in die Kapillare. Dieser Prozess wird als **Reabsorption** bezeichnet. Etwa **90 %** der im arteriellen Schenkel des Kapillarnetzes ausgetretenen Flüssigkeit werden durch die Reabsorption wieder von den Blutkapillaren aufgenommen (▶ **Abb. 7.17**). Die restlichen 10 % verbleiben als **Lymphflüssigkeit** im Zwischenzellraum des jeweiligen Organs.

Patho Ödeme

*Bei einigen Erkrankungen kann es vorkommen, dass das Gleichgewicht zwischen Filtration und Reabsorption gestört ist: Es tritt mehr Wasser aus den Kapillaren aus, als durch Reabsorption und Lymphabfluss wieder abtransportiert werden kann. Das Wasser lagert sich ins Gewebe ein, wodurch **Ödeme** entstehen. Ursachen für die Ödembildung können z. B. sein:*

- ***Rechtsherzinsuffizienz:** Durch eine Funktionsminderung des rechten Herzens staut sich das Blut im venösen System. Dadurch steigt der hydrostatische Druck im Kapillargebiet an, und es wird mehr Wasser filtriert und weniger reabsorbiert.*
- ***Eiweißmangel:** Bei Mangelernährung oder einer Leberschädigung enthält das Blut weniger Proteine. Dadurch sinkt der kolloidosmotische Druck. Auch hier wird mehr Wasser filtriert und weniger wiederaufgenommen.*
- ***Entzündungen:** Sie können dazu führen, dass das Kapillarendothel auch für größere Proteine durchlässig wird. Diese treten dann ins Gewebe über, wodurch der kolloidosmotische Druck abnimmt.*
  - *In der Schwangerschaft und nach der Geburt häufig durch hormonell bedingte Gewebserweichung oder durch Erkrankungen (z. B. Präeklampsie).*

WISSEN TO GO

Bau der Gefäßwand

Die Wand größerer Gefäße besteht aus **3 Schichten**: der innen liegenden **Intima** (Endothel und Bindegewebe), der **Media** (Muskelzellen und elastische Fasern) als mittlere Schicht und der außen liegenden **Adventitia** (Bindegewebe).

Die Wände der **herznahen Arterien** sind dick und elastisch. Sie gewährleisten durch ihre **Windkesselfunktion** den gleichmäßigen Blutfluss im Körper. Die **herzfernen Arterien** können durch ihre dicke Schicht aus glatten Muskelzellen die Weite ihres Lumens verändern (**Widerstandsgefäße**). Der Blutfluss in den Arterien wird vom Herzen angetrieben.

Die Wand der **Venen** ist dünner als die der Arterien. Ihre **Muskelschicht** ist eher **gering** ausgeprägt, dafür besitzen sie **Venenklappen**, die ein Zurückfließen des Blutes verhindern. Der Blutfluss in den Venen wird dadurch erzeugt, dass die Vene kurz zusammengedrückt wird. Dies geschieht entweder durch eine direkt neben der Vene verlaufende Arterie (**arteriovenöse Kopplung**) oder bei Bewegungen durch die Skelettmuskulatur (**Muskelpumpe**).

Die Wand der **Kapillaren** ist einschichtig und weist Poren auf. Durch diese Gefäßwandlücken können die Moleküle beim Nährstoff- und Atemgasaustausch aus der oder in die Kapillare gelangen. Verantwortlich hierfür sind neben der Diffusion der hydrostatische und der kolloidosmotische Druck.

7.1.5 Gefäßversorgung und Innervation

Die Ernährung **kleiner Blutgefäße** wird durch das Blut sichergestellt, das in diesen Gefäßen fließt. Da ihre Wand dünn ist, können aus dem Blut diffundierende Stoffe alle Zellen der Gefäßwand erreichen.

Für das Gewebe der **großen Blutgefäße** ist diese Diffusion dagegen nicht ausreichend, da die Gefäßwand zu dick ist. Sie benötigen daher eine eigene Gefäßversorgung. Diese findet sich vor allem in der Tunica externa und besteht aus kleinsten Arteriolen und Venolen. Sie werden „Gefäße der Gefäße" (Vasa vasorum) genannt.

Innerviert werden die Blutgefäße hauptsächlich durch den Sympathikus (S. 440), der sie – abhängig von der Art der ausgebildeten Rezeptoren – entweder eng oder weit stellt. Der Parasympathikus scheint nur bei der Steuerung der Blutgefäße der Geschlechtsorgane eine Rolle zu spielen.

WISSEN TO GO

Versorgung und Innervation der Gefäße

Die Versorgung der Wand größerer Gefäße wird über kleinste Arterien und Venen sichergestellt, die in der Adventitia der Gefäße verlaufen. Hauptverantwortlich für die Regulation der Gefäßweite ist der **Sympathikus**. Kleine Gefäßwände werden über Diffusion versorgt.

7.1.6 Große Arterien des Körperkreislaufs

Damit alle Organe und Gewebe mit Sauerstoff versorgt werden, sind die Arterien zahlreich und stark verzweigt.

Im folgenden Abschnitt erhalten Sie einen Überblick über die wichtigsten Arterien des Körperkreislaufs (▶ **Abb. 7.8**). Die Gefäße des Lungenkreislaufs werden beim Aufbau der Lunge (S. 174) ausführlich besprochen.

Hauptschlagader (Aorta)

Die **Hauptschlagader (Aorta)** entspringt direkt aus der linken Herzkammer. Sie ist das größte arterielle Gefäß im menschlichen Körper. Von ihr stammen letztlich alle Arterien des Körpers ab. Vom Herzen ausgehend zieht sie im Brustkorb zunächst in Richtung Kopf (aufsteigender Teil, **Aorta ascendens**), um dann nach ca. 6 cm einen Bogen zu bilden (**Aortenbogen**, Arcus aortae) und in Richtung der Beine zu verlaufen (absteigender Teil, **Aorta descendens**). Ihr Verlauf ähnelt damit einem Spazierstock (▶ **Abb. 7.7**). Auf ihrem Weg in den Bauchraum muss die Aorta durch das Zwerchfell (Diaphragma) ziehen, das die Brusthöhle von der Bauchhöhle trennt. Hierzu nutzt sie eine kleine Lücke (Hiatus aorticus) im Zwerchfell. Oberhalb des Zwerchfells wird der absteigende Teil der Aorta **Brustaorta** (Aorta thoracica), unterhalb des Zwerchfells **Bauchaorta** (Aorta abdominalis) genannt.

Abgänge der Brustaorta

Bereits auf der kurzen Strecke bis zum Übergang zur absteigenden Aorta liegen einige bedeutende Arterienabgänge:

Die Herzkranzarterien (S. 130) zweigen aus der **Aorta ascendens** unmittelbar nach deren Ursprung aus dem linken Ventrikel ab. Dieser Bereich wird auch **Aortensinus** genannt.

Am Beginn des **Aortenbogens** (▶ **Abb. 7.7**) entlässt die Aorta zunächst einen Gefäßstamm (**Truncus brachiocephalicus**), der sich kurz darauf in die rechte Halsschlagader (**A. carotis communis dextra**) und die rechte Schlüsselbeinarterie (**A. subclavia dextra**) teilt. Anders verhält es sich bei der linken Halsschlagader (**A. carotis communis sinistra**) und der linken Schlüsselbeinarterie (**A. subclavia sinistra**): Sie gehen ohne gemeinsamen Gefäßstamm jeweils direkt aus dem Aortenbogen hervor (▶ **Abb. 7.7**).

Die **A. subclavia** zieht beiderseits weiter in Richtung Arm und Hand, wobei sie mehrere kleine Äste abgibt (▶ **Abb. 7.8**). Während ihres Verlaufs ändert sie ihren Namen: Im Bereich der Achsel heißt sie **A. axillaris** (Achselarterie), im Bereich des Armes dann **A. brachialis** (Oberarmarterie). Kurz nach dem Ellenbogengelenk teilt sich die A. brachialis in 2 Äste. Diese sind nach dem Unterarmknochen benannt, dem sie am nächsten liegen:

- **A. radialis:** Die Speichenarterie (S. 552) liegt daumennah an der Speiche (Radius).
- **A. ulnaris:** Die Ellenarterie liegt daumenfern nahe der Elle (Ulna).

Die rechte und die linke **A. carotis communis** teilen sich in Höhe des 4. Halswirbels in jeweils 2 Äste: die A. carotis interna und die A. carotis externa. Die Teilungsstelle wird als **Karotisgabel** (Karotisbifurkation oder Bifurcatio carotidis) bezeichnet. Die **A. carotis externa** gibt im Halsbereich verschiedene Äste ab, die zusammen mit denen der A. subclavia die Strukturen im Halsbereich (Muskeln, Organe) versorgen. Die **A. carotis interna** zieht – ohne Äste abzugeben – durch den Hals in Richtung Kopf.

Neben diesen Hauptgefäßen entlässt die Brustaorta noch kleinere Arterien, die u. a. zur Speiseröhre und zur Zwischenrippenmuskulatur ziehen.

Abgänge der Bauchaorta

Die Abgänge der Bauchaorta versorgen die Bauch- und Beckeneingeweide. Knapp unterhalb des Zwerchfells entspringt als großer Gefäßstamm der **Truncus coeliacus** („Bauchhöhlenstamm", ▶ **Abb. 7.8**). Er teilt sich nach wenigen Zentimetern in 3 Gefäße auf:

- die linke Magenarterie (A. gastrica sinistra),
- die Milzarterie (A. splenica) und
- die gemeinsame Leberarterie (A. hepatica communis).

Unterhalb des Truncus coeliacus gibt die Bauchaorta zunächst die **A. mesenterica superior** ab und im weiteren Verlauf die **A. mesenterica inferior**.

Abb. 7.7 Brustaorta mit ihren wichtigsten Abgängen.

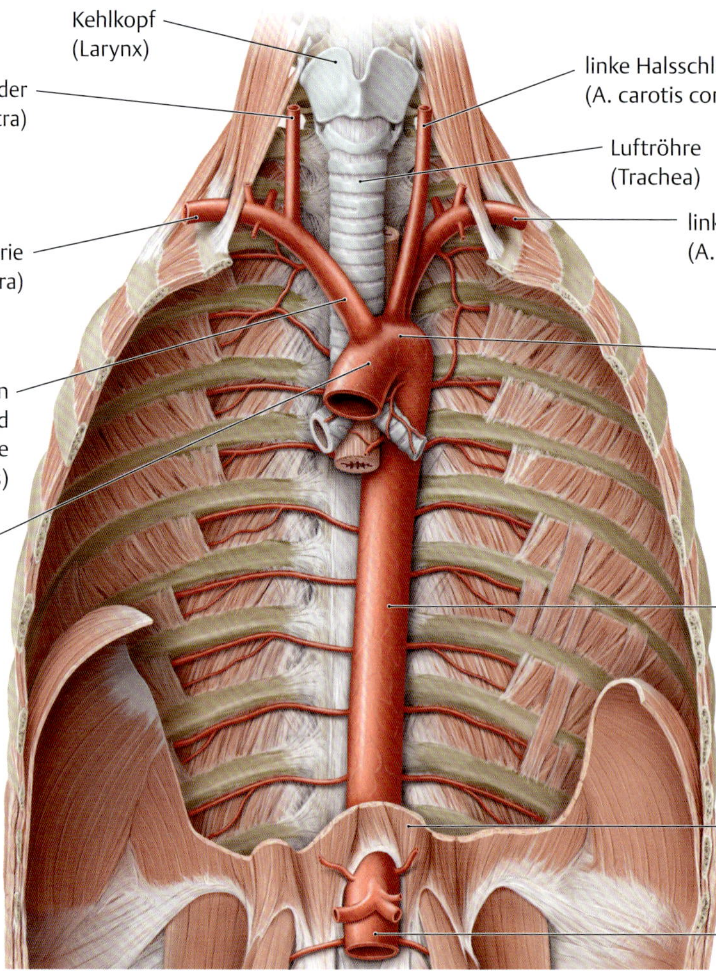

Die Brustaorta besteht aus einem aufsteigenden Teil (Aorta ascendens), dem Aortenbogen (Arcus aortae) und einem absteigenden Teil (Aorta descendens). Mit ihrem Durchtritt durch das Zwerchfell geht sie in die Bauchaorta über. *Quelle: Schünke M, Schulte E, Schumacher U. Prometheus. LernAtlas der Anatomie. Innere Organe. Illustrationen von K. Wesker und M. Voll. 6. Aufl. Stuttgart: Thieme; 2022.*

Zwischen den beiden Mesenterialarterien entspringen als kräftige paarige Gefäße die rechte und die linke **Nierenarterie** (A. renalis). Kleinere paarige Arterien ziehen zu den Nebennieren und den Ovarien bzw. Hoden.

Knapp unterhalb des Bauchnabels teilt sich die Bauchaorta dann in die rechte und die linke große Beckenarterie (**A. iliaca communis dextra** und **A. iliaca communis sinistra**) (▸ Abb. 7.8). Diese verzweigen sich kurz oberhalb der Leiste in einen äußeren (A. iliaca externa) und einen inneren Ast (A. iliaca interna), der zu den Beckenorganen zieht. Der äußere Ast verläuft über die Leiste als Oberschenkelarterie (**A. femoralis**) weiter zum Bein und in Richtung Fuß.

Ein Ast der A. illiaca interna, die Arteria uterina, zieht durch das Ligamentum latum auf Zervixhöhe zum Uterus. Die A. uterina teilt sich hier, versorgt mit kaudal abspaltenden Ästen die Vaginalregion (Rr. vaginales) und verläuft kranial unter Schlängelung und Verästelung (Arteriae helicinae) entlang des seitlichen Uterusrand zum Uterusfundus und verzweigt sich dort weiter. Um sich an das Uteruswachstum bei einer Schwangerschaft anzupassen ist besonders die Schlängelung dieser Arterien von Bedeutung [5].

Genauso wie die Armarterie gibt auch die A. femoralis im Verlauf mehrere kleinere Äste ab und wechselt ihren Namen: Im Kniebereich heißt sie A. poplitea. Sie teilt sich unterhalb des Gelenkes in 2 Äste, die vordere und die hintere Schienbeinarterie (A. tibialis anterior und A. tibialis posterior).

Blitzlicht Praxis Pulsmessung

*Einige der oben genannten Arterien können verwendet werden, um den **Puls** zu fühlen:*

- ***A. radialis:*** *Sie kann am Handgelenk getastet (S. 552) werden.*
- ***A. carotis communis:*** *Die Halsschlagader findet man wenige Zentimeter seitlich des Kehlkopfs. Da ein Griff an den Hals des zu Untersuchenden als unangenehm und bedrohlich empfunden werden kann, ist die Methode besonders für bewusstlose Menschen geeignet.*
- ***A. femoralis:*** *Die Leistenarterie wird auch Beinschlagader genannt. In der Leistengegend ist sie gut zu tasten, allerdings dringt man dabei in den Intimbereich des Menschen ein. Deshalb eignet sich diese Methode nicht zur standardmäßigen Pulskontrolle und hat eher diagnostische Bedeutung für den Arzt (z. B. um eine arterielle Verschlusskrankheit zu erkennen).*

*Die Pulsmessung kann wichtige Erkenntnisse über die **Kreislaufsituation** eines Menschen geben: Man kann feststellen, ob das Herz zu langsam (**Bradykardie**) oder zu schnell (**Tachykardie**) schlägt, und mit einiger Erfahrung auch den Blutdruck abschätzen: Lässt sich der Puls gut und kräftig tasten, liegt der obere Wert des Blutdrucks (systolisch) vermutlich über 60 mmHg. Dieser Kniff kann hilfreich sein, um grob abzuschätzen, ob ein Mensch einen Kreislaufschock erlitten hat. Er ersetzt aber nicht die Blutdruckmessung!*

Abb. 7.8 Große Arterien des Körperkreislaufs.

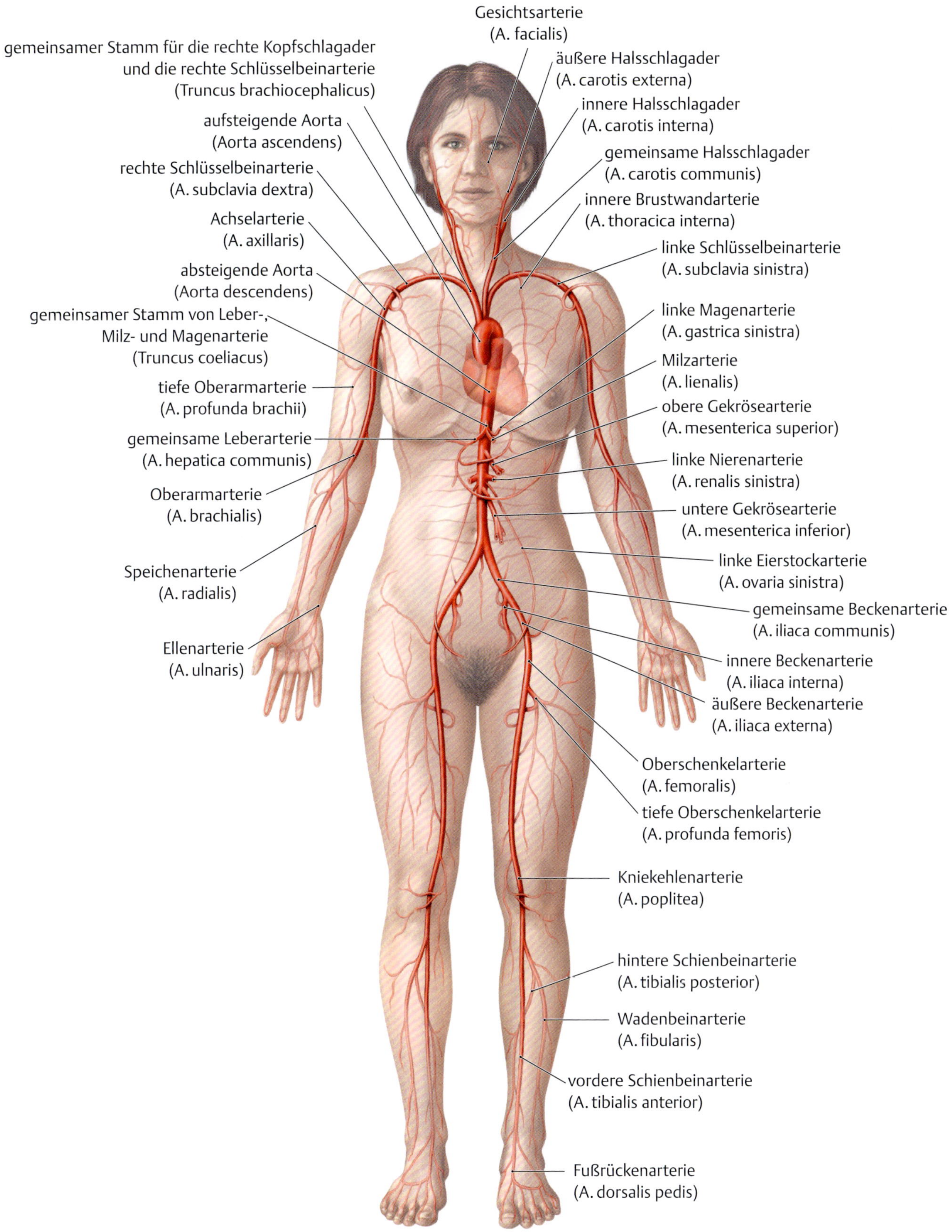

Quelle: Schünke M, Schulte E, Schumacher U. Prometheus. LernAtlas der Anatomie. Innere Organe. Illustrationen von K. Wesker und M. Voll. 6. Aufl. Stuttgart: Thieme; 2022.

ACHTUNG

*Bei der Pulsmessung an der **Halsschlagader** dürfen keine massierenden Bewegungen gemacht werden, weil sich hier Rezeptoren (S. 156) befinden, die an der Regulation des Blutdrucks beteiligt sind. Außerdem sollte **nicht** an **beiden Seiten gleichzeitig** getastet werden, da dadurch der Blutstrom zum Gehirn unterbrochen werden kann. Aber auch beim einseitigen Tasten ist v. a. bei älteren Menschen Vorsicht geboten: Sie können unter **arteriosklerotischen Veränderungen** der Halsgefäße leiden. Durch zu festes Drücken können sich Teile der Wandablagerungen (Plaques) lösen und mit dem Blutstrom in Richtung Gehirn geschwemmt werden. Verschließen sie dort ein Gefäß, ist ein Schlaganfall die Folge.*

WISSEN TO GO

Große Arterien

Die **Hauptschlagader (Aorta)** besteht aus einem aufsteigenden Teil, dem Aortenbogen und einem absteigenden Teil, der durch das Zwerchfell zieht.

Oberhalb des Zwerchfells wird sie als **Brustaorta** bezeichnet. Deren wichtigste Abgänge sind die Herzkranzgefäße zum Herzmuskel, die Halsschlagader (A. carotis) zum Kopf und die Schlüsselbeinarterie (A. subclavia) zum Arm.

Unterhalb des Zwerchfells wird sie als **Bauchaorta** bezeichnet. Sie teilt sich auf in die linke und die rechte große Beckenarterie (A. iliaca communis), die über ihre Äste die Organe des Beckens (A. iliaca interna) und die Beine (A. femoralis) mit Blut versorgen.

Der Verlauf der wichtigsten Arterien ist in ▶ **Abb. 7.8** dargestellt.

7.1.7 Große Venen des Körperkreislaufs

Die meisten Venen verlaufen als Begleitvenen parallel zu den entsprechenden Arterien (s. o.). Ins Herz zurück gelangt das Blut entweder über die obere oder die untere Hohlvene, die getrennt in den rechten Vorhof münden.

Im folgenden Abschnitt erhalten Sie einen Überblick über die wichtigsten Venen des Körperkreislaufs (▶ **Abb. 7.9**).

Obere Hohlvene (V. cava superior)

Die obere Hohlvene (V. cava superior) leitet in erster Linie das venöse Blut der Arme und des Kopfes zum Herzen (▶ **Abb. 7.9**). Sie entsteht aus dem Zusammenfluss der linken und der rechten V. brachiocephalica (s. u.).

Das tief verlaufende Venensystem des Arms entspricht mit der V. radialis, der V. ulnaris, der V. brachialis, der V. axillaris und der **V. subclavia** auf beiden Seiten den arteriellen Gefäßen.

Zusätzlich sind am Arm 2 Venen ausgebildet, die oberflächlicher – also dichter unter der Haut – und ohne entsprechende Arterie verlaufen (▶ **Abb. 7.10**):

- **V. cephalica:** Sie entsteht aus den Venen des Handrückens, zieht über die Oberseite des Unterarms und am Oberarm am Bizeps (S. 399) entlang. Im Bereich der Achsel mündet sie in die V. axillaris.
- **V. basilica:** Auch sie entsteht vorwiegend aus den Venen des Handrückens, verläuft dann aber an der Innenseite von Unter- und Oberarm, um dann in die V. brachialis zu münden.

In der Ellenbeuge sind beide Venen in der Regel über eine kurze Vene (**V. mediana cubiti**) miteinander verbunden.

Diagnostik Blutentnahme

*Die **V. mediana cubiti** ist in der Ellenbeuge gut zu sehen (▶ **Abb. 7.10**), besonders dann, wenn man das Blut am Oberarm staut. Sie wird häufig zur **Blutentnahme** und für **intravenöse Injektionen** genutzt.*

Die Vene, die der Halsschlagader (A. carotis) entspricht, ist die **Drosselvene (V. jugularis)**. Auch sie besitzt mit der V. jugularis externa und der V. jugularis interna 2 Äste. Während aber bei der Arterie beide Äste etwa gleich dick sind, ist die V. jugularis externa nur dünn ausgebildet. Sie mündet direkt in die V. subclavia, ohne ein gemeinsames Gefäß mit der V. jugularis interna zu bilden. Die **V. jugularis interna** ist die **Hauptvene** am Hals. Sie vereinigt sich mit der V. subclavia, wodurch die **V. brachiocephalica** entsteht. Die linke und die rechte V. brachiocephalica verbinden sich schließlich zur **V. cava superior**, die in den rechten Vorhof mündet.

Patho Venenstauung

*Ist die **V. jugularis interna** beim stehenden Menschen **sichtbar**, ist das ein Hinweis darauf, dass sich das Blut vor dem rechten Herzen staut. Ursache einer solchen Stauung ist eine **Rechtsherzinsuffizienz**. Im Liegen ist die Drosselvene auch bei Gesunden sichtbar.*

Blitzlicht Praxis ZVK

*Die **V. jugularis interna** wird auch verwendet, wenn größere Flüssigkeitsmengen intravenös verabreicht werden sollen. Über kleinere Venen, wie z. B. die V. mediana cubiti, würde dies wegen des geringen Gefäßdurchmessers zu lange dauern. Bei einem venösen Zugang über die V. jugularis interna spricht man von einem **zentralen Venenkatheter**.*

Über die V. azygos und die V. hemiazygos erhält die V. cava superior auch Blut aus der Bauchregion. Die **V. azygos** kommt nur auf der rechten Seite vor. Sie geht aus Venen des Bauchraums hervor, die durch das Zwerchfell ziehen und Blut der Bauchwand führen (Vv. lumbales). Die V. azygos verläuft rechts neben der Wirbelsäule, bevor sie etwa auf Höhe des 4. Brustwirbels in die V. cava superior mündet. Die **V. hemiazygos** ist ihre Entsprechung auf der linken Seite. Sie zieht auf Höhe des 8. Brustwirbels auf die rechte Seite und mündet in die V. azygos.

Untere Hohlvene (V. cava inferior)

Die untere Hohlvene (V. cava inferior) kann man als das venöse Gegenstück der Aorta descendens betrachten (▶ **Abb. 7.9**). Sie sammelt das venöse Blut aus den Körperbereichen, die unterhalb des Herzens liegen.

Die beiden Schienbeinvenen (V. tibialis anterior und V. tibialis posterior) verlaufen als Begleitvenen der entsprechenden Arterien. Sie vereinigen sich zur V. poplitea, die dann oberhalb des Knies als **V. femoralis** in Richtung Leiste zieht. Zusätzlich sind am Bein 2 größere Venen ausgebildet, die eher oberflächlich verlaufen und zu denen keine entsprechende Arterie existiert:

- **V. saphena parva:** Sie zieht vom äußeren Fußrand aus an der Rückseite des Unterschenkels entlang und mündet in die V. poplitea.
- **V. saphena magna:** Sie entsteht aus den Venen des Fußrückens und zieht vom Knöchel aus an der Innenseite des Beins nach oben. Dort vereinigt sie sich mit der V. femoralis.

Abb. 7.9 Große Venen des Körperkreislaufs.

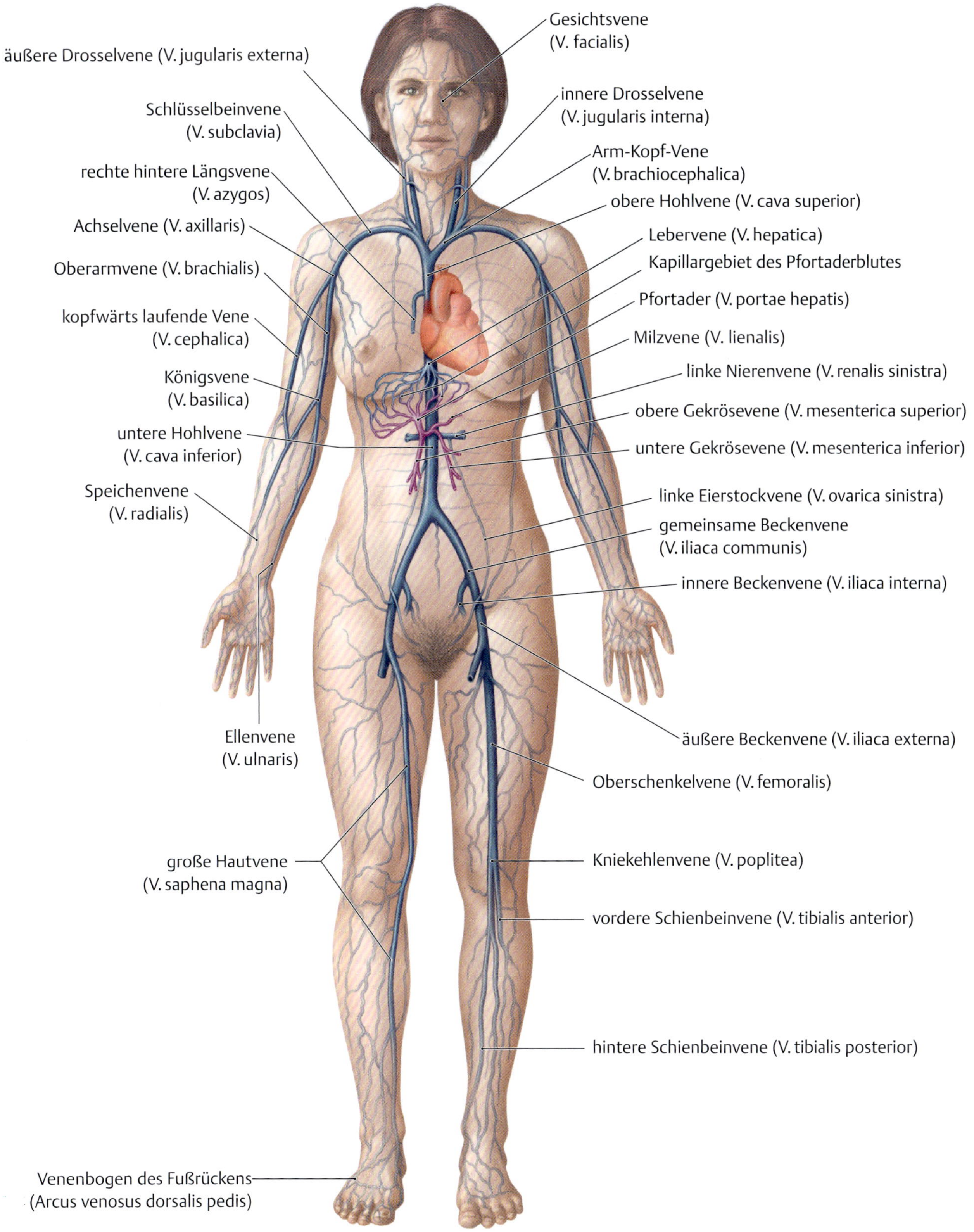

Am linken Bein ist die V. femoralis gezeigt, am rechten die V. saphena magna. Die V. saphena parva ist nicht zu sehen, da sie auf der Unterschenkelrückseite verläuft. *Quelle: Schünke M, Schulte E, Schumacher U. Prometheus. LernAtlas der Anatomie. Innere Organe. Illustrationen von K. Wesker und M. Voll. 6. Aufl. Stuttgart: Thieme; 2022.*

Abb. 7.10 Oberflächliches Venensystem des Arms.

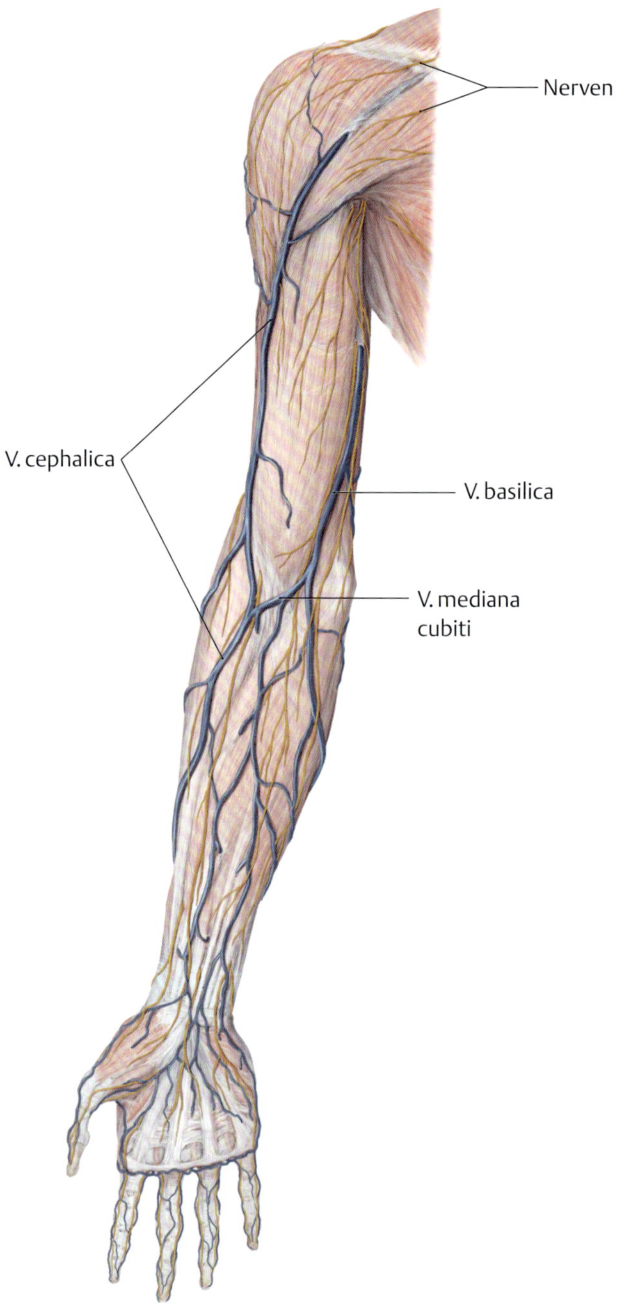

Zur V. cephalica und V. basilica gibt es keine entsprechenden Arterien. Sie verlaufen als oberflächliches Venensystem dicht unter der Haut. *Quelle: Schünke M, Schulte E, Schumacher U. Prometheus. LernAtlas der Anatomie. Allgemeine Anatomie und Bewegungssystem. Illustrationen von K. Wesker und M. Voll. 6. Aufl. Stuttgart: Thieme; 2022.*

Patho Krampfadern

*Die V. saphena magna und V. saphena parva können sackartig erweitert sein. Wegen ihres oberflächlichen Verlaufs sind sie dann häufig als stark geschlängelte, bläuliche Strukturen am Bein sichtbar. Im Volksmund spricht man dabei von **Krampfadern**, medizinisch von **Varikosis** oder von **Varizen**. Da sie Beschwerden wie z. B. ein Spannungsgefühl, Schmerzen oder Ödeme verursachen können, ist eine operative Entfernung häufig sinnvoll.*

In der Schwangerschaft besteht bei entsprechender Neigung ein erhöhtes Risiko für die Bildung von Varizen, das aber durch vorbeugendes Tragen von Stützstrümpfen verringert werden kann.

Durch die Vereinigung der V. saphena magna und der V. femoralis entsteht die **V. iliaca externa**. Sie trifft oberhalb der Leiste mit der **V. iliaca interna** zusammen, wodurch die **V. iliaca communis** entsteht. Etwa in Nabelhöhe vereinigen sich die linke und die rechte V. iliaca communis zur unteren Hohlvene (**V. cava inferior**), die in den rechten Vorhof mündet.

Kurz unterhalb des Zwerchfells münden die **Lebervenen** in die V. cava inferior. Sie führen das Blut aus den nicht paarweise angelegten Bauch- und Beckenorganen, das zuvor das Pfortadersystem (S. 211) durchlaufen hat.

Kavokavale Anastomosen

Die Vv. lumbales, aus denen die V. azygos bzw. die V. hemiazygos hervorgehen, besitzen Verbindungsgefäße zur V. iliaca communis. Diese wiederum steht mit der **V. cava inferior** in Verbindung. Damit bilden die Vv. lumbales zusammen mit der V. azygos bzw. hemiazygos, welche ja in die **V. cava superior** münden, eine venovenöse Anastomose zwischen der oberen und der unteren Hohlvene. Da diese Anastomosen zwischen den beiden Vv. cavae bestehen, werden sie als **kavokavale Anastomosen** bezeichnet.

WISSEN TO GO

Große Venen

Die meisten Venen entsprechen in ihrem Verlauf und mit ihrem Namen den jeweiligen Arterien. Der Verlauf der wichtigsten Venen ist in ▶ **Abb. 7.9** dargestellt.

Das venöse Blut der Arme und des Kopfes wird von der **oberen Hohlvene (V. cava superior)** zum Herzen transportiert, das Blut aus den Bereichen unterhalb des Herzens von der **unteren Hohlvene (V. cava inferior)**.

Wichtige Venen ohne entsprechende Arterien sind am Bein die **V. saphena magna** und die **V. saphena parva**, am Arm die **V. cephalica** und die **V. basilica**.

7.1.8 Kreislaufsystem

Wie schon in Kap. 6 erwähnt, besteht der Gesamtkreislauf aus dem Körperkreislauf und dem Lungenkreislauf (▶ **Abb. 7.11**). Der **Körperkreislauf** (großer Kreislauf) dient der Versorgung der Gewebe und Organe des Körpers. Der **Lungenkreislauf** (kleiner Kreislauf) stellt die Anreicherung des Blutes mit Sauerstoff sicher.

Die Trennung in diese beiden Kreisläufe erfolgt aber in der Entwicklung erst, wenn der Säugling nach der Geburt atmet. Während der Schwangerschaft wird die Versorgung des Fetus mit Sauerstoff über das Blut der Mutter sichergestellt, man spricht vom **Fetalkreislauf**.

Körperkreislauf

Das sauerstoffreiche Blut aus dem Lungenkreislauf erreicht über den linken Vorhof den linken Ventrikel. Dieser pumpt es durch die Aortenklappe in die Aorta und deren Abgänge. Über die sich immer weiter verzweigenden Arterien und Arteriolen gelangt das Blut in die Kapillaren, durch deren Wände der Stoffaustausch zwischen Blut und Gewebe stattfindet. Das nun sauerstoffarme, kohlendioxidreiche Blut fließt über die Venolen und kleinere Venen schließlich in die obere bzw. untere Hohlvene, die es in den rechten Vorhof und von dort durch die Trikuspidalklappe in die rechte

Abb. 7.11 Körperkreislauf und Lungenkreislauf mit Organdurchblutung.

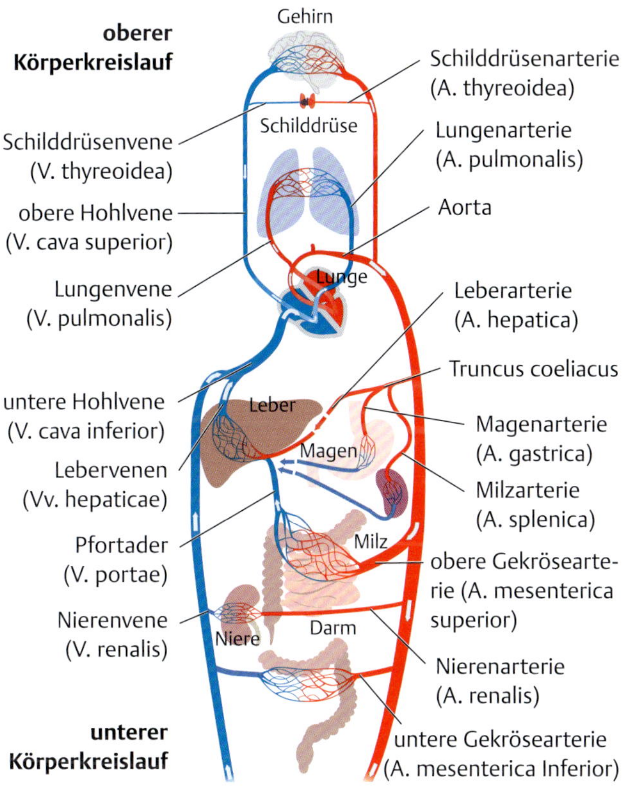

Die Pfeile geben die Strömungsrichtung des Blutes an. Die Gefäße der Gliedmaßen sind nicht dargestellt. *Quelle: Faller A, Schünke M. Der Körper des Menschen. Stuttgart: Thieme; 2016.*

Herzkammer transportiert. Von dort gelangt es in den Lungenkreislauf.

Lungenkreislauf

Der Lungenkreislauf wird im Detail beim Aufbau der Lunge (S. 174) besprochen, hier deshalb nur eine kurze Zusammenfassung: Die rechte Herzkammer pumpt das sauerstoffarme Blut durch die Pulmonalklappe in den Truncus pulmonalis. Über sich verzweigende Arterien und Arteriolen gelangt es in die Lungenkapillaren. Dort wird das Blut mit Sauerstoff angereichert und gibt Kohlendioxid ab. Über Venolen und kleinere Venen fließt das sauerstoffreiche Blut in die Lungenvenen, die es in den linken Vorhof und von dort durch die Bikuspidalklappe in die linke Herzkammer transportieren.

WISSEN TO GO

Körperkreislauf und Lungenkreislauf

Das Blut nimmt im **Körperkreislauf** folgenden Weg: linker Ventrikel → Aortenklappe → Aorta → Arterien → Arteriolen → Kapillarbett → Venolen → Venen → obere/untere Hohlvene → rechter Vorhof → Trikuspidalklappe → rechter Ventrikel.

Im **Lungenkreislauf** ist der Weg des Blutes: rechter Ventrikel → Pulmonalklappe → Truncus pulmonalis („Lungenstamm") → Lungenarterien → Arteriolen → Lungenkapillaren → Venolen → Lungenvenen → linker Vorhof → Bikuspidalklappe → linker Ventrikel.

Fetalkreislauf und Umstellung nach der Geburt

Fetalkreislauf

Das Kreislaufsystem des Kindes vor der Geburt unterscheidet sich erheblich von dem nach der Geburt. Dies liegt daran, dass das ungeborene Kind im Uterus von Fruchtwasser umgeben ist und nicht atmen kann. Das bedeutet, dass seine Lunge bei der Versorgung mit Sauerstoff keine Rolle spielt. Stattdessen wird das fetale Blut im Mutterkuchen (**Plazenta**) mit Sauerstoff angereichert. Mit der Plazenta ist der Fetus durch die **Nabelschnur** verbunden. Die Nabelschnur enthält 3 Gefäße (▸ **Abb. 7.12**):

- **1 Nabelvene:** Die Nabelvene transportiert sauerstoff- und nährstoffreiches Blut aus der mütterlichen Plazenta zum Fetus.
- **2 Nabelarterien:** Die beiden Nabelarterien transportieren Kohlendioxid und Abbauprodukte des fetalen Stoffwechsels zurück zur Plazenta.

! Merke Nabelgefäße

*Bei den Nabelgefäßen verhält es sich wie bei den Lungengefäßen: Die **Vene** führt **sauerstoffreiches** Blut, die **Arterien sauerstoffarmes**.*

Die Nabelgefäße gelangen durch den Bauchnabel in die Bauchhöhle des Fetus. Dort mündet die **Nabelvene** in die **untere Hohlvene** des Kindes, die sauerstoffarmes Blut enthält. Vorher gibt sie noch einen Ast in Richtung Leber ab. Nach Abgabe dieses Gefäßes wird die Nabelvene als **Ductus venosus** bezeichnet (▸ **Abb. 7.12**). Diese Verbindung sorgt für eine Umgehung der Leber und ermöglicht somit ein schnelleres Erreichen des sauerstoffreicheren Blutes im Hirn. Nach dem kollabieren der Nabelschnur postpartum verwächst der Ductus venosus zum Ligamentum teres hepatis.

Das Blut gelangt über die V. cava inferior in den **rechten Vorhof**, in den auch beim Fetus die **obere Hohlvene** mündet. Durch die Vermischung des Nabelvenenblutes und des Blutes der Hohlvenen entsteht **arteriell-venöses Mischblut**, d. h., der Sauerstoffgehalt liegt unter dem des Nabelvenenblutes, aber über demjenigen in den fetalen Venen. Dieser Sauerstoffgehalt, der im Vergleich zum arteriellen Blut des Erwachsenen gering ist, reicht aber für die Versorgung der fetalen Organe und Gewebe aus [11].

Vom rechten Vorhof aus kann das Blut 2 Wege einschlagen (▸ **Abb. 7.12**): Der größte Teil des Blutes strömt durch das Foramen ovale (S. 127) direkt in den linken Vorhof, von dort in die linke Kammer und weiter in den Körperkreislauf. Dies garantiert die Versorgung des Hirns mit sauerstoffreichem Blut. Ein kleinerer Teil fließt in den rechten Ventrikel und weiter über den Truncus pulmonalis in die Lungenarterie. Von dort gelangt es dann aber nicht in die Lunge, sondern über eine abkürzende Gefäßverbindung direkt in die Aorta und weiter in den Körperkreislauf. Diese Gefäßverbindung wird **Ductus arteriosus Botalli** genannt. Sowohl der Weg durch das Foramen ovale als auch der über den Ductus arteriosus Botalli führen damit das Blut an der Lunge vorbei. Grund dafür ist, dass in den Lungengefäßen ein hoher Druck herrscht, da die Lunge noch nicht entfaltet ist.

! Merke Fetaler Kreislauf

*Der beim Fetus vorherrschende Kreislauf ist der **Körperkreislauf**, der vom linken und rechten Herzen **gleichermaßen** angetrieben wird.*

Abb. 7.12 Fetaler und kindlicher Kreislauf.

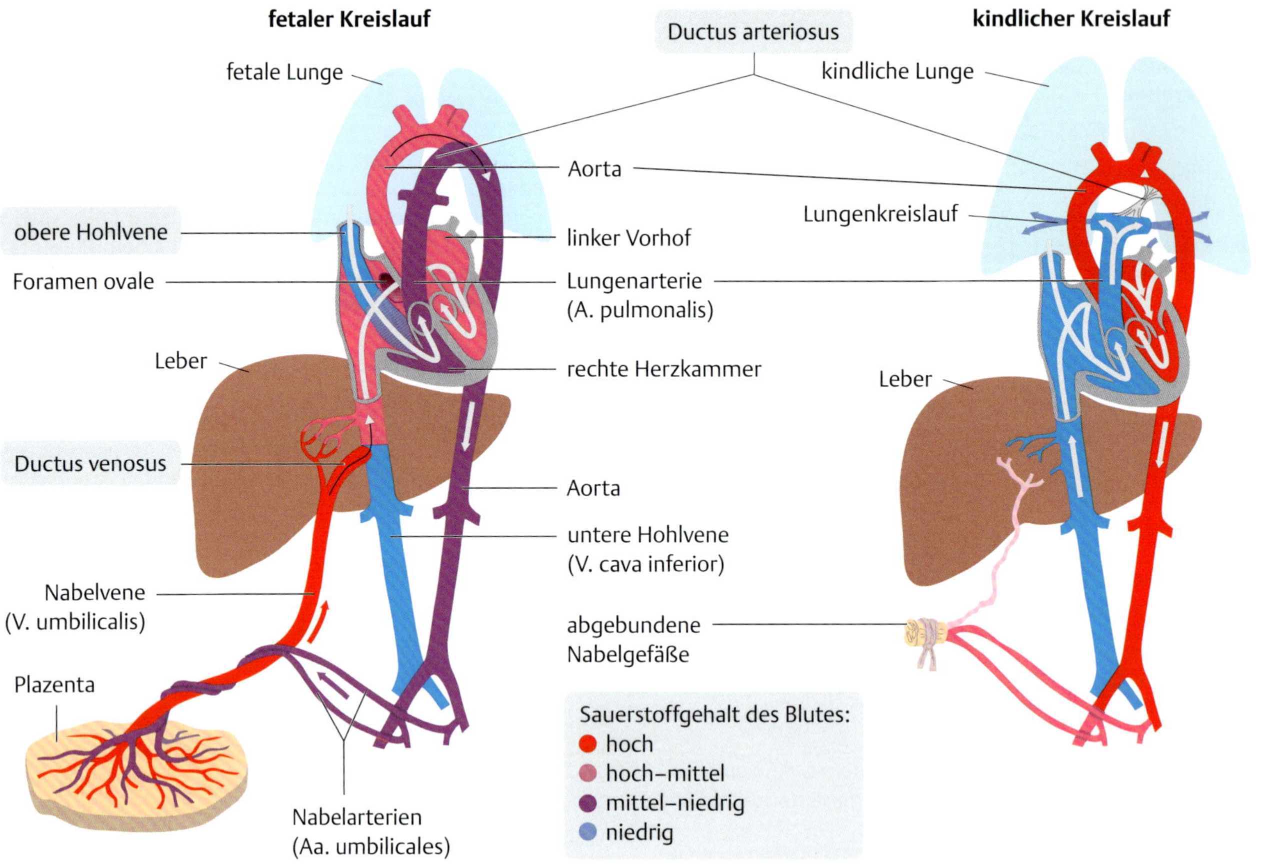

Nach der Geburt verschließen sich das Foramen ovale und der Ductus arteriosus Botalli. Letzterer bleibt als Band erhalten (Ligamentum arteriosum Botalli). *Quelle: Schwegler JS, Lucius R. Der Mensch – Anatomie und Physiologie. Stuttgart: Thieme; 2016.*

Nur ein sehr geringer Anteil des Blutes fließt durch die Lunge zurück zum linken Herzen. Dieser minimale Lungenkreislauf reicht für die Eigenversorgung und Entwicklung des Lungengewebes aus.

Die fetale Aorta zieht wie beim Erwachsenen in den Bauchraum und zweigt sich ebenfalls in ein linke und rechte A. iliaca communis auf, die sich wiederum in je eine A. iliaca interna und externa teilen. Von der rechten und der linken **A. iliaca interna** gehen die **Nabelarterien** ab, die über den Nabel aus dem Bauchraum austreten und in der Nabelschnur zur Plazenta verlaufen. Dort wird das Blut wieder mit Sauerstoff angereichert (▸ **Abb. 7.12**). Das Blut, das nicht in Richtung Plazenta abzweigt, sondern in der A. iliaca weiterfließt, gelangt über die Kapillaren in die untere Hohlvene und vermischt sich in deren Verlauf wieder mit dem sauerstoffreichen Blut der Nabelvene.

Umstellung nach der Geburt

Mit der Geburt beginnt die Umstellung des fetalen Kreislaufs auf Körper- und Lungenkreislauf. Mit den ersten Schreien nach der Geburt und Einsetzen der Atmung entfaltet sich die Lunge. Dadurch sinkt der Widerstand in den Lungengefäßen und ihr Blutfluss nimmt zu. Infolgedessen gelangt mehr Blut über die Lungenvenen in den linken Vorhof, der Druck steigt dort an und das Foramen ovale schließt sich. Der Ductus arteriosus Botalli ist ebenfalls nicht mehr notwendig. Seine Wandmuskulatur zieht sich zusammen, sodass er nicht mehr von Blut durchflossen wird. Im Laufe des 1. Lebensjahres wandelt er sich in eine bandartige Struktur (Ligamentum arteriosum Botalli) um (▸ **Abb. 7.12**).

Blitzlicht Praxis Abnabeln

Nach Stiefel et al. ([20]) sollte sich der Zeitpunkt des Abnabelns am Einsetzen und der Regelmäßigkeit der Atmung sowie der Kreislaufstabilität des Neugeborenen orientieren, weniger an festgesetzten Zeitangaben in Minuten. Das sofortige Abnabeln ist aus physiologischer Sicht meist unnötig und vermeidbar: Das fetoplazentare System ist in sich geschlossen. Beim sofortigen Abnabeln kommt es beim Neugeborenen zu einem Verlust an Blutvolumen (ca. 20–40 %).

Unabhängig vom praktizierten Abnabeln kommt es postpartal zu einem natürlichen Kollabieren der Nabelschnur durch den durch die Kreislaufumstellung bedingten intraversalen Druckabfall, den CO_2-Abfall im neonatalen Blut und den durch die Temperaturdifferenz entstehenden Kältereiz [2].

WISSEN TO GO

Fetaler Kreislauf

Der **Fetalkreislauf** unterscheidet sich vom Kreislauf des Neugeborenen hauptsächlich dadurch, dass die Lunge umgangen wird: Plazenta (sauerstoffreiches Blut) → Nabelvene → untere Hohlvene (arteriell-venöses Mischblut) → rechter Vorhof → 2 Möglichkeiten:
- → **Foramen ovale** → linker Vorhof → linker Ventrikel → Aorta
- → rechter Ventrikel → Lungenarterie → **Ductus arteriosus Botalli** → Aorta

Aus der Aorta fließt das Blut weiter in den Körperkreislauf. Ein Teil gelangt über die Nabelarterien zurück zur Plazenta, der andere Teil bleibt im fetalen Blutgefäßsystem und erreicht die untere Hohlvene.

Nach der Geburt schließen sich das Foramen ovale und der Ductus arteriosus Botalli, und der Lungenkreislauf nimmt seine Funktion auf.

7.1.9 Regulation der Organdurchblutung

Der Blutfluss ist nicht gleichmäßig über die Organe verteilt. In Ruhe erhält beispielsweise die Niere mit etwa 1200 ml/min rund 20 % des Herzzeitvolumens (S. 137), während die Leber mit ca. 500 ml/min nur von etwa 9 % des Herzzeitvolumens durchströmt wird (▶ Abb. 7.13). Diese Ruheverteilung gilt aber nicht immer. Von ihr muss abgewichen werden, wenn der Sauerstoff- und damit der Blutbedarf einzelner Organe steigt bzw. sinkt. Dies kommt z. B. beim Sport vor, wenn die Muskulatur und die Haut stärker durchblutet werden müssen. Auch nach einer Mahlzeit verändert sich die Organdurchblutung: Das Verdauungssystem steigert seine Aktivität und erhält mehr Blut, während die Gehirndurchblutung abnimmt.

Abb. 7.13 Ruhedurchblutung der Organe.

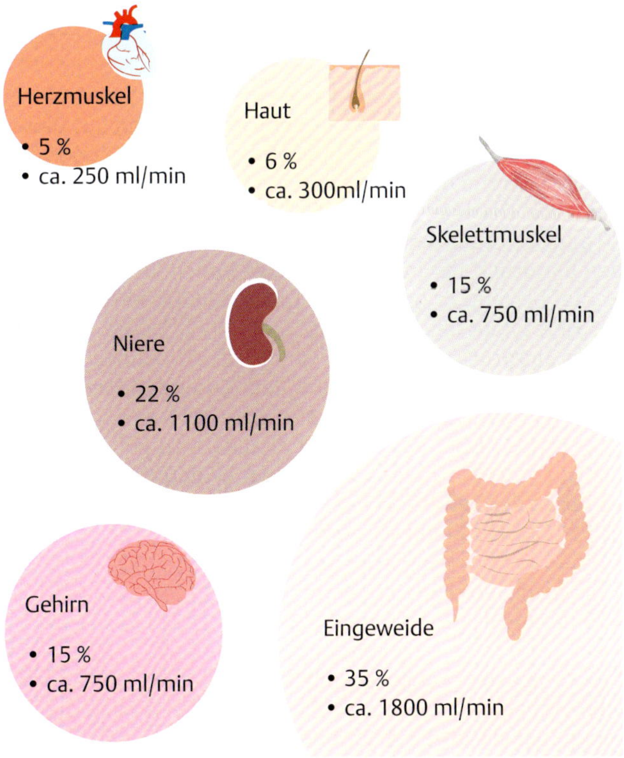

Die Prozentwerte geben an, welchen Anteil des Herzzeitvolumens das jeweilige Organ erhält. *Quelle: Endspurt Vorklinik Physiologie 1. Stuttgart: Thieme; 2017.*

Müde nach dem Mittagessen? Die Umstellung der Durchblutung ist der Grund dafür. Nicht umsonst heißt es „Nach dem Essen sollst du ruhen …“

Reguliert wird die Durchblutung der einzelnen Organe durch die Widerstandsgefäße (S. 145), also Arterien vom muskulären Typ, die dem Kapillarnetz des jeweiligen Organs vorgeschaltet sind. Die Widerstandsgefäße können auf 2 Arten reagieren (▶ Abb. 7.14):
- **Vasodilatation:** Hierunter versteht man die Weitstellung des Gefäßes. Sie wird erreicht, indem sich die Muskelschicht des Gefäßes entspannt. Dadurch vergrößert sich das Gefäßlumen und mehr Blut kann durch die Arterie strömen. Die **Durchblutung** des Organs **steigt**.
- **Vasokonstriktion:** Hierunter versteht man die Engstellung des Gefäßes. Dazu kontrahiert sich die Muskelschicht des Gefäßes, wodurch das Gefäßlumen eingeengt wird. Es kann nur noch eine geringere Blutmenge durch das Gefäß fließen, wodurch die **Durchblutung** des Organs **sinkt**.

Die Veränderung des Gefäßlumens durch die Muskelschicht wird insgesamt auch als **Vasomotorik** bezeichnet.

Vasokonstriktion und -dilatation spielen auch dann eine Rolle, wenn es zu Blutdruckschwankungen im Körperkreislauf kommt, sich die Organdurchblutung aber nicht ändern soll. Stiege z. B. der Blutdruck und bliebe der Durchmesser des Gefäßlumens gleich, würde mehr Blut im gleichen Zeitraum durch das Widerstandsgefäß strömen und die Organdurchblutung zunehmen. Dadurch, dass sich das Gefäß verengt, wird dem entgegengewirkt, und die Organdurchblutung bleibt konstant.

Damit es aber überhaupt zur Vasodilatation oder -konstriktion kommt, muss dem Gefäß ein Signal gegeben werden, auf das es dann reagiert. Dieses Signal kann entweder direkt aus der Umgebung des Gefäßes stammen (**lokale Regulationsmechanismen**) oder von anderen Körperregionen ausgesendet werden (**zentrale Regulationsmechanismen**).

Abb. 7.14 Vasomotorik.

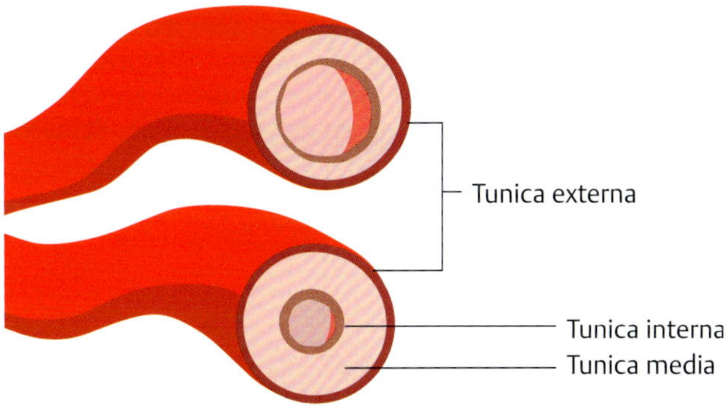

Durch Entspannung der Muskelschicht (Tunica media) kommt es zur Weitstellung des Gefäßes, durch Anspannung zur Engstellung. *Quelle: I care Anatomie, Physiologie. 2., aktualisierte Auflage. Stuttgart: Thieme; 2020.*

Lokale Regulationsmechanismen

Zu den lokalen Regulationsmechanismen zählen:

Stoffwechselprodukte • Wenn die Organdurchblutung zu gering für den aktuellen Bedarf des Organs ist, reichern sich Abbauprodukte des Stoffwechsels (z. B. Laktat) in der Umgebung des Gefäßes an. Außerdem steigt die Kohlendioxidkonzentration. Stoffwechselprodukte sind insbesondere im Gehirn, im Herzmuskel und in der Lunge an der Auslösung einer **Vasodilatation** beteiligt.

Chemische Substanzen • Sie werden direkt vom Gefäßendothel freigesetzt. Je nach Substanz können sie gefäßerweiternd oder gefäßverengend wirken. Der wichtigste **Vasodilatator** ist Stickstoffmonoxid (NO), auch Histamin (S. 259) wirkt gefäßerweiternd. Einen **vasokonstriktorischen** Effekt hat z. B. das von Thrombozyten freigesetzte Thromboxan. Auch durch Medikamente, wie z. B. Nitrolingualspray, können diese Regulationsmechanismen beeinflusst werden.

Myogene Autoregulation • Die Muskulatur der Gefäßwand reagiert auf ihre Dehnung damit, dass sie sich zusammenzieht (**Bayliss-Effekt**). Zu einer Dehnung der Gefäßwand kommt es, wenn der Blutdruck steigt. Das Gefäß reagiert dann mit seiner **Engstellung**. Dieser Mechanismus kommt zum Tragen, wenn die Organdurchblutung konstant gehalten werden soll (s. o.). Er spielt insbesondere in der Niere und im Gehirn eine Rolle. Auch in den Beinvenen ist er wichtig, wenn beim Übergang vom Liegen zum Stehen das Blut der Schwerkraft folgend in die Beine fließen will.

ACHTUNG

*Die **Lungengefäße** reagieren anders als andere Gefäße: Sie antworten auf eine **Druckerhöhung** mit einer **Vasodilatation!***

Zentrale Regulationsmechanismen

Als Signale, die nicht aus der unmittelbaren Umgebung des Gefäßes stammen, kommen Hormone und Nervenimpulse infrage.

Hormone • Die Vasomotorik kann durch Adrenalin, Noradrenalin und Angiotensin II beeinflusst werden. **Adrenalin** und **Noradrenalin** stammen beide aus dem Nebennierenmark (S. 276). Ob sie gefäßerweiternd oder -verengend wirken, ist abhängig von ihrer Konzentration und dem jeweiligen Organ. Angiotensin II (S. 242) hat einen **vasokonstriktorischen** Effekt.

Nervale Steuerung • Hier spielt hauptsächlich der **Sympathikus** eine Rolle. Er kann – abhängig von dem am Gefäß ausgeprägten Rezeptortyp (S. 442) – vasokonstriktorisch oder vasodilatorisch (z. B. an der Skelettmuskulatur) wirken. Der **Parasympathikus** ist vor allem an den Gefäßen der Schwellkörper der Genitalien (S. 515) von Bedeutung.

WISSEN TO GO

Organdurchblutung

Die Organdurchblutung wird über die **Vasomotorik** dem aktuellen Bedarf angepasst. Dabei gilt prinzipiell:
- Vasodilatation (Gefäßweitstellung) → Durchblutung steigt
- Vasokonstriktion (Gefäßengstellung) → Durchblutung sinkt

Die Gefäßmuskulatur wird dabei durch **lokale** (Stoffwechselprodukte, chemische Substanzen, Gefäßwanddehnung) und **zentrale** (Hormone, Sympathikus) Regulationsmechanismen gesteuert.

7.1.10 Regulation des Blutdrucks

Unter Blutdruck versteht man die Kraft, die das zirkulierende Blut auf die Gefäßwände ausübt. Er liegt im Hochdrucksystem deutlich über dem Druck im Niederdrucksystem (S. 140). Da der Blutdruck dafür verantwortlich ist, dass alle Organe und Gewebe ausreichend mit Blut versorgt werden, ist die Regulation des Blutdrucks für den Körper von großer Bedeutung.

Patho **Hypo- und Hypertonie**

*Ein zu niedriger Blutdruck wird **Hypotonie**, ein zu hoher Blutdruck **Hypertonie** genannt. Beide Zustände können gesundheitliche Folgen haben. Bei einem starken Absinken des Blutdrucks werden die Organe nicht ausreichend mit Blut versorgt. Insbesondere das Gehirn reagiert darauf empfindlich, Schwindel, Sehstörungen oder Ohnmachtsanfälle können die Folge sein. Ist der Blutdruck dagegen dauerhaft zu hoch, kommt es zu einer starken Belastung der Gefäße und des linken Herzens, woraus eine Herzinsuffizienz entstehen kann. Von einer Hypertonie spricht man bei Werten über 140/90 mmHg ([23]).*

Wird von Blutdruck gesprochen, ist meist der Blutdruck in den **größeren Arterien des Körperkreislaufs** gemeint. Dieser wird immer durch 2 Werte beschrieben, wobei der erste den Druck während der Systole und der zweite den Druck während der Diastole angibt. Als Normalwert gilt etwa 120/80 mmHg. Unter dem **zentralen Venendruck** versteht man den Blutdruck, der in den herznahen Venen und im rechten Vorhof besteht. Er liegt relativ unbeeinflusst von der Phase des Herzzyklus bei 2–4 mmHg.

Der Blutdruck ist abhängig vom Herzzeitvolumen (S. 137), von der **Gesamtblutmenge** und dem **Gesamtwiderstand** aller arteriellen Gefäße, wobei sich der Gefäßwiderstand mit dem Durchmesser des Gefäßes verändert. Es gilt: Je kleiner der Durchmesser, desto größer ist der Widerstand und umso höher ist der Blutdruck. Der Körper hat also generell 3 Möglichkeiten, den Blutdruck zu beeinflussen:
- Änderung der Herzfrequenz,
- Änderung des Blutvolumens,
- Änderung des Gefäßdurchmessers.

Dafür muss aber zunächst vom Körper erkannt werden, dass eine Anpassung des Blutdrucks überhaupt notwendig ist. Dies geschieht über 3 Arten von Messfühlern (▶ **Abb. 7.15**):
- Die **Pressorezeptoren** (Barorezeptoren) liegen in den Wänden des Aortenbogens und der Karotisgabel. Sie messen sehr exakt **Änderungen in der Gefäßwanddehnung**, die durch Blutdruckschwankungen verursacht werden.

Abb. 7.15 Messfühler für den Blutdruck.

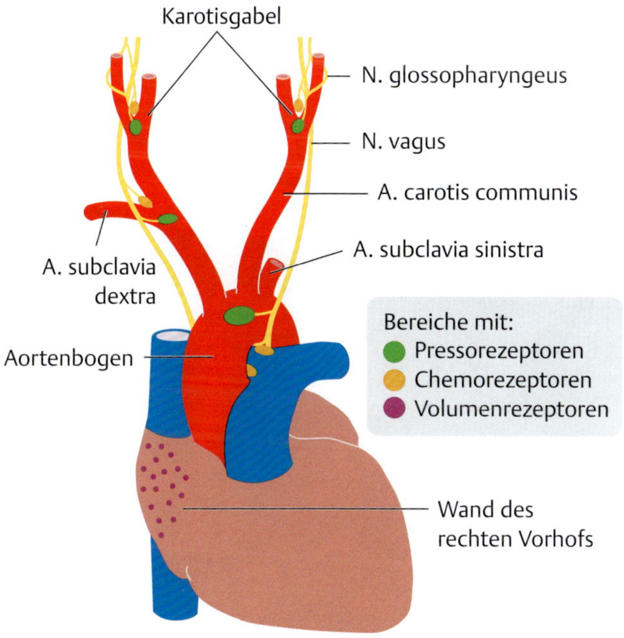

Die Pressorezeptoren und die Volumenrezeptoren messen die Dehnung von Gefäß- bzw. Vorhofwand, die Chemorezeptoren nehmen Änderungen im Sauerstoff- und Kohlendioxidgehalt des Blutes wahr. *Quelle: Behrends JC et al. Duale Reihe Physiologie. Stuttgart: Thieme; 2016.*

- Nach dem Prinzip der Pressorezeptoren arbeiten auch die **Volumenrezeptoren** in der Wand des rechten Vorhofs. Sie sprechen auf eine vermehrte Dehnung der Vorhofwand an.
- Über einen anderen Funktionsmechanismus verfügen die **Chemorezeptoren**. Sie messen neben dem Sauerstoff- und Kohlendioxidgehalt auch den pH-Wert im Blut des Aortenbogens und an der Aufteilung der A. carotis communis. Zwar ermitteln sie dadurch nicht direkt den Blutdruck, nehmen dafür aber wahr, wenn ein erhöhter Sauerstoffbedarf herrscht.

Bei der Blutdruckregulation werden kurz- und längerfristige Anpassungsmechanismen unterschieden.

Kurzfristige Blutdruckregulation

Die kurzfristige Blutdruckregulation erfolgt innerhalb weniger Sekunden. Sie läuft immer dann ab, wenn plötzliche Änderungen des Blutdrucks eintreten (z. B. bei einem Positionswechsel vom Liegen zum Stehen). Sie wird hauptsächlich über die Pressorezeptoren vermittelt, weshalb die Reaktion auch als **Pressorezeptorenreflex** bezeichnet wird.

Bei einem **Blutdruckanstieg** werden die Pressorezeptoren in der Gefäßwand aktiviert und senden über Nervenbahnen Impulse an das Kreislaufzentrum im Hirnstamm (S. 419). Das führt dazu, dass die Aktivität des Sympathikus abnimmt. Somit schwächt sich seine Wirkung auf das Herz (S. 138) und das Gefäßsystem (s. o.) ab, und es kommt zu einem Absinken der Herzfrequenz und einer Weitstellung der Gefäße und damit einer Abnahme des Gefäßwiderstands. Der Blutdruck sinkt wieder.

Registrieren die Pressorezeptoren das Gegenteil, nimmt – wieder über das Kreislaufzentrum – die Aktivität des Sympathikus zu. Bei einem **Blutdruckabfall** kommt es also zur Erhöhung der Herzfrequenz und zur Engstellung der Gefäße, wodurch der Gefäßwiderstand zunimmt. Der Blutdruck steigt wieder.

Längerfristige Blutdruckregulation

Die längerfristige Blutdruckregulation beruht hauptsächlich auf einer Veränderung der Gesamtblutmenge und einer Vasokonstriktion. Diese Effekte werden über verschiedene Mechanismen erreicht.

Achtung

Präeklampsie

*Ein **erhöhter diastolischer Wert** kann auf eine beginnende Präeklampsie hindeuten [20].*

Renin-Angiotensin-Aldosteron-System (RAAS)

Das Renin-Angiotensin-Aldosteron-System (S. 242) ist maßgeblich an der längerfristigen Blutdruckregulation beteiligt. Es wird aktiviert, wenn die **Nierendurchblutung** infolge eines generellen Blutdruckabfalls **sinkt**, und führt über die Freisetzung von Renin zur Bildung von **Angiotensin II**. Dieses wiederum wirkt hauptsächlich über 2 Mechanismen: Zum einen hat es selbst einen stark **vasokonstriktorischen Effekt**, sodass sich der Gefäßwiderstand erhöht und der Blutdruck steigt. Zum anderen bewirkt es die Freisetzung von Aldosteron (S. 278) aus der Nebenniere. Dieses Hormon führt dazu, dass weniger Natrium von der Niere ausgeschieden wird. Da die Wasser- an die Natriumausscheidung gekoppelt ist, wird verstärkt Wasser im Körper zurückbehalten. Das hat zur Folge, dass das Blutvolumen zunimmt und der Blutdruck steigt.

Antidiuretisches Hormon (ADH)

Melden die Volumenrezeptoren eine geringere Füllung des rechten Vorhofs, also einen Blutdruckabfall, wird vom Hypothalamus (S. 265) verstärkt das Antidiuretische Hormon (ADH) freigesetzt. ADH bewirkt, dass die **Flüssigkeitsausscheidung** über die Niere **sinkt** und damit das Blutvolumen zunimmt. Infolgedessen steigt auch der Blutdruck. In höheren Konzentrationen wirkt ADH zudem vasokonstriktorisch. Daher rührt auch sein vor allem früher verwendeter Name Vasopressin.

Das Gegenteil geschieht, wenn die Volumenrezeptoren einen Blutdruckanstieg erkennen. Dann kommt es zu einer verminderten ADH-Freisetzung und die Niere scheidet mehr Flüssigkeit aus. Das Blutvolumen sinkt und der Blutdruck fällt. Die Regulation des Blutdrucks über ADH wird auch als **Henry-Gauer-Reflex** bezeichnet.

Neben dem Volumenmangel bewirken auch eine erhöhte Natriumkonzentration im Blut und – in geringerem Maße – Angiotensin II die Freisetzung von ADH.

Natriuretische Peptide (ANP und BNP)

Auch bei der Blutdruckregulation über Natriuretische Peptide spielt die Dehnung der Vorhofwand eine Rolle: In den Kardiomyozyten des Vorhofs – insbesondere in den Herzohren (S. 127) – werden das Atriale Natriuretische Peptid (ANP) und geringe Mengen des B-Typ Natriuretische Peptid (BNP) gebildet. Sie werden freigesetzt, wenn die Vorhofwand wegen eines erhöhten Blutvolumens gedehnt wird. Der Hauptanteil des BNP stammt aus den Kammermyozyten. Beide Hormone bewirken an Gefäßen eine **Vasodilatation**. Außerdem hemmen sie in der Nebenniere die Freisetzung von Aldosteron (s. o.). Infolgedessen steigt die Ausscheidung von Natrium und Wasser über die Niere. Beide Effekte führen zur Blutdrucksenkung.

WISSEN TO GO

Blutdruckregulation

Der Blutdruck ist die Kraft, die das Blut auf die Gefäßwand ausübt. Er ist abhängig von der **Herzfrequenz**, dem **Gesamtblutvolumen** und dem **Gefäßwiderstand** der Arterien (kleiner Durchmesser = großer Widerstand = höherer Blutdruck).

Der Körper ermittelt den Blutdruck mithilfe dreier Messsysteme: **Pressorezeptoren** (Aortenbogen und Karotisgabel), **Volumenrezeptoren** (rechter Vorhof) und **Chemorezeptoren** (Aortenbogen und Karotisgabel). Wird eine Abweichung vom Soll-Wert festgestellt, setzen Mechanismen zur Blutdruckregulation ein:

- **Pressorezeptorenreflex:** Er dient der kurzfristigen Blutdruckregulation. Bei Blutdruckabfall wird der **Sympathikus** aktiviert und der Blutdruck steigt. Bei Blutdruckanstieg wird der Sympathikus gehemmt und der Blutdruck sinkt.
- **RAAS:** Wenn die Nierendurchblutung sinkt, wird **Angiotensin II** gebildet. Es wirkt direkt vasokonstriktorisch und bewirkt zusätzlich die Freisetzung von **Aldosteron**. Dessen Effekt ist eine verringerte Ausscheidung von Natrium und Wasser, das Blutvolumen steigt und damit auch der Blutdruck.
- **ADH:** Sinkt der Blutdruck, wird ADH (Antidiuretisches Hormon) ausgeschüttet. Dadurch sinkt die Flüssigkeitsausscheidung über die Niere, das Blutvolumen steigt und damit auch der Blutdruck.
- **ANP und BNP:** Das Atriale und das B-Typ Natriuretische Peptid werden bei Blutdrucksteigerung ausgeschüttet. Sie bewirken eine Vasodilatation und hemmen die Freisetzung von Aldosteron. Der Blutdruck sinkt.

7.2 Lymphgefäßsystem

In diesem Kapitel werden nur die Lymphgefäße und die Lymphflüssigkeit besprochen. Näheres zu den Lymphknoten und den lymphatischen Organen (Milz, Thymus, Mandeln, MALT) ist im Kap. 12.3 zu finden. Eine Übersicht bietet ▶ Abb. 12.13.

7.2.1 Aufgaben

Pro Tag entstehen insgesamt **2–3 l** Lymphflüssigkeit (S. 146). Neben der Lymphflüssigkeit enthält das Interstitium Stoffe (z. B. Proteine), die nicht über den Blutweg abtransportiert werden können, weil sie z. B. aufgrund ihrer Größe nicht durch die Lücken der Kapillarwand passen. Beides zusammen wird als **Lymphe** bezeichnet. Aufgabe der Lymphgefäße ist es, die Lymphe aus dem **Gewebe** durch die Lymphknoten in das **venöse Blut** zu leiten.

7.2.2 Lymphgefäßarten

Im Gegensatz zum Blutgefäßsystem handelt es sich beim Lymphgefäßsystem **nicht** um einen geschlossenen Kreislauf: Die Lymphgefäße beginnen frei im Gewebe, vereinigen sich zu immer größeren Gefäßen und münden schließlich in das venöse Blutgefäßsystem. Dabei liegen sie meist in unmittelbarer Nachbarschaft größerer Venen.

Abb. 7.16 Lymphkapillaren.

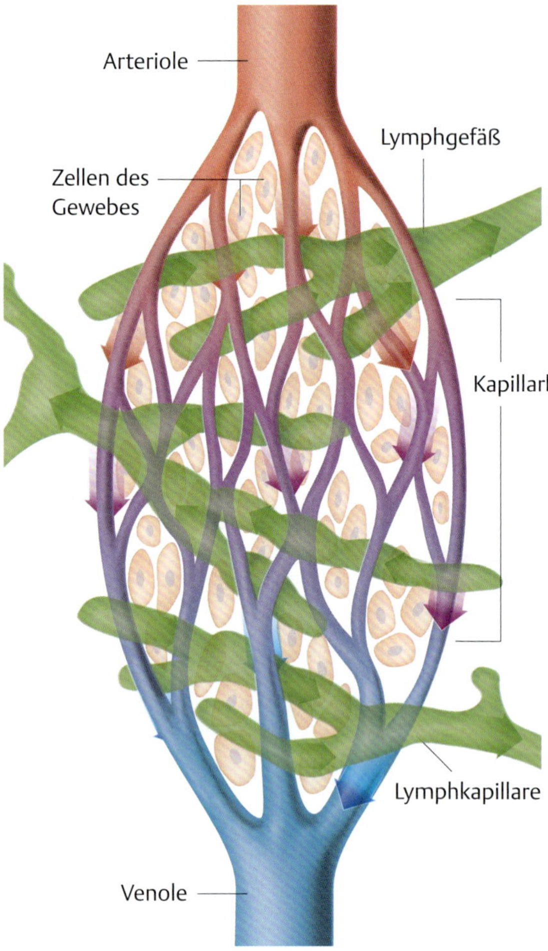

Die Lymphkapillaren beginnen im Gewebe und nehmen die anfallende Lymphe auf. *Quelle: Aumueller G et al. Duale Reihe Anatomie. Stuttgart: Thieme; 2017.*

Wie das Blutgefäßsystem besteht auch das Lymphgefäßsystem aus kleinen und großen Gefäßen:

Lymphkapillaren

Die Lymphkapillaren bilden den Beginn des Lymphgefäßsystems. Daher werden sie auch **initiale Lymphgefäße** genannt. Sie beginnen stark verzweigt im Zwischenzellraum des Organs und nehmen die Lymphe direkt auf (▶ Abb. 7.16). An ihren Enden sind sie geschlossen, die Lymphe nehmen sie über ihre Gefäßwand auf. Im Knorpel, im Knochenmark und im Zentralnervensystem kommen keine Lymphkapillaren vor.

Lymphgefäße

Mehrere Lymphkapillaren vereinigen sich zu sog. **Präkollektoren**. Sie sind vergleichbar mit Arteriolen und verbinden sich in ihrem Verlauf zu größeren Lymphgefäßen, den **Kollektoren**. Im Verlauf größerer Lymphgefäße befinden sich **Lymphknoten** (▶ Abb. 7.17), die prüfen, ob die Lymphe Krankheitserreger enthält. Die Lymphe passiert mindestens einen Lymphknoten, bevor sie über die Lymphstämme in eine Vene einmündet.

Abb. 7.17 Lymphabfluss.

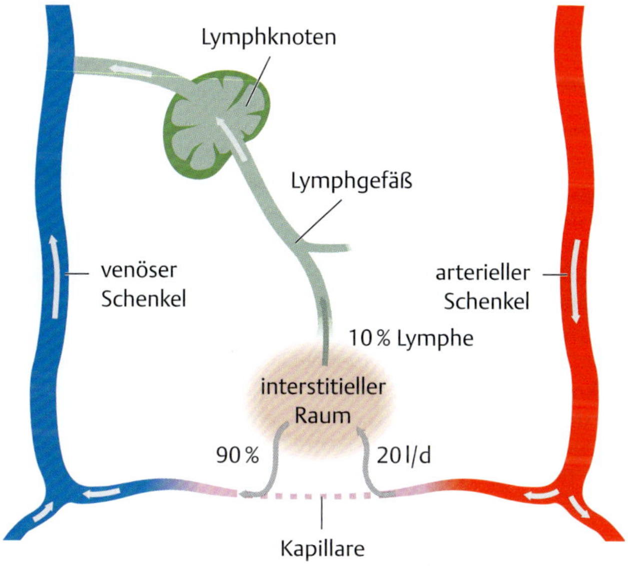

An den Blutkapillaren tritt Flüssigkeit ins Gewebe aus. 90 % davon werden wieder aufgenommen, der Rest fließt als Lymphe über mindestens einen Lymphknoten ins venöse Blutsystem. *Quelle: Schünke M, Schulte E, Schumacher U. Prometheus. LernAtlas der Anatomie. Innere Organe. Illustrationen von K. Wesker und M. Voll. 4. Aufl. Stuttgart: Thieme; 2014.*

Lymphstämme

Die Lymphgefäße vereinigen sich zu den Lymphstämmen (▶ **Abb. 7.18**). Auf jeder Körperseite sind 5 große Lymphstämme angelegt:

- **Truncus lumbalis:** Er führt die Lymphe aus Bein und Becken.
- **Truncus intestinalis:** Er führt die Lymphe aus Darm, Leber und Milz.
- **Truncus bronchomediastinalis:** Er sammelt die Lymphe aus dem oberen Brustraum.
- **Truncus subclavius:** Er führt die Lymphe aus dem Arm.
- **Truncus jugularis:** Er sammelt die Lymphe aus Kopf und Hals.

Die 3 rechten Lymphstämme, die Lymphe aus Regionen oberhalb des Zwerchfells führen (rechter Truncus bronchomediastinalis, rechter Truncus subclavius und rechter Truncus jugularis), vereinigen sich zu einem der beiden Hauptlymphstämme, dem **Ductus lymphaticus dexter** (▶ **Abb. 7.18**). Er mündet dort, wo sich die rechte V. jugularis interna und die rechte V. subclavia zur rechten V. brachiocephalica verbinden. Diese Stelle wird auch als **rechter Venenwinkel** bezeichnet.

Die übrigen 7 Lymphstämme fließen zum zweiten, größeren Hauptlymphstamm, dem **Milchbrustgang (Ductus thoracicus)**, zusammen. Dieser beginnt im Gegensatz zum Ductus lymphaticus dexter bereits im Bauchraum. Dort entsteht durch den Zusammenfluss der 4 Lymphstämme, die die Lymphe aus dem Bauchraum, dem Becken und den Beinen führen (rechter und linker Truncus lumbalis und rechter und linker Truncus intestinalis), in Höhe der ersten beiden Lendenwirbel die **Lendenzisterne (Cisterna chyli)**. Ausgehend von der Lendenzisterne zieht der Milchbrustgang zusammen mit der Aorta durch das Zwerchfell in die Brusthöhle und weiter in Richtung des **linken Venenwinkels**. Bevor er dort mündet, nimmt er noch die Lymphe aus den 3 Lymphstämmen des linken Arm-, Kopf- und Brustbereiches (linker Truncus bronchomediastinalis, linker Truncus subclavius und linker Truncus jugularis) auf. Damit transportiert er den größten Teil der Gesamtlymphe.

Abb. 7.18 Lymphstämme.

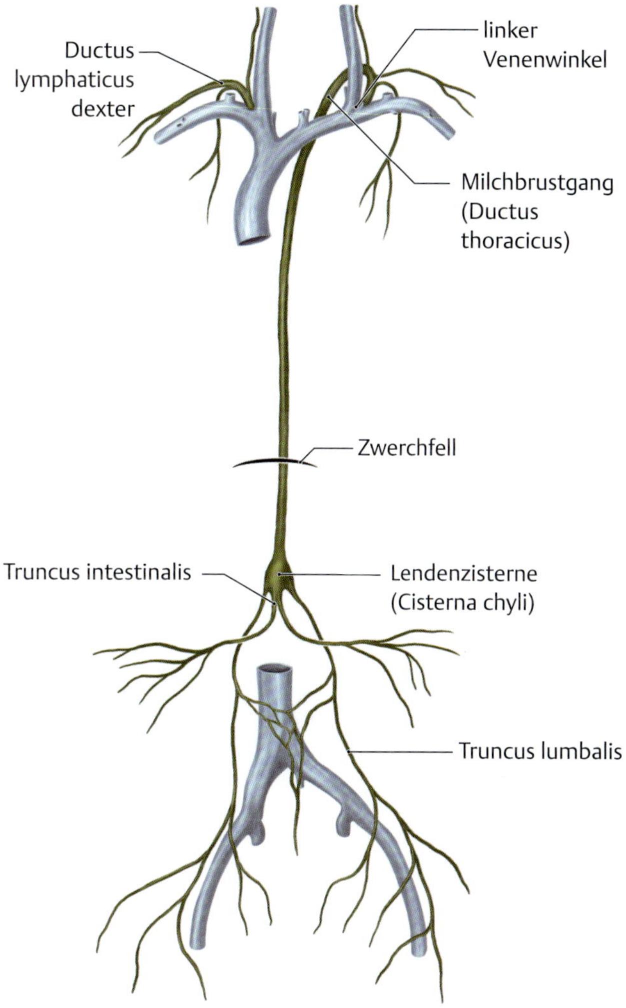

Die Lymphe aus der Bein- und Beckenregion fließt über die Lendenzisterne in den Milchbrustgang, der in den linken Venenwinkel mündet. Nur die Lymphe der rechten Arm-, Kopf- und Brustregion fließt über den Ductus lymphaticus dexter in den rechten Venenwinkel. *Quelle: Schünke M, Schulte E, Schumacher U. Prometheus. LernAtlas der Anatomie. Innere Organe. Illustrationen von K. Wesker und M. Voll. 6. Aufl. Stuttgart: Thieme; 2022.*

Den Namen Milchbrustgang erhielt der Ductus thoracicus, weil die Lymphe, die er enthält, von milchig weißer Farbe ist. Diese rührt daher, dass die vom Dünndarm aufgenommenen **Fettsäuren** zu groß sind, um in die Blutkapillaren zu gelangen. Sie werden deshalb nicht über das Blut, sondern über die Lymphe abtransportiert. Die fettreiche Lymphe des Milchbrustgangs nennt man auch Chylus (S. 220).

7.2.3 Feinbau

Genauso wie die Kapillaren des Blutgefäßsystems (S. 145) besitzen auch die **Lymphkapillaren** eine nur sehr dünne Wand. Zwischen ihren Endothelzellen bestehen allerdings recht durchlässige Interzellularspalten, die auch von Molekülen passiert werden können, die aufgrund ihrer Größe die Wand der Blutkapillaren nicht durchdringen (z. B. Proteine oder Fette).

Patho Metastasen

*Auch Zellen können durch die Lücken der Lymphkapillarwand in das Lymphgefäßsystem gelangen. Das spielt u. a. eine Rolle bei der Ausbreitung von Krebserkrankungen (**lymphogene Metastasierung**): Tumorzellen werden über die Lymphe weitertransportiert und siedeln sich im nächstgelegenen Lymphknoten an. Von dort kann es zu einer weiteren Ausbreitung kommen. Deshalb wird bei Krebserkrankungen auch das Gewebe der Lymphknoten im Bereich des befallenen Organs gründlich untersucht. Findet man dort Krebszellen, ist eine weitere Ausbreitung des Tumors wahrscheinlich.*

Der Aufbau der **Lymphgefäßwand** ähnelt demjenigen der Venen (S. 145). Die Wand kleinerer Lymphgefäße besitzt dabei mit Endothel und umgebendem Bindegewebe nur 2 Schichten, während die Wand von Präkollektoren und Kollektoren dreischichtig ist. Bei größeren Lymphgefäßen sind Klappen ausgebildet, die nach dem Prinzip der Venenklappen einen Rückstrom der Lymphe verhindern.

Der **Transport der Lymphe** erfolgt über 2 Mechanismen:

- **Kontraktion der Wandmuskulatur:** In den größeren Lymphgefäßen sorgt ein rhythmisches Zusammenziehen der Wandmuskulatur für den Weitertransport der Lymphe.
- **Druck von außen:** Genauso wie die Venen werden auch die Lymphgefäße durch die umliegende Muskulatur zusammengepresst, wodurch die Lymphe weitertransportiert wird.

WISSEN TO GO

Lymphgefäße

Die **Lymphe** besteht hauptsächlich aus Flüssigkeit, die aus den Blutkapillaren ins Gewebe austritt, und Stoffen, die zu groß sind, um aus dem Gewebe durch die Wand der Blutkapillaren ins Blut übertreten zu können (z. B. Proteine oder Fette).

Das Lymphgefäßsystem beginnt im Gewebe mit den sehr dünnwandigen **Lymphkapillaren**, die sich erst zu **Lymphgefäßen** und dann zu **Lymphstämmen** vereinen. Im Verlauf größerer Lymphgefäße befinden sich **Lymphknoten**, in denen die Lymphe auf Krankheitserreger untersucht wird. Der Aufbau der größeren Lymphgefäße ähnelt dem der Venen, auch sie besitzen Klappen.

Der Hauptlymphstamm ist der **Milchbrustgang** (Ductus thoracicus). Er beginnt mit der Lendenzisterne, in der sich die fettreiche Lymphe der Bauchorgane (Chylus) sammelt, und zieht durch das Zwerchfell in die Brusthöhle. Kurz bevor er im **linken Venenwinkel** in das venöse Blutsystem mündet, nimmt er noch die Lymphe der linken Arm-, Kopf- und Brustregion auf.

Die Lymphe der rechten Arm-, Kopf- und Brustregion wird über den kleineren **Ductus lymphaticus dexter** im **rechten Venenwinkel** in das venöse Blutsystem geleitet.

Der **Lymphfluss** kommt durch Kontraktionen der Lymphgefäßwand und die Kompression der Lymphgefäße durch die umliegende Skelettmuskulatur zustande.

8 Atmungssystem

8.1 Aufgaben und Aufbau des Atmungssystems

Die wichtigste Aufgabe des Atmungssystems ist der **Gasaustausch** zwischen Blut und Atemluft. Er findet in der **Lunge** statt. Über die **Lungenbläschen** (Alveolen) nimmt das Blut Sauerstoff aus der Atemluft auf, umgekehrt tritt Kohlendioxid aus dem Blut in die Atemluft über. Der aufgenommene Sauerstoff wird im Gewebe an die Zellen abgegeben, die ihn für ihre Energiegewinnung benötigen. Dabei entsteht Kohlendioxid, das die Zellen wieder ans Blut abgeben. Den Gasaustausch an den Lungenbläschen und im Gewebe bezeichnet man als **äußere Atmung**. Die **innere Atmung** (oder Zellatmung) ist die Oxidation von organischen Verbindungen mittels Sauerstoffs zu Kohlendioxid und Wasser. Sie findet innerhalb der Zellen statt und dient der Gewinnung von Energie in Form von ATP (S. 29).

Zum Atmungssystem gehören außer der Lunge auch die Organe, über die die Luft die Lunge erreicht. Sie werden unter dem Begriff **luftleitendes (konduktives) System** zusammengefasst und in 2 Abschnitte eingeteilt:

- **obere Atemwege:** Zu ihnen zählen die Nase mit ihren Nebenhöhlen und der Rachen.
- **untere Atemwege:** Sie umfassen den Kehlkopf, die Luftröhre, die Bronchien und die Bronchioli.

Einige Organe des Atmungssystems haben noch weitere Aufgaben. Sie dienen zusätzlich der **Stimmbildung** und dem **Geruchssinn**.

WISSEN TO GO

Aufgaben des Atmungssystems

Die Hauptaufgabe des Atmungssystems ist der **Gasaustausch**, der in der **Lunge** stattfindet. Hierbei tritt Sauerstoff aus der Atemluft in das Blut über, während Kohlendioxid aus dem Blut in die Atemluft abgegeben wird. In die Lunge gelangt die Luft über die **oberen** und die **unteren Atemwege**. Die Organe des Atmungssystems dienen teilweise auch der Stimmbildung und dem Geruchssinn.

8.2 Brustfellhöhle und Mediastinum

Die Organe des Atmungssystems verteilen sich auf:

- Kopf: Nase, Nasenhöhlen und Rachen
- Hals: Kehlkopf und oberer Teil der Luftröhre
- Brusthöhle: unterer Teil der Luftröhre, Bronchien, Bronchioli und Lunge

Die **Brusthöhle** (Cavitas thoracica) wird vom Brustkorb (S. 373) umschlossen, ihre untere Begrenzung ist das Zwerchfell (▶ **Abb. 9.2a**). Die Brusthöhle gliedert sich in 3 Abschnitte: die linke Brustfellhöhle, die rechte Brustfellhöhle und den dazwischenliegenden Mittelfellraum (Mediastinum).

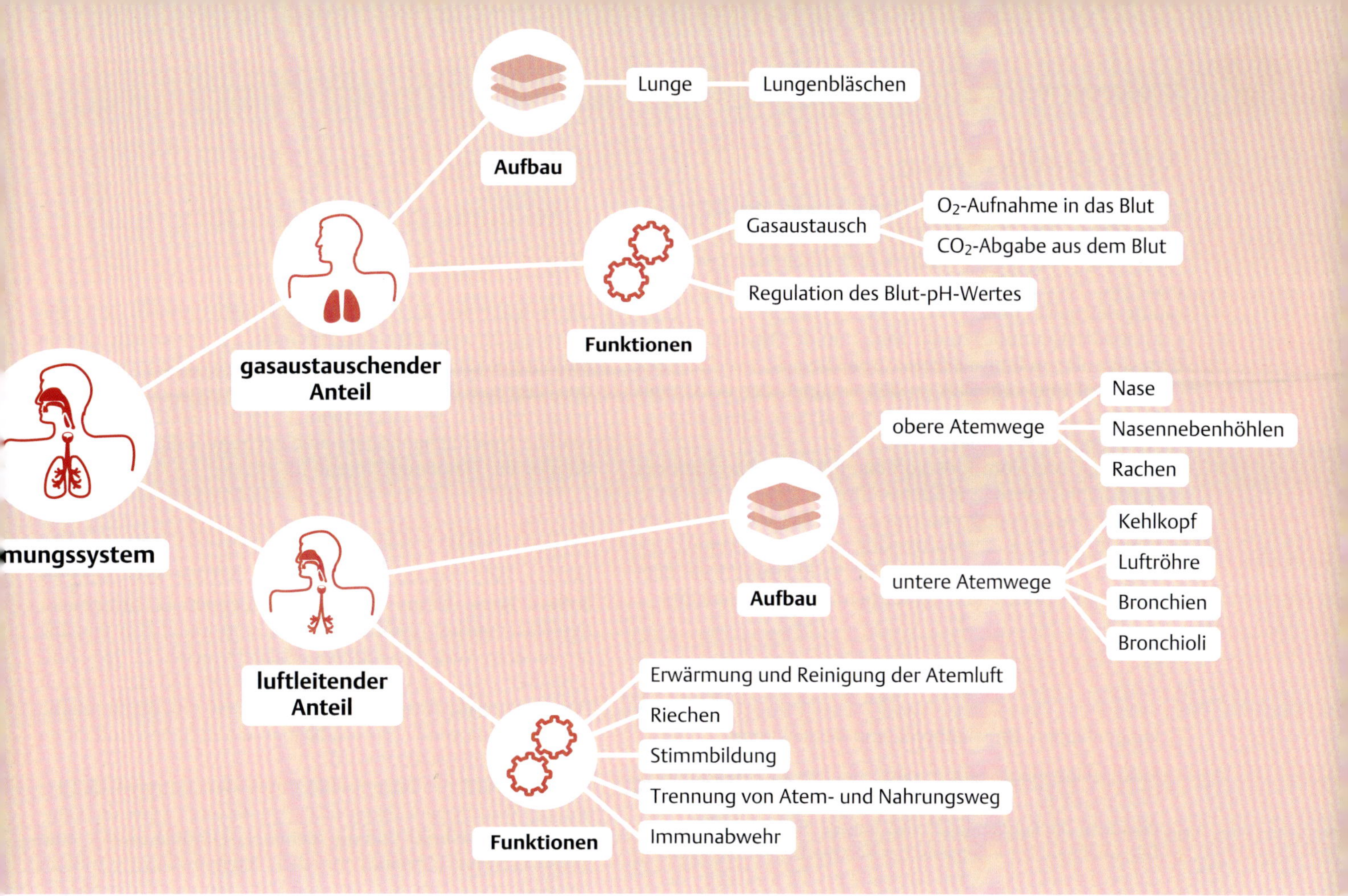

8.2.1 Brustfellhöhlen

Das **Brustfell (Pleura)** kleidet die Brusthöhle aus. Wie auch der Herzbeutel (S. 130) besteht es aus einem äußeren und einem inneren Blatt, die gegeneinander verschiebbar sind. Das äußere Blatt, das **Rippenfell** (Pleura parietalis), liegt der Brustwand von innen an (▶ **Abb. 8.10**). Das innere Blatt überzieht die Lungenflügel (S. 171) und wird daher auch als **Lungenfell** (Pleura visceralis) bezeichnet. Für jeden Lungenflügel ist eine eigene **Brustfellhöhle (Pleurahöhle)** angelegt. Zwischen den beiden Brustfellhöhlen liegt der Mittelfellraum (Mediastinum).

Zwischen Lungen- und Rippenfell besteht ein schmaler, luftfreier Spalt (**Pleuraspalt**). Da beide Brustfellblätter eine glatte, feuchte Oberfläche haben, befindet sich immer etwas Flüssigkeit im Pleuraspalt. Sie dient als Gleitschicht bei der Atmung und saugt über Kapillarkräfte (S. 44) die Lunge an die Wand der Brusthöhle. Dies bewirkt, dass sich die Lunge ausdehnt, wenn sich der Brustkorb erweitert. Die Haftung der Lunge an der Brustwandinnenseite wird dadurch verstärkt, dass im Pleuraspalt ein Unterdruck herrscht (**negativer Pleuradruck**). Er kommt dadurch zustande, dass die Lunge die Tendenz hat, sich in Richtung der Luftröhre zusammenzuziehen, während die Brustwand durch ihre Muskel-Rippen-Konstruktion stabil gehalten wird.

Patho Pleuraerguss

Bei verschiedenen Krankheiten, z. B. einer Herzinsuffizienz oder einer Lungenentzündung, kann sich die Flüssigkeit im Pleuraspalt stark vermehren, es entsteht ein ***Pleuraerguss****. Kleine Pleuraergüsse bemerkt man meist nicht. Wenn sich aber zu viel Flüssigkeit im Pleuraspalt ansammelt, kann sich die Lunge bei der Atmung nicht mehr ausreichend ausdehnen. Der Patient leidet unter Atemnot, die bei sehr großen Ergüssen schon in Ruhe auftritt. Ein Pleuraerguss wird durch Röntgen und Ultraschall diagnostiziert. Bei geringgradigen Pleuraergüssen kann abgewartet werden, bis das Brustfell die Flüssigkeit wieder aufgenommen hat. Größere Pleuraergüsse werden behandelt, indem von außen eine Nadel bis in den Pleuraspalt vorgeschoben und die Flüssigkeit abgesaugt wird.*

Abb. 8.1 Ausdehnung der Lunge.

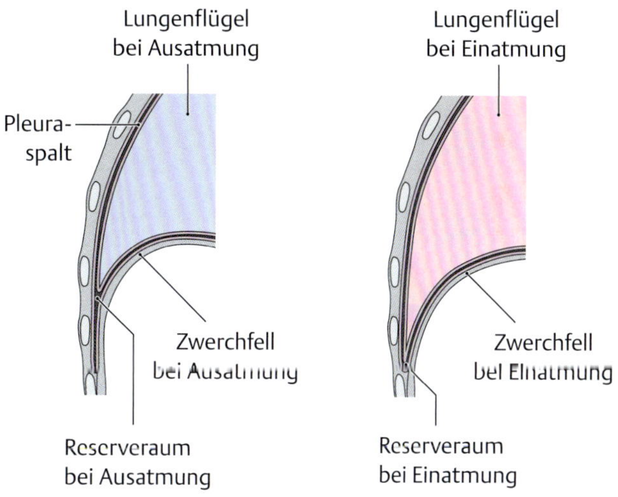

Bei der Einatmung entfaltet sich die Lunge in den Reserveraum, der zwischen Zwerchfell und Brustwand von einer Pleurafalte gebildet wird. *Quelle: Schünke M, Schulte E, Schumacher U. Prometheus. LernAtlas – Innere Organe. Illustrationen von K. Wesker und M. Voll. 5. Aufl. Stuttgart: Thieme; 2018.*

Da sich die Lunge beim Einatmen ausdehnt und mehr Platz benötigt, bildet das Brustfell taschenförmige Falten, die als Reserveräume dienen. Beim Einatmen entfalten sie sich, und die Lunge kann sich in sie hinein ausdehnen. Der größte dieser Reserveräume liegt zwischen Zwerchfell und seitlicher Brustwand (▶ **Abb. 8.1**).

8.2.2 Mediastinum

Zwischen den beiden Brustfellhöhlen liegt der Mittelfellraum (**Mediastinum**, ▶ Abb. 8.10). Er wird vorn vom Brustbein, hinten von der Wirbelsäule und unten vom Zwerchfell begrenzt. Oben geht das Mediastinum in die Bindegewebsräume des Halses über.

Im Mediastinum liegen das **Herz** und der **Thymus**, außerdem verlaufen in ihm alle Strukturen, die

- vom Kopf und vom Hals zu den Organen der Brusthöhle ziehen (z. B. Luftröhre und Hauptbronchien, obere Hohlvene, N. vagus),
- vom Kopf und vom Hals kommend zu den Organen der Bauchhöhle ziehen (z. B. Speiseröhre),
- von der Bauchhöhle kommend zu den Organen der Brusthöhle ziehen (z. B. Milchbrustgang, untere Hohlvene),
- von den Organen der Brusthöhle in Richtung Hals oder Bauchhöhle ziehen (z. B. die Aorta mit ihren Abgängen).

WISSEN TO GO

Lungenlappen, Brustfellhöhle und Mediastinum

Jeder Lungenflügel liegt in einer eigenen **Brustfellhöhle**. Das innere Blatt des Brustfells (Pleura), das **Lungenfell**, überzieht die Lungenflügel. Das äußere Blatt, das **Rippenfell**, überzieht die Innenseite der Brustkorbwand. Zwischen Lungenfell und Rippenfell besteht ein schmaler Spalt, der **Pleuraspalt**. Er enthält etwas Flüssigkeit.

Zwischen den beiden Brustfellhöhlen befindet sich der **Mittelfellraum** (Mediastinum). Er bildet die Durchgangsstrecke für alle Strukturen, die zwischen Hals und Bauchhöhle oder zu den Brustorganen verlaufen. Außerdem enthält das Mediastinum das Herz und den Thymus.

8.3 Nase, Nasen- und Nasennebenhöhlen

8.3.1 Aufgaben

Die Aufgabe der Nase und der Nasennebenhöhlen ist es, die Atemluft zu reinigen, anzufeuchten, zu erwärmen und in Richtung Rachen weiterzuleiten. Außerdem befindet sich in der Nase das Riechorgan, das für den Geruchssinn (S. 472) verantwortlich ist. Auch beim Sprechen spielen die Nase und die Nasennebenhöhlen eine wichtige Rolle, z. B. bei der Bildung der Nasallaute (m und n).

8.3.2 Lage, Form und Größe

Der aus dem Gesicht herausragende Teil der Nase wird als **äußere Nase** (Nasus externus) bezeichnet. Er umschließt den **Nasenvorhof** (Vestibulum nasi) und bildet den Eingang der **inneren Nase**, die von den Schädelknochen (S. 361) umschlossen wird (▶ Abb. 8.2). Den größten Teil der inneren Nase nimmt die **Nasenhöhle** (Cavitas nasi) ein, die durch die **Nasenscheidewand** (Septum nasi) in einen linken und einen rechten Anteil getrennt wird.

Unten wird die Nasenhöhle durch den Gaumen (S. 192) von der Mundhöhle abgegrenzt. Am hinteren Ende des Gaumens steht die linke und die rechte Nasenhöhle über je eine große Öffnung (**Choane**) mit dem Rachenraum (S. 166) in Verbindung (▶ Abb. 8.2). An den Choanen endet die Nasenhöhle.

Das Dach der Nasenhöhle setzt sich aus verschiedenen Schädelknochen zusammen Siebbein, Keilbein, Nasenbein und Stirnbein). Dabei ist die Nasenhöhle nur durch die dünne **Siebbeinplatte** (Lamina cribrosa ossis ethmoidalis) von der Schädelhöhle und damit vom Großhirn getrennt. Auch die seitliche Begrenzung der Nasenhöhle und der hintere Abschnitt der Nasenscheidewand werden von mehreren Knochen gebildet.

Die Nasenhöhle steht in Verbindung mit den **Nasennebenhöhlen** (Sinus paranasales). Hierbei handelt es sich um luftgefüllte Hohlräume in verschiedenen Schädelknochen (▶ Abb. 8.2).

Abb. 8.2 Nase und die Nasennebenhöhlen.

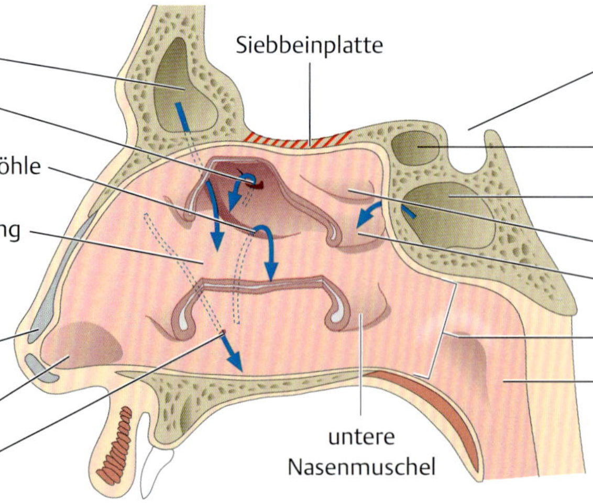

Die Pfeile bezeichnen die Verbindungen der Nasennebenhöhlen mit der Nasenhöhle. Damit die Mündungen dieser Verbindungen besser erkennbar sind, sind die mittlere und die untere Nasenmuschel in der Abbildung angeschnitten. Die einzelnen Schädelknochen werden in Kap. 13.4 näher beschrieben. Der sog. Türkensattel (Sella turcica) nimmt die Hypophyse (S. 268) auf. Durch seine unmittelbare Nachbarschaft zur Nasenhöhle können bestimmte Hypophysentumoren über die Nasenhöhle als Zugangsweg operiert werden.

Quelle: Schwegler JS, Lucius R. Der Mensch – Anatomie und Physiologie. Stuttgart: Thieme; 2016.

8.3.3 Aufbau

Äußere Nase

Die äußere Nase besteht aus der **Nasenwurzel** (Radix nasi), dem **Nasenrücken** (Dorsum nasi), den beiden seitlichen **Nasenflügeln** (Alae nasi) und den beiden **Nasenlöchern** (Nares). Während die Nasenwurzel mit dem Nasenbein (Os nasale) knöchern ist, bestehen der Nasenrücken und die Nasenflügel aus einzelnen Knorpelteilen (▶ **Abb. 8.3**). Auch der vordere Teil der Nasenscheidewand ist knorpelig angelegt. Die Schleimhaut des Nasenvorhofs ist mit borstigen Haaren ausgerüstet.

Nasenhöhle

An einem bogenförmigen Schleimhautstreifen (Limen nasi) geht der Nasenvorhof in die eigentliche Nasenhöhle über. An deren Seitenwänden befinden sich jeweils 3 knöcherne Strukturen, die **Nasenmuscheln** (Conchae nasales, ▶ **Abb. 13.19**). Sie sind mit Schleimhaut überzogen und gliedern die Nasenhöhle in 3 **Nasengänge** (Meatus nasi):

- **oberer Nasengang:** zwischen der oberen und der mittleren Nasenmuschel,
- **mittlerer Nasengang:** zwischen der mittleren und der unteren Nasenmuschel,
- **unterer Nasengang:** zwischen der unteren Nasenmuschel und dem Boden der Nasenhöhle.

Die Nasengänge stehen über Öffnungen mit den Nasennebenhöhlen in Verbindung (s. u.). In den unteren Nasengang mündet außerdem der Tränen-Nasen-Gang (S. 460), der Flüssigkeit aus dem inneren Augenwinkel in die Nase leitet.

Während der vordere Teil der **Nasenscheidewand** auch in der Nasenhöhle aus Knorpel besteht, hat ihr hinterer Anteil ein knöchernes Gerüst.

Patho Septumdeviation

Wenn die Nasenscheidewand nicht gerade verläuft, sondern zu einer Seite abweicht, spricht man von einer Nasenscheidewandverkrümmung (Septumdeviation). Sie kann bei starker Ausprägung die Nasenatmung behindern, was dazu führt, dass vermehrt durch den Mund geatmet wird. Häufig kommt es dadurch zum Schnarchen. Weil die Nase schlecht belüftet wird, treten außerdem vermehrt Entzündungen der Nasenschleimhaut und der Nebenhöhlen auf. Eine Septumdeviation kann operativ behoben werden.

Nasennebenhöhlen

Nasennebenhöhlen sind mit Schleimhaut ausgekleidete, luftgefüllte Hohlräume, die im Oberkieferknochen, im Stirnbein, im Keilbein und im Siebbein vorkommen. Über ihre Verbindung mit der Nasenhöhle werden die Nasennebenhöhlen belüftet, und Sekret, das sich in den Nebenhöhlen bildet, kann über die Nase abfließen.

Die Nasennebenhöhlen sind nach den Schädelknochen benannt, in denen sie sich befinden:

- **Kieferhöhle** (Sinus maxillaris),
- **Stirnhöhle** (Sinus frontalis),
- **Siebbeinhöhle** (Sinus ethmoidalis),
- **Keilbeinhöhle** (Sinus sphenoidalis).

Außer der Keilbeinhöhle, die mit dem oberen Nasengang in Verbindung steht, münden alle Nasennebenhöhlen in den mittleren Nasengang (▶ **Abb. 8.2**).

Abb. 8.3 Äußere Nase.

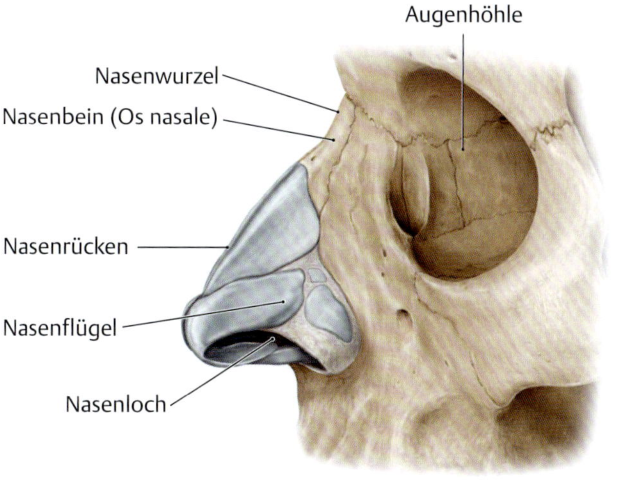

Das Skelett der äußeren Nase besteht nur im oberen Teil aus Knochen. Die restlichen Teile besitzen ein Gerüst aus Knorpel.
Quelle: Schünke M, Schulte E, Schumacher U. Prometheus. LernAtlas der Anatomie. Kopf, Hals und Neuroanatomie. Illustrationen von K. Wesker und M. Voll. 6. Aufl. Stuttgart: Thieme; 2022.

Patho Sinusitis

Bei einer Entzündung kann die Nasenschleimhaut so stark anschwellen, dass die Öffnungen der Nasennebenhöhlen verschlossen werden. Das Sekret kann dann nicht mehr abfließen, und die Flüssigkeit sammelt sich in den Nasennebenhöhlen. Wenn sich darin Erreger vermehren, entsteht eine ***Nasennebenhöhlenentzündung*** *(Sinusitis).*

8.3.4 Feinbau

Der **Nasenvorhof** wird von mehrschichtigem verhornendem Plattenepithel (S. 95) ausgekleidet, das dem äußeren Überzug der Nasenflügel ähnelt. Es ist mit den borstigen Nasenhaaren ausgestattet, mit denen größere Schmutzteilchen aus der Atemluft gefiltert werden.

Die **Nasenhöhle** wird von **Schleimhaut** bedeckt. Hier gibt es 2 unterschiedliche Regionen:

- **Atemregion (Regio respiratoria):** Sie wird von einem respiratorischen mehrreihigen Flimmerepithel bedeckt, das der Reinigung und Anfeuchtung der Atemluft dient. Das Epithel enthält zahlreiche Becherzellen (S. 96).
- **Riechregion (Regio olfactoria):** Dieser etwa daumennagelgroße Bereich auf der oberen Nasenmuschel besteht aus Riechschleimhaut, die Riechzellen (S. 472) enthält.

Dort, wo Nasenvorhof und Nasenhöhle ineinander übergehen (am Limen nasi), befindet sich der **Kiesselbach-Plexus**, der aus zahlreichen Kapillaren besteht. Er dient der Anfeuchtung der Atemluft. Verletzungen dieses Gefäßnetzes sind die häufigste Ursache für Nasenbluten (Epistaxis).

Die **Nasennebenhöhlen** werden – wie die Atemregion – von einem respiratorischen Epithel ausgekleidet, das allerdings weniger Drüsen enthält.

8.3.5 Funktionen

Die Nase leitet die **Atemluft** durch die beiden Nasenlöcher in den Nasenvorhof und von dort in die Nasenhöhle. Über die beiden Choanen gelangt sie anschließend in den Nasenrachenraum. Auf diesem Weg wird die Luft gereinigt, indem zunächst die Nasenhaare des Nasenvorhofs größere Partikel filtern. Kleinere Teilchen und viele Keime bleiben an dem schleimigen Sekret hängen, das von den Becherzellen der Nasenhöhlenschleimhaut gebildet wird. Der Schleim wird dann von den Flimmerhärchen der Epithelzellen in Richtung Rachen abtransportiert und dort entweder verschluckt oder ausgehustet. Der Schleim trägt auch dazu bei, dass die Atemluft angefeuchtet wird. Durch die zahlreichen, dicht unter der Oberfläche verlaufenden Gefäße wird sie zusätzlich angewärmt.

Außerdem dient die Nase mit ihrer Riechschleimhaut als **Sinnesorgan**. Nase und Nasennebenhöhlen sind als Resonanzkörper an der Bildung der Nasallaute beim **Sprechen** beteiligt.

WISSEN TO GO

Aufbau und Funktion der Nase

In der Nase wird die Atemluft angewärmt, gereinigt und angefeuchtet. Sie besteht aus der **äußeren** und der **inneren Nase**. Die innere Nase umfasst die **Nasenhöhle**, die durch die **Nasenscheidewand** geteilt wird. In die Nasenhöhle ragen die 3 **Nasenmuscheln**, die 3 **Nasengänge** abgrenzen. Im Bereich der oberen Nasenmuschel befindet sich die **Riechschleimhaut**. Die Nasenhöhle geht hinten in den Rachen über.

Über Öffnungen in den Nasengängen steht die Nasenhöhle mit den **Nasennebenhöhlen** in Verbindung. Dazu zählen die jeweils linke und rechte Kiefer-, Stirn- und Siebbeinhöhle und die unpaarige Keilbeinhöhle. Auch der **Tränen-Nasen-Gang** mündet in die Nasenhöhle.

Das Gerüst der äußeren Nase und der vorderen Nasenscheidewand besteht aus **Knorpel**, die übrigen Strukturen haben eine **knöcherne** Grundlage.

Geruchswahrnehmungen werden über den **Riechnerv** ans Gehirn weitergeleitet, andere Reize über den Kiefer- und den Augapfelnerv (N. maxillaris und N. ophthalmicus).

8.4 Rachen

8.4.1 Aufgaben

Der Rachen (Schlund, Pharynx) ist die gemeinsame Wegstrecke von Atemluft und Nahrung. Er sorgt dafür, dass die **Atemluft** aus Nase und Mund in die Luftröhre (Trachea) gelangt und die **Nahrung** vom Mund in die Speiseröhre (Ösophagus) geleitet wird. Daneben spielt er eine wichtige Rolle bei der **Immunabwehr**.

8.4.2 Lage, Form und Größe

Der Rachen besteht aus Muskulatur und hat die Form eines 12–15 cm langen Schlauchs. Er grenzt oben an die **Schädelbasis** und endet unten an den Eingängen von **Kehlkopf** (Larynx) und **Speiseröhre**. Die Hinterwand des Rachens grenzt an die **Halswirbelsäule**. Vorn steht er mit der Nasen- und der Mundhöhle in Verbindung.

8.4.3 Aufbau

Rachenabschnitte

Der Rachen wird in 3 Abschnitte unterteilt (▶ **Abb. 8.4**):

Nasenrachen • Der obere Teil des Rachens steht über die hinteren Nasenöffnungen (Choanen) mit der **Nasenhöhle** in Verbindung. Deshalb bezeichnet man ihn auch als **Nasopharynx** (oder Epipharynx). Außerdem besteht über die Ohrtrompete (Tuba auditiva) eine Verbindung mit der Paukenhöhle (S. 466) des Ohrs.

Mundrachen • Der mittlere Abschnitt des Rachens reicht vom Gaumensegel (S. 192) bis zur Spitze des Kehldeckels (S. 167) und steht mit der **Mundhöhle** in Verbindung. Er wird deshalb als **Oropharynx** oder Mesopharynx bezeichnet.

Kehlkopfrachen • Der untere Abschnitt des Rachens grenzt an den Kehlkopf und die Speiseröhre. Hier endet die gemeinsame Wegstrecke von Atemluft und Nahrung. Die Atemluft wird durch den vorn gelegenen Kehlkopf (S. 167) in die Luftröhre geleitet, die Nahrung gelangt durch den dahinter gelegenen Ösophagusmund in die Speiseröhre (S. 193). Der Kehlkopfrachen trägt auch die Bezeichnung **Laryngopharynx** oder Hypopharynx.

Rachenmuskulatur

Die Rachenmuskulatur besteht aus 2 Gruppen: den Schlundhebern und den Schlundschnürern. Bei den **Schlundhebern** verlaufen die Fasern längs, sie können daher den Rachen anheben. Die **Schlundschnürer** haben einen ringförmigen Faserverlauf, wodurch sie den Pharynx verengen können. Zusammen mit den Zungenbeinmuskeln (S. 366) sorgen beide Gruppen dafür, dass die Nahrung vom Mund in die Speiseröhre gelangt, und verhindern, dass der Nahrungsbrei in Mund und Nase zurückfließt.

Abb. 8.4 Rachenraum.

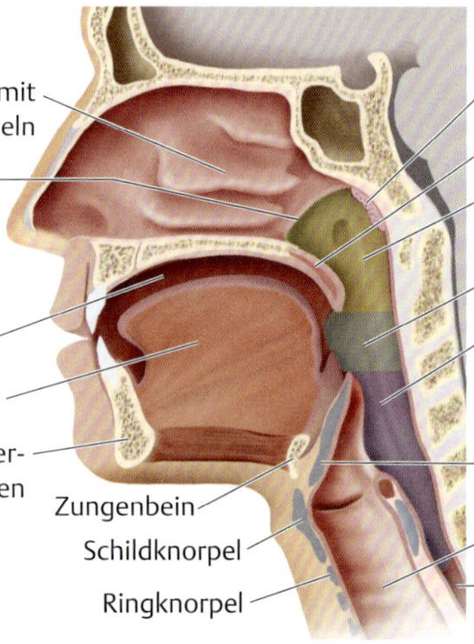

Der Nasenrachen stellt über die Choanen die Verbindung mit der Nasenhöhle dar, der Mundrachen die Verbindung mit der Mundhöhle. Der Kehlkopfrachen schließt sich an, er endet am Kehlkopf. *Quelle: Schewior-Popp S, Sitzmann F, Ullrich L. Thiemes Pflege. Stuttgart: Thieme; 2017.*

Mandeln

Im Rachen befindet sich mit den Rachen-, Tuben- und Gaumenmandeln auch lymphatisches Gewebe. Die Mandeln sind Teil des Waldeyer-Rachenrings (S. 332), der einen Großteil der über Nase und Mund eindringenden Keime bereits im Rachen abfängt, damit sie nicht tiefer in den Körper gelangen.

8.4.4 Feinbau

Durch den **Nasenrachen** fließt nur die Atemluft. Er ist deshalb genauso wie die Nasenhöhle mit **respiratorischem Epithel** ausgekleidet, das Flimmerhärchen (Kinozilien) und schleimbildende Becherzellen enthält.

Durch den **Mundrachen** und den **Kehlkopfrachen** wird nicht nur die Atemluft transportiert, sondern auch Nahrung und Flüssigkeit. Dieser Abschnitt des Rachens wird deshalb von **unverhorntem Plattenepithel** bedeckt, das stabiler gegen mechanische Belastungen ist.

8.4.5 Funktionen

Der Rachen spielt eine wichtige Rolle beim **Schluckvorgang**, bei dem er die Nahrung aus der Mundhöhle in die Speiseröhre leitet. Dabei ist ein fein abgestimmtes Zusammenspiel von Zunge, Mundbodenmuskulatur, Schlundschnürern und -hebern, Gaumensegel, Kehlkopfdeckel und Speiseröhrenmuskulatur notwendig, damit die Nahrung nicht in die Luftröhre, in die Nasenhöhle oder zurück in die Mundhöhle gelangt. Der Schluckvorgang wird genauer im Kap. 9.4.5 beschrieben.

WISSEN TO GO

Aufbau und Funktion des Rachens

Der **Rachen** (Pharynx) verbindet die Nasen- und die Mundhöhle mit der Luftröhre bzw. der Speiseröhre. Seine Wand besteht aus Muskulatur. Er spielt eine wichtige Rolle beim **Schluckvorgang**, da er zusammen mit dem Kehlkopf dafür sorgt, dass keine Nahrung in die Luftröhre gelangt. Durch Berührung der hinteren Rachenwand kann der **Würgereflex** ausgelöst werden. Im Rachen liegen außerdem die **Mandeln (Tonsillen)**.

8.5 Kehlkopf

8.5.1 Aufgaben

Durch den Kehlkopf (Larynx) gelangt die **Atemluft** vom Rachen in die Luftröhre. Eine weitere wichtige Aufgabe des Kehlkopfs ist die **Stimmbildung**. Außerdem verhindert der Kehlkopf beim Schluckvorgang, dass Nahrung in die unteren Atemwege gelangt.

8.5.2 Lage, Form und Größe

Der Kehlkopf verbindet den Rachen mit der Luftröhre (S. 169). Bei Erwachsenen liegt er etwa auf Höhe des 4. bis 6. Halswirbels und bildet bei Männern eine deutliche Vorwölbung am Hals, den **Adamsapfel**. Der Kehlkopf hat im Querschnitt etwa die Form eines Dreiecks, dessen Spitze nach vorn zeigt.

Oben ist der Kehlkopf über Bindegewebe, Bänder und Muskeln mit dem Zungenbein (S. 363) verbunden, nach unten geht er in die **Luftröhre** über. Hinter dem Kehlkopf befindet sich der Eingang der **Speiseröhre**. Seitlich von ihm ziehen die **Halsschlagader** (A. carotis), die **Halsvene** (V. jugularis) und der **N. vagus** (X. Hirnnerv) entlang. Vorn und seitlich wird der Kehlkopf teilweise von der **Schilddrüse** (Glandula thyroidea) bedeckt.

Blitzlicht Praxis Stillen

Lage und Größe des Kehlkopfes bei Säuglingen ermöglichen Saugen und Atmen gleichzeitig mit kaum bemerkbaren Atemunterbrechungen für das Schlucken auch im Liegen.

8.5.3 Aufbau

Grundgerüst

Das Grundgerüst des Kehlkopfs wird von 4 großen Knorpeln gebildet (▶ **Abb. 8.5**):

Schildknorpel (Cartilago thyroidea) • Er ist der größte Knorpel des Kehlkopfs und bildet den beim Mann auch von außen sichtbaren Adamsapfel. Er besteht aus 2 großen Anteilen, die im vorderen unteren Bereich miteinander verbunden sind. Die beiden Teile stehen bei Frauen in einem Winkel von ca. 110° zueinander, bei Männern beträgt der Winkel ca. 90°.

Ringknorpel (Cartilago cricoidea) • Er sieht aus wie ein Siegelring, dessen Verdickung nach hinten zeigt. Seitlich liegt der Ringknorpel dem unteren Teil des Schildknorpels von innen an. Der vordere, bogenförmige Teil des Ringknorpels liegt unterhalb des Schildknorpels.

Stellknorpel (Cartilago arytenoidea) • An ihm sind die Stimmbänder befestigt, er ist für die linke und die rechte Seite einzeln angelegt. Die beiden Stellknorpel sitzen auf der siegelringförmigen Verdickung des Ringknorpels. Dabei ist ihre Befestigung nicht starr, sondern relativ beweglich. Dies ist wichtig, damit unterschiedliche Stellungen der Knorpel und damit der Stimmbänder möglich sind.

Abb. 8.5 Kehlkopfskelett.

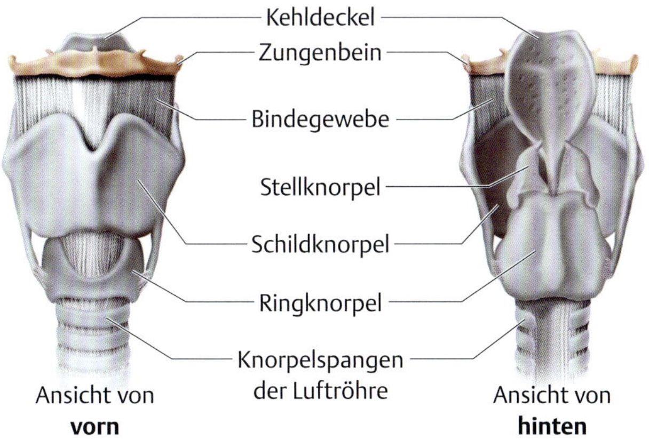

Ansicht von vorn und von hinten. Der Stellknorpel wird in der Vorderansicht vom Schildknorpel verdeckt. *Quelle: Schünke M, Schulte E, Schumacher U. Prometheus. LernAtlas der Anatomie. Kopf, Hals und Neuroanatomie. Illustrationen von K. Wesker und M. Voll. 6. Aufl. Stuttgart: Thieme; 2022.*

Kehldeckel (Epiglottis) • Er hat in etwa die Form eines Löffels mit einem kurzen Griff. Das spitz zulaufende Ende des Kehldeckels ist an der Innenseite des Schildknorpels befestigt, dort wo die beiden Knorpelplatten des Schildknorpels miteinander verbunden sind. Das obere Ende ist über ein Band mit dem Zungenbein verbunden, kann sich aber trotzdem frei bewegen.

Schleimhautfalten

Die Schleimhaut, die den Kehlkopf bedeckt, bildet unterhalb des Kehldeckels links und rechts je 2 Schleimhautfalten, unter denen 2 paarige Bänder verlaufen (▶ **Abb. 8.6**).

Die obere Schleimhautfalte ist die **Taschenfalte** (Plica vestibularis, „falsche Stimmbänder“). Sie wird vom **Taschenband** (Ligamentum vestibulare) aufgeworfen. Der Spalt zwischen den beiden Taschenfalten ist die **Taschenritze** (Rima vestibuli).

Die untere Schleimhautfalte ist die **Stimmfalte** (Plica vocalis). In ihr verlaufen das **Stimmband** (Ligamentum vocale) und der Stimmmuskel (M. vocalis). Die beiden Stimmbänder sind zwischen dem jeweiligen Stellknorpel und der Innenseite des Schildknorpels aufgespannt. Den Spalt zwischen den beiden Stimmfalten nennt man **Stimmritze** (Rima glottidis). Der Bereich der beiden Stimmfalten inkl. der Stimmbänder wird als **Glottis** bezeichnet.

Die vordere Befestigung der Stimmbänder am Schildknorpel ist fix, am hinteren Ende können sie jedoch durch das Verstellen der Stellknorpel bewegt werden. Dadurch können die Stimmritze und auch die Taschenritze für die Atmung weit und für die Stimmbildung eng gestellt werden. Die Taschenritze ist immer etwas weiter geöffnet als die Stimmritze.

Muskeln

Die Muskeln des Kehlkopfs verändern die Weite der Stimmritze und der Taschenritze (**Stellmuskeln**) und die Spannung der Stimmbänder (**Spannmuskeln**) (▶ **Abb. 8.7**). Alle Muskeln bis auf einen liegen innerhalb des Kehlkopfes.

Die Lage des gesamten Kehlkopfes kann durch die Zungenbeinmuskeln (S. 366) beeinflusst werden.

8.5.4 Feinbau

Bis auf den Kehldeckel sind alle Knorpel des Kehlkopfs aus hyalinem Knorpel aufgebaut. Der Kehldeckel besteht aus elastischem Knorpel (S. 101).

Auch im Kehlkopf findet sich in den meisten Bereichen respiratorisches Epithel mit Flimmerhärchen und schleimbildenden Becherzellen. Nur die Stimmfalten und die Oberfläche des Kehldeckels besitzen einen Überzug aus unverhorntem Plattenepithel. Der Schleimhautüberzug der Taschenfalten ist besonders drüsenreich, sodass ein Sekret auch die Stimmfalten befeuchtet.

Abb. 8.6 Taschenfalten und Stimmfalten.

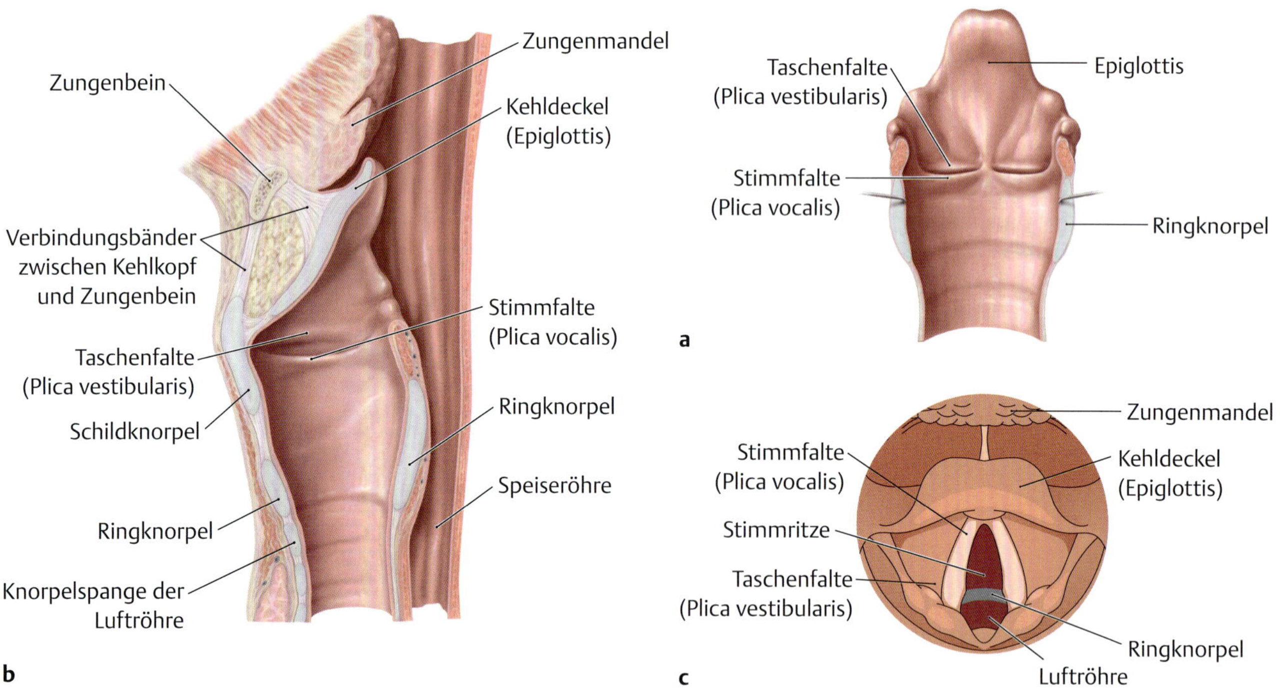

a Blick von hinten auf die vordere Innenfläche des Kehlkopfs. Die kleineren Taschenfalten liegen oberhalb der Stimmfalten.
b Blick auf die seitliche Innenfläche des Kehlkopfs. Die beiden Falten verlaufen halbmondförmig auf Höhe der Stellknorpel.
c Blick auf den Kehlkopf von oben. Die Stimmfalten sind wegen ihrer helleren Farbe bei der Kehlkopfspiegelung gut erkennbar. *Quelle: Schünke M, Schulte E, Schumacher U. Prometheus. LernAtlas der Anatomie. Kopf, Hals und Neuroanatomie. Illustrationen von K. Wesker und M. Voll. 6. Aufl. Stuttgart: Thieme; 2022.*

Abb. 8.7 Funktionen der Kehlkopfmuskeln.

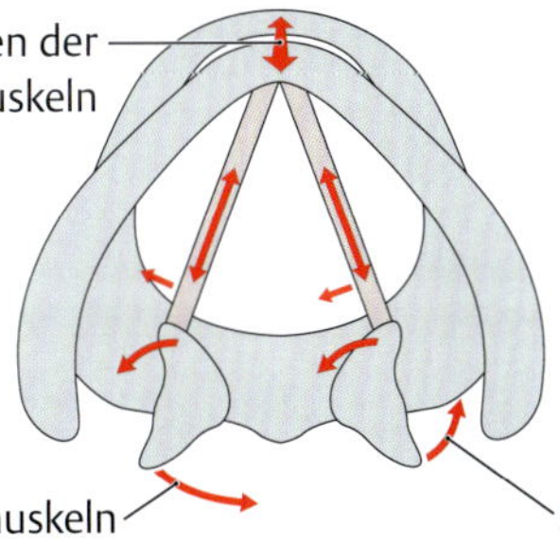

Ziehen die Stellmuskeln das hintere Ende der Stellknorpel nach außen, verengt sich die Stimmritze. Ziehen sie es nach innen, erweitert sie sich. Die Spannmuskeln können die Spannung der Stimmbänder variieren. *Quelle: Schünke M, Schulte E, Schumacher U. Prometheus. LernAtlas der Anatomie. Kopf, Hals und Neuroanatomie. Illustrationen von K. Wesker und M. Voll. 6. Aufl. Stuttgart: Thieme; 2022.*

8.5.5 Funktionen

Stimmbildung

Neben der Atmung und dem Schutz der unteren Atemwege (s. u.) dient der Kehlkopf vor allem der Stimmbildung (**Phonation**). Dazu werden die fast geschlossenen Stimmlippen durch einen Luftstrom aus der Lunge zum Schwingen gebracht. Je nachdem, wie stark die Stimmlippen gespannt sind (▶ **Abb. 8.7**), verändert sich die Tonhöhe. Genau wie bei einer Geigensaite wird der Ton umso höher, je stärker die Stimmlippen gespannt sind und je höher dadurch die Schwingungsfrequenz wird. Sind die Stimmlippen weniger stark gespannt, nimmt die Schwingungsfrequenz ab, und es entsteht ein tieferer Ton.

Um verschiedene Sprachlaute zu bilden, muss der im Kehlkopf gebildete Ton durch das sog. **Ansatzrohr** geformt werden. Das Ansatzrohr besteht aus dem Resonanzraum des Rachens, der Nasenhöhle und der Mundhöhle.

In der Pubertät wachsen Kehlkopf und Stimmbänder. Dadurch wird die Stimme tiefer. Bei Jungen verlängern sich die Stimmbänder stärker als bei Mädchen. Deshalb kommen Jungen in den **Stimmbruch**, in dessen Verlauf die Stimme um etwa eine Oktave tiefer wird. Bei Mädchen wird sie im Lauf der Pubertät um etwa eine Terz tiefer.

Schutzfunktion

Damit beim Schlucken keine Flüssigkeit oder Nahrung in die unteren Atemwege gelangt, läuft folgender Vorgang ab: Während der Atmung steht der Kehldeckel aufrecht, sodass Luft durch den Kehlkopf in die Luftröhre strömen kann. Während des Schluckvorgangs wird der Kehldeckel nach hinten geklappt, legt sich über den Kehlkopfeingang und dichtet diesen ab. So gelangt die Nahrung nur in die Speiseröhre und nicht in die unteren Atemwege.

WISSEN TO GO

Aufbau und Funktion des Kehlkopfs

Der **Kehlkopf** (Larynx) verbindet den Rachen mit der Luftröhre und ist für die **Stimmbildung** verantwortlich. Er besteht aus **4 Knorpeln**. Der größte Knorpel ist der Schildknorpel, der den **Adamsapfel** bildet. Der **Kehldeckel** (Epiglottis) verschließt den Kehlkopf beim Schluckvorgang.

Am Kehlkopf sind die **Stimmbänder** befestigt, die in der **Stimmfalte** verlaufen. Zwischen den beiden Stimmfalten liegt die **Stimmritze**. Sie kann durch Bewegungen der Kehlkopfknorpel für die Atmung weit und für die Stimmbildung eng gestellt werden. Stimmfalten und Stimmbänder werden gemeinsam als **Glottis** bezeichnet.

Der **Stimmnerv (N. laryngeus recurrens)** und der obere Kehlkopfnerv sind für die Reizweiterleitung verantwortlich. Beides sind Äste des N. vagus.

8.6 Luftröhre und Bronchien

8.6.1 Aufgaben

Die Luftröhre (Trachea) und die Bronchien erwärmen und befeuchten die Atemluft und transportieren sie in die Lunge. Dieser Teil der Atemwege wird deshalb auch als **luftleitender Abschnitt** zusammengefasst. An ihn schließt sich der **respiratorische Abschnitt** an, in dem der **Gasaustausch** zwischen Blut und Atemluft stattfindet.

8.6.2 Lage, Form und Größe

Die **Luftröhre** ist ca. 10–12 cm lang und hat einen Durchmesser von ca. 1,5–2 cm. Sie verbindet den Kehlkopf mit den beiden Hauptbronchien und zieht dabei durch den Hals (Halsabschnitt, **Pars cervicalis**) und den Brustkorb (Brustabschnitt, **Pars thoracica**). Dort teilt sie sich in die beiden Hauptbronchien auf; die Teilungsstelle wird auch als **Trachealbifurkation** (Bifurcatio tracheae) bezeichnet (▶ **Abb. 8.8**).

Unterhalb des Kehlkopfs wird die Luftröhre vorn und seitlich von der **Schilddrüse** bedeckt. Ihrer Pars thoracica liegt vorn der **Thymus** an, mit ihrer Rückseite grenzt die Luftröhre in ihrer gesamten Länge an die **Speiseröhre**. Kurz oberhalb der Bifurkation wird sie vom **Aortenbogen** gekreuzt (▶ **Abb. 8.9**).

Der **rechte Hauptbronchus** (Bronchus principalis dexter) tritt in den rechten Lungenflügel (S. 171), der **linke Hauptbronchus** (Bronchus principalis sinister) in den linken Lungenflügel ein. Der rechte Hauptbronchus verläuft relativ steil nach unten und setzt in etwa den Verlauf der Luftröhre fort. Der linke Hauptbronchus dagegen ist bogenförmig abgewinkelt und dadurch weniger steil, außerdem ist er länger als der rechte Hauptbronchus (▶ **Abb. 8.8**). In den Lungenflügeln teilen sich die beiden Hauptbronchien in immer stärker verzweigte Bronchialäste auf. Die kleinsten Äste haben nur noch einen Durchmesser von ca. 0,5 mm.

Patho Fremdkörperaspiration

*Besonders Kinder atmen häufig **Fremdkörper** ein, z. B. Erbsen oder kleine Spielzeugteile. Diese Fremdkörper geraten meist in den **rechten Hauptbronchus**, weil er nahezu den Verlauf der Luftröhre fortsetzt. Engen sie das Lumen des Bronchus ein, kann es zu Atemnot kommen. Um den Fremdkörper zu entfernen, ist meistens eine Lungenspiegelung (Bronchoskopie) nötig.*

Abb. 8.8 Lage der Luftröhre und der Hauptbronchien.

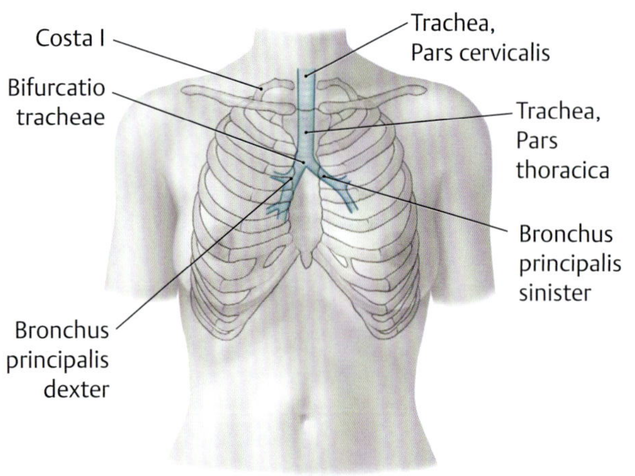

Die Luftröhre liegt genau in der Brustkorbmitte hinter dem Brustbein. Der rechte Hauptbronchus verläuft steiler als der linke. *Quelle: Schünke M, Schulte E, Schumacher U. Prometheus. LernAtlas der Anatomie. Innere Organe. Illustrationen von K. Wesker und M. Voll. 6. Aufl. Stuttgart: Thieme; 2022.*

8.6.3 Aufbau

Luftröhre

Damit die Luftröhre während des Einatmens nicht in sich zusammenfällt, ist ihre Wand vorn und seitlich durch 16–20 hufeisenförmige **Knorpelspangen** verstärkt (▶ Abb. 8.9). **Ringbänder** (Ligamenta anularia) verbinden die einzelnen Knorpelspangen und ermöglichen eine **Längsdehnung** der Luftröhre während des Einatmens. Dadurch kann sie sich bei tiefem Einatmen um bis zu 5 cm verlängern. In der Hinterwand der Luftröhre befindet sich kein Knorpel, sondern ein Muskel (**M. trachealis**). Dieser Muskel kann die **Weite** der Luftröhre verändern. Durch diesen muskulären Aufbau ist die Hinterwand der Luftröhre elastisch, sodass sich die Speiseröhre beim Schlucken ausdehnen kann, ohne durch eine starre Luftröhre eingeengt zu werden.

Patho Tracheotomie

Beim ***Luftröhrenschnitt*** *(Tracheotomie) wird das Ringband zwischen zwei Knorpelspangen durchtrennt und eine Kanüle eingesetzt. Die Luft gelangt dann nicht mehr durch Nase und Kehlkopf, sondern direkt über die künstliche Öffnung (Tracheostoma) in die Luftröhre. Da die Luft auch nicht mehr durch die Stimmritze strömt, können Patienten mit einem Tracheostoma nicht sprechen. Diese Maßnahme wird vorübergehend z. B. bei Patienten eingesetzt, die über eine* ***lange Zeit beatmet*** *werden müssen, da bei Langzeitbeatmung über einen Tubus die Gefahr von Druckstellen in den Atemwegen besteht. Ein dauerhaftes Tracheostoma wird z. B. bei Patienten angelegt, bei denen aufgrund einer Krebserkrankung der* ***Kehlkopf entfernt*** *wurde.*

Bronchien

Um die Atemluft in der ganzen Lunge zu verteilen, verzweigen sich die Bronchien immer weiter. Da ihr Aufbau dabei an die Zweige eines Baums erinnert, spricht man auch vom **Bronchialbaum** (▶ Abb. 8.9). Er verästelt sich folgendermaßen:

Abb. 8.9 Aufzweigung des Bronchialbaums.

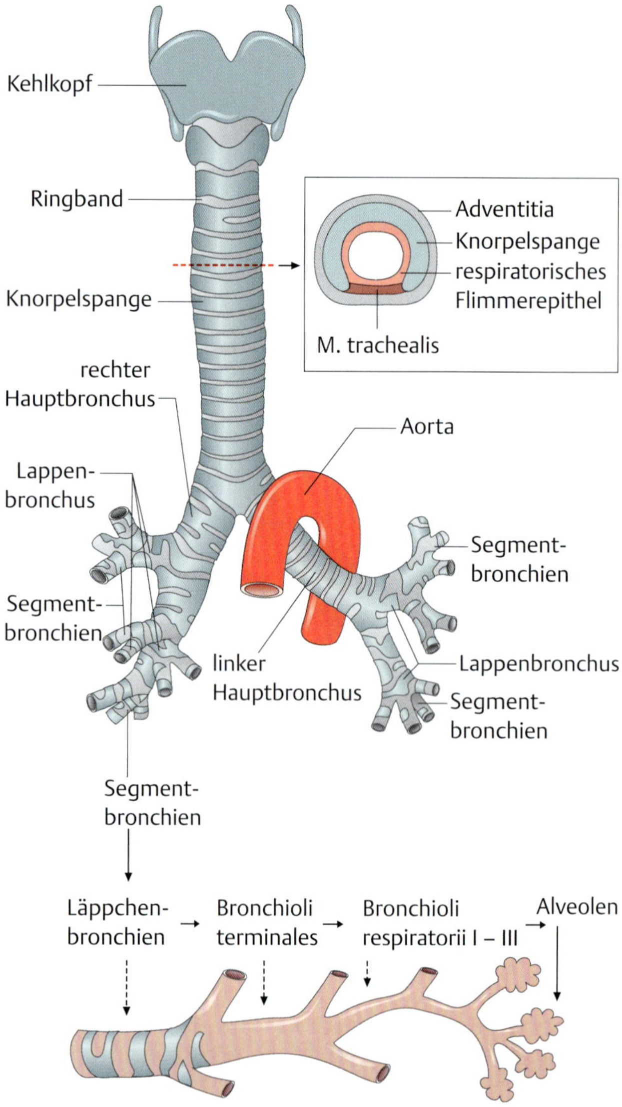

Die Luftröhre teilt sich in 2 Hauptbronchien (kleines Bild: Wandaufbau der Luftröhre im Querschnitt). Der rechte Hauptbronchus verzweigt sich erst in 3 Lappenbronchien, die sich in insgesamt 10 Segmentbronchien aufteilen. Links sind es 2 Lappenbronchien und insgesamt 9 Segmentbronchien. Aus den Segmentbronchien gehen die Läppchenbronchien hervor, die durch weitere Aufzweigungen erst zu den Bronchioli terminales und dann zu den Bronchioli respiratorii werden. Deren Ende bilden die Alveolargänge mit den Lungenbläschen. *Quelle: Bommas-Ebert U, Teubner P, Voss R. Kurzlehrbuch Anatomie und Embryologie. Stuttgart: Thieme 2011.*

Hauptbronchien • Die beiden Hauptbronchien (Bronchi principales) bilden den „Stamm“ des Bronchialbaums.

Lappenbronchien • Der **linke** Hauptbronchus teilt sich nach dem Eintritt in die Lunge in **2 Lappenbronchien** (Bronchi lobares), der **rechte** in **3 Lappenbronchien** auf. Jede der Lappenbronchien versorgt einen Lungenlappen (S. 171).

Segmentbronchien • Die Lappenbronchien verzweigen sich in Segmentbronchien (Bronchi segmentales), von denen jede ein Lungensegment (S. 172) versorgt. In ihrem weiteren Verlauf zweigen sie sich 6- bis 12-mal in je 2 Äste auf. Die so entstehenden kleinen Bronchien haben nur noch einen Durchmesser von 1–2 mm.

Läppchenbronchien • Sie gehen durch weitere Aufzweigungen aus den Segmentbronchien hervor. Jeder Läppchenbronchus (Bronchiolus lobularis) versorgt ein Lungenläppchen (S. 172) mit Luft.

Bronchioli terminalis • Sie stellen den letzten Teil des luftleitenden Abschnitts dar.

Bronchioli respiratorii • Sie stellen die Endaufzweigung des Bronchialbaums und den **respiratorischen Abschnitt** des Bronchialbaums dar. An ihrem Ende teilen sie sich in **Alveolargänge** (Ductus alveolares) auf, an denen traubenartig die Lungenbläschen (S. 172) (Alveolen) sitzen (▶ **Abb. 8.13**), in denen der Gasaustausch stattfindet. Wie der Name schon verrät, haben die Lungenbläschen die Form einer kleinen luftgefüllten Kugel. Die menschliche Lunge enthält 300–400 Millionen Lungenbläschen, von denen jedes einzelne einen Durchmesser von ca. 250 µm hat. Insgesamt kann so auf einer Fläche von bis zu 140 m^2 der Gasaustausch stattfinden.

8.6.4 Feinbau

Wie die Nasenhöhlen und Teile des Kehlkopfs sind auch die Luftröhre, die beiden Hauptbronchien und die nachfolgenden Bronchien mit **respiratorischem Flimmerepithel** ausgekleidet. Erst ab den Bronchioli respiratorii besitzt das Epithel keine Flimmerhärchen mehr.

Der Aufbau der Hauptbronchien ähnelt dem der Trachea. Auch die Wand der größeren Bronchien wird durch Knorpeleinlagerungen verstärkt, allerdings sind diese nicht spangenförmig, sondern bestehen aus unregelmäßigen Platten. In der Wand der Bronchiolen befinden sich keine Knorpelplatten mehr. Sie verfügen aber über eine kräftige Schicht aus **glatter Muskulatur** und elastischen Fasern (▶ **Abb. 8.9**), die ein Eng- und Weitstellen der Bronchiolen ermöglichen.

8.6.5 Funktionen

Der obere, **luftleitende Teil** der Bronchien hat vorwiegend eine **reinigende Funktion**. Schmutzpartikel aus der Atemluft bleiben am Schleim haften, der vom respiratorischen Epithel der Bronchien gebildet wird. Die vielen Flimmerhärchen, mit denen die Atemwegsschleimhaut in diesem Abschnitt bedeckt ist, schlagen regelmäßig in Richtung des Rachens und sorgen so dafür, dass der Schleim und die daran haftenden Schmutzpartikel in den Mund transportiert und heruntergeschluckt oder ausgespuckt werden können.

Der obere Abschnitt des luftleitenden Teils ist auch überwiegend verantwortlich für den **Atemwegswiderstand** (Resistance). Das ist der Strömungswiderstand, den die Luft auf ihrem Weg in die Alveolen überwinden muss. Der Atemwegswiderstand ist umso größer, je kleiner der Durchmesser der luftleitenden Struktur ist. Dabei zählt aber nicht der Durchmesser des einzelnen Bronchus, sondern der Gesamtdurchmesser aller Bronchien einer Größenordnung: Am Beginn des Atemwegs muss die gesamte Atemluft durch die Luftröhre strömen, am Ende des Bronchialbaums verteilt sie sich auf eine Vielzahl kleiner Bronchioli. Diese haben jeder für sich zwar einen viel kleineren Querschnitt als die Luftröhre, betrachtet man aber die Einzelquerschnitte der kleinen Bronchioli insgesamt, ergibt sich ein wesentlich größerer Gesamtquerschnitt als derjenige der Luftröhre. Der Atemwegswiderstand nimmt deshalb ab, je weiter die Luft im Bronchialbaum vordringt. Durch Bronchokonstriktion und -dilatation (s. o.) kann der Atemwegswiderstand innerhalb gewisser Grenzen verändert werden.

Patho **Asthma bronchiale**

Eine Erkrankung, bei der der ***Atemwegswiderstand stark erhöht*** *ist, ist z. B. das Asthma bronchiale. Bei einem Asthmaanfall zieht sich die Bronchialmuskulatur plötzlich stark zusammen (Bronchospasmus) und die Bronchien verengen sich. Dem Erkrankten fällt dann vor allem das Ausatmen schwer. Er hustet und leidet an Atemnot, meist hört man ein pfeifendes Atemgeräusch. Die Symptome bilden sich von selbst oder nach Behandlung wieder zurück. Es kann aber jederzeit zu einem neuen Anfall kommen.*

Asthma kann auch chronisch werden.

Der untere, **respiratorische Abschnitt** des Atemsystems steht über die Alveolen in engem Kontakt mit den Lungenkapillaren. Dort wird Sauerstoff vom Blut aufgenommen und Kohlendioxid in die Lungenbläschen abgegeben. Dieser Prozess wird als Gasaustausch (S. 179) zusammengefasst.

WISSEN TO GO

Luftröhre und Bronchien

Die **Luftröhre** (Trachea) und die **Bronchien** leiten die Luft in die **Lungenbläschen**, in denen der Gasaustausch stattfindet. Die Luftröhre beginnt am Kehlkopf und teilt sich im Brustkorb in die beiden **Hauptbronchien**, die in die Lunge eintreten. Dort verzweigen sie sich in immer kleinere Äste (Lappen-, Segment- und Läppchenbronchien und Bronchioli). Am Ende des Bronchialbaums stehen die **Alveolargänge**, an denen die **Lungenbläschen** (Alveolen) sitzen.

Die Wand der Luftröhre und der größeren Bronchien enthält **Knorpeleinlagerungen**, während die Wand der kleineren Bronchiolen eine dicke **Muskelschicht** und **elastische Fasern** besitzt. Dieser Aufbau ermöglicht eine Eng- oder eine Weitstellung der Bronchiolen über Parasympathikus bzw. Sympathikus.

Wegen ihres geringen Gesamtdurchmessers sind die Luftröhre und die großen Bronchien hauptverantwortlich für den **Atemwegswiderstand** (Resistance). Das ist der Strömungswiderstand, den die Luft auf ihrem Weg in die Lungenbläschen überwinden muss.

8.7 Lunge

8.7.1 Aufgaben

Die Aufgabe der Lunge (Pulmo) ist die **Atmung**, also der Gasaustausch (Sauerstoff und Kohlendioxid) zwischen Atemluft und Blut. Außerdem ist die Lunge daran beteiligt, den pH-Wert des Blutes (S. 256) konstant zu halten.

8.7.2 Lage, Form und Größe

Die Lunge besteht aus einem rechten und einem linken **Lungenflügel** (▶ **Abb. 8.10** und ▶ **Abb. 8.11**). Jeder Lungenflügel liegt im Brustkorb in einer eigenen Brustfellhöhle (S. 162) und sitzt mit seiner breiten **Basis** dem Zwerchfell auf. Dabei liegt der linke Lungenflügel oberhalb von Magen und Milz und der rechte Lungenflügel oberhalb der Leber. Oben laufen die Lungenflügel zur abgerundeten **Lungenspitze** aus, die im Brustkorbeingang etwa in Höhe des 1. Brustwirbels endet. Seitlich grenzen die Lungenflügel an die Rippen, zur Körpermitte hin an das Mediastinum (S. 164). An der Seite, die dem Mediastinum zugewandt ist, zeigen sie Abdrücke der benachbarten Strukturen: Am linken Lungenflügel sind das v. a. die Aorta und das Herz, am rechten die Speiseröhre

Abb. 8.10 Lungen und Pleura.

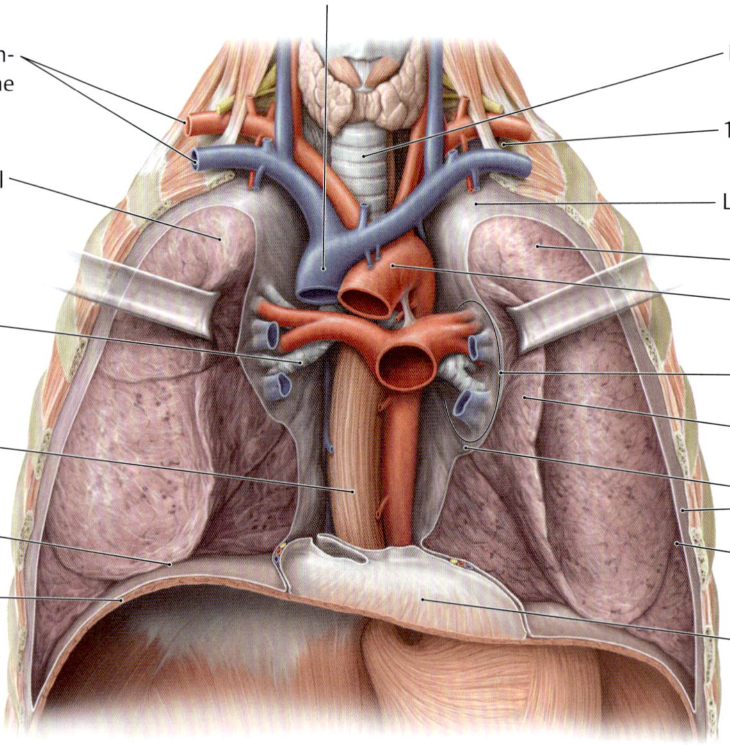

Blick in den Brustkorb: Rippen, Schlüsselbein und Herz sind entfernt, die beiden Lungenflügel werden mit Haken etwas zur Seite gehalten. Jeder Lungenflügel liegt in einer eigenen Pleurahöhle. Zwischen beiden Pleuraräumen befindet sich das Mediastinum, das das Herz, die großen Blutgefäße, die Luft- und die Speiseröhre enthält. Achtung: Die Gefäßfarbe richtet sich in dieser Abbildung nach dem Gefäßtyp (rot = Arterien, blau = Venen), nicht nach dem Sauerstoffgehalt des transportierten Blutes. *Quelle: Schünke M, Schulte E, Schumacher U. Prometheus. LernAtlas der Anatomie. Innere Organe. Illustrationen von K. Wesker und M. Voll. 6. Aufl. Stuttgart: Thieme; 2022.*

und die V. azygos (▶ **Abb. 8.11b**). Da das Herz vorwiegend im linken Brustkorb liegt, ist der Herzabdruck am rechten Lungenflügel nicht so ausgeprägt.

Jeder Lungenflügel wird durch schräg verlaufende Einschnitte in mehrere Lungenlappen (Lobi pulmones) unterteilt (▶ **Abb. 8.11**). Die **linke** Lunge besteht aus **2 Lungenlappen** (Ober- und Unterlappen), die **rechte** aus **3 Lungenlappen** (Ober-, Mittel- und Unterlappen).

! Merke Wie viele Lappen?

Welcher Lungenflügel 3 Lungenlappen besitzt, kann man sich – wie schon die Lage der Trikuspidalklappe am Herzen – mit dem Buchstaben ***R*** *merken: Der* ***r****echte Lungenflügel besitzt d****r****ei Lungenlappen.*

Jeder Lungenflügel wiegt ca. 500 g. Am Ende der Ausatmung hat der linke Lungenflügel ein Volumen von ca. 1,6 l, der rechte eines von ca. 2 l. Das liegt daran, dass das Herz größtenteils im Bereich des linken Lungenflügels liegt.

Die Farbe der Lungenoberfläche ist bei Kindern noch graurosa, im Laufe des Lebens wird sie aber immer dunkler, vor allem bei Rauchern.

WISSEN TO GO

Lungenflügel und Lungenlappen

Die Lunge besteht aus 2 **Lungenflügeln**, wobei der rechte in 3 und der linke in 2 **Lungenlappen** unterteilt wird. Jeder Lungenflügel liegt in einer eigenen **Brustfellhöhle**.

8.7.3 Aufbau

Lungenhilum

Die Hauptbronchien, Nerven, Blut- und Lymphgefäße treten zusammen an einer zentralen Stelle aus dem Mediastinum in das Lungengewebe ein. Diese Eintrittspforte liegt an der Mittelfellseite des jeweiligen Lungenflügels und wird als **Lungenhilum** bezeichnet. Die ein- und austretenden Strukturen werden zusammenfassend auch **Lungenwurzel** (Radix pulmonis) genannt. Die Bronchien liegen in der Lungenwurzel hinten, die Venen hauptsächlich vorn-unten und die Arterien oben (▶ **Abb. 8.11b**). Außerhalb des Lungenhilums ziehen keine Gefäße oder Nerven in die Lunge oder treten aus ihr aus.

Struktur des Lungengewebes

Während die Unterteilung der Lunge in Lungenflügel und Lungenlappen mit bloßem Auge erkannt werden kann, ist die weitere Struktur des Lungengewebes nicht mehr auf der Lungenoberfläche sichtbar. Sie folgt aber weiterhin der Verzweigung des Bronchialbaums:

Die Aufteilung der Lungenlappen in die **Lungensegmente** (▶ **Abb. 8.12**) ergibt sich aus der Aufzweigung der Lappenbronchien in die Segmentbronchien: Jedes Lungensegment wird von einem eigenen **Segmentbronchus** versorgt, der zusammen mit einer **Segmentarterie** in der Mitte des Lungensegments verläuft. Damit bildet jedes Segment eine eigenständige Atemeinheit (**bronchoarterielle Einheit**), die unabhängig von den anderen Lungensegmenten ihre Auf-

Abb. 8.11 Rechter und linker Lungenflügel.

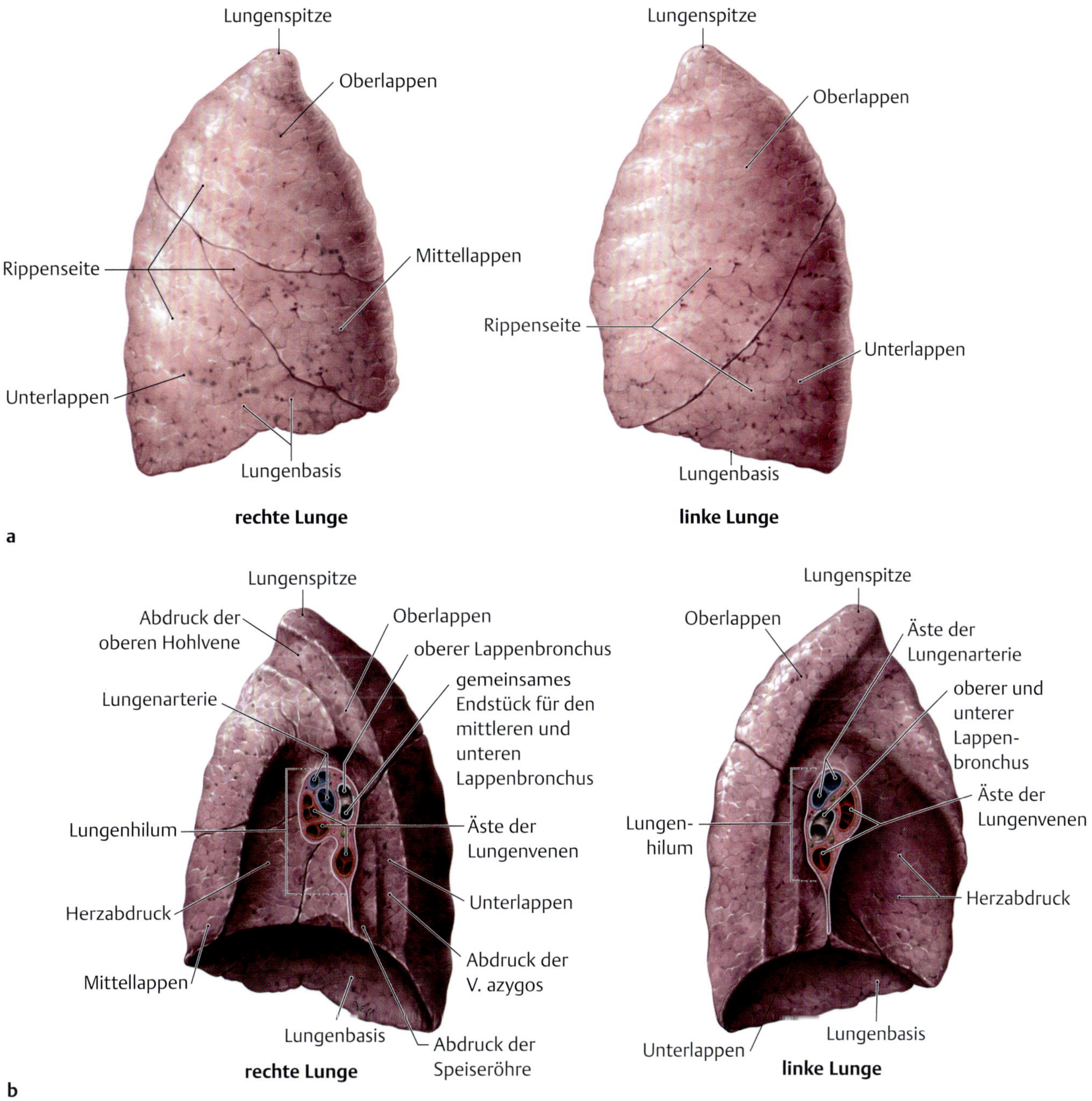

a Rippenseite. Durch Einschnitte wird der rechte Lungenflügel in 3 Lungenlappen, der linke Lungenflügel in 2 Lungenlappen geteilt.
b Mittelfellseite. Auch auf der Innenfläche der Lungenflügel ist die Einteilung in die Lungenlappen sichtbar. Um das Lungenhilum (S. 172) herum sind deutlich die Abdrücke der angrenzenden Organe zu erkennen. *Quelle: Schünke M, Schulte E, Schumacher U. Prometheus. LernAtlas der Anatomie. Innere Organe. Illustrationen von K. Wesker und M. Voll. 6. Aufl. Stuttgart: Thieme; 2022.*

gabe erfüllen kann. Die rechte Lunge besteht aus 10 Segmenten, die linke aus 9. Die einzelnen Segmente werden durch zartes Bindegewebe voneinander getrennt.

Patho Lungenresektion

*Der Einteilung in Lungenlappen und -segmente folgt der Chirurg, wenn er z. B. wegen eines Tumors Teile der Lunge entfernen muss (**Lungenresektion**). Je nachdem, wie viel Gewebe geschädigt ist, werden ein oder mehrere Segmente oder Lappen komplett entnommen. Dieses Vorgehen hat den Vorteil, dass dabei nur eine Arterie und ein Bronchus (Lappen- oder Segmentarterie mit Lappen- oder Segmentbronchus) durchtrennt und danach verschlossen werden müssen. Entnähme man stattdessen nur einen Teil des Segments, müsste man das Segment durchschneiden und würde dabei viele kleinere Bronchien und Arterien durchtrennen.*

Die **Lungenläppchen** (Lobuli pulmonales) stellen die nächstkleinere Einheit dar. Jedes Lungenläppchen wird von einem Läppchenbronchus versorgt. Die Lungenläppchen wiederum bestehen aus den **Lungenbläschen**, die sich um die Alveolar-

Abb. 8.12 Lungensegmente.

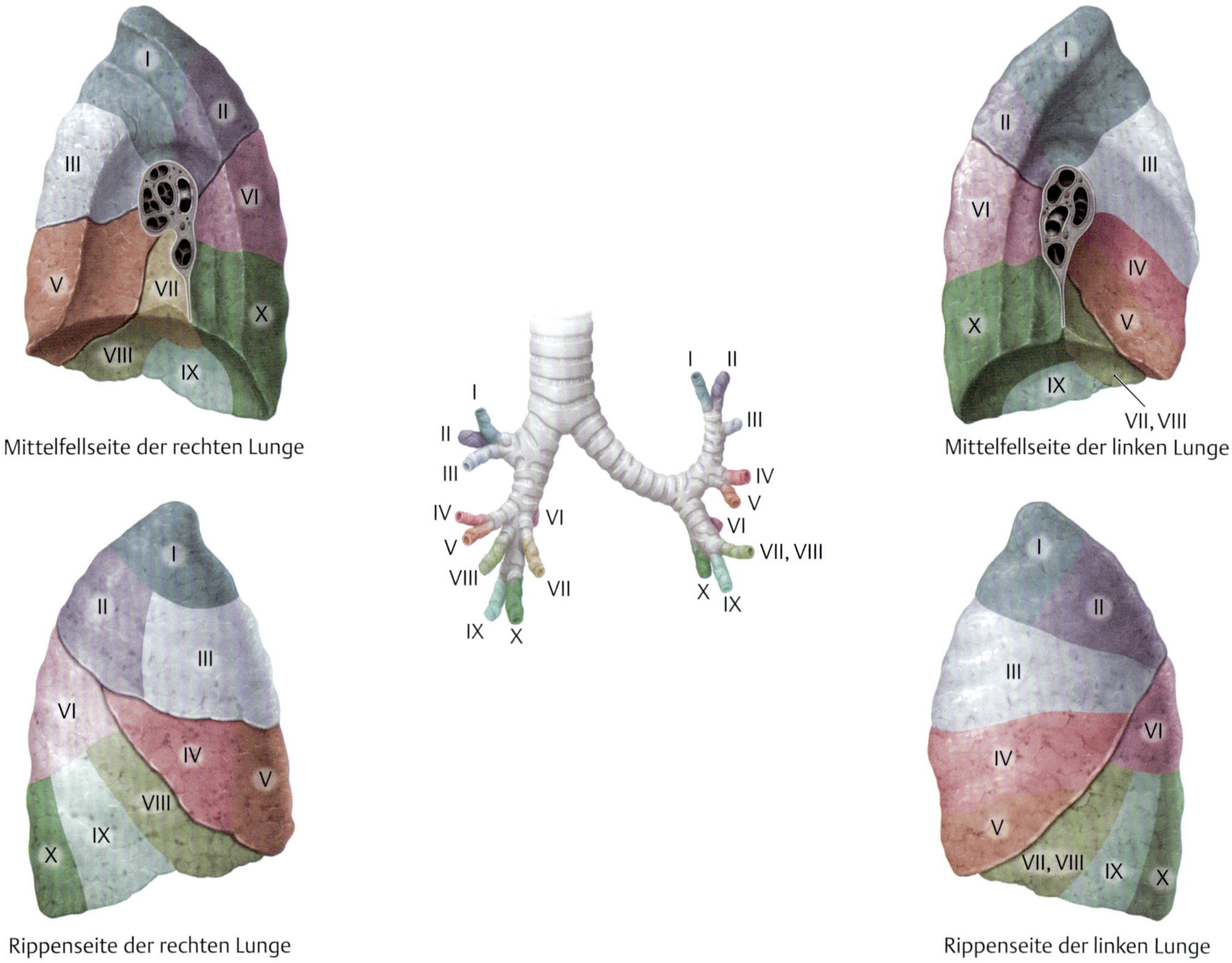

Jeder Segmentbronchus versorgt ein Lungensegment. Der jeweilige Bronchus ist in derselben Farbe markiert wie das Segment, das er versorgt. *Quelle: Schünke M, Schulte E, Schumacher U. Prometheus. LernAtlas der Anatomie. Innere Organe. Illustrationen von K. Wesker und M. Voll. 6. Aufl. Stuttgart: Thieme; 2022.*

Abb. 8.13 Alveolengruppe.

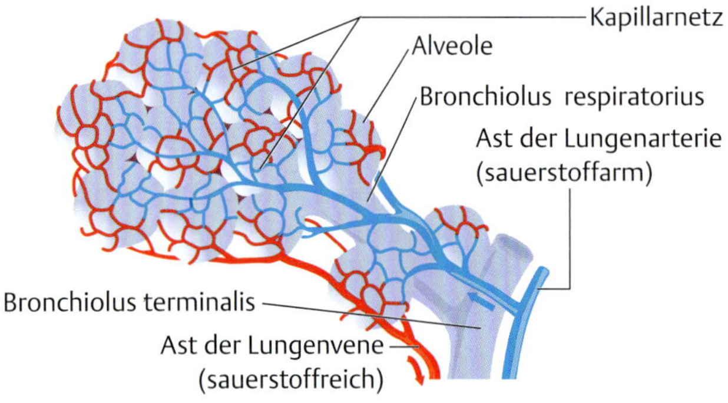

Die Lungenbläschen sind von einem dichten Kapillarnetz umgeben. Sie gruppieren sich um die Alveolargänge, die auf dem Bild nicht sichtbar sind, da sie innen liegen. Die Alveolargänge sind die Endaufzweigungen der Bronchioli respiratorii, die aus den Bronchioli terminales hervorgehen. Die Pfeile zeigen die Richtung des Blutflusses an. *Quelle: Schwegler JS, Lucius R. Der Mensch – Anatomie und Physiologie. Stuttgart: Thieme; 2016.*

gänge gruppieren (▶ **Abb. 8.9** und ▶ **Abb. 8.13**). Diese Ansammlungen von Lungenbläschen heißen **Alveolengruppen** (Sacculi alveolares).

Lungenkreislauf

Auch die Verzweigung der **arteriellen Blutgefäße** des Lungenkreislaufs folgt prinzipiell dem Aufbau des Bronchialbaums:

Der an der rechten Herzkammer entspringende **Truncus pulmonalis** („Lungenstamm") teilt sich in die rechte und die linke **Lungenarterie** (A. pulmonalis dextra und sinistra). Die rechte Lungenarterie verzweigt sich in 3, die linke Lungenarterie in 2 **Lappenarterien**, die sich weiter in 10 (rechts) und 9 (links) **Segmentarterien** aufteilen (▶ **Abb. 8.14a**). Die Segmentarterien verlaufen gemeinsam mit dem Segmentbronchus in der Mitte des Lungensegments (s. o.). Wie auch bei den Bronchien wird die Verästelung immer feiner, bis die Arterien im Bereich der Lungenbläschen in das Kapillarnetz übergehen (▶ **Abb. 8.14b**).

Im Gegensatz dazu verlaufen die **venösen Gefäße** nicht eng am Bronchialbaum (▶ **Abb. 8.14b**), sondern im Bindegewebe auf der Oberfläche der Lungenläppchen und Lungensegmente und damit in einiger Entfernung von den Alveolen. Deshalb besteht nicht die Gefahr, dass sie ihren

Abb. 8.14 Lungenkreislauf.

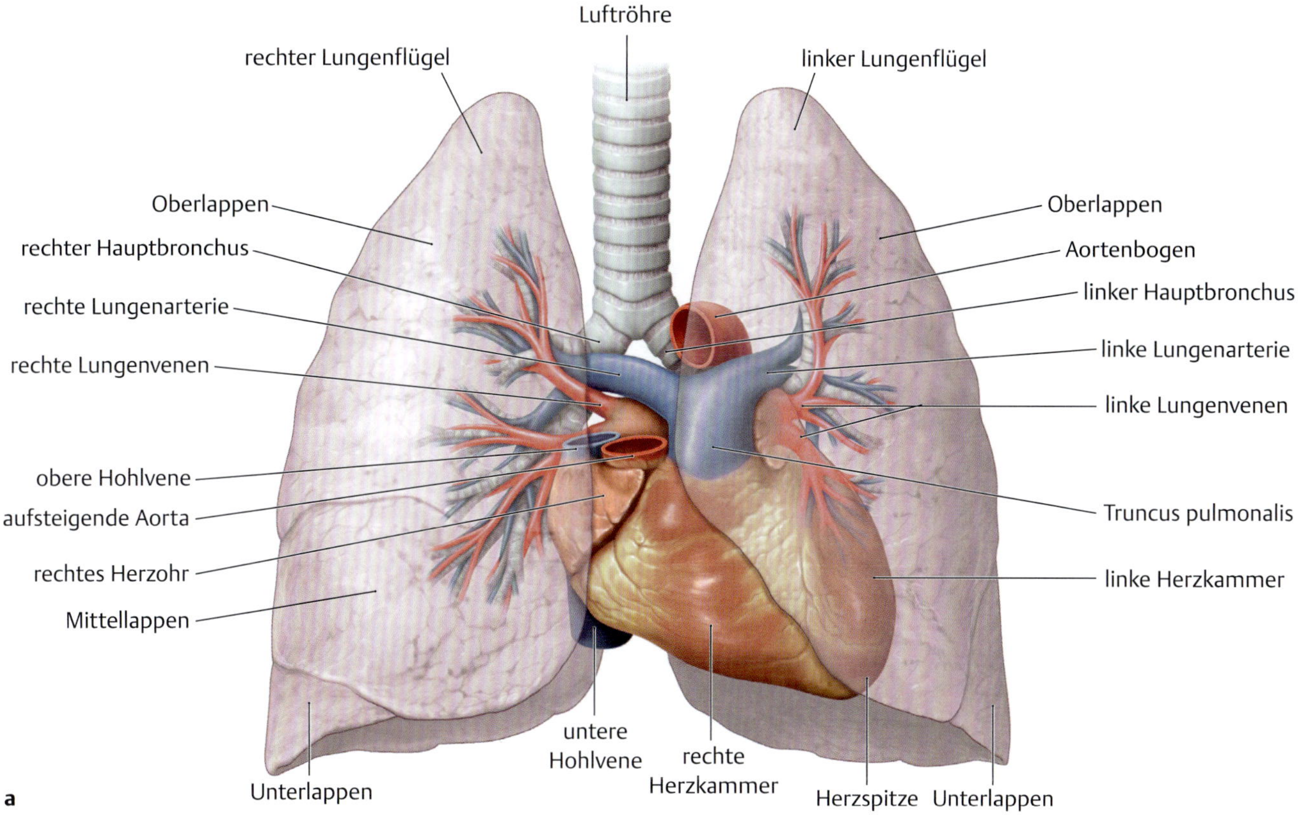

a

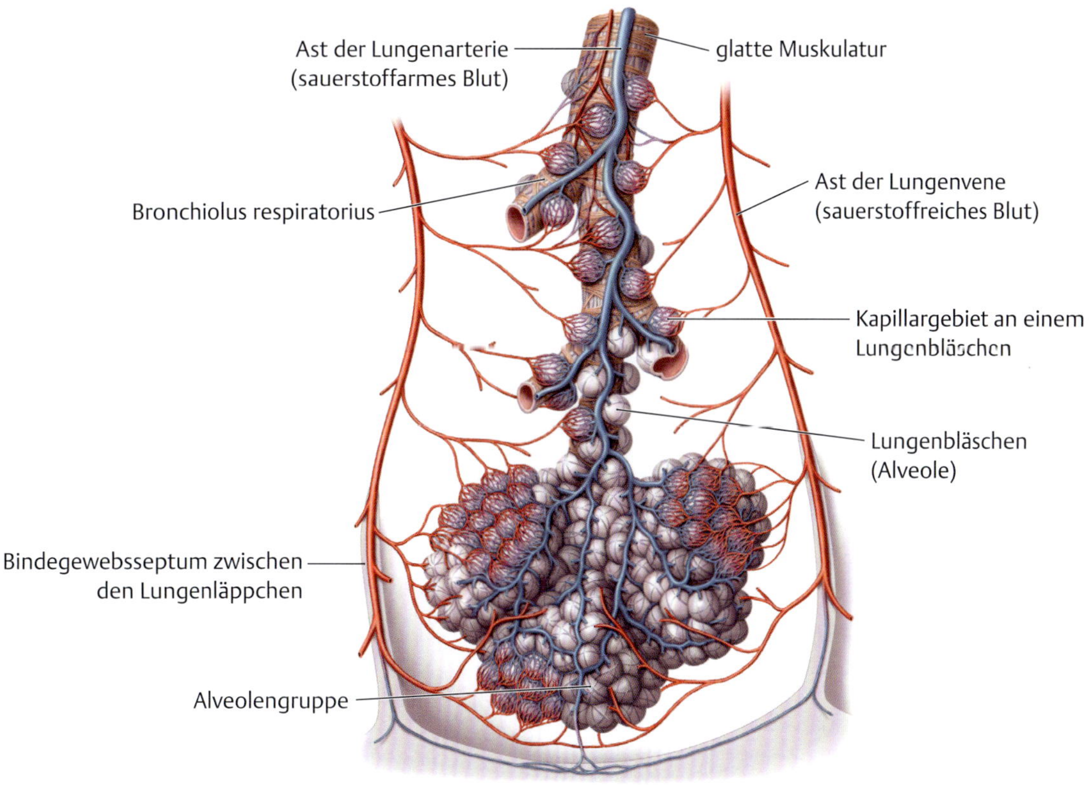

b

a Lungengefäße und Bronchialbaum im Überblick. Gezeigt sind die Arterien (blau) und Venen (rot) bis zur Ebene der Segmente. Die Gefäße des Körperkreislaufs sind entfernt.

b Im Lungenläppchen verlaufen die Arterien (blau) bis hin zu den Kapillaren eng am Bronchialbaum und damit in der Mitte des Lungenläppchens. Die Venen (rot) ziehen dagegen zwischen den Lungenläppchen in Richtung Herz. *Quelle: Schünke M, Schulte E, Schumacher U. Prometheus. LernAtlas der Anatomie. Innere Organe. Illustrationen von K. Wesker und M. Voll. 6. Aufl. Stuttgart: Thieme; 2022.*

Sauerstoff auf dem Weg zum Herzen an weniger gut belüftete Alveolen verlieren. Sie vereinen sich zu immer größeren Gefäßen, um schließlich 2 rechte und 2 linke **Lungenvenen** (Vv. pulmonales) zu bilden, über die das sauerstoffreiche Blut in den linken Vorhof fließt.

WISSEN TO GO

Aufbau der Lunge und Lungenkreislauf

Alle Gefäße, Nerven, Lymphbahnen und die Hauptbronchien treten an einer zentralen Stelle, dem **Lungenhilum**, in das Lungengewebe ein bzw. aus dem Lungengewebe aus.

Das Gewebe der Lungenlappen gliedert sich in **Lungensegmente**, die wiederum in **Lungenläppchen** unterteilt sind. In der Mitte der Segmente und Läppchen verlaufen jeweils ein Bronchus und eine Arterie. Die kleinste Einheit sind die **Lungenalveolen**. Diese Einteilung ist von außen nicht sichtbar.

Die **Arterien** entstammen der Lungenarterie und folgen mit Lappen- und Segmentarterien in ihrer Aufteilung dem Bronchialbaum, bis sie ins Kapillarnetz übergehen. Im Gegensatz zu den Arterien verlaufen die **Venen** nicht im Zentrum, sondern auf der Oberfläche der Läppchen und Segmente. Sie laufen zu den Lungenvenen zusammen und münden in den linken Vorhof. Die Arterien und Venen bilden den **Lungenkreislauf**.

Abb. 8.15 Aufbau der Alveolenwand.

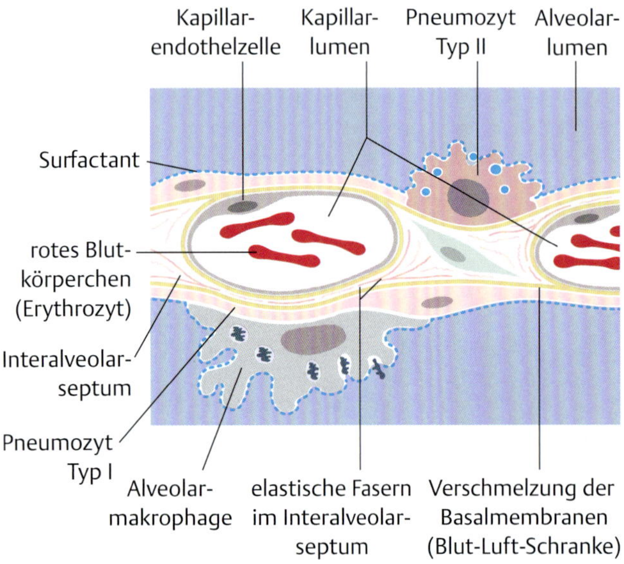

Querschnitt durch 2 Alveolen und das dazwischenliegende Lungeninterstitium mit Interalveolarsepten und Kapillaren. Die Basalmembranen (gelb) der Pneumozyten vom Typ I und der Kapillarendothelzellen sind stellenweise verschmolzen und bilden die Blut-Luft-Schranke, an der der Gasaustausch stattfindet. Die Pneumozyten vom Typ II bilden das Surfactant, Makrophagen nehmen kleine Schmutzpartikel und Surfactant auf. *Quelle: Schünke M, Schulte E, Schumacher U. Prometheus. LernAtlas der Anatomie. Innere Organe. Illustrationen von K. Wesker und M. Voll. 6. Aufl. Stuttgart: Thieme; 2022.*

8.7.4 Feinbau

Alveolarepithel

Die Lungenbläschen sind von Alveolarepithel ausgekleidet. Es ist sehr dünn und besteht aus 2 unterschiedlichen Zelltypen (▶ Abb. 8.15):

Typ-I-Pneumozyten • Diese flachen, breiten Epithelzellen bilden eine lückenlose Deckschicht und nehmen ca. 90 % der Oberfläche der Lungenbläschen ein. Die Aufgabe der Typ-I-Pneumozyten ist der **Gasaustausch**.

Typ-II-Pneumozyten • Sie produzieren ein Phospholipid-Protein-Gemisch, den **Surfactant** (surface active agent = oberflächenaktive Substanz). Er verteilt sich auf der inneren Oberfläche der Lungenbläschen und setzt dort die Oberflächenspannung herab. Dies ist für die Atemfunktion der Lunge von großer Bedeutung, da die Lungenbläschen aufgrund ihrer kugeligen Form eine so hohe Oberflächenspannung aufweisen, dass ohne Surfactant insbesondere die kleinen Bläschen in sich zusammenfallen und nicht mehr für den Gasaustausch zur Verfügung stehen würden. Da die Typ-II-Pneumozyten relativ dick sind, findet man sie bevorzugt in den Randbereichen, wo mehrere Alveolen aneinandergrenzen.

Patho **Atemnotsyndrom (ANS)**

*Die Pneumozyten eines Fetus beginnen zwar in der 24. Entwicklungswoche, Surfactant zu bilden, eine Produktion in ausreichender Menge erfolgt aber meist erst ab der 30. Entwicklungswoche. Kinder, die unerwartet weit vor der 30. Entwicklungswoche geboren werden, leiden deshalb nach der Geburt oft an schwerer Atemnot (**Atemnotsyndrom des Frühgeborenen**). Ihre Lungenbläschen sind noch zusammengefaltet und lassen sich nur unter stärkster Atemanstrengung entfalten, weil ihre Oberflächenspannung ohne Surfactant sehr hoch ist. Wenn zu erwarten ist, dass das Kind vor der 30. Woche auf die Welt kommt, kann der Surfactantbildung nachgeholfen werden, indem man der Mutter Kortisol verabreicht.*

Eine weitere Zellart, die in den Lungenbläschen vorkommt, sind die **Alveolarmakrophagen**. Sie sind nicht am Bau der Alveolarwand beteiligt, sondern liegen frei im Inneren der Lungenbläschen. Die Alveolarmakrophagen sind Abwehrzellen (S. 306), die ursprünglich aus dem Blut stammen. Sie wandern aus den Kapillaren in die Lungenbläschen ein, wo sie eingeatmete Schmutzpartikel und Surfactant aufnehmen und schließlich ausgehustet werden.

Lungeninterstitium und Blut-Luft-Schranke

Der Raum zwischen den Lungenbläschen ist mit Bindegewebe ausgefüllt, das als **Lungeninterstitium** bezeichnet wird. Es enthält viele **elastische Fasern**, die zusammen mit der Oberflächenspannung der Lungenbläschen dafür sorgen, dass sich die Lunge beim Ausatmen von selbst wieder zusammenzieht.

Das Bindegewebe bildet außerdem die **Interalveolarsepten**, die die einzelnen Lungenbläschen voneinander trennen. In diesen Septen verlaufen die Kapillaren, wodurch jede Kapillare mit mehreren Lungenbläschen in Kontakt kommt. Dabei verschmelzen die Basalmembranen (S. 94) der Endothelzellen mit denen der Typ-I-Pneumozyten, sodass das Kapillarblut nur noch durch eine etwa 0,5 µm dicke Schicht von der Atemluft in den Alveolen getrennt ist. Diese dünne Gewebeschranke zwischen Kapillare und Lungenbläschen wird als **Blut-Luft-Schranke** bezeichnet.

> **WISSEN TO GO**
>
> **Feinbau und Gefäßversorgung der Lunge**
>
> Das Epithel, das die Lungenbläschen auskleidet, besteht aus 2 Zelltypen:
> - **Typ-I-Pneumozyten:** Über diese Zellen findet der Gasaustausch statt. Sie sind Teil der dünnen **Blut-Luft-Schranke**, die das Kapillarblut und die Atemluft in den Lungenbläschen voneinander trennt.
> - **Typ-II-Pneumozyten:** Diese Zellen bilden den **Surfactant**, der die Oberflächenspannung in den Alveolen so stark vermindert, dass sie nicht zusammenfallen.
>
> Der Raum zwischen den Lungenbläschen enthält viele **elastische Fasern**, die zusammen mit der **Oberflächenspannung** der Alveolen bewirken, dass sich die Lunge zusammenziehen will. Der im Pleuraspalt herrschende Unterdruck wirkt dieser Tendenz entgegen und verhindert, dass die Lunge kollabiert.
>
> Die Blutversorgung des Lungengewebes selbst erfolgt über die **Bronchialgefäße**, die aus der Aorta abzweigen. Die Lymphe fließt über ein tiefes und ein oberflächliches System aus der Lunge ab. Im Gegensatz zum Lungenfell verfügt das **Rippenfell** über eine Nervenversorgung und ist schmerzempfindlich.

8.8 Atemmechanik

Der Zyklus von einer Einatmung mit der folgenden Ausatmung wird als **Atemzug** bezeichnet. Die **Atemfrequenz** ergibt sich aus der Anzahl der Atemzüge pro Minute. Erwachsene haben eine Atemfrequenz von 14–16 Atemzügen/min, bei Kindern liegt sie mit 20–30 Atemzüge/min höher. Die Atemfrequenz bei Säuglingen beträgt 40–50 Atemzüge/min.

8.8.1 Einatmung

Während der Einatmung (**Inspiration**) wird die Lunge gedehnt. Dies führt zu einem **Unterdruck in der Lunge**, der die Luft über die Atemwege in die Lunge saugt. Die Dehnung entsteht dadurch, dass sich der Brustraum erweitert. Da das Lungenfell und das Rippenfell durch einen dünnen Flüssigkeitsfilm im Pleuraspalt (S. 163) aneinanderhaften, muss das Lungengewebe dieser Bewegung folgen und wird gedehnt. Dabei ist die sog. **Compliance** das Maß für die **Dehnbarkeit** der Lunge. Je größer die Compliance, desto dehnbarer ist die Lunge („schlaffe Lunge" bei Lungenemphysem).

Die Erweiterung des Brustraums (▶ **Abb. 8.16**) kommt hauptsächlich durch die Kontraktion des Zwerchfells (S. 378) zustande. Es ist der **wichtigste Atemmuskel** und ragt in seiner Ruheposition kuppelartig in die Brusthöhle. Wenn es sich beim Einatmen zusammenzieht, flacht diese Kuppel ab und der Brustraum vergrößert sich. Eine entspannte Atmung beruht fast ausschließlich auf den Bewegungen des Zwerchfells. Sie ist am Heben und Senken der Bauchdecke zu erkennen und wird deshalb auch als **Bauchatmung** bezeichnet.

Die äußeren Zwischenrippenmuskeln (S. 377) unterstützen das Zwerchfell, wenn die Atmung vertieft werden soll. Wenn sie sich zusammenziehen, werden die Rippen leicht angehoben, wodurch sich der Durchmesser des Brustkorbs vergrößert. Diese Form der Atmung ist an den Bewegungen des Brustkorbs erkennbar, man bezeichnet sie auch als

Abb. 8.16 Atemmuskeln.

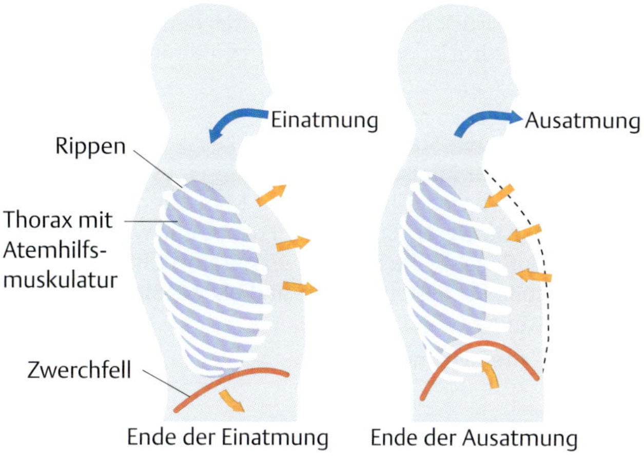

Bei der Einatmung flacht das Zwerchfell ab und die Rippen erweitern den Brustkorb. Der Brustraum wird damit größer und die Lunge wird gedehnt. Bei der Ausatmung erschlaffen die Inspirationsmuskeln und die Lunge zieht sich zusammen. *Quelle: I care Anatomie, Physiologie. 2., aktualisierte Auflage. Stuttgart: Thieme; 2020.*

Brustatmung. Da bei Säuglingen die Rippen noch waagerecht stehen, können sie durch die Muskeln nicht angehoben werden. Deshalb herrscht bei Säuglingen immer die Bauchatmung vor.

Bei besonders großer Atemanstrengung, z. B. bei starker körperlicher Belastung, unterstützen noch weitere Muskeln die Einatmung. Sie werden als **inspiratorische Atemhilfsmuskeln** bezeichnet, da sie eigentlich andere Aufgaben haben und bei der Erweiterung des Brustkorbs nur aushelfen. Dazu gehören:
- der M. sternocleidomastoideus (S. 366),
- die Skalenusgruppe (S. 366),
- der hintere (S. 379) und der vordere Sägezahnmuskel (S. 396) und
- der große (S. 505) und der kleine Brustmuskel (S. 396).

8.8.2 Ausatmung

Da das Lungengewebe viele elastische Fasern enthält und die Lungenbläschen eine hohe Oberflächenspannung besitzen, hat die Lunge immer die Neigung, sich zusammenzuziehen. Man spricht von den **Rückstellkräften** der Lunge. Wenn nun die Atemmuskeln erschlaffen, überwiegen diese Rückstellkräfte, und die Lunge verkleinert sich wieder. Dabei strömt die Luft aus der Lunge über die Atemwege nach außen, es kommt zur Ausatmung (**Exspiration**). Den Rückstellkräften der Lunge wirkt der negative Pleuradruck (S. 163) entgegen.

Patho Pneumothorax

*Entsteht durch eine Verletzung, z. B. einen Messerstich, ein Loch in der Brustwand, wird durch den negativen Pleuradruck so lange Luft in den Pleuraspalt gesaugt, bis der negative Druck beseitigt ist. Es entsteht ein **offener Pneumothorax**. Damit steht den Rückstellkräften der Lunge nichts mehr entgegen, und der Lungenflügel zieht sich maximal zusammen. Dabei kollabieren die Lungenbläschen und der Lungenflügel kann sich nicht mehr mit Luft füllen.*

Bei größerer Atemanstrengung kann die Ausatmung durch **exspiratorische Hilfsmuskeln** unterstützt werden. Hierzu zählen die inneren Zwischenrippenmuskeln und die Bauchmuskulatur. Die Zwischenrippenmuskeln (S. 377) ziehen die

Rippen nach unten, sodass sich der Brustkorb verengt. Durch Anspannen der Bauchmuskulatur (Bauchpresse) entsteht ein erhöhter Druck im Bauchraum, durch den das Zwerchfell nach oben gedrückt wird und dadurch den Brustraum verkleinert.

Atemnotsyndrom • Sternale und interkostale Einziehungen gehören zu den klinischen Symptomen eines Atemnotsyndroms (RDS), welches in den ersten Minuten oder Stunden postpartum auftreten kann. Begleitsymptome wären zusätzlich Nasenflügeln, Tachypnoe, exspiratorisches Stöhnen, eine instabile Körpertemperatur und blasses Hautkolorit bis hin zur Zyanose [16].

Unter der **Atemruhelage** versteht man die Stellung, die Lunge und Brustkorb bei Ruheatmung am Ende der Ausatmung einnehmen (► **Abb. 8.17**). Um diese Position zu halten, ist kein Kraftaufwand nötig.

8.8.3 Atemvolumina

Die Luftmengen, die während des Ein- und Ausatmens in die Lunge hinein- und wieder hinaustransportiert werden, nennt man Atemvolumina (► **Abb. 8.17** und ► **Tab. 8.1**). Sie geben Hinweise auf die Lungenfunktion und sind bei vielen Erkrankungen des Atmungssystems diagnostisch wichtig.

Abb. 8.17 Atemvolumina.

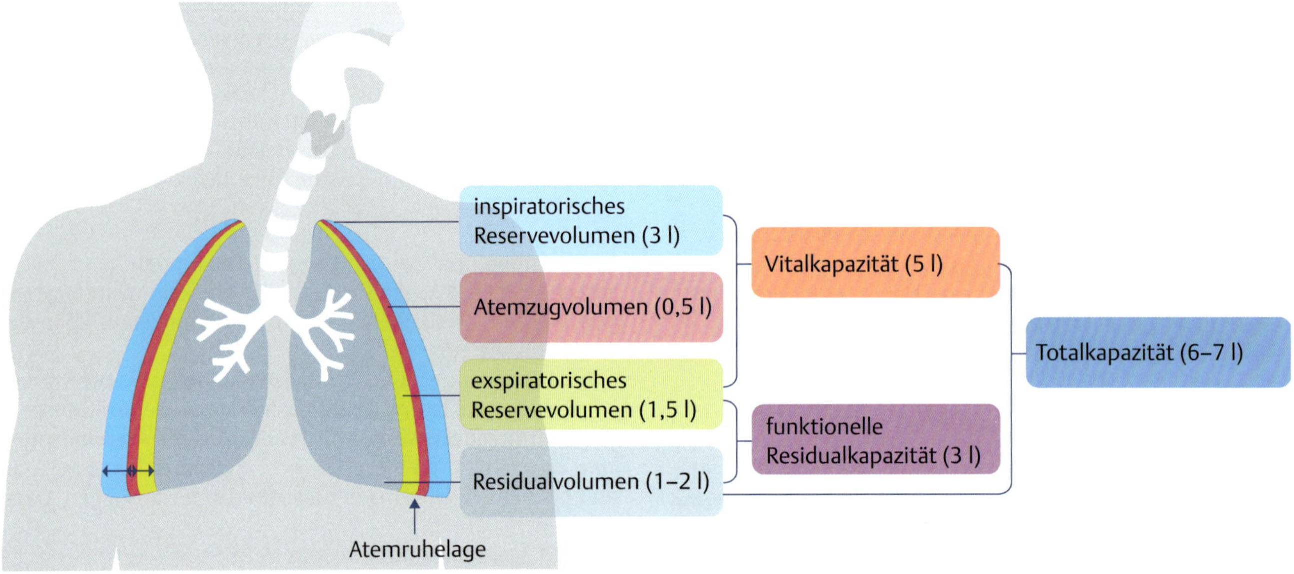

Zur weiteren Erklärung s. ► **Tab. 8.1**. *Quelle: I care Anatomie, Physiologie. 2., aktualisierte Auflage. Stuttgart: Thieme; 2020.*

Tab. 8.1 Atemvolumina. Die Werte entsprechen denen eines jungen, gesunden Menschen in Ruhe.

Atemvolumen	Definition	Wert*
Atemzugvolumen	Luftmenge, die **pro Atemzug** ein- und ausgeatmet wird	500 ml
Atemzeitvolumen	Luftmenge, die **pro Minute** ein- und ausgeatmet wird (Atemzugvolumen × Atemfrequenz)	7–8 l/min
inspiratorisches Reservevolumen	Luftmenge, die durch stärkere Dehnung von Brustkorb und Lunge **zusätzlich** zum Ruhe-Atemzugvolumen eingeatmet werden kann	3 l
exspiratorisches Reservevolumen	Luftmenge, die nach der normalen Ausatmung **zusätzlich** ausgeatmet werden kann	1,5 l
Vitalkapazität	größtmögliche Luftmenge, die bei der Atmung **bewegt** werden kann (Atemzugvolumen + inspiratorisches und exspiratorisches Reservevolumen)	5 l
Totraumvolumen	Luftvolumen, das sich in den Abschnitt der Atemwege befindet, in denen **kein Gasaustausch** stattfindet	150 ml**
Residualvolumen	Luftmenge, die auch unter größter Atemanstrengung nicht abgeatmet werden kann und **immer** in der Lunge bleibt	1–2 l
Totalkapazität	größtmögliches Volumen, das sich **in der Lunge befinden** kann (Vitalkapazität + Residualvolumen)	6–7 l
funktionelle Residualkapazität	Luftmenge, die bei **Ruheatmung** in der Lunge zurückbleibt (Residualvolumen + exspiratorisches Reservevolumen)	3 l

* *Abhängig von Alter, Körpergröße, Geschlecht, Gesundheitszustand und Fitness können die Werte von Mensch zu Mensch stark variieren (Werte zwischen 80 und 120 % der Norm gelten als physiologisch).*
** *Das Totraumvolumen ist abhängig von der Atemtiefe: Bei flacher Atmung nimmt es zu, bei tiefer Atmung nimmt es ab.*

***Diagnostik* Spirometrie**

*Die Messung der Atemvolumina und der Geschwindigkeit, mit der die Luft durch die Atemwege fließt, bezeichnet man als **Spirometrie**. Dazu atmet der zu Untersuchende durch ein Mundstück, das über einen Schlauch mit dem Messgerät (Spirometer) verbunden ist. Dieses Gerät misst die Atemvolumina und zeichnet sie auf (▶ **Abb. 8.17**). Mit der Spirometrie kann festgestellt werden, ob der zu Untersuchende unter einer **obstruktiven** (Verengung der Atemwege mit erhöhtem Atemwiderstand) oder einer **restriktiven** (verminderte Dehnbarkeit der Lunge) **Lungenerkrankung** leidet.*

WISSEN TO GO

Atemmechanik

Ein **Atemzug** umfasst eine Ein- und die darauffolgende Ausatmung. Die **Atemfrequenz** gibt die Atemzüge pro Minute an. Sie liegt bei Erwachsenen normalerweise bei 14–16 Atemzügen/min, bei Kindern bei 20–30 Atemzügen/min und bei Säuglingen bei 40–50 Atemzügen/min.

Bei der **Einatmung** (Inspiration) kontrahieren sich die Atemmuskeln, wodurch sich der Brustraum erweitert. Da die Lunge der Bewegung der Brustwand folgt, wird sie gedehnt. Dadurch entsteht in der Lunge ein **Unterdruck**, und Luft wird eingesogen. Der wichtigste Atemmuskel ist das **Zwerchfell**, gefolgt von den äußeren Zwischenrippenmuskeln.

Die **Ausatmung** (Exspiration) erfolgt ohne Muskelanstrengung, weil sich die Lunge wegen ihrer elastischen Eigenschaften (Rückstellkräfte) zusammenzieht. Nur bei verstärkter Ausatmung beteiligen sich auch Muskeln an der Ausatmung, indem sie den Brustraum verengen.

Die Luftmengen, die während der Ein- und Ausatmung bewegt werden, werden als **Atemvolumina** bezeichnet (▶ **Tab. 8.1**). Die **Compliance** ist das Maß für die Dehnbarkeit der Lunge.

8.9 Gasaustausch und Transport der Atemgase

Die Zellen des Körpers benötigen **Sauerstoff** (O_2), um in ihren Mitochondrien aus Kohlenhydraten und Fetten Energie zu gewinnen. Bei den dabei ablaufenden Oxidationsreaktionen (S. 28) entsteht **Kohlendioxid** (CO_2). Dieser Sauerstoffverbrauch unter Kohlendioxidbildung wird auch als **innere Atmung** oder Zellatmung bezeichnet. Die gewonnene Energie wird in den Zellen in Form von Adenosintriphosphat (**ATP**) gespeichert. Wird ATP gespalten, wird die gespeicherte Energie wieder freigesetzt. Dies wird bei Vorgängen notwendig, die nicht ohne Energiezufuhr von außen stattfinden können, z. B. beim Transport von Ionen durch die Zellmembran entgegen ihrem Konzentrationsgefälle (aktiver Transport), bei der Neubildung von Molekülen oder auch bei der Muskelkontraktion.

Da bei der Energiegewinnung der Sauerstoff von den Zellen verbraucht wird, muss stetig neuer Sauerstoff zu den Zellen transportiert und gleichzeitig das entstandene Kohlendioxid abtransportiert werden. Beide Aufgaben übernimmt das Blut. Es nimmt im Kapillarnetz der Lunge Sauerstoff aus der Atemluft auf und gibt Kohlendioxid ab. Diese Vorgänge an den Lungenbläschen bezeichnet man als **Gasaustausch**. Der Gesamtprozess von Einatmung, Gasaustausch und Ausatmung wird **äußere Atmung** genannt.

8.9.1 Gasaustausch

Der Austausch der Atemgase zwischen Blut und Atemluft erfolgt durch Diffusion (S. 41). Grundvoraussetzung für Diffusion ist, dass der Stoff auf den beiden Seiten einer durchlässigen Membran in unterschiedlicher Konzentration vorkommt. Beim Gasaustausch entspricht die Blut-Luft-Schranke (S. 176) der Membran und der Partialdruck (S. 38) der Atemgase der Konzentration.

Partialdrücke in der Luft • Der Partialdruck eines Gases in der **Luft** hängt davon ab, welchen Anteil das Gas am Gesamtluftgemisch und damit auch am Gesamtluftdruck hat. Bei Sauerstoff sind das etwa 21 %, bei Kohlendioxid 0,04 %. Bei einem Gesamtluftdruck auf Meereshöhe von ca. 760 mmHg (100 kPa bzw. 1 bar) beträgt deshalb der Sauerstoff-Partialdruck in der **Außenluft** ca. 150 mmHg und der Kohlendioxid-Partialdruck ca. 0,2 mmHg. Der Partialdruck der Atemgase in der Atemluft der Alveolen weicht davon allerdings etwas ab. Das liegt daran, dass bei der Ein- und Ausatmung nur ein Teil der Luft in den Lungen ausgetauscht wird und „verbrauchte" Luft in den Alveolen zurückbleibt (Residualvolumen bzw. Residualkapazität, ▶ **Tab. 8.1**). Diese verbrauchte Luft ist kohlendioxidreicher und sauerstoffärmer als die eingeatmete Außenluft, mit der sie sich vermischt. Deshalb liegt in der **Alveolarluft** der Partialdruck

- für **Sauerstoff** bei ca. **100 mmHg** und
- für **Kohlendioxid** bei **40 mmHg**.

Damit der Partialdruck der Atemgase in der Alveolarluft über die gesamte Lunge hinweg gleich ist, müssen Lungenbelüftung (Ventilation) und Lungendurchblutung (Perfusion) gut aufeinander abgestimmt sein. Dies wird durch den sog. **Euler-Liljestrand-Mechanismus** gewährleistet: Wenn der Sauerstoff-Partialdruck in einem Lungenbläschen sinkt, zieht sich die entsprechende Kapillare zusammen und die Durchblutung sinkt ebenfalls (**hypoxische Vasokonstriktion**).

Partialdrücke im Blut • Welchen Partialdruck ein Gas in einer **Flüssigkeit** (in diesem Fall Blut) aufweist, wird dadurch beeinflusst, wie gut es sich in der Flüssigkeit löst. Je besser die Löslichkeit des Gases ist, desto höher ist seine Konzentration in der Flüssigkeit und desto höher ist auch sein Partialdruck. Der Partialdruck im **sauerstoffarmen Blut der Lungenarterie** liegt

- für **Sauerstoff** bei **40 mmHg** und
- für **Kohlendioxid** bei **46 mmHg**.

Diffusion • Der Partialdruck für Sauerstoff ist damit im sauerstoffarmen Blut der Lungenarterien niedriger als in der Alveolarluft. Dagegen ist der Partialdruck für Kohlendioxid höher als in der Luft der Lungenbläschen. Die Gasmoleküle folgen diesem Druckgefälle, und Sauerstoff diffundiert aus der Luft ins Blut, während Kohlendioxid aus dem Blut in die Alveolen abgegeben wird. Dies geschieht so lange, bis auf beiden Seiten der gleiche Partialdruck herrscht. Kohlendioxid kann dabei die Blut-Luft-Schranke leichter überwinden als Sauerstoff.

Um an dem Abschnitt der Lungenbläschen vorbeizufließen, an dem über die Blut-Luft-Schranke der Gasaustausch möglich ist, benötigt das Blut unter Ruhebedingungen etwa 0,75 s. Die Partialdrücke der Atemgase in der Lunge und dem Blut haben sich aber schon nach ca. 0,3 s einander angeglichen, sodass über die restliche Kontaktzeit kein Gasaustausch mehr stattfindet. Diese Reservezeit wird dann wichtig, wenn das Blut schneller fließt, weil z. B. wegen körperlicher Arbeit das Herzzeitvolumen steigt. Das Blut legt dann dieselbe Kontaktstrecke in kürzerer Zeit zurück. Beim normal trainierten Gesunden sinkt diese Zeit nicht unter 0,25 s, sodass immer eine ausreichende Beladung des Blutes mit Sauerstoff möglich ist.

8.9.2 Ventilation und Perfusion

Voraussetzungen für den Gasaustausch sind:
1. die Belüftung der Lunge (**Ventilation**) und
2. die Durchblutung der Lunge (**Perfusion**).

Pro Atemzug werden unter **Ruhebedingungen** allerdings nur etwa 10 % der Luft in den Lungenbläschen ausgetauscht. Dadurch wird nur etwa so viel Sauerstoff in der Alveolarluft ersetzt, wie vom Blut aufgenommen wurde, und so viel Kohlendioxid abgeatmet, wie vom Blut abgegeben wurde. Die Zusammensetzung der Atemluft ist deshalb während der Ein- und Ausatmung relativ konstant.

Ventilation und Perfusion sind nicht überall in der Lunge gleich. Es gibt Bereiche, wie z. B. die Lungenspitzen, die unter Ruhebedingungen weniger gut belüftet und durchblutet werden. Diese Bereiche werden erst zugeschaltet, wenn der Körper mehr Sauerstoff benötigt und die Atmung deshalb verstärkt wird. Die Kapillaren, die an den nur wenig ventilierten Lungenbläschen verlaufen, werden daher auch als **Reservekapillaren** bezeichnet.

Blitzlicht Praxis **Pneumonieprophylaxe**

Im Liegen sind diejenigen Lungenbezirke schlechter belüftet und durchblutet, die der Unterlage am nächsten sind. Es besteht bei längerem Liegen deshalb die Gefahr, dass Ventilation und Perfusion dieser Bezirke dauerhaft schlecht sind. Um das zu vermeiden, sollte häufiger ***umgelagert*** *werden. Andernfalls können sich in den schlecht belüfteten Lungenbereichen Schleim und Keime ansiedeln, und es kann eine Lungenentzündung entstehen.*

8.9.3 Atemgastransport im Blut

Pro Minute verbraucht der Körper in Ruhe etwa 250 ml Sauerstoff und produziert rund 200 ml Kohlendioxid. Bei Anstrengung können sich diese Werte auf 4 000–6 000 ml erhöhen. Das Blut muss deshalb über leistungsstarke Möglichkeiten verfügen, die Atemgase zu transportieren.

Sauerstofftransport

Die **Löslichkeit** von Sauerstoff in Flüssigkeiten ist **gering**. Würde er nur auf diese Weise im Blut transportiert, reichte die Sauerstoffmenge im Blut nicht aus, um den Körper zu versorgen. Mit dem **Hämoglobin** verfügt das Blut aber über ein **Transportprotein** für die Atemgase, das den Sauerstoff bindet. Damit wird es möglich, den Sauerstoff unabhängig von seiner schlechten Löslichkeit im Blut zu transportieren. Das Hämoglobin befindet sich als roter Blutfarbstoff in den roten Blutkörperchen. Etwa **99 %** des Blutsauerstoffs sind an Hämoglobin gebunden, nur 1 % wird gelöst transportiert. Die ausreichende Sauerstoffversorgung des Feten wird durch den höheren Hämoglobingehalt, die höhere O_2-Affinität und eine Alkalisierung des fetalen Blutes unterstützt ([16]).

Bei der Abgabe des Sauerstoffs aus dem Blut in das Gewebe des jeweiligen Organs spielt – wie bei der Aufnahme des Sauerstoffs aus der Lunge – wieder der Sauerstoff-Partialdruck eine Rolle. Hier sind aber die Druckverhältnisse umgekehrt: Im Gewebe herrscht ein niedrigerer Sauerstoff-Partialdruck als im Blut. Der Sauerstoff folgt diesem Druckgefälle, löst sich vom Hämoglobin, verlässt das rote Blutkörperchen und diffundiert aus der Kapillare in das Gewebe. Das jetzt sauerstoffarme Blut fließt zurück zur Lunge, wo das Hämoglobin neuen Sauerstoff bindet.

Patho **Hämoglobinopathien**

Krankheiten, denen eine Veränderung des Hämoglobins zugrunde liegt, bezeichnet man als Hämoglobinopathien. Eine der häufigsten Hämoglobinopathien ist die ***Sichelzellanämie****, bei der – je nach Schweregrad der Erkrankung – das normale Hämoglobin durch das Sichelzellhämoglobin ersetzt ist. Bei* ***niedrigem Sauerstoff-Partialdruck*** *verklumpt das Sichelzellhämoglobin, die roten Blutkörperchen nehmen eine sichelförmige Gestalt an und sind weniger verformbar. Dadurch bleiben die Sichelzellen in kleinen Blutgefäßen hängen und verstopfen sie. Die entstehenden Durchblutungsstörungen können lebensgefährlich werden. Die Sichelzellanämie ist erblich.*

Kohlendioxidtransport

Die Transportmechanismen für den Sauerstoff spielen nur bei einem relativ kleinen Teil des Kohlendioxids eine Rolle: Rund 10 % des Kohlendioxids werden in gelöster Form und nur etwa 20 % an Hämoglobin gebunden transportiert. Trotzdem sind die roten Blutkörperchen auch für den Kohlendioxidtransport wichtig. Sie enthalten ein Enzym, die Carboanhydrase, das **70 %** des Kohlendioxids in **Bikarbonat** (HCO_3^-) umwandelt. Das Bikarbonat verlässt das rote Blutkörperchen und wird im Blutplasma gelöst weitertransportiert. In den Lungenkapillaren wird es wieder vom Erythrozyten aufgenommen und von der Carboanhydrase in Kohlendioxid umgewandelt. Das Kohlendioxid verlässt das rote Blutkörperchen und diffundiert über die Luft-Blut-Schranke aus der Kapillare in die Alveole.

WISSEN TO GO

Gasaustausch

In der Lunge nimmt das Blut **Sauerstoff** auf und gibt **Kohlendioxid** ab. Der Sauerstoff wird von den Körperzellen benötigt, um Energie zu gewinnen. Dabei entsteht Kohlendioxid. Den Prozess der Sauerstoffaufnahme und der Kohlendioxidabgabe in der Lunge nennt man **Gasaustausch**.

Der Gasaustausch erfolgt durch **Diffusion**: In der Luft der Lungenbläschen herrscht ein höherer **Sauerstoff-Partialdruck** und ein niedrigerer **Kohlendioxid-Partialdruck** als im Blut. Dieses **Druckgefälle** sorgt dafür, dass Sauerstoff über die Blut-Luft-Schranke aus der Luft in das Blut und Kohlendioxid aus dem Blut in die Luft diffundiert. Im Gewebe ist es umgekehrt: Hier herrscht gegenüber dem Blut ein höherer Partialdruck für Kohlendioxid und ein niedrigerer für Sauerstoff. Deshalb gibt das Gewebe Kohlendioxid ans Blut ab und nimmt Sauerstoff auf.

Der **Sauerstoff** wird im Blut fast vollständig an den Blutfarbstoff (**Hämoglobin**) der roten Blutkörperchen gebunden transportiert. Im Gegensatz dazu wird der überwiegende Teil des **Kohlendioxids** in den roten Blutkörperchen in **Bikarbonat** umgewandelt, das dann im Blutplasma gelöst transportiert wird. Erreicht das Blut die Lunge, entsteht daraus wieder Kohlendioxid, das in die Lungenbläschen abgegeben wird.

Tab. 8.2 Veränderung der Atmung bei Rückmeldung der Chemorezeptoren.

Messgröße	Ergebnis	Folge
Kohlendioxid-Partialdruck	erhöht	Anstieg von Atemfrequenz und Atemtiefe
	erniedrigt	Verminderung von Atemfrequenz und Atemtiefe
Sauerstoff-Partialdruck	erhöht	Verminderung von Atemfrequenz und Atemtiefe
	erniedrigt	Anstieg von Atemfrequenz und Atemtiefe
pH-Wert	erhöht	Verminderung von Atemfrequenz und Atemtiefe
	erniedrigt	Anstieg von Atemfrequenz und Atemtiefe

8.9.4 Regulation der Atmung

Die Atmung ist zwar – im Gegensatz zum Herzrhythmus – willkürlich steuerbar, sie muss aber auch unbewusst ablaufen, wenn der Wille, z. B. im Schlaf, mehr oder weniger ausgeschaltet ist. Die grundsätzliche Rhythmik von Ein- und Ausatmung wird deshalb über das **Atemzentrum** sichergestellt. Das Atemzentrum befindet sich im verlängerten Mark im Hirnstamm (S. 419) und steuert über verschiedene Nerven die Aktivität der Atemmuskulatur. Aufgabe des Atemzentrums ist es, die Atmung so an die Bedürfnisse des Körpers anzupassen, dass sich der Sauerstoff-Partialdruck, der Kohlendioxid-Partialdruck und der pH-Wert im Blut nur innerhalb sehr enger Grenzen ändern.

Informationen darüber, ob und wie es die Atmung an die aktuelle Situation des Körpers anpassen muss, erhält das Atemzentrum von **Chemorezeptoren**, die sich an unterschiedlichen Stellen des Körpers befinden:

- in der **Karotisgabel** und im **Aortenbogen:** Sie messen im arteriellen Blut den Partialdruck von Sauerstoff und Kohlendioxid und den pH-Wert.
- im **verlängerten Mark:** Sie messen den Kohlendioxid-Partialdruck und den pH-Wert – allerdings nicht im Blut, sondern im Liquor (Gehirn-Rückenmark-Flüssigkeit). Dessen Werte sind den Werten im Blut sehr ähnlich.

Die gemessenen Werte werden anschließend über Nerven an das Atemzentrum weitergegeben, das je nach gemessenem Wert die Atemfrequenz und die Atemtiefe verändert (▶ Tab. 8.2). Der **stärkste Atemreiz** ist ein **erhöhter Kohlendioxid-Partialdruck**, der zweitstärkste ein sinkender pH-Wert. Auch ein erniedrigter Sauerstoff-Partialdruck bewirkt einen Atemantrieb, aber nicht ganz so ausgeprägt.

Allerdings können sich die Chemorezeptoren an einen erhöhten Kohlendioxid-Partialdruck gewöhnen, wenn er, z. B. im Rahmen einer Lungenerkrankung, über eine längere Zeit besteht. Die Chemorezeptoren senden dann auch bei erhöhtem Kohlendioxid-Partialdruck keine Signale mehr ans Atemzentrum, die zu einer Steigerung der Atmung führen. Bei diesen Menschen stellt der erniedrigte Sauerstoff-Partialdruck den einzigen Atemantrieb dar.

ACHTUNG

*Bei Menschen mit **chronisch erhöhtem Kohlendioxid-Partialdruck**, z. B. im Rahmen einer obstruktiven Lungenerkrankung (S. 179), darf zur Linderung der Atemnot nur sehr vorsichtig Sauerstoff verabreicht werden, da eine zu starke Erhöhung des Sauerstoff-Partialdrucks den Erkrankten den Atemantrieb nimmt. Dadurch kann es zu einem lebensgefährlichen Atemstillstand kommen.*

Neben den Chemorezeptoren haben auch die **Dehnungsrezeptoren** im Lungengewebe eine wichtige Aufgabe bei der Regulation der Atmung. Sie messen, wie stark die Lunge während des Einatmens gedehnt wird, und stoppen das Einatmen bei zu starker Dehnung. Diesen Vorgang bezeichnet man als **Hering-Breuer-Reflex**. Auf diese Weise wird eine Überdehnung der Lunge verhindert. Die Signale der Dehnungsrezeptoren werden vom N. vagus (X. Hirnnerv) ans Atemzentrum weitergeleitet.

WISSEN TO GO

Regulation der Atmung

Die Atmung wird vom **Atemzentrum** im verlängerten Rückenmark reguliert. Dessen Aufgabe ist es, die Atmung so zu steuern, dass im Blut der Partialdruck der Atemgase und der pH-Wert möglichst gleichbleiben. Informationen über diese Werte erhält das Atemzentrum von **Chemorezeptoren**, die in der Aorta, der Halsschlagader und im verlängerten Mark selbst sitzen. Den stärksten Anreiz für eine Steigerung der Atmung stellt ein **erhöhter Kohlendioxid-Partialdruck** im Blut dar.

Eine Überdehnung der Lunge wird über den **Hering-Breuer-Reflex** verhindert: Melden **Dehnungsrezeptoren** im Lungengewebe eine zu starke Dehnung der Lunge, wird automatisch die Einatmung gestoppt.

9 Verdauungssystem

9.1 Aufgaben und Aufbau des Verdauungssystems

Das Verdauungssystem dient dazu, den Körper mit Nährstoffen zu versorgen. Dazu zerkleinert es die Nahrung zuerst mechanisch und zerlegt sie dann mithilfe von Enzymen in ihre einzelnen Bestandteile. Die so entstehenden kleinen Bausteine werden über die Darmschleimhaut aufgenommen und stehen dem Körper für den Stoffwechsel (Energiegewinnung, Aufbau körpereigener Stoffe) zur Verfügung. Die unverdaulichen Nahrungsbestandteile werden mit dem Stuhl ausgeschieden.

Die Organe des Verdauungssystems bilden im Prinzip einen zusammenhängenden Schlauch, der an der Mundhöhle beginnt und am After endet (▶ **Abb. 9.1**):

- Mundhöhle (Cavitas oris) mit Speicheldrüsen, Zunge, Zähnen und Gaumen
- Speiseröhre (Ösophagus)
- Magen (Gaster)
- Darm (Intestinum)
  - Dünndarm (Intestinum tenue)
    - Duodenum (Zwölffingerdarm)
    - Jejunum (Leerdarm)
    - Ileum (Krummdarm)
  - Dickdarm (Intestinum crassum)
    - Blinddarm (Zäkum) mit Wurmfortsatz (Appendix vermiformis)
    - Kolon (Grimmdarm)
    - Rektum (Mastdarm)
    - Analkanal (Canalis analis)

Dabei zählen die Mundhöhle, die Speiseröhre, der Magen und das Duodenum zum **oberen Verdauungstrakt**, das Jejunum, das Ileum, der Dickdarm, das Rektum und der Analkanal zum **unteren Verdauungstrakt**.

Blitzlicht Praxis Übelkeit in der Schwangerschaft

Leichte Formen von Übelkeit und Geschmacksänderungen treten bei der Mehrzahl aller Schwangerschaften auf. Ein übermäßiges Erbrechen in der Schwangerschaft, d. h. über 5-mal pro Tag, wird als ***Hyperemesis*** *definiert. Die Ursachen sind noch nicht geklärt, jedoch können Tees und Vermeidung von schnellen Lagerungswechseln sowie häufiges Essen kleinerer Mahlzeiten deutlich das Wohlbefinden verbessern [20].*

Wichtig für die Verdauung der Nahrung sind die **Verdauungssäfte**. Sie werden von der **Bauchspeicheldrüse** und der **Leber** gebildet und in den Dünndarm abgegeben. Sie enthalten vor allem Verdauungsenzyme und Stoffe, die für die Fettverdauung wichtig sind. Die Leber spielt darüber hinaus eine entscheidende Rolle im Stoffwechsel: Nahezu alle Stoffe, die im Darm aufgenommen werden, erreichen als Erstes Organ die Leber. Sie entscheidet dann, ob die Stoffe direkt verbraucht, gespeichert, in andere Stoffe umgewandelt oder abgebaut werden.

9.2 Bauch- und Beckenhöhle

Bis auf die Mundhöhle und den größten Teil der Speiseröhre liegen alle Verdauungsorgane in der Bauch- und Beckenhöhle (▶ **Abb. 9.2a**). Anatomisch werden zwar **Bauchhöhle** (Cavitas abdominalis) und **Beckenhöhle** (Cavitas pelvis) unterschieden, weil sie aber ohne klare Grenze ineinander übergehen (▶ **Abb. 9.2b**), können sie auch als eine gemein-

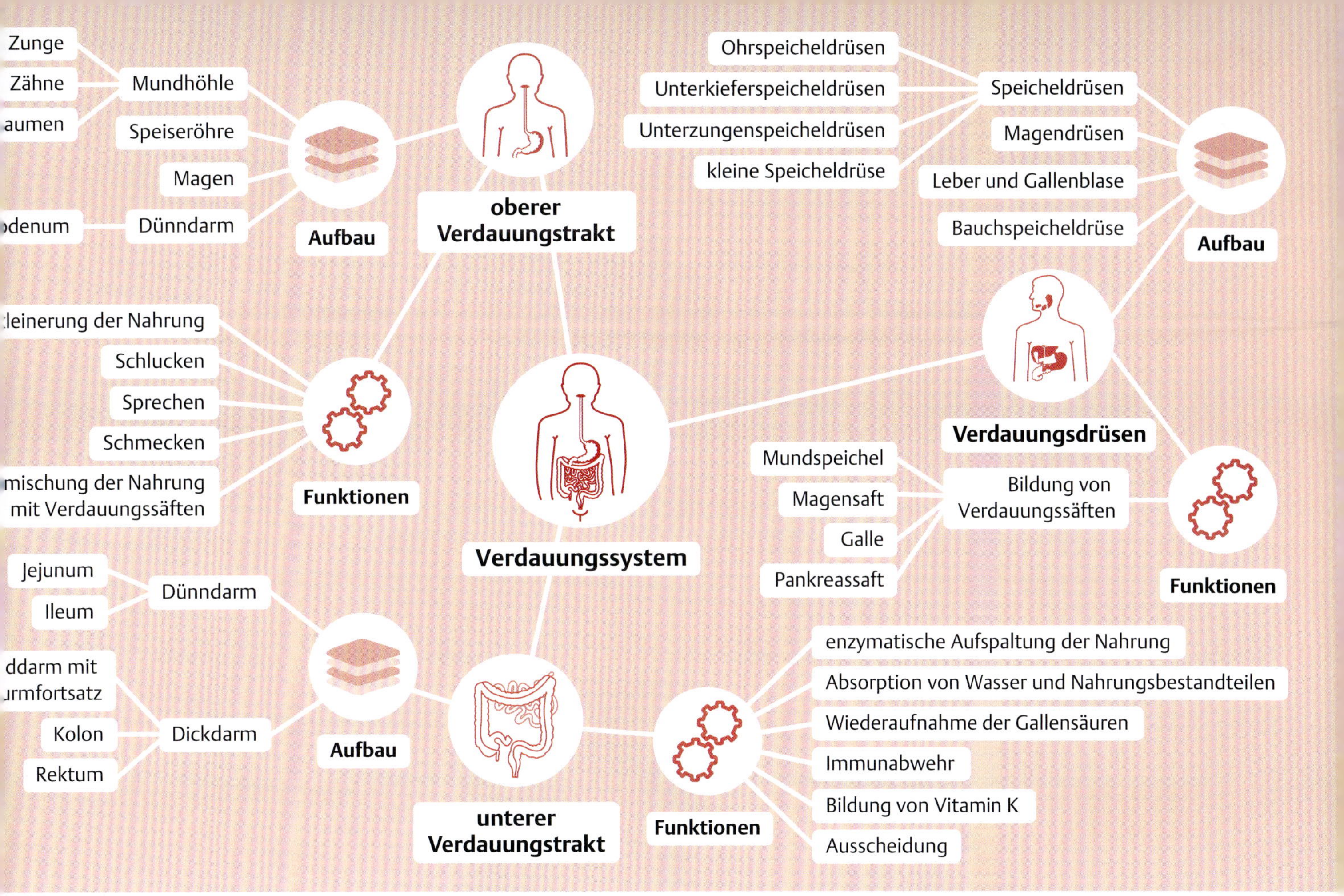

same große Höhle betrachtet werden. Die Wände von Bauch- und Beckenhöhle werden hauptsächlich von Muskulatur und Knochen gebildet:

- oben: Zwerchfell
- vorn und seitlich: Muskulatur der Bauchwand,
- hinten: Wirbelsäule und Rückenmuskulatur,
- unten: Beckenknochen und Beckenbodenmuskulatur.

Der Übergang zwischen Bauchhöhle und Beckenhöhle liegt etwa auf Höhe des oberen Kreuzbeinrands und damit in der Ebene des Beckeneingangs (▶ **Abb. 9.2a**).

Der Teil des Körpers, der die Bauch- und Beckenhöhle enthält, wird **Abdomen** (Bauch, Unterleib) genannt.

9.2.1 Bauchfellhöhle

Genauso wie die Brusthöhle mit dem Brustfell (S. 162) ist auch die Bauch- und Beckenhöhle mit einer glatten Haut ausgekleidet, dem **Bauchfell (Peritoneum)**. Es liegt mit seinem äußeren Blatt innen der Wand der Bauch- und Beckenhöhle an, während sein inneres Blatt die Organe überzieht. Das äußere Blatt besitzt eine **hohe Schmerzempfindlichkeit**, während das innere Blatt als weniger schmerzempfindlich gilt. Der Raum, der vom Peritoneum umschlossen wird, heißt **Peritonealhöhle** (Bauchfellhöhle, Cavitas peritonealis). Der schmale Spalt zwischen Bauchwand und äußerem Blatt ist der Extraperitonealraum (S. 184).

Achtung

Bauchschmerz in der Schwangerschaft

Regelmäßige Schmerzen mit hartem Bauch können auch auf kritische Entwicklungen wie ***vorzeitige Wehen****,* ***Plazentalösung*** *oder* ***Blinddarmentzündung*** *hinweisen ([20]).*

Die Organe, die komplett in der Peritonealhöhle liegen, sind vollständig vom inneren Blatt des Bauchfells überzogen und werden als **intraperitoneale Organe** bezeichnet (▶ **Abb. 9.3**). Zu den intraperitonealen Organen zählen z. B. der Magen, das Jejunum, das Ileum, Teile des Kolons, die Leber und die Milz. In der Bauchfellhöhle liegen die einzelnen Organe sehr dicht beieinander. Zwischen ihnen bestehen nur sehr kleine Spalträume, in denen sich die **Peritonealflüssigkeit** befindet. Sie wird vom Bauchfell gebildet und sorgt dafür, dass die Organe gut aneinander vorbeigleiten können. Die Menge der Peritonealflüssigkeit beträgt nur wenige Milliliter.

9.2.2 Gekröse

Die intraperitonealen Organe sind über Bindegewebsstränge mit der Bauchwand verbunden, die ebenfalls von Peritoneum überzogen sind. Sie werden als **Meso** (Gekröse) bezeichnet (▶ **Abb. 9.3**). Je nach Organ wird dem Wort „Meso“ noch eine genauere Bezeichnung nachgestellt: Das Kolon z. B. ist über das Mesokolon an der Bauchwand befestigt, der Magen (Gaster) über das Mesogastrium. Beim Dünndarm ist die Herleitung leider nicht ganz so logisch, sein Gekröse heißt Mesenterium.

Die Stelle, an der der Bindegewebsstrang mit der Bauchwand verbunden ist und sein Bauchfellüberzug ins äußere Blatt des Peritoneums übergeht, wird als **Gekrösewurzel** (Mesenterialwurzel, Radix mesenterii) bezeichnet. Innerhalb des Gekröses verlaufen auch die Blut- und Nervenbahnen zur Versorgung der Organe. Das Gekröse gibt den Organen die Bewegungsfreiheit, die sie z. B. brauchen, um sich zusammenzuziehen oder bei Füllung auszudehnen.

Abb. 9.1 Organe des Verdauungssystems.

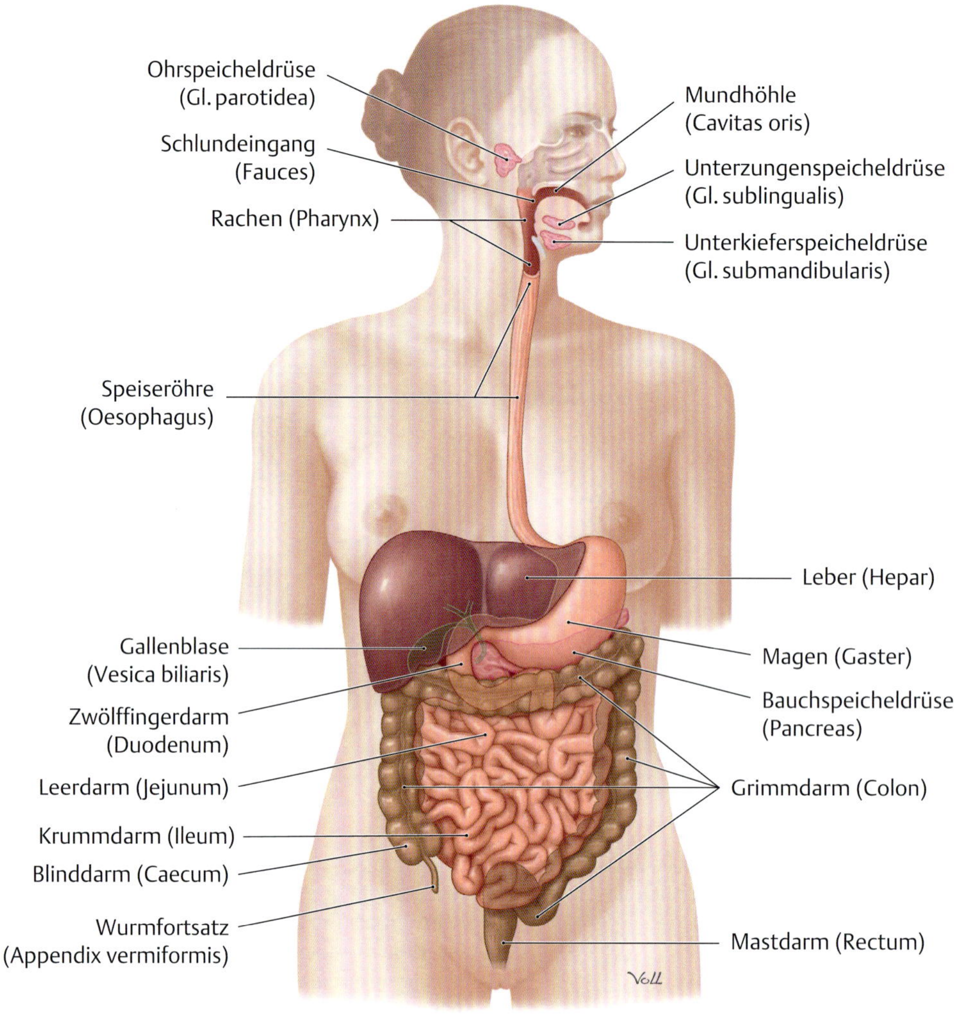

Die Verdauung findet in der Mundhöhle, dem Magen und dem Darm statt. Die Leber, die Bauchspeicheldrüse und die Speicheldrüsen bilden die Verdauungssäfte. *Quelle: nach Schünke M, Schulte E, Schumacher U. Prometheus. LernAtlas der Anatomie. Innere Organe. Illustrationen von K. Wesker und M. Voll. 6. Aufl. Stuttgart: Thieme; 2022.*

9.2.3 Großes und kleines Netz

Neben dem Gekröse zur Befestigung der Organe bildet das Peritoneum auch das große und das kleine Netz. Das **große Netz** (Omentum majus) ist am Magen befestigt – genauer gesagt an der großen Kurvatur (S. 194) – und hängt schürzenartig zwischen der vorderen Bauchwand und dem Darm. Bei Bauchoperationen ist es meist das Erste, was man nach Eröffnung der Bauchhöhle sieht. Im großen Netz kann sich viel Fettgewebe ablagern, außerdem enthält es zahlreiche Ansammlungen von Makrophagen und Lymphoyzten, die sog. Milchflecken.

Das **kleine Netz** (Omentum minus) ist an der Leber, der kleinen Kurvatur des Magens (S. 194) und dem Duodenum befestigt. In ihm verlaufen die Pfortader, die Leberarterie und der gemeinsame Gallengang (S. 210).

9.2.4 Retroperitonealraum

Der Raum, der sich zwischen der hinteren Rumpfwand und dem äußeren Bauchfellblatt befindet, wird **Retroperitonealraum** genannt. Die Organe, die dort liegen, werden als **retroperitoneale Organe** bezeichnet.

WISSEN TO GO

Bauch- und Beckenhöhle

Die Bauch- und Beckenhöhle (Cavitas abdominalis) enthält u. a. alle Verdauungsorgane bis auf einen kurzen Abschnitt der Speiseröhre, den Rachen und die Mundhöhle. Sie wird durch das **Zwerchfell**, die **Wirbelsäule**, das **Becken** und die **Bauchwand-**, **Rücken-** und **Beckenbodenmuskulatur** begrenzt.

Die Bauchhöhle wird vom **Bauchfell (Peritoneum)** ausgekleidet, das aus einem äußeren und einem inneren Blatt besteht. Das äußere Blatt liegt der Bauchwand an. Im Bereich der hinteren Wand gibt es zwischen dem äußeren Blatt und der Bauchwand einen schmalen Spaltraum, den **Retroperitonealraum**. Die Organe, die dort liegen, heißen **retroperitoneale Organe**. Sie besitzen nur auf ihrer Vorderfläche einen Bauchfellüberzug.

Der Raum, der vom Bauchfell umschlossen wird, heißt **Peritonealhöhle** (Bauchfellhöhle). Die Organe, die dort liegen, werden **intraperitoneale Organe** genannt. Sie sind vollständig vom inneren Blatt des Bauchfells überzogen und ebenfalls über das Bauchfell an der hinteren Bauchhöhlenwand befestigt. Diese Aufhängung wird als **Meso** (Gekröse) bezeichnet. In ihr verlaufen die Gefäße und Nerven zum Organ.

In der Bauchfellhöhle befinden sich geringe Mengen an **Peritonealflüssigkeit**, die es ermöglicht, dass die Organe bei der Verdauungstätigkeit leicht aneinander vorbeigleiten können.

9.3 Allgemeiner Wandbau des Verdauungssystems

Die Wand von Speiseröhre, Magen und Darm ist aus mehreren Schichten aufgebaut (▶ **Abb. 9.4**). Davon kommen 3 Schichten bei allen Organen vor. Von innen nach außen sind das:

1. **Tunica mucosa:** Sie stellt die innere Schleimhautschicht dar und wird häufig kurz **Mukosa** genannt.
2. **Tela submucosa:** Sie liegt als Bindegewebsschicht zwischen der Mukosa und der Muskularis. Meist wird sie kurz als **Submukosa** bezeichnet.
3. **Tunica muscularis:** Sie besteht aus 2 oder 3 Schichten **glatter Muskulatur** und wird auch **Muskularis** genannt.

Je nachdem, ob der Organabschnitt von Bauchfell überzogen ist oder nicht, besteht der äußere Wandanteil aus 1 oder 2 weiteren Schichten:

- **Tela subserosa und Tunica serosa:** Die Subserosa und die Serosa kommen bei Organen vor, die mit Bauchfell überzogen sind. Die Subserosa liegt zwischen Serosa und Muskularis, die Serosa ist die äußerste Schicht.
- **Adventitia:** Sie stellt die äußerste Schicht bei Organabschnitten dar, die keinen Bauchfellüberzug besitzen, z. B. Speiseröhre, Enddarm oder Teile des Dickdarms.

WISSEN TO GO

Wandbau der Verdauungsorgane

Die Wände von Speiseröhre, Magen und Darm haben prinzipiell denselben Aufbau. Von innen nach außen betrachtet bestehen sie aus:

- **Mukosa** (Tunica mucosa): Schleimhautschicht, sie kann Drüsen enthalten.
- **Submukosa** (Tela submucosa): Bindegewebsschicht, in ihr verlaufen Blutgefäße und Nerven. Sie kann ebenfalls Drüsen enthalten.
- **Muskularis** (Tunica muscularis): Muskelschicht aus Längs- und Ringmuskelschicht, bei Magen und Speiseröhre auch Quermuskelschicht.

Ist das Organ oder der Organteil von Bauchfell überzogen, wird die äußerste Schicht als **Serosa** bezeichnet, fehlt der Bauchfellüberzug, als **Adventitia**.

In der Submukosa liegt der **Meissner-Plexus**. Er steuert die Aktivität der Drüsen in der Schleimhaut des Verdauungstrakts. Der **Auerbach-Plexus** in der Muskularis reguliert die Peristaltik. Beide Nervengeflechte bestehen aus sensorischen und motorischen Fasern. Sie werden durch das vegetative Nervensystem (Sympathikus und Parasympathikus) beeinflusst.

Abb. 9.2 Bauchhöhle und Beckenhöhle.

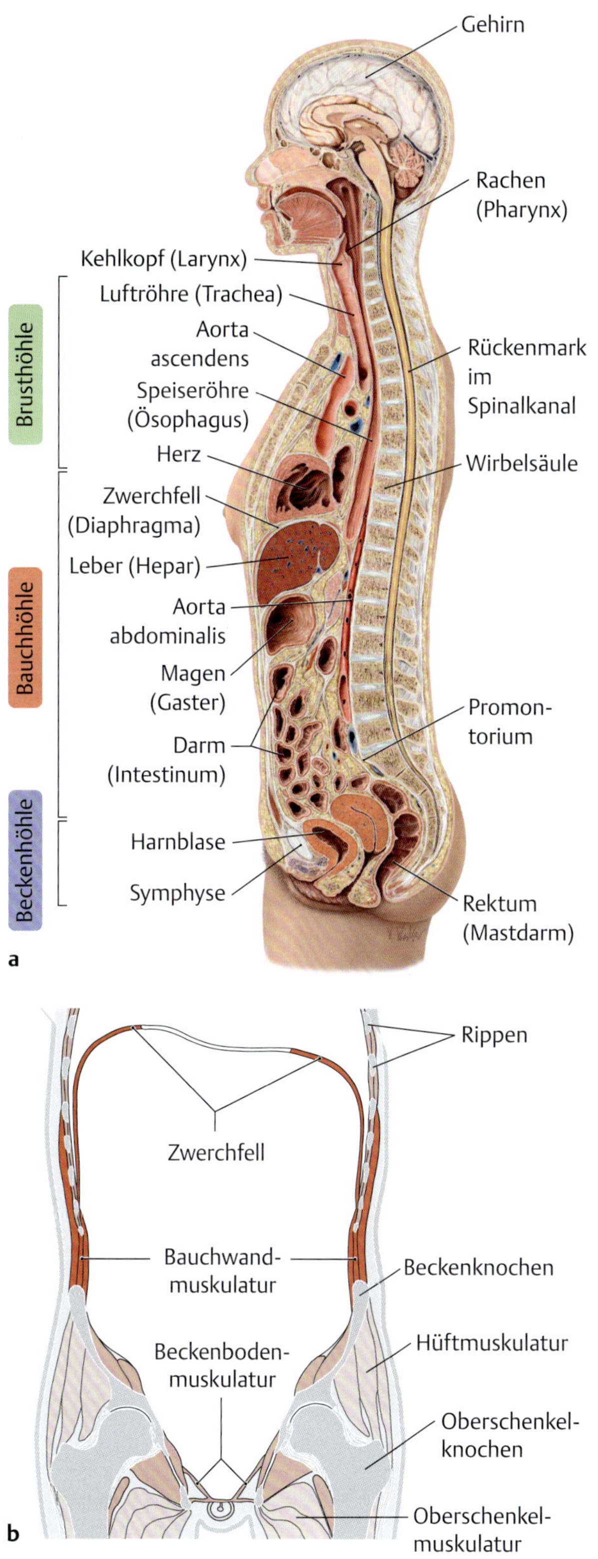

Die Bauchhöhle wird oben durch das Zwerchfell klar von der Brusthöhle getrennt. Unten geht sie ohne deutliche Grenze in die Beckenhöhle über. Den Abschluss der Beckenhöhle bildet die Beckenbodenmuskulatur.

a Ausdehnung von Brust-, Bauch- und Beckenhöhle, seitliche Ansicht (Längsschnitt durch die Körpermitte).

b Begrenzungen der Bauch- und Beckenhöhle, Ansicht von vorn. *Quelle: nach Schünke M, Schulte E, Schumacher U. Prometheus. LernAtlas der Anatomie. Allgemeine Anatomie und Bewegungssystem. Illustrationen von K. Wesker und M. Voll. 6. Aufl. Stuttgart: Thieme; 2022.*

Abb. 9.3 Intraperitoneale und retroperitoneale Lage.

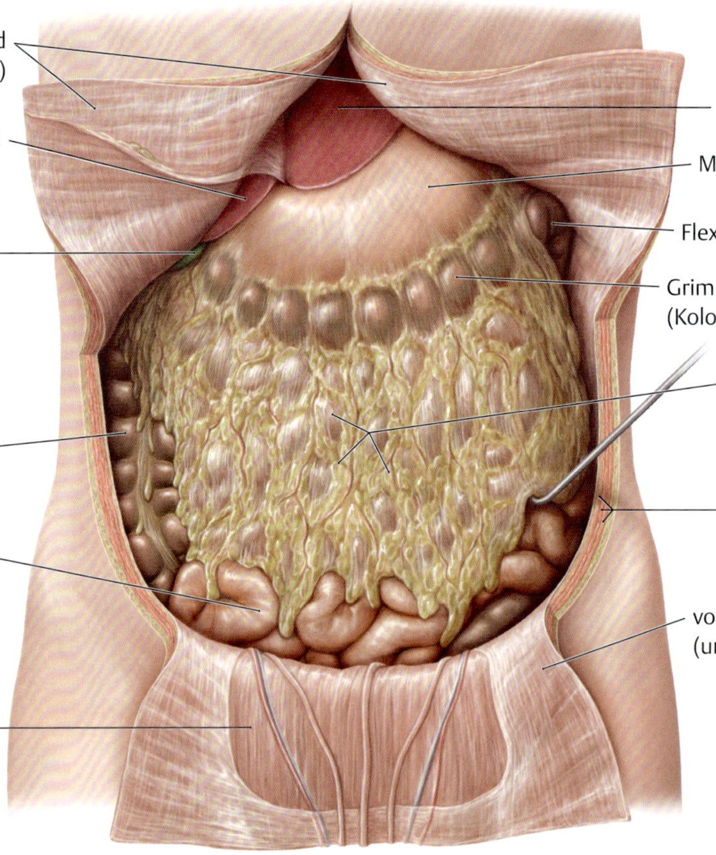

Intraperitoneal gelegene Organe sind über ein Gekröse (Meso) beweglich an der hinteren Rumpfwand befestigt. Sie sind von allen Seiten vom Bauchfell überzogen. Retroperitoneale Organe dagegen liegen ohne Meso der hinteren Rumpfwand direkt an, weshalb das Bauchfell nur ihre Vorderseite bedeckt. *Quelle: Schünke M, Schulte E, Schumacher U. Prometheus. LernAtlas der Anatomie. Innere Organe. Illustrationen von K. Wesker und M. Voll. 6. Aufl. Stuttgart: Thieme; 2022.*

Abb. 9.4 Wandbau des Verdauungstrakts.

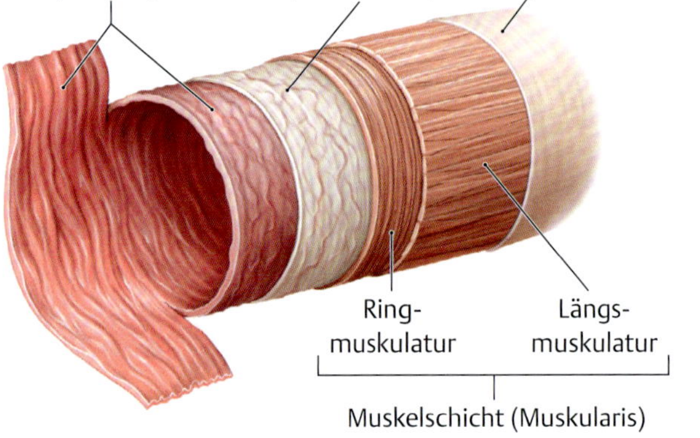

Mukosa, Submukosa und Muskularis kommen bei allen Verdauungsorganen vor. Die äußerste Schicht wird bei Organen mit Bauchfellüberzug (wie hier dargestellt) von der Serosa, bei Organen ohne Bauchfellüberzug von der Adventitia gebildet. *Quelle: Schünke M, Schulte E, Schumacher U. Prometheus. LernAtlas der Anatomie. Innere Organe. Illustrationen von K. Wesker und M. Voll. 6. Aufl. Stuttgart: Thieme; 2022.*

9.4 Mundhöhle und Speicheldrüsen

9.4.1 Übersicht

Aufgaben

In der Mundhöhle (Cavitas oris) werden die **Speisen zerkleinert**, damit sie geschluckt werden können. Während des Kauens werden sie mit Speichel vermischt und so auf die Verdauung vorbereitet. Außerdem wird die Nahrung auf ihre Genießbarkeit überprüft, u. a. durch den Geschmackssinn. Darüber hinaus ist die Mundhöhle am **Sprechen, Atmen** und an der **Abwehr von Krankheitserregern** beteiligt.

Lage und Aufbau

Der Raum zwischen Innenseite der Lippen (Labia) bzw. Wangen (Buccae) und den Zähnen wird als **Mundvorhof** (Vestibulum oris) bezeichnet. Die Öffnung zwischen Ober- und Unterlippe nennt man **Mundspalte** (Rima oris). Klappt man die Oberlippe nach oben, ist oberhalb der Schneidezähne eine Schleimhautfalte zu sehen, das **Lippenbändchen** (Frenulum labii). Auch zwischen Unterlippeninnenseite und Zahnfleisch der unteren Schneidezähne ist ein Frenulum vorhanden.

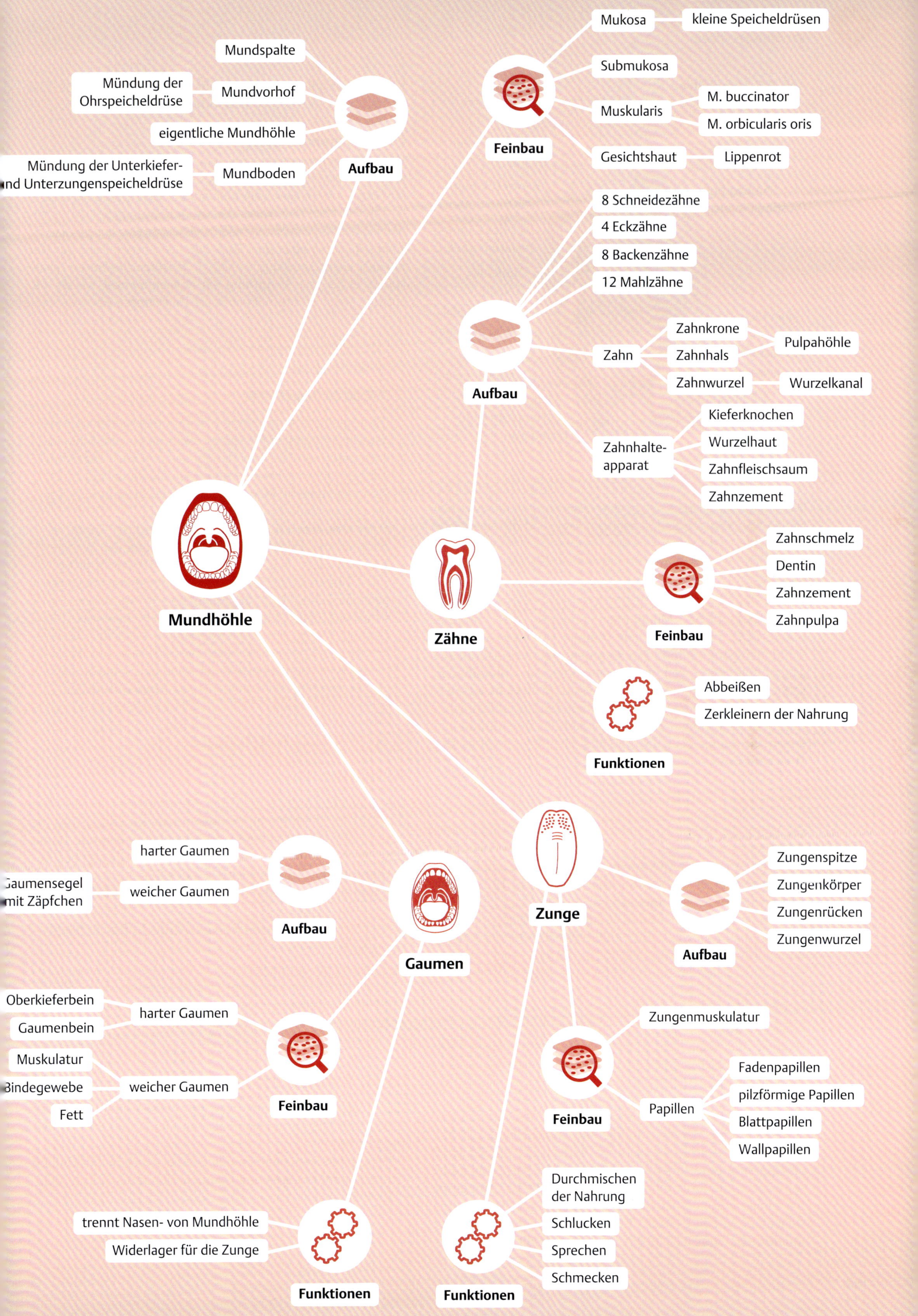
Mundhöhle
Aufbau
Mundspalte
Mundvorhof
Mündung der Ohrspeicheldrüse
eigentliche Mundhöhle
Mundboden
Mündung der Unterkiefer-
nd Unterzungenspeicheldrüse
Feinbau
Mukosa
kleine Speicheldrüsen
Submukosa
Muskularis
M. buccinator
M. orbicularis oris
Gesichtshaut
Lippenrot
Zähne
Aufbau
8 Schneidezähne
4 Eckzähne
8 Backenzähne
12 Mahlzähne
Zahn
Zahnkrone
Zahnhals
Zahnwurzel
Pulpahöhle
Wurzelkanal
Zahnhalte-apparat
Kieferknochen
Wurzelhaut
Zahnfleischsaum
Zahnzement
Feinbau
Zahnschmelz
Dentin
Zahnzement
Zahnpulpa
Funktionen
Abbeißen
Zerkleinern der Nahrung
Gaumen
Aufbau
harter Gaumen
weicher Gaumen
aumensegel
mit Zäpfchen
Feinbau
harter Gaumen
Oberkieferbein
Gaumenbein
weicher Gaumen
Muskulatur
indegewebe
Fett
Funktionen
trennt Nasen- von Mundhöhle
Widerlager für die Zunge
Zunge
Aufbau
Zungenspitze
Zungenkörper
Zungenrücken
Zungenwurzel
Feinbau
Zungenmuskulatur
Papillen
Fadenpapillen
pilzförmige Papillen
Blattpapillen
Wallpapillen
Funktionen
Durchmischen der Nahrung
Schlucken
Sprechen
Schmecken

Abb. 9.5 Mundhöhle.

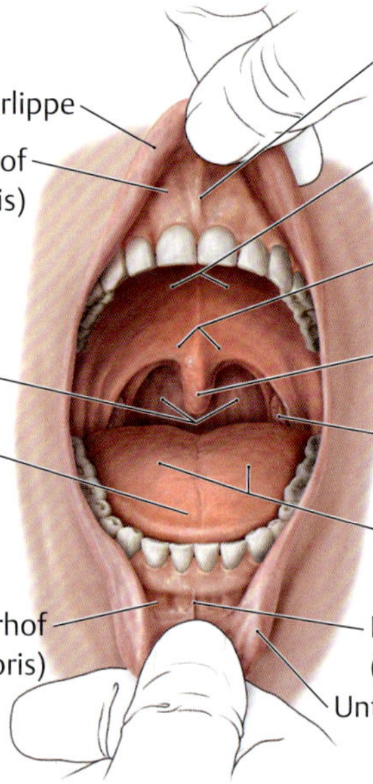

Die Mundhöhle gliedert sich in einen Mundvorhof, der zwischen Lippen bzw. Wangen und Zahnbogen liegt, und die eigentliche Mundhöhle. *Quelle: Schünke M, Schulte E, Schumacher U. Prometheus. Lern-Atlas der Anatomie. Kopf, Hals und Neuroanatomie. Illustrationen von K. Wesker und M. Voll. 6. Aufl. Stuttgart: Thieme; 2022.*

Die **eigentliche Mundhöhle** (Cavitas oris propria, ▶**Abb. 9.5**) reicht von den **Zähnen** (Dentes) bis zum Schlundeingang (S. 166). Der **Gaumen** (Palatum) trennt die Mundhöhle oben von der Nasenhöhle. Der **Mundboden** schließt die Mundhöhle nach unten ab. Er besteht aus verschiedenen Muskeln, die sich zwischen den Unterkieferästen und dem Zungenbein (S. 363) spannen. In der Mundhöhle liegen die **Zunge** (Lingua) und die Ausführungsgänge der **Speicheldrüsen**.

Feinbau

Die Wand der Mundhöhle entspricht in ihrem Feinbau weitestgehend dem allgemeinen Wandbau des Verdauungstrakts (S. 185). In der **Mukosa** der Mundhöhle liegen die kleinen Speicheldrüsen (S. 188). Die **Muskularis** ist an den verschiedenen Stellen unterschiedlich stark ausgeprägt. Besonders kräftig ist sie in den Wangen. Der **Wangenmuskel** (M. buccinator) bewegt unter anderem während des Kauens die Speise aus dem Mundvorhof in die eigentliche Mundhöhle und ist am Pusten und Pfeifen beteiligt („Trompetermuskel").

Patho Soor

*Wenn im Mundraum nicht zu entfernende, **weiße Beläge** an den Wangeninnenseiten auftreten, ist ein Soorbefall (Pilzbefall mit Candida albicans) anzunehmen [20].*

Im Gegensatz zu den anderen Abschnitten des Verdauungssystems ist bei der Mundhöhle die **Gesichtshaut** die äußerste Wandschicht. Die Haut im Bereich der Lippen wird als **Lippenrot** bezeichnet. Sie bildet den Übergang von äußerer Haut in die Schleimhaut der Mundhöhle. Das Lippenrot hat einige Besonderheiten: Im Gegensatz zur übrigen Gesichtshaut enthält es kaum Talgdrüsen und keine Haare. Im Inneren der Lippen liegt ein kräftiges Kapillarnetz. Dieses Kapillarnetz gibt den Lippen ihre typische rote Farbe. Die Lippen selbst werden vom **M. orbicularis oris** gebildet.

Patho Lippenfärbung

*Wenn die Lippen verfärbt sind, kann dies ein Hinweis auf eine Erkrankung sein. Zu **blauen Lippen**, der **Zyanose**, kommt es, wenn die Lippen mit weniger Sauerstoff versorgt werden. Dies kann sein, weil wegen Kälte (z. B. kaltes Wasser im Schwimmbad) die Durchblutung der Körperperipherie gedrosselt wurde. Eine andere Ursache kann sein, dass wegen einer Herz- oder Lungenerkrankung das Blut nur sehr wenig Sauerstoff enthält. Zu **leuchtend hellroten** Lippen kommt es bei einer **Vergiftung mit Kohlenmonoxid**, wie sie z. B. entsteht, wenn bei einem Brand Rauch eingeatmet wird.*

WISSEN TO GO

Aufbau der Mundhöhle

Die eigentliche **Mundhöhle** (Cavitas oris propria) liegt innerhalb der Zahnbögen. Hinten reicht sie bis zum Schlund, nach unten wird sie vom Mundboden und nach oben vom Gaumen abgeschlossen. In der Mundhöhle befinden sich die Zunge und die Mündungen der Speicheldrüsen (außer der Ohrspeicheldrüse).

Als **Mundvorhof** (Vestibulum oris) wird der Raum bezeichnet, der zwischen den Zahnbögen und den Wangen bzw. den Lippen liegt. Hier mündet die Ohrspeicheldrüse.

Die **Lippen** umgeben die **Mundspalte** (Rima oris). Hier geht die Schleimhaut der Mundhöhle in die äußere Gesichtshaut über. Dieser Übergang heißt **Lippenrot**. Die Färbung kommt durch das Kapillarnetz zustande, das im Bereich der Lippen dicht unter der Haut liegt. Auf der Innenseite der Lippen besteht auf Höhe der Schneidezähne eine Verbindung zum Zahnfleisch, das **Lippenbändchen**.

9.4.2 Speicheldrüsen

Aufgaben

Die Speicheldrüsen bilden den **Mundspeichel**. Er feuchtet die Nahrung beim Kauen an und enthält ein Enzym, das die in der Nahrung enthaltene Stärke zu spalten beginnt. Damit trägt der Mundspeichel zur Verdauung der Nahrung bei. Außerdem ist der Mundspeichel wichtig für die Zahngesundheit und schützt die Mundschleimhaut vor Austrocknung.

Blitzlicht Praxis Speichelsekretion in der Schwangerschaft

*Die Senkung der Speichelsekretion (S. 292) in der Schwangerschaft führt in Verbindung mit einem Abfall des pH-Wertes, häufig verstärkt durch Übelkeit und Erbrechen, zu einer **Verminderung des Zahnschmelzschutzes**. Auf die Mund- und Zahnhygiene sollte daher besonders geachtet werden [27].*

Lage, Aufbau und Feinbau

Die Speicheldrüsen sind exokrine Drüsen (S. 97). Je nach Größe und Lage unterscheidet man kleine und große Speicheldrüsen:

- Die **kleinen Speicheldrüsen** liegen verstreut in der Mukosa von Lippen, Wangen und Gaumen. Von ihnen gibt es 600–1000 Stück.

- Die **großen Speicheldrüsen** liegen dagegen außerhalb der Mundschleimhaut. Zu ihnen zählen:
  - Ohrspeicheldrüse (Glandula parotidea oder Parotis),
  - Unterkieferspeicheldrüse (Glandula submandibularis) und
  - Unterzungenspeicheldrüse (Glandula sublingualis).

WISSEN TO GO

Speicheldrüsen

Hauptverantwortlich für die Bildung des Mundspeichels sind die 3 **großen Speicheldrüsen**: Ohrspeicheldrüse, Unterkieferspeicheldrüse und Unterzungenspeicheldrüse.

Die **Ohrspeicheldrüse** (Parotis) liegt auf beiden Seiten vor dem Ohr zwischen Kieferwinkel, Jochbeinbogen und Kaumuskel. Sie mündet oben im hinteren Bereich im **Mundvorhof**. Die Parotis wird vom Gesichtsnerv (N. facialis), der A. carotis externa und der Oberkieferarterie (A. maxillaris) durchzogen.

Die beiden **Unterkieferspeicheldrüsen** liegen unterhalb der Parotis im Kieferwinkel, die beiden **Unterzungenspeicheldrüsen** liegen im Mundboden. Die Unterkiefer- und die Unterzungenspeicheldrüsen münden gemeinsam am Mundboden links und rechts des **Unterzungenbändchens**.

In der Lippen-, Wangen- und Gaumenschleimhaut befinden sich zusätzlich **kleine Speicheldrüsen**.

Innervation

Die Tätigkeit der Speicheldrüsen wird über das **vegetative Nervensystem** gesteuert. Für den Anstieg der Speichelproduktion sind Nervenfasern des Parasympathikus verantwortlich, die deshalb auch als **sekretorische Fasern** bezeichnet werden.

Funktion

Für die **Speichelbildung** sind vor allem die **Unterkieferspeicheldrüsen** verantwortlich, die etwa 70 % der gesamten Speichelmenge produzieren. Die Ohrspeicheldrüse trägt etwa 25 % bei, während der Speichel aus den Unterzungenspeicheldrüsen und den kleinen Speicheldrüsen nur 5 % der Gesamtmenge ausmacht. Insgesamt werden täglich etwa **500–1500 ml** Mundspeichel (Saliva) produziert.

Die Wirkung des Enzyms Amylase ist der Grund dafür, dass Brot anfängt, süßlich zu schmecken, wenn man es lange kaut. Das kommt dadurch, dass die Amylase Malzzucker (Maltose) von der Stärke abspaltet, die im Brot vorhanden ist.

Speichel ist auch für die **Zahngesundheit** wichtig: Manche Nahrungsbestandteile, z. B. Fruchtsäuren, führen dazu, dass Mineralien aus den Zähnen freigesetzt werden (Demineralisation). Diese Mineralstoffe bleiben im Speichel gelöst und können so wieder in den Zahnschmelz eingebaut werden (Remineralisation). Auf diesem Weg vermindert der Speichel die Wirkung der Säuren, die den Zahnschmelz angreifen, und schützt die Zähne.

WISSEN TO GO

Mundspeichel

Der Speichel wird **unwillkürlich** gebildet, wenn Aussicht auf Essen besteht. Für die Speichelbildung ist der Parasympathikus zuständig.

Pro Tag wird etwa **1 l** Speichel gebildet, 70 % davon stammen aus den Unterkieferspeicheldrüsen. Hauptaufgabe des Speichels ist es, die Mundschleimhaut feucht zu halten. Durch die Vermengung mit den Speisen beim Kauen macht er außerdem die Nahrung für das Schlucken gleitfähig. Dafür enthält er **Schleimstoffe** (Muzine). Weitere Bestandteile sind Lysozym und Antikörper, die wichtig für die Mundhygiene und die Gesundheit sind, die zuckerspaltende Amylase und Mineralstoffe.

9.4.3 Zunge

Aufgaben

Die **Zunge** (Lingua) durchmischt zusammen mit der Wangenmuskulatur die Nahrung beim **Kauen**. Außerdem ist sie wichtig für das **Schlucken** und das **Sprechen**. Mit der Zunge wird auch der **Geschmack** wahrgenommen.

Aufbau

Man kann an der Zunge 3 Abschnitte unterscheiden:

Zungenspitze (Apex linguae): Sie ist frei beweglich und geht rachenwärts in den Zungenkörper über.

Zungenkörper (Corpus linguae): Er macht den größten Teil der Zunge aus. Seine Oberfläche wird als **Zungenrücken** bezeichnet. Er besitzt eine kleine Längsvertiefung (Sulcus medianus), die an der sog. **Terminalfurche** (Sulcus terminalis) endet. Die Terminalfurche verläuft etwa V-förmig und stellt die Grenze zur Zungenwurzel dar. Unten ist der Zungenkörper über das **Unterzungenbändchen** (Frenulum linguae) mit der Mundbodenschleimhaut verbunden. Auch der Zungenkörper ist gut beweglich.

Die **Zungenwurzel** (Radix linguae) verbindet die Zunge mit dem Unterkieferknochen, dem Zungenbein, einem Fortsatz des Schläfenbeins und der Muskulatur des Mundbodens. Dadurch ist die Zungenwurzel weit weniger beweglich als die Zungenspitze und der Zungenkörper. Die Zungenwurzel liegt größtenteils im Mundrachen (S. 166).

Feinbau

Zungenmuskulatur

Das Innere der Zunge besteht aus kräftiger Muskulatur und straffem Bindegewebe. Die Zungenmuskulatur kann man in 2 Gruppen einteilen:

- **innere Zungenmuskulatur:** Sie verläuft nur innerhalb der Zunge. Dadurch, dass ihre Fasern in verschiedenen Richtungen angeordnet sind, ist die Zunge sehr beweglich.
- **äußere Zungenmuskulatur:** Über sie ist die Zunge an den umliegenden Strukturen befestigt (s. o.).

Schleimhaut der Zunge

Im Gegensatz zur Zungenunterseite ist die Schleimhaut der Zungenoberseite nicht glatt. Sie besitzt zahlreiche kleine Erhebungen, die **Zungenpapillen**. Dort enden Nerven, die der Sinneswahrnehmung dienen.

Funktionen

Kauen und Schlucken

Die Zunge bewegt die Nahrung beim Kauen zwischen den Zähnen hin und her, drückt sie in Richtung Gaumen und befördert sie aus der eigentlichen Mundhöhle in den Mundvorhof. Sie befördert außerdem die gekaute Nahrung beim Schlucken in Richtung Rachen und löst dadurch den Schluckreflex (S. 192) aus.

Sprechen

Am Sprechen sind viele Strukturen beteiligt: Die Stimme als solche wird im Kehlkopf durch die Stimmbänder erzeugt. Die Sprache entsteht aber erst, wenn die Stimme im Kehlkopf, in der Mundhöhle und in den Nasenhöhlen in menschliche Sprechlaute geformt wird (**Artikulation**). Dabei spielen die Zunge und die Lippen eine wesentliche Rolle: Für den Laut „A" z. B. legt sich die Zunge ganz flach in die Mundhöhle, für den Laut „L" berührt sie den Gaumen. Die Lippen pressen sich für „M" fest aufeinander, für „O" bilden sie eine kreisförmige Öffnung.

Schmecken

Der Geschmackssinn hat sich herausgebildet, um zu entscheiden, ob die Nahrung genießbar ist. Es gibt 5 Geschmacksqualitäten: „süß", „sauer", „salzig", „bitter" und „umami" (Glutamat). Grundsätzlich kann jede Geschmacksqualität überall auf der Zunge wahrgenommen werden, da die Geschmacksknospen nicht nur für eine, sondern für mehrere Geschmacksqualitäten empfindlich sind. Der Geschmackssinn wird in Kap. 15.5 näher beschrieben. Beim Schmecken spielt auch der Geruchssinn (S. 472) eine wichtige Rolle.

WISSEN TO GO

Zunge

Die Zunge (Lingua) gliedert sich in **Zungenspitze**, **Zungenkörper**, **Zungenrücken** und **Zungenwurzel**. Der Zungenkörper ist durch das **Unterzungenbändchen** mit dem Mundboden verbunden. Die Zungenwurzel befestigt die Zunge am Unterkieferknochen, dem Zungenbein, dem Schläfenbein und der Mundbodenmuskulatur.

Durch die Anordnung ihrer kräftigen **Muskulatur** ist die Zunge sehr beweglich. Dies ist wichtig, damit sie beim **Kauen** die Nahrung zwischen Zähnen, Mundhöhle, Gaumen und Mundvorhof hin und her transportieren kann und damit beim **Sprechen** die einzelnen Laute gebildet werden können.

Die Schleimhaut der Zungenoberseite enthält zahlreiche **Papillen**, an denen Nerven für die Sinneswahrnehmung enden. Je nach Papillentyp haben sie unterschiedliche Aufgaben: Zerkleinerung der Nahrung, Tast- und Geschmackssinn oder Temperaturempfindung.

9.4.4 Zähne

Aufgaben

Mit den **Zähnen** (Dentes, Einzahl: Dens) wird feste Nahrung aufgenommen (Abbeißen) und zerkleinert. Sie sind für die Artikulation wichtig, z. B. beim Laut „F", und formen das Gesicht im Mund- und Wangenbereich. Alle Zähne gemeinsam werden als **Gebiss** bezeichnet.

Blitzlicht Praxis **Zahnfleischveränderungen Schwangerschaft**

*In der Schwangerschaft kann es eher zum **Zahnfleischbluten** und zu **Verletzungen** kommen. Außerdem können häufiger eine **Schwangerschaftsepulis** und **Zahnfleischentzündungen** vorkommen (S. 292). ([20])*

Lage und Aufbau

Das Gebiss besteht aus einer Zahnreihe im Oberkiefer und einer im Unterkiefer. Weil die Zähne im Kiefer bogenförmig angeordnet sind, spricht man auch vom **Zahnbogen** (Arcus dentalis).

Zähne

Man kann 4 Zahnarten unterscheiden:
- **Schneidezähne (Incisivi):** So werden die vorderen 4 Zähne des Ober- und des Unterkiefers bezeichnet. Mit ihnen wird feste Nahrung abgebissen.
- **Eckzähne (Canini):** Sie sitzen links und rechts der Schneidezähne. Mit ihnen kann die Nahrung festgehalten und abgerissen werden.
- **Backenzähne (Prämolaren):** Auf die Eckzähne folgen die Backenzähne, mit denen die Nahrung gekaut und zermahlen wird. Im Milchgebiss fehlen sie.
- **Mahlzähne (Molaren):** Die hintersten Zähne sind die Mahlzähne. Sie dienen ebenfalls dem Kauen und Zerkleinern der Nahrung. Die hintersten Mahlzähne werden auch **Weisheitszähne** genannt.

Jeder Zahn besteht aus einer Zahnkrone, einem Zahnhals und einer Zahnwurzel (▶ **Abb. 9.6**).

Patho **Zahnfleischentzündung**

*Weil die Zahnfleischrinnen beim Zähneputzen nur schwer zu erreichen sind, können sich in ihnen Bakterien ansammeln. Dadurch kann es zu einer Zahnfleischentzündung (**Gingivitis**) kommen. Die Zahnfleischrinnen können sich dabei zu tieferen Taschen vergrößern und es kann zu Zahnhalskaries, einer Entzündung der Wurzelhaut (**Peridontitis**) oder des Zahnhalteapparats (**Parodontitis**) kommen. Der Zahn kann sich lockern oder sogar ausfallen.*

Milchgebiss und bleibendes Gebiss

Beim Menschen gibt es 2 Gebissphasen:
- das **Milchgebiss** mit 20 Zähnen und
- das **bleibende Gebiss** mit 32 Zähnen.

Etwa im Alter von einem halben Jahr bekommen Kinder ihren 1. Zahn, meist einen unteren Schneidezahn. Danach folgen die benachbarten Zähne. Die Mahlzähne brechen als letzte durch. Das Zahnen kann 2–4 Jahre dauern. Das **Milchgebiss** besteht aus (▶ **Abb. 9.7a**):
- 8 Schneidezähnen,
- 4 Eckzähnen und
- 8 Mahlzähnen.

Abb. 9.6 Längsschnitt durch einen Schneidezahn.

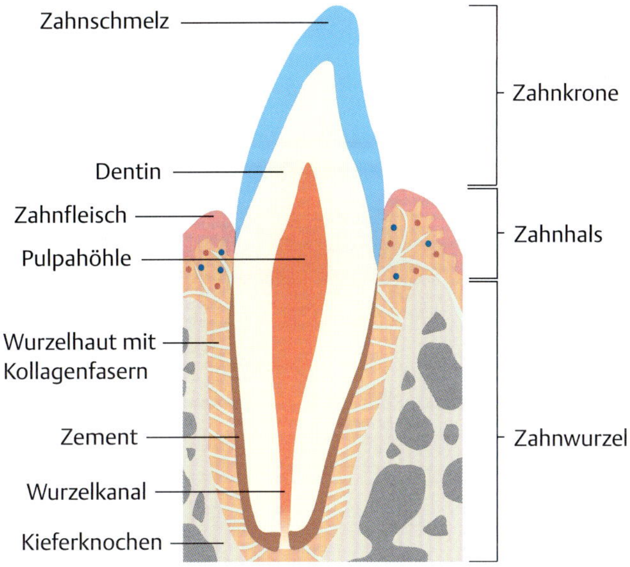

Die Zahnkrone ragt über das Zahnfleisch hinaus, der Zahnhals wird vom Zahnfleisch bedeckt. Die Zahnwurzel liegt innerhalb des Kieferknochens. Knochen, Wurzelhaut, Zahnfleischsaum und das* Zement bilden den Zahnhalteapparat (*„Zahnzement“ ist in der Zahnmedizin Neutrum). *Quelle: Schwegler JS, Lucius R. Der Mensch – Anatomie und Physiologie. Stuttgart: Thieme; 2016.*

Abb. 9.7 Milchgebiss und bleibendes Gebiss.

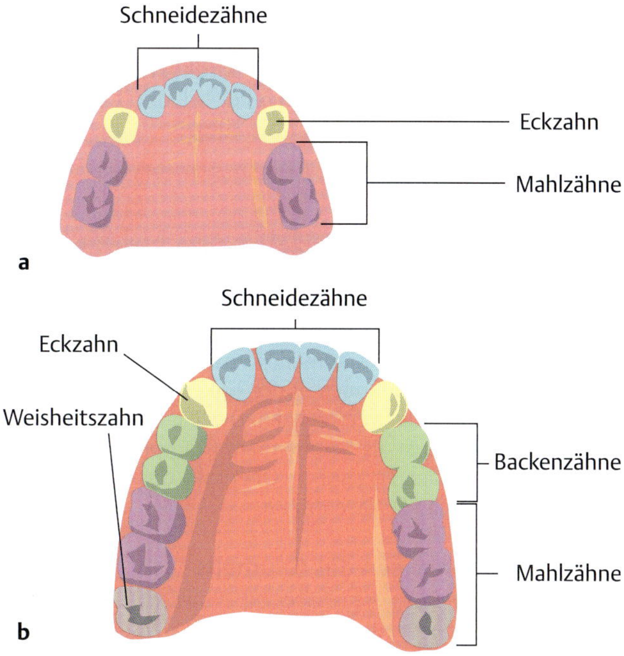

a Milchgebiss eines 3- bis 5-jährigen Kindes (Oberkiefer).
b Bleibendes Gebiss eines jungen Erwachsenen (Oberkiefer).
Quelle: Schwegler JS, Lucius R. Der Mensch – Anatomie und Physiologie. Stuttgart: Thieme; 2016.

Ungefähr ab dem 6. Lebensjahr wird das Milchgebiss durch das bleibende Gebiss ersetzt. Wenn die bleibenden Zähne zu wachsen beginnen, lösen sich die Wurzeln der Milchzähne nach und nach auf. Die Milchzähne verlieren ihren Halt und fallen aus. Der Zahnwechsel (ohne Weisheitszähne) dauert ungefähr bis zum 12. Lebensjahr. Das **bleibende Gebiss** besteht aus (▶ **Abb. 9.7b**):

- 8 Schneidezähnen,
- 4 Eckzähnen,
- 8 Backenzähnen und
- 12 Mahlzähnen.

Die Weisheitszähne (hinterste Mahlzähne) wachsen sehr spät. Meist brechen sie erst nach dem 16. Lebensjahr durch, oft auch erst im Erwachsenenalter. Es kommt aber auch vor, dass sie nicht durchbrechen oder überhaupt nicht angelegt sind.

Blitzlicht Weisheitszähne

*Wenn die Weisheitszähne nicht vollständig durchbrechen, sondern teilweise oder ganz unter dem Zahnfleisch bleiben, spricht man von einer **Retention**. Diese Retention kann Beschwerden hervorrufen, z. B. Entzündungen. Oft wächst der Zahn nicht ganz heraus, weil er keinen Platz mehr auf dem Kieferknochen hat. Das ist besonders am Unterkiefer häufig. Wenn Weisheitszähne Beschwerden verursachen, werden sie meist entfernt.*

WISSEN TO GO

Zähne

Bei den Zähnen unterscheidet man **Schneidezähne** (Incisivi), **Eckzähne** (Canini), **Backenzähne** (Prämolaren) und **Mahlzähne** (Molaren). Die letzten Mahlzähne heißen auch **Weisheitszähne**. Die Zähne dienen dem Abbeißen und dem Zerkleinern der Nahrung.

Die Zähne sind im Ober- und im Unterkiefer als **Zahnbogen** angeordnet, beide Zahnbögen zusammen bilden das **Gebiss**. Beim Erwachsenen besteht das Gebiss aus 32 Zähnen, das Milchgebiss der Kinder setzt sich aus 20 Zähnen zusammen. Beim Milchgebiss fehlen 8 Prämolaren und 4 Weisheitszähne.

Der Teil des Zahns, der aus dem Zahnfleisch herausschaut, ist die **Zahnkrone**. Sie ist über den **Zahnhals** mit der **Zahnwurzel** verbunden, die im Kieferknochen sitzt. Je nach Zahntyp sind unterschiedlich viele Wurzeln pro Zahn ausgeprägt. Jede Zahnwurzel ist über die **Wurzelhaut** am Kieferknochen befestigt, Kieferknochen und Zahnhals werden wiederum vom **Zahnfleisch** (Gingiva) überzogen. Diese Befestigung wird auch **Zahnhalteapparat** (Periodontium, Parodontium) genannt.

Durch eine Öffnung am unteren Ende der Zahnwurzel treten Nerven und Gefäße ins Zahninnere. Sie ziehen durch den **Wurzelkanal** in Richtung Zahnhöhle (**Pulpahöhle**), einem Hohlraum in der Zahnkrone. Sie enthält außer den Nerven und Gefäßen auch Bindegewebe, das Zahnmark (**Pulpa**). Die Zahnkrone wird außen vom **Zahnschmelz** (Enamelum) überzogen, die Zahnwurzel vom **Zement**. Der eigentliche Zahn besteht aus **Dentin** (Zahnbein).

9.4.5 Gaumen

Aufgaben

Der Gaumen (Palatum) trennt die Mundhöhle von der Nasenhöhle. Er bildet beim Kauen und bei der Lautbildung (Artikulation) ein Widerlager für die Zunge.

Lage, Aufbau und Feinbau

Der Gaumen besteht aus 2 Anteilen: dem harten Gaumen und dem weichen Gaumen.

Der **harte Gaumen** (Palatum durum) reicht von den Schneidezähnen bis etwa auf Höhe der Weisheitszähne. Er heißt deshalb „harter" Gaumen, weil er eine knöcherne Grundlage besitzt. Die Knochen der linken und der rechten Seite sind miteinander verwachsen. Diese längs verlaufende Verwachsungslinie ist als **Gaumennaht** (Raphe palati) an der Gaumenschleimhaut erkennbar. Oberhalb des harten Gaumens befindet sich die Nasenhöhle.

Patho Fehlbildungen des Gaumens

*Der Gaumen entwickelt sich aus einer linken und einer rechten Gaumenanlage, die während der Entwicklung des Kindes im Mutterleib aufeinander zu wachsen und sich schließlich vereinigen. Wenn sie nicht miteinander verschmelzen, entsteht eine Fehlbildung, die **Gaumenspalte** (Palatoschisis). Dabei bleibt ein Durchgang zwischen Mund- und Nasenhöhle offen, sodass die betroffenen Kinder unter anderem Probleme beim Trinken haben. Sie können keinen Unterdruck im Mund aufbauen, um an der Brust oder aus dem Fläschchen zu trinken, und die Flüssigkeit fließt aus der Mund- in die Nasenhöhle. Therapeutisch kann der Spalt mit einer Kunststoffplatte überbrückt und später in einer Operation verschlossen werden. Wenn die Gaumenspalte zusammen mit einer Spalte in der Oberlippe und im Oberkiefer auftritt, nennt man dies **Lippen-Kiefer-Gaumen-Spalte**. Eine Kiefer-Gaumen-Spalte kann auch „gedeckt" auftreten, also mit Haut überdeckt sein, weshalb ein Tasten bei der U1 unerlässlich ist, um eine solche auszuschließen [20].*

Der **weiche Gaumen** (Palatum molle) schließt sich hinten an den harten Gaumen an und macht etwa ⅓ des gesamten Gaumens aus. Er besteht nur aus Muskulatur, Fett- und Bindegewebe und ist deshalb beweglich. Der weiche Gaumen bildet das **Gaumensegel** (Velum palatinum), an dessen Ende sich das **Zäpfchen** (Uvula palatina, ▶ **Abb. 9.5**) befindet. An den weichen Gaumen schließt sich der Mundrachen (S. 166) an.

Der gesamte Gaumen ist von einer dicken Schleimhaut überzogen, in deren Submukosa kleine Speicheldrüsen (S. 188) liegen.

Funktionen

Zerkleinern der Nahrung und Schlucken

Der **harte Gaumen** ist ein Widerlager für die Zunge. Während des Kauvorgangs drückt die Zunge die Nahrung gegen den Gaumen.

Der **weiche Gaumen** trennt beim Schlucken die Nasenhöhle vom Rachen und damit den Luftweg vom Speiseweg. Am Schlucken sind außer dem weichen Gaumen noch zahlreiche andere Strukturen beteiligt:

Zuerst teilt die **Zunge** einen Teil des zerkauten Speisebreis ab, der dann zwischen dem Zungengrund und dem harten Gaumen liegt (▶ **Abb. 9.8a**). Von dort schiebt ihn die Zunge in Richtung Rachen (S. 166), wodurch der **Schluckreflex** ausgelöst wird. Dabei kontrahieren sich die Schlundschnürer

Abb. 9.8 Schluckvorgang.

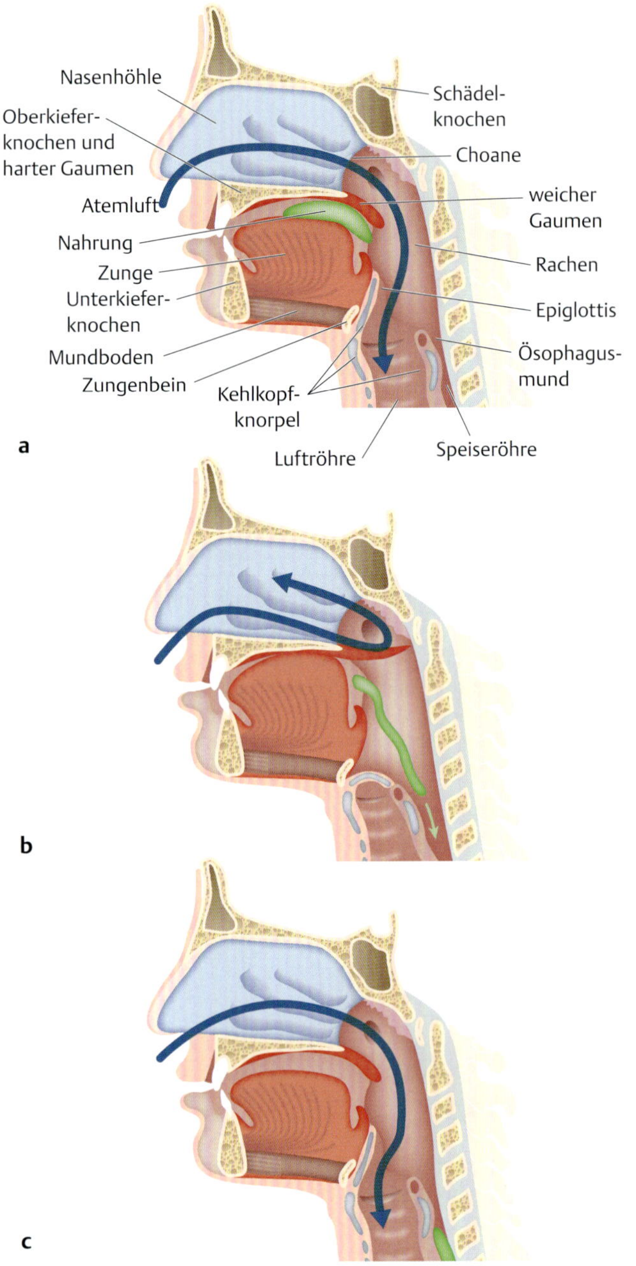

Dargestellt ist ein Längsschnitt durch Nasen- und Mundhöhle, Rachen, Kehlkopf, Luftröhre und Speiseröhre.

a Die gekaute Nahrung ist auf der Zunge gesammelt. Der Atemweg ist noch geöffnet. Der Eingang der Speiseröhre ist verschlossen.

b Die Zunge drückt gegen den harten Gaumen, die Nahrung wird in den Rachenbereich gepresst. Der weiche Gaumen verschließt den Übergang zur Nasenhöhle. Der Speiseröhreneingang öffnet sich. Der Kehldeckel verschließt den Kehlkopfeingang.

c Die Speiseröhre nimmt die Nahrung auf, der Eingang der Speiseröhre verschließt sich, der Kehlkopfeingang öffnet sich.

Quelle: I care Anatomie, Physiologie. 2., aktualisierte Auflage. Stuttgart: Thieme; 2020.

(S. 166), was verhindert, dass die Nahrung in die Nasenhöhle oder zurück in die Mundhöhle gelangt. Um sicherzustellen, dass die Nahrung in die Speise- und nicht in die Luftröhre weitergeleitet wird, wird der Kehlkopf ein Stück nach oben gezogen. Dadurch legt sich der Kehldeckel (S. 167) auf den

Eingang des Kehlkopfs und verschließt ihn (▶ Abb. 9.8b und ▶ Abb. 9.8c). Die Zungenmuskulatur zieht die Zunge ein Stück nach hinten, sodass der Bissen über den Kehldeckel hinweg in die **Speiseröhre** geschoben wird. Dabei öffnet sich der obere Schließmuskel der Speiseröhre. Nachdem die Nahrung in die Speiseröhre gelangt ist, schließt sich deren oberer Schließmuskel wieder und der Kehldeckel kehrt in seine ursprüngliche Position zurück.

Lautbildung (Artikulation)

Die Zunge und der Gaumen sind wichtige Partner bei der Lautbildung. Viele Laute entstehen dadurch, dass die Zunge den Gaumen berührt, zum Beispiel „Ch“ oder „T“.

Wenn bestimmte Laute gebildet werden, verschließt das Gaumensegel die Nasenhöhle, zum Beispiel bei den Vokalen „A“ und „I“. Dadurch kann die Luft zum Sprechen nicht durch die Nase entweichen. Umgekehrt wird die Mundhöhle verschlossen, wenn Laute in der Nasenhöhle geformt werden, zum Beispiel „M“ und „N“.

WISSEN TO GO

Gaumen

Der Gaumen (Palatum) trennt die Mund- von der Nasenhöhle. Sein vorderer Anteil, der **harte Gaumen** (Palatum durum), besitzt eine knöcherne Grundlage. Am Beginn des Schluckvorgangs presst die Zunge die Nahrung gegen den harten Gaumen und schiebt sie dann nach hinten, wodurch der Schluckreflex ausgelöst wird.

Der hintere Anteil, der **weiche Gaumen** (Palatum molle), besteht nur aus Muskeln, Fett- und Bindegewebe. Er bildet das **Gaumensegel** und endet im **Zäpfchen**. Das Gaumensegel verschließt beim Schlucken die Öffnung zwischen Rachen und Nasenhöhle. Gleichzeitig wird der Kehlkopf vom Kehldeckel verschlossen. Beides bewirkt, dass die Nahrung in die Speiseröhre und nicht in die Luftwege gelangt.

Der Gaumen spielt auch eine wichtige Rolle bei der Bildung der **Laute** beim Sprechen.

9.5 Speiseröhre

9.5.1 Aufgaben

Durch die Speiseröhre (Ösophagus) gelangt die geschluckte Nahrung aus der Mundhöhle bzw. dem Rachen in den Magen.

9.5.2 Lage und Aufbau

Die Speiseröhre ist ein ungefähr 25 cm langer, elastischer Muskelschlauch. Sie beginnt am Ringknorpel des Kehlkopfs (S. 167) am sog. Ösophagusmund und verläuft zwischen **Luftröhre** und **Wirbelsäule** bis ins Mediastinum (S. 164). Unterhalb der Trachealbifurkation (S. 169) wird die Speiseröhre vom **Aortenbogen** und dem **linken Hauptbronchus** überkreuzt, im weiteren Verlauf grenzt sie mit ihrer Vorderseite an den **linken Vorhof**. Die Speiseröhre verlässt die Brusthöhle, indem sie durch einen Spalt im **Zwerchfell** in die Bauchhöhle zieht, wo sie am linken Leberlappen entlangzieht und am **Mageneingang** endet (▶ Abb. 9.9).

Abb. 9.9 Lage der Speiseröhre.

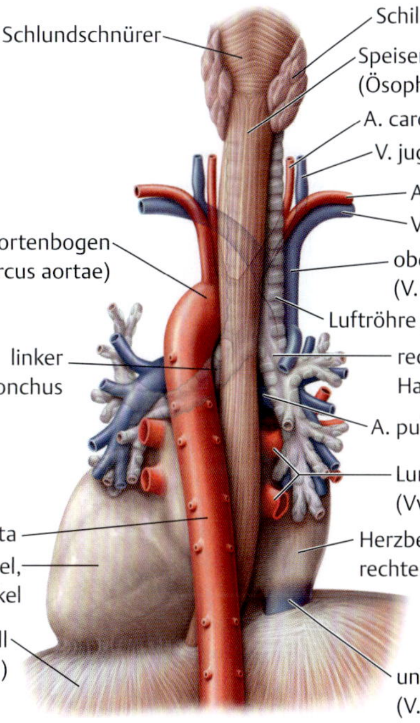

Ansicht von hinten. Die Speiseröhre steht in Kontakt mit der Luftröhre, der Aorta, dem linken Hauptbronchus und dem Herzen. *Quelle: Schünke M, Schulte E, Schumacher U. Prometheus. LernAtlas der Anatomie. Innere Organe. Illustrationen von K. Wesker und M. Voll. 6. Aufl. Stuttgart: Thieme; 2022.*

Patho Speiseröhrenfremdkörper

*Manchmal werden Gegenstände verschluckt, die zu groß sind, als dass sie durch die Speiseröhre bis in den Magen gelangen könnten (z. B. Gräten, Hühnerknochen, Gebisse oder Pfirsichkerne). Diese **Fremdkörper** bleiben dann in der Speiseröhre meist an der sog. **Aortenenge** hängen und müssen – sofern sie nicht scharfkantig sind – endoskopisch mit einer Zange entfernt werden.*

9.5.3 Feinbau

Die Wand der Speiseröhre entspricht in ihrem Feinbau dem allgemeinen Wandbau des Verdauungstrakts (S. 185). Dabei ist die äußerste Schicht im Hals- und Brustteil eine Adventitia, der kurze Bauchabschnitt ist mit Peritoneum überzogen und besitzt daher eine Subserosa und eine Serosa.

Weil durch den Ösophagus häufiger auch größere Brocken transportiert werden müssen, darf die **Mukosa** nicht zu empfindlich sein. Die Schleimhaut besitzt daher als oberste Lage ein unverhorntes Plattenepithel (S. 95).

Patho Sodbrennen

*Der untere Ösophagussphinkter kann durch verschiedene Ursachen geschwächt sein, z. B. wenn wegen starken Übergewichts oder einer Schwangerschaft der Bauchinnendruck erhöht ist und dadurch der Magen weniger Platz hat, um sich auszudehnen. Magensäure kann dann in die Speiseröhre zurückfließen (**gastroösophagealer Reflux**). Die Leidenden spüren hierbei ein schmerzhaftes Brennen (**Sodbrennen**). Die Beschwerden verstärken sich im Liegen. Fließt der Magensaft häufig zurück, kann sich die Schleimhaut der Speiseröhre entzünden. Man spricht dann von einer **Refluxösophagitis**.*

9.5.4 Funktionen

Beim Schlucken gelangt die Nahrung durch den oberen Ösophagussphinkter in die Speiseröhre. Jetzt spannen sich abwechselnd die innere Ringmuskelschicht und die äußere Längsmuskelschicht an. Dieser Vorgang findet immer nur auf einem kurzen Abschnitt statt. Dadurch entsteht eine Wellenbewegung in Richtung Magen, die **Peristaltik** genannt wird. Ist die geschluckte Nahrung am Ende des Ösophagus angelangt, öffnet sich der untere Speiseröhrenverschluss und die Nahrung fließt in den Magen. Flüssigkeiten rufen nur eine sehr geringe Peristaltik hervor.

WISSEN TO GO

Speiseröhre

Durch die Speiseröhre (Ösophagus) gelangt die Nahrung aus der Mundhöhle in den Magen. Sie beginnt mit dem **Ösophagusmund** am **Kehlkopf**, zieht durch das Mediastinum und tritt durch das Zwerchfell in die Bauchhöhle. Dort endet sie am **Mageneingang**. Ihre Gesamtlänge beträgt etwa 25 cm.

Es gibt in ihrem Verlauf 3 Engstellen:

- Der **Ösophagusmund** hat nur eine schmale Öffnung. Hier sitzt der **obere Ösophagussphinkter**, der die Speiseröhre nahezu schließt und so verhindert, dass beim Atmen Luft in die Speiseröhre gelangt.
- In Höhe des 9. Brustwirbels drückt die **Aorta** auf die Speiseröhre, weil sie sie überkreuzt.
- Der schmale Spalt im **Zwerchfell**, durch den die Speiseröhre zieht, engt ihr Lumen ein.

Eine Besonderheit der Speiseröhre ist, dass ihre Muskularis in den oberen 2 Dritteln auch **quergestreifte** Muskulatur enthält. Am Ende der Speiseröhre befindet sich der **untere Ösophagussphinkter**, der verhindert, dass saurer Magensaft in die Speiseröhre gelangt.

9.6 Magen

9.6.1 Aufgaben

Im Magen (Gaster oder Ventriculus) entsteht durch Vermischung der Nahrung mit dem Magensaft der Speisebrei (**Chymus**). Er wird im Magen **gespeichert** und dann portionsweise in den Dünndarm abgegeben. Der vom Magen gebildete **Magensaft** enthält Enzyme für die Eiweißverdauung. Da er sehr sauer ist, tötet er auch **Keime** ab.

9.6.2 Lage, Form und Größe

Die Form und Größe des Magens ist von seinem Füllungszustand abhängig. Er kann beim Erwachsenen ungefähr 1500 ml Nahrung fassen.

Der Magen liegt intraperitoneal im **linken Oberbauch**. Der Mageneingang befindet sich etwa auf Höhe des 10.–12. Brustwirbels, der Magenpförtner auf Höhe des 1.–2. Lendenwirbels. Der Magen steht mit der Bauchwand, der Leber, der Milz, den unteren Rippen und dem Zwerchfell in Kontakt. Seine Rückseite grenzt an die linke Niere und Nebenniere. Er dehnt sich je nach Größe und Füllung mehr oder weniger weit nach unten aus.

9.6.3 Aufbau

Der Magen verläuft leicht gebogen, wodurch sich an seiner linken Seite eine große, konvexe Kurve (**große Kurvatur**) und an seiner rechten Seite eine kleine konkave Kurve (**kleine Kurvatur**) bildet.

Der leicht trichterförmige Bereich, in dem die Speiseröhre in den Magen mündet, wird als Mageneingang (**Kardia**) bezeichnet. Der kuppelförmige Teil, der oberhalb der Kardia liegt, ist der **Magenfundus** (Fundus ventriculi) genannt.

Der Hauptteil des Magens ist der **Magenkörper** (Corpus gastricum). Er läuft zum Magenausgang (Pars pylorica) hin immer stärker zusammen, bis er am sog. **Magenpförtner** (Pylorus) endet. Dort befindet sich der **Magensphinkter** (M. sphincter pylori, ▶ **Abb. 9.10**), der den Magen gegenüber dem Dünndarm verschließt (▶ **Abb. 9.10**).

Patho Pylorusstenose

Bei Säuglingen kann eine ***angeborene Verengung des Magenpförtners*** *(Pylorusstenose) auftreten. Die Krankheit fällt meist in den ersten 3 Wochen nach der Geburt auf. Die Verengung des Magenpförtners führt dabei dazu, dass sich der Magen nicht entleeren kann. Deshalb erbrechen die Kinder die Milch etwa ½ Stunde nach dem Stillen. Das Erbrechen ist typischerweise schwallartig, die Milch wird also mit einem hohen Druck wieder ausgespien. Therapeutisch kann die Verengung durch eine Operation beseitigt werden.*

9.6.4 Feinbau

Auch die Wand des Magens entspricht in ihrem Feinbau dem allgemeinen Wandbau des Verdauungstrakts. Die **Muskularis** des Magens ist aus 3 Muskelschichten aufgebaut.

9.6.5 Magendrüsen

In der Schleimhaut des Magens liegen die Magendrüsen (Glandulae gastricae). Sie sind in den verschiedenen Abschnitten des Magens unterschiedlich aufgebaut:

Die **Kardiadrüsen** produzieren **Schleim** und bestehen nur aus 1 Zellart (muzinproduzierende Zellen). Sie bilden außerdem das Enzym **Lysozym**, das gegen Bakterien wirkt.

WISSEN TO GO

Aufbau des Magens

Der Magen (Gaster) liegt im **linken Oberbauch**. Sein Fassungsvermögen beträgt etwa **1,5 l**, seine Größe schwankt je nach Füllungsgrad. Er ist kommaförmig gebogen, seine längere, nach außen gewölbte Seite wird als **große Kurvatur** bezeichnet, die kürzere, nach innen gewölbte als **kleine Kurvatur**. Am Mageneingang (**Kardia**) mündet die Speiseröhre. Der **Magenfundus** liegt oberhalb der Kardia direkt unter dem Zwerchfell. Unterhalb der Kardia schließt sich der **Magenkörper** an. Er endet am **Magenpförtner (Pylorus)**. Dort befindet sich der Magensphinkter, der den Magen zum Dünndarm hin verschließt.

Die **Magenschleimhaut** bildet Falten, die verstreichen, wenn sich der Magen ausdehnt. Ihre Zellen geben als Schutz vor der Magensäure ein schleimiges Sekret ab. In der Magenschleimhaut liegen die **Magendrüsen**, die im Korpus- und Fundusbereich aus verschiedenen Zelltypen bestehen.

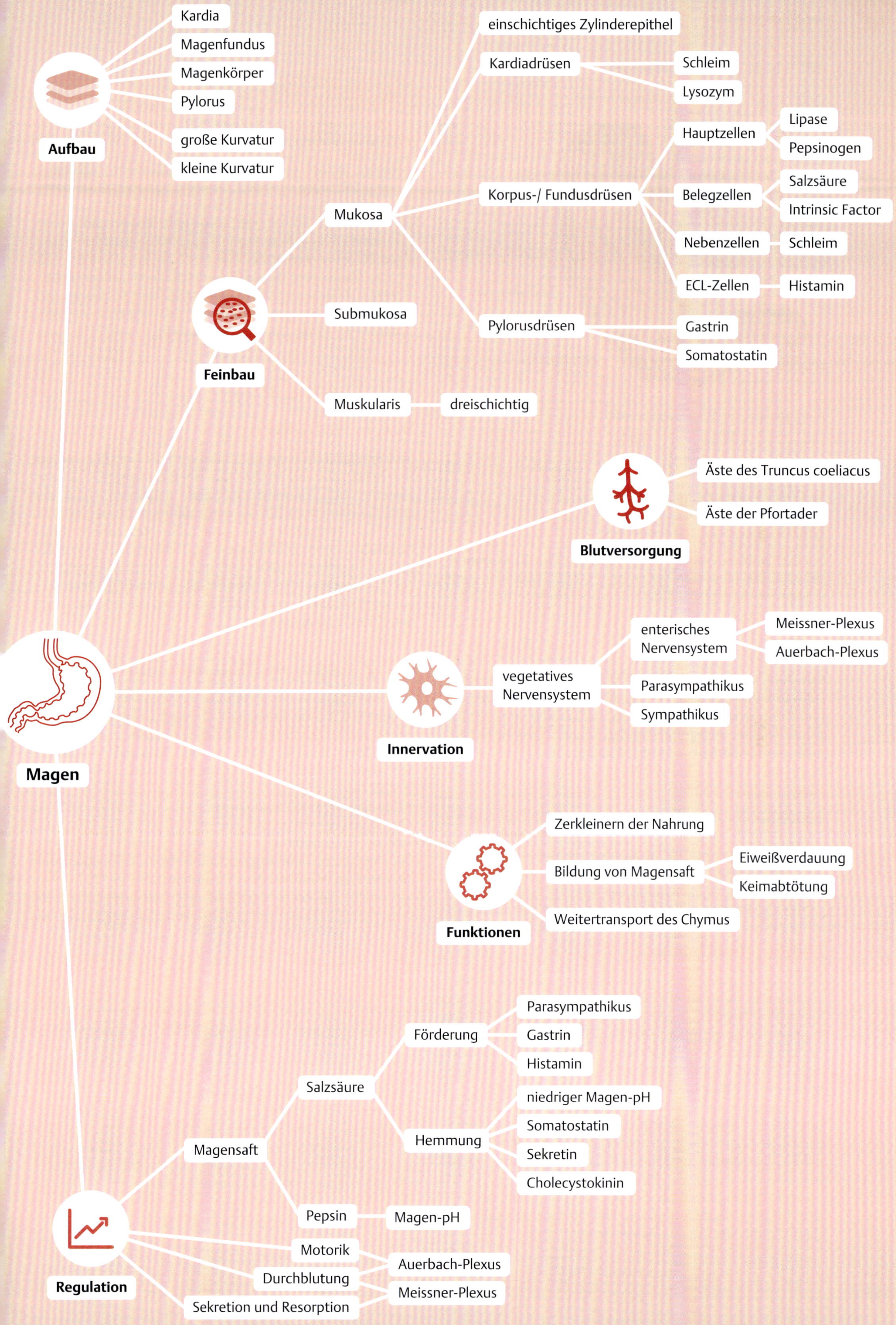
Magen
Aufbau
Kardia
Magenfundus
Magenkörper
Pylorus
große Kurvatur
kleine Kurvatur
Feinbau
Mukosa
einschichtiges Zylinderepithel
Kardiadrüsen
Schleim
Lysozym
Korpus-/ Fundusdrüsen
Hauptzellen
Lipase
Pepsinogen
Belegzellen
Salzsäure
Intrinsic Factor
Nebenzellen
Schleim
ECL-Zellen
Histamin
Pylorusdrüsen
Gastrin
Somatostatin
Submukosa
Muskularis
dreischichtig
Blutversorgung
Äste des Truncus coeliacus
Äste der Pfortader
Innervation
vegetatives Nervensystem
enterisches Nervensystem
Meissner-Plexus
Auerbach-Plexus
Parasympathikus
Sympathikus
Funktionen
Zerkleinern der Nahrung
Bildung von Magensaft
Eiweißverdauung
Keimabtötung
Weitertransport des Chymus
Regulation
Magensaft
Salzsäure
Förderung
Parasympathikus
Gastrin
Histamin
Hemmung
niedriger Magen-pH
Somatostatin
Sekretin
Cholecystokinin
Pepsin
Magen-pH
Motorik
Durchblutung
Sekretion und Resorption
Auerbach-Plexus
Meissner-Plexus

Abb. 9.10 Innenansicht des Magens.

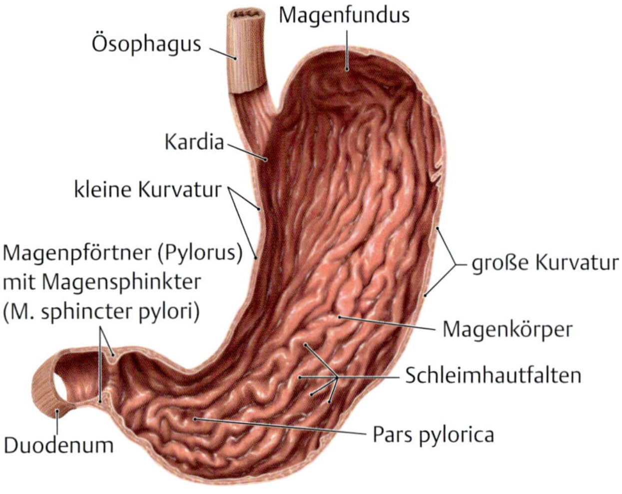

Aufgeschnittener Magen von vorn. *Quelle: Schünke M, Schulte E, Schumacher U. Prometheus. LernAtlas der Anatomie. Innere Organe. Illustrationen von K. Wesker und M. Voll. 6. Aufl. Stuttgart: Thieme; 2022.*

9.6.6 Funktionen

Bildung des Magensaftes

Pro Tag werden von den Magendrüsen etwa **2 l Magensaft** gebildet. Der Magensaft hat einen pH-Wert zwischen 1 und 4. Seine wichtigsten Bestandteile sind Salzsäure und Pepsinogen.

Salzsäure

Salzsäure (HCl) ist der Hauptbestandteil des Magensaftes. Sie wandelt **Pepsinogen** in Pepsin um (s. u.) und zerstört die räumliche Struktur von **Eiweißen**, sodass diese von den Enzymen leichter angegriffen werden können (**Denaturierung**). Außerdem wirkt Salzsäure gegen Bakterien.

Pepsinogen

Pepsinogen ist die Vorstufe von Pepsin. Durch die Magensäure wird Pepsinogen gespalten und Pepsin entsteht. Je saurer der Magensaft ist, desto mehr Pepsin wird gebildet. Auch Pepsin selbst kann Pepsinogen spalten und fördert dadurch seine eigene Entstehung. Das Enzym **Pepsin** spaltet Eiweiße und spielt so in der Proteinverdauung eine Rolle.

Bildung des Chymus

Durch die Magenmotorik mischt sich die in der Mundhöhle zerkleinerte Nahrung mit dem Magensaft, es entsteht der Speisebrei (**Chymus**). Die Bewegungen der Magenwand (Magenmotorik) tragen dabei nicht nur dazu bei, die Nahrung mit dem Magensaft zu vermischen, sondern sie zerkleinern auch die Nahrungsbestandteile weiter, bis eine Teilchengröße von 1–2 mm erreicht ist.

Die Magenmotorik setzt ein, wenn Nahrung aus der Speiseröhre den Magen erreicht. Die Muskulatur des Magens zieht sich zusammen, sodass wiederkehrende Wellenbewegungen (**Peristaltik**) in Richtung des Magenausgangs entstehen.

Feste Nahrung bleibt ca. 1–3 Stunden im Magen, sehr fettige Nahrung bis zu 7 Stunden. Flüssigkeiten gelangen wesentlich schneller aus dem Magen in den Darm.

WISSEN TO GO

Chymus und Magensaft

Täglich werden ca. **2 l** des sauren Magensaftes gebildet. Seine **Salzsäure** verändert die Nahrungsproteine so, dass sie besser verdaut werden können.

Außerdem enthält der Magensaft **Pepsinogen**, das durch die Salzsäure zu Pepsin wird. Das Enzym Pepsin trägt zur Proteinverdauung bei.

Im Magen wird die Nahrung durch die Magenperistaltik weiter zerkleinert und mit dem Magensaft vermischt. Es entsteht der Speisebrei (**Chymus**), der nach etwa 2 Stunden weiter in den Dünndarm transportiert wird.

9.7 Dünndarm

9.7.1 Aufgaben

Im **Dünndarm** (Intestinum tenue) wird die Nahrung **verdaut**. Das heißt, sie wird in ihre einzelnen Bestandteile (Zucker, Proteine, Fette, Vitamine, Elektrolyte, Ballaststoffe usw.) zerlegt, die dann vom Körper aufgenommen werden können. Auch die Aufnahme der Nährstoffe (**Resorption**) findet hauptsächlich im Dünndarm statt. Die Enzyme für die Verdauung stammen größtenteils aus der Bauchspeicheldrüse, zur Aufnahme der Fette ist die Galle notwendig. Beide Verdauungsflüssigkeiten (Pankreassaft und Galle) werden in den Dünndarm abgegeben.

9.7.2 Lage, Aufbau und Feinbau

Der Dünndarm ist der erste Abschnitt des Darms. Er ist insgesamt **3–5 m** lang. Er beginnt am Magenpförtner und mündet im rechten Unterbauch in den Dickdarm. In seinem Verlauf bildet der Dünndarm in der Bauchhöhle mehrere Schlingen (▶ **Abb. 9.11**). Er besteht aus 3 Abschnitten (▶ **Abb. 9.1**):

- **Duodenum** (Zwölffingerdarm),
- **Jejunum** (Leerdarm) und
- **Ileum** (Krummdarm).

Die Dünndarmwand entspricht mit ihren 3 Schichten dem allgemeinen Wandbau des Verdauungstrakts (S. 185).

Ähnlich wie beim Magen ist auch die **Schleimhaut** des Dünndarms in Falten gelegt. Diese verlaufen ringförmig und sind etwa 1 cm hoch (▶ **Abb. 9.12**).

WISSEN TO GO

Dünndarmabschnitte und Aufbau der Dünndarmwand

Der Dünndarm ist 3–5 m lang und besteht aus 3 Abschnitten:

- Duodenum (Zwölffingerdarm)
- Jejunum (Leerdarm)
- Ileum (Krummdarm)

Damit die Dünndarmschleimhaut mit möglichst viel Chymus in Kontakt kommen kann, besitzt ihre Oberfläche zahlreiche kleine Ausstülpungen, die **Zotten**.

Dünndarm

- **Aufbau**
  - Duodenum (25–30 cm)
    - Ampulla duodeni
    - Papilla Vateri
    - Flexura duodenojejunalis
  - Dünndarm-konvolut
    - Jejunum (1–2 m)
      - Flexura duodenojejunalis
    - Ileum (2–3 m)
      - Ostium ileale mit Bauhin-Klappe
    - Mesenterium mit Gekrösewurzel
- **Feinbau**
  - Mukosa
    - Kerckring-Falten
    - Zotten
    - Krypten
    - Enterozyten mit Mikrovilli
      - Bürstensaum
        - Verdauungsenzyme
        - Absorption
          - Chylomikronen
    - Bürstenzellen
      - Dehnungs- und Chemorezeptoren
    - Becherzellen
      - Schleimbildung
    - Paneth-Zellen
      - Lysozym
      - Enzyme für Eiweiß- und Fettverdauung
    - enteroendokrine Zellen
      - Sekretin
      - Cholecystokinin
    - Lymphgewebe
  - Submukosa
    - Lymphgewebe
      - Jejunum
        - Lymphfollikel
      - Ileum
        - Peyer-Plaques
    - Brunner-Drüsen
      - nur im Duodenum
      - basisches Sekret
  - Muskularis
    - 2-schichtig
- **Funktionen**
  - Durchmischung des Chymus mit Pankreassaft und Galle
  - Verdauung mithilfe von Enzymen des Pankreassafts und des Bürstensaums
  - Resorption von Nährstoffen und Vitaminen
  - Resorption von Wasser und Elektrolyten
  - Wiederaufnahme der Gallensäuren
  - Immunabwehr
  - Weitertransport des Chymus (Ballaststoffe, Wasser, Elektrolyte)
- **Regulation**
  - Aktivität der Brunner-Drüsen
    - Förderung
      - Parasympathikus
    - Hemmung
      - Sympathikus
  - Motorik
    - Auerbach-Plexus
  - Durchblutung
    - Auerbach-Plexus
    - Meissner-Plexus
  - Sekretion und Resorption
    - Meissner-Plexus
- **Blutversorgung**
  - ste des Truncus coeliacus
  - A. mesenterica superior
  - Äste der Pfortader
- **Innervation**
  - vegetatives Nervensystem
    - enterisches Nervensystem
      - Meissner-Plexus
      - Auerbach-Plexus
    - Parasympathikus
    - Sympathikus

Abb. 9.11 Dünndarm.

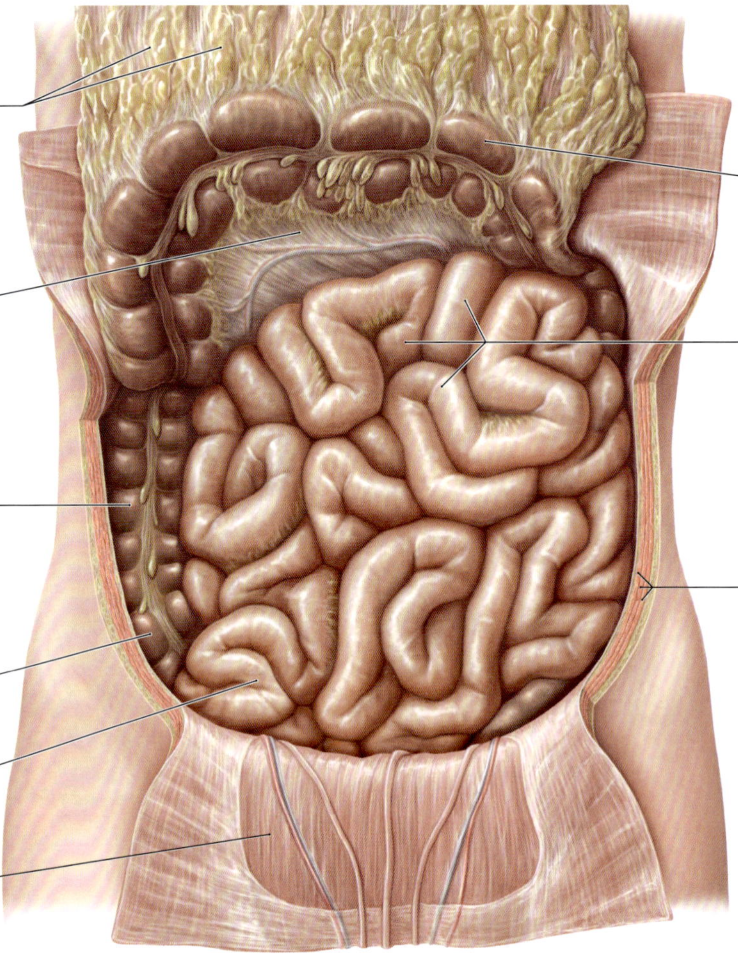

Der Dünndarm füllt fast den gesamten Bauchraum aus. Magen und Duodenum sind auf dem Bild nicht sichtbar. *Quelle: Schünke M, Schulte E, Schumacher U. Prometheus. LernAtlas der Anatomie. Innere Organe. Illustrationen von K. Wesker und M. Voll. 6. Aufl. Stuttgart: Thieme; 2022.*

Abb. 9.12 Schnitt durch die Dünndarmschleimhaut.

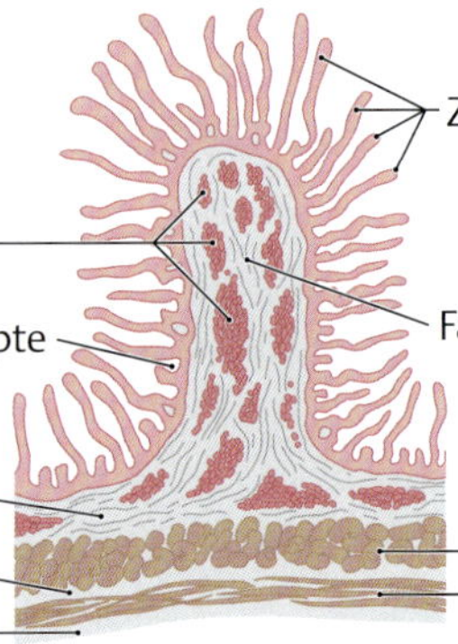

Durch die Falten, Zotten und Krypten wird die innere Oberfläche des Dünndarms stark vergrößert. Die eingezeichneten Brunner-Drüsen gibt es nur im Duodenum, im Jejunum und im Ileum sind sie nicht vorhanden. *Quelle: Schünke M, Schulte E, Schumacher U. Prometheus. LernAtlas der Anatomie. Innere Organe. Illustrationen von K. Wesker und M. Voll. 6. Aufl. Stuttgart: Thieme; 2022.*

9.7.3 Funktionen

Verdauung

Im Duodenum fließen Chymus, der Saft der Bauchspeicheldrüse und die Galle zusammen. Damit die Verdauungsenzyme wirken können, muss der Chymus gut mit den Verdauungsflüssigkeiten vermischt werden. Dies geschieht durch Bewegungen der Dünndarmwand. Dabei unterscheidet man solche Bewegungen, die den Chymus durchmischen (sog. nicht propulsive Peristaltik: Misch- und Pendelbewegungen), und solche, die den Chymus weiter in Richtung Dickdarm bewegen (sog. propulsive Peristaltik: Transportbewegungen):

- **Mischbewegungen** entstehen durch Einschnürungen der Ringmuskulatur (sog. rhythmische Segmentationen).
- **Pendelbewegungen** werden durch die wechselnde Anspannung und Entspannung der Längsmuskulatur erzeugt. Dadurch wird der relativ flüssige Dünndarminhalt hin- und hergeschaukelt und gemischt.
- **Transportbewegungen** entstehen durch Anspannung der Längsmuskulatur, während die Ringmuskulatur erschlafft und umgekehrt. Durch diesen Wechsel entstehen Wellenbewegungen, die den Chymus abtransportieren.

Auch die Eigenbewegungen der Dünndarmzotten tragen zur Durchmischung des Dünndarminhalts bei.

Die Verdauung der Kohlenhydrate, Proteine und Fette aus der Nahrung läuft an 2 Stellen ab:

- **im Darmlumen:** Hier wirken die Enzyme des **Pankreassaftes.**
- **am Bürstensaum:** Auch die Dünndarmschleimhaut selbst bildet Verdauungsenzyme. Sie befinden sich in den Mikrovilli der Enterozyten.

Die enzymatische Aufspaltung der Nahrungsbestandteile in kleine Bausteine ist notwendig, damit die Stoffe über das Dünndarmepithel aufgenommen werden können:

- aus Vielfach- und Zweifachzuckern (S. 29) entstehen Einfachzucker (Glukose, Fruktose und Galaktose),
- aus Proteinen (S. 31) entstehen Aminosäuren und kurze Peptide,
- aus Fetten (S. 33) entstehen Monoglyzeride, Fettsäuren, Cholesterin und Phospholipide.

Für die Fettverdauung ist die Galle (S. 218) notwendig. Sie enthält Gallensäuren, die sich um die Fette legen und so deren Wasserlöslichkeit verbessern. Dadurch verteilen sich die Fette feiner im Chymus und können besser von den Verdauungsenzymen angegriffen werden. Wie die Aufspaltung der Nahrungsbestandteile genau vor sich geht, wird in Kap. 9.12 besprochen.

Stoffe, die im Dünndarm nicht verdaut werden können, werden als **Ballaststoffe** bezeichnet. Sie werden weiter in den Dickdarm transportiert. Ballaststoffe sind meistens unverdauliche Vielfachzucker. Sie kommen vor allem in pflanzlichen Lebensmitteln vor, z. B. in Getreide und Gemüse. Dadurch, dass sie im Verdauungstrakt aufquellen, tragen sie zum Sättigungsgefühl bei.

Insgesamt dauert es etwa 2–10 Stunden, bis der Chymus den Dickdarm erreicht. Fettreicher Chymus wird dabei am langsamsten, kohlenhydratreicher am schnellsten transportiert.

Resorption

Neben den Bausteinen der Kohlenhydrate, Proteine und Fette werden im Dünndarm auch **Vitamine**, **Elektrolyte** und **Wasser** aufgenommen (resorbiert). Über Trinken, die Speichelproduktion und die Verdauungsflüssigkeiten aus Magen, Dünndarm, Galle und Bauchspeicheldrüse erreichen etwa 8 l Wasser pro Tag den Dünndarm. Durch seine große Schleimhautoberfläche kann der Dünndarm etwa ¾ davon resorbieren. An den Dickdarm werden damit nur etwa 2 l Wasser, die restlichen Elektrolyte und die Ballaststoffe weitergegeben. Zu den Ballaststoffen zählen auch Kohlenhydrate, die im Dünndarm nicht aufgeschlossen werden konnten, wie z. B. Zellulose.

Im Endabschnitt des Dünndarms werden außerdem die **Gallensäuren** wieder aufgenommen. Sie werden frei, wenn die Fette von den Enterozyten aufgenommen werden. Über das Blut gelangen sie zurück zur Leber und werden für die Bildung neuer Galle wiederverwertet. Mit dieser gelangen sie erneut in den Darm, werden wieder aufgenommen, zurück zur Leber transportiert usw. Dieser Kreislauf zwischen Darm und Leber wird als **enterohepatischer Kreislauf** bezeichnet.

Um aus dem Darmlumen ins Blut zu gelangen, müssen die Stoffe durch das Dünndarmepithel transportiert werden. Hier gibt es 2 Möglichkeiten:

Beim **transzellulären Transport** werden die Stoffe direkt **durch** die Enterozyten geschleust. Sie gelangen aus dem Darmlumen durch die Zellmembran in die Enterozyten, die sie dann auf der gegenüberliegenden Seite wieder verlassen, und treten ins Blut bzw. in die Lymphe über. Die Zellmembran durchqueren die Stoffe mithilfe darin sitzender **Membrantransportproteine**. Diese unterscheiden sich in Aufbau und Funktionsweise je nach dem Stoff, den sie transportieren.

Beim **parazellulären Transport** treten die Stoffe **zwischen** den Enterozyten durch die Zellmembran ins Blut über. Dies ist dann möglich, wenn die einzelnen Enterozyten nicht lückenlos miteinander verbunden sind und die Schlussleisten (S. 61) Poren aufweisen. Die Größe dieser Poren nimmt in Richtung Dickdarm ab. Über den parazellulären Transport werden hauptsächlich Elektrolyte und Wasser resorbiert.

Abwehr- und Schutzfunktion

Mit den Peyer-Plaques (S. 332) spielt der Dünndarm auch eine Rolle in der Immunabwehr. Durch die Produktion des schleimhaltigen **Dünndarmsaftes** schützt er das Dünndarmepithel vor dem Magensaft, der mit dem Chymus aus dem Magen in den Darm gelangt.

WISSEN TO GO

Dünndarmverdauung

Im Dünndarm werden die Nahrungsbestandteile mithilfe des **Verdauungssaftes der Bauchspeicheldrüse**, der **Galle** und der **Enzyme des Bürstensaums** in kleine Bausteine zerlegt. Dies ist notwendig, weil vom Dünndarmepithel die Nährstoffe nur in Form von Einfachzuckern, Aminosäuren, Monoglyzeriden, Fettsäuren, Cholesterin und Phospholipiden aufgenommen werden können. Im Dünndarm werden außerdem Vitamine, Elektrolyte und der größte Teil des Wassers resorbiert.

Die Nahrungsbestandteile, die im Dünndarm nicht verdaut werden können, heißen **Ballaststoffe**.

Durch **Misch-** und **Pendelbewegungen** der Dünndarmwand wird der Darminhalt während der Verdauung durchmischt. Nach 2–10 Stunden (abhängig von der Zusammensetzung der Nahrung) kommt es zu **Transportbewegungen**, durch die er in den Dickdarm gelangt.

9.8 Dickdarm

9.8.1 Aufgaben

Im **Dickdarm** (Intestinum crassum) entsteht aus dem Chymus der **Stuhl** (Fäzes). Dies geschieht dadurch, dass dem Chymus **Wasser entzogen** und der Darminhalt durch die Bakterien, die sich im Dickdarm befinden (**Dickdarmflora**), zersetzt wird. Von der Dickdarmflora wird außerdem **Vitamin K** gebildet. Im Dickdarm wird der Darminhalt gespeichert, ehe er ausgeschieden wird. Der Dickdarm spielt außerdem eine Rolle in der Immunabwehr.

Blitzlicht Praxis Vitamin-K-Prophylaxe

Vitamin K (Phytomenadion) ist eine essenzielle Substanz, die der Körper zur Synthese des Prothrombinkomplexes, also für die Blutgerinnung, braucht. ***Neugeborene*** *haben einen* ***physiologischen Mangel*** *an Vitamin K. Eine der Ursachen ist die mangelnde Keimbesiedelung des Darmes, aber auch die geringe Speicherfähigkeit der Leber, sowie der niedrige Gehalt an Vitamin K in der Muttermilch (0,3 mg Vitamin K/100 ml). Empfohlen wird deshalb die Vitamin K-Prophylaxe [20].*

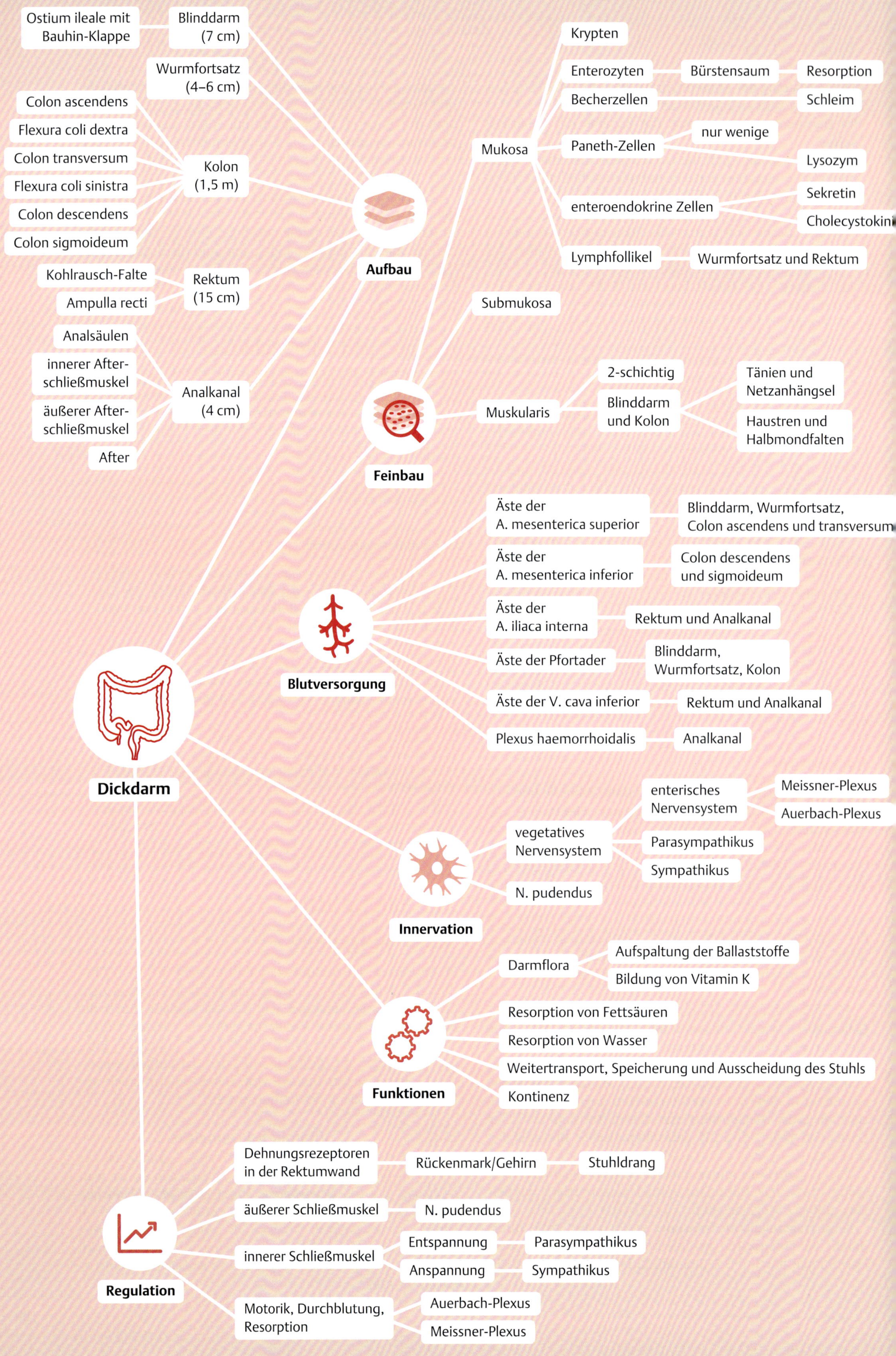
Dickdarm
Aufbau
Blinddarm (7 cm)
Ostium ileale mit Bauhin-Klappe
Wurmfortsatz (4–6 cm)
Kolon (1,5 m)
Colon ascendens
Flexura coli dextra
Colon transversum
Flexura coli sinistra
Colon descendens
Colon sigmoideum
Rektum (15 cm)
Kohlrausch-Falte
Ampulla recti
Analkanal (4 cm)
Analsäulen
innerer After-schließmuskel
äußerer After-schließmuskel
After
Feinbau
Mukosa
Krypten
Enterozyten
Bürstensaum
Resorption
Becherzellen
Schleim
Paneth-Zellen
nur wenige
Lysozym
enteroendokrine Zellen
Sekretin
Cholecystokinin
Lymphfollikel
Wurmfortsatz und Rektum
Submukosa
Muskularis
2-schichtig
Blinddarm und Kolon
Tänien und Netzanhängsel
Haustren und Halbmondfalten
Blutversorgung
Äste der A. mesenterica superior
Blinddarm, Wurmfortsatz, Colon ascendens und transversum
Äste der A. mesenterica inferior
Colon descendens und sigmoideum
Äste der A. iliaca interna
Rektum und Analkanal
Äste der Pfortader
Blinddarm, Wurmfortsatz, Kolon
Äste der V. cava inferior
Rektum und Analkanal
Plexus haemorrhoidalis
Analkanal
Innervation
vegetatives Nervensystem
enterisches Nervensystem
Meissner-Plexus
Auerbach-Plexus
Parasympathikus
Sympathikus
N. pudendus
Funktionen
Darmflora
Aufspaltung der Ballaststoffe
Bildung von Vitamin K
Resorption von Fettsäuren
Resorption von Wasser
Weitertransport, Speicherung und Ausscheidung des Stuhls
Kontinenz
Regulation
Dehnungsrezeptoren in der Rektumwand
Rückenmark/Gehirn
Stuhldrang
äußerer Schließmuskel
N. pudendus
innerer Schließmuskel
Entspannung
Parasympathikus
Anspannung
Sympathikus
Motorik, Durchblutung, Resorption
Auerbach-Plexus
Meissner-Plexus

Abb. 9.13 Dickdarm.

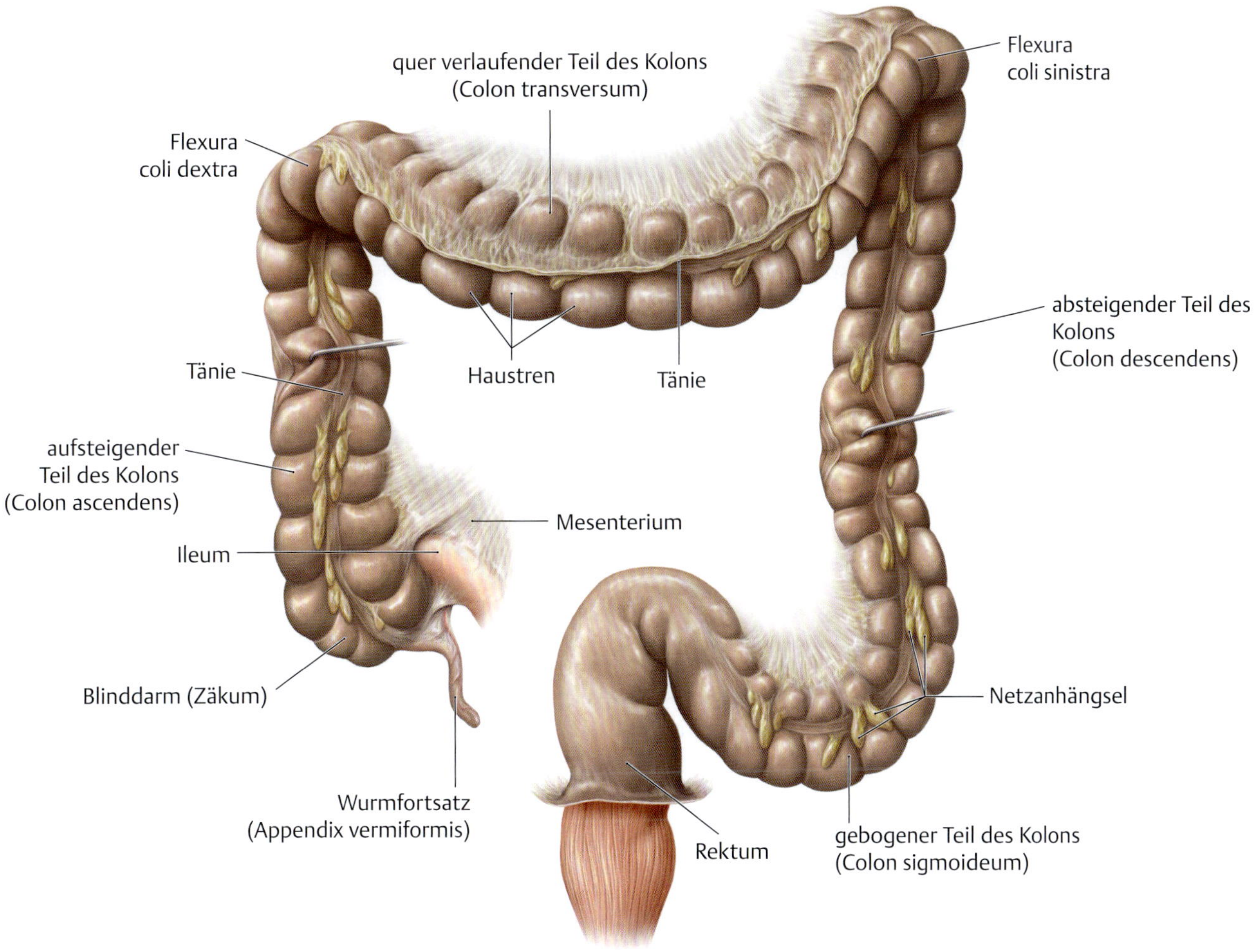

Der Dickdarm besteht aus Blinddarm mit Wurmfortsatz, Kolon, Rektum und Analkanal. An seiner Oberfläche sind die Tänien und die Netzanhängsel gut zu erkennen. *Quelle: Schünke M, Schulte E, Schumacher U. Prometheus. LernAtlas der Anatomie. Innere Organe. Illustrationen von K. Wesker und M. Voll. 6. Aufl. Stuttgart: Thieme; 2022.*

9.8.2 Lage, Aufbau und Feinbau

Der Dickdarm umrahmt das Dünndarmkonvolut (▶ Abb. 9.1). Er schließt sich am **Ostium ileale** an das Ileum an und endet am **After**. Insgesamt ist der Dickdarm ungefähr **1,5 m** lang und besteht aus mehreren Anteilen (▶ Abb. 9.13):

- **Blinddarm** (Zäkum) mit dem **Wurmfortsatz** (Appendix vermiformis),
- **Kolon** (Grimmdarm),
- **Rektum** (Mastdarm) und **Analkanal** (Canalis analis).

Auch die Wand des Dickdarms entspricht in ihrem Feinbau prinzipiell dem allgemeinen Wandbau des Verdauungstrakts (S. 185).

WISSEN TO GO

Dickdarmabschnitte und Aufbau der Dickdarmwand

Der Dickdarm ist etwa 1,5 m lang und besteht aus:

- **Blinddarm** (Zäkum) mit dem **Wurmfortsatz** (Appendix vermiformis),
- **Kolon** (Grimmdarm),
- **Rektum** (Mastdarm) und **Analkanal** (Canalis analis).

Durch weiteren Wasserentzug entsteht im Dickdarm als Endprodukt der Verdauung der **Stuhl** (Fäzes).

Blinddarm und Wurmfortsatz

Der **Blinddarm** (Zäkum oder Caecum) liegt im **rechten Unterbauch** und ist der erste Teil des Dickdarms. Mit ca. **7 cm** ist er relativ kurz. Hier mündet das Ileum am **Ostium ileale**. An der Mündungsstelle bilden 2 mit Schleimhaut überzogene Muskelwülste die **Bauhin-Klappe**.

Vom Ostium ileale aus setzt sich der Blinddarm sowohl nach oben als auch nach unten fort. Während der obere Teil ohne deutliche Grenze ins Kolon übergeht, verengt sich der untere Teil nach wenigen Zentimetern stark und bildet den **Wurmfortsatz** (Appendix vermiformis), der blind endet (▶ Abb. 9.13). Dessen Länge beträgt etwa **4–6 cm**, der Durchmesser weniger als 1 cm. Die genaue Lage des Wurmfortsatzes kann sich von Mensch zu Mensch stark unterscheiden. Ähnlich wie beim Ileum liegen auch in der Wand des Wurmfortsatzes viele Lymphfollikel. Sie werden insgesamt auch als **Darmtonsille** bezeichnet (S. 332).

Blinddarm und Wurmfortsatz liegen **intraperitoneal**.

Patho Appendizitis

*Wenn man von einer **„Blinddarmentzündung"** spricht, ist eigentlich die Entzündung des **Wurmfortsatzes** gemeint. Abgeleitet von dessen lateinischem Namen „Appendix vermiformis" heißt eine Entzündung des Wurmfortsatzes **Appendizitis**. Eine Appendizitis äußert sich klinisch durch ein akutes Abdomen und kann unbehandelt* *zu Darmdurchbruch mit anschließender **Bauchfellentzündung (Peritonitis)** führen. Darum wird ein entzündeter Wurmfortsatz in der Regel operativ entfernt. Diese Operation heißt **Appendektomie**.*

Kolon

Das **Kolon** (Grimmdarm) bildet mit über 1 m den längsten Teil des Dickdarms. Man kann 4 Abschnitte unterscheiden (▶ Abb. 9.13):

- **aufsteigender Teil** (Colon ascendens): Der erste Abschnitt schließt sich an den Blinddarm an, seine Länge beträgt ca. 15 cm. Er verläuft vom rechten Unterbauch aus retroperitoneal nahezu senkrecht nach oben und knickt dann unterhalb des rechten Leberlappens nach links ab. Dieser Knick wird als Flexura coli dextra bezeichnet.
- **quer verlaufender Teil** (Colon transversum): Er ist ca. 45 cm lang und zieht intraperitoneal vom rechten in den linken Oberbauch, wobei er nach unten etwas durchhängt – wie stark, hängt u. a. von der Füllung des Magens ab. Im linken Oberbauch knickt das Kolon dann nach unten ab (Flexura coli sinistra). An dieser Stelle ist es mit dem Zwerchfell verbunden.
- **absteigender Teil** (Colon descendens): Er ist etwa 25 cm lang und verläuft am Außenrand der linken Niere nach unten. Er ist mit der hinteren Bauchwand verwachsen und liegt retroperitoneal.
- **gebogener Teil** (Colon sigmoideum): Dieser etwa 35 cm lange Abschnitt hat die Form eines S und liegt intraperitoneal. Er zieht von links kommend in die Mitte des Unterbauchs, wo er ins Rektum übergeht.

Blitzlicht Praxis Lagerung bei Einläufen

*Der Verlauf des gebogenen Teils des Kolons ist der Grund dafür, dass die Person, die einen **Einlauf** erhält (Klysma, Klistier) möglichst auf der **linken Seite** liegen sollte. Die Einlaufflüssigkeit kann dann vom Rektum einfach der Schwerkraft folgend nach unten ins Kolon laufen. Läge er oder sie auf der rechten Seite, müsste die Flüssigkeit nach oben steigen.*

WISSEN TO GO

Blinddarm, Wurmfortsatz und Kolon

Das Ileum mündet in den **Blinddarm** (Zäkum oder Caecum). Er liegt im **rechten Unterbauch** und ist ca. **7 cm** lang. Unten endet er blind mit dem **Wurmfortsatz** (Appendix vermiformis). Dieser hat seinen Namen von seiner Form: Bei einer Länge von ca. 5 cm hat er nur einen Durchmesser von weniger als 1 cm. In seiner Wand befindet sich Lymphgewebe, die Darmtonsille.

Nach oben geht der Blinddarm ins **Kolon** über. Das Kolon umgibt das Dünndarmkonvolut oben und an den Seiten wie ein Rahmen: Der **aufsteigende Teil** (Colon ascendens) verläuft vom rechten Unterbauch nach oben, der **quer verlaufende Teil** (Colon transversum) zieht mehr oder weniger waagerecht nach links und der **absteigende Teil** (Colon descendens) verläuft auf der linken Seite nach unten. Daran schließt sich noch ein gebogener Teil (Colon sigmoideum) an, der vom linken Unterbauch in die Mitte zieht, wo er ins Rektum übergeht.

Rektum und Analkanal

Das **Rektum** (Mastdarm) und der **Analkanal** (Canalis analis) bilden die beiden letzten Abschnitte des Dickdarms, bevor der Darm an der Analöffnung (After oder Anus) endet. Von außen sind diese beiden Abschnitte gut vom restlichen Dickdarm abzugrenzen, da Tänien, Haustren und die Netzanhängsel **fehlen**.

Das **Rektum** (▶ Abb. 9.14) schließt sich an das Kolon an und ist ungefähr 15 cm lang. Es liegt in der **Beckenhöhle** der Vorderfläche des Kreuz- und des Steißbeins an und verläuft dadurch in einem leichten Bogen von hinten-oben nach vorn-unten. Dabei beschreibt es 3 kleine Biegungen, durch die sich an seiner Innenseite 3 Schleimhautfalten bilden. Die mittlere dieser Falten ist die größte, sie wird auch als **Kohlrausch-Falte** bezeichnet. Der Bereich, der auf diese Falte folgt, ist stark dehnbar. Er heißt **Ampulla recti**, in ihm wird der Stuhl bis zum nächsten Stuhlgang gespeichert.

Das Rektum liegt **retroperitoneal**, mit seiner Rückseite liegt es der hinteren Beckenwand an. Mit seiner Vorderseite steht das Rektum bei der Frau in Kontakt mit dem Uterus und der Vagina. Beim Mann sind die benachbarten Organe die Harnblase, der Samenleiter und die Geschlechtsdrüsen.

Am Ende des Steißbeins knickt das Rektum nahezu senkrecht nach unten ab und verlässt die Beckenhöhle, indem es in das Gewebe des Beckenbodens (S. 390) eintritt. Dort geht das Rektum in den Analkanal über.

Der **Analkanal** ist etwa 4 cm lang. Er zieht durch den Beckenboden hindurch und endet zwischen den beiden Gesäßhälften mit dem **After** (Anus) an der äußeren Haut. Im Inneren des Analkanals sind senkrechte Schleimhautfalten zu sehen, die **Analsäulen** (Columnae anales). Unter diesen Schleimhautfalten liegt ein **Gefäßgeflecht** (Plexus haemorrhoidalis), das sich mit Blut füllt, wenn sich der Schließmuskel (s. u.) zusammenzieht. Dadurch schwellen die Analsäulen an und verkleinern das Lumen des Analkanals. Damit tragen die Analsäulen dazu bei, dass der Stuhl in der Ampulla recti bleibt und nicht ungewollt austritt (Kontinenz).

Patho Hämorrhoiden

*Starkes Pressen beim Stuhlgang, ballaststoffarme Kost, Schwangerschaft, Geburt oder eine Bindegewebsschwäche können dazu führen, dass sich die Schlingen des Gefäßgeflechts knotig erweitern und vergrößern. Man spricht dann von einem **Hämorrhoidalleiden** oder **inneren Hämorrhoiden**. Meist fällt diese Veränderung durch hellrotes Blut am Toilettenpapier und ein Brennen und Jucken in der Aftergegend auf. Schreitet die Erkrankung fort, können die erweiterten Gefäße auch beim Stuhlgang durch den Anus nach außen treten. Viele Menschen mit einem Hämorrhoidalleiden gehen erst spät zum Arzt, da es ihnen peinlich ist, von den Beschwerden zu berichten. Da hellrote Blutungen aus dem Anus aber auch andere, schwerwiegendere Ursachen haben können (z. B. einen Darmtumor), wäre ein möglichst frühzeitiger Arztbesuch wichtig.*

Hauptsächlich verantwortlich für den Verschluss des Analkanals und damit für die **Kontinenz** sind allerdings die beiden **Schließmuskeln**:

- **innerer Schließmuskel** (M. sphincter ani internus): Er ist eine Verdickung der Ringmuskelschicht der Rektumwand und besteht damit aus **glatter Muskulatur**. Im Normalzustand ist er kontrahiert und erschlafft nur unter Einfluss des Parasympathikus.
- **äußerer Schließmuskel** (M. sphincter ani externus): Er liegt dem inneren Schließmuskel außen auf und besteht aus **quergestreifter Muskulatur**. Auch er ist normalerweise kontrahiert, kann aber willentlich entspannt werden.

Abb. 9.14 Rektum.

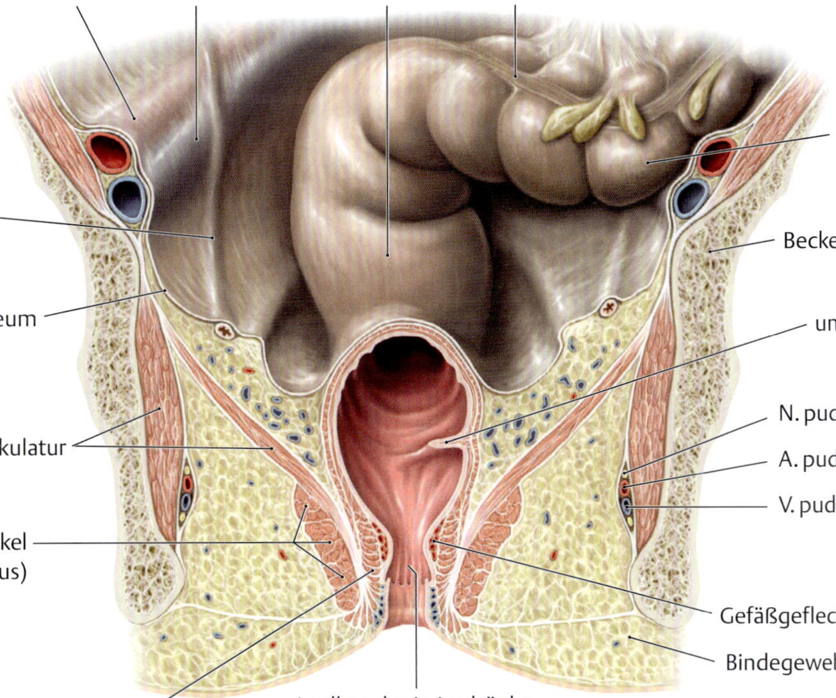

Blick von vorn in das weibliche Becken. Die übrigen Beckenorgane sind entfernt. Das Rektum ist etwa auf der Höhe der Kohlrausch-Falte angeschnitten. *Quelle: Schünke M, Schulte E, Schumacher U. Prometheus. LernAtlas der Anatomie. Innere Organe. Illustrationen von K. Wesker und M. Voll. 6. Aufl. Stuttgart: Thieme; 2022.*

Ebenfalls wichtig für die Kontinenz ist die Muskulatur des Beckenbodens (S. 390).

WISSEN TO GO

Rektum und Analkanal

Das Rektum liegt im Becken und ist etwa **15 cm** lang. Durch seinen gebogenen Verlauf entstehen in seinem Inneren 3 Schleimhautfalten, die größte davon heißt **Kohlrausch-Falte**. Auf sie folgt ein erweiterter Abschnitt des Rektums, die **Ampulla recti**. Das Rektum verlässt die Beckenhöhle durch die Muskulatur des Beckenbodens und geht in den **Analkanal** (Canalis analis) über. Er ist etwa 4 cm lang, zieht durch den Beckenboden und endet am **After**. Mehrere Verschlussmechanismen verhindern, dass der Stuhl ungewollt den Analkanal verlässt:

- **innerer Schließmuskel:** Er besteht aus glatter Muskulatur und wird vom Parasympathikus kontrolliert.
- **äußerer Schließmuskel:** Er besteht aus quergestreifter Muskulatur und kann willentlich angespannt und entspannt werden.
- **Analsäulen:** Diese Längsfalten in der Schleimhaut des Analkanals entstehen durch darunterliegende Gefäßgeflechte. Wenn diese viel Blut enthalten, schwellen die Analsäulen an und helfen, den Analkanal zu verschließen.

9.8.3 Innervation

Der Dickdarm wird unbewusst vom vegetativen Nervensystem gesteuert bzw. beeinflusst. Die sympathischen Nervenfasern verringern die Darmtätigkeit und die Durchblutung, die parasympathischen steigern sie. Am Analkanal bewirkt der Sympathikus die Anspannung des inneren Schließmuskels und der Parasympathikus die Entspannung.

Im Gegensatz zur unwillkürlichen Steuerung des übrigen Dickdarms kann der **äußere Schließmuskel** über den Schamnerv (N. pudendus) bewusst entspannt und angespannt werden. Der Schamnerv leitet auch Informationen über die Empfindung (Sensibilität) an das Rückenmark weiter.

Patho Stuhlinkontinenz

*Die Unfähigkeit, den Stuhl zu halten (**Stuhlinkontinenz**), kann durch verschiedene Störungen entstehen:*

*Einerseits kann die **Wahrnehmung** gestört sein. Dann bemerkt der Mensch nicht, wie stark sein Rektum gefüllt ist, und kann den Abgang des Stuhls nicht bewusst kontrollieren. Eine solche Störung kann zum Beispiel bei **Rückenmarksverletzungen** auftreten.*

*Andererseits kann eine **Muskelstörung** vorliegen. Dabei nimmt der Mensch den Stuhldrang zwar wahr, kann den Stuhl aber nicht halten. Das tritt zum Beispiel auf, wenn die Nerven für die Schließmuskeln oder die Schließmuskeln selbst verletzt wurden. Ursachen können z. B. sein: Operationen im Enddarm und Analkanal; schwere Dammrisse bzw. fehlerhaft rekonstruierte, schlecht heilende oder nicht diagnostizierte Verletzungen durch die Geburt.*

9.8.4 Funktionen

Mikrobielle Aufspaltung und Resorption

Die Schleimhaut des Dickdarms ist von vielen verschiedenen Mikroorganismen besiedelt, die man unter dem Begriff **Darmflora** zusammenfasst. Es handelt sich dabei überwiegend um Bakterien, die nur in sauerstofffreier Umgebung leben können (**Anaerobier**). Durch die Darmflora werden einige der **Ballaststoffe** aufgespalten, die vom Dünn- in den Dickdarm gelangt sind (z. B. Zellulose). Dabei entstehen kurzkettige Fettsäuren (S. 33) und **Gase** (Methan, Wasserstoff und Kohlendioxid). Pro Tag werden so 400–1500 ml Gas im Dickdarm produziert. Einige Bakterienarten produzieren zusätzlich Vitamin K (S. 222).

Blitzlicht Nebenwirkung von Antibiotika

*Eine häufige Nebenwirkung von **Antibiotika** ist Durchfall (**Diarrhö**). Der Grund dafür ist, dass Antibiotika nicht zwischen krankmachenden Bakterien und den Bakterien der Darmflora unterscheiden können. Deshalb werden meist auch einige Bakterien der Darmflora abgetötet und die Besiedelung des Darms damit aus dem Gleichgewicht gebracht. Als Folge davon werden weniger Ballaststoffe abgebaut. Sie bleiben im Darm und erhöhen dort den osmotischen Druck. Dadurch wird weniger Wasser aus dem Dickdarm resorbiert und der Stuhl wird flüssiger.*

Der Darminhalt bleibt **1–3 Tage** im Dickdarm, bevor er ausgeschieden wird. Bei ballaststoffreicher Nahrung ist die Zeitspanne kürzer als bei ballaststoffarmer. Nachdem schon im Dünndarm eine große Menge an Wasser resorbiert wurde, werden dem Darminhalt im Dickdarm noch weitere 1–2 l **Wasser** entzogen. Außerdem werden dort die **Fettsäuren** resorbiert, die bei der mikrobiellen Aufspaltung der Ballaststoffe entstehen.

Patho Flatulenzen

*Die Menge an Darmgasen hängt u. a. von der Zusammensetzung der Nahrung ab. Extrem ballaststoffreiche Kost führt zu einer vermehrten Gasbildung, sodass **Blähungen** (Flatulenz) entstehen können.*

Auch am Dickdarm kann man zwischen Bewegungen unterscheiden, die den Darminhalt mischen (Segmentationen, Pendelbewegungen und retrograde Peristaltik), und solchen, die ihn in Richtung Darmausgang transportieren (Massenbewegungen):

Patho Darmverschluss und Darmlähmung

*Bei einem **Ileus** kann der Darminhalt in Dünn- oder Dickdarm nicht weitertransportiert werden. Das kann 2 Gründe haben:*

*Bei einem **mechanischen Ileus** ist das Darmlumen verschlossen (**Darmverschluss**). Das kann z. B. durch einen Tumor oder einen Fremdkörper verursacht sein. Auch eine Einklemmung des Darms durch Narbengewebe in der Bauchhöhle oder eine Darmverdrehung können zu einem Ileus führen. Letzteres ist unter anderem durch die Manipulation des Darms bei einer Sectio caesarea eine mögliche postoperative Komplikation [22].*

*Ein **paralytischer Ileus** entsteht, wenn die Muskulatur der Darmwand stillsteht (**Darmlähmung**). Mögliche Ursachen hierfür sind eine Bauchfellentzündung oder der Verschluss einer Darmarterie (Mesenterialinfarkt).*

*Bei Verdacht auf einen Ileus ist es wichtig, die Diagnose mithilfe von Röntgenaufnahmen und Computertomografie schnell zu stellen und die Ursache ggf. operativ zu beheben. Andernfalls kann es zu einem **Darmdurchbruch** kommen.*

Ausscheidung

Wenn sich die Ampulla recti durch die Massenbewegungen mit Stuhl füllt, wird ihre Wand gedehnt. Diese Wanddehnung wird von **Dehnungssensoren** wahrgenommen, die in der Wand des Rektums liegen. Sie leiten die Information über das Rückenmark an das Gehirn weiter, wo sie als **Stuhldrang** bewusst wird. Über die parasympathischen Nervenfasern wird der innere Schließmuskel unbewusst entspannt. Die Ausscheidung (**Defäkation**) setzt aber erst dann ein, wenn sich auch der äußere Schließmuskel lockert. Bei Säuglingen und Kleinkindern geschieht dies ebenfalls unbewusst. Ab einem Alter von ca. **3 Jahren** kann aber die Entspannung des äußeren Schließmuskels **bewusst** verhindert und damit der Stuhlgang über einen begrenzten Zeitraum unterdrückt werden.

Wird auch der äußere Schließmuskel entspannt, lösen parasympathische Nervenfasern peristaltische Wellen in der Wand des Rektums aus, die den Stuhl austreiben. Unterstützt wird dieser Vorgang durch die **Bauchpresse**. Sie wird ebenfalls willentlich gesteuert. Dabei wird der Druck im Bauchraum erhöht, indem gleichzeitig alle Bauchmuskeln und das Zwerchfell angespannt werden.

Blitzlicht Praxis Einsatz der Bauchpresse

*Einige Leiden, wie z. B. die **Refluxkrankheit** (Rückfluss von Magensaft in die Speiseröhre) oder ein **Leistenbruch**, werden von einem starken Druckanstieg im Bauchraum gefördert. Solchen Menschen sollten Sie raten, beim Stuhlgang die Bauchpresse möglichst **wenig** einzusetzen, damit der Druck im Bauchraum nicht so stark ansteigt. Dies gilt auch für Frauen nach der Geburt, deren Beckenboden noch nicht seine vorgeburtliche Stabilität wiedergewonnen hat.*

Die Häufigkeit des Stuhlgangs hängt von vielen Dingen ab, z. B. von der Menge und der Zusammensetzung der Nahrung. Eine Häufigkeit zwischen 3-mal am Tag und 3-mal in der Woche gilt als normal, wenn keine Beschwerden bestehen. Die normale Menge liegt, wieder je nach Ernährung, bei 150–350 g Stuhl pro Tag. Neben unverdaulichen Nahrungsbestandteilen besteht der Stuhl vor allem aus Zellen, die von der Darmschleimhaut abgestoßen wurden, und aus Bakterien der Darmflora.

Patho Obstipation

*Bei Stuhlgang von weniger als 3-mal pro Woche spricht man von **Verstopfung** (Obstipation). Sie wird durch mangelnde Bewegung, geringe Flüssigkeitszufuhr und ballaststoffarme Ernährung begünstigt. Es gibt auch Erkrankungen, die zu chronischer Verstopfung führen können, z. B. Diabetes mellitus oder Morbus Parkinson. Die Behandlung einer Verstopfung richtet sich nach ihren Ursachen. Einfache Verstopfungen können meist durch Änderung der Lebensumstände und der Ernährungsgewohnheiten gebessert werden. Gelingt dies nicht, können abführende Medikamente (Laxanzien) wie Lactulose oder Flohsamenschalen zur Erleichterung des Stuhlgangs eingesetzt werden.*

Abwehrfunktion

Mit den Lymphfollikeln des Wurmfortsatzes ist der Dickdarm an der Immunabwehr beteiligt.

WISSEN TO GO

Dickdarmverdauung

Die **Bakterienflora** des Dickdarms ist in der Lage, einige der Ballaststoffe aufzuspalten, wobei Gase und kurzkettige Fettsäuren entstehen. Die Fettsäuren werden, genauso wie weiteres Wasser, von der Schleimhaut des Dickdarms aufgenommen.

Der Darminhalt bleibt 1–3 Tage im Dickdarm, bevor er ausgeschieden wird. 3- bis 4-mal pro Tag entstehen **Massenbewegungen**, die den Stuhl in Richtung Darmausgang schieben. Dadurch gelangt der Darminhalt in die **Ampulla recti**, deren Wand sich dehnt. Dies löst den **Stuhldrang** aus. Der gesunde Erwachsene kann den Stuhlabgang (Defäkation) bis zu einem gewissen Grad hinauszögern, indem er willentlich den äußeren Schließmuskel anspannt. Beim Kleinkind dagegen entspannen sich über den Parasympathikus reflexartig der innere und der äußere Schließmuskel und der Stuhl wird durch Wellenbewegungen der Rektumwand nach außen gepresst. Das Auspressen kann durch die **Bauchpresse** unterstützt werden.

Die Stuhlmenge, die pro Tag entsteht, und die Häufigkeit des Stuhlgangs sind vor allem abhängig von der Nahrungszusammensetzung.

9.9 Bauchspeicheldrüse

9.9.1 Aufgaben

Die Bauchspeicheldrüse (Pankreas) hat 2 Hauptaufgaben:

- Sie bildet den **Verdauungssaft** (Pankreassaft), der fett-, eiweiß- und kohlenhydratspaltende Enzyme enthält.
- Sie produziert die Hormone **Insulin** und **Glukagon**, die den Blutzuckerspiegel steuern.

9.9.2 Lage, Form, Größe und Aufbau

Die Bauchspeicheldrüse ist ungefähr 13–17 cm lang und etwa 70–90 g schwer. Sie liegt im Oberbauch, wo sie von knapp rechts der Wirbelsäule nach links zieht (▶ **Abb. 9.1**). Ihr Anfangsteil, der **Pankreaskopf** (Caput pancreatis), schmiegt sich in den Bogen, den das Duodenum bildet. An den Pankreaskopf schließt sich nach links der eher längliche **Pankreaskörper** (Corpus pancreatis) an (▶ **Abb. 9.15**). Er verläuft auf Höhe des 1. und 2. Lendenwirbels hinter dem Magen und kreuzt die Wirbelsäule und die Bauchaorta. Seine Rückseite ist mit der Bauchwand verwachsen. Der Pankreaskörper wird in seinem Verlauf immer schmaler und geht in den **Pankreasschwanz** (Cauda pancreatis) über, dessen Ende die Milz berührt.

Im Inneren der Bauchspeicheldrüse verläuft der Ausführungsgang für den Verdauungssaft, der sog. **Wirsung-Gang** oder **Ductus pancreaticus** (▶ **Abb. 9.15**). Sein Durchmesser beträgt ca. 2 mm. Er mündet auf der Papilla duodeni major (S. 216) ins Duodenum. Bei rund 65 % der Menschen ist ein zusätzlicher Gang angelegt, der Ductus pancreaticus accessorius, der im Duodenum auf der Papilla duodeni minor endet.

9.9.3 Feinbau

Die Bauchspeicheldrüse (das (!) Pankreas) besteht eigentlich aus 2 unterschiedlichen Drüsen:

- dem Anteil des Pankreasgewebes, der den **Verdauungssaft** herstellt. Er stellt eine exokrine Drüse (S. 97) dar, weil er die von ihm gebildeten Stoffe in den Verdauungstrakt und damit letztlich nach außen abgibt. Er wird deshalb auch als **exokrines Pankreas** bezeichnet.
- dem Anteil des Pankreasgewebes, der die **Hormone** bildet. Hierbei handelt es sich um eine endokrine Drüse (S. 98), weil die von ihm gebildeten Hormone ins Blut gelangen, also sozusagen nach innen abgegeben werden. Er wird **endokrines Pankreas** genannt.

Exokrines Pankreas

Der exokrine Anteil macht den größten Teil des Bauchspeicheldrüsengewebes aus. Er wird durch feine Ausläufer der Bindegewebskapsel in einzelne **Läppchen** gegliedert, die schon mit bloßem Auge erkennbar sind.

Abb. 9.15 Bauchspeicheldrüse.

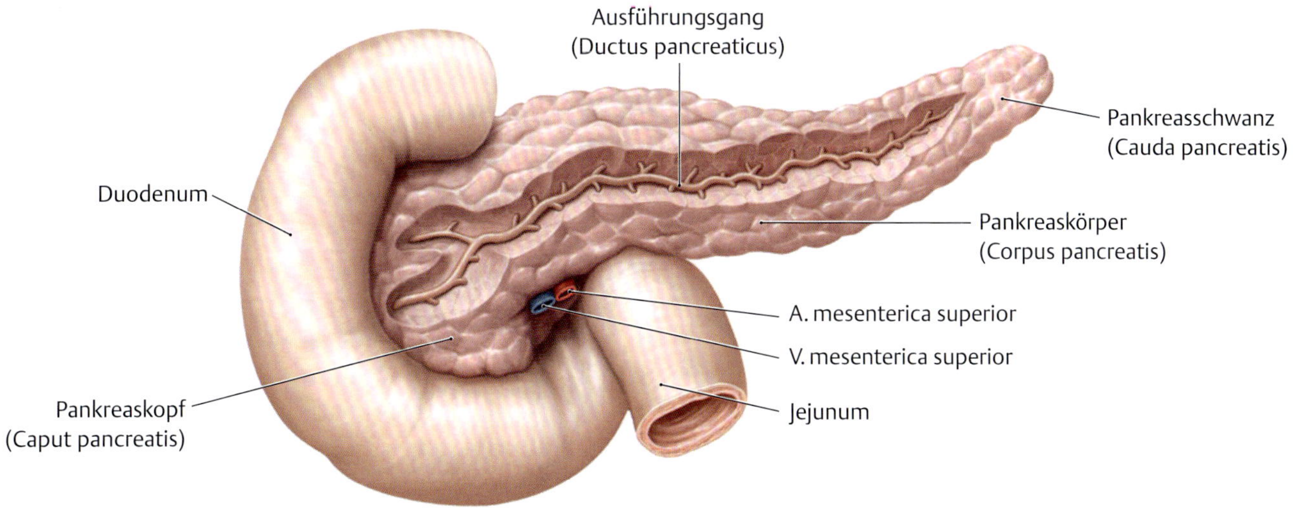

Ein Teil des Pankreasgewebes wurde entfernt, um den Ausführungsgang sichtbar zu machen. *Quelle: Schünke M, Schulte E, Schumacher U. Prometheus. LernAtlas der Anatomie. Innere Organe. Illustrationen von K. Wesker und M. Voll. 6. Aufl. Stuttgart: Thieme; 2022.*

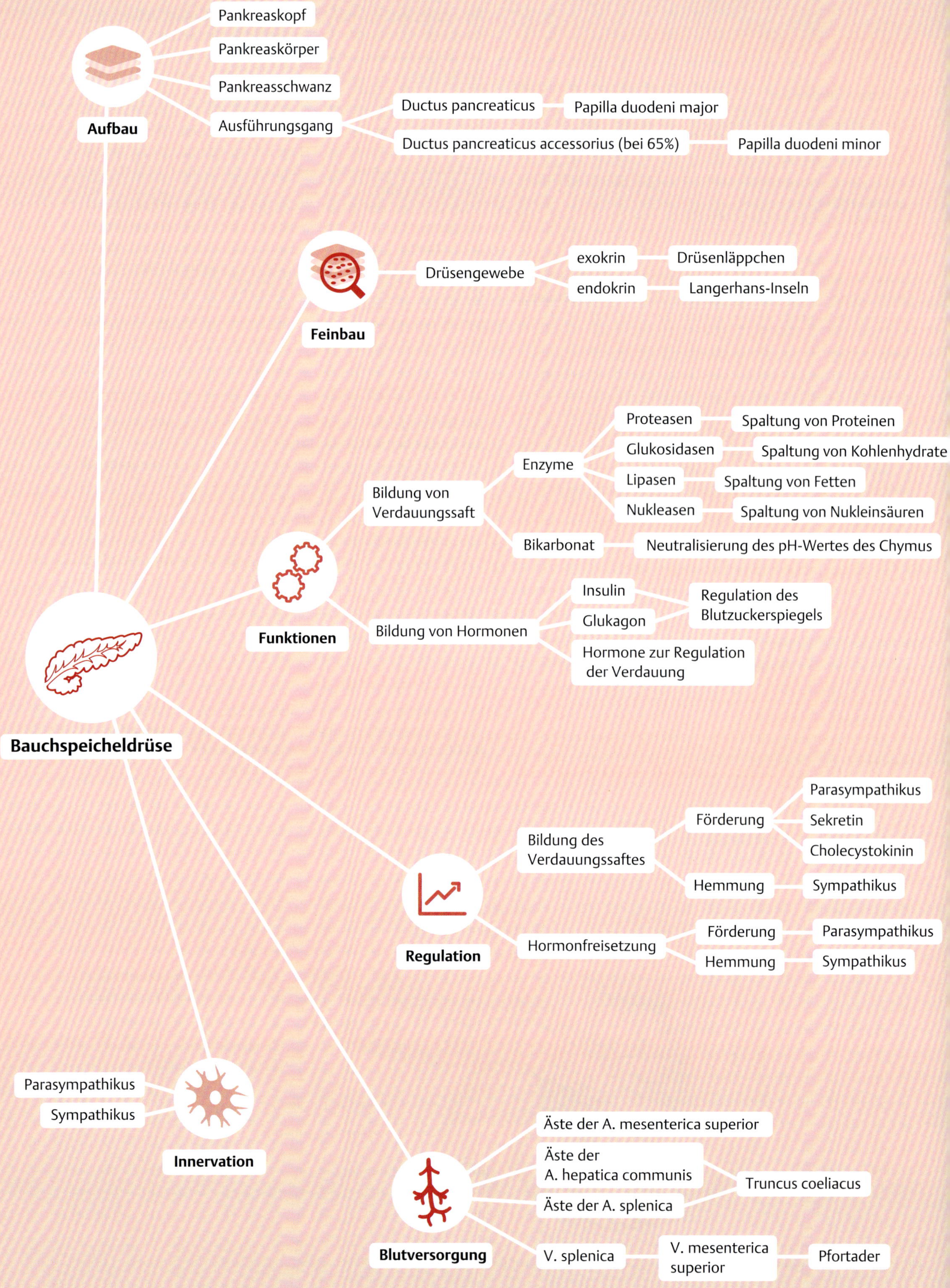

Bauchspeicheldrüse
Aufbau
Pankreaskopf
Pankreaskörper
Pankreasschwanz
Ausführungsgang
Ductus pancreaticus
Papilla duodeni major
Ductus pancreaticus accessorius (bei 65%)
Papilla duodeni minor
Feinbau
Drüsengewebe
exokrin
Drüsenläppchen
endokrin
Langerhans-Inseln
Funktionen
Bildung von Verdauungssaft
Enzyme
Proteasen
Spaltung von Proteinen
Glukosidasen
Spaltung von Kohlenhydrate
Lipasen
Spaltung von Fetten
Nukleasen
Spaltung von Nukleinsäuren
Bikarbonat
Neutralisierung des pH-Wertes des Chymus
Bildung von Hormonen
Insulin
Glukagon
Regulation des Blutzuckerspiegels
Hormone zur Regulation der Verdauung
Regulation
Bildung des Verdauungssaftes
Förderung
Parasympathikus
Sekretin
Cholecystokinin
Hemmung
Sympathikus
Hormonfreisetzung
Förderung
Parasympathikus
Hemmung
Sympathikus
Innervation
Parasympathikus
Sympathikus
Blutversorgung
Äste der A. mesenterica superior
Äste der A. hepatica communis
Äste der A. splenica
Truncus coeliacus
V. splenica
V. mesenterica superior
Pfortader

Endokrines Pankreas

Die Drüsenzellen der Bauchspeicheldrüse, die Insulin und Glukagon bilden, liegen als kleine Zellgruppen verstreut im exokrinen Drüsengewebe. Diese Ansammlungen endokriner Drüsenzellen werden **Langerhans-Inseln** genannt. Besonders viele Langerhans-Inseln sind im Pankreasschwanz zu finden. Alle Langerhans-Inseln zusammen werden als **Inselorgan** bezeichnet. Außer den Hormonen zur Regulation des Blutzuckerspiegels werden hier auch Hormone gebildet, die die Verdauung beeinflussen. Das Inselorgan wird näher in Kap. 11.3.7 beschrieben.

Auch die Funktion der Bauchspeicheldrüse wird sowohl durch Hormone (s. u.) als auch durch das vegetative Nervensystem beeinflusst. Der Sympathikus hemmt die Produktion des Verdauungssaftes und die Hormonfreisetzung, der Parasympathikus fördert sie.

WISSEN TO GO

Aufbau der exokrinen Bauchspeicheldrüse

Die Bauchspeicheldrüse (Pankreas) liegt auf Höhe des 1. Lendenwirbels der hinteren Bauchwand an. Sie gliedert sich in den **Pankreaskopf**, den **Pankreaskörper** und den **Pankreasschwanz** und ist von einer dünnen Bindegewebskapsel überzogen.

Das Pankreasgewebe besteht hauptsächlich aus **exokrinen Drüsen**, die den **Pankreassaft** bilden und zu Läppchen angeordnet sind. Über kleine Ausführungsgänge gelangt der Verdauungssaft aus den Drüsen in den Hauptausführungsgang der Bauchspeicheldrüse, den **Wirsung-Gang** (Ductus pancreaticus). Er mündet ins Duodenum.

Im exokrinen Pankreasgewebe liegen kleine Ansammlungen von endokrinen Zellen, die **Langerhans-Inseln**. Sie bilden Hormone (u. a. Insulin und Glukagon), die ins Blut abgegeben werden. Alle Langerhans-Inseln zusammen werden als **Inselorgan** bezeichnet.

Die Bildung von Pankreassaft und Hormonen wird vom Sympathikus gehemmt und vom Parasympathikus gefördert. Die Pankreasaktivität wird außerdem hormonell gesteuert.

9.9.4 Funktionen

Bildung des Verdauungssaftes

Das exokrine Pankreas stellt am Tag etwa **1,5–2 l** Verdauungssaft her, ein Großteil davon wird nach den Mahlzeiten produziert. Der Verdauungssaft enthält **Verdauungsenzyme**, die Eiweiße, Kohlenhydrate, Fette und Nukleinsäuren spalten. Die Bauchspeicheldrüse kann die Menge der Enzyme je nach Nahrungszusammensetzung anpassen. Von den Zellen der kleinen Ausführungsgänge wird zusätzlich eine Flüssigkeit abgegeben, die **Bikarbonat** enthält, weshalb der Pankreassaft basisch ist (pH-Wert ca. 8). Vermischt sich der basische Pankreassaft im Dünndarm mit dem Chymus, wird der saure pH-Wert des Chymus neutralisiert.

Die Verdauungsenzyme, die Proteine spalten (**Proteasen**), werden nicht in ihrer aktiven Form, sondern als **inaktive Vorstufen** von den Drüsenzellen gebildet und in den Pankreassaft abgegeben. Dies verhindert, dass sich die Bauchspeicheldrüse selbst verdaut. Erst im **Dünndarm** werden die Proteasen in ihre aktive und damit **wirksame Form** umgewandelt, wobei die inaktive Vorstufe des Trypsins, das **Trypsinogen**, eine wichtige Rolle spielt. Es gelangt mit dem Pankreassaft in das Duodenum und trifft dort auf ein Enzym, das vom Bürstensaum des Dünndarms gebildet wird. Dieses Enzym wandelt Trypsinogen in **Trypsin** um. Trypsin wiederum spaltet die anderen Protease-Vorstufen, sodass alle Proteasen aktiviert werden.

Die Glykosidasen, Lipasen und Nukleasen werden bereits in ihrer aktiven Form von den Drüsenzellen des exokrinen Pankreas freigesetzt.

Unter dem Einfluss des Parasympathikus bildet die Bauchspeicheldrüse mehr Pankreassaft. Auch Sekretin und Cholecystokinin fördern die Bildung.

Patho Entzündung der Bauchspeicheldrüse

*Wenn der Ausführungsgang der Bauchspeicheldrüse verstopft ist, kann der Verdauungssaft nicht mehr abfließen und staut sich zurück ins Pankreasgewebe. Die Enzyme, besonders die Proteasen, greifen dann die Pankreaszellen an, und das Organ verdaut sich quasi selbst. Dadurch kommt es zu einer Entzündung der Bauchspeicheldrüse (**Pankreatitis**). Weil das letzte Stück des Gallengangs und des Ausführungsgangs der Bauchspeicheldrüse gemeinsam verlaufen, können besonders Gallensteine (S. 217), die kurz vor der Mündung ins Duodenum liegen, die Ursache einer Pankreatitis sein.*

Regulation des Blutzuckerspiegels und der Verdauung

Die Hormone der endokrinen Bauchspeicheldrüse (Insulin, Glukagon, Somatostatin und Pankreatisches Peptid) sind vor allem für den Zuckerstoffwechsel und die Verdauung notwendig. Sie werden zusammen mit ihren Wirkungen in Kap. 11.3.7 beschrieben.

WISSEN TO GO

Pankreassaft

Pro Tag stellt die Bauchspeicheldrüse **1,5–2 l** Verdauungssaft her, das meiste davon nach den Mahlzeiten. Der Pankreassaft ist **basisch**. Damit kann die Magensäure neutralisiert werden, die mit dem Chymus ins Duodenum gelangt.

Der Pankreassaft enthält verschiedene **Enzyme**, die die Proteine, Zucker, Fette und Nukleinsäuren der Nahrung spalten können. Die **Proteasen** werden vom Pankreas in inaktivierter Form abgegeben und erst im Duodenum in ihre wirksame Form umgewandelt. Dabei spielt **Trypsin** eine wichtige Rolle.

Die Bildung des Verdauungssaftes wird vom Parasympathikus, von **Sekretin** und von **Cholecystokinin** gefördert.

9.10 Leber

9.10.1 Aufgaben

Die Leber (Hepar) steht im Mittelpunkt des **Kohlenhydrat-, Protein-** und **Fettstoffwechsels**, weil sie das erste Organ ist, das die Nährstoffe (mit Ausnahme der Fette) erreichen, die im Darm resorbiert wurden. Darüber, wie sie die Stoffe weiterverarbeitet, steuert die Leber deren Konzentration im Blut. Die Leberzellen sind in der Lage, Kohlenhydrate in Fett und Proteine in Kohlenhydrate umzuwandeln.

Eine weitere wichtige Aufgabe der Leber ist die **Entgiftung**: Stoffe, die aus dem Körper entfernt werden müssen

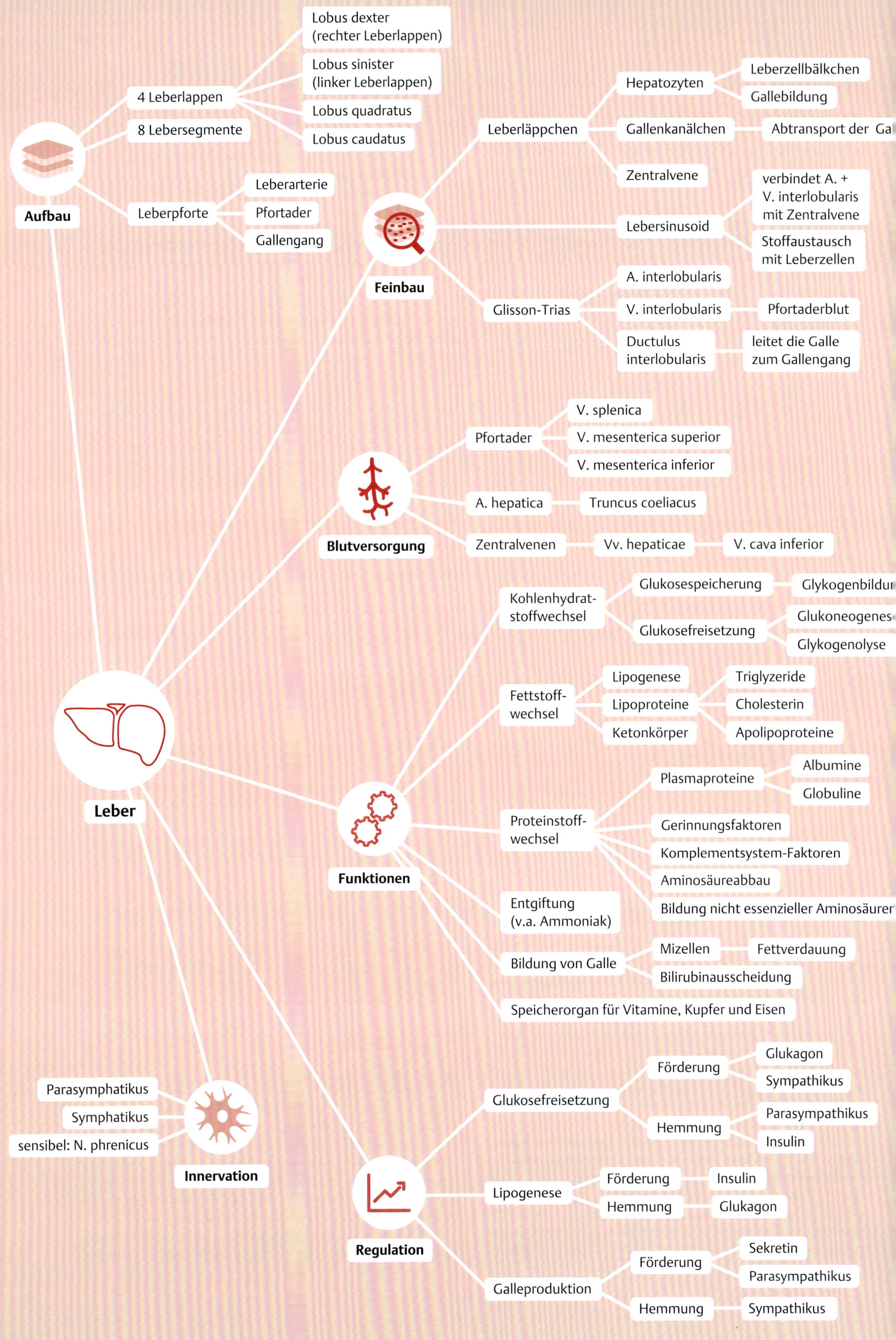

Leber
Aufbau
4 Leberlappen
Lobus dexter (rechter Leberlappen)
Lobus sinister (linker Leberlappen)
Lobus quadratus
Lobus caudatus
8 Lebersegmente
Leberpforte
Leberarterie
Pfortader
Gallengang
Feinbau
Leberläppchen
Hepatozyten
Leberzellbälkchen
Gallebildung
Gallenkanälchen
Abtransport der Ga
Zentralvene
Lebersinusoid
verbindet A. + V. interlobularis mit Zentralvene
Stoffaustausch mit Leberzellen
Glisson-Trias
A. interlobularis
V. interlobularis
Pfortaderblut
Ductulus interlobularis
leitet die Galle zum Gallengang
Blutversorgung
Pfortader
V. splenica
V. mesenterica superior
V. mesenterica inferior
A. hepatica
Truncus coeliacus
Zentralvenen
Vv. hepaticae
V. cava inferior
Funktionen
Kohlenhydrat-stoffwechsel
Glukosespeicherung
Glykogenbildu
Glukosefreisetzung
Glukoneogenes
Glykogenolyse
Fettstoff-wechsel
Lipogenese
Triglyzeride
Lipoproteine
Cholesterin
Ketonkörper
Apolipoproteine
Proteinstoff-wechsel
Plasmaproteine
Albumine
Globuline
Gerinnungsfaktoren
Komplementsystem-Faktoren
Aminosäureabbau
Bildung nicht essenzieller Aminosäuren
Entgiftung (v.a. Ammoniak)
Bildung von Galle
Mizellen
Fettverdauung
Bilirubinausscheidung
Speicherorgan für Vitamine, Kupfer und Eisen
Innervation
Parasymphatikus
Symphatikus
sensibel: N. phrenicus
Regulation
Glukosefreisetzung
Förderung
Glukagon
Sympathikus
Hemmung
Parasympathikus
Insulin
Lipogenese
Förderung
Insulin
Hemmung
Glukagon
Galleproduktion
Förderung
Sekretin
Parasympathikus
Hemmung
Sympathikus

(z. B. Endprodukte des Stoffwechsels wie Ammoniak oder auch Medikamente), werden in der Leber so umgewandelt, dass sie entweder über die Niere oder die Galle ausgeschieden werden können. Durch die Bildung der **Galle** ist die Leber als exokrine Drüse an der **Fettverdauung** beteiligt.

In der Leber werden auch wichtige **Plasmaproteine** gebildet, wie z. B. Albumin (S. 299) oder die Gerinnungsfaktoren (S. 311), die zur Blutgerinnung gebraucht werden. Außerdem dient die Leber als **Speicherorgan**, z. B. für Glukose in Form von Glykogen, für Vitamine und für Eisen.

WISSEN TO GO

Aufgaben der Leber

Die Leber spielt eine wichtige Rolle im **Kohlenhydrat-, Protein- und Fettstoffwechsel**. Außerdem trägt sie zur **Entgiftung** des Körpers bei, bildet die **Galle** und speichert Glukose in Form von **Glykogen**.

9.10.2 Lage, Form, Größe und Aufbau

Die Leber liegt direkt unter dem **Zwerchfell**. Dabei befindet sie sich überwiegend im **rechten Oberbauch** hinter den unteren Rippen, nur ein kleiner Teil ragt in den linken Oberbauch. Sie besitzt eine Kapsel aus Bindegewebe und darüber einen Bauchfellüberzug. Damit liegt die Leber **intraperitoneal**. Nur an einer kleinen Stelle fehlt der Bauchfellüberzug, dort ist die Leber mit dem Zwerchfell verwachsen. Dadurch verändert sie beim Atmen leicht ihre Position: Beim Einatmen, wenn sich der Brustraum ausdehnt und damit das Zwerchfell absinkt, verlagert sie sich leicht nach unten. Beim Ausatmen, wenn sich der Brustraum verkleinert und dadurch das Zwerchfell wieder aufsteigt, kehrt sie in ihre ursprüngliche Lage zurück.

Diagnostik Leberpalpation

*Weil sich beim Atmen die Lage der Leber verändert, ist es sinnvoll, den zu Untersuchenden **tief einatmen** zu lassen, wenn man die **Leber abtasten** will. Weil die Lungen dann mehr Platz benötigen, sinkt die Leber bei tiefer Einatmung meist so weit ab, dass ihr unterer Rand unterhalb des Rippenbogens tastbar ist.*

Die gesunde Leber ist rotbraun und wiegt beim Erwachsenen ca. **1,5–2 kg**. Während die Oberseite der Leber nur an das Zwerchfell grenzt, hat die Unterseite der Leber Kontakt mit mehreren Bauchorganen: dem Kolon, dem Duodenum, der rechten Niere, der rechten Nebenniere, dem Magen, der Speiseröhre, der Gallenblase und der unteren Hohlvene. Dadurch, dass das Lebergewebe relativ weich ist, hinterlassen die benachbarten Organe Abdrücke auf der Leberoberfläche.

Etwa in der Mitte der Leberunterseite befindet sich die **Leberpforte** (▸ Abb. 9.16b). Dies ist die Stelle, an der die Blutgefäße und Gallengänge in die Leber ein- bzw. aus der Leber austreten:

- die beiden Äste der Leberarterie (S. 210): Sie versorgen das Lebergewebe.
- die Pfortader (S. 211): Sie transportiert die Nährstoffe, die im Darm resorbiert wurden, zur Leber.
- rechter und linker Gallengang (S. 210): Sie leiten die von den Leberzellen produzierte Galle von der Leber weg.

Abb. 9.16 Leber.

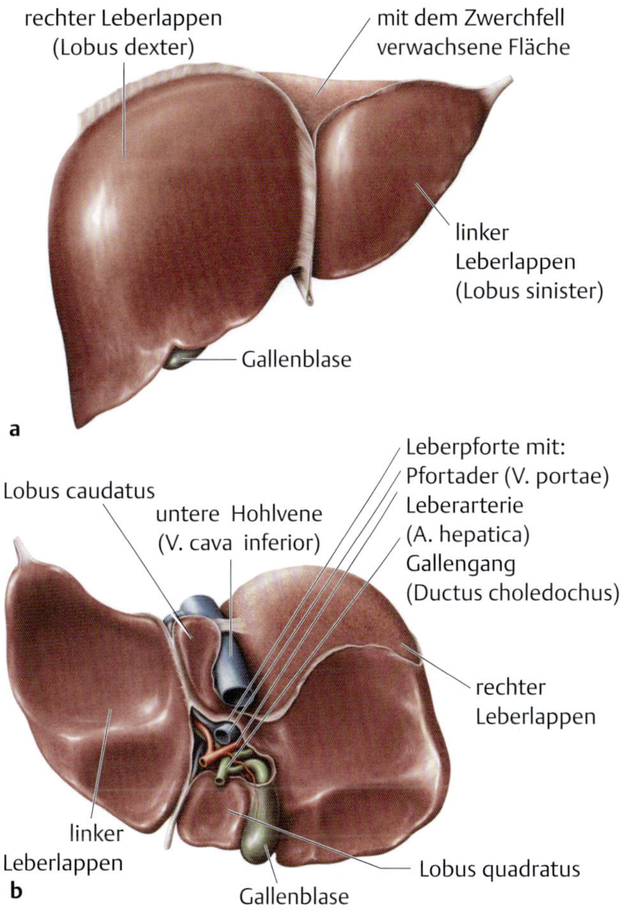

a Vorderfläche der Leber mit rechtem und linkem Leberlappen.
b Unterseite mit den beiden kleineren Leberlappen (Lobus quadratus und Lobus caudatus) und der Leberpforte. *Quelle: Schünke M, Schulte E, Schumacher U. Prometheus. LernAtlas der Anatomie. Innere Organe. Illustrationen von K. Wesker und M. Voll. 6. Aufl. Stuttgart: Thieme; 2022.*

Die Lebervenen treten **nicht** an der Leberpforte aus der Leber aus.

WISSEN TO GO

Aufbau der Leber

Die Leber (Hepar) befindet sich überwiegend im **rechten Oberbauch** direkt unter dem Zwerchfell, mit dem sie zu einem kleinen Teil auch verwachsen ist. Dadurch steigt sie beim Ausatmen leicht nach oben und sinkt beim Einatmen leicht nach unten.

An ihrer Unterseite befindet sich die **Leberpforte**, an der die Blutgefäße und Gallengänge in die bzw. aus der Leber ziehen: die **Leberarterie**, die **Pfortader** und der linke bzw. rechte **Gallengang**.

9.10.3 Feinbau

Damit die Leber ihre Stoffwechselfunktion erfüllen und Galle bilden kann, braucht sie:

- kleine Äste der Leberarterie, die das Lebergewebe mit sauerstoffreichem Blut versorgen,
- kleine Äste der Pfortader, die die im Darm resorbierten Nährstoffe zu den Leberzellen bringen, damit sie dort weiterverarbeitet werden,
- kleine Venen, die das verbrauchte Blut wieder aus dem Organ in Richtung Herz transportieren,
- ein Gangsystem, das die gebildete Galle abtransportiert.

Damit jeder Bereich der Leber gleichermaßen versorgt wird, sind diese Gefäße fein verzweigt und nach einem bestimmten System im Lebergewebe angeordnet. Durch diese Anordnung wird das Lebergewebe in kleine Einheiten unterteilt, die **Leberläppchen** (Lobuli hepatis, ▶ **Abb. 9.17**). Jedes Leberläppchen ist annähernd sechseckig, hat einen Durchmesser von ca. 1 mm und ist etwa 2 mm hoch. Ihre Gesamtzahl liegt bei 1–1,5 Mio.

In der Mitte jedes Leberläppchens befindet sich eine kleine Vene, die **Zentralvene** (V. centralis). Diese leitet das venöse Blut aus den Leberläppchen in die größeren Lebervenen. Die Zentralvenen sind also Venen, durch die das Blut aus der Leber abfließt. Um die Zentralvene herum sind die Leberzellen (**Hepatozyten**) strahlenförmig angeordnet. Diese Strahlen verlaufen von der Zentralvene weg zum Rand des Läppchens und werden als **Leberzellbälkchen** bezeichnet.

Die Form und Anordnung der Leberläppchen ähnelt einer Bienenwabe: Wegen seiner sechseckigen Form ist jedes Leberläppchen von 6 anderen Leberläppchen umgeben und an jeder Ecke stoßen 3 Läppchen aneinander (▶ **Abb. 9.17**). Dort, wo die Ecken aneinanderstoßen, entsteht zwischen den Läppchen ein kleiner Raum aus Bindegewebe. Hier verlaufen 3 Strukturen, die gemeinsam als **Glisson-Trias** bezeichnet werden:

- ein kleiner Ast der Pfortader, die **V. interlobularis** (Zwischenläppchenvene),
- ein kleiner Ast der Leberarterie, die **A. interlobularis** (Zwischenläppchenarterie), und
- ein kleiner Gallengang, der **Ductulus interlobularis** (Zwischenläppchengallengang).

Damit das Blut aus den Zwischenläppchenvenen und den Zwischenläppchenarterien durch das Lebergewebe in die Zentralvene fließen kann, sind die Zwischenläppchengefäße über die **Lebersinusoide** mit der Zentralvene verbunden. Dabei handelt es sich um erweiterte Kapillaren von etwa 0,5 mm Länge, die zwischen den Leberzellbälkchen verlaufen. In die Lebersinusoide fließt sowohl das sauerstoffreiche Blut aus der A. interlobularis (und damit aus der Leberarterie) als auch das nährstoffreiche, aber sauerstoffarme Blut aus der V. interlobularis (und damit aus der Pfortader), sodass arteriell-venöses Mischblut entsteht. Das Endothel der Sinusoide weist große Poren auf, damit die Stoffe aus dem Blut in die Leber übertreten können. Nachdem der Stoffaustausch mit den umgebenden Leberzellen stattgefunden hat, fließt das Blut über die Zentralvene ab. Das Blut fließt also vom Läppchenrand zur Läppchenmitte. Zwischen dem Endothel der Sinusoide und den Hepatozyten befindet sich ein schmaler Spalt, der **Disse-Raum** genannt wird. An der Innenwand der Sinusoide sitzen sog. Kupffer-Zellen, deren Fortsätze in den Disse-Raum hineinragen. Sie sind Bestandteil der zellulären Immunabwehr (S. 315).

Die Galle fließt in die entgegengesetzte Richtung: Sie wird von den Hepatozyten gebildet und fließt über **Gallenkanälchen** (Canaliculi biliferi) in Richtung Läppchenrand. Die Gallenkanälchen verlaufen ebenfalls zwischen den Leberzellen und münden in den kleinen Zwischenläppchengallengang (Ductulus interlobularis), der zusammen mit den Zwischenläppchengefäßen zwischen den Läppchen verläuft (▶ **Abb. 9.17**). Die Ductuli interlobares der rechten Leber vereinigen sich zum **rechten Gallengang** (Ductus hepaticus dexter), diejenigen des linken Leberanteils zum **linken Gallengang** (Ductus hepaticus sinister). Kurz nach ihrem Austritt an der Leberpforte vereinigen sich der rechte und der linke Gallengang zum **gemeinsamen Gallengang** (Ductus he-

Abb. 9.17 Leberläppchen.

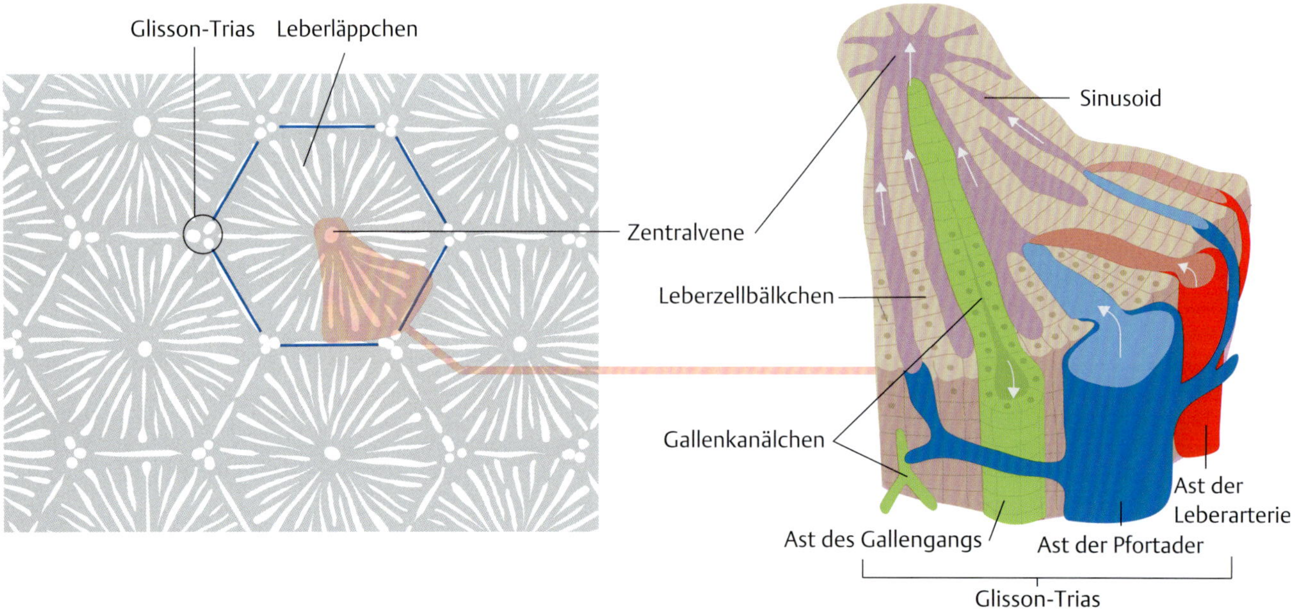

Links ist die Anordnung der sechseckigen Leberläppchen im Lebergewebe dargestellt. Rechts sieht man den Ausschnitt aus einem Leberläppchen mit Zentralvene, Sinusoiden, Gallenkanälchen und Leberzellen. Die Pfeile geben an, in welche Richtung das Blut bzw. die Galle fließen. *Quelle: Pape HC, Kurtz A, Silbernagl S. Physiologie. Stuttgart: Thieme; 2018.*

Abb. 9.18 Pfortadersystem.

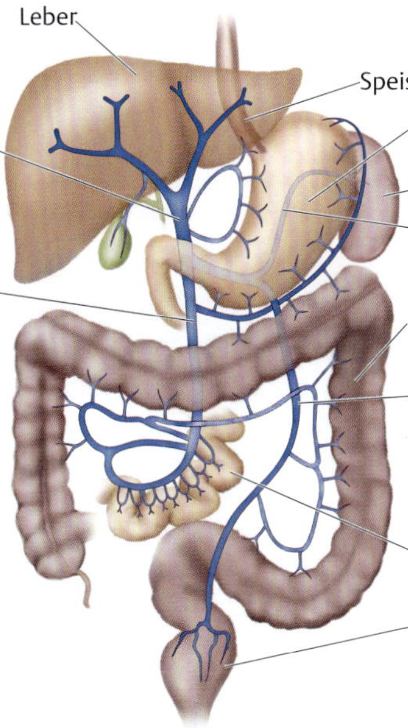

Die Pfortader verbindet die Kapillargebiete des Magen-Darm-Kanals mit dem der Leber. Sie entsteht durch den Zusammenfluss der Milzvene, der oberen und der unteren Gekrösevene. Sie transportiert die Nährstoffe, die im Verdauungstrakt aus der Nahrung aufgenommen wurden, zur Leber. *Quelle: Schewior-Popp S, Sitzmann F, Ullrich L. Thiemes Pflege. Stuttgart: Thieme; 2017.*

paticus communis), der die Galle ins Duodenum bzw. in die Gallenblase (S. 216) leitet.

Pfortader

Die Pfortader (V. portae hepatis) bringt das Blut aus den **Verdauungsorganen** und der **Milz** zur Leber (▶ **Abb. 9.18**). Sie ist nur etwa 6 cm lang und entsteht dadurch, dass sich mehrere große Venen zu einer Vene vereinigen. Hauptsächlich sind das:

- die Milzvene (V. splenica),
- die obere Gekrösevene (V. mesenterica superior) und
- die untere Gekrösevene (V. mesenterica inferior; sie mündet bereits in die Milzvene).

! Merke Einzugsgebiet der Pfortader

Vereinfacht kann man sich merken, dass die Pfortader das Blut von allen Bauch- und Beckenorganen zur Leber transportiert, die nur ***einzeln*** *und nicht paarweise vorhanden sind.*

Die Pfortader tritt in der **Leberpforte** in die Leber ein. Dort zweigt sie sich in 2 Äste auf, die zum linken bzw. zum rechten Leberlappen ziehen. Ihr Verlauf und ihre Aufteilungen sind genauso wie die der A. hepatica, sodass schließlich die **Zwischenläppchenvenen** entstehen, aus denen das Blut in die Lebersinusoide fließt.

Kapillargebiete

Die Pfortader und die Venen, aus denen sie entsteht, verbinden **2 Kapillargebiete** miteinander: das der Verdauungsorgane und das der Leber. Im **Kapillargebiet der Verdauungsorgane** wird Sauerstoff abgegeben und die verdauten Nahrungsbestandteile werden aufgenommen. Dadurch entsteht sauerstoffarmes, aber nährstoffreiches Blut, das über die beiden Gekrösevenen und die Milzvene in die Pfortader fließt. Die Pfortader leitet es in die Leber weiter, wo es zusammen mit dem Blut aus der A. hepatica die **Lebersinusoide** und damit das 2. Kapillargebiet erreicht. Hier werden die Nährstoffe an die Leberzellen abgegeben und das jetzt nährstoff- und sauerstoffarme Blut fließt über die Zentral- und Lebervenen in die untere Hohlvene.

WISSEN TO GO

Feinbau und Gefäßversorgung der Leber

Die Leberzellen (Hepatozyten) sind in der Leber zu **Leberläppchen** angeordnet, die alle gleich aufgebaut sind.

Durch jedes Leberläppchen zieht in der Mitte eine **Zentralvene**. Sie leitet das Blut von der Leber weg in eine der 3 großen Lebervenen. Diese münden in die **untere Hohlvene** und ziehen **nicht** durch die Leberpforte.

Zwischen den Leberläppchen verlaufen:

- Zwischenläppchenvenen,
- Zwischenläppchenarterien und
- Zwischenläppchengallengänge.

Die **Zwischenläppchenvenen** leiten das nährstoffreiche Blut aus der Pfortader ins Lebergewebe. Die **Pfortader** ist ein Zusammenschluss der Milzvene (V. splenica) und der beiden Gekrösevenen (V. mesenterica superior bzw. inferior). Sie transportiert das Blut der **Verdauungsorgane** und der **Milz** zur Leber. Dort verzweigt sie sich, bis die Zwischenläppchenvenen entstehen.

Die **Zwischenläppchenarterien** versorgen das Lebergewebe mit Sauerstoff. Sie sind die kleinsten Äste der **Leberarterie**, die aus dem Truncus coeliacus stammt. Sie teilt sich an der Leberpforte in einen linken und einen rechten Ast, die sich über die **Segmentarterien** immer feiner aufzweigen, bis die Zwischenläppchenarterien entstehen.

Die Zwischenläppchenvenen und -arterien stehen über die **Lebersinusoide** mit der Zentralvene in Verbindung. In den Lebersinusoiden findet der Stoff- und Gasaustausch mit dem Lebergewebe statt. Da in den Lebersinusoiden sowohl Blut aus den Zwischenläppchenarterien als auch aus den -venen fließt, entsteht dort nährstoffreiches, arteriell-venöses Mischblut. Durch den Stoffaustausch mit den Leberzellen wird daraus nährstoffarmes, rein venöses Blut, das über die Zentralvene abfließt.

Die **Zwischenläppchengallengänge** gehören zu dem Gangsystem, das die Galle aus der Leber in das Duodenum bzw. die Gallenblase transportiert. Das Gangsystem beginnt mit den **Gallenkanälchen**. Sie leiten die Gallenflüssigkeit, die von den Leberzellen gebildet wird, aus den Leberläppchen in die Zwischenläppchengallengänge. Von dort fließt die Galle weiter in den rechten bzw. den linken Gallengang, die sich kurz nach der Leberpforte zum **gemeinsamen Gallengang** vereinigen.

9.10.4 Funktionen

Kohlenhydratstoffwechsel

Eine der wichtigsten Aufgaben der Leber ist es, dafür zu sorgen, dass der Blutzuckerspiegel **zwischen den Mahlzeiten** nicht zu stark abfällt. Um dies zu verhindern, stellt die Leber neue Glukosemoleküle her und gibt sie ins Blut ab. Dieser Vorgang wird Glukoneogenese (S. 31) genannt. Er wird durch das Hormon Glukagon (S. 282) gefördert und durch Insulin (S. 281) gehemmt. Die Aufrechterhaltung des Blutzuckerspiegels ist wichtig, weil einige Organe (besonders das Gehirn, das Nierenmark und die roten Blutkörperchen) auf Glukose als Energiequelle angewiesen sind.

Zur Herstellung der Glukose nutzt die Leber Milchsäure (Laktat), bestimmte Aminosäuren oder Glyzerin. **Laktat** entsteht, wenn in den Skelettmuskelzellen und den roten Blutkörperchen unter Sauerstoffmangel Glukose abgebaut wird. Das Laktat wird mit dem Blut zur Leber transportiert. Hier wird dann aus dem Abbauprodukt der Glukose neue Glukose erzeugt. Die **Aminosäuren**, die zur Glukoneogenese verwendet werden, stammen entweder aus dem Nahrungseiweiß oder entstehen, wenn körpereigene Proteine abgebaut werden. Das geschieht v. a. mit Muskelproteinen bei langer körperlicher Beanspruchung, wie z. B. einem Marathonlauf. **Glyzerin** entsteht beim Fettabbau im Fettgewebe.

Die Leber ist außerdem in der Lage, Glukose in Form von Glykogen (S. 31) zu speichern. Durch den Abbau des Leberglykogens kann schnell Glukose ins Blut freigesetzt werden. Allerdings ist der Glykogenvorrat der Leber relativ klein, sodass sie zwischen den Mahlzeiten nur als „Notfallspeicher“ dient, der recht schnell erschöpft ist. Wichtiger für die Erhaltung des Blutzuckerspiegels ist die Glukoneogenese.

Die Leber nimmt die Glukose, die sie als Glykogen speichert, **unabhängig** von der Insulinkonzentration auf, und das auch noch relativ langsam. Sie trägt deshalb – im Gegensatz zur Muskulatur – auch **nicht** dazu bei, dass der Blutzuckerspiegel nach einer Mahlzeit schnell gesenkt wird (S. 357). Die **Muskulatur** nimmt die Glukose dagegen **insulinabhängig** in ihren Glykogenspeicher auf und entfernt sie damit nach den Mahlzeiten schnell aus dem Blut. Ihr Glykogenvorrat ist größer als derjenige der Leber. Wenn die Muskulatur ihr Glykogen wieder zu Glukose abbaut, setzt sie die Glukose allerdings **nicht** ins Blut frei, sondern nutzt sie selbst als Energiequelle für die Muskelarbeit.

WISSEN TO GO

Kohlenhydratstoffwechsel der Leber

Wenn der Blutzuckerspiegel sinkt, kann die Leber Glukose ins Blut abgeben, damit er wieder ansteigt. Dazu hat sie 2 Möglichkeiten:

- **Glukoneogenese:** Die Leberzellen können aus Laktat (aus dem Muskelstoffwechsel), aus Aminosäuren (aus den Nahrungsproteinen oder dem Eiweißstoffwechsel) oder aus Glyzerin (aus dem Fettabbau) neue Glukose bilden.
- **Glykogenabbau:** Die Leber kann Glukose aus dem Blut aufnehmen und in Form von Glykogen speichern. Beim Abbau dieser Speicher entsteht wieder Glukose.

Fettstoffwechsel

Bildung von Fettsäuren

Bei Energiemangel wird Glukose hauptsächlich dazu genutzt, über den Zitratzyklus (S. 29) Energie zu erzeugen. Wenn allerdings ein **Energieüberschuss** herrscht, dem Körper also mehr Kohlenhydrate und Fette zugeführt wurden, als er benötigt, kann die Leber die Glukose stattdessen in Fettsäuren umwandeln. Diese Lipogenese (S. 33) wird durch Glukagon gehemmt und durch Insulin gefördert.

WISSEN TO GO

Fettsäurebildung in der Leber

Bei einem Energieüberschuss wandelt die Leber die überschüssige **Glukose in Fettsäuren** um.

Bildung von Lipoproteinen

Da Lipide – bis auf wenige Ausnahmen – nicht wasserlöslich sind (S. 33), können sie nicht frei im Blut transportiert werden. Damit sie trotzdem von der Leber zu den anderen Organen gelangen, werden sie an spezielle Proteine gekoppelt, die **Apolipoproteine**, die die Leber selbst herstellt und die eine Hülle um die Fette bilden. Das kugelige Gebilde aus Fetten und Apolipoproteinen, das dadurch entsteht, wird als **Lipoprotein** bezeichnet. Der Fettanteil der Lipoproteine besteht hauptsächlich aus Triglyzeriden (S. 33), deren Fettsäureanteil in der Leber aus Glukose gebildet wurde. Neben den Triglyzeriden enthalten die Lipoproteine auch **Cholesterin**. Weil diese Lipoproteine viele Fette und im Verhältnis dazu wenig Apolipoproteine enthalten, ist ihre Dichte relativ gering. Daher werden sie als **VLDL** (very low density lipoproteins, Lipoproteine sehr geringer Dichte) bezeichnet.

Die Leber gibt die VLDL ins Blut ab, wo sie in den Kapillaren des **Muskel-** und des **Fettgewebes** auf ein Enzym treffen, das die Fettsäuren aus den Triglyzeriden löst. Die gelösten Fettsäuren werden von den Muskel- und den Fettzellen aufgenommen, übrig bleibt das von den Apolipoproteinen umhüllte Cholesterin. Da sich der Fettanteil der Lipoproteine dadurch verringert, besitzen sie nun eine höhere Dichte als die VLDL und werden ab jetzt **LDL** (low density lipoproteins, Lipoproteine geringer Dichte) genannt. Die LDL werden von den Zellen aller Gewebe (außer dem Lebergewebe) aufgenommen und abgebaut. Dadurch wird das Cholesterin frei und kann für die Bildung der Zellmembranen genutzt werden.

Damit der Cholesteringehalt der Zellmembranen aber nicht zu stark ansteigt, verfügt die Leber über einen „Cholesterin-Rückhol-Mechanismus“: Dafür gibt sie Lipoproteine ins Blut ab, die im Verhältnis zu ihrem Apolipoproteinanteil nur sehr wenige Lipide enthalten. Sie haben dadurch eine hohe Dichte und werden als **HDL** (high density lipoproteins, Lipoproteine hoher Dichte) bezeichnet. Die HDL nehmen Cholesterin aus den Zellmembranen auf und transportieren es zurück zur Leber. Außer den Leberzellen können auch die Zellen des Darms HDL bilden.

***Diagnostik* Cholesterin**

*VLDL, LDL und HDL können im Blut gemessen werden. Dabei gilt das Cholesterin in den HDL als **„gutes Cholesterin“**, das in den LDL und VLDL als **„schlechtes Cholesterin“**. Das hat den Hintergrund, dass LDL und VLDL das Cholesterin zu den Gefäßzellen hin transportieren und dort abgeben. Wenn es sich in den Gefäßwänden ablagert, entstehen sog. **arteriosklerotische Plaques**, die die Gefäße schädigen. HDL-Cholesterin wurde dagegen aus den Zellmembranen entfernt und wird zur Leber zurücktransportiert. Es gilt als „gutes Cholesterin“, weil es der Entstehung der Plaques entgegenwirkt. Der HDL-Spiegel im Blut sollte daher möglichst hoch (> 0,9 mmol/l) sein.*

Allerdings kann nicht nur die Leber Lipoproteine bilden. Auch die Enterozyten des **Dünndarms** sind dazu in der Lage. Sie nutzen die Lipoproteine, um die aus der Nahrung aufgenommenen Fette transportfähig zu machen. Die von den Enterozyten gebildeten Lipoproteine werden als **Chylomikronen** bezeichnet. Die Chylomikronen werden allerdings nicht wie die VLDL ins Blut, sondern in die **Lymphgefäße** des Darms abgegeben. Über den Milchbrustgang (S. 159) gelangen sie in den Körperkreislauf und umgehen so die Leber. Genauso wie die VLDL geben sie im Kapillargebiet von Muskel und Fettgewebe Fettsäuren ab. Die Überreste der Chylomikronen, die sog. **Remnants**, werden dann von der Leber aufgenommen.

WISSEN TO GO

Lipoproteine

Damit die Fette von der Leber zu anderen Organen befördert werden können, werden sie in den Leberzellen mit einer Proteinhülle umgeben und damit wasserlöslich gemacht. Hülle und umhüllte Fette werden gemeinsam als **Lipoproteine** bezeichnet. Es gibt verschiedene Typen von Lipoproteinen:

- **VLDL:** Sie transportieren Triglyzeride (Fettsäuren + Cholesterin) von der Leber zum Muskel- und Fettgewebe.
- **LDL:** Sie entstehen dadurch, dass im Muskel- und Fettgewebe die Fettsäuren aus den VLDL herausgelöst werden. Die LDL enthalten deshalb vorwiegend Cholesterin. Sie werden, außer von der Leber, von allen Geweben aufgenommen.
- **HDL:** Sie werden ebenfalls von der Leber freigesetzt und enthalten nur sehr wenig Fett. Ihre Aufgabe ist es, das Cholesterin, das von den Zellen über die LDL aufgenommen wurde, wieder zurück zur Leber zu transportieren.

Eine weitere Form der Lipoproteine sind die **Chylomikronen**. Sie werden nicht in der Leber, sondern von den Zellen der Darmschleimhaut gebildet. Dort werden die Fette, die aus dem Darminhalt aufgenommen wurden, mit einer Proteinhülle umgeben und in das **Lymphsystem** abgegeben. Über den Milchbrustgang gelangen sie in den Blutkreislauf, geben Fettsäuren im Muskel- und Fettgewebe ab und werden dann von der Leber aufgenommen.

Bildung von Ketonkörpern

Wenn während Hunger- und Fastenzuständen die Glukose knapp wird, greift der Körper auf Fett als Energiequelle zurück und baut es ab. Dabei entstehen Glyzerin und Fettsäuren. Aus dem Glyzerin bildet die Leber über die Glukoneogenese (S. 31) neue Glukosemoleküle, die sie ins Blut abgibt. Die Fettsäuren nutzt sie, um ihren eigenen Energiebedarf zu decken: Beim Fettsäureabbau entsteht die energiereiche Verbindung Acetyl-CoA (S. 29), die in den Zitratzyklus eingeschleust und so zur Energiegewinnung verwendet werden kann.

Bei länger andauerndem Hunger wird viel Fett abgebaut und die Fettsäurekonzentration ist entsprechend hoch. In der Leberzelle entsteht deshalb mehr Acetyl-CoA, als sie braucht, um ihren eigenen Energiebedarf zu decken. Dieses überschüssige Acetyl-CoA stellt die Leber anderen Organen als Energiequelle zur Verfügung, indem sie es in **Ketonkörper** umwandelt, die sie ins Blut abgibt. Ketonkörper sind sozusagen die Transportform des Acetyl-CoA. Sie sind wasserlöslich und können über das Blut problemlos andere Organe erreichen. Dort werden sie von den Zellen aufgenommen und wieder in Acetyl-CoA umgewandelt, das dann zur Energiegewinnung genutzt wird.

Bis auf die roten Blutkörperchen und die Leber selbst können viele Organe bei Glukosemangel Ketonkörper als Energiequelle verwenden, z. B. die Niere, der Herz- und der Skelettmuskel. Eine wichtige Rolle spielen die Ketonkörper im **Gehirn**: Da die Blut-Hirn-Schranke (S. 431) für freie Fettsäuren aus dem Blut undurchlässig ist, kann das Gehirn diese im Gegensatz zu anderen Organen nicht als Energiequelle nutzen. In Hunger- und Fastenphasen mit Glukosemangel ist das Gehirn deshalb auf die Ketonkörper als Energiequelle angewiesen.

Ketonkörper, die nicht vom Organismus verbraucht werden, werden zum Teil über die Niere ausgeschieden und zum Teil über die Atmung abgegeben.

Blitzlicht Geruch nach Apfelessig

Wenn viele Ketonkörper über die Atmung abgegeben werden, riecht die Atemluft nach Aceton – ähnlich Apfelessig oder Nagellackentferner. Tritt dieser Geruch bei einer Schwangeren auf, ist das ein wichtiger Hinweis darauf, dass es sich um eine ***Diabetikerin*** *in einer kritischen Stoffwechselsituation handeln könnte. Wenn Ihnen ein solcher Geruch auffällt, informieren Sie den zuständigen Arzt darüber!*

Patho Ketoazidose beim Diabetiker

Die gesteigerte Bildung von Ketonkörpern ist eine Komplikation des ***Diabetes mellitus****, die insbesondere bei jungen Menschen auftritt, deren Bauchspeicheldrüse überhaupt kein Insulin mehr bildet. Insulin senkt nicht nur den Blutzuckerspiegel nach der Nahrungsaufnahme, sondern hemmt auch den Abbau von Fetten. Vergisst der Diabetiker seine Insulindosis, ist kein Insulin mehr im Körper vorhanden. Der Fettabbau wird nicht mehr gehemmt, und es werden große Mengen an Ketonkörpern gebildet. Weil die Ketonkörper sauer sind, sinkt auch der pH-Wert des Blutes. Eine hohe Ketonkörperkonzentration bei niedrigem Blut-pH-Wert wird als* ***Ketoazidose*** *bezeichnet. Wird nicht rechtzeitig gehandelt (Insulingabe, Gabe von Flüssigkeit), kann es zum* ***diabetischen Koma*** *kommen.*

WISSEN TO GO

Ketonkörperbildung in der Leber

Wenn in Hunger- und Fastensituationen zur Energiegewinnung Fett abgebaut wird, entstehen in der Leber aus Fettsäuren **Ketonkörper**. Das sind wasserlösliche, energiereiche Verbindungen, die von vielen Organen, besonders dem Gehirn, anstelle von Glukose zur Energiegewinnung verwendet werden können.

Aminosäurestoffwechsel und Bildung von Plasmaproteinen

Nahrungseiweiße werden im Dünndarm zu Aminosäuren (S. 32) abgebaut, die über die Pfortader die Leber erreichen. Ein Teil dieser Aminosäuren wird von der Leber zum Aufbau von Proteinen verwendet, der andere Teil wird unverändert an die Muskulatur weitergegeben und die restlichen Aminosäuren werden abgebaut. Glukagon (S. 282) und Glukokortikoide (S. 278) fördern die Aufnahme von Aminosäuren in die Leber.

Bei den Proteinen, die die Leber aus den Aminosäuren bildet, handelt es sich größtenteils um Plasmaproteine (S. 299). Sie werden deshalb so bezeichnet, weil ihr Wirkort das Blutplasma ist. Es gibt 2 Hauptgruppen von Plasmaproteinen, die Albumine und die Globuline. Die **Albumine** sind hauptsächlich für den kolloidosmotischen Druck (S. 43) verantwortlich, d. h. sie sorgen dafür, dass die Flüssigkeit nicht aus den Blutgefäßen austritt bzw. aus dem umgebenden Gewebe wieder in die Blutgefäße zurückströmt. Zusammen mit einigen **Globulinen** zählen sie zu den **Transportproteinen**. Diese binden Stoffe, die nicht frei im Blut transportiert werden können (z. B. Eisen oder Hormone), und machen sie dadurch transportfähig. Bestimmte Globuline dienen nicht als Transportproteine, sondern sind Teil des Immunsystems.

Außerdem bildet die Leber die Faktoren des Komplementsystems (S. 317), das an der Immunabwehr beteiligt ist, und die Blutgerinnungsfaktoren (S. 311). Für die Herstellung der Gerinnungsfaktoren benötigt die Leber Vitamin K.

Die Aminosäuren, die die Leber nicht zur Bildung von Proteinen braucht oder weiterleitet, baut sie ab. Da sie das einzige Organ ist, das alle Enzyme besitzt, die zum Aminosäureabbau benötigt werden, ist sie der **Hauptabbauort für Aminosäuren**. Für den Abbau wird die stickstoffhaltige Gruppe von der Aminosäure abgespalten, sodass das Kohlenstoffgerüst übrigbleibt. Dieses Kohlenstoffgerüst kann anschließend für die Neubildung von Glukose (Glukoneogenese) und von Fetten (Lipogenese) genutzt werden. Aus der stickstoffhaltigen Gruppe entsteht Ammoniak (s. u.).

Die Leber ist aber auch in der Lage, Aminosäuren zu bilden. Dazu nutzt sie Stoffe, die beim Abbau von Fettsäuren entstehen. Da diese Aminosäuren im Körper gebildet werden können, werden sie nicht essenzielle Aminosäuren (S. 32) genannt. Aminosäuren, die mit der Nahrung aufgenommen werden müssen, weil der Körper sie nicht selbst bilden kann, werden als essenzielle Aminosäuren bezeichnet.

WISSEN TO GO

Aminosäurestoffwechsel und Plasmaproteinbildung in der Leber

Die Leber nutzt die Aminosäuren aus der Nahrung, um **Plasmaproteine** herzustellen:

- **Albumine:** Sie sind für den kolloidosmotischen Druck im Blutplasma verantwortlich und dienen als Transportproteine.
- **Globuline:** Sie zählen größtenteils zu den Transportproteinen. Einige Globuline sind auch Teil des Immunsystems.
- **Faktoren des Komplementsystems:** Sie sind Teil des Immunsystems.
- **Blutgerinnungsfaktoren:** Sie sind wichtig, damit das Blut bei einer Wunde gerinnt.

Die Leber ist auch der Ort für den Abbau von Aminosäuren. Dabei entsteht als Abfallprodukt **Ammoniak**. Genauso kann die Leber aus Produkten des Fettsäureabbaus nicht essenzielle Aminosäuren herstellen.

Entgiftungsfunktion

Im Körper befinden sich schädliche Stoffe, die wegen ihrer chemischen Eigenschaften nicht ausgeschieden werden können. Zum Teil entstehen diese Stoffe bei den Stoffwechselvorgängen im Körper selbst (z. B. Ammoniak oder Häm, ein Bestandteil des roten Blutfarbstoffs, Steroidhormone), zum Teil werden sie von außen aufgenommen (z. B. Medikamente). Der häufigste Grund dafür, dass diese Stoffe den Körper nicht verlassen können, ist ihre fehlende Wasserlöslichkeit. In der Leber werden diese Stoffe so umgewandelt, dass sie schließlich über die Galle oder den Harn ausgeschieden werden können. Diese Umwandlung von Stoffen wird allgemein als **Biotransformation** bezeichnet.

Kann der Stoff direkt in eine wasserlösliche Form umgewandelt werden (z. B. Ammoniak in Harnstoff), wird diese von der Leber ins Blut abgegeben und über die **Niere** ausgeschieden. Ist der Stoff auch nach der Umwandlung noch schlecht wasserlöslich (wie z. B. Bilirubin, das aus Häm entsteht), wird er wasserlöslich gemacht, indem er in der Leber an Gallenstoffe gebunden und mit der **Galle** ausgeschieden wird (s. u.).

Ein wichtiger Giftstoff, der von der Leber unschädlich gemacht wird, ist das **Ammoniak** (NH_3), das im Körper als Ion (Ammonium-Ion, NH_4^+) vorliegt. Es entsteht sowohl beim Abbau der Aminosäuren als auch beim bakteriellen Aufschluss der Ballaststoffe im Dickdarm, wo es resorbiert wird. Ammoniak ist ein starkes Zellgift und wirkt vor allem schädlich auf das Gehirn. Die Leber baut Ammoniak zum ungiftigen **Harnstoff** ab, der über den Urin ausgeschieden wird. Vor seiner Ausscheidung trägt er in der Niere zur Bildung des Osmolalitätsgradienten (S. 240) bei.

Auch **Medikamente**, die in den Darm gelangen (z. B. Tabletten, Kapseln oder Tropfen), werden über die Pfortader zunächst in die Leber geleitet und dort verändert. Die Veränderung, die einem Wirkstoff nach Einnahme über den Verdauungstrakt in der Leber widerfährt, wird als **First-Pass-Effekt** bezeichnet. Einige Wirkstoffe werden dabei inaktiviert oder in ihrer Wirkung abgeschwächt, sodass nur ein Teil der eingenommenen Wirkstoffmenge überhaupt im Körper wirksam wird. Man kann den Abbau teilweise umgehen, indem man das Medikament nicht über das Verdauungssystem verabreicht, sondern z. B. über Injektionen in die Vene, unter die Haut oder in den Muskel oder als Zäpfchen. Der Wirkstoff gelangt dann zunächst in den Körperkreislauf und erst danach in die Leber. Andere Wirkstoffe werden in der Leber überhaupt erst in ihre aktive Form umgewandelt. Sie werden als inaktive Form, als sog. **Prodrugs**, hergestellt und eingenommen.

WISSEN TO GO

Entgiftungsfunktion der Leber

Viele körperfremde Stoffe (z. B. Medikamente oder Gifte), aber auch körpereigene Abbauprodukte können nicht ausgeschieden werden und würden sich deshalb im Körper ansammeln. Die Leber baut diese Stoffe so um, dass sie entweder über die **Niere** oder mit der **Galle** ausgeschieden werden können. So wandelt sie z. B. das giftige **Ammoniak**, das beim Abbau von Aminosäuren entsteht, in unschädlichen **Harnstoff** um, der über den Urin ausgeschieden wird.

Arzneistoffe, die geschluckt werden (Tabletten, Kapseln, Säfte usw.), gelangen über das Pfortaderblut zunächst in die Leber, wo sie ebenfalls umgebaut werden. Diese Umwandlung wird als **First-Pass-Effekt** bezeichnet. Manche Wirkstoffe verlieren dadurch an Wirkung, andere werden aus einer inaktiven Form (Prodrug) überhaupt erst in ihre wirksame Form umgewandelt.

Bildung der Galle

Die Galle dient dazu, das **Fett** aus der Nahrung wasserlöslich zu machen und feiner im Chymus zu verteilen. So kann es von den Verdauungsenzymen besser angegriffen und von der Darmschleimhaut leichter aufgenommen werden. Die Galle spielt auch eine Rolle bei der **Entgiftungsfunktion** der Leber. Wasserunlösliche Abbauprodukte von körpereigenen Stoffen und von Fremdstoffen werden in der Galle gelöst und können so ausgeschieden werden (s. o.).

Die Leberzellen stellen gleichmäßig über den Tag verteilt ca. **850 ml Galle** her. Etwa die Hälfte davon fließt direkt in das Duodenum (sog. **Lebergalle**), die andere Hälfte wird in der Gallenblase (S. 216) zwischengespeichert (sog. **Blasengalle**). Die Bildung der Galle wird durch Sekretin aus dem Dünndarm gefördert.

Hauptbestandteil der Galle sind die **Gallensäuren**. Sie werden in den Leberzellen aus **Cholesterin** hergestellt und in die Gallenkanälchen abgegeben. Die Gallensäuren haben einen speziellen Aufbau: Das eine Ende der Gallensäuren ist wasserliebend (**hydrophil**), das andere Ende ist fettliebend (**lipophil**). Mit ihren lipophilen Enden binden sie an das Nahrungsfett, ihre hydrophilen Enden zeigen nach außen. Dadurch bilden sich viele kleine wasserlösliche Fetttröpfchen, die eine Hülle aus Gallensäuren besitzen. Sie werden **Mizellen** genannt. Die Mizellen können sich feiner im Darm verteilen als große Fetttropfen. Wegen ihrer geringen Größe kommen die Mizellen auch einfacher in Kontakt mit der Dünndarmschleimhaut. An der Darmschleimhaut lösen sich die Mizellen wieder auf. Die Fettsäuren werden von Enterozyten aufgenommen und als Chylomikronen (S. 213) verpackt an die Lymphe weitergegeben. Die Gallensäuren gelangen über den enterohepatischen Kreislauf (S. 199) wieder zurück zur Leber, wo sie erneut für die Gallebildung verwendet werden. Dieser Kreislauf findet etwa 4- bis 12-mal pro Tag statt, wobei etwa 95 % der Gallensäuren wiederverwendet werden. Verluste werden dadurch ausgeglichen, dass die Leberzellen neue Gallensäuren aus Cholesterin herstellen. Die Gallensäuren, die die Leber neu bildet, heißen **primäre Gallensäuren**. Die wiederaufbereiteten Gallensäuren aus dem enterohepatischen Kreislauf werden **sekundäre Gallensäuren** genannt.

Abbau des Blutfarbstoffs

Beim Abbau der roten Blutkörperchen (S. 309) wird der rote Blutfarbstoff (Hämoglobin) frei. Bei dessen Abbau wiederum entsteht **Bilirubin**, das über das Blut in die Leber gelangt (▶ Abb. 9.19). Da es schlecht wasserlöslich ist, wird es im Blut an Albumin gebunden transportiert und als **indirektes** oder **unkonjugiertes Bilirubin** bezeichnet. In der Leber wird es an Gallestoffe gebunden (konjugiert) und zusammen mit der Gallenflüssigkeit ausgeschieden. Das Bilirubin in der Galle wird **direktes** oder **konjugiertes Bilirubin** genannt. Weil es der Galle ihre typische grünliche Farbe verleiht, wird auch der Begriff **Gallenfarbstoff** verwendet. Das direkte Bilirubin gelangt mit der Galle in den Darm, wird dort von den Darmbakterien weiter abgebaut und hauptsächlich als **Sterkobilin** mit dem Stuhl ausgeschieden. Sterkobilin ist für die braune Farbe des Stuhls verantwortlich.

Ein kleinerer Teil wird mit dem Urin als **Urobilin** ausgeschieden. Es verleiht dem Urin seine typische gelbe Farbe.

Abb. 9.19 Bilirubinstoffwechsel.

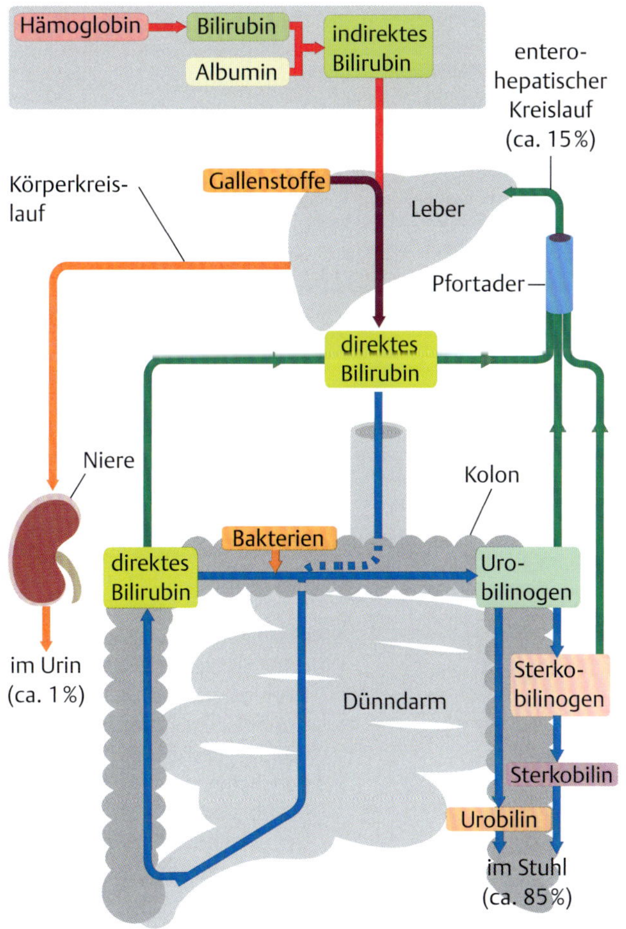

Bilirubin entsteht beim Abbau der roten Blutkörperchen in der Milz und in Makrophagen. Es wird über die Galle ausgeschieden und färbt nach weiteren Abbauschritten (Urobilinogen und Urobilin, Sterkobilinogen und Sterkobilin) den Stuhl braun. Der Darm nimmt einen Teil der Abbauprodukte wieder auf; sie gelangen zu den Nieren, die sie im Urin ausscheiden (gelbe Farbe des Harns). *Quelle: I care Anatomie, Physiologie. 2., aktualisierte Auflage. Stuttgart: Thieme; 2020.*

Blitzlicht Praxis **Gelbsucht**

Nahezu alle Neugeborenen werden mehr oder weniger gelb (= ikterisch), da in ihrem Organismus die Abbauprodukte der postnatal physiologisch zerfallenden fetalen Erythrozyten kreisen. Der ***physiologische Neugeborenenikterus*** *beginnt am 2.–4. Lebenstag, erreicht am 3.–6. Tag sein Maximum und wird nach dem 7.–10. Tag mit zunehmender Organreife und ausreichendem Nahrungsangebot (Muttermilch oder Formula) unerheblich, zusätzlich kann auch Tageslicht den Abbauprozess unterstützen (vgl. [20]).*

*Bei manchen Erwachsenen fällt eine gelbliche Verfärbung von Haut, Schleimhäuten und Augen auf (****Gelbsucht*** *oder* ***Ikterus****). Diese kommt zustande, wenn das Bilirubin nicht ausgeschieden wird, sondern sich in den Organen und der Haut ablagert. Das kann 2 Ursachen haben:*

- *Es zerfallen sehr viele rote Blutkörperchen in kurzer Zeit (Hämolyse). Dadurch entsteht mehr Bilirubin, als die Leber umwandeln kann.*
- *Die Funktion der Leber ist eingeschränkt, sodass sie das Bilirubin nicht ausscheiden kann.*

WISSEN TO GO

Bildung der Galle

Die Galle ist wichtig für die **Fettverdauung**. Die Gallensäuren sorgen dafür, dass sich das Fett im Chymus feiner verteilt und dadurch von den Verdauungsenzymen besser angegriffen werden kann. Täglich werden etwa **850 ml** Galle von den Leberzellen gebildet. Davon fließt etwa die Hälfte direkt ins **Duodenum**, die andere wird in der **Gallenblase** gespeichert.

Nur ein kleiner Teil der Gallensäuren wird mit dem Stuhl ausgeschieden. Etwa 95 % werden aus dem Darm wieder aufgenommen und über die Pfortader zur Leber zurücktransportiert (**enterohepatischer Kreislauf**). Dort werden sie wieder zur Gallebildung verwendet.

Ihre grünliche Farbe hat die Galle vom **Gallenfarbstoff**. Dabei handelt es sich um **Bilirubin**, ein Abbauprodukt des roten Blutfarbstoffs. Es wird zusammen mit der Galle in den Darm abgegeben und dort weiter abgebaut. Dadurch entsteht **Sterkobilin**, das dem Stuhl die braune Farbe gibt.

Speicherfunktion

Die Leber dient als Speicherorgan unter anderem für Eisen, Kupfer, die Vitamine B_{12}, K und Folsäure. Bei Bedarf gibt sie diese Stoffe an das Blut ab.

In der Leber wird außerdem aus Cholecalciferol, welches bei Sonneneinstrahlung in der Haut entsteht, **Vitamin D_2** (25-Hydroxycholecalciferol) gebildet. Vitamin D_2 ist die Vorstufe des Vitamin D_3 (Kalzitriol) (S. 222). Es wird von der Leber in die Niere transportiert und dort in seine aktive Form (Vitamin D_3, 1,25-Dihydroxycholecalciferol) umgewandelt.

Blutbildung

Orte der Blutbildung sind ([7]):

- im Dottersack (megaloblastische Phase) bis zum 3. Monat,
- in Leber und Milz (hepatolienale Phase) 2.-7. Monat,
- im Knochenmark ab 4. Monat, zur Geburt Hauptort der Hämatopoese.

WISSEN TO GO

Weitere Funktionen der Leber

Die Leber speichert verschiedene Mineralstoffe und Vitamine. Außerdem ist sie beim Feten etwa bis zum 7. Schwangerschaftsmonat an dessen **Blutbildung** beteiligt.

9.11 Gallenblase

9.11.1 Aufgaben

Die **Gallenblase** (Vesica biliaris oder Vesica fellea) speichert einen Teil der Galle und entzieht ihr Flüssigkeit. Dadurch dickt die Galle ein, und es entsteht die **Blasengalle**. Dabei entsprechen 50 ml Blasengalle rund 1300 ml Lebergalle. Bei Bedarf gibt die Gallenblase die Galle ins Duodenum ab. Das Wort Galle leitet sich von griech. „cholé“ ab, was sich in vielen Bezeichnungen widerspiegelt (z. B. „Ductus choledochus“).

9.11.2 Lage, Form, Größe und Aufbau

Die Gallenblase liegt an der Unterseite der **Leber** in der Gallenblasengrube (▶ **Abb. 9.16**) und ist über Bindegewebe eng mit der Leber verbunden. Die Seite, die nicht der Leber anliegt, ist mit **Bauchfell** überzogen. Neben der Leber hat die Gallenblase auch Kontakt mit dem **Kolon** und dem **Duodenum**. Wenn die Gallenblase gefüllt ist, ragt sie etwas über den Rand der Leber hinaus.

Die Gallenblase hat in etwa die Form einer Birne, ist ca. 10 cm lang und 4–5 cm breit. Im Normalzustand fasst sie etwa **50 ml** Galle. An der Gallenblase kann man 3 Abschnitte unterscheiden (▶ **Abb. 9.20**):

- **Gallenblasenhals** (Collum): Er bildet den Anfangsteil der Gallenblase.
- **Gallenblasenkörper** (Corpus): Er macht den größten Teil der Gallenblase aus.
- **Gallenblasengrund** (Fundus): Er bildet das gewölbte Ende der Gallenblase.

Die Galle erreicht die Gallenblase über den **Gallenblasengang** (Ductus cysticus), der nach ca. 4 cm vom gemeinsamen Gallengang (S. 210) abzweigt (▶ **Abb. 9.20**).

Nach der Abzweigung des Gallenblasengangs setzt sich der gemeinsame Gallengang als **Ductus choledochus** fort. Er ist ca. 6 cm lang. Sein letztes Stück verläuft entlang des absteigenden Teils des Duodenums. Kurz vor seiner Einmündung in den Zwölffingerdarm nimmt der Ductus choledochus meist noch den Ausführungsgang der Bauchspeicheldrüse (S. 205) auf. Das gemeinsame Endstück der beiden Gänge heißt **Ductus choledochopancreaticus** („Gallen-Bauchspeicheldrüsen-Gang“). Kurz vor der Einmündung des Bauchspeicheldrüsengangs ist die Wandmuskulatur des Ductus choledochus zu einem Schließmuskel verstärkt. An der Mündungsstelle des Ductus choledochopancreaticus in den Darm ist ein weiterer Schließmuskel angelegt, der **M. sphincter Oddi**. Der Ductus choledochopancreaticus endet an der **Papilla duodeni major** im Duodenum.

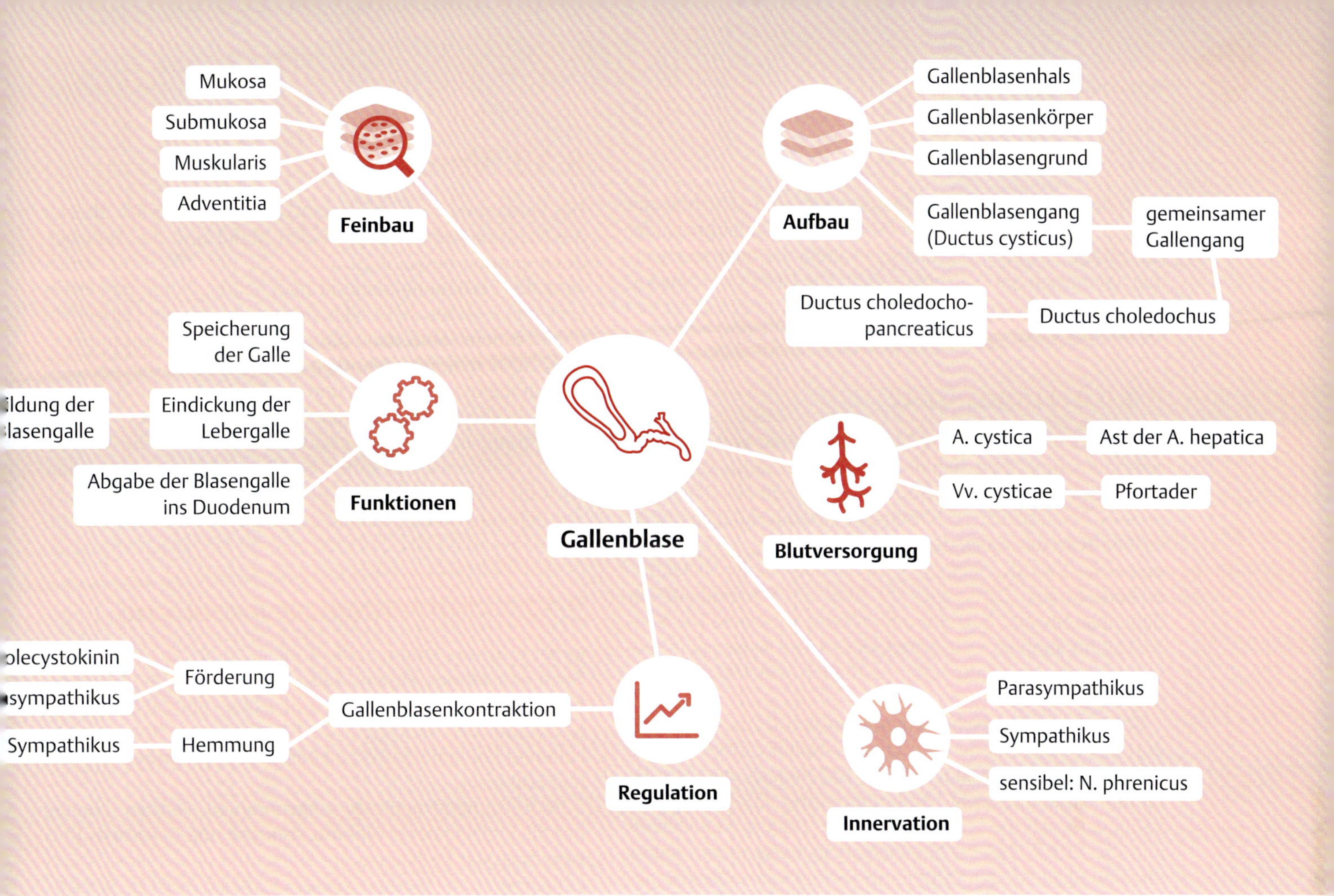

Der Weg der Galle ist damit folgender (▶ Abb. 9.20):

- Aus den Leberzellen fließt die Galle über die Gallenkanälchen in die kleinen Zwischenläppchengallengänge.
- Von dort geht es über den rechten bzw. den linken Gallengang weiter in den gemeinsamen Gallengang.
- Aus dem gemeinsamen Gallengang gelangt ein Teil der Galle über den Gallenblasengang in die Gallenblase, der andere fließt über den Ductus choledochus und den Ductus choledochopancreaticus direkt ins Duodenum.
- Bei Bedarf verlässt die Blasengalle die Gallenblase wieder über den Gallenblasengang und fließt ebenfalls über den Ductus choledochus und den Ductus choledochopancreaticus in den Zwölffingerdarm.

Der Gallenblasengang ist damit gleichzeitig Zuflussweg in die Gallenblase und Abflussweg aus der Gallenblase.

Patho Gallensteine

Wenn die Galle zu viel ***Cholesterin*** *enthält, kann es zur Bildung von* ***Gallensteinen*** *kommen (****Cholelithiasis****). Sie kommen häufiger bei Frauen als bei Männern vor und verursachen meist keine Beschwerden. Wenn die Steine allerdings aus der Gallenblase in den Gallenblasengang oder in den Ductus choledochus gespült werden und dort hängenbleiben, kann die Galle nicht mehr abfließen und es kommt zu einem Gallenstau. Der Patient klagt dann häufig über krampfartige Oberbauchschmerzen (****Gallenkolik****). Sitzt der Stein kurz vor der Mündung des Ductus choledochopancreaticus in den Dünndarm, kann auch der Pankreassaft nicht mehr abfließen, und es kann zu einer Pankreatitis (S. 207) kommen.*

Außer Cholesterin kann auch ***Bilirubin*** *die Grundlage für Gallensteine bilden. Wegen ihrer schwarzen oder braunen Farbe werden sie* ***Pigmentsteine*** *genannt.*

Abb. 9.20 Gallenblase und Gallenwege.

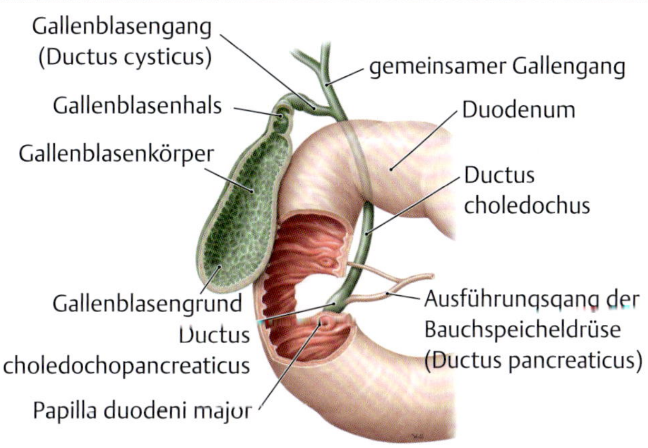

Die in der Leber produzierte Galle fließt aus dem gemeinsamen Gallengang entweder über den Ductus choledochus direkt ins Duodenum oder gelangt über den Gallenblasengang in die Gallenblase. Diese kann sie bei Bedarf wieder über den Gallenblasengang verlassen und dann ebenfalls über den Ductus choledochus ins Duodenum gelangen. In das Endstück des Ductus choledochus mündet der Ausführungsgang der Bauchspeicheldrüse. Um die Schleimhaut der Gallenblase und die Papilla duodeni major besser darstellen zu können, sind in der Abbildung die Wände von Gallenblase und Duodenum teilweise entfernt.

Quelle: Schünke M, Schulte E, Schumacher U. Prometheus. LernAtlas der Anatomie. Innere Organe. Illustrationen von K. Wesker und M. Voll. 6. Aufl. Stuttgart: Thieme; 2022.

9.11.3 Feinbau

Auch der Aufbau der Gallenblasenwand ist 3-schichtig mit einer zusätzlichen Adventitia (S. 185). Die Schleimhaut der Gallenblase bildet unregelmäßige Falten, die niedriger werden, wenn sich die Gallenblase füllt. Die Fasern der Muskularis sind schräg angeordnet und relativ kräftig, sodass sich die Gallenblasenwand gut zusammenziehen kann.

9.11.4 Funktionen

Die Leberzellen bilden die Galle unabhängig von der Nahrungsaufnahme. Zwischen den Mahlzeiten, wenn nur wenig Galle benötigt wird, wird ein Teil der Galle in der Gallenblase zwischengespeichert (Blasengalle). Damit möglichst viele Bestandteile der Galle, die für die Verdauung wichtig sind, gespeichert werden können, wird die Galle in der Gallenblase **konzentriert**. Dafür wird ihr über die Schleimhaut der Gallenblasenwand Natrium und Wasser entzogen. Die Konzentration kann so weit gehen, dass 10 ml Blasengalle dieselbe Menge an Inhaltsstoffen enthalten wie 100 ml Lebergalle.

Gelangt nun fettreicher Chymus in den Dünndarm, wird dort das Verdauungshormon **Cholecystokinin** ausgeschüttet. Es gelangt über den Blutweg zur Gallenblase, die sich daraufhin zusammenzieht. Außerdem sorgt Cholecystokinin dafür, dass sich die Schließmuskeln im Ductus choledochus und im Ductus choledochopancreaticus entspannen, sodass die Blasengalle in den Dünndarm fließen kann. Diese Reaktion wird durch den Parasympathikus unterstützt.

Diagnostik **Vorbereitung Bauchultraschall**

*Wenn eine Ultraschalluntersuchung des Bauchs (**Abdomensonografie**) durchgeführt werden soll, muss die zu untersuchende Person möglichst nüchtern sein. Ohne Nahrung findet keine Verdauung statt und die Galle wird in der Gallenblase gespeichert. Dadurch ist die Gallenblase gefüllt und im Ultraschall besser zu sehen.*

WISSEN TO GO

Gallenblase und Gallenwege

Die Gallenblase (Vesica biliaris oder Vesica fellea) ist über Bindegewebe mit der **Unterseite der Leber** verbunden. Sie besteht aus dem Gallenblasenhals, dem Gallenblasenkörper und dem Gallenblasengrund. Sie hat ein Volumen von ca. 50 ml.

Der Zu- und Abflussweg der Gallenblase ist der **Gallenblasengang** (Ductus cysticus). Er zweigt vom gemeinsamen Gallengang ab, der von der Leber zum Dünndarm zieht. Dieser vereinigt sich meist kurz vor seiner Mündung in das Duodenum mit dem Ausführungsgang der Bauchspeicheldrüse.

In der Gallenblase wird der Lebergalle Wasser entzogen, wodurch die stärker konzentrierte **Blasengalle** entsteht. Wenn für die Verdauung viel Galle benötigt wird, zieht sich die Gallenblase zusammen und gibt ihren Inhalt ins Duodenum ab.

Die Ausschüttung der Blasengalle wird vor allem durch das Verdauungshormon **Cholecystokinin** ausgelöst, das bei fettreichem Chymus von den Enterozyten ins Blut freigesetzt wird. Auch der Parasympathikus fördert die Gallefreisetzung, der Sympathikus hemmt sie.

9.12 Verdauung

Die Verdauung läuft im Wesentlichen **unwillkürlich** ab. Nur die Nahrungsaufnahme über den Mund und die Ausscheidung werden bewusst gesteuert. Die unwillkürliche Steuerung der Verdauung bemerkt man häufig, wenn man etwas Leckeres zu essen sieht oder riecht oder an sein Leibgericht denkt: Einem „läuft dann das Wasser im Mund zusammen". Ohne dass man es willentlich steuert, stellen die Speicheldrüsen mehr Speichel her, und der Magen beginnt in Erwartung von Nahrung mit der Bildung von Magensaft.

Während in den vorangegangenen Kapiteln die Verdauungsvorgänge nach Organen geordnet beschrieben wurden, wird im Folgenden zum besseren Überblick die Verdauung der Kohlenhydrate, Proteine und Fette noch einmal zusammenhängend erklärt.

9.12.1 Kohlenhydratverdauung

In der Nahrung kommen die Kohlenhydrate zu etwa 60 % in Form von **Stärke**, einem **Vielfachzucker**, vor. Die **Zweifachzucker** Saccharose und Laktose machen rund 30 % der Kohlenhydrate der Nahrung aus, 10 % der in der Nahrung enthaltenen Kohlenhydrate sind bereits Einfachzucker (Glukose und Fruktose).

Vom Dünndarmepithel aufgenommen werden können nur die Einfachzucker **Glukose**, **Fruktose** und **Galaktose**. Deshalb muss der Vielfachzucker Stärke erst in kleinere Zuckereinheiten (den Zweifachzucker Maltose) zerlegt werden. Dies geschieht durch das Enzym **Amylase**. Es kommt sowohl im Mundspeichel als auch im Saft der Bauchspeicheldrüse vor. Dabei spielt die Kohlenhydratverdauung durch den Speichel in der **Mundhöhle** nur eine geringe Rolle. Wesentlich wichtiger ist die Kohlenhydratverdauung durch die Amylase des Pankreassafts im **Dünndarm**.

Die Zweifachzucker aus der Nahrung und die Maltose, die beim Aufschluss der Stärke durch die Amylase entsteht, kommen bei der Durchmischung des Darminhalts mit dem **Bürstensaum** des Dünndarmepithels in Kontakt. Dessen Zellen enthalten Enzyme, die in der Lage sind, die Zweifachzucker in **Einfachzucker** umzuwandeln, die dann resorbiert werden können. Diese Enzyme sind nach der Art des Zuckers benannt, den sie spalten können:

- **Laktase:** Sie spaltet den Zweifachzucker Laktose („Milchzucker") in Galaktose und Glukose.
- **Maltase:** Sie spaltet den Zweifachzucker Maltose („Malzzucker") in 2 Glukosemoleküle.
- **Isomaltase:** Sie spaltet den Zweifachzucker Isomaltose (eine andere Form des Malzzuckers) in 2 Glukosemoleküle.
- **Saccharase:** Sie spaltet den Zweifachzucker Saccharose („Rohrzucker" oder „Rübenzucker") in Glukose und Fruktose.

Über Transportproteine in den Membranen der Enterozyten werden die Einfachzucker aufgenommen und in das Pfortaderblut abgegeben, mit dem sie direkt zur Leber gelangen. Einfachzucker können frei im Blut transportiert werden.

Patho **Laktoseintoleranz**

*Bei manchen Menschen wird nur wenig oder keine Laktase von den Enterozyten gebildet. Sie können deswegen Milchzucker (Laktose) nicht verdauen (**Laktoseintoleranz**). Er gelangt unverdaut in den Dickdarm, wo er von Darmbakterien abgebaut wird. Die Abbauprodukte können **Blähungen**, **Bauchschmerzen** und **Durchfall** verursachen. Betroffene müssen aber in ihrer Ernährung nicht komplett auf Milchprodukte verzichten. Lange gereifter Käse z. B. enthält* *meist keinen Milchzucker mehr oder nur noch sehr wenig. Auch Schaf- und Ziegenmilch sind laktoseärmer als Kuhmilch und daher für Betroffene meist bekömmlicher.*

Diejenigen Kohlenhydrate, die im Dünndarm nicht verdaut werden konnten, werden im Dickdarm von der Darmflora weiter abgebaut.

Die Glukose kann im Körper, je nach Energielage, unterschiedlich verwendet werden:

- In erster Linie dient sie als **Energielieferant** und wird von allen Organen unter Energiegewinnung abgebaut (**Glykolyse**).
- Bei einem Energieüberschuss wird sie in der Leber und in der Muskulatur als **Glykogen** eingelagert, im Fettgewebe wird sie zu **Fett** umgebaut (deshalb machen im Übermaß genossene Süßigkeiten dick). Diese Speicher werden bei Energiemangel wieder abgebaut (Glykogenolyse und Lipolyse).

WISSEN TO GO

Kohlenhydratverdauung

Kohlenhydrate können nur in Form von **Einfachzuckern** (Glukose, Fruktose, Galaktose) über die Darmschleimhaut aufgenommen werden. In der Nahrung liegen die Zucker aber größtenteils als Vielfachzucker, v. a. Stärke, vor, d. h., sie müssen zuerst zerlegt werden. Dies geschieht hauptsächlich im **Dünndarm** durch die Enzyme des **Pankreassafts**. So entstehen Zweifachzucker, die dann von den Enzymen des **Bürstensaums** in Einfachzucker gespalten werden. Die Einfachzucker werden von den Dünndarmzellen aufgenommen und an das Pfortaderblut abgegeben.

Zucker kann vom Körper zur Energiegewinnung abgebaut (Glykolyse), in Form von Glykogen gespeichert oder zu Fett umgebaut werden.

9.12.2 Eiweißverdauung

Die Proteinverdauung folgt demselben Prinzip wie die Verdauung der Kohlenhydrate: Wie die Vielfachzucker müssen auch die Proteine erst in kleinere Einheiten zerlegt werden, bevor sie resorbiert werden können.

Der erste Schritt der Eiweißverdauung findet bereits im Magen statt: Die **Salzsäure** des Magensafts verändert die Struktur der Proteine so, dass diese von den Verdauungsenzymen besser angegriffen werden können. Diese Strukturveränderung wird als **Denaturierung** bezeichnet. Teilweise kommen die Eiweiße im Magen bereits in denaturierter Form an, weil sie schon bei der Zubereitung der Speise, z. B. durch Kochen, in ihrer Struktur verändert wurden.

Ebenfalls im Magen beginnt die enzymatische Verdauung, indem **Pepsin** die denaturierten Proteine angreift. Wie bei der Verdauung der Kohlenhydrate durch die Amylase des Speichels ist die Proteinverdauung durch Pepsin im Magen insgesamt weniger wichtig. Der Hauptanteil der Verdauung findet auch für die Eiweiße im **Dünndarm** statt. Die dafür benötigten Enzyme, die sog. **Proteasen**, stammen aus der Bauchspeicheldrüse. Sie spalten die langen Aminosäureketten der Proteine in kürzere Ketten, die nur noch aus etwa 8 Aminosäuren bestehen (**Oligopeptide**). Das Pepsin, das mit dem Chymus in den Dünndarm gelangt, wird durch den hohen pH-Wert des Pankreassafts inaktiviert.

Bei der Durchmischung des Chymus gelangen die Oligopeptide an den **Bürstensaum**. Dessen Zellen enthalten Enzyme zum Proteinabbau, die **Oligopeptidasen**. Sie bauen die Oligopeptide weiter ab, wobei einzelne **Aminosäuren**, **Dipeptide** (Ketten aus je 2 Aminosäuren) und **Tripeptide** (Ketten aus je 3 Aminosäuren) entstehen. Die Aminosäuren, Di- und Tripeptide können von den Enterozyten mithilfe von Membrantransportproteinen resorbiert werden. In den Enterozyten werden die Di- und die Tripeptide weiter zu freien Aminosäuren abgebaut. Die Aminosäuren werden ins Blut abgegeben und über die Pfortader zur Leber transportiert.

Eine kleine Menge an Proteinen gelangt unverdaut in den Dickdarm, wo sie von der Darmflora abgebaut werden.

Abb. 9.21 Eiweißverdauung.

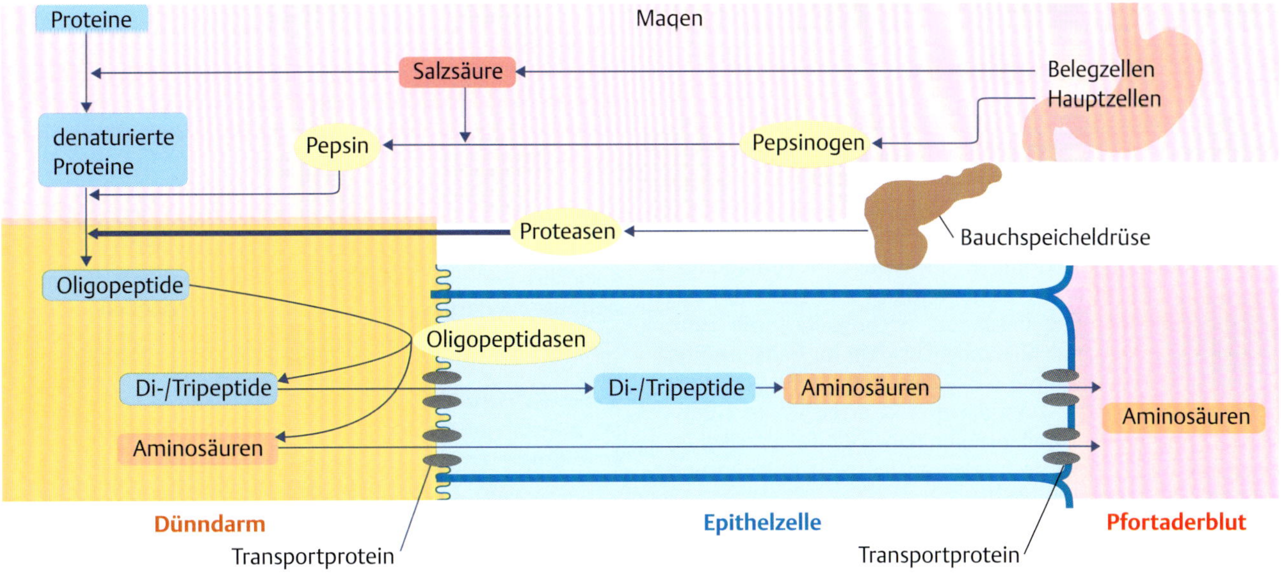

Die Denaturierung der Proteine durch die Salzsäure des Magensaftes ist der 1. Schritt der Eiweißverdauung. Im Dünndarm sorgen die Proteasen des Pankreassafts für die Zerlegung der Proteine in kleinere Einheiten. Diese werden von den Oligopeptidasen des Bürstensaums in einzelne Aminosäuren, Di- und Tripeptide gespalten, die dann resorbiert werden können. *Quelle: I care Anatomie, Physiologie. 2., aktualisierte Auflage. Stuttgart: Thieme; 2020.*

Die im Chymus vorhandenen Proteine stammen nur zum Teil aus der Nahrung. Ein Teil besteht aus Schleimhautzellen, die sich abgelöst haben, damit sie ersetzt werden können, und Eiweißen aus den Verdauungssäften. Dadurch, dass auch diese Proteine mitverdaut werden, können ihre Bestandteile wiederverwertet werden.

Säuglinge bis zu einem Alter von etwa 6 Monaten können auch größere Proteine unverdaut resorbieren. So können die Antikörper aus der Muttermilch vom Säugling aufgenommen werden und werden nicht vorher durch Verdauung zerstört.

Aminosäuren dienen dem Körper in erster Linie als **Bausteine für Proteine**. Je nachdem, welches Protein entstehen soll, werden sie bei der Translation (S. 63) in einer bestimmten Reihenfolge aneinandergefügt. Freie Aminosäuren können bei Glukosemangel aber auch zur **Energiegewinnung** eingesetzt werden. Die Leber bildet aus ihnen dann im Rahmen der **Glukoneogenese** neue Glukose. Einige Aminosäuren können auch in Ketonkörper umgewandelt werden. Beim Aminosäurestoffwechsel entstehen außerdem Produkte, die beim Aufbau verschiedener Stoffe verwendet werden, z. B. bei der Bildung einiger Vitamine, von Stickstoffmonoxid, den Katecholaminen oder von Neurotransmittern.

WISSEN TO GO

Proteinverdauung

Die Proteinverdauung beginnt im Magen. Hier verändert die Salzsäure des **Magensafts** die Proteine so, dass sie von den Verdauungsenzymen besser angegriffen werden können. Hauptort der Eiweißverdauung ist allerdings der **Dünndarm**, die Enzyme für die Proteinverdauung stammen aus dem **Pankreassaft**. Sie zerlegen die Proteine in kurze Aminosäureketten. Diese werden von Enzymen des **Bürstensaums** weiter gespalten, sodass einzelne Aminosäuren entstehen, die mit dem Pfortaderblut zur Leber gelangen.

Die Aminosäuren können zum Aufbau von Proteinen oder als Ausgangsstoff für die Neubildung von Glukose dienen.

9.12.3 Fettverdauung

An Fetten kommen in der Nahrung größtenteils **Triglyzeride** vor, die aus 1 Glyzerinmolekül und 3 langkettigen Fettsäuren bestehen und nicht wasserlöslich sind. Sie vermischen sich deshalb nur schlecht mit den restlichen Nahrungsbestandteilen und neigen dazu, sich zu einer eigenen Schicht zusammenzuklumpen, die von den Verdauungsenzymen nur schlecht erreicht werden kann. Deshalb ist es für die Fettverdauung besonders wichtig, dass die Fette **emulgiert** werden, sich also möglichst fein im Nahrungsbrei verteilen. Dies wird durch das Kauen und die Bewegungen der Magen- und der Dünndarmwand erreicht. Im Dünndarm helfen auch die **Gallensäuren** dabei, die Fettpartikel im Chymus zu verteilen. Sie binden an die Fetttröpfchen und erhöhen so deren Wasserlöslichkeit.

Die „saure" Lipase des **Magens**, die von den Hauptzellen gebildet wird, spaltet 15–30 % der in der Nahrung enthaltenen Fette (▶ **Abb. 9.22**). Meist entstehen dabei langkettige Fettsäuren, die weiter ins Duodenum transportiert werden. Nur aus Milchfetten setzt die Magenlipase kurzkettige Fettsäuren frei, die direkt von der Magenschleimhaut resorbiert werden können.

Wichtiger für die Fettverdauung als die Magenlipase sind allerdings die Lipasen, die von der Bauchspeicheldrüse ins **Duodenum** abgegeben werden. Sie spalten das restliche Nahrungsfett und setzen dabei kurz-, mittel- und langkettige Fettsäuren frei. Die langkettigen Fettsäuren werden zusammen mit anderen Fettspaltprodukten, wie z. B. Cholesterin oder Monoglyzeriden, von den Gallensäuren in Mizellen (S. 215) verpackt. Diese haben einen so kleinen Durchmesser, dass sie leicht mit den Enterozyten in Kontakt kommen. Glyzerin und die kurz- und mittelkettigen Fettsäuren sind recht gut wasserlöslich und müssen nicht in Mizellen verpackt werden.

Die Enterozyten nehmen sowohl den Inhalt der Mizellen als auch die frei im Chymus vorliegenden Fettabbauprodukte auf. Im Zellinneren werden die langkettigen Fettsäuren und die Abbauprodukte des Glyzerins wieder zu ihrem Ausgangsstoff, den **Triglyzeriden**, zusammengesetzt. Die Triglyzeride und die kurz- und mittelkettigen Fettsäuren gehen nun verschiedene Wege:

- Die **kurz-** und **mittelkettigen Fettsäuren** werden, weil sie wasserlöslich sind, aus den Enterozyten direkt ins **Blut** abgegeben, werden dort an Albumin gebunden und erreichen über die **Pfortader** die Leber.
- Die **Triglyzeride** werden als Chylomikronen (S. 212) verpackt ins **Lymphsystem** abgegeben und erreichen über den Ductus thoracicus (Milchbrustgang) die obere Hohlvene und damit den **systemischen Blutkreislauf**.

Im Gegensatz zu den anderen Nährstoffen gelangen **langkettige Fettsäuren** also zuerst in den großen Blutkreislauf und dann in die Leber.

Durch die fetthaltigen Chylomikronen trübt sich die Lymphflüssigkeit im Ductus thoracicus weißlich ein – daher auch sein deutscher Name **Milch**brustgang. Die Lymphe des Milchbrustgangs wird als **Chylus** bezeichnet.

ACHTUNG

*Wie bei Ileum und Ileus ist es auch mit **Chymus** und **Chylus**: Ein einziger Buchstabe macht den Unterschied. Chymus ist der Speisebrei im Darm, Chylus die fetthaltige Lymphe des Milchbrustgangs. Nicht verwechseln!*

Fettsäuren sind nach Glukose die wichtigste **Energiequelle** des Körpers. Sie werden im Körperfett als Triglyzeride gespeichert und haben einen hohen Energiegehalt. Vor allem bei Ausdauerleistungen wird Fett als Energiequelle genutzt (S. 358).

! Merke Glukoneogenese

*Im Gegensatz zu Aminosäuren können Fettsäuren **nicht** für die Glukoneogenese verwendet werden.*

Stoffe, die beim Fettabbau entstehen, dienen zudem zum Aufbau anderer Stoffe, z. B. des Cholesterins als Bestandteil der Zellmembranen oder der Steroidhormone.

Abb. 9.22 Fettverdauung.

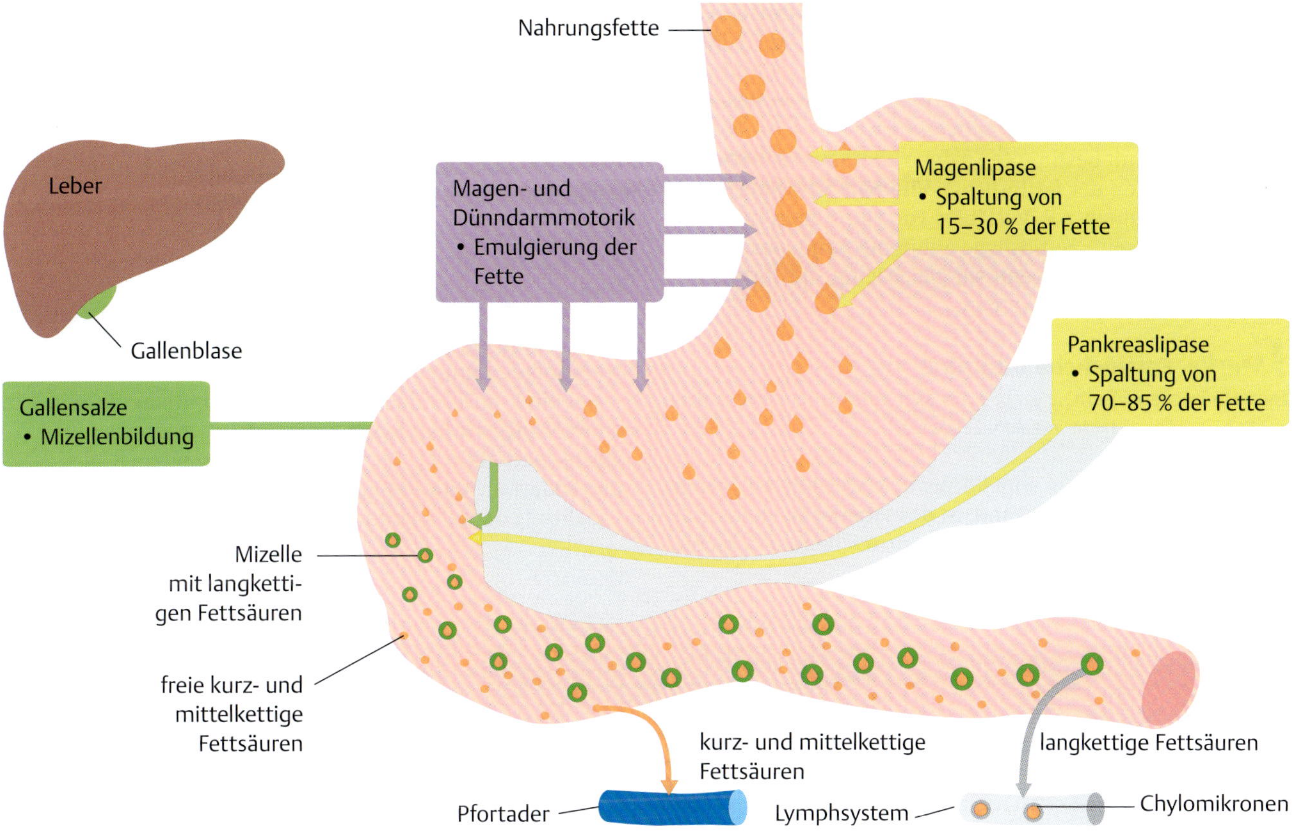

In der Mundhöhle und im Magen werden die Fette emulgiert, im Dünndarm werden sie von Gallensäuren umhüllt (Mizellen). Dadurch werden sie wasserlöslich und können sich feiner verteilen. Der Inhalt der Mizellen wird von den Enterozyten resorbiert. *Quelle: Silbernagl S, Despopoulos A, Draguhn A. Taschenatlas Physiologie. Stuttgart: Thieme 2018.*

WISSEN TO GO

Fettverdauung

Wichtig für die Fettverdauung ist, dass das Fett gut in der Nahrung verteilt ist. Andernfalls kann es nur schwer von den Enzymen erreicht werden. Dazu wird es im **Mund** und im **Magen** zerkleinert und im **Dünndarm** mit den **Gallensäuren** vermischt. Die Verdauungsenzyme aus dem **Pankreassaft** zerlegen das Nahrungsfett, die entstehenden Spaltprodukte werden von den Enterozyten aufgenommen. Dort wird das Fett in Chylomikronen verpackt und ans Lymphsystem abgegeben. Die dadurch entstehende fetthaltige Lymphe heißt **Chylus.**

Fett ist nach der Glukose die wichtigste **Energiequelle.** Wenn die Glukose verbraucht ist, beginnt der Fettabbau.

9.13 Ernährung

Ernährung sollte grundsätzlich abwechslungsreich, ausgewogen und genussvoll sein und den Körper mit allen nötigen Stoffen versorgen. Außerdem sollte die Energie, die mit der Nahrung aufgenommen wird, in etwa der Energie entsprechen, die der Körper verbraucht.

9.13.1 Bestandteile der Nahrung

Hauptbestandteile der Nahrung sind Kohlenhydrate, Proteine und Fette. Sie werden auch als „**Brennstoffe**“ bezeichnet, da der Körper aus ihnen **Energie** in Form von ATP (S. 27) gewinnen kann. Außerdem liefern sie die Bausteine für die Stoffe, die der Körper selbst bilden kann.

Außer diesen Nährstoffen enthält die Nahrung auch Stoffe, die der Körper nicht oder nicht in ausreichender Menge selbst herstellen kann. Weil diese Stoffe aber lebensnotwendig sind, ist er darauf angewiesen, dass sie über die Nahrung aufgenommen werden. Solche Stoffe werden als **essenzielle Nahrungsbestandteile** bezeichnet. Dazu gehören:

- Vitamine,
- Mineralstoffe (Mengen- und Spurenelemente),
- bestimmte Fettsäuren und
- bestimmte Aminosäuren.

Außerdem enthält die Nahrung Ballaststoffe und Wasser.

Blitzlicht Praxis **Ausgewogene Ernährung in der Schwangerschaft**

Eine ausgewogene Ernährung ist für die Gesundheit von Mutter und Kind in Schwangerschaft und Stillzeit essenziell. Die Auswirkungen auf alle ***Entwicklungsphasen*** *bis ins Erwachsenenalter sind weitreichend. Wenn Lebensmittel ausgeschlossen werden und nicht angemessen ersetzt werden, drohen* ***Nährstoffmängel****. So spielen zum Beispiel die langkettigen Fettsäuren EPA und DHA eine wichtige Rolle bei Wachstum und Entwicklung des Gehirns, sie verbessern die Fließeigenschaften des Blutes und beugen Ablagerungen in den Gefäßen vor [20].*

Vitamine

Vitamine sind eine Gruppe von Stoffen mit unterschiedlicher chemischer Struktur. Sie können in 2 große Gruppen eingeteilt werden (▶ Tab. 9.1): wasserlösliche Vitamine und fettlösliche Vitamine. Die meisten **wasserlöslichen Vitamine** sind als **Cofaktoren** Bestandteil von Enzymen, d. h., sie sind notwendig, damit bestimmte Enzyme überhaupt funktionieren. Die Funktion der **fettlöslichen Vitamine** ist weniger einheitlich. Sie können z. B. Vorläufer von Hormonen oder Signalmolekülen sein. Fettlösliche Vitamine kann der Körper nur dann resorbieren, wenn sie gleichzeitig mit fettreicher Nahrung aufgenommen werden.

! Merke Fettlösliche Vitamine

Die fettlöslichen Vitamine kann man sich leicht am Namen einer großen Supermarktkette merken: EDeKA.

Das einzige Vitamin, das vom Körper in ausreichender Menge selbst hergestellt werden kann, ist das **Vitamin D_3** (Kalzitriol, 1,25-Dihydroxycholecalciferol). Bei ausreichender Sonneneinstrahlung kann sein Ausgangsstoff, das **Cholecalciferol**, in der **Haut** aus Cholesterin (S. 34) gebildet werden. Cholecalciferol wird zunächst in der Leber in Vitamin D_2 umgewandelt und dann in der Niere in seine aktive Form, das Vitamin D_3, überführt. Nur wenn über längere Zeit die Haut keiner Sonne ausgesetzt wird, z. B. im Polarwinter, in dem die Sonne nicht aufgeht, oder bei ständiger kompletter Verschleierung (Burka), muss Vitamin D mit der Nahrung aufgenommen werden.

Vitamin K wird zwar von den Bakterien der Darmflora im Dickdarm gebildet, kann dort aber nur schlecht resorbiert werden. Vitamin K sollte deshalb in der Nahrung enthalten sein.

Vitamin B_3 (Niacin, Nikotinsäure) kann im Körper aus der Aminosäure Tryptophan gebildet werden, die mit der Nahrung aufgenommen wird.

Bei einer ausgewogenen Ernährung sind alle Vitamine in einer Menge vorhanden, die den Bedarf eines gesunden Erwachsenen abdeckt. Bei **schwangeren Frauen** ist allerdings der Bedarf an **Vitamin B_9** (**Folsäure**) erhöht, sodass sie ihre Ernährung darauf abstimmen sollten.

Tab. 9.1 Vitamine im Überblick.

Vitamin	Stoffname	Funktion	Vorkommen (Beispiele)
fettlösliche Vitamine			
E	**Tocopherol**	• Antioxidans (schützt die Fettsäuren in den Zellmembranen vor Oxidierung)	Pflanzenöle, grünes Gemüse
D_3	**Kalzitriol**	• erhöht im Darm und in der Niere die Aufnahme von Kalzium • erhöht im Darm die Aufnahme von Phosphat	wird vom Körper hergestellt, enthalten in Salzwasserfischen, Fischöl, Fleisch, Milch, Butter
K	**Phyllochinon**	• Cofaktor bei der Bildung der Gerinnungsfaktoren	grünes Gemüse, Leber, Eier
A	**Retinol**	• Bestandteil des Sehfarbstoffs • steuert das Epithelwachstum	gelbe Gemüse und Früchte, Fisch, Leber, Milchprodukte, Eier
wasserlösliche Vitamine			
B_1	**Thiamin**	• Cofaktor für mehrere Enzyme, z. B. der Energiegewinnung (Glukoseabbau, Zitratzyklus) • wichtig für die Funktion von Ionenkanälen in Nervenzellen	Schweinefleisch, Vollkornprodukte
B_2	**Riboflavin**	• Cofaktor für Enzyme (FAD), z. B. des Kohlenhydrat-, Fett- und Proteinstoffwechsels	Milchprodukte, Leber, Hefe
B_3	**Niacin**	• Cofaktor für Enzyme (NAD und NADP), z. B. der Fettsäuresynthese und des Zitratzyklus	Leber, Fleisch, Fisch, Vollkornprodukte, kann auch im Körper gebildet werden
B_5	**Pantothensäure**	• Bestandteil des Coenzyms A, einer energiereichen Verbindung, die im Stoffwechsel eine wichtige Rolle spielt	nahezu alle Lebensmittel, v. a. Leber, Eier, Vollkornprodukte, Nüsse
B_6	**Pyridoxin**	• Cofaktor für mehrere Enzyme, z. B. des Aminosäurestoffwechsels	Fleisch, Fisch, Gemüse, Vollkornprodukte
B_9	**Folsäure**	• Cofaktor für mehrere Enzyme, z. B. des Aminosäureabbaus und der Bildung der DNA • Bedarf ist in der Schwangerschaft erhöht	Gemüse (bes. Bohnen, Spinat, Tomaten), Leber
B_{12}	**Cobalamin**	• Cofaktor für mehrere Enzyme, z. B. des Protein- und Fettstoffwechsels • beteiligt an der Blutbildung, der Bildung des Myelins (S. 117) und der DNA-Bausteine und der Erneuerung der Epithelzellen • wandelt gespeicherte Folsäure in ihre aktive Form um	tierische Lebensmittel (Fleisch, Fisch, Eier, Milchprodukte)
C	**Ascorbinsäure**	• Antioxidans (schützt die Fettsäuren in den Zellmembranen vor Oxidierung) • ist u. a. an der Bildung des Kollagens und der Katecholamine (S. 279) beteiligt	Obst, Gemüse, Kartoffeln
H (auch B_7)	**Biotin**	• Cofaktor für mehrere Enzyme, z. B. der Haut- und Haarbildung	Milchprodukte, Leber, Hefe, Eigelb, Vollkorngetreide, Hülsenfrüchte

ACHTUNG
Folsäuremangel
*Man empfiehlt eine **Folsäuresubstitution** zur Vorbeugung von Neuralrohrdefekten (z. B. Spina bifida) in der **Frühschwangerschaft bis zur 10. SSW**, optimalerweise wird mit der Einnahme schon vor der Konzeption begonnen [20].*

Veganer, die in ihrer Ernährung auf alle tierischen Produkte (inklusive Milchprodukten und Eiern) verzichten, müssen besonders darauf achten, dass sie – ggf. über Nahrungsergänzungsmittel – ausreichend Vitamin B_{12} (Cobalamin) zu sich nehmen. Vitamin B_{12} ist nur in tierischen Produkten enthalten.

Patho Vitaminmangel

*Vitaminmangel kann dadurch entstehen, dass die Nahrung zu wenige Vitamine enthält oder die Aufnahme der Vitamine gestört ist (**Malabsorption**). Das langfristige Fehlen einiger Vitamine kann schwere Krankheiten verursachen, z. B.:*

- ***Vitamin A:** Ein Vitamin-A-Mangel kann durch einen Sehfarbstoffmangel zur **Nachtblindheit** führen.*
- ***Vitamin C:** Wird zu wenig Vitamin C aufgenommen, entsteht **Skorbut**. Durch die gestörte Kollagensynthese kommt es u. a. zu Zahnausfall. Früher waren häufig Matrosen betroffen, die lange auf See waren und dort keine frischen Lebensmittel hatten.*
- ***Vitamin K:** Die **Blutungsneigung** steigt, weil weniger Gerinnungsfaktoren gebildet werden können.*

*Vitaminmangelerkrankungen (Hypovitaminosen) sind in Europa aufgrund des guten Nahrungsmittelangebotes allerdings eher selten. Gut achtgeben sollten aber Schwangere, da sie einen erhöhten Bedarf an einigen Vitaminen (aber nicht allen) haben. Ein **Folsäuremangel** z. B. kann zu einem Analgrübchen oder auch einem offenen Rücken (**Spina bifida**) beim Kind führen.*

Mineralstoffe

Mineralstoffe (S. 36) sind an vielen Stoffwechselprozessen beteiligt. Einige Mineralstoffe kommen im Körper in größerer Menge vor, sie werden als **Mengenelemente** bezeichnet (▶ **Tab. 9.2**). Einige Mengenelemente werden unter dem Begriff Elektrolyte (S. 253) zusammengefasst. Sie sind unter anderem für das elektrische Potenzial an der Zellmembran (S. 118) nötig. Die Mineralstoffe, die nur in geringen Mengen im Körper vorkommen, heißen **Spurenelemente** (▶ **Tab. 9.3**).

Blitzlicht Praxis Eisenmangel

*Eisen ist ein wichtiges Spurenelement. Es benötigt der Körper vor allem, um **Hämoglobin** aufbauen zu können. In der Schwangerschaft entsteht ein Mehrbedarf an Eisen, da dieses für die fetale Blutbildung benötigt wird. Während die nicht schwangere Frau etwa 10 % des Eisens aus der Nahrung resorbiert, liegt dieser Wert bei Schwangeren in der 36. SSW bei 10–15 %. Wird der Bedarf an Eisen durch die richtige Ernährung nicht gedeckt, entsteht eine **Eisenmangelanämie**, die während der Schwangerschaft eine Gefahr für Mutter und Kind darstellt (vgl. [20]).*

Essenzielle Fettsäuren und Aminosäuren

Viele Fettsäuren (S. 33) und Aminosäuren (S. 32) kann der Körper selbst herstellen, aber nicht alle. Die wichtigsten **Fettsäuren**, die mit der Nahrung aufgenommen werden müssen, sind die Omega-6-Fettsäure **Linolsäure** und die Omega-3-Fettsäure **Linolensäure**. Sie kommen v. a. in pflanzlichen Ölen wie z. B. Raps-, Oliven- oder Nussölen und in Fisch vor. In tierischen Fetten (z. B. Butter, Sahne oder im Fettanteil von Fleisch) sind sie nur in geringen Mengen enthalten.

Von den 20 **Aminosäuren** sind 8 essenziell: Valin, Leucin, Isoleucin, Phenylalanin, Tryptophan, Methionin, Threonin und Lysin. Die übrigen kann der Körper selbst bilden. Die essenziellen Aminosäuren kommen insbesondere in tierischen Produkten (Fleisch, Milchprodukte, Eier) vor, der Bedarf kann aber – bei einer geeigneten Zusammenstellung – auch über pflanzliche Nahrungsmittel gedeckt werden. Veganer müssen deshalb ihre Mahlzeiten sorgfältig zusammenstellen, damit es nicht zu einem Mangel an essenziellen Aminosäuren kommt.

Tab. 9.2 Mengenelemente im Überblick.

Element	Funktion	Vorkommen
Kalzium (Ca)	• wichtig für die Erregbarkeit von Nerven- und Muskelzellen • Botenstoff innerhalb der Zellen • wirkt als Cofaktor bei vielen Enzymen • wichtig für die Blutgerinnung • Baustein von Knochen und Zähnen (ausreichende Zufuhr ist bei Kindern besonders wichtig)	Milchprodukte
Kalium (K)	• wichtigstes Kation in der Zelle und damit verantwortlich für das intrazelluläre Flüssigkeitsvolumen • wichtig für die Erregbarkeit von Nerven- und Muskelzellen	Fleisch, Früchte
Natrium (Na^+)	• wichtigstes Kation außerhalb der Zellen und damit verantwortlich für das extrazelluläre Flüssigkeitsvolumen und den Blutdruck • wichtig für die Erregbarkeit von Nerven- und Muskelzellen und für den Transport von Stoffen durch die Zellmembran	Kochsalz
Chlorid (Cl^-)	• zusammen mit Natrium verantwortlich für das extrazelluläre Flüssigkeitsvolumen	Kochsalz
Schwefel (S)	• Bestandteil von Proteinen	Fleisch
Phosphor (P)	• wichtig für die Erzeugung von Energie (ATP) • Baustein von Knochen, Zähnen, Membranen und Nukleinsäuren	alle Nahrungsmittel
Magnesium (Mg^{2+})	• Cofaktor vieler Enzyme • wichtig für die Erregbarkeit von Nerven- und Muskelzellen	Gemüse, Obst, Fleisch, Milchprodukte, Vollkornprodukte

Tab. 9.3 Spurenelemente im Überblick.

Element	Funktion	Vorkommen
Eisen (Fe)	• Bestandteil des roten Blutfarbstoffs (Hämoglobin) • Cofaktor vieler Enzyme • Bedarf ist in der Schwangerschaft erhöht	Fleisch, Getreide
Jod (I)	• Bestandteil der Schilddrüsenhormone (S. 271)	Seetiere, Milchprodukte, jodiertes Speisesalz
Fluor (F)	• wichtig für den Aufbau von Knochen und Zähnen	Seetiere, fluoridiertes Speisesalz, Tee
Selen (Se)	• Antioxidans (zusammen mit Vitamin E) • an der Umwandlung des Schilddrüsenhormons Trijodthyronin in Thyroxin beteiligt	Fleisch, Seetiere, Eier, Getreide
Molybdän (Mo)	• Bestandteil verschiedener Enzyme	Hülsenfrüchte, Getreide
Zink (Zn)	• Bestandteil vieler Enzyme • wichtig für den Kollagenstoffwechsel • wird zusammen mit Insulin gespeichert	viele Nahrungsmittel, v. a. Fleisch, Milch, Vollkorn
Mangan (Mn)	• Bestandteil von Enzymen	viele Nahrungsmittel, v. a. Gemüse, Hülsenfrüchte
Chrom (Cr)	• wichtig für den Glukosestoffwechsel	Fleisch, Eier, Nüsse
Kupfer (Cu)	• Bestandteil von Enzymen	Fleisch, Getreide, Innereien, Fisch
Cobalt (Co)	• Bestandteil von Vitamin B_{12} (Cobalamin)	Leber, Vollkorn, Nüsse, Hülsenfrüchte, Fleisch

WISSEN TO GO

Bestandteile der Nahrung

Den größten Anteil der Nahrung machen **Brennstoffe** (Kohlenhydrate, Proteine, Fette), **Ballaststoffe** und **Wasser** aus. Die Brennstoffe dienen dem Körper hauptsächlich als Energiequelle. Weitere wichtige Nahrungsbestandteile sind:

- **Vitamine:** Man unterscheidet **wasserlösliche** und **fettlösliche Vitamine**. Die meisten wasserlöslichen sind Bestandteil verschiedener Enzyme, die fettlöslichen haben unterschiedliche Funktionen (▶ **Tab. 9.1**).
- **Mineralstoffe:** Hier gibt es 2 Gruppen, die **Mengenelemente**, die in größerer Menge im Körper vorkommen (z. B. Kalzium, Kalium oder Natrium; ▶ **Tab. 9.2**), und die **Spurenelemente**, die in nur geringen Mengen vorkommen (z. B. Eisen, Jod oder Fluor; ▶ **Tab. 9.3**).
- **essenzielle Fett- und Aminosäuren:** Bestimmte Fettsäuren (Linolsäure und Linolensäure) und Aminosäuren (z. B. Valin, Leucin oder Tryptophan) kann der Körper nicht selbst bilden, sodass sie über die Nahrung aufgenommen werden müssen.

9.13.2 Energiebedarf

Der Körper benötigt Energie, damit die verschiedenen Organsysteme funktionieren und körperliche Arbeit verrichtet werden kann. Dabei dienen ihm **Kohlenhydrate**, **Fette** und **Proteine** als Energiequelle. Wird mehr Energie aufgenommen als verbraucht, wird die überschüssige Energie im Körper gespeichert, z. B. als Glykogen oder Körperfett. Wird mehr Energie verbraucht als aufgenommen, werden die Energiereserven abgebaut. Es sollte daher möglichst so viel Energie mit der Nahrung aufgenommen werden, wie der Körper verbraucht. Der Bedarf richtet sich dabei nach den jeweiligen Lebensumständen, z. B. ob man sich viel oder wenig bewegt, ob man bei kalten Temperaturen viel draußen ist usw.

Diagnostik Body-Mass-Index

*Veränderte Essgewohnheiten, ein Überangebot an Nahrungsmitteln und weniger Bewegung haben dazu geführt, dass **Übergewicht** immer mehr zunimmt. Der **Body-Mass-Index (BMI)** gibt das Gewicht im Verhältnis zur Körpergröße an. Er errechnet sich folgendermaßen:*

$$\text{BMI} = \frac{\text{Körpergewicht [kg]}}{\text{Quadrat der Körpergröße [m}^2\text{]}}$$

*Bei einem BMI > 25 spricht man von Übergewicht, bei einem BMI > 30 von Fettleibigkeit (Adipositas). Der BMI ist allerdings nur auf Erwachsene, nicht auf Kinder anwendbar. Er berücksichtigt auch nicht die Zusammensetzung des Körpers. Da Muskelmasse mehr wiegt als Fett, können muskulöse Menschen durchaus einen hohen BMI haben, ohne dabei übergewichtig zu sein. Zusätzlich zum BMI können deshalb das **Verhältnis von Taillen- zu Hüftumfang** und der **Bauchumfang** hilfreich für die Beurteilung sein.*

Grundumsatz und Arbeitsumsatz

Als **Grundumsatz** wird die Energie bezeichnet, die ein gesunder Erwachsener unter sog. Standardbedingungen verbraucht, um seine lebenswichtigen Organfunktionen aufrechtzuerhalten. Die Standardbedingungen sind:

- liegend, bei völliger körperlicher und geistiger Ruhe,
- normale Körpertemperatur und Außentemperatur von 27–31 °C,
- morgens, 12–14 Stunden nach der letzten Mahlzeit.

Unter diesen Bedingungen wird nur sehr wenig Energie für die Regulation der Körpertemperatur und die Verdauung benötigt. Die meiste Energie verbrauchen die **Muskulatur**, die **Leber** und das **Gehirn**, gefolgt von Herz und Nieren. Die anderen Organe haben nur einen geringen Anteil am Energieverbrauch beim Grundumsatz.

Achtung

Plötzliche Gewichtszunahme

*Der Grund für ein plötzlich angestiegenes Körpergewicht bei Schwangeren ist häufig eine **Wassereinlagerung**. Dies gilt als **Warnhinweis** für Komplikationen [20].*

Rechnet man zum Grundumsatz die Energie dazu, die für die verschiedenen Aktivitäten benötigt wird, erhält man den **Arbeitsumsatz**. Er umfasst auch die Energie, die für das Wachstum benötigt wird. Der Energieumsatz eines Erwachsenen, der nicht körperlich arbeitet und sich auch sonst wenig bewegt (z. B. keinen Sport treibt), wird als **Freizeitumsatz** bezeichnet. Bei schwerer körperlicher Arbeit kann der Arbeitsumsatz bis auf das 3-Fache des Grundumsatzes ansteigen (▶ **Tab. 9.4**). Welche körperliche Tätigkeit wie viel Energie verbraucht, ist in ▶ **Tab. 9.5** angegeben.

Energiegehalt der Nahrung

Die Energie, die freigesetzt wird, wenn ein Nährstoff vom Körper abgebaut („verbrannt“) wird, wird als **Brennwert** bezeichnet (▶ **Tab. 9.6**). Der Brennwert wird in der physikalischen Einheit **Kilojoule (kJ)** gemessen. Auch die ältere Einheit **Kilokalorie (kcal)** wird noch häufig verwendet. **4,2 kJ** entsprechen **1 kcal**.

Diagnostik Berechnung des Energiegehalts

*Wenn man den **Brennwert** der Nährstoffe und die **Zusammensetzung** einer Mahlzeit oder eines Getränks kennt, kann man leicht den **Energiegehalt** ausrechnen. Ein alkoholfreies Bier z. B. enthält pro 100 ml 0,4 g Protein und 5,3 g Kohlenhydrate. Trinkt man nun die ganze Halbliterflasche, nimmt man 2 g Protein und 26,5 g Kohlenhydrate zu sich. 1 g Protein hat einen Brennwert von 17 kJ (= 4 kcal), genauso wie 1 g Kohlenhydrate (▶ **Tab. 9.6**). Die 2 g Protein haben also zusammen einen Brennwert von 34 kJ (= 8 kcal), die 26,5 g Kohlenhydrate einen Brennwert von 450,5 kJ (= 106 kcal). Insgesamt nimmt man mit dem alkoholfreien Bier also rund 485 kJ (= 116 kcal) zu sich. Geht man jetzt von einem Energiebedarf von 10 000 kJ (= 2380 kcal) aus, hat man mit dem Bier knapp 5 % seines Energiebedarfs gedeckt.*

Als Energielieferant sind Kohlenhydrate, Fette und Proteine prinzipiell austauschbar. Wenn es also nur darum ginge, dem Körper energiereiche Nahrung zuzuführen, wäre es weniger wichtig, ob diese vorwiegend aus Kohlenhydraten, Fetten oder Proteinen besteht. Da aber die unterschiedlichen Abbauprodukte von Kohlenhydraten, Fetten und Proteinen vom Körper auch dazu genutzt werden, verschiedene neue Stoffe aufzubauen, ist es notwendig, dass alle 3 Nährstoffe in der Nahrung enthalten sind. Ihr ideales Verhältnis in der Nahrung ist in ▶ **Tab. 9.6** angegeben.

Fette haben den **höchsten Brennwert**. Bei gleicher Menge liefern sie mehr als doppelt so viel Energie wie Kohlenhydrate oder Eiweiß. Die tägliche Menge an Fetten (S. 33) sollte unter normalen Bedingungen maximal 30 % der Nahrungsmittelenergie ausmachen. Das entspricht etwa 60–80 g Fett pro Tag. Davon sollten ⅓ aus einfach ungesättigten Fettsäuren bestehen, ⅓ aus mehrfach ungesättigten Fettsäuren und nur etwa ⅓ aus gesättigten Fettsäuren.

Im Rahmen von Diäten wird meist weniger Fett pro Tag verzehrt. Dabei muss aber darauf geachtet werden, den Fettanteil nicht zu stark zu vermindern, da die essenziellen Fettsäuren und die fettlöslichen Vitamine vom Körper unbedingt benötigt werden.

Tab. 9.4 Energiebedarf bei Männern und Frauen pro Tag.

Umsatz	Mann	Frau
Grundumsatz	7 100 kJ (= 1700 kcal)	6 300 kJ (= 1500 kcal)
Arbeitsumsatz (Freizeitumsatz)	9 600 kJ (= 2300 kcal)	8 400 kJ (= 2000 kcal)
Arbeitsumsatz (leichte körperliche Arbeit)	12 000 kJ (= 2900 kcal)	10 500 kJ (= 2500 kcal)
Arbeitsumsatz (schwere körperliche Arbeit)	bis 20 000 kJ (= 4 800 kcal)	bis 20 000 kJ (= 4 800 kcal)

Tab. 9.5 Ungefährer Energieverbrauch bei verschiedenen Tätigkeiten pro Stunde.

Tätigkeit	Geschwindigkeit	Energieverbrauch
Schlafen	–	300 kJ (= 70 kcal)
Spazierengehen	3 km/h	900 kJ (= 210 kcal)
gemächliches Laufen	8 km/h	2500 kJ (= 600 kcal)
schnelles Laufen	15 km/h	3200 kJ (= 760 kcal)
Radfahren im Flachland	20 km/h	2000 kJ (= 480 kcal)
Schwimmen	30 m/min	1600 kJ (= 400 kcal)

Tab. 9.6 Energiegehalt der Nährstoffe und von Alkohol.

Nährstoff	Brennwert von 1 Gramm	Verhältnis
Kohlenhydrate	17 kJ (= 4 kcal)	55–60 % der zugeführten Energie sollte aus Kohlenhydraten stammen.
Fette	39 kJ (= 9 kcal)	25–30 % der zugeführten Energie sollte aus Fetten stammen.
Eiweiße	17 kJ (= 4 kcal)	10–15 % der zugeführten Energie sollte aus Proteinen bzw. Aminosäuren stammen. Am Tag sollte man ungefähr 1 g/kg Körpergewicht zu sich nehmen.
Alkohol	30 kJ (= 7 kcal)	Alkohol sollte **kein** regelmäßiger Bestandteil der Ernährung sein. Geringe Mengen hin und wieder gelten nicht als gesundheitsschädlich.

Bei schwerer körperlicher Arbeit ist es sinnvoll, den Fettanteil der Nahrung zu erhöhen. Wollte man einen sehr hohen Energiebedarf mit Kohlenhydraten decken, müsste man sehr viel essen. Da Fett einen höheren Brennwert hat, kann mit weniger Nahrung dieselbe Energiemenge bereitgestellt werden.

Kohlenhydrate und Proteine haben den gleichen Brennwert. **Kohlenhydrate** sollten ungefähr 60 % der Nahrung ausmachen. Dabei sollten Vielfachzucker (S. 29) (z. B. Stärke) überwiegen. Sie müssen verdaut und zu Einfachzuckern abgebaut werden, bevor sie ins Blut übergehen, und lassen deshalb den Blutzuckerspiegel langsamer ansteigen als Einfachzucker (z. B. Glukose), die sehr schnell ins Blut gelangen. Bei geringer körperlicher Leistung sind ca. 350 g Kohlenhydrate pro Tag ausreichend. Da Glukose durch die Glukoneogenese auch im Körper gebildet werden kann, kann dieser Wert auch unterschritten werden. Zu den Kohlenhydraten zählen auch viele Ballaststoffe, von denen man täglich mindestens 30 g zu sich nehmen sollte.

Diagnostik Glykämischer Index

*Der **glykämische Index** gibt an, wie stark der Blutzuckerspiegel nach dem Verzehr eines bestimmten Nahrungsmittels ansteigt, und zwar verglichen mit dem Anstieg nach dem Verzehr von 100 g Glukose. Beispiel: Ein Nahrungsmittel hat einen glykämischen Index von 50. Wenn man davon eine Portion isst, die 100 g Kohlenhydrate enthält, steigt der Blutzuckerspiegel nur halb so stark an, wie wenn man 100 g Glukose gegessen hätte. Der glykämische Index bildet die Grundlage verschiedener Diäten, sein Nutzen ist allerdings umstritten.*

Proteine sind als Energiequelle von geringerer Bedeutung als Fette oder Kohlenhydrate. Ihr Anteil an der Nahrung sollte etwa 10–15 % betragen. Eine wichtige Rolle spielen sie für die Versorgung des Körpers mit essenziellen Aminosäuren. Außerdem werden sie benötigt, um die Proteine bzw. Aminosäuren zu ersetzen, die vom Körper ständig abgebaut werden.

Wie hoch diese Abbaurate ist, kann anhand der **Stickstoffausscheidung im Urin** gemessen werden: Der Stickstoff, der in der Aminogruppe der Aminosäuren (S. 32) enthalten ist, wird nach dem Abbau der Aminosäuren mit dem Urin ausgeschieden. Dort kann er gemessen werden und aus der gemessenen Stickstoffausscheidung kann man dann die Menge der abgebauten Proteine berechnen. Das Verhältnis von Proteinabbau und Proteinaufnahme wird als **Stickstoffbilanz** bezeichnet. Es muss mindestens so viel Protein mit der Nahrung aufgenommen werden, dass diese Stickstoffbilanz ausgeglichen ist, d. h., dass genauso viel aufgenommen wird wie ausgeschieden. Die entsprechende Menge liegt bei 30–40 g Eiweiß pro Tag. Diese absolute Mindestmenge unterscheidet sich allerdings von der optimalen Proteinzufuhr. Sie liegt bei **1 g pro Kilogramm Körpergewicht**, für eine 57 kg schwere Frau also bei 57 g. Kinder und Schwangere benötigen etwa die doppelte Menge Eiweiß.

Die verschiedenen Nahrungseiweiße unterscheiden sich in der Zusammensetzung ihrer Aminosäuren und können deshalb vom Körper unterschiedlich gut verwertet werden. Ein Maß dafür ist die **biologische Wertigkeit**. Sie gibt an, wie viel körpereigenes Protein aus 100 g des Nahrungseiweißes gebildet werden kann. Je mehr das Nahrungseiweiß dem menschlichen Körpereiweiß ähnelt, desto höher ist seine biologische Wertigkeit. Als „Vergleichseiweiß" gilt das Hühnereiweiß, für das der Wert 100 festgelegt wurde:

- Vollei 100
- Kartoffeln 96
- Rindfleisch 87
- Kuhmilch 85
- Reis 82
- Bohnen 73

Durch die Kombination verschiedener Lebensmittel kann sich die biologische Wertigkeit erhöhen. So liegt der Wert für Vollei mit Kartoffeln z. B. bei 136.

Auch **Alkohol** kann als Energiequelle dienen und hat dabei einen fast so hohen Brennwert wie Fett (▶ **Tab. 9.6**). Das ist auch der Grund dafür, dass Menschen, die über einen längeren Zeitraum viel Alkohol trinken, an Gewicht zunehmen.

Blitzlicht Alkoholkonsum

*Ab einer bestimmten Menge hat **Alkohol** bei regelmäßigem Konsum nicht nur Auswirkungen auf das Körpergewicht, sondern schädigt auch die Leber. Bei Männern liegt diese Menge etwa bei ca. 40 g Alkohol pro Tag. Dies entspricht ungefähr 1 l Bier oder 400 ml Rotwein. Frauen wird empfohlen, nicht mehr als 20 g Alkohol am Tag zu sich zu nehmen. Werden diese Grenzen überschritten, steigt die Gefahr körperlicher Schäden. Folgekrankheiten von dauerhaft hohem Alkoholkonsum sind unter anderem Leberzirrhose (S. 211) und **Bauchspeicheldrüsenentzündung** (Pankreatitis). Alkohol gilt außerdem als **teratogen**.*

Einflüsse auf den Energiebedarf

Bei **Kindern** spielt die Ernährung eine wichtige Rolle für Wachstum und Entwicklung. Sie haben im Verhältnis zu ihrem Körpergewicht einen höheren Energiebedarf als Erwachsene. Die Zusammensetzung der Brennstoffe entspricht im Wesentlichen derjenigen, die für Erwachsene gilt. Eine abwechslungsreiche und gesunde Ernährung ist für Kinder auch deshalb wichtig, weil in diesem Alter die Grundlagen für ihr späteres Essverhalten und das Gefühl für eine ausgewogene Ernährung gelegt werden.

Auch **Schwangere** benötigen mehr Energie. Sie sollten täglich ungefähr 1200 kJ (= 300 kcal) zusätzlich zu sich nehmen. Auch bei Frauen, die stillen, ist der Energiebedarf wegen der Milchproduktion deutlich erhöht.

Abb. 9.23 Beispiel für ein Ernährungsdreieck.

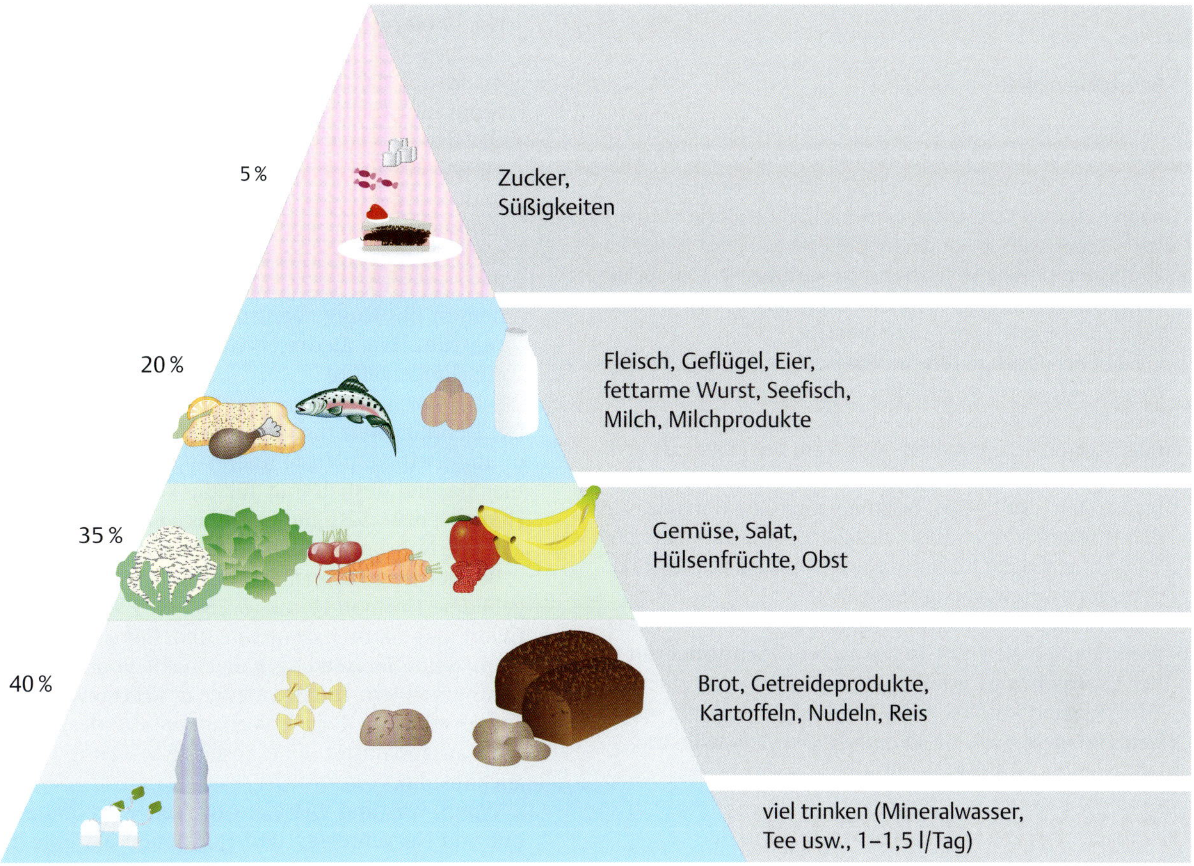

Mithilfe einer solchen Darstellung kann gut veranschaulicht werden, wie die Nahrungsmittel zusammengestellt werden sollten, damit die empfohlenen Anteile der einzelnen Nährstoffe erreicht werden. *Quelle: I care Anatomie, Physiologie. 2., aktualisierte Auflage. Stuttgart: Thieme; 2020.*

Im **Alter** dagegen sinkt der Energiebedarf. Der Muskelanteil des Körpers nimmt ab, wodurch sich der Grundumsatz verringert. Als Folge kommen ältere Menschen mit weniger Kalorien aus als jüngere. Sie benötigen aber genauso viele Nährstoffe. Auch im Alter ist deshalb eine abwechslungsreiche und vollwertige Kost sehr wichtig. Dadurch, dass viele ältere Menschen ihre Ernährungsgewohnheiten trotz des verminderten Energiebedarfs beibehalten und sich gleichzeitig weniger bewegen, kommt es im Alter relativ häufig zu Übergewicht. Auf der anderen Seite haben viele ältere Menschen Schwierigkeiten bei der Selbstversorgung oder z. B. wegen Zahnprothesen beim Essen. Dann kann es zu Untergewicht oder Mangelerscheinungen kommen.

Auch das **Geschlecht** und das **Körpergewicht** spielen eine Rolle: Bei gleicher Tätigkeit und gleichem Gewicht benötigen Männer mehr Energie als Frauen. Das liegt daran, dass bei Männern der Anteil der Muskulatur (meist) höher ist. Schwere Menschen benötigen mehr Energie als leichte Menschen.

Ernährungsempfehlungen

Die **Deutsche Gesellschaft für Ernährung** (DGE) gibt in regelmäßigen Abständen Empfehlungen für die Nährstoffzufuhr in Tabellenform heraus. Dort ist angegeben, welche Menge von welchem Stoff aufgenommen werden sollte, um sich ausgewogen zu ernähren.

Da aber eigentlich alle Lebensmittel aus mehreren Inhaltsstoffen bestehen und bei der Zubereitung meist noch verschiedene Lebensmittel miteinander vermischt werden, ist es im Alltag schwierig zu überprüfen, ob die Mahlzeit letztlich den Empfehlungen entspricht. Deshalb wurden von der DGE anschauliche und leicht verständliche Hilfsmittel für eine gesunde und ausgewogene Ernährung entwickelt: der **Ernährungskreis**, das **Ernährungsdreieck** und die **Ernährungspyramide** (▶ Abb. 9.23). Damit kann man relativ leicht erkennen, in welchem Verhältnis einzelne Nahrungsmittel zueinander stehen sollten oder welche Nahrungsmittel anderen vorzuziehen sind.

> **WISSEN TO GO**
>
> **Energiehaushalt**
>
> Der Energiebedarf ist abhängig davon, wie viel Arbeit der Körper verrichtet. Der **Grundumsatz** ist dabei die Energie, die bei absoluter Ruhe nur für die lebensnotwendigen Organfunktionen verbraucht wird. Hierbei benötigen Muskulatur, Leber und Gehirn die meiste Energie. Wird zusätzlich zum Grundumsatz weitere Energie verbraucht, z. B. für Bewegung, Verdauung, Temperaturregulation oder Wachstum, spricht man vom **Arbeitsumsatz**.
>
> Der Energiegehalt (**Brennwert**) der Nahrung wird in **Kilojoule (kJ)** gemessen. Häufig wird auch noch die alte Einheit Kilokalorie (kcal) verwendet (4,2 kJ = 1 kcal). Den höchsten Energiegehalt hat **Fett**. Sein Brennwert ist etwa doppelt so hoch wie der von Proteinen und Kohlenhydraten (▶ **Tab. 9.6**). Eine Nahrungszusammensetzung aus 60 % Kohlenhydraten (v. a. Vielfachzucker), 30 % Fett und 10 % Proteinen gilt für Normalgewichtige bei mittlerer körperlicher Beanspruchung als ideal.
>
> Im Verhältnis zu ihrem Körpergewicht benötigen Kinder mehr Energie als Erwachsene, auch bei **Schwangeren** ist der **Energiebedarf erhöht**. Im Gegensatz dazu sinkt der Energiebedarf im Alter, weil sich der Grundumsatz verringert und meist auch die körperliche Aktivität abnimmt.

9.13.3 Flüssigkeitsbedarf

Pro Tag sollten – unter normalen Umständen – ungefähr 1,5 l Flüssigkeit getrunken werden (S. 256). Wenn, wie z. B. bei starker Hitze oder großer körperlicher Anstrengung, viel Flüssigkeit verloren geht, muss man die Trinkmenge entsprechend erhöhen. Zum Durstlöschen sind Wasser und ungesüßte Tees besser geeignet als unverdünnte Säfte oder Limonaden. Letztere enthalten meist viel Zucker und damit auch Kalorien. Verlässt einen dagegen z. B. bei einem Halbmarathon kurz vor dem Ziel die Kraft, kann ein traubenzuckerhaltiges Getränk auch sinnvoll sein. Die Glukose lässt den Blutzuckerspiegel rasch ansteigen und verschafft einem so vielleicht noch ausreichend „Energiereserven" bis zum Zieleinlauf.

9.13.4 Hunger und Sättigung

Das Hunger- und das Sättigungsgefühl dienen dazu, die Nahrungsaufnahme und die Energiereserven aufeinander abzustimmen. Dadurch soll das Körpergewicht innerhalb gewisser Grenzen konstant gehalten werden.

Die Steuerung des Hunger- und des Sättigungsgefühls übernehmen das **Sättigungszentrum** und das **Hungerzentrum** im Gehirn. Sie erhalten ihre Informationen über Nerven und über Botenstoffe aus dem Blut:

- Wenn der Magen sich beim Essen füllt, dehnt sich seine Wand. Dadurch werden **Dehnungsrezeptoren** erregt, die über den N. vagus das Hungerzentrum hemmen. Umgekehrt kommt es durch einen leeren Magen, der sich zusammenzieht, zu einem Hungergefühl.
- Wenn die Nahrungsbestandteile den Dünndarm erreichen, lösen sie die Freisetzung von Botenstoffen aus. Wichtig ist v. a. **Cholecystokinin**. Es wird vom Dünndarm ins Blut abgegeben und gilt als „Sättigungshormon", weil es hemmend auf das Hungerzentrum und damit auf die Nahrungsaufnahme wirkt.
- Der Gegenspieler von Cholecystokinin ist das „Hungerhormon" **Ghrelin**. Es wird vom Verdauungstrakt freigesetzt und aktiviert das Hungerzentrum. Seine Freisetzung nimmt ab, wenn sich das Verdauungssystem mit Nahrung füllt – und damit sinkt auch das Hungergefühl.
- **Glukose** wirkt über Rezeptoren direkt am Gehirn. Sie hemmt das Hungerzentrum und aktiviert das Sättigungszentrum. Ein niedriger Glukosespiegel erzeugt dagegen ein Hungergefühl.

Der Dehnungsreiz und die genannten Botenstoffe stehen alle in unmittelbarem Zusammenhang mit der Nahrungsaufnahme. Sie sind deshalb nur für die **kurzfristige** Steuerung des Hunger- bzw. Sättigungsgefühls verantwortlich, die direkt auf jede Nahrungsaufnahme folgt.

Bei der langfristigen Steuerung spielt das im Fettgewebe gebildete Hormon Leptin (S. 287) eine wichtige Rolle. Es aktiviert das Sattheitszentrum und hemmt das Hungerzentrum. Seine Freisetzung hängt nicht von der Nahrungsaufnahme, sondern von der Menge des Fettgewebes ab. Je mehr Fettgewebe im Körper vorhanden ist, desto mehr Leptin wird ausgeschüttet. Eine ähnliche Wirkung wie Leptin hat auch Insulin.

Wann, was und wie viel gegessen wird, hängt aber nicht nur von Nervenreizen und Hormonen ab. Eine große Rolle spielen auch die Ernährungsgewohnheiten, die meist schon im Kindesalter geprägt werden. Essen und Trinken sind darüber hinaus nicht nur wichtig, um den Körper mit Nährstoffen zu versorgen, sondern in den meisten Kulturen sind sie außerdem ein sehr wichtiger Teil des sozialen Miteinanders.

> **WISSEN TO GO**
>
> **Hunger und Sättigung**
>
> Die Steuerung von Hunger- und Sättigungsgefühl übernehmen das **Hungerzentrum** und das **Sättigungszentrum** im Gehirn. Als „Sättigungshormon" gilt **Cholecystokinin**, das freigesetzt wird, wenn die Nahrung den Dünndarm erreicht. Es hemmt das Hungerzentrum. Das „Hungerhormon" ist **Ghrelin**, welches das Hungerzentrum aktiviert. Seine Ausschüttung sinkt, wenn sich der Verdauungstrakt mit Nahrung füllt. Weiterhin wichtig für die Steuerung von Hunger und Sättigung sind die Dehnung der Magenwand und der Blutglukosespiegel.
>
> Im Fettgewebe wird das Hormon **Leptin** gebildet, das ebenfalls das Hungerzentrum hemmt. Je mehr Fett vorhanden ist, desto mehr Leptin wird gebildet.

10 Niere und ableitende Harnwege, Wasser- und Elektrolythaushalt

10.1 Nieren

10.1.1 Aufgaben

Die Niere (Ren) hat vielfältige Aufgaben. Zu ihren wichtigsten Funktionen gehören:

Regulationsfunktion • Sie steuert über die Harnproduktion die Menge und die Elektrolytzusammensetzung der extrazellulären Flüssigkeit (S. 251). Sie nimmt außerdem Einfluss auf den Säure-Basen-Haushalt.

Ausscheidungs- und Reinigungsfunktion • Sie reinigt den Körper, indem sie zusammen mit dem Harn Abfallstoffe des Körperstoffwechsels und Fremdsubstanzen (z. B. Medikamente und Umweltgifte) aus dem Körper entfernt.

Hormonfunktion • Über das hormonähnliche Enzym **Renin** beeinflusst die Niere den Blutdruck. Auch das Hormon **Erythropoetin** wird in der Niere gebildet, es regt die Bildung der roten Blutkörperchen an. Ebenfalls in der Niere wird das in der Leber gebildete Vitamin D_2 in das wirksame **Vitamin D_3** (Kalzitriol, ▸ **Tab. 9.1**) umgewandelt. Es wird auch als „Vitamin-D-Hormon“ bezeichnet und beeinflusst den Kalziumstoffwechsel.

WISSEN TO GO

Aufgaben der Niere

Hauptaufgabe der Niere ist die **Harnproduktion**. Hierüber bewirkt sie:

- die Regulation des Wasser- und Elektrolythaushalts,
- die Regulation des Säure-Basen-Haushalts und
- die Reinigung und Entgiftung des Körpers.

Außerdem ist sie durch **Hormonproduktion** an der hormonellen Steuerung von Blutdruck, Blutbildung und Knochenstoffwechsel beteiligt.

10.1.2 Lage, Form und Größe

Die Nieren (▸ **Abb. 10.1**) liegen links und rechts der Wirbelsäule. Ihr oberer Rand befindet sich etwa auf Höhe des letzten Brustwirbels, wobei die linke Niere etwas weiter oben liegt als die rechte. Durch ihre Lage dicht unterhalb des Zwerchfells bewegen sie sich bei der Atmung um bis zu 3 cm auf und ab. Die Nieren liegen hinter dem Bauchfell im Retroperitonealraum (S. 184) und damit außerhalb der Bauchfellhöhle. Oberhalb der Nieren befinden sich die Nebennieren (S. 276), die zum Hormonsystem gehören. Niere und Nebenniere werden von einer gemeinsamen Fettkapsel und einem Bindegewebssack (Fascia renalis) umschlossen.

Die Niere erinnert in ihrer Form an eine große Bohne. Die Nieren sind ca. 12 cm lang, ca. 5 cm breit und ca. 4 cm dick. Bei einem Erwachsenen beträgt das Gewicht jeder Niere 120–200 g.

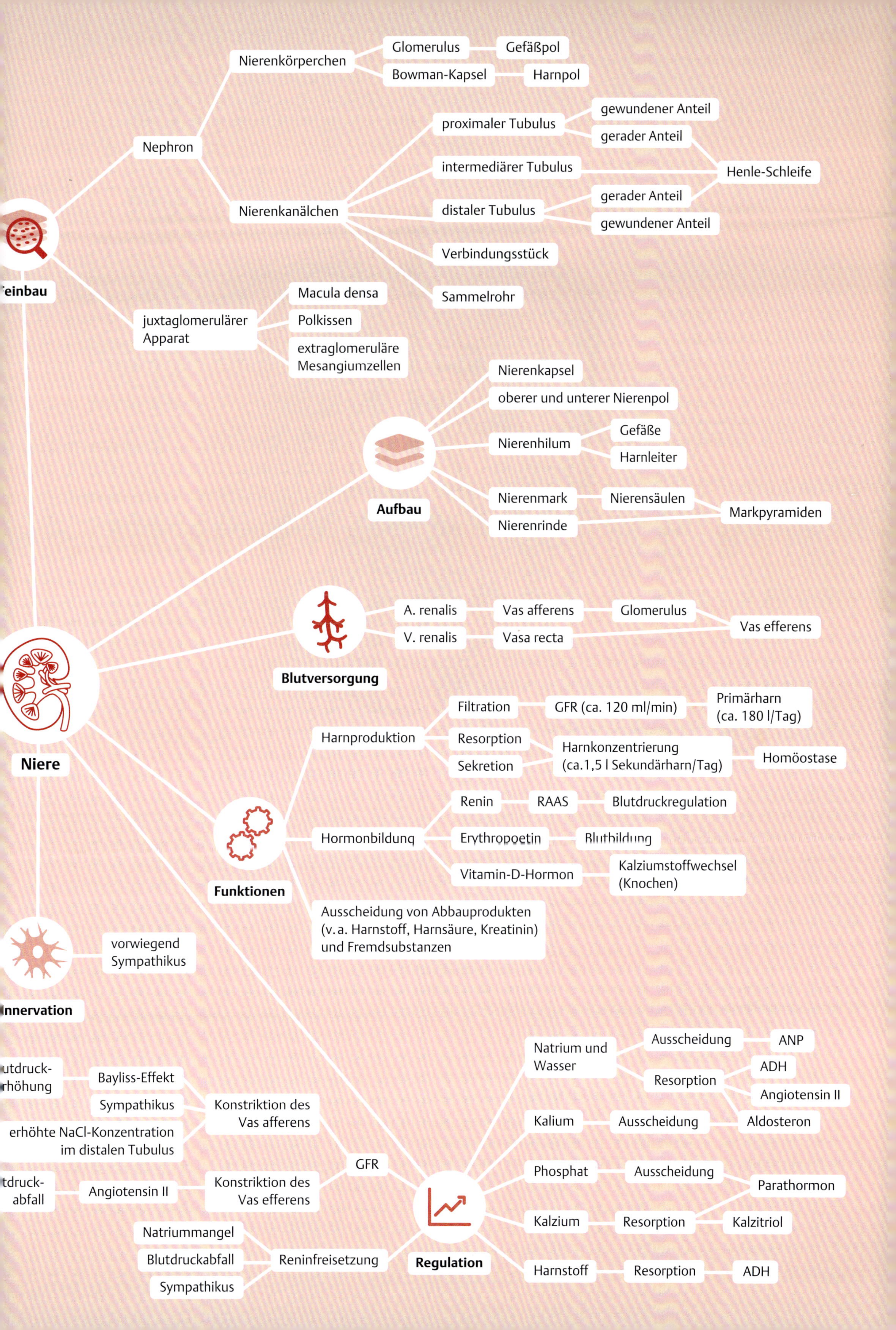

Niere
Feinbau
Nephron
Nierenkörperchen
Glomerulus
Gefäßpol
Bowman-Kapsel
Harnpol
Nierenkanälchen
proximaler Tubulus
gewundener Anteil
gerader Anteil
intermediärer Tubulus
Henle-Schleife
distaler Tubulus
gerader Anteil
gewundener Anteil
Verbindungsstück
Sammelrohr
juxtaglomerulärer Apparat
Macula densa
Polkissen
extraglomeruläre Mesangiumzellen
Aufbau
Nierenkapsel
oberer und unterer Nierenpol
Nierenhilum
Gefäße
Harnleiter
Nierenmark
Nierensäulen
Markpyramiden
Nierenrinde
Blutversorgung
A. renalis
Vas afferens
Glomerulus
Vas efferens
V. renalis
Vasa recta
Funktionen
Harnproduktion
Filtration
GFR (ca. 120 ml/min)
Primärharn (ca. 180 l/Tag)
Resorption
Sekretion
Harnkonzentrierung (ca. 1,5 l Sekundärharn/Tag)
Homöostase
Hormonbildung
Renin
RAAS
Blutdruckregulation
Erythropoetin
Blutbildung
Vitamin-D-Hormon
Kalziumstoffwechsel (Knochen)
Ausscheidung von Abbauprodukten (v. a. Harnstoff, Harnsäure, Kreatinin) und Fremdsubstanzen
Innervation
vorwiegend Sympathikus
Regulation
Natrium und Wasser
Ausscheidung
ANP
Resorption
ADH
Angiotensin II
Aldosteron
Kalium
Ausscheidung
Phosphat
Ausscheidung
Parathormon
Kalzium
Resorption
Kalzitriol
Harnstoff
Resorption
ADH
GFR
Konstriktion des Vas afferens
Bayliss-Effekt
utdruck-rhöhung
Sympathikus
erhöhte NaCl-Konzentration im distalen Tubulus
Konstriktion des Vas efferens
Angiotensin II
tdruck-abfall
Reninfreisetzung
Natriummangel
Blutdruckabfall
Sympathikus

Abb. 10.1 Lage der Nieren.

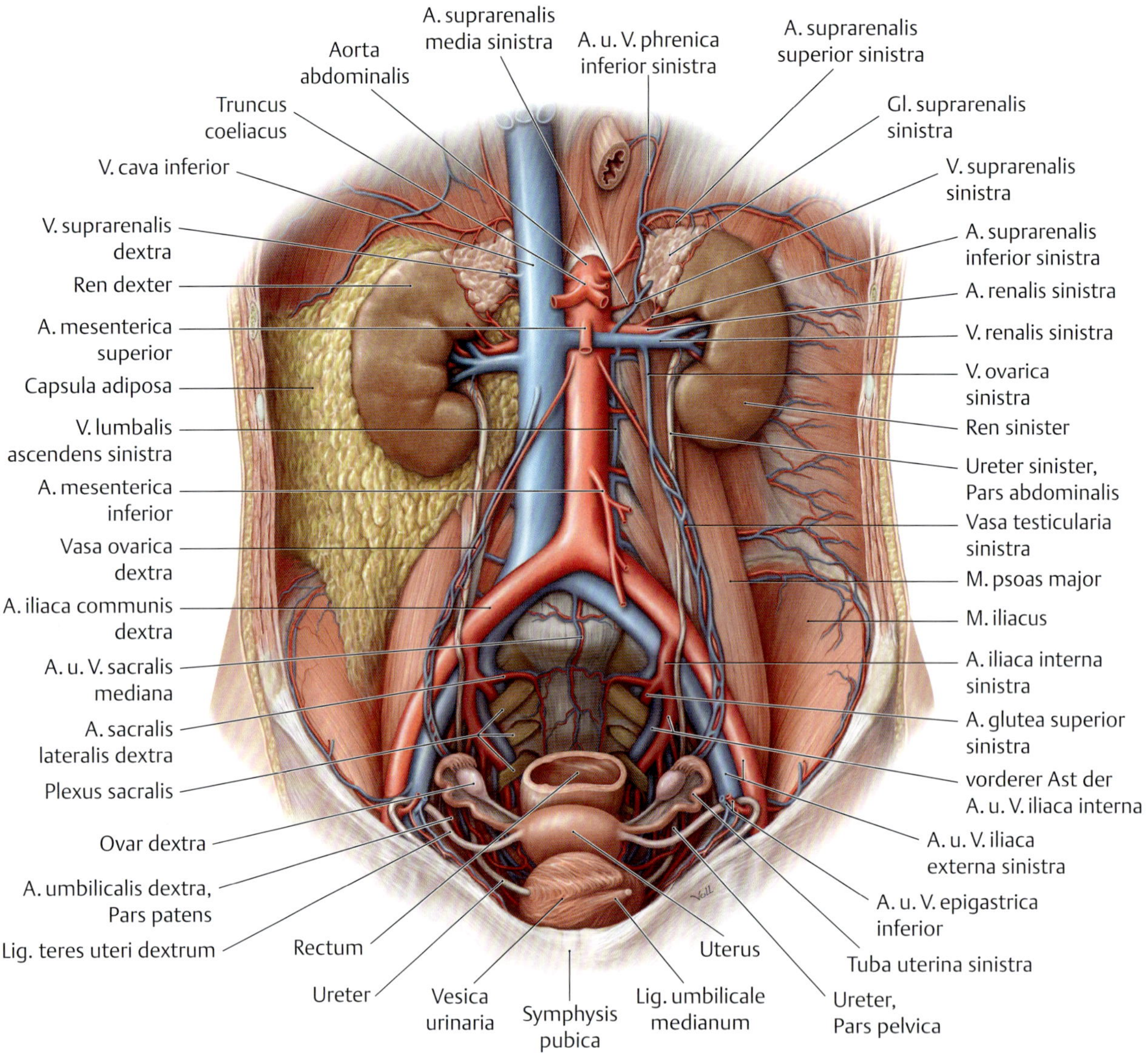

Darstellung bei der Frau. Bis auf die Nieren, die Nebennieren und die ableitenden Harnwege sind die Organe entfernt, genauso das Zwerchfell. Ein Lager aus Fett und Bindegewebe schützt die Nieren, es ist zur besseren Darstellung an der linken Niere entfernt. Die Nebennieren sitzen auf den oberen Nierenpolen. *Quelle: nach Schünke M, Schulte E, Schumacher U. Prometheus. LernAtlas der Anatomie. Innere Organe. Illustrationen von K. Wesker und M. Voll. 6. Aufl. Stuttgart: Thieme; 2022.*

10.1.3 Aufbau

Die Niere besitzt einen oberen und einen unteren **Nierenpol** und einen äußeren und einen inneren **Nierenrand** (▶ **Abb. 10.2**). Mittig am inneren Nierenrand liegt das **Nierenhilum**, an dem die Gefäße sowie der **Harnleiter** (Ureter) ein- bzw. austreten. Die Nierenoberfläche ist von einer bindegewebigen Organkapsel (Capsula fibrosa) überzogen.

Schneidet man die Niere längs durch, sind 2 Anteile erkennbar: Im äußeren Bereich liegt die **Nierenrinde** (Cortex renalis), die das innere **Nierenmark** (Medulla renalis) umgibt. Dabei ziehen die **Nierensäulen** (Columnae renales) als Ausläufer der Nierenrinde bis in das Nierenmark. Sie unterteilen das Nierenmark in 8–12 **Markpyramiden** (Pyramides renales). An der Spitze der Markpyramide befinden sich die **Nierenpapillen** (Papillae renales). Sie öffnen sich in die **Nierenkelche** (Calices renales), die sich im zentral gelegenen Nierenbecken (S. 245) vereinigen und den ersten Teil des ableitenden Harnsystems (S. 243) bilden.

WISSEN TO GO

Aufbau der Niere

Die beiden Nieren liegen **retroperitoneal** rechts bzw. links neben der Wirbelsäule. Oberhalb der Nieren befinden sich die Nebennieren. Eine Niere ist ca. 12 cm lang, hat die Form einer Bohne und ist von einer **Bindegewebskapsel** umgeben. Die Gefäße und der Harnleiter treten am **Nierenhilum** in die Niere ein bzw. aus der Niere aus.

Im Nierenlängsschnitt unterscheidet man von außen nach innen:

- die Nierenrinde,
- das Nierenmark,
- die Nierenkelche mit dem Nierenbecken.

Die Nierenkelche und das Nierenbecken gehören schon zu den ableitenden Harnwegen.

Abb. 10.2 Aufbau der Niere.

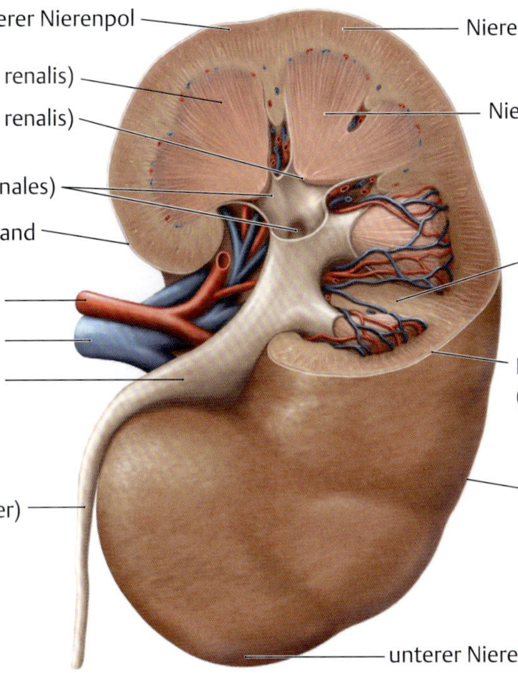

Rechte Niere von hinten betrachtet. Ein Teil des Nierengewebes wurde entfernt, um die Innenstruktur besser sichtbar zu machen.
Quelle: Schünke M, Schulte E, Schumacher U. Prometheus. LernAtlas der Anatomie. Innere Organe. Illustrationen von K. Wesker und M. Voll. 6. Aufl. Stuttgart: Thieme; 2022.

10.1.4 Feinbau

Nephron

So wie die Alveolen in der Lunge für die Organfunktion, nämlich den Gasaustausch, verantwortlich sind, gibt es auch in der Niere kleine funktionelle Strukturen, die **Nephrone** (▶ **Abb. 10.3**). Sie sind für die Bildung des Harns zuständig und bestehen aus 2 Anteilen:

- **Nierenkörperchen** (Corpusculum renale) und
- **Nierenkanälchen** (Tubulus renalis).

Beide Nieren enthalten zusammen ca. 2–3 Mio. Nephrone.

Nierenkörperchen

Im Nierenkörperchen entsteht die Vorstufe des Urins, der **Primärharn**. Die Nierenkörperchen (▶ **Abb. 10.4**) liegen in der **Nierenrinde**. Sie bestehen aus:

- dem Glomerulus (Kapillarknäuel) und
- der Bowman-Kapsel (Capsula glomerularis).

Der **Glomerulus** besteht aus etwa 30 feinen Kapillarschlingen. Die Arteriole, die das Blut zu dem Kapillarknäuel hinleitet, wird als **Vas afferens** (zuführendes Gefäß) bezeichnet, die Arteriole, die sich an den Glomerulus anschließt, als **Vas efferens** (abführendes Gefäß). Die Stelle, an der das Vas afferens in das Nierenkörperchen ein- und das Vas efferens aus dem Nierenkörperchen austritt, wird als **Gefäßpol** bezeichnet. Er weist immer in Richtung Nierenrinde. Die Kapillarwand besitzt Poren, die Wasser und kleinere Moleküle durchlassen, die roten Blutkörperchen und große Proteine aber im Gefäß zurückhalten. Zwischen den Kapillarschlingen des Glomerulus befinden sich die **intraglomerulären Mesangiumzellen**. Sie stützen die Kapillarschlingen und sind zur Phagozytose fähig.

Die **Bowman-Kapsel** umgibt den Glomerulus wie ein Trichter, in den ein Filter eingelegt wurde. Sie besteht aus einem inneren und einem äußeren Blatt, zwischen denen ein schmaler Spalt liegt. Das **innere Blatt** entspricht dabei dem Filter: Es umschließt das Kapillarknäuel und besteht aus **Podozyten** (Füßchenzellen), die zwischen ihren Fortsätzen kleine Lücken lassen (▶ **Abb. 10.4**). Durch diese **Filtrationsschlitze** können das Wasser und die Moleküle, die aus den Glomeruluskapillaren austreten, in den Spalt zwischen den beiden Kapselblättern gelangen. Das **äußere Blatt** entspricht dem Trichter: Da es keine Lücken besitzt, grenzt es den Glomerulus vom umgebenden Gewebe ab und leitet so die aus den Kapillaren ausgetretene Flüssigkeit weiter zum Ausgang der Bowman-Kapsel. Dieser liegt am sog. **Harnpol** der Kapsel (▶ **Abb. 10.4**), der in Richtung Nierenmark zeigt. Dort schließt sich das Nierenkanälchen an.

Patho Glomerulonephritis

*Bei einer Glomerulonephritis liegt eine **Entzündung der Nierenkörperchen** vor. Dabei ist der Filter zwischen dem Blut in den Kapillaren des Nierenkörperchens und dem Primärharn in der Bowman-Kapsel gestört. Es werden vermehrt Substanzen in den Primärharn abgepresst, die bei einer gesunden Niere zurückgehalten würden, z. B. Eiweiß (Proteine) und rote Blutkörperchen. Die Erkrankung ist relativ selten, tritt sie aber auf (z. B. infolge einer Autoimmunerkrankung), führt sie häufig zum Nierenversagen.*

Nierenkanälchen

Im Nierenkanälchen wird durch Stoffabgabe in den Harn (Sekretion) und Stoffaufnahme aus dem Harn (Resorption) die Zusammensetzung des Primärharns verändert, sodass der Harn entsteht, der vom Körper ausgeschieden wird (**Sekundärharn**). Das Nierenkanälchen liegt teilweise in der Nierenrinde und teilweise im Nierenmark. Es besteht aus mehreren Abschnitten (▶ **Abb. 10.3**):

Abb. 10.3 Nephron.

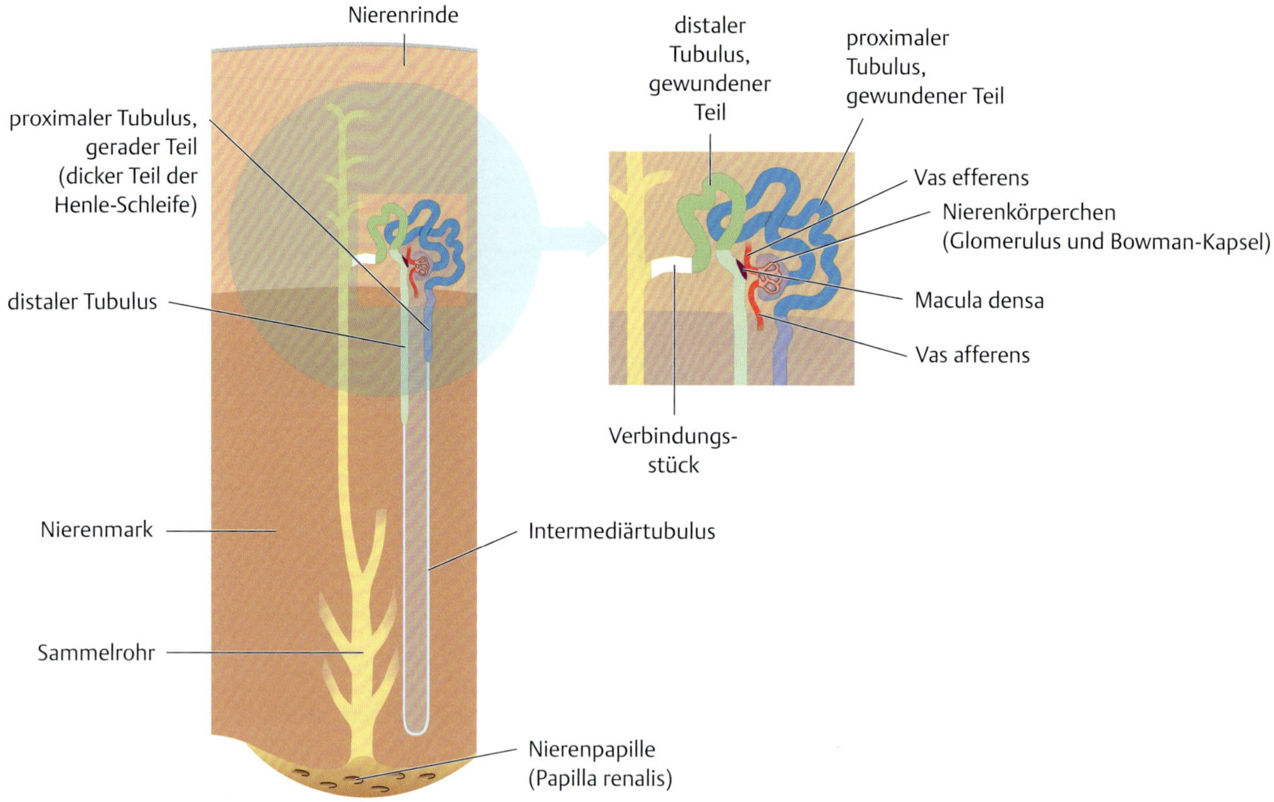

Jedes Nephron besteht aus dem Nierenkörperchen mit zu- und abführendem Blutgefäß (Vas afferens und Vas efferens) und dem Nierenkanälchen, das sich aus dem proximalen Tubulus, dem Intermediärtubulus und dem distalen Tubulus zusammensetzt (vgl. ▶ **Tab. 10.1**). Es endet über das Verbindungsstück im Sammelrohr. Der gerade absteigende Teil des proximalen Tubulus, der Intermediärtubulus und der gerade aufsteigende Teil des distalen Tubulus bilden zusammen die Henle-Schleife. *Quelle: Schünke M, Schulte E, Schumacher U. Prometheus. LernAtlas der Anatomie. Innere Organe. Illustrationen von K. Wesker und M. Voll. 6. Aufl. Stuttgart: Thieme; 2022.*

Abb. 10.4 Feinbau eines Nierenkörperchens.

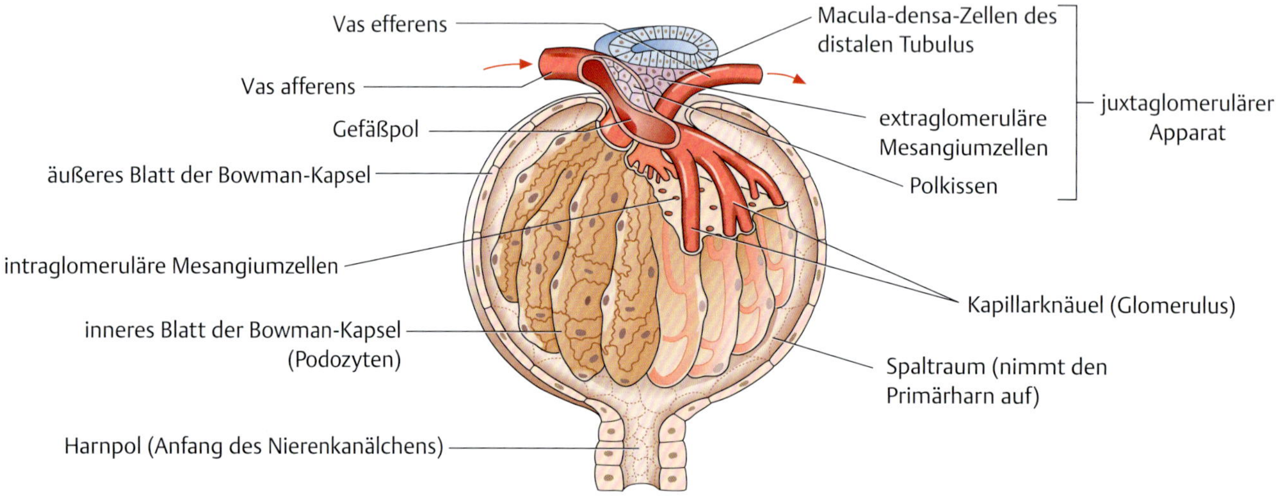

Das Kapillarknäuel (Glomerulus) wird von der Bowman-Kapsel umgeben. Sie leitet den Primärharn über den Harnpol in das Nierenkanälchen. *Quelle: Behrends JC et al. Duale Reihe Physiologie. Stuttgart: Thieme; 2016.*

- **proximaler Tubulus (Hauptstück):** Er schließt an den Harnpol der Bowman-Kapsel an und verläuft zuerst gewunden im Bereich des Glomerulus, um dann mit einem geraden Anteil ins Nierenmark zu ziehen.
- **intermediärer Tubulus (Überleitungsstück):** Er stellt die Verbindung zwischen proximalem und distalem Tubulus her. Sein Durchmesser ist wesentlich geringer als derjenige der übrigen Tubulusabschnitte. Er zieht zunächst gerade weiter, beschreibt dann aber eine Haarnadelkurve und steigt parallel zu seinem absteigenden Teil wieder in Richtung Glomerulus an.
- **distaler Tubulus (Mittelstück):** Er bildet die Verlängerung des intermediären Tubulus und verläuft erst gerade, um dann auf Höhe des Glomerulus in einen gewundenen Abschnitt überzugehen.
- **Verbindungsstück:** Es schließt sich an den distalen Tubulus an, ist relativ kurz und verbindet den distalen Tubulus mit dem Sammelrohr.
- **Sammelrohr:** In jedes Sammelrohr münden die Verbindungsstücke von ca. 10 Nephronen. Das Sammelrohr stellt den letzten Abschnitt des Nierenkanälchens dar. Es verläuft gerade in Richtung Nierenmark und dort in den Markpyramiden weiter. Zusammen mit weiteren 15–20 Sammelrohren mündet es auf einer Nierenpapille in einen Nierenkelch.

Der gerade Teil des proximalen Tubulus, das Überleitungsstück und der gerade Teil des distalen Tubulus verlaufen aus der Nierenrinde ins Nierenmark und wieder zurück in die Nierenrinde. Diese Einheit hat die Form einer Haarnadel und wird auch als **Henle-Schleife** bezeichnet (▶ **Abb. 10.3** und ▶ **Tab. 10.1**).

WISSEN TO GO

Aufbau des Nephrons

Für die Harnbildung zuständig sind die **Nephrone**. Sie liegen im Nierengewebe und setzen sich aus dem Nierenkörperchen und dem Nierenkanälchen zusammen:

Ein **Nierenkörperchen** besteht aus dem Glomerulus (Kapillarknäuel) und der Bowman-Kapsel. Das zuführende Gefäß des Glomerulus ist das Vas afferens, das abführende das Vas efferens. Im Nierenkörperchen wird der Primärharn gebildet.

Das **Nierenkanälchen (Tubulus)** besteht aus einem proximalen Teil, der vom Nierenkörperchen abgeht, und einem distalen Teil, der in das Sammelrohr mündet. Beide Teile besitzen einen gewundenen und einen geraden Teil. Die beiden geraden Teile liegen parallel wie bei einer Haarnadel nebeneinander und werden als **Henle-Schleife** bezeichnet. Die Sammelrohre münden in die Nierenkelche. In den Nierenkanälchen wird der Sekundärharn gebildet.

Der **Urin** nimmt also folgenden Weg:

Filtration im Glomerulus → Bowman-Kapsel → proximaler Tubulus → intermediärer Tubulus → distaler Tubulus → Verbindungsstück → Sammelrohr → Nierenkelch → Nierenbecken.

Juxtaglomerulärer Apparat

Außer den Nephronen gibt es in der Niere eine weitere wichtige funktionelle Einheit, den juxtaglomerulären Apparat (▶ **Abb. 10.4**). Er spielt eine Rolle bei der Blutdruckregulation (S. 156) und besteht aus verschiedenen Zellen:

- **Macula densa:** So wird die Stelle bezeichnet, an der der distale Tubulus die Gefäße des Nierenkörperchens berührt. Dort liegen spezialisierte Epithelzellen (Osmosensoren), die die Natriumkonzentration im distalen Tubulus messen und die für die tubuloglomeruläre Rückkopplung (S. 241) verantwortlich sind.
- **Polkissen:** Es liegt in der Gefäßwand des Vas afferens am Übergang in das Kapillarknäuel und besteht aus speziellen Gefäßmuskelzellen, die das Hormon Renin (S. 242) bilden und ausschütten können.
- **extraglomeruläre Mesangiumzellen:** Sie befinden sich dort, wo das Vas afferens in den Glomerulus ein- und das Vas efferens aus dem Glomerulus austritt.

WISSEN TO GO

Juxtaglomerulärer Apparat

Der **juxtaglomeruläre Apparat** besteht aus speziellen Zellen mit unterschiedlichen Aufgaben:

- **Macula densa:** Hier wird die **Natriumkonzentration** im distalen Tubulus gemessen.
- **Polkissen:** Seine Zellen bilden das Hormon **Renin**, das an der Blutdruckregulation und der Regulation des Wasser- und Elektrolythaushaltes beteiligt ist.

Tab. 10.1 Abschnitte des Nierenkanälchens (vgl. ▶ Abb. 10.3).

Abschnitt	Anteile	Bestandteil von
proximaler Tubulus (Hauptstück)	gewundener Teil	proximalem Konvolut
	dicker gerader absteigender Teil	Henle-Schleife
intermediärer Tubulus (Überleitungsstück)	dünner gerader absteigender Teil	
	dünner gerader aufsteigender Teil	
distaler Tubulus (Mittelstück)	dicker gerader aufsteigender Teil	
	gewundener Teil	distalem Konvolut
Verbindungsstück	–	–
Sammelrohr	–	–

10.1.5 Gefäßversorgung und Innervation

Blutgefäßversorgung

Die Nieren gehören zu den Organen, die am stärksten durchblutet werden. Im Gegensatz zur Lunge und zum Herzen verfügen sie nicht über zwei getrennte Blutsysteme für Funktion und Eigenversorgung, sondern das Gewebe wird von den Gefäßen versorgt, die auch an der Harnbildung beteiligt sind (▸ **Abb. 10.5**). Jede der beiden Nieren erhält ihr Blut von einer **Nierenarterie** (A. renalis, ▸ **Abb. 10.2**). Das Blut durchfließt als **1. Kapillarnetz** den Glomerulus. Dabei handelt es sich um ein rein arterielles Kapillarnetz, in dem nur Filtrationsvorgänge und kein Stoffaustausch stattfinden. An dieses 1. Kapillarnetz schließen sich die **Vasa efferentes** an, die noch immer sauerstoffreiches Blut führen. Sie bilden nach ihrem Austritt aus dem Nierenkörperchen ein **2. Kapillarnetz**, das sich um die Nierenkanälchen legt und an dem der Gas- und Stoffaustausch stattfindet. Dieses 2. Kapillarnetz spielt eine wichtige Rolle bei der Harnkonzentrierung (S. 238). Die Kapillaren vereinigen sich zu Zwischenläppchenvenen (Vv. interlobulares). Ihr weiterer Verlauf entspricht dem des arteriellen Systems, bis das Blut schließlich über die linke bzw. die rechte **Nierenvene** (V. renalis) in die untere Hohlvene (V. cava inferior) fließt.

Innervation

Mit der Nierenarterie ziehen **sympathische Nerven** in die Niere. Sie versorgen die Gefäße und den juxtaglomerulären Apparat: Sie fördern die Freisetzung von Renin aus den Zellen des Polkissens und tragen zur Verengung der Vasa afferentes bei. Dadurch sinkt die Filtration in den Glomeruli. Eine parasympathische Innervation der Niere ist umstritten.

> **WISSEN TO GO**
>
> **Gefäßsystem der Niere**
>
> Die Niere besitzt nur **1 Gefäßsystem**, das sowohl für die Versorgung als auch die Funktion (Primärharnbildung) des Organs zuständig ist. Der Weg des Blutes ist dabei folgender:
>
> Aorta → A. renalis → mehrere Verzweigungen im Nierengewebe → Vas afferens → 1. Kapillarnetz (Glomerulus) → Vas efferens → 2. Kapillarnetz (um den Tubulus) → Vereinigung zu kleineren, dann größeren Venen → V. renalis → untere Hohlvene.
>
> Die Niere wird vorwiegend vom **Sympathikus** innerviert.

10.1.6 Funktionen

Bei der Bildung des Urins kann man 2 Schritte unterscheiden:

1. Bildung des **Primärharns** in den Nierenkörperchen über die **glomeruläre Filtration** und
2. Bildung des **Sekundärharns** in den Nierenkanälchen über **Sekretion** (Abgabe) und **Resorption** (Aufnahme) von Wasser (Harnkonzentrierung) und anderen Substanzen.

! Merke Renale Ausscheidung

Renale Ausscheidung (Harn) = Filtration + Sekretion – Resorption

Abb. 10.5 Gefäßversorgung der Niere.

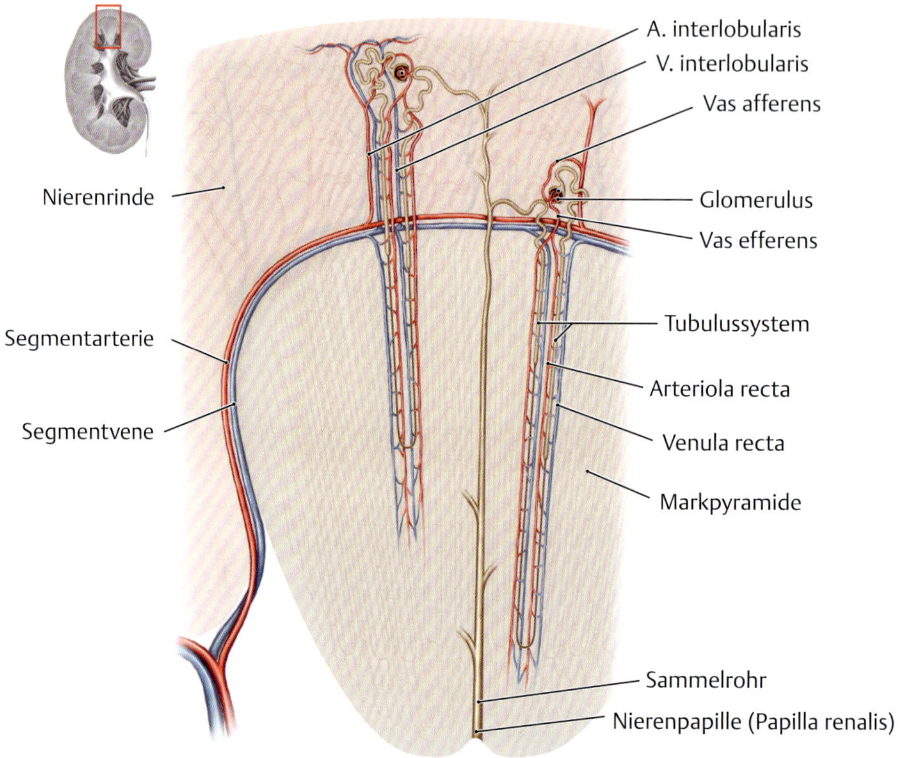

Der Glomerulus stellt das 1. Kapillarnetz dar, das 2. Kapillarnetz spannt sich zwischen den Arterien und Venen, die parallel zu den Nierenkanälchen verlaufen. Wegen ihres geraden Verlaufs werden sie auch als Arteriola und Venula recta (gemeinsam: Vasa recta) bezeichnet. *Quelle: Schünke M, Schulte E, Schumacher U. Prometheus. LernAtlas der Anatomie. Innere Organe. Illustrationen von K. Wesker und M. Voll. 6. Aufl. Stuttgart: Thieme; 2022.*

Abb. 10.6 Effektiver Filtrationsdruck.

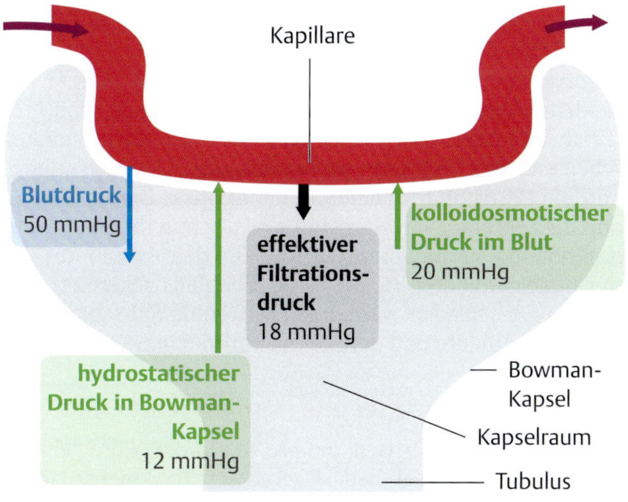

Da der kolloidosmotische Druck im Blut und der hydrostatische Druck in der Bowman-Kapsel dem Blutdruck in den glomerulären Kapillaren entgegenwirken, liegt der effektive Filtrationsdruck am Beginn der Kapillare nur bei ca. 18 mmHg. *Quelle: Schwegler JS, Lucius R. Der Mensch – Anatomie und Physiologie. Stuttgart: Thieme; 2016.*

Glomeruläre Filtration

Wie oben beschrieben weist die Gefäßwand der Glomeruluskapillaren Lücken auf. Wenn nun das Blut mit einem gewissen Druck durch das Kapillarknäuel fließt, werden Wasser und Moleküle durch diese Lücken gepresst. Diesen Vorgang nennt man **glomeruläre Filtration**, die abgepresste Flüssigkeit **Primärharn**. Zu den Molekülen, die durch den glomerulären Filter in den Primärharn übertreten können, zählen u. a. Zucker, Aminosäuren, kleine Proteine, Harnstoff, Harnsäure und Ionen.

Als **glomeruläre Filtrationsrate (GFR)** bezeichnet man die Menge Primärharn, die pro Minute von allen Glomeruli beider Nieren zusammen produziert wird.

Die GFR beträgt bei einem jungen Erwachsenen ca. **120 ml/min**. Das bedeutet, dass pro Tag ca. 180 l Primärharn gebildet werden. Die GFR kann bestimmt werden, um die **Nierenfunktion** zu beurteilen.

Die GFR wird von 3 Faktoren beeinflusst:

- dem Blutdruck im Glomerulus (ca. 50 mmHg),
- dem kolloidosmotischen Druck der Eiweißmoleküle des Blutes (ca. 20 mmHg) und
- dem hydrostatischen Druck in der Bowman-Kapsel (ca. 12 mmHg).

Da der kolloidosmotische und der hydrostatische Druck dem Blutdruck im Nierengefäß entgegenwirken, beträgt der **effektive Filtrationsdruck** am Kapillaranfang 18 mmHg (Blutdruck in der Niere abzüglich des kolloidosmotischen und des hydrostatischen Drucks, ▶ **Abb. 10.6**). Im weiteren Gefäßverlauf wird durch den positiven Filtrationsdruck Wasser abgepresst, wodurch die Eiweißkonzentration im Blut entlang des Glomerulus zunimmt. Am Ende der Kapillare kann dadurch der kolloidosmotische Druck im Blut bis weit über 20 mmHg ansteigen und der effektive Filtrationsdruck geht gegen null.

Abb. 10.7 Resorption und Sekretion.

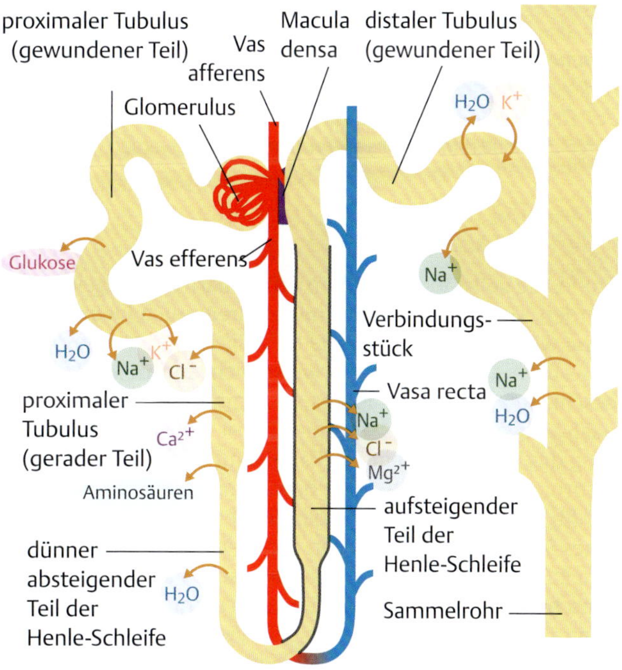

Gezeigt werden die wichtigsten Resorptions- und Sekretionsvorgänge entlang des Nierenkanälchens. Da der aufsteigende Teil der Henle-Schleife wasserundurchlässig ist, kann hier kein Wasser resorbiert werden. *Quelle: I care Anatomie, Physiologie. 2., aktualisierte Auflage. Stuttgart: Thieme; 2020.*

Resorption und Sekretion

Würde der Primärharn unverändert ausgeschieden, würde der Körper so viel Flüssigkeit und so viele Elektrolyte verlieren, dass sie über die Nahrung nicht mehr ersetzt werden könnten. Deshalb muss der Körper Wasser und andere Inhaltsstoffe wieder aus dem Primärharn zurückgewinnen. Dies geschieht im Rahmen von **Resorptionsvorgängen**. Andere Stoffe dagegen müssen aus dem Nierengewebe in den Primärharn abgegeben werden. Sie werden **sezerniert**.

- **Resorption** bedeutet die Aufnahme von Stoffen aus dem Primärharn in das umgebende Nierengewebe: Die Substanzen bleiben im Körper.
- **Sekretion** bedeutet die Abgabe aus dem umgebenden Nierengewebe in den Primärharn: Die Substanzen werden mit dem Urin ausgeschieden.

Beide Vorgänge finden im Tubulussystem und im Sammelrohr statt. Dabei können die Stoffe

- entweder **passiv** aufgrund eines Konzentrationsgefälles zwischen Tubuluslumen und Gewebe resorbiert bzw. sezerniert werden
- oder **aktiv** durch energieverbrauchende Ionenpumpen in der Wand der Tubuluszelle aufgenommen oder abgegeben werden.

Der wichtigste Ort der Resorption sowohl für Ionen als auch für Wasser und andere Substanzen ist der **proximale Tubulus** (▶ **Abb. 10.7**). Hier wird neben Glukose, Aminosäuren und Proteinen ein großer Teil der Ionen und des Wassers wieder aufgenommen (▶ **Tab. 10.2**). Auch im **aufsteigenden Teil der Henle-Schleife** finden verschiedene Resorptionsvorgänge statt. Für Wasser ist er allerdings – im Gegensatz zum absteigenden Teil – **nicht** durchlässig. Im **Sammelrohr** ist vor allem die Wasserresorption von Bedeutung.

Patho Elektrolytstörungen

*Da die Hauptleistungen der Nierenkanälchen Sekretion und Resorption sind, bewirkt eine Störung ihrer Funktion eine **geänderte Zusammensetzung des Sekundärharns**. Elektrolyte werden zu wenig rückresorbiert oder zu wenig sezerniert, wodurch es zu Störungen des Elektrolythaushalts kommt. Durch eine Blut- und eine Harnuntersuchung können solche Störungen erkannt werden.*

Resorption und Sekretion von Glukose, Ionen und Abbauprodukten

Stoffe, die **vollständig** aus dem Primärharn zurückgewonnen werden, sind **Glukose** und **Aminosäuren**. Auch **kleinere Proteine** werden vom Körper wieder aufgenommen. Diese Stoffe werden deshalb normalerweise nicht mit dem Urin ausgeschieden. Dennoch kann es vorkommen, dass sie im Urin nachweisbar sind. Ursache hierfür ist meist eine Überlastung des Tubulussystems. Es kann dann die Menge, die rückresorbiert werden soll, nicht bewältigen, weil alle Transporter für den jeweiligen Stoff bereits besetzt sind. Die Menge eines Stoffes, die maximal von der Niere rückresorbiert werden kann, bezeichnet man als **Nierenschwelle**. Wird die Nierenschwelle überschritten, d. h., soll mehr resorbiert werden, als Transportkapazitäten zur Verfügung stehen, wird der Stoff mit dem Urin ausgeschieden.

Patho Glukosurie

*Ein Überschreiten der Nierenschwelle lässt sich z. B. für Glukose bei **Diabetikern** beobachten, die nur unzureichend therapiert sind. Die Nierenschwelle für Glukose liegt bei einer Blutglukosekonzentration von ca. 140–170 mg/dl. Bei höheren Werten gelangt mehr Glukose in den Primärharn, als die Resorptionsmechanismen im proximalen Tubulus wieder resorbieren können. Es kommt zur Glukoseausscheidung über den Harn (**Glukosurie**) und osmotisch bedingt steigt auch die Wasserausscheidung. Damit nimmt das Harnvolumen zu und der Erkrankte muss häufig zur Toilette (**Polyurie**). Die Folge der erhöhten Flüssigkeitsausscheidung ist starker Durst mit vermehrtem Trinken (**Polydipsie**).*

Die meisten **Ionen** werden ebenfalls nahezu vollständig resorbiert (▶ **Tab. 10.2**). Vom glomerulär filtrierten Natrium wird nur ca. 1 % ausgeschieden, von Chlorid noch weniger. Auch Magnesium wird fast komplett rückresorbiert.

Die Rückresorption von **Natrium** kann durch das Hormon Aldosteron (S. 278) erhöht werden. Da im proximalen Tubulus die Wiederaufnahme von Wasser an die Natriumrückresorption gekoppelt ist, wird dann auch mehr Wasser rückresorbiert.

Blitzlicht Diuretika

*Diuretika sind Medikamente, die die **Wasserausscheidung steigern**. Es gibt verschiedene Arten von Diuretika. Schnell und stark wirksam sind die sog. **Schleifendiuretika** (z. B. Furosemid). Sie haben ihren Namen daher, dass sie an der Henle-Schleife wirken, und zwar am aufsteigenden Teil. Dort sorgen sie dafür, dass weniger Natrium aus dem Primärharn resorbiert wird. Das führt dazu, dass auch mehr Wasser im Tubulussystem verbleibt und ausgeschieden wird.*

Kalium kann sowohl resorbiert als auch sezerniert werden. Im distalen Tubulus ist die Kaliumsekretion an die Rückresorption von Natrium geknüpft, sodass Aldosteron indirekt zu einer vermehrten Kaliumausscheidung führt.

Die Ausscheidung des filtrierten **Kalziums** liegt bei max. 5 %, die von **Phosphat** bei 5–20 %. Die Resorption der beiden Ionen wird durch das Parathormon (S. 275) beeinflusst, das die Rückresorption von Kalzium steigert und die von Phosphat senkt.

Wasserstoff-Ionen können genauso wie Kalium sowohl resorbiert als auch sezerniert werden.

Vorwiegend sezerniert werden die Abbauprodukte der Nukleinsäuren (**Harnsäure**) und des Aminosäure- und Proteinstoffwechsels (**Harnstoff**). Dabei liegt die Harnsäureausscheidung bei insgesamt etwa 10 % der filtrierten Menge und die Harnstoffausscheidung bei ca. 40 %. Die Resorption und die Sekretion von Harnstoff sind wichtig für die Nierenfunktion, da sie mitverantwortlich für den Aufbau des Osmolalitätsgradienten (S. 240) sind. Ebenfalls sezerniert und somit ausgeschieden werden körperfremde Substanzen wie z. B. Medikamente und deren Abbauprodukte.

Resorption von Wasser und Harnkonzentrierung

Von den 180 l Primärharn, die pro Tag in der Niere gebildet werden, werden (bei bedarfsgerechter Trinkmenge) nach den verschiedenen Resorptions- und Sekretionsvorgängen nur etwa **1,5 l** als **Sekundärharn** ausgeschieden. Damit werden etwa 99 % des Wassers in der Niere rückresorbiert. Dies geschieht:

- zu ca. 65 % im proximalen Tubulus,
- zu ca. 20 % im dünnen absteigenden Teil der Henle-Schleife und
- zu ca. 14 % im gewundenen Teil des distalen Tubulus, im Verbindungsstück und im Sammelrohr.

Tab. 10.2 Resorption und Sekretion (vgl. ▶ Abb. 10.7).

Ort	Resorption	Sekretion
gewundener Teil des proximalen Tubulus	• Glukose (100 %) • Aminosäuren (100 %) • Proteine (100 %) • Bikarbonat (90 %) • Phosphat (80–95 %) • Wasser (65 %) • Natrium (ca. 65 %) • Chlorid (ca. 65 %) • Kalium (ca. 65 %) • Kalzium (ca. 65 %) • Magnesium (15 %) • Harnstoff (50 %)	• organische Anionen • Ammoniak • Harnsäure
absteigende Henle-Schleife	• Wasser (20 %)	• Harnstoff
aufsteigende Henle-Schleife	• Magnesium (75 %) • Natrium (25 %) • Chlorid (25 %) • Kalium (25 %) • Kalzium (35 %) • Bikarbonat (10 %)	• Harnstoff
gewundener Teil des distalen Tubulus	• Natrium (7 %) • Chlorid (10 %) • Kalium (variabel) • Kalzium • Wasser (5 %) • Magnesium (5–10 %) • Bikarbonat (10 %)	• Kalium (variabel)
Verbindungsstück	• Natrium (1 %) • Kalium (variabel) • Wasser (4 %)	• Kalium (variabel)
Sammelrohr	• Natrium (1 %) • Kalium (variabel) • Wasser (5 %) • Harnstoff (10 %)	• Kalium (variabel)

Da der **aufsteigende Teil** der Henle-Schleife **wasserundurchlässig** ist, kann dort kein Wasser resorbiert werden.

Über die Zusammensetzung des Sekundärharns reguliert die Niere den Wasser- und Elektrolythaushalt des Körpers so, dass sich die Osmolalität der Extrazellularflüssigkeit (S. 251) von ca. 290 mosmol/kg Wasser nicht verändert. Die **Osmolalität** ist die Konzentration osmotisch wirksamer Teilchen in einer Lösung bezogen auf ein Kilogramm des Lösungsmittels (Einheit: mosmol/kg).

Um diese Aufgabe zu erfüllen, muss die Niere dem Primärharn genau die Wassermenge entziehen, die dem Körper fehlt. Da sich die Menge der harnpflichtigen Substanzen (S. 241) im Tubulussystem dabei nicht verändert, kommt es zu unterschiedlichen Urinkonzentrationen: Wird dem Primärharn viel Wasser entzogen, bleibt nur wenig Wasser im Tubuluslumen zurück und die harnpflichtigen Substanzen verteilen sich in einer kleinen Flüssigkeitsmenge. Der Urin ist dann hochkonzentriert. Wird dem Primärharn nur wenig Wasser entzogen, verteilen sie sich in einer größeren Flüssigkeitsmenge, und es entsteht niedrigkonzentrierter Urin. Diese Anpassung der Urinmenge an den Flüssigkeitsbedarf des Körpers wird als **Harnkonzentrierung** bezeichnet. Die Osmolalität des Urins kann dabei bis auf 1300 mosmol/kg ansteigen, also etwa das Vierfache der Plasmaosmolalität betragen. Müssen große Wassermengen ausgeschieden werden, kann die Osmolalität des Urins auch unter der des Blutplasmas liegen. Die Harnkonzentrierung erfolgt im Nierenmark in denjenigen Abschnitten des Nierenkanälchens, die auf den proximalen Tubulus folgen.

Proximaler Tubulus • Im proximalen Tubulus selbst wird zwar eine große Menge an Wasser resorbiert (s. o.), es kommt aber **nicht** zu einer Konzentrierung des Harns. Dies liegt daran, dass das Wasser den resorbierten Stoffen nur folgt: Werden z. B. Natrium und Glukose aus dem Tubulus in das umliegende Gewebe transportiert, steigt dort die Natrium- und die Glukosekonzentration, während sie im Tubulus sinkt. Der osmotische Druck steigt und da die Tubuluswand in diesem Abschnitt **für Wasser durchlässig** ist, tritt dieses ebenfalls aus dem Tubulus ins Gewebe über. Dem Harn werden in der Nierenrinde also gleichermaßen Elektrolyte und Wasser entzogen, seine Osmolalität ändert sich dabei nicht, und zwischen Nierenrinde und Tubulus besteht kein Osmolalitätsgradient.

Henle-Schleife • Im Bereich des **Nierenmarks** herrscht dagegen ein Osmolalitätsunterschied zwischen Tubulus und Nierengewebe (▶ **Abb. 10.8**). Er kommt durch die unterschiedliche Durchlässigkeit der einzelnen Tubulusabschnitte für Wasser und Ionen und das sog. **Gegenstromprinzip** zustande:

Im **aufsteigenden Teil der Henle-Schleife** wird durch einen aktiven Transport **Natrium** in das umliegende Nierengewebe gepumpt. Hier kann – im Gegensatz zum proximalen Tubulus – Wasser nicht folgen, da die Tubuluswand für Wasser nicht durchlässig ist. Die Osmolalität im Harn sinkt also, diejenige im Nierengewebe steigt. Der **absteigende Teil der Henle-Schleife** verläuft mit entgegengesetzter Fließrichtung parallel zum aufsteigenden Teil (also als „Gegenstrom"). Damit zieht auch er durch das Nierengewebe, in dem die Osmolalität durch die Natrium-Resorption im aufsteigenden Teil erhöht ist. Seine Wand ist **wasserdurchlässig**, und Wasser wird aus dem Tubulus osmotisch ins Nierengewebe gezogen. Damit steigt die Osmolalität des Harns. Der Harn fließt weiter in den aufsteigenden Teil der Henle-Schleife, wo seine Osmolalität wieder sinkt, weil er Natrium an das Gewebe „verliert". Dieser Prozess führt dazu, dass der Harn am Ende des aufsteigenden Schenkels mit etwa 120 mosmol/kg eine im Vergleich zum Harn im proximalen Tubulus (300 mosmol/kg) geringere Osmolalität

Abb. 10.8 Osmolalitätsgradient.

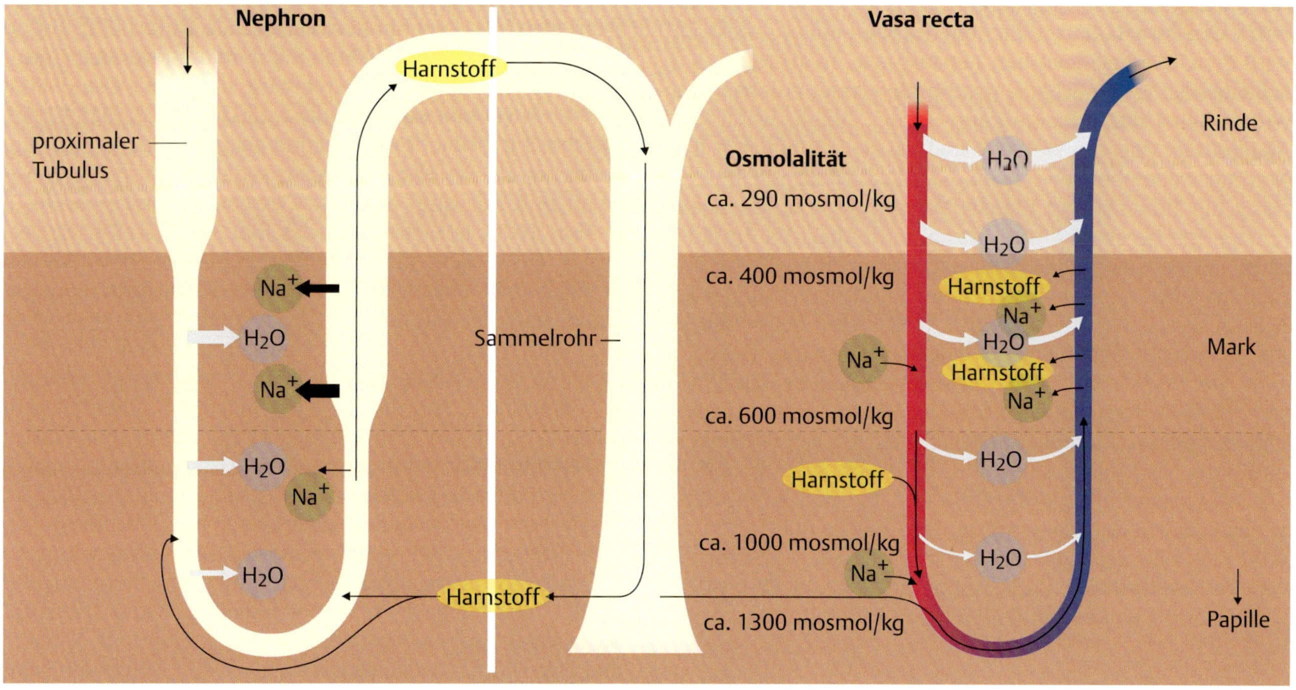

Hauptverantwortlich für die zur Papille hin steigende Osmolalität des Nierenmarks sind Natrium und Harnstoff. Natrium wird aktiv aus dem aufsteigenden Teil der Henle-Schleife ins Gewebe transportiert. Dort steigt die Osmolalität und Wasser wird dem parallel verlaufenden absteigenden Teil der Henle-Schleife entzogen (Gegenstromprinzip). Harnstoff kreist im Tubulussystem, indem er am papillennahen Abschnitt des Sammelrohrs ins Gewebe übertritt und im dünnen Teil der Henle-Schleife wieder ins Tubulussystem eintritt. *Quelle: Behrends JC et al.: Duale Reihe Physiologie. Stuttgart: Thieme; 2016.*

besitzt. Der erste Schritt der Harnkonzentrierung ist also eine Harnverdünnung.

Nierengewebe • Während die Osmolalität der **Nierenrinde** bei 290 mosmol/kg liegt, herrscht im **Nierenmark** an der Papillenspitze eine Osmolalität von bis zu 1300 mosmol/kg. Dieser **Osmolalitätsgradient** wird allerdings nur zu einem Teil von Natrium verursacht, auch **Harnstoff** spielt dabei – besonders im inneren Nierenmark – eine wichtige Rolle: Durchlässig für Harnstoff sind nur der proximale Tubulus, der absteigende und der dünne aufsteigende Teil der Henle-Schleife und der papillennahe Abschnitt des Sammelrohrs (▶ **Abb. 10.8**). Harnstoff tritt über spezielle Transporter aus dem Sammelrohr ins Nierengewebe über, wo er zur erhöhten Osmolalität beiträgt. Im Bereich der Henle-Schleife wird er wieder in den Tubulus sezerniert. Er wird also nicht aus dem Nierengewebe über das Blut abtransportiert, sondern kreist zwischen Nierengewebe und Tubulussystem.

Distaler Tubulus und Verbindungsstück • Der verdünnte Harn fließt aus dem aufsteigenden Schenkel der Henle-Schleife in den distalen Tubulus und in das Verbindungsstück in der **Nierenrinde**. Diese Abschnitte sind wieder wasserdurchlässig. Da die Osmolalität im Gewebe höher ist als die des Harns (s. o.), tritt Wasser in das Gewebe über, und die Osmolalität des Harns gleicht sich der des Interstitiums an.

Sammelrohr • Aus dem Verbindungsstück gelangt der Harn in das **Sammelrohr**. Hier findet die eigentliche **Regulation der Wasserrückresorption** statt:

Alkohol stoppt ADH. Der Kater und der Nachdurst sind daher enge Freunde.

Das Sammelrohr zieht parallel zur Henle-Schleife von der Nierenrinde in Richtung Nierenbecken und damit ebenfalls durch den Osmolalitätsgradienten des **Nierenmarks**. Deshalb wird dem Tubuluslumen hier genauso wie im absteigenden Schenkel der Henle-Schleife osmotisch Wasser entzogen. Es strömt dabei durch kleine Poren in der Tubuluswand, die **Aquaporine**. Wie viel Wasser dabei aus dem Tubulus in das Nierengewebe übertreten kann, hängt davon ab, wie durchlässig die Tubuluswand für das Wasser ist, d. h., wie viele Aquaporine sie enthält. Ihre Anzahl wird über das Antidiuretische Hormon (S. 266) gesteuert: Ist das Flüssigkeitsvolumen im Körper und damit auch der Blutdruck gering, wird ADH ausgeschüttet. Dies bewirkt, dass viele Aquaporine in die Wand der Sammelrohre eingebaut werden. Dadurch kann viel Wasser in das Nierengewebe gelangen. Die Wasserresorption steigt, es wird weniger Wasser ausgeschieden und der Urin ist deshalb konzentrierter. Ist viel Flüssigkeit im Körper vorhanden, sinkt die ADH-Ausschüttung, und es werden weniger Aquaporine eingebaut. Dadurch kann weniger Wasser aus dem Sammelrohr ins Gewebe übertreten, es wird mehr Wasser ausgeschieden und der Harn ist deshalb weniger konzentriert. ADH verstärkt auch die Resorption von Harnstoff und erhöht dadurch den Osmolalitätsgradienten.

Blitzlicht Alkohol und „Nachdurst"

Alkohol *hemmt die ADH-Freisetzung. Es werden weniger Aquaporine eingebaut und mehr Wasser wird ausgeschieden. Das erklärt, weshalb Alkoholisierte häufiger zur Toilette müssen und wie der „Nachdurst" entsteht.*

Patho Diabetes insipidus

*Beim **Diabetes insipidus** („Wasserharnruhr") ist die Harnkonzentrierung in den Sammelrohren gestört, und es werden bis zu 15 l Urin am Tag ausgeschieden. Entsprechend hoch ist die Trinkmenge. Man unterscheidet 2 Formen:*

- *Beim **zentralen Diabetes insipidus** liegt die Ursache im Hypothalamus oder in der Hypophyse (S. 265), also dem Produktions- bzw. Freisetzungsort von ADH. Es ist zu wenig ADH vorhanden und infolgedessen wird der Harn nur wenig konzentriert.*
- *Beim **renalen Diabetes insipidus** liegt die Ursache in der Niere, also am Wirkort von ADH. Es wird zwar ausreichend ADH gebildet, seine Wirkung an der Niere bleibt aber aus, d. h., es können keine zusätzlichen Aquaporinmoleküle in die Tubuluswand eingebaut werden.*

Der Diabetes insipidus darf nicht mit dem Diabetes mellitus (S. 281), der „Zuckerkrankheit", verwechselt werden. Es kommt zwar bei beiden Erkrankungen zu einer vermehrten Flüssigkeitsausscheidung, die Ursachen hierfür sind aber unterschiedlich. Übersetzen lassen sich die beiden Bezeichnungen folgendermaßen: Diabetes = Durchfluss, mellitus = honigsüß, insipidus = geschmacklos.

Resorption aus dem Nierengewebe in die Gefäße

Das Wasser, das dem Primärharn entzogen wurde, soll dem Körper wieder zur Verfügung stehen. Deshalb kann es nicht im Nierengewebe verbleiben, sondern muss zurück ins Blutgefäßsystem transportiert werden. Dabei spielen die **Vasa recta** eine wichtige Rolle. So werden wegen ihres geraden Verlaufs die Arteriolen und Venolen genannt, die parallel zu den Henle-Schleifen verlaufen und zwischen denen das 2. Kapillarnetz (S. 236) aufgespannt ist (▶ **Abb. 10.5**). Auch hier gilt das **Gegenstromprinzip**: Das Blut in den arteriellen Vasa recta fließt in Richtung Nierenbecken, beschreibt im inneren Nierenmark eine Richtungsänderung von 180 Grad und fließt in den parallel verlaufenden venösen Vasa recta wieder in Richtung Rinde.

Wie bei der Henle-Schleife spielt auch bei den Vasa recta der Osmolalitätsgradient eine wichtige Rolle: Am Beginn der arteriellen Vasa recta in der Nierenrinde ist das Blut mit ca. 300 mosmol/kg nahezu isoton mit dem umliegenden Gewebe. Fließt es tiefer in das Nierenmark, nimmt die Osmolalität seiner Umgebung zu. Deshalb verlässt Wasser das Gefäß. Gleichzeitig ist die Konzentration gelöster Teilchen im Blut niedriger als im Nierengewebe, sodass insbesondere Natrium und Harnstoff aus dem Gewebe ins Blut übertreten (▶ **Abb. 10.8**). Je weiter also das Blut ins Nierenmark vordringt, desto mehr nimmt seine Osmolalität zu, bis sie am Umkehrpunkt des Gefäßes mit etwa 1300 mosmol/kg genauso hoch ist wie die des umliegenden Nierengewebes. Jetzt ändert das Gefäß seine Richtung und zieht wieder in Richtung Nierenrinde, also in eine Umgebung mit niedrigerer Osmolalität. Um den so entstehenden Gradienten zwischen Gewebe und Blut auszugleichen, strömt nun Wasser aus dem Interstitium in die venösen Vasa recta und Natrium und Harnstoff in umgekehrter Richtung, bis schließlich im Bereich der Nierenrinde wieder Werte um 300 mosmol/kg erreicht werden. Auf diese Weise wird nicht nur gewährleistet, dass das rückresorbierte Wasser aus dem Nierengewebe wieder ins Blut gelangt, sondern auch, dass der Osmolalitätsgradient im Nierenmark erhalten bleibt und Natrium und Harnstoff nicht ausgewaschen werden. Wichtig hierfür ist außerdem, dass das Nierenmark insgesamt relativ wenig durchblutet wird: Nur etwa 8 % des Blutes, das durch die Niere strömt, fließt auch durch das Nierenmark. Aus diesem Grund ist das Nierenmark wesentlich anfälliger für eine Unterversorgung mit Sauerstoff (Ischämie) als die Nierenrinde.

WISSEN TO GO

Nierenfunktion

Bei der Bildung des Urins wird zwischen der **Primär- und der Sekundärharnbildung** unterschieden:

Bei der **Filtration** in den Glomeruli entstehen pro Tag ca. **180 l Primärharn**. Das entspricht einer glomerulären Filtrationsrate (**GFR**) von ca. 120 ml/min.

Im Tubulussystem und in den Sammelrohren werden Wasser, Elektrolyte und andere Substanzen aus dem Primärharn entweder **resorbiert** oder **sezerniert**. Dabei spielen Osmolalitäts- und Konzentrationsunterschiede zwischen Gewebe und Tubulusflüssigkeit eine wichtige Rolle. Durch die Resorptions- und Sekretionsvorgänge wird der Harn konzentriert, es entsteht der **Sekundärharn**. Er macht mit ca. 1,5 l nur etwa 1 % des ursprünglich filtrierten Primärharns aus.

Wasser wird zur Harnkonzentrierung sowohl im Tubulussystem als auch in den Sammelrohren resorbiert. Eine wichtige Rolle spielt dabei der steigende **Osmolalitätsgradient** zwischen Nierenrinde und Nierenmark, für den hauptsächlich Natrium und Harnstoff verantwortlich sind. Auch andere Mechanismen, wie z. B. die unterschiedliche Wasserdurchlässigkeit der Anteile der Henle-Schleife, aktive Transportmechanismen und die Wirkung von Aldosteron und ADH an den Sammelrohren tragen zur Harnkonzentrierung bei.

Die an diesem Prozess beteiligte Wanderung von Wasser und anderen chemischen Substanzen zwischen den auf- und den absteigenden Teilen der Henle-Schleife bzw. den auf- und den absteigenden Teilen der Vasa recta bezeichnet man als **Gegenstromprinzip.**

Urinmenge und Urinzusammensetzung

Ein gesunder Erwachsener scheidet pro Tag ca. 1,5 l Urin (S. 238) aus. Mengen unter 0,5 l oder über 2 l gelten als krankhaft. Je nachdem, wie viel der Erwachsene im Verhältnis zum Bedürfnis des Körpers getrunken hat, ist die Urinfarbe unterschiedlich. Sie reicht von sehr hell und somit wenig konzentriert bis zu dunkelgelb und somit stark konzentriert. Der gelbe Farbton wird durch Hämoglobinabbauprodukte, die **Urochrome**, bedingt.

Der Urin besteht zu 95 % aus Wasser, die restlichen 5 % machen vor allem die **harnpflichtigen Substanzen** aus. Das sind Stoffe, die der Körper zwingend über die Niere ausscheiden muss. Die wichtigsten harnpflichtigen Substanzen sind:

- **Harnstoff**, ein Proteinabbauprodukt, das in der Leber gebildet wird,
- **Harnsäure**, ein Abbauprodukt des Nukleinsäurestoffwechsels, und
- **Kreatinin**, das aus dem Muskelstoffwechsel und aus fleischhaltiger Nahrung stammt.

Zusätzlich sind im Urin Phosphate, Säuren und Salze enthalten.

Diagnostik Urinuntersuchung

*Neben Menge, Farbe und Geruch kann auch die Zusammensetzung des Urins (**Urinstatus**) wichtige Hinweise auf viele Erkrankungen geben. Dabei kann es sich sowohl um Erkrankungen der Niere und der ableitenden Harnwege (z. B. Harnwegsinfekt) als auch um Erkrankungen anderer Organe, z. B. der Bauchspeicheldrüse beim Diabetes mellitus vom Typ 1 (S. 281), handeln.*

***Kreatinin** kommt in der Diagnostik eine besondere Rolle zu. Es wird in den Glomeruli frei filtriert und im Tubulussystem weder resorbiert noch sezerniert. Daher kann es zur Beurteilung der Filtrationsfähigkeit der Niere diagnostisch genutzt werden. Man bestimmt dazu die Kreatininkonzentration im Blutserum und im 24-h-Sammelurin und berechnet daraus nach einer bestimmten Formel die sog. **Kreatinin-Clearance**. Dabei handelt es sich um die Kreatininmenge, die innerhalb von 24 h aus dem Blut entfernt wurde. Eine verminderte Clearance weist auf eine verminderte GFR hin.*

Alternativ kann auch nur der Kreatinin-Wert im Blutplasma bestimmt werden. Liegt dieser über dem Normwert, kann der Rückschluss gezogen werden, dass die GFR der Niere vermindert ist. Allerdings muss man dabei berücksichtigen, dass z. B. auch eine vermehrte Muskelarbeit dazu führen kann, dass zu viel Kreatinin im Blut vorhanden ist.

WISSEN TO GO

Harnpflichtige Substanzen

Harnstoff, **Harnsäure** und **Kreatinin** sind Stoffe, die vom Körper über die Niere ausgeschieden werden müssen, sog. harnpflichtige Substanzen.

Wichtige Regulationsmechanismen der Niere

Konstanthaltung des glomerulären Filtrationsdrucks

Für die Aufrechterhaltung des Flüssigkeits- und Elektrolythaushalts ist es wichtig, dass die Niere möglichst mit gleichbleibender GFR arbeitet. Da der Blutdruck Einfluss auf den effektiven Filtrationsdruck (S. 237) und damit auf die GFR hat, benötigt die Niere Mechanismen, um bei Blutdruckschwankungen die GFR konstant zu halten:

Bayliss-Effekt (Myogene Autoregulation) • Bei einem **Blutdruckanstieg** kommt es zur Dehnung der Gefäßmuskelzellen des Vas afferens, die sich daraufhin reflexartig kontrahieren. Dadurch bleiben der Blutfluss in die Glomeruli und somit auch der glomeruläre Filtrationsdruck gleich. Dieser Mechanismus ist jedoch nur bei einem mittleren Blutdruck von 80–160 mmHg wirksam. Bei einem systolischen Blutdruck über 160 mmHg kommt es zu einer deutlichen Steigerung des renalen Blutflusses und in der Folge zu einer vermehrten Urinausscheidung (Druckdiurese).

Tubuloglomeruläre Rückkopplung • Wird an der Macula densa (S. 235) eine **erhöhte NaCl-Konzentration** im distalen Tubulus gemessen, verengt sich das Vas afferens des Glomerulus. Hierdurch wird der Bluteinstrom in den Glomerulus vermindert, und die GFR sinkt. Damit wird die glomeruläre Filtration an die Resorptionsleistung des Tubulussystems angepasst und die NaCl-Konzentration im distalen Tubulus nimmt wieder ab. Umgekehrt funktioniert dieser Mechanismus auch: Wird eine niedrige NaCl-Konzentration im distalen Tubulus gemessen, wird das Vas afferens weiter gestellt, die Durchblutung steigt und die GFR nimmt zu.

Reninfreisetzung • Sinkt der Blutdruck in den Vasa afferentia unter den Druck, bei dem die myogene Autoregulation wirksam ist (also unter 80 mmHg systolisch), schütten die Polkissenzellen des juxtaglomerulären Apparats (S. 235) Renin aus. Über das Renin-Angiotensin-Aldosteron-System wird Angiotensin II (s. u.) gebildet, das u. a. zu einer Blutdruckerhöhung und zur Konstriktion der Vasa efferentia führt. Dadurch kommt das Blut mit einem höheren Druck im Glomerulus an, und der Abfluss des Blutes aus dem Glomerulus wird erschwert. Beide Mechanismen sorgen für eine Aufrechterhaltung des notwendigen Filtrationsdrucks in den Glomeruli.

Patho Renovaskuläre Hypertonie

*Eine chronisch erhöhte Reninfreisetzung kann der Grund für einen Bluthochdruck sein. Dazu kann es kommen, wenn die Nierenarterie wegen einer Arteriosklerose verengt ist und die Niere deshalb dauerhaft nur vermindert durchblutet wird. Man spricht dann von einer **renovaskulären Hypertonie**.*

WISSEN TO GO

Regulation der GFR

Die GFR wird über 3 Mechanismen aufrechterhalten:

- **Bayliss-Effekt (myogene Autoregulation):** Eine Erhöhung des systemischen Blutdrucks führt im systolischen Blutdruckbereich von ca. 80–160 mmHg zur Konstriktion der Vasa afferentia. Die Durchblutung der Glomeruli bleibt dadurch konstant.
- **tubuloglomeruläre Rückkoppelung:** Bei einer erhöhten Natrium-Konzentration im distalen Tubulus sorgen die Zellen der Macula densa für eine Engstellung des Vas afferens und umgekehrt.
- **Renin-Angiotensin-Aldosteron-System:** Ein erniedrigter systemischer Blutdruck führt zu Freisetzung von Renin, was eine Blutdrucksteigerung und eine Verengung der Vasa efferentia zur Folge hat.

Renin-Angiotensin-Aldosteron-System

Das Renin-Angiotensin-Aldosteron-System (RAAS) spielt nicht nur bei der Nierendurchblutung, sondern auch bei der Regulation des Blutdrucks (S. 156) und des Natriumhaushalts eine Rolle.

Wie oben beschrieben wird **Renin** ausgeschüttet, wenn der Blutdruck in den Nierenarterien sinkt. Daneben bewirken auch ein Natriummangel und die Aktivierung des Sympathikus eine Freisetzung von Renin. Renin führt zur Steigerung von Blutdruck und Blutvolumen, indem es das Renin-Angiotensin-Aldosteron-System aktiviert:

Es spaltet vom aus der Leber stammenden **Angiotensinogen** im Blut **Angiotensin I** ab. Angiotensin I selbst besitzt keine biologische Wirkung, sondern wird durch ein Enzym (angiotensin converting enzyme, **ACE**) in **Angiotensin II** umgewandelt. ACE wird in den Endothelzellen des Gefäßsystems – insbesondere der Lunge und der Niere – gebildet.

Blitzlicht ACE-Hemmer

*Das ACE ist Angriffspunkt der **ACE-Hemmer**, die zu den Blutdrucksenkern zählen. Diese Medikamente hemmen das angiotensin converting enzyme (ACE), vermindern so die Bildung von Angiotensin II und damit indirekt auch dessen gefäßverengende Wirkung. Eine andere Medikamentengruppe, die **Angiotensin-II-Hemmer**, verhindert direkt die Wirkung von Angiotensin II.*

Angiotensin II wirkt stark **vasokonstriktorisch** und fördert außerdem:

- direkt die **Natriumrückresorption** im proximalen Tubulus und in der Henle-Schleife,
- die **Aldosteronfreisetzung** und damit indirekt
  - die Natriumrückresorption im Sammelrohr, da Aldosteron dort die Wiederaufnahme von Natrium steigert,
  - die Wasserrückresorption, da Wasser dem Natrium folgt,
- die ADH-Freisetzung (S. 157) und damit ebenfalls indirekt die Wasserrückresorption im Sammelrohr,
- das **Durstempfinden** und damit die Flüssigkeitsaufnahme.

Abb. 10.9 Renin-Angiotensin-Aldosteron-System.

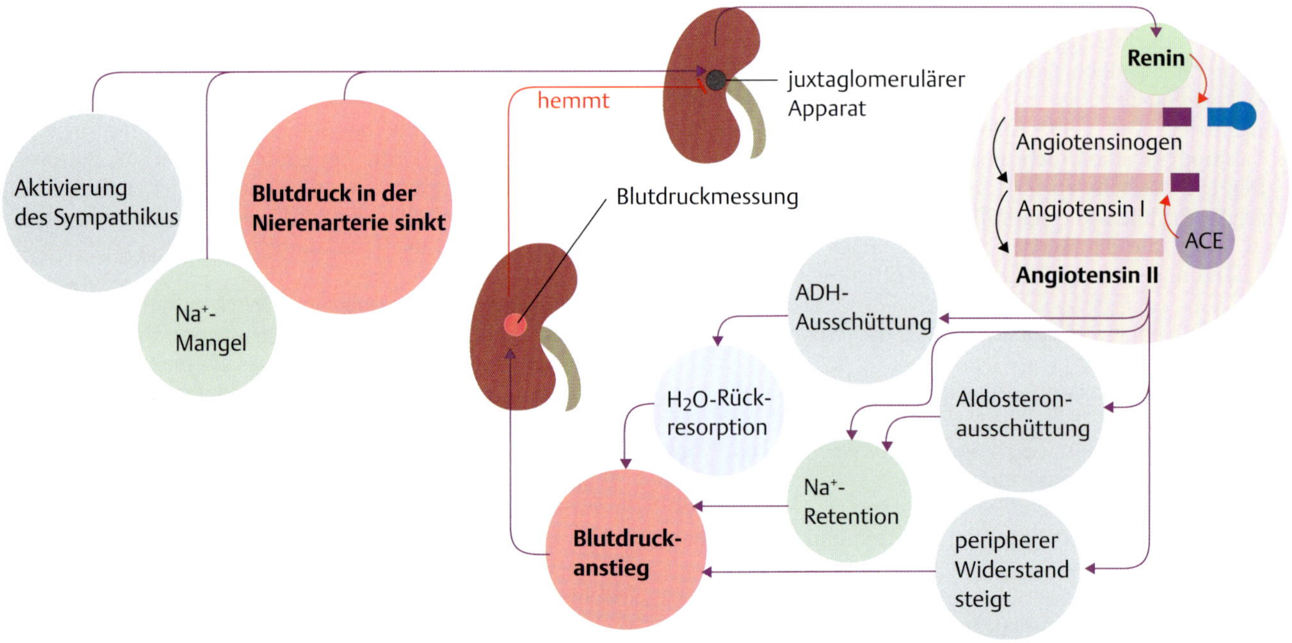

Fällt der Blutdruck unter einen bestimmten Wert, wird Renin ausgeschüttet. Es bildet aus Angiotensinogen Angiotensin I, aus dem Angiotensin II entsteht. Angiotensin II wirkt vasokonstriktorisch und setzt Aldosteron frei. Gleichzeitig wird die Ausschüttung von ADH gesteigert. Der Blutdruck steigt. *Quelle: Pape HC, Kurtz A, Silbernagl S. Physiologie. Stuttgart: Thieme; 2018.*

Diese verschiedenen Wirkungen führen dazu, dass die Flüssigkeitsmenge im Körper und damit der Blutdruck steigen (▶ **Abb. 10.9**).

WISSEN TO GO

Renin-Angiotensin-Aldosteron-System

Das **RAAS** reguliert den systemischen Blutdruck, die Nierendurchblutung und den Natriumhaushalt. Es wird aktiviert, wenn der systemische Blutdruck fällt:

Freisetzung von Renin → Umwandlung von Angiotensinogen in Angiotensin I → Umwandlung von Angiotensin I in Angiotensin II durch das Angiotensin converting Enzyme (ACE) → Angiotensin II.

Die Wirkungen von **Angiotensin II** sind:

- eine Gefäßverengung,
- eine gesteigerte Natriumrückresorption im proximalen Tubulus und in der Henle-Schleife,
- die Freisetzung von Aldosteron, das Durstempfinden und die ADH-Freisetzung.

Aldosteron fördert die Rückresorption von Natrium im Sammelrohr, **ADH** führt zur Wasserresorption im Sammelrohr. Zusammengenommen bewirken diese Mechanismen eine Blutdrucksteigerung.

Weitere Funktionen

Eine weitere wichtige Aufgabe der Niere ist die Ausschüttung des Hormons **Erythropoetin**, kurz **EPO**. Es wird im Nierengewebe gebildet, wenn dort der Sauerstoff-Partialdruck sinkt. Seine Aufgabe ist, die Bildung der roten Blutkörperchen im Knochenmark zu steigern, damit mehr Sauerstoff transportiert werden kann.

In den Zellen des distalen Tubulus erfolgt außerdem die **Umwandlung des inaktiven Vitamin D_2** in seine aktive Form, das Vitamin D_3 (Kalzitriol) (S. 222).

Patho Präeklampsie

Die Präeklampsie ist eine Schwangerschaftshypertonie mit signifikanter Proteinurie. Bei einer schweren Präeklampsie liegt u. a. eine Nierenfunktionseinschränkung vor [4].

Die Präeklampsie bzw. Eklampsie ist die relevanteste hypertensive Erkrankung in der Schwangerschaft. Die Ätiologie ist ungeklärt. Hypertonie, Ödembildung und Proteinurie kennzeichnen die klinische Symptomatik der auftretenden Nierenfunktionseinschränkung. Unbehandelt kann es zu plötzlichem starken Blutdruckanstieg kommen. Hinzukommende neurologische Symptome deuten auf einen eklamptischen Anfall hin. Das Vollbild der Eklampsie tritt mit dem Auftreten von tonisch-klonischen Krämpfen und/oder tiefer Bewusstlosigkeit ein [22].

Patho EPO

*Bei einer **chronischen Niereninsuffizienz** ist ein Teil des Nierengewebes funktionslos. Eine der Folgen ist eine verminderte Freisetzung von Erythropoetin. Dadurch werden im Knochenmark weniger rote Blutkörperchen gebildet, und es kommt zu einer Blutarmut (**Anämie**). Um das zu vermeiden, wird Menschen mit chronischer Niereninsuffizienz EPO therapeutisch verabreicht.*

*Weil EPO die Bildung der roten Blutkörperchen fördert, ist es als **Dopingmittel** in Ausdauersportarten sehr beliebt. Das Ziel ist hier, mit mehr roten Blutkörperchen auch mehr Sauerstoff zur Verfügung zu haben. Dies ist jedoch nicht ganz ungefährlich. Die Zähflüssigkeit des Blutes (**Blutviskosität**) nimmt durch die erhöhte Anzahl der roten Blutkörperchen zu und die Gefahr steigt, dass sich Blutgerinnsel bilden, die dann einen Herzinfarkt oder Schlaganfall verursachen können.*

WISSEN TO GO

Erythropoetin

Erythropoetin (EPO) wird bei Sauerstoffmangel aus dem Nierengewebe freigesetzt und fördert die Bildung roter Blutkörperchen. In den Zellen des distalen Tubulus erfolgt die Umwandlung der inaktiven **Vitamin-D-Vorstufe** in die aktive Form.

10.2 Ableitende Harnwege

10.2.1 Aufgaben

Über die ableitenden Harnwege (▶ **Abb. 10.10**) verlässt der in der Niere gebildete Urin den Körper. Sie werden gebildet von:

- Nierenbecken (Pelvis renalis),
- Harnleiter (Ureter),
- Harnblase (Vesica urinaria) und
- Harnröhre (Urethra).

Aus den Sammelrohren fließt der Urin über die Nierenkelche ins **Nierenbecken** und von dort über den **Harnleiter** in die **Harnblase**. Sie ist der Sammel- und Speicherort für den Urin und kann bis zu 1000 ml Urin aufnehmen. Wann sie entleert wird, kann im Normalfall (außer bei Säuglingen und Kleinkindern) willentlich gesteuert werden. Über die **Harnröhre** gelangt der Urin letztlich aus der Harnblase nach außen. Beim Mann stellt sie auch den Transportweg für das Sperma dar.

Abb. 10.10 Harnableitendes System.

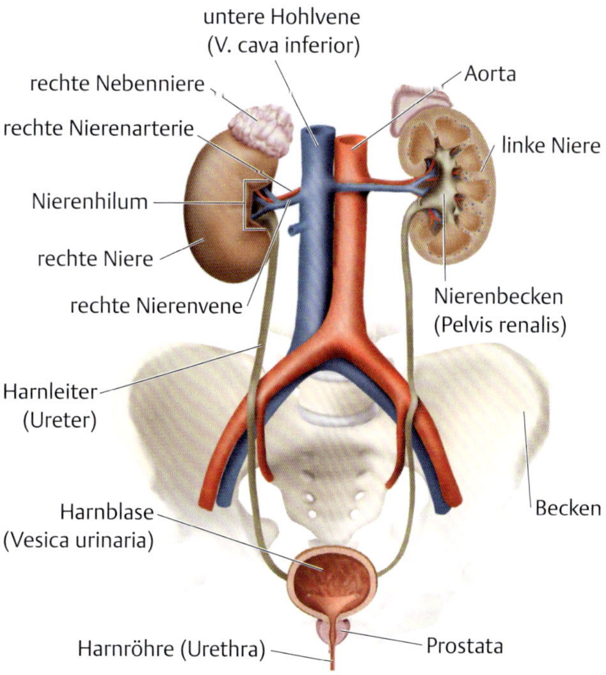

Organübersicht (beim Mann). Quelle: Schwegler J, Lucius R. Der Mensch, Anatomie und Physiologie. Stuttgart: Thieme; 2016.

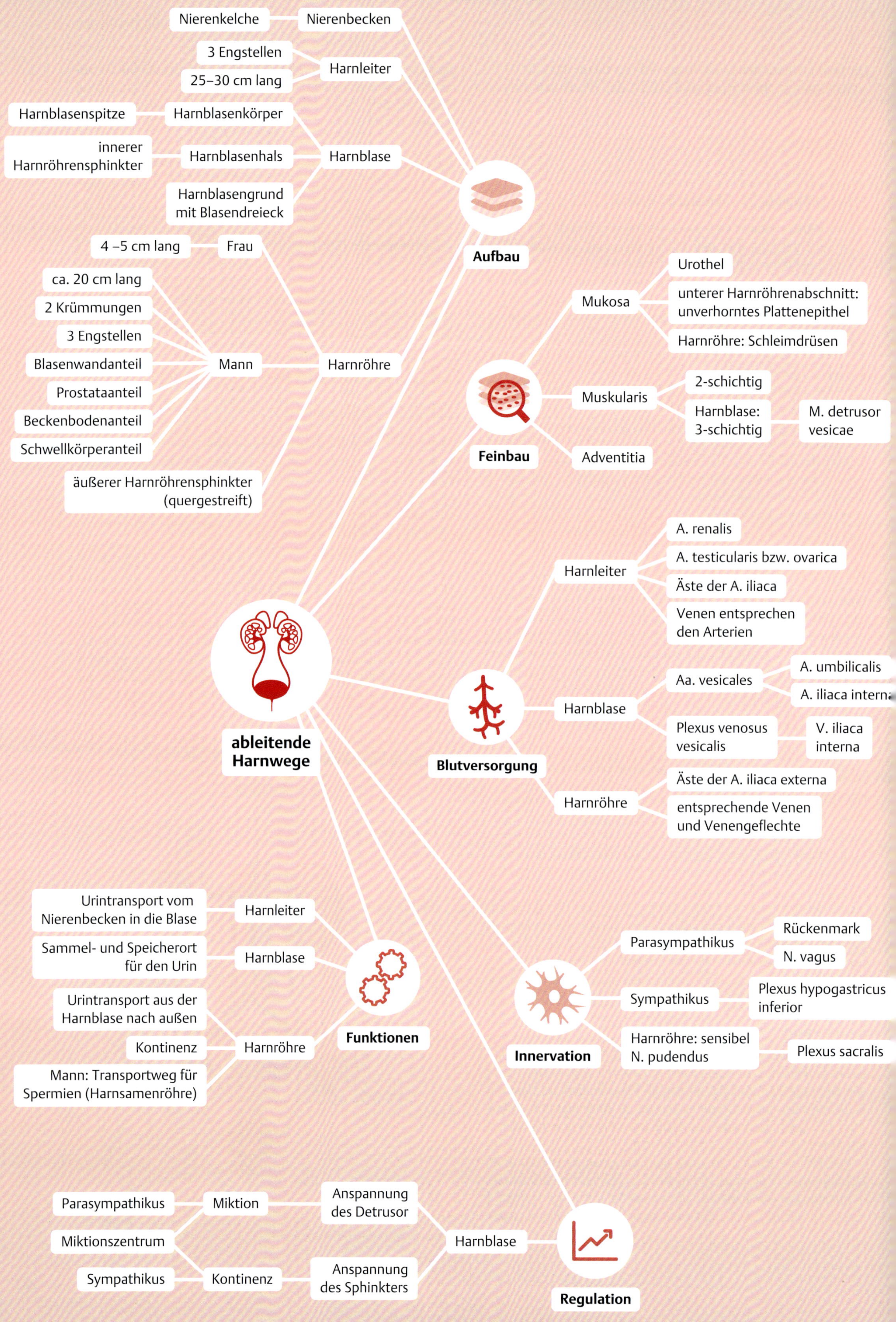
ableitende Harnwege
Aufbau
Nierenbecken
Nierenkelche
Harnleiter
3 Engstellen
25–30 cm lang
Harnblase
Harnblasenkörper
Harnblasenspitze
Harnblasenhals
innerer Harnröhrensphinkter
Harnblasengrund mit Blasendreieck
Harnröhre
Frau
4 –5 cm lang
Mann
ca. 20 cm lang
2 Krümmungen
3 Engstellen
Blasenwandanteil
Prostataanteil
Beckenbodenanteil
Schwellkörperanteil
äußerer Harnröhrensphinkter (quergestreift)
Feinbau
Mukosa
Urothel
unterer Harnröhrenabschnitt: unverhorntes Plattenepithel
Harnröhre: Schleimdrüsen
Muskularis
2-schichtig
Harnblase: 3-schichtig
M. detrusor vesicae
Adventitia
Blutversorgung
Harnleiter
A. renalis
A. testicularis bzw. ovarica
Äste der A. iliaca
Venen entsprechen den Arterien
Harnblase
Aa. vesicales
A. umbilicalis
A. iliaca intern
Plexus venosus vesicalis
V. iliaca interna
Harnröhre
Äste der A. iliaca externa
entsprechende Venen und Venengeflechte
Funktionen
Harnleiter
Urintransport vom Nierenbecken in die Blase
Harnblase
Sammel- und Speicherort für den Urin
Harnröhre
Urintransport aus der Harnblase nach außen
Kontinenz
Mann: Transportweg für Spermien (Harnsamenröhre)
Innervation
Parasympathikus
Rückenmark
N. vagus
Sympathikus
Plexus hypogastricus inferior
Harnröhre: sensibel N. pudendus
Plexus sacralis
Regulation
Harnblase
Anspannung des Detrusor
Miktion
Parasympathikus
Miktionszentrum
Anspannung des Sphinkters
Kontinenz
Sympathikus

> **WISSEN TO GO**
>
> **Harnableitendes System**
>
> Das harnableitende System besteht aus **Nierenbecken**, **Harnleiter**, **Harnblase** und **Harnröhre**.

10.2.2 Nierenbecken und Harnleiter

Lage, Form und Größe

Das **Nierenbecken** (Pelvis renalis) befindet sich zentral in der Niere (▶ **Abb. 10.10**). Mit seinen **Nierenkelchen** fängt es an den Papillenspitzen den Harn aus den Sammelrohren auf und geht am Nierenhilum in den Harnleiter über.

Die **Harnleiter** (Ureteren, Einzahl: Ureter) ziehen vom rechten bzw. linken Nierenhilum zur Harnblase. Jeder Harnleiter ist ca. **25–30 cm** lang, der Durchmesser beträgt ca. 5 mm. Die Harnleiter verlaufen **retroperitoneal**, also nicht direkt in der Bauchhöhle, sondern hinter dem Bauchfell an der hinteren Bauch- bzw. Beckenwand. Sie münden im kleinen Becken schräg von hinten kommend in die Harnblase. Diese Mündungsstelle wird als **Ureteröffnung** (Ostium ureteris) bezeichnet.

Auf ihrem Weg zur Harnblase kreuzen die Harnleiter mehrere größere Gefäße, z. B. die Arterien und Venen zu den Ovarien bzw. den Hoden, die Arterie zum Uterus, den Samenleiter und Äste der Beckenarterie.

Im Verlauf der Harnleiter gibt es **3 Engstellen** (▶ **Abb. 10.11**), die besonders bei Nierensteinen von Bedeutung sind: Wenn die Nierensteine aus dem Nierenbecken in die ableitenden Harnwege gelangen, können sie sich an diesen Engstellen festsetzen. Die Engstellen sind:

1. der Übergang vom Nierenbecken in den Harnleiter,
2. die Überkreuzungsstelle mit den Beckenarterien (A. iliaca externa bzw. communis) und
3. die Durchtrittsstelle durch die Muskelwand der Harnblase.

Aufbau

Die Form des **Nierenbeckens** kann unterschiedlich sein (▶ **Abb. 10.12**).

Die **Harnleiter** besitzen 3 Abschnitte:

- **Bauchabschnitt** (Pars abdominalis): vom Nierenbecken bis zum Eingang des kleinen Beckens (S. 376),
- **Beckenabschnitt** (Pars pelvica): vom Beckeneingang bis zur Harnblasenwand,
- **Wandabschnitt** (Pars intramuralis): letzter kurzer Teil, der innerhalb der Harnblasenwand bis zur Ureteröffnung verläuft.

Der Wandabschnitt des Harnleiters verläuft schräg durch die Harnblasenwand. So wird durch die Dehnung der Harnblasenwand bei voller Harnblase die Harnleiteröffnung automatisch verschlossen, und es kann kein Urin in den Harnleiter zurückfließen.

Patho Reflux

Ist diese Anatomie nicht korrekt ausgebildet, kommt es zum Rückfluss von Urin aus der Harnblase in den Harnleiter oder sogar bis ins Nierenbecken. Man spricht von einem ***vesikoureteralen Reflux****. Da sich Bakterien in dem rückgestauten Harn gut vermehren können, kann eine Nierenbeckenentzündung (****Pyelonephritis****) entstehen. In ausgeprägten Stadien kommt es zu einer* ***Erweiterung*** *von Harnleiter und Nierenbecken, wodurch das Nierengewebe geschädigt wird.*

Abb. 10.11 Physiologische Engstellen des Ureters.

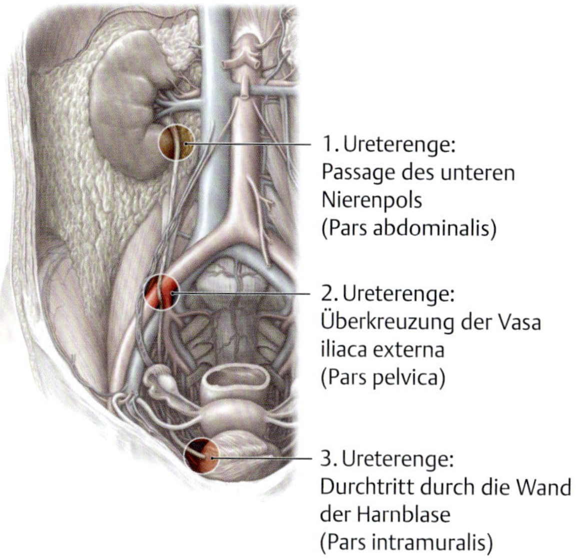

1 = obere Enge beim Austritt aus dem Nierenhilum; 2 = mittlere Enge bei der Überkreuzung der Darmbeingefäße; 3 = untere Enge beim Durchtritt durch die Muskelwand der Harnblase. *Quelle: Schünke M, Schulte E, Schumacher U. Prometheus. LernAtlas der Anatomie. Innere Organe. Illustrationen von K. Wesker und M. Voll. 6. Aufl. Stuttgart: Thieme; 2022.*

Abb. 10.12 Unterschiedliche Formen des Nierenbeckens.

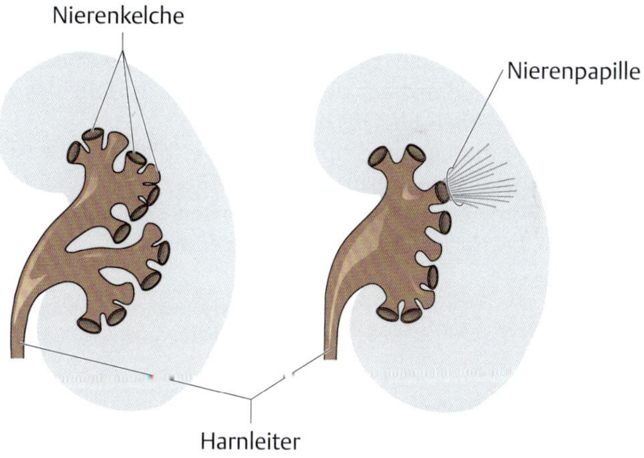

Links ein verzweigtes, rechts ein plumpes Nierenbecken. *Quelle: Schwegler JS, Lucius R. Der Mensch – Anatomie und Physiologie. Stuttgart: Thieme; 2016.*

Feinbau

Sowohl das **Nierenbecken** als auch der **Harnleiter** sind mit einem mehrschichtigen Übergangsepithel ausgekleidet, dem Urothel (S. 96).

Die Harnleiterwand besitzt außerdem eine innere **Längsmuskelschicht** (Stratum longitudinale) und eine äußere **Ringmuskelschicht** (Stratum circulare). Dadurch, dass sich diese Muskelschichten zusammenziehen, entsteht in der Harnleiterwand eine Wellenbewegung, die den Transport des Urins in Richtung Harnblase unterstützt.

Patho **Harnleitersteine**

*Bei Harnleitersteinen (**Urolithiasis**) treten oft kolikartige Schmerzen auf, die sehr heftig sein können. Diese entstehen, wenn der Harnleiter versucht, durch wellenförmiges Zusammenziehen seiner Muskulatur die Steine weiterzubefördern. Die Diagnose einer Urolithiasis kann mittels Ultraschall, Röntgenübersicht des Abdomens, radiologischer Darstellung der ableitenden Harnwege (Urogramm), Blut- und Urinuntersuchung gestellt werden.*

Patho **Harnstau und Nierenstau in der Schwangerschaft**

Bedingt durch den Einfluss von Progesteron sowie das Uteruswachstum kann es dazu kommen, dass die Ureteren gequetscht werden. Dies kann eine Dilatation der Ureteren und in Folge dessen der Nierenbecken und Nierenkelche verursachen. Zu den Symptomen zählen neben einem verminderten Urinfluss insbesondere Flankenschmerzen (häufig rechtsseitig). Eine Diagnostik erfolgt mittels Ultraschall. Es muss auch immer eine Infektion der Harnwege ausgeschlossen werden [22].

Gefäßversorgung und Innervation

An der Blutversorgung des Harnleiters sind Äste der **Nierenarterie** (A. renalis), der **Hoden-** (A. testicularis) bzw. der **Eierstockarterie** (A. ovarica) und der **Beckenarterie** (A. iliaca) beteiligt. Der Blutabfluss erfolgt über die Venen, die obige Arterien begleiten.

Die Wellenbewegung der Harnleiterwand wird durch den Sympathikus gehemmt und durch den Parasympathikus gesteigert. Die sympathischen Fasern stammen aus den **Plexus hypogastricus inferior**. Dieses Nervengeflecht liegt im Beckenraum und ist für die sympathische Versorgung der meisten Beckenorgane zuständig. Die parasympathischen Fasern stammen direkt aus dem Rückenmark in Höhe des 2. bis 4. Lendenwirbels und aus dem N. vagus.

Die Weiterleitung von Empfindungen erfolgt über sensible Fasern, die vom Harnleiter zum Rückenmark ziehen. Über sie wird der Schmerz bei Störungen des Harntransports (z. B. bei Harnleitersteinen) wahrgenommen.

WISSEN TO GO

Nierenbecken und Harnleiter

Der ca. 25 cm lange **Harnleiter** (Ureter) schließt sich an das Nierenbecken an. Er tritt am Nierenhilum aus der Niere aus und verläuft **retroperitoneal** zur Harnblase. Dort mündet er mit der Ureteröffnung (Ostium ureteris).

Der Harnleiter wird in einen Bauch-, einen Becken- und einen Wandabschnitt unterteilt. In jedem dieser Abschnitte liegt eine **Engstelle**: an seinem Beginn am Nierenbecken, an der Überkreuzungsstelle mit den Beckenarterien und an der Durchtrittsstelle durch die Muskelwand der Harnblase.

Beim Epithel des Nierenbeckens und des Harnleiters handelt es sich um ein mehrschichtiges Übergangsepithel (**Urothel**). Darunter besitzt der Harnleiter eine **Muskelschicht**, die durch ihre Kontraktionen den Transport des Urins in die Harnblase fördert.

Die Blutversorgung des Harnleiters wird über Äste der **Nieren-** und der **Beckenarterie** sichergestellt, beim Mann außerdem durch die **Hoden-** und bei der Frau durch die **Eierstockarterie**. Der Blutabfluss erfolgt über die entsprechenden Venen.

Die Kontraktion der Harnleiterwand wird durch den Sympathikus gehemmt und den Parasympathikus gesteigert.

10.2.3 Harnblase

Lage, Form und Größe

Die **Harnblase** (Vesica urinaria, ▶ **Abb. 10.13**) liegt im kleinen Becken (S. 376). Ihre genaue Lage, Form und Größe sind von ihrem Füllungszustand abhängig. Ist sie leer oder mäßig gefüllt, liegt sie hinter der Schambeinfuge (S. 375). In stärker gefülltem Zustand ragt sie über die Schambeinfuge (S. 548) hinaus in Richtung Nabel und liegt dann innen der Bauchdecke direkt an. Ihr maximales Fassungsvermögen liegt bei 900–1500 ml. Starker Harndrang setzt bei der Frau ab einer Blasenfüllung von 250–550 ml ein, beim Mann bei 350–750 ml.

Blitzlicht Praxis **Suprapubischer Katheter**

*Bei Menschen, die über einen längeren Zeitraum hinweg mit einem Blasenkatheter versorgt werden sollen, wird meist ein **suprapubischer Katheter** gewählt. Bei dieser Methode wird der Katheter nicht durch die Harnröhre in die Blase eingeführt, sondern etwa 2 cm über der Symphyse direkt **durch die Bauchdecke** in die Harnblase eingestochen. Vor dem Eingriff sollte der Patient 0,5 bis 1 l Flüssigkeit trinken, damit die Blase stark genug gefüllt ist, um über die Symphyse zu ragen.*

Patienten mit einem suprapubischen Katheter können duschen, nachdem der Katheter mit einem Folienverband abgedeckt wurde. Vollbäder sollten vermieden werden, damit keine Keime entlang des Stichkanals eindringen.

Da sich die Blase das kleine Becken mit den Geschlechtsorganen teilt, unterscheiden sich die benachbarten Organe bei Frau und Mann: Bei der **Frau** grenzt hauptsächlich der Uterus an die Harnblase, beim **Mann** sind es die Prostata, der Samenleiter, die Bläschendrüsen und der Enddarm (▶ **Abb. 10.14**).

An ihrer Oberseite (etwa bis zur Einmündungsstelle der Harnleiter) wird die Harnblase vom **Bauchfell** überzogen.

Aufbau

Der **Blasenkörper** macht den größten Teil der Blase aus. Vorn am Blasenkörper sitzt die **Blasenspitze** (manchmal auch Blasenscheitel genannt), die über ein Band mit dem Nabel verbunden ist. Nach unten verjüngt sich die Blase zum **Blasenhals**, aus dem die Harnröhre hervorgeht. Der Bereich der Blase, an dem die Harnleiter eintreten und die Harnröhre austritt, wird als **Blasengrund** bezeichnet. Er befindet sich hinten-unten und umfasst auf der Innenseite auch das Blasendreieck (s. u.).

Damit sich die Harnblase ausdehnen kann, ist sie nur im Bereich des Blasenhalses und des Blasengrundes über Bänder und Muskelzüge befestigt. Diese verlaufen zum Schambein, zum Enddarm und beim Mann auch zur Prostata.

Feinbau

Die **Schleimhaut** der leeren Harnblase zeigt viele Falten und liegt der Muskelschicht nur locker auf. Beides ist Voraussetzung dafür, dass sich die Harnblasenwand dehnen kann. Die Schleimhautfalten verstreichen bei Füllung der Blase. Genauso wie der Harnleiter ist auch die Harnblase mit **Urothel** ausgekleidet.

Abb. 10.13 Harnblase.

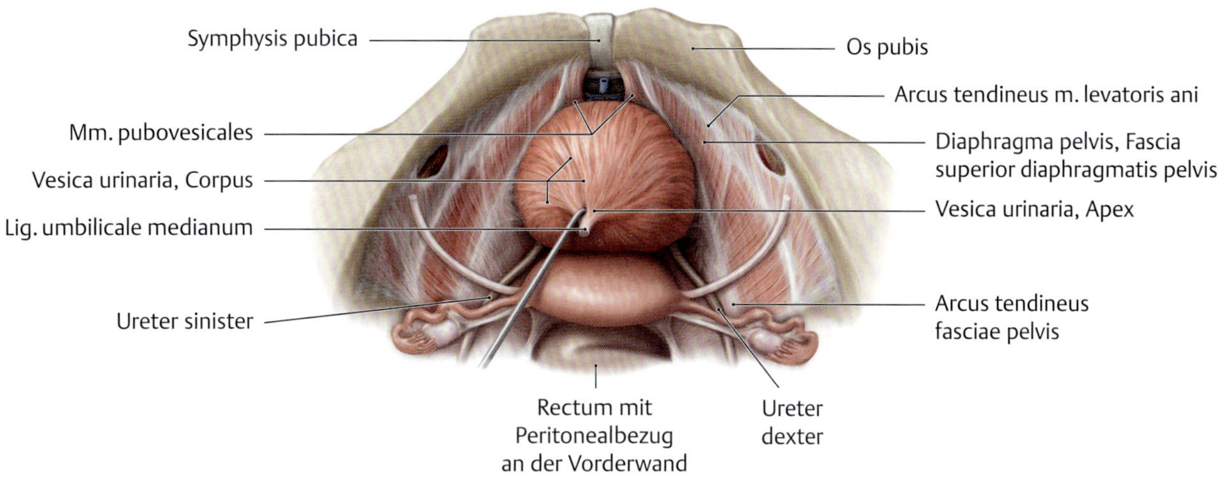

Bei der Frau, Ansicht von oben. Die Blase wird mit einem Haken etwas nach vorn gezogen. *Quelle: nach Schünke M, Schulte E, Schumacher U. Prometheus. LernAtlas der Anatomie. Innere Organe. Illustrationen von K. Wesker und M. Voll. 6. Aufl. Stuttgart: Thieme; 2022.*

Abb. 10.14 Männliche und weibliche Harnröhre im Vergleich.

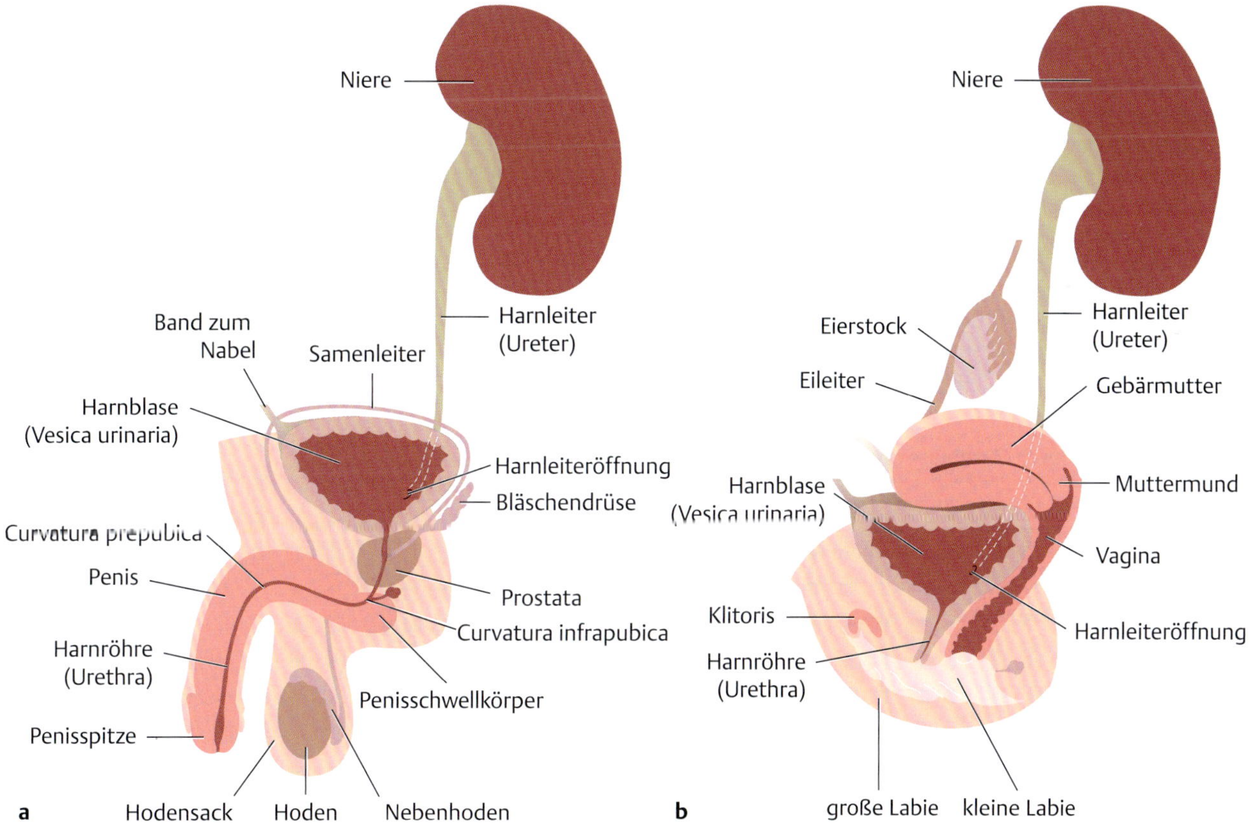

a Beim Mann sind deutlich die beiden Krümmungen zu sehen (Curvatura infrapubica und prepubica).
b Die Harnröhre der Frau ist wesentlich kürzer als die des Mannes. *Quelle: Schünke M, Schulte E, Schumacher U. Prometheus. LernAtlas der Anatomie. Innere Organe. Illustrationen von K. Wesker und M. Voll. 6. Aufl. Stuttgart: Thieme; 2022.*

Die **Muskelschicht** der Harnblasenwand ist dreilagig aufgebaut. Sie besteht aus einer äußeren und einer inneren Längsschicht und einer dazwischenliegenden Ringschicht. Die 3 Schichten bilden zusammen den **M. detrusor vesicae** („Austreibermuskel"). Wenn er sich zusammenzieht, entleert sich die Harnblase.

Im sog. **Blasendreieck** (Trigonum vesicae) weicht der Wandbau allerdings ab. Als Trigonum vesicae wird der dreieckige Bezirk der Blasenwand bezeichnet, der zwischen den Mündungsstellen der Harnleiter und der Austrittsstelle der Harnröhre liegt. Hier sind die Schleimhaut und die Muskelschicht fest miteinander verwachsen, sodass auch in leerem Zustand keine Falten entstehen. Auch die Dreischichtung der Wandmuskulatur ist nicht mehr klar erkennbar. Vielmehr vermischen sich Fasern aus der Muskulatur der Harnröhren- bzw. Harnleiterwand mit denen der Harnblasenwand und bilden Muskelzüge um die Öffnungen der Harnröhre bzw. der Harnleiter, die Sphinkter (Schließmuskeln). Im Bereich des **Blasenhalses** entsteht so der **innere Harnröhrensphinkter** (M. sphincter urethrae internus). Kontrahieren sich die Sphinkter, werden die Öffnungen weitestgehend verschlossen.

Der Verschluss der Harnröhrenöffnung wird außerdem vom sog. **Blasenzäpfchen** (Uvula vesicae) unterstützt, das von hinten in die Austrittsstelle der Harnröhre ragt.

Gefäßversorgung und Innervation

Arteriell wird die Harnblase von der oberen und unteren **Harnblasenarterie** (A. vesicalis superior und inferior) versorgt. Die obere Harnblasenarterie entspringt der Nabelarterie (A. umbilicalis). Die untere Harnblasenarterie stammt aus der inneren Beckenarterie (A. iliaca interna).

Das abfließende Blut sammelt sich in einem Venengeflecht, dem **Plexus venosus vesicalis**. Von dort fließt es über mehrere Venae vesicales in die V. iliaca interna.

Der **Parasympathikus** ist für die Entleerung der Harnblase (S. 250) zuständig. Seine Fasern stammen direkt aus dem Rückenmark auf Höhe des 2. bis 4. Lendenwirbels. Der **Sympathikus** bewirkt eine Kontraktion der Sphinktermuskulatur im Bereich des Blasendreiecks, er wirkt also dem Parasympathikus entgegen. Seine Fasern stammen aus dem Plexus hypogastricus inferior.

WISSEN TO GO

Harnblase

Die **Harnblase** (Vesica urinaria) liegt im kleinen Becken hinter der Schambeinfuge. Bei starker Füllung reicht sie über diese hinaus. Ihr maximales Fassungsvermögen beträgt 900–1500 ml. Der Übergang von der Harnblase zur Harnröhre wird **Blasenhals** genannt.

Die **Schleimhaut** der Harnblase zeigt viele Falten. Lediglich das **Harnblasendreieck** (Trigonum vesicae) ist glatt, hier sind Schleimhaut und Muskelschicht fest verwachsen. Das Endothel der Harnblase ist, wie auch beim Harnleiter, ein **Urothel**.

Die dreilagige Muskelschicht der Harnblase wird auch als **M. detrusor vesicae** („Austreiber") bezeichnet. Seine Kontraktion führt zur Harnblasenentleerung. Im Bereich der Harnleiter- und Harnröhrenöffnungen sind Schließmuskeln (Sphinkter) ausgebildet. Der **innere Harnröhrensphinkter** (M. sphincter urethrae internus) liegt im Blasenhals und verschließt den Beginn der Harnröhre.

Die Blutversorgung findet über die **A. vesicalis superior** und **inferior** statt, die aus der A. umbilicalis bzw. der A. iliaca interna stammen. Der Blutabfluss erfolgt über die entsprechenden Venen.

Der Parasympathikus ist für die Entleerung der Harnblase zuständig (Kontraktion des M. detrusor vesicae und Entspannung des inneren Harnblasensphinkters), der Sympathikus ist bei der Füllung und Speicherung der Harnblase mit Kontraktion der Blasenmuskulatur im Halsbereich und des inneren Harnblasensphinkters aktiv.

Abb. 10.15 Schnitt durch Harnblase und Harnröhre bei der Frau.

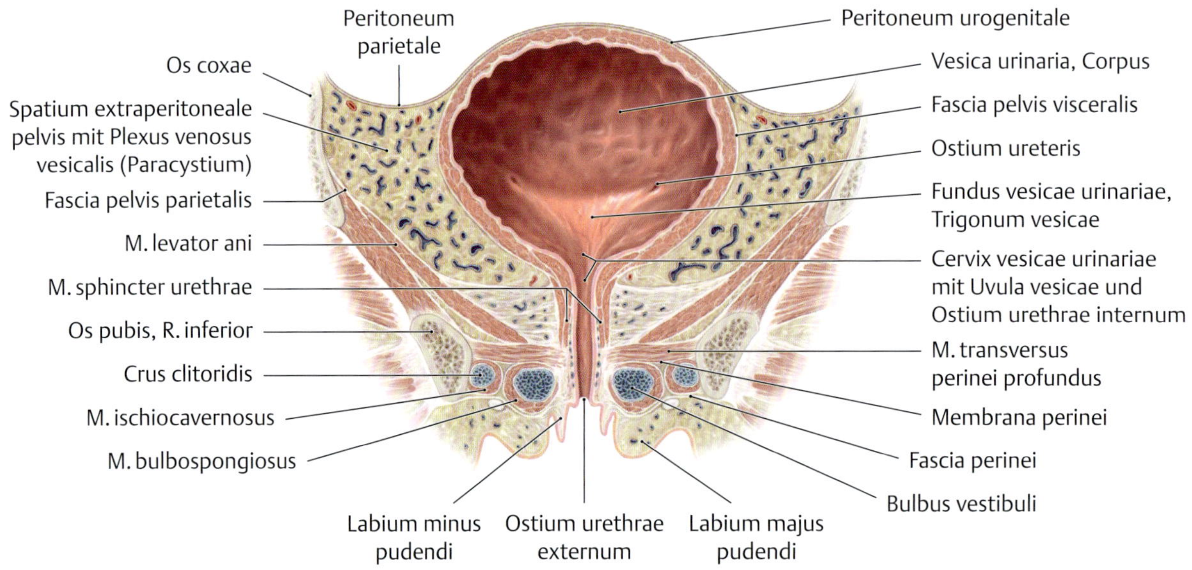

Der dreischichtige Aufbau der Blasenwand ist deutlich sichtbar. *Quelle: Schünke M, Schulte E, Schumacher U. Prometheus. LernAtlas der Anatomie. Innere Organe. Illustrationen von K. Wesker und M. Voll. 6. Aufl. Stuttgart: Thieme; 2022.*

10.2.4 Harnröhre

Lage, Form und Größe

Die **Harnröhre** (Urethra) beginnt am Blasenhals an der **inneren Harnröhrenöffnung** (Ostium urethrae internum) und endet an der **äußeren Harnröhrenöffnung** (Ostium urethrae externum). Da sie bei der Frau nur einen kurzen Weg zurücklegt, beim Mann jedoch den gesamten Penis durchziehen muss, unterscheiden sich ihre Länge und ihr Verlauf bei der Frau und beim Mann:

Die Harnröhre der **Frau** ist nur 4–5 cm lang und verläuft gerade. Sie zieht zwischen Schambein und Vorderwand der Vagina zum Scheidenvorhof (S. 491), wo sie mit ihrer äußeren Öffnung hinter der Klitoris mündet.

Patho Harnwegsinfektionen

Aufgrund der deutlich kürzeren Harnröhre und der Nähe der Harnröhrenöffnung zum After erkranken ***Frauen*** *deutlich häufiger an Harnwegsinfekten als Männer.*

Bedingt durch die die veränderte Zusammensetzung des Urins besteht in der Schwangerschaft ein erhöhtes Risiko für Harnwegsinfekte. Sie können auch häufiger im Wochenbett auftreten, da Infektionen durch vaginale Untersuchungen und Katheterisieren unter der Geburt begünstigt werden [22], [20].

Die Harnröhre des **Mannes** ist mit ca. 20 cm deutlich länger als die Harnröhre der Frau. Sie zieht von der Harnblase zur Penisspitze (Glans penis) und verläuft in **2 Krümmungen** (Curvatura infrapubica und Curvatura prepubica) (▶ **Abb. 10.14**).

Da über die männliche Harnröhre nicht nur der Urin, sondern auch das Ejakulat nach außen befördert wird, bezeichnet man sie auch als **Harnsamenröhre**.

Blitzlicht Praxis Transurethraler Katheter

Wird der Blasenkatheter ***durch die Harnröhre*** *eingeführt, spricht man von einem* ***transurethralen Katheter****.*

In der Geburtshilfe ist der Einmalkatheterismus (EK) unter anderem indiziert, wenn ein spontanes Wasserlassen nicht funktioniert. Und zwar im Fall von Wehenschwäche unter der Geburt sowie verstärkten Blutungen vor oder nach der Plazentageburt bzw. im frühen Wochenbett, da eine volle Harnblase die Kontraktion des Uterus behindert. Der Dauerkatheterismus (DK) wird unter anderem bei einer Sectio caesarea zur Vorbeugung von Verletzungen der Harnblase und zur Verhinderung postpartalen Harnverhalts genutzt. Desinfektionsmaßnahmen sind beim Katheterismus dringend zu beachten, da das Risiko einer Infektion durch die Manipulation der natürlichen Barriere stark erhöht ist [20].

Aufbau

Während bei der **weiblichen Harnröhre** nur der in der Harnblasenwand gelegene, kurze Anteil (Pars intramuralis) und der restliche Anteil (Pars cavernosa) unterschieden werden, besteht die **männliche Harnröhre** aus 4 Abschnitten:

- **Wandanteil** (Pars intramuralis): Er beginnt mit innerer Harnröhrenöffnung, ist innerhalb der Harnblasenwand gelegen und wird vom inneren Harnröhrensphinkter umgeben.
- **Prostataanteil** (Pars prostatica): Er ist innerhalb der Prostata (S. 521) gelegen, hier wird an den Samenhügeln die Samenflüssigkeit in die Harnröhre abgegeben.
- **Beckenbodenanteil** (Pars membranacea): Er verläuft durch den Beckenboden (S. 390), wo er vom äußeren Harnröhrensphinkter (s. u.) umgeben ist. An seinem Übergang zum Schwellkörperanteil bildet er den 1. Bogen (Curvatura infrapubica).
- **Schwellkörperanteil** (Pars spongiosa): Er verläuft durch den Schwellkörper des Penis (S. 515), bildet den 2. Bogen (Curvatura prepubica) und endet mit der äußeren Harnröhrenöffnung an der Penisspitze. Er ist mit ca. 15 cm der längste Abschnitt.

Wie bei den Harnleitern gibt es an der männlichen Harnröhre **3 Engstellen**:

1. der Anteil in der Muskelwand der Harnblase,
2. die Durchtrittsstelle durch den Beckenboden,
3. die äußere Harnröhrenöffnung.

Patho Urethrastriktur

Bei unsachgemäßem Katheterisieren kann es zu einer ***Urethraverletzung*** *kommen. Als Folge davon können Harnröhrenengen (****Urethrastrikturen****) entstehen, weil die Harnröhre narbig verengt ist. Auch instrumentelle Untersuchungen, wie eine Urethrozystoskopie, oder Unfallverletzungen, z. B. eine Beckenfraktur mit Harnröhrenverletzung, können eine Harnröhrenverengung hervorrufen. Da der Urin bei Verengungen schlechter abfließt, wächst die Gefahr von Harnwegsinfektionen.*

Feinbau

In ihrem Anfangsteil ist auch die Harnröhre mit **Urothel** ausgekleidet. Dieses geht jedoch im weiteren Verlauf in ein mehrschichtiges **unverhorntes Plattenepithel** über. Die Schleimhaut der Harnröhre enthält viele **Schleimdrüsen**, die über einen gemeinsamen Ausführungsgang an der äußeren Harnröhrenöffnung münden.

Die unter der Schleimhaut liegende glatte Muskulatur ist aus einer inneren **Ringmuskelschicht** und einer äußeren **Längsmuskelschicht** aufgebaut. Dort, wo die Harnröhre durch den Beckenboden tritt, kommt auch quergestreifte Muskulatur vor, die den **äußeren Harnröhrensphinkter** (M. sphincter urethrae externus) bildet. Dieser kann willentlich gesteuert werden und ist zusammen mit dem inneren Harnröhrensphinkter und der Beckenbodenmuskulatur für die Fähigkeit verantwortlich, den Urin in der Blase zurückzuhalten (**Kontinenz**).

Gefäßversorgung und Innervation

Arteriell wird die Harnröhre über **Äste der A. iliaca externa** versorgt. Für den venösen Abfluss sind viele Venen doppelt oder auch als Venengeflechte angelegt.

Die sympathische und parasympathische Versorgung entspricht derjenigen der Harnblase. Der sensible Nerv zur Weiterleitung beispielsweise von Schmerzreizen ist der **N. pudendus** (Schamnerv) aus dem Plexus sacralis, einem weiteren Nervengeflecht im Becken (▶ **Abb. 10.1**).

WISSEN TO GO

Harnröhre

Die **Harnröhre** (Urethra) beginnt am Blasenhals mit der **inneren Harnröhrenöffnung** (Ostium urethrae internum) und endet mit der **äußeren Harnröhrenöffnung** (Ostium urethrae externum). Ihr Verlauf ist bei Frau und Mann verschieden:

Die Harnröhre der **Frau** ist 4–5 cm lang. Sie zieht zwischen Symphyse und Vorderwand der Vagina zum Scheidenvorhof, wo sie hinter der Klitoris endet.

Die Harnröhre des **Mannes** misst ca. 20 cm und endet an der Penisspitze. Sie zieht durch die Harnblasenwand, die Prostata, den Beckenboden und den Penisschwellkörper und dient auch dem Ejakulat als Weg nach außen (Harnsamenröhre). Sie zeigt in ihrem Verlauf **2 Krümmungen** und **3 Engstellen**: am Übergang zur Harnblase, an der Durchtrittsstelle durch den Beckenboden und am Harnröhrenende.

In ihrem Anfangsteil ist auch die Harnröhre von **Urothel** ausgekleidet. Dieses geht aber im Verlauf in ein **unverhorntes Plattenepithel** über. Dort, wo die Harnröhre durch den Beckenboden tritt, strahlen quergestreifte Muskelfasern in die glatte Muskelschicht der Harnröhre ein und bilden den **äußeren Harnröhrensphinkter** (M. sphincter urethrae externus).

Mit Blut versorgt wird die Harnröhre über **Äste der A. iliaca externa**. Der venöse Abfluss erfolgt über ein dichtes Venennetz in die V. iliaca interna. Die Innervation entspricht derjenigen der Harnblase.

10.2.5 Harnblasenentleerung

Der Harndrang setzt bereits ein, wenn die Blase 150–300 ml Urin enthält. Bei der Harnblasenentleerung (**Miktion**) spielen verschiedene Strukturen eine Rolle:

Bei Säuglingen, Kleinkindern oder Erwachsenen, die die Miktion nicht beeinflussen können, läuft die Urinabgabe über einen **Reflex** ab: Bei steigender Füllung erhöht sich der Innendruck der Harnblase. Dies wird von **Dehnungsrezeptoren** in der **Blasenwand** registriert und die Information ins **Rückenmark** weitergeleitet. **Parasympathische Fasern** bewirken nun, dass sich die Muskulatur der Blasenwand (M. detrusor vesicae) zusammenzieht und gleichzeitig der innere Harnröhrensphinkter erschlafft. Damit der Urin aber Blase und Harnröhre verlassen kann, muss zusätzlich der äußere Harnröhrensphinkter weit gestellt werden. Dies erfolgt, indem über das Rückenmark die motorischen Nerven gehemmt werden, die für seine Anspannung verantwortlich sind (▶ **Abb. 10.16**).

Ab einem Alter von ca. 3 Jahren kann die Entleerung der Blase gesteuert werden. Hierbei spielt das **Miktionszentrum** im **Gehirn** eine wichtige Rolle. Es unterliegt der **willentlichen Kontrolle** durch höhere Gehirnzentren. Dort wird der Harndrang bewusst wahrgenommen und eine Entscheidung für Kontinenz oder für Miktion getroffen. Das Miktionszentrum besteht aus einem Blasenfüllungs- und einem Blasenentleerungszentrum. Das **Blasenfüllungszentrum** hemmt die parasympathischen Fasern im Rückenmark, die den Miktionsreflex (s. o.) auslösen. Dadurch wird die Kontraktion des M. detrusor vesicae verhindert und die Spannung des inneren und des äußeren Harnröhrensphinkters erhöht. Das **Blasenentleerungszentrum** reagiert genau umgekehrt: Der oben beschriebene Reflexbogen über den Parasympathikus wird aktiviert und das Blasenfüllungszentrum wird gehemmt.

Patho Harninkontinenz

*Eine Form der gestörten Miktion ist die **Harninkontinenz**. Je nach Ursache und Lokalisation der Störung wird das Krankheitsbild weiter unterteilt und unterschiedlich therapiert. Es gibt z. B. die **Stress-** oder **Belastungsinkontinenz**, die vorwiegend unter körperlicher Belastung wie Husten, Lachen oder Gewichtheben auftritt. Ursache kann hier eine Schwäche der Beckenbodenmuskulatur (S. 385) sein, z. B. nach Geburten. Bei der **Dranginkontinenz** besteht ständiger Harndrang. Ursache ist hier eine Überaktivität der Harnblasenwandmuskulatur, z. B. im Rahmen einer Blasenentzündung (Zystitis).*

WISSEN TO GO

Blasenentleerung

Beim **Miktionsreflex** findet Folgendes statt: Die Blase füllt sich und Dehnungsrezeptoren in der Blasenwand melden dies ans Rückenmark. Über parasympathische Fasern des Rückenmarks werden nun die Kontraktion der Blasenwandmuskulatur und die Entspannung des inneren Harnröhrensphinkters veranlasst. Auch der äußere Harnröhrensphinkter erschlafft. Unterstützt wird dieser Vorgang durch das **Miktionszentrum** im Gehirn, das aus einem Blasenfüllungs- (Hemmung der parasympathischen Fasern des Miktionsreflexes) und einem Blasenentleerungszentrum (Aktivierung der parasympathischen Fasern) besteht.

Ab einem Alter von ca. 3 Jahren kann der Miktionsreflex **willentlich** durch Gehirnzentren gesteuert werden, die dem Miktionszentrum übergeordnet sind.

10.3 Wasser- und Elektrolythaushalt

Wasser und Elektrolyte werden nicht nur über die Niere ausgeschieden. Auch das Verdauungssystem, die Haut und das Atmungssystem tragen dazu bei, dass der Körper Wasser und Elektrolyte verliert. Dabei gibt es aber einen wichtigen Unterschied:

Die Aufgaben des **Verdauungssystems**, der **Haut** und des **Atmungssystems** sind nicht – wie bei der Niere – die Regulation des Wasser- und Elektrolythaushalts, sondern die Verdauung, die Wärmeregulation und die Atmung. Deshalb werden über diese Organsysteme so viel Wasser und Elektrolyte über Stuhl, Schweiß und Atemluft ausgeschieden, wie bei der Erledigung dieser Aufgaben anfallen – und nicht so viel, wie für einen ausgeglichenen Wasser- und Elektrolythaushalt sinnvoll wäre. So kann es z. B. bei Sport in großer Hitze dazu kommen, dass der Körper wegen der gesteigerten Atmung und starken Schweißbildung so große Mengen an Wasser und Elektrolyten verliert, dass gesundheitliche Probleme auftreten. Die **Niere** dagegen scheidet Wasser und Elektrolyte mit dem Ziel aus, den Wasser- und Elektrolythaushalt im Gleichgewicht zu halten. Sie gleicht die Schwankungen aus, die auftreten, wenn über andere Organsysteme Wasser und Elektrolyte verloren gehen oder weil mit der Nahrung eine zu geringe oder eine zu große Flüssigkeitsmenge aufgenommen wurde. Der Zustand, in dem im Körper Elektrolyte und Wasser im idealen Verhältnis vorliegen, wird als **Homöostase** bezeichnet.

Die Regulation durch die Niere ist wichtig, weil Elektrolyte (S. 299) bei allen Vorgängen im Körper eine Rolle spielen, z. B. bei Membranpotenzialen und der Erregungsweiterleitung, bei der Ausbildung des osmotischen Drucks oder bei Muskelkontraktionen. Ihre Aufgaben können sie aber nur erfüllen, wenn sie sowohl intra- als auch extrazellulär in einer bestimmten Konzentration vorliegen. Die Niere kann dabei direkt nur das Flüssigkeitsvolumen und die Elektrolytkonzentration des Extrazellularraums beeinflussen.

Abb. 10.16 **Blasenentleerung.**

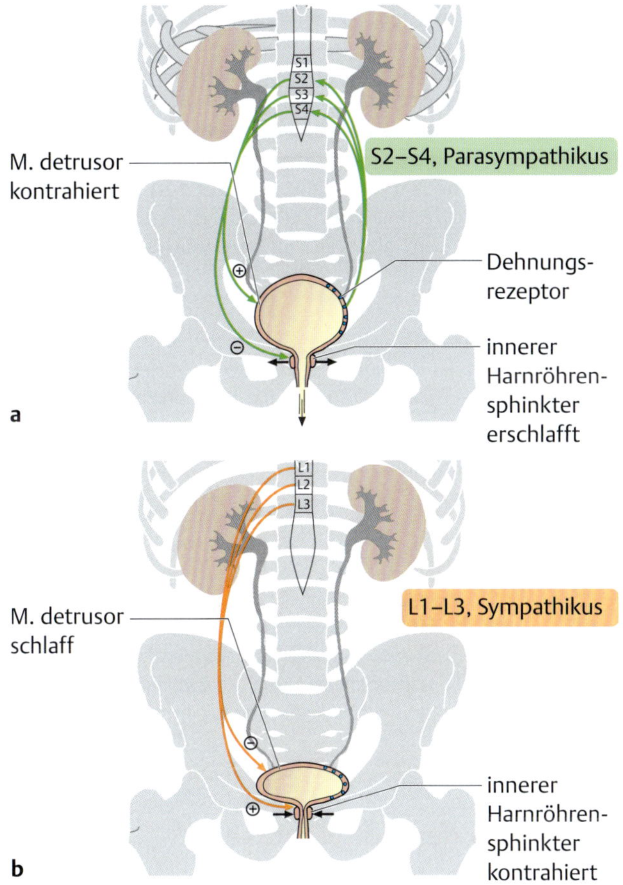

a Dehnungsrezeptoren melden die Füllung der Harnblase an das Rückenmark (Sakralmark, S_2–S_4). Parasympathische Nervenfasern aktivieren die Blasenmuskulatur und die Sphinkter entspannen.
b Im leeren Zustand besteht eine Innervation aus dem Rückenmark (Lumbalmark, L_1–L_3). Die Blasenmuskulatur bleibt schlaff, die Schließmuskeln angespannt. *Quelle: Schwegler JS, Lucius R. Der Mensch – Anatomie und Physiologie. Stuttgart: Thieme; 2016.*

10.3.1 Wasserräume und Wasserverteilung

Wasser ist der Hauptbestandteil des menschlichen Körpers, es macht ca. **60 %** der Körpermasse aus (▶ **Abb. 10.17**). Der Anteil des Wassers ist abhängig vom **Alter**, vom **Fettanteil** und vom **Geschlecht**:

- Bei Säuglingen liegt der Wasseranteil bei ca. 75 %, im Alter sinkt er auf ca. 50 %.
- Magere Menschen bestehen zu einem höheren Prozentsatz aus Wasser als dicke Menschen, da Fettgewebe relativ wenig Wasser enthält.
- Frauen haben einen geringeren Wasseranteil als Männer, da sie mehr Körperfett und einen geringeren Muskelanteil besitzen.

Vom **Gesamtkörperwasser** wiederum befinden sich:

- ca. ⅔ in den Zellen (intrazelluläres Wasser) und
- ca. ⅓ außerhalb der Zellen (extrazelluläres Wasser).

! Merke Extrazellularraum

Bei Normalgewichtigen macht der Extrazellularraum etwa 20–25 % des Körpergewichts aus.

Abb. 10.17 **Wasserverteilung im menschlichen Körper.**

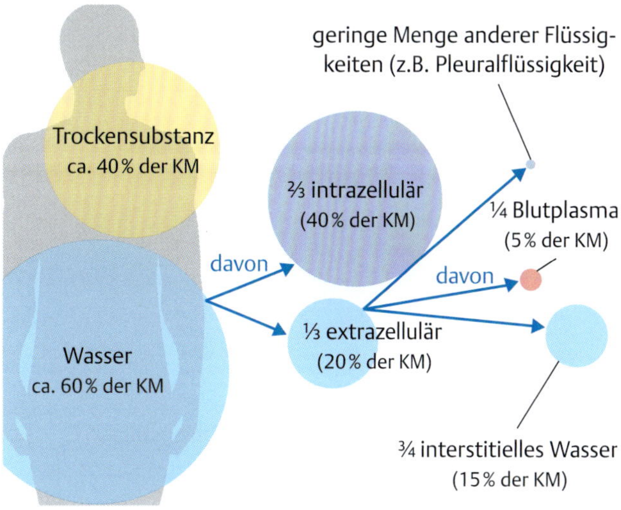

Der Mensch besteht zu 60 % aus Wasser, von dem sich wiederum ⅔ in den Zellen befinden. KM = Körpermasse. *Quelle: I care Anatomie, Physiologie. 2., aktualisierte Auflage. Stuttgart: Thieme; 2020.*

Das **extrazelluläre Wasser** befindet sich:

- zu ca. ¾ im Gewebe (interstitielles Wasser) und
- zu ca. ¼ in den Blutgefäßen (Blutplasma).

Zum extrazellulären Wasser zählen u. a. auch die Pleuralflüssigkeit, die Gehirn-Rückenmark-Flüssigkeit und das Wasser in den Augenkammern. Diese Mengen sind aber sehr gering.

WISSEN TO GO

Wasserverteilung im Körper

Der Mensch besteht zu ca. **60 %** aus Wasser. Davon befinden sich **⅔ intrazellulär** und **⅓ extrazellulär**. Das extrazelluläre Wasser verteilt sich zu ¼ auf das Blutplasma und zu ¾ auf das Gewebe. Bei Säuglingen liegt der Wasseranteil am Körpergewicht bei ca. 75 %. Im Alter sinkt der Wasseranteil auf ca. 50 %.

10.3.2 Osmolalität im Extra- und Intrazellularraum

Homöostase

Mit der Harnkonzentrierung kann die Niere nur die Wassermenge und die Elektrolytkonzentration im Extrazellularraum beeinflussen, auf die Verhältnisse im Intrazellularraum hat sie keinen direkten Einfluss. Diese sind allerdings über die Osmolalität (S. 238) unmittelbar an die Wasser- und Elektrolytsituation des Extrazellularraums gekoppelt: Herrscht im Extrazellularraum eine höhere Osmolalität als im Intrazellularraum (extrazelluläre **Hyperosmolalität**), strömt Wasser nach dem Prinzip der Osmose (S. 42) aus den Zellen in den Extrazellularraum. Sind die Verhältnisse umgekehrt (extrazelluläre **Hypoosmolalität**), nimmt die Zelle Wasser aus dem Extrazellularraum auf. Dabei kann es zu einer **Zellschrumpfung** bzw. einer **Zellschwellung** kommen (▶ **Abb. 10.18**), was die Funktionsfähigkeit der Zelle beeinträchtigen würde. Um dies zu vermeiden, hält die Niere den

Abb. 10.18 Konzentrationsausgleich.

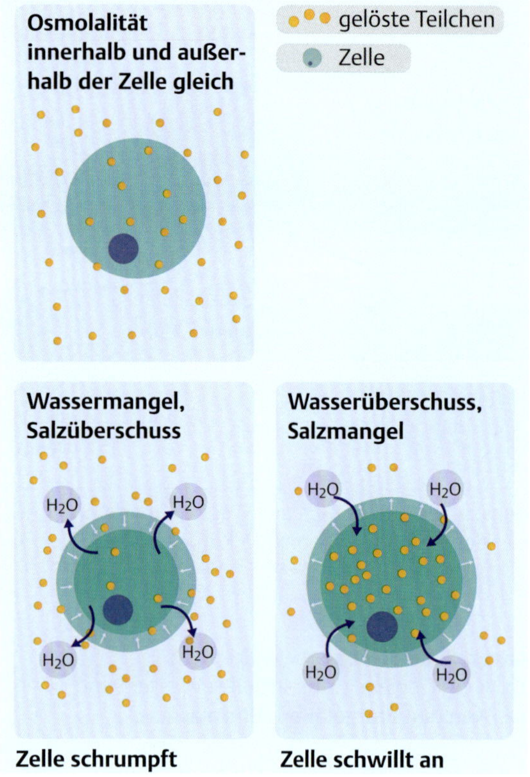

Das Bild unten links zeigt die extrazelluläre Hyperosmolalität: Die Konzentration der gelösten Teilchen ist außerhalb der Zelle größer als in der Zelle. Wasser strömt deshalb aus der Zelle, die Zelle schrumpft. Rechts die Hypoosmolalität: Die Konzentration der gelösten Teilchen ist in der Zelle größer als außerhalb der Zelle. Wasser strömt deshalb in die Zelle, die Zelle schwillt an. *Quelle: Silbernagl S, Despopoulos A, Draguhn A. Taschenatlas Physiologie. Stuttgart: Thieme; 2018.*

Wasser- und Elektrolythaushalt innerhalb sehr enger Grenzen konstant.

Damit kein Wasser in die oder aus der Zelle strömt, muss also zwischen Extra- und Intrazellularraum ein **osmotisches Gleichgewicht** herrschen. Das heißt, dass der osmotische Druck in beiden Wasserräumen derselbe sein muss. Das darf man nicht damit verwechseln, dass in beiden Wasserräumen die Teilchen in derselben Konzentration vorliegen. Dann nämlich würde kein Konzentrationsgefälle zwischen den beiden Wasserräumen herrschen, und der osmotische Druck wäre gleich null. Das Gegenteil ist der Fall: Im Extrazellularraum liegen bestimmte Teilchen in höherer Konzentration als im Intrazellularraum vor, wodurch Wasser aus der Zelle gezogen wird. Gleichzeitig haben im Intrazellularraum andere Teilchen eine höhere Konzentration als im Extrazellularraum, sodass Wasser in die Zelle gezogen wird. Entsprechen sich die beiden osmotischen Drücke, besteht ein Gleichgewicht.

Die Teilchen, die den osmotischen Druck hauptsächlich erzeugen, sind:
- im **Extrazellularraum**: vor allem **Natrium**, aber auch Chlorid,
- im **Intrazellularraum**: vor allem **Kalium**, aber auch Phosphate und Proteine.

Natrium (S. 253) liegt dabei im Extrazellularraum mit ca. 140 mmol/l in fast 10-mal so hoher Konzentration vor wie im Intrazellularraum (15 mmol/l), Kalium (S. 253) ist im Intrazellularraum mit ebenfalls etwa 140 mmol/l etwa 35-mal so stark konzentriert wie im Extrazellularraum (4 mmol/l). Wegen dieses Konzentrationsgefälles wandert Natrium in die Zelle und Kalium aus der Zelle. Damit sich die Konzentrationen durch diese Diffusionsvorgänge nicht ausgleichen, transportiert eine Natrium-Kalium-Pumpe in der Zellmembran ständig Natrium aus der Zelle zurück in den Extrazellularraum und Kalium aus dem Extrazellularraum zurück in die Zelle.

! Merke Natrium

*Natrium spielt in der Regulation des Wasser- und Elektrolythaushaltes eine wichtige Rolle, weil sowohl die **Wasserausscheidung** als auch die **Kaliumausscheidung** an Natrium gekoppelt sind.*

WISSEN TO GO

Homöostase

Im Zustand der **Homöostase** herrscht extra- und intrazellulär derselbe osmotische Druck. **Natrium** ist hauptverantwortlich für den osmotischen Druck im **Extrazellularraum** und **Kalium** für den osmotischen Druck im **Intrazellularraum**.

Störungen der Homöostase

Störungen in der Regulation des Wasser- und Elektrolythaushaltes können dazu führen, dass sich im Körper zu wenig oder zu viel Wasser befindet. Man spricht dann von einer De- oder einer Hyperhydratation. Je nachdem, ob auch der osmotische Druck verändert ist, kann man eine isotone, hypertone oder hypotone Hyperhydratation bzw. Dehydratation unterscheiden:
- **Dehydratation** („Wassermangel“): Das Flüssigkeitsvolumen im Körper ist vermindert.
- **Hyperhydratation** („Überwässerung“): Das Flüssigkeitsvolumen im Körper ist erhöht.
- **isoton:** Der osmotische Druck ist unverändert.
- **hyperton:** Der osmotische Druck ist erhöht.
- **hypoton:** Der osmotische Druck ist erniedrigt.

Ist der osmotische Druck verändert, ist zunächst der Extrazellularraum betroffen. Hier ist wieder die Natriumkonzentration entscheidend. Durch den Ein- oder Ausstrom von Wasser ändert sich auch der osmotische Druck im Intrazellularraum: Bei hypertonen Störungen wird Wasser aus den Zellen in den Extrazellularraum verlagert, bei hypotonen Störungen strömt Wasser aus dem Extrazellularraum in die Zellen. Bei isotonen Veränderungen kommt es zu keiner Flüssigkeitsverschiebung zwischen Extra- und Intrazellularraum, weil der osmotische Druck unverändert ist.

Blitzlicht Praxis Hautfaltentest

*Wenn Sie bemerken, dass eine am Handrücken oder am Unterarm gezogene Hautfalte nicht verstreicht, sondern stehen bleibt, kann das ein Hinweis auf eine stärkere **Dehydratation** sein. Auch eine trockene Zunge und trockene Schleimhäute weisen auf einen Flüssigkeitsmangel hin.*

Dehydratation

Isotone Dehydratation • Sie tritt beispielsweise bei Erbrechen, Blutverlust oder Durchfall auf. Hierbei kommt es in gleichem Ausmaß zu einem Verlust von Wasser und Salz. Dadurch sinkt das Flüssigkeitsvolumen im Extrazellularraum, wobei die Osmolalität sowohl extra- als auch intrazellulär unverändert ist. Deshalb kommt es zu keinem Ein- oder Ausstrom von Wasser und das Flüssigkeitsvolumen im Intrazellularraum ändert sich nicht.

Blitzlicht Praxis Dehydratation bei Kindern

Kinder *neigen bei Erbrechen und Durchfall schneller zu einer Dehydratation, da sie einen im Vergleich zum Erwachsenen höheren Wasserumsatz haben. Erschwerend kommt noch hinzu, dass sie im Krankheitsfall oft die Flüssigkeitsaufnahme stark einschränken oder ganz verweigern.*

Hypertone Dehydratation • Sie kann z. B. auftreten, wenn über einen längeren Zeitraum nichts getrunken wurde. In diesem Fall kommt es zu einem größeren Wasser- als Salzverlust. Zunächst ist dadurch das Flüssigkeitsvolumen im Extrazellularraum vermindert, gleichzeitig ist dort die Osmolalität erhöht. Deshalb strömt so lange Wasser aus dem Intra- in den Extrazellularraum, bis ein osmotisches Gleichgewicht hergestellt ist. Am Ende ist sowohl extra- als auch intrazellulär das Flüssigkeitsvolumen vermindert und die Osmolalität erhöht.

Hypotone Dehydratation • Sie tritt vor allem bei chronischem Erbrechen auf, auch ein Zuviel an Entwässerungsmedikamenten (Diuretika) oder Abführmitteln (Laxanzien) kann eine Ursache sein. Es kommt dabei zu einem größeren Salz- als Wasserverlust. Zunächst sind sowohl das Flüssigkeitsvolumen als auch die Osmolalität im Extrazellularraum vermindert. Wegen der niedrigeren Osmolalität strömt Wasser aus dem Extra- in den Intrazellularraum. Am Ende ist das Gesamtflüssigkeitsvolumen vermindert, das Flüssigkeitsvolumen im Intrazellularraum aber erhöht. Die Osmolalität ist sowohl im Extra- als auch im Intrazellularraum vermindert.

Patho Hirndruckveränderungen

Vom Wasserausstrom (Zellschrumpfung) und Wassereinstrom (Zellschwellung) sind alle Zellen betroffen, deren Membran wasserdurchlässig ist – also auch die Gehirnzellen. Es kann dadurch zu einem ***erhöhten*** *oder* ***verminderten Hirndruck*** *kommen, der sich in Verwirrtheit, Benommenheit (Somnolenz) oder Krampfanfällen bis hin zum Koma äußern kann.*

Hyperhydratation

Isotone Hyperhydratation • Zu einer übermäßigen Aufnahme sowohl von Wasser als auch von Salz kann es z. B. kommen, wenn versehentlich große Mengen einer isotonen Kochsalzlösung über eine Infusion verabreicht werden. Das Flüssigkeitsvolumen im Extrazellularraum ist dann erhöht. Die Osmolalität ist extra- und intrazellulär unverändert, deshalb bleibt das Flüssigkeitsvolumen im Intrazellularraum gleich.

Patho Rechtsherzinsuffizienz

Eine isotone Hyperhydratation kann auch bei einer ***Rechtsherzinsuffizienz*** *auftreten. Das Blut staut sich vor dem geschwächten rechten Herzen zurück und der Druck in den Venen steigt an. Als Folge tritt Wasser ins Gewebe über. Außerdem ist bei einer Herzinsuffizienz das Herzzeitvolumen (S. 137) reduziert. Dem versucht der Körper durch eine Aktivierung des Renin-Angiotensin-Aldosteron-Systems und eine Freisetzung von ADH entgegenzuwirken. Als Folge wird vermehrt Natrium und Wasser im Körper zurückgehalten.*

Hypertone Hyperhydratation • Sie kann verursacht werden durch das Trinken von stark salzhaltigem Wasser (z. B. Meerwasser) oder durch die Infusion großer Mengen einer hypertonen Kochsalzlösung. Dabei kommt es zu einer übermäßigen Aufnahme von Wasser und Salz, wobei die Salzaufnahme überwiegt. Zunächst sind sowohl das Flüssigkeitsvolumen als auch die Osmolalität im Extrazellularraum erhöht. Wegen der erhöhten Osmolalität strömt Wasser aus dem Intra- in den Extrazellularraum. Am Ende ist das Gesamtflüssigkeitsvolumen erhöht, das Flüssigkeitsvolumen im Intrazellularraum aber vermindert. Die Osmolalität ist sowohl im Extra- als auch im Intrazellularraum erhöht.

Hypotone Hyperhydratation • Sie kann z. B. auftreten, wenn viel destilliertes (mineralfreies) Wasser getrunken wird. Durch die übermäßige Aufnahme von salzarmem Wasser erhöht sich zunächst das Flüssigkeitsvolumen im Extrazellularraum, gleichzeitig ist dort die Osmolalität vermindert. Deshalb strömt so lange Wasser aus dem Extra- in den Intrazellularraum, bis ein osmotisches Gleichgewicht zwischen Intra- und Extrazellularraum hergestellt ist. Am Ende ist sowohl extra- als auch intrazellulär das Flüssigkeitsvolumen erhöht und Osmolalität vermindert.

WISSEN TO GO

Dehydratation und Hyperhydratation

Man unterscheidet 3 Arten der **Dehydratation** („Wassermangel“):
- **isoton:** Wasser extrazellulär ↓, Natrium extrazellulär gleich wie intrazellulär; z. B. bei zu geringer Trinkmenge.
- **hyperton:** Wasser extrazellulär ↓, Natrium extrazellulär ↑, Gefahr der Zellschrumpfung, da Wasser aus der Zelle wandert; z. B. bei starkem Schwitzen.
- **hypoton:** Wasser extrazellulär ↓, Natrium extrazellulär ↓, Gefahr der Zellschwellung, da Wasser in die Zelle wandert; z. B. bei chronischem Erbrechen.

Dementsprechend gibt es auch 3 Arten der **Hyperhydratation** („Überwässerung“):
- **isoton:** Wasser extrazellulär ↑, Natrium extrazellulär gleich wie intrazellulär; z. B. Ödeme bei Herzinsuffizienz.
- **hyperton:** Wasser extrazellulär ↑, Natrium extrazellulär ↑, Gefahr der Zellschrumpfung, da Wasser aus der Zelle wandert; z. B. Trinken von Meerwasser oder Gabe von Salzlösungen.
- **hypoton:** Wasser extrazellulär ↑, Natrium extrazellulär ↓, Gefahr der Zellschwellung, da Wasser in die Zelle wandert; z. B. bei Niereninsuffizienz möglich.

10.3.3 Wichtige Elektrolyte

Elektrolyte sind chemische Stoffe, die als positiv oder negativ geladene Teilchen (**Ionen**) vorliegen. Kochsalz (Natriumchlorid) z. B. ist eine Verbindung aus einem positiv geladenen Natrium-Ion (Na^+) und einem negativ geladenen Chlorid-Ion (Cl^-). Elektrolyte zählen zu den Mineralstoffen (S. 223) und werden hauptsächlich über Nahrung und Getränke aufgenommen.

Neben dem oben erwähnten Natrium und Kalium sind für den Körper noch andere Elektrolyte von Bedeutung. Die wichtigsten davon sind Chlorid, Kalzium, Magnesium und

Phosphat. Auch für sie gilt, dass ihre Konzentration in der Extrazellularflüssigkeit in engen Grenzen konstant gehalten werden muss, damit es nicht zu Störungen von Zellfunktionen kommt.

Elektrolyte kommen aber nicht nur im Extra- und Intrazellularraum vor. So befindet sich z. B. der größte Anteil des Kalziums (ca. 99 %) in den Knochen. Auch 50 % des Magnesiums sind in die Knochen eingelagert, 45 % befinden sich intrazellulär und hier vorwiegend in Muskelzellen. Damit ist nur ein geringer Teil des Körpermagnesiums im Extrazellularraum vorhanden.

Die Normalwerte im Blut, die wichtigsten Funktionen der einzelnen Elektrolyte und ihre Aufnahme und Ausscheidung sind in ▶ **Tab. 10.3** dargestellt. Ein Elektrolytüberschuss wird durch die Vorsilbe „Hyper-“, ein Elektrolytmangel durch die Vorsilbe „Hypo-“ ausgedrückt, z. B. Hypernatriämie (Natriumüberschuss) oder Hypokaliämie (Kaliummangel).

WISSEN TO GO

Elektrolyte

Elektrolyte sind positiv oder negativ geladene Teilchen (**Ionen**). Sie zählen zu den Mineralstoffen und werden hauptsächlich über Nahrung und Getränke aufgenommen. Ihre Ausscheidung erfolgt über die Niere, das Verdauungssystem und die Haut (Schweiß). Die wichtigsten Elektrolyte im menschlichen Körper sind Natrium, Kalium, Chlorid, Kalzium, Magnesium und Phosphat. Zu Normalwerten im Blut und wichtigen Funktionen s. ▶ **Tab. 10.3**.

Patho **Chloridmangel**

*Bei **massivem Erbrechen** kann es durch den Verlust von Magensäure (HCl) zu einem Chloridmangel kommen.*

10.3.4 Regulationsmechanismen

Da das Wasser den Elektrolyten als Lösungsmittel dient, sind der Wasser- und der Elektrolythaushalt eng miteinander gekoppelt. Das heißt: Ist der Wasserhaushalt verändert, wirkt sich dies auch auf den Salzhaushalt aus und umgekehrt. Die Menge des extrazellulären Flüssigkeitsvolumens ist außerdem für den Blutdruck mitverantwortlich. Deshalb sind bei der Regulation des Wasser- und Elektrolythaushalts auch Mechanismen beteiligt, die bei der Blutdruckregulation (S. 156) eine Rolle spielen.

Volumen- und Osmolalitätssensoren

Wie im Kap. 7.1.10 beschrieben, befinden sich im rechten Vorhof und in den Hohlvenen **Volumenrezeptoren**, die bei einem erhöhten Extrazellularvolumen die Freisetzung von **ADH hemmen** und damit die Wasserausscheidung steigern. Auch die **Osmolalitätssensoren** im Gehirn und in der Leber beeinflussen die ADH-Ausschüttung: Wird von ihnen ein erhöhter osmotischer Druck, also eine erhöhte Natriumkonzentration, im Extrazellularraum gemessen, bewirken sie eine **gesteigerte ADH-Sekretion**. Dadurch wird Wasser im Körper zurückgehalten und die extrazelluläre Natriumkonzentration sinkt wieder.

Tab. 10.3 Normalwerte, Vorkommen und Funktionen der Elektrolyte.

Elektrolyt/Ion	Normalwert im Blut	Vorkommen und Funktion	Aufnahme und Ausscheidung
Natrium (Na^+)	135–145 mmol/l	• häufigstes Kation im Extrazellularraum • ist entscheidend für den osmotischen Druck im Extrazellularraum • spielt außerdem eine wichtige Rolle bei der Erregung von Nerven- und Muskelzellen (S. 118)	• wird über die Nahrung meist als Kochsalz (NaCl) aufgenommen (5–15 g NaCl/Tag) • wird hauptsächlich über die Niere ausgeschieden, nur geringe Mengen über Stuhl und Schweiß
Kalium (K^+)	3,6–5,0 mmol/l	• häufigstes Kation im Intrazellularraum • spielt eine wichtige Rolle beim Aktionspotenzial von Nerven-, Skelett- und Herzmuskelzellen	• wird über die Nahrung aufgenommen (2–6 g/Tag) • wird im Austausch gegen Natrium hauptsächlich von der Niere ausgeschieden, ein geringer Teil auch über den Darm
Chlorid (Cl^-)	95–110 mmol/l	• häufigstes Anion im Extrazellularraum • trägt nach Natrium am meisten zum osmotischen Druck im Extrazellularraum bei • spielt eine wichtige Rolle für den Säure-Basen-Haushalt (S. 256)	• wird mit der Nahrung als Kochsalz (NaCl) aufgenommen • wird über die Niere ausgeschieden
Kalzium (Ca^{2+})	2,2–2,65 mmol/l	• wichtig bei der Erregung von Nerven- und Muskelzellen • am Aufbau von Knochen und Zähnen beteiligt • nur 50 % des im Serum befindlichen Kalziums liegt in aktiver Form vor (freies Kalzium), der Rest ist überwiegend an Proteine gebunden	• wird über die Nahrung aufgenommen (ca. 1 g/Tag) • Ausscheidung über die Niere
Magnesium (Mg^{2+})	0,75–1,05 mmol/l	• spielt eine wichtige Rolle bei der Erregung von Nerven- und Muskelzellen • wichtig für die Funktion vieler Enzyme	• wird über die Nahrung aufgenommen (ca. 0,4 g/Tag) • Ausscheidung über die Niere
Phosphat (H_3PO_4)	0,8–1,6 mmol/l	• an der Mineralisierung des Knochens beteiligt • gehört als Puffersystem zu den Regulatoren des pH-Werts des Körpers	• wird über die Nahrung aufgenommen (ca. 1 g/Tag) • Ausscheidung über die Niere

Blitzlicht Praxis **Diät bei Bluthochdruck**

*Menschen mit **Bluthochdruck** (Hypertonikern) wird eine **kochsalzarme Diät** empfohlen (≤ 6 g Kochsalz pro Tag). Dies hilft, den Blutdruck zu senken, und verstärkt die Wirkung blutdrucksenkender Medikamente. Auf Lebensmittelpackungen wird meist der Natriumgehalt angegeben, aus dem sich der Kochsalzgehalt berechnen lässt:*

Natriumgehalt in Gramm × 2,5 = Kochsalzgehalt in Gramm

Daran denken: Auch in Mineralwasser befindet sich Kochsalz. Hypertoniker sollten daher möglichst kochsalzarmes Mineralwasser wählen.

Wie die Volumenrezeptoren reagieren auch die **Endokardzellen der Vorhöfe** auf Dehnung durch ein erhöhtes Flüssigkeitsvolumen. Sie setzen dann ANP und BNP (S. 157) frei, die wiederum die Ausschüttung von Aldosteron (S. 278) hemmen und damit die Ausscheidung von Natrium und Wasser steigern.

Auf ein sinkendes Extrazellularvolumen und damit auf einen sinkenden Blutdruck reagieren auch die Polkissen des juxtaglomerulären Apparates. Sie setzen **Renin** frei und aktivieren damit das Renin-Angiotensin-Aldosteron-System (S. 242). Dies führt u. a. zu einer Freisetzung von Aldosteron und ADH. Aldosteron fördert an den Sammelrohren die Natriumrückresorption.

Durstgefühl

Wichtig für den Flüssigkeitsausgleich ist auch das Durstgefühl. Es wird über die Osmolalitätssensoren im Gehirn, über Angiotensin II (S. 242) und ein vermindertes Extrazellularvolumen ausgelöst.

Hormonsysteme

Neben Wasser und Natrium kann auch die Konzentration der anderen Elektrolyte hormonell beeinflusst werden.

Natrium und Wasser

Wie oben beschrieben, hängen die Wasser- und die Natriumresorption eng zusammen und werden mehr oder weniger gemeinsam durch bestimmte Hormone gesteuert:

- **ADH** und **Aldosteron** fördern die **Rückresorption** von Wasser und Natrium.
- **ANP** wirkt gegensinnig, indem es die **Ausscheidung** von Natrium fördert. Dadurch wird weniger Wasser resorbiert und die Harnausscheidung steigt.

Kalium

Über die Natriumausscheidung fördert **Aldosteron** indirekt auch die Kaliumausscheidung (S. 238). Auch ein sinkender pH-Wert (S. 256) der Extrazellularflüssigkeit verändert die extrazelluläre Kaliumkonzentration. Sinkt der pH-Wert, sind vermehrt Wasserstoff-Ionen vorhanden. Diese werden dann im Austausch gegen Kalium in die Zellen aufgenommen, es kommt zu einer Hyperkaliämie. Insulin (S. 281) wirkt gegenteilig: Es bewirkt, dass Kalium zusammen mit Glukose in die Leber- und Skelettmuskelzellen aufgenommen wird und senkt damit die extrazelluläre Kaliumkonzentration nach der Nahrungsaufnahme.

Blitzlicht **Kalium und Insulin**

*Den Einfluss von Insulin auf den Kaliumhaushalt kann man sich bei der Behandlung von **Hyperkaliämien** zunutze machen, indem man unter strenger Kontrolle langsam Glukose und Insulin gleichzeitig infundiert. Dadurch wird das überschüssige Kalium zusammen mit der Glukose aus dem Blut in die Zellen transportiert.*

*Auch bei der Behandlung von Menschen mit Diabetes mellitus (S. 281) mit einem plötzlichen Überzucker (akute Hyperglykämie) muss dieser Zusammenhang unbedingt beachtet werden: Zur Beseitigung des Überzuckers wird intravenös Insulin verabreicht, wodurch es zu Abfall des Kaliumspiegels (**Hypokaliämie**) und infolgedessen zu Herzrhythmusstörungen kommen kann.*

Kalzium

Der Kalziumhaushalt wird vorwiegend über 3 Hormone reguliert:

- Parathormon (S. 275): Es steigert die Kalziumrückresorption in der Niere und fördert die Freisetzung von Kalzium aus den Knochen (Knochenabbau). Dadurch erhöht sich die Konzentration von Kalzium im Blutplasma.
- Kalzitriol (S. 222): Es stimuliert die Kalziumrückresorption in der Niere und die Kalziumaufnahme im Darm und fördert den Kalziumeinbau in die Knochen (Knochenaufbau). Damit ist es der Gegenspieler des Parathormons.
- Kalzitonin (S. 274): Seine Hauptaufgabe ist die Hemmung des Knochenabbaus und damit die Hemmung der Kalziumfreisetzung ins Blut. Es wird bei Hyperkalzämie und nach der Nahrungsaufnahme ausgeschüttet.

Damit kann in den Kalziumhaushalt an 3 Stellen eingegriffen werden:

- im Magen-Darm-Trakt,
- am Knochen und
- an der Niere.

Phosphat

Der wichtigste Regulator der Phosphatkonzentration im Blut ist das **Parathormon**. Es fördert an der Niere die Phosphatausscheidung bei gleichzeitig vermehrter Kalziumrückresorption (s. o.). Phosphathaushalt und Kalziumhaushalt sind also eng miteinander gekoppelt.

Magnesium

Der Magnesiumhaushalt wird hauptsächlich über die Niere und den Magen-Darm-Trakt reguliert. **Parathormon** und **ADH** fördern die Resorption von Magnesium.

WISSEN TO GO

Regulation des Elektrolythaushalts

Volumen- und **Osmolalitätssensoren** messen das Extrazellularvolumen und die Natriumkonzentration. Bei Abweichungen bewirken sie die Freisetzung von ADH und ANP und die Aktivierung des RAAS (Aldosteronfreisetzung) und steuern so die Wasser- und Natriumrückresorption.

Wichtig für die Aufnahme von Flüssigkeit ist außerdem das **Durstgefühl**.

Die Elektrolytkonzentration kann von verschiedenen Hormonen beeinflusst werden:

- **Natrium:** ADH und Aldosteron (extrazelluläre Konzentration ↑), ANP (extrazelluläre Konzentration ↓),
- **Kalium:** Aldosteron und Insulin (extrazelluläre Konzentration ↓),
- **Kalzium:** Parathormon (extrazelluläre Konzentration ↑), Kalzitriol (extrazelluläre Konzentration ↓),
- **Phosphat:** Parathormon (extrazelluläre Konzentration ↓),
- **Magnesium:** Parathormon und ADH (extrazelluläre Konzentration ↑).

10.3.5 Wasserbilanz

Die durchschnittliche **Wasseraufnahme** eines Erwachsenen pro Tag beträgt ca. 2,5 l (▶ **Abb. 10.19**). Davon entfallen ca. 1,5 l auf Getränke, ca. 600 ml auf die Nahrung und ca. 400 ml auf endogen entstandenes Wasser (durch Oxidationsprozesse in den Mitochondrien). Die durchschnittliche **Wasserausscheidung** pro Tag liegt ebenfalls bei ca. 2,5 l. Sie setzt sich aus ca. 1,5 l Urin, 0,1 l Stuhlwasser und ca. 0,4 l Schweiß zusammen, 0,5 l Wasser gehen über die Atmung verloren.

WISSEN TO GO

Wasseraufnahme und Wasserausscheidung

- **Wasseraufnahme:** ca. 2,5 l/Tag (ca. 1,5 l Getränke + 600 ml mit der Nahrung + 400 ml endogenes Oxidationswasser).
- **Wasserausscheidung:** ca. 2,5 l/Tag (ca. 1,5 l Urin, 0,1 l Stuhl, 0,4 l Schweiß, 0,5 l Atmung).

Abb. 10.19 Flüssigkeitsbilanz.

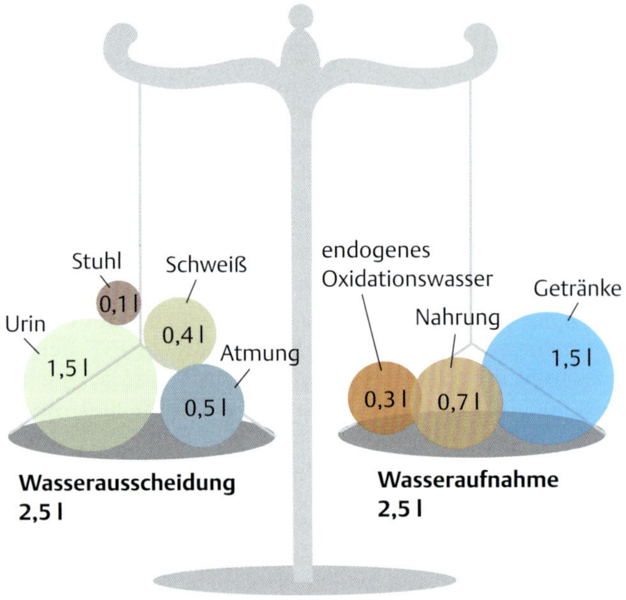

Die tägliche Wasseraufnahme und -ausscheidung müssen ausgeglichen sein. *Quelle: I care Anatomie, Physiologie. 2., aktualisierte Auflage. Stuttgart: Thieme; 2020.*

10.4 Säure-Basen-Haushalt

Zusammen mit der Lunge reguliert die Niere auch den Säure-Basen-Haushalt. Dies ist wichtig, da Zellen und Organe nur in einem sehr kleinen pH-Wert-Bereich optimal arbeiten können.

Der pH-Wert (S. 28) ist abhängig von der Menge der Wasserstoff-Ionen (H^+). Wasserstoff-Ionen entstehen in den **Zellen** bei Stoffwechselvorgängen, z. B. dem Abbau von Zuckern, Fetten und Eiweißen. Damit sie sich intrazellulär nicht anhäufen und die Zelle schädigen, werden sie aus der Zelle und über das umgebende Gewebe ins **Blut** transportiert. Mit dem Blut gelangen sie in **Niere** und **Lunge**. Dort wird über Sekretions- und Rückresorptionsvorgänge bzw. die Abatmung von Kohlendioxid der Säure-Basen-Haushalt ausgeglichen.

Der **Blut-pH-Wert** beträgt arteriell normalerweise **7,4** (mit Schwankungen zwischen 7,37 und 7,43). Würden die Wasserstoff-Ionen frei im Blut transportiert, würde sein pH-Wert deutlich sinken. Damit dies nicht geschieht, werden die Wasserstoff-Ionen neutralisiert, indem sie im Blut in Puffersystemen (S. 28) gebunden werden. Fast die gesamten Wasserstoff-Ionen werden auf diese Weise abgefangen, nur etwa 0,01 % wird im Blut gelöst transportiert. Bei Bedarf können die Puffersysteme die Wasserstoff-Ionen wieder freisetzen.

Das wichtigste Puffersystem im Blut ist der **Bikarbonatpuffer**. Seine Grundlage bilden die im Blut frei transportierten Bikarbonat-Ionen (HCO_3^-). Sie reagieren mit den Wasserstoff-Ionen zu Kohlensäure (H_2CO_3). Diese wiederum zerfällt in **Kohlendioxid** (CO_2) und **Wasser** (H_2O):

$$HCO_3^- + H^+ \rightleftharpoons H_2CO_3 \rightleftharpoons CO_2 + H_2O$$

Das so entstandene Kohlendioxid kann über die **Lunge** abgeatmet werden. Damit spielt die Atmung eine wichtige Rolle in der Regulation: Über eine vermehrte oder verminderte Atmung kann schnell ein kurzfristiger Ausgleich des Säure-Basen-Haushalts erfolgen. Ein **sinkender Blut-pH-Wert** ist nach einem erhöhten Kohlendioxid-Partialdruck der zweitstärkste Atemreiz (S. 181).

Die Regelmechanismen der **Niere** setzen erst etwas später ein. Sie bestehen hauptsächlich in:

- der Neubildung und Rückresorption von Bikarbonat und
- der Ausscheidung von Wasserstoff-Ionen.

Der Bikarbonatgehalt des Blutes wird über die Rückresorption in der Niere reguliert. Dabei spielt der Kohlendioxid-Partialdruck (S. 179) im Blut eine Rolle: Ist er hoch, wird mehr Bikarbonat zurückgewonnen, ist er niedrig, weniger. Außerdem sind die Zellen des proximalen Tubulus in der Lage, Bikarbonat neu zu bilden.

Wasserstoff-Ionen werden über die Niere nur zu einem kleinen Teil in freier Form als H^+ ausgeschieden. Die überwiegende Menge liegt im Urin entweder an **Ammoniak** oder an **Phosphat** gebunden vor.

Patho Azidose und Alkalose

*Bei Störungen des Säure-Basen-Haushalts unterscheidet man die **Azidose** (pH-Wert < 7,37) und die **Alkalose** (pH-Wert > 7,43). Je nach Ursache spricht man von:*

- ***respiratorischer** Azidose bzw. Alkalose: Ihr liegt eine Störung der Atmung zugrunde.*
- ***nicht respiratorischer (metabolischer)** Azidose bzw. Alkalose: Hier können eine gestörte Nierenfunktion oder auch Stoffwechselstörungen (z. B. Diabetes mellitus, langdauernder Hunger oder Aldosteronmangel) die Ursachen sein. Ein Sauerstoffmangel vor oder unter der Geburt (intrauterine Asphyxie) kann beim Fetus ebenfalls zu einer metabolischen Azidose führen [22].*

Blitzlicht Praxis Hyperventilation

*Bei Angst, bei großer Aufregung oder bei Schmerzen beginnen manche Menschen, schneller zu atmen, als eigentlich notwendig wäre (psychisch bedingte **Hyperventilation**). Dadurch wird vermehrt Kohlendioxid abgeatmet, und es entsteht eine **respiratorische Alkalose**. Als einfache Maßnahme hilft es oft, die Betroffenen in eine Papier- oder Plastiktüte atmen zu lassen. So atmen sie ihre eigene Ausatemluft wieder ein und damit auch das zuvor abgeatmete Kohlendioxid. Der Kohlendioxid-Partialdruck im Blut steigt wieder an, und die Alkalose wird beseitigt.*

Neben dem Bikarbonatpuffer gibt es 2 weitere Puffersysteme:

- den **Phosphatpuffer** und
- den **Proteinpuffer**.

Abb. 10.20 pH-Wert.

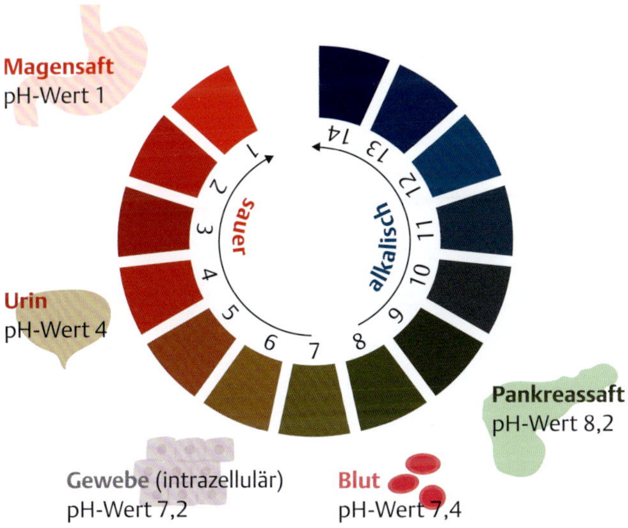

Der pH-Wert in einzelnen Körperflüssigkeiten ist unterschiedlich. *Quelle: I care Anatomie, Physiologie. 2., aktualisierte Auflage. Stuttgart: Thieme; 2020.*

Da die Konzentration anorganischer Phosphate und Proteine im Blut relativ niedrig ist, spielen die beiden Systeme vor allem **intrazellulär** eine Rolle. Dort liegen Phosphate und Proteine in höherer Konzentration vor. Der Phosphatpuffer ist außerdem bei der Säureausscheidung über den Urin wichtig (s. o.). Für die Protein-Pufferung im Blut ist das Hämoglobin (S. 300) verantwortlich.

Der Ziel-pH-Wert von 7,4 gilt in erster Linie für das Blut. Der Magensaft z. B. kann einen pH-Wert von 1 haben, der Pankreassaft einen pH-Wert von 8,2. Der pH-Wert des Urins kann bis auf 4,5 absinken. Intrazellulär liegt der pH-Wert bei 7,2.

Diagnostik BGA

*Den pH-Wert im Blut kann man am besten über eine **arterielle Blutgasanalyse (BGA)** bestimmen, bei der neben dem pH-Wert auch noch Sauerstoff- und Kohlendioxidgehalt des Blutes gemessen werden. Dazu wird arterialisiertes Blut (z. B. Kapillarblut aus Fingerbeere oder Ohrläppchen) benötigt.*

Unter der Geburt kann eine in diesem Fall Mikroblutuntersuchung (MBU) genannte Analyse von Blut aus Kapillaren am fetalen Kopf durchgeführt werden. Postpartal wird im klinischen Kontext häufig eine BGA des arteriellen als auch venösen Blutes aus der Nabelschnur durchgeführt [22].

Es werden meistens 3 Werte zur Diagnostik beurteilt:

- ***pH-Wert:** pH-Wert < 7,37 = Azidose; pH-Wert > 7,43 = Alkalose*
- ***p_{CO_2}:** als Maß für die Summe der respiratorischen Einflüsse auf den Säure-Basen-Haushalt:*
  - *p_{CO_2} > 43 mmHg + niedriger pH-Wert = respiratorische Azidose;*
  - *p_{CO_2} < 37 mmHg + hoher pH-Wert = respiratorische Alkalose.*
- ***Basenexzess (BE)** = Abweichung von der normalen Menge der Puffersysteme = Maß für die Summe der nicht respiratorischen Einflüsse auf den Säure-Basen-Haushalt:*
  - *BE > –3 + niedriger pH-Wert = nicht respiratorische Azidose;*
  - *BE < +3 + niedriger pH-Wert = nicht respiratorische Alkalose.*

WISSEN TO GO

Säure-Basen-Haushalt

Der **pH-Wert** des Blutes liegt bei **7,4** (7,37–7,43). Schwankungen des pH-Wertes werden kurzfristig v. a. vom **Bikarbonatpuffer** und der **Lunge** abgefangen, die langfristige Regulation erfolgt über die **Niere**.

11 Hormonsystem

11.1 Einteilung und Wirkungsweise der Hormone

Bei der Steuerung der Körperfunktionen arbeiten das Nervensystem und das Hormonsystem eng zusammen. Während das **Nervensystem** zur Informationsweiterleitung vorwiegend **elektrische Reize** nutzt, die sich mit hoher Geschwindigkeit entlang der Nervenzellen fortpflanzen, verwendet das **Hormonsystem** zur Informationsweitergabe ausschließlich **chemische Botenstoffe**, die Hormone. Bei dieser Art der Signalübertragung, die langsamer ist als die Übertragung durch Nerven, unterscheidet man:

- **endokrine Signalübertragung:** Das Hormon wird von seinem Bildungsort über den Blutweg zu seinen Zielorganen transportiert.
- **parakrine Signalübertragung:** Das Hormon gelangt nicht ins Blut. Seine Zielzellen befinden sich in unmittelbarer Umgebung des Bildungsortes und werden vom Hormon über Diffusion erreicht.
- **autokrine Signalübertragung:** Das Hormon wirkt direkt auf diejenige Zelle, von der es produziert und abgegeben wurde.

11.1.1 Klassische Hormone

Als „klassische" Hormone gelten die Botenstoffe, die von endokrinen Drüsen (S. 98) bzw. endokrinen Zellen produziert werden und dann dem Weg der **endokrinen Signalübertragung** folgen, also auf dem Blutweg zu ihren Zielorganen transportiert werden. So können sie an Organen wirken, die weit von der Bildungsstelle der Hormone entfernt liegen.

Je nachdem, wie das Organ aufgebaut ist, von dem die Hormone gebildet werden, unterscheidet man glanduläre und aglanduläre Hormone. Von **glandulären Hormonen** spricht man, wenn das gesamte Organ eine **Drüse** (lateinisch: Glandula) darstellt, es also nahezu ausschließlich aus Drüsengewebe besteht. Dies ist z. B. bei der Hypophyse, der Schilddrüse, den Nebenschilddrüsen, den Nebennieren und den Geschlechtsdrüsen der Fall. Liegen die spezialisierten endokrinen Zellen nur vereinzelt oder in kleinen Gruppen im Gewebe des Organs (sog. **diffuses endokrines Gewebe**), spricht man von **aglandulären Hormonen**. Zu den diffusen endokrinen Geweben zählen z. B. der Hypothalamus, die Zirbeldrüse, der Magen-Darm-Trakt, die Niere, das Herz und das Fettgewebe.

Die Hormone werden gemeinsam mit den Organen bzw. Geweben, von denen sie produziert werden, auch als **„endokrines System"** bezeichnet.

Die klassischen Hormone regulieren in erster Linie Abläufe auf der Ebene des **Gesamtorganismus**, wie Stoffwechsel, Homöostase, Sexualverhalten oder psychisches Befinden.

Die wichtigsten hormonbildenden Organe sind (▶ **Abb. 11.1** und ▶ **Tab. 11.1**):

- das Gehirn mit Hypothalamus, Hirnanhangdrüse (Hypophyse) und Zirbeldrüse (Epiphyse),
- die Schilddrüse,
- die Nebenschilddrüsen,
- die Bauchspeicheldrüse (Inselorgan),
- die Geschlechtsorgane (Ovarien bzw. Hoden, Uterus),
- die Niere,
- die Nebennieren,
- der Magen-Darm-Trakt,
- das Herz und
- das Fettgewebe.

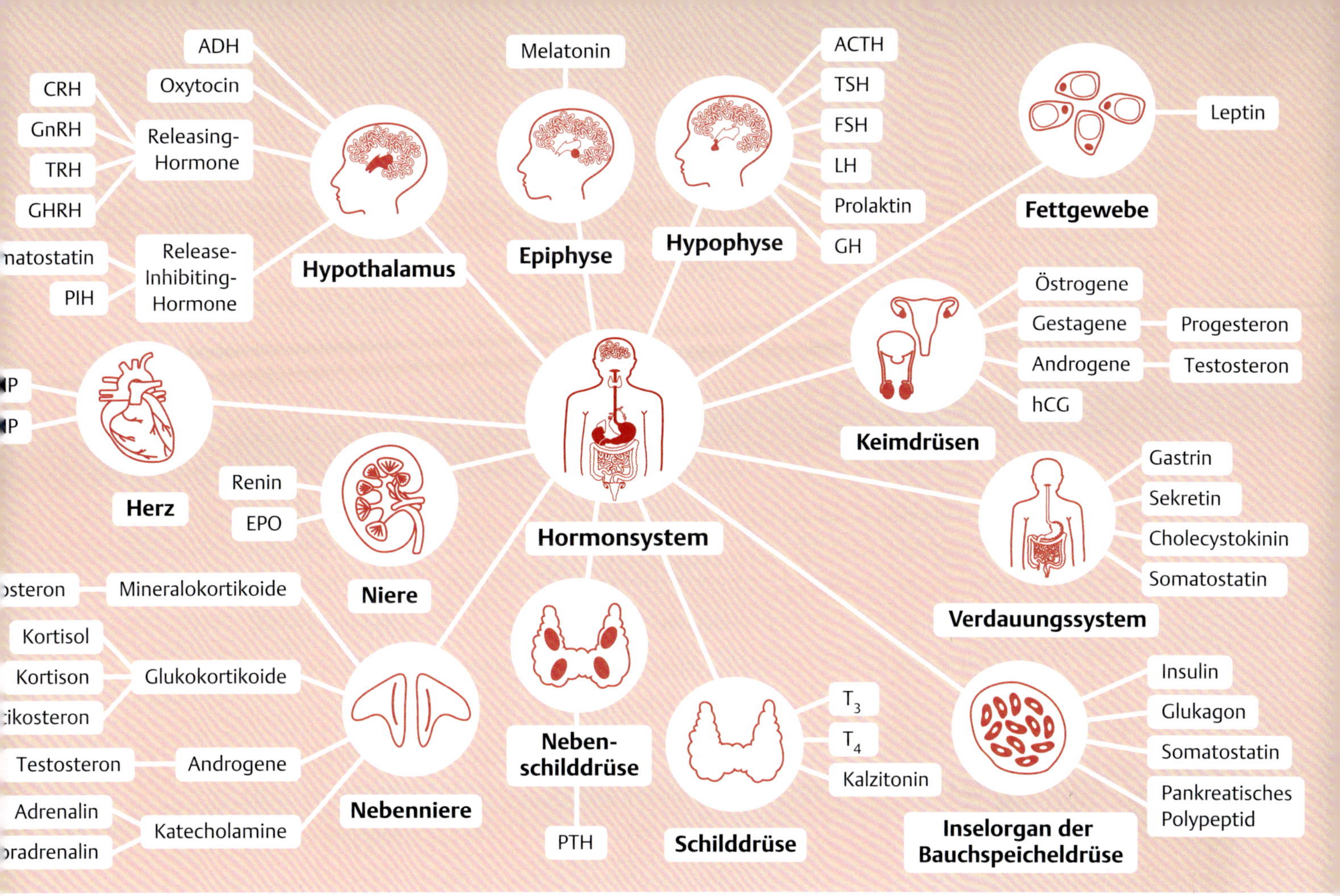

11.1.2 Hormone im weiteren Sinne

Neben den klassischen Hormonen nutzt das Hormonsystem weitere Überträgerstoffe, die **Mediatoren**. Sie wirken meist auf **parakrinem** oder **autokrinem Weg**. Da sie von vielen verschiedenen Zellen (z. B. Endothelzellen, Blutzellen oder Makrophagen) gebildet werden können, werden sie auch als **Gewebshormone** bezeichnet. Im Gegensatz zu den klassischen Hormonen ist für ihre Produktion also kein endokrines Gewebe notwendig, und sie gelangen nur selten ins Blut.

Zu den wichtigsten Mediatoren zählen:

- **Eicosanoide:** Zu dieser Gruppe gehören die Prostaglandine, die eine wichtige Rolle bei Entzündungen und bei der Entstehung von Schmerzen und Fieber spielen.
- **Histamin:** Diese Substanz ist vorwiegend an allergischen und entzündlichen Reaktionen beteiligt. Sie wirkt außerdem an der Regulation der Magensäurefreisetzung mit.
- **Kinine:** Der wichtigste Vertreter dieser Gruppe, Bradykinin, ist ebenfalls an Entzündungsreaktionen beteiligt.
- **Stickstoffmonoxid (NO):** Stickstoffmonoxid ist ein hoch wirksamer Vasodilatator (S. 156).

Neben den Mediatoren gibt es eine weitere Gruppe körpereigener Botenstoffe, die **Zytokine**. Sie regulieren vorwiegend Abläufe auf **Zellebene**, wie z. B. das Zellwachstum oder die Zellreifung. Zu ihnen gehören die **Interleukine**, die bei der Immunabwehr die Informationsvermittlung zwischen den Abwehrzellen sicherstellen, und die **Wachstumsfaktoren**, die beim Körper- und Organwachstum eng mit den klassischen Hormonen zusammenarbeiten. Zytokine können sowohl parakrin und autokrin als auch endokrin wirken.

Abb. 11.1 Hormone.

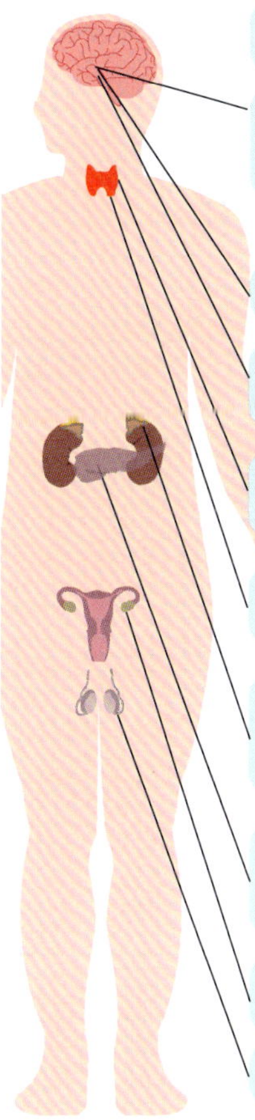

Hormondrüse	Hormon
Hypothalamus	ADH, Oxytocin, Releasing-Hormone, Release-Inhibiting-Hormone
Epiphyse	Melatonin
Hypophyse	ACTH, FSH, LH, TSH Prolaktin, GH
Schilddrüse	Schilddrüsenhormone, Kalzitonin
Nebenschilddrüsen	PTH
Nebennieren	Aldosteron, Kortisol, Androgene, (Nor-)Adrenalin
Inselorgan der Bauchspeicheldrüse	Insulin, Glukagon, Somatostatin, PP
Eierstöcke	Östrogen, Progesteron
Hoden	Testosteron

Eingezeichnet sind die wichtigsten hormonbildenden Organe.
Quelle: Schewior-Popp S, Sitzmann F, Ullrich L. Thiemes Pflege. Stuttgart: Thieme; 2016.

Tab. 11.1 Die wichtigsten „klassischen“ Hormone.

Bildungsort	Hormon (Seite)		vollständiger Name	Zielorgane
Hypothalamus	ADH (S. 266)		Antidiuretisches Hormon	Niere
	Oxytocin (S. 266)		–	Uterus, Brustdrüse
	Releasing-Hormone (S. 266)	CRH	Corticotropin-Releasing-Hormon	Hypophysenvorderlappen
		GnRH	Gonadotropin-Releasing-Hormon	
		TRH	Thyreotropin-Releasing-Hormon	
		GHRH	Growth-Hormone-Releasing-Hormon	
	Release-Inhibiting-Hormone (S. 266)	Somatostatin	–	Hypophysenvorderlappen
		PIH	Prolaktin-Release-Inhibiting-Hormon	
Hypophyse	ACTH (S. 269)		Adrenokortikotropes Hormon	Nebennierenrinde
	TSH (S. 269)		Thyroidea-stimulierendes Hormon	Schilddrüse
	FSH (S. 269)		Follikel-stimulierendes Hormon	Keimdrüsen
	LH (S. 270)		Luteinisierendes Hormon	Keimdrüsen
	Prolaktin (S. 270)		–	Brustdrüse
	GH (S. 270)		Growth Hormone auch: Wachstumshormon, Somatotropin, somatotropes Hormon (STH)	Knochen
Zirbeldrüse	Melatonin (S. 270)		–	verschiedene
Schilddrüse	T 4 (S. 271)		Thyroxin	verschiedene
	T 3 (S. 271)		Trijodthyronin	verschiedene
	Kalzitonin (S. 274)		–	Knochen, Darm
Nebenschilddrüse	PTH (S. 275)		Parathormon	Knochen, Niere, Darm
Nebennieren	Mineralokortikoide (S. 278)		–	Niere
	Glukokortikoide (S. 278)		–	verschiedene
	Androgene (S. 286)		–	verschiedene
	Katecholamine (S. 279)		–	verschiedene
Bauchspeicheldrüse (Inselorgan)	Insulin (S. 281)		–	verschiedene, v. a. Leber, Skelettmuskulatur und Fettgewebe
	Glukagon (S. 282)		–	Leber
Keimdrüsen (Hoden, Ovarien) und Uterus	Östrogene (S. 283)		–	verschiedene, v. a. Uterus, Ovarien, Vagina, Brustdrüse
	Gestagene (S. 285)		–	verschiedene, v. a. Uterus und Brustdrüse
	Androgene (S. 286)		–	verschiedene, v. a. Hoden, Knochen, Muskeln
	hCG (S. 287)		humanes Choriogonadotropin	Gelbkörper, Nebennierenrinde des Fetus, Hoden
Magen-Darm-Trakt	verschiedene (Kap. 9.1)		–	Magen, Bauchspeicheldrüse, Gallenblase
Niere	EPO (S. 243)		Erythropoetin	Knochenmark
	Renin (S. 242)		–	Angiotensinogen im Blut
Herz	ANP und BNP (S. 157)		Atriales natriuretisches Peptid und B-Typ natriuretisches Peptid	Gefäße
Fettgewebe	Leptin (S. 287)		–	Gehirn

Betrachtet man allerdings die Organe, Zellen und Hormone nicht isoliert, sondern bezogen auf den Gesamtorganismus, dann ist die Trennung zwischen klassischen Hormonen, Gewebshormonen und Zytokinen nicht immer so klar wie hier dargestellt. Auch die Zuordnung, ob ein Botenstoff zum Hormonsystem, zum Immunsystem oder zum Nervensystem gehört, kann nicht immer eindeutig getroffen werden. Noradrenalin zum Beispiel wird an den Synapsen des sympathischen Nervensystems als Überträgerstoff (Neurotransmitter) genutzt und auch dort gebildet. Es wird aber auch von den Zellen des Nebennierenmarks freigesetzt und über das Blut zu seinen Zielorganen transportiert. Damit spielt es im Nerven- und im Hormonsystem eine Rolle, wirkt sowohl als Mediator wie auch als Hormon im klassischen Sinn und überträgt seine Informationen am Nerv auf parakrinem Weg, während es als Hormon im klassischen Sinn das Signal auf endokrinem Weg übermittelt. Daran wird deutlich, wie eng Hormon- und Nervensystem bei der Steuerung der Körperfunktionen verknüpft sind.

WISSEN TO GO

Hormone: Grundlagen

Nervensystem und **Hormonsystem** beeinflussen gemeinsam die Körperfunktionen, gesteuert werden beide Systeme vom Gehirn. Das Hormonsystem (**endokrines System**) nutzt zur Informationsweitergabe chemische Botenstoffe, die Hormone. Diese können auf 3 Wegen wirken:

- **endokrin:** Sie erreichen ihre Zielzellen über den Blutweg.
- **parakrin:** Sie erreichen ihre Zielzellen über Diffusion durch das Gewebe.
- **autokrin:** Sie beeinflussen die Zelle, von der sie gebildet wurden.

Bei den Hormonen unterscheidet man:

- **Klassische Hormone:** Sie wirken **endokrin** und werden in Drüsen (**glanduläre Hormone**) oder diffusem endokrinem Gewebe (**aglanduläre Hormone**) gebildet.
- **Gewebshormone:** Sie wirken meist auf **para-** oder **autokrinem** Weg und können von vielen verschiedenen Zellen gebildet werden. Sie werden auch als **Mediatoren** bezeichnet.

11.1.3 Chemische Einteilung der Hormone

Die einzelnen Hormone unterscheiden sich in ihrer chemischen Struktur und damit auch in ihren Eigenschaften. Eine wichtige Eigenschaft ist die **Wasserlöslichkeit**, da sie darüber entscheidet, ob das Hormon frei im Blut transportiert werden kann oder an ein Trägermolekül gebunden werden muss, ob es gespeichert werden kann und ob es die Zellmembran durchdringen kann oder nicht:

- **Wasserlösliche Hormone** können im Allgemeinen frei im Blut transportiert werden, biologische Membranen aber nicht durchdringen.
- **Wasserunlösliche bzw. fettlösliche Hormone** benötigen zum Transport auf dem Blutweg ein Transportprotein, an das sie binden können. Meist handelt es sich dabei um ein Plasmaprotein (S. 299). Fettlösliche Hormone sind in der Lage, die Lipiddoppelschicht der Zellmembranen (S. 56) zu durchdringen.

Anhand der chemischen Struktur kann man die Hormone 4 Gruppen zuordnen:

Peptidhormone • Wie ihr Name verrät, handelt es sich bei diesen Hormonen chemisch gesehen um **Peptide**, d. h., sie sind aus mehreren Aminosäuren aufgebaut, die über Peptidbindungen (S. 32) verknüpft sind. Beispiele für Peptidhormone sind Insulin, Glukagon, Kalzitonin und Parathormon. Peptidhormone sind wasserlöslich.

Aminosäureabkömmlinge • Diese Hormone bestehen aus einer einzelnen Aminosäure (S. 32), die allerdings gegenüber ihrer Originalstruktur verändert ist. Vertreter dieser Gruppe sind die Katecholamine, die Schilddrüsenhormone und Melatonin. Die Schilddrüsenhormone und Melatonin sind fettlöslich, während die Katecholamine wasserlöslich sind.

Steroidhormone • Bei diesen Hormonen handelt es sich um Lipide, die aus Cholesterin (S. 34) gebildet werden. Sie sind wasserunlöslich bzw. fettlöslich. Daher können sie im Gegensatz zu den Peptidhormonen und den Aminosäureabkömmlingen nicht auf Vorrat produziert und dann gespeichert werden, sondern müssen bei Bedarf neu gebildet werden. Zu den Steroidhormonen gehören die Gluko- und Mineralokortikoide und die Geschlechtshormone (Androgene, Östrogene, Gestagene).

Fettsäureabkömmlinge • Sie leiten sich von der **Arachidonsäure** ab. Zu dieser Gruppe gehören u. a. die Prostaglandine. Die Fettsäureabkömmlinge sind fettlöslich.

WISSEN TO GO

Chemische Eigenschaften der Hormone

Das biologische Verhalten der Hormone ist v. a. von ihrer **Wasserlöslichkeit** abhängig. Wasserlösliche Hormone werden frei im Blut transportiert und können Zellmembranen nicht durchdringen. Wasserunlösliche (fettlösliche) Hormone benötigen ein Transportprotein (meist ein Plasmaprotein) und können Zellmembranen durchdringen.

Nach ihrer chemischen Struktur unterscheidet man:

- **Peptidhormone:**
  - Struktur: mehrere Aminosäuren, die über Peptidbindungen verknüpft sind
  - wasserlöslich
  - Beispiele: Insulin, Glukagon, Kalzitonin, Parathormon
- **Aminosäureabkömmlinge:**
  - Struktur: einzelne, veränderte Aminosäure
  - teils wasserlöslich, teils wasserunlöslich
  - Beispiele: Adrenalin, Schilddrüsenhormone, Melatonin
- **Steroidhormone:**
  - Struktur: Cholesterin als Ausgangsmolekül
  - wasserunlöslich
  - Beispiele: Kortisol, Aldosteron, Geschlechtshormone
- **Fettsäureabkömmlinge:**
  - Struktur: Arachidonsäure als Ausgangsmolekül
  - wasserunlöslich
  - Beispiele: Prostaglandine

11.1.4 Hormonrezeptoren

Voraussetzung dafür, dass ein Hormon an einer bestimmten Zelle wirkt, ist, dass sich Hormon und Zelle gegenseitig erkennen. Dafür besitzen die Zellen spezielle **Rezeptoren**, die zu einem bestimmten Hormon passen. Dabei herrscht das **Schlüssel-Schloss-Prinzip**: Nur der richtige Schlüssel (= Hormon) passt ins jeweilige Schloss (= Rezeptor). Passen Hormon und Rezeptor zusammen, bindet das Hormon an den Rezeptor und löst an der Zelle (Zielzelle) eine Reaktion aus.

Dass viele Hormone unterschiedliche Wirkungen vermitteln können, liegt nicht nur daran, dass sie an unterschiedlichen Zelltypen wirken: Für die meisten Hormone gibt es auch mehr als einen passenden Rezeptor. So bewirken die Katecholamine beispielsweise über den einen Rezeptortyp an der Harnblasenmuskulatur (M. detrusor vesicae) eine Erschlaffung, über einen anderen Rezeptortyp am inneren Harnröhrensphinkter dagegen eine Anspannung.

Genauso besitzt nicht jede Zelle nur einen einzigen Rezeptor. Viele Zellen sind Zielzelle für mehrere Hormone und verfügen daher auch über mehrere Rezeptoren.

Wo sich der Hormonrezeptor befindet, hängt von der Wasserlöslichkeit des Hormons ab. Je nachdem, ob es wasser- oder fettlöslich ist, kann das Hormon die Lipiddoppelschicht der Zellmembran durchdringen und in die Zelle gelangen oder nicht. Deswegen sind die Hormonrezeptoren an verschiedenen Stellen der Zelle platziert: Die Bindungsstellen der Rezeptoren für wasserlösliche Hormone sitzen außen auf der Zellmembran, die Rezeptoren für fettlösliche Hormone befinden sich innerhalb der Zelle.

Zellmembranrezeptoren

Die Zellmembranrezeptoren durchziehen die Membran, reichen also von der Membranaußenseite bis an die Innenseite der Zellmembran. Sie bestehen aus mehreren Untereinheiten, deren Anordnung sich verändert, wenn das Hormon an den Rezeptor bindet. Dadurch wird das Signal ins Zellinnere übermittelt und dort ein Enzym aktiviert, das die Bildung eines 2. Botenstoffes (**Second Messenger**) vermittelt. Dieser Second Messenger wiederum aktiviert eine sog. **Proteinkinase**. Dabei handelt es sich um ein Enzym, das andere Proteine in ihren biologischen Eigenschaften verändern kann, indem es dort eine Phosphatgruppe anlagert. Diese Veränderung löst letztlich den Effekt an der Zielzelle aus. Das Hormon stellt in diesem Gesamtprozess den 1. Botenstoff (First Messenger) dar.

Welches Enzym vom Rezeptor aktiviert wird und welcher Second Messenger verwendet wird, hängt vom jeweiligen Rezeptortyp ab. Die Mehrheit der Zellmembranrezeptoren vermittelt ihre Wirkung über die **Adenylatzyklase**. Dieses Enzym verwandelt ATP (S. 27) in **cAMP** (zyklisches Adenosinmonophosphat), das als Second Messenger dient (▶ **Abb. 11.2**). Weitere Second Messenger sind u. a. cGMP (zyklisches Guanosinmonophosphat), DAG (Diacylglycerol) oder IP3 (Inositoltriphosphat).

Bei den meisten Rezeptoren ist zwischen dem aktivierten Rezeptor und die Enzymaktivierung noch ein Protein geschaltet, das G-Protein (für **G**TP-bindendes Protein). Diese Rezeptoren werden als **G-Protein-gekoppelte Rezeptoren** bezeichnet (▶ **Abb. 11.2**). Andere Rezeptoren koppeln direkt an ein Enzym und heißen deswegen **enzymgekoppelte Rezeptoren**.

Abb. 11.2 G-Protein-gekoppelter Zellmembranrezeptor.

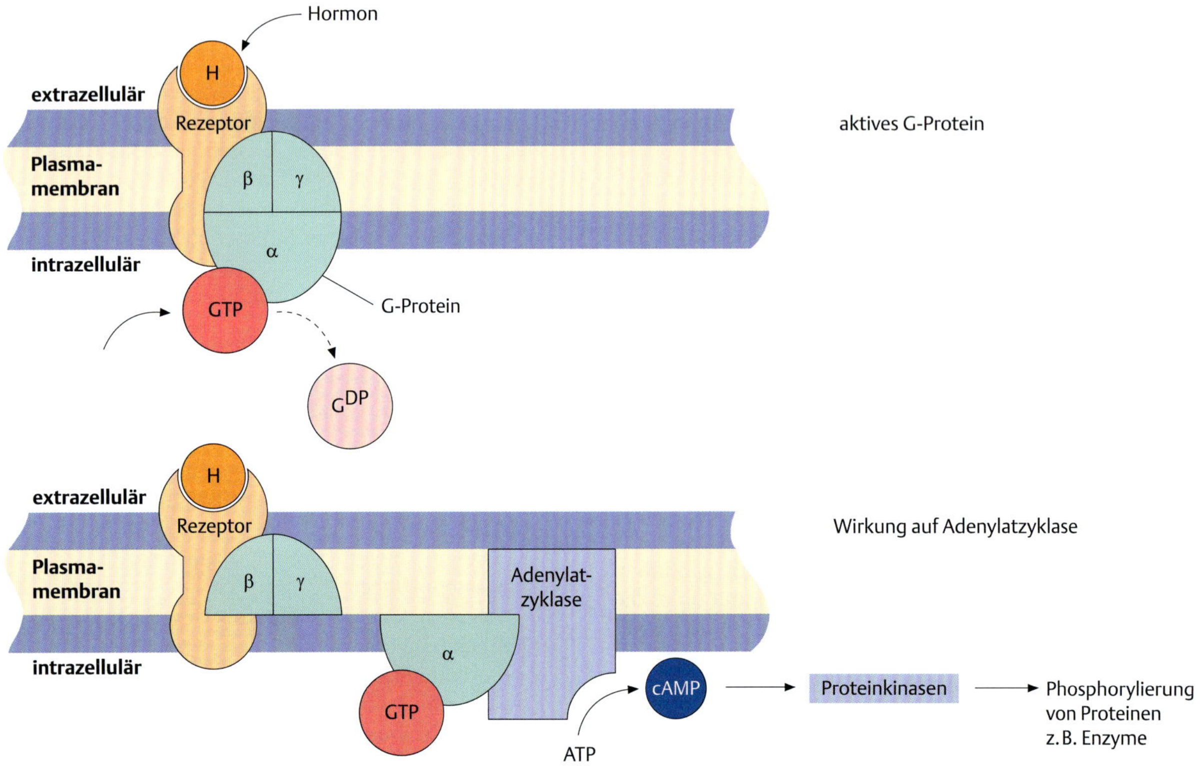

Der Rezeptor durchzieht die gesamte Zellmembran, sodass das Hormon binden kann, ohne die Membran durchdringen zu müssen. Durch die Bindung des Hormons verändert sich die Anordnung der intrazellulär gelegenen Untereinheiten des Rezeptors. Dies führt dazu, dass das an das G-Protein gebundene GDP durch GTP ausgetauscht und dadurch das G-Protein aktiviert wird. Die α-Untereinheit des G-Proteins aktiviert daraufhin das Enzym Adenylatzyklase, das wiederum ATP in cAMP umwandelt. cAMP aktiviert als Second Messenger die Proteinkinase, welche schließlich die eigentliche Hormonwirkung vermittelt. *Quelle: Koenigshoff M, Brandenburger T. Kurzlehrbuch Biochemie. Stuttgart: Thieme; 2018.*

Abb. 11.3 Intrazellulärer Hormonrezeptor.

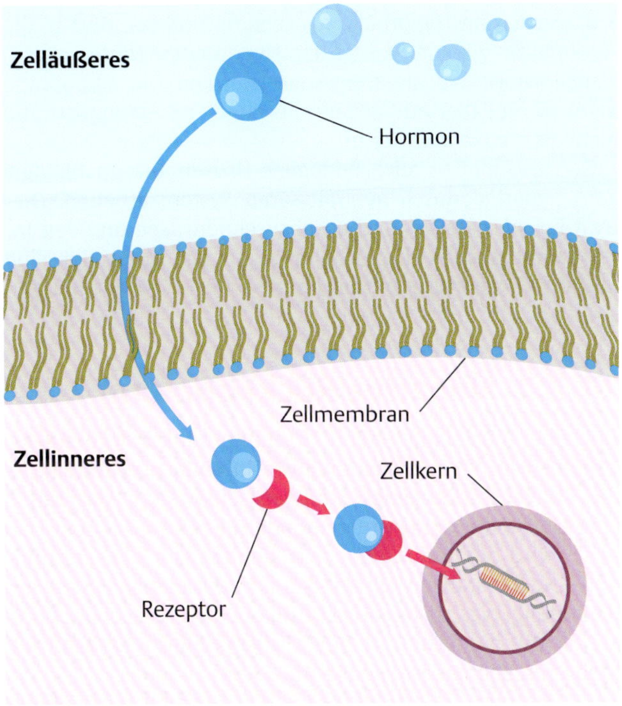

Fettlösliche Hormone können die Zellmembran durchdringen. Sie binden im Zellinneren an den Rezeptor. Hier ist ein zytoplasmatischer Rezeptor dargestellt, der nach Bindung des Hormons in den Zellkern wandert. *Quelle: I care Anatomie, Physiologie. 2., aktualisierte Auflage. Stuttgart: Thieme; 2020.*

Intrazelluläre Rezeptoren

Da lipophile Hormone – nachdem sie sich von ihrem Transportprotein getrennt haben – die Zellmembran problemlos durchqueren können, befinden sich ihre Rezeptoren im Zellinneren. Diese können dort nach der Bindung des Hormons das Signal direkt übertragen und benötigen **keinen Second Messenger**. Intrazelluläre Rezeptoren liegen entweder im Zytoplasma oder direkt im Zellkern, wobei die zytoplasmatischen Rezeptoren nach Bindung des Hormons ebenfalls in den Kern wandern.

Wird der Rezeptor durch das Hormon aktiviert, wirkt er als **Transkriptionsfaktor**, d. h., er bindet im Zellkern an die DNA und bewirkt, dass von bestimmten Genen eine RNA (S. 35) gebildet wird (▸ **Abb. 11.3**). Diese dient dann als Grundlage für die Synthese derjenigen Proteine, die für die Hormonwirkung benötigt werden. Hierbei kann es sich u. a. um Enzyme handeln, die für bestimmte Stoffwechselvorgänge wichtig sind. So bewirkt beispielsweise die Bindung des Glukokortikoids Kortisol an seinen Rezeptor die Bildung von Enzymen, die für die Neubildung von Zucker wichtig sind.

11.1.5 Wirkdauer und Abbau

Wie lange ein freigesetztes Hormon wirksam ist, hängt davon ab, wie schnell es im Organismus abgebaut wird. Das Maß dafür ist die **Plasmahalbwertszeit**, die angibt, nach welcher Zeitspanne 50 % eines bestimmten Hormons nicht mehr im Blutplasma vorhanden sind. Da fettlösliche Hormone im Blut an Transportproteine gebunden und deshalb vor dem Abbau recht gut geschützt sind, ist ihre Halbwertszeit im Allgemeinen länger als die der wasserlöslichen Hormone. Die Halbwertszeit des wasserlöslichen Insulins liegt beispielsweise bei ca. 10 min, bei einigen fettlöslichen Hormonen kann sie mehrere Tage betragen.

WISSEN TO GO

Hormonrezeptoren und Plasmahalbwertszeit

Die Hormone erkennen ihre Zielzellen an **Rezeptoren**, die nach dem **Schlüssel-Schloss-Prinzip** genau zu dem jeweiligen Hormon passen. Wenn das Hormon an den Rezeptor bindet, übermittelt dieser die Informationen an die Zelle. Daraufhin werden in der Zelle Abläufe in Gang gesetzt, die zur Wirkung des Hormons führen.

Je nachdem, ob das Hormon wasserlöslich ist oder nicht, befinden sich die Rezeptoren an unterschiedlichen Stellen:

- **Wasserlösliche** Hormone binden an **Zellmembranrezeptoren**, die die Zellmembran durchziehen. Um die Hormonwirkung zu vermitteln, benötigen Zellmembranrezeptoren einen zweiten Botenstoff (**Second Messenger**). In vielen Fällen handelt es sich dabei um zyklisches Adenosinmonophosphat (**cAMP**).
- **Wasserunlösliche** Hormone binden an **intrazelluläre Rezeptoren**, die im Zytoplasma oder im Zellkern liegen. Sie aktivieren bestimmte Gene, was zur Bildung von Eiweißen (z. B. Enzymen) führt. Diese Eiweiße sind dann für die Hormonwirkung verantwortlich. Intrazelluläre Rezeptoren benötigen keinen Second Messenger.

Die **Plasmahalbwertszeit** gibt an, wie lange es dauert, bis 50 % eines Hormons durch Abbau aus dem Blutplasma verschwunden sind. Je länger die Halbwertszeit, desto länger ist ein Hormon nach seiner Ausschüttung wirksam.

11.2 Steuerung der Hormonbildung

11.2.1 Hypothalamus-Hypophysen-Achse

Die Bildung der meisten Hormone wird durch die **Hypothalamus-Hypophysen-Achse** reguliert. Der Hypothalamus ist dabei die wichtigste Kontrollstation der Hormonausschüttung und die Schnittstelle zwischen Nerven- und Hormonsystem. Er erhält von übergeordneten Gehirnzentren und aus der Körperperipherie Informationen über den Zustand des Körpers, also z. B. über die Menge der vorhandenen Stoffwechselprodukte, den Wasser- und Elektrolythaushalt und die Körpertemperatur, aber auch über die Gefühlslage und evtl. vorhandenen Stress. Anhand dieser Informationen entscheidet er, welche Hormone benötigt werden oder welche vermindert gebildet werden sollten, um die Körperfunktionen im Gleichgewicht zu halten. Die Steuerung der Hormonfreisetzung erfolgt dabei in 4 Stufen (▸ **Abb. 11.4**):

1. Der **Hypothalamus** schickt Hormone an die Hypophyse (sog. **Releasing-Hormone**).
2. Die **Hypophyse** setzt daraufhin Hormone frei, die an endokrinen Drüsen wirken (sog. **glandotrope Hormone**).
3. Auf dieses Signal hin setzen nun die **endokrinen Drüsen** die Hormone frei, die die Funktion des Zielorgans beeinflussen (**effektorische Hormone**).
4. Die effektorischen Hormone erreichen ihre **Zielorgane** bzw. **Zielzellen** und verändern deren Funktion so, dass die vom Hypothalamus gewünschte Wirkung erzielt wird.

Als Beispiel: Der Hypothalamus setzt das Releasing-Hormon TRH (Thyreotropin-Releasing-Hormon) frei. Dessen Ziel ist die Hypophyse (genauer gesagt der Hypophysen-Vorderlappen), an der es die Ausschüttung von TSH (Thyroidea-stimu-

Abb. 11.4 Hypothalamus-Hypophysen-Achse und Rückkopplung.

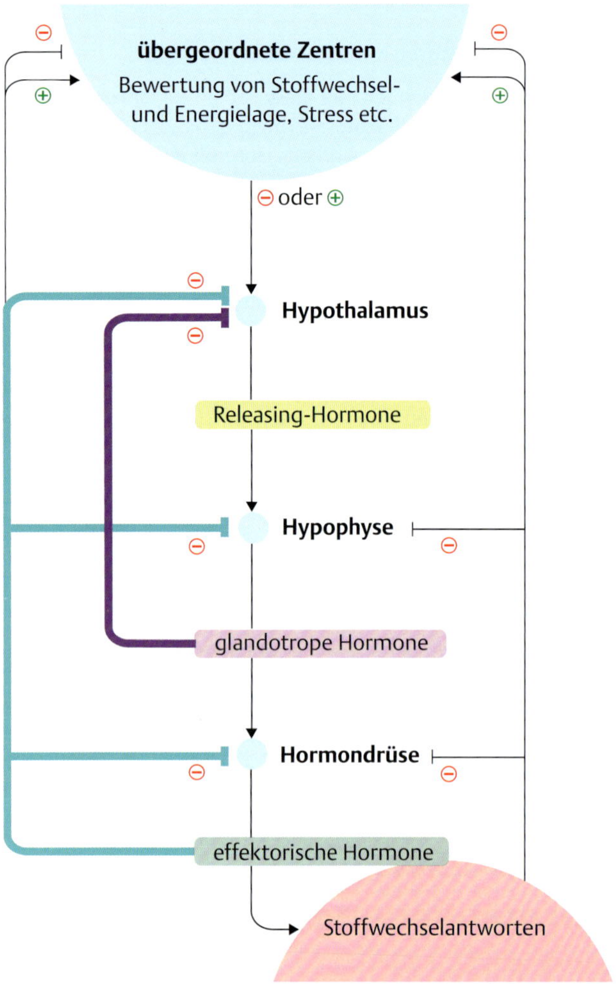

Die Hypothalamus-Hypophysen-Achse ist mehrstufig aufgebaut: Übergeordnete Zentren im Gehirn erhalten die Information, dass ein Hormon im Körper fehlt → Hypothalamus setzt Releasing-Hormone frei → Hypophyse schüttet glandotrope Hormone aus → Transport über das Blut zur endokrinen Drüse → Drüse setzt effektorische Hormone frei → Transport über das Blut zum Zielorgan → die gewünschte Hormonwirkung tritt ein. Dieser Ablauf wird gehemmt, sobald ausreichende Hormonmengen freigesetzt wurden (negative Rückkopplung). Dabei können die effektorischen Hormone ihre eigene Ausschüttung aus der Hormondrüse, die Ausschüttung der glandotropen Hormone aus der Hypophyse und die Ausschüttung der Releasing-Hormone aus dem Hypothalamus hemmen. Die glandotropen Hormone verursachen eine negative Rückkopplung am Hypothalamus. Auch die durch die Hormonwirkung entstandenen Stoffwechselprodukte können über eine negative Rückkopplung die Hormonfreisetzung hemmen. *Quelle: Endspurt Vorklinik Physiologie 2. Stuttgart: Thieme; 2017.*

lierendes Hormon) hervorruft. Das Ziel von TSH ist die Schilddrüse (TSH ist also das glandotrope Hormon), an der es die Freisetzung der Schilddrüsenhormone bewirkt. Die Schilddrüsenhormone wiederum wirken an vielen verschiedenen Organen, wie z. B. an den Knochen oder am Herzen. Sie sind die effektorischen Hormone.

Statt der Releasing-Hormone kann der Hypothalamus auch sog. **Release-Inhibiting-Hormone** ausschütten. Sie vermindern die Freisetzung der glandotropen Hormone durch den Hypothalamus.

Nur wenige Hormone werden nicht über das hypothalamisch-hypophysäre System gesteuert. ADH und Oxytocin z. B. werden im Hypothalamus gebildet und von dort in die Hypophyse (genauer gesagt den Hypophysen-Hinterlappen) transportiert, wo sie freigesetzt werden. Die Hypophyse dient hierbei aber nur als Speicher- und Freisetzungsort und nicht als endokrines Organ.

Genauso gibt es auch endogene Drüsen, die unabhängig vom hypothalamisch-hypophysären System arbeiten. Dies trifft beispielsweise auf die Nebenschilddrüsen und den Inselapparat der Bauchspeicheldrüse zu. Die Inselzellen sind in ihrer Hormonproduktion hauptsächlich von der Blutglukosekonzentration abhängig.

11.2.2 Negative Rückkopplung

Um einer überschießenden Hormonproduktion vorzubeugen, folgt ihre Steuerung einem recht einfachen Prinzip: Ist die Konzentration eines Stoffwechselprodukts, das durch eine Hormonwirkung entsteht, oder des Hormons selbst zu hoch, wird die Bildung des betreffenden Hormons vermindert. Die Substanzen wirken damit hemmend auf ihre eigene Bildung, was als **negative Rückkopplung** bezeichnet wird. Sie ist die häufigste Art der Rückkopplung und kann auf mehreren Ebenen erfolgen (▶ **Abb. 11.4**):

- Das Stoffwechselprodukt bzw. das Hormon wirkt direkt auf den **Entstehungsort** des Hormons. Bei effektorischen Hormonen wäre dies das endokrine Gewebe, bei glandulären Hormonen die Hypophyse.
- Das Stoffwechselprodukt bzw. das Hormon wirkt auf eine **übergeordnete Ebene**. Bei effektorischen Hormonen wäre dies z. B. die Hypophyse, bei glandulären Hormonen der Hypothalamus. Dadurch werden bereits diejenigen Hormone vermindert ausgeschüttet, die die entsprechende endokrine Drüse überhaupt zur Bildung des Hormons anregen.

Ein Beispiel für eine direkte negative Rückkopplung ist die Steuerung der Insulinfreisetzung: Insulin befördert Zucker aus dem Blut in die Zellen und senkt damit den Blutzuckerspiegel. Sinkt nun der Blutzuckerspiegel unter den gewünschten Wert, wird die Freisetzung des Insulins gedrosselt. Damit wirkt Insulin über die Blutzuckersenkung hemmend auf seine eigene Freisetzung.

Ein Beispiel für eine Rückkopplung auf einer übergeordneten Ebene ist die Steuerung der Kortisolausschüttung: Die Freisetzung von Kortisol wird über CRH (Corticotropin-Releasing-Hormon) vom Hypothalamus gesteuert. Dieses Hormon regt die Hypophyse zu einer vermehrten Produktion von ACTH (Adrenokortikotropes Hormon) an, das in der Nebenniere die Kortisolausschüttung steigert. Damit es nicht zu einer überschießenden Bildung von Kortisol kommt, hemmt das Kortisol seine eigene Freisetzung, indem es die Freisetzung von CRH aus dem Hypothalamus und von ACTH aus der Hypophyse hemmt. Beides bewirkt eine verminderte Ausschüttung von ACTH, und die Nebenniere wird in ihrer Hormonproduktion gebremst (▶ **Abb. 11.4**). Die Kortisolkonzentration im Blut wird auf diese Weise relativ konstant gehalten.

Die Rückkopplung ist allerdings nie der einzige Steuerungsmechanismus für die Hormonfreisetzung. Diese hängt von vielen verschiedenen Faktoren ab. Bei der Insulinfreisetzung spielen z. B. noch die Wirkungen von Glukagon, Glukokortikoiden und anderen Hormonen eine Rolle, die den Blutzuckerspiegel beeinflussen. Die Kortisolausschüttung ist u. a. davon abhängig, ob sich der Körper in einer Stresssituation befindet oder nicht.

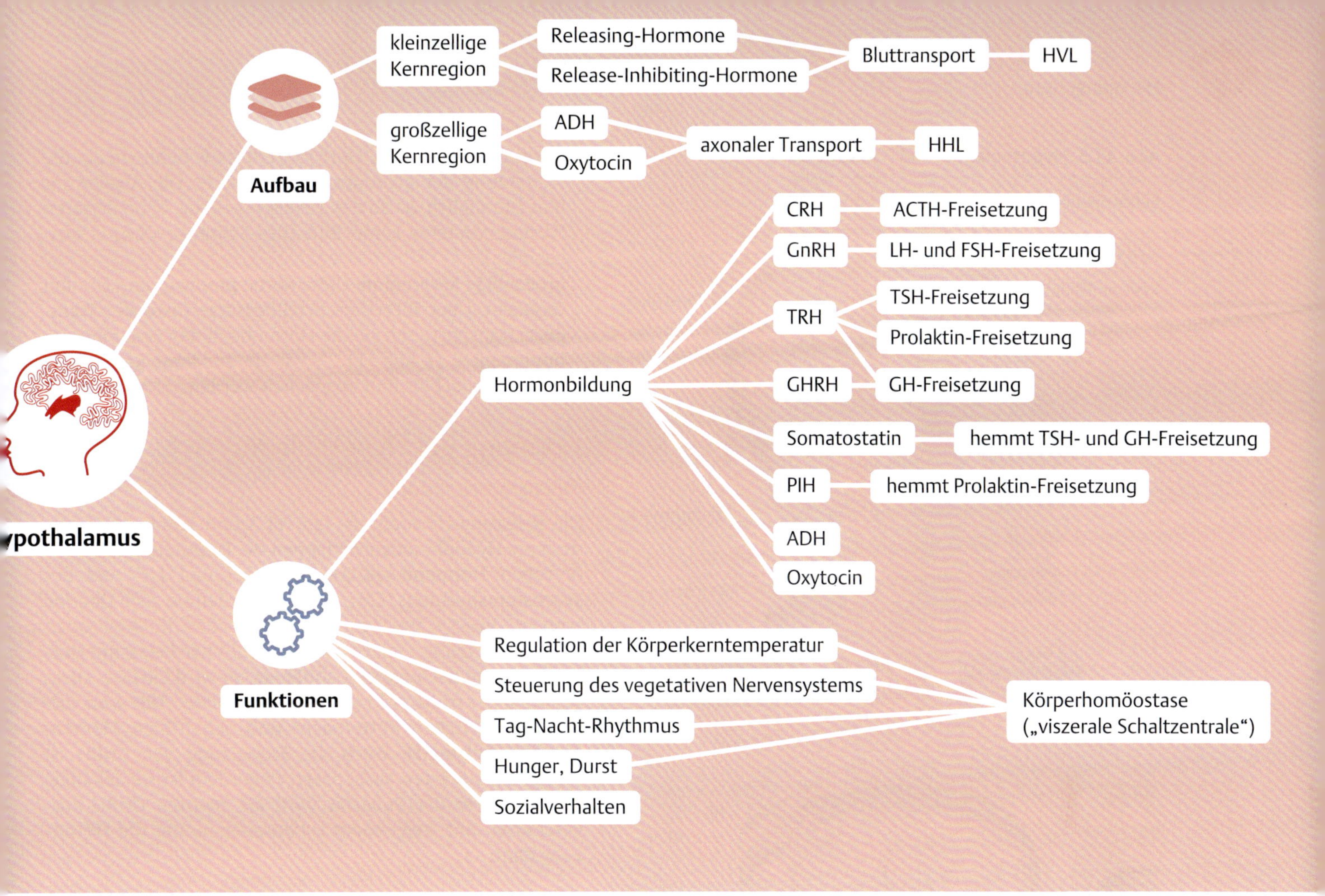

WISSEN TO GO

Hypothalamus-Hypophysen-Achse

Die Ausschüttung der meisten (aber nicht aller) Hormone wird über die **Hypothalamus-Hypophysen-Achse** reguliert: Der Hypothalamus sendet zunächst **Releasing-Hormone** an die Hypophyse. Diese schüttet daraufhin **glandotrope Hormone** aus, deren Ziel eine Hormondrüse ist. Sie lösen an der Drüse die Freisetzung der **effektorischen Hormone** aus, die dann letztlich die Funktion bestimmter Organe beeinflussen.

Der Hypothalamus schüttet Releasing-Hormone aus, wenn der Körper dem Gehirn signalisiert, dass die Konzentration eines bestimmten Hormons zu gering ist. Durch die Aktivierung der Hypothalamus-Hypophysen-Achse steigt die Freisetzung des Hormons, bis es wieder in ausreichender Menge im Körper vorliegt. Sobald dies der Fall ist, wird die Freisetzung wieder gedrosselt. Diesen Mechanismus nennt man **negative Rückkopplung**.

11.3 Endokrine Organe und Gewebe

11.3.1 Hypothalamus

Aufgaben

Als Schnittstelle zwischen Nerven- und Hormonsystem ist der Hypothalamus maßgeblich an der Aufrechterhaltung der **Homöostase** und damit der Körperfunktionen beteiligt. Neben der Bildung von **Hormonen** ist er verantwortlich für die Regulation der Körperkerntemperatur (S. 445), kontrolliert das autonome Nervensystem (**Sympathikus** und **Parasympathikus**) und steuert den Tag-Nacht-Rhythmus (S. 451) und das „Energieverhalten“ (Hunger, Durst) des Körpers. Außerdem ist der Hypothalamus an der Steuerung des **Sozialverhaltens** mit Emotionen wie Aggression oder Furcht und des Sexualverhaltens beteiligt.

Lage

Der Hypothalamus liegt im Zwischenhirn (S. 419) rechts und links des Bodens des III. Ventrikels. In seiner unmittelbaren Nachbarschaft befinden sich der Thalamus und die Sehnervenkreuzung (S. 463). Der Hypothalamus ist über den Hypophysenstiel mit der Hypophyse verbunden (▶ **Abb. 11.5**).

WISSEN TO GO

Hypothalamus

Der **Hypothalamus** ist u. a. verantwortlich für die Bildung von Hormonen, die Körperkerntemperatur, die Steuerung des autonomen Nervensystems, das Sozialverhalten und den Tag-Nacht-Rhythmus.

Der Hypothalamus ist ein Teil des **Zwischenhirns**. Er liegt oberhalb der Sehnervenkreuzung und ist über den Hypophysenstiel mit der Hypophyse verbunden.

Aufbau

Um seine unterschiedlichen Funktionen ausüben zu können, besitzt der Hypothalamus zahlreiche Kerne (S. 424). Dabei handelt es sich um Ansammlungen von Nervenzellkörpern

Abb. 11.5 Hypothalamus und Hypophyse.

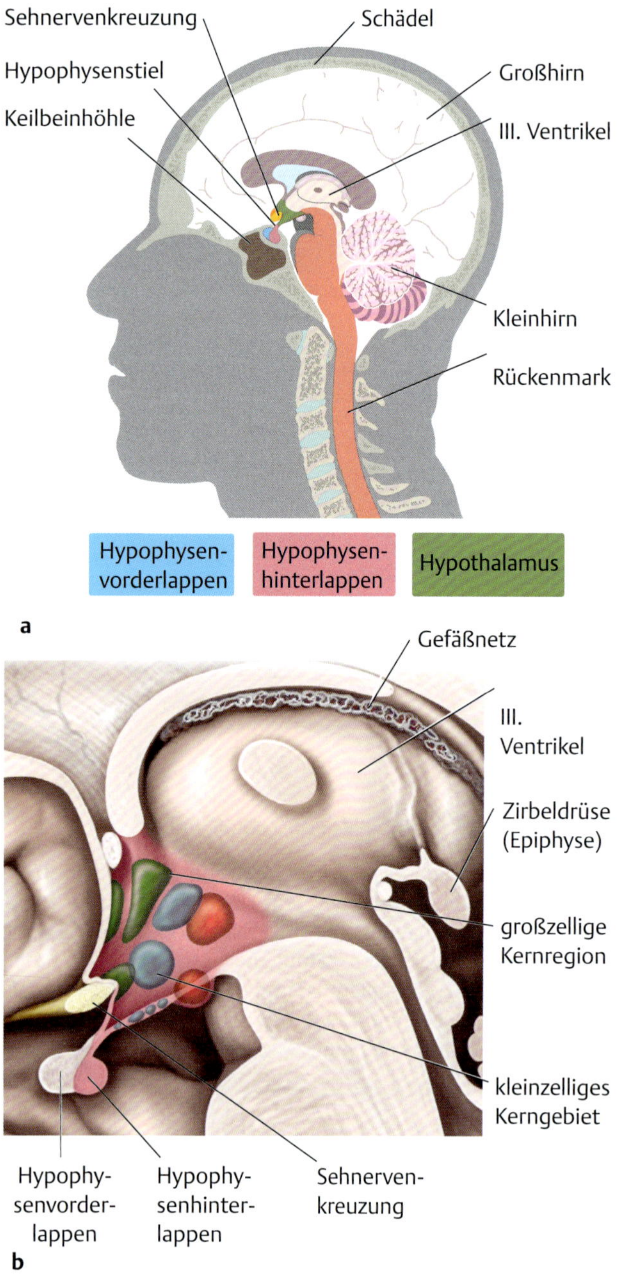

a *Quelle: I care Anatomie, Physiologie. 2., aktualisierte Auflage. Stuttgart: Thieme; 2020.*

b *Quelle: Schünke M, Schulte E, Schumacher U. Prometheus. LernAtlas der Anatomie. Kopf, Hals und Neuroanatomie. Illustrationen von K. Wesker und M. Voll. 6. Aufl. Stuttgart: Thieme; 2022.*

(graue Substanz), die jede für sich eine spezielle Aufgabe haben. Für die Hormonproduktion sind hauptsächlich die **klein-** und die **großzellige Kernregion** verantwortlich, die über kleine Blutgefäße bzw. Nervenbahnen mit der Hypophyse in Verbindung stehen (▶ **Abb. 11.5**):

- **kleinzellige Kernregion:** Diese Kerne bilden die Releasing- und Release-Inhibiting-Hormone, die über **Blutgefäße** auf direktem Weg zum Hypophysenvorderlappen (S. 268) transportiert werden. Dort fördern bzw. hemmen sie die Freisetzung der glandotropen Hormone. Die Abgabe ins Blut ist möglich, da an den Gefäßen des sog. hypophysären Pfortadersystems keine Blut-Hirn-Schranke (S. 431) ausgebildet ist.
- **großzellige Kernregion:** Diese Kerne produzieren ADH und Oxytocin. Über ihre Nervenzellfortsätze (**axonaler Transport**) transportieren sie die Hormone in den Hypophysenhinterlappen (▶ **Abb. 11.7**), wo sie zunächst gespeichert und bei Bedarf ins Blut abgegeben werden.

Hormone des Hypothalamus

Releasing-Hormone

Die Releasing-Hormone (▶ **Tab. 11.2** und ▶ **Abb. 11.6**) fördern am **Hypophysenvorderlappen** die Freisetzung der glandotropen Hormone (ACTH, TSH, FSH und LH) und des Wachstumshormons (GH). Deshalb werden sie auch **Liberine** (von lat. „liber“ = „frei“) genannt.

Die Freisetzung einiger hypothalamischer Releasing-Hormone ist von der Tageszeit abhängig. So wird **CRH** vor allem während der frühen Morgenstunden gebildet. **TRH** wird vorwiegend zwischen Mitternacht und den frühen Morgenstunden freigesetzt. Auch die Freisetzung von **GHRH** ist nachts am stärksten ausgeprägt. Außerdem ist sie abhängig vom Alter: In der Pubertät wird am meisten GHRH ausgeschüttet, mit steigendem Lebensalter nimmt die Freisetzung dann ab.

Release-Inhibiting-Hormone

Die Release-Inhibiting-Hormone bewirken das Gegenteil der Releasing-Hormone, indem sie die Freisetzung bestimmter Hormone aus dem Hypophysenvorderlappen vermindern. Deshalb werden sie auch als **Statine** bezeichnet. Es gibt 2 Release-Inhibiting-Hormone:

Somatostatin hemmt im Hypophysenvorderlappen die Freisetzung von **TSH** (Thyroidea-stimulierendes Hormon) und **GH** (Wachstumshormon). Außer dem Hypothalamus bildet auch die Bauchspeicheldrüse Somatostatin (S. 283). Auch an diesem Organ hat es eine hemmende Wirkung: Es wird v. a. weniger Glukagon (Gegenspieler des Insulins) gebildet.

Das **Prolaktin-Release-Inhibiting-Hormon** (PIH) senkt die Freisetzung von Prolaktin (S. 270) aus dem Hypophysenvorderlappen.

ADH

Das Antidiuretische Hormon (ADH) ist ein effektorisches Hormon. Es gelangt über den axonalen Transport (s. o.) aus dem Hypothalamus in die **Hypophyse** und wird dort ins Blut abgegeben. Es steigert an den Sammelrohren der Niere die Wasserrückresorption und ist an der Blutdruckregulation (S. 157) beteiligt.

Oxytocin

Auch Oxytocin ist ein effektorisches Hormon, das vor allem während der Schwangerschaft und der Stillzeit von Bedeutung ist. Es wird vermutet, dass es auch beim Sozialverhalten eine wichtige Rolle spielt. Seine Freisetzung erfolgt genau so wie die des ADH.

Abb. 11.6 Hypothalamus-Hypophysen-Achse.

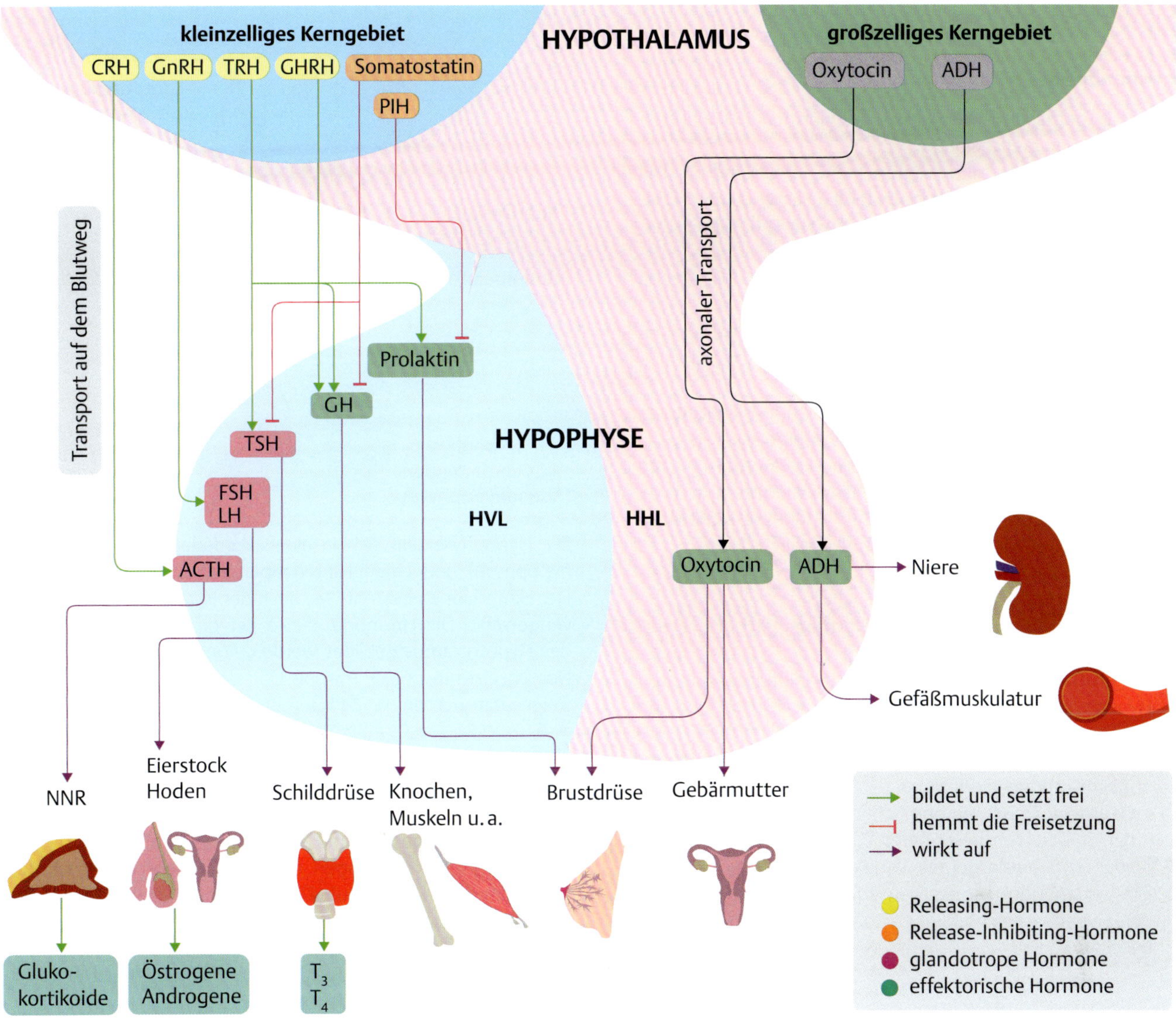

Die im kleinzelligen Kerngebiet des Hypothalamus gebildeten Releasing-Hormone setzen am Hypophysenvorderlappen (HVL) Hormone frei. Die Release-Inhibiting-Hormone bewirken das Gegenteil. Der Hypophysenhinterlappen (HHL) bildet keine eigenen Hormone, sondern setzt die Hormone frei, die vom großzelligen Kerngebiet des Hypothalamus gebildet werden. *Quelle: I care Anatomie, Physiologie. 2., aktualisierte Auflage. Stuttgart: Thieme; 2020.*

Tab. 11.2 Releasing-Hormone des Hypothalamus, Hormone der Hypophyse und deren endokrine Zielgewebe (vgl. ▶ Abb. 11.6).

Releasing-Hormon		bewirkt an der Hypophyse Freisetzung von	endokrines Zielgewebe des Hypophysenhormons (Wirkung)
CRH	Corticotropin-Releasing-Hormon	ACTH (Adrenokortikotropes Hormon)	Nebennierenrinde (Produktion der Glukokortikoide)
GnRH	Gonadotropin-Releasing-Hormon	LH (Luteinisierendes Hormon)	Keimdrüsen (Produktion der Geschlechtshormone und Keimzellreifung)
		FSH (Follikel-stimulierendes Hormon)	
TRH	Thyreotropin-Releasing-Hormon	TSH (Thyroidea-stimulierendes Hormon)	Schilddrüse (Abgabe der Schilddrüsenhormone in den Blutkreislauf)
		Prolaktin	kein endokrines Zielorgan, Prolaktin ist ein effektorisches Hormon
		GH (Wachstumshormon)	kein endokrines Zielorgan, GH ist ein effektorisches Hormon
GHRH	Growth-Hormone-Releasing-Hormon	GH (Wachstumshormon)	s. o.

WISSEN TO GO

Hormone des Hypothalamus

Der Hypothalamus produziert die Hormone in 2 unterschiedlichen Kernregionen:

Die **kleinzellige Kernregion** steht in Verbindung mit dem Hypophysen**vorder**lappen (HVL). Sie produziert 4 **Releasing-Hormone** (▶ Tab. 11.2), die am HVL die Freisetzung weiterer Hormone bewirken:
- **CRH** (Corticotropin-Releasing-Hormon) → Freisetzung von ACTH (Adrenokortikotropes Hormon),
- **GnRH** (Gonadotropin-Releasing-Hormon) → Freisetzung von LH (Luteinisierendes Hormon) und FSH (Follikel-stimulierendes Hormon),
- **TRH** (Thyreotropin-Releasing-Hormon) → Freisetzung von TSH (Thyroidea-stimulierendes Hormon),
- **GHRH** (Growth-Hormone-Releasing-Hormon) → gesteigerte Freisetzung von GH (Wachstumshormon).

Außerdem setzt der Hypothalamus 2 **Release-Inhibiting-Hormone** frei, die ebenfalls am HVL wirken:
- **Somatostatin** → Hemmung der TSH- und GH-Freisetzung,
- **Prolaktin-Release-Inhibiting-Hormon** (PIH) → Hemmung der Prolaktinausschüttung.

Die **großzellige Kernregion** steht in Verbindung mit dem Hypophysen**hinter**lappen (HHL). Sie produziert folgende Hormone:
- **ADH** (Antidiuretisches Hormon): Es steigert die Wasserrückresorption in der Niere.
- **Oxytocin:** Es ist während Schwangerschaft, Geburt und der Stillzeit von besonderer Bedeutung. Es beeinflusst aber auch ganz allgemein soziale Interaktionen.

Die beiden Hormone werden aus dem Hypothalamus in den Hypophysenhinterlappen transportiert und dort freigesetzt.

11.3.2 Hypophyse

Aufgaben

Die Hypophyse ist vor allem für die Produktion und Ausschüttung der **glandotropen Hormone** (▶ Tab. 11.2) zuständig, also derjenigen Hormone, die auf eine weitere Hormondrüse wirken (▶ Abb. 11.6). Außerdem setzt sie die vom Hypothalamus gebildeten effektorischen Hormone (ADH und Oxytocin) frei. Damit spielt auch die Hypophyse eine wichtige Rolle in der hormonellen Regulation der Körperfunktionen.

Lage und Größe

Die Hypophyse ist über den Hypophysenstiel (**Infundibulum**) mit dem Hypothalamus verbunden (▶ **Abb. 11.7**) und wird auch als **Hirnanhangdrüse** bezeichnet. Sie liegt in einer kleinen Vertiefung, dem sog. Türkensattel (Sella turcica, ▶ **Abb. 8.2**) in der Schädelbasis (S. 361). Die Hypophyse wiegt ca. 1 g und ist ungefähr so groß wie eine Erbse.

Abb. 11.7 Hypophyse.

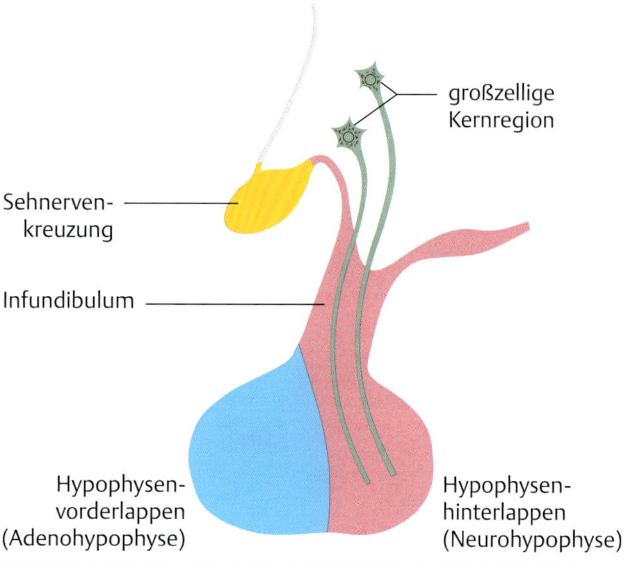

Die Hypophyse teilt sich in einen Vorderlappen (HVL, Adenohypophyse) und einen Hinterlappen (HHL, Neurohypophyse). Der Hinterlappen besteht, wie auch der Hypothalamus, aus Nervengewebe. Die Hormone, die in der großzelligen Kernregion des Hypothalamus gebildet werden, können so direkt über die Nervenzellen (axonaler Transport) in den HHL gelangen, wo sie freigesetzt werden. *Quelle: Bommas-Ebert U, Teubner P, Voss R. Kurzlehrbuch Anatomie und Embryologie. Stuttgart: Thieme; 2011.*

Aufbau

Die Hypophyse besteht aus 2 Anteilen (▶ **Abb. 11.7**):
- **Hypophysenvorderlappen (HVL):** Er macht den größeren Teil der Hypophyse aus. Der HVL ist eine echte **Hormondrüse**, er produziert die Hypophysenhormone, wenn er durch die Releasing-Hormone des Hypothalamus dazu angeregt wird. Der Hypophysenvorderlappen wird auch als **Adenohypophyse** bezeichnet.
- **Hypophysenhinterlappen (HHL):** Er wird von den Nervenfasern derjenigen Zellkörper gebildet, die im Hypothalamus sitzen. Der HHL besteht also aus **Nervengewebe**, weshalb er auch als **Neurohypophyse** bezeichnet wird. Er selbst produziert keine Hormone, setzt aber ADH und Oxytocin frei. Diese beiden Hormone erhält er über axonalen Transport vom Hypothalamus und speichert sie bis zur Freisetzung.

Besonderheit der Gefäßversorgung

Die Gefäßversorgung der Hypophyse weist im Vergleich zu anderen Teilen des Gehirns die Besonderheit auf, dass die Blutgefäße **nicht** mit einer Blut-Hirn-Schranke (S. 431) ausgestattet sind. Nur so können die dort gebildeten Hormone direkt ins Blut gelangen.

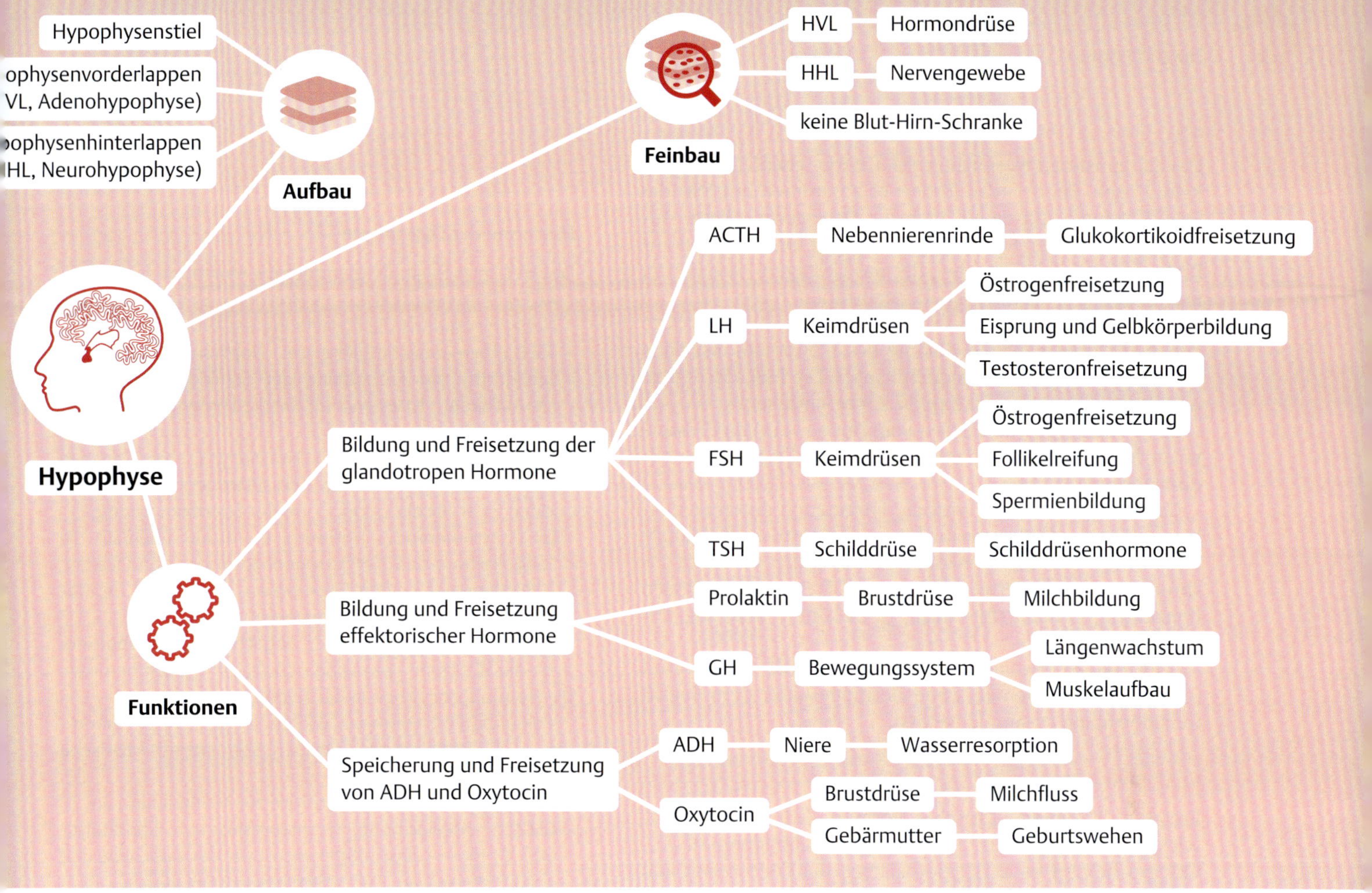

WISSEN TO GO

Hypophyse

Die **Hypophyse** (Hirnanhangdrüse) liegt in der Schädelbasis und steht mit dem Hypothalamus in Verbindung. Sie besteht aus 2 Teilen:

- **Hypophysenvorderlappen** (HVL, **Adenohypophyse**): Er ist eine echte Hormondrüse und produziert – wenn er von den Releasing-Hormonen des Hypothalamus angeregt wird – die Hypophysenhormone.
- **Hypophysenhinterlappen** (HHL, **Neurohypophyse**): Er besteht aus Nervengewebe und setzt die Hormone ADH und Oxytocin frei, die vom Hypothalamus gebildet werden.

An den Gefäßen der Hypophyse ist keine Blut-Hirn-Schranke ausgebildet. Deshalb können die Hormone dort ins Blut abgegeben werden.

Hormone der Hypophyse

Bei allen Hypophysenhormonen handelt es sich um Peptidhormone.

ACTH

Das Adrenokortikotrope Hormon (ACTH) regt die **Nebennierenrinde** dazu an, vermehrt Glukokortikoide (S. 278) zu bilden und auszuschütten.

Die Bildung und Freisetzung von ACTH wird durch Somatostatin und über den Mechanismus der negativen Rückkopplung durch einen hohen Glukokortikoidspiegel gehemmt.

Patho **Hypophysentumoren**

*Einige (meist gutartige) Tumoren der Hypophyse (**Hypophysenadenome**) setzen selbst ACTH frei. Diese ACTH-Ausschüttung kann nicht durch die negative Rückkopplung gehemmt werden. Infolgedessen setzt die Nebennierenrinde ständig größere Mengen Glukokortikoide frei als benötigt werden. Es kommt dadurch zu einer Erkrankung, die als Cushing-Syndrom (S. 278) bezeichnet wird.*

TSH

Das Thyroidea-stimulierende Hormon (TSH) regt die **Schilddrüse** zur Bildung und Freisetzung der Schilddrüsenhormone (S. 271) an. Außerdem fördert es die Aufnahme von Jod in die Schilddrüse. Bei Neugeborenen ist es für die Entwicklung des Gehirns von großer Bedeutung.

Die Freisetzung von TSH wird – genauso wie die Freisetzung von TRH – durch eine hohe Konzentration von Schilddrüsenhormonen gehemmt. Auch Somatostatin hat auf die TSH-Ausschüttung einen hemmenden Einfluss.

FSH

Das Follikel-stimulierende Hormon (FSH) wirkt auf die **Keimdrüsen**. Bei der Frau lässt es den **Follikel** reifen und regt die **Östrogenbildung** in den Ovarien an. Es wird vorwiegend in der 1. Zyklushälfte ausgeschüttet. Der Mann benötigt FSH für die **Spermienentwicklung**.

Die Sexualhormone hemmen über die negative Rückkopplung die Bildung von FSH. Eine Ausnahme davon bildet der sehr hohe Östrogenspiegel kurz vor dem Eisprung (S. 510): Er fördert über eine **positive Rückkopplung** die FSH-Freisetzung.

LH

Das Luteinisierende Hormon (LH) wirkt ebenfalls auf die **Keimdrüsen**. Bei der Frau fördert es zusammen mit FSH die Follikelreifung und damit auch die **Östrogensynthese**. Außerdem löst es den **Eisprung** aus und trägt anschließend zur Bildung des **Gelbkörpers** bei, der das Gestagen Progesteron produziert. Die höchste LH-Konzentration findet sich um den Tag des Eisprungs (LH-Peak, s. u.), also etwa in der Mitte des Zyklus. Die genauen Abläufe des Menstruationszyklus mit allen beteiligten Hormonen (GnRH, LH, FSH, Östrogene und Progesteron) sind im Kap. 17.2.9 beschrieben.

Beim Mann bewirkt LH, dass vom Hoden vermehrt **Testosteron** freigesetzt wird, das ebenfalls u. a. die Spermienbildung fördert.

Genauso wie bei FSH wird die Freisetzung durch Sexualhormone gehemmt. Auch für LH gilt die positive Rückkopplung: Die hohe Östrogenkonzentration kurz vor dem Eisprung wirkt fördernd auf die LH-Freisetzung, dessen Konzentration dann stark ansteigt. Es kommt zum sog. **LH-Peak**.

Weil die Zielorgane von FSH und LH die Keimdrüsen (Gonaden) sind, werden beide Hormone unter dem Begriff **Gonadotropine** zusammengefasst.

Prolaktin

Prolaktin ist ein effektorisches Hormon. Es fördert die Entwicklung der Brustdrüse und regt die **Milchbildung** an. Außerdem hemmt es am Hypothalamus die Freisetzung von GnRH.

Für Prolaktin scheint kein eigenes Releasing-Hormon zu existieren. Seine Freisetzung wird durch den **Saugreiz** beim Stillen, durch Stress, hohe Östrogenspiegel und TRH angeregt und durch das Prolaktin-Release-Inhibiting-Hormon gehemmt. Die Ausschüttung von Prolaktin erhöht sich nachts um das 2- bis 3-Fache ([5]).

GH

Auch das Growth Hormone (GH, Wachstumshormon) ist ein effektorisches Hormon. Es wird auch als **Somatotropin** oder somatotropes Hormon (**STH**) bezeichnet. Es fördert das **Längenwachstum** der Knochen und führt zur Zunahme der **Muskelmasse**. Außerdem bewirkt GH, dass der **Blutglukosespiegel** steigt, indem es die Verwertung der Glukose hemmt. Damit ist es ein Gegenspieler des Insulins. Die **Fettverwertung** wird durch GH gesteigert.

Die Bildung und Freisetzung von GH wird u. a. durch Somatostatin gehemmt, die Schilddrüsenhormone fördern die GH-Freisetzung.

Patho GH-Überschuss

Einige Hypophysenadenome bilden GH. Die Tumorzellen reagieren nicht auf die hemmende Wirkung von z. B. Somatostatin, sodass das Wachstumshormon unkontrolliert in großen Mengen freigesetzt wird. Bei ***Kindern*** *kommt es dadurch zum* ***hypophysären Riesenwuchs****. Da ihre Wachstumsfugen noch offen sind, bewirkt der GH-Überschuss ein extremes Längenwachstum. Die betroffenen Kinder werden meist über 2 Meter groß. Bei* ***Erwachsenen****, deren Wachstumsfugen bereits geschlossen sind, kommt es zur Vergrößerung von Händen, Füßen, Ohren, Augenbrauenwülsten, Nase und Kinn. Dieses Krankheitsbild wird als* ***Akromegalie*** *bezeichnet. Weil die Veränderungen nur langsam entstehen, bemerkt der Erkrankte sie meist erst, wenn z. B. die Schuhe plötzlich zu klein sind. Beide Erkrankungen sind allerdings selten. Die Therapie besteht darin, den Tumor zu entfernen.*

WISSEN TO GO

Hormone der Hypophyse

Der HVL setzt folgende **glandotrope Hormone** frei:
- **ACTH** (Adrenokortikotropes Hormon): Es bewirkt an der Nebennierenrinde die Freisetzung der Glukokortikoide.
- **TSH** (Thyroidea-stimulierendes Hormon): Es regt die Schilddrüse zur Freisetzung der Schilddrüsenhormone an. Außerdem ist es wichtig für die Hirnentwicklung bei Neugeborenen.
- **FSH** (Follikel-stimulierendes Hormon): Es führt an den Ovarien zur Follikelreifung und Östrogenbildung. Beim Mann ist es für die Entwicklung der Spermien wichtig.
- **LH** (Luteinisierendes Hormon): Es fördert ebenfalls die Follikelreifung und die Östrogenbildung an den Ovarien, außerdem löst es den Eisprung aus. Im Hoden bewirkt es die Freisetzung von Testosteron.

Die Hypophyse unterliegt der **negativen Rückkopplung**, d. h., die Hormone der nachgeschalteten Drüsen hemmen die Hormonproduktion in der Hypophyse.

Folgende HVL-Hormone wirken **nicht** auf Hormondrüsen, sind also keine glandotropen, sondern **effektorische Hormone**:
- **Prolaktin:** Es regt die Brustdrüse zur Milchbildung an.
- **GH** (Growth Hormone, Wachstumshormon, Somatotropin): Es fördert das Längenwachstum des Knochens und den Muskelaufbau. Außerdem bewirkt GH, dass der Blutzuckerspiegel und die Fettverwertung steigen.

11.3.3 Epiphyse

Lage, Größe und Aufgabe

Die Epiphyse (Zirbeldrüse oder Glandula pinealis) ist ein Organ im **Zwischenhirn**. Sie ist mit einer Länge von 0,6 cm eine sehr kleine Drüse. Von ihr wird das Hormon Melatonin ausgeschüttet. Sie ist eine Art **Zeitgeber des Körpers** und mitverantwortlich für die Regulation des Tag-Nacht-Rhythmus (S. 451).

Hormone der Zirbeldrüse

Melatonin ist das wichtigste Hormon der Epiphyse. Es wird aus dem Neurotransmitter Serotonin hergestellt. Die Melatoninausschüttung wird durch den Hell-Dunkel-Zyklus reguliert: Bei Helligkeit wird wenig, bei Dunkelheit viel Melatonin gebildet. Dementsprechend steigt der Melatoninspiegel im Blut in der Nacht an.

Im Laufe des Lebens produziert die Epiphyse immer weniger Melatonin. Bei alten Menschen ist die Melatoninkonzentration im Blut deutlich niedriger als bei jungen Menschen. Zudem lagert sich aufgrund von Verschleißerscheinungen vermehrt Kalk in der Epiphyse ab. Bei Röntgenbildern des Kopfes kann die Epiphyse daher als Orientierungspunkt dienen.

> **WISSEN TO GO**
>
> **Epiphyse**
>
> Die Epiphyse (**Zirbeldrüse**) liegt im Zwischenhirn und bildet lichtabhängig **Melatonin**: Tagsüber wird weniger, nachts wird mehr Melatonin produziert. Sie spielt eine wichtige Rolle im **Tag-Nacht-Rhythmus** des Körpers.

11.3.4 Schilddrüse

Aufgaben

Die Schilddrüse (Glandula thyroidea) bildet als endokrine Drüse die **Schilddrüsenhormone** und das Hormon **Kalzitonin**. Damit ist sie an vielen Regulationsprozessen der Homöostase beteiligt, so z. B. an der Steuerung des Gesamtstoffwechsels, der Herzleistung und des Energie-, Wärme- und Kalziumhaushalts. Bei Kindern werden die Schilddrüsenhormone für eine normale körperliche und geistige Entwicklung benötigt.

Lage, Form und Größe

Die Schilddrüse liegt im Halsbereich, direkt vor und seitlich der **Luftröhre**. In ihrer Form erinnert sie an einen Schmetterling. Sie reicht nach oben bis an den Unterrand des **Kehlkopfs** (▶ Abb. 11.8) und kann sich nach unten bis zum **Brustkorbeingang** erstrecken. An der Rückseite der Schilddrüse liegen die **Nebenschilddrüsen**. Die Größe und somit auch das Gewicht der Schilddrüse sind variabel. Je nach Ausdehnung hat sie beim Erwachsenen ein Gewicht von 18 bis 30 g.

Aufbau und Feinbau

Die beiden **Seitenlappen** (Lobus dexter und sinister) der Schilddrüse sind vorn über einen schmaleren Abschnitt, den **Isthmus**, verbunden (▶ Abb. 11.8). Die Schilddrüse ist von einer Bindegewebskapsel umgeben, die auch in das Drüsengewebe einstrahlt. Dort bildet sie ein Stützgerüst und unterteilt das Schilddrüsengewebe in **Läppchen** (Lobuli).

Abb. 11.8 Schilddrüse.

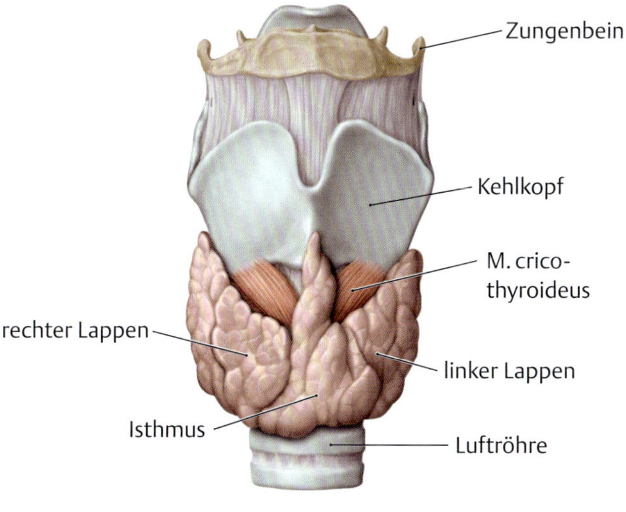

Ansicht von vorn. *Quelle: Schünke M, Schulte E, Schumacher U. Prometheus. LernAtlas der Anatomie. Kopf, Hals und Neuroanatomie. Illustrationen von K. Wesker und M. Voll. 6. Aufl. Stuttgart: Thieme; 2022.*

Die Läppchen sind aus vielen kleinen kugelförmigen Hohlräumen zusammengesetzt, den **Schilddrüsenfollikeln**. Die einschichtige Wand der Follikel besteht aus 2 unterschiedlichen Zelltypen:

- **Thyreozyten:** Sie produzieren das Protein **Thyreoglobulin** und geben es in den Innenraum des Follikels ab, wo es als sog. **Kolloid** gespeichert wird. Es bildet die Grundlage für die **Schilddrüsenhormone** (▶ Abb. 11.9).
- **C-Zellen:** Sie liegen unter oder zwischen den Thyreozyten und bilden **Kalzitonin**. Sie haben keinen Kontakt mit dem Innenraum des Follikels.

> **WISSEN TO GO**
>
> **Schilddrüse**
>
> Die **Schilddrüse** (Glandula thyroidea) ist über ihre Hormone an der Steuerung des Stoffwechsels, der Herzleistung, des Energie-, des Wärme- und des Kalziumhaushalts beteiligt.
>
> Die Schilddrüse besitzt die Form eines Schmetterlings. Ihre beiden Lappen befinden sich beiderseits der **Luftröhre**. Sie sind durch eine Brücke (Isthmus) verbunden, der vor der Luftröhre liegt. Oben reicht die **Schilddrüse** an den Kehlkopf, unten bis maximal zum **Brustkorbeingang**.
>
> Das Schilddrüsengewebe ist in **Läppchen** aufgeteilt. Dort bilden die Schilddrüsenepithelzellen (**Thyreozyten**) die Wand kleiner Hohlräume (**Schilddrüsenfollikel**). Die Thyreozyten bilden die Schilddrüsenhormone. Zwischen den Thyreozyten finden sich noch **C-Zellen**. Sie produzieren das Kalzitonin.

Hormone der Schilddrüse

Trijodthyronin und Thyroxin

Es gibt 2 Schilddrüsenhormone, das **Trijodthyronin (T_3)** und das **Thyroxin** (auch Tetrajodthyronin, **T_4**). Die beiden Hormone entstehen, indem **Jod** von den Thyreozyten aus dem Blut aufgenommen und ins Follikellumen transportiert wird. Dort wird es mithilfe von Enzymen an das Thyreoglo-

Abb. 11.9 Feinbau der Schilddrüse.

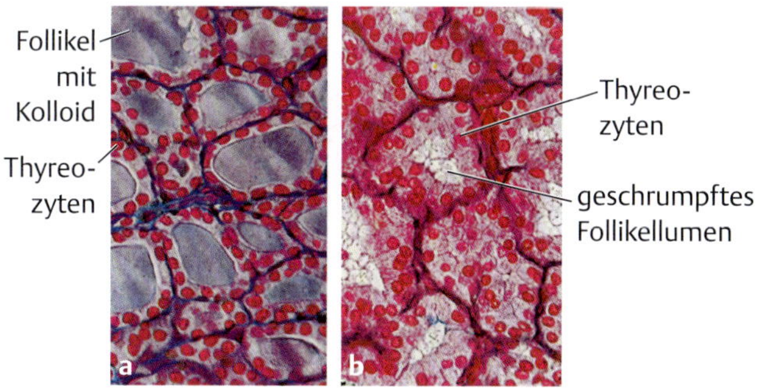

links: Gewebeschnitt durch eine Schilddrüse, deren Follikel prall mit Kolloid gefüllt sind.
rechts: Bei Bedarf werden die an Thyreoglobulin gebundenen Schilddrüsenhormone aus diesem Speicher wieder in die Thyreozyten aufgenommen. Die Schilddrüsenfollikel schrumpfen dann. *Quelle: Schwegler JS, Lucius R. Der Mensch – Anatomie und Physiologie. Stuttgart: Thieme; 2016.*

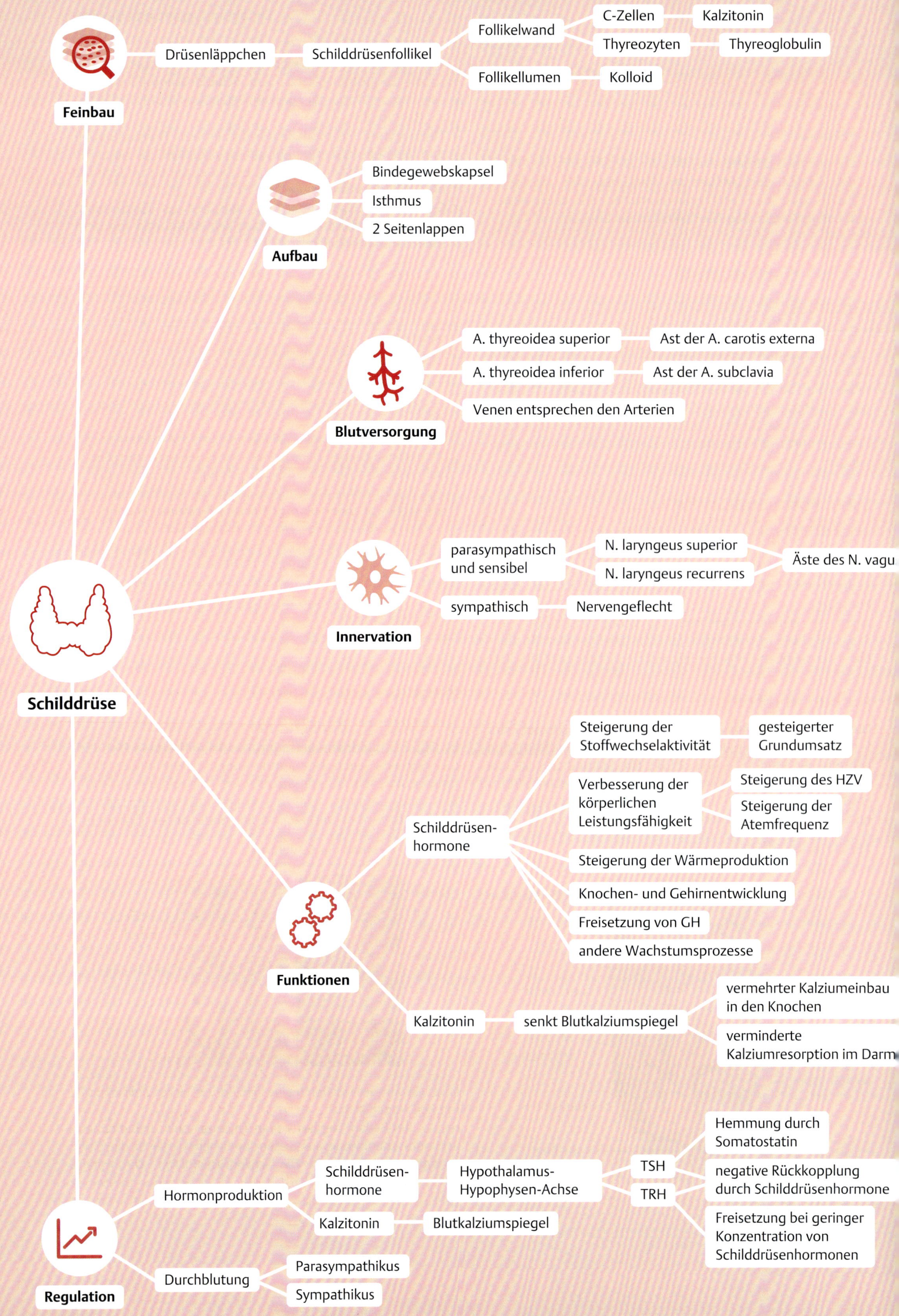

Feinbau
Drüsenläppchen
Schilddrüsenfollikel
Follikelwand
C-Zellen
Kalzitonin
Thyreozyten
Thyreoglobulin
Follikellumen
Kolloid
Aufbau
Bindegewebskapsel
Isthmus
2 Seitenlappen
Blutversorgung
A. thyreoidea superior
Ast der A. carotis externa
A. thyreoidea inferior
Ast der A. subclavia
Venen entsprechen den Arterien
Innervation
parasympathisch und sensibel
N. laryngeus superior
N. laryngeus recurrens
Äste des N. vagu
sympathisch
Nervengeflecht
Schilddrüse
Funktionen
Schilddrüsen-hormone
Steigerung der Stoffwechselaktivität
gesteigerter Grundumsatz
Verbesserung der körperlichen Leistungsfähigkeit
Steigerung des HZV
Steigerung der Atemfrequenz
Steigerung der Wärmeproduktion
Knochen- und Gehirnentwicklung
Freisetzung von GH
andere Wachstumsprozesse
Kalzitonin
senkt Blutkalziumspiegel
vermehrter Kalziumeinbau in den Knochen
verminderte Kalziumresorption im Darm
Regulation
Hormonproduktion
Schilddrüsen-hormone
Hypothalamus-Hypophysen-Achse
TSH
TRH
Hemmung durch Somatostatin
negative Rückkopplung durch Schilddrüsenhormone
Freisetzung bei geringer Konzentration von Schilddrüsenhormonen
Kalzitonin
Blutkalziumspiegel
Durchblutung
Parasympathikus
Sympathikus

Abb. 11.10 Steuerung der Bildung und Freisetzung der Schilddrüsenhormone.

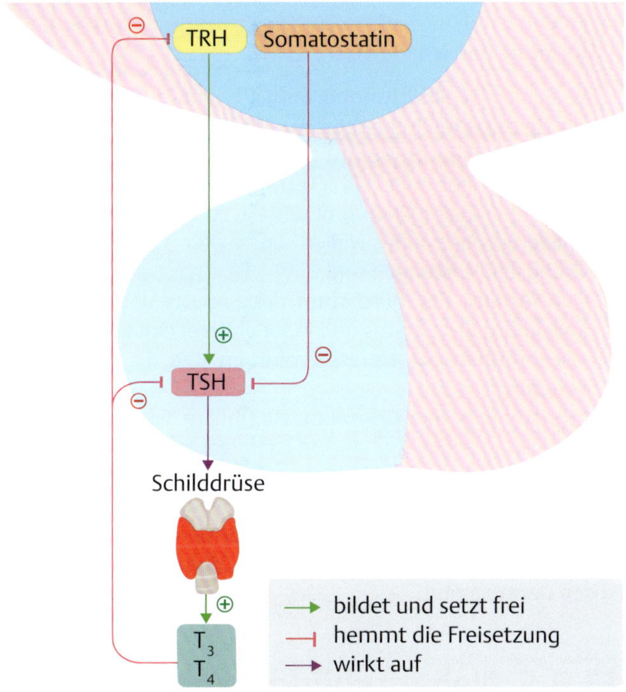

Hypothalamus, Hypophyse und Schilddrüse bilden eine endokrine Achse. *Quelle: I care Anatomie, Physiologie. 2., aktualisierte Auflage. Stuttgart: Thieme; 2020.*

bulin gebunden, wodurch die Speicherform der Schilddrüsenhormone entsteht. Diese Speicherform ist allerdings noch nicht wirksam.

TSH aus der Hypophyse bewirkt nun, dass die Speicherform aus dem Follikellumen in die Thyreozyten aufgenommen und das Thyreoglobulin dort abgebaut wird. Dadurch werden die Schilddrüsenhormone freigesetzt und können an das Blut abgegeben werden. Für die Hormonwirkung ist hauptsächlich das biologisch aktive **T_3** verantwortlich. T_4 ist weniger wirksam, wird aber in größeren Mengen gebildet als T_3. Es wird im Gewebe des Zielorgans größtenteils zu T_3 umgebaut.

TSH fördert außerdem die Aufnahme von Jod in die Schilddrüse. Auslöser für die Ausschüttung des TSH ist **TRH**, das vom Hypothalamus bei einer zu geringen Konzentration der Schilddrüsenhormone im Blut freigesetzt wird (▶ **Abb. 11.10**).

Eine hohe Konzentration der Schilddrüsenhormone hemmt über die negative Rückkopplung die Ausschüttung von TRH (Hypothalamus) und TSH (Hypophyse) und damit die eigene Freisetzung. Ebenfalls hemmend auf die Ausschüttung von TSH wirkt das Hormon Somatostatin (▶ **Abb. 11.10**).

Patho Struma

*Deutschland (mit Ausnahme der Nord- und Ostseeküste) sowie der gesamte Alpenraum gelten generell als **Jodmangelgebiet**. Wenn in der Nahrung zu wenig Jod enthalten ist, kann die Schilddrüse nicht genug Hormone produzieren. Sie versucht, die Hormonproduktion zu steigern, indem sie an Größe zunimmt. Als Folge davon kommt es bei länger bestehendem Jodmangel zur Ausbildung eines **Kropfes** (Struma), einer von außen gut sichtbaren Vergrößerung der Schilddrüse. Da inzwischen allerdings einige Nahrungsmittel, z. B. Speisesalz, künstlich mit Jod angereichert werden, kommt der Kropf heute nicht mehr so häufig vor wie früher.*

Die Schilddrüsenhormone haben viele verschiedene Wirkungen, da nahezu alle Zellen Rezeptoren für Schilddrüsenhormone besitzen:

Wachstum und Entwicklung • An den **Knochen** unterstützen die Schilddrüsenhormone die Entstehung von Knorpelzellen und aktivieren die Osteoblasten und Osteoklasten (S. 103). Im **Gehirn** bewirken sie das Wachstum der Nervenzellfortsätze und sind für die Ausbildung der Markscheiden (S. 117) mitverantwortlich. Außerdem fördern Schilddrüsenhormone die Freisetzung von **GH** und unterstützen die Entwicklung zahlreicher anderer Organe. Hierzu zählen z. B. Darm, Muskulatur, Immunsystem, Auge, Ohr, Leber und Fortpflanzungsorgane. Damit sind die Schilddrüsenhormone für die Wachstumsprozesse des Körpers insgesamt von großer Bedeutung.

Patho Hypothyreose beim Kind

*Bei einer **angeborenen Schilddrüsenunterfunktion** (kongenitale Hypothyreose) treten durch den Mangel an Schilddrüsenhormonen beim **Kind** schwere Entwicklungsstörungen auf. Sowohl das Körperwachstum als auch die Entwicklung des zentralen Nervensystems sind betroffen. Eine geistige Behinderung und Knochenfehlbildungen sind die Folge. Aus diesem Grund gehört die Untersuchung auf eine angeborene Schilddrüsenunterfunktion in Deutschland zum **Neugeborenen-Screening**.*

Steigerung der Organfunktionen • Schilddrüsenhormone steigern die Herzfrequenz und die Kontraktionskraft des Herzmuskels und erhöhen so das Herzzeitvolumen (S. 137). Außerdem senken sie den Gefäßwiderstand und erhöhen die Atemfrequenz, sodass die körperliche Leistungsfähigkeit verbessert wird.

Patho Herzrhythmusstörungen

*Da die Schilddrüsenhormone auch das Herz beeinflussen, sollte man bei neu auftretenden **Herzrhythmusstörungen** immer auch an eine Schilddrüsenüberfunktion denken.*

Auch bei anderen Organen bewirken die Schilddrüsenhormone eine Funktionssteigerung: Sie aktivieren den Darm und fördern in der Niere die EPO-Bildung, die glomeruläre Filtrationsrate und die tubuläre Rückresorption.

Steigerung der Stoffwechselaktivität • Die Schilddrüsenhormone beeinflussen den Eiweiß-, Fett- und Kohlenhydratstoffwechsel, wobei sie sowohl den Abbau als auch den Aufbau von Energiereserven fördern. Durch den Abbau verschaffen sie dem Körper die notwendige Energie; der gleichzeitige Aufbau bewirkt, dass die Reserven nicht erschöpft werden. Diese vermehrte Stoffwechselaktivität zeigt sich in einem **gesteigerten Grundumsatz**. Betroffen sind sowohl der Fett- und der Kohlenhydratstoffwechsel als auch der Proteinstoffwechsel: Die Schilddrüsenhormone steigern zugleich die Lipolyse und die Lipogenese (S. 33), die Glykogenolyse und die Glykogensynthese (S. 31) und die Glukoseverwertung und die Glukoneogenese (S. 31).

Steigerung der Wärmeproduktion • Bei Kälte werden z. B. große Mengen an Schilddrüsenhormonen freigesetzt. Gemeinsam mit den Katecholaminen (S. 279) steigern sie die körpereigene Wärmeproduktion (Thermogenese).

Patho Hyper- und Hypothyreose

*Viele Symptome einer Schilddrüsenüberfunktion (**Hyperthyreose**) bzw. Schilddrüsenunterfunktion (**Hypothyreose**) lassen sich durch die Wirkungen der Schilddrüsenhormone erklären:*

- *Anzeichen einer Überfunktion (**Hormonüberschuss**) sind u. a. Gewichtsverlust, Nervosität, hohe Herzfrequenz und eine Wärmeunverträglichkeit.*
- *Anzeichen einer Unterfunktion (**Hormonmangel**) sind u. a. Gewichtszunahme, schnelle Ermüdbarkeit und Trägheit, verringerte Herzleistung, Muskelschwäche und Frieren.*

Beide Funktionsstörungen kommen in Deutschland häufig vor.

*Für die **Hyperthyreose** gibt es zwei häufige Ursachen: Bei der ersten handelt es sich um eine Autoimmunerkrankung, bei der Antikörper gegen den TSH-Rezeptor an den Thyreozyten gebildet werden. Diese Antikörper binden an den Rezeptor und aktivieren ihn, sodass mehr Schilddrüsenhormone gebildet werden, als eigentlich nötig wären. Diese Form der Hyperthyreose wird auch als **Immunhyperthyreose** oder als **Morbus Basedow** bezeichnet. Ebenfalls häufig liegt **autonomes Schilddrüsengewebe** vor. Es hat seinen Namen daher, dass es unbeeinflusst von den vorhandenen Regelmechanismen Schilddrüsenhormone freisetzt. Die Freisetzung kann durch die negative Rückkopplung nicht gehemmt werden.*

*Auch für die **Hypothyreose** gibt es 2 häufige Ursachen: **Jodmangel** (s. o.) und Zerstörung der Schilddrüse durch Antikörper gegen die Schilddrüsenzellen (sog. **Hashimoto-Thyreoiditis**).*

*Für die Diagnose von Schilddrüsenerkrankungen ist – neben der körperlichen Untersuchung – die Messung der **TSH-Konzentration** im Blut wichtig:*

*Bei der **Schilddrüsenüberfunktion** ist die Konzentration von **TSH** im Blut **niedrig**: Die im Überschuss gebildeten Schilddrüsenhormone signalisieren über die negative Rückkopplung, dass genug T_3 und T_4 vorhanden ist, und hemmen damit die Ausschüttung von TRH am Hypothalamus und von TSH an der Hypophyse. Da aber die Bildung der Schilddrüsenhormone bei einer Hypothyreose unabhängig von der TRH- und TSH-Ausschüttung ist, wird sie durch die negative Rückkopplung nicht gehemmt. Die Konzentration der **Schilddrüsenhormone** selbst ist also **hoch**.*

*Bei einer **Schilddrüsenunterfunktion** dagegen ist die Konzentration von **TSH** im Blut **hoch**: Die Hypophyse erhält vom Hypothalamus die Botschaft, dass mehr T_3 und T_4 gebildet werden muss. Sie setzt deshalb vermehrt TSH frei. Da die Schilddrüse aber nicht ausreichend T_3 und T_4 bilden kann, fällt die negative Rückkopplung aus und der TSH-Wert im Blut steigt weiter. Die Konzentration der **Schilddrüsenhormone** ist bei der Hypothyreose **niedrig**.*

Bei unerfülltem Kinderwunsch sollte immer eine Schilddrüsenerkrankung als mögliche Ursache ausgeschlossen werden [22], [13].

Kalzitonin

Kalzitonin beteiligt sich nicht an der Regulation des Energiehaushalts, sondern ist der Gegenspieler des Parathormons (S. 275). Es vermindert die Kalziumkonzentration im Blut, indem es den Einbau des Kalziums in die Knochen fördert. Außerdem senkt es im Darm die Aufnahme von Kalzium aus der Nahrung. Bei niedrigen Kalziumspiegeln wird die Bildung von Kalzitonin in der Schilddrüse gehemmt, bei hohen Kalziumspiegeln wird vermehrt Kalzitonin gebildet.

WISSEN TO GO

Hormone der Schilddrüse

Die beiden **Schilddrüsenhormone** T_3 und T_4 werden von den **Thyreozyten** freigesetzt. Für ihre Bildung ist **Jod** erforderlich. **T_3 (Trijodthyronin)** ist das wirksamere der beiden Schilddrüsenhormone. **T_4 (Tetrajodthyronin, Thyroxin)** wird in den Zielorganen größtenteils zu T_3 umgebaut. Die Schilddrüsenhormone wirken an vielen Organen. Ihre wichtigsten Wirkungen sind:

- Sie **fördern** das **Wachstum** des Skeletts und die **Entwicklung** des Gehirns und vieler anderer Organe.
- Sie **erhöhen** das **Herzzeitvolumen** und die **Atemfrequenz**.
- Sie **steigern** den **Grundumsatz**, indem sie sowohl den Ab- als auch den Aufbau von Energiereserven fördern.
- Sie **steigern** die körpereigene **Wärmeproduktion**.

In ihren **C-Zellen** bildet die Schilddrüse **Kalzitonin**. Es **senkt** den **Kalziumspiegel**, indem es den Kalziumeinbau in den Knochen fördert und die Kalziumaufnahme über den Darm hemmt.

11.3.5 Nebenschilddrüsen

Aufgaben

Die zentrale Aufgabe der Nebenschilddrüsen (Glandulae parathyroidea) besteht darin, den **Kalziumspiegel** im Blut auf einem konstanten Niveau zu halten. Dazu bilden sie als endokrine Drüsen das **Parathormon**, das die Kalziumkonzentration im Blut erhöht.

Lage, Form und Größe

Die Nebenschilddrüsen werden auch als **Epithelkörperchen** bezeichnet. Es sind meist **4** Nebenschilddrüsen ausgebildet. Sie liegen innerhalb der Bindegewebskapsel der Rückseite der Schilddrüse an. Ihre genaue Lage ist allerdings von Mensch zu Mensch unterschiedlich. Jede Nebenschilddrüse ist ungefähr so groß wie ein Reiskorn (▸ **Abb. 11.11**).

Aufbau

Die Nebenschilddrüsen bestehen aus vielen kleinen Epithelzellen, bei denen man 2 Zelltypen unterscheiden kann:

- **Hauptzellen:** Sie bilden das Parathormon.
- **oxyphile Zellen:** Ihre Funktion ist noch unbekannt, vermutlich sind sie die Vorläuferzellen der Hauptzellen.

Wie jedes hormonproduzierende Organ sind auch die Nebenschilddrüsen gut durchblutet. Sie sind von einem dichten Netz aus Kapillaren durchzogen.

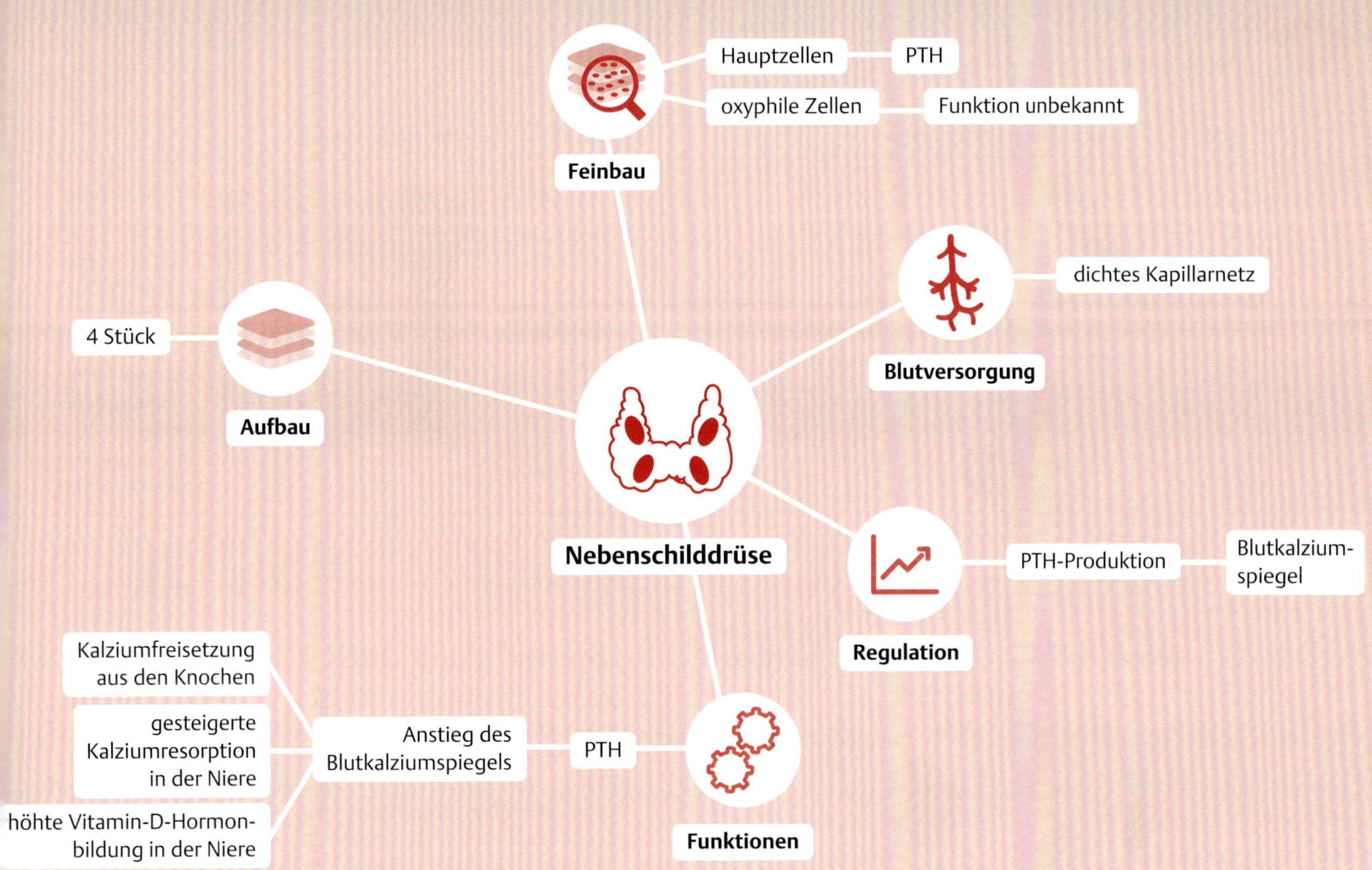

Abb. 11.11 Nebenschilddrüsen.

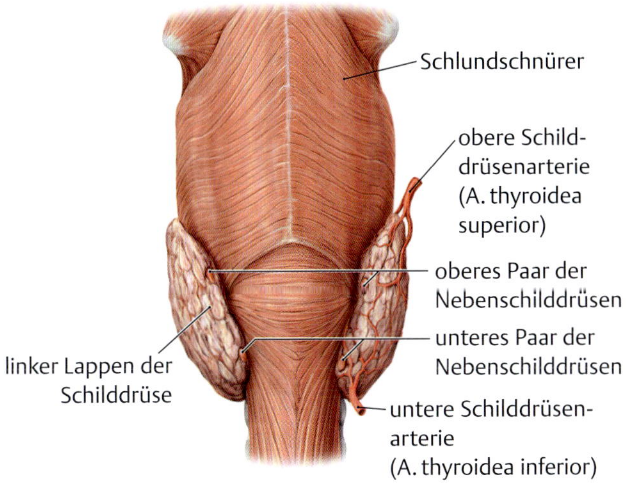

Blick von hinten. Die meist 4 Nebenschilddrüsen liegen an der Rückseite den beiden Schilddrüsenlappen auf. *Quelle: Schünke M, Schulte E, Schumacher U. Prometheus. LernAtlas der Anatomie. Kopf, Hals und Neuroanatomie. Illustrationen von K. Wesker und M. Voll. 6. Aufl. Stuttgart: Thieme; 2022.*

Hormone der Nebenschilddrüsen

Die Nebenschilddrüsen setzen als einziges Hormon das Peptidhormon **Parathormon (PTH)** frei. Es **erhöht** die **Kalziumkonzentration** im Blut (▶ **Abb. 11.12**) und wird deshalb vermehrt gebildet, wenn die Kalziumkonzentration im Blut niedrig ist. Ist der Kalziumspiegel hoch, sinkt die Parathormon-Ausschüttung. Parathormon wirkt auf 3 Wegen:

- Es bewirkt die **Kalziumfreisetzung aus den Knochen** und hebt so den Kalziumspiegel im Blut kurzfristig an.
- Es steigert in der Niere die **Wiederaufnahme von Kalzium**. Gleichzeitig hemmt es die Rückresorption von Phosphat.
- Es fördert die **Bildung von aktivem Vitamin-D-Hormon (Kalzitriol)** in der Niere. Kalzitriol bewirkt, dass mehr Kalzium aus dem Darm aufgenommen wird.

Parathormon und Kalzitonin (S. 274) haben damit entgegengesetzte Wirkungen.

! Merke Parathormon

*Um sich besser merken zu können, dass durch das Parathormon der Kalziumspiegel steigt, hilft dieser Satz: **Parat**hormon hält Kalzium im Blut **parat**.*

WISSEN TO GO

Nebenschilddrüsen und Parathormon

Die meist **4 Nebenschilddrüsen** (Glandulae parathyroidea) werden auch Epithelkörperchen genannt. Sie liegen in unmittelbarer Nachbarschaft zur Schilddrüse. Sie bilden das **Parathormon (PTH)**, das den **Kalziumspiegel** im Blut **erhöht**. Es ist damit der Gegenspieler von Kalzitonin. Es setzt Kalzium aus dem Knochen frei, erhöht die Kalziumrückresorption in der Niere und die Bildung von Kalzitriol (Vitamin-D-Hormon).

Abb. 11.12 Wirkung von Parathormon.

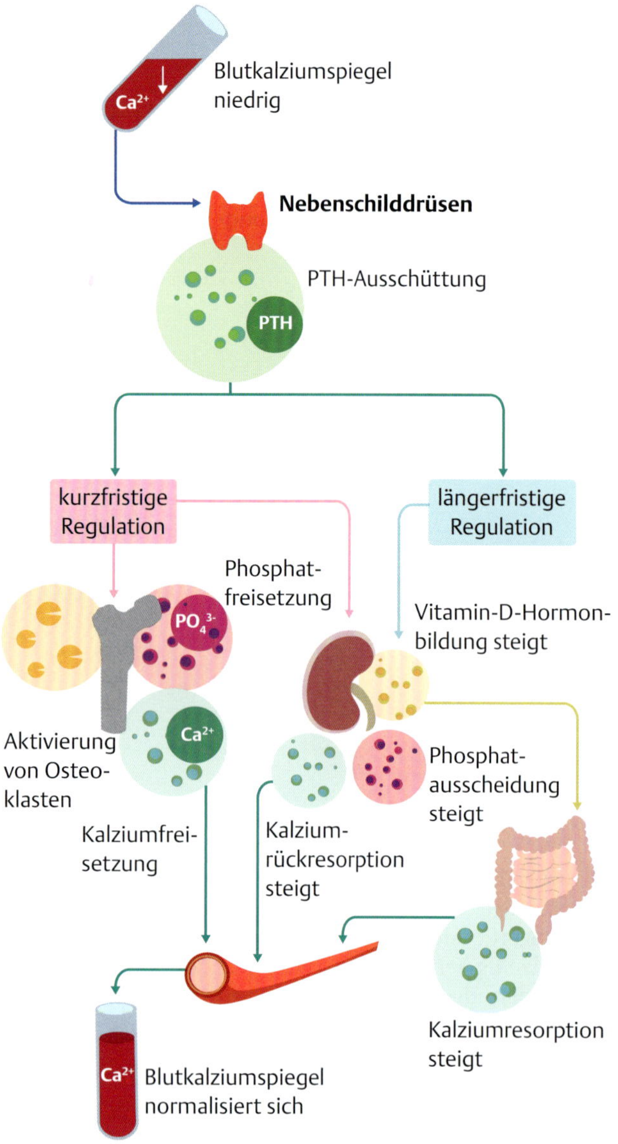

Parathormon (PTH) ist der Gegenspieler des Kalzitonins. Es wird freigesetzt, wenn der Kalziumspiegel im Blut sinkt, und führt zum Abbau von Knochensubstanz. Dabei werden Kalzium (Ca^{2+}) und Phosphat (PO_4^{3-}) frei. Phosphat wird unter PTH-Einfluss verstärkt mit dem Urin ausgeschieden, Kalzium dagegen wird rückresorbiert: Der Kalziumspiegel im Blut steigt. Außerdem fördert PTH in der Niere die Bildung des Vitamin-D-Hormons (Kalzitriol, Vitamin D_3), das die Aufnahme von Kalzium im Darm fördert. *Quelle: I care Anatomie, Physiologie. 2., aktualisierte Auflage. Stuttgart: Thieme; 2020.*

Abb. 11.13 Lage der Nebennieren.

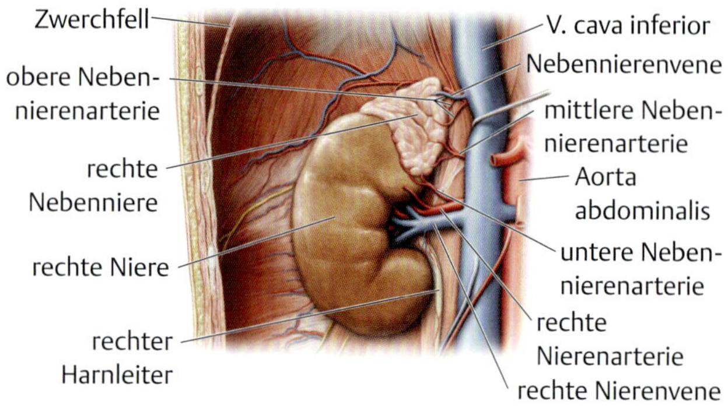

Die Nebenniere sitzt der Niere wie eine Kappe auf. *Quelle: Schünke M, Schulte E, Schumacher U. Prometheus. LernAtlas der Anatomie. Innere Organe. Illustrationen von K. Wesker und M. Voll. 6. Aufl. Stuttgart: Thieme; 2022.*

11.3.6 Nebennieren

Aufgaben

Die beiden Nebennieren (Glandulae suprarenales) sind an der Regulation des Energiestoffwechsels, des Wasser- und Elektrolythaushalts und des sympathischen Nervensystems beteiligt, indem sie die **Steroidhormone** (Glukokortikoide, Mineralokortikoide, Androgene) und die **Katecholamine** (Adrenalin und Noradrenalin) bilden und freisetzen.

Lage, Form und Größe

Die beiden Nebennieren befinden sich auf dem linken bzw. dem rechten **Nierenpol** (▶ **Abb. 11.13**), also retroperitoneal. Sie liegen innerhalb der Fettkapsel der Niere und sind zusätzlich von einer dünnen Bindegewebskapsel umgeben. Beide Nebennieren grenzen nach oben ans Zwerchfell, die rechte Nebenniere hat zusätzlich Kontakt mit der Leber und der unteren Hohlvene. Sie ist annähernd dreieckig, während die linke Nebenniere leicht gebogen ist. Jede Nebenniere ist etwa 4–6 cm lang, 1–2 cm breit und wiegt lediglich 5 g.

Aufbau und Feinbau

An der Nebenniere kann man 2 Anteile unterscheiden (▶ **Abb. 11.14**):

- **Nebennierenrinde** (NNR, Cortex glandulae suprarenalis): Sie macht etwa 80 % des Organs aus und umschließt das Nebennierenmark.
- **Nebennierenmark** (NNM, Medulla glandulae suprarenalis): Es nimmt etwa 20 % des Organs ein und liegt im Inneren der Nebennieren.

NNR und NNM produzieren unterschiedliche Hormone und unterscheiden sich auch in ihrem Aufbau:

Nebennierenrinde • Sie hat die Funktion einer **endokrinen Drüse** und besteht aus 3 Schichten. Von außen nach innen sind dies:

- **Zona glomerulosa:** Sie befindet sich direkt unterhalb der Organkapsel. Im Vergleich zu den anderen beiden Schichten ist sie am dünnsten. Hier werden **Mineralokortikoide** gebildet.
- **Zona fasciculata:** Sie ist die breiteste der 3 Schichten. Ihre Zellen sind groß und sehr fetthaltig. Dieses Fett wird zur Synthese der **Glukokortikoide** benötigt.
- **Zona reticularis:** Die innerste Schicht bildet ebenfalls **Glukokortikoide**. Außerdem ist sie für die Herstellung von **Androgenen** (männlichen Geschlechtshormonen) verantwortlich.

Nebennierenmark • Es besteht aus Nervenzellenkörpern, die keine Fortsätze besitzen und von sympathischen Nervenfasern innerviert werden. Die Zellen des NNM bilden daher weniger eine Drüse als vielmehr ein sympathisches Ganglion (S. 440) und sind damit Teil des sympathischen Nervensystems. NNM und sympathisches Nervensystem werden auch unter dem Begriff **„sympathoadrenerges System“** zu-

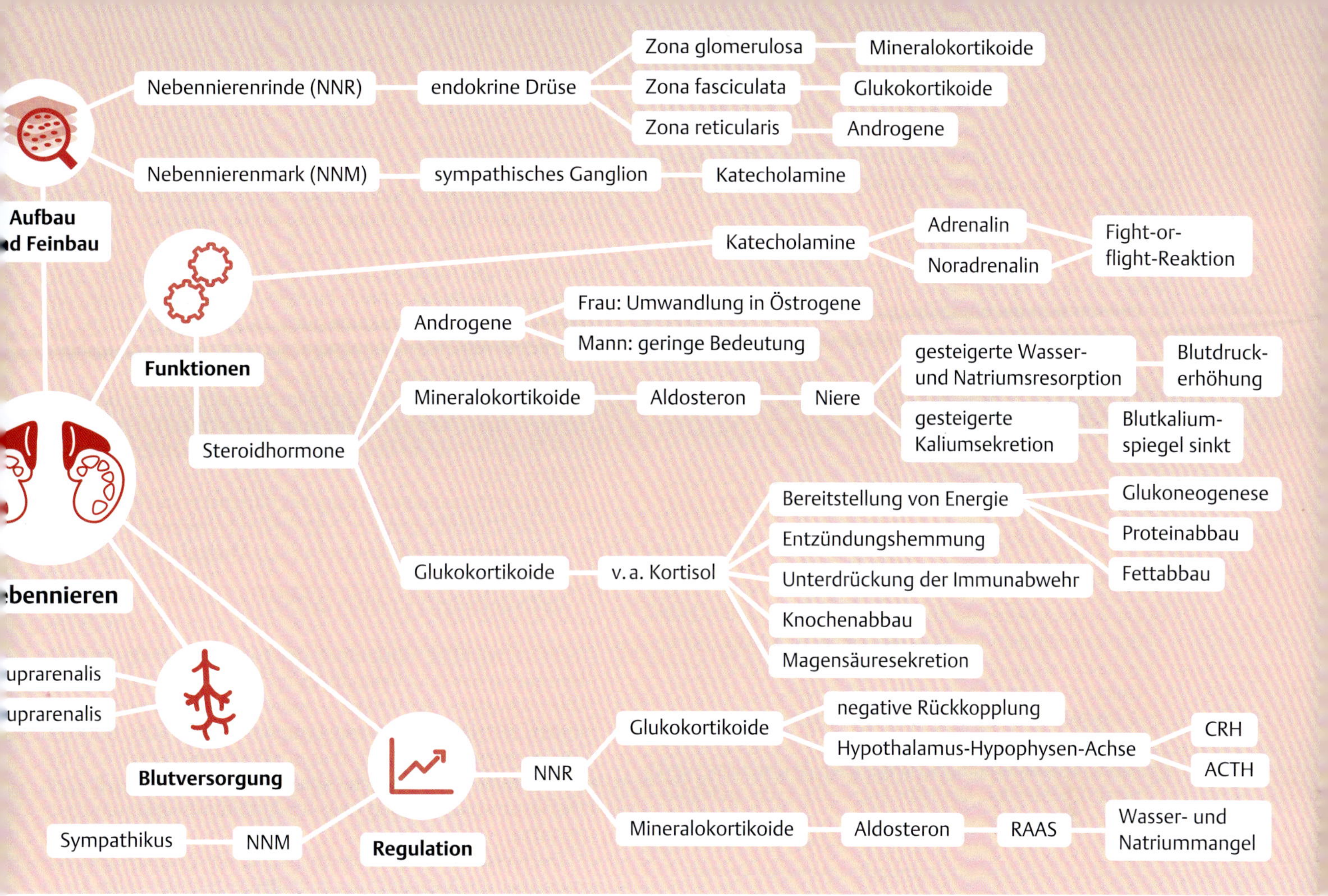

Abb. 11.14 Aufbau der Nebennieren.

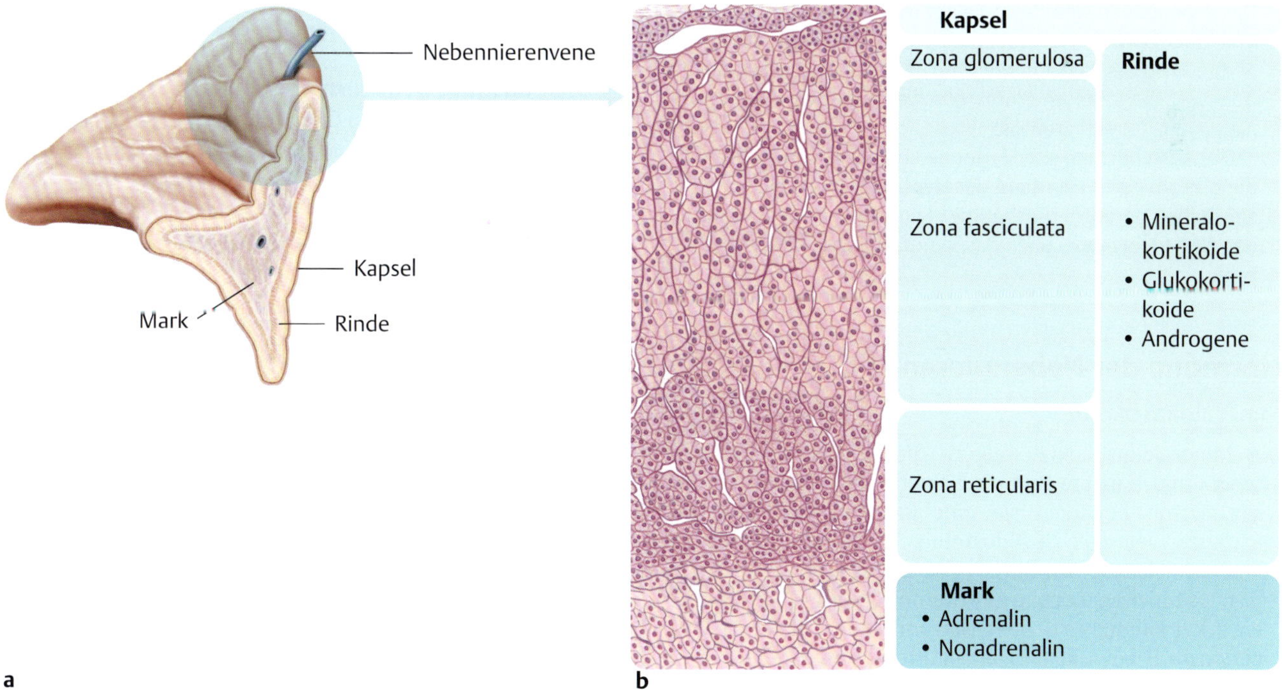

Am Schnitt erkennt man die beiden Schichten – Rinde und Mark – sowie eine Bindegewebskapsel.
a Schemazeichnung.
b Gewebsschnitt. Die Nebennierenrinde besteht aus 3 Schichten. *Quelle: Schünke M, Schulte E, Schumacher U. Prometheus. LernAtlas der Anatomie. Innere Organe. Illustrationen von K. Wesker und M. Voll. 6. Aufl. Stuttgart: Thieme; 2022.*

sammengefasst. Da sie eine funktionelle Einheit bilden, können sie nicht unabhängig voneinander reagieren. Das heißt, wenn das sympathische Nervensystem aktiviert wird, wird immer zugleich das NNM aktiviert. Eine Aktivierung des NNM ohne Aktivierung des sympathischen Nervensystems ist nicht möglich.

Die Zellen des NNM bilden und speichern die **Katecholamine** Adrenalin und Noradrenalin, wobei die Adrenalinproduktion überwiegt.

Am NNM lösen sympathische Fasern die Abgabe von Adrenalin und Noradrenalin ins Blut aus. Auf die Hormonausschüttung der NNR hat der Sympathikus keinen Einfluss, er bewirkt dort die Engstellung der Gefäße.

ACHTUNG

*Das Nebennierenmark wird durch **sympathische Nervenfasern** aktiviert, **nicht** über die glandotropen Hormone des hypothalamisch-hypophysären Systems.*

WISSEN TO GO

Nebennieren

Die beiden **Nebennieren** (Glandulae suprarenales) befinden sich auf dem rechten bzw. dem linken Nierenpol unterhalb des Zwerchfells. Jede Nebenniere ist etwa 4–6 cm lang und 1–2 cm breit.

Die Nebennieren sind aus einer äußeren **Nebennierenrinde** (NNR, Cortex glandulae suprarenalis) und einem inneren **Nebennierenmark** (NNM, Medulla glandulae suprarenalis) aufgebaut. Die NNR entspricht einer endokrinen Drüse, das NNM besteht aus Nervenzellkörpern und bildet zusammen mit dem sympathischen Nervensystem eine funktionelle Einheit, das **sympathoadrenerge System**.

Rinde und Mark produzieren unterschiedliche Hormone:

- **NNR:** Glukokortikoide, Mineralokortikoide und männliche Sexualhormone,
- **NNM:** Katecholamine.

Die Nebennieren werden von einer oberen, einer mittleren und einer unteren Nebennierenarterie (A. suprarenalis superior, medialis und inferior) mit Blut versorgt. Der Abtransport des venösen Blutes geschieht über eine Nebennierenvene (V. suprarenalis).

Die Ausschüttung der Hormone aus der **NNR** wird über die glandotropen Hormone der **Hypothalamus-Hypophysen-Achse** geregelt (Ausnahme: Mineralokortikoide!), die der **NNM-Hormone** über das **sympathische Nervensystem.**

Hormone der Nebennieren

Mineralokortikoide

Die Mineralokortikoide steigern die Rückresorption von Wasser- und Natrium und die Sekretion von Kalium in der Niere. Damit bewirken sie eine **Blutdruckerhöhung**. Ihr wichtigster Vertreter ist **Aldosteron**. Seine Freisetzung wird hauptsächlich ausgelöst durch (▶ **Abb. 11.15**):

- das Renin-Angiotensin-Aldosteron-System (S. 242). Es wird bei Flüssigkeits- oder Natriummangel aktiviert. Angiotensin II bewirkt die Ausschüttung von Aldosteron in der NNR, die Folge ist eine gesteigerte Rückresorption von Natrium und Wasser in der Niere.
- eine **Hyperkaliämie**. Bei diesem Aktivierungsweg ist die Hauptwirkung des Aldosterons der Anstieg der Kaliumsekretion in der Niere. Die Folge ist ein Absinken des Kaliumspiegels im Blut.

ACHTUNG

*Die Freisetzung der Mineralokortikoide wird **nicht** über die Hypothalamus-Hypophysen-Achse gesteuert!*

Glukokortikoide

In der NNR werden mit Kortisol, Kortison und Kortikosteron 3 Glukokortikoide gebildet, von denen **Kortisol** das wirksamste ist. Ihre Hauptaufgabe ist es, in **Stresssituationen** (z. B. Hungerzustände, schwere körperliche Arbeit, psychische Belastung) schnell Energie bereitzustellen; deshalb werden die Glukokortikoide auch oft als Stresshormone bezeichnet. Außerdem bewirken sie eine **Entzündungshemmung** sowie die **Unterdrückung der Immunabwehr.**

Da nahezu alle Zellen Glukokortikoidrezeptoren besitzen, können die Glukokortikoide auf unterschiedlichen Wegen den Stoffwechsel so beeinflussen, dass schnell Energie verfügbar wird:

- Sie führen zu einem **Anstieg des Blutzuckerspiegels**, indem sie die Glukoneogenese (S. 31) in der Leber steigern.
- Sie steigern – insbesondere in der Muskulatur – den **Proteinabbau.**
- Sie fördern den Fettabbau (S. 33).

Weitere wichtige Wirkungen der Glukokortikoide sind die **Hemmung des Knochenaufbaus** und eine vermehrte **Magensäuresekretion**. Sie hemmen außerdem die **Immunabwehr**, indem sie die Bildung von Lymphozyten (S. 306) und von Antikörpern vermindern. Diesen Effekt macht man sich bei der medikamentösen Gabe von Glukokortikoiden, z. B. nach Organtransplantationen oder bei Autoimmunerkrankungen, zunutze.

Die **Freisetzung** der Glukokortikoide wird vom Hypothalamus über die Ausschüttung von **CRH** gesteuert (▶ **Abb. 11.15** und ▶ **Tab. 11.2**). CRH regt die Hypophyse zu einer vermehrten Produktion von ACTH (S. 269) an, das an der NNR die Bildung und Freisetzung der Glukokortikoide steigert.

Kortisol hemmt seine eigene Freisetzung im Sinne einer negativen Rückkopplung (S. 264) (▶ **Abb. 11.15**).

Patho Cushing-Syndrom

*Bei einer **Überproduktion** von Glukokortikoiden in der Nebennierenrinde kommt es zum sog. **Cushing-Syndrom**. Ursache kann z. B. ein Hypophysentumor sein, der selbstständig ACTH bildet, oder – seltener – ein Glukokortikoid-produzierender Tumor der Nebennierenrinde. Durch den Überschuss an Kortisol kann es u. a. zu folgenden Veränderungen kommen:*

- *Muskelschwund,*
- *Fettablagerungen am Rumpf (Stammfettsucht), im Gesicht (Vollmondgesicht) und am Hals (Büffelnacken),*
- *Bluthochdruck,*
- *dünne Haut und brüchige Knochen,*
- *Diabetes mellitus (S. 282) und*
- *Anfälligkeit für Infektionen.*

Diese Symptome können auch als Nebenwirkungen auftreten, wenn über einen längeren Zeitraum Glukokortikoide therapeutisch gegeben werden, z. B. bei Autoimmunerkrankungen.

Androgene

Die Bildung der Androgene in der NNR ist bei **Frauen** von größerer Bedeutung als bei Männern (S. 286). Männer bilden die Androgene hauptsächlich in den Hoden, sodass die relativ geringe Androgenproduktion der NNR für sie keine große Rolle spielt. Bei Frauen werden Androgene ausschließlich von der NNR gebildet.

Die Androgene der NNR (Androstendion und Dehydroepiandrosteron) sind nur schwach wirksam und werden im Gewebe ihrer Zielorgane in Östrogene (S. 283) und Testosteron (S. 286) umgewandelt.

Abb. 11.15 Regelkreis der Nebennierenhormone.

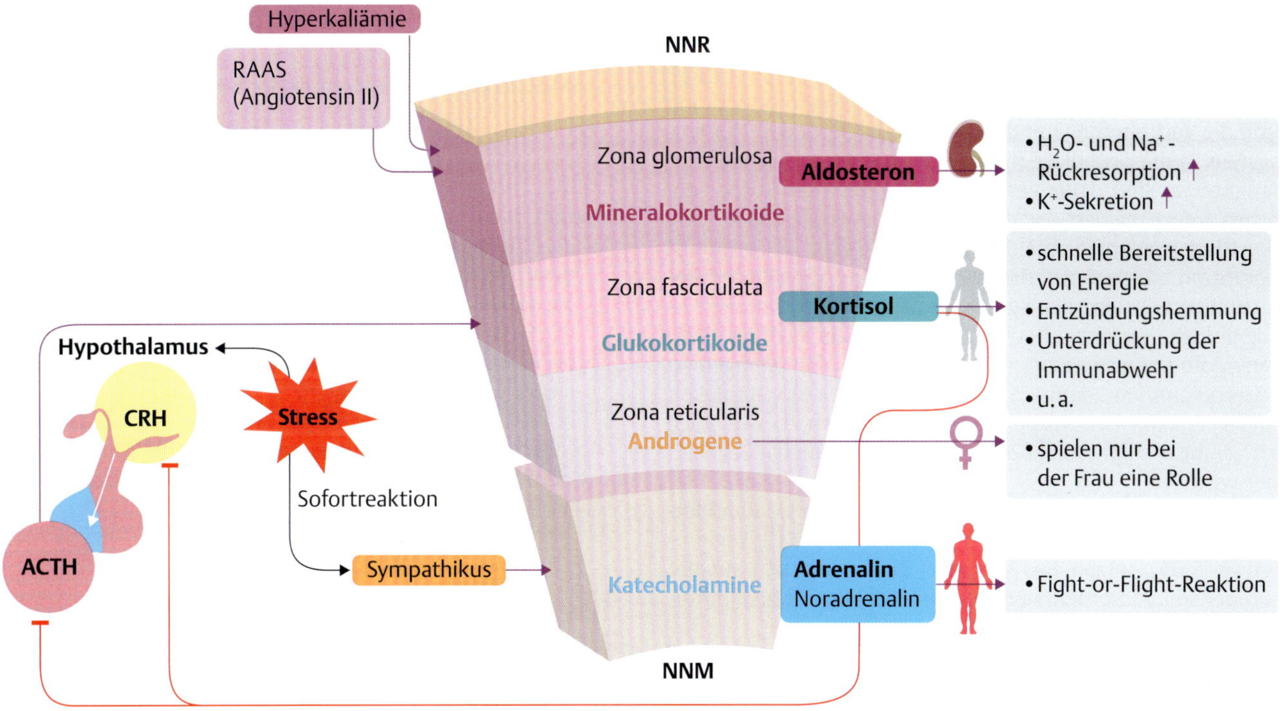

Bei Stress werden sowohl das endokrine System als auch das sympathische Nervensystem aktiviert: Über den Sympathikus kommt es sofort zur Ausschüttung von Katecholaminen aus dem NNM. Sie sorgen dafür, dass Energie bereitgestellt wird. Außerdem wird über die Hypothalamus-Hypophysen-Achse die Ausschüttung von Glukokortikoiden aus der NNR veranlasst, was allerdings etwas länger dauert. Die Glukokortikoide übernehmen die Steuerung der Stressreaktion, wenn die Wirkung der Katecholamine nachlässt. Die Freisetzung der Mineralokortikoide aus der Nebennierenrinde wird nicht über die Hypothalamus-Hypophysen-Achse gesteuert, sondern über den Kaliumspiegel und das RAAS. *Quelle: Silbernagel S, Despopoulos A, Draguhn A. Taschenatlas Physiologie. Stuttgart: Thieme; 2018.*

WISSEN TO GO

Hormone der Nebennierenrinde

Von der **Nebennierenrinde** werden die Mineralokortikoide, die Glukokortikoide und männliche Geschlechtshormone gebildet:

Das wichtigste **Mineralokortikoid** ist **Aldosteron**. Es bewirkt eine **Blutdruckerhöhung**, indem es die Rückresorption von Wasser und Natrium und die Sekretion von Kalium in der Niere erhöht. Aldosteron wird über eine Aktivierung des Renin-Angiotensin-Aldosteron-Systems und bei Hyperkaliämie freigesetzt (nicht über das hypothalamisch-hypophysäre System).

Das wichtigste **Glukokortikoid** ist **Kortisol**. Glukokortikoide (sog. **Stresshormone**) sorgen dafür, dass dem Körper in Belastungssituationen genug Energie zur Verfügung steht. Dazu erhöhen sie den Blutzuckerspiegel und fördern den Fett- und Proteinabbau. Außerdem wirken sie entzündungshemmend und unterdrücken die Immunabwehr. Reguliert wird ihre Freisetzung über die Hypothalamus-Hypophyse-Achse (CRH → ACTH → Glukokortikoide).

Die Bildung der **männlichen Sexualhormone (Androgene)** in der NNR ist nur bei der Frau von größerer Bedeutung, da der Mann die Androgene hauptsächlich im Hoden produziert. Die Androgene werden bei der Frau größtenteils in weibliche Sexualhormone umgewandelt.

Katecholamine

Wie oben beschrieben, arbeiten das NNM und das sympathische Nervensystem zusammen. Um seine Informationen an die Organe zu übertragen, nutzt das Nervensystem spezielle Überträgerstoffe, die Neurotransmitter (S. 115). Im sympathischen Nervensystem sind diese Überträgerstoffe **Adrenalin** und **Noradrenalin**, also diejenigen Katecholamine, die auch vom NNM gebildet werden. Adrenalin und Noradrenalin tauchen damit im Blut und an den postganglionären Synapsen des sympathischen Nervensystems auf und haben im Körper eine Doppelrolle:

- Sie geben Informationen weiter, die direkt aus dem Nervensystem stammen, und wirken so als Neurotransmitter.
- Sie werden über das Blut zu ihren Zielorganen transportiert und wirken so als Hormone.

Nahezu das gesamte **Adrenalin**, das im Körper vorhanden ist, wird im **NNM** gebildet. Da Adrenalin nur an sehr wenigen Nerven als Neurotransmitter dient, wirkt es in erster Linie als Hormon.

Im Gegensatz zum Adrenalin stammt **Noradrenalin** größtenteils aus einer anderen Quelle: Außer im NNM wird es noch an den postganglionären Nervenendigungen des sympathischen Nervensystems produziert (S. 440). Der größte Teil davon bindet direkt über die Synapse (S. 114) an die Rezeptoren des Organs, ein kleinerer Teil wird ins Blut freigesetzt. Noradrenalin wirkt also hauptsächlich als **Neurotransmitter**. Dennoch übersteigt die von den Nervenendigungen ins Blut abgegebene Menge an Noradrenalin diejenige, die vom NNM freigesetzt wird: Das vom NNM gebildete Noradrenalin macht nur einen geringen Teil des gesamten Noradrenalins im Blut aus.

Süchtig nach dem Kick: Adrenalinjunkies lieben den Alarmzustand des Körpers.

Diese Vernetzung aus Transmitter- und Hormonwirkung und die Verknüpfung mit dem schnell reagierenden Nervensystem ist die Grundlage für die Hauptwirkung der Katecholamine: Sie sind dafür verantwortlich, dass der Körper auf Stress **sofort** reagiert – und zwar noch bevor die Freisetzung der Glukokortikoide anläuft. Bei Stress (Gefahr, Extremtemperaturen, starke körperliche Anstrengung, psychische Belastung usw.) wird der **Sympathikus aktiviert**, wodurch es sowohl im sympathischen Nervensystem als auch im NNM innerhalb kürzester Zeit zur Freisetzung großer Mengen an Katecholaminen kommt. Sie steigern die Leistungsfähigkeit und versetzen den Körper in Alarmbereitschaft, was auch als „**Fight-or-Flight-Reaktion**" (Angriff oder Flucht) bezeichnet wird:

- Sie stellen sehr schnell Energie bereit, indem sie den **Blutzuckerspiegel erhöhen**. Dazu steigern sie die Glykogenolyse (S. 31), setzen also vermehrt Zuckerreserven aus der Leber frei. Außerdem hemmt Noradrenalin die Insulinfreisetzung.
- Sie steigern die **Herzleistung** (Frequenz, Kontraktionskraft und Leitungsgeschwindigkeit).
- Sie führen zu einer **Blutdrucksteigerung**, indem sie die Gefäße verengen. Zusätzlich bewirken sie die Ausschüttung von Renin und aktivieren so das RAAS (S. 242).
- Sie erweitern die **Atemwege**.
- Sie erhöhen die **Aufmerksamkeit**.
- Sie steigern die **Schweißbildung**.

Gleichzeitig hemmen die Katecholamine die Vorgänge, die in Stresssituationen nicht wichtig sind: Sie verringern z. B. die Magen- und Darmtätigkeit und die Speichelbildung und schränken komplizierte Denkvorgänge ein. Damit spart der Körper Energie und kann sich voll und ganz auf die Stressreaktion konzentrieren.

Blitzlicht Katecholaminwirkung

Die Wirkungen der Katecholamine kann man vor Prüfungen häufig an sich selbst beobachten: Man hat Herzklopfen, schwitzt und hat einen trockenen Mund. Manchmal kann man leider auch nicht mehr richtig denken und hat einen Blackout, was den geprüften Stoff angeht. Auch vielen Menschen geht es so, z. B. kurz bevor der Arzt ihnen die Diagnose mitteilt und sie deshalb aufgeregt sind.

Die verschiedenen Wirkungen werden von unterschiedlichen Rezeptortypen mit unterschiedlichen Second Messenger (S. 262) vermittelt. Katecholamine wirken allerdings nur kurze Zeit, da sie relativ schnell im Blut inaktiviert und anschließend abgebaut werden. Bei längerdauerndem Stress spielen die Glukokortikoide eine größere Rolle als die Katecholamine.

Neben Adrenalin und Noradrenalin gibt es noch ein weiteres Katecholamin, das **Dopamin**. In der Nebenniere entsteht es nur als Zwischenprodukt bei der Bildung von Adrenalin und Noradrenalin und wird nicht freigesetzt. Im **Gehirn** spielt es als Botenstoff allerdings eine wichtige Rolle.

WISSEN TO GO

Hormone des Nebennierenmarks (Katecholamine)

Die Katecholamine **Adrenalin** und **Noradrenalin** werden in Stresssituationen zeitlich noch vor den Glukokortikoiden ausgeschüttet. Sie versetzen den Körper in **Alarmbereitschaft**, indem sie:

- den Blutzuckerspiegel erhöhen (Steigerung der Glykogenolyse),
- die Herzleistung steigern, den Blutdruck erhöhen und die Atemwege erweitern,
- die Aufmerksamkeit erhöhen und
- die Schweißbildung steigern.

Ihre Freisetzung wird über das vegetative Nervensystem gesteuert. Das NNM ist in erster Linie für die **Adrenalinproduktion** wichtig, Noradrenalin wird vorwiegend im sympathischen Nervensystem gebildet.

11.3.7 Inselorgan der Bauchspeicheldrüse

Aufgaben

Das **Inselorgan** der Bauchspeicheldrüse steuert über seine Hormone Insulin und Glukagon in erster Linie den Kohlenhydratstoffwechsel und reguliert so den **Blutzuckerspiegel**. Über Somatostatin und das Pankreatische Polypeptid nimmt es außerdem Einfluss auf die **Verdauung**.

Lage

Das Inselorgan liegt als eine Ansammlung von hormonproduzierenden Zellen (**Inselzellen**) verstreut im Gewebe der Bauchspeicheldrüse (S. 205). Im Pankreasschwanz (▶ **Abb. 9.15**) ist die Dichte der Inselzellen am größten. Die Inselzellen machen etwa 2 % des Organgesamtgewichts aus.

Aufbau und Feinbau

Die Inselzellen liegen meist in einem Verband von mehreren Tausend Zellen zusammen, den **Langerhans-Inseln**. Insgesamt setzt sich das Inselorgan aus etwa 1 Mio. Langerhans-Inseln zusammen. Die Inseln sind von einem dichten Netz aus Blutgefäßen umgeben, über das die freigesetzten Hormone abtransportiert und dann im Körper verteilt werden. Vor ihrer Freisetzung werden die Hormone in intrazellulären Einschlüssen (Granula) gespeichert.

Es gibt 4 verschiedene Inselzelltypen. Jedem Zelltyp kann ein spezifisches Hormon zugeordnet werden.

- **β-Zellen** (Beta-Zellen, B-Zellen): 70 % aller Inselzellen sind β-Zellen. Sie produzieren **Insulin**.
- **α-Zellen** (Alpha-Zellen, A-Zellen): Sie machen nur etwa 20 % der Inselzellen aus und bilden **Glukagon**.
- **δ-Zellen** (Delta-Zellen, D-Zellen): Mit 5 % stellen die D-Zellen nur einen kleinen Teil der Inselzellen. Hier wird **Somatostatin** produziert.
- **PP-Zellen:** Sie machen ebenfalls ca. 5 % der Inselzellen aus und bilden das **Pankreatische Polypeptid**.

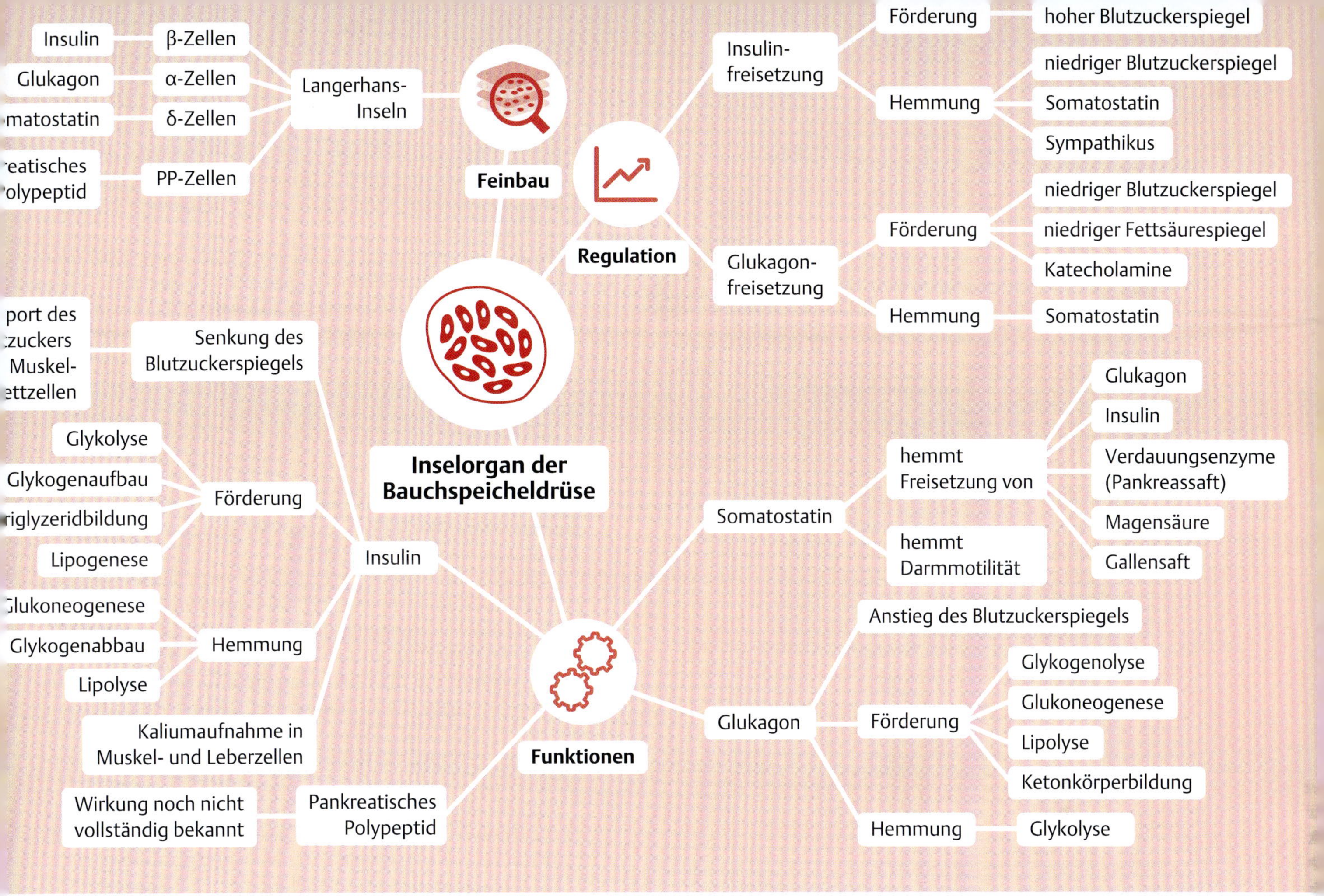

WISSEN TO GO

Inselorgan der Bauchspeicheldrüse

Das **Inselorgan** stellt den endokrinen Anteil der Bauchspeicheldrüse dar. Es besteht aus hormonproduzierenden Zellen (**Inselzellen**), die zu den **Langerhans-Inseln** zusammengelagert sind. Diese liegen verstreut im Gewebe der Bauchspeicheldrüse. Sie geben ihre Hormone direkt ins Blut ab.

Es gibt 4 verschiedene Inselzelltypen:

- **β-Zellen** (70 % aller Inselzellen): Sie bilden **Insulin**.
- **α-Zellen** (ca. 20 % der Inselzellen): Sie bilden **Glukagon**.
- **δ-Zellen** (5 % der Inselzellen): Sie bilden **Somatostatin**.
- **PP-Zellen** (5 % der Inselzellen): Sie bilden das **Pankreatische Polypeptid** (PP).

Abb. 11.16 Inselorgan.

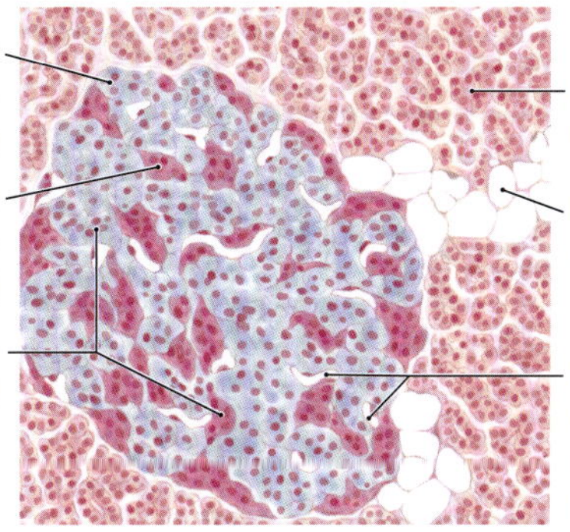

Die hormonproduzierenden Zellen liegen zwischen den exokrinen Drüsenzellen. Die 4 Inselzelltypen produzieren je ein spezifisches Hormon: Glukagon (α-Zellen), Insulin (β-Zellen), Somatostatin (δ-Zellen), Pankreatisches Polypeptid (PP-Zellen). Die δ- und die PP-Zellen sind im Bild nicht dargestellt. *Quelle: Schünke M, Schulte E, Schumacher U. Prometheus. LernAtlas der Anatomie. Innere Organe. Illustrationen von K. Wesker und M. Voll. 6. Aufl. Stuttgart: Thieme; 2022.*

Hormone des Inselorgans

Insulin

Die Hauptaufgabe von Insulin ist es, den **Blutzuckerspiegel zu senken**. Außerdem trägt es dazu bei, dass Ausgangsstoffe für die Energiegewinnung in Form von Glykogen (S. 31) und Triglyzeriden (S. 33) im Körper gespeichert werden, und fördert das Zellwachstum. Die wichtigsten Zielorgane für Insulin sind die Skelettmuskulatur, das Fettgewebe und die Leber (▶ **Abb. 11.17**).

Insulin senkt den Blutzuckerspiegel, indem es dafür sorgt, dass in die Zellmembranen der **Muskel-** und **Fettzellen** zusätzliche Transporter eingebaut werden, die die Glukosemoleküle aus dem Blut in die Zellen schleusen. Auf diese Weise verschwindet innerhalb kürzester Zeit ein großer Teil der Glukose aus dem Blut. Unabhängig vom Insulin wird die Glukose z. B. auch von Leberzellen, vom Gehirn und von den roten Blutkörperchen aufgenommen. Hierbei handelt es sich aber um wesentlich geringere Mengen, außerdem erfolgt die Aufnahme langsamer.

Gleichzeitig sorgt Insulin dafür, dass die Glukose, die sich in den **Muskel-** und **Leberzellen** befindet, schnell verbraucht oder in ihre Speicherform umgewandelt wird, und dass keine neue Glukose entsteht:

- Es **fördert** die **Glykolyse**, also den Zuckerabbau, bei dem Energie in Form von ATP gewonnen wird.
- Es **hemmt** die **Glukoneogenese** in der Leber, also die Neubildung von Zucker aus Fetten oder Proteinen.

Abb. 11.17 Wirkung von Insulin und Glukagon.

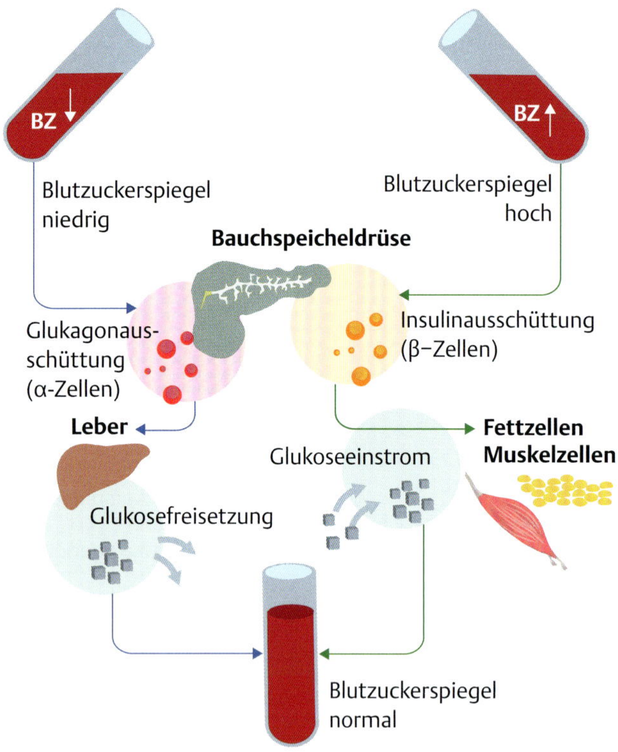

Bei niedrigem Blutzuckerspiegel bewirkt die Glukagonausschüttung der α-Zellen die Glukosefreisetzung aus der Leber. Der Blutzucker steigt. Bei erhöhtem Blutzucker bewirkt das von den β-Zellen freigesetzte Insulin die Glukoseaufnahme in Fett- und Muskelzellen. Der Blutzuckerspiegel sinkt. Die Blutzuckerregulation ist damit vereinfacht dargestellt, tatsächlich spielen noch einige andere Faktoren eine Rolle. *Quelle: I care Anatomie, Physiologie. 2., aktualisierte Auflage. Stuttgart: Thieme; 2020.*

- Es **fördert** den **Glykogenaufbau**, also die Umwandlung des Zuckers in eine stärkeähnliche Speicherform.
- Es **hemmt** den **Glykogenabbau**, bei dem der Zucker aus der Speicherform freigesetzt würde.

Insulin wirkt aber nicht nur auf den Zuckerhaushalt. Es ist auch daran beteiligt, dass in den **Fettzellen** Energie gespeichert wird:

- Es **fördert** die Bildung von **Triglyzeriden**, die als Speicherform der Fettsäuren dienen. Die Fettsäuren, die dafür verwendet werden, entstehen beim Abbau der Glukose in der Fettzelle.
- Es **hemmt** die **Lipolyse**, also den Abbau der Triglyzeride.
- Es **fördert** die **Lipogenese**, also die Bildung neuer Fettsäuren im Fettgewebe und in der Leber.

Insulin bewirkt außerdem, dass vermehrt **Kalium** in die Muskel- und Leberzellen aufgenommen wird (S. 255).

Der wichtigste Auslöser für die Insulinfreisetzung ist ein **hoher Blutzuckerspiegel**, deshalb wird Insulin vor allem während und direkt nach dem Essen freigesetzt. Gehemmt wird die Insulinausschüttung über eine negative Rückkopplung durch einen niedrigen Blutzuckerspiegel (S. 264), durch Somatostatin und durch eine Aktivierung des Sympathikus.

Patho Diabetes mellitus

*Zum **Diabetes mellitus** (Zuckerkrankheit) kommt es, wenn entweder zu wenig Insulin gebildet wird oder das vorhandene Insulin nicht wirkt. Die Erkrankung ist sehr häufig, fast 5 % der in Deutschland lebenden Menschen sind davon betroffen. Grundsätzlich unterscheidet man 2 Formen des Diabetes mellitus:*

- ***Typ 1:** Er tritt meist schon im Kindes- oder Jugendalter auf. Ursache ist die Zerstörung der β-Zellen des Inselorgans durch das eigene Immunsystem. Es kann kein oder nicht ausreichend viel Insulin gebildet werden.*
- ***Typ 2:** Er ist weitaus häufiger, die Betroffenen waren früher deutlich älter (sog. **Altersdiabetes**), heute leiden aber auch immer mehr Jugendliche unter einem Typ-2-Diabetes. Ausgelöst wird der Typ 2 durch eine Insulinresistenz, d. h., das Insulin wird zwar normal produziert, kann aber seine Wirkung an den Zielzellen nicht mehr richtig entfalten. Übergewicht und Bewegungsmangel tragen viel zur Entstehung eines Typ-2-Diabetes bei.*

Glukagon

Während Insulin den Blutzuckerspiegel senkt, sorgt Glukagon für einen **Blutzuckeranstieg**. Die beiden Hormone wirken also genau entgegengesetzt.

Glukagon ist verantwortlich dafür, dass auch zwischen den Mahlzeiten (z. B. nachts) oder bei Hunger der Blutzuckerspiegel einigermaßen konstant bleibt. Es wirkt vor allem an der **Leber**, wo es die **Zuckerspeicher** durch Glykogenolyse **abbaut** und die **Glukoneogenese fördert**. Gleichzeitig **hemmt** Glukagon die **Glykolyse** und bewirkt dadurch, dass die neu entstandene Glukose nicht direkt wieder in den Leberzellen verbraucht, sondern stattdessen ins Blut abgegeben wird.

Außerdem baut Glukagon auch die Fettspeicher ab, indem es die **Lipolyse fördert**. Auch die gesteigerte Bildung von Ketonkörpern (S. 213) ist eine Folge der Glukagonfreisetzung.

Ein **sinkender Glukosespiegel** ist der Hauptauslöser der Glukagonfreisetzung. Auch eine geringe Konzentration freier Fettsäuren und die Katecholamine des NNM führen zur Ausschüttung von Glukagon. Somatostatin, eine hohe Konzentration von Glukose, freien Fettsäuren oder Ketonkörpern hemmt die Freisetzung.

WISSEN TO GO

Hormone der Bauchspeicheldrüse: Insulin und Glukagon

Insulin ist das wichtigste Hormon zur **Senkung** des **Blutzuckerspiegels**. Es sorgt dafür, dass die Glukose aus dem Blut schnell in die Muskel- und Fettzellen aufgenommen wird. Außerdem bewirkt es, dass auch die Glukose in den Muskel- und Leberzellen schnell verschwindet. Dazu **fördert** es den intrazellulären Zuckerabbau (**Glykolyse**) und die Umwandlung des Zuckers in seine Speicherform **Glykogen**. Gleichzeitig hemmt es die Prozesse, bei denen Zucker im Körper frei wird, also die Neubildung von Zucker in der Leber und den Abbau des Glykogens. Außerdem steigert es den **Kaliumeinstrom** in die Muskel- und Leberzellen.

Insulin wirkt auch auf den **Fettstoffwechsel**: Es fördert den Umbau der Fettsäuren in ihre Speicherform, die Triglyzeride, und hemmt den Triglyzeridabbau. Außerdem steigert es die Bildung neuer Fettsäuren.

Insulin wird insbesondere während und nach dem Essen freigesetzt, da dann der Blutzuckerspiegel am höchsten ist. Ein niedriger Blutzuckerspiegel hemmt die Insulinfreisetzung.

Glukagon ist der Gegenspieler des Insulins, es bewirkt einen **Anstieg** des **Blutzuckerspiegels**. Es wird v. a. zwischen den Mahlzeiten ausgeschüttet, wenn der Blutzuckerspiegel niedrig ist, und wirkt in erster Linie an der **Leber**. Dort fördert es den Abbau des Glykogens und die Neubildung von Zucker, gleichzeitig hemmt es den Zuckerabbau. Ein hoher Glukosespiegel hemmt die Ausschüttung von Glukagon.

Somatostatin

Somatostatin wird nicht nur im Inselorgan, sondern auch im Dünndarm, im Magen und im Hypothalamus gebildet. Es hat hauptsächlich **hemmende Wirkungen** und vermindert die Freisetzung von:

- Insulin und besonders Glukagon,
- GH und TSH (S. 266),
- Verdauungsenzymen durch den exokrinen Anteil der Bauchspeicheldrüse (S. 205),
- Magensäure und Gallensaft.

Außerdem hemmt Somatostatin die Bewegungen des Darms.

Pankreatisches Polypeptid

Das Pankreatische Polypeptid (PP) wird vorwiegend nach dem Essen freigesetzt. Seine genauen Wirkungen sind noch nicht vollständig erforscht. Es scheint vorwiegend den Magen-Darm-Trakt zu beeinflussen, wo es wahrscheinlich z. B. die Sekretion der Verdauungsenzyme und der Gallenflüssigkeit hemmt.

WISSEN TO GO

Hormone der Bauchspeicheldrüse: Somatostatin

Somatostatin wird außer im Inselorgan noch im Dünndarm, im Magen und im Hypothalamus gebildet. Es hemmt die Freisetzung von Insulin, Glukagon, GH und TSH und der Verdauungssekrete (Verdauungsenzyme, Magensäure und Gallensaft).

11.3.8 Ovarien, Hoden und Plazenta

Aufgaben

Von den Geschlechtsorganen bilden nur die **Ovarien** und die **Hoden** Hormone. Während der Schwangerschaft setzt auch der Uterus, genauer gesagt die **Plazenta** (Mutterkuchen), Hormone frei. Die Wirkungen der Geschlechtshormone sind vielfältig: In erster Linie spielen sie eine Rolle bei der **Fortpflanzung** (Steuerung des Menstruationszyklus, der Spermienbildung und der Schwangerschaft), der Entwicklung der **Geschlechtsmerkmale** während der Embryonalphase und in der Pubertät und beim Wachstum und Knochenaufbau. Außerdem beeinflussen sie die Blutfette, die Blutgerinnung und den Wasser- und Elektrolythaushalt.

Lage

Die Lage der Ovarien, der Hoden und des Uterus wird in Kap. 17 beschrieben.

Aufbau und Feinbau

In den Ovarien werden die Hormone nicht vom eigentlichen Ovargewebe gebildet, sondern von den Follikeln (S. 510), die im Ovargewebe heranreifen. Eine weitere hormonproduzierende Struktur am Ovar ist der Gelbkörper (S. 514). Er entsteht nach dem Eisprung an der Stelle, an der die gesprungene Eizelle zuvor gesessen hat. In den Follikeln werden **Östrogene**, **Inhibin** und **Androgene** gebildet. Die Androgene dienen aber nur als Vorstufe für die Umwandlung in Östrogene. Der Gelbkörper setzt **Progesteron** und ebenfalls Östrogene frei.

Das Gewebe des **Hodens** besteht aus 2 Zelltypen, den **Leydig-Zwischenzellen** und den **Sertoli-Zellen**. Beide Zelltypen bilden verschiedene Hormone: die Leydig-Zwischenzellen das **Testosteron** und – in sehr geringen Mengen – Östrogene, die Sertoli-Zellen das **Inhibin**.

Die Plazenta bildet anfangs das humane Choriongonadotropin (**hCG**), später **Progesteron** und **Östrogene**. Außerdem setzt sie **CRH** frei, dessen Ziel die Hypophyse des Kindes ist.

WISSEN TO GO

Hormonbildung der Geschlechtsorgane

In den **Ovarien** bilden die Follikel **Östrogene**, der Gelbkörper bildet das Gestagen **Progesteron**. In den **Hoden** produzieren die Leydig-Zwischenzellen das **Testosteron**, die Sertoli-Zellen das **Inhibin**.

Bei der Schwangeren ist auch die **Plazenta** eine Quelle für **Östrogene** und **Progesteron**, in der Frühschwangerschaft wird dort **hCG** (humanes Choriongonadotropin) freigesetzt.

Geschlechtshormone

Östrogene, Gestagene und Androgene sind effektorische Hormone. Sie werden über die Hypothalamus-Hypophysen-Achse freigesetzt. GnRH (S. 266) aus dem Hypothalamus steht an der Spitze dieses Regelkreises. Es sorgt dafür, dass der Hypophysenvorderlappen vermehrt FSH und LH (S. 269) ins Blut abgibt. Mit Beginn der Pubertät wird die Ausschüttung von LH und FSH massiv gesteigert.

Man unterscheidet üblicherweise zwischen „weiblichen Geschlechtshormonen" und „männlichen Geschlechtshormonen". Dies ist insofern nicht ganz korrekt, als alle Hormone sowohl bei der Frau als auch beim Mann gebildet werden. Allerdings überwiegt bei der **Frau** die Bildung von **Östrogenen** und **Gestagenen**, während beim **Mann Testosteron** das wichtigste Geschlechtshormon ist. Hinsichtlich des Knochenaufbaus ist aber z. B. Östrogen ein für beide Geschlechter wichtiges Hormon.

Östrogene

Meist wird nicht von „Östrogen" gesprochen, sondern von „Östrogenen". Das liegt daran, dass es mehrere verschiedene Stoffe gibt (z. B. Östradiol, Östron und Östriol), die alle mehr oder weniger die gleichen Wirkungen haben, sodass sie unter dem Oberbegriff „Östrogene" zusammengefasst werden können.

Für die Bildung der Östrogene sind sowohl **FSH** als auch **LH** notwendig. Sind genug Östrogene vorhanden, wird über eine negative Rückkopplung die Freisetzung von GnRH, FSH und LH gehemmt. Eine Ausnahme bildet die sehr hohe Östrogenkonzentration kurz vor dem Eisprung: Sie fördert über eine positive Rückkopplung die FSH- und LH-Freisetzung. Der genaue Ablauf des Menstruationszyklus wird in Kap. 17.2.9 beschrieben.

Außer in den Keimdrüsen werden Östrogene bei beiden Geschlechtern auch in den **Fettzellen** gebildet. Beim Mann stellt das Fettgewebe die Hauptquelle für die Östrogene dar. In den Fettzellen kommt ein spezielles Enzym (Aromatase) vor, das Androgene in Östrogene umwandeln kann.

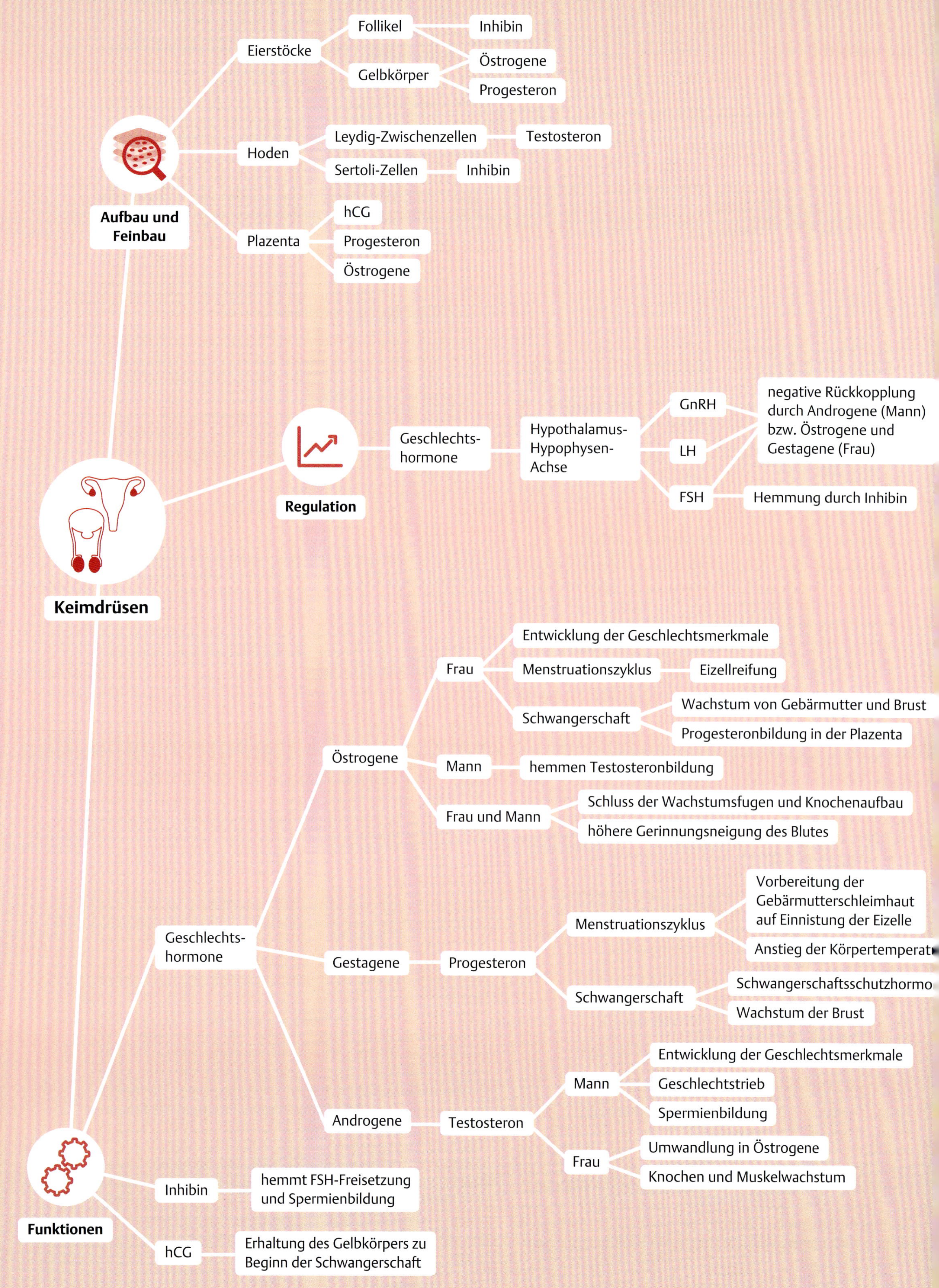

Keimdrüsen
Aufbau und Feinbau
Eierstöcke
Follikel
Inhibin
Östrogene
Gelbkörper
Progesteron
Hoden
Leydig-Zwischenzellen
Testosteron
Sertoli-Zellen
Inhibin
Plazenta
hCG
Progesteron
Östrogene
Regulation
Geschlechts-hormone
Hypothalamus-Hypophysen-Achse
GnRH
LH
FSH
negative Rückkopplung durch Androgene (Mann) bzw. Östrogene und Gestagene (Frau)
Hemmung durch Inhibin
Funktionen
Geschlechts-hormone
Östrogene
Frau
Entwicklung der Geschlechtsmerkmale
Menstruationszyklus
Eizellreifung
Schwangerschaft
Wachstum von Gebärmutter und Brust
Progesteronbildung in der Plazenta
Mann
hemmen Testosteronbildung
Frau und Mann
Schluss der Wachstumsfugen und Knochenaufbau
höhere Gerinnungsneigung des Blutes
Gestagene
Progesteron
Menstruationszyklus
Vorbereitung der Gebärmutterschleimhaut auf Einnistung der Eizelle
Anstieg der Körpertemperat
Schwangerschaft
Schwangerschaftsschutzhormo
Wachstum der Brust
Androgene
Testosteron
Mann
Entwicklung der Geschlechtsmerkmale
Geschlechtstrieb
Spermienbildung
Frau
Umwandlung in Östrogene
Knochen und Muskelwachstum
Inhibin
hemmt FSH-Freisetzung und Spermienbildung
hCG
Erhaltung des Gelbkörpers zu Beginn der Schwangerschaft

Wirkungen bei der Frau • Östrogene fördern:
- das Wachstum der **primären weiblichen Geschlechtsmerkmale** (Vagina, Uterus und Ovarien) und
- die Entwicklung der **sekundären weiblichen Geschlechtsmerkmale** (Brüste, Terminalbehaarung, Fettverteilung) während der Pubertät.

Während des **Menstruationszyklus** spielen Östrogene v. a. in der 1. Zyklushälfte eine Rolle. Sie bewirken:
- die **Reifung der Eizelle** und
- vor dem Eisprung die **Öffnung des Muttermunds** und die **Verflüssigung des Zervixschleims**, sodass die Samenzelle in den Uterus gelangen kann.

Während der **Schwangerschaft** sorgen die Östrogene für:
- die Bildung von **Progesteron** in der Plazenta,
- eine vermehrte Durchblutung und ein Wachstum des **Uterus**,
- das Wachstum der **Brust** als Vorbereitung auf die Milchbildung.

Wirkungen beim Mann • Die Östrogenbildung beim Mann ist sehr viel geringer als bei der Frau. Die Östrogene hemmen beim Mann die Bildung von Testosteron.

Wirkungen bei Frau und Mann • Östrogene beeinflussen bei beiden Geschlechtern das Knochenwachstum: Sie fördern den **Schluss der Wachstumsfugen** (S. 339) und bremsen damit das Längenwachstum. Östrogene aktivieren außerdem die Osteoblasten, die für den **Knochenaufbau** zuständig sind.

Patho Osteoporose

Ein Mangel an Östrogenen kann zum Knochenschwund und zu einer stärkeren Brüchigkeit der Knochen führen. Dieses Krankheitsbild wird als Osteoporose (S. 346) bezeichnet. Da bei Frauen die Östrogenkonzentration nach den Wechseljahren stark abnimmt, sind vor allem ältere Frauen von dieser Erkrankung betroffen. Durch die verminderte Knochendichte verlieren die Knochen an Stabilität. Knochenbrüche, z. B. am Wirbelkörper (S. 369), können die Folge sein.

Die Östrogene haben einen positiven Einfluss auf die Haut, die Zusammensetzung der Blutfette und die Stimmung. Daneben erhöhen sie die Gerinnungsneigung des Blutes und führen dazu, dass verstärkt Wasser und Natrium im Körper zurückgehalten wird. Ob diese Wirkungen auch für den Mann mit seiner geringen Östrogenproduktion gelten, ist noch nicht sicher.

Blitzlicht Praxis Orale Kontrazeptiva

*Östrogene sind auch in den **Antibabypillen** (orale Kontrazeptiva) enthalten. Eine Nebenwirkung, die allerdings meist gern gesehen wird, ist die Verbesserung des Hautbildes – Pickel verschwinden häufig unter der Einnahme der Pille. Die kritischeren Nebenwirkungen der „Pille“ dürfen dabei aber nicht vergessen werden: Durch die höhere Gerinnungsneigung kann es zu Blutgerinnseln kommen, die – wenn sie in einem Gefäß steckenbleiben – schwerwiegende Folgen haben. Insbesondere die Kombination aus Rauchen und der Einnahme oraler Kontrazeptiva erhöht auch schon bei jungen Frauen das Infarktrisiko. Außerdem kommt es durch die östrogenbedingte Wassereinlagerung häufig zu einer Gewichtszunahme und es kann zu Auswirkungen auf die Psyche kommen.*

WISSEN TO GO

Östrogene

Die Östrogene werden bei der **Frau** hauptsächlich in den **Ovarien** und während der Schwangerschaft auch von der **Plazenta** gebildet. Beim **Mann** ist die Hauptquelle der Östrogene das **Fettgewebe**. Die Produktion in den Hoden ist nur von geringer Bedeutung. Insgesamt werden bei der Frau wesentlich mehr Östrogene freigesetzt als beim Mann.

Bei **beiden Geschlechtern** fördern die Östrogene den **Schluss der Wachstumsfugen** und den **Knochenaufbau**. Beim Mann spielen sie darüber hinaus keine große Rolle.

Bei der **Frau** bewirken die Östrogene:
- die Entwicklung der primären und der sekundären Geschlechtsmerkmale,
- während des Menstruationszyklus die Reifung der Eizelle,
- während der Schwangerschaft die Progesteronbildung in der Plazenta und das Wachstum von Uterus und Brust.

Östrogene hemmen über die negative Rückkopplung die Freisetzung von LH und FSH. Nur kurz vor dem Eisprung ist das Gegenteil der Fall: Die zu diesem Zeitpunkt sehr hohe Östrogenkonzentration fördert die Freisetzung von LH und FSH.

Gestagene

Wie die Östrogene zählen auch zu den Gestagenen mehrere Hormone mit gleicher Wirkung. Das wichtigste und wirksamste ist das **Progesteron**. Da es vom Gelbkörper (S. 514) gebildet wird, bezeichnet man es auch als **Gelbkörperhormon**. Während der Schwangerschaft produziert auch die Plazenta Progesteron. Beim Mann ist Progesteron ohne Bedeutung.

Progesteron wird von den Ovarien hauptsächlich in der 2. Zyklushälfte freigesetzt, da dann der Gelbkörper ausgebildet ist. Die Ausschüttung wird über **LH** gesteuert. Über eine negative Rückkopplung wirkt Progesteron hemmend auf die Freisetzung von GnRH, LH und FSH.

Die Wirkungen des Progesterons während des **Menstruationszyklus** sind:
- die **Vorbereitung** des Endometriums auf die **Einnistung** einer befruchteten Eizelle, indem sie das Wachstum der Schleimhautdrüsen und die Einlagerung von Glykogen fördern,
- **Verschluss des Muttermunds** und **Zunahme der Zähigkeit des Zervixschleims**,
- Erhöhung der **Körperkerntemperatur** um etwa 0,5 °C in der 2. Zyklushälfte.

Blitzlicht Temperaturmethode

*Den Anstieg der Kerntemperatur durch das Progesteron nutzt man bei der **Temperaturmethode** zur Schwangerschaftsverhütung. Bei dieser Methode wird täglich die Körpertemperatur gemessen. Wenn nach dem Eisprung der Gelbkörper entsteht und Progesteron bildet, erhöht sich die Temperatur. Wird an 3 aufeinanderfolgenden Tagen in der Zyklusmitte eine erhöhte Temperatur gemessen, wird das deshalb als Zeichen dafür gewertet, dass der Eisprung vor etwa 3 Tagen stattgefunden hat. Da die Eizelle nur ca. 24 Stunden befruchtungsfähig ist, geht man nun davon aus, dass die unfruchtbaren Tage bereits begonnen haben. Diese Methode ist, wenn sie als einzige Verhütungsmethode angewendet wird, **relativ unzuverlässig**, weil Faktoren wie Schlafrhythmus, Alkoholkonsum usw. Einfluss nehmen können.*

Während der **Schwangerschaft** bewirkt Progesteron:

- **Schutz des Endometriums** vor der Abstoßung und damit Erhalt einer Schwangerschaft (sog. **Schwangerschaftsschutzhormon**),
- Wachstum und **Ruhigstellung** des Uterus,
- vor der Geburt Vorbereitung der Uterusmuskulatur auf die Geburtswehen,
- Wachstum der Brustdrüse und Vorbereitung der Brust auf die Milchbildung.

Außerdem können aus Progesteron Östrogene und Androgene gebildet werden.

WISSEN TO GO

Gestagene (Progesteron)

Progesteron zählt zu den **Gestagenen** und spielt nur bei der **Frau** eine Rolle. Es wird in der 2. Zyklushälfte vom **Gelbkörper**, in der Schwangerschaft von der **Plazenta** gebildet.

Progesteron ist während des **Menstruationszyklus** verantwortlich für:

- die Vorbereitung des Endometriums auf die Einnistung einer befruchteten Eizelle,
- die Erhöhung der Körperkerntemperatur um ca. 0,5 °C.

In der Schwangerschaft wirkt es als **Schwangerschaftsschutzhormon**. Darüber hinaus fördert Progesteron das Wachstum der Brustdrüse.

Androgene

Auch bei den Androgenen handelt es sich um eine Gruppe von Hormonen. Ihr wichtigster Vertreter ist **Testosteron**.

Die Ausschüttung des Testosterons wird über **LH** gesteuert. Sie folgt einer Tagesrhythmik und ist morgens am stärksten. Testosteron hemmt über eine negative Rückkopplung die Freisetzung von GnRH und LH.

Wirkungen bei der Frau • Bei der Frau werden Androgene hauptsächlich in der Nebennierenrinde gebildet, in geringerem Umfang auch im Eierstock. Insgesamt ist die Androgenproduktion bei der Frau wesentlich geringer als beim Mann. Androgene werden im Follikel (S. 510) **in Östrogene umgewandelt**, sodass sie keine ausgeprägten eigenen Wirkungen haben.

Wirkungen beim Mann • Testosteron fördert:

- schon vor der Geburt das Wachstum der **primären männlichen Geschlechtsmerkmale** (Penis, Hoden),
- die Entwicklung der **sekundären männlichen Geschlechtsmerkmale** (Körperbehaarung und Bartwuchs, Veränderung der Stimme mit dem Stimmbruch) während der Pubertät,
- den **Geschlechtstrieb** (Libido) und aggressives Verhalten und
- zusammen mit FSH und LH die Spermienbildung (S. 518).

Wirkungen bei Frau und Mann • Testosteron fördert Knochen- und Muskelwachstum und die Blutbildung. Da Testosteron konzentrationsabhängig wirkt und die Frau nur geringe Mengen an Testosteron bildet, sind diese Effekte bei der Frau viel geringer ausgeprägt als beim Mann. Das ist auch der Grund dafür, dass Männer grundsätzlich mehr Muskelmasse aufbauen können als Frauen und mehr rote Blutkörperchen besitzen.

WISSEN TO GO

Androgene (Testosteron)

Testosteron ist das wichtigste **Androgen**. Es wird beim Mann hauptsächlich in den **Hoden** produziert. Bei der Frau stellt die **Nebennierenrinde** die Hauptquelle für Androgene dar. Insgesamt spielen Androgene beim Mann eine größere Rolle als bei der Frau. Bei der Frau werden sie größtenteils in Östrogene umgewandelt.

Testosteron steuert beim **Mann:**

- die Entwicklung der primären und der sekundären Geschlechtsmerkmale,
- den Geschlechtstrieb und
- zusammen mit FSH und LH die Spermienbildung.

Außerdem fördert es das Knochen- und Muskelwachstum.

Inhibin

Inhibin wird bei der Frau in den Ovarien und beim Mann in den Sertoli-Zellen des Hodens gebildet. Es wirkt **hemmend** auf die **Freisetzung von FSH** (▶ **Abb. 11.18**). Bei der Frau spielt es dadurch eine Rolle bei der Rückbildung der Follikel, die nicht bis zum sprungreifen Follikel weiterreifen. Beim Mann hemmt es die Spermienbildung.

Abb. 11.18 Regelkreis der Geschlechtshormone.

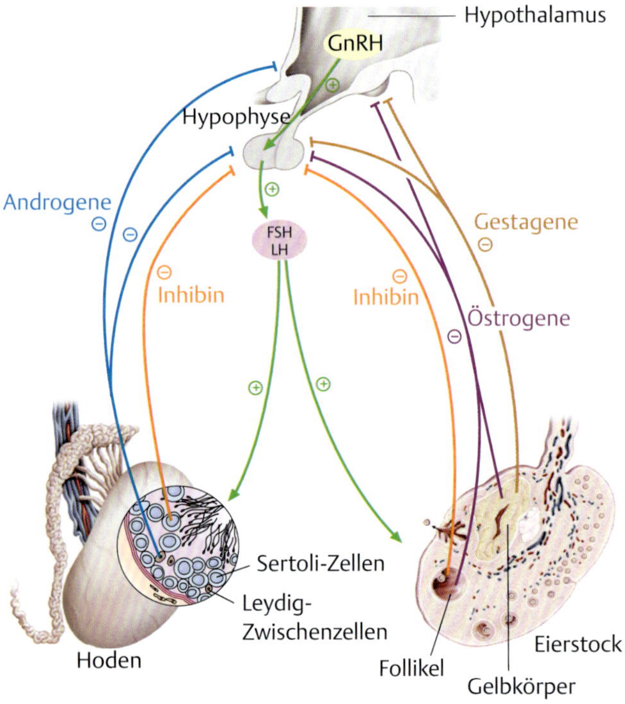

Die Steuerung der Sexualhormone erfolgt vom Gehirn aus über die Hypothalamus-Hypophysen-Achse. Die Androgene, Östrogene und Gestagene hemmen über eine negative Rückkopplung die Ausschüttung von GnRH, FSH und LH an Hypothalamus und Hypophyse. Zusätzlich wirkt Inhibin hemmend auf die Ausschüttung von FSH. *Quelle: Behrends JC et al. Duale Reihe Physiologie. Stuttgart: Thieme; 2016.*

hCG

Das humane Choriongonadotropin (hCG) wird zu Beginn der Schwangerschaft von der Plazenta gebildet. Es bewirkt, dass der **Gelbkörper** so lange bestehen bleibt und **Progesteron** bildet, bis ca. in der 9. Schwangerschaftswoche die Progesteronproduktion von der Plazenta übernommen wird. Damit verhindert es, dass das Endometrium abgestoßen wird.

WISSEN TO GO

Inhibin und hCG

Inhibin wird bei der Frau von den Ovarien und beim Mann von den Hoden gebildet. Es hemmt die Freisetzung von FSH.

Das humane Choriongonadotropin (**hCG**) wird am Beginn der Schwangerschaft von der Plazenta freigesetzt. Es bewirkt, dass der Gelbkörper so lange bestehen bleibt, bis die Plazenta selbst Progesteron produziert.

11.3.9 Hormonbedingte Veränderungen in der Schwangerschaft

Der Körper der Schwangeren muss sich an die neuen und vorübergehenden Gegebenheiten anpassen. Physiologische Veränderungen dienen dazu, dass die Versorgung der mütterlichen Organe und des Kindes gewährleistet ist.

Blitzlicht Praxis **Physiologische Anpassung**

Vier wesentliche Punkte müssen sichergestellt werden:

- *Der Körper der schwangeren Frau wird auf die Geburt vorbereitet.*
- *Die Brust wird auf das Stillen vorbereitet.*
- *Der Körper lagert Fettreserven ein, um den erhöhten Nährstoffbedarf während des Stillens ausgleichen zu können.*
- *Die Versorgung und der Schutz des ungeborenen Kindes werden sichergestellt.*

[20]

Hypothalamus-Hormone

Im Hypothalamus steigt während der Schwangerschaft die Konzentration des **Gonadotropin-Releasing-Hormons (GnRH)** an, außerdem tragen Plazentahormone zur zirkulierenden Gesamtmenge dieses Hormones wesentlich bei.

Zusätzlich wird im Hypothalamus, in der Dezidua und im Amnion das **Corticotropin-Releasing-Hormon (CRH)** vermehrt freigesetzt. Das plazentare CRH wird durch Kortisol stimuliert und gehört damit zum Stressmechanismus. Die Ausschüttung fördert, zusammen mit dem antidiuretischen Hormon (ADH, aus Hypothalamus), die Sekretion des ***adrenokortikotropen Hormons (ACTH)***. Es kommt zu einer 3- bis 5-fachen Erhöhung der ACTH-Ausschüttung und damit zu einer adrenokortikalen Hypertrophie. Diese wiederum erhöht die Kortison-Ausschüttung.

Patho **CRH-Konzentration**

*Man findet erhöhte CRH-Konzentrationen u. a. bei **intrauteriner Wachstumsverzögerung** im Rahmen von **Gestosen** sowie bei **chronischem Stress** der Mutter während der Schwangerschaft. Es wird vermutet, dass CRH für den Feten eine Möglichkeit darstellt, die Wehen auszulösen, wenn das Leben im Uterus beeinträchtigt wird [20].*

Die ***Kortisolproduktion*** steigt ab der 15. SSW an und regt die plazentare CRH-Freisetzung an. Der Hyperkortisolismus schwächt die Immunabwehr, erhöht die Infektanfälligkeit, verschlechtert die Glukosetoleranz und bringt die mögliche Zunahme von Striae mit sich.

Oxytocin wird im Hypothalamus gebildet und in der Neurohypophyse (Hypophysenhinterlappen) gespeichert. Dort steigt die Oxytocinkonzentration bis zum Geburtstermin kontinuierlich an und wird in den Blutkreislauf abgegeben. Die Ausschüttung von Oxytocin geschieht durch die Reizung von Dehnungsrezeptoren im Uterus und in der Vagina, die wiederum Impulse zum Hypothalamus entsenden, um Oxytocin freizusetzen. Dies wird auch **Ferguson-Reflex** genannt. Die Uterusmuskulatur wird durch das Hormon stoßweise erregt, da es rasch abgebaut wird. Zusätzlich stimulieren Oxytocin und Östrogene die Synthese von Prostaglandinen, die die Uterusmuskulatur ebenfalls aktivieren.

! *Merke* **Das „Liebeshormon und Bindungshormon"**

Da das Wehenhormon Oxytocin (Kap. **Oxytocin**) *auch bei sexueller Erregung sowie Bindung und Körperkontakt zwischen Menschen ausgeschüttet wird, bezeichnet man es auch als „Liebes- und Bindungshormon" (vgl. [20]).*

Hypophysen-Hormone

Im Hypophysenvorderlappen bedingt die steigende Östrogenkonzentration eine Gewichtszunahme des Lappens um bis zu 30 % durch Größenzunahme der Zellen (Hypertrophie) und eine geringfügige Erhöhung der Anzahl der Zellen (Hyperplasie). Die Produktion von **follikelstimulierendem Hormon (FSH)** und **luteinisierendem Hormon (LH)** wird gehemmt, ACTH vermehrt ausgeschüttet und es kommt zu einem, ACTH-abhängigen relativen Hyperkortisolismus. Das **Thyreoidea-stimulierende Hormon (TSH)** wird am Anfang der Schwangerschaft durch hCG gehemmt und steigt um den Geburtstermin leicht an.

Durch das steigende ACTH vom Feten und die vermehrte Zufuhr von Cortisol produziert die Plazenta vermehrt Östrogene. Das Verhältnis aus Östrogen- und Progesteron-Konzentration nimmt zu und die Schwelle für die Auslösung einer Erregung der Uterusmuskelzellen, verursacht durch Progesteron, nimmt ab. Östrogene fördern die Entstehung von Verbindungen zwischen den Uterusmuskelzellen (gap junctions), wodurch die Erregungen besser weitergegeben werden können. Außerdem kommt es zu einer vermehrten Bildung von Oxytocinrezeptoren und α-adrenergenen Hormonrezeptoren.

Das Hormon **Prolaktin** wird in der Adenohypophyse (Hypophysenvorderlappen) produziert und steigt während der Schwangerschaft konstant an. Die Produktion durch vergrößerte und vermehrte mammotrope (auf die Brustdrüse wirkende) Zellen nimmt zu, um am Geburtstermin die Galaktogenese und Laktation in Gang zu bringen. Ebenso fördert Prolaktin, zusammen mit Sexualhormonen und dem **somatotropen Hormon (STH)**, das Brustdrüsenwachstum und die Differenzierung der Milchgänge.

Steroidhormone

Progesteron, das Schwangerschaftshormon, ist u. a. für die Anregung der Atmung, die Entspannung der glatten Muskulatur und die Ausscheidung von Natrium und Chlorid zuständig. Der Progesteronspiegel steigt zu Beginn der Schwangerschaft, bleibt dann bis zur 10. SSW konstant und steigt im weiteren Verlauf deutlich an, bis er sich am Ende fast verdreifacht hat.

Östrogen, insbesondere Östriol, nimmt ab der 9. SSW zu und erreicht am Ende der Schwangerschaft einen 1000-fach erhöhten Spiegel. Östron und Östradiol erhöhen sich bis zum Ende hin um das 100-Fache. Diese Hormone

- sind zuständig für das Wachstum von Endometrium und Brust,
- steigern die Prolaktinsekretion,
- erhöhen die myometrische Aktivität,
- erhöhen die myometrische Vasodilatation,
- steigern die Sensibilität gegenüber CO_2,
- fördern die Flüssigkeitsretention,
- führen zu einer Veränderung des Bindegewebes
- und erhöhen die Sensibilität des Uterus gegenüber Progesteron in der Spätschwangerschaft.

Plazentahormone

! Merke

Hormone, die in der Plazenta gebildet werden, sind essenziell für die Anpassung des mütterlichen Organismus an die Schwangerschaft.

Die wichtigsten Hormone sind

- das **humane Choriongonadotropin** (hCG),
- **Östrogene** (v. a. Östriol),
- **Progesteron**,
- das **plazentare Wachstumshormon** (PGH)
- und das **humane Plazentalaktogen** (HPL).

Das hCG ist von Beginn der Schwangerschaft an (6–10 Tage nach der Befruchtung) im mütterlichen Serum nachweisbar. Es ist für die Stimulation des Gelbkörpers verantwortlich, welcher die Ovarien bis zur 12. SSW anregt, große Mengen an Progesteron und Östrogen zu bilden. hCG hat seine stärkste Ausprägung in der 9.–10. SSW und nimmt ab der 20. SSW wieder ab. Der **Schwangerschaftstest** beruht auf diesem Hormon.

Ab der 9.–12. SSW produziert die Plazenta selbstständig Östrogen und Progesteron, die für die weitere Entwicklung notwendig sind.

Die HPL-Konzentration steigt im Laufe der Schwangerschaft kontinuierlich an. Es ist für das Wachstum der Brustdrüsen verantwortlich, wirkt auf den Stoffwechsel der Frau, reguliert u. a. das fetale Wachstum und beeinflusst die Erythropoetin-Aktivität. Ebenso wirkt es antagonistisch zu Insulin. PGH wird ab der 6.–7. SSW durch die Plazenta produziert und in den mütterlichen Kreislauf abgegeben. Es ist wichtig für die Anpassung und Steigerung des mütterlichen Stoffwechsels und erhöht dadurch das Nährstoffangebot des Feten.

Schilddrüsenhormone

Durch einen Mehrbedarf an Schilddrüsenhormonen von bis zu 50 % kommt es in der Schwangerschaft zu einer geringfügigen **Vergrößerung der Schilddrüse**, die durch eine Hyperplasie des Drüsengewebes und eine vermehrte Durchblutung hervorgerufen wird. Der Mehrbedarf entsteht durch Transfer der mütterlichen Hormone zum Kind, um die **Entwicklung des fetalen Nervensystems** zu gewährleisten. Östrogene bewirken eine Konzentrationserhöhung des thyroxinbindenden Globulins (TBG), welches für die Bindung von Trijodthyronin (T 3) und Thyroxin (T 4) im mütterlichen Serum zuständig ist. Dies führt zu einem Anstieg der absoluten T 3- und T 4-Werte. Freies T 3 und T 4 bleiben hingegen im Rahmen der Normgrenzen.

Um keinen Mangel an diesen freien Hormonen entstehen zu lassen, produziert die Schilddrüse **vermehrt T 3 und T 4**, angeregt durch eine Erhöhung des TSH in der Hypophyse. Die Aktivierung dieses Mechanismus wird wiederum ausgelöst durch geringe Mengen an freiem T 3 und T 4 im Blut. Zusätzlich bewirkt hCG in der Frühschwangerschaft eine Stimulierung der mütterlichen Schilddrüse. In der Spätschwangerschaft sinkt der hCG-Spiegel ab und somit steigt TSH an.

Ein zweiter wesentlicher Punkt für die Vergrößerung der Schilddrüse ist das **verminderte Jodangebot** im mütterlichen Serum, das durch eine gesteigerte Jodaufnahme kompensiert werden muss. Der Jodmangel entsteht durch die Blutplasmaerhöhung und führt damit zu einem relativen Absinken des Jodspiegels. Zusätzliche Faktoren sind die Erhöhung der glomerulären Filtration von Jod und der Verbrauch durch den Feten.

Ovarien

Während einer Schwangerschaft finden in den Ovarien durch die geänderte Hormonsituation keine **Follikulogenese** (Follikelreifung) und **Ovulation** (Eisprung) statt. Jedoch ist zu Beginn einer Schwangerschaft noch ein Corpus luteum graviditatis (Gelbkörper) vorhanden, der bis zur 6.–7. SSW Progesteron produziert. Anschließend geht er zugrunde und der Trophoblast übernimmt die Hormonproduktion. Ab diesem Zeitpunkt spielen die Ovarien in der Schwangerschaft eine untergeordnete Rolle.

11.3.10 Uterus

Der Uterus wird in der Schwangerschaft unsymmetrisch größer, besonders im Bereich des Fundus uteri (oberer Teil des Uterus). Im nicht graviden Zustand ist der Uterus eher birnenförmig. Dies ändert sich im Verlauf der Schwangerschaft zu **kugelförmig** und zum Ende hin zeigt sich die Form eines aufgeblasenen Luftballons. Das Gewicht steigt um das 20-Fache **von ca. 50 g auf ca. 1000 g** (mit einer physiologischen Schwankungsbreite von 25–50 %).

Ursachen hierfür sind eine massive **zelluläre Hypertrophie**, induziert durch Steroidhormone (hauptsächlich Östrogene), und eine geringfügigere Hyperplasie der glatten Muskulatur (▶ **Abb. 11.19**). Die Hyperplasie beginnt nach der Implantation, ausgelöst durch Östrogen und Wachstumsfaktoren, und setzt sich anschließend in der Hypertrophie fort. Zu Beginn nistet sich die Blastozyste im Normalfall im Endometrium ein. Die lokale Einwirkung des Plazentaprogesterons führt an dieser Stelle zu einer massiven Gewebsauflockerung und einer starken Durchblutung der Implantationsstelle.

Die Ausstülpung der Uteruswand kann als Schwangerschaftszeichen bis ca. zur 14. SSW von der Bauchdecke aus getastet werden. In der Mitte der Schwangerschaft erreicht der Fundus den mütterlichen Nabel, in der 36. SSW ist er unter dem Sternum zu tasten und um den Geburtstermin herum 1–2 Fingerbreit unterhalb desselben, da sich das Kind mehr in Richtung Becken bewegt.

Der **Isthmus uteri** (unterer Teil des Uterus) verlängert sich in der Frühschwangerschaft von unter 1 cm auf ca. 2,5 cm und bildet die Verbindung zur Zervix uteri (Gebärmutterhals). Im weiteren Verlauf lockert und erweitert sich der Isthmus (ca.10. SSW). Dadurch verändert sich die Form des Uterus von birnen- zu kugelförmig. Durch die weitere

Abb. 11.19 Uteruszelle.

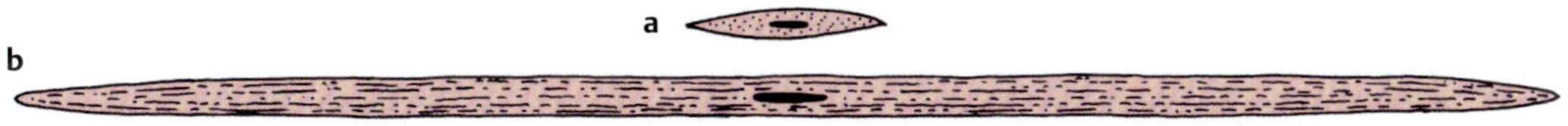

Längenveränderung einer Zelle des Uterus in der Schwangerschaft: a Uteruszelle ohne Schwangerschaft; b vergrößerte Zelle des Uterus in der Schwangerschaft (20-fache Länge). *Quelle: Stiefel A, Brendel K, Bauer N, Hrsg. Hebammenkunde. 6., aktualisierte und erweiterte Auflage. Stuttgart: Thieme; 2020, Zeichnung: Hopek Quirin Harder.*

Abb. 11.20 Uterusveränderungen.

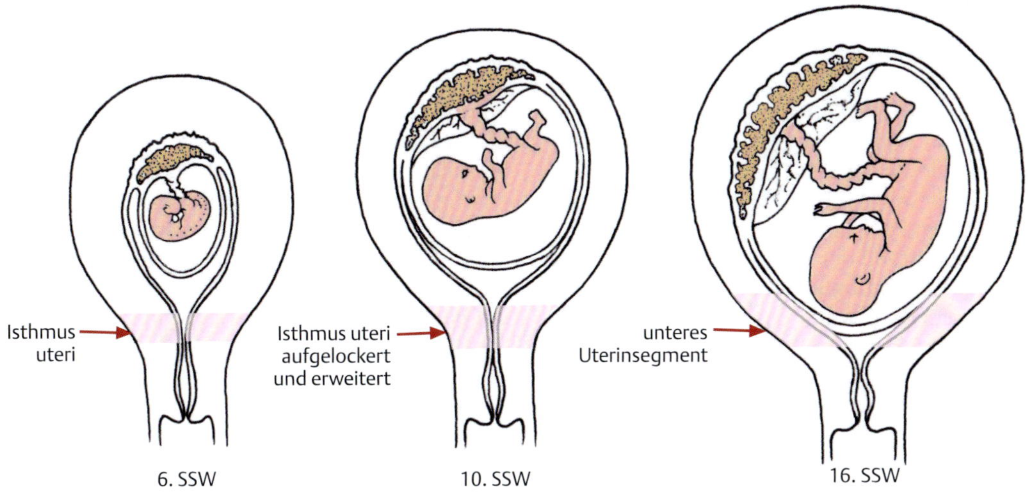

Veränderung des Uterus zwischen der 6., 10. und 16. SSW (nicht maßstabsgetreue Darstellung):
6. SSW: ca. 7 cm langer Isthmus, Uterus oval geformt, Chorionhöhle im Fundusbereich, etwas seitlich.
10. SSW: Isthmus langgestreckt und weich, Uterus kugelförmig, Chorionhöhle im oberen Bereich des Uterus.
16. SSW: Isthmus formt das untere Uterinsegment, Amnionhöhle füllt das Cavum uteri. *Quelle: Stiefel A, Brendel K, Bauer N, Hrsg. Hebammenkunde. 6., aktualisierte und erweiterte Auflage. Stuttgart: Thieme; 2020, Zeichnung: Hopek Quirin Harder.*

Zunahme des Innenvolumens im Uterus weitet sich der Isthmus und formt das untere Uterinsegment (16. SSW). Somit entsteht im Laufe der Entwicklung die ballonartige Uterusform (▶ **Abb. 11.20**).

Hinzu kommt eine Vermehrung des Bindegewebes durch Zunahme der kollagenen und elastischen Fasern. Durch das frühe Wachstum des Uterus verdickt sich zu Beginn der Schwangerschaft die Uteruswand. Im weiteren Verlauf dehnt sich die Muskulatur, dies führt zu einer Flächenzunahme. Daraus resultiert eine Verminderung der Uteruswanddicke auf ca. 1,5 cm am Ende der Schwangerschaft. Zusätzlich dehnt der wachsende Fetus in seiner Fruchtblase und durch seine Bewegungen die Uterusmuskulatur.

Diese beiden Faktoren, Wachstum und Dehnung, führen zu einer **Innenvolumenzunahme** des Uterus um das **800- bis 1000-Fache** des Ausgangswerts.

Die **Uterusdurchblutung** nimmt zur Versorgung des mütterlichen Körpers und des Kindes während einer Schwangerschaft massiv zu. Dies geschieht durch Veränderungen des uterinen Gefäßsystems in Form einer arteriellen und venösen Hypertrophie und Hyperplasie. Der steigende Gefäßdurchmesser der Spiralarterien und der sinkende Gefäßwiderstand ermöglichen den erhöhten Blutfluss. Insgesamt erhöht sich der uterine Blutfluss bis zum Ende der Schwangerschaft von ca. 50 ml/min im ersten Trimenon auf ca. 600 ml/min.

Der Uterus wird in der Schwangerschaft von **Progesteron** größtenteils inaktiv gehalten, jedoch kommt es physiologisch zu **Braxton-Hicks-Kontraktionen** (spontane und meist schmerzlose Kontraktionen, die den Blutfluss zur Plazenta unterstützen). Diese spontanen und meist schmerzlosen Kontraktionen treten schon in der ersten Schwangerschaftshälfte auf, sind jedoch unregelmäßig und unkoordiniert.

Zusätzlich kommt es während der gesamten Schwangerschaft zu Konsistenzwechseln des Uterus, die einen Anpassungsprozess an das Wachstum darstellen. Sie verlaufen von hart zu weich und umgekehrt, dies kann von den schwangeren Frauen als Ziehen empfunden werden.

Die **Zervix uteri** (Gebärmutterhals) besteht aus kollagenartig aufgeschichtetem Gewebe und untergeordnet aus Muskulatur. Sie stellt als unteres Drittel des Uterus die Verbindung zwischen Isthmus uteri und Vagina (Scheide) dar. Im isthmusnahen Bereich befindet sich der innere Muttermund. Im vaginalen Bereich wird der Zervixabschnitt **Portio vaginalis** genannt, er enthält den äußeren Muttermund. Zwischen diesen Abschnitten liegt der Zervixkanal, der mit Schleimhautepithel ausgekleidet ist.

Die **Aufgaben der Zervix** in der Schwangerschaft beinhalten den Barriereschutz vor aufsteigenden Infektionen und den Verschluss des Uterus. Dies geschieht bereits am Anfang der Schwangerschaft. Östrogen sorgt für eine stärkere Durchblutung, die als livide (bläuliche) Verfärbung zu sehen ist. Zusätzlich kommt es dadurch zu einer weicheren Gewebestruktur. Progesteron bewirkt eine gesteigerte Kollagenbildung und damit eine Volumenzunahme des Organs. Eine Ödembildung tritt auf, die zervikalen Drüsen proliferieren und produzieren ein dickflüssiges Sekret. Das Sekret führt zu einem Verschluss des Zervixkanals mit einem **Schleimpfropfen**, der sich erst um den Geburtstermin, evtl. mit einer leichten Blutung, löst. Durch den Schleimpfropf ist eine gute Barrierefunktion gegen aufsteigende Keime gewährleistet.

Im Laufe der Schwangerschaft nimmt die Zervix an Breite und Masse zu. Die Länge sollte physiologisch über 3 cm betragen. Es entsteht eine Ausstülpung der Zervikalschleimhaut (**Schwangerschaftsektropium**). Dieses Ektropium ist sehr empfindlich und kann bei Manipulation (z. B. Geschlechtsverkehr) leicht bluten.

Bis ca. 4 Wochen vor dem Geburtstermin tritt keine Konsistenzveränderung auf. Anschließend erfährt die Zervix eine Reifung bzw. einen Konsistenzwechsel von hart zu weich, um eine Öffnung für die Geburt zu ermöglichen.

11.3.11 Vagina und Vulva

Vagina und Vulva werden durch Östrogeneinwirkung stärker durchblutet, eine livide Verfärbung (**Chadwick-Zeichen**) tritt auf und das Muskel- und Epithelgewebe wird weicher und dehnbarer. Ebenso kommt es zu einer Muskelzellenhypertrophie, die wiederum eine Vergrößerung der Vagina nach sich zieht. Alle diese Faktoren begünstigen den kindlichen Durchtritt während der Geburt.

Zusätzlich kann es während der Schwangerschaft zu einer sexuellen Sensibilitätssteigerung kommen, die je nach Frau unterschiedlich empfunden wird. Durch die vermehrte Durchblutung und einen erhöhten Druck durch den vergrößerten Uterus, tritt im Genitalbereich vermehrt Flüssigkeit aus den Gefäßen (vaskuläre Transsudation). Transsudation, stärkere Sekretproduktion der Zervix und Abstoßung von Zellen der Epithelschicht führen physiologisch zu einem vermehrten weißlichem *Fluor*.

11.3.12 Herz-Kreislauf-Blut-System

Dieses System erfährt schon in der Frühschwangerschaft gravierende Veränderungen, um den **gesteigerten Nahrungs- und O_2-Bedarf des Feten** und der teilweise vergrößerten mütterlichen Organe gewährleisten zu können. Das Hormon Östrogen stimuliert die Bildung neuer Gefäße und vermehrt den Blutfluss zu den Geweben. Zusätzlich beeinflusst es die Gefäßwände, speziell die Dehnbarkeit der Venen wird gesteigert.

Progesteron verursacht eine Relaxation der glatten Gefäßmuskeln, welche zu einer Vasodilatation (Erweiterung der Blutgefäße) und einem verminderten peripheren Widerstand führt. Weitere Veränderungen sind hauptsächlich eine Zunahme des Herzminutenvolumens und eine Erhöhung des systemischen Blutvolumens durch Flüssigkeitsretention. Dieses steigert sich bis zur 32. SSW und bleibt dann relativ konstant.

11.3.13 Blut und Blutgefäße

Die Zeit der Schwangerschaft zeichnet sich durch einen Zustand der Hypervolämie (Anstieg des Blutvolumens im Blutkreislauf) aus. Der Widerstand, den die Blutgefäße im Körper und die Viskosität des Blutes dem Volumenstrom des Herzens entgegensetzen, wird systemischer Gefäßwiderstand genannt (RR und Herzminutenvolumen). Dieser fällt in der Frühschwangerschaft ab und steigt bis zum Ende hin wieder leicht an. Damit geht eine Tonusabnahme der glatten Gefäßmuskulatur einher, die zu einer Gefäßdilatation und einer zunächst relativen Verminderung des Blutvolumens führt.

In der weiteren Folge kommt es zu einer gesteigerten Rückresorption von Na und H_2O, was wiederum einen Anstieg des Blutplasmavolumens um ca. 30–40 % nach sich zieht. Dadurch kommt es zu kardialen Veränderungen, einer physiologischen Verminderung des Hämoglobins (auf ca. 11–12 g/dl) und des Hämatokritspiegels (auf ca. 33 %) und zu einer verminderten Blutviskosität, die die schwangerschaftsinduzierte Erhöhung der Gerinnungsneigung kompensiert.

! Merke Anämie

*Die Zunahme des Plasmavolumens bedingt eine **physiologische Schwangerschaftsanämie** und eine Steigerung des zirkulierenden Gesamtblutvolumens um ca. 40 % (1–2 Liter), besonders in der 2. Schwangerschaftshälfte.*

Das **Venensystem** verändert sich in der Schwangerschaft ebenfalls. Der Venendruck liegt an der oberen Normgrenze, im dritten Trimenon nimmt er vorwiegend in der unteren Körperhälfte zu. Das geschieht durch die Erhöhung der Blutplasmamenge. Zusätzlich kommt es zu einer Beeinträchtigung des venösen Rückstroms durch den vergrößerten Uterus, einer vermehrten Wasserretention und der Schwerkraftwirkung. Alle genannten Punkte führen physiologisch zu Ödemen in den unteren Extremitäten. Es kann zu Varizen im Bereich der Beine, Vulva, Vagina und rektal (Hämorrhoiden) kommen, die sich zu einem Großteil nach dem Wochenbett wieder zurückbilden. Die Vasodilatation geht einher mit einer verstärkten Durchblutung der Haut, welche ein Wärmegefühl, Parästhesien (kribbelnde Empfindungen) und ein Schweregefühl der Beine verursachen kann.

Zusätzlich kann eine **orthostatische Dysregulation** durch eine Hypotonie auftreten. Die Dysregulation äußert sich in Schwindel, Herzklopfen, evtl. sogar Übelkeit und Schwäche bei einem Lagewechsel, meist von einer liegenden Position in eine aufrechte. Die Symptome lassen beim Wechsel in eine sitzende oder liegende Position wieder nach.

Aufgrund des erhöhten Sauerstoffbedarfs der Schwangeren kommt es zu einer Zunahme der **Erythrozyten** (roten Blutkörperchen) um bis zu 20 %, die u. a. durch eine vierfach erhöhte Bildung des Hormons Erythropoetin in den mütterlichen Nieren gewährleistet ist. Die gesteigerte Produktion der Erythrozyten lässt den Eisengrundbedarf der Schwangeren ansteigen. Dieser ist durch eine Erhöhung der Eisenresorption des mütterlichen Organismus in den ersten beiden Trimestern gewährleistet. Im letzten Trimenon kommt es durch den stark gesteigerten Bedarf jedoch zu einem relativen Eisenmangel. Trotz Steigerung der roten Blutkörperchen entsteht eine physiologische Schwangerschaftsanämie, die jedoch hauptsächlich durch das erhöhte Blutplasmavolumen hervorgerufen wird.

In der Schwangerschaft wird die Bildung von **Leukozyten** (weißen Blutkörperchen) gesteigert, was zu einer physiologischen Leukozytose führt. Der Sinn hierfür liegt in der Infektionsprophylaxe, da mehr weiße Blutkörperchen mögliche Krankheitserreger effizienter fernhalten.

Die Thrombozytenzahl ist nur gering vermindert, ein starkes Absinken der Werte ist ein Alarmsignal (HELLP-Syndrom).

In der Schwangerschaft ist eine **Hyperkoagulabilität** (erhöhte Gerinnungsneigung des Blutes) physiologisch. Die Blutungszeit nimmt um ca. 30 % (von 12 min auf 8 min) ab. Dies geschieht durch einen Anstieg des Fibrinogenspiegels, eine Zunahme der Gerinnungsfaktoren II, VII, VIII und X und eine relative Hemmung des fibrinolytischen Systems. Der Faktor XI sinkt um ca. 30 %. Eine verminderte Mobilität der Schwangeren oder Wöchnerin kann ein erhöhtes Thromboserisiko nach sich ziehen.

11.3.14 Herz und Kreislauf

Aufgrund der erhöhten Blutmenge im mütterlichen Organismus steigt die Leistung des Herzens an. Die kardialen Veränderungen äußern sich in einer Erhöhung des Herzminutenvolumens um ca. 30–50 % in den ersten 27 SSW, einer leichten Erhöhung der mütterlichen Herzfrequenz um ca. 20 % (durchschnittlich 15 SpM mehr) und einer Steigerung des Schlagvolumens des Herzens um ca. 10–35 %. Dies führt zu einer physiologischen Herzvergrößerung, welche sich nach der Schwangerschaft größtenteils zurückbildet.

Der **Blutdruck** (RR) sinkt im ersten Trimenon, bedingt durch die hämodynamischen Veränderungen. Dies zeigt sich in einem Absinken der Systole um ca. 12 mmHg (was sich aber am Ende der Schwangerschaft wieder normalisiert) und der Diastole um 10–20 mmHg. Das leichte Absinken des Blutdrucks kann zu Übelkeit, Schwindel und evl. auch zu einem Kollaps führen.

Patho Präeklampsie

Bluthochdruck*-Erkrankungen treten in Europa in 6–8 % aller Schwangerschaften auf. Die Inzidenz der Präeklampsie liegt bei ca. 2 %. Diese Erkrankungen sind kritisch und lebensbedrohlich. Sie stehen in Europa an 1. und 2. Stelle der mütterlichen* ***Todesursachen****.*

Eklampsie. *Die Eklampsie kann mit den Vorsymptomen einer hypertensiven Erkrankung auftreten, aber auch plötzlich, ohne Vorzeichen. Es handelt sich um generalisierte, tonisch-klonische Krämpfe, die vor, während oder nach der Geburt (in den ersten 7 Tagen) bei der Frau auftreten können. Mehrere Anfälle hintereinander können unbehandelt zum Tod von Kind und Mutter führen [20].*

Das **Herz** wird zusätzlich in der Spätschwangerschaft durch den Zwerchfellhochstand nach oben verlagert und leicht nach vorne gedreht. Dadurch verändert sich das EKG, dies muss bei einer Diagnosestellung mitbedacht werden. Zusätzlich nimmt das Herz in der Schwangerschaft östrogenbedingt an Größe zu und hat ein um ca. 12 % (70–80 ml) höheres Volumen (stärkere Füllung des Herzens und Hypertrophie des Herzmuskels).

11.3.15 Lunge und Atemwege

Die **Atmung** muss in der Schwangerschaft gesteigert werden, um den erhöhten Bedarf der Mutter und des Kindes gewährleisten zu können (15–25 % mehr Sauerstoffverbrauch).

In den oberen Atemwegen kommt es unter Östrogeneinfluss zu einer Schwellung der Kapillaren, erkennbar durch eine gesteigerte Durchblutung, Hypersekretion und ein Schleimhautödem. Etwa 20 % der Frauen entwickeln eine unangenehme Behinderung der Nasenluftpassage (Schwangerschaftsrhinitis), die sich nach dem Wochenbett spontan zurückbildet.

Das Zwerchfell tritt um bis zu 4 cm höher, der Umfang des Thorax nimmt zu (ca. 2 cm) und die unteren Rippen dehnen sich nach außen. Damit bleibt das Volumen im Thorax ungefähr gleich. Im Bauchraum befindet sich jedoch mehr Platz. Der Uterus hemmt zum Teil die Zwerchfellbewegungen, daraus resultiert eine schwangerschaftsbedingte Brustatmung. Die funktionelle Residualkapazität der Lunge ist in der Schwangerschaft verringert, was bei Intubation in Notfällen von Bedeutung sein kann ([9]).

In weiterer Folge entsteht eine **physiologische Hyperventilation** und mehr als die Hälfte der Schwangeren entwickeln eine Kurzatmigkeit bei Belastung. Dies geht in Kombination mit einer Erhöhung des Atemminutenvolumens um ca. 20–50 % (► **Abb. 11.21**), auf den erhöhten Sauerstoffbedarf und die vermehrte CO_2-Produktion (20 %), auch durch den Feten, zurück.

Abb. 11.21 Atemvolumina.

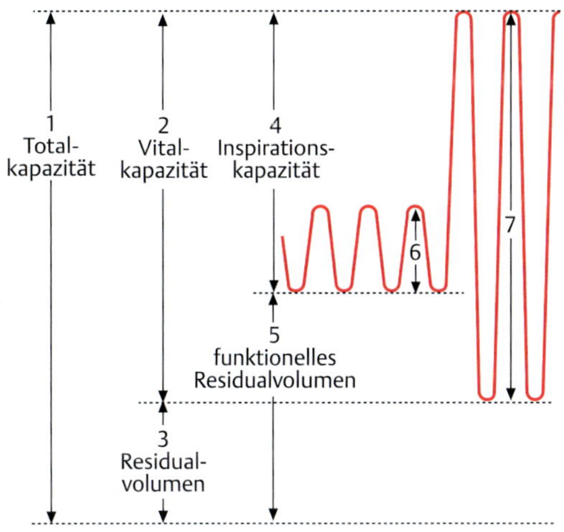

1 Totalkapazität
2 Vitalkapazität (max. Einatmung)
3 Residualkapazität (Rest, der nach max. Ausatmung in der Lunge verbleibt)
4 Inspirationskapazität (Volumen, das nach normaler Ausatmung eingeatmet werden kann)
5 funktionelle Residualkapazität (Rest, der nach normaler Ausatmung in der Lunge verbleibt)
6 Atemzugvolumen bei normaler Atmung
7 bei Anstrengung *Quelle: Stiefel A, Brendel K, Bauer N, Hrsg. Hebammenkunde. 6., aktualisierte und erweiterte Auflage. Stuttgart: Thieme; 2020, Zeichnung: Hopek Quirin Harder.*

Der hohe Progesteronspiegel erhöht die Empfindlichkeit des Atemzentrums im Gehirn gegenüber der Menge des im arteriellen Blut gelösten Kohlendioxids (pCO_2). Durch den erhöhten Spiegel von pCO_2 in der Schwangerschaft nimmt die alveoläre Ventilation stark zu. Dies hat zur Folge, dass der Atemantrieb durch niedrigere CO_2-Konzentrationen angeregt wird. Daraus resultiert eine tiefere Atmung.

11.3.16 Nieren und Harnwege

Durch den erhöhten Stoffwechsel der schwangeren Frau und des Kindes muss das renale System **vermehrt Stoffwechselabfallprodukte** ausscheiden. Progesteron beeinflusst die glatte Muskulatur in den harnableitenden Organen. Folgen sind die Zunahme des Nierenvolumens und die Erweiterung der rechten (weniger der linken) Harnwege. Im späteren Verlauf der Schwangerschaft kommt es zu einer Einengung der Blase durch den wachsenden Uterus.

Die **Nieren** vergrößern sich in der Schwangerschaft um 1–1,5 cm durch die vermehrte Nierendurchblutung und das erhöhte Gefäßvolumen. Progesteroninduziert erweitern sich Nierenkelche, Nierenbecken und Ureteren, die auch etwas von ihrer peristaltischen Aktivität verlieren. Die Nierendurchblutung steigt um bis zu 80 %, der effektive Plasmafluss durch die Nieren um ca. 60–80 % (ca. 400 ml/h) und die glomeruläre Filtrationsrate bis zur 32. SSW um etwa 50 %. Auslöser dafür ist der niedrigere Hämatokritwert und eine Senkung der Konzentration der Plasmaproteine. Dadurch kommt es zu einer vermehrten physiologischen Ausscheidung von Harn, Kreatinin, Harnsäure und Harnstoff und entsprechend zu einer verminderten Plasmakonzentration.

Die **Filtration von Glukose** in den Nieren steigt an, wobei sich die Glukoseabsorption nicht verändert. Dies bedingt eine physiologische Glukoseausscheidung über den Harn. Bei einer vermehrten Ausscheidung muss jedoch an einen Gestationsdiabetes gedacht werden.

Geringe Mengen an niedermolekularen globulären Proteinen (Albumine) passieren den Glomerulusfilter. Hier kann in der Schwangerschaft die tubuläre Rückresorption der Proteine unzureichend sein und es entsteht eine **physiologische Schwangerschaftsproteinurie**.

Diese ist abzugrenzen zu einer **pathologischen Proteinurie**. In diesem Fall ist eine 24-Std.-Urinsammlung mit einer quantitativen Bestimmung der Eiweißausscheidung im Labor vorzunehmen.

Zusätzlich kommt es in der Schwangerschaft zu einer gesteigerten **Filtration** mit Verlust an Aminosäuren. Der dadurch entstehende erhöhte Natriumverlust, infolge der vermehrten Filtration und der verminderten Absorption, wird durch den 5-fach erhöhten Aldosteronspiegel in der Schwangerschaft und durch eine gesteigerte tubuläre Rückresorption ausgeglichen. Die hohe Konzentration von Angiotensin II und Aldosteron im mütterlichen Plasma führt im dritten Trimenon häufig zu einer verstärkten Retention von NaCl und Wasser, welche Ödeme verursacht.

Die Erweiterungen des Nierenbeckenkelchsystems begünstigen einen Keimaufstieg, auch bei einer asymptomatischen Bakteriurie, bis hin zur Pyelitis (Nierenbeckenentzündung). Dies wird weiter begünstigt durch die erhöhten Mengen an Glukose im Harn. Zusätzlich führt die Progesteronwirkung zu einer Abnahme des Tonus und der Peristaltik. Das Resultat kann eine eventuell unvollständige Blasenentleerung sein, aufgrund des niedrigeren Tonus und der Weitstellung der Ureteren. In Kombination mit dem vergrößerten Uterus, der die Ureteren komprimiert und verdrängt, steigt die Gefahr für aszendierende Infektionen weiter an.

Die **Harnblase** wird in der Schwangerschaft relaxiert, sie entwickelt ein Ödem, die Durchblutung ist gesteigert und die Füllmenge wird reduziert. Dadurch kann es zu **häufigem Harndrang** kommen, der sich durch den vorangehenden Kindsteil im Becken noch verstärken kann. Am Ende der Schwangerschaft, unter Einfluss des Progesterons, nimmt der Blasentonus ab, wodurch die Blasenfüllmenge wieder steigt.

11.3.17 Verdauungstrakt

Die Veränderungen am Verdauungstrakt werden stark durch das Hormon **Progesteron** beeinflusst, das eine starke dilatierende Wirkung auf fast alle Hohlorgane im mütterlichen Körper ausübt. Der wachsende Uterus sorgt zusätzlich für eine Verdrängung, Einengung und Beeinflussung der umgebenden Organe.

Die gesunde Ernährung der Mutter ist wesentlich für die Schwangerschaft. Besonders in der ersten Hälfte steigert sich bei vielen Frauen der **Appetit**, wahrscheinlich ausgelöst durch Hormone (z. B. Leptin), und ein verstärktes **Durstgefühl**, ausgelöst durch das Hormon hCG, welches die Durstschwelle senkt. Zum Ende der Schwangerschaft kommt es durch die Verlagerung des Magens nach oben und den stark vergrößerten Uterus zu einer Appetitreduktion.

Mundhöhle

Im Mund entwickeln sich in der Schwangerschaft durch Östrogen- und Progesteroneinwirkung Gefäßproliferationen, eine Durchblutungssteigerung des Zahnfleisches und ödematöse Schwellungen. Das Zahnfleisch kann vermehrt **bluten** und verletzungsanfälliger sein, zusätzlich kann sich eine Schwangerschaftsepulis bilden (fibröse Hyperplasie am Zahnfleischrand). Es kommt auch gehäuft zu Zahnfleischentzündungen.

Die Senkung der Speichelsekretion führt in Kombination mit einem Abfall des pH-Wertes, häufig verstärkt durch Übelkeit und Erbrechen, zu einer Verminderung des Zahnschmelzschutzes. Das alles hat zur Folge, dass auf die Mund- und Zahnhygiene besonders geachtet werden sollte.

Speiseröhre und Magen

Durch eine progesteroninduzierte Tonusabnahme des unteren Speiseröhrenschließmuskels, die Erhöhung des intraabdominalen Drucks durch den wachsenden Uterus und durch die Querverlagerung und Verdrehung des Magens kommt es in der Schwangerschaft zu gehäuftem Sodbrennen, was ca. 30–70 % der Schwangeren betrifft. Es entsteht durch Zurückfließen von Mageninhalt in die Speiseröhre, die dann von der Magensäure gereizt wird. Gehäuft passiert dies ab dem zweiten Trimenon, mit einer Steigerung im letzten Drittel der Schwangerschaft.

Östrogene und Progesteron verursachen eine Erhöhung der Magenschleimsekretion und eine Verminderung der Säuresekretion und Pepsinkonzentration. Dies bewirkt eine Verminderung des pH-Wertes im Magen. Außerdem ist durch die Abnahme von Tonus und Motilität des Magens und die Verdrängung des Organs durch den Uterus die Magenentleerungszeit verlängert, was auch einen Einfluss auf mögliche Anästhesieverfahren haben kann. Nach der 20. SSW werden Schwangere aufgrund verschiedenster hormoneller und mechanischer Faktoren im Kontext der Anästhesie nie als nüchtern angesehen [9].

Darm

Im Darm kommt es hormonbedingt, besonders durch Progesteron, zu einer Erweiterung des Dickdarmes, die glatte Muskulatur relaxiert und die Darmmotilität wird herabgesetzt. Damit wird die **Darmtätigkeit** verlangsamt und die Resorption (besonders von Fe, Ca, Glukose, Aminosäuren, Wasser, Na und Chlorid) erhöht. Beide Phänomene werden durch die Hypertrophie der Duodenalzotten verstärkt, was wiederum Blähungen und eine Obstipation verursachen kann.

Ein weiterer Faktor für die **Obstipationsneigung** in der Schwangerschaft ist die zunehmende Komprimierung des Dickdarms durch den Uterus. In Kombination mit dem erhöhten intraabdominalen Druck begünstigt dies das Auftreten von Hämorrhoiden.

11.3.18 Stoffwechsel und Leber

In der Frühschwangerschaft (▶ Abb. 11.22) besteht eine erhöhte Insulinsensibilität durch die plazentare Glukose-Passage und -Speicherung. Dadurch ist der mütterliche **Nüchternblutzucker** erniedrigt und die Versorgung des Kindes gewährleistet. Es wird in der Folge mehr Insulin produziert.

In der ersten Hälfte der Schwangerschaft wird durch den geänderten **Lipidstoffwechsel** neues Fettgewebe (bis zu 3 kg) gebildet. Serumtriglyzeride steigen an, bedingt durch eine erhöhte Lipaseaktivität in der Leber und den Einfluss des Cholesterols. Zusätzlich kommt es zu einem reduzierten Katabolismus. Die optimale Versorgung des Feten mit Fettstoffwechselmetaboliten und die plazentare Synthese von Steroidhormonen werden dadurch gewährleistet.

Abb. 11.22 Stoffwechsel in der frühen und späten Schwangerschaft.

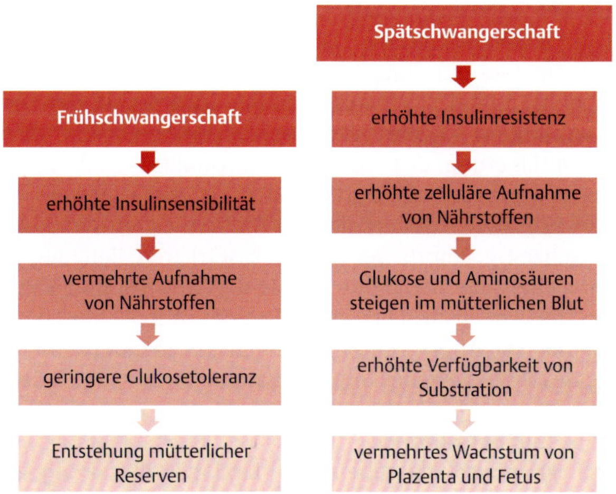

Quelle: Stiefel A, Brendel K, Bauer N, Hrsg. Hebammenkunde. 6., aktualisierte und erweiterte Auflage. Stuttgart: Thieme; 2020.

Patho HELLP-Syndrom

HELLP bedeutet:
H *= Hämolyse*
EL *= erhöhte Leberwerte (elevated liver enzymes)*
LP *= Thrombozytopenie (low platelet count = niedrige Thrombozytenzahl)*

Die Symptomatik der Präeklampsie (Kap. Weitere Funktionen*) ist auch beim HELLP-Syndrom zu beobachten. Meist kommen zusätzlich Oberbauchschmerzen, Übelkeit und Erbrechen dazu. Die Diagnose wird durch eine Blutuntersuchung gestellt [20].*

Besonders in der Spätschwangerschaft wird der mütterliche Glukose- und Lipidstoffwechsel durch die Bedürfnisse des Kindes beeinflusst. Hinzu kommt eine Veränderung der mütterlichen Kohlenhydrat- und Fettverwertung durch eine **Insulinresistenz** und eine Aktivierung lipolytischer Hormone. Das alles führt dazu, dass der erhöhte Bedarf in der Schwangerschaft gedeckt werden kann. Zusätzlich dient es als Vorbereitung auf die Geburt und die Laktation.

Patho Gestationsdiabetes

*Gestationsdiabetes ist definiert als eine **Glukosetoleranzstörung**, die erstmals in der **Schwangerschaft** mit einem oralen **Glukosetoleranztest** unter standardisierten Bedingungen und qualitätsgesicherter Glukosemessung aus venösem Plasma diagnostiziert wird. Die geburtshilfliche Überwachung sollte engmaschig erfolgen [20].*

Gestationsdiabetes wird meist diätetisch behandelt oder wenn nötig mit dem Spritzen von Insulin. Blutzuckerentgleisungen bei einem schlecht eingestellten GDM in der Schwangerschaft können schwerwiegende Folgen für Mutter und Kind nach sich ziehen [22].

Nach einem GDM haben Betroffene ein Risiko von 53 %, in den ersten 8 Jahren nach der Geburt einen Diabetes mellitus (meist Typ 2) zu entwickeln [10].

Die **endokrinen Pankreaszellen hyperplasieren** unter dem Einfluss von Östrogen. Dadurch kommt es zu einer Erhöhung der Insulinsekretion und einer relativen Insulinresistenz, die die Nüchternblutzuckerwerte am Ende der Schwangerschaft ansteigen lassen. Somit stehen der Plazenta und dem Feten mehr Nährstoffe zur Verfügung. Das ist die Folge der diabetogenen Wirkung der Hormone CRH, HPL und Progesteron. Der Insulinbedarf steigt um bis zu 80 % an.

! Merke

*Zusammenfassend lässt sich sagen, dass **Östrogene** den Blutzucker senken, die Glukosetoleranz verbessern und die Glykogenspeicherung erhöhen.*

Durch die physiologische **Gewichtszunahme** in der Schwangerschaft und den hormonell gesteigerten Energieumsatz erhöht sich der Energiebedarf der Frau um ca. 10–20 %.

In der Schwangerschaft findet eine vermehrte **Kalziumabsorption** statt, die für den fetalen Knochenaufbau benötigt wird. Die Plazenta ist dafür verantwortlich, dass vermehrt Kalzium aus dem mütterlichen Blut zum Feten gelangt, indem die Konzentration in der Plazenta höher ist als im mütterlichen Blut. Um dies zu gewährleisten, ist eine ausreichende Vitamin-D-Zufuhr notwendig. HPL und Prolaktin stimulieren die Vitamin-D-Synthese, damit die Kalziumresorption gesteigert werden kann. Des Weiteren nimmt die gastrointestinale Resorption von Vitamin D die ganze Schwangerschaft über zu.

Die **Leber** wird durch den wachsenden Uterus verlagert. In der Schwangerschaft werden mehr Triglyzeride und Glykogen gespeichert und die Synthese von Plasmaproteinen, Enzymen und Lipiden in der Leber wird angepasst. Dies führt zu niedrigeren Albuminwerten, erhöhten Fibrinogenwerten und einer erhöhten Cholesterinsynthese.

Progesteron bewirkt eine Erschlaffung der glatten Muskulatur der Gallenblase, wodurch eine Retention von Gallenflüssigkeit begünstigt wird. Die Epithelzellen können weniger Wasser resorbieren, sodass die Gallenflüssigkeit verdünnt wird und weniger Cholesterin enthält. Außerdem werden Gallensalze vermehrt zurückgehalten, was einerseits cholesterinabhängige Gallensteine fördert und sich andererseits in der Haut ablagern und Juckreiz verursachen kann.

11.3.19 Körpergewicht und Körperform

Das Körpergewicht steigt meist erst ab dem zweiten Trimenon an (ca. 450 g in der Woche) (▸ **Abb. 11.23**).

! Merke

*Die **Gewichtszunahme** beträgt am Ende der Schwangerschaft im Durchschnitt 12 kg.*

Sie wird durch unterschiedliche Faktoren beeinflusst, u. a. durch den BMI (Body-Mass-Index) der Frau vor dem Eintritt der Schwangerschaft, durch Lebensgewohnheiten, Suchtmittelabusus, Ernährungsgewohnheiten, ethnische Zugehörigkeit und den Bildungsstand der Frau. ▸ **Tab. 11.3** zeigt die empfohlene Gewichtszunahme in Abhängigkeit vom Ausgangsgewicht.

Tab. 11.3 Empfohlene Gewichtszunahme in der Schwangerschaft [20].

BMI (kg/m²)	Empfohlene Gewichtszunahme in der Schwangerschaft
BMI < 19,8	12,5–18,0 kg
BMI 19,8–26,0	11,5–16,0 kg
BMI > 26,0	7,0–11,5 kg
BMI ab 30,0	5,0–9,0 kg

Abb. 11.23 Gewichtszunahme in der Schwangerschaft.

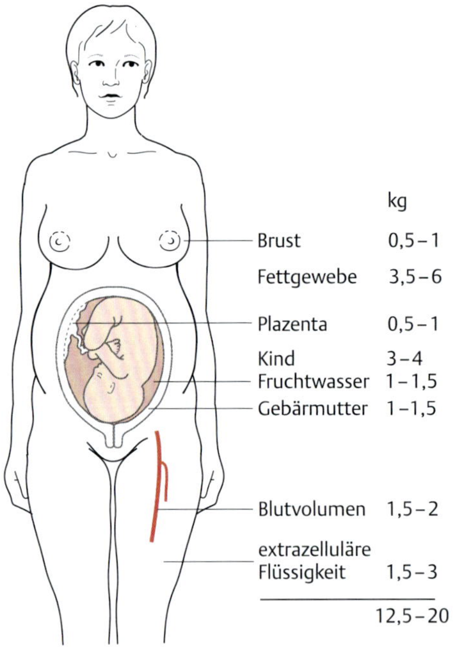

Quelle: Stiefel A, Brendel K, Bauer N, Hrsg. Hebammenkunde. 6., aktualisierte und erweiterte Auflage. Stuttgart: Thieme; 2020, Zeichnung: Hopek Quirin Harder.

Bei Frauen/Mädchen unter 20 Jahren bedarf es noch weiterer Forschung, denn die BMI-Angaben für Erwachsene entsprechen nicht dem physiologischen Optimum bei jungen Schwangeren.

Die Gewichtszunahme setzt sich wie folgt zusammen:

- Kind ca. 3,5 kg
- Uterus ca. 1,2 kg
- Fruchtwasser ca. 1 kg
- Plazenta ca. 0,5 kg
- Wassereinlagerungen (Ödeme) ca. 2,5 kg
- Fetteinlagerungen ca. 3 kg

Blitzlicht Praxis Fruchtwassermenge

Normal *ist eine Fruchtwassermenge zum Geburtstermin von 500–1000 ml. 100–500 ml sind* ***wenig Fruchtwasser****, während 1000–2000 ml* ***reichlich*** *Fruchtwasser sind [20].*

Weniger als die Hälfte machen das Kind, die Plazenta und das Fruchtwasser aus, der Rest geht auf körperliche Veränderungen der Frau zurück [20].

! Merke

Ein sprunghafter Anstieg des Gewichtes ist ein Warnhinweis auf ***Ödeme****. In diesem Fall ist eine regelmäßige Gewichtskontrolle in der Schwangerschaft angezeigt [20].*

Die **Körperform** der Schwangeren verändert sich durch Wachstumsprozesse, vor allem im Bauchbereich. Bis zum zweiten Trimenon ist eine rundliche Vorwölbung des Bauches zu beobachten. Am Ende der Schwangerschaft sinkt die Rundung aufgrund des Eintritts des Kindes ins mütterliche Becken ab. Die mütterlichen Fetteinlagerungen werden vor allem im Hüft- und Oberschenkelbereich wahrgenommen und können die Schwangere dadurch rundlicher erscheinen lassen. Auch die Vergrößerung der Brüste trägt zu einer weiblicheren Form bei.

11.3.20 Skelett und Muskulatur

Der Gang und die Haltung von Frauen verändern sich im Laufe der Schwangerschaft.

Die **Lendenwirbelsäule** (LWS) macht in der Schwangerschaft eine Veränderung im Sinne einer Hyperlordose durch, die bei ca. 50 % der Schwangeren Beschwerden in der Lumbosakralregion (S. 366) verursacht. Dies geschieht durch eine Verlagerung des Körperschwerpunktes nach ventral (bauchwärts), bedingt durch den nach vorne ausladenden Uterus. Zusätzlich ändert sich der Beckenneigungswinkel.

Gleichzeitig kommt es zu einer stärkeren Beugung der **Brustwirbelsäule** nach hinten, was die Muskeln und Bänder sehr stark beansprucht. Zusätzlich kommt es durch den steigenden Östrogen- und Relaxineinfluss zu einer Auflockerung des Bindegewebes und des Bandapparates, der Gelenkverbindungen, besonders im Symphysen- und Iliosakralgelenk, und der Knorpel.

Die **Symphyse**(Schambeinfuge) und das **Iliosakralgelenk** werden beweglicher und flexibler. Das alles dient dazu, das Becken weiter zu machen und die spätere Geburt zu erleichtern. Das Auseinanderweichen der Schambeinfuge, auch Diastase genannt, kann Beschwerden beim Gehen verursachen (typischer „Watschelgang").

Die **Bauchmuskeln** werden durch die Größenzunahme des Uterus und des Feten extrem gedehnt und die geraden Bauchmuskeln (Mm. recti abdominis) weichen zum Ende der Schwangerschaft hin auseinander. Dieser Spannungsverlust wird **Rektusdiastase** genannt (▶ **Abb. 11.24**) und kann als finger- bis handbreiter Spalt bei Anspannung (z. B. Aufstehen über die geraden Bauchmuskeln) sichtbar werden. Aus diesem Grund ist es sinnvoll, der Schwangeren alternative Aufstehmöglichkeiten (zur Seite drehen und die schrägen Bauchmuskeln zum Aufstehen benutzen) anzubieten. Nach der Schwangerschaft können die Muskeln, evtl. mit Unterstützung von Rückbildungsgymnastik, wieder in ihre ursprüngliche Form zurückweichen.

Abb. 11.24 Rektusdiastase.

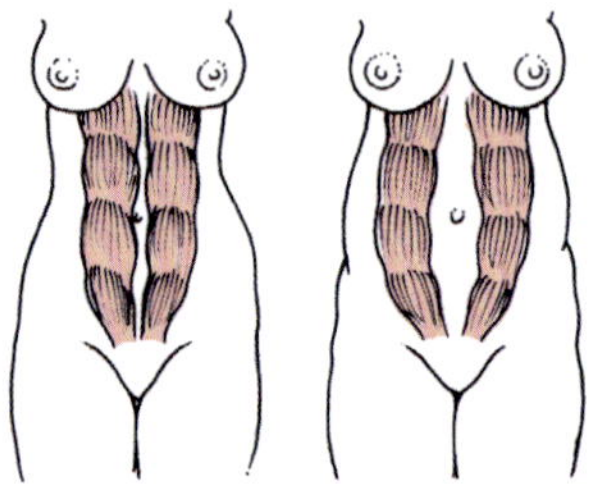

Quelle: Stiefel A, Brendel K, Bauer N, Hrsg. Hebammenkunde. 6., aktualisierte und erweiterte Auflage. Stuttgart: Thieme; 2020, Zeichnung: Hopek Quirin Harder.

11.3.21 Haut

Durch die vermehrte Produktion von Östrogen, Progesteron und melanozytenstimulierendem Hormon (MSH) kommt es zu einer **Hyperpigmentierung** der Brustwarzen, der Areolen, der Genitalregion und der Linea alba (fusca) (Abb. 16.7). Besonders unter Sonneneinstrahlung tritt ein **Chloasma uterinum** (schmetterlingsförmige Pigmentierung) im Bereich von Nase, Stirn und Wangen auf. Die Pigmentierung ist unregelmäßig gestaltet, scharf begrenzt und gelblich-braun. Narben und Sommersprossen können zusätzlich betroffen sein. Die fleckigen Verfärbungen bilden sich weitgehend nach der Geburt zurück, bei Frauen mit dunklem Teint können Spuren zurückbleiben.

Schweißdrüsen steigern ihre Produktion während der Schwangerschaft, es kann zu vermehrtem Schwitzen kommen und in seltenen Fällen auch zu einer **Akne gravidarum**.

Die **Haut** wird vermehrt durchblutet (500 ml/min), besonders durch die erhöhte östrogenbedingte vaskuläre Durchlässigkeit und Proliferation. Dadurch kann die Wärmeabgabe beschleunigt werden, und Schwangere verfügen meist über warme Hände und Füße und ein allgemeines Wärmegefühl.

Sehr lästig, aber nicht pathologisch, sind **Striae distensae** (Striae gravidarum, Schwangerschaftsstreifen), die bei 50–90 % der Schwangeren auftreten, besonders am Bauch, an der Hüfte, an den Oberschenkeln und der Brust. Dies geschieht unter dem Einfluss einer gesteigerten Kortisolkonzentration. Es zeigen sich streifige Atrophien der Haut durch Bindegewebsveränderungen. Diese Streifen erscheinen zuerst rötlich-livide. Nach Beendigung der Schwangerschaft verblassen sie und bleiben als feine weißliche Striche (Narben) zurück.

Die vermehrte Hautdurchblutung führt auch zu einem stärkeren Wachstum von Nägeln und Haaren. Es kann dazu führen, dass Frauen einen geringeren Haarverlust in der Schwangerschaft haben, der sich dann im Wochenbett umkehrt.

11.3.22 Brüste

Eine Reihe von Hormonen, u. a. Östrogene, Progesteron, Prolaktin, Glukokortikoide, Wachstumshormone und Insulin, sind an der Entwicklung und Ausbildung der mütterlichen Brustdrüse in der Schwangerschaft beteiligt. Vor der Geburt des Kindes wird die Milchsekretion durch Östrogene und Progesteron größtenteils gehemmt. Nach der Geburt und dem Abfall der Plazentahormone fördert das Prolaktin die Milchproduktion, beginnend mit der verstärkten Produktion eines immunglobulinreichen **Kolostrums** (Vormilch). (Die Bildung von Kolostrum fängt bereits Wochen vor der Geburt an und die Brustdrüse sondert schon Kolostrum ab.)

Die **Größenzunahme** der Brust beruht hauptsächlich auf einer vermehrten Vaskularisierung, einer Hypertrophie, besonders die vollständige Entwicklung der Lobuli, einer Erweiterung der Alveolen und Ausführungsgänge sowie einer Verdopplung der Brustdrüsen. Dadurch kann es zu Blutstauungen kommen, die eine höhere Empfindlichkeit, besonders um die Brustwarzen, verursachen.

Subkutane **Venen**, die dilatieren, können ein deutliches Muster, eine Marmorierung, auf der Brust zeigen. Die Mamillen und die Areolen weisen eine **Hyperpigmentierung** auf. Ab dem zweiten Trimenon können bereits physiologisch kleine Milchmengen austreten.

! Merke

Es besteht jedoch kein Zusammenhang zwischen der Größe der Brust und der späteren Milchbildungsmenge.

11.3.23 Fettgewebe

Im Fettgewebe werden außer Östrogenen noch weitere Hormone gebildet, insbesondere **Leptin**. Es wirkt auf das Sättigungszentrum im Gehirn und führt beim normalgewichtigen Menschen zu einer **Hemmung der Nahrungsaufnahme**. Außerdem steigert Leptin den **Energieumsatz**. Je mehr Körperfett vorhanden ist, desto mehr Leptin wird ausgeschüttet.

Abb. 11.25 Hautveränderungen.

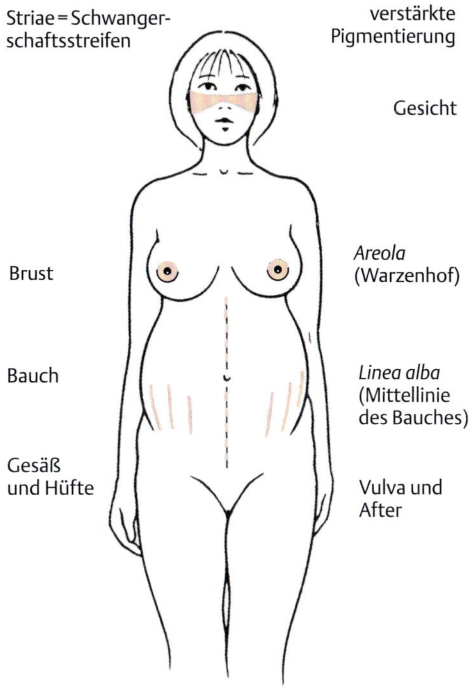

rechts: Bereiche des Körpers, die in der Schwangerschaft eine verstärkte Pigmentierung aufweisen. Links: bevorzugte Bereiche des Körpers für das Auftreten von Striae. *Quelle: Stiefel A, Brendel K, Bauer N, Hrsg. Hebammenkunde. 6., aktualisierte und erweiterte Auflage. Stuttgart: Thieme; 2020, Zeichnung: Hopek Quirin Harder.*

Blitzlicht Praxis Wochenbett

Im Wochenbett bilden sich schwangerschafts- und geburtsbedingte Veränderungen oder Verletzungen zurück.

5 Vorgänge kennzeichnen diesen Zeitabschnitt:

- *Aufbau der Mutter-Kind-Beziehung*
- *Ingangkommen und Aufrechterhaltung der Laktation*
- *Rückbildung schwangerschafts- und geburtsbedingter Veränderungen*
- *Wundheilung*
- *hormonelle Umstellung*

[20]

11.3.24 Psychisches Befinden in der Schwangerschaft

Die Zeit der Schwangerschaft ist eine relativ kurze, jedoch äußerst intensive Zeit für eine Frau, die auch mit psychischen Veränderungen einhergeht. Die körperlichen, hormonellen und sozialen Umstellungen bringen Einschnitte im Leben der werdenden Eltern mit sich, an die eine Anpassung erfolgen soll.

Je nach Persönlichkeit und Umfeld können die Veränderungen stärker oder schwächer ausgeprägt sein. Die Zeit der Schwangerschaft kann durchzogen sein von Euphorie, Glücklichsein und Freude, gesteigerter Sensibilität, aber ebenso von Stimmungsschwankungen, Gereiztheit und zahlreichen negativen Gefühlen. Die Intensität des Kinderwunsches ist nicht entscheidend für das psychische Empfinden einer Frau.

! Merke

Ausgeprägte psychische Veränderungen während der Schwangerschaft gelten als Warnhinweis auf mögliche psychische Schwierigkeiten in der Postpartalzeit.

12 Blut und Immunsystem

12.1 Blut

12.1.1 Aufgaben

Das Blut übernimmt im Körper 3 wesentliche Aufgaben:

- **Transport:** Über das Blut gelangen Atemgase (Sauerstoff und Kohlendioxid), Nährstoffe, Stoffwechselprodukte, Elektrolyte und Hormone an ihre Zielorte. Außerdem dient es dem Wärmetransport.
- **Blutstillung:** Blut besitzt die Fähigkeit zu gerinnen. So kann es die Gefäßwand bei kleineren Verletzungen abdichten und den Blutverlust stoppen.
- **Erregerabwehr:** Einige Blutbestandteile sind gleichzeitig Teil des Immunsystems. Sie sind in der Lage, Krankheitserreger unschädlich zu machen, die in den Körper eingedrungen sind.

12.1.2 Blutvolumen

Unter **Blutvolumen** versteht man die Gesamtmenge an Blut, die sich im Körper befindet. Sie beträgt bei einem Erwachsenen **6–8 % des Körpergewichts**, d. h., bei einem Körpergewicht von 70 kg besitzt man etwa **5 l Blut**. Diese Werte gelten für Menschen mit einem normalen Fettanteil. Da Fettgewebe nur wenig durchblutet ist, liegt der Anteil des Blutes am Körpergewicht bei stark Übergewichtigen niedriger.

Männer haben im Verhältnis zu ihrem Körpergewicht ein größeres Blutvolumen als Frauen. Neben dem Geschlecht spielt auch das Alter eine Rolle. So verfügen:

- Frauen über ca. 60 ml Blut/kg Körpergewicht,
- Männer über ca. 70 ml Blut/kg Körpergewicht,
- Kleinkinder über ca. 85 ml Blut/kg Körpergewicht und
- Neugeborene über ca. 90 ml Blut/kg Körpergewicht.

Entspricht das Blutvolumen diesen Normalwerten, spricht man von einer **Normovolämie**. Ein vermindertes Blutvolumen in den Gefäßen wird als **Hypovolämie** bezeichnet. Gründe hierfür können innere oder äußere Blutungen sein. Auch ein größerer Flüssigkeitsverlust, z. B. bei Durchfall oder bei Einnahme von entwässernden Medikamenten, kommt als Ursache einer Hypovolämie infrage. Die **Hypervolämie**, also ein erhöhtes Blutvolumen, tritt seltener auf. Sie entsteht im Rahmen einer Hyperhydratation (S. 253), z. B. durch Infusion einer zu großen Flüssigkeitsmenge.

Blitzlicht Praxis **Blutverluste**

*Geringe **Blutverluste**, z. B. eine Blutspende von 500 ml, kann der Körper ohne Schwierigkeiten oder klinische Symptome ausgleichen. Problematisch wird es ab einem Verlust von ca. 30 % des Gesamtvolumens: Die Herzfrequenz steigt, der Blutdruck sinkt, die Urinausscheidung nimmt ab. Der Mensch ist blass, unruhig, schwitzt kalt und bekommt Angst, er kann auch das Bewusstsein verlieren. Diese durch den Blutverlust bedingte Kreislaufsituation wird als **Volumenmangelschock** oder **hypovolämischer Schock** bezeichnet. Typische Ursachen in der Geburtshilfe sind geburtshilfliche Komplikationen wie vorzeitige Plazentaablösung, septischer Abort oder Atonie. Eine mögliche Folge eines hypovolämischen Schockes kann eine disseminierte intravasale Koagulopathie (DIC) oder auch Verbrauchskoagulopathie sein. Diese schwere Gerinnungsstörung entsteht durch den übermäßigen Verbrauch an plasmatischen Gerinnungsfaktoren und Thrombozyten und stellt eine der schwersten durch hohen Blutverlust ausgelösten Komplikationen dar [6].*

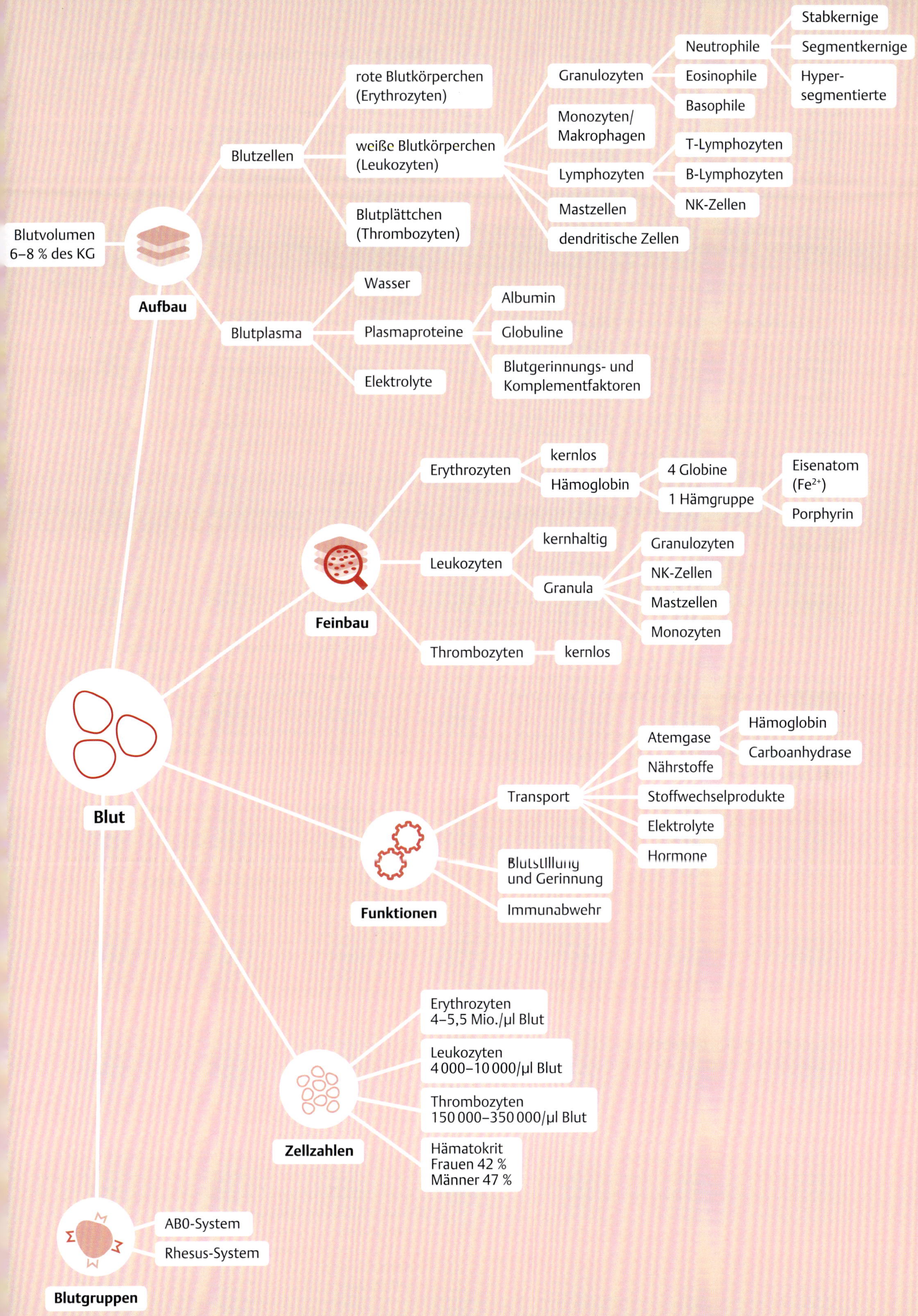

Blut
Aufbau
Blutvolumen 6–8 % des KG
Blutzellen
rote Blutkörperchen (Erythrozyten)
weiße Blutkörperchen (Leukozyten)
Granulozyten
Neutrophile
Stabkernige
Segmentkernige
Hyper-segmentierte
Eosinophile
Basophile
Monozyten/ Makrophagen
Lymphozyten
T-Lymphozyten
B-Lymphozyten
NK-Zellen
Mastzellen
dendritische Zellen
Blutplättchen (Thrombozyten)
Blutplasma
Wasser
Plasmaproteine
Albumin
Globuline
Blutgerinnungs- und Komplementfaktoren
Elektrolyte
Feinbau
Erythrozyten
kernlos
Hämoglobin
4 Globine
1 Hämgruppe
Eisenatom (Fe^{2+})
Porphyrin
Leukozyten
kernhaltig
Granula
Granulozyten
NK-Zellen
Mastzellen
Monozyten
Thrombozyten
kernlos
Funktionen
Transport
Atemgase
Hämoglobin
Carboanhydrase
Nährstoffe
Stoffwechselprodukte
Elektrolyte
Hormone
Blutstillung und Gerinnung
Immunabwehr
Zellzahlen
Erythrozyten 4–5,5 Mio./µl Blut
Leukozyten 4 000–10 000/µl Blut
Thrombozyten 150 000–350 000/µl Blut
Hämatokrit Frauen 42 % Männer 47 %
Blutgruppen
AB0-System
Rhesus-System

12.1.3 Zusammensetzung des Blutes

Das Blut besteht zu etwa 55 % aus **Blutplasma** und zu etwa 45 % aus **Blutzellen** (▶ Abb. 12.1). Zu den Blutzellen gehören:
- die **Erythrozyten** (rote Blutkörperchen; das griechische Wort „erythros" bedeutet „rot"),
- die **Leukozyten** (weiße Blutkörperchen; das griechische Wort „leukos" bedeutet „weiß") und
- die **Thrombozyten** (Blutplättchen; das griechische Wort „thrombos" bedeutet „Klumpen, Pfropf").

Zwischen den Leukozyten und den Erythro- und Thrombozyten bestehen 2 grundlegende Unterschiede:

Die **Leukozyten** besitzen einen **Zellkern** und sind damit Zellen im engeren Sinne. Außerdem sind sie in der Lage, das Blutgefäß zu verlassen und ins **Gewebe** überzutreten.

Die **Erythrozyten** und die **Thrombozyten** haben **keinen Zellkern** und sind damit streng genommen keine echten Zellen. Ihre Funktion kann man sich vorstellen wie die eines Briefumschlags: Sie bieten Stoffen, die nicht oder nur schlecht im Plasma transportiert werden können (z. B. Sauerstoff oder einige Gerinnungsfaktoren), die Möglichkeit, ihren Zielort zu erreichen. Erythrozyten und Thrombozyten können das Blutgefäß im Normalfall **nicht** verlassen.

Hämatokrit und Viskosität • Der Anteil der Blutzellen am Blutvolumen wird als **Hämatokrit** (Hkt) bezeichnet. Leukozyten und Thrombozyten machen zusammen nur ca. 1 % der Blutzellen aus, die Erythrozyten dagegen etwa 99 %. Deshalb kann man den Hämatokrit mit dem Anteil der Erythrozyten am Blutvolumen gleichsetzen (▶ Tab. 12.1). Der Hämatokrit hat Auswirkungen auf die Fließfähigkeit des Blutes, sie nimmt mit steigendem Hämatokrit immer mehr ab. Diese „Zähigkeit" des Blutes wird als **Viskosität** bezeichnet.

Tab. 12.1 Hämatokrit. Die Referenzbereiche geben an, wie weit der gemessene Wert vom Normalwert abweichen darf, ohne als krankhaft zu gelten.

	Normalwert*	Referenzbereich*
Frauen	42 % (0,42)	37–47 % (0,37–0,47)
Männer	47 % (0,47)	40–52 % (0,40–0,52)
Neugeborene	60 % (0,60)	52–68 % (0,52–0,68)
Säuglinge älter 3 Monate und Kinder	36 % (0,36)	31–40 % (0,31–0,40)

* *Ob der Hämatokrit in Prozent oder ohne Einheit (hier in Klammern) angegeben wird, ist von Labor zu Labor unterschiedlich.*

Blitzlicht Praxis Hämatokrit

*Ein **erniedrigter Hämatokrit-Wert** kann ein Hinweis auf eine verminderte Bildung von Erythrozyten (Blutarmut, Anämie) sein, z. B. aufgrund von Eisenmangel. Beispielsweise kann auch eine Hyperhydratation (S. 253) den Hämatokrit sinken lassen. Ein **erhöhter Hämatokrit-Wert** kann bei Flüssigkeitsmangel auftreten oder bei einer vermehrten Bildung von Erythrozyten (Polyglobulie), z. B. nach längerem Aufenthalt in großen Höhen oder bei einer krankhaften Erythrozyten-Neubildung im Knochenmark.*

Abb. 12.1 Die verschiedenen Bestandteile des Blutes.

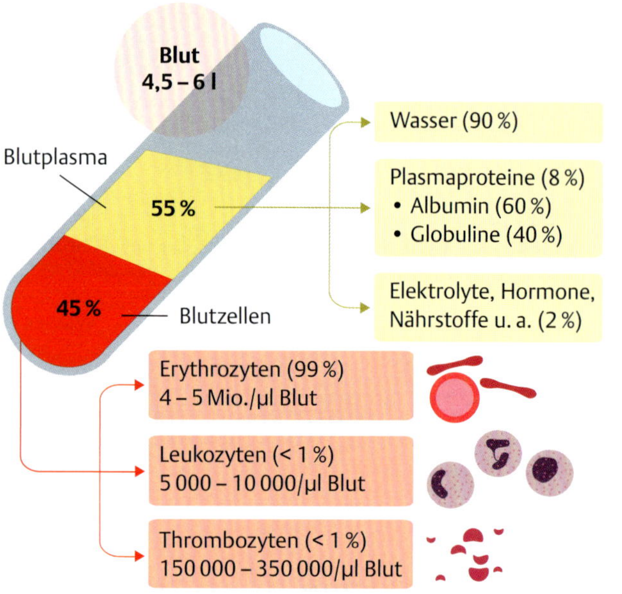

Quelle: I care Anatomie, Physiologie. 2., aktualisierte Auflage. Stuttgart: Thieme; 2020.

WISSEN TO GO

Aufgaben und Zusammensetzung des Blutes

Das Blut **transportiert** Atemgase, Nährstoffe, Stoffwechselprodukte, Elektrolyte und Hormone zu den Zielorganen. Mit seiner Fähigkeit zur **Gerinnung** verschließt es bei kleineren Gefäßverletzungen die Wunde. Viele seiner Bestandteile sind außerdem an der **Immunabwehr** beteiligt.

Das **Blutvolumen** eines Erwachsenen beträgt **6–8 %** des Körpergewichts (bei 70 kg also **ca. 5 l**). Das Blut besteht zu **55 %** aus **Blutplasma** und zu **45 %** aus **Blutzellen**. Man unterscheidet:
- die roten Blutkörperchen (**Erythrozyten**): 4–5,5 Mio./µl Blut (ca. 99 % aller Blutzellen),
- die weißen Blutkörperchen (**Leukozyten**): 4 000–10 000/µl Blut,
- die Blutplättchen (**Thrombozyten**): 150 000–350 000/µl Blut.

Der Anteil der Blutzellen am gesamten Blutvolumen ist der **Hämatokrit** (Hkt). Je höher der Hämatokrit, desto höher ist auch die **Viskosität** des Blutes, d. h., desto zäher fließt es.

Blutplasma

Entfernt man die Blutzellen aus dem Blut, bleibt das **Blutplasma** übrig. Im Normalfall ist es klar und von goldgelber Farbe. Seine Gesamtmenge liegt bei 2,5–3,0 l.

Das Blutplasma besteht zu etwa 90 % aus **Wasser**, die restlichen 10 % sind feste Bestandteile, hauptsächlich **Proteine** (ca. 8 %) und **Elektrolyte** (ca. 2 %) (▶ **Abb. 12.1**). In geringerer Menge enthält das Blutplasma außerdem:
- Nährstoffe,
- Stoffwechselprodukte,
- Hormone und
- gelöste Atemgase.

Plasmaproteine

Die meisten Plasmaproteine werden in der Leber gebildet (S. 213). Den größten Anteil an den Plasmaproteinen (ca. 60 %) macht das **Albumin** aus. Die nächstgrößere Gruppe (ca. 40 %) sind die **Globuline**. Plasmaproteine können aufgrund ihrer Größe die Blutgefäße nicht verlassen.

Albumin • Es erfüllt im Blutplasma im Wesentlichen 2 Aufgaben. Es dient als **Transportprotein** für Stoffe, die nicht wasserlöslich sind, und ist hauptverantwortlich für die Aufrechterhaltung des kolloidosmotischen Drucks (S. 43). Der kolloidosmotische Druck ist wichtig für die Mikrozirkulation (S. 146), also den Flüssigkeitsaustausch im Kapillargebiet. Darüber hinaus ist Albumin als Teil des **Proteinpuffers** auch an der Regulation des Blut-pH-Wertes (S. 256) beteiligt. Hierbei spielt allerdings das Hämoglobin der Erythrozyten eine größere Rolle. Albumin kommt im Blutplasma in einer Konzentration von 40–60 g/l vor.

Globuline • Sie kommen im Blutplasma in einer Konzentration von 25–30 g/l vor und werden in 4 Gruppen eingeteilt:
- α_1-Globuline,
- α_2-Globuline,
- β-Globuline und
- γ-Globuline.

Jede dieser Gruppen besteht wiederum aus mehreren verschiedenen Globulinen. Viele der α_1-, α_2- und β-Globuline sind wie Albumin **Transportproteine**, einige sind Teil des Blutgerinnungssystems. Auch die Globuline sind an der Aufrechterhaltung des kolloidosmotischen Drucks beteiligt, spielen dabei aber eine geringere Rolle als das Albumin.

Eine Sonderstellung nehmen die γ-Globuline (S. 324) ein: Sie werden auch als **Immunglobuline** (Ig) bezeichnet und sind als **Antikörper** Teil des Immunsystems. Sie werden **nicht** in der Leber gebildet, sondern von Plasmazellen, einer Form der B-Lymphozyten. Die B-Lymphozyten gehören zu den Leukozyten.

Elektrolyte

Nach den Plasmaproteinen stellen die Elektrolyte (S. 253) die zweitgrößte Gruppe der festen Bestandteile des Blutplasmas dar. Im Gegensatz zu den Plasmaproteinen können die Elektrolyte aus dem Blutgefäß ins Interstitium übertreten und umgekehrt. Damit ist gewährleistet, dass im gesamten Extrazellularraum – also in den Gefäßen und im Interstitium – nahezu dieselbe Elektrolytkonzentration herrscht.

Diagnostik Blut liefert wichtige Informationen

Blutuntersuchungen zählen zum diagnostischen Standardprogramm. Und das aus gutem Grund: Das Plasma steht im Kapillargebiet in engem Austausch mit dem interstitiellen Wasser und dieses wiederum mit der intrazellulären Flüssigkeit. Störungen von Organfunktionen führen deshalb häufig auch zu Veränderungen der Plasmazusammensetzung. Auch die Untersuchung der Blutzellen und der Zellzahl kann aufschlussreich sein. Sie lässt z. B. Rückschlüsse auf Infektionskrankheiten, Abbau- und Bildungsstörungen der Blutzellen zu. Dennoch muss man die Ergebnisse der Blutuntersuchung immer im Zusammenhang mit dem Befinden und den klinischen Symptomen der untersuchten Person beurteilen.

WISSEN TO GO

Blutplasma

Blut ohne Blutzellen wird als **Blutplasma** bezeichnet. Es besteht zu **90 %** aus **Wasser**, zu ca. **8 %** aus **Plasmaproteinen** und zu ca. **2 %** aus **Elektrolyten**. Seine Gesamtmenge beträgt 2,5–3 l.

Die Plasmaproteine setzen sich aus **Albumin** (60 %) und **Globulinen** (40 %) zusammen. Sie sind so groß, dass sie die Gefäße nicht verlassen können, und sind hauptverantwortlich für den **kolloidosmotischen Druck**. Außerdem dienen sie Stoffen, die nicht wasserlösliche sind, als **Transportproteine**. Auch Bestandteile des Komplement- und des Gerinnungssystems zählen zu den Plasmaproteinen. Sie machen aber nur einen geringen Anteil aus. Plasma ohne Gerinnungsfaktoren wird als **Blutserum** bezeichnet.

Die **Globuline** werden in 4 Gruppen unterteilt (α_1-Globuline, α_2-Globuline, β-Globuline, γ-Globuline). Die γ-Globuline werden auch **Immunglobuline** (Ig) oder **Antikörper** genannt und sind Teil des Immunsystems.

Bis auf die γ-Globuline, die von bestimmten Leukozyten gebildet werden, werden die Plasmaproteine alle in der **Leber** hergestellt.

Erythrozyten

Aufgaben

Die Hauptaufgabe der Erythrozyten ist der Transport der Atemgase (S. 180). Mit ihrem roten Blutfarbstoff (Hämoglobin) bilden sie außerdem den größten Teil des **Proteinpuffers** des Blutes, des zweitwichtigsten Puffersystems bei der Regulation des Blut-pH-Wertes.

Form und Größe

Unter dem Mikroskop erscheinen die Erythrozyten rund und in der Mitte beiderseits eingedellt (bikonkave Form). Diese Form nehmen sie aber nur in sehr langsam fließendem oder stehendem Blut an. Da sie sich **sehr leicht verformen** lassen, ändern die Erythrozyten im fließenden Blut ihre Form je nach Gefäßdurchmesser und Fließgeschwindigkeit. In Blutgefäßen mit einem sehr geringen Durchmesser verändern sie ihre Form so, dass sie es problemlos durchströmen können. In schnell fließendem Blut haben die Erythrozyten eher ein stromlinienförmiges, leicht dreieckiges Aussehen. Je langsamer das Blut fließt, desto mehr nähern sie sich der bikonkaven Form. Bei einer sehr geringen Fließgeschwindigkeit besteht die Gefahr, dass sich die Erythrozyten zu Stapeln („Geldrollen") zusammenlagern.

Aufbau

Erythrozyten besitzen weder einen Zellkern noch Mitochondrien oder weitere Zellorganellen. Daher sind sie für ihren Energiegewinn auf die anaerobe Glykolyse (S. 30) angewiesen, d. h., dass sie für ihr Überleben Glukose benötigen. Die Lebensdauer eines Erythrozyten beträgt etwa 120 Tage.

Wichtigster Bestandteil der Erythrozyten ist das **Hämoglobin** (roter Blutfarbstoff). Es ist Voraussetzung dafür, dass die Erythrozyten überhaupt **Sauerstoff** transportieren können. Für den Transport des **Kohlendioxids** (genauer dessen Umwandlung in Bikarbonat) enthalten die Erythrozyten ein Enzym, die **Carboanhydrase**.

Die Erythrozyten verfügen außerdem über ein **Zytoskelett**, das mit der Zellmembran verbunden ist. In die Zellmembran sind neben **Ionenkanälen** auch Wasserkanäle eingebaut, die **Aquaporine**.

> **WISSEN TO GO**
>
> **Erythrozyten**
>
> Die Erythrozyten transportieren die **Atemgase** vom Gewebe zur Lunge bzw. umgekehrt. Im stehenden Blut haben sie eine **bikonkave Form**, d. h., sie sind beidseitig eingedellt. Im fließenden Blut nehmen sie je nach Fließgeschwindigkeit und Gefäßdurchmesser auch andere Formen an. Erythrozyten sind **kernlos**. Ihre Lebensdauer liegt bei etwa **120 Tagen**.

Hämoglobin

Der Name des roten Blutfarbstoffs **Hämoglobin** (Hb) setzt sich aus 2 Teilen zusammen: „Häm" und „Globin". Bei den **Globinen** handelt es sich um Aminosäureketten, die um je 1 Hämgruppe gefaltet sind. Jedes Hämoglobinmolekül besitzt 4 Globine und damit auch 4 Hämgruppen. Jede **Hämgruppe** wiederum besteht aus einem zweiwertigen Eisenatom (Fe^{2+}) und einem Farbstoffmolekül (Porphyrin).

Das **Eisenatom** ist die Bindungsstelle für den **Sauerstoff**, wobei jedes Eisenatom 1 Sauerstoffmolekül binden kann. Ein Hämoglobinmolekül kann also maximal 4 Sauerstoffmoleküle transportieren.

Der Sauerstoff gelangt über Diffusion aus den Alveolen in die Erythrozyten, bindet dort an das Eisen und gelangt so in die Kapillargebiete der Organe. Im arteriellen Blut sind im Normalfall etwa 98 % der Bindungsstellen für Sauerstoff besetzt, man spricht auch von einer **Sauerstoffsättigung** von 98 %. Da im Gewebe ein niedrigerer Sauerstoff-Partialdruck herrscht als im Blut, löst sich der Sauerstoff vom Eisen. Er verlässt den Erythrozyten, gelangt ins Blut und tritt durch die Kapillarwand ins Gewebe über. Damit ist die Bindungsstelle des Hämoglobins wieder frei. Insgesamt verbraucht der Körper allerdings nur ca. 25 % des transportierten Sauerstoffs, sodass die Sauerstoffsättigung im venösen Blut noch bei etwa 75 % liegt.

Je nachdem, ob Sauerstoff gebunden ist oder nicht, ändert das Hämoglobin seine Farbe: Wenn Sauerstoff an die Eisenatome gebunden ist, wirkt es hellrot, ist kein Sauerstoff gebunden, dunkelrot.

Diagnostik Erythrozytenindizes

*Außer dem Hämatokrit und der Erythrozytenzahl können beim roten Blutbild noch weitere Werte untersucht bzw. errechnet werden (▶ **Tab. 12.2**). Sie sind vor allem bei der Diagnostik der verschiedenen Arten der Anämie wichtig.*

Patho Anämien

*Liegt der Hämatokrit, die Erythrozytenzahl und/oder der Hämoglobingehalt unterhalb des Normbereichs, spricht man von einer **Anämie** (Blutarmut). Anzeichen für eine Anämie sind eine blasse Haut und blasse Schleimhäute. Wegen des verminderten Sauerstofftransports kommt es außerdem zu Müdigkeit, Leistungsabfall und einem erhöhten Puls. Häufig treten auch Kopfschmerzen, Schwindelgefühl und Ohrensausen auf.*

*Anämien können viele Ursachen haben. Um herauszufinden, um welche Form der Anämie es sich handelt, werden u. a. die in ▶ **Tab. 12.2** genannten Werte bestimmt:*

*Bei der **hypochromen mikrozytären Anämie** ist der Hb-Gehalt verringert und die Erythrozyten sind kleiner als gewöhnlich (MCH und MCV sind vermindert). Ihre Gesamtzahl ist unverändert. Die häufigste Ursache dieser Anämieform ist ein **Eisenmangel**. Die Eisenmangelanämie ist die häufigste Anämieform überhaupt.*

*Bei der **normochromen normozytären Anämie** ist die Erythrozytenzahl verringert, der Hb-Gehalt und die Größe des einzelnen Erythrozyten sind dagegen im Normbereich (MCH und MCV sind unverändert). Ursachen können entweder ein **Verlust an Erythrozyten** durch Blutungen oder verstärkten Erythrozytenabbau (Hämolyse) sein oder ihre **verminderte Bildung** (aplastische Anämie durch Zerstörung des Knochenmarks oder renale Anämie bei chronischer Nierenerkrankung mit verminderter EPO-Bildung).*

*Bei der **hyperchromen makrozytären Anämie** sind der Hb-Gehalt und die Größe des einzelnen Erythrozyten erhöht (MCH und MCV sind erhöht). Zugrunde liegt eine Bildungsstörung der Erythrozyten, weswegen das unveränderte Hämoglobin auf weniger Zellen verteilt wird, die dann größer sind. Ursache ist häufig ein **Vitamin-B_{12}- oder Folsäuremangel**. Die vergrößerten Erythrozyten werden als Megalozyten bezeichnet, ihre Vorläuferzellen im Knochenmark als Megaloblasten. Diese Form der Anämie wird deshalb auch megaloblastäre Anämie genannt.*

Tab. 12.2 Wichtige Erythrozytenindizes.

Parameter		Bedeutung	Normalwert*	Bestimmung	Verwendung
Hb	Hämoglobinkonzentration	Gehalt an Hämoglobin pro Volumeneinheit (meist Deziliter) Blut	Männer 13–18 g/dl Frauen 11,7–16 g/dl	photometrische Messung in einer EDTA-Vollblut-Probe	Nachweis und Verlaufsbeurteilung von Anämien, Polyglobulien und Polyzythämien
MCV	mittleres korpuskuläres Volumen	durchschnittliches Erythrozytenvolumen	80–100 fl	$\frac{\text{Hämatokrit (l/l)}}{\text{Erythrozytenzahl } (10^6/\mu l)}$	Einteilung von Anämien nach Zellgröße (normo-, mikro- oder makrozytär)
MCH	mittlerer korpuskulärer Hämoglobingehalt	durchschnittlicher Hb-Gehalt eines einzelnen Erythrozyten	26–34 pg	$\frac{\text{Hämoglobin (g/l)}}{\text{Erythrozytenzahl (1012/}\mu l)}$	Einteilung von Anämien nach Hb-Gehalt (normochrom, hypochrom, hyperchrom)

* *Die Angaben der Normalwerte sind nicht einheitlich. Ausschlaggebend für die Beurteilung der Werte sind die vom jeweiligen Labor angegebenen Referenzwerte.*

WISSEN TO GO

Hämoglobin

Für den **Sauerstofftransport** ist der Sauerstoff im Erythrozyten an den roten Blutfarbstoff (**Hämoglobin**, Hb) gebunden. Ein Hämoglobinmolekül besteht aus **4 Untereinheiten**, die sich jeweils aus **1 Globin** (Aminosäurekette) und **1 Hämgruppe** zusammensetzen. Jede Hämgruppe enthält 1 **Eisenatom** (Fe^{2+}), an das der Sauerstoff bindet. Wie viele dieser Bindungsstellen im arteriellen Blut durch ein Sauerstoffatom besetzt sind, wird mit der **Sauerstoffsättigung** angegeben. Deren Normalwert liegt bei 98 %, d. h., dass an nur 2 % der Hämgruppen kein Sauerstoff gebunden ist. Die Sauerstoffsättigung im venösen Blut liegt bei ca. 75 %.

Carboanhydrase

Während nahezu der gesamte Sauerstoff an Hämoglobin gebunden transportiert wird, ist das bei Kohlendioxid anders. Pro Minute entstehen im Körper in Ruhe etwa 200 ml Kohlendioxid. Davon werden nur rund 20 % an Hämoglobin gebunden, wobei das Kohlendioxid **nicht** an das Eisenatom, sondern an die Aminosäureketten des Globins bindet. Hämoglobin, das Kohlendioxid gebunden hat, wird als **Carbaminohämoglobin** bezeichnet. Etwa 10 % des Kohlendioxids werden in gelöster Form im Blutplasma transportiert. Den weitaus größten Teil (ca. 70 %) wandeln die Erythrozyten in Bikarbonat um, das sie anschließend teilweise ans Blut abgeben. Das Enzym, das sie dafür benötigen, ist die **Carboanhydrase**.

WISSEN TO GO

Carboanhydrase

Auch beim Transport von **Kohlendioxid** spielen die Erythrozyten eine Rolle: CO_2 gelangt aus dem Gewebe über das Blutplasma in die Erythrozyten. Dort wandelt das Enzym **Carboanhydrase** das Kohlendioxid in **Bikarbonat** und Protonen um. Ein Großteil des Bikarbonats verlässt den Erythrozyten und gelangt ins Plasma, wo es Bestandteil des Bikarbonatpuffers ist. In den Lungenkapillaren tritt das Bikarbonat wieder in die Erythrozyten über, wird von der Carboanhydrase in Kohlendioxid zurückverwandelt und abgeatmet.

Blutgruppensysteme

Welcher Blutgruppe man angehört, hängt davon ab, welche Strukturen auf der Oberfläche der Erythrozyten vorhanden sind. Bei diesen Strukturen kann es sich z. B. um Proteine oder Lipidverbindungen handeln. Sie werden als **Blutgruppenantigene** bezeichnet. Die unterschiedlichen Blutgruppensysteme nutzen diese Antigene für die Einteilung in verschiedene Blutgruppen. Die wichtigsten Blutgruppensysteme sind das AB0- und das Rhesus-System. Die Blutgruppen sind besonders bei **Bluttransfusionen** von Bedeutung, da bei nicht passenden Blutgruppen das Spender- und das Empfängerblut verklumpen können (**Agglutination**).

! Merke Rhesus

*Rhesus-negative Schwangere müssen generell und nach einer invasiven **Pränatalen Diagnostik** eine vorbeugende **Anti-D-Immunglobulingabe** erhalten (vgl. [20]).*

AB0-System • Bei diesem Blutgruppensystem liegen der Einteilung in die verschiedenen Blutgruppen bestimmte **Glykolipide** zugrunde, die in der Erythrozytenmembran verankert sind. Glykolipide sind Verbindungen aus einem Lipid und einem Zuckerrest. Dieser Zuckerrest stellt das Antigen dar und bestimmt damit die Blutgruppe:

- **Blutgruppe A:** Bei den Erythrozyten von Menschen der Blutgruppe A befindet sich das Antigen A auf der Oberfläche.
- **Blutgruppe B:** Bei den Erythrozyten von Menschen der Blutgruppe B befindet sich das Antigen B auf der Oberfläche.
- **Blutgruppe AB:** Bei den Erythrozyten von Menschen der Blutgruppe AB befindet sich **sowohl** das Antigen A als auch das Antigen B auf der Oberfläche.
- **Blutgruppe 0:** Bei den Erythrozyten von Menschen der Blutgruppe 0 befindet sich **weder** das Antigen A noch das Antigen B auf der Oberfläche.

Die Antigene als solche sind bei Bluttransfusionen weniger problematisch. Grund für die „Unverträglichkeit" der Blutgruppen sind vielmehr die Antikörper (S. 321), die gegen das jeweilige Antigen gerichtet sind. Dabei handelt es sich um Plasmaproteine (S. 299), genauer **γ-Globuline Typ M** (Immunoglobulin M, kurz **IgM**). Sie werden in den ersten Lebenswochen gebildet (ohne dass dafür Kontakt mit Fremdblut notwendig ist) und richten sich gegen das Antigen, das im Blut **nicht** vorkommt (▶ Abb. 12.2 und ▶ Tab. 12.3):

Abb. 12.2 AB0-System.

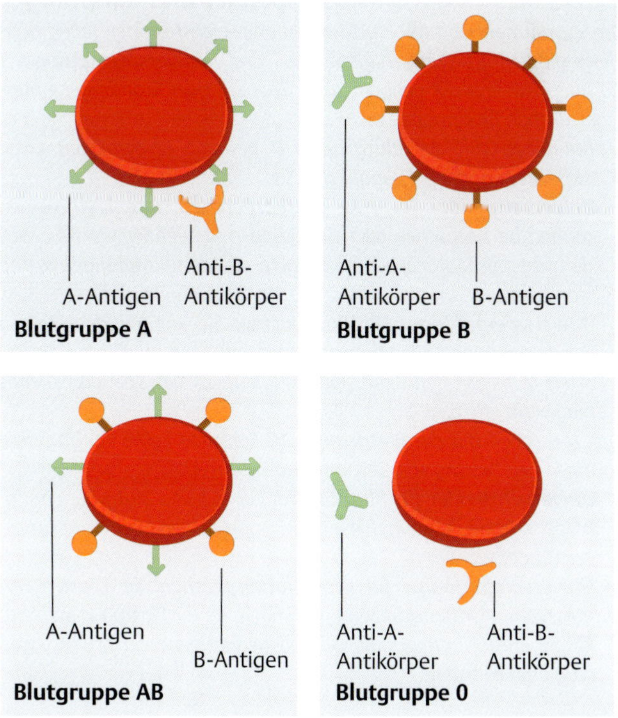

Die Oberflächenantigene A und B bestimmen, welche Blutgruppe vorliegt. Antikörper werden automatisch gegen diejenigen Antigene entwickelt, die nicht auf der Erythrozytenoberfläche vorhanden sind. *Quelle: I care Anatomie, Physiologie. 2., aktualisierte Auflage. Stuttgart: Thieme; 2020.*

Tab. 12.3 Eigenschaften der Blutgruppen.

Blutgruppe	Antigen	Serum-Antikörper	kann Erythrozyten empfangen von	kann Plasmaspende empfangen von	Häufigkeit der Blutgruppe
A	A	Anti-B	A und 0	A und AB	44 %
B	B	Anti-A	B und 0	B und AB	10 %
AB	A und B	keine	A, B, AB und 0	AB	4 %
0	weder A noch B	Anti-A und Anti-B	nur 0	A, B, AB und 0	42 %

- Menschen mit Blutgruppe A bilden Antikörper gegen das Antigen B (Anti-B-Antikörper).
- Menschen mit Blutgruppe B bilden Antikörper gegen das Antigen A (Anti-A-Antikörper).
- Menschen mit Blutgruppe AB bilden keine Blutgruppenantikörper.
- Menschen mit Blutgruppe 0 bilden sowohl Anti-A- als auch Anti-B-Antikörper.

Erhielte nun ein Angehöriger der Blutgruppe A eine Transfusion mit Erythrozyten eines Spenders mit Blutgruppe B, würden die Anti-B-Antikörper des Empfängers nach dem Schlüssel-Schloss-Prinzip an die Antigene der Spender-Erythrozyten binden. Da ein Antikörper mehrere Antigen-Bindungsstellen besitzt, würden die Spender-Erythrozyten verklumpen.

Ähnlich verhält es sich mit Plasmaspenden: Empfinge ein Mensch mit Blutgruppe A Plasma eines Spenders mit Blutgruppe B, käme es ebenfalls zu einer Unverträglichkeitsreaktion, weil die Antikörper des Spenderplasmas die Erythrozyten des Empfängers würden verklumpen lassen.

Welche Blutgruppen man bei Erythrozyten- und Plasmatransfusionen miteinander kombinieren kann, steht in ▶ Tab. 12.3.

Blitzlicht Praxis Universalspender und -empfänger

*Im Zusammenhang mit Blutspenden und -transfusionen fallen häufiger die Begriffe **„Universalspender“** und **„Universalempfänger“**. Je nach Blutprodukt gehören diese Spender oder Empfänger unterschiedlichen Blutgruppen an:*

*Menschen mit der **Blutgruppe 0** besitzen Erythrozyten ohne Oberflächenantigene. Deshalb sind sie:*

- ***Universalspender für rote Blutkörperchen:** Ihre Erythrozyten können bei Menschen aller Blutgruppen verwendet werden, weil sie nicht mit Blutgruppenantikörpern aus dem Empfängerplasma reagieren.*
- ***Universalempfänger für Blutplasma:** Sie können das Plasma von Angehörigen aller Blutgruppen empfangen, weil ihre Erythrozyten nicht mit den Blutgruppenantikörpern des Spenderplasmas reagieren.*

*Bei Menschen mit der **Blutgruppe AB** kommen keine Blutgruppenantigene im Plasma vor. Deshalb sind sie:*

- ***Universalspender für Blutplasma:** Da es keine Blutgruppenantikörper enthält, kann ihr Plasma bei Angehörigen aller Blutgruppen verwendet werden.*
- ***Universalempfänger für rote Blutkörperchen:** Sie können Erythrozyten aller Blutgruppen empfangen, da ihr Plasma keine Antikörper enthält, die auf die Oberflächenantigene der Erythrozyten reagieren könnten.*

Da bekannt ist, wie die Merkmale des AB0-Blutgruppensystems vererbt werden, lässt die Blutgruppenzugehörigkeit auch grobe Rückschlüsse auf die Verwandtschaft zwischen einzelnen Menschen zu. Welche Blutgruppe vorliegt, wird von den beiden Allelen (S. 73) des „Blutgruppengens“ bestimmt. Dabei sind **A und B dominant** gegenüber 0 und untereinander kodominant. Da man jeweils ein Allel vom Vater und eines von der Mutter erbt, bedeutet das, dass z. B. das Kind einer Mutter mit den Allelen AB (also Blutgruppe AB) und eines Vaters mit den Allelen AA (also Blutgruppe A) nur die Blutgruppe A (AA) oder AB haben kann. Hat das Kind dagegen die Blutgruppe B (also entweder die Allelen BB oder B0), ist es sehr wahrscheinlich, dass es sich um einen anderen Vater handelt. Dieser müsste entweder die Blutgruppe B (BB oder B0) oder die Blutgruppe AB haben. Die möglichen Allel-Kombinationen und die Blutgruppen, die sich daraus ergeben, sind in ▶ **Tab. 12.4** aufgeführt.

Tab. 12.4 Vererbung der AB0-Blutgruppenmerkmale. A und B sind gegenüber 0 dominant.

Allel der Mutter	Allel des Vaters	Genotyp	Blutgruppe
A	A	AA	A
A	B	AB	AB
A	0	A0	A
B	A	AB	AB
B	B	BB	B
B	0	B0	B
0	A	A0	A
0	B	B0	B
0	0	00	0

WISSEN TO GO

AB0-Blutgruppensystem

Zu welcher Blutgruppe man gehört, hängt davon ab, ob auf der Erythrozytenmembran bestimmte Moleküle vorhanden sind oder nicht. Diese Moleküle werden als **Blutgruppenantigene** bezeichnet.

Beim **AB0-System** unterscheidet man anhand bestimmter Blutgruppenantigene 4 Blutgruppen, wobei A und 0 die häufigsten Blutgruppen sind. Gegen die Blutgruppenantigene, die auf den Erythrozyten **nicht** vorhanden sind, bilden sich in den ersten Lebenswochen automatisch Antikörper:

- **Blutgruppe A:** Die Erythrozyten tragen das Blutgruppenantigen A, im Plasma befinden sich Anti-B-Antikörper.
- **Blutgruppe B:** Die Erythrozyten tragen das Blutgruppenantigen B, im Plasma befinden sich Anti-A-Antikörper.

- **Blutgruppe AB:** Die Erythrozyten tragen das Blutgruppenantigen A und B, das Plasma enthält keine Blutgruppenantikörper.
- **Blutgruppe 0:** Die Erythrozyten tragen weder das Blutgruppenantigen A noch B, im Plasma befinden sich Anti-A- und Anti-B-Antikörper.

Bei Blut- bzw. Plasmatransfusionen müssen die Blutgruppen von Spender und Empfänger unbedingt so kombiniert werden, dass die Blutgruppenantigene und die passenden Blutgruppenantikörper **nicht** aufeinandertreffen (wie es beispielsweise bei einer Blutgruppe-A-Übertragung auf einen Blutgruppe-B-Empfänger geschehen würde). Andernfalls würde das Blut verklumpen (**Agglutination**).

Rhesus-System • Bei den Merkmalen, die dem Rhesus-System zugrunde liegen, handelt es sich um verschiedene Proteinantigene auf der Oberfläche der Erythrozyten. Der Name Rhesus-System rührt daher, dass die betreffenden Antigene zuerst an Rhesus-Affen erforscht wurden.

Das wichtigste Rhesus-Antigen ist das **Antigen D** (Rhesus-Faktor). Menschen, auf deren Erythrozytenmembran dieses Merkmal ausgeprägt ist, werden als **Rhesus-positiv** (Rh-positiv oder Rh^+) bezeichnet, diejenigen, deren Erythrozyten das Merkmal nicht besitzen, als **Rhesus-negativ** (Rh-negativ oder rh^-). Der Rhesus-Faktor wird **dominant** vererbt und kommt bei ca. 85 % der Bevölkerung vor. Bei der Angabe des Genotyps (S. 73) wird das Vorhanden- oder Nichtvorhandensein des Merkmals durch Groß- bzw. Kleinschreibung ausgedrückt:

- **DD:** Beide Eltern haben das Antigen D vererbt, die betroffene Person ist Rhesus-positiv.
- **Dd:** Ein Elternteil hat ein Rhesus-positives Allel weitervererbt, der andere ein Rhesus-negatives. Da das Merkmal dominant ist, ist die betroffene Person Rhesus-positiv.
- **dd:** Keines der Elternteile hat das Merkmal vererbt. Die betroffene Person ist Rhesus-negativ.

Wie auch beim AB0-System sind nicht die Antigene als solche problematisch, sondern die gegen sie gerichteten **Antikörper**. Hier gibt es allerdings 2 grundlegende Unterschiede zu den Antikörpern des AB0-Systems:

- **Antikörperbildung:** Im Gegensatz zu den AB0-Antikörpern werden die Rhesus-Antikörper **nicht** ohne Kontakt mit Fremdblut gebildet. Sie entstehen, wenn Rhesus-negatives Blut erstmalig mit Rhesus-positivem Blut in Kontakt kommt. Die Gefahr einer Unverträglichkeit besteht deshalb erst beim **Zweitkontakt**, bei dem dann die Antikörper bereits vorhanden sind.
- **Plazentagängigkeit:** Die Rhesus-Antikörper **durchdringen** die Plazentaschranke, da sie kleiner sind als die AB0-Antikörper. Sie gehören zwar ebenfalls zu den **γ-Globulinen**, allerdings zum **Typ G** (Immunglobulin G, kurz **IgG**).

Patho Rhesus-Unverträglichkeit

*Bei einer Rh-negativen Mutter und einem Rh-positiven Vater besteht die Möglichkeit, dass das Kind ebenfalls Rh-positiv ist. Während der Geburt gelangen Erythrozyten des Kindes in den mütterlichen Kreislauf und lösen bei der Mutter die Bildung von Rhesus-Antikörpern aus. Beim 1. Kind ist das unproblematisch, weil die Antikörperbildung erst nach der Geburt erfolgt. Kommt es allerdings zu einer 2. Schwangerschaft mit einem Rh-positiven Kind, sind die Antikörper von Anfang an vorhanden. Sie gelangen über die Plazenta in das kindliche Blut und binden dort an die fetalen Erythrozyten. Die so markierten Erythrozyten werden dann in der Milz des Kindes abgebaut. Werden mehr Erythrozyten abgebaut als gebildet, entwickelt das Kind schon vor der Geburt eine Anämie (**Anaemia neonatorum**). Durch den vermehrten Erythrozytenabbau fällt auch mehr Bilirubin an, und nach der Geburt kommt es zur **Neugeborenengelbsucht** (Icterus neonatorum).*

Um die Gefährdung eines Kindes aus einer Folgeschwangerschaft auszuschließen, erhielten Rh-negative Frauen nach jeder Schwangerschaft, als auch nach Aborten und Abbrüchen sowie nach invasiven Operationen und Traumata Anti-D-Immunglobulin, die sogenannte Rhesusprophylaxe. Die Gabe ist sowohl i. v. als auch i. m. möglich ([22]). Dieses bindet an die Rhesus-Antigene der kindlichen Erythrozyten im Blut der Mutter, sodass die Mutter keine eigenen Antikörper bildet. Antikörper und fetale Erythrozyten werden schließlich abgebaut. Damit sind auch bei einer erneuten Schwangerschaft keine Rhesus-Antikörper im Blut der Mutter vorhanden.

Heute kann man ab der 12. Schwangerschaftswoche mit dem NIPT-Test die Blutgruppe des Kindes bestimmen, welche aus DNA Schnipseln die sich im mütterlichen Blut befinden, entnommen werden kann. Eine unnötige Gabe der Anti-D-Immunglobuline kann hierdurch vermieden werden. Die Gabe erfolgt ansonsten in der 28. bis 31. SSW und ein zweites Mal in den ersten 72. Stunden nach der Geburt.

WISSEN TO GO

Rhesus-Blutgruppensystem

Die Einteilung im **Rhesus-Blutgruppensystem** ist abhängig davon, ob auf der Erythrozytenmembran das **Antigen D** ausgeprägt ist oder nicht. Ist das Antigen D vorhanden, ist man **Rhesus-positiv** (Rh^+), fehlt es, ist man **Rhesus-negativ** (rh^-). 85 % der Bevölkerung sind Rhesus-positiv. Rhesus-Antikörper werden nur von Rhesus-negativen Menschen gebildet, und das auch nur dann, wenn ihr Blut in Kontakt mit Rhesus-positivem Fremdblut kam (z. B. bei der Geburt eines Rhesus-positiven Kindes oder bei einer Bluttransfusion).

Leukozyten

Aufgaben

Die Leukozyten (weiße Blutkörperchen) sind Teil des **Immunsystems**. Sie sind an der Abwehr von Krankheitserregern und körperfremden Stoffen beteiligt, einige spielen auch bei Entzündungen eine Rolle. Wie die Funktionen der einzelnen Leukozyten innerhalb des Immunsystems ineinandergreifen, wird in Kap. 12.2 beschrieben.

Einteilung der Leukozyten

Im Gegensatz zu den roten Blutkörperchen bilden die weißen Blutkörperchen nicht eine einheitliche Zellgruppe, sondern bestehen aus mehreren Zelltypen, die sich in Gestalt und Funktion unterscheiden. Zu den Leukozyten zählen:

- die Granulozyten,
- die Monozyten und Makrophagen,
- die Lymphozyten,
- die Mastzellen und
- die dendritischen Zellen.

Die meisten Leukozyten erfüllen ihre Abwehrfunktion nicht im Blut, sondern im Gewebe. Sie nutzen die Blutbahn nur dafür, von ihrem Entstehungsort, dem Knochenmark, an ihren Zielort (z. B. einem Entzündungsherd) zu gelangen. Dort angekommen, wandern sie durch die Gefäßwand ins Gewebe.

Je nach Zelltyp können sich die Blut- und die Gewebeform der einzelnen Leukozytenarten unterscheiden:

- Bei den **Granulozyten** und den **Lymphozyten** gibt es zwischen der Blut- und der Gewebeform **keine** Unterschiede.
- Die **Monozyten** kommen nur im **Blut** vor. Nach ihrem Übergang ins Gewebe entwickeln sie sich zu Makrophagen weiter – die **Makrophagen** gibt es damit nur im **Gewebe**.
- Auch die **Mastzellen** und die **dendritischen Zellen** kommen nur im **Gewebe** vor. Im Blut finden sich unreife Vorstufen, die sich erst im Gewebe zu den reifen Zellen weiterentwickeln.

Leukozytenzahl

Bei der Angabe und Beurteilung der Leukozytenzahlen werden nur die Leukozyten berücksichtigt, die sich im Blut befinden. Die Gesamtleukozytenzahl im Blut gesunder Erwachsener liegt bei **4 000–10 000 Leukozyten pro µl Blut**. Bei mehr als 10 000 Leukozyten pro µl Blut spricht man von einer **Leukozytose**, bei weniger als 4 000 von einer **Leukopenie**.

Bei Kleinkindern bis etwa zum 3. Lebensjahr gilt eine Gesamtleukozytenzahl zwischen 6 000 und 17 000 Leukozyten/µl Blut als normal, bei Säuglingen sogar im Bereich von 9 000 bis 30 000.

> **WISSEN TO GO**
>
> **Leukozyten**
>
> Die Leukozyten sind für die **Abwehr** von Erregern und körperfremden Stoffen zuständig und an der Entstehung von **Entzündungen** beteiligt. Im Gegensatz zu den Erythrozyten besitzen die Leukozyten einen **Kern**.
>
> Der Großteil der Leukozyten befindet sich im Gewebe. Ihr Übergang aus der Blutbahn ins Gewebe wird als **Diapedese** bezeichnet. Zu den Leukozyten gehören die
> - Granulozyten (Blut und Gewebe),
> - Monozyten (Blut) und Makrophagen (Gewebe),
> - Lymphozyten (Blut und Gewebe),
> - Mastzellen (Gewebe) und
> - dendritischen Zellen (Gewebe).

Granulozyten

Die Granulozyten haben ihren Namen daher, dass sie in ihrem Zytoplasma rundliche, körnchenartige Einschlüsse enthalten, die **Granula**. Diese Granula enthalten Enzyme, Botenstoffe und andere Substanzen, die von den Granulozyten benötigt werden, damit diese ihre Funktion erfüllen können. Je nach der Zusammensetzung ihrer Granula kann man 3 Granulozyten-Arten unterscheiden. Ihren Namen haben die einzelnen Arten davon erhalten, dass sich ihre Granula in einem bestimmten Färbeverfahren (sog. Pappenheim-Färbung mit einem basischen Farbstoff und dem Farbstoff Eosin) unterschiedlich anfärben:

- **neutrophile Granulozyten** (kurz Neutrophile): Sie färben sich mit keinem der beiden Farbstoffe stark an. Ihre Granula erscheinen unter dem Mikroskop nach Anfärbung rosa bis fliederfarben.
- **eosinophile Granulozyten** (kurz Eosinophile): Ihre Granula nehmen durch das Eosin eine rote Färbung an.
- **basophile Granulozyten** (kurz Basophile): Ihre Granula färben sich überwiegend mit dem basischen Farbstoff und erscheinen dunkelblau bis violett.

Neutrophile Granulozyten • Die Neutrophilen sind die **häufigsten Granulozyten**, sie machen über 90 % aller Granulozyten aus. Sie sind die Abwehrzellen, die als erste bereitstehen, wenn bakterielle Krankheitserreger in den Körper eindringen. Sie sind vor allem in **Schleimhäuten** zu finden.

Nachdem sie das Knochenmark verlassen haben, halten sich die Neutrophilen nur kurz (weniger als 10 Stunden) im Blut auf, bevor sie in das Gewebe auswandern. Dort bleiben sie noch 1–3 Tage am Leben, bevor sie absterben. Der Großteil der Neutrophilen befindet sich daher im Gewebe, nur etwa 10 % halten sich in den Blutgefäßen auf. Davon wiederum schwimmt nur rund die Hälfte im Blutstrom mit. Die andere Hälfte liegt an den Venenwänden und wird als randständige Granulozyten oder **Marginalpool** bezeichnet. Sie bildet eine Art „Bereitschaftsdienst", der sich schnell von der Gefäßwand lösen und mit dem Blut dorthin transportieren lassen kann, wo gerade viele Granulozyten benötigt werden. Dadurch kann die Zahl der Neutrophilen im Blutstrom kurzfristig stark ansteigen. Auf der anderen Seite können diese Granulozyten bei Bedarf auch schnell das Gefäßsystem verlassen und ins Gewebe übertreten.

Dass die Neutrophilen „wissen", wann und wo sie im Gewebe benötigt werden, liegt an den **Chemokinen**. Dabei handelt es sich um Botenstoffe, die von Leukozyten freigesetzt werden, die sich bereits am Ort der Infektion befinden, oder auch von den eingedrungenen Bakterien selbst. Die Granulozyten erkennen die Chemokine und bewegen sich entlang deren „Spur" an den Ort des Geschehens. Diese Anlockung durch Chemokine wird als **Chemotaxis** bezeichnet (► **Abb. 12.3**).

> **WISSEN TO GO**
>
> **Chemotaxis**
>
> Leukozyten, die einen Eindringling gefunden haben, setzen Stoffe frei, die andere Leukozyten anlocken. Diese Stoffe werden als **Chemokine** bezeichnet, die Anlockung selbst als **Chemotaxis**.

Sind die Neutrophilen beim Erreger angekommen, können sie ihn auf 2 Arten bekämpfen:

- durch Phagozytose oder
- durch Abgabe bakterizider Substanzen.

Unter **Phagozytose** versteht man die Fähigkeit einer Zelle, Fremdstoffe, Mikroorganismen oder Überreste von abgestorbenen Zellen aufzunehmen, sie quasi zu „fressen". Zellen, die zur Phagozytose in der Lage sind, werden als **Fresszellen** oder **Phagozyten** bezeichnet. Außer den Neutrophilen zählen dazu auch die Eosinophilen, die Monozyten, die Makrophagen (s. u.) und die dendritischen Zellen (S. 307). Die Phagozyten besitzen Vesikel (S. 65), die Enzyme und verschiedene Substanzen enthalten, die auf die Bakterien schädigend bis tödlich wirken (**bakterizide Substanzen**). Alle Inhaltsstoffe zusammen sind in der Lage, den Erreger aufzulösen (Lyse), weshalb diese Vesikel als **Lysosomen** bezeichnet werden. Auch die Granula der Neutrophilen gehören zu den Lysosomen. Der Phagozyt „frisst" sein Zielobjekt, indem er es von allen Seiten einschließt und damit in sein Inneres schleust. Dadurch entsteht ein weiteres Vesikel im Phagozyten, das **Phagosom** (► **Abb. 12.3**). Dieses verschmilzt mit den Lysosomen und es bildet sich ein **Phagolysosom**. Darin kommt das phagozytierte Material mit den Inhaltsstoffen der Lysosomen in Kontakt und wird ggf. abgetötet

Abb. 12.3 Diapedese und Phagozytose.

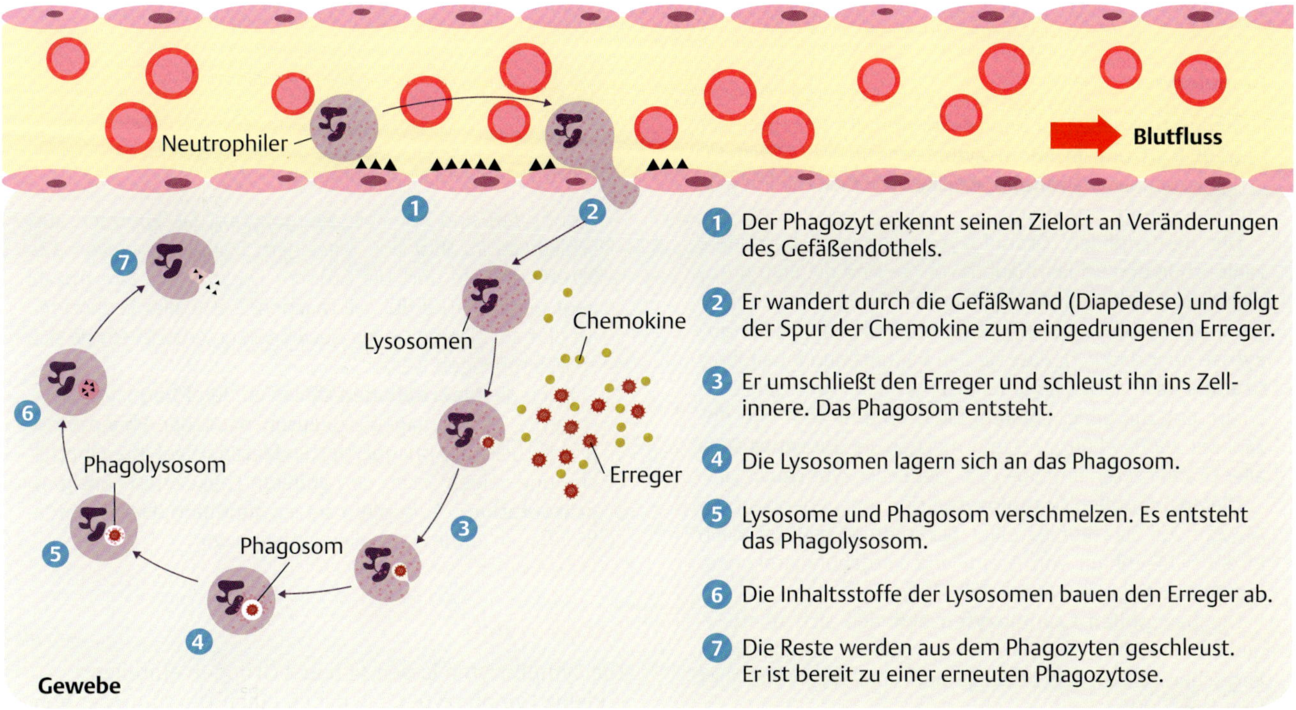

Hier dargestellt am Beispiel eines neutrophilen Granulozyten. Das Prinzip der Phagozytose ist bei allen Fresszellen gleich. *Quelle: I care Anatomie, Physiologie. 2., aktualisierte Auflage. Stuttgart: Thieme; 2020.*

und aufgelöst. Die Reste, die nach der Lyse übrig bleiben, schleust der Phagozyt nach außen (Exozytose).

WISSEN TO GO

Phagozytose

Einige Abwehrzellen können Fremdstoffe, Mikroorganismen oder Zellüberreste vernichten, indem sie diese in ihr Inneres aufnehmen (**Phagozytose**). Das aufgenommene Material kommt dann in der Zelle mit Enzymen und andere Substanzen in Kontakt, die es ggf. abtöten und auflösen (**Lyse**). Zu den wichtigsten Phagozyten gehören die Neutrophilen, Eosinophilen, Monozyten und Makrophagen.

Nachdem der Granulozyt mehrere Bakterien aufgenommen und vernichtet hat, sind seine Energiereserven verbraucht und er stirbt selbst ab. Vereinzelte tote Granulozyten werden von Makrophagen (s. u.) aufgenommen. Gehen allerdings viele Granulozyten am selben Ort zugrunde, können sie nicht mehr auf diese Art beseitigt werden. In diesen Fällen entsteht aus den toten Granulozyten, den Zelltrümmern des umliegenden geschädigten Gewebes und der Gewebsflüssigkeit **Eiter** (Pus). Neben bakteriellen Erregern phagozytieren Neutrophile auch abgestorbene körpereigene Zellen und manche Viren.

Die 2. Möglichkeit, die Erreger zu bekämpfen, besteht für die Granulozyten darin, den Inhalt ihrer Granula **nach außen** abzugeben. Auch hierbei stirbt der Neutrophile ab. Der Hauptwirkmechanismus der Neutrophilen ist aber die Phagozytose.

Eosinophile Granulozyten • Sie machen 2–4 % der Granulozyten aus. Ihr Zellkern ist zweigelappt und unter den Granula deutlich zu erkennen. Ihre Granula enthalten Stoffe, die v. a. gegen Parasiten wirksam sind, weshalb die Eosinophilen besonders in der Abwehr von **Wurminfektionen** eine wichtige Rolle spielen. Auch bei bestimmten allergischen Erkrankungen kann die Zahl der eosinophilen Granulozyten erhöht sein. Die Eosinophilen sind hauptsächlich in der Schleimhaut des **Verdauungstraktes** und der **Atemwege** zu finden. Sie zählen zwar ebenfalls zu den Phagozyten, erfüllen ihre Funktion aber vorwiegend, indem sie den Inhalt ihrer Granula nach außen abgeben. Die Lebensdauer der Eosinophilen liegt bei 4–5 Tagen.

Basophile Granulozyten • Mit weniger als 1 % sind die Basophilen die kleinste Gruppe der Granulozyten. Auch ihr Kern ist meist zweigelappt. Wegen der dunklen Granula ist er schlechter zu sehen. Die Basophilen halten sich überwiegend im **Blut** auf. Welche Aufgaben sie in der Erregerabwehr erfüllen, ist heute noch relativ unklar. Wesentlich besser erforscht ist die Rolle, die sie im Rahmen von **Allergien** spielen. Die Basophilen bilden u. a. Histamin und Prostaglandine (S. 259) und damit Substanzen, die an der Auslösung allergischer Reaktionen beteiligt sind. Ihre Lebensdauer beträgt ebenfalls 4–5 Tage. Basophile ähneln in ihrer Ausstattung und Funktion den Mastzellen (S. 307), die sich allerdings nicht im Blut, sondern im Gewebe befinden.

WISSEN TO GO

Granulozyten

Granulozyten zählen zu den Leukozyten. Ihr Durchmesser beträgt 9–16 µm. In ihrem Zytoplasma liegen körnchenartige Einschlüsse (**Granula**), welche verschiedene Enzyme und Botenstoffe enthalten.

Die **neutrophilen Granulozyten** kommen besonders zahlreich in den Schleimhäuten vor. Sie sind die ersten Abwehrzellen, mit denen eindringende Erreger in Kontakt kommen. Sie bekämpfen Erreger entweder durch **Phagozytose** oder dadurch, dass sie den bakteriziden Inhalt ihrer **Granula** nach außen abgeben. Gehen viele Neutrophile an einem Ort zugrunde, entsteht Eiter. Im **Blut** liegt ihre Anzahl bei 2000–7 000/µl. Damit machen sie dort etwa 90 % aller Granulozyten und 50–70 % aller Leukozyten aus.

Die **eosinophilen Granulozyten** sind vorwiegend an der Abwehr von Parasiten beteiligt. Sie kommen hauptsächlich in der Schleimhaut von Atem- und Verdauungstrakt vor. Ihre Anzahl liegt im Blut bei 200–400/µl.

Die **basophilen Granulozyten** befinden sich überwiegend im Blut. Ihre Granula enthalten Substanzen, die an allergischen Reaktionen beteiligt sind. Ihre Anzahl im Blut liegt bei < 200/µl.

Monozyten und Makrophagen

Die Monozyten und die Makrophagen zählen neben den Neutrophilen zu den wichtigsten **Phagozyten** des Körpers.

Monozyten • Sie erkennt man im Blutbild gut daran, dass sie die größten Leukozyten sind und einen großen, meist nierenförmigen Kern und feine Granula besitzen. Wie auch bei den Neutrophilen befindet sich nur ein Teil der Monozyten direkt im Blutstrom, der andere Teil wird in der **Milz** gespeichert. Bei Bedarf setzt diese die Monozyten in den Blutkreislauf frei, wodurch die Monozytenzahl im Blutstrom schnell ansteigt. Nach maximal 3 Tagen verlassen die Monozyten das Blutgefäßsystem und wandern ins Gewebe ein. Dort entwickeln sie sich weiter zu Makrophagen.

Makrophagen • Sie sind noch aktivere Phagozyten als die Monozyten. Makrophagen können wochen- und teilweise sogar monatelang im Gewebe überleben und kommen in allen Organen vor.

Wenn Makrophagen auf einen Erreger (Bakterien, Viren oder Parasiten), Fremdkörper oder auf abgestorbene oder veränderte körpereigene Zellen treffen, setzen sie **Chemokine** frei. Damit locken sie über Chemotaxis weitere Phagozyten zur Verstärkung an. Dann phagozytieren sie ihr „Fundstück". Ist dieses zu groß, um von einem einzelnen Makrophagen bewältigt zu werden, schließen sich mehrere Makrophagen zu einer einzigen Zelle, einer **Fremdkörperriesenzelle**, zusammen.

Bestimmte Makrophagen arbeiten auch als antigenpräsentierende Zellen, d. h., dass sie in der Lage sind, bestimmte Teile des phagozytierten Materials, sog. Antigene (S. 314), auf ihrer Oberfläche zur Schau zu stellen. Diese **Antigen-Präsentation** dient dazu, die Lymphozyten darüber zu informieren, dass sich der jeweilige Erreger im Körper befindet. Die Lymphozyten ihrerseits leiten dann eine spezifische Antwort des Immunsystems (S. 319) ein.

Die Makrophagen spielen auch bei der **Wundheilung** eine Rolle. Sie setzen Wachstumsfaktoren frei, durch die z. B. Fibroblasten (S. 99) aktiviert werden. Diese bilden u. a. Kollagen und tragen so zur Reparatur verletzten Bindegewebes bei.

WISSEN TO GO

Monozyten und Makrophagen

Monozyten sind ebenfalls **Phagozyten**. Sie kommen ausschließlich im **Blut** vor. Mit einem Durchmesser von 12–20 µm sind sie dort die größten Leukozyten. Ihre Anzahl liegt bei 200–1000/µl, sie machen 2–8 % aller Leukozyten im Blut aus. Treten sie ins Gewebe über, entwickeln sie sich zu Makrophagen weiter.

Auch die **Makrophagen** zählen zu den **Phagozyten**. Bestimmte Makrophagen schleusen nach der Phagozytose Bruchstücke des phagozytierten Materials auf ihre Oberfläche und zeigen sie so den anderen Leukozyten (**Antigenpräsentation**). Außerdem setzen sie Chemokine frei. Makrophagen kommen in allen Organen vor.

Lymphozyten

Die Lymphozyten lassen sich in 2 Gruppen einteilen:

- **kleine Lymphozyten:** Sie haben einen Durchmesser von 6–8 µm und enthalten keine Granula. Ihr großer, runder Kern füllt nahezu die gesamte Zelle aus. Zu den kleinen Lymphozyten zählen die **B-Lymphozyten** und die **T-Lymphozyten**.
- **große Lymphozyten:** Ihr Durchmesser beträgt ca. 10 µm. Ihr Kern ist im Verhältnis zum Zytoplasma kleiner als bei den kleinen Lymphozyten. Die **natürlichen Killerzellen (NK-Zellen)** zählen zu den großen Lymphozyten, genauso wie aktivierte zytotoxische T-Zellen.

B- und T-Lymphozyten • Die Benennung der B- und der T-Lymphozyten erfolgt nach dem Organ, in dem sie heranreifen, nachdem sie im Knochenmark gebildet wurden:

- Die **T**-Lymphozyten entwickeln sich im **T**hymus weiter. Sie machen ca. 75 % aller Lymphozyten aus.
- Die **B**-Lymphozyten reifen im Knochenmark (engl. **B**one marrow) heran. Sie haben einen Anteil von etwa 15 % an den Lymphozyten.

B- und T-Lymphozyten unterscheiden sich von den anderen Leukozyten vor allem darin, dass sie nicht auf alle eingedrungenen Erreger auf dieselbe Art reagieren. Vielmehr entwickeln sie eine jeweils maßgeschneiderte Abwehrstrategie, die spezifische Immunabwehr (S. 314). Wie sie dabei genau vorgehen, wird im Kap. 12.2 beschrieben. Im Rahmen der spezifischen Immunabwehr haben die B- und die T-Lymphozyten – obwohl sie gleich aussehen – unterschiedliche Aufgaben. So bilden die **B-Lymphozyten** z. B. **Antikörper** und **präsentieren Antigene** auf ihrer Oberfläche, während die T-Lymphozyten das nicht tun. Die Lebensdauer der B- und T-Lymphozyten kann bis zu 10 Jahre betragen.

Natürliche Killerzellen (NK-Zellen) • Mit etwa 10 % bilden die NK-Zellen die 3. Gruppe der Lymphozyten. Sie sind in der Lage, solche Körperzellen zu erkennen, die mit einem **Virus** infiziert oder **tumorartig** verändert sind. Haben sie eine solche Zelle entdeckt, schütten die NK-Zellen aus ihren Granula zellschädigende Substanzen (**Zytotoxine**) aus und zerstören so die infizierte oder veränderte Körperzelle. NK-Zellen finden sich vorwiegend im Blut, in der Leber und in der Milz.

WISSEN TO GO

Lymphozyten

Bei den Lymphozyten unterscheidet man B-Lymphozyten (ca. 15 %), T-Lymphozyten (ca. 75 %) und natürliche Killerzellen (NK-Zellen, ca. 10 %).

Die **B-Lymphozyten** und die **T-Lymphozyten** gehören zur **spezifischen Immunabwehr**, d. h., sie entwickeln für jeden Erreger maßgeschneiderte „Waffen". Ihr Durchmesser liegt bei 6–8 µm. Die B-Lymphozyten gehören zu den antigenpräsentierenden Zellen, die T-Lymphozyten nicht.

Die **NK-Zellen** sind v. a. in der Abwehr von Virusinfektionen aktiv. Sie entdecken befallene Zellen und vernichten sie, indem sie **Zytotoxine** ausschütten. Man findet sie überwiegend im Blut, in der Leber und der Milz.

Mastzellen

Die Mastzellen haben eine ähnliche Funktion wie die basophilen Granulozyten, kommen allerdings in erster Linie im **Bindegewebe** vor. Sie sind etwas größer als die Basophilen und enthalten mehr Granula, die häufig im Rahmen von Entzündungen und Allergien ausgeschüttet werden. Deren Inhaltsstoffe führen dazu, dass die Gefäßwände durchlässiger werden. Die Lebensdauer der Mastzellen liegt bei Wochen bis Monaten.

Dendritische Zellen

Auch die reifen dendritischen Zellen sind nur im **Gewebe** anzutreffen, z. B. in den Lymphknoten und als Langerhans-Zellen (S. 482) in der Haut. Im Blut befinden sich nur die noch unreifen Vorläuferzellen.

! *Merke* Dendritische Zellen

*Die dendritischen Zellen sind die wichtigsten Zellen für die **Antigen-Präsentation**.*

Damit sie die Antigene auf ihrer Oberfläche präsentieren können, müssen die dendritischen Zellen die Erreger (Bakterien, Pilze und Viren) zunächst **phagozytieren**. Anders als die Makrophagen bleiben sie danach aber nicht im Gewebe, sondern wandern mit der Lymphe in den nächstgelegenen **Lymphknoten**. Dort treffen sie auf zahlreiche Lymphozyten, denen sie das Antigen präsentieren. Da die dendritischen Zellen lange, verzweigte Fortsätze und damit eine große Oberfläche besitzen, kommen sie leicht mit den Lymphozyten in Kontakt. So tragen die dendritischen Zellen maßgeblich dazu bei, dass eine spezifische Antwort (S. 319) ausgelöst wird. Dendritische Zellen sind sehr langlebig.

WISSEN TO GO

Mastzellen und dendritische Zellen

Mastzellen kommen überwiegend im **Bindegewebe** vor. In ihrer Funktion ähneln sie den Basophilen.

Die **dendritischen Zellen** befinden sich ausschließlich im **Gewebe**. Ihre wichtigsten Aufgaben sind die Phagozytose und v. a. die **Antigenpräsentation**. Dazu verlassen sie nach der Phagozytose das Gewebe und gelangen in die Lymphknoten, wo sie den Lymphozyten das Antigen zeigen.

Thrombozyten

Wegen ihrer flachen Form werden die Thrombozyten auch **Blutplättchen** genannt. Sie sind wie die Erythrozyten kernlos, besitzen aber im Gegensatz zu den roten Blutkörperchen Mitochondrien und andere Zellorganellen.

Die Aufgabe der Thrombozyten ist die **Blutstillung**. Sie bilden bei kleineren Gefäßverletzungen einen Pfropf, der den Defekt abdichtet, und setzen die Blutgerinnung (S. 310) in Gang. Voraussetzung für die Pfropfbildung ist ihr starkes **Zytoskelett**, das es ihnen ermöglicht, sich zusammenzuziehen. Um die Blutgerinnung auszulösen, setzen die Thrombozyten verschiedene Substanzen frei, die in zahlreichen **Granula** in ihrem Zytoplasma gespeichert sind.

In 1 Mikroliter (µl) Blut befinden sich 150 000–350 000 Thrombozyten. Sind es weniger, spricht man von einer **Thrombozytopenie**, sind es mehr, von einer **Thrombozytose**. Die Lebensdauer der Thrombozyten beträgt 8–10 Tage.

***Patho* Petechien**

*Ein typisches Symptom bei Thrombozytopenie sind **Petechien**. Dabei handelt es sich um zahlreiche, kleine, punktförmige Einblutungen in die Haut, die aus den Kapillaren stammen.*

***Diagnostik* Kleines und großes Blutbild**

*Das **kleine Blutbild** gehört zu den Routineuntersuchungen. Hierfür werden untersucht:*

- *Zahl der Erythrozyten, Leukozyten und Thrombozyten,*
- *Hämoglobinkonzentration,*
- *Hämatokrit,*
- *MCV und MCH.*

*Beim **Differenzialblutbild** werden zusätzlich die Leukozytenarten unterschieden:*

- *Zahl der segmentkernigen und der stabkernigen Leukozyten,*
- *Zahl der Eosinophilen,*
- *Zahl der Basophilen,*
- *Monozytenzahl,*
- *Lymphozytenzahl.*

Außerdem wird nach unreifen Erythrozytenstadien (Retikulozyten) gesucht.

*Das **große Blutbild** setzt sich aus kleinem Blutbild und Differenzialblutbild zusammen.*

WISSEN TO GO

Thrombozyten

Die Thrombozyten (Blutplättchen) sind an der **Blutstillung** beteiligt. Sie sind **kernlos** und flach, besitzen aber ein ausgeprägtes Zytoskelett.

12.1.4 Bildung und Abbau der Blutzellen

Ort der Blutbildung (**Hämatopoese**) ist das rote Knochenmark (S. 344). Da die Blutzellen nur eine beschränkte Lebensdauer haben und immer wieder ersetzt werden müssen, dauert die Hämatopoese ein Leben lang an. Vom Knochenmark werden **täglich** gebildet:

- 200 Milliarden Erythrozyten,
- 120 Milliarden Leukozyten und
- 150 Milliarden Thrombozyten.

Bevor das rote Knochenmark die Hämatopoese im 7. Monat der Embryonalentwicklung übernimmt, findet die Blutbildung in wechselnden Geweben statt. Hauptbildungsort bis zum 3. Entwicklungsmonat ist der Dottersack (S. 83), darauf folgen bis zum 7. Entwicklungsmonat Leber und Milz.

Der **Abbau** der Blutzellen ist von Zellart zu Zellart unterschiedlich.

Die pluripotente hämatopoetische Stammzelle

Alle Blutzellen stammen von den **pluripotenten hämatopoetischen Stammzellen** ab. Sie werden so bezeichnet, weil sie sich zu jedem Blutzelltyp weiterentwickeln können (pluripotent bedeutet so viel wie „viel könnend"). Die Anzahl der hämatopoetischen Stammzellen ist gering, sie machen weniger als 1 % aller Zellen des Knochenmarks aus. Sehr wenige hämatopoetische Stammzellen befinden sich auch in der Blutbahn.

Pluripotente hämatopoetische Stammzellen sind in der Lage, sich zu teilen. Dabei bleibt immer mindestens eine der beiden Tochterzellen eine Stammzelle (sog. **Selbsterneuerung**). Dieser Mechanismus stellt sicher, dass die Zahl der pluripotenten Stammzellen nicht abnimmt. Die andere Tochterzelle kann sich zu einer **Vorläufer-** oder **Progenitorzelle** weiterentwickeln. Diese Vorläuferzellen können sich nicht mehr zu allen, sondern nur noch zu einigen Blutzelltypen weiterentwickeln.

Gesteuert wird die Hämatopoese von einer Vielzahl von Wachstumsfaktoren, von denen die meisten zu den Zytokinen (S. 259) gehören. Einige wirken auf verschiedene Zelllinien und Entwicklungsstufen, andere beeinflussen nur bestimmte Vorläuferzellen bzw. Blutzellstadien. Auf diese Weise kann die Bildung der verschiedenen Blutzellen fein abgestimmt und dem Bedarf angepasst werden. Die Zytokine, die für die Blutbildung wichtig sind, werden größtenteils im Knochenmark selbst gebildet.

Blitzlicht Stammzelltransplantation

Die Stammzellen spielen auch eine Rolle bei der Therapie einiger Erkrankungen des Blutbildungssystems, wie z. B. der Leukämie. Dabei wird versucht, die erkrankten Stammzellen des Patienten durch gesunde Stammzellen eines Spenders zu ersetzen. Dem Spender wird hierfür über mehrere Tage ein Wirkstoff verabreicht, der dazu führt, dass zahlreiche Stammzellen aus dem Knochenmark ins Blut auswandern. Dem Spender wird dann Blut abgenommen und die Stammzellen daraus isoliert. Diese Methode hat den Vorteil, dass dem Spender nicht direkt Knochenmark entnommen werden muss. Die so gewonnenen Stammzellen werden dem Patienten intravenös gegeben und siedeln sich in dessen Knochenmark an. Zuvor müssen die eigenen, entarteten Stammzellen im Knochenmark des Patienten durch eine hochdosierte Chemotherapie und Bestrahlung zerstört werden (sog. Konditionierung). Damit das Immunsystem das neue Knochenmark nicht angreift, muss das Immunsystem des Patienten durch Medikamente unterdrückt werden.

WISSEN TO GO

Die pluripotente hämatopoetische Stammzelle

Die Blutbildung (Hämatopoese) findet im **roten Knochenmark** statt. Dort liegen die pluripotenten hämatopoetischen Stammzellen. Deren Besonderheit ist, dass sie sich zu **jedem Blutzelltyp** weiterentwickeln können. Diese Möglichkeit wird aber von Teilung zu Teilung immer mehr eingeschränkt. Schon bei der 1. Teilung einer Stammzelle entsteht eine Zelle, die sich nur noch entweder zu Erythrozyten, Thrombozyten, Monozyten oder Granulozyten weiterentwickeln kann (**myeloische Vorläuferzelle**) oder zu Lymphozyten (**lymphatische Vorläuferzelle**). Welche der beiden Vorläuferzelle entsteht, wird über **Zytokine** aus dem Knochenmark gesteuert.

Entwicklung und Abbau der Erythrozyten

Im Folgenden wird beispielhaft für die Blutzellen Entwicklung und Abbau der Erythrozyten dargestellt.

Entwicklung der Erythrozyten

Die Erythrozyten gehören zur myeloischen Zellreihe. Ihre Bildung und Reifung (**Erythropoese**) dauert 5–7 Tage und läuft bis auf den letzten Schritt im Knochenmark ab.

Erythropoese • Aus der myeloischen Vorläuferzelle entwickelt sich zunächst eine weitere Vorläuferzelle, die nur noch 2 Entwicklungsmöglichkeiten hat (**Megakaryozyten/ Erythrozyten-Progenitorzelle**): Entweder schlägt sie den Weg der Erythropoese ein oder sie entwickelt sich weiter zu Thrombozyten (▶ **Abb. 12.4**). Unter dem Einfluss verschiedener Zytokine und Erythropoetin (S. 243) aus der Niere entsteht aus dieser gemeinsamen Progenitorzelle der **Proerythroblast**. Er ist das erste echte Erythrozytenstadium und kann sich zu keiner anderen Zellart mehr weiterentwickeln. Die nächste Stufe in der Erythropoese ist der **Erythroblast**. Aus ihm entsteht der **Normoblast**. Auf dem Weg vom Proerythroblasten zum Normoblasten verringert sich die Zellgröße immer mehr, und die Zellorganellen werden weniger. Bei der Weiterentwicklung vom Normoblasten zum Retikulozyten geht schließlich auch der Zellkern verloren.

Der **kernlose Retikulozyt** ist die direkte Vorstufe des reifen Erythrozyten. Er enthält noch Reste von Zellorganellen und RNA, wodurch er nach einem bestimmten Färbeverfahren (Brillantkresylblau) unter dem Lichtmikroskop gut zu erkennen ist. Die Retikulozyten **verlassen das Knochenmark** und reifen innerhalb eines Tages im Blut zum Erythrozyten.

Bildung des Hämoglobins • Während der Erythropoese bildet sich auch das Hämoglobin im Erythrozyten. Dafür ist der Körper insbesondere auf **Eisen, Vitamin B_9** (Folsäure) und **Vitamin B_{12}** (Cobalamin) angewiesen. Pro Tag benötigt der Körper zwischen 0,5 und 2 mg Eisen, wobei nicht das gesamte Eisen aus der Nahrung resorbiert wird. Der Eisengehalt der Nahrung sollte deshalb höher liegen.

Überschüssiges Eisen wird, wie auch überschüssiges Vitamin B_9 und B_{12}, vor allem von der Leber gespeichert und bei Bedarf abgegeben. Da freies Eisen zellschädigend wirkt, wird es zur Speicherung an ein Protein gebunden. Die so entstandene **Speicherform** des Eisens ist **Ferritin**. Es kommt außer in der Leber auch in der Milz, dem Knochenmark, der Darm-

Abb. 12.4 Blutbildung (Hämatopoese).

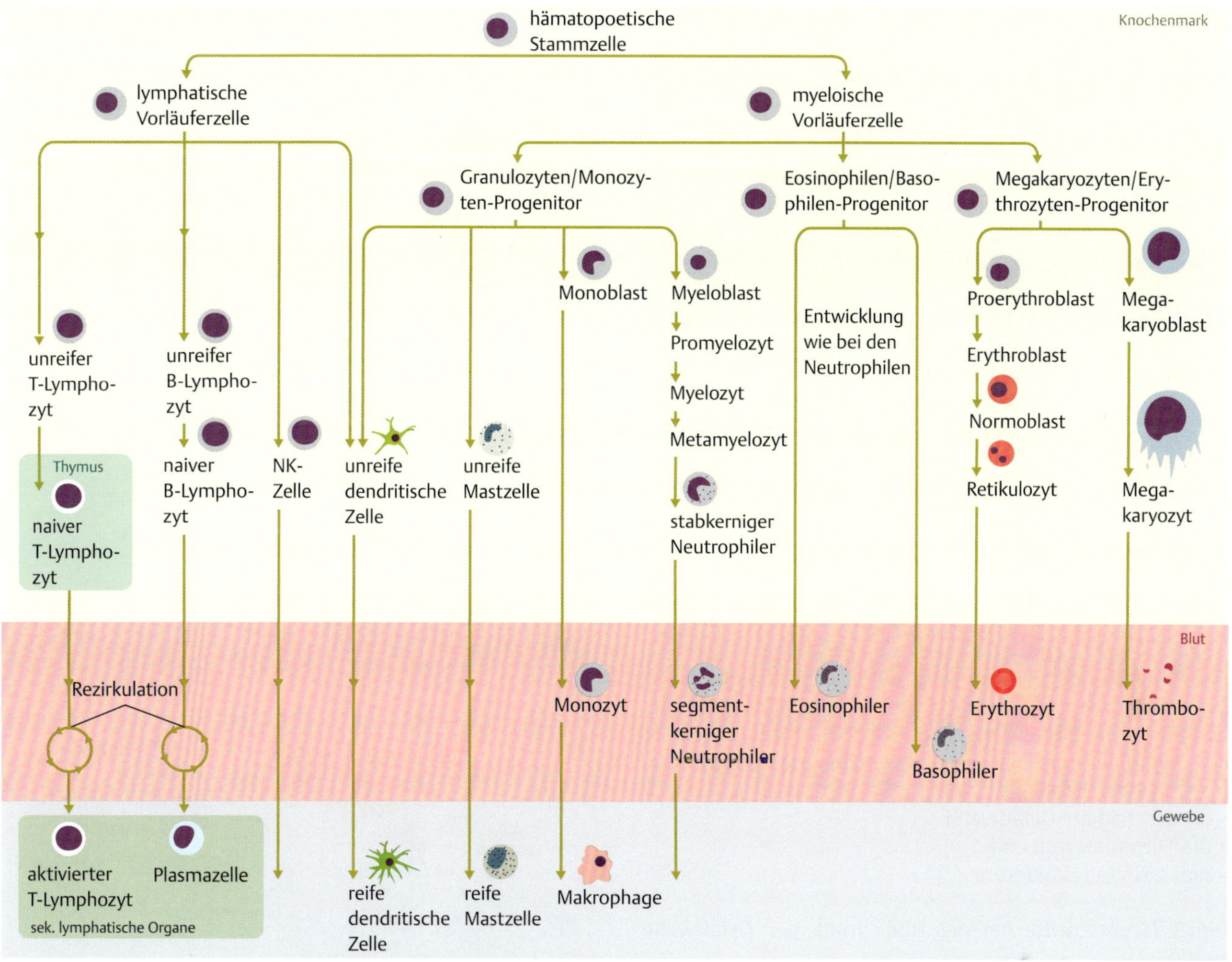

Alle Blutzellen stammen von einer gemeinsamen Stammzelle ab. Einige Leukozyten (z. B. Mastzellen und dendritische Zellen) verlassen schon als unreife Zellen das Knochenmark und erreichen erst im Blut oder Gewebe ihr reifes Stadium. *Quelle: I care Anatomie, Physiologie. 2., aktualisierte Auflage. Stuttgart: Thieme; 2020.*

schleimhaut und in geringen Mengen im Blut vor. Die Gesamteisenmenge des Körpers – inkl. des im Hämoglobin enthaltenen Eisens – liegt bei 2,5–4 g.

Diagnostik Ferritinmessung

*Bei Verdacht auf eine **Eisenmangelanämie** wird der Ferritin-Wert im **Blutserum** bestimmt. Da die Ferritin-Konzentration im Serum und die intrazelluläre Ferritin-Konzentration zusammenhängen, kann von der Serum-Ferritin-Konzentration auf den Eisenspeicher des Körpers rückgeschlossen werden. Ein zu niedriger Ferritin-Wert bestätigt die Diagnose der Eisenmangelanämie.*

Regulation der Erythropoese • Wenn in der Niere der Sauerstoff-Partialdruck sinkt, schüttet sie mehr Erythropoetin (EPO) aus und steigert damit die Erythropoese. Dadurch wird erreicht, dass mehr Erythrozyten für den Sauerstofftransport zur Verfügung stehen. Dieser Mechanismus setzt auch in **Höhenlagen** oberhalb von ca. 2500 m ein: In der „dünneren Luft" sinkt der Sauerstoff-Partialdruck in der Atemluft, und weniger Sauerstoff gelangt in das Blut. Die Niere reagiert mit der Ausschüttung von EPO, woraufhin die Zahl der Erythrozyten steigt.

Abbau der Erythrozyten

Die Lebensdauer eines Erythrozyten beträgt ca. **120 Tage**. Alte oder nicht mehr funktionsfähige Erythrozyten werden von den Makrophagen in **Milz, Leber** und **Knochenmark** erkannt, phagozytiert und abgebaut.

Dabei wird noch in den Makrophagen das **Hämoglobin** in seine Bestandteile Häm und Globin (S. 300) aufgespalten. Das Globin wird in seine einzelnen Aminosäuren zerlegt. Auch das Häm wird gespalten, wobei das Eisen-Atom frei wird. Das Eisen wird an das Plasmaprotein **Transferrin** gebunden, zur Leber transportiert und dort gespeichert. Bei Bedarf wird es freigesetzt und bei der Hämoglobinbildung wiederverwertet. Das verbleibende Farbstoffmolekül des Häms wird zunächst in **Bilirubin** umgewandelt und dann als Sterkobilin und Urobilin (S. 215) über Stuhl und Harn ausgeschieden.

WISSEN TO GO

Entwicklung und Abbau der Erythrozyten

Die Bildung und Reifung der Erythrozyten (Erythropoese) dauert 5–7 Tage. Die Erythrozyten entstammen den **myeloischen Vorläuferzellen**. Aus diesen entwickelt sich über mehrere Zwischenstufen unter dem Einfluss von Erythropoetin und Zytokinen der **Normoblast**. Er verliert seinen Kern und wird zum **Retikulozyten**. Dieser verlässt das Knochenmark und reift im Blut zum **Erythrozyten**. Ein Erythrozyt lebt ca. **120 Tage**, bevor er bevorzugt in der Milz, aber auch in der Leber und im Knochenmark abgebaut wird.

Für die Bildung des **Hämoglobins** benötigt der Körper **Eisen**, Vitamin B_9 (**Folsäure**) und Vitamin B_{12} (**Cobalamin**). Beim Abbau des Erythrozyten wird das Eisen des Hämoglobins wieder frei. Es wird an **Transferrin** gebunden zur Leber transportiert und dort gespeichert. Die Speicherform des Eisens ist das **Ferritin**.

12.1.5 Blutgerinnungssystem

Das Blutgerinnungssystem sorgt dafür, dass bei einem Gefäßwandschaden die Lücke in der Gefäßwand abgedichtet und damit die **Blutung gestoppt** wird. Gleichzeitig leitet es die Wundheilung ein. Am Blutgerinnungssystem sind hauptsächlich beteiligt:

- die geschädigte Gefäßwand,
- die Thrombozyten und
- die Gerinnungsfaktoren.

Die 3 Hauptschritte bei der Abdichtung der Gefäßwand sind:

1. die Kontraktion des geschädigten Gefäßes,
2. die Bildung eines Thrombozytenpfropfes und
3. die Ausbildung eines Fibrinthrombus.

Dabei unterscheidet man 2 Phasen:

- **Blutstillung** (primäre Hämostase): An ihr sind in erster Linie die Thrombozyten und die Gefäßwand beteiligt. Sie beginnt mit der Vasokonstriktion und endet mit der Bildung des Thrombozytenpfropfes, der den Gefäßwanddefekt vorübergehend abdichtet. Die Blutstillung tritt innerhalb kurzer Zeit ein (Sekunden bis wenige Minuten) und wird durch **Thrombozyten** vermittelt.
- **Blutgerinnung** (sekundäre Hämostase): Bei der Blutgerinnung wird der Thrombozytenpfropf durch ein Fibrinnetz stabilisiert. Dadurch ist der Gefäßwandschaden so lange abgedichtet, bis im Zuge der Wundheilung neues Gewebe entstanden ist. Die Blutgerinnung braucht mehrere Minuten. Voraussetzung ist die Aktivierung der **Gerinnungsfaktoren**.

Blitzlicht Praxis **Wundheilungsphasen**

Die Wundheilung, z. B. nach Kaiserschnitt, Dammriss oder Episiotomie, verläuft im Prinzip immer gleich:

- *1a **Exsudative** (Blutungs- und Gerinnungs-)Phase (1–24 Std.)*
- *1b **Resorptions**-(Reinigungs-)Phase (1.–5. Tag)*
- *2. **Proliferations**-(Aufbau-)Phase (2./3.–14. Tag)*
- *3. **Reparative** (Zell- und Faserreifungs-)Phase (4.–28. Tag)*

[20]

Abb. 12.5 Primäre Hämostase.

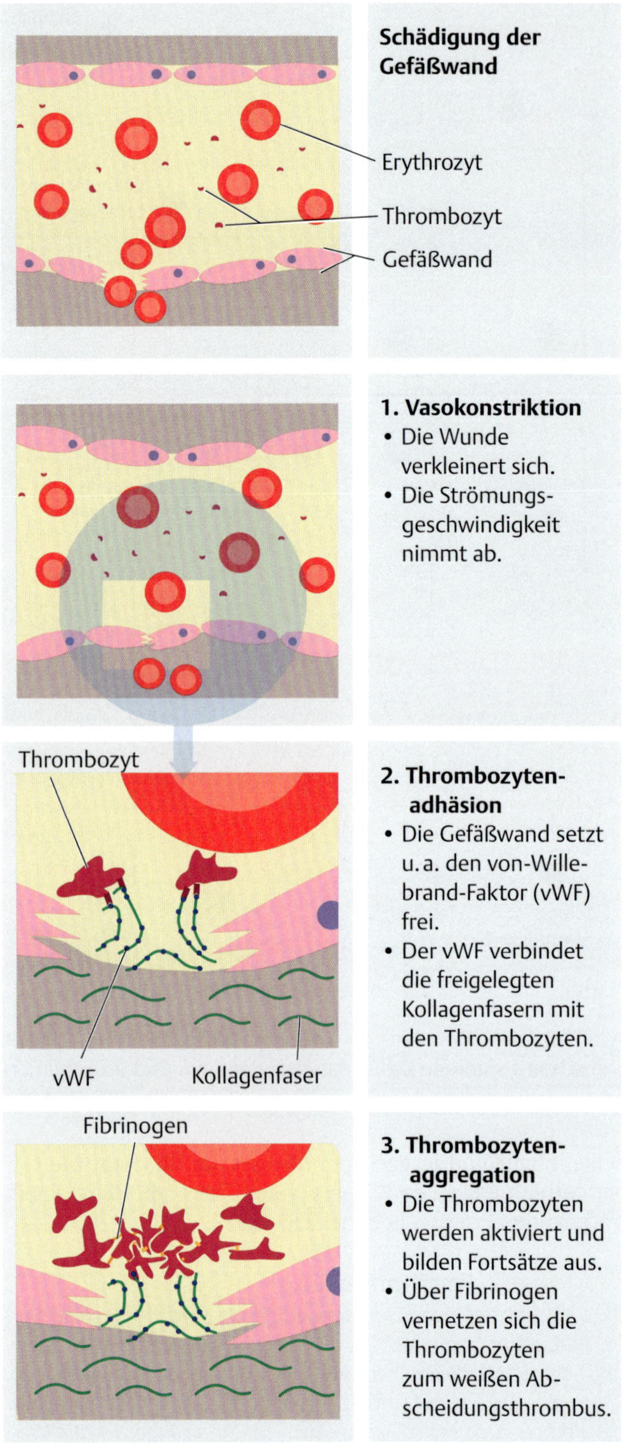

Der weiße Abscheidungsthrombus verschließt die Wunde nur vorübergehend. Er besteht aus aktivierten Thrombozyten, die über Fibrinogen miteinander vernetzt sind. *Quelle: I care Anatomie, Physiologie. 2., aktualisierte Auflage. Stuttgart: Thieme; 2020.*

Blutstillung

Ziel der Blutstillung (primäre Hämostase) ist die Bildung eines **Thrombozytenpfropfes**, der den Gefäßwandschaden **vorübergehend** verschließt. Die Blutstillung läuft in 3 Teilschritten ab (▶ **Abb. 12.5**):

- Vasokonstriktion,
- Thrombozytenadhäsion und
- Thrombozytenaggregation.

Vasokonstriktion • Bei einer Schädigung der Gefäßwand zieht sich die Gefäßmuskulatur im verletzten Bereich zusammen. Diese Vasokonstriktion ist der erste Schritt bei der Blutstillung (primäre Hämostase). Sie bewirkt, dass sich die Wunde verkleinert und die Strömungsgeschwindigkeit des Blutes an der verletzten Stelle abnimmt. Die verringerte Strömungsgeschwindigkeit macht es den Thrombozyten leichter, sich an den verletzten Gefäßwandabschnitt anzulagern.

Thrombozytenadhäsion • Im geschädigten Bereich setzt die Gefäßwand Substanzen frei, die bewirken, dass sich Thrombozyten an die Kollagenfasern der Gefäßwand anlagern. Diese Anlagerung wird möglich, weil durch den Gefäßwandschaden das Endothel verletzt ist und die darunterliegenden Kollagenfasern freiliegen. Zu den Substanzen, die von der Gefäßwand freigesetzt werden, gehört der **von-Willebrand-Faktor** (vWF). Er wird von Endothelzellen und Thrombozyten gebildet und stellt – wie eine Art Klebstoff – die Verbindung zwischen Kollagenfaser und Thrombozyt her. Diese Anheftung der Thrombozyten an die Bindegewebsfasern der Gefäßwand wird als Thrombozytenadhäsion bezeichnet. Damit sich Thrombozyten nicht an unverletzte Gefäßwände anlagern, setzt die gesunde Gefäßwand Substanzen frei, die ein Anheften verhindern.

Thrombozytenaggregation • Durch die Bindung an die Gefäßwand kommt es zur **Aktivierung der Thrombozyten**. Dabei verändern sie ihre Form und bilden fingerartige Fortsätze (Pseudopodien) aus, mit deren Hilfe sie sich besser untereinander vernetzen können. Die Aktivierung der Thrombozyten wird durch den **plättchenaktivierenden Faktor** (PAF) unterstützt, den Leukozyten freisetzen.

Die aktivierten Thrombozyten schütten den Inhalt ihrer Granula aus. Die dadurch freigesetzten Substanzen:

- sorgen dafür, dass sich weitere Thrombozyten anlagern, aktiviert werden und sich über Fibrinogen miteinander vernetzen (**Thrombozytenaggregation**),
- bewirken, dass die Vasokonstriktion weiter anhält,
- fördern die Wundheilung und
- setzen das Gerinnungssystem in Gang.

Zusätzlich zu den Inhaltsstoffen ihrer Granula bilden aktivierte Thrombozyten **Thromboxan A**, das ebenfalls die Thrombozytenaggregation und die Vasokonstriktion unterstützt.

Durch die Thrombozytenaggregation bildet sich innerhalb von max. 3 min im Bereich der Wunde ein Thrombozytenpfropf, der wegen seiner Farbe auch als **weißer Thrombus** bezeichnet wird. Da er wenig haltbar ist, stellt er nur einen vorübergehenden Verschluss dar. Die endgültige Abdichtung der Wunde wird erst durch die Abläufe der Blutgerinnung erreicht. Die Zeit vom Beginn der Blutung bis zu dieser ersten Gefäßwandabdichtung wird **Blutungszeit** genannt.

Blutgerinnung

Ziel der Blutgerinnung (sekundäre Hämostase) ist ein **dauerhafter** Verschluss der Gefäßwandverletzung durch einen **Fibrinthrombus**. Der wichtigste Schritt ist dabei die Umwandlung des inaktiven Gerinnungsfaktors **Fibrinogen** in seine aktive Form **Fibrin**. Fibrin liegt im Plasma in seiner inaktiven Vorstufe vor. Das verhindert, dass sich ein Thrombus bildet, ohne dass er benötigt wird.

Patho **Thrombose und Embolie**

So nützlich die Blutgerinnung bei Gefäßverletzungen ist, so gefährlich kann sie sein, wenn sie dort abläuft, wo sie nicht benötigt wird. Die entstandenen Thromben können dann als Embolus durch den Blutfluss mitgerissen werden und Gefäße verstopfen (Embolie). Typische Stellen dafür sind z. B. die Lungen- oder die tiefen Beinvenen und die Koronararterien. Wird der Thrombus nicht rechtzeitig entfernt oder aufgelöst, kann das Versorgungsgebiet des betroffenen Gefäßes nicht mehr durchblutet werden. Drei Bedingungen begünstigen die Entstehung eines Thrombus:

- ***niedrige Fließgeschwindigkeit des Blutes:*** *Sie kann bedingt sein z. B. durch einen Rückstau des Blutes vor einer Engstelle, durch Wirbelbildungen wie z. B. in den Herzohren bei Vorhofflimmern oder auch durch den Ausfall der Muskelpumpe bei langem Sitzen oder Immobilisation.*
- ***vorgeschädigte Gefäßwand:*** *Insbesondere bei Bluthochdruck und Arteriosklerose kommt es zu Ablagerungen an den Gefäßwänden, wodurch Rauigkeiten entstehen. Aber auch Verletzungen des Gefäßendothels, z. B. durch einen Katheter, können zum „Hängenbleiben" der Thrombozyten führen.*
- ***erhöhte Gerinnungsneigung:*** *Sie tritt nicht nur bei angeborenen Gerinnungsstörungen auf, sondern es kann schon ausreichen, zu wenig zu trinken. Dadurch dickt das Blut ein, es fließt langsamer und die Konzentration der Thrombozyten und Gerinnungsfaktoren steigt.*

Eine erhöhte Thrombosegefahr besteht damit in allen Situationen, in denen einer oder mehrere dieser Faktoren eintreten. Dazu gehören z. B. Rauchen, die Einnahme oraler Kontrazeptiva („Pille"), Übergewicht oder größere Operationen mit Gefäßverletzungen. Bei Menschen, die bereits eine Thrombose erlitten haben, ist die Gefahr einer weiteren Thrombose erhöht.

Gerinnungsfaktoren

Damit sich der Fibrinthrombus überhaupt bilden kann, muss die **Gerinnungskaskade** ablaufen. Unter diesem Begriff werden alle Reaktionen zusammengefasst, die zwischen den verschiedenen **Gerinnungsfaktoren** stattfinden (▶ **Abb. 12.6**). Die Gerinnungsfaktoren befinden sich im **Blutplasma** und aktivieren sich bei Bedarf gegenseitig.

Bei den 13 Gerinnungsfaktoren kann man grob 2 Typen unterscheiden:

- **Faktoren mit Enzymaktivität:** Bei ihnen handelt es sich größtenteils um Plasmaproteine (S. 299). Solange sie nicht gebraucht werden, liegen sie im Plasma in ihrer inaktiven Form vor. Erst bei Bedarf werden sie durch andere Gerinnungsfaktoren aktiviert. Die meisten sind Proteasen, d. h., sie können Proteine spalten. Dadurch sind sie in der Lage, andere inaktive Gerinnungsfaktoren in ihre aktive Form umzuwandeln.
- **Faktoren ohne Enzymaktivität:** Sie werden auch als **Cofaktoren** bezeichnet. Sie allein können keine anderen Faktoren aktivieren, werden aber von einigen Faktoren mit Enzymaktivität benötigt, damit diese ihre Funktion erfüllen können. Zu den Cofaktoren zählt z. B. Kalzium.

Die Gerinnungsfaktoren werden mit römischen Ziffern durchnummeriert. Um die aktive Form zu kennzeichnen, wird der römischen Ziffer ein a angehängt. Beim inaktiven Fibrinogen z. B. handelt es sich um den Faktor I, seine aktive Form, das Fibrin, trägt die Bezeichnung Faktor Ia.

Die meisten Gerinnungsfaktoren werden in der **Leber** gebildet, wobei zur Herstellung einiger Gerinnungsfaktoren Vitamin K (S. 222) wichtig ist.

Abb. 12.6 Sekundäre Hämostase.

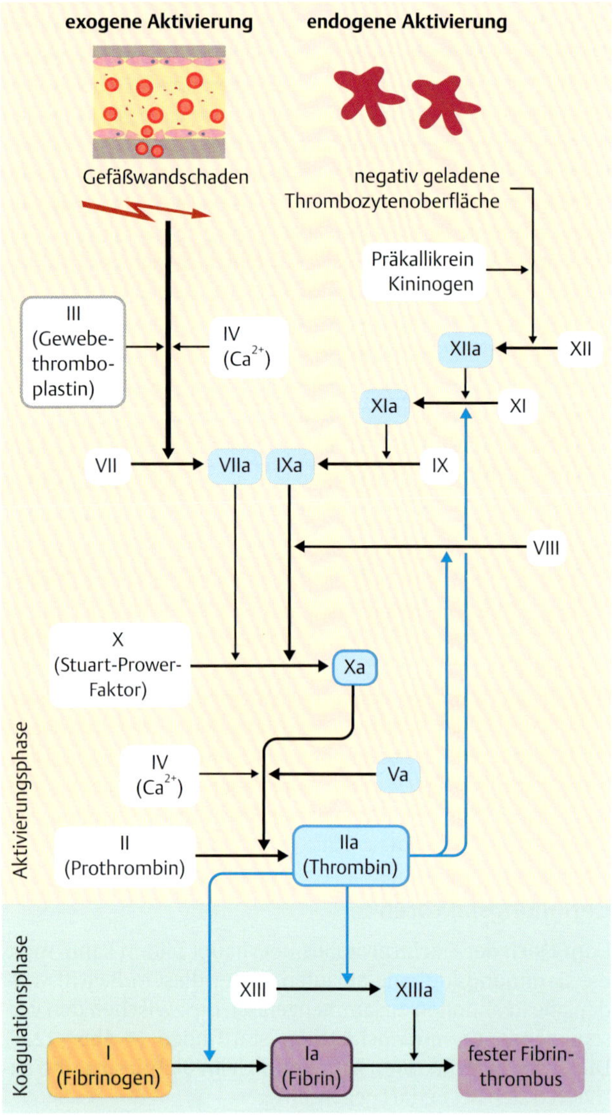

Die wichtigsten Gerinnungsfaktoren und die Phasen der Blutgerinnung. Sowohl die exogene als auch die endogene Aktivierung führen zur Bildung des Faktors Xa. Die exogene Aktivierung spielt dabei eine größere Rolle. Die Retraktionsphase ist nicht dargestellt. *Quelle: Behrends JC et al. Duale Reihe Physiologie. Stuttgart: Thieme; 2016.*

! *Merke* Vitamin K? 1972!

Für welche Gerinnungsfaktoren die Leber Vitamin K benötigt, kann man sich mithilfe der Jahreszahl ***1972*** *merken: Es sind die Faktoren* ***X*** *(zehn),* ***IX*** *(neun),* ***VII*** *(sieben) und* ***II*** *(zwei).*

Von besonderer Bedeutung bei der Blutgerinnung sind die Faktoren I (Fibrinogen), Ia (Fibrin) und IIa (Thrombin). **Thrombin** wandelt Fibrinogen in Fibrin um. **Fibrin** ist dann dafür verantwortlich, dass sich der Fibrinthrombus bildet, der die Wunde verschließt.

Phasen der Blutgerinnung

Die sekundäre Hämostase startet etwa zeitgleich mit der primären Hämostase, dauert aber länger. Sie läuft ebenfalls in 3 Schritten ab (▶ Abb. 12.7):

- Aktivierungsphase,
- Koagulationsphase und
- Retraktionsphase.

Abb. 12.7 Roter Thrombus.

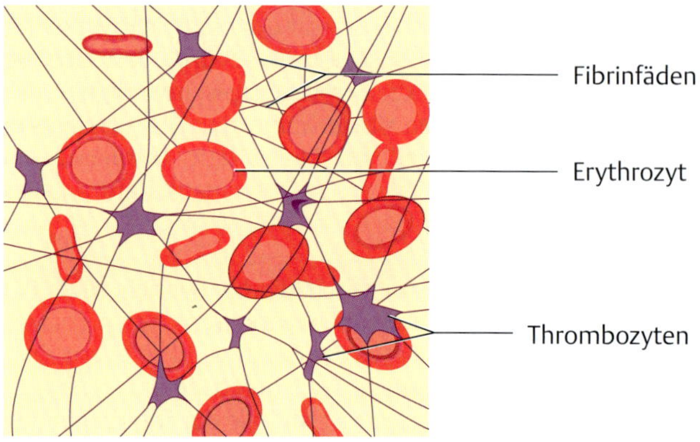

Der rote Thrombus verschließt die Wunde, bis der Gefäßwandschaden durch Heilungsprozesse behoben ist. Er besteht aus denjenigen Thrombozyten, die nach Auflösung des weißen Thrombus übriggeblieben sind, und Fibrinfäden, zwischen denen sich Blutzellen (v. a. Erythrozyten) verfangen haben. *Quelle: Schwegler JS, Lucius R. Der Mensch – Anatomie und Physiologie. Stuttgart: Thieme; 2016.*

Aktivierungsphase • Sie beginnt mit der Aktivierung des 1. Gerinnungsfaktors der Kaskade und endet bei der Entstehung von Thrombin. Damit umfasst sie die komplette **Gerinnungskaskade**.

Den wichtigsten Anstoß zur Auslösung der Gerinnungskaskade bildet das **Gewebethromboplastin** (Faktor III), das nicht im Plasma vorkommt, sondern auf den Bindegewebszellen der Gefäßwand sitzt. Es bildet mit Faktor IV (Kalzium) und Faktor VII einen Komplex, wodurch Faktor VII aktiviert wird. Faktor VIIa wandelt dann Faktor X in **Faktor Xa** um. Dieser bewirkt zusammen mit Kalzium und Faktor Va, dass aus Prothrombin (Faktor II) **Thrombin** (Faktor IIa) entsteht (▶ Abb. 12.6). Da diese Aktivierungsreaktionen mit Faktor III durch einen Faktor in Gang gesetzt werden, der nicht im Blut vorliegt, sondern aus dem Gewebe – also „von außen" – kommt, wird dieser Aktivierungsweg als **exogene Aktivierung** bezeichnet.

Die exogene Aktivierung wird durch die **endogene Aktivierung** unterstützt. Sie heißt so, weil alle beteiligten Gerinnungsfaktoren aus dem Plasma stammen. Die endogene Aktivierung startet mit der Umwandlung von Faktor XII in Faktor XIIa. Auslöser ist die Oberfläche der Thrombozyten. Wenn diese ihre Form verändern und Fortsätze ausbilden, gelangen negativ geladene Phospholipide auf die Membranaußenseite. Diese negativ geladenen Oberflächen führen zusammen mit Proteasen aus dem Plasma (Präkallikrein, Kininogen) dazu, dass Faktor XIIa entsteht (▶ Abb. 12.6). Unter Beteiligung von Faktor XI, IX und VIII kommt es auch bei der endogenen Aktivierung schließlich zur Bildung von **Faktor Xa**. Allerdings scheint die endogene Aktvierung von nur geringer Bedeutung zu sein, da Menschen mit einem Mangel an Faktor XII nicht unter Gerinnungsstörungen leiden.

Koagulationsphase • In dieser Phase bildet sich der **Fibrinthrombus**. Hierfür wandelt **Thrombin** (Faktor IIa) Fibrinogen (Faktor I) in **Fibrin** (Faktor Ia) um. Die einzelnen Fibrinfäden werden über Faktor XIIIa miteinander verknüpft, sodass sich im Thrombozytenpfropf ein Netz aus Fibrinfasern bildet. In diesem Netz verfangen sich Blutzellen, u. a. auch Erythrozyten. Aus diesem Grund wird der Fibrinthrombus auch als **roter Thrombus** bezeichnet (▶ Abb. 12.7).

Außer der Umwandlung von Fibrinogen in Fibrin hat Thrombin noch weitere Aufgaben: Es fördert die Thrombozytenaggregation und bewirkt eine positive Rückkopplung, d. h., es aktiviert Faktoren (z. B. XI und VIII), die an der Umwandlung von Faktor X in Faktor Xa beteiligt sind. Da Faktor Xa die Bildung von Thrombin aus Prothrombin auslöst, verstärkt Thrombin so seine eigene Entstehung.

Retraktionsphase • Sie beginnt einige Stunden nach Bildung des Fibrinthrombus. Die noch funktionstüchtigen Thrombozyten kontrahieren und da sie mit dem Fibrinnetz verbunden sind, zieht sich der gesamte Thrombus zusammen. Dadurch nähern sich die Wundränder einander an, und die Wundfläche wird kleiner. Im Zuge der Wundheilung wird die Lücke in der Gefäßwand durch neues Gewebe (u. a. Endothelzellen, glatte Muskelzellen, Fibrozyten) ersetzt und der Thrombus abgebaut.

Diagnostik Quick-Test

*Mit dem Quick-Test kann die **exogene Aktivierung** des Gerinnungssystems überprüft werden. Dafür wird der Blutprobe Gewebethromboplastin zugefügt und die Zeit gemessen, bis sich ein Thrombus bildet. Die gemessene Zeitspanne wird mit der Zeit verglichen, die bei einem „Standardplasma" bis zur Thrombusbildung vergeht. Der Normbereich liegt bei 70–120 %, wobei 100 % der Gerinnungszeit des Standardplasmas entsprechen. Der Quick-Test wird nicht nur genutzt, um einen Mangel an Gerinnungsfaktoren oder Vitamin K oder eine Leberfunktionsstörung festzustellen, sondern auch zur **Therapiekontrolle** bei Gabe von Gerinnungshemmern. Sie werden z. B. bei der Therapie oder zur Vorbeugung einer Thrombose eingesetzt. Sie verlängern die Gerinnungszeit, wodurch der Quick-Wert sinkt, was in diesem Fall erwünscht ist. Durch regelmäßige Kontrollen kann geprüft werden, ob die Medikamentendosis gut eingestellt ist oder verändert werden müsste. Der Quicktest heißt übrigens nicht so, weil er so schnell (quick) geht, sondern weil er vom amerikanischen Arzt Armand J. Quick erfunden wurde.*

Regulation der Blutgerinnung

Damit die Blutgerinnung auf den Bereich beschränkt bleibt, in dem sie benötigt wird, muss sie vom Körper nicht nur ausgelöst, sondern auch wieder gehemmt werden können. Der wichtigste körpereigene Gerinnungshemmer ist **Antithrombin III**. Es wird in der Leber gebildet und kommt frei im Plasma vor. Antithrombin III verhindert die Bildung von Thrombin, indem es Komplexe v. a. mit Faktor Xa bildet und diesen dadurch unwirksam macht. Die Wirkung von Antithrombin III verstärkt sich um ein Vielfaches, wenn **Heparin** an Antithrombin III bindet. Körpereigenes Heparin kommt z. B. in den Granula der Mastzellen und der Basophilen vor. Außer Antithrombin III gibt es noch weitere Substanzen, die unterschiedliche Gerinnungsfaktoren hemmen.

WISSEN TO GO

Blutgerinnungssystem

Durch die Blutgerinnung können kleine Gefäßwandschäden so lange abgedichtet werden, bis das zerstörte Gewebe wiederhergestellt ist. Sie läuft in 2 Schritten ab, der primären (**Blutstillung**) und der sekundären Hämostase (**Blutgerinnung**).

Bei der **Blutstillung** bildet sich ein Pfropf aus **Thrombozyten**, der die Gefäßverletzung vorübergehend verschließt. Zuerst verengt sich das Blutgefäß (**Vasokonstriktion**), was es den Thrombozyten erleichtert, sich an der verletzten Gefäßwand anzulagern. Bei der folgenden **Thrombozytenadhäsion** verbinden sich die Thrombozyten über den **von-Willebrand-Faktor** mit den Bindegewebsfasern der Gefäßwand. Dadurch werden sie aktiviert und vernetzen sich (**Thrombozytenaggregation**). Innerhalb von ca. 3 min entsteht so der **weiße Thrombus**.

Die **Blutgerinnung** ersetzt diesen Thrombozytenpfropf durch einen **Fibrinthrombus** (roter Thrombus). Hierfür muss zuerst die Gerinnungskaskade ablaufen. Hierbei aktivieren sich die **Gerinnungsfaktoren** im Plasma gegenseitig, sodass am Ende **Thrombin** entsteht. Thrombin wandelt das inaktive **Fibrinogen** in seine aktive Form **Fibrin** um. Dadurch entsteht im weißen Thrombus ein Netz aus Fibrinfasern, in dem sich Blutzellen verfangen (**Koagulationsphase**), wodurch der **rote Thrombus** entsteht. Dieser zieht sich zusammen (**Retraktionsphase**) und dichtet das Gefäß so lange ab, bis sich neues Gewebe gebildet hat.

Körpereigene gerinnungshemmende Stoffe sind **Antithrombin III** und **Heparin**.

Fibrinolyse

Den Abbau von Fibrin nennt man **Fibrinolyse**. Sie wird nötig, wenn:
- während der Blutgerinnung zu viel Fibrin gebildet wurde,
- Fibrin an Orten entsteht, an denen es nicht benötigt wird, und
- nach der Wundheilung das Fibrinnetz aufgelöst werden muss, damit das Gefäß wieder vollständig durchgängig wird (**Rekanalisierung**).

Das Enzym, das die Fibrinfäden abbaut, ist die Protease **Plasmin** (▶ Abb. 12.8). Sie entsteht durch die Aktivierung ihrer inaktiven Vorstufe, des **Plasminogens**. Dieses wird in der Leber gebildet und kommt frei im Plasma vor.

Für die Umwandlung von Plasminogen in Plasmin ist hauptsächlich der **Gewebeplasminogenaktivator** (tPa, tissue plasminogen activator) verantwortlich. Dieses Enzym wird unter der Einwirkung von Thrombin aus den Endothelzellen freigesetzt. Damit löst Thrombin nicht nur die Gerinnung aus, sondern verhindert gleichzeitig, dass zu viel Fibrin gebildet wird. Auch Substanzen aus dem Blut (z. B. Kallikrein) tragen zur Aktivierung von Plasminogen bei.

Während der Fibrinolyse wird die Fibrinbildung über 2 weitere Mechanismen gehemmt:
- Die Spaltprodukte, die beim Abbau des Fibrins entstehen, hemmen Thrombin. Damit wird während des Fibrinabbaus verhindert, dass gleichzeitig neues Fibrin entsteht.
- Plasmin spaltet Fibrinogen, Prothrombin und andere Gerinnungsfaktoren und hemmt damit die Gerinnungskaskade.

Abb. 12.8 Fibrinolyse.

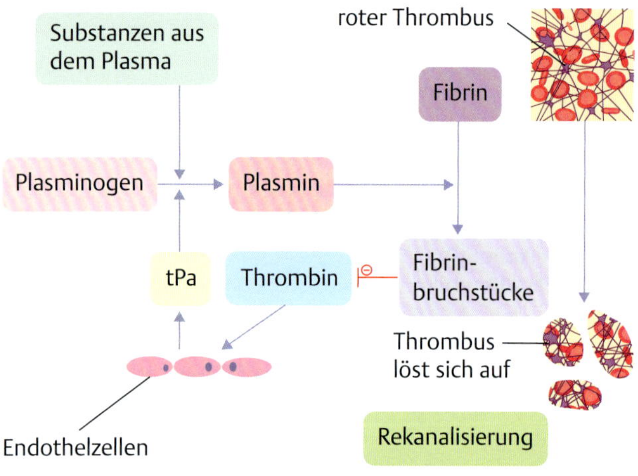

Das Fibrinnetz des roten Thrombus wird durch Plasmin aufgelöst. Plasmin entsteht aus seiner Vorstufe Plasminogen, die im Plasma vorkommt. Wichtig für deren Aktivierung ist v. a. der Gewebeplasminogenaktivator (tPa). *Quelle: Schwegler JS, Lucius R. Der Mensch – Anatomie und Physiologie. Stuttgart: Thieme; 2016.*

Plasminogen kommt nicht nur im Blut, sondern auch im Harn vor. Hier wird es durch das Enzym **Urokinase** aktiviert, das in der Niere gebildet wird.

Patho Lysetherapie

*Synthetisch hergestellter **tPA** wird auch therapeutisch eingesetzt, und zwar bei der Auflösung von Thromben (Lysetherapie), z. B. bei einem Herzinfarkt, einem Schlaganfall, einem Lungenvenenverschluss oder bei einer tiefen Beinvenenthrombose. Dabei wird das Medikament möglichst dicht am Thrombus direkt in das verschlossene Gefäß gespritzt. Wirkstoffe, die Plasminogen aktivieren und dadurch das Fibringerinnsel auflösen, werden als **Fibrinolytika** bezeichnet. Eine befürchtete Nebenwirkung der Fibrinolytika sind Blutungen, insbesondere im Gehirn. Sie sind durch den Fibrinogenabbau bedingt.*

Genauso wie die Blutgerinnung muss auch die Fibrinolyse vom Körper gesteuert werden können. Dies geschieht über Substanzen, welche die Umwandlung von Plasminogen in Plasmin verhindern:

- **Antiplasmin** hemmt direkt die Aktivierung von Plasminogen.
- Verschiedene Substanzen verhindern die Aktivierung indirekt, indem sie die Bildung des Gewebeplasminogenaktivators hemmen.

WISSEN TO GO

Fibrinolyse

Nach der Wundheilung oder bei einer überschießenden Fibrinbildung muss der Fibrinthrombus wieder aufgelöst werden. Diese Aufgabe übernimmt das Enzym **Plasmin**. Es entsteht, indem seine inaktive Vorstufe Plasminogen durch den Gewebeplasminogenaktivator (tPa) aktiviert wird.

12.2 Immunsystem

12.2.1 Aufgaben

Das Immunsystem hat die Aufgabe, Erreger (Bakterien, Viren, Pilze und Parasiten) und schädliche körperfremde Substanzen zu erkennen, sie am Eindringen zu hindern und sie zu bekämpfen, wenn es ihnen trotzdem gelungen sein sollte. Gleichzeitig muss es gesunde körpereigene Strukturen als harmlos einstufen.

ACHTUNG

Virusinfektionen von Neugeborenen

*Bestimmte Virusinfektionen sind besonders gefährlich für Neugeborene, ein entsprechender Infektionsschutz muss beachtet werden. So sind bei einer frischen **Herpes-simplex-Infektion** das Tragen eines Mundschutzes und eine regelmäßige Händedesinfektion im Umgang mit dem Neugeborenen obligat. Dies gilt für Eltern und Behandelnde [20].*

Die Strukturen, die vom Immunsystem als „fremd" erkannt werden, bezeichnet man als **Antigene**. Viele Antigene sind Proteine, aber auch Kohlenhydrate, Lipide und andere Stoffe können antigen wirken. Dabei handelt es sich nicht ausschließlich um körperfremde Strukturen, auch Oberflächenmerkmale von veränderten Körperzellen (z. B. Tumorzellen) können als Antigene wirken und die Immunabwehr auf den Plan rufen.

Patho Immunsuppression

*In einigen Situationen kann es sinnvoll sein, die körpereigene Abwehr zu unterdrücken (Immunsuppression). Dies ist z. B. nach einer **Organtransplantation** wichtig, weil der Körper andernfalls das neue Organ als „körperfremd" einstufen und es abstoßen würde. Auch bei **Autoimmunerkrankungen**, bei denen das Abwehrsystem körpereigene Strukturen fehlerhaft als fremd erkennt, kann eine Immunsuppression hilfreich sein. Um die Abwehr zu unterdrücken, werden spezielle Medikamente eingesetzt. Dazu zählen u. a. Kortikosteroide, bestimmte Antibiotika und Wirkstoffe, die die Vermehrung von Zellen hemmen (Zytostatika). Die stärkste Nebenwirkung der Immunsuppression ist eine erhöhte Anfälligkeit für Infektionskrankheiten. Außerdem kann die Blutbildung gestört sein und die Entstehung von Tumoren begünstigt werden.*

12.2.2 Aufbau

Einteilung

Das Abwehrsystem besteht aus einer angeborenen und einer erworbenen Abwehr, die miteinander verbunden sind:

Angeborene Abwehr • Mit der angeborenen Abwehr gibt es eine „schnelle Eingreiftruppe", die auf alle Erreger sofort und als Erstes reagiert. Sie unterscheidet allerdings im Wesentlichen nur zwischen „körperfremd" und „körpereigen", also nicht zwischen den verschiedenen Erregern. Weil sie alle Erreger mit denselben „Waffen" bekämpft, wird sie auch als **unspezifische Abwehr** bezeichnet. Die angeborene Abwehr funktioniert von Geburt an. Ein weiterer Name ist „natürliche Abwehr".

Erworbene Abwehr • Sie kann zwischen den einzelnen Erregern unterscheiden und passt ihre „Waffen" (u. a. Antikörper) dem jeweiligen Erreger an. Daher wird sie auch als **spezifische** oder **adaptive Abwehr** bezeichnet. Wenn der Erreger das erste Mal im Körper auftaucht, kann dieser Pro-

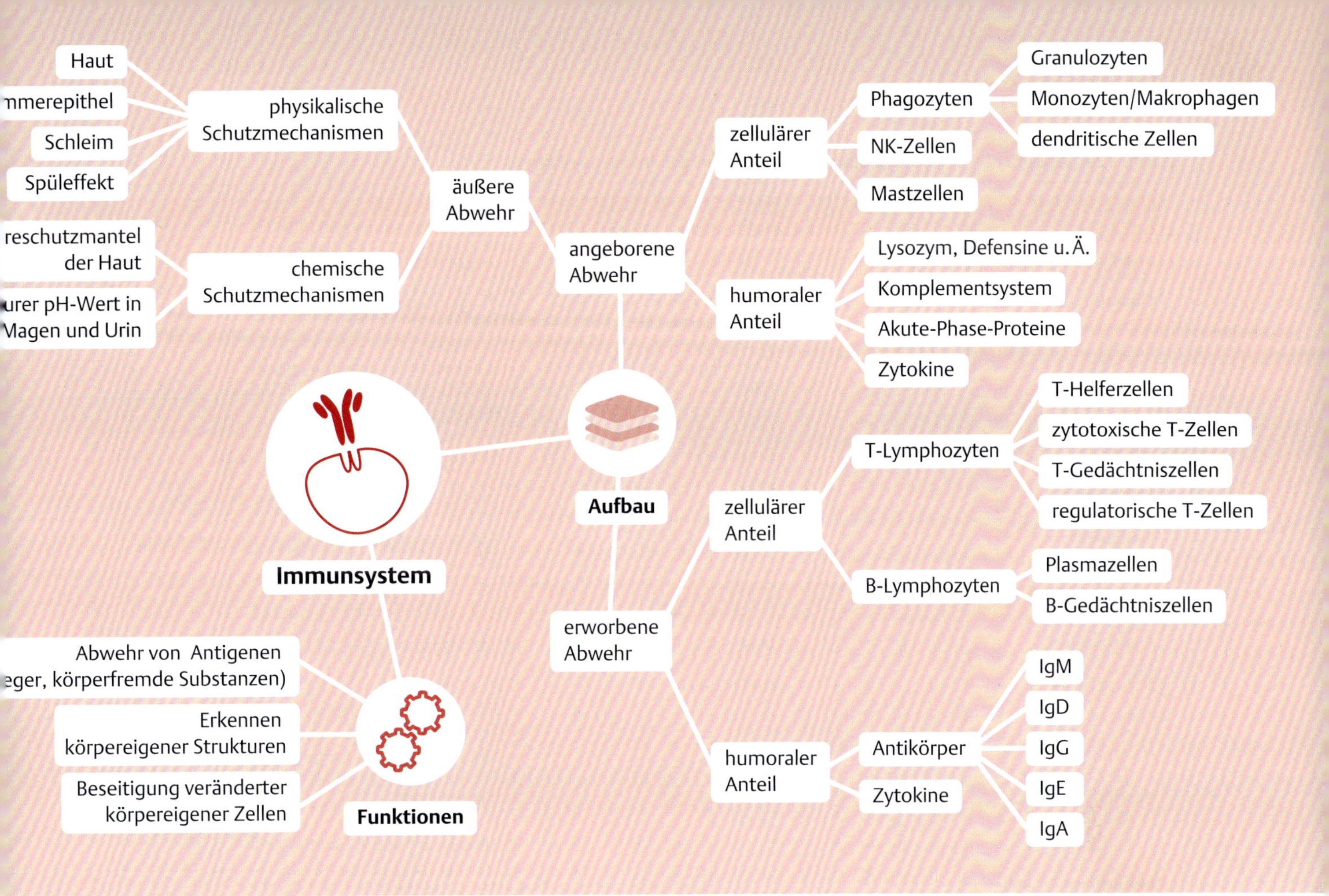

zess allerdings bis zu 7 Tage dauern. Daher ist die erworbene Abwehr langsamer als die angeborene Abwehr. Da sie über ein Gedächtnis verfügt, kann sie allerdings bei einem Zweitkontakt mit dem Erreger die Antikörper deutlich schneller zur Verfügung stellen als beim Erstkontakt. Im Gegensatz zur angeborenen Immunreaktion wird die erworbene Immunreaktion nicht direkt am Ort der Infektion, sondern in den sekundären lymphatischen Organen (S. 326) ausgelöst. Für die Aktivierung der erworbenen Abwehr sind u. a. bestimmte Zellen der angeborenen Abwehr verantwortlich.

Zelluläre und humorale Bestandteile

An beiden Systemen sind sowohl **Abwehrzellen** als auch nichtzelluläre, lösliche Stoffe, die **humoralen Anteile**, beteiligt (▸ **Tab. 12.5**).

Die zellulären Anteile kann man unterscheiden in (▸ **Tab. 12.6**):

- Zellen, die überwiegend bei der angeborenen Abwehr eine Rolle spielen (Granulozyten, Mastzellen, NK-Zellen),
- Zellen, die zwar zur angeborenen Abwehr zählen, aber gleichzeitig als Bindeglied zur erworbenen Abwehr dienen (Monozyten, Makrophagen und dendritische Zellen), und
- Zellen, die nur zur spezifischen Abwehr gehören (B- und T-Lymphozyten).

Die humoralen Anteile können prinzipiell 2 Aufgaben erfüllen:

- Sie können Informationen zwischen den Zellen weitergeben oder
- die Antigene direkt bekämpfen.

Zu ihnen zählen verschiedene Proteine, Enzyme und die Antikörper.

Tab. 12.5 Zelluläre und humorale Bestandteile des Immunsystems.

Anteil	angeborene Abwehr	erworbene Abwehr
zellulärer	• Phagozyten (Granulozyten, Monozyten, Makrophagen, dendritische Zellen) • NK-Zellen • Mastzellen	• B-Lymphozyten • T-Lymphozyten
humoraler	• körpereigene Antibiotika (z. B. Lysozym) • Komplementsystem • Akute-Phase-Proteine • Zytokine	• Antikörper • Zytokine

Tab. 12.6 Übersicht über die zellulären Bestandteile des Immunsystems.

Leukozyt	Untergruppe	Aufenthaltsort	wichtige Funktion
angeborene Abwehr			
Granulozyten	Neutrophile	Blut und Gewebe	• Phagozytose • Freisetzung von Zytokinen und bakteriziden Substanzen
	Eosinophile	überwiegend in der Schleimhaut	• v. a. bei parasitären Infektionen • Freisetzung von erregerabtötenden Substanzen • Phagozytose
	Basophile	überwiegend im Blut	• spielen v. a. bei Allergien eine Rolle
Mastzelle		Gewebe	• spielen v. a. bei Entzündungen eine Rolle
NK-Zellen		Blut, Leber, Milz	• Abtötung infizierter Zellen durch Freisetzung zellschädigender Substanzen
Bindeglieder zwischen angeborener und erworbener Abwehr			
Monozyten		Blut	• Phagozytose
Makrophagen		Gewebe	• Phagozytose • Freisetzung von Chemokinen • Antigenpräsentation • Aktivierung von T-Lymphozyten
dendritische Zellen		Gewebe	• Phagozytose • Antigenpräsentation • Aktivierung von T-Lymphozyten
erworbene Abwehr			
T-Lymphozyten	T-Helferzelle	sekundäre lymphatische Organe und infiziertes Gewebe	• Aktivierung von B-Lymphozyten • Aktivierung von antigenpräsentierenden Makrophagen
	zytotoxische T-Zelle		• Abtötung infizierter Zellen durch Freisetzung zellschädigender Substanzen (Todeskuss)
	regulatorische T-Zelle		• Steuerung der Immunantwort
	T-Gedächtniszelle		• immunologisches Gedächtnis
B-Lymphozyten	Plasmazelle		• Antikörperbildung
	B-Gedächtniszelle		• immunologisches Gedächtnis

WISSEN TO GO

Aufgaben und Aufbau des Immunsystems

Das Immunsystem muss **Antigene** (Erreger, schädliche körperfremde Stoffe, veränderte Körperzellen) erkennen und beseitigen, darf aber gleichzeitig gesunde körpereigene Strukturen **nicht** angreifen.

Man unterscheidet die angeborene (unspezifische) von der erworbenen (spezifischen) Abwehr. Die **angeborene Abwehr** ist sofort einsatzbereit und reagiert als Erstes auf eingedrungene Antigene. Sie unterscheidet aber nicht zwischen den einzelnen Erregern. An der angeborenen Abwehr beteiligt sind die Phagozyten, die NK-Zellen und die Mastzellen, außerdem das Komplementsystem, Zytokine und andere Stoffe.

Die **erworbene Abwehr** produziert für jedes Antigen passende Abwehrmittel. Da dies einige Zeit in Anspruch nimmt, reagiert sie beim Erstkontakt später als die angeborene Abwehr. An der erworbenen Abwehr beteiligt sind die B- und T-Lymphozyten, die Antikörper und Zytokine.

12.2.3 Ablauf der Immunantwort

Äußere Abwehr

Erreger dringen am häufigsten über die Schleimhäute des Verdauungs- und des Atmungssystems, der Harnröhre und der Vagina und über verletzte Haut in den Körper ein. Dies gelingt ihnen aber nur, wenn sie die **äußere Abwehr** überwinden können. Dabei handelt es sich um die erste Barriere, die ihnen das Immunsystem entgegensetzt und die zur angeborenen Abwehr gezählt wird. Sie besteht aus physikalischen und chemischen Schutzmechanismen:

- Die **gesunde, unverletzte Haut** stellt eine mechanische Barriere dar und verhindert im Normalfall ein Eindringen der Erreger auf diesem Weg.
- Die Härchen des **Flimmerepithels** befördern zusammen mit dem **Schleim** eingeatmete Teilchen aus den Atemwegen wieder nach außen. Auch Husten und Niesen trägt dazu bei.
- In den Harnwegen können Erreger durch den **Spüleffekt** bei der Urinausscheidung wieder nach außen transportiert werden.
- Durch den Säureschutzmantel der Haut (S. 486) entsteht ein für schädliche Bakterien ungünstiges Milieu.

- Der **niedrige pH-Wert** im Magen und im Urin verhindert die Ansiedlung von Krankheitserregern.

Ein weiterer Schutzmechanismus ist das Enzym **Lysozym**. Es kommt in den Schleimhäuten des Nasen-Rachen-Raums und in der Tränenflüssigkeit vor und wirkt als körpereigenes Antibiotikum. Lysozym greift die Wand grampositiver **Bakterien** an, sodass Wasser einströmt und die Bakterienzelle platzt (Bakteriolyse). Lysozym befindet sich auch in den Granula der Makrophagen und Granulozyten und wird nach deren Zerfall freigesetzt.

Weitere körpereigene Antibiotika sind die Defensine und Lactoferrin. Die **Defensine** kommen ebenfalls auf den Schleimhäuten und in den Granula der Neutrophilen vor und wirken gegen Bakterien, Viren und Pilze. **Lactoferrin** ist im Sekret der Schleimhäute, in Tränen, Schweiß und Speichel, in der Muttermilch und in Leukozyten zu finden. Es wirkt zusätzlich gegen Viren.

WISSEN TO GO

Äußere Abwehr

Die äußere Abwehr ist die erste Hürde, die eindringende Antigene überwinden müssen. Sie umfasst **physikalische** und **chemische Schutzmechanismen** wie z. B. das Flimmerepithel und den Schleim der Atemwege, den Säureschutzmantel der Haut oder den niedrigen pH-Wert im Magen und im Urin. Dazu kommen antibiotisch wirkende Stoffe wie **Lysozym**, die **Defensine** oder **Lactoferrin**, die der Körper selbst herstellt.

Opsonierung und Phagozytose

Gelingt es dem Erreger, die äußere Schutzbarriere zu überwinden, trifft er auf die nächste „Verteidigungslinie“ der angeborenen Abwehr: die **Phagozyten** (Granulozyten, Monozyten, Makrophagen und dendritische Zellen) und die **NK-Zellen**.

Phagozyten • Sie besitzen Rezeptoren, die zu einer **Vielzahl verschiedener Antigene** passen. Sie sind deshalb nicht in der Lage, bestimmte Erreger zu erkennen, sondern können allenfalls zwischen Bakterien, Pilzen oder Viren unterscheiden. Dabei ist die Rezeptorausstattung innerhalb der verschiedenen Phagozytenarten völlig gleich, d. h., alle Neutrophilen, alle Makrophagen usw. verfügen jeweils über die gleichen Antigen-Rezeptoren.

! *Merke* Unterschied zu Lymphozyten

Alle Makrophagen und alle Neutrophilen haben jeweils die gleichen Antigen-Rezeptoren. Bei den B- und T-Lymphozyten unterscheiden sich die Antigen-Rezeptoren von Zelle zu Zelle.

Alle Strukturen, die zum Rezeptor des Phagozyten passen, werden von diesem als „fremd“ und damit als Antigen identifiziert. Daraufhin bindet er mithilfe seines Rezeptors an das Antigen, phagozytiert es (S. 304) und setzt Chemokine frei, die weitere Phagozyten anlocken.

Neutrophile und Makrophagen schütten zusätzlich **Zytokine** aus, die den Ablauf der weiteren Immunantwort steuern (▶ **Abb. 12.9**). Diese

- bewirken am Endothel, dass Leukozyten leichter ins Gewebe übertreten können,
- aktivieren die Lymphozyten (s. u.),
- bewegen dendritische Zellen dazu, aus dem Gewebe in die Lymphknoten zu wandern,
- regen die Leber zur Bildung der Akut-Phase-Proteine an.

Als **Akut-Phase-Proteine** werden diejenigen Plasmaproteine bezeichnet, die im Zuge einer Gewebsschädigung (lokale Infektion mit Entzündung, Verletzung) ansteigen und – vermittelt über Zytokine – in der Leber produziert werden. Dazu gehören beispielsweise einige Gerinnungsfaktoren (z. B. Fibrinogen), Bestandteile des Komplementsystems, körpereigene Antibiotika und verschiedene Enzyme. Klinisch von Bedeutung ist vor allem das **C-reaktive Protein (CRP)**. Es aktiviert das Komplementsystem (s. u.) und bindet an die Oberfläche von Erregern und veränderten Körperzellen (Opsonierung, s. u.).

***Diagnostik* CRP-Messung**

Die Konzentration des C-reaktiven Proteins (CRP, Akut-Phase-Protein) kann im Blutplasma bestimmt werden. Sie gilt als Anhaltspunkt dafür, ob eine ***akute Entzündung*** *vorliegt oder nicht, und wird für die Verlaufskontrolle bei entzündlichen Erkrankungen genutzt. Bei einer akuten Entzündung verdoppelt sich der CRP-Wert etwa innerhalb von 8 Stunden, nach Wegfall der Ursache nimmt der Wert schnell wieder ab. Deshalb kann CRP auch gemessen werden, um festzustellen, ob eine entzündungshemmende Therapie (z. B. bei rheumatischen Erkrankungen) anspricht.*

Erhöhte CRP-Spiegel ohne weiteren Hinweis auf ein entzündliches Geschehen können Hinweis auf einen Tumor sein.

WISSEN TO GO

Abwehr durch Phagozyten

Wenn es Antigenen gelungen ist, die äußere Abwehr zu durchdringen, treffen sie als nächstes auf die **Phagozyten** (Granulozyten, Monozyten, Makrophagen und dendritische Zellen). Die Phagozyten besitzen Rezeptoren, mit denen sie das Antigen binden. Sie phagozytieren aber nicht nur, sondern setzen auch **Zytokine** frei. Diese aktivieren weitere Leukozyten, insbesondere Lymphozyten und dendritische Zellen. Außerdem locken die Phagozyten über eine **Chemokinfreisetzung** andere Leukozyten an.

Komplementsystem und Opsonierung • Das Komplementsystem zählt zu den humoralen Anteilen des angeborenen Immunsystems (▶ **Tab. 12.5**) und unterstützt die Phagozyten beim Erkennen der Antigene, indem es deren Oberfläche markiert.

Ähnlich wie das Gerinnungssystem besteht auch das Komplementsystem aus einer Reihe von **Plasmaproteinen**, die sich gegenseitig beeinflussen und aktivieren. Es spielt vor allem bei bakteriellen Infektionen eine Rolle und hat im Wesentlichen 3 Aufgaben:

- **Opsonierung:** Markierung körperfremder Strukturen und damit Verstärkung der Phagozytose v. a. durch Neutrophile,
- **Chemotaxis:** Anlockung und Aktivierung v. a. von Granulozyten,
- **Bakteriolyse:** Schädigung der Bakterienwand (sog. Membranattacke) und Abtötung der Erreger.

Das Komplementsystem wird u. a. durch bestimmte Oberflächenstrukturen von Bakterien aktiviert. Daraufhin bindet sein Faktor C 3 an die Bakterienoberfläche und wandelt sich in den Faktor **C 3b** um (▶ **Abb. 12.9**). Eine solche Markierung

Abb. 12.9 Komplementsystem, Opsonierung und Zytokinwirkung.

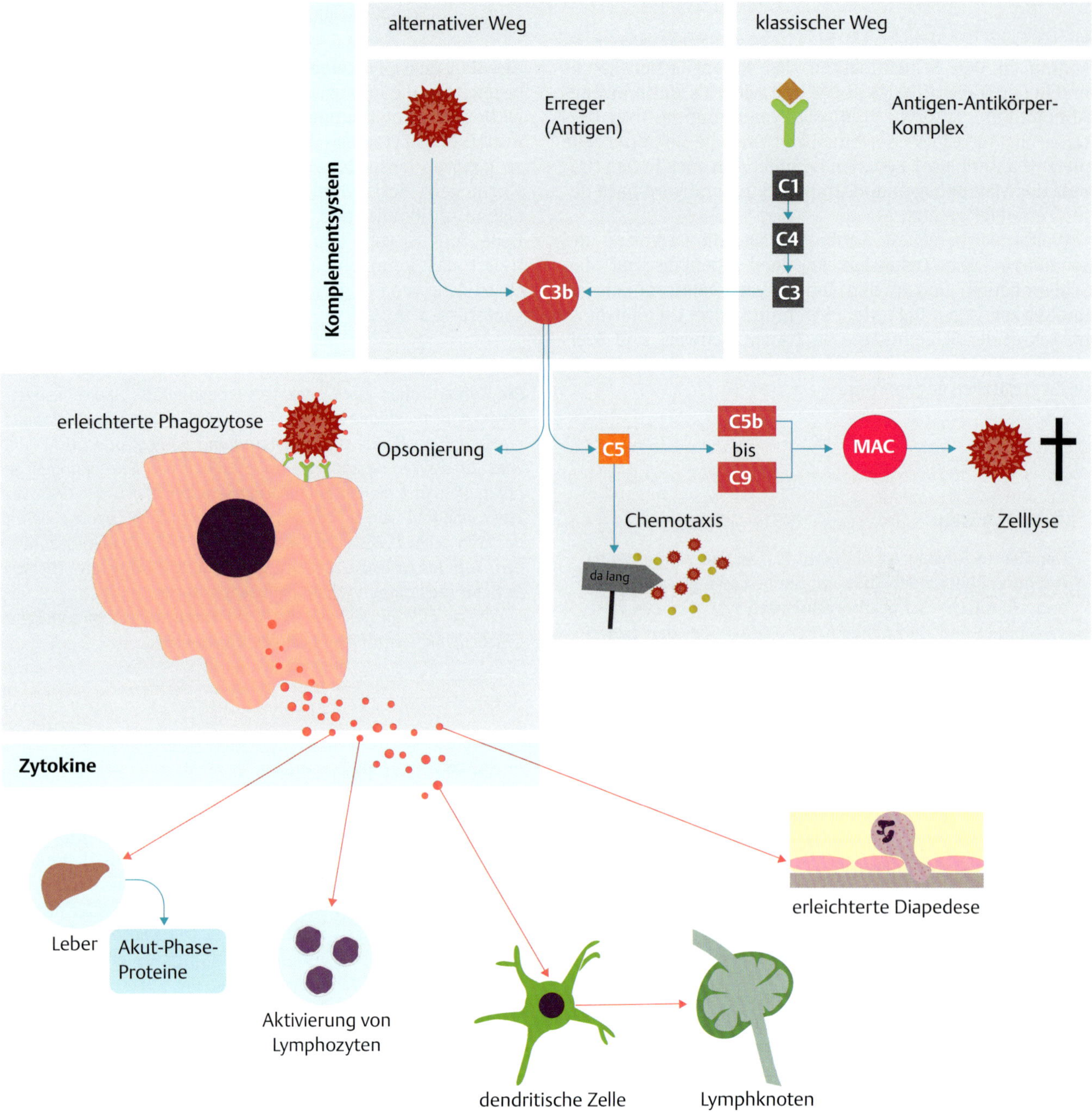

Das Komplementsystem kann auf 2 Wegen aktiviert werden, die beide zur Entstehung des Faktors C 3b führen. Dieser opsoniert das Antigen, das daraufhin schneller phagozytiert wird. Die Komplementfaktoren C 5b bis C 9 bilden den membranangreifenden Komplex (MAC), der den Tod des Erregers bewirkt. Die Phagozyten setzen Zytokine frei, die maßgeblich an der Steuerung der Immunantwort beteiligt sind. *Quelle: I care Anatomie, Physiologie. 2., aktualisierte Auflage. Stuttgart: Thieme; 2020.*

von Erregeroberflächen wird als **Opsonierung** bezeichnet. Vor allem Neutrophile, aber auch Makrophagen besitzen einen speziellen Rezeptor für C 3b, sodass die opsonierten Erreger schnell erkannt und phagozytiert werden können.

Wird das markierte Antigen nicht phagozytiert, entsteht aus dem Faktor C 3b zunächst der Faktor C 5, der u. a. für die chemotaktische Wirkung des Komplementsystems verantwortlich ist. Die folgenden Faktoren C 5b bis C 9 haben eine bakterienabtötende Wirkung: Sie bilden den **MAC** (membranangreifenden Komplex, membrane attack complex), der zur Porenbildung in der Bakterienmembran und nachfolgend zur Bakteriolyse führt (▶ **Abb. 12.9**).

Die hier beschriebene Aktivierung des Komplementsystems über die Oberflächenstruktur von Bakterien wird als **alternativer Aktivierungsweg** bezeichnet (▶ **Abb. 12.9**). Daneben gibt es noch den **klassischen Aktivierungsweg**, bei dem die Antigen-Antikörper-Komplexe (S. 324) für die Aktivierung verantwortlich sind.

Eine Opsonierung von Bakterien ist nicht nur durch Faktoren des Komplementsystems möglich, sondern auch z. B. das Akut-Phase-Protein CRP und Proteine des Surfactants in der Lunge (S. 176) können Erregeroberflächen entsprechend markieren.

WISSEN TO GO

Opsonierung und Komplementsystem

Phagozyten können die Antigene noch besser erkennen, wenn diese durch bestimmte Stoffe markiert (**opsoniert**) werden. Zu diesen Stoffen gehört der Faktor 3b des **Komplementsystems**. Das Komplementsystem besteht aus verschiedenen Plasmaproteinen, die sich – ähnlich wie beim Gerinnungssystem – gegenseitig aktivieren. Kommt es nicht zur Phagozytose, entstehen aus dem Faktor 3b weitere Faktoren, die eine **chemotaktische** bzw. **bakterienabtötende** Wirkung haben.

NK-Zellen • Im Gegensatz zu den Phagozyten erkennen die NK-Zellen (S. 306) ihr Ziel **nicht** über Antigen-Rezeptoren. Sie nutzen vielmehr ihre Rezeptoren für die sog. MHC-I-Moleküle. Bei **MHC-Molekülen** handelt es sich um Proteinkomplexe, die im endoplasmatischen Retikulum gebildet werden und eine Bindungsstelle für ein Peptidbruchstück besitzen. Noch im endoplasmatischen Retikulum wird diese Bindungsstelle besetzt und der Peptid-MHC-Komplex dann an die Zelloberfläche geschleust. MCH steht für „major histocompatibility complex“, ein anderer Name ist **HLA** (human leucocyte antigen complex). Man unterscheidet 2 Typen:

- **MHC-I-Moleküle:** Sie kommen auf der Oberfläche aller kernhaltigen Zellen des Körpers vor, wobei sie sich von Mensch zu Mensch etwas unterscheiden. Normalerweise tragen sie ein körpereigenes Peptidbruchstück und zeigen so den Abwehrzellen, dass die Zelle, auf deren Oberfläche sie sich befinden, zum Körper gehört. Dringen Viren in eine Körperzelle ein und produzieren dort ihre Proteine, kann ein MHC-I-Molekül statt eines körpereigenen auch ein virales Peptid präsentieren.
- **MHC-II-Moleküle:**Sie kommen nur auf der Oberfläche von Makrophagen, dendritischen Zellen und B-Lymphozyten vor. Ihre Bindungsstelle ist nicht von einem körpereigenen Peptidbruchstück besetzt, sondern von einem Fremdpeptid. Dieses Fremdpeptid entsteht, wenn ein Erreger von einem Phagozyten aufgenommen und abgebaut wird. Es gelangt zusammen mit dem MHC-II-Molekül an die Zelloberfläche und ist dort für andere Abwehrzellen sichtbar. Dieser Vorgang wird als Antigenpräsentation (S. 319) bezeichnet.

WISSEN TO GO

MHC-Moleküle

MHC-Moleküle (MHC: major histocompatibility complex) werden in den Zellen gebildet und dann auf deren Oberfläche geschleust. Dabei nehmen sie aus dem Zellinneren ein Peptidbruchstück mit, das sie auf der Zelloberfläche präsentieren. Es gibt 2 Typen:

MHC-I-Moleküle kommen auf allen kernhaltigen Körperzellen vor und tragen ein körpereigenes Peptidbruchstück. Daran können die Abwehrzellen die jeweiligen Körperzellen als „körpereigen“ erkennen. Bei Virusinfektionen kann das Bruchstück auch vom Virus stammen.

MHC-II-Moleküle finden sich auf Makrophagen, dendritischen Zellen und B-Lymphozyten. Ihr präsentiertes Bruchstück stammt von einem Antigen, das zuvor von der Zelle phagozytiert wurde. Über diese **Antigenpräsentation** werden andere Abwehrzellen informiert, dass ein Antigen eingedrungen ist.

Für die NK-Zellen sind die **MHC-I-Moleküle** wichtig, weil sie an diesen erkennen, dass die Zelle körpereigen und in Ordnung ist. Die Bindung ihres entsprechenden Rezeptors an das MHC-I-Molekül verhindert, dass die NK-Zelle die Körperzelle angreift. Bei virusinfizierten Zellen oder Tumorzellen ist die Anzahl der MHC-I-Moleküle meist vermindert. Auch kann ihre Struktur verändert sein oder – vor allem wenn die Zelle mit einem Virus infiziert ist – ein Fremdpeptid im MHC-I-Molekül erscheinen. Dadurch wird die Zelle von den NK-Zellen als „fremd“ erkannt und vernichtet (▶ **Abb. 12.10**). Auf diese Weise ist es dem Abwehrsystem möglich, auch Erreger aufzuspüren, die sich innerhalb der Körperzellen befinden und deshalb z. B. von Phagozyten nicht entdeckt werden können.

WISSEN TO GO

NK-Zellen

Die NK-Zellen schütten so lange **keine** zellschädigenden Zytotoxine aus, wie sie auf den von ihnen geprüften Zellen ausreichend viele MHC-I-Moleküle mit körpereigenen Bruchstücken finden. Ist die Zahl der MHC-I-Moleküle aber **vermindert** oder tragen sie ein **Virusantigen**, fällt diese Hemmung weg. Die NK-Zellen schütten ihre Zytotoxine aus und vernichten die betreffende Zelle.

Antigenpräsentation und Aktivierung der T-Lymphozyten

Gelingt es der angeborenen Abwehr alleine nicht, die Erreger unschädlich zu machen, tritt die erworbene Abwehr auf den Plan. Dabei sind die Zuständigkeiten klar verteilt: Die B-Lymphozyten sind für die Bildung von Antikörpern zuständig, während die T-Lymphozyten hauptsächlich die folgenden Aufgaben haben:

- Sie zerstören veränderte Zellen (z. B. bei Virusbefall oder Tumor).
- Sie beeinflussen die B-Lymphozyten in ihrer Entwicklung zur Plasmazelle.
- Sie veranlassen die Makrophagen zur Ausschüttung zellschädigender Stoffe.

Antigenpräsentation • Als Bindeglied zwischen der angeborenen und der erworbenen Abwehr dienen vor allem die **dendritischen Zellen**. Sie präsentieren die Antigenbruchstücke auf ihrem MHC-II-Molekül und wandern damit aus dem Gewebe über die Lymphe in die nächstgelegenen Lymphknoten bzw. andere sekundäre lymphatische Organe. Auslöser dieser Wanderung sind Botenstoffe, die von den Makrophagen ausgeschüttet werden (▶ **Abb. 12.9**).

Die Wanderung der dendritischen Zellen ist deshalb wichtig, weil sich nur wenige naive T-Lymphozyten im Blut und Gewebe aufhalten. Der überwiegende Teil befindet sich in den **sekundären lymphatischen Organen** (Lymphknoten, Milz, MALT) und wartet dort auf seinen ersten Antigenkon-

Abb. 12.10 Natürliche Killerzellen.

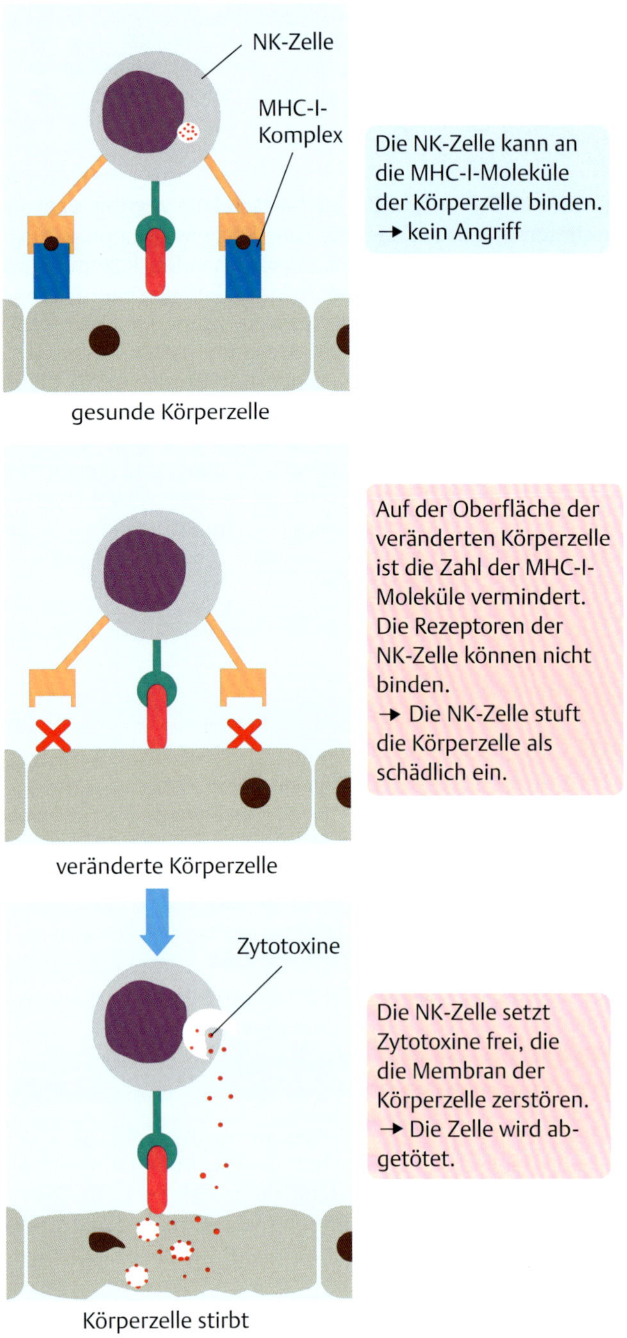

Erkennt die NK-Zelle Körperzellen wegen fehlender oder veränderter MHC-I-Moleküle als verändert, schüttet sie Zytotoxine aus. Diese verursachen Poren in der Wand der Körperzelle, die Zelle stirbt ab. *Quelle: Schwegler JS, Lucius R. Der Mensch – Anatomie und Physiologie. Stuttgart: Thieme; 2016.*

takt. Da die T-Lymphozyten keine freien Antigene erkennen können, sondern nur solche, die ihnen zusammen mit MHC-Molekülen gezeigt werden, sind sie auf die antigenpräsentierenden Zellen angewiesen.

! Merke Unterschiede TZR und BZR

Die Rezeptoren der T-Lymphozyten können keine freien Antigene erkennen, sondern nur solche, die ihnen zusammen mit MHC-Molekülen präsentiert werden. Die Rezeptoren der B-Lymphozyten dagegen können auch freie Antigene erkennen und binden.

Die sekundären lymphatischen Organe dienen dabei als eine Art Marktplatz für Antigene: Hier werden den B- und T-Lymphozyten die Antigene angeboten, die entweder mit den antigenpräsentierenden Zellen dorthin gelangen oder frei über die Lymphe oder das Blut angeschwemmt werden. Die Lymphozyten prüfen das Angebot dahingehend, ob ein Antigen dabei ist, das zu ihrem Antigen-Rezeptor passt. Dabei besitzt jeder Lymphozyt einen nahezu **einzigartigen Rezeptor**, d. h., dass im Körper nur wenige naive Lymphozyten mit den gleichen Rezeptoren vorhanden sind. Die Passform der Rezeptoren ist sehr vielfältig und entsteht nach dem Zufallsprinzip durch genetische Umlagerungsprozesse bei der Bildung der Lymphozyten. So steigen die Chancen, dass irgendein Lymphozyt einen Rezeptor besitzt, der zu dem im Körper auftauchenden Antigen passt.

Aktivierung der naiven T-Lymphozyten • Wenn die T-Lymphozyten in den sekundären lymphatischen Organen die Antigene mit ihren **T-Zell-Rezeptoren (TZR)** abtasten, gibt es 2 Möglichkeiten:
1. Ihr Rezeptor passt **nicht**. Dann zirkulieren sie weiter durch den Blutkreislauf, die lymphatischen Organe und die Lymphe auf der Suche nach einem passenden Antigen.
2. Ihr Rezeptor passt zu dem präsentierten Antigen. Dieses Erkennen eines passenden Antigen-MHC-Komplexes ist das **1. Signal** zur Aktivierung des naiven T-Lymphozyten.

Für die endgültige Aktivierung ist allerdings ein **2. Signal** notwendig, bei dem andere Rezeptoren der beiden beteiligten Zellen eine Rolle spielen: Nachdem der T-Lymphozyt das Antigen erkannt hat, vermehren sich auf seiner Oberfläche bestimmte Strukturen, die **CD40-Liganden**. Diese binden an entsprechende CD40-Rezeptoren der antigenpräsentierenden Zelle. Dies wiederum löst die Bildung einer bestimmten Oberflächenstruktur auf der antigenpräsentierenden Zelle und deren Bindung an den passenden Rezeptor des T-Lymphozyten aus (▶ **Abb. 12.11**). Damit ist die **Aktivierung** des naiven T-Lymphozyten abgeschlossen.

Proliferationsphase • An die Aktivierungsphase schließt sich die Proliferationsphase an, während der sich die aktivierten T-Lymphozyten über mehrere Tage hinweg stark vermehren. Diese extreme Zunahme der T-Lymphozyten kann man an den tastbaren Lymphknoten sogar von außen feststellen: Die Lymphknoten schwellen an und sind schmerzhaft. Die T-Lymphozyten, die bei dieser Vermehrung entstehen, tragen alle **den gleichen T-Zell-Rezeptor**. Damit steigt die Zahl der T-Lymphozyten mit einem Rezeptor, der zu dem eingedrungenen Erreger passt, schlagartig an.

Gegen Ende der Proliferationsphase entwickeln sich die neu gebildeten T-Lymphozyten zu den **Effektorzellen** weiter. Das heißt, sie bilden die verschiedenen Fähigkeiten aus, die sie für ihre Aufgaben im Immunsystem benötigen. Dieser Vorgang wird über das Zytokin Interleukin 2 gesteuert, das von den T-Lymphozyten selbst gebildet wird. Die Effektorzellen verlassen die sekundären lymphatischen Organe und gelangen über den Ductus thoracicus (S. 159) und das Blut an den Infektionsort.

> **WISSEN TO GO**
>
> **Aktivierung der naiven T-Lymphozyten**
>
> In den sekundären lymphatischen Organen treffen die naiven T-Zellen auf **dendritische Zellen**, die ihnen Antigenbruchstücke in **MHC-II-Molekülen** präsentieren. Die T-Zellen prüfen, ob ihr Antigen-Rezeptor zu einem der präsentierten Antigene passt. Treffen sie auf **kein passendes Antigen**, verlassen sie das lymphatische Organ und wandern in das nächste weiter (**Rezirkulation**). Finden die naiven T-Lymphozyten allerdings ein passendes Antigen, werden sie aktiviert und beginnen, sich stark zu vermehren (**Proliferation**). Dadurch entstehen zahlreiche T-Lymphozyten mit dem gleichen Antigen-Rezeptor. Diese entwickeln sich weiter zu den **T-Effektorzellen**.

T-Effektorzellen • Sie lassen sich in 2 Sorten einteilen:

- **T-Helferzellen:** Sie entstehen aus den **CD4⁺-Zellen**. Für die Aktivierung der CD4⁺-Zellen muss das Antigen zusammen mit einem **MHC-II-Molekül** präsentiert werden.
- **zytotoxische T-Zellen:** Sie entstehen aus **CD8⁺-Zellen**. Für die Aktivierung der CD8⁺-Zellen muss das Antigen zusammen mit einem **MHC-I-Molekül** präsentiert werden.

Die **T-Helferzellen** haben ihren Namen daher, dass sie die Erreger nicht selbst bekämpfen, sondern anderen Abwehrzellen dabei helfen:

- Treffen sie auf **B-Lymphozyten**, die das passende Antigen präsentieren, setzen sie Zytokine frei und leiten so die Vermehrung des B-Lymphozyten ein (s. u.). Dieser Vorgang findet noch in den sekundären lymphatischen Organen statt.
- Am Ort der Infektion veranlassen sie **Makrophagen**, die das entsprechende Antigen zusammen mit MHC-II-Molekülen auf ihrer Oberfläche zeigen, zur Bildung von zytotoxischen und entzündungsfördernden Substanzen.

Patho HIV und AIDS

*Das **humane Immundefizienz-Virus (HIV)** führt zu einem wachsenden Verlust v. a. von **T-Helferzellen**. Ihr CD4-Molekül ist das Ziel des HI-Virus und die Struktur, an die es bindet. Wenn schließlich mehr T-Helferzellen zerstört werden, als vom Körper nachproduziert werden können, kann das Immunsystem nicht mehr arbeiten und der Erkrankte wird immer anfälliger für Infektionen. Auch solche Erreger, die für Menschen mit einem gesunden Immunsystem eher ungefährlich sind, können dann schwerwiegende Erkrankungen auslösen. Ist dieses Spätstadium der Infektion erreicht, spricht man von **AIDS** (acquired immune deficiency syndrome, erworbenes Immunschwäche-Syndrom).*

*Das Virus ist v. a. im Blut, Sperma, Vaginasekret und in der Muttermilch vorhanden. Die Hauptübertragungswege sind der **Geschlechtsverkehr** und das Verwenden gebrauchter Nadeln bei intravenösem Drogenkonsum (sog. **Needle-Sharing**). Übertragungen durch Bluttransfusionen sind möglich, aufgrund von strengen Kontrollen in Europa heute aber sehr selten. Während der Schwangerschaft kann der Erreger auf das Kind übertragen werden. Bei normalem, nicht sexuellem Körperkontakt ist eine Übertragung so gut wie ausgeschlossen.*

*Bei der **Geburt** besteht ein Übertragungsrisiko auf das Kind durch mütterliches Genitalsekret, Blut, Fruchtwasser und postnatal durch die HIV-haltige Muttermilch [20].*

Die **zytotoxischen T-Zellen** spielen v. a. bei **Virusinfektionen** eine Rolle. Sie wirken als einzige Zellen der erworbenen Abwehr **direkt** auf Körperzellen mit intrazellulären Erregern. Damit ähneln sie in ihrer Funktion den NK-Zellen. Erkennen sie auf der Oberfläche von Körperzellen MHC-I-Moleküle mit Antigenen, zu denen ihr Rezeptor passt, setzen sie Enzyme frei. Einige davon bilden Poren in der Zellmembran, durch die dann die anderen Enzyme eindringen. Am Ende stirbt die Zelle ab. Wenn das geschieht, hat sich die zytotoxische T-Zelle aber schon längst wieder von der infizierten Zelle gelöst und ist auf dem Weg zu ihrem nächsten Opfer. Man spricht deshalb auch davon, dass zytotoxische T-Zellen ihren Zielzellen einen **Todeskuss** geben. Wegen ihrer zytotoxischen Eigenschaften werden diese T-Lymphozyten auch als **T-Killerzellen** bezeichnet.

Patho Virushepatitis

*Bei einer virusbedingten Leberentzündung (Virushepatitis) verursacht das Virus selbst keine oder nur geringe Zellschäden. Da die befallenen Leberzellen das Virus-Antigen aber auf ihrer Oberfläche präsentieren, werden sie von den zytotoxischen T-Lymphozyten als Ziel erkannt und zerstört. Der Gewebeschaden und die Entzündung werden bei einer Virushepatitis also hauptsächlich von der **Immunantwort** selbst verursacht.*

Regulatorische T-Zellen • Die Gegenspieler der T-Effektorzellen sind die regulatorischen T-Zellen, die auch als **T-Suppressorzellen** bezeichnet werden. Sie sind in der Lage, die Wirkungen der T-Effektorzellen zu unterdrücken, und regulieren so die Stärke der Immunantwort. Außerdem sind sie daran beteiligt zu verhindern, dass die Zellen des erworbenen Immunsystems gesunde, körpereigene Zellen angreifen.

> **WISSEN TO GO**
>
> **T-Effektorzellen und regulatorische T-Zellen**
>
> Die **T-Helferzellen** bekämpfen eingedrungene Antigene nicht direkt, sondern unterstützen B-Lymphozyten und Makrophagen, die mit der Abwehr desselben Antigens beschäftigt sind: Sie regen die **B-Lymphozyten** über die Freisetzung von Zytokinen zur Vermehrung und die **Makrophagen** zur Bildung zellschädigender Substanzen an.
>
> Die **zytotoxischen T-Zellen** (T-Killerzellen) wirken direkt: Sie sind v. a. bei Infektionen mit intrazellulären Erregern (vorwiegend Viren) wirksam und zerstören die befallene Zelle mithilfe von Enzymen.
>
> Die **regulatorischen T-Zellen** (T-Suppressorzellen) können die Wirkung der T-Effektorzellen unterdrücken und regulieren so die erworbene Abwehr.

B-Zell-Aktivierung und Antikörperbildung

Einige Antigene, wie z. B. manche Viren oder Bakteriengifte, kommen frei im Blut vor. Wenn sie an der angeborenen Abwehr vorbeikommen, werden sie deshalb auch von den T-Lymphozyten nicht erkannt. Die B-Lymphozyten dagegen können auch freie Antigene erkennen.

Aktivierung der naiven B-Lymphozyten • Auch die Aktivierung der naiven B-Lymphozyten findet in erster Linie in den **sekundären lymphatischen Organen** statt. Wie die T-Zell-Rezeptoren sind auch die B-Zell-Rezeptoren sehr vielfältig. Findet ein B-Lymphozyt ein Antigen, das zu seinem Rezeptor passt, bindet er es und verlagert anschließend Antigen und Rezeptor in sein Zellinneres (▶ **Abb. 12.12**). Dort wird das Antigen abgebaut und ein Bruchstück zusammen mit einem

Abb. 12.11 Aktivierung eines naiven T-Lymphozyten.

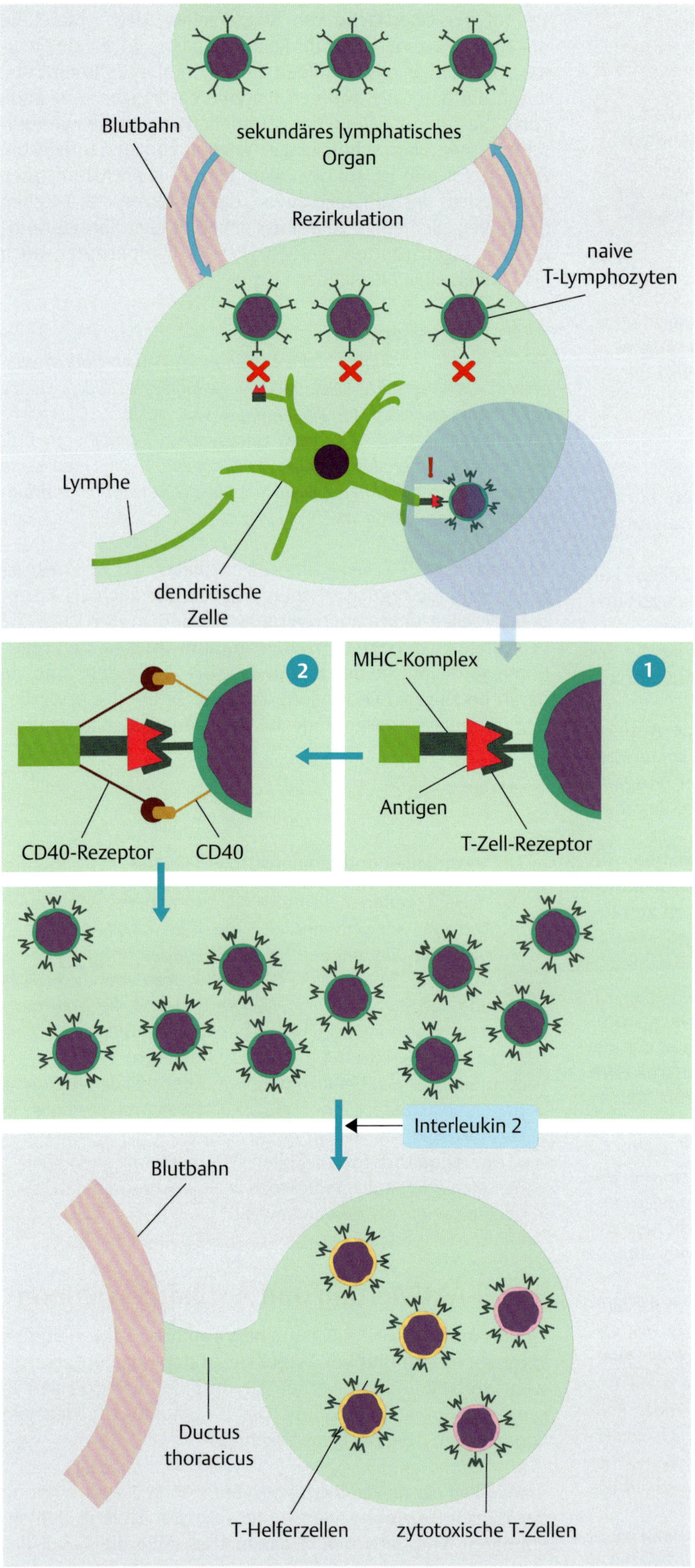

✕ Der T-Zell-Rezeptor passt nicht zum präsentierten Antigen.
→ Rezirkulation

! Der T-Zell-Rezeptor passt zum präsentierten Antigen.
→ T-Zell-Aktivierung

1. Der T-Zell-Rezeptor bindet an das Antigen.
→ **1. Signal** zur T-Zell-Aktivierung

2. Die T-Zelle bildet CD40-Liganden aus, an welche die CD40-Rezeptoren der antigenpräsentierenden Zelle binden.
→ **2. Signal** zur T-Zell-Aktivierung

Proliferationsphase
Der aktivierte T-Lymphozyt vermehrt sich. Es entstehen viele T-Zellen mit identischem Rezeptor.

Effektorzellen
Aus den T-Zellen entstehen T-Helferzellen und zytotoxische T-Zellen. Sie gelangen über die Lymphe in die Blutbahn.

In den sekundären lymphatischen Organen werden den naiven T-Lymphozyten Antigene präsentiert. Da sie diese nur zusammen mit den MHC-Molekülen der antigenpräsentierenden Zellen erkennen können, müssen die Antigene zur Auslösung einer T-Zell-Immunantwort phagozytiert werden. Passt ihr T-Zell-Rezeptor zu dem Antigen, wird die T-Zelle aktiviert und vermehrt sich. Es entstehen Effektorzellen (T-Helferzellen und zytotoxische T-Zellen). *Quelle: I care Anatomie, Physiologie. 2., aktualisierte Auflage. Stuttgart: Thieme; 2020.*

Abb. 12.12 Aktivierung eines naiven B-Lymphozyten.

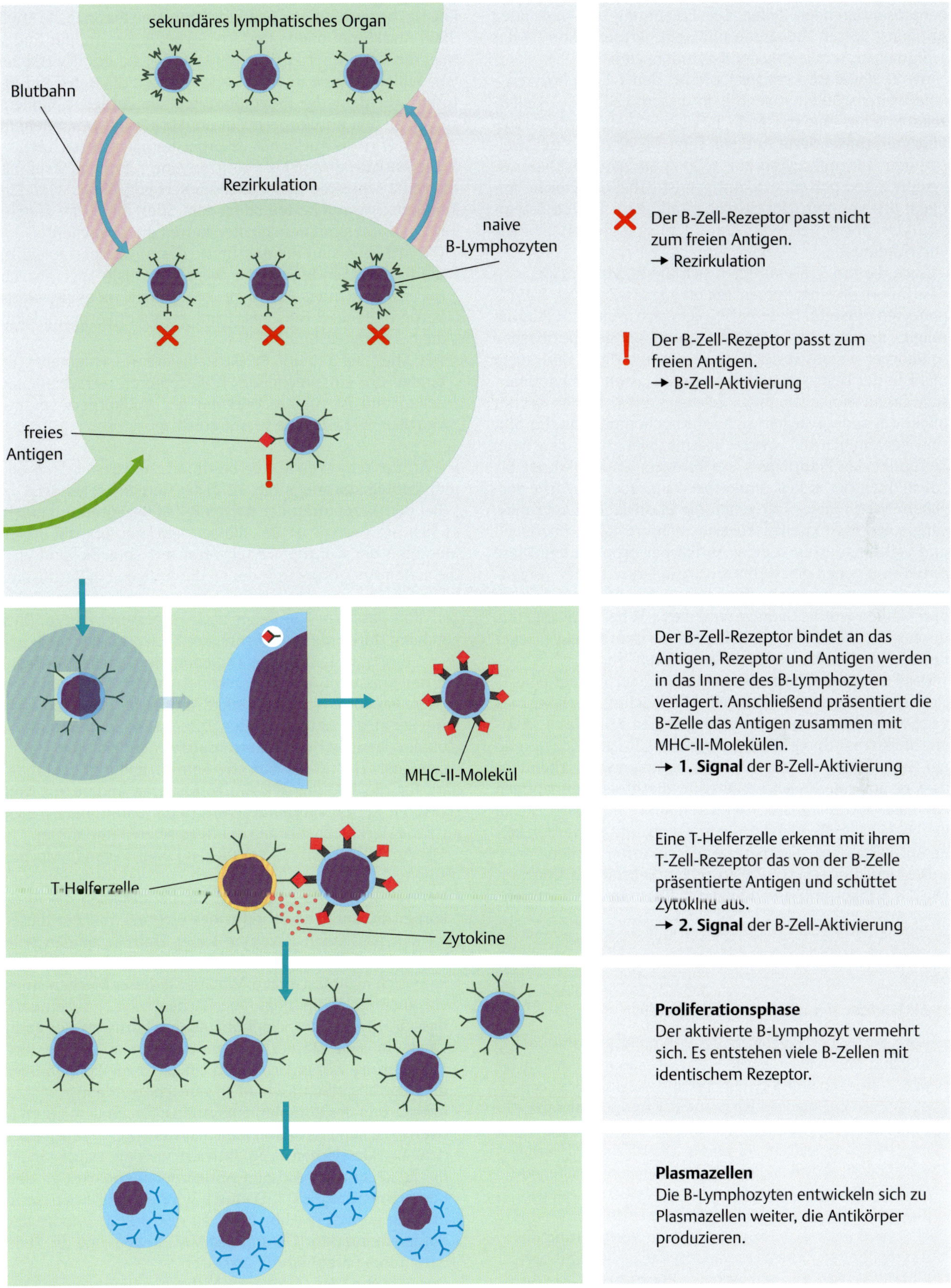

In den sekundären lymphatischen Organen werden dem naiven B-Lymphozyten Antigene präsentiert. Findet er ein passendes Antigen, präsentiert er es auf seiner Oberfläche (1. Signal). Erkennt eine T-Helferzelle das präsentierte Antigen, regt sie den B-Lymphozyten zur Teilung an (2. Signal). Die B-Lymphozyten, die durch die Teilung entstehen, entwickeln sich zu Plasmazellen weiter und produzieren spezifische, gegen das jeweilige Antigen gerichtete Antikörper. *Quelle: I care Anatomie, Physiologie. 2., aktualisierte Auflage. Stuttgart: Thieme; 2020.*

MHC-II-Molekül an die Oberfläche des B-Lymphozyten geschleust. Somit zählen auch die B-Lymphozyten zu den **antigenpräsentierenden Zellen**. Die Erkennung des passenden Antigens, dessen Aufnahme und seine Präsentation ist das **1. Signal** zur Aktivierung der B-Lymphozyten.

Als **2. Signal** ist – genauso wie bei den T-Lymphozyten – eine weitere Zelle notwendig, in diesem Fall eine **T-Helferzelle**. Erkennt eine passende T-Helferzelle das vom B-Lymphozyten präsentierte Antigen, setzt sie Zytokine frei, welche den B-Lymphozyten zur Teilung anregen. Das vom B-Lymphozyten präsentierte Antigen ist dabei das gleiche Antigen, das von der dendritischen Zelle dem naiven T-Lymphozyten präsentiert wurde, aus dem sich die T-Helferzelle entwickelt hat.

Nach diesem 2. Signal teilen sich die B-Lymphozyten, sodass innerhalb einer kurzen Zeit eine große Zahl von B-Lymphozyten entsteht. Diese entwickeln sich weiter zu **Plasmazellen**, die für die Produktion der antigenspezifischen **Antikörper** verantwortlich sind. Plasmazellen sind nicht mehr in der Lage, sich zu teilen. Sie verlassen das lymphatische Organ, einige von ihnen gelangen direkt an den Ort der Infektion, andere siedeln sich im Knochenmark an. Im Blut sind gewöhnlich nur wenige Plasmazellen zu finden. Vom Zeitpunkt des Eindringens des Erregers in den Körper bis zur Bildung der ersten Antikörper kann über 1 Woche vergehen. Nach einiger Zeit gehen die Plasmazellen zugrunde. Langlebige Plasmazellen können mehrere Jahre überleben und währenddessen ständig Antikörper produzieren. Diese Antikörper geben einen Hinweis darauf, dass in der Vergangenheit eine Infektion mit einem bestimmten Erreger durchlaufen wurde. Genutzt wird dies z. B. bei Schwangeren, um herauszufinden, ob diese bereits mit dem Röteln-Erreger Kontakt hatten bzw. gegen diesen geimpft sind.

Dass der B-Lymphozyt bei seiner Aktivierung auf eine T-Helferzelle angewiesen ist, stellt einen Schutzmechanismus gegenüber Autoimmunerkrankungen dar. Falls das 1. Aktivierungssignal durch die Bindung eines B-Lymphozyten an ein Autoantigen zustande kommt, ist es unwahrscheinlich, dass er auf eine T-Helferzelle trifft, die dieses Autoantigen ebenfalls irrtümlich als „fremd" erkannt hat. Das 2. Signal bleibt also aus, die Aktivierung bricht ab, und es werden keine Antikörper gegen körpereigene Strukturen gebildet.

Die regulatorischen T-Zellen setzen Substanzen frei, welche die Antikörperfreisetzung durch Plasmazellen hemmen.

WISSEN TO GO

Aktivierung der naiven B-Lymphozyten

Auch die Antigen-Rezeptoren der B-Lymphozyten sind sehr vielfältig und passen jeweils nur zu bestimmten Antigenen. Trifft ein naiver B-Lymphozyt in den sekundären lymphatischen Organen auf ein passendes Antigen, **phagozytiert** er es und **präsentiert** dessen Bruchstücke zusammen mit MHC-II-Molekülen auf seiner Oberfläche. Für seine vollständige Aktivierung benötigt er nun eine **T-Helferzelle**, deren Rezeptor zu dem von ihm präsentierten Antigen-Bruchstück passt. Bindet die T-Helferzelle an den B-Lymphozyten, setzt sie Zytokine frei, die zur **Vermehrung** des B-Lymphozyten führen. Die dadurch entstandenen B-Lymphozyten entwickeln sich weiter zu **Plasmazellen**, die **Antikörper** gegen das betreffende Antigen bilden und freisetzen.

Antikörper • Die Antikörper zählen zu den Plasmaproteinen (S. 299). Sie werden auch als **γ-Globuline** oder **Immunglobuline** (Ig) bezeichnet. Pro Sekunde kann eine Plasmazelle etwa 2000 Antikörper bilden und freisetzen. Außer im **Blut** findet man die Antikörper auch in der **Lymphe**, auf der Oberfläche von **Schleimhäuten** und im Speichel. Auch die **B-Zell-Rezeptoren**, mit dem die B-Lymphozyten die Antigene binden, zählen zu den Antikörpern. Ein Antikörper mit gebundenem Antigen wird als **Antigen-Antikörper-Komplex** bezeichnet.

Die Antikörpermoleküle besitzen eine Y-förmige Struktur, die von **2 schweren** und **2 leichten Ketten** gebildet wird. Ein Teil der schweren Ketten bildet den „Stiel" des Y, der andere Teil zusammen mit den leichten Ketten die „Ärmchen":

- Die Ärmchen sind die Abschnitte des Antikörpermoleküls, die das **Antigen binden**. Sie werden deshalb auch als **Fab** (antigenbindendes Fragment) bezeichnet. Da es pro Antikörpermolekül 2 Fabs gibt, kann jedes Antikörpermolekül auch 2 Antigene binden.
- Der Stiel des Y heißt **Fc** (kristallisierbares Fragment). Er bindet an entsprechende Fc-Rezeptoren verschiedener Zellen und ist für die **Wirkung des Antikörpers** verantwortlich, wie z. B. eine verstärkte Phagozytose.

Die Art der schweren Ketten bestimmt, zu welcher der **5 Immunglobulinklassen** (▶ **Tab. 12.7**) der Antikörper gehört.

Bei den Rezeptoren der **naiven B-Zell-Rezeptoren** handelt es sich um Antikörper der Klassen **IgM** und **IgD**, die in der Membran der B-Lymphozyten verankert sind. Sie sind also die ersten Antikörper, mit denen die Antigene in Berührung kommen. Sie passen schon recht gut zu dem jeweiligen Antigen, ihre Passform kann aber noch verbessert werden. Dies geschieht durch die Aktivierung des B-Lymphozyten. Sie bewirkt, dass statt IgM und IgD von den **Plasmazellen** Antikörper der Klasse **IgG** oder **IgE** gebildet werden, die eine noch bessere Passform für das jeweilige Antigen besitzen und auch schneller an das Antigen binden. Dieser Wechsel der Immunglobulinklassen wird als **Klassensprung** oder Isotypenswitch bezeichnet. Der Klassensprung kommt dadurch zustande, dass für die Bildung der Antikörper eine andere Art von schweren Ketten verwendet wird (s. o.). Damit ändern sich auch die Wirkmechanismen der freigesetzten Antikörper.

Die Antikörper wirken vorwiegend über folgende Mechanismen:

- **Neutralisierung des Antigens:** Hierbei besetzen die Antikörper die antigene Struktur des Erregers, mit der dieser an den passenden Rezeptor seiner Zielzelle binden will. Dadurch wird die Bindung unmöglich und der Erreger kann sich nicht festsetzen. Wichtig ist dieser Mechanismus vor allem an Schleimhautoberflächen, weil er verhindert, dass die Erreger die Schleimhäute durchdringen. Bei Viren kann ein sehr starker Antikörperbesatz außerdem ihre Vermehrung verhindern. Auch einige Toxine können über die Neutralisation unschädlich gemacht werden.
- **Aktivierung des Komplementsystems:** Neben dem alternativen Weg kann das Komplementsystem (S. 317) auch über den sog. **klassischen Weg** aktiviert werden. Dabei bindet die Fc-Region des Antigen-Antikörper-Komplexes an den **Komplementfaktor C 1**. Dadurch wird eine Reaktionskette in Gang gesetzt (▶ **Abb. 12.9**), an deren Ende wieder der Komplementfaktor C 9 und der MAC stehen, und die Zelle wird durch Porenbildung zerstört.
- **Opsonierung des Antigens:** Nicht nur Komplementfaktoren, sondern auch Antikörper können Erreger opsonieren (S. 317). Die Kennzeichnung der Antigene durch Antikörper fördert die Phagozytose des Antigens, da Phagozyten entsprechende Rezeptoren für die Fc-Region des Antikörpers besitzen.

Patho Allergie

*Bei einer **Allergie** reagiert die **erworbene Abwehr** übersteigert auf körperfremde Antigene, die für den Menschen eigentlich unschädlich sind (z. B. Blütenpollen). Die Folge ist eine **akute Entzündungsreaktion**, die auch chronisch werden kann. Antigene, die eine Allergie auslösen können, werden als **Allergene** bezeichnet.*

*Die häufigste Allergie ist die **Typ-I-Allergie**. Von ihr sind etwa 20 % der Bevölkerung betroffen. Da die Symptome sofort nach dem Zweitkontakt mit dem Allergen einsetzen, wird sie auch Allergie vom **Soforttyp** genannt. Typische Allergene sind Pollen, Milben, Tierhaare, Insektengifte, Nahrungsmittelbestandteile und Wirkstoffe in Arzneimitteln (z. B. Penicillin).*

*Bei der Typ-I-Allergie bilden die B-Lymphozyten beim Erstkontakt mit dem Allergen **IgE-Antikörper** (Sensibilisierung). Beim Zweitkontakt werden dann von den B-Gedächtniszellen massenhaft IgE-Antikörper freigesetzt. IgE führt dazu, dass v. a. **Mastzellen** im Bindegewebe Botenstoffe, insbesondere **Histamin**, ausschütten. Histamin bewirkt über die Histamin-Rezeptoren der verschiedenen Körperzellen, dass sich die Atemwege verengen, die Blutgefäße erweitern und dass die Gefäßwände durchlässiger werden. Viele Allergiesymptome lassen sich durch diese Wirkungen erklären.*

*Bei den meisten Allergien vom Soforttyp bleiben die Symptome auf die Organe oder Körperregionen beschränkt, die mit dem Allergen in Kontakt kommen oder über die es in den Körper eindringt. Es handelt sich also um **lokale Reaktionen**:*

- *Haut: Rötung, Juckreiz, Quaddelbildung,*
- *Augen: Juckreiz, Bindehautentzündung,*
- *Nase: Schleimhautentzündung, wässriger Nasenausfluss,*
- *Atemwege: Verengung (Bronchokonstriktion) mit erschwerter Atmung oder Atemnot,*
- *Verdauungssystem: Durchfall.*

*Vor allem bei Insektenstichen und der intravenösen Gabe von Medikamenten kann auch der gesamte Organismus von der allergischen Reaktion betroffen sein (**generalisierte Reaktion**). Dabei kommt es zum **anaphylaktischen Schock**: Die Bronchien ziehen sich so stark zusammen, dass Erstickungsgefahr besteht, und der Kreislauf droht zu versagen.*

Blitzlicht Praxis Anaphylaktischer Schock

*Ein anaphylaktischer Schock stellt eine **Notfallsituation** dar! Falls Sie kurz nach einer Medikamentengabe oder während einer Infusion bei einer Schwangeren Atemschwierigkeiten, Blässe und Kreislaufschwierigkeiten beobachten, rufen Sie schnellstmöglich einen Arzt hinzu.*

WISSEN TO GO

Antikörper

Aufgabe der **Antikörper** (Immunglobuline, γ-Globuline) ist es, an Antigene zu binden und diese so unschädlich zu machen. Durch die Bindung kommt es auch zur **Opsonierung** des Antigens, sodass es von den Phagozyten schneller vernichtet wird. Die Antigen-Antikörper-Komplexe aktivieren außerdem das **Komplementsystem**.

Antikörper werden von den **Plasmazellen** gebildet, sie kommen v. a. im **Blut**, in der **Lymphe**, auf den **Schleimhäuten** und im Speichel vor.

Das Antikörper-Molekül besteht aus 2 leichten und 2 schweren Ketten. Die Art der schweren Ketten bestimmt, ob es sich um einen Antikörper der Klasse M (IgM), D (IgD), G (IgG), E (IgE) oder A (IgA) handelt. Die **Rezeptoren der naiven B-Zellen** gehören überwiegend zur Klasse **IgM**, während die von den **Plasmazellen** freigesetzten Antikörper den Klassen **IgG** (ca. 80 %) oder **IgE** angehören. **IgA** findet sich überwiegend auf den Schleimhäuten.

Antikörper-Moleküle sind Y-förmig aufgebaut. Ihr antigenbindendes Fragment (**Fab**) entspricht den Ärmchen des Y und enthält die **Bindungsstellen** für das Antigen, ihr „kristallisierbares Fragment" (**Fc**) wird vom Stiel gebildet. Es ist für die **Wirkung** des Antikörpers verantwortlich, da es an die Fc-Rezeptoren verschiedener Zellen binden kann.

Tab. 12.7 Die verschiedenen Immunglobulinklassen und ihre Funktion.

Klasse	Vorkommen	Aufgabe
IgM	auf der Oberfläche der naiven B-Lymphozyten, im Blut	• 1. Antikörper bei der Immunantwort • Neutralisation • Komplementaktivierung • Opsonierung
IgD	auf der Oberfläche der naiven B-Lymphozyten	• Funktion noch nicht vollständig geklärt, wirkt an der Antigenerkennung mit
IgG	im Blut, in infiziertem Gewebe	• machen 80 % der Antikörper im Plasma aus • Neutralisation im Blut und im infizierten Gewebe (gewebegängig) • Komplementaktivierung • unterstützen NK-Zellen • Schutz des Kindes während der Schwangerschaft (IgG überwindet die Plazentaschranke) und in den ersten Monaten nach der Geburt, sog. Nestschutz (S. 536)
IgE	in geringer Konzentration im Plasma	• Schutz vor Parasiten • bindet an Eosinophile und Mastzellen und führt zur Freisetzung von Histamin (anaphylaktische Reaktion)
IgA	im Sekret von Schleimhäuten, in Muttermilch	• lokale Abwehr auf den Schleimhäuten (Lunge, Magen, Darm, Urogenitaltrakt, Augen) • Neutralisation auf Schleimhautoberfläche • Opsonierung • Schutz des Neugeborenen (IgA geht in die Muttermilch über)

Immunologisches Gedächtnis

Im Gegensatz zur angeborenen Abwehr hat die erworbene Abwehr eine Gedächtnisfunktion. Das bedeutet, dass sie sich merkt, mit welchen Erregern bzw. Antigenen sie schon zu tun hatte. Taucht nun das Antigen erneut im Organismus auf, trifft es nicht mehr auf naive Lymphozyten, sondern auf solche, die bereits auf die Abwehr genau dieses Antigens vorbereitet sind. Bei diesem Zweitkontakt läuft die Immunantwort daher wesentlich schneller ab als beim Erstkontakt. Außerdem sind etwa 10- bis 1000-mal so viele Lymphozyten mit einem passenden Rezeptor vorhanden als bei der Erstantwort. Diese langlebigen Lymphozyten, die auf einen Zweitkontakt mit dem jeweiligen Antigen warten, werden als **Gedächtniszellen** bezeichnet.

Bei den **T-Gedächtniszellen** handelt es sich um sehr langlebige Effektorzellen (T-Helferzellen und zytotoxische T-Zellen) in einer Art Ruhezustand, die durch den Zweitkontakt mit dem Antigen aktiviert werden und sofort ihre Funktion aufnehmen. Weil sie direkt ins infizierte Gewebe gelangen können, müssen ihnen außerdem die Antigene nicht mehr in den sekundären lymphatischen Organen präsentiert werden.

Die **B-Gedächtniszellen** entstehen parallel zu den Plasmazellen. Sie produzieren nach dem Erstkontakt nur wenig Antikörper, wandeln sich aber beim Zweitkontakt schnell in Plasmazellen um und setzen sofort Antikörper vom **IgG-Typ** frei.

Das immunologische Gedächtnis ist die Grundlage der **Immunität**. Hiervon spricht man, wenn es dem erworbenen Immunsystem gelingt, den Erreger bei einem erneuten Kontakt so schnell zu beseitigen, dass überhaupt keine Krankheitssymptome auftreten. Das immunologische Gedächtnis macht man sich auch bei Impfungen (S. 333) zunutze.

WISSEN TO GO

Immunologisches Gedächtnis

Das immunologische Gedächtnis ist dann wichtig, wenn ein bestimmtes Antigen zum 2. oder wiederholten Mal in den Körper eindringt. Bei der Lymphozytenaktivierung durch den Erstkontakt wurden neben den Effektor- und Plasmazellen auch **B-** und **T-Gedächtniszellen** gebildet. Diese erinnern sich bei erneutem Kontakt an das Antigen, sodass diesmal passende T-Helferzellen, zytotoxische T-Zellen und IgG-Antikörper entstehen können, ohne dass erst naive Lymphozyten aktiviert werden müssen. Die Immunantwort läuft deshalb wesentlich schneller ab.

12.3 Lymphatische Organe

Wie in den vorangehenden Abschnitten beschrieben, sind am Immunsystem nicht nur die Immunzellen und die humoralen Anteile, sondern auch Organe beteiligt (▶ **Abb. 12.13**). Dabei unterscheidet man die primären von den sekundären lymphatischen Organen.

In den **primären lymphatischen Organen** finden keine Immunreaktionen statt, sie sind vielmehr der Ort, an dem die Immunzellen gebildet werden und heranreifen. Zu ihnen gehören **Knochenmark** und **Thymus**.

Die **sekundären lymphatischen Organe** werden von den naiven Lymphozyten besiedelt, die nach ihrer Reifung die primären lymphatischen Organe verlassen haben. Hier treffen die Lymphozyten auf ihre Antigene, d. h., hier finden Immunreaktionen statt. Zu den sekundären lymphatischen Organen zählen die **Lymphknoten**, die **Milz** und das **MALT** (mucosa-associated lymphoid tissue). Unter der Abkürzung „MALT“ wird das lymphatische Gewebe zusammengefasst, das sich in den Schleimhäuten der verschiedenen Organe befindet, insbesondere die Mandeln, die Peyer-Plaques des Darms und das lymphatische Gewebe im Wurmfortsatz des Blinddarms.

WISSEN TO GO

Primäre und sekundäre lymphatische Organe

In den **primären lymphatischen Organen** entstehen und reifen die Abwehrzellen. Hierzu zählen Knochenmark und Thymus. Die **sekundären lymphatischen** Organe sind die Orte, an denen die naiven Lymphozyten auf ihre Antigene treffen. Dazu zählen Lymphknoten, Milz und MALT (Mandeln, Peyer-Plaques, Darmtonsille).

12.3.1 Knochenmark

Aufgabe

Im Knochenmark werden die **Blut- und Immunzellen gebildet**, außerdem findet hier die **Reifung der B-Lymphozyten** zu naiven B-Lymphozyten statt.

Aufbau und Feinbau

Der Aufbau des Knochenmarks wird näher beim Aufbau des Knochens (S. 344) beschrieben.

Funktionen

Zur Bildung der verschiedenen Blutzellen s. Kap. 12.1.4.

Im Knochenmark beginnt die **Reifung** der B-Vorläuferzellen zu **naiven B-Lymphozyten**. Die ersten Vorläuferzellen besitzen noch keinen B-Zell-Rezeptor. Erst die **unreife B-Zelle** bildet einen B-Zell-Rezeptor in Form eines **IgM-Moleküls** aus. Aufgrund der Vielfalt der gebildeten B-Zell-Rezeptoren besteht allerdings die Möglichkeit, dass der Rezeptor statt zu einem körperfremden Antigen zu einem körpereigenen Protein (Autoantigen) passt. Wäre das der Fall, würden körpereigene Strukturen Immunreaktionen auslösen (Autoimmunerkrankung). Um dies zu verhindern, muss sichergestellt werden, dass B-Zellen mit solchen Rezeptoren aussortiert werden: Bindet ein B-Zell-Rezeptor an ein Autoantigen, wird entweder der programmierte Zelltod (Apoptose) ausgelöst oder die Zelle verfällt in einen Ruhezustand mit verkürzter Lebensdauer. Nur wenn ihr Rezeptor keine Autoantigene erkennt, bleibt sie aktiv und verlässt das Knochenmark in Richtung der sekundären lymphatischen Organe. Hier bildet sie zusätzlich zum IgM-Molekül auf ihrer Oberfläche noch ein IgD-Molekül aus und wird damit zum **naiven B-Lymphozyten**. Dieser zirkuliert nun so lange zwischen Blut und sekundären lymphatischen Organen, bis er auf sein passendes Antigen trifft oder zugrunde geht. Nur etwa 2 % aller naiven B-Lymphozyten treffen im Laufe ihres Lebens auf ein passendes Antigen.

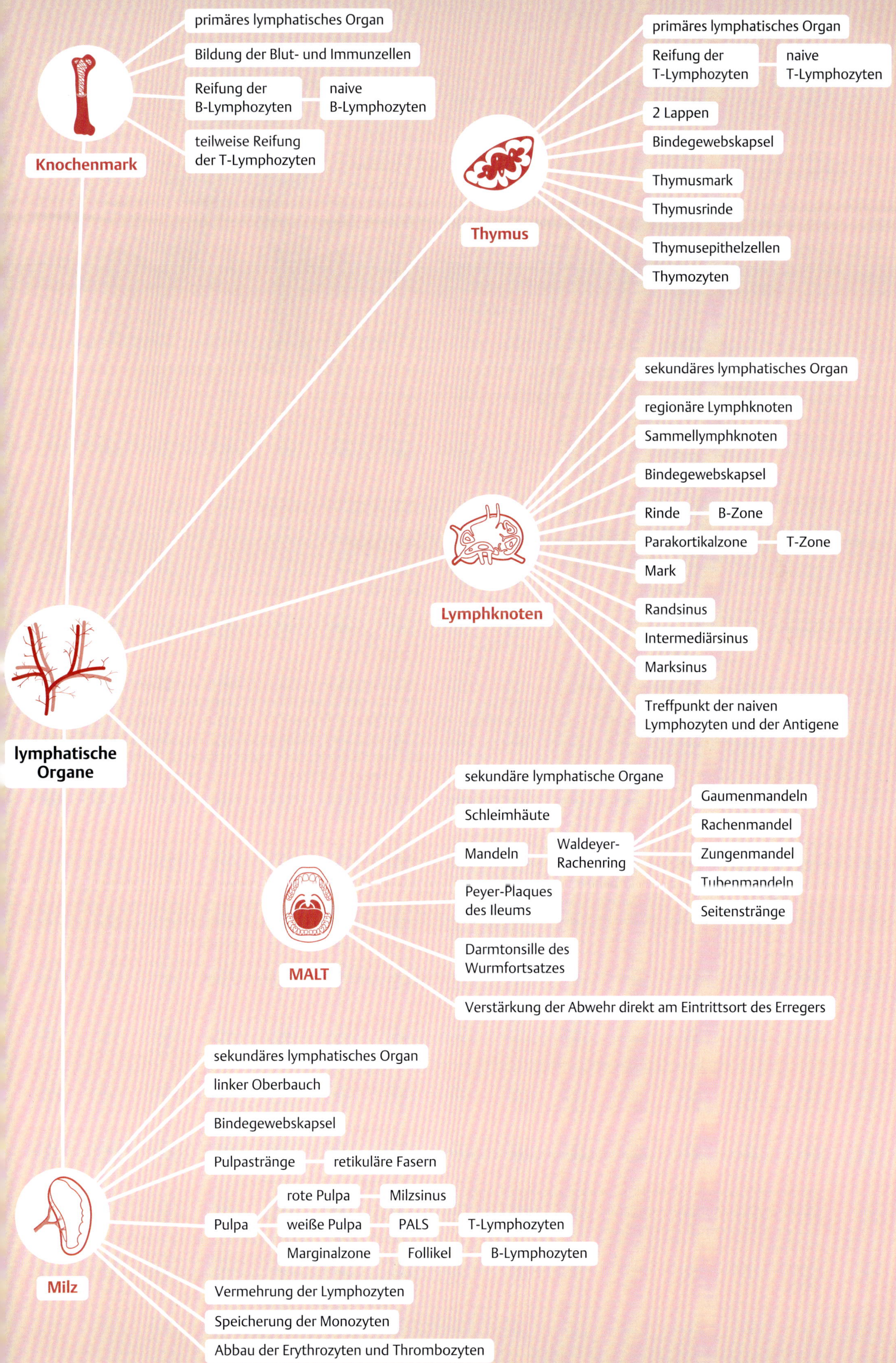
lymphatische Organe
Knochenmark
primäres lymphatisches Organ
Bildung der Blut- und Immunzellen
Reifung der B-Lymphozyten
naive B-Lymphozyten
teilweise Reifung der T-Lymphozyten
Thymus
primäres lymphatisches Organ
Reifung der T-Lymphozyten
naive T-Lymphozyten
2 Lappen
Bindegewebskapsel
Thymusmark
Thymusrinde
Thymusepithelzellen
Thymozyten
Lymphknoten
sekundäres lymphatisches Organ
regionäre Lymphknoten
Sammellymphknoten
Bindegewebskapsel
Rinde
B-Zone
Parakortikalzone
T-Zone
Mark
Randsinus
Intermediärsinus
Marksinus
Treffpunkt der naiven Lymphozyten und der Antigene
MALT
sekundäre lymphatische Organe
Schleimhäute
Mandeln
Waldeyer-Rachenring
Gaumenmandeln
Rachenmandel
Zungenmandel
Tubenmandeln
Seitenstränge
Peyer-Plaques des Ileums
Darmtonsille des Wurmfortsatzes
Verstärkung der Abwehr direkt am Eintrittsort des Erregers
Milz
sekundäres lymphatisches Organ
linker Oberbauch
Bindegewebskapsel
Pulpastränge
retikuläre Fasern
Pulpa
rote Pulpa
Milzsinus
weiße Pulpa
PALS
T-Lymphozyten
Marginalzone
Follikel
B-Lymphozyten
Vermehrung der Lymphozyten
Speicherung der Monozyten
Abbau der Erythrozyten und Thrombozyten

Abb. 12.13 Organe des Immunsystems.

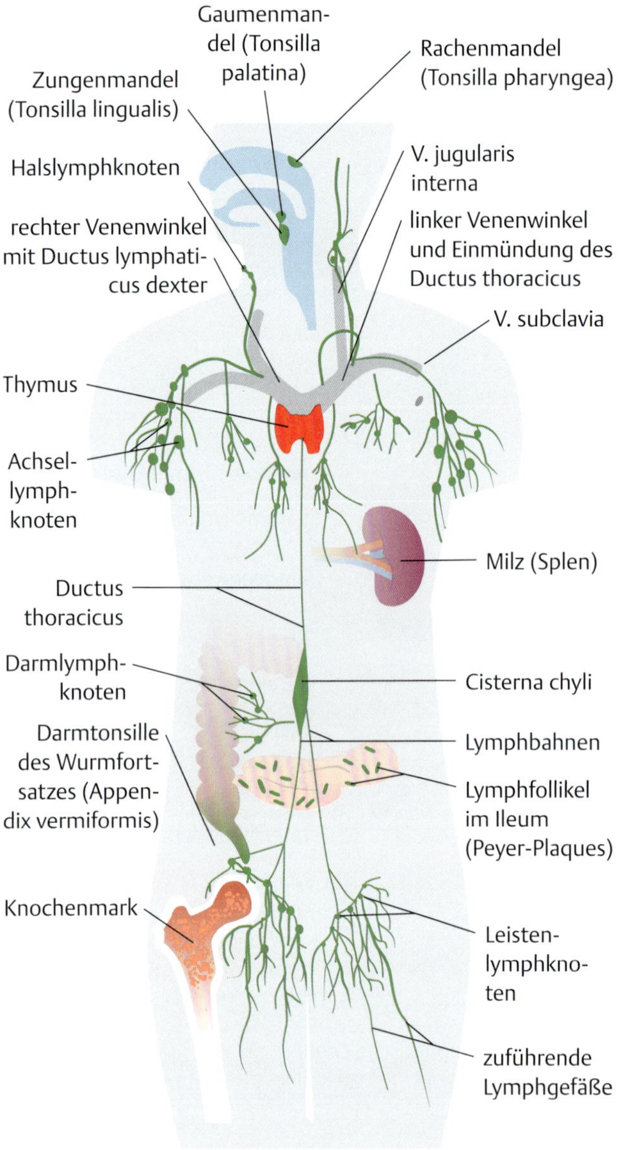

Die primären lymphatischen Organe sind rot, die sekundären lymphatischen Organe und die Lymphbahnen sind grün dargestellt. Die Peyer-Plaques, die Darmtonsille des Wurmfortsatzes und die Mandeln werden als MALT (mucosa-associated lymphoid tissue) zusammengefasst. Die Tubenmandel ist nicht eingezeichnet. *Quelle: Schünke M, Schulte E, Schumacher U. Prometheus. LernAtlas der Anatomie. Innere Organe. Illustrationen von K. Wesker und M. Voll. 6. Aufl. Stuttgart: Thieme; 2022.*

WISSEN TO GO

Knochenmark und Reifung der B-Lymphozyten

Im Knochenmark werden **alle Blutzellen** gebildet, zusätzlich ist es der Ort, an dem die **B-Lymphozyten** zu naiven B-Lymphozyten heranreifen. Während dieses Prozesses werden diejenigen B-Zell-Vorläufer aussortiert, deren Antigen-Rezeptoren körpereigene Strukturen als „fremd" einordnen. Diejenigen B-Lymphozyten, die diese Selektion überleben, verlassen als naive B-Lymphozyten das Knochenmark in Richtung der sekundären lymphatischen Organe.

Abb. 12.14 Thymus.

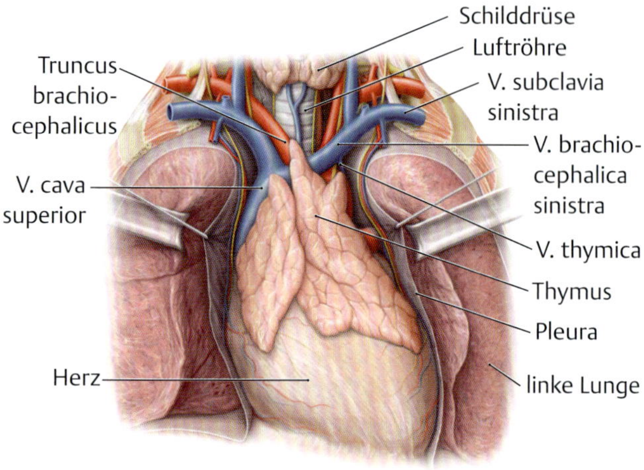

Sicht von vorn in das Mediastinum. *Quelle: Schünke M, Schulte E, Schumacher U. Prometheus. LernAtlas der Anatomie. Innere Organe. Illustrationen von K. Wesker und M. Voll. 6. Aufl. Stuttgart: Thieme; 2022.*

12.3.2 Thymus

Aufgabe

Der **Thymus** (deutsch: Bries) ist für die **Reifung der T-Lymphozyten** bis zum Stadium des naiven T-Lymphozyten verantwortlich.

Lage

Der Thymus befindet sich **hinter dem Brustbein** im oberen Bereich des Mediastinums. Sein unterer Rand liegt etwa auf Höhe der 4. Rippe. Der Thymus des Neugeborenen ist ca. 5 cm lang und wiegt etwa 12 g. Das Organ vergrößert sich bis zur Pubertät, das Gewicht kann dann bis zu 30 g betragen. Danach bildet sich der Thymus zurück. Beim Erwachsenen findet sich nur ein Thymusrestkörper (▶ **Abb. 12.14**), der von Fettgewebe umgeben ist.

Aufbau

Am Thymus kann man einen **rechten** und einen **linken Lappen** unterscheiden (Lobus dexter und Lobus sinister), die von einer dünnen Bindegewebskapsel umgeben sind. Von dieser strahlen feine Trennwände in die äußere Schicht des Thymusgewebes ein, wodurch diese in zahlreiche kleine Läppchen (Lobuli) unterteilt wird.

Feinbau

Das Thymusgewebe besteht hauptsächlich aus 2 Zellarten:

- **Thymusepithelzellen:** Sie bilden mit ihren Fortsätzen das netzartige Grundgerüst des Thymusgewebes und werden auch als epitheliale Retikulumzellen bezeichnet.
- **Thymozyten:** Unter diesem Begriff werden alle Vorläuferzellen der T-Lymphozyten zusammengefasst, die in den Thymus eingewandert sind. Sie liegen in den Zwischenräumen des Epithelgerüsts.

In der äußeren Schicht des Thymusgewebes kommen wesentlich mehr Thymozyten vor als in den innen liegenden Bereichen. Diese thymozytenreiche äußere Schicht wird als **Thymusrinde** (Cortex), die thymozytenärmere innere als **Thymusmark** (Medulla) bezeichnet. Während die Rinde durch Bindegewebssepten in Läppchen unterteilt wird, bildet das Mark eine Einheit. Deshalb bezeichnet man die Läppchen des Thymus auch als Pseudoläppchen.

Funktionen

Im Thymus werden die Thymozyten aussortiert, die nicht zwischen „körperfremd" und „körpereigen" unterscheiden können. Dazu wandern die Vorläufer der **T-Lymphozyten** zunächst aus dem Knochenmark über die Blutgefäße in die Rinde ein. Dort teilen sie sich und bilden ihre T-Zell-Rezeptoren aus.

Patho Autoimmunerkrankungen

*Aus noch ungeklärter Ursache kommt es bei manchen Menschen zu einer Störung der Selbsttoleranz der Lymphozyten. Die Lymphozyten erkennen dann auch bestimmte **körpereigene Strukturen** als fremd (Autoaggression). Daraufhin lösen sie eine Immunreaktion und damit eine Entzündung aus. Da das Antigen als körpereigene Struktur immer im Körper vorhanden ist, entsteht eine **chronische Entzündungsreaktion**. Eine solche Erkrankung wird als Autoimmunkrankheit bezeichnet.*

Je nachdem, ob das fälschlicherweise als fremd erkannte Autoantigen nur in einem bestimmten Organ oder im ganzen Körper vorkommt, können Autoimmunerkrankungen auf ein Organ begrenzt sein (organspezifische Autoimmunerkrankungen) oder den gesamten Organismus betreffen (systemische Autoimmunerkrankungen).

*Zu den **organspezifischen Autoimmunerkrankungen** zählt z. B. der **Diabetes mellitus Typ I**. Bei dieser Erkrankung richtet sich die Immunabwehr gegen die β-Zellen des Pankreas und zerstört sie. Dadurch kommt es zu einem Insulinmangel (S. 282).*

*Zu den **systemischen Autoimmunerkrankungen** gehört z. B. der **Systemische Lupus erythematodes (SLE)**. Hier bilden sich Autoantikörper gegen körpereigene Strukturen. Diese Antikörper opsonieren körpereigene Zellen, die zerstört und von Phagozyten aufgenommen werden. Außerdem aktivieren die Autoantikörper das Komplementsystem, das über Chemotaxis Immunzellen anlockt. Die Folge ist eine Entzündung. Der SLE kann jedes Organ betreffen. Die Erkrankten leiden anfangs v. a. an Muskel- und Gelenkentzündungen, Schuppenbildung der Haut und Haarausfall. Typisch ist eine schmetterlingsförmige Rötung der Gesichtshaut an Wangen und Nase (Schmetterlingserythem). Später kommt es meist zu einer Entzündung der Lungen, der Herzinnenhaut und des Herzmuskels. Auch andere Organe (v. a. Nervensystem, Gefäße und Nieren) können betroffen sein.*

WISSEN TO GO

Thymus

Im Thymus (Bries) reifen die Vorläufer der **T-Lymphozyten** zu naiven T-Lymphozyten heran. Das Organ liegt hinter dem **Brustbein**. Von etwa 5 cm Länge beim Neugeborenen vergrößert es sich bis etwa zur Pubertät, um sich danach bis auf einen **Restkörper** zurückzubilden.

Das **Thymusgewebe** ist in kleine Pseudoläppchen unterteilt. Sein Grundgerüst wird von den **Thymusepithelzellen** gebildet. In seinen Zwischenräumen liegen die Vorläuferzellen der T-Lymphozyten, die **Thymozyten**. Sie sind besonders im Randbereich, der **Thymusrinde**, zahlreich, während sie im Thymusinneren, dem **Thymusmark**, weniger dicht angeordnet sind.

12.3.3 Lymphknoten

Aufgaben

Die Lymphknoten sind die **Kontrollstationen des Lymphgefäßsystems**. Sie filtern Erreger (Bakterien, Viren), Tumorzellen und Zelltrümmer aus der Lymphflüssigkeit und sind der „Treffpunkt" für Antigene und Lymphozyten.

Lymphknoten wird im Lateinischen abgekürzt mit „Nll." für „Nodi lymphoidei" (Mehrzahl) bzw. mit „Nl." für „Nodus lymphoideus" (Einzahl).

Lage, Form und Größe

Lymphknoten finden sich im Körper an zahlreichen Stellen (▸ Abb. 12.13). Dabei liegt zwischen dem Lymphgefäß, das die Lymphe aus einem Organ bzw. einer Körperregion ableitet, und dem ableitenden Lymphstamm (S. 158) immer **mindestens 1 Lymphknoten**. Mit diesem System ist gewährleistet, dass die Lymphe zuerst auf Antigene kontrolliert wird, bevor sie in das Blutgefäßsystem gelangt.

Je nachdem, ob die Lymphe vorher schon einen anderen Lymphknoten durchlaufen hat oder nicht, unterscheidet man (▸ Abb. 12.15):

- **regionäre Lymphknoten:** Sie erhalten die Lymphe direkt aus einem benachbarten Organ oder einer bestimmten Körperregion und bilden damit die 1. Filterstation.
- **Sammellymphknoten:** Sie erhalten die Lymphe aus mehreren umliegenden regionären Lymphknoten.

Diagnostik Wächterlymphknoten

*Als Wächterlymphknoten werden die Lymphknoten bezeichnet, die von der Lymphe eines Tumors als Erstes erreicht werden. Zellen, die sich vom Tumor gelöst haben, gelangen mit der Lymphe zunächst in die Wächterlymphknoten und siedeln sich dort an. Von den Wächterlymphknoten aus können sie sich dann über das Lymphsystem weiter im Körper ausbreiten (**lymphogene Metastasierung**).*

Abb. 12.15 Regionäre Lymphknoten und Sammellymphknoten.

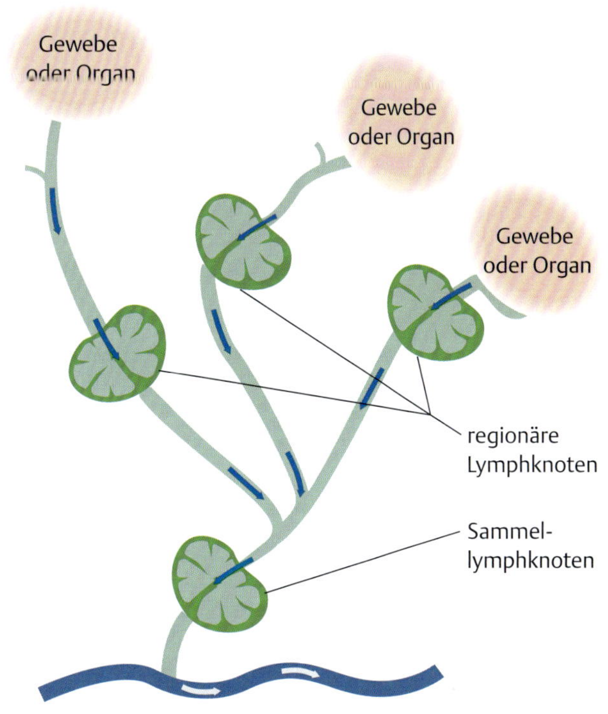

Quelle: I care Anatomie, Physiologie. 2., aktualisierte Auflage. Stuttgart: Thieme; 2020.

Die Wächterlymphknoten sind insbesondere bei der operativen Behandlung von Brustkrebs (Mammakarzinom), schwarzem Hautkrebs (malignes Melanom) und Prostatakrebs (Prostatakarzinom) von Bedeutung. Sie werden zuerst entnommen und noch während der OP untersucht. Finden sich in den Wächterlymphknoten keine Krebszellen, geht man davon aus, dass der Tumor noch nicht gestreut hat. In diesem Fall werden die nachfolgenden Lymphknoten nicht entfernt. Bei Frauen mit Brustkrebs können so z. B. die Achsellymphknoten erhalten bleiben und sie leiden später weniger unter Lymphstauungen im Arm. Werden im Wächterlymphknoten Krebszellen entdeckt, werden die nachfolgenden Lymphknoten ebenfalls entfernt.

Eine andere Bezeichnung für Wächterlymphknoten ist der aus dem Englischen abgeleitete Begriff ***Sentinel-Lymphknoten*** *(„sentinel lymph node").*

Die Form der Lymphknoten gleicht derjenigen der Niere, nur dass die Lymphknoten wesentlich kleiner sind (einige Millimeter bis 1 cm).

Aufbau und Feinbau

Die Lymphknoten werden von einer **Bindegewebskapsel** umschlossen, von der feine Scheidewände (**Trabekel**) wie Speichen ins Zentrum des Lymphknotens ziehen. Sie dienen als Stützgerüst und unterteilen gleichzeitig den Lymphknoten in Abschnitte. Zwischen den Trabekeln liegt das Lymphknotengewebe (▶ **Abb. 12.16**).

Ähnlich wie der Thymus besitzt auch das Lymphknotengewebe ein Gerüst, in das Lymphozyten eingelagert sind. Es besteht aus retikulärem Bindegewebe (S. 100). Am Lymphknotengewebe kann man 3 Zonen unterscheiden:

- **Rinde:** In der Rinde befindet sich eine große Anzahl von B-Lymphozyten, weshalb sie auch als **B-Zone** des Lymphknotens bezeichnet wird. Die B-Lymphozyten sind in sog. Follikeln kugelförmig angeordnet.
- **Parakortikalzone:** Sie enthält hauptsächlich T-Lymphozyten und wird deshalb auch **T-Zone** genannt. Hier halten sich auch die meisten antigenpräsentierenden dendritischen Zellen auf.

Abb. 12.16 Schematischer Aufbau eines Lymphknotens.

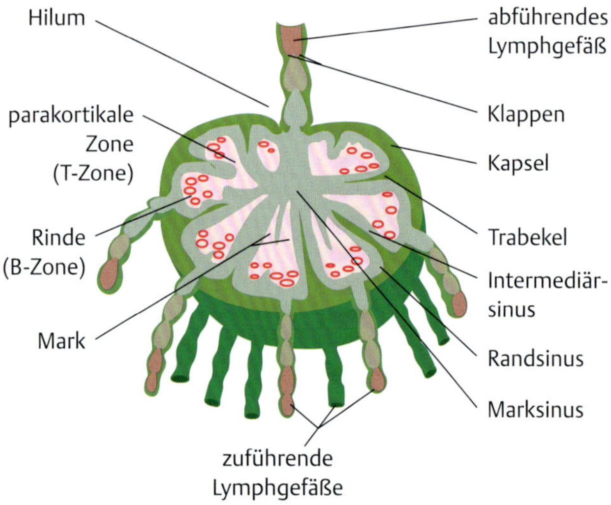

Die Lymphe fließt über mehrere zuführende Lymphgefäße in den Lymphknoten und wird dort gefiltert. Der Abfluss erfolgt über 1 abführendes Lymphgefäß. *Quelle: Schwegler JS, Lucius R. Der Mensch – Anatomie und Physiologie. Stuttgart: Thieme; 2016.*

- **Mark:** Hier ist die Lymphozytendichte geringer. Im strangförmig angeordneten Mark befinden sich vor allem Plasmazellen und Makrophagen.

Die Lymphe erreicht den Lymphknoten über zahlreiche zuführende Lymphgefäße (Vasa afferentia), die alle an der Außenseite in den Lymphknoten eintreten. Auf der gegenüberliegenden Seite verlassen wenige abführende Lymphgefäße (Vasa efferentia) den Lymphknoten. Diese Stelle wird als **Hilum** bezeichnet. Hier treten auch die Blutgefäße ein und aus.

Von den zuführenden zu den abführenden Lymphgefäßen gelangt die Lymphe durch ein Gangsystem innerhalb des Lymphknotens: Vom Vas afferens aus gelangt sie zunächst in den sog. **Randsinus**, einen Spalt zwischen Kapsel und Rinde. Von dort fließt sie in den **Intermediärsinus**, der zwischen der Rinde und den Trabekeln in Richtung Mark verläuft. Von dort erreicht sie Hohlräume im Mark, den **Marksinus**. An den Marksinus schließen sich die ableitenden Lymphgefäße an.

Funktionen

Die Lymphknoten spielen – zusammen mit den anderen sekundären lymphatischen Organen – eine zentrale Rolle in der Immunabwehr, da hauptsächlich hier die Antigene und die Zellen der erworbenen Abwehr aufeinandertreffen.

Die Antigene geraten über das Blut und die Lymphflüssigkeit in die Lymphknoten. Zwischen den Endothelzellen der Wände des Sinussystems sitzen Makrophagen, sie nehmen die Antigene aus der Lymphe auf und präsentieren sie den Lymphozyten. Freie Antigene können von den B-Lymphozyten direkt erkannt werden. Durch den Antigenkontakt werden die T- und die B-Lymphozyten aktiviert (S. 319).

WISSEN TO GO

Lymphknoten

In den Lymphknoten werden die Antigene aus der **Lymphe** herausgefiltert. Außerdem treffen hier die **antigenpräsentierenden Zellen** auf die Lymphozyten.

Die Lymphknoten sind zwischen den Organen bzw. Körperregionen und den Lymphstämmen in die Lymphgefäße eingeschaltet. Gelangt die Lymphe direkt aus ihrem Ursprungsgebiet in den Lymphknoten, spricht man von einem **regionären Lymphknoten**. Fließt hier die Lymphe aus mehreren anderen Lymphknoten zusammen, von einem **Sammellymphknoten**.

Von der **Lymphknotenkapsel** ziehen feine Bälkchen (**Trabekel**) ins Lymphknotengewebe. Am Gewebe unterscheidet man die **Rinde**, die viele B-Lymphozyten enthält, die **Parakortikalzone** mit zahlreichen T-Lymphozyten und das **Mark**, das weniger Lymphozyten enthält. Die Lymphe durchfließt den Lymphknoten von der Rinde in Richtung Mark, wo sie den Lymphknoten am **Hilum** wieder verlässt. Hier treten auch die Blutgefäße ein bzw. aus.

Die im Lymphknoten verlaufenden Venen besitzen ein **spezielles Endothel**, über das die Lymphozyten aus dem Blut in den Lymphknoten übertreten können. Im Gegensatz dazu verlassen die meisten Lymphozyten den Lymphknoten über die Lymphe, nicht über das Blut.

12.3.4 Milz

Aufgaben

Die **Milz** (Lien oder auch Splen) hat im Wesentlichen 3 Aufgaben:

- Vermehrung der Lymphozyten,
- Speicherung von Monozyten (S. 306),
- Abbau von veralteten Erythrozyten und Abbau von Thrombozyten.

Allerdings ist sie beim Erwachsenen kein lebenswichtiges Organ. Fehlt sie, können ihre Funktionen von den anderen Organen des Immunsystems und der Leber übernommen werden.

Etwa zwischen dem 3. und 7. Entwicklungsmonat ist die Milz auch an der Blutbildung des ungeborenen Kindes beteiligt.

Lage, Form und Größe

Die Milz zählt zu den intraperitoneal gelegenen Organen (S. 183). Sie befindet sich auf der **linken Seite** direkt unterhalb des Zwerchfells noch innerhalb des knöchernen Brustkorbs (▶ **Abb. 12.17**). Mit ihrer Außenseite liegt sie dem Zwerchfell an, ihre Innenseite grenzt an den Magen, das Kolon und die linke Niere.

Befestigt ist die Milz hauptsächlich über ein Band, das vom Zwerchfell zum Colon descendens zieht und dabei auch an der Milz ansetzt. Mit dem Zwerchfell ist sie außerdem über eine Bauchfellfalte verbunden, eine weitere zieht von der Milz zum Magen.

Die Milz hat eine eher unregelmäßige Form mit einer konvexen Ober- und einer konkaven Unterseite. Mit einer Länge von ca. 12 cm, einer Breite von ca. 8 cm und einer Dicke von 3–4 cm ist sie das größte lymphatische Organ des Körpers. Ihr Gewicht liegt bei ca. 160 g.

Aufbau, Feinbau und Funktionen

Etwa in der Mitte der Milzunterseite befindet sich die Ein- und Austrittspforte für die Gefäße, das **Milzhilum**. Außerdem kann man an der Unterseite die Abdrücke der benachbarten Organe erkennen.

Unter dem Bauchfellüberzug umgibt eine feste **Bindegewebskapsel** das weiche Milzgewebe. Wie auch die Kapsel der Lymphknoten entsendet sie Bindegewebsstränge (**Trabekel**) in das Organ, die sich verzweigen. Zwischen diesen Trabekeln spannt sich das **Grundgerüst**, das aus retikulären Fasern (S. 100) besteht und dem eigentlichen Milzgewebe Halt gibt (**Pulpastränge**). Das Milzgewebe wird als **Milzpulpa** bezeichnet. Schon mit bloßem Auge kann man daran 3 Anteile unterscheiden (▶ **Abb. 12.18**):

Rote Pulpa • Ihr Name kommt daher, dass sie wegen der großen Zahl von Erythrozyten rot erscheint. Die rote Pulpa macht etwa 75 % des Milzgewebes aus. Sie besteht aus einem Hohlraumsystem, das mit einem gefensterten Endothel ausgekleidet ist und sich zwischen den Pulpasträngen erstreckt. Dieses Hohlraumsystem wird als **Milzsinus** bezeichnet (▶ **Abb. 12.18**). Es schließt sich als venöser Teil an die arteriellen Kapillaren an, über die es mit Blut gefüllt wird. Über die Pulpavenen fließt das Blut aus der roten Pulpa in die Trabekelvenen ab. In der roten Pulpa wird das Blut auf überalterte Erythrozyten untersucht, die dann von Makrophagen phagozytiert werden (sog. **Blutmauserung**).

Weiße Pulpa • Sie besteht hauptsächlich aus Lymphozyten und liegt innerhalb der roten Pulpa (▶ **Abb. 12.18**). Dabei sind die **T-Lymphozyten** in erster Linie um die arteriellen Gefäße herum angesiedelt (**PALS**, periarterielle Lymphozytenscheide). Die **B-Lymphozyten** bilden dagegen kugelige Gebilde (**Follikel**), die der PALS angelagert sind. Die weiße Pulpa ist der Ort, an dem Immunreaktionen stattfinden.

Abb. 12.17 Milz (Splen, Lien).

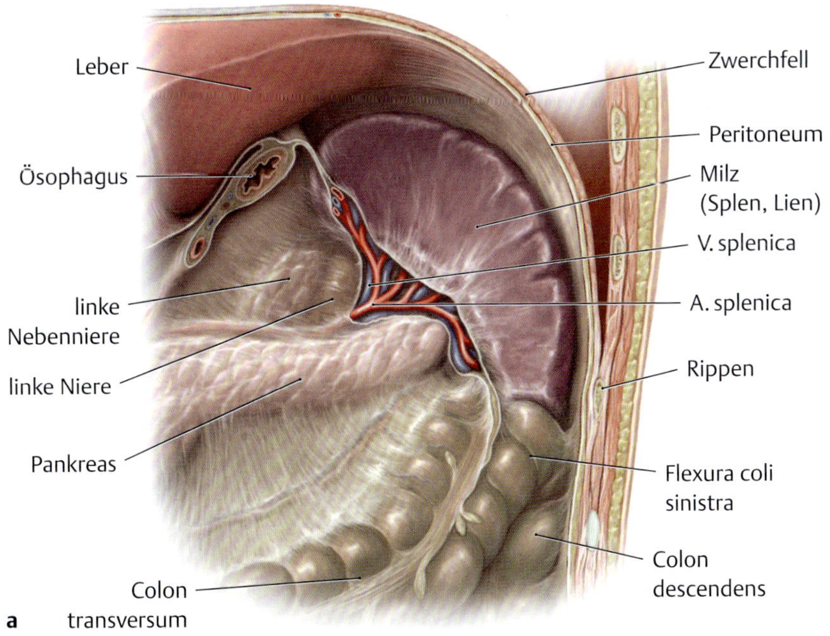

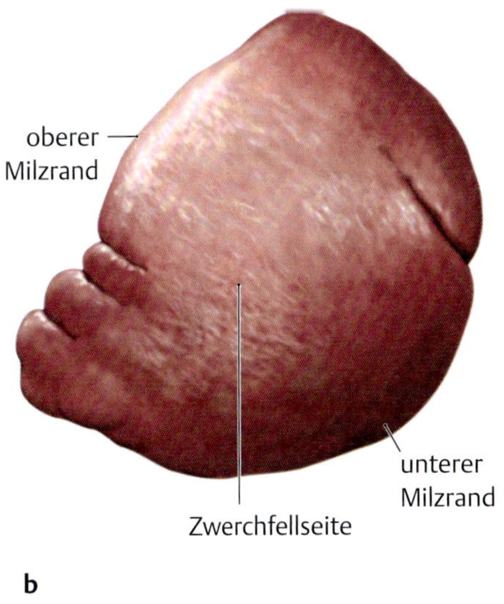

a Sicht von vorn in den linken Oberbauch, der Magen wurde entfernt. Die Milz liegt dem Zwerchfell direkt an.
b Blick auf die konvexe Zwerchfellseite der Milz. *Quelle: Schünke M, Schulte E, Schumacher U. Prometheus. LernAtlas der Anatomie. Innere Organe. Illustrationen von K. Wesker und M. Voll. 6. Aufl. Stuttgart: Thieme; 2022.*

Abb. 12.18 Feinbau der Milz.

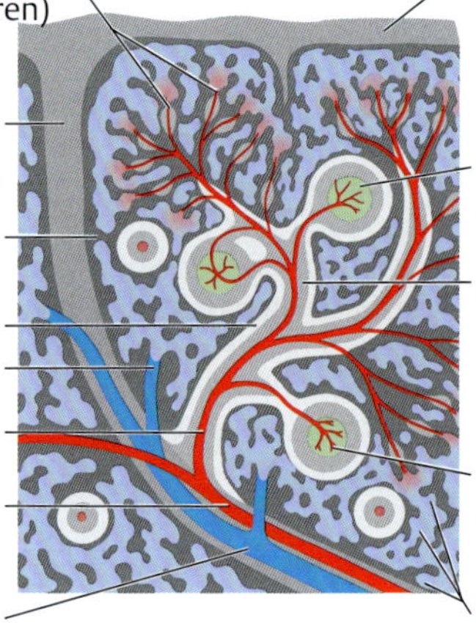

Die rote Pulpa ist hier blau dargestellt, weil ihre Milzsinus den venösen Teil des Blutsystems der Milz darstellen. Quelle: Schünke M, Schulte E, Schumacher U. Prometheus. LernAtlas der Anatomie. Innere Organe. Illustrationen von K. Wesker und M. Voll. 6. Aufl. Stuttgart: Thieme; 2022.

Marginalzone • Sie liegt zwischen roter und weißer Pulpa. Neben zahlreichen Lymphozyten befinden sich hier auch viele **Phagozyten**. Der enge Kontakt zwischen roter und weißer Pulpa über die Marginalzone trägt dazu bei, dass die Lymphozyten auf ihre Antigene treffen. Gleichzeitig warten die Phagozyten auf Antigene aus dem Blut, um sie den Lymphozyten zu präsentieren.

Die Lymphozyten können über die Marginalzone aus der weißen in die rote Pulpa übertreten und so zurück ins Blut gelangen. Lymphgefäße spielen dabei in der Milz nur eine untergeordnete Rolle.

Die Milz besitzt ausschließlich ableitende Lymphgefäße.

Patho Milzruptur

*Bei einer starken stumpfen Gewalteinwirkung auf den Rumpf, wie sie z. B. bei Verkehrsunfällen vorkommt, wird in über der Hälfte der Fälle auch die Milz geschädigt. Kommt es dabei zu Einrissen der Milzkapsel und des Milzgewebes, spricht man von einer Milzruptur. Eine nur leichte Schädigung kann von selbst wieder ausheilen, wobei der Verletzte mindestens 10 Tage stationär beobachtet werden sollte. Bei mittelschweren Milzrupturen ist es teilweise möglich, den Riss zu nähen – was allerdings wegen des sehr weichen Milzgewebes schwierig ist. Eine schwere Milzruptur stellt wegen des drohenden großen Blutverlusts eine Notfallsituation dar! Hier wird die Milz teilweise oder komplett entnommen (**Splenektomie**). Dies ist relativ unproblematisch möglich, weil nach einer Splenektomie die anderen lymphatischen Organe die Aufgaben der Milz übernehmen. Da nach einer Splenektomie die Milz als Ort der Lymphozytenvermehrung wegfällt, besteht allerdings in den ersten Jahren eine erhöhte Infektanfälligkeit. Schlimmstenfalls kommt es zu einer fulminanten bakteriellen Sepsis (OPSI), der aber durch entsprechende Impfungen vorgebeugt werden kann.*

WISSEN TO GO

Milz

Die Milz (Lien, Splen) dient der Vermehrung der Lymphozyten, speichert Monozyten und baut überalterte Erythrozyten und Thrombozyten ab. Sie befindet sich **links** direkt unter dem Zwerchfell und ist über Bänder an den Nachbarorganen (Magen, Kolon, linke Niere) befestigt. Ihre Form ist unregelmäßig, sie ist etwa 12 cm lang und 8 cm breit. Damit ist sie das größte lymphatische Organ des Körpers.

Das weiche Milzgewebe wird von einer **Kapsel** umschlossen, die **Trabekel** ins Milzinnere entlässt. Es wird als **Milzpulpa** bezeichnet und von einem Grundgerüst aus retikulären Fasern gestützt. Ein Teil der Milzpulpa (**rote Pulpa**) ist reich an **Erythrozyten**, seine Hohlräume bilden den **Milzsinus**. Das Blut gelangt über die arteriellen Kapillaren in den Milzsinus und verlässt ihn über die Pulpavenen. In der roten Pulpa werden die alten Erythrozyten gesucht und abgebaut (**Blutmauserung**). Die **weiße Pulpa** liegt in der roten Pulpa und besteht hauptsächlich aus **Lymphozyten**. Über die **Marginalzone** stehen rote und weiße Pulpa miteinander in Verbindung. Die Milz besitzt ausschließlich ableitende Lymphgefäße.

12.3.5 MALT

„MALT" steht für **„mucosa-associated lymphoid tissue"**. Unter diesem Begriff wird das Lymphgewebe zusammengefasst, das in den Schleimhäuten des Nasen-Rachen-Raums, des Darms, der Bronchien und des Harn- und Geschlechtssystems vorkommt.

Die Schleimhäute stellen eine der Haupteintrittspforten für Erreger dar. Deshalb ist es sinnvoll, dass sich hier neben den Schutzmechanismen der angeborenen Abwehr (S. 316) und den Antikörpern vom Typ IgA (▶ **Tab. 12.7**) auch Zellen der erworbenen Abwehr finden. Sie liegen direkt unter dem Schleimhautepithel und warten dort auf eindringende Antigene. Dabei können sie als Einzelzellen in der Schleimhaut verteilt sein oder sich zu größeren Ansammlungen zusammenfinden. Zu Letzteren zählen vor allem:

- die Mandeln (Tonsillen) des Nasen-Rachen-Raums,
- die Peyer-Plaques des Ileums und
- die Darmtonsille des Wurmfortsatzes.

Mandeln (Tonsillen) • Durch ihre Lage im Nasen-Rachen-Raum schützen sie vor allem vor Antigenen, die über die Nahrung oder die Atemluft aufgenommen wurden. Alle Tonsillen zusammen bilden den **Waldeyer-Rachenring**, der den oberen Teil des Rachens umschließt. Er wird auch als „lymphatischer Rachenring" bezeichnet und besteht aus (▶ **Abb. 12.19**):

- den **Gaumenmandeln** (Tonsillae palatinae): Sie liegen seitlich zwischen den Gaumenbögen am Übergang der Mundhöhle in den Mundrachen (S. 166).
- der **Rachenmandel** (Tonsilla pharyngea): Sie liegt am Dach des Nasenrachens.
- der **Zungenmandel** (Tonsilla lingualis): Sie liegt im Bereich der Zungenwurzel hinter der Terminalfurche (S. 189).
- den **Tubenmandeln** (Tonsillae tubariae): Sie liegen an den Mündungen der Ohrtrompeten (S. 466).
- den **Seitensträngen**: Bei ihnen handelt es sich um lymphatisches Gewebe am seitlichen Rand des Nasenrachens.

Abb. 12.19 Waldeyer-Rachenring.

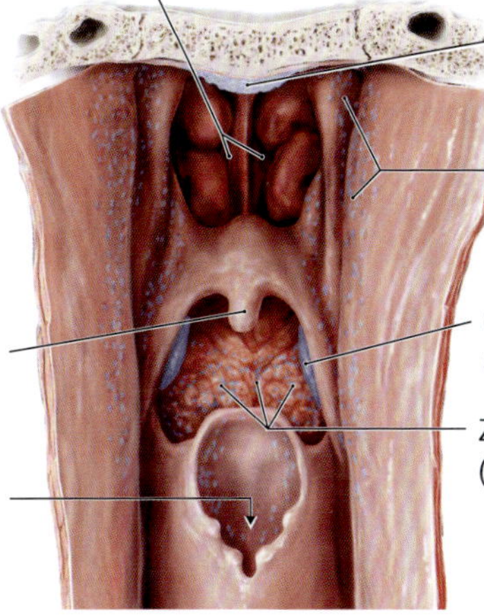

Die obere Wand des Rachens ist längs aufgeschnitten und aufgeklappt. Die Anteile des Waldeyer-Rachenrings sind blau eingefärbt, damit sie besser erkennbar sind. Die Seitenstränge sind nicht erkennbar. *Quelle: Schünke M, Schulte E, Schumacher U. Prometheus. LernAtlas der Anatomie. Kopf, Hals und Neuroanatomie. Illustrationen von K. Wesker und M. Voll. 6. Aufl. Stuttgart: Thieme; 2022.*

Das Epithel der Tonsillen entspricht dem Epithel ihrer Umgebung (z. B. unverhorntes Plattenepithel bei den Gaumenmandeln). Dabei ist ihre Oberfläche aber nicht glatt, sondern **zerklüftet**. Somit ergibt sich eine sehr große Kontaktfläche für Antigene, die über die Atemwege oder den Mund aufgenommen werden. Unter dem Epithel sind die Lymphozyten in **Follikeln** angeordnet. Die Rachen- und die Gaumenmandeln besitzen nach unten hin eine kapselähnliche Bindegewebshülle, die sie vom darunterliegenden Gewebe trennt.

Die Tonsillen verfügen nur über **abführende Lymphgefäße**. Diese leiten die Lymphe in Richtung der Lymphknoten im Bereich des Unterkiefers und des Halses.

Patho Mandelentzündung

*Mit ihrer Lage am Übergang zwischen Mundhöhle und Rachen sind die **Gaumenmandeln** Keimen, die über den Mund oder über die Atemluft eindringen, besonders stark ausgesetzt. Entzündungen der Gaumenmandeln (Angina tonsillaris) kommen deshalb ziemlich häufig vor. Sie werden meist von Bakterien verursacht, eine besonders große Rolle spielen dabei die **Streptokokken**. Je nach Schweregrad kann man bei der akuten Angina tonsillaris 3 Formen unterscheiden:*

- *leichte Form: Es besteht nur eine Rötung und eine Schwellung der Mandeln.*
- *mittelschwere Form: Auf der Oberfläche sind gelblich weiße Stippchen aus Eiter, Zellresten, Lymphozyten und Fibrin sichtbar.*
- *schwere Form: Grauweiße Beläge bedecken die Mandeln großflächig.*

Außer den Gaumenmandeln können auch die Seitenstränge, die Rachenmandel und die Zungenmandel betroffen sein.

*Symptome bei **akuter Mandelentzündung** sind Halsschmerzen, z. T. auch Ohrenschmerzen, Schluckbeschwerden, Fieber und eine Schwellung der Hals- und Kieferlymphknoten. Die Erkrankung sollte mit Antibiotika behandelt werden, damit sie vollständig ausheilt. Andernfalls kann sie in eine chronische Form übergehen. Diese verursacht zwar meist nur geringe Beschwerden (Halskratzen, Mundgeruch), stellt aber einen Infektionsherd dar: Bei einer **chronischen Angina tonsillaris** können sich Keime absiedeln und in andere Organe gelangen. Besonders häufig davon betroffen ist das **Herz**, an dem es – häufig zunächst unbemerkt – zu einer Entzündung der Häute, des Muskels und der Klappen kommen kann. Bei chronischer Mandelentzündung werden die Tonsillen meist operativ entfernt, wobei insbesondere bei Erwachsenen die Gefahr von Nachblutung hoch ist. Die Blutungen können noch bis zu einer Woche nach der Operation auftreten.*

Peyer-Plaques • Durch ihre Lage in der Schleimhaut des **Ileums** schützen sie vor allem vor Erregern, die über die Nahrung aufgenommen wurden. Die bis zu 100 Peyer-Plaques liegen in der Mukosa und Submukosa (S. 185) und bestehen aus mehreren miteinander verschmolzenen Lymphfollikeln. Sie enthalten T- und B-Lymphozyten und andere antigenpräsentierende Zellen. In die Peyer-Plaques gelangen die Lymphozyten – genauso wie bei den Lymphknoten – über hochendotheliale Venolen (S. 330).

Im Gegensatz zu den Tonsillen sind die Peyer-Plaques nicht mit dem Epithel der Umgebung bedeckt. Ihr Epithel enthält spezielle Zellen, die **M-Zellen**. Diese fangen Antigene aus dem Darminhalt und schleusen sie zu den darunterliegenden Abwehrzellen.

Darmtonsille • Auch die Wand des Wurmfortsatzes (S. 201) enthält zahlreiche Lymphfollikel, die gemeinsam als Darmtonsille bezeichnet werden. Genauso wie die Peyer-Plaques dient die Darmtonsille in erster Linie dazu, Antigene unschädlich zu machen, die in den Darm gelangt sind.

WISSEN TO GO

MALT (mucosa-associated lymphoid tissue)

Auch in den Schleimhäuten gibt es Ansammlungen von Lymphozyten. Dieses **Lymphgewebe der Schleimhäute** wird in seiner Gesamtheit als MALT bezeichnet. Hierzu gehören die **Mandeln**, die **Peyer-Plaques** des Ileums und die **Darmtonsille** des Wurmfortsatzes.

Zu den Mandeln (Tonsillen) zählen die **Gaumenmandeln** (Tonsillae palatinae), die **Rachenmandel** (Tonsilla pharyngea), die **Zungenmandel** (Tonsilla lingualis), die **Tubenmandeln** (Tonsillae tubariae) und die **Seitenstränge**. Zusammen bilden sie den **Waldeyer-Rachenring**. Sie fangen vor allem solche Antigene ab, die über Nahrung und Atemluft aufgenommen werden.

Die **Peyer-Plaques** in der Dünndarmschleimhaut und die **Darmtonsille** des Wurmfortsatzes stellen vor allem für solche Antigene ein Hindernis dar, die über die Nahrung in den Darm gelangt sind.

12.4 Impfungen

Geimpft wird im Allgemeinen nur gegen Erkrankungen, die schwere und anhaltende gesundheitliche Beeinträchtigungen (z. B. Unfruchtbarkeit beim Mann nach Mumps-Erkrankung) oder den Tod nach sich ziehen (z. B. bei Masern durch eine Gehirnentzündung als Spätfolge) können.

Geimpft werden kann gegen:

- Viruserkrankungen (z. B. Hepatitis, Influenza, Frühsommer-Meningoenzephalitis, Kinderlähmung),
- bakterielle Erkrankungen (z. B. Diphtherie oder Keuchhusten) und
- Erkrankungen, die durch Bakteriengifte hervorgerufen werden (z. B. Wundstarrkrampf).

Dabei ist der Sinn einer Impfung nicht nur, den **einzelnen Menschen** gegen die Erkrankung zu schützen. Sind viele Menschen geimpft, stellt das auch einen gewissen Schutz für wenige Ungeimpfte dar. Besteht nämlich ein fast flächendeckender Impfschutz, d. h., sind nahezu alle gegen einen bestimmten Erreger geimpft, kann die Erkrankung sich wesentlich schlechter ausbreiten. Befinden sich nun zwischen den vielen Geimpften auch einige wenige Ungeimpfte, sinkt für diese die Gefahr, zu erkranken.

Bei einem flächendeckenden Impfschutz, d. h., wenn über einen längeren Zeitraum alle Menschen geimpft sind, die mit dem Erreger in Kontakt kommen könnten, besteht sogar die Möglichkeit, die Erkrankung ganz **auszurotten**. Findet der Erreger keinen Wirt mehr, in dem er sich vermehren kann (weil alle geimpft sind), stirbt er früher oder später aus. Gelungen ist dies mit dem Erreger der Pocken, sodass diese Erkrankung weltweit als ausgerottet gilt. Hoffnung bestand z. B. auch europaweit für die Masern. Da aber die Impfbereitschaft der Bevölkerung rückläufig ist, ist die Ausrottung dieser Erkrankung inzwischen wieder in weite Ferne gerückt.

Bei Impfungen unterscheidet man, je nach verwendetem Impfstoff, die aktive von der passiven Immunisierung und die Simultanimpfung.

Aktive Immunisierung • Sie dient dazu, die erworbene Abwehr langfristig auf bestimmte Erreger vorzubereiten. Ziel ist die Bildung von **Antikörpern** und **Gedächtniszellen**, die bei einer Infektion eine schnelle Immunantwort ermöglichen. Wenn die Erreger, gegen die geimpft wurde, dann erstmals in den Körper eindringen, reagiert das Immunsystem so, als handelte es sich um einen Zweitkontakt, d. h., seine Reaktion ist wesentlich schneller und wirkungsvoller. Die Zeit, die die erworbene Abwehr bei Erstkontakt eigentlich braucht, um ihre speziellen „Waffen“ zu bilden, entfällt.

Bei dieser Form der Impfung wird das **Antigen** verabreicht, meist als Injektion. Damit es aber nicht zur Erkrankung kommt, wird es in **inaktivierter Form** verwendet. Es können verschiedene Impfstofftypen verwendet werden:

- **Totimpfstoffe:** Bei diesen Impfstoffen ist der Erreger abgetötet und nicht mehr vermehrungsfähig. Da ein Teil des Impfstoffs nach seiner Gabe vom Körper abgebaut wird, sind nach der Erstimpfung noch weitere Impfstoffgaben in bestimmten Abständen nötig. Sie sorgen zusammen mit der Erstimpfung für die **Grundimmunisierung**. Je nach Erreger können später noch Auffrischungsimpfungen in bestimmten Abständen notwendig sein, um den Impfschutz zu erhalten.
- **Lebendimpfstoffe:** Hier sind die krankmachenden Eigenschaften des Erregers abgeschwächt, der Erreger ist noch vermehrungsfähig. Bei diesem Impfstofftyp muss der Impfling unbedingt absolut gesund sein, da sich bei einer Abwehrschwäche der Erreger stark vermehren und zur Erkrankung führen kann. Bei Lebendimpfstoffen ist häufig die Grundimmunisierung ausreichend, da die Immunität ein Leben lang anhält.
- **Toxoidimpfstoffe:** Sie enthalten nicht den Erreger selbst, sondern dessen Gift in inaktivierter Form. Dieser Impfstofftyp wird dann eingesetzt, wenn die Erkrankung nicht durch den Erreger selbst, sondern durch dessen Gift ausgelöst wird (z. B. Wundstarrkrampf).

Ein Nachteil der aktiven Immunisierung liegt darin, dass **kein sofortiger Schutz** besteht, da sich Gedächtniszellen erst bilden müssen. Positiv ist hingegen, dass der Körper den Schutz selbst bildet und dieser lange erhalten bleibt. Typische Beispiele für die aktive Immunisierung sind Schutzimpfungen gegen Diphtherie, Grippe, Hepatitis B, Masern, Mumps, Röteln, Keuchhusten (Pertussis), Kinderlähmung, Tetanus oder Windpocken.

ACHTUNG

Rötelnimmunität?

*Bei der ersten Blutuntersuchung in der Schwangerschaft wird die Rötelnimmunität geprüft. Ohne sicheren Immunitätsnachweis müssen sich **Schwangere** von Infizierten unbedingt fernhalten. Dies gilt besonders im Verhältnis zu erkrankten Kindern [20].*

Passive Immunisierung • Bei der passiven Immunisierung werden **Immunglobuline**, meist vom Typ **IgG**, verabreicht. Durch diese Antikörper verfügt der Impfling über einen **sofortigen Schutz**. Dieser hält allerdings nur wenige Wochen an, da die Antikörper abgebaut werden und dem Körper der Anreiz fehlt, die Antikörper selbst herzustellen. Deshalb wird dieser Impfstofftyp vorwiegend in akuten Situationen verwendet, z. B. bei:

- einer offenen Wunde und fehlendem oder nur unzureichendem Impfschutz gegen Wundstarrkrampf,
- einer Windpockeninfektion bei Schwangeren, um die Übertragung auf das ungeborene Kind zu verhindern, oder
- Säuglingen von Müttern, die vor der Geburt an Hepatitis B erkrankt sind. Während der Geburt kann der Erreger auf das Kind übergehen, eine passive Immunisierung nach der Geburt verhindert die Erkrankung des Kindes.

Simultanimpfung • Unter einer Simultanimpfung versteht man die gleichzeitige aktive und passive Immunisierung. Der Vorteil ist, dass die Wirkung sofort eintritt und zusätzlich der Körper zur Bildung eigener Antikörper angeregt wird. Durchgeführt wird eine Simultanimpfung z. B. bei Verdacht auf eine Tollwutinfektion.

Impfempfehlungen • Die Empfehlungen hinsichtlich Impfungen werden von der ständigen Impfkommission (STIKO) des Robert-Koch-Instituts herausgegeben und aktualisiert und sind – zusammen mit einem Impfkalender für Kinder – auf www.rki.de zu finden.

WISSEN TO GO

Impfungen

Bei der **aktiven Immunisierung** enthält der Impfstoff das **Antigen** in abgeschwächter (**Lebendimpfstoff**) bzw. abgetöteter Form (**Totimpfstoff**). Der Sinn der aktiven Immunisierung ist der, dass der Körper durch die Impfstoffgabe Antikörper und Gedächtniszellen entwickelt. So ist er bei einer Infektion mit dem echten Erreger vorbereitet und kann den Erreger schnell und wirkungsvoll bekämpfen. Bei einer aktiven Immunisierung besteht **kein** sofortiger Schutz.

Bei der **passiven Immunisierung** werden **Antikörper** verabreicht. Dadurch entsteht ein **sofortiger Schutz**. Dieser ist allerdings vorübergehend, da die Antikörper nach einiger Zeit abgebaut werden.

Bei der **Simultanimpfung** erfolgen gleichzeitig eine aktive und eine passive Immunisierung.

12.5 Entzündung

Die Reaktionen v. a. der **angeborenen Abwehr** auf einen eingedrungenen Erreger lösen eine örtlich begrenzte (lokale) Entzündung aus. Eine Rollespielen dabei insbesondere:
- die Makrophagen und die neutrophilen Granulozyten,
- die von den Immunzellen freigesetzten Zytokine,
- das Komplementsystem.

Wenn die **Makrophagen** ein Antigen im Gewebe erkennen, phagozytieren sie es nicht nur, sondern schütten gleichzeitig Botenstoffe aus. Viele dieser Botenstoffe zählen zu den **Entzündungsmediatoren**. So werden Substanzen bezeichnet, die dafür sorgen, dass eine Entzündung entsteht bzw. andauert. Auch die geschädigten oder zerstörten Gewebezellen selbst und andere Leukozyten, wie z. B. die Mastzellen, setzen Entzündungsmediatoren frei. Zu den Entzündungsmediatoren zählen beispielsweise die **Prostaglandine**, die **Leukotriene** und **Histamin**. Die Prostaglandine und die Leukotriene zählen zu den Eicosanoiden (S. 34).

Die Entzündungsmediatoren haben hauptsächlich 3 Wirkungen:
- Sie erweitern die Gefäße im Entzündungsgebiet (v. a. die Arteriolen).
- Sie erhöhen die Durchlässigkeit (Permeabilität) der Gefäßwände der Venolen.
- Sie wirken chemotaktisch.

Durch die **arterielle Vasodilatation** steigt die Durchblutung des Gebietes und der Blutfluss verlangsamt sich. Dadurch können die Leukozyten besser aus dem Blut ins Gewebe übertreten.

Durch den **Anstieg der Gefäßpermeabilität** tritt Flüssigkeit aus dem Gefäß aus. Mit dieser Flüssigkeit gelangen auch Komplementfaktoren und Antikörper ins Gewebe. Die ausgetretene Flüssigkeit verdünnt außerdem die Antigenkonzentration. Die Entzündungsmediatoren bewirken auch, dass das Endothel der Venolen bestimmte Strukturen ausbildet. Diese werden von **Neutrophilen** im Blut erkannt, die dann an dieser Stelle ins Gewebe einwandern und – den Chemokinen folgend – bis zum Ort des Geschehens vordringen. Innerhalb kurzer Zeit sammeln sich dort zahlreiche Granulozyten aus dem Blut und dem Gewebe an. Sie töten die Erreger ab, wobei sie zugrunde gehen – Eiter entsteht (S. 305). Beim Zerfall der Neutrophilen können **Pyrogene** frei werden. Dabei handelt es sich um Botenstoffe, die Fieber auslösen.

ACHTUNG

Fieber bei der Wöchnerin

Von Fieber im Wochenbett („Kindbettfieber") spricht man ab einer Temperatur von ***38 °C über 2 Tage innerhalb der ersten 10 Tage p. p.*** *Es kann unterschiedliche Ursachen haben und es sollte immer eine Ärztin/ein Arzt konsultiert werden [20].*

Die Wirkung der Entzündungsmediatoren wird durch das **Komplementsystem** unterstützt. Bestimmte Komplementfaktoren führen ebenfalls zu einer Vasodilatation, erhöhen die Gefäßpermeabilität der Kapillaren und wirken chemotaktisch. Außerdem verstärken sie die Aktivität der Phagozyten.

Durch den vom Erreger verursachten Gewebeschaden wird auch das **Blutgerinnungssystem** aktiviert. Die Spaltprodukte des Fibrins, die dabei entstehen, haben eine starke chemotaktische Wirkung auf Leukozyten. Der Faktor XIIa bewirkt eine Freisetzung von Substanzen, die zu einer Erweiterung der arteriellen Gefäße führen und die Durchlässigkeit der Kapillaren erhöhen. Fibrin grenzt die Entzündung ein.

Die lokale Entzündung ist also eine **Abwehrreaktion des Körpers** auf schädigende Reize. Ihre häufigsten Ursachen sind das Eindringen von Erregern oder Fremdstoffen und die Zerstörung von Gewebe, z. B. bei Verletzungen, durch Strahlung oder beim Absterben körpereigenen Gewebes. Letzteres kommt insbesondere beim Zerfall von Tumoren vor. Ziel der Entzündung ist es, die eingedrungenen Erreger unschädlich zu machen, den Fremdkörper zu beseitigen bzw. das geschädigte Gewebe abzubauen. Gelingt dies, wandern nach ca. 1 Woche Fibroblasten in das betroffene Gebiet ein und ersetzen das geschädigte Gewebe (Narbenbildung). Es kommt zur **Heilung**.

Die 5 klassischen Zeichen einer Entzündung sind:
- **Schwellung** (Tumor): Durch den Flüssigkeitsaustritt aus den Gefäßen entsteht ein Ödem, das Gewebe schwillt an.
- **Erwärmung** (Calor): Die Vasodilatation führt zu einer vermehrten Durchblutung des betroffenen Gebietes und damit zu einer verstärkten Erwärmung.
- **Rötung** (Rubor): Sie wird ebenfalls durch die vermehrte Durchblutung hervorgerufen.
- **Schmerz** (Dolor): Er entsteht zum einen durch einen erhöhten Gewebedruck, der durch das Ödem bedingt ist, und zum anderen durch die Reizung freier Nervenendigungen durch entzündliche Substanzen.
- **Funktionseinschränkung** (Functio laesa): Wegen der Veränderungen von Durchblutung und Gewebe und des bestehenden Schmerzes kann das betroffene Gebiet bzw. Organ seine Aufgaben nur eingeschränkt erfüllen.

Der oben dargestellte Ablauf beschreibt die Entstehung einer **akuten, lokalen Entzündung**, wie sie bei einer örtlich begrenzten Infektion an der Eintrittsstelle des Erregers abläuft. Gelingt es dem Immunsystem nicht, den Erreger zu beseitigen, vermehrt er sich zunächst an seinem Eintrittsort und gelangt dann über das Lymph- oder Blutgefäßsystem zu bestimmten Organen. Es entsteht eine **Allgemeininfektion**. Welche Organe dabei betroffen sind, hängt von der Art des Erregers ab. So siedeln sich zum Beispiel die Erreger der Tuberkulose (Mycobacterium tuberculosis) bevorzugt in der Lunge an.

Gelingt es dem Körper nicht, durch die Entzündung deren Auslöser zu beseitigen, geht die akute Entzündung in eine **chronische Entzündung** über. Hierbei kommt es durch die fortgesetzte Ausschüttung von Zytokinen und Entzündungsmediatoren häufig zu einer immunsystembedingten zusätzlichen Gewebeschädigung. Chronische Entzündungen können allerdings auch ohne vorangegangene akute Entzündung auftreten.

Abb. 12.20 Entzündung.

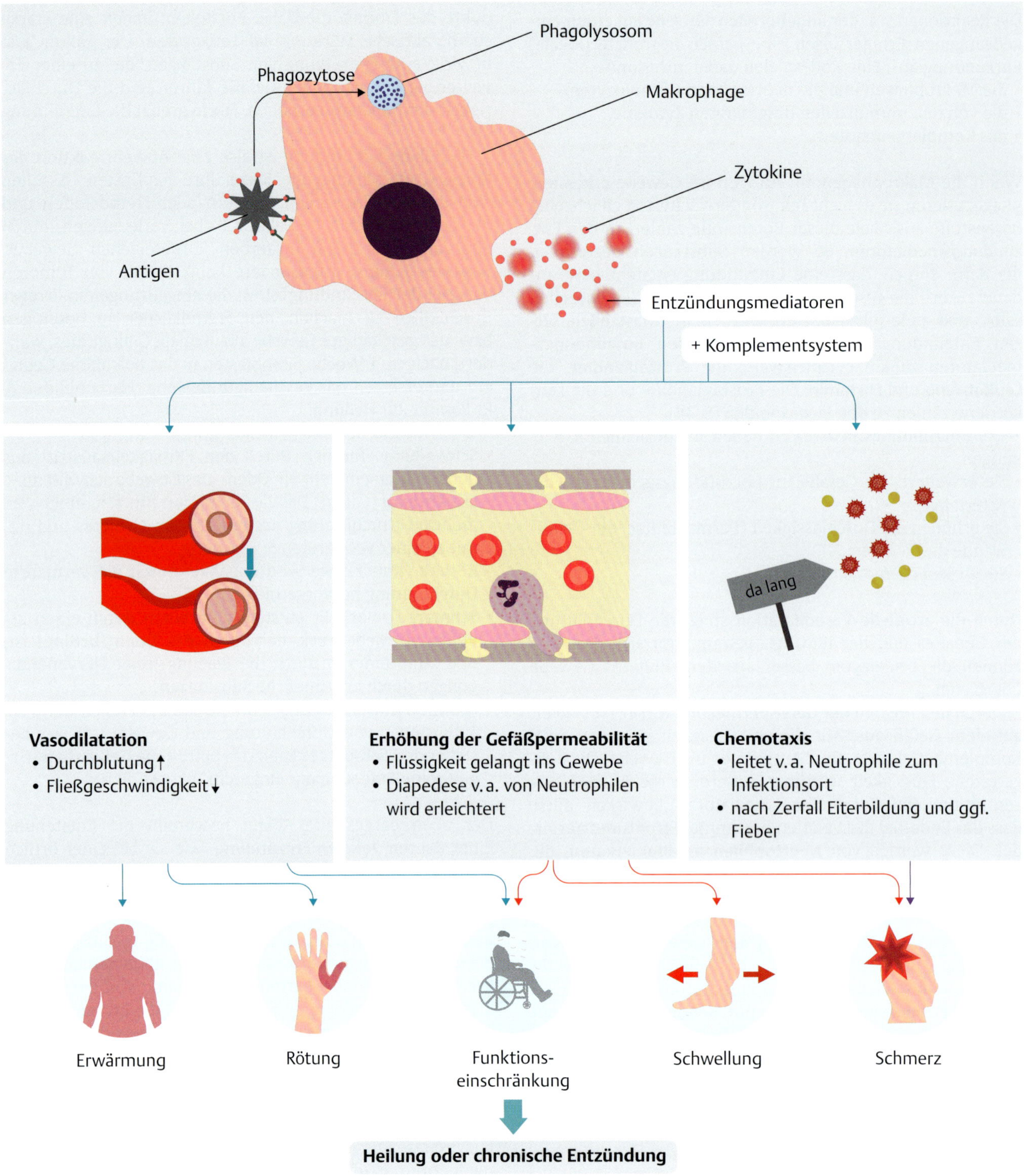

Die lokale Entzündung ist eine Abwehrreaktion des Körpers. Sie wird vor allem durch Phagozyten, Entzündungsmediatoren und das Komplementsystem ausgelöst. *Quelle: I care Anatomie, Physiologie. 2., aktualisierte Auflage. Stuttgart: Thieme; 2020.*

WISSEN TO GO

Entzündung

Die lokale Entzündung stellt eine **Abwehrreaktion** des Körpers dar. Ihr Zweck ist es, die eingedrungenen Erreger bzw. Antigene unschädlich zu machen. An der Entzündungsreaktion sind in erster Linie Makrophagen, Neutrophile, Entzündungsmediatoren und das Komplementsystem beteiligt. Die **Entzündungsmediatoren** (z. B. Prostaglandine, Leukotriene, Histamin) erweitern im betroffenen Gebiet die Arterien, steigern die Durchlässigkeit der venösen Gefäßwände und locken weitere Abwehrzellen an, v. a. Granulozyten. Diese Veränderungen führen zu den klassischen **Entzündungszeichen**: Schwellung, Erwärmung, Rötung, Schmerz und Funktionseinschränkung.

Die Faktoren des Komplementsystems haben eine ähnliche Wirkung wie die Entzündungsmediatoren.

Gelingt es dem Immunsystem, den Erreger unschädlich zu machen, heilt die Entzündung aus. Gelingt es dagegen dem Erreger, sich im Körper auszubreiten, kommt es zu einer **Allgemeininfektion**.

12.5.1 Literatur

[6] Duale Reihe Gynäkologie und Geburtshilfe. Weyerstahl T, Stauber M, Hrsg. 4. vollständig überarbeitete Auflage. Stuttgart: Thieme; 2013.

13 Bewegungssystem

13.1 Aufgaben und Aufbau des Bewegungssystems

Auch im Bereich des Bewegungssystems setzen wir die Schwerpunkte nach klinischer Bedeutung für den Hebammenberuf. Während zum Beispiel die Beckenboden- und Bauchmuskulatur ausführlich dargestellt wird, werden die kleinen Knochen und Muskeln von Unterarm und Händen nur gröber zusammengefasst.

Das Bewegungssystem besteht aus:

- dem Skelettsystem und
- der Skelettmuskulatur.

Das Skelettsystem setzt sich aus Knochen, Knorpel, Gelenken und Bändern zusammen und wird auch als **Stützapparat** bezeichnet. Die Knochen bilden das **Skelett** (▶ **Abb. 13.1**) und damit den passiven Teil des Bewegungssystems: Es stellt das „Gerüst" des Körpers dar, das von der Skelettmuskulatur bewegt wird. Es verleiht dem Körper Stabilität und schützt wichtige Organe, z. B. das Gehirn durch den Schädel, das Rückenmark durch die Wirbelsäule oder auch das Herz und die Lunge durch den knöchernen Brustkorb.

Blitzlicht Praxis Bewegung

Ein komplikationsloser Schwangerschaftsverlauf ermöglicht regelmäßiges Training. Bewegung wirkt sich positiv auf die Schwangerschaft und die körperliche Leistungsfähigkeit während der Geburt sowie die Zeit post partum aus. Sportarten mit ruhigen und moderaten Bewegungen und gleichmäßiger Belastung sind besonders geeignet [20].

Die **Skelettmuskulatur** (▶ **Abb. 13.2**) zählt zur quergestreiften Muskulatur (S. 105) und kann – im Gegensatz zur glatten Muskulatur der inneren Organe – willentlich gesteuert werden. Sie ist der aktive Teil des Bewegungssystems: Dadurch, dass sie sich anspannt bzw. zusammenzieht, verändert oder stabilisiert sich die Stellung der Gelenke und des gesamten Körpers. Damit ist die Muskulatur dafür verantwortlich, dass **Bewegungen** entstehen oder der Körper in einer bestimmten Position gehalten wird. Außerdem verfügt sie über Rezeptoren, die permanent die Muskelspannung und -länge messen. So kann die Körperhaltung und -stellung überprüft und bei Bedarf angepasst werden. Dies erfolgt z. T. auch unbewusst bzw. über Reflexe.

WISSEN TO GO

Aufbau des Bewegungssystems

Das Bewegungssystem besteht aus dem **Stützapparat** (Knochen, Knorpel, Gelenke und Bänder) und der **Skelettmuskulatur**. Im Gegensatz zur glatten Muskulatur der Organe ist die Skelettmuskulatur quergestreift und kann willkürlich gesteuert werden.

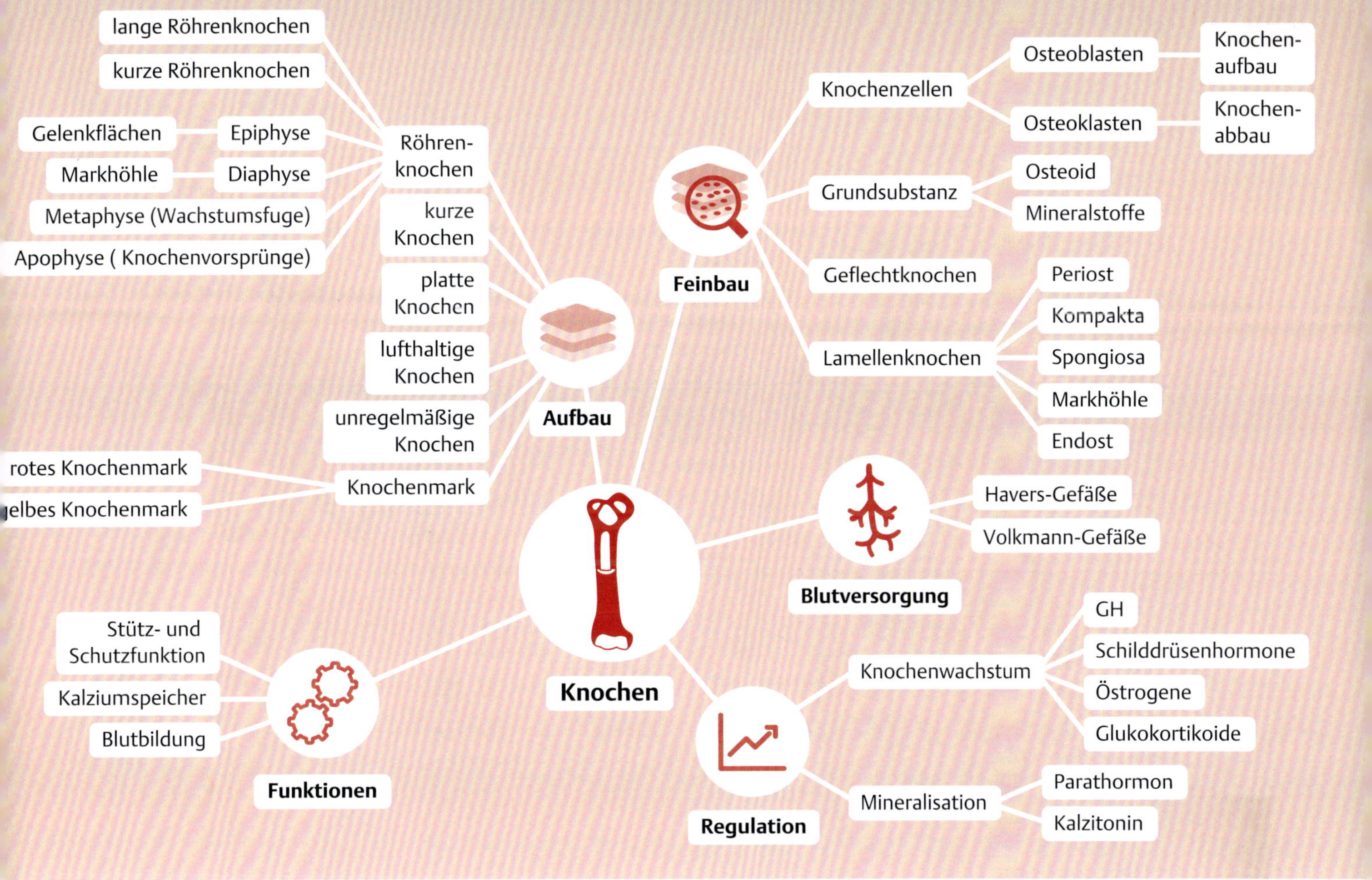

13.2 Skelettsystem

Das Skelett eines Erwachsenen besteht aus **223 Knochen**. Davon kommen 95 paarig vor (also jeweils auf der rechten und auf der linken Seite). Dort, wo 2 oder mehrere Knochen zusammentreffen, bilden sie ein **Gelenk**. Die Gelenke werden durch **Bänder** stabilisiert.

13.2.1 Knochen

Aufgaben

Neben ihrer **Stütz-** und **Schutzfunktion** sind die Knochen auch für die Blutbildung (S. 307) und den Kalziumhaushalt (S. 274) wichtig. Im Knochen befinden sich das **Knochenmark** und etwa 99 % des gesamten **Körperkalziums**.

Knochentypen

Je nachdem, wo sich der Knochen im Körper befindet und welche Aufgabe er dort erfüllt, ist er unterschiedlichen Belastungen ausgesetzt. Dementsprechend haben die Knochen verschiedene Formen (▶ **Abb. 13.3**):

Röhrenknochen • Sie heißen wegen ihrer Form auch „lange Knochen" (Ossa longa). Die Röhrenknochen werden in 2 Gruppen eingeteilt: die **langen Röhrenknochen**, wie z. B. die Oberarm- und Unterarmknochen und die Oberschenkel- und Unterschenkelknochen, und die **kurzen Röhrenknochen**, zu denen die Mittelhand- und Mittelfußknochen und die Finger- und Zehenknochen zählen. Röhrenknochen haben einen typischen Aufbau (▶ **Abb. 13.4**) und gliedern sich in:

- **Epiphysen:** So werden die Abschnitte an den beiden Enden des Knochens bezeichnet. Hier befinden sich die Gelenkflächen.
- **Diaphyse:** Sie verbindet als Knochenschaft die beiden Epiphysen miteinander. In der Diaphyse liegt die **Markhöhle** mit dem Knochenmark.
- **Metaphysen:** Sie liegen zwischen den Epiphysen und der Diaphyse. Da von ihnen das Knochenwachstum ausgeht, werden sie auch als **Wachstumsfugen** oder Epiphysenfugen bezeichnet.
- **Apophysen:** So werden Knochenvorsprünge genannt, an denen z. B. Sehnen und Bänder ansetzen.

An den anderen Knochentypen, wie z. B. den platten Knochen, ist diese Gliederung nur schlecht bis gar nicht erkennbar.

Kurze Knochen • Zu den kurzen Knochen (Ossa brevia) zählen die Hand- und Fußwurzelknochen. Sie sind meist so kurz, dass sie die Form eines Würfels oder Quaders haben.

ACHTUNG

Mit den „kurzen Röhrenknochen" und den „kurzen Knochen" kann man leicht durcheinanderkommen: Auch die kurzen Röhrenknochen sind „lange Knochen" – nur eben nicht ganz so lang wie die langen Röhrenknochen.

Platte Knochen • Schädelknochen, Schulterblätter, Brustbein und Hüftbeine sind platte Knochen (Ossa plana).

Unregelmäßige Knochen • Diese Gruppe fasst die Knochen zusammen, die wegen ihrer Form keinem anderen Knochentyp zugeordnet werden können. Zu den unregelmäßigen Knochen (Ossa irregularia) zählen z. B. die Wirbel.

Abb. 13.1 Skelettsystem.

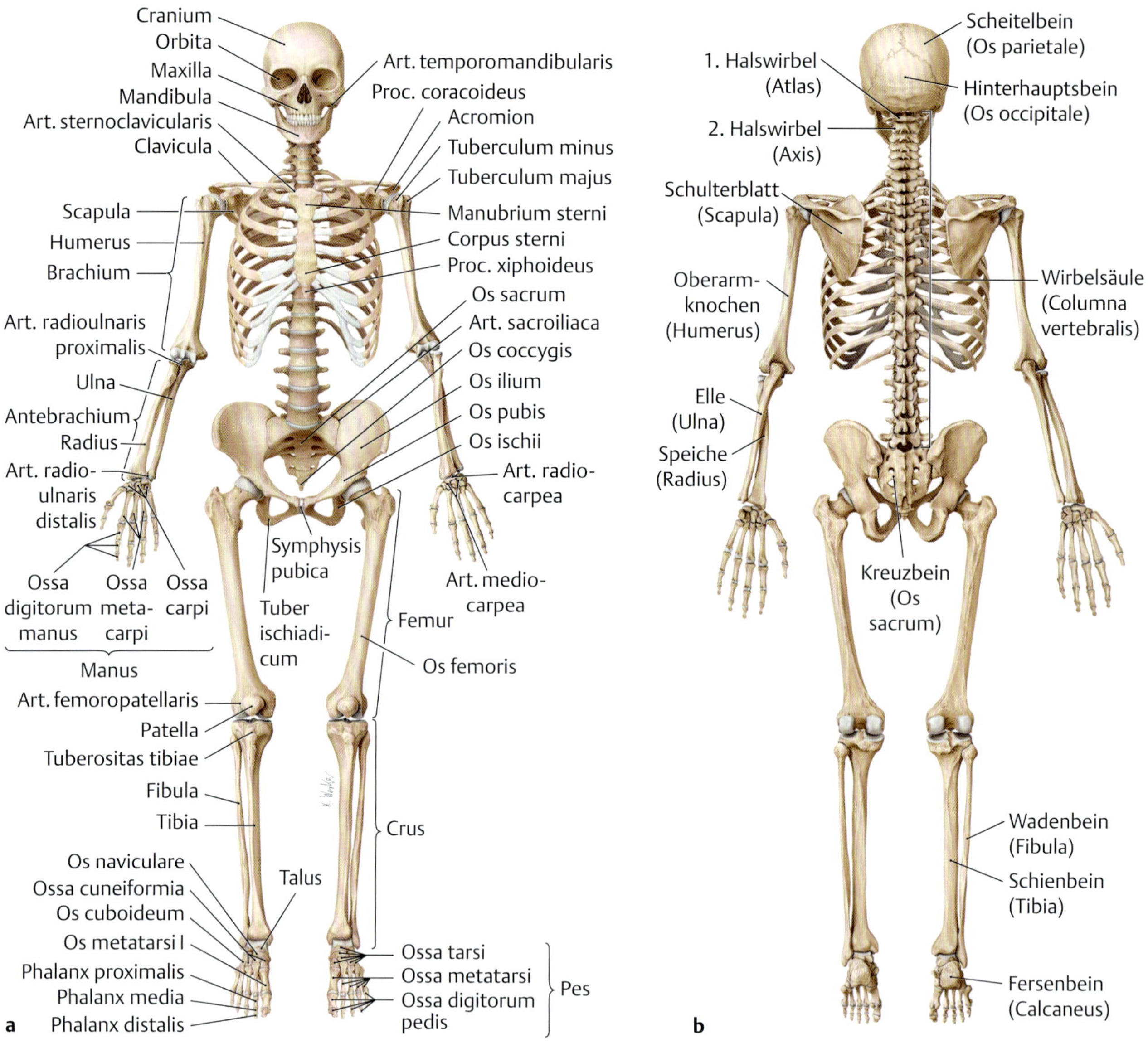

Die einzelnen Knochen werden ab Kap. 13.4 näher beschrieben.
a Übersicht von vorn.
b Übersicht von hinten. *Quelle: Schünke M, Schulte E, Schumacher U. Prometheus. LernAtlas der Anatomie. Allgemeine Anatomie und Bewegungssystem. Illustrationen von K. Wesker und M. Voll. 6. Aufl. Stuttgart: Thieme; 2022.*

Abb. 13.2 Skelettmuskulatur.

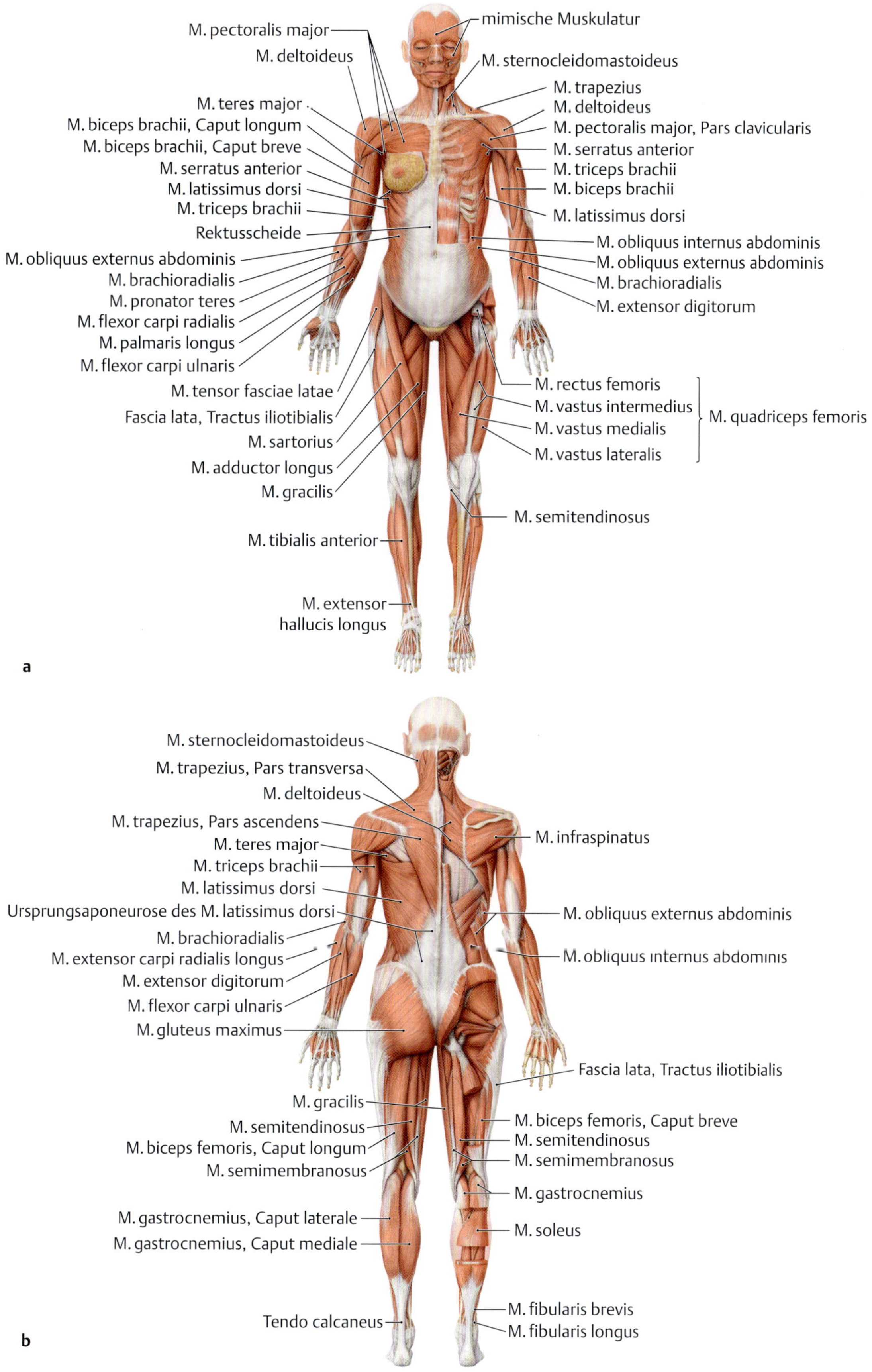

Auf den Bildern sind nicht alle Muskeln des Körpers zu sehen, sondern nur die der oberflächlichen Muskelschicht. Die einzelnen Muskeln werden ab Kap. 13.4 näher beschrieben. (Zeichnung unter Benutzung des „Somso"-Abgusses.)
a Ansicht von vorn.
b Ansicht von hinten. *Quelle: Schünke M, Schulte E, Schumacher U. Prometheus. LernAtlas der Anatomie. Allgemeine Anatomie und Bewegungssystem. Illustrationen von K. Wesker und M. Voll. 6. Aufl. Stuttgart: Thieme; 2022.*

Abb. 13.3 Beispiele für die verschiedenen Knochenformen.

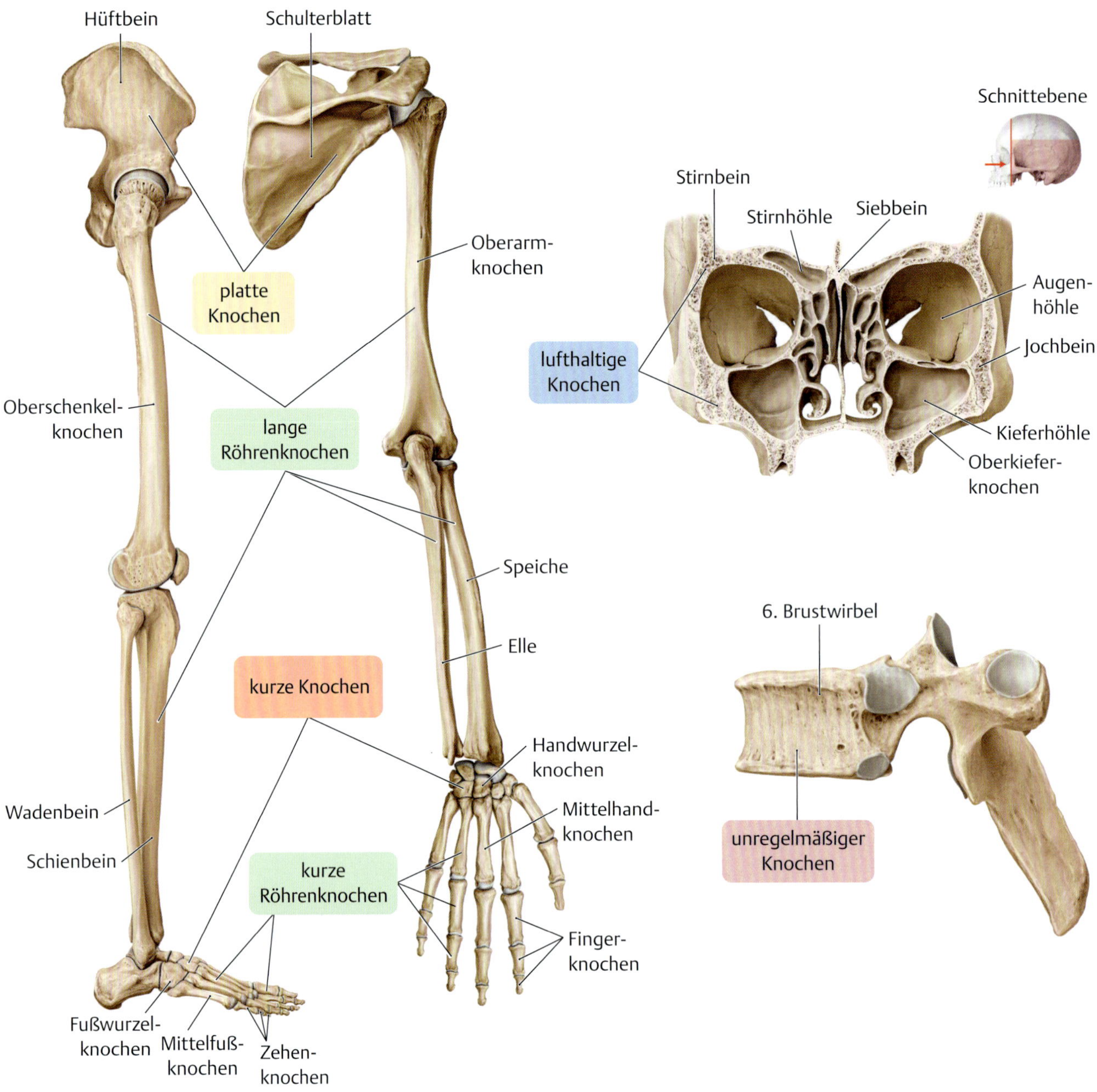

Quelle: Schünke M, Schulte E, Schumacher U. Prometheus. LernAtlas der Anatomie. Allgemeine Anatomie und Bewegungssystem. Illustrationen von K. Wesker und M. Voll. 6. Aufl. Stuttgart: Thieme; 2022.

Lufthaltige Knochen • Diese Knochen (Ossa pneumatica) besitzen mit Luft gefüllte Hohlräume, welche mit Schleimhaut ausgekleidet sind. Beispiele sind die Schädelknochen, die eine Höhle (Kiefer-, Stirn-, Keilbeinhöhlen, Paukenhöhle, Siebbeinzellen und Warzenfortsatz) besitzen.

Knochenstrukturen • Nahezu alle Knochen besitzen kleine Strukturen, die dazu dienen, Blutgefäße, Nerven, Sehnen oder Bänder in der richtigen Position zu halten oder ihnen den Durchtritt zu ermöglichen. Dazu zählen z. B.:

- Löcher (Einzahl: Foramen, Mehrzahl: Foramina)
- Rinnen (Einzahl: Sulcus, Mehrzahl Sulci)
- Einschnitte (Einzahl: Incisura, Mehrzahl: Incisurae)
- Gänge (Einzahl: Meatus, Mehrzahl: Meatus – mit langem „u“ gesprochen)
- Gruben (Einzahl: Fossa, Mehrzahl: Fossae)

Abb. 13.4 Allgemeiner Aufbau eines Röhrenknochens.

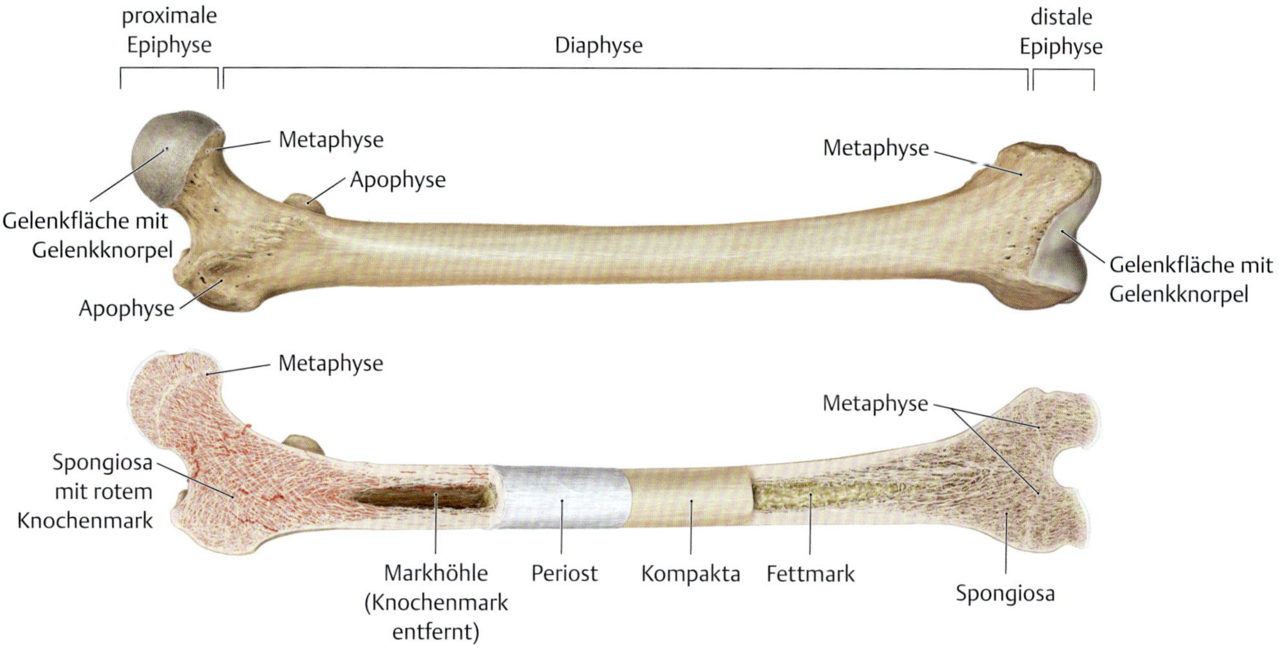

Das Bild zeigt den Oberschenkelknochen eines Erwachsenen. In der oberen Epiphyse findet sich zwischen den Bälkchen der Spongiosa noch rotes Knochenmark, zur unteren Epiphyse hin ist es zu Fettmark umgebildet. Das Knochenmark ist teilweise entfernt, damit die Markhöhle besser zu erkennen ist. *Quelle: Schünke M, Schulte E, Schumacher U. Prometheus. LernAtlas der Anatomie. Allgemeine Anatomie und Bewegungssystem. Illustrationen von K. Wesker und M. Voll. 6. Aufl. Stuttgart: Thieme; 2022.*

WISSEN TO GO

Funktion und Aufbau der Knochen

Die Knochen **stabilisieren** den Körper, **schützen** die Organe und **speichern** nahezu das gesamte Körperkalzium. Außerdem enthalten sie das **Knochenmark**.

Die **Röhrenknochen** (z. B. Oberschenkelknochen) besitzen einen langen Knochenschaft (Diaphyse), der die beiden Knochenenden (Epiphysen) miteinander verbindet. Dort, wo die Dia- in die Epiphyse übergeht, liegt die Wachstumsfuge (Metaphyse, „Epiphysenfuge"). Knochenvorsprünge werden als **Apophysen** bezeichnet.

Weitere Knochentypen sind die **kurzen Knochen** (z. B. Handwurzelknochen), die **platten Knochen** (z. B. Beckenknochen) und die **unregelmäßigen Knochen** (z. B. Wirbelknochen). **Luftgefüllte Knochen** enthalten einen kleinen, luftgefüllten Hohlraum (z. B. Stirnbein mit Stirnhöhle).

Feinbau

Knochen

Knochen bestehen aus **Knochenzellen** (Osteoblasten, Osteozyten, Osteoklasten) und der Knochengrundsubstanz (S. 102), die sich vor allem aus Mineralstoffen (v. a. Phosphate und Kalzium), Proteinen und Kollagenfasern zusammensetzt. Die organischen Bestandteile (Proteine, Kollagen usw.) werden auch unter dem Begriff **Osteoid** zusammengefasst.

Während beim Kleinkind ein großer Teil des Skeletts aus **Geflechtknochen** besteht, sind beim Erwachsenen nahezu alle Knochen zu Lamellenknochen (S. 103) umgebaut. Die Lamellenknochen bestehen aus:

- **Periost:** Die äußere Knochenhaut überzieht mit Ausnahme der Gelenkflächen den gesamten Knochen. In der inneren Schicht des Periosts verlaufen Nerven und Gefäße, die der Versorgung des Knochens dienen. Außerdem enthält sie Knochenstammzellen (Osteoblasten). Die äußere Schicht besteht aus kollagenem Bindegewebe, über das Bänder und Sehnen mit dem Knochen verbunden sind.
- **Kompakta:** Sie bildet die äußere Schicht des eigentlichen Knochens und wird deshalb auch als Kortikalis (Rindenschicht) bezeichnet. Sie besteht aus kompakten (daher der Name), dicht aneinandergelagerten Knochenlamellen und ist an den Röhrenknochen im Bereich der Diaphyse besonders dick.
- **Spongiosa:** Sie wird aus Knochenbälkchen (Trabekel) gebildet, zwischen denen Hohlräume liegen. Dadurch erinnert die Struktur der Spongiosa an einen Schwamm. Die Trabekel sind in Richtung der größten Belastung (Druck und Zug) ausgerichtet.
- **Endost:** Die innere Knochenhaut kleidet die Hohlräume im Inneren des Knochens aus.
- **Markhöhle:** Sie liegt im Röhrenknochen im Bereich der Diaphyse. Dort ist keine Spongiosa ausgebildet, sodass ein zusammenhängender Hohlraum entsteht.

Dieser Aufbau mit kompakter Außenschicht und wabenartigem Inneren gewährleistet, dass der Knochen stabil und gleichzeitig leicht ist. Insgesamt macht das Skelett nur etwa 10 % des Körpergewichts eines Menschen aus.

Man darf sich das Knochengewebe aber nicht als starres Gerüst vorstellen, das, sobald es einmal gebildet ist, immer so bleibt – im Gegenteil: Die Osteoklasten und Osteoblasten bauen ständig Knochen ab, auf und um. Besonders hoch ist die Umbaurate in der Spongiosa. Dadurch kann die Ausrichtung der Knochenbälkchen verändert und der Knochen so neuen Belastungen angepasst werden. Auch für die Heilung von Knochenbrüchen ist die Aktivität der Osteoklasten und Osteoblasten wichtig.

Da die Belastung der Knochen die Osteoblasten aktiviert, spielt **Bewegung** für die Knochengesundheit eine wichtige Rolle. Auch Hormone (S. 345) beeinflussen den Knochenumbau.

Blitzlicht Praxis Frühe Mobilisation

*Bei der frühen Mobilisation geht es für Hebammen insbesondere um die **Thromboseprophylaxe** und das Fördern der **Verdauung** nach einem Kaiserschnitt. Allgemein gilt auch: Werden die Knochen nicht belastet, wie z. B. bei bettlägerigen Schwangeren oder Wöchnerinnen, kommt es bereits nach wenigen Wochen zum **Knochenabbau**. Deshalb ist es eine **frühzeitige** Mobilisierung, sobald sie möglich ist, sehr wichtig.*

WISSEN TO GO

Feinbau der Knochen

Knochen bestehen aus der **Knochengrundsubstanz** (Mineralstoffe, Proteine, Kollagenfasern) und den **Knochenzellen**. Die Osteoklasten und -blasten sorgen dafür, dass das Knochengewebe ständig umgebaut wird.

Beim reifen Knochen bildet die **Kompakta** die äußere Schicht, im Inneren des Knochens liegt die **Spongiosa**. Diese besteht aus feinen Knochenbälkchen (Trabekel), zwischen denen sich kleine Hohlräume befinden. Dort, wo die Trabekel fehlen, entsteht ein größerer Hohlraum, die **Markhöhle**.

Von außen wird der Knochen von der äußeren Knochenhaut (**Periost**) umgeben, die Hohlräume werden von der inneren Knochenhaut (**Endost**) ausgekleidet.

Knochenmark

In der Markhöhle der Röhrenknochen und zwischen den Trabekeln der Spongiosa aller Knochen liegt das Knochenmark (**Medulla ossium**). Röhrenknochen und platte Knochen enthalten besonders viel Knochenmark.

Knochenmark besteht aus den Stamm- und Vorläuferzellen der verschiedenen Blutzellen (S. 308), Stammzellen für Muskel- und Bindegewebszellen und aus fertigen Bindegewebszellen, den Retikulumzellen.

Es gibt 2 Arten von Knochenmark (▶ **Abb. 13.4**):

- **rotes Mark:** Es dient in erster Linie der **Blutbildung**. Beim Kind macht es den größten Anteil des Knochenmarks aus, wandelt sich aber im Laufe des Lebens in gelbes Mark um. Beim Erwachsenen ist rotes Mark nur noch in kurzen und in platten Knochen und in den Epiphysen einiger Röhrenknochen zu finden.
- **gelbes Mark:** Es entsteht, wenn das rote Mark in den Diaphysen der Röhrenknochen die Blutbildung einstellt. In die Retikulumzellen wird Fett eingelagert, das dem Knochenmark seine gelbe Farbe gibt. Das gelbe Mark wird deshalb auch als **Fettmark** bezeichnet.

WISSEN TO GO

Knochenmark

Das Knochenmark liegt in der Spongiosa und der Markhöhle. Das **rote Mark** bildet die Blutzellen. Im Lauf der Zeit wandelt es sich in **gelbes Mark (Fettmark)** um. Beim Erwachsenen enthalten nur noch die kurzen und die platten Knochen und einige Röhrenknochenepiphysen rotes Mark.

Gefäßversorgung und Innervation

Knochen und Knochenmark müssen gut durchblutet werden. Zum einen, damit die im Knochenmark neu entstehenden Blutzellen in die Blutbahn gelangen, zum anderen, weil der Knochen durch die Osteoblasten und Osteoklasten ständig umgebaut wird.

Für die Blutversorgung treten Arterien aus dem Periost durch kleine Löcher („Ernährungslöcher", **Foramina nutricia**) in die Kompakta ein. Dort geben sie Äste ab, die sog. **Havers-Gefäße**. Diese verlaufen in Längsrichtung des Knochens in den **Havers-Kanälen**, die jeweils im Zentrum eines Osteons (S. 103) liegen. Untereinander sind die Havers-Gefäße über Anastomosen miteinander verbunden, die ebenfalls in kleinen Knochenkanälen verlaufen. Diese sog. **Volkmann-Kanäle** ziehen radiär, also von der Kompakta in Richtung Spongiosa. In der Spongiosa verzweigen sich die Arterien zu einem dichten Gefäßnetz. Das venöse System verläuft parallel zu den Arterien.

Der Knochen selbst ist nicht von Nerven durchzogen. Schmerzen bei Verletzungen des Knochens werden über die **Knochenhaut** wahrgenommen, die stark innerviert ist.

WISSEN TO GO

Ernährung des Knochens

Der Knochen wird über kleine Arterien versorgt, die durch die Knochenhaut und die Kompakta ins Knocheninnere ziehen. In der Spongiosa bilden ihre Äste ein dichtes Gefäßnetz.

Knochenentwicklung und Knochenwachstum

Vorläufer des Knochengewebes ist das **embryonale Bindegewebe** (Mesenchym). Die Mesenchymzellen lagern sich während der Entwicklung des Embryos zusammen und formen sich zu **Knorpelzellen** (Chondroblasten) um, wodurch ein erstes Skelett entsteht, das Primordialskelett. Dieses besteht noch nicht aus Knochen, sondern aus hyalinem Knorpel (S. 101), der von einer Knorpelhaut (Perichondrium) umgeben wird.

Zwischen der 8. und der 12. Woche der Embryonalentwicklung verwandeln sich die Mesenchymzellen an der Innenseite der Knorpelhaut in Osteoblasten. Die Osteoblasten produzieren Osteoid, in das sich Mineralstoffe einlagern. Dadurch entsteht eine **Knochenmanschette** um die knorpelige Diaphyse der Röhrenknochen (perichondrale Ossifikation; perichondral = um den Knorpel herum). Diese Knochenmanschette (▶ **Abb. 13.5**) ist in erster Linie für das **Dickenwachstum** des Knochens verantwortlich. Gleichzeitig wird die Knorpelhaut zur Knochenhaut.

Etwa zu diesem Zeitpunkt beginnen kleine Gefäße von außen in den Knorpel der Diaphyse einzuwachsen. Mit dem Blut gelangen nun Mesenchymzellen in den Knorpel und entwickeln sich dort zu Chondroklasten und Osteoblasten weiter. Dadurch entsteht im Knorpel der Diaphyse der **primäre Knochenkern**, der vor der Geburt für das **Längenwachstum** des Knochens sorgt. Die Chondroklasten bauen den Knorpel ab, während die Osteoblasten Knochenmaterial bilden. So wird der Knorpel langsam in Knochen umgeformt. Diese Art des Umbaus wird als enchondrale Ossifikation (enchondral = im Knorpel befindlich) bezeichnet.

Abb. 13.5 Entwicklung eines Röhrenknochens.

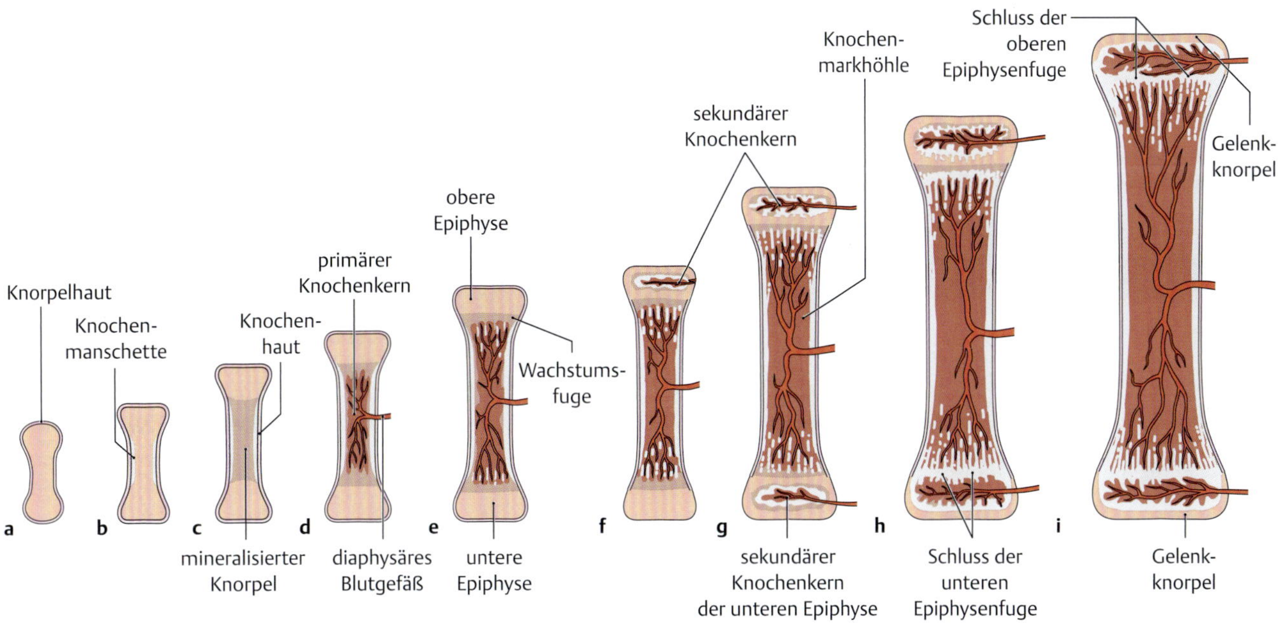

Aus der knorpeligen Knochenanlage (**a**) entsteht zwischen der 8. und 12. Woche eine Knochenmanschette (**b**). Kurz darauf bildet sich die Knochenhaut und der Knorpel der Diaphyse mineralisiert (**c**). Daraufhin wächst ein Gefäß in den Diaphysenknorpel ein, und der primäre Knochenkern bildet sich aus (**d**). Zwischen Dia- und Epiphysen entstehen die Wachstumsfugen (**e**) und in den Epiphysen die sekundären Knochenkerne (**f** und **g**). Bis zum Alter von ca. 20 Jahren verknöchern schließlich die Wachstumsfugen (**h** und **i**). *Quelle: Schünke M, Schulte E, Schumacher U. Prometheus. LernAtlas der Anatomie. Allgemeine Anatomie und Bewegungssystem. Illustrationen von K. Wesker und M. Voll. 6. Aufl. Stuttgart: Thieme; 2022.*

Nach diesem Prinzip entwickeln sich im Laufe der weiteren Entwicklung auch in den **Epiphysen** Knochenkerne, die **sekundären Knochenkerne**. In den meisten Knochen entstehen sie erst Monate oder sogar Jahre nach der Geburt. Auch sie ersetzen Knorpel durch Knochen. An 2 Stellen gibt es aber Ausnahmen:

- An den Knochenenden bleibt eine Schicht aus hyalinem Knorpel als **Gelenkknorpel** bestehen.
- Die **Wachstumsfuge** besteht weiterhin aus Knorpelzellen.

Vor allem unter dem Einfluss des Wachstumshormons (GH) bilden sich an den Wachstumsfugen auch nach der Geburt neue Knorpelzellen, die das Längenwachstum des Knochens bewirken. Solange dies der Fall ist, spricht man von einer „offenen Wachstumsfuge“. Wenn mit der Pubertät die Konzentration der Sexualhormone zu- und die des Wachstumshormons abnimmt, stellen die Knorpelzellen der Wachstumsfuge nach und nach ihre Teilung ein. Die Wachstumsfuge schließt sich, indem sie zu verknöchern beginnt.

Patho Verletzungen der Wachstumsfuge

Knochenbrüche im Kindesalter betreffen häufig auch die Wachstumsfuge, wobei die Gefahr einer späteren ***Wachstumsstörung*** *besteht. Verläuft der Frakturspalt senkrecht zur Wachstumsfuge, bildet sich bei der Heilung des Bruchs eine Knochenbrücke innerhalb der knorpeligen Metaphyse. Ist die Brücke schmal, stellt sie kein Problem dar, weil sie durch das folgende Längenwachstum des Knochens wieder gesprengt wird. Breite Brücken, die in der Mitte der Fuge liegen, verursachen dagegen einen Epiphysenschluss, und der Knochen kann am betroffenen Ende nicht weiterwachsen. Liegt die Knochenbrücke am Rand der Wachstumsfuge, wächst der Knochen an diesem Ende nur noch einseitig. Die Folge ist eine Knochenverkrümmung. So führt z. B. ein Wachstumsstopp des inneren Teils der unteren Schienbeinwachstumsfuge zu einer O-Beinigkeit im Sprunggelenk.*

Die komplette Verknöcherung des Skeletts inkl. der Wachstumsfugen dauert etwa bis zum 20. Lebensjahr. Damit ist das Längenwachstum abgeschlossen. Das Dickenwachstum über die Knochenhaut ist dagegen das ganze Leben lang möglich.

Die eben beschriebene Art der Knochenbildung über einen knorpeligen Knochenvorläufer wird als **chondrale Osteogenese** bezeichnet. Sie ist die Grundlage für die Bildung nahezu aller Knochen des menschlichen Skeletts.

Nur sehr wenige Knochen (einige Schädelknochen und die Schlüsselbeine) entstehen ohne Knorpelmodell. Hier wandeln sich die Mesenchymzellen nicht in Chondroblasten, sondern in Osteoblasten um, die dann direkt Knochensubstanz bilden. Diese Art der Knochenentstehung wird **desmale Osteogenese** genannt. Streng genommen zählt auch die Ausbildung der Knochenmanschette um die Diaphyse zur desmalen Osteogenese.

Das Ergebnis sowohl der chondralen als auch der desmalen Ossifikation ist der Geflechtknochen (S. 103). Er wird später zum **Lamellenknochen** umgebaut (▶ **Abb. 13.6**).

Das **Wachstum** und der **Umbau** der Knochen werden hauptsächlich über folgende Hormone gesteuert:

- Wachstumshormon (S. 270): Das Hypophysenhormon fördert vor Schluss der Wachstumsfugen das Längenwachstum, danach das Dickenwachstum.
- T3 und T4 (S. 271): Diese Schilddrüsenhormone fördern die Bildung von Knorpelzellen, aktivieren Osteoblasten und Osteoklasten und fördern die Freisetzung von GH.
- Östrogene (S. 283): Sie aktivieren Osteoblasten und hemmen die Bildung der Osteoklasten. Außerdem fördern sie den Schluss der Wachstumsfuge und beenden so das Längenwachstum.
- Glukokortikoide (S. 278): Sie hemmen die Bildung von Osteoblasten und damit den Knochenaufbau.

Abb. 13.6 Chondrale und desmale Osteogenese.

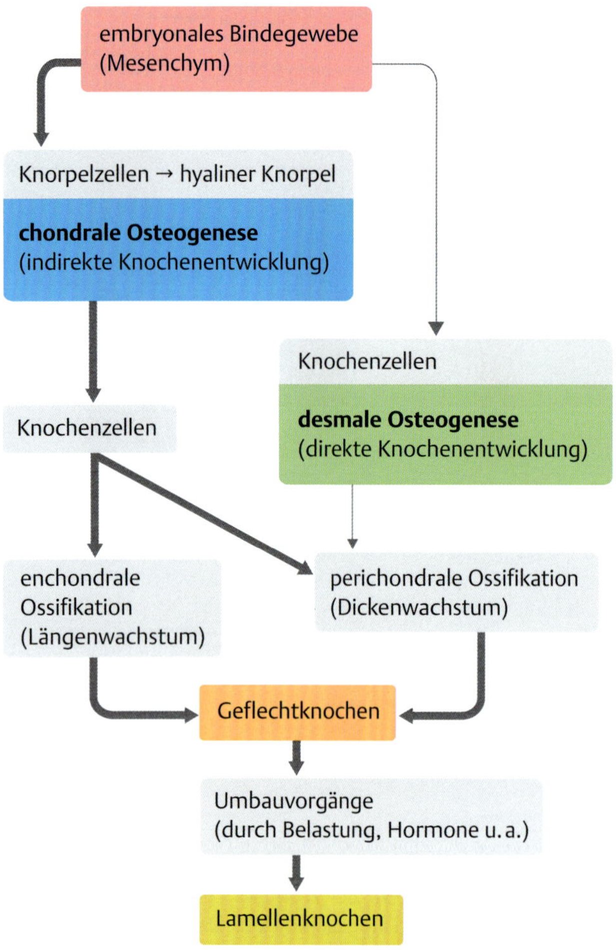

Die meisten Knochen entstehen im Rahmen der chondralen Osteogenese aus einem knorpeligen Vorläufer. Nur wenige Knochen bilden sich ohne knorpelige Zwischenstufe über die desmale Osteogenese direkt aus dem mesenchymalen Bindegewebe. *Quelle: I care Anatomie, Physiologie. 2., aktualisierte Auflage. Stuttgart: Thieme; 2020.*

Patho Osteoporose

*Im Alter vermindert sich die Knochendichte, weil mehr Knochen abals aufgebaut wird. Dieser normale Vorgang wird als **Osteopenie** bezeichnet. Sinkt die Knochendichte über das normale Maß hinaus, spricht man von **Osteoporose**. Von dieser Erkrankung sind vorwiegend Frauen nach den Wechseljahren betroffen. Verantwortlich gemacht wird dafür die **sinkende Östrogenbildung**. Eine Osteoporose kann aber u. a. auch als Nebenwirkung einer Glukokortikoid-Langzeittherapie auftreten oder die Folge fehlender Belastung (z. B. durch Bettlägerigkeit) sein.*

*Die Spongiosabälkchen sind bei Osteoporose weniger belastbar, sodass das Frakturrisiko steigt. Es kommt zu **spontanen Frakturen**, die besonders häufig die Wirbelkörper (S. 369) betreffen. Erste Anzeichen sind deshalb meist Rückenschmerzen. Mit einer **Knochendichtemessung** kann eine Osteoporose diagnostiziert werden, bevor die ersten Frakturen auftreten.*

Auch die **Mineralisation** des Knochens wird von verschiedenen Hormonen beeinflusst. Wichtig sind hierbei:

- Parathormon (S. 275): Das Hormon der Nebenschilddrüse setzt Kalzium aus dem Knochen frei und baut damit Knochensubstanz ab.
- Kalzitonin (S. 274): Es stammt aus der Schilddrüse und fördert den Einbau von Kalzium in den Knochen.

WISSEN TO GO

Chondrale und desmale Osteogenese

Die meisten Knochen entstehen über eine **Knorpelvorstufe**. Dafür verwandeln sich embryonale Bindegewebszellen erst in knorpelproduzierende Chondroblasten, die dann nach und nach durch Knochenzellen ersetzt werden (**chondrale Osteogenese**). Nur wenige Knochen entstehen direkt, also ohne Knorpelvorläufer (**desmale Osteogenese**).

In beiden Fällen entsteht unreifer **Geflechtknochen**, der später unter dem Einfluss von Belastung und Hormonen (v. a. Wachstumshormon, Schilddrüsenhormone, Sexualhormone) zu reifem **Lamellenknochen** umgebaut wird.

13.2.2 Knorpel

Aufgrund seiner Elastizität kann Knorpelgewebe Druck- oder Zugkräfte abmildern, ohne seine ursprüngliche Form zu verlieren. Beim Skelettsystem des Erwachsenen findet man daher Knorpel als:

- **Gelenkknorpel:** Er überzieht die Knochenenden, die an der Bildung eines Gelenks beteiligt sind. Seine glatte Oberfläche bewirkt, dass die Gelenkflächen in der Bewegung gut gleiten können. Gelenkknorpel besteht aus hyalinem Knorpel (S. 101), der sich durch Druckelastizität auszeichnet.
- **Zwischenwirbelscheiben:** Sie liegen zwischen den einzelnen Wirbeln der Wirbelsäule und werden im Volksmund „Bandscheibe" genannt. Sie dienen der Stoßdämpfung und helfen, die Last gleichmäßig auf den gesamten Wirbelkörper zu verteilen. Die Zwischenwirbelscheiben bestehen aus **Faserknorpel**. Der Faserknorpel ist ebenfalls druckelastisch, kann aber zusätzlich auch Zug- und Scherkräften standhalten.
- **Menisken:** Diese halbmondförmigen Knorpelscheiben liegen im Kniegelenk (S. 406). Sie bestehen ebenfalls aus **Faserknorpel**. Sie gleichen Unregelmäßigkeiten der Epiphysen von Ober- und Unterschenkelknochen aus und bewirken dadurch, dass die Gelenkflächen besser aufeinanderpassen.

Im Gegensatz zum Knorpel, der während der Entwicklung als Platzhalter für die Skelettknochen dient, besitzen Gelenkknorpel, Menisken und Zwischenwirbelscheiben **keine** Knorpelhaut.

Innerhalb des Knorpels verlaufen keine Gefäße. Das Knorpelgewebe wird ernährt, indem die Stoffe aus den Gefäßen der Knochenhaut und der Gelenkflüssigkeit (s. u.) in den Knorpel **diffundieren**. Dadurch ist die Versorgung des Knorpelgewebes eher schlecht und nach einer Schädigung wird Knorpel nur langsam und meist auch unvollständig wiederhergestellt.

Patho Arthrose

*Bei der Arthrose kommt es zu einer nicht entzündlichen **Zerstörung des Gelenkknorpels**, wobei der Knorpel schneller abgebaut wird, als er sich erholen kann. Im weiteren Verlauf können auch Veränderungen an den anderen Gelenkstrukturen auftreten, wie z. B. an der Gelenkkapsel und den Bändern. Bei fortgeschrittener Arthrose bilden sich am Rand der Gelenkfläche kleine Knochenzacken und -wülste, sog. **Osteophyten**.*

Arthrosen kommen besonders häufig an Gelenken vor, die über einen längeren Zeitraum sehr stark belastet werden oder die Fehlstellungen oder bereits länger bestehende Schäden (z. B. Bänder- oder Meniskusrisse) aufweisen. Im Röntgenbild kann man eine Verschmälerung des Gelenkspalts, Knochenwülste und Verkalkungen am Gelenkrand sehen. Der Röntgenbefund und die Beschwerden des Menschen müssen einander allerdings nicht unbedingt entsprechen. Manche, die im Röntgenbild eine fortgeschrittene Arthrose zeigen, klagen kaum über Beschwerden, während andere große Schmerzen haben, obwohl man im Röntgenbild nur schwache Arthrosezeichen findet.

WISSEN TO GO

Knorpel

Weil Knorpelgewebe **druck-** und **zugelastisch** ist, wirkt es an vielen Stellen des Körpers als Stoßdämpfer (z. B. Zwischenwirbelscheiben). Da Knorpel keine Gefäße enthält und deshalb über **Diffusion** ernährt werden muss, erholt er sich nach Verletzungen meist nur unvollständig.

13.2.3 Gelenke

Aufgaben

Ein Gelenk (Articulatio) verbindet 2 oder mehr Knochen miteinander. Dies kann auf 2 Arten geschehen:

- **mit Gelenkspalt:** Die beteiligten Knochenenden sind nicht direkt miteinander verbunden, sondern zwischen ihnen liegt ein schmaler Spalt (Gelenkspalt). Diese Gelenke werden als **echte Gelenke** (Diarthrosen) bezeichnet. Hierzu zählen z. B. das Kniegelenk, das Ellenbogengelenk und das Kreuzbein-Darmbein-Gelenk.
- **ohne Gelenkspalt:** Hier sind die Knochenenden über Bindegewebe, Knorpel oder Knochen direkt miteinander verbunden. Solche Verbindungen heißen **unechte Gelenke** (Synarthrosen). Beispiele hierfür sind die Schambeinfuge oder die Verbindungen zwischen den Schädelknochen.

Von der Art des Gelenks kann man nicht unbedingt Rückschlüsse auf dessen Beweglichkeit ziehen. Zwar sind die meisten echten Gelenke recht beweglich und der überwiegende Teil der unechten Gelenke eher unbeweglich, aber es gibt auch nahezu unbewegliche echte Gelenke genauso wie recht bewegliche unechte Gelenke.

Echte Gelenke

Aufbau

Beim echten Gelenk sind die Gelenkpartner durch den **Gelenkspalt** voneinander getrennt (▶ Abb. 13.7). Der Gelenkknorpel zählt zum Gelenkspalt.

Bei vielen Gelenken ist die **Gelenkfläche** des einen Gelenkpartners eher kugelig, während die des anderen eine dazu passende Mulde aufweist. Man spricht deshalb auch von **Gelenkkopf** und **Gelenkpfanne** (▶ Abb. 13.7). Diese Formen sind aber nicht an allen Gelenken klar erkennbar. Stark ausgeprägt sind sie z. B. am Hüftgelenk, weniger gut erkennbar z. B. an den Gelenken der Handwurzel. Gar nicht ausgebildet sind sie z. B. an den Wirbelgelenken.

Gelenkkopf, Gelenkpfanne und Gelenkspalt werden von der **Gelenkkapsel** umschlossen. Sie setzt oberhalb des Gelenkkopfs und unterhalb der Gelenkpfanne am Periost des entsprechenden Knochens an und umgibt das Gelenk mehr

Abb. 13.7 Prinzipieller Aufbau eines echten Gelenks.

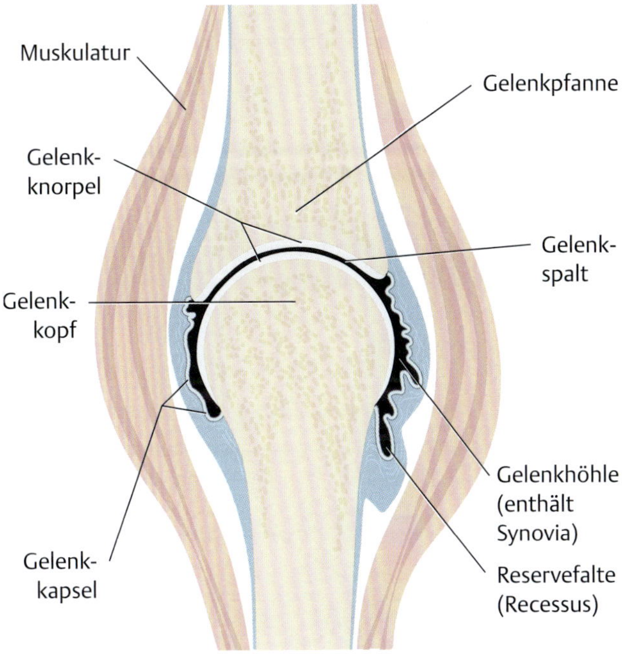

Bei den meisten Gelenken wird die Gelenkkapsel durch Bänder verstärkt. Sie sind hier nicht dargestellt. *Quelle: Schünke M, Schulte E, Schumacher U. Prometheus. LernAtlas der Anatomie. Allgemeine Anatomie und Bewegungssystem. Illustrationen von K. Wesker und M. Voll. 6. Aufl. Stuttgart: Thieme; 2022.*

oder weniger straff. Zusammen mit den Bändern, Muskeln und Sehnen ist die Gelenkkapsel für die Stabilität des Gelenks verantwortlich. Sie besitzt 2 Schichten: Die **äußere Schicht** besteht aus Kollagenfasern und elastischem Bindegewebe, die Zellen der **inneren Schicht** bilden die Gelenkflüssigkeit (s. u.). Außerdem enthält die innere Schicht Schmerz- und Mechanorezeptoren. Bei einigen Gelenken bildet die Gelenkkapsel Ausbuchtungen, die als **Reservefalten** (Recessus) bezeichnet werden. Sie ermöglichen dem Gelenk ein größeres Bewegungsausmaß.

Der Raum, den die Gelenkkapsel umgibt, wird als **Gelenkhöhle** bezeichnet (▶ Abb. 13.7). Hier befindet sich die gelbliche, zähe Gelenkflüssigkeit (**Synovia**), die zusammen mit den glatten Gelenkknorpeln für die Gleitfähigkeit der beteiligten Knochenenden sorgt. Außerdem dient sie der Ernährung des Gelenkknorpels und wirkt mit ihm zusammen geringfügig stoßdämpfend. Große Gelenke enthalten bis zu 5 ml Synovia, kleinere entsprechend weniger. Der **Gelenkknorpel** ist – je nach Gelenk – zwischen 0,2 und 6 mm dick.

Diagnostik **Gelenkpunktion**

*Nach Verletzungen oder bei Entzündungen kann sich Flüssigkeit in der Gelenkkapsel sammeln (**Gelenkerguss**), und das Gelenk schwillt an. Durch eine Gelenkpunktion kann die Flüssigkeit entfernt und damit der Druck und auch der Schmerz vermindert werden. Gleichzeitig ist die gewonnene Flüssigkeit diagnostisch wichtig: Handelt es sich um Synovia (**seröser Erguss**), ist dies ein Hinweis auf ein mildes Trauma ohne Gefäßverletzung (Zerrung, Prellung). Bei blutigem Punktat (**Hämarthros**) wurden durch das Trauma auch Gefäße verletzt. Sind außerdem Fettaugen enthalten, muss man mit einer Knorpel-Knochen-Verletzung rechnen. Enthält die Flüssigkeit Eiter (**Gelenkempyem**), kann man von einer Gelenkinfektion ausgehen.*

Die Stabilität der Gelenke wird durch **Bänder** unterstützt, die aus kollagenem Bindegewebe (S. 100) bestehen. Sie kön-

Abb. 13.8 Verschiebebewegungen (Translationen).

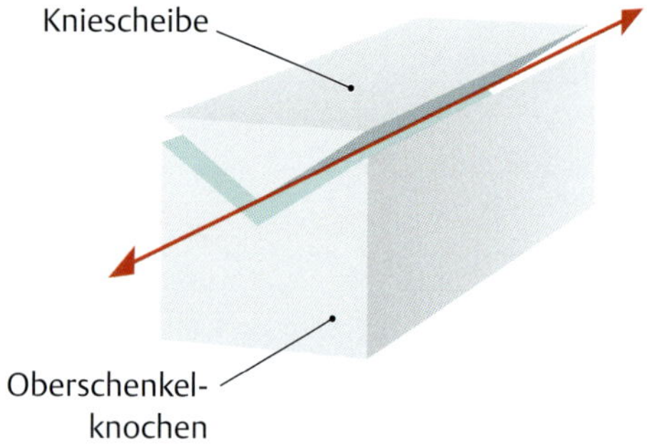

a Kniescheibengelenk

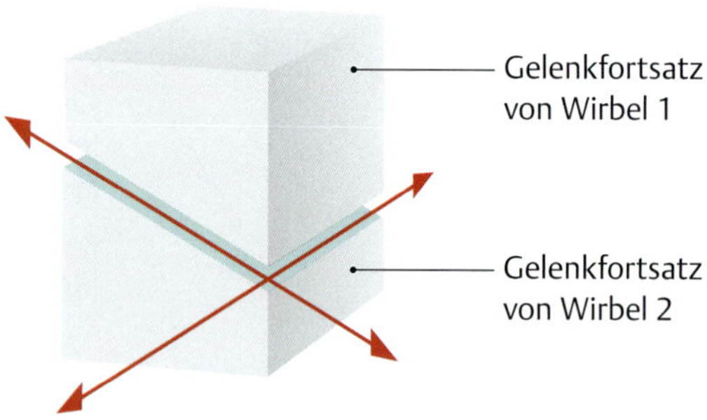

b Wirbelgelenk

Die Gelenkpartner sind stark vereinfacht dargestellt, damit die Bewegungsmöglichkeiten besser erkennbar sind.

a Vereinfachte Darstellung des Kniescheibengelenks. Der Gelenkpartner der Kniescheibe bildet eine Rinne, in der sich die Kniescheibe (dreieckiger Keil) verschiebt. Es ist nur eine Bewegung nach oben oder unten, also um 1 Achse, möglich.

b Vereinfachte Darstellung eines Wirbelbogengelenks. Bei diesen Gelenken ist im Gegensatz zum Kniescheibengelenk keine seitliche Begrenzung gegeben. Deshalb können sich die Wirbel in 2 Achsen bewegen: nach oben oder unten und nach rechts oder links. Eine Drehbewegung ist durch die schräg verlaufende Gelenkfläche kaum möglich. *Quelle: Schünke M, Schulte E, Schumacher U. Prometheus. LernAtlas der Anatomie. Allgemeine Anatomie und Bewegungssystem. Illustrationen von K. Wesker und M. Voll. 6. Aufl. Stuttgart: Thieme; 2022.*

nen außerhalb der Gelenkkapsel verlaufen, mit dieser verwachsen sein oder innerhalb der Gelenkkapsel liegen. Je nachdem, wie stark sie ausgeprägt sind und wie sie verlaufen, haben sie unterschiedliche Aufgaben. Einige Bänder verstärken z. B. nur die Gelenkkapsel, andere sind so stark ausgeprägt, dass sie die Gelenkbewegungen begrenzen.

Gelenkmechanik und Bewegungen

Die Beweglichkeit eines Gelenks hängt in erster Linie von der Form der beteiligten Knochenenden ab. Grundsätzlich kann man Verschiebebewegungen (**Translationen**) und Drehbewegungen (**Rotationen**) unterscheiden. Auch die möglichen **Bewegungsachsen** (die sog. Freiheitsgrade) werden durch den Aufbau des jeweiligen Gelenks bestimmt. Es gibt 3 Hauptbewegungsachsen:

- nach oben / nach unten,
- nach vorn / nach hinten bzw. nach rechts / nach links und
- um die eigene Achse (Drehbewegungen).

Translationen • Sie kommen v. a. dort vor, wo die Gelenkflächen eben sind und es weder einen richtigen Gelenkkopf noch eine Gelenkpfanne gibt. Bei solchen Gelenken verschiebt sich die eine Gelenkfläche auf der anderen, ohne dass eine Drehung oder Rollbewegung möglich ist (▸ **Abb. 13.8**). Der Gelenkpartner kann sich also max. in 2 Achsen (oben/unten, rechts/links) bewegen. Beispiele sind die Gelenke zwischen den Gelenkfortsätzen der Wirbel oder das Kniescheibengelenk.

Rotationen • Sie sind an solchen Gelenken möglich, bei denen mindestens eine Gelenkfläche abgerundet ist. Hier verschiebt sich nicht wie bei der Translation der eine Gelenkpartner gegenüber dem anderen, sondern der Gelenkkopf rollt in der Gelenkpfanne oder über den Gelenkpartner (▸ **Abb. 13.10**). Je nachdem, wie die Gelenkpartner geformt sind, ist eine Bewegung um bis zu 3 Achsen möglich.

Bewegungen • Um eine Körperbewegung unmissverständlich zu beschreiben, sind die oben verwendeten Angaben wie „nach oben" oder „nach vorn" zu ungenau. Streckt man z. B. im Stehen seinen Arm nach vorn und wiederholt dieselbe Bewegung im Liegen, streckt man ihn nicht mehr nach vorn, sondern nach oben. Deshalb werden Begriffe verwendet, die in jeder Position eindeutig erkennen lassen, um welche Bewegung es sich handelt (▸ **Tab. 13.1** und ▸ **Abb. 13.9**).

Tab. 13.1 Bewegungen.

Begriff	Bewegung	Beschreibung
Flexion	Beugung	Das Gelenk wird angewinkelt.
Extension	Streckung	Das Gelenk wird gestreckt.
Abduktion	Abspreizen	Die Gliedmaße wird seitlich vom Körper weg bewegt (nach außen).
Adduktion	Heranführen	Die Gliedmaße wird von der Seite an den Körper herangeführt (nach innen).
Pronation	Einwärtsdrehung	Die Gliedmaße wird um ihre Achse nach innen gedreht.
Supination	Auswärtsdrehung	Die Gliedmaße wird um ihre Achse nach außen gedreht.
Anteversion	Vorwärtsbewegung	Anheben einer Gliedmaße nach vorn (von der Person aus gesehen)
Retroversion	Rückwärtsbewegung	Anheben einer Gliedmaße nach hinten (von der Person aus gesehen)
Inklination	Vorneigung, Ventralflexion	Beugung der Wirbelsäule nach vorn
Reklination	Rückneigung, Dorsalextension	Streckung der Wirbelsäule in Richtung Rücken („Hohlkreuz")

Abb. 13.9 Bewegungsformen.

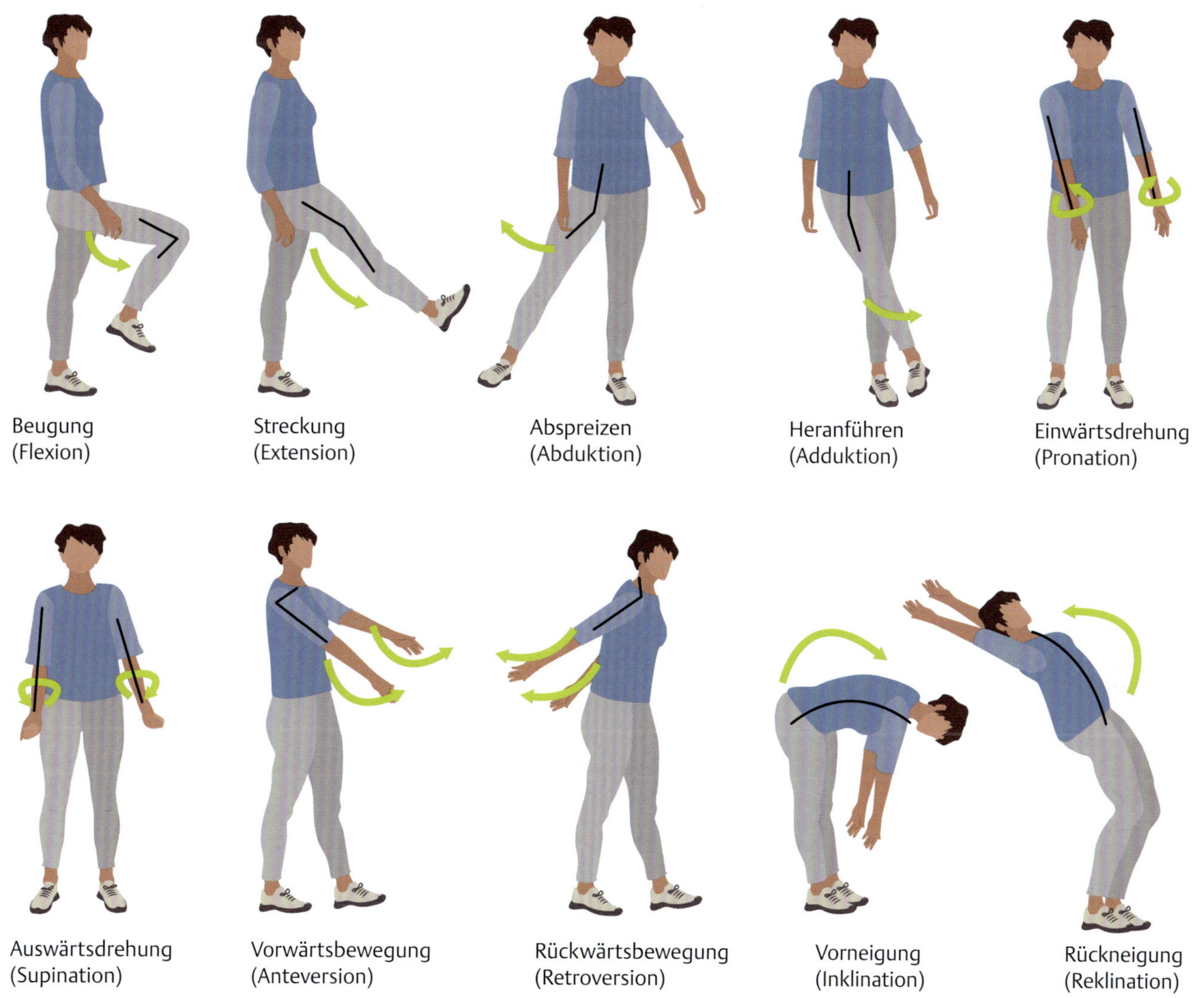

Abb. 13.10 Gelenktypen und ihre Bewegungsachsen.

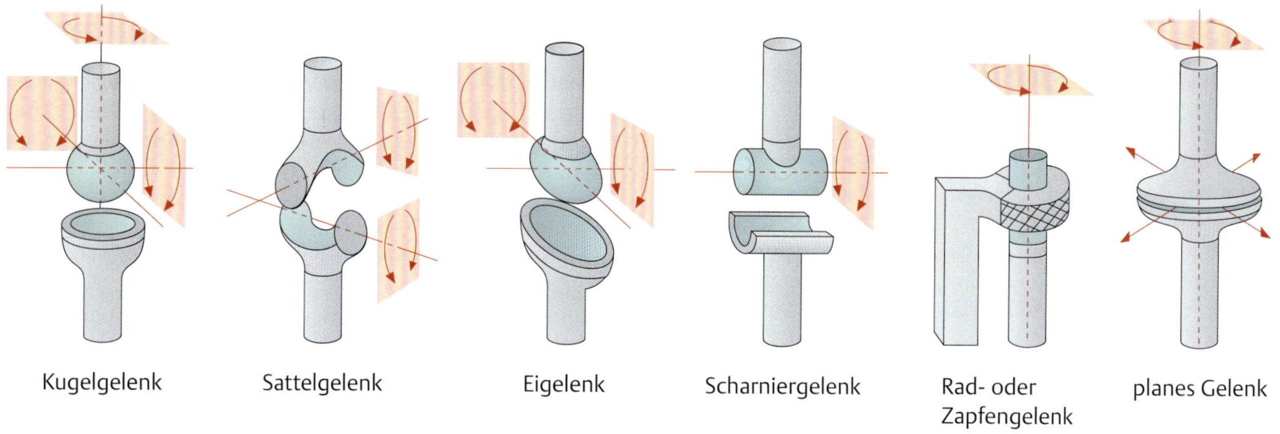

Zu der Beschreibung der einzelnen Gelenktypen und ihren Bewegungen s. ▶ **Tab. 13.2**. *Quelle: Schünke M, Schulte E, Schumacher U. Prometheus. LernAtlas der Anatomie. Allgemeine Anatomie und Bewegungssystem. Illustrationen von K. Wesker und M. Voll. 6. Aufl. Stuttgart: Thieme; 2022.*

Tab. 13.2 Gelenktypen (s. auch ▶ Abb. 13.10).

Gelenktyp	Bewegungsachsen	Beispiel	Bemerkungen
Kugelgelenk	3 Achsen: • nach oben / nach unten • nach vorn / nach hinten • um die eigene Achse	Schultergelenk, Hüftgelenk	Gelenkform mit der größtmöglichen Beweglichkeit
Sattelgelenk	2 Achsen: • nach oben / nach unten • nach vorn / nach hinten	Daumengrundgelenk	Im Gegensatz zum Kugelgelenk ist keine Drehung möglich.
Eigelenk	2 Achsen: • nach oben / nach unten • nach vorn / nach hinten	oberes Handwurzelgelenk (zwischen Unterarmknochen und Handwurzelknochen), oberes Kopfgelenk	Durch die ovale Form der Gelenkflächen ist keine Drehbewegung möglich.
Scharniergelenk	1 Achse: • nach vorn / nach hinten	Ellenbogengelenk	Der Gelenkkopf liegt in der Gelenkpfanne wie in einer Schiene, wodurch nur Bewegungen um 1 Achse möglich sind.
Radgelenk (Zapfengelenk)	1 Achse: • um die eigene Achse	unteres Kopfgelenk	Der eine Knochen kann sich gegenüber dem anderen drehen.
planes Gelenk	Translation und Bewegungen um die eigene Achse	einige Gelenke der Hand- und Fußwurzel, Kreuzbein-Darmbein-Gelenk	Die Bewegungsfreiheit der planen Gelenke ist durch Bänder meist sehr eingeschränkt (Amphiarthrosen).

! *Merke* Eselsbrücke für „Supination“ und „Pronation“

Für Supination und Pronation gibt es eine gute Eselsbrücke: Zeigt die Handfläche nach oben, könnte man ***Sup****pe hineinschütten – die Auswärtsdrehung heißt also* ***Sup****ination. Zeigt sie nach unten, kann man sie auf ein* ***Bro****t legen – die Einwärtsdrehung ist die* ***Pro****nation (mit dem B und dem P darf man es nicht so genau nehmen).*

Gelenktypen

Nach der Form der Gelenkpartner werden die echten Gelenke in 6 Typen eingeteilt (▶ **Tab. 13.2** und ▶ **Abb. 13.10**). Je nach „Bauart“ können sie sich um unterschiedliche Achsen bewegen.

Straffe Gelenke

Der Bewegungsspielraum, den ein Gelenk wegen seines Aufbaus theoretisch hat, muss nicht unbedingt mit dem Bewegungsspielraum übereinstimmen, den es in Wirklichkeit aufweist. Grund für einen geringeren Bewegungsspielraum können benachbarte Strukturen sein, welche die Gelenkbewegungen einschränken (z. B. Muskeln, Bänder oder Weichteile). Bei den **straffen Gelenken (Amphiarthrosen)** werden die Gelenkpartner durch viele straffe Bänder und eine eng anliegende Gelenkkapsel so stark fixiert, dass sie nur noch einen sehr geringen Bewegungsspielraum haben. Zu den straffen Gelenken zählen z. B. das Kreuzbein-Darmbein-Gelenk und die Zwischengelenke der Hand- und Fußwurzel. Von ihrer Bauart her sind straffe Gelenke häufig plane Gelenke (▶ **Tab. 13.2**).

***Diagnostik* Neutral-Null-Methode**

Die ***Gelenkbeweglichkeit*** *wird mit der sog.* ***Neutral-Null-Methode*** *untersucht. Die Ausgangsstellung ist dabei für jedes Gelenk die* ***Null-Stellung****. Sie entspricht der Stellung, die das Gelenk bei einem gesunden Menschen einnimmt, der mit hängenden Armen (Daumen zeigen nach vorn) aufrecht steht. Jetzt beugt und streckt der zu Untersuchende das Gelenk ohne Unterstützung, so weit wie es ihm möglich ist. Das Bewegungsausmaß wird gemessen und in Winkelgraden angegeben. Für das Kniegelenk z. B. sind die Normalwerte 5/0/140°. Das bedeutet, dass aus der Null-Stellung (mittlerer Wert) 5 Grad Streckung und 140 Grad Beugung möglich sind. Werte von 5/0/90° weisen darauf hin, dass zwar die Streckung und die Normalposition unverändert sind, die Beugung allerdings eingeschränkt ist.*

Unechte Gelenke

Unechte Gelenke (Synarthrosen) unterscheiden sich von den echten Gelenken dadurch, dass sie **keinen Gelenkspalt**, keine Gelenkkapsel und keine Synovia besitzen. Die am Gelenk beteiligten Knochen sind stattdessen über Bindegewebe, Knorpel oder Knochen fest und meist nahezu unbeweglich miteinander verbunden. Beispiele sind die Schädelnähte, die Zahnverankerung im Kieferknochen und die **Symphyse** (Schambeinfuge). Schädelnähte (Suturen) und Symphyse spielen als Synarthrosen eine zentrale Rolle für den Geburtsvorgang.

Beim Kind sind die Scheitelbeine und Stirnbeine nur durch Bindegewebe beweglich verbunden (Kap. Hirnschädel). Während des Geburtsvorgangs können sich die noch beweglichen Schädelknochen entlang der Nähte übereinanderschieben und dem Geburtsweg anpassen (**Konfiguration des Kopfes**) [20].

Durch Östrogeneinwirkung in der Schwangerschaft lockert sich das Knorpelgewebe in der Symphyse (Kap. Gelenke und Bänder des Beckens). Zusammen mit einer Lockerung der Iliosakralgelenke (Kap. Gelenke und Bänder des Beckens) spricht man von einer **physiologischen Beckenringlockerung**. Diese ermöglicht eine Erweiterung des knöchernen Geburtsweges [20].

WISSEN TO GO

Gelenke und Bewegungen

Gelenke verbinden 2 oder mehr Knochen miteinander. Die **echten Gelenke** setzen sich aus Gelenkkopf, Gelenkpfanne und Gelenkspalt zusammen und sind von einer Gelenkkapsel umgeben, welche die Gelenkflüssigkeit (Synovia) enthält. Bei den meisten Gelenken wird die Kapsel durch Bänder verstärkt. Unter **straffen Gelenken** (Amphiarthrosen) versteht man echte Gelenke, die wegen einer engen Kapsel nur einen sehr geringen Bewegungsspielraum haben.

Die **unechten Gelenke** besitzen **keinen** Gelenkspalt. Hier sind die Knochen über Bindegewebe, Knorpel oder Verknöcherungen miteinander verbunden.

Nach der Form der Gelenkpartner unterscheidet man Kugelgelenk, Sattelgelenk, Eigelenk, Scharniergelenk, Radgelenk und planes Gelenk. Die Gelenkpartner können sich – je nach Form der Gelenkenden – entweder gegeneinander verschieben (**Translationen**) und/oder drehen (**Rotationen**).

Zur genauen Beschreibung von Körperbewegungen dienen Begriffe wie Flexion und Extension, Abduktion und Adduktion, Pronation und Supination, Anteversion und Retroversion, Inklination und Reklination.

Gefäßversorgung und Innervation

Die Gelenkkapsel und der Knochen unter dem Gelenkknorpel (subchondraler Knochen) enthalten Blut- und Lymphgefäße. Die Nervenendigungen und Mechanorezeptoren (S. 481) in der Gelenkkapsel leiten Schmerzempfindungen weiter bzw. geben dem zentralen Nervensystem Rückmeldung über die Gelenkstellung.

13.2.4 Sehnen

Aufgaben

Die Sehnen (Tendines, Einzahl: Tendo) verbinden die Muskeln mit den Knochen und bewirken so, dass aus Muskelkraft eine **Bewegung** entsteht oder ein Teil des Skelettsystems fixiert wird. Da die Sehnen aus dem Bindegewebe hervorgehen, das den Muskel und die Muskelfasern umgibt, gelten sie anatomisch als **Teil des Muskels**.

Es werden Ursprungssehnen und Ansatzsehnen unterschieden. Die **Ursprungssehne** ist die Sehne, die näher an der Körpermitte befestigt ist, die **Ansatzsehne** ist diejenige, die weiter von der Körpermitte entfernt ist. An den Gliedmaßen gilt außerdem, dass die Ursprungssehne den Muskel an dem Gelenkpartner befestigt, der während der Gelenkbewegung seine Position nicht verändert. Die Ansatzsehne überträgt den Muskelzug auf den anderen Gelenkpartner, der sich dadurch bewegt. Dies wird deutlich, wenn man sich z. B. das Beugen des Ellenbogens anschaut: Schulter und Oberarm bewegen sich dabei nicht, nur der Unterarm hebt sich. Die Ursprungssehnen sind dabei diejenigen Sehnen, welche die beteiligte Muskulatur mit dem Oberarmknochen und/oder den Schulterknochen verbinden, während die Ansatzsehnen am Unterarmknochen befestigt sind.

Aufbau

Je nach Funktion und Form des Muskels, zu dem sie gehören, können die Sehnen unterschiedlich geformt sein. Die Sehnen der Arm- und Beinmuskeln sind meist lang und strangförmig (▶ **Abb. 13.60**), während die Sehnen der Rumpfmuskulatur häufig kurz und breit sind. Manche Rumpfmuskeln, z. B. die schrägen Bauchmuskeln, gehen in Sehnenplatten über, die als **Aponeurosen** bezeichnet werden.

Insbesondere große Muskeln, wie z. B. der Oberschenkelmuskel, können sehr viel Kraft entwickeln, die dann über die Sehne auf den Knochen übertragen wird. Deshalb sind die Stellen, an denen die Sehnen mit dem Knochen verbunden sind, oft großen Belastungen ausgesetzt. Viele Knochen weisen an den Sehnenansatzpunkten besondere Verstärkungen oder Strukturen auf, die Apophysen (S. 339). Dies sind z. B. kleine Knochenleisten (Cristae), eine aufgeraute Oberfläche (Tuberositas) oder ein Knochenhöcker (Tuberculum).

Viele lange Sehnen, z. B. die der Finger, überqueren mehrere Gelenke oder verlaufen über Knochenvorsprünge. Die Sehnen werden durch Strukturen unterstützt, die sie in ihrer Verlaufsrichtung halten und verhindern, dass zu viel Reibung entsteht:

Sehnenscheiden (Vaginae tendines) • Sie bestehen aus kollagenem Bindegewebe und bilden kleine Tunnel, die an der Knochenhaut befestigt sind und die Sehnen umgeben. Sie schützen die Sehnen, dienen als Führungskanal und verhindern, dass die Sehnen von ihrer vorgesehenen Verlaufsrichtung abweichen. Die innere Schicht der Sehnenscheiden bildet kleine Mengen an Synovia, die die Reibung zwischen Sehne und Sehnenscheide herabsetzt. Sehnenscheiden sind z. B. am Handgelenk für die Sehnen, die zur Hand ziehen, ausgebildet. Auch die Achillessehne läuft in einer Sehnenscheide.

Haltebänder (Retinacula) • Sie sind im Allgemeinen ringförmig angelegt und sorgen dafür, dass die Sehnen auch bei Beugung oder Streckung eines Gelenks eng am Knochen verlaufen und entsprechend umgelenkt werden (▶ **Abb. 13.11**). Retinacula kommen z. B. am Handgelenk, an Hand und Fingern, am Knöchel und an den Zehen vor.

Schleimbeutel (Bursae synoviales) • Sie sind mit Synovia gefüllte kleine Polster. Ihre Hülle ist ähnlich wie die Gelenkkapsel aufgebaut. Dort, wo Sehnen oder Muskeln über Knochen ziehen, polstern sie den Knochen ab und ermöglichen Sehne oder Muskel, ungehindert zu gleiten.

Sesambeine (Ossa sesamoideae) • Darunter versteht man rundliche Knochen, die in eine Sehne eingelagert sind. Sie kommen meist im Bereich eines Gelenkes vor und bewirken, dass die Sehne nicht direkt, sondern mit einem Abstand über das Gelenk läuft. Dies vermindert die Belastung der Sehne. Durch den Abstand vergrößert sich außerdem der Winkel, mit dem die Sehne am Knochen ansetzt. Dadurch verlängert sich der Hebelarm und der Muskel braucht weniger Kraft, um die Bewegung auszulösen. Das größte Sesambein ist die Kniescheibe, kleinere Sesambeine finden sich vor allem an den Fingern und Zehen.

Abb. 13.11 Funktion der Retinacula am Beispiel des Zeigefingers.

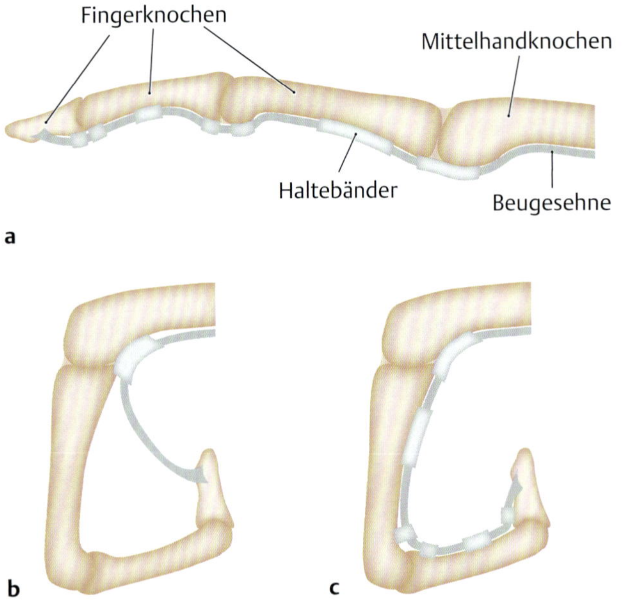

Die Beugesehne des Zeigefingers verläuft beim gestreckten Finger entlang der Fingerunterseite bis zum ersten Fingerglied (**a**). Beugt man jetzt den Finger, würde die Sehne – gäbe es die Haltebänder nicht – den kürzesten Weg zur Fingerspitze nehmen, und der wäre die gerade Linie von der Fingerwurzel zur Fingerspitze (**b**). Weil die Sehne aber durch die Retinacula am Knochen gehalten wird, muss sie jede Biegung des Fingers mitmachen und wird entsprechend umgelenkt (**c**). *Quelle: I care Anatomie, Physiologie. 2., aktualisierte Auflage. Stuttgart: Thieme; 2020.*

Feinbau

Die Sehnen gehen aus der Muskelfaszie (S. 354) hervor. Sie bestehen aus straffem kollagenem Bindegewebe (S. 100). Die Kollagenfasern sind bei langen Sehnen parallel und bei Aponeurosen gitterartig angeordnet. Jede Sehne wird von einer dünnen Bindegewebsschicht (**Paratendineum**, auch Epitendineum genannt) umgeben.

Sehnen können um max. 10 % ihrer Länge in entspanntem Zustand gedehnt werden.

Patho Kontrakturen

*Werden Gelenke über eine längere Zeit hinweg nicht bewegt, **verkürzen** sich die **Kollagenfasern** in den Sehnen, Bändern und der Gelenkkapsel. Folge dieser Gewebeschrumpfung, der sog. **Kontraktur**, ist eine eingeschränkte Beweglichkeit des Gelenks.*

Gefäßversorgung und Innervation

Sehnen enthalten nur sehr vereinzelt Blutgefäße. Sie werden hauptsächlich durch Diffusion versorgt und haben daher einen langsamen Stoffwechsel. Aus diesem Grund sind Sehnenverletzungen häufig langwierig und heilen nur langsam aus.

Sehnen werden über Nervenendigungen sensibel versorgt. Zusätzlich gibt es am Übergang vom Muskel zur Sehne die Golgi-Sehnenorgane (S. 356). Hierbei handelt es sich um Rezeptoren, die die Muskel- bzw. Sehnenspannung messen.

WISSEN TO GO

Sehnen

Die meisten Muskeln sind über **Ursprungs-** und **Ansatzsehnen** mit dem Knochen verbunden. Breite, flache Sehnen werden als **Aponeurosen** bezeichnet. Sehnen bestehen aus **kollagenem Bindegewebe** und werden über Diffusion versorgt.

Einige Sehnen verlaufen streckenweise in Bindegewebshüllen. Diese **Sehnenscheiden** schützen die Sehnen und dienen als Führungskanal. Auch **Haltebänder** sichern den korrekten Verlauf einer Sehne, indem sie dafür sorgen, dass die Sehne dicht am Knochen bleibt. Wenn Sehnen über Knochenvorsprünge ziehen, werden sie dort häufig von einem **Schleimbeutel** unterlagert, der als Polster dient.

13.3 Skelettmuskulatur

13.3.1 Aufgaben

Die Skelettmuskulatur ist dafür verantwortlich, dass sich der Körper oder Teile davon **bewegen**. Außerdem verrichtet sie **Haltearbeit**, bei der keine Bewegung stattfindet, z. B. bei der aufrechten Körperhaltung oder beim Halten eines Gegenstandes. Die Skelettmuskulatur macht etwa 40 % des Körpergewichts aus.

Da bei der Muskelarbeit ein großer Teil der Energie als Wärme frei wird, spielt die Skelettmuskulatur auch im **Wärmehaushalt** eine Rolle.

13.3.2 Aufbau

Ein einfach aufgebauter Muskel (Musculus, abgekürzt: M.) ist mehr oder weniger spindelförmig und besteht aus der Ursprungssehne, einem **Muskelbauch** (Venter musculi) und der Ansatzsehne (▶ **Abb. 13.12**).

Manche Muskeln besitzen mehrere Ursprungssehnen und Muskelbäuche, aber nur eine gemeinsame Ansatzsehne. Weil Ursprungssehne und Muskelbauch zusammen auch als Muskelkopf bezeichnet werden, heißen diese Muskeln **mehrköpfige Muskeln** (▶ **Abb. 13.12**). Beispiele für mehrköpfige Muskeln sind:

- zweiköpfig: der Bizeps als Beugemuskel des Ellenbogens auf dem vorderen Oberarm (M. biceps brachii),
- dreiköpfig: der Trizeps als Streckmuskel des Ellenbogens am hinteren Oberarm (M. triceps brachii),
- vierköpfig: der Quadrizeps als Streckmuskel des Knies auf dem vorderen Oberschenkel (M. quadriceps femoris).

Mehrbäuchige Muskeln bestehen ebenfalls aus mehreren Muskelbäuchen, diese sind aber im Gegensatz zu den mehrköpfigen Muskeln hintereinander angeordnet und über Zwischensehnen verbunden (▶ **Abb. 13.12**). Sie besitzen deshalb nur 1 Ursprungssehne. Beispiel für einen solchen Muskel ist der gerade Bauchmuskel (M. rectus abdominis). Bei gut trainierten Menschen sind seine einzelnen Muskelbäuche als „Sixpack“ am Bauch sichtbar.

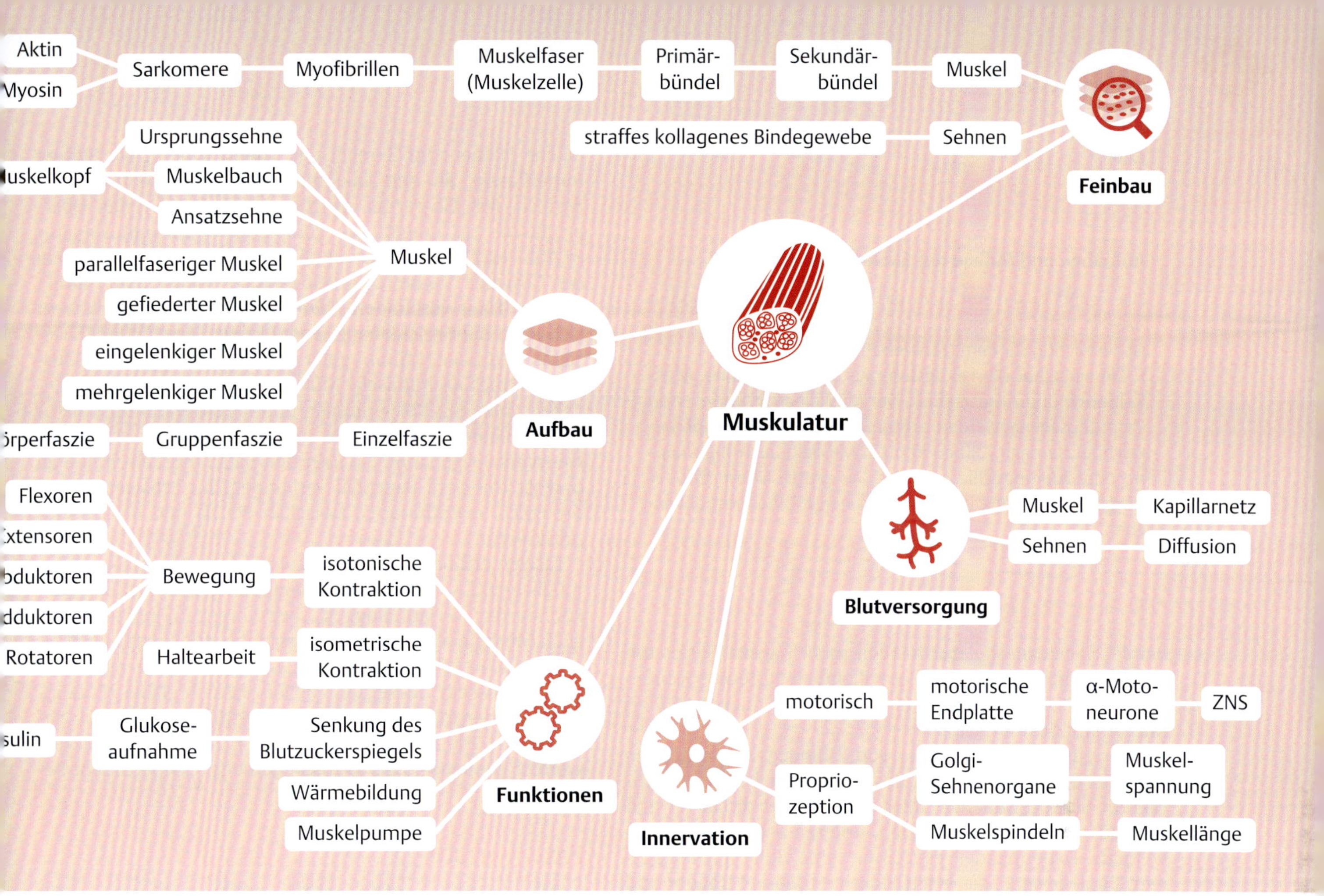

Abb. 13.12 Verschiedene Muskelformen.

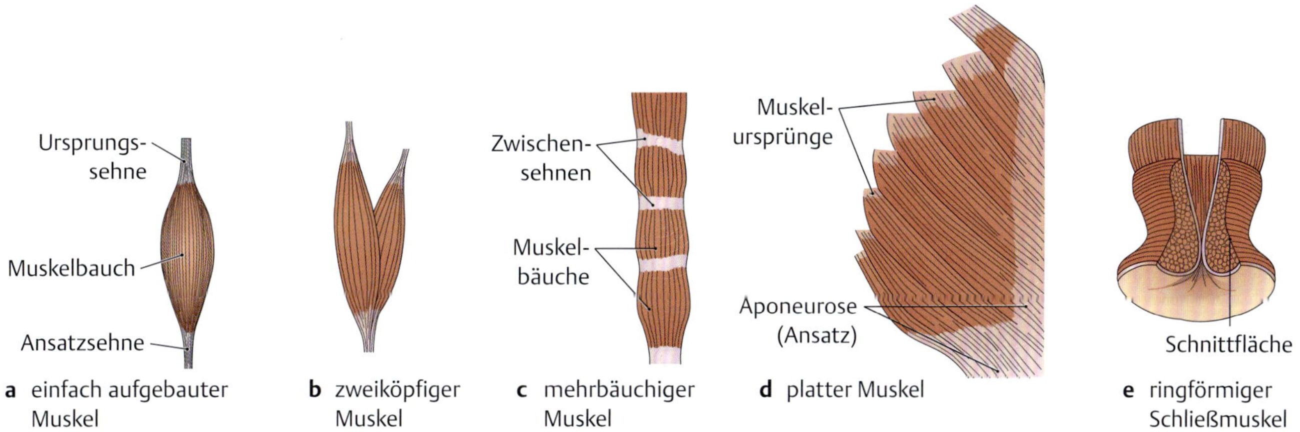

Der einfach aufgebaute Muskel besteht aus einer Ursprungssehne, einem Muskelbauch und einer Ansatzsehne (**a**). Mehrköpfige Muskeln besitzen mehrere Muskelbäuche mit je einer eigenen Ursprungssehne und einer gemeinsamen Endsehne (**b**). Mehrbäuchige Muskeln haben nur eine Ursprungs- und eine Ansatzsehne. Ihre Muskelbäuche sind hintereinander angeordnet und über Sehnen verbunden (**c**). Platte Muskeln setzen meist großflächig am Knochen an und haben deshalb keine klassische Ursprungssehne. Sie gehen häufig in eine Aponeurose über (**d**). Ringmuskeln besitzen weder eine Ursprungs- noch eine Ansatzsehne. Sie gehen aus der sie umgebenden Muskulatur hervor (**e**). *Quelle: Schünke M, Schulte E, Schumacher U. Prometheus. LernAtlas der Anatomie. Allgemeine Anatomie und Bewegungssystem. Illustrationen von K. Wesker und M. Voll. 6. Aufl. Stuttgart: Thieme; 2022.*

Neben der klassischen Muskelform gibt es noch weitere Formen, wie z. B. die flächenhaften, **platten Muskeln**, die häufig in einer Aponeurose (S. 351) enden, oder **Ringmuskeln**, die meist als Schließmuskeln dienen (▶ **Abb. 13.12**). Zu den platten Muskeln gehört z. B. der breite Rückenmuskel (M. latissimus dorsi), zu den Ringmuskeln der äußere Schließmuskel des Analkanals (M. sphincter ani externus).

WISSEN TO GO

Aufgaben und Aufbau der Skelettmuskulatur

Die Skelettmuskulatur dient dazu, den Körper zu **bewegen** bzw. in einer bestimmten Position zu **halten**. Außerdem ist sie wichtig für den **Wärmehaushalt**.

Ein einfacher Muskel besteht aus Ursprungssehne, **Muskelbauch** und Ansatzsehne. Der Muskelbauch und dessen Ursprungssehne werden zusammen als **Muskelkopf** bezeichnet. Je nach Aufbau können Muskeln auch mehrköpfig oder mehrbäuchig sein oder als **platte Muskeln** oder **Ringmuskeln** ganz von der typischen Muskelform abweichen.

13.3.3 Aufbau

Bei der Skelettmuskulatur handelt es sich ausnahmslos um **quergestreifte Muskulatur**, die willentlich gesteuert werden kann. Kap. 5.4.2 beschreibt den Feinbau der quergestreiften Muskulatur ausführlich.

Jeder einzelne Muskel wird von 2 Bindegewebsschichten umhüllt: Die untere Schicht, das **Epimysium**, besteht aus lockerem Bindegewebe. Sie liegt dem Muskel direkt an und verbindet ihn mit der nächsten, festeren Schicht, der **Muskelfaszie**. Dabei handelt es sich um eine Hülle aus kollagenem Bindegewebe, die jeden einzelnen Muskel umgibt und deshalb auch als **Einzelfaszie** bezeichnet wird. Mehrere Muskeln können zusätzlich durch weitere Faszien, die sog. **Gruppenfaszien**, zu Muskelgruppen zusammengefasst werden (▶ Abb. 13.13). Gruppenfaszien kommen insbesondere bei der Muskulatur der Gliedmaßen vor.

Die oberflächlichste Faszie umhüllt die Muskulatur des gesamten Körpers. Sie wird in ihrer Gesamtheit als **allgemeine Körperfaszie** bezeichnet, ihre einzelnen Abschnitte haben eigene Namen: Im Bereich des Rumpfes heißt sie **äußere Rumpffaszie**, an den Gliedmaßen **Extremitätenfaszie**. Im Bereich des Oberarms spricht man z. B. von der Oberarmfaszie, sie umgibt die komplette Oberarmmuskulatur (▶ Abb. 13.13). Eine Ausnahme bilden die meisten Muskeln des Gesichts: Sie besitzen keine Faszie, sondern sind direkt mit der Haut verbunden. Wenn sie sich bewegen, bewegt sich auch die Gesichtshaut, wodurch die verschiedenen Gesichtsausdrücke (Mimik) entstehen. Daher wird diese Muskulatur auch als mimische Muskulatur (S. 364) bezeichnet.

Zwischen den Körperhöhlen und deren Wandmuskulatur liegt die **innere Rumpffaszie**. Im Bauchraum wird sie **Fascia transversalis** genannt. Sie liegt den Bauchmuskeln innen an und ist mit dem Bauchfell verbunden. Im Brustraum liegt die **Fascia endothoracica** zwischen Pleura und Brustwandmuskulatur.

Faszien erfüllen im Körper verschiedene Aufgaben: Sie ermöglichen das Gleiten der Muskeln in ihrer Umgebung oder können den Verlauf eines Muskels vorgeben. Einige dienen auch Muskeln als Ansatz oder Ursprung, z. B. entspringen einige Bauchmuskeln an der gemeinsamen Faszie der tiefen Rückenmuskeln. Außerdem helfen Faszien dabei, Entzündungen oder Infektionen auf ein bestimmtes Gebiet zu beschränken. Die Faszie und die von ihr umgebenen Muskeln werden gemeinsam als **Muskelloge** oder Kompartiment bezeichnet.

Abb. 13.13 Muskel-, Gruppen- und Extremitätenfaszie.

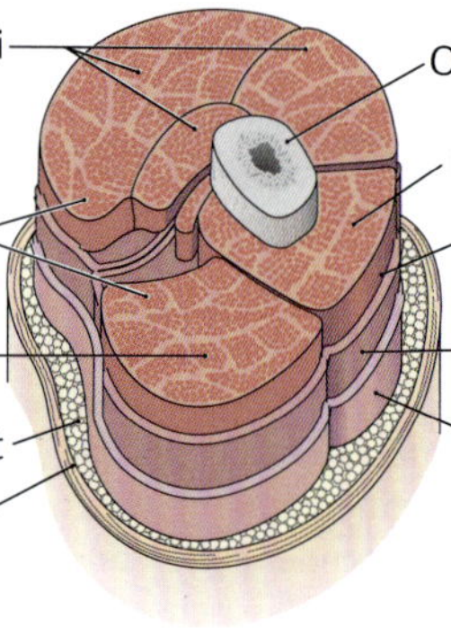

Hier dargestellt an einem Querschnitt durch den Oberarm. Im hinteren Bereich liegt die Streckmuskulatur (M. triceps brachii), im vorderen Bereich die Beugemuskeln (M. biceps brachii und M. brachialis). Die Sekundärbündel, die vom Perimysium umhüllt werden, sind gut zu erkennen. Die Sekundärbündel jedes Muskels bzw. Muskelkopfes werden vom Epimysium und der Muskelfaszie umgeben. Die 3 Köpfe des Trizeps werden von einer Gruppenfaszie gebündelt, genauso der M. brachialis und der M. biceps brachii. Über den beiden Gruppenfaszien liegt die Oberarmfaszie, die alle Oberarmmuskeln gemeinsam umgibt. Sie liegt direkt unter der Fettschicht der Unterhaut. *Quelle: Schünke M, Schulte E, Schumacher U. Prometheus. LernAtlas der Anatomie. Allgemeine Anatomie und Bewegungssystem. Illustrationen von K. Wesker und M. Voll. 6. Aufl. Stuttgart: Thieme; 2022.*

Faserverlauf

Je nachdem, in welchem Winkel die Muskelfasern an der Sehne ansetzen, kann man den parallelfaserigen Muskel vom gefiederten Muskel unterscheiden (▶ Abb. 13.14). Beim **parallelfaserigen Muskel** verlaufen die Muskelfasern in derselben Richtung wie die Sehne und setzen alle zusammen am Endpunkt der Sehne an. Beim **gefiederten Muskel** ziehen die Muskelfasern schräg auf die Sehne zu und setzen nicht oben, sondern seitlich an der Sehne an. Wenn sie nur auf einer Seite der Sehne ansetzen, spricht man von einem einfach gefiederten Muskel, kommen sie von beiden Seiten, von einem doppelt gefiederten Muskel. Durch die diagonale Anordnung der Muskelfasern hat ein gefiederter Muskel einen kleineren Querschnitt als ein vergleichbarer parallelfaseriger Muskel und braucht weniger Platz. Die meisten Muskeln sind gefiederte Muskeln.

Abb. 13.14 Parallelfaseriger und gefiederter Muskel.

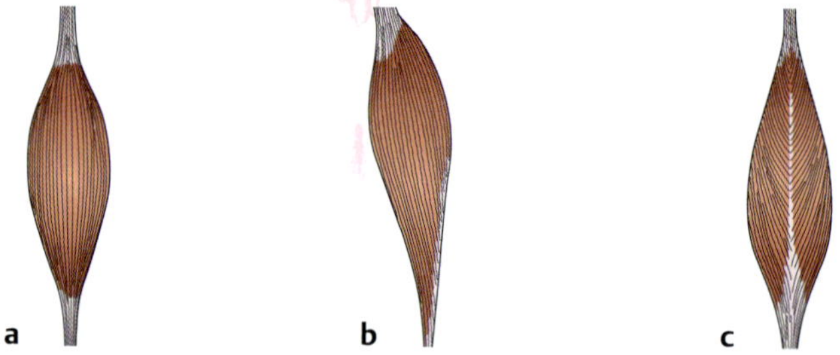

Beim parallelfaserigen Muskel laufen alle Muskelfasern parallel zur Sehne und setzen am Beginn der Ansatzsehne an (**a**). Beim gefiederten Muskel verlaufen sie schräg und setzen seitlich an einem längeren Sehnenabschnitt an. Beim einfach gefiederten Muskel (**b**) setzen sie von einer Seite, beim doppelt gefiederten Muskel (**c**) von beiden Seiten an. *Quelle: Schünke M, Schulte E, Schumacher U. Prometheus. LernAtlas der Anatomie. Allgemeine Anatomie und Bewegungssystem. Illustrationen von K. Wesker und M. Voll. 6. Aufl. Stuttgart: Thieme; 2022.*

Myoglobin

Die quergestreifte Muskulatur, also Skelett- und Herzmuskel, haben eine Besonderheit: Sie besitzen ein eigenes Transportsystem für Sauerstoff. Es handelt sich dabei um den roten Muskelfarbstoff (**Myoglobin**). Er besteht aus einem Protein, an das ein Eisen-Ion gebunden ist, und ist damit ähnlich aufgebaut wie der rote Blutfarbstoff, das Hämoglobin (S. 300). Das Eisen-Ion ist dafür verantwortlich, dass das Myoglobin Sauerstoff binden kann. Aufgabe des Myoglobins ist es, an der Zellmembran den Sauerstoff aus dem Blut aufzunehmen, ihn durch die Zelle zu den Mitochondrien zu transportieren und dort abzugeben.

WISSEN TO GO

Muskelfasern, Faszien und Myoglobin

Der Skelettmuskel ist aus **Muskelfasern** aufgebaut. Jede Faser entspricht einer einzelnen Muskelzelle. Die Muskelzellen enthalten roten Blutfarbstoff (**Myoglobin**), der den Sauerstoff von der Zellmembran zu den Mitochondrien transportiert.

Wenn die Muskelfasern dieselbe Verlaufsrichtung wie die Sehne haben, spricht man von einem **parallelfaserigen Muskel**. Bei einem **gefiederten Muskel** verlaufen die Fasern schräg auf die Sehne zu.

Jeder einzelne Muskel wird von einer eigenen **Muskelfaszie** aus kollagenem Bindegewebe umhüllt. Alle Muskeln gemeinsam umgibt die **allgemeine Körperfaszie**. Sie bildet die äußerste Faszienschicht des Körpers. Zwischen Brustfell und Brustwandmuskulatur bzw. Bauchfell und Bauchwandmuskulatur liegt die **innere Rumpffaszie**.

13.3.4 Gefäßversorgung und Innervation

Die Arterien, die den jeweiligen Muskel versorgen, ziehen – meist zusammen mit Venen und Nerven – durch die Muskelfaszie ins Muskelinnere. Im Endomysium zweigen sie sich in Kapillaren auf, die den Stoffaustausch an den einzelnen Muskelfasern ermöglichen.

Die Skelettmuskulatur kann **willkürlich** über das zentrale Nervensystem gesteuert werden (S. 428). Jeder Muskel wird dabei von nur einem bestimmten Nerv versorgt. Ein Nerv dagegen kann für mehrere Muskeln oder ganze Muskelgruppen zuständig sein. Das ist sinnvoll, da für die meisten Bewegungen nicht nur einer, sondern mehrere Muskeln eingesetzt werden. Sie können so gleichzeitig über nur einen Nerv aktiviert werden.

WISSEN TO GO

Innervation der Muskelzellen

Jede Muskelzelle kann nur über 1 bestimmten Nerv erregt werden. Umgekehrt kann dieser Nerv mehrere Muskelzellen oder sogar Muskeln gleichzeitig erregen.

13.3.5 Funktionen

Bewegungen werden nicht von einem einzelnen Muskel verursacht, sondern von mehreren Muskeln, die gleichzeitig aktiv sind. Die Muskeln, die eine bestimmte Bewegung verursachen, werden bei dieser Bewegung als **Agonisten** bezeichnet. Die Muskeln, die der Bewegung der Agonisten entgegenwirken, heißen **Antagonisten**.

Ob ein Muskel als Agonist oder als Antagonist wirkt, hängt von der Bewegung ab. Bei der Beugung des Kniegelenks z. B. sind die Beugemuskeln des Knies die Agonisten und die Streckmuskeln des Knies die Antagonisten. Streckt man dagegen das Kniegelenk, vertauschen sich die Rollen: Die Beugemuskeln sind die Antagonisten und die Streckmuskeln die Agonisten.

Neben den Agonisten und Antagonisten gibt es auch Muskeln, die eine bestimmte Bewegung zwar nicht selbst auslösen können, aber die Agonisten dabei unterstützen. Sie werden **Synergisten** genannt.

Bewegungsformen

Um eine Bewegung auslösen zu können, muss ein Muskel 2 oder mehr Knochen miteinander verbinden. Überbrückt der Muskel bzw. seine Sehne dabei nur 1 Gelenk, spricht man von einem **eingelenkigen Muskel**. Beispiele hierfür sind 3 der 4 Köpfe des vierköpfigen Oberschenkelmuskels (M. quadriceps femoris). Sie haben ihren Ursprung am Oberschenkelknochen und setzen am Schienbein an, überspannen also mit dem Knie nur ein Gelenk. **Mehrgelenkige Muskeln** bewegen dagegen mehrere Gelenke. Der Fingerstrecker (M. extensor digitorum) z. B. entspringt an den Knochen des Unterarms und zieht mit seiner Sehne über das Hand- und die Fingergelenke hinweg bis an den Knochen des letzten Fingerglieds.

Nach ihrer Wirkung kann man die Muskeln in folgende Funktionsgruppen einteilen:

- **Flexoren** (Beuger) bewirken die Beugung eines Gelenks.
- **Extensoren** (Strecker) strecken das Gelenk.
- **Abduktoren** (Abspreizer) spreizen eine Gliedmaße seitlich vom Körper weg.
- **Adduktoren** (Heranzieher) führen eine Gliedmaße seitlich an den Körper heran.
- **Rotatoren** (Dreher) führen Drehbewegungen aus.

Für einige wenige Skelettmuskeln gilt das oben Gesagte nicht. So überspannen die Muskeln, die im Gesicht für die Mimik verantwortlich sind, keine Gelenke. Einige von ihnen haben auch keinen knöchernen Ursprung oder Ansatz, sondern spalten sich von anderen Muskeln ab oder setzen an Faszien an.

WISSEN TO GO

Agonist und Antagonist, eingelenkig und mehrgelenkig

Muskeln, die eine bestimmte Bewegung verursachen, werden (für diese Bewegung) als **Agonisten** bezeichnet. Muskeln, die dieser Bewegung entgegenwirken, heißen **Antagonisten**.

Eingelenkige Muskeln überspannen und bewegen nur 1 Gelenk, **mehrgelenkige Muskeln** ziehen über mindestens 2 Gelenke.

Dynamische Bewegungen und Haltearbeit

Prinzipiell kann man 2 Arten der Muskelkontraktion unterscheiden:
- die isometrische Kontraktion und
- die isotonische Kontraktion.

Bei der **isometrischen Kontraktion** spannt sich der Muskel an, allerdings **ohne** sich dabei zu verkürzen. Es entsteht also keine Bewegung, der Muskel übt vielmehr eine **Haltefunktion** aus. Eine isometrische Kontraktion tritt z. B. beim Festhalten eines Gegenstandes oder bei der aufrechten Körperhaltung auf. Bei der **isotonischen Kontraktion** verkürzt sich dagegen der Muskel, sodass eine **Bewegung** entsteht. In Wirklichkeit stellt die Muskelarbeit aber immer eine Mischung aus beiden Kontraktionsformen dar, bei der entweder der isometrische oder der isotonische Teil überwiegt.

Aber auch wenn der Muskel gerade nicht benutzt wird, ist er nicht völlig erschlafft. Vielmehr befindet sich jeder Muskel in einer Grundspannung, dem sog. **Ruhetonus**. Möchte jetzt ein Agonist eine Bewegung hervorrufen, muss er zunächst den Widerstand überwinden, der ihm durch den Ruhetonus des Antagonisten entgegengesetzt wird. Um das zu erreichen, muss er, bevor er sich verkürzen kann, seine Spannung so stark erhöhen, dass sie diejenige des Antagonisten übersteigt. Einer isotonischen Kontraktion geht daher immer eine isometrische Kontraktion zur Überwindung des Antagonistenwiderstandes voraus.

WISSEN TO GO

Isometrische und isotonische Kontraktion

Bei der **isometrischen Kontraktion** spannt sich der Muskel an, ohne sich zu verkürzen. Es entsteht keine Bewegung, sondern der Muskel leistet Haltearbeit. Bei der **isotonischen Kontraktion** verkürzt sich der Muskel, und es entsteht eine Bewegung.

Willentliche und nicht willentliche Bewegungen

Die Nerven, die eine Muskelbewegung auslösen, werden als **α-Motoneurone** bezeichnet. Sie bestehen aus **motorischen Nervenfasern**. Ihre Zellkörper liegen im Rückenmark, ihre Axone ziehen zum Muskel. Dort verzweigen sie sich so stark, dass sie viele einzelne Muskelfasern mit jeweils einem kleinen Endast erreichen.

Bei Muskeln, die für feine, komplizierte Bewegungen zuständig sind, wie z. B. die Hand- oder die Augenmuskeln, versorgt eine Nervenfaser etwa 100–300 Muskelfasern. Bei Muskeln, die eher grobe, einfache Bewegungen ausführen, wie z. B. die Oberschenkel- oder Rückenmuskeln, kann eine Nervenfaser bis zu 2000 Muskelfasern innervieren. Das α-Motoneuron und die von ihm innervierten Muskelfasern werden auch unter dem Begriff **motorische Einheit** zusammengefasst.

Die Information, dass eine Bewegung ausgelöst werden soll, kann entweder aus dem Gehirn oder direkt aus dem Rückenmark stammen:

Die Signale zu bewussten bzw. **willentlichen Bewegungen** gehen von bestimmten Bereichen des Gehirns aus und erreichen die α-Motoneurone über spezielle Nervenfaserbündel im Rückenmark, die sog. Pyramidenbahn (S. 428).

Es gibt aber auch Bewegungen und Bewegungsabläufe, die **nicht** willentlich geplant werden, sondern **unbewusst** ablaufen. Dazu gehört z. B. das Schwingen der Arme beim Gehen, aber auch die Korrektur oder das Beibehalten der Körperhaltung. Die Signale für diese Bewegungen werden zum Teil ebenfalls vom Gehirn ausgesendet, erreichen aber das α-Motoneuron über andere Nervenfaserbündel im Rückenmark, die sog. extrapyramidalen Bahnen (S. 428).

Bei den Reflexen (S. 444) verhält es sich anders. Hier stammt die Information aus dem Rückenmark selbst. Dabei werden Reize aus der Muskulatur, den Organen oder der Haut zum Rückenmark geleitet und dort verarbeitet. Ohne Beteiligung des Gehirns wird dann über die α-Motoneurone eine Reaktion ausgelöst. Auch einige unbewusste Bewegungen werden direkt von speziellen Nervenzellen des Rückenmarks, den Interneuronen (S. 444), gesteuert, ohne dass das Gehirn einbezogen wird.

WISSEN TO GO

Bewegungsauslösung

Der Befehl zu einer **bewussten Bewegung** geht vom Gehirn aus und wird über bestimmte Nervenbahnen im Rückenmark an die Zielmuskeln weitergegeben. Im Gegensatz dazu werden Bewegungen, die Teil eines **Reflexes** sind, direkt vom Rückenmark gesteuert. Bei **unbewussten Bewegungen** gibt es beides: Sie werden zum Teil vom Gehirn und zum Teil vom Rückenmark ausgelöst.

Tiefensensibilität und Muskeldehnungsreflex

Viele der unbewussten Bewegungen und einige Reflexe sind eine Antwort auf eine Veränderung der Muskelspannung und der Muskellänge. Auch für die Ausführung und die Kontrolle willkürlicher Bewegungen ist es wichtig, dass Muskelspannung und Muskellänge jederzeit bekannt sind. Diese Eigenwahrnehmung des Körpers wird Tiefensensibilität oder Propriozeption (S. 474) genannt. An ihr sind hauptsächlich 2 Rezeptortypen beteiligt:
- **Golgi-Sehnenorgane:** Sie sind mit der Sehne verbunden und messen die **Muskelspannung**.
- **Muskelspindeln:** Sie winden sich um spezielle Muskelfasern und messen die **Muskellänge**.

Für die Messung der Muskelspannung sind beim **Golgi-Sehnenorgan** die Kollagenfasern der Sehne mit feinen freien Nervenendigungen vernetzt. Die Nervenendigungen vereinigen sich zu einer Nervenfaser, die zusammen mit den Nervenfasern der anderen Golgi-Sehnenorgane des Muskels zum Rückenmark zieht. Wenn sich der Muskel anspannt, wird auch die Sehne gespannt. Dies wird von den Nervenendigungen des Golgi-Sehnenorgans wahrgenommen, die wiederum die Information an das Rückenmark weitergeben.

Auch an der Messung der Muskellänge durch die **Muskelspindeln** sind freie Nervenendigungen beteiligt. Sie wickeln sich wie eine Spirale um spezielle (sog. intrafusale) Muskelfasern, die in Gruppen von 3 bis 12 Fasern in einer Bindegewebskapsel zwischen den normalen (sog. extrafusalen) Muskelfasern liegen. Die intrafusalen Muskelfasern können sich nicht selbstständig zusammenziehen, sondern folgen den Längenänderungen der umliegenden normalen Muskelfasern. Wenn diese sich dehnen, dehnen sich auch die intrafusalen Muskelfasern, erschlaffen die extrafusalen Fasern, erschlaffen auch die intrafusalen. Die Längenänderungen werden von den Muskelspindeln wahrgenommen und die Information über Nervenfasern an das Rückenmark weitergegeben. Je nach Größe kann ein Muskel bis zu 600 Muskelspindeln enthalten.

Die Muskelspindeln sind auch für die **Muskeldehnungsreflexe** mitverantwortlich. Darunter versteht man die Eigenschaft des Muskels, sich als Reaktion auf einen Dehnungsreiz zusammenzuziehen. Schlägt man mit einem Reflexhammer leicht auf die Sehne eines Muskels, wird der Muskel kurz gedehnt. Diese Information wird über die Nervenfasern der Muskelspindeln in das Rückenmark weitergeleitet. Dort enden die Nervenfasern direkt am Zellkörper des α-Motoneurons, das für den betreffenden Muskel zuständig ist. Sie geben über ihre Synapse den Reiz an das α-Motoneuron weiter, das dann die Kontraktion des Muskels auslöst. Da nur 2 Nervenfasern und 1 Synapse an dem Reflex beteiligt sind, handelt es sich um einen monosynaptischen Reflex (S. 444). Der Muskeldehnungsreflex wird auch als **Muskeleigenreflex** bezeichnet, weil Reiz und Reaktion denselben Muskel betreffen. Der bekannteste Muskeldehnungsreflex ist der Patellarsehnenreflex (S. 444). Hierbei wird unterhalb der Kniescheibe kurz auf die Sehne des M. quadriceps femoris geschlagen. Daraufhin zieht sich der Muskel zusammen und das Bein streckt sich. Weitere Muskeldehnungsreflexe sind z. B. der Achillessehnenreflex oder am Oberarm der Bizeps- und der Trizepsreflex.

Muskelkontraktion und elektromechanische Kopplung

Die Weitergabe des elektrischen Signals von der Nerven- an die Muskelfaser erfolgt an den motorischen Endplatten (S. 111). Erreicht ein Aktionspotenzial (S. 119) über das α-Motoneuron die motorischen Endplatten, wird dort der Überträgerstoff **Acetylcholin** freigesetzt. Er bewirkt, dass Na^+ in die Muskelzellen strömt, woraufhin dort ein Aktionspotenzial entsteht und letztlich die gesamte Muskelfaser erregt wird. Dies führt dazu, dass das sarkoplasmatische Retikulum Ca^{2+} ins Zytosol freisetzt. Durch den Anstieg der Ca^{2+}-Konzentration können Aktin und Myosin miteinander reagieren, und der Muskel zieht sich zusammen. Die genauen Abläufe der elektromechanischen Kopplung werden in Kap. 5 (S. 111) beschrieben.

WISSEN TO GO

Tiefensensibilität

Über die Tiefensensibilität (**Propriozeption**) misst der Körper die Muskelspannung und die Muskellänge. Dafür gibt es spezielle Rezeptoren: die **Golgi-Sehnenorgane** an den Sehnen für die Muskelspannung und die **Muskelspindeln** an den Muskelfasern für die Muskellänge. Sie geben ihre Informationen über Nerven an das Rückenmark weiter.

Wird ein Muskel plötzlich kurz gedehnt, zieht er sich sofort zusammen. Diese Reaktion wird als **Muskeldehnungsreflex** bezeichnet. Hierbei melden die Muskelspindeln die Dehnung ans Rückenmark, das dann über motorische Nervenfasern die Kontraktion desselben Muskels auslöst.

Regulation des Blutzuckerspiegels

Die Skelettmuskulatur trägt dazu bei, dass sich nach einer Mahlzeit der Blutzuckerspiegel schnell wieder normalisiert. Unter dem Einfluss von Insulin (S. 281) wird Glukose aus dem Blut in die Muskelzellen transportiert, wo sie in **Glykogen** umgewandelt wird. Glykogen dient dem Muskel als Energiequelle. Im Gegensatz zur Leber setzt er deshalb bei niedrigem Blutglukosespiegel **keine** Glukose ins Blut frei.

Wärmeproduktion

Damit der Muskel arbeiten kann, benötigt er ATP (S. 27). Die Prozesse, die bei der Bildung von ATP im Muskel ablaufen, sind katabole Reaktionen, d. h., es wird Energie freigesetzt. Von dieser Energie wird aber nur rund ⅓ im ATP gespeichert. Die restlichen ⅔ werden als Wärme frei.

Wenn sie nicht arbeitet, verbraucht die Muskulatur relativ wenig ATP. Deshalb macht in **Ruhe** die Wärme, die von den Muskeln erzeugt wird, nur ca. 20 % der Wärme aus, die der Körper insgesamt produziert. Der größte Anteil der Wärme (ca. 56 %) stammt in Ruhe aus den Organen der Brust-, Bauch- und Beckenhöhle. Bei **Muskelarbeit** sieht die Situation anders aus: Der ATP-Verbrauch steigt; es wird mehr ATP im Muskel gebildet und damit auch mehr Energie als Wärme abgegeben. Deshalb kann bei körperlicher Arbeit der Anteil der Körperwärme, der von der Muskulatur erzeugt wird, auf bis zu 90 % der Gesamtwärme wachsen.

Dass bei Muskelarbeit Wärme entsteht, ist für den Körper vor allem für die Temperaturregulation (S. 480) nützlich. Wenn die Körpertemperatur unterhalb eines bestimmten Wertes sinkt, setzt **Kältezittern** ein. Dabei handelt es sich um unwillkürliche Muskelzuckungen, bei denen Wärme freigesetzt wird. Natürlich wirken auch willkürliche Bewegungen dem Frieren entgegen, was man gut an sich selbst beobachten kann: Wenn man im Winter im Freien herumsteht, friert man schneller, als wenn man herumläuft.

WISSEN TO GO

Rolle der Muskulatur im Stoffwechsel

Nach den Mahlzeiten nimmt die Muskulatur **Blutglukose** auf, wodurch der Blutzuckerspiegel sinkt. Außerdem erzeugt sie bei der ATP-Bildung für die Muskelarbeit **Wärme**. Wenn man sich bewegt, macht diese Wärme einen großen Anteil der Gesamtkörperwärme aus.

13.3.6 Muskelstoffwechsel

Damit sich Aktin und Myosin gegeneinander verschieben können und eine Kontraktion zustande kommt, benötigt der Muskel **ATP**. Der ATP-Vorrat, der in einem Muskel nach einer Ruhephase vorhanden ist, reicht aber nur für eine Muskelarbeit von etwa 5 s aus. Wenn der Muskel länger arbeiten soll, muss während der Muskelaktivität neues ATP gebildet werden. Dies kann prinzipiell auf 2 Wegen erfolgen:

- **anaerob**, d. h. ohne Beteiligung von Sauerstoff, oder
- **aerob**, d. h. mit Sauerstoffverbrauch.

Anaerobe ATP-Gewinnung

Bei körperlicher Arbeit steigt der Sauerstoffbedarf der Muskulatur. Damit mehr Sauerstoff die Muskeln erreicht, erhöht sich die Herzfrequenz – bei leichter Belastung auf ca. 130 Schläge/min, bei Maximalbelastungen altersabhängig auf bis zu 200 Schläge/min. Außerdem steigt das Schlagvolumen und damit verbunden auch das Herzzeitvolumen (S. 137). Gleichzeitig nimmt das Atemzeitvolumen auf bis zu 100 l/min zu. Das Herz-Kreislauf-System braucht allerdings etwa 2–3 min, bis es sich an die neue Situation angepasst hat. In dieser Zeit steht dem Muskel zu wenig Sauerstoff zur Verfügung, sodass er ATP zunächst unter **anaeroben Bedingungen** produzieren muss. Dazu bedient er sich zweier Mechanismen:

1. Aufspaltung von **Kreatinphosphat** in Kreatin und Phosphat,
2. Glykogenolyse mit anschließender **anaerober Glykolyse**.

Zuerst setzt die ATP-Gewinnung durch die Spaltung von Kreatinphosphat ein. Die anaerobe Glykolyse startet aber bereits, während noch Kreatinphosphat gespalten wird (▶ **Abb. 13.15**).

Kreatinphosphat entsteht im ruhenden Muskel, wenn weniger ATP verbraucht wird als entsteht. Ein Phosphatrest des überschüssigen ATP verbindet sich mit Kreatin zu Kreatinphosphat, das ATP wird dabei zu ADP (S. 27). Kreatin wird in der Leber und der Niere u. a. aus Aminosäuren gebildet und gelangt über das Blut in den Muskel. Sobald nach Einsetzen der Muskelarbeit die ATP-Speicher erschöpft sind, kehrt sich die Reaktion um und aus Kreatinphosphat und ADP wird wieder Kreatin und ATP. Für diese Reaktion, die im Zytosol abläuft, ist kein Sauerstoff notwendig.

Da die Bildung von ATP aus Kreatinphosphat sehr schnell erfolgt, kann der Muskel in dieser Phase seine **maximale Leistung** (Arbeit pro Zeit) erreichen. Denn die Leistung, die ein Muskel erbringen kann, ist umso höher, je schneller ATP bereitgestellt wird. Allerdings ist der Vorrat des Muskels an Kreatinphosphat begrenzt, er reicht nur für ca. 20 s maximaler Muskelarbeit aus.

Zusammen können das gespeicherte und das aus Kreatinphosphat gewonnene ATP damit den Bedarf für **kurze, intensive Belastungen** von wenigen Sekunden decken (z. B. beim 100-Meter-Lauf).

! *Merke* Muskelleistung und ATP-Verbrauch

Je mehr ATP pro Zeiteinheit gebildet wird, desto höher die mögliche Muskelleistung. Je höher allerdings die Leistung ist, desto kürzer kann sie erbracht werden.

Abb. 13.15 ATP-Gewinnung im Skelettmuskel.

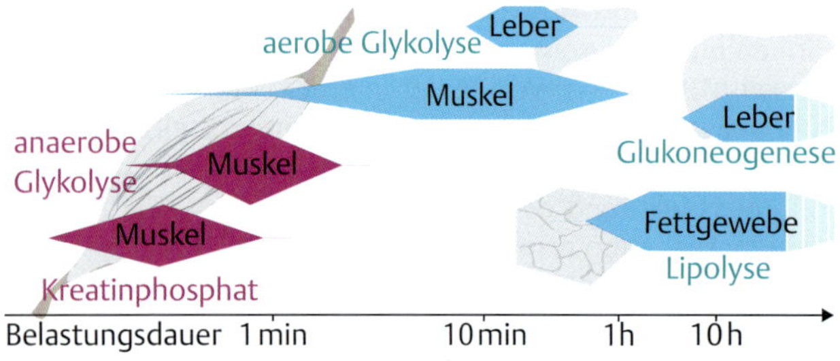

Mit dem Abbau von Kreatinphosphat, der aeroben und der anaeroben Glykolyse, der Glukoneogenese und der Lipolyse stehen dem Körper verschiedene Möglichkeiten der Energiegewinnung zur Verfügung, die z. T. parallel genutzt werden. Anaerobe Prozesse sind hier lila, aerobe blau dargestellt. *Quelle: Gekle M. et al. Taschenlehrbuch Physiologie. Stuttgart: Thieme; 2015.*

Dauert die Belastung länger, stellt der Muskel auf Energiegewinnung aus Kohlenhydraten um. Dazu setzt er zunächst aus dem Muskelglykogen (S. 31) Glukose frei. Diese wird zu Pyruvat abgebaut, wobei ATP entsteht. Wegen des fehlenden Sauerstoffs wird das entstandene Pyruvat aber nicht wie bei der aeroben Glykolyse in den Mitochondrien vollständig zu CO_2 und H_2O verstoffwechselt, sondern im Rahmen der anaeroben Glykolyse (S. 30) im Zytosol in Milchsäure (**Laktat**) umgewandelt, die ins Blut abgegeben wird. Da der unvollständige Abbau der Glukose zu Laktat schneller geht als der vollständige zu CO_2 und H_2O, kann ATP bei der anaeroben Glykolyse schneller bereitgestellt werden als bei der aeroben. Die Leistung des Muskels ist daher noch hoch, die maximale Leistungsfähigkeit wird allerdings nicht mehr erreicht. Durch die anaerobe Glykolyse kann der Muskel den ATP-Bedarf ca. 2 min lang decken.

Aerobe ATP-Gewinnung

Mit der ATP-Gewinnung über anaerobe Mechanismen kann die Zeit, die das Herz-Kreislauf-System benötigt, um den Muskel wieder ausreichend mit Sauerstoff zu versorgen, weitestgehend überbrückt werden. Sobald wieder **aerobe Bedingungen** herrschen, wird ATP auf folgenden Wegen gebildet:

- Glykogenolyse oder Aufnahme von Glukose aus dem Blut mit anschließender **aerober Glykolyse**,
- **aerober Fettsäureabbau** (β-Oxidation).

Bei der **aeroben Glykolyse** wird Glukose – ebenfalls über Pyruvat – vollständig abgebaut. Dabei entsteht kein Laktat, sondern CO_2 und H_2O. Auch die Glukose für die aerobe Glykolyse stammt zunächst aus dem Glykogenspeicher des Muskels. Ist dieser nach ca. 10 min erschöpft, wird Glukose aus dem Blut in die Muskelzellen aufgenommen. Diese Glukose stammt hauptsächlich aus der Leber, die sie entweder aus dem Leberglykogen (S. 211) freisetzt oder im Rahmen der Glukoneogenese (S. 31) neu bildet. Als Ausgangsstoff für die Glukoneogenese kann die Leber u. a. das Laktat verwenden, das bei der anaeroben ATP-Gewinnung entsteht.

Die Leistung des Muskels liegt bei aerober Glykolyse nur noch bei ca. ¼ seiner maximalen Leistungsfähigkeit. Einerseits entsteht durch den aeroben Abbau des Pyruvats zu CO_2 und H_2O zwar mehr ATP als bei der anaeroben Glykolyse, andererseits laufen diese Reaktionen relativ langsam ab. Die Glykogenvorräte von Muskel und Leber reichen dementsprechend auch länger, nämlich für eine Muskelaktivität von 1–2 Stunden. Über die Glukoneogenese kann sogar noch länger Energie bereitgestellt werden (▶ **Abb. 13.15**).

Als weitere Energiequelle neben der Glukose kann der Muskel auf Fett zurückgreifen. Dabei verstoffwechselt er **freie Fettsäuren** im Rahmen der β-Oxidation (S. 33) aerob zu CO_2 und H_2O. Bei dieser Art der ATP-Gewinnung wird die Energie nur langsam frei, weshalb nur noch etwa 10 % der Maximalleistung erreicht werden können. Diese Leistung kann allerdings wegen der großen Fettreserven des Körpers über einen langen Zeitraum (Stunden bis Tage, ▶ **Abb. 13.15**) aufrechterhalten werden.

Auch bei der aeroben ATP-Gewinnung darf man es sich nicht so vorstellen, dass zunächst die Glykogenspeicher von Muskel und Leber verbraucht werden und dann erst das Fett verbrannt wird. Vielmehr werden Glukose und Fettsäuren gleichzeitig genutzt. Welcher Brennstoff vorwiegend verbraucht wird, hängt von der Belastung ab: Bei stärkerer Belastung im aeroben Bereich überwiegt die Kohlenhydratverbrennung, bei geringerer Belastung die Fettverbrennung.

Blitzlicht Praxis „Fatburning-Tempo"

Im Zusammenhang mit Joggen und Abnehmen hört man oft den Satz: „Nur so schnell laufen, dass ihr euch dabei noch unterhalten könnt." Dieser Tipp zielt genau auf das ab, was oben beschrieben wurde: Fett wird vor allem bei ***geringer Belastung im aeroben Bereich*** *abgebaut. Und solange man genug Luft hat, um beim Laufen zu reden, kann man ziemlich sicher sein, im aeroben Bereich zu laufen. Weil bei diesem Lauftempo die Fettverbrennung besonders aktiv ist, wird es gerne auch als „Fatburning-Tempo" (Fettverbrennungs-Tempo) bezeichnet. Der Puls ist bei dieser Art der Belastung nur leicht erhöht (etwa 90–110 Schläge/min).*

WISSEN TO GO

ATP-Gewinnung im Muskel

Der Muskel kann auf 2 verschiedene Arten ATP herstellen: mit Verbrauch von Sauerstoff (**aerob**) oder ohne (**anaerob**). Als Energiequellen dienen hauptsächlich Kreatinphosphat, Glykogen und Fettsäuren. Dabei wird **Kreatinphosphat** immer anaerob abgebaut, **Fettsäuren** dagegen immer aerob. **Glykogen** (vielmehr die daraus freigesetzte Glukose) kann auf beiden Wegen abgebaut werden.

Zu Beginn der körperlichen Arbeit überwiegt die anaerobe ATP-Gewinnung aus Kreatinphosphat und aus der anaeroben Glykolyse. In dieser Phase wird über einen kurzen Zeitraum eine große Menge an Energie bereitgestellt.

Sobald das Herz-Kreislauf-System sich der Belastung angepasst hat und mehr Sauerstoff zu den Muskeln transportiert, stehen die aerobe Glykolyse und die Fettverbrennung im Vordergrund. Jetzt werden geringere Energiemengen bereitgestellt, aber dafür über einen längeren Zeitraum.

Muskelarbeit und Laktat

Auch wenn es oben zum besseren Verständnis getrennt dargestellt wurde, muss man sich länger andauernde Muskelarbeit immer als eine **Mischung aus aerober und anaerober ATP-Gewinnung** vorstellen. Die anaerobe Glykolyse läuft nämlich nicht – wie früher angenommen – nur dann ab, wenn zu wenig Sauerstoff im Muskel vorhanden ist, sondern in geringerem Umfang auch bei ausreichendem Sauerstoffangebot. Denn auch Laktat (S. 211) kann als Energiequelle dienen:

- Die **Leber** nutzt Laktat zur Glukoneogenese. Die entstehende Glukose kann wieder vom Muskel als Energiequelle verwendet werden.
- Die **Herzmuskelzellen** decken bei hohen Laktatspiegeln bis zu 60 % ihres Energiebedarfs über den Abbau von Laktat.
- Bestimmte Muskelfasern (S. 360) können das im Muskel entstehende Laktat direkt zur Energiegewinnung oder zur Glukoneogenese nutzen.

Ursache für die Entstehung von Laktat auch unter eigentlich aeroben Bedingungen ist vermutlich die Menge an Pyruvat, die während der Glykolyse entsteht. Bei der aeroben Glykolyse wird das Pyruvat in den Mitochondrien unter Sauerstoffverbrauch zu CO_2 und H_2O abgebaut. Entsteht nun wegen des hohen Glukoseverbrauchs viel Pyruvat, können die Mitochondrien das Pyruvat nicht schnell genug abbauen. Das überschüssige Pyruvat wird dann anaerob in Laktat umgewandelt.

Auch wenn aerobe und anaerobe Prozesse gleichzeitig ablaufen, kann je nach geforderter Leistung bei der Muskelarbeit der eine oder der andere Stoffwechselweg überwiegen. Bei leichter Ausdauerarbeit stehen die aeroben Prozesse im Vordergrund, während die anaerobe Energiegewinnung bei intensiverer Belastung vorherrscht.

Die ATP-Gewinnung über **vorwiegend aerobe Mechanismen** funktioniert nur, solange über die gesteigerte Durchblutung so viel Sauerstoff zur Muskulatur transportiert werden kann, wie diese benötigt. In diesem Fall stellt sich ein Gleichgewicht zwischen Sauerstoffverbrauch und Sauerstoffangebot ein, Herzfrequenz und Herzzeitvolumen steigen daher nicht mehr weiter an. In den gleichzeitig ablaufenden anaeroben Prozessen fällt nur so viel Laktat an, wie in den benachbarten Muskelzellen, der Leber und den Herzmuskelzellen verbraucht werden kann. Deshalb ist auch der Laktatspiegel weitestgehend stabil. Dieser Gleichgewichtszustand (Steady State) tritt v. a. bei **leichter, ausdauernder Muskelarbeit** ein. Trainierte können Laktat übrigens besser abbauen als Untrainierte, sodass sie den Steady State auch dann aufrechterhalten können, wenn der Anteil der anaeroben Prozesse steigt. Sie können daher über einen längeren Zeitraum höhere Leistungen erbringen.

Benötigt ein Muskel dagegen bei **schwerer Arbeit** mehr Sauerstoff, als über die gesteigerte Durchblutung herangeschafft werden kann, kehrt er verstärkt zur **anaeroben Energiegewinnung** zurück. Es wird mehr Laktat produziert, als abgebaut werden kann, wodurch der Laktatspiegel im Blut ansteigt und der Blut-pH-Wert sinkt. Im Gegensatz zur Situation bei leichter Tätigkeit stellt sich kein Gleichgewicht zwischen Sauerstoffversorgung und -verbrauch ein. Die Herzfrequenz nimmt zu, da das Herz versucht, noch mehr Sauerstoff zum Muskel zu transportieren. Durch die anhaltende Bildung von Laktat entsteht über die stoffwechselbedingte Ansäuerung des Blutes eine nicht respiratorische Azidose (S. 256). Es tritt Ermüdung ein, die allerdings mehr den Gesamtorganismus betrifft als die Muskulatur. Die Mechanismen, die zur Ermüdung des Muskels selbst führen, sind kompliziert und noch nicht vollständig erforscht. Laktat spielt dabei vermutlich nur eine untergeordnete Rolle.

Patho Muskelkater

Zu Muskelkater kann es nach ungewohnter Muskelarbeit, aber auch nach Muskelkrämpfen oder Operationen kommen. Er ist die Folge sehr feiner Risse in den Muskelfasern (sog. ***Mikroläsionen****). Dadurch kann Wasser in die Zelle eindringen, und sie schwillt an. Durch den erhöhten Druck und durch Abbauprodukte, die während der Reparaturvorgänge in der Muskelzelle entstehen, werden Schmerzrezeptoren gereizt und der typische Muskelkater-Schmerz entsteht. Er ist meist am 2. Tag am stärksten und lässt dann langsam nach. Die frühere Erklärung, dass die Muskelzelle durch das entstehende Laktat geschädigt wird, wurde inzwischen widerlegt.*

WISSEN TO GO

Laktat

Bei der **anaeroben Glykolyse** entsteht Milchsäure (Laktat), die von Leber, Herzmuskelzellen und bestimmten Muskelfasern als Energiequelle genutzt werden kann. Bei leichter Arbeit wird so der größte Teil des im Muskel entstandenen Laktats sofort wieder abgebaut. Unter der Geburt steigt der Laktatwert beim Fetus an und kann somit auch als zusätzliches Beurteilungskriterium der fetalen Versorgung vor und unter Geburt hinzugezogen werden [17].

Fasertypen

Die einzelnen Fasern eines Skelettmuskels können sich hinsichtlich ihres Gehaltes an Mitochondrien (S. 60) und Myoglobin (S. 355) unterscheiden. Sie werden daher in 2 Gruppen eingeteilt: Typ-I-Fasern und Typ-II-Fasern. Ein Muskel besteht immer aus beiden Fasertypen, wobei ein Typ häufiger vorkommen kann als der andere. Ein Motoneuron versorgt allerdings immer nur Muskelfasern desselben Typs. Welcher Fasertyp im Muskel überwiegt, bestimmt, für welche Arbeit der jeweilige Muskel am besten geeignet ist.

Typ-I-Fasern • Sie werden auch **langsam zuckende Fasern** (Slow-twitch-Fasern) genannt, weil sie:
- nur langsam ermüden und
- sich relativ langsam zusammenziehen.

Daher sind Muskeln, die viele Typ-I-Fasern enthalten, gut für **Dauerleistungen** (z. B. Haltearbeit) geeignet, die keine schnellen, intensiven Bewegungen erfordern. Bei Teilen der Rückenmuskulatur und bei den Zwischenrippenmuskeln überwiegen beispielsweise die Typ-I-Fasern. Der Grund dafür, dass Typ-I-Fasern nur langsam ermüden, ist ihr hoher Gehalt an Mitochondrien. Diese können über den langsameren Abbau von Pyruvat zu CO_2 und H_2O im Rahmen der aeroben Glykolyse und über die Oxidation freier Fettsäuren längerfristig Energie bereitstellen. Weil diese Prozesse Sauerstoff verbrauchen, arbeiten Typ-I-Fasern am besten unter **aeroben Bedingungen**, also bei eher geringen Belastungen. Sie enthalten außerdem viel Myoglobin und haben damit eine relativ große Sauerstoffreserve. Der hohe Myoglobingehalt ist auch für die dunkle Farbe der Typ-I-Fasern verantwortlich. Wegen ihrer Farbe werden sie auch als **rote Fasern** bezeichnet.

Außer Glukose und Fettsäuren können die Typ-I-Fasern auch Laktat als Energiequelle nutzen. Das Laktat kann direkt aus den Typ-II-Fasern (s. u.), von denen es hauptsächlich gebildet wird, in die Typ-I-Fasern übertreten. Ein Teil des Laktats wird also direkt innerhalb des Muskels verbraucht und gelangt nicht ins Blut. Bei Hungerzuständen können Typ-I-Fasern auch auf Ketonkörper (S. 213) zur ATP-Gewinnung zurückgreifen.

Typ-II-Fasern • Sie werden auch als **schnell zuckende Fasern** (Fast-twitch-Fasern) bezeichnet. Sie
- ermüden schnell und
- ziehen sich schnell zusammen.

Sie sind für **schnelle, kurz andauernde, kraftvolle Bewegungen** zuständig. Sie enthalten mehr Myofibrillen als die Typ-I-Fasern. Zu den Muskeln, die viele Typ-II-Fasern enthalten, gehören z. B. der Bizeps des Oberarms (M. biceps brachii) und der große Gesäßmuskel (M. gluteus maximus). Die Typ-II-Fasern enthalten weniger Mitochondrien als die Typ-I-Fasern, weshalb sie schneller ermüden. Sie sind auch ärmer an Myoglobin und können ihre maximale Leistung im **anaeroben Bereich** bringen, also unter Sauerstoffmangel. Da sie deshalb Fettsäuren nur schlecht verwerten können, ist für sie der Glykogenspeicher besonders wichtig. Wegen ihres geringen Myoglobingehalts sind die Typ-II-Fasern fast weiß. Sie werden deshalb auch **weiße Fasern** genannt.

Regeneration

Nach Beendigung der Muskelaktivität bleibt der Sauerstoffbedarf noch eine Zeit lang erhöht, weshalb auch Puls und Atmung nicht sofort zu ihren Ruhewerten zurückkehren. Die Menge an Sauerstoff, die nach Belastungsende über den Ruhebedarf hinaus aufgenommen wird, wird als **EPOC** (excess postexercise oxygen consumption) bezeichnet. Dass nach einer Belastung mehr Sauerstoff aufgenommen werden muss, als im Ruhezustand eigentlich notwendig ist, hat verschiedene Ursachen, u. a.:
- Die **Sauerstoffschuld**, also der Sauerstoffmangel, der in der anaeroben Phase zu Beginn der Belastung entsteht, wird ausgeglichen.
- Die **O_2-Speicher** in Muskel und Blut (Myoglobin und Hämoglobin) werden wieder mit Sauerstoff gesättigt.
- Das entstandene **Laktat** wird abgebaut, wofür Sauerstoff benötigt wird.
- Die noch immer verstärkt arbeitende **Herz- und Atemmuskulatur** verbraucht mehr Sauerstoff.
- Der **Ruhetonus** der Muskeln ist häufig auch nach Belastungsende erhöht, dadurch verbraucht die Muskulatur weiterhin mehr Sauerstoff.
- Bei körperlicher Anstrengung werden mehr Katecholamine (S. 279) ausgeschüttet. Bis sie nach der Belastung abgebaut sind, steigern sie u. a. die Herzfrequenz und wirken aktivierend auf Stoffwechselprozesse, die Sauerstoff verbrauchen.

Dieser vermehrte Sauerstoffbedarf ist nach Belastungen im anaeroben Bereich größer als bei Belastungen im aeroben Bereich. Während der Regenerationsphase werden auch die ATP-, Glykogen- und Kreatinphosphatspeicher des Muskels wieder aufgefüllt, wobei ATP und Kreatinphosphat schon innerhalb weniger Sekunden neu gebildet werden.

WISSEN TO GO

Muskelfasertypen

Typ-I-Muskelfasern (rote oder langsame Fasern) enthalten viele Mitochondrien und viel Myoglobin. Sie sind vor allem für Ausdauerleistungen im aeroben Bereich geeignet. **Typ-II-Muskelfasern** (weiße oder schnelle Fasern) besitzen weniger Mitochondrien und Myoglobin, aber dafür mehr Myofibrillen. Sie sind wichtig für kurze, schnelle Bewegungen im anaeroben Bereich. Jeder Muskel verfügt über beide Fasertypen. Welcher Typ dabei überwiegt, bestimmt, welche Leistung ein Muskel erbringen kann.

13.3.7 Muskeldurchblutung

Wie gut ein Muskel durchblutet wird, hängt davon ab, ob er vorwiegend isometrische oder isotonische Arbeit (S. 356) verrichtet. Prinzipiell kann man sagen, dass ein isotonisch arbeitender Muskel besser durchblutet wird als ein isometrisch arbeitender Muskel.

Verkürzt sich der Muskel bei der **isotonischen Kontraktion**, vergrößert sich der Abstand der einzelnen Muskelfasern. Dadurch wird weniger Druck auf die zwischen den Fasern verlaufenden Blutgefäße ausgeübt. Sie können sich erweitern und der Blutfluss nimmt zu. Entspannt sich der Muskel wieder, werden die Blutgefäße stärker zusammengepresst. Bei isotonischen Bewegungen wechseln sich Kontraktion und Entspannung regelmäßig ab, sodass der wechselnde

Druck auf die Blutgefäße die Durchblutung unterstützt. Dieser Mechanismus wird als **Muskelpumpe** (▶ Abb. 7.6) bezeichnet. Er ist besonders für den Rücktransport des venösen Blutes aus den Beinen in Richtung Herz hilfreich. Hierbei üben die kontrahierenden Muskeln eine Pumpwirkung auf die Venen aus, sodass das Blut leichter von einer Venenklappe (S. 145) aufwärts zur nächsten fließt.

Bei der **isometrischen Arbeit** dagegen wechseln sich Kontraktion und Entspannung wesentlich seltener ab. Weil deshalb die Wirkung der Muskelpumpe wegfällt, sind isometrisch arbeitende Muskeln im Allgemeinen schlechter durchblutet. Allerdings bestehen diese Muskeln meist überwiegend aus Typ-I-Fasern, die viel Myoglobin enthalten. Dadurch besitzen sie eine größere Sauerstoffreserve und sind auf die schlechtere Durchblutung eingestellt.

WISSEN TO GO

Muskelpumpe

Durch den Wechsel zwischen Muskelentspannung und -anspannung nimmt der Druck auf die Blutgefäße im Muskel abwechselnd zu und ab. Nimmt er zu, wird das Blut im Gefäß weitergepresst, nimmt er ab, strömt Blut nach. Diese sog. **Muskelpumpe** spielt vor allem beim Rückfluss des venösen Blutes aus den Beinen eine Rolle.

13.4 Knochen, Gelenke und Muskeln des Kopfes

13.4.1 Schädel

Der menschliche **Schädel** (Cranium) besteht aus 17 verschiedenen Einzelknochen (▶ Abb. 13.16). Einige dieser Knochen kommen nur einmal vor, wie z. B. das Hinterhauptsbein, andere gibt es je einmal auf der linken und der rechten Seite, z. B. das Schläfenbein. Bis auf den Unterkiefer sind die Schädelknochen unbeweglich miteinander verbunden. Man unterscheidet am Schädel 2 Abschnitte: den **Hirnschädel** und den **Gesichtsschädel**.

Hirnschädel

Der **Hirnschädel** (Neurocranium) setzt sich aus folgenden Knochen zusammen (▶ Abb. 13.16):

- dem Stirnbein (Os frontale),
- einem rechten und einem linken Scheitelbein (Os parietale),
- einem linken und einem rechten Schläfenbein (Os temporale),
- der Siebbeinplatte (Lamina cribrosa),
- dem Keilbein (Os sphenoidale) und
- dem Hinterhauptsbein (Os occipitale).

Die Siebbeinplatte ist Teil des Siebbeins (Os ethmoidale, s. u.). Sie wird zum Hirnschädel gezählt, während das restliche Siebbein zum Gesichtsschädel gehört. Die **3 Gehörknöchelchen** (Hammer, Amboss und Steigbügel) sind ebenfalls Schädelknochen, sie werden im Kap. 15.4.2 näher besprochen.

Die Knochen des Hirnschädels bilden die **Schädelhöhle** (Cavitas cranii), in der das Gehirn liegt. Die obere Begrenzung der Schädelhöhle wird als **Schädeldach** (Schädelkalotte, Calvaria) bezeichnet, ihr Boden als **Schädelbasis** (Basis cranii). Die beteiligten Knochen sind:

- **Schädeldach:** Stirnbein, Scheitelbeine, Teile der Schläfenbeine und Hinterhauptsbein,
- **Schädelbasis:** Teil des Stirnbeins, Siebbeinplatte, Keilbein, Schläfenbeine und Hinterhauptsbein (▶ Abb. 13.17).

Die Schädelbasis ist nicht eben, sondern weist 3 hintereinanderliegende Vertiefungen, die **Schädelgruben**, auf:

- vordere Schädelgrube: Hier liegen das Riechhirn und der Stirnlappen des Großhirns (S. 418).
- mittlere Schädelgrube: Sie beherbergt die Schläfenlappen des Großhirns und die Hypophyse (S. 268).
- hintere Schädelgrube: In ihr liegt das Kleinhirn (S. 419).

Man darf sich den Hirnschädel mit Schädelhöhle allerdings nicht als eine komplett abgeschlossene Kapsel vorstellen. Weil das Gehirn mit Blut versorgt werden muss und viele

Abb. 13.16 Schädelknochen.

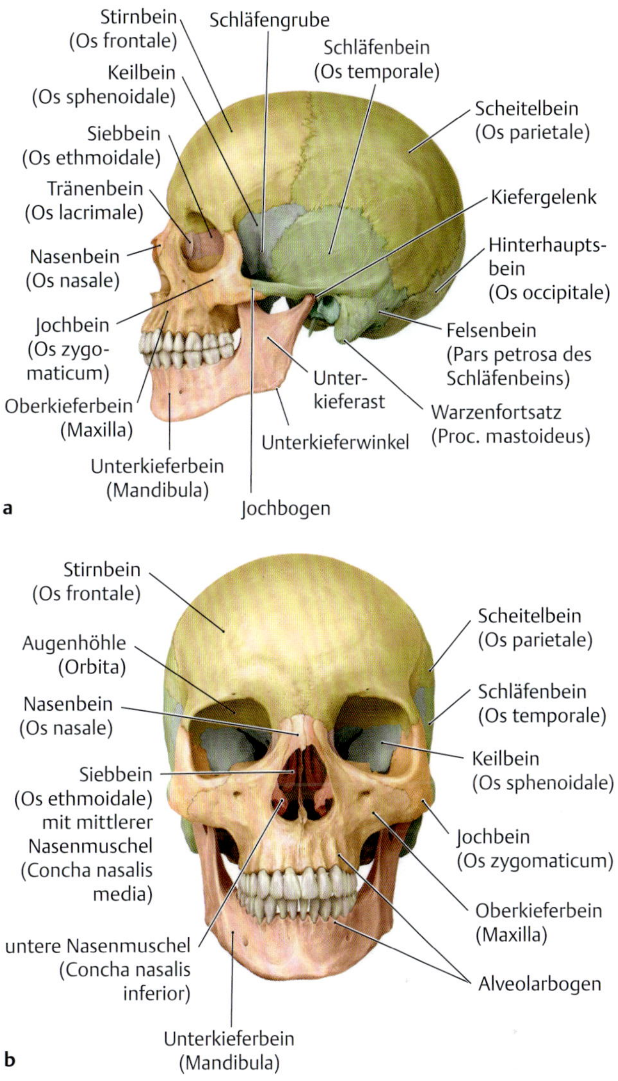

Die Knochen des Schädels sind fest miteinander verbunden, nur der Unterkiefer ist beweglich aufgehängt.

a Ansicht von der linken Seite.

b Ansicht von vorn. *Quelle: Schünke M, Schulte E, Schumacher U. Prometheus. LernAtlas der Anatomie. Kopf, Hals und Neuroanatomie. Illustrationen von K. Wesker und M. Voll. 6. Aufl. Stuttgart: Thieme; 2022.*

Abb. 13.17 Boden der Schädelhöhle (Schädelbasis).

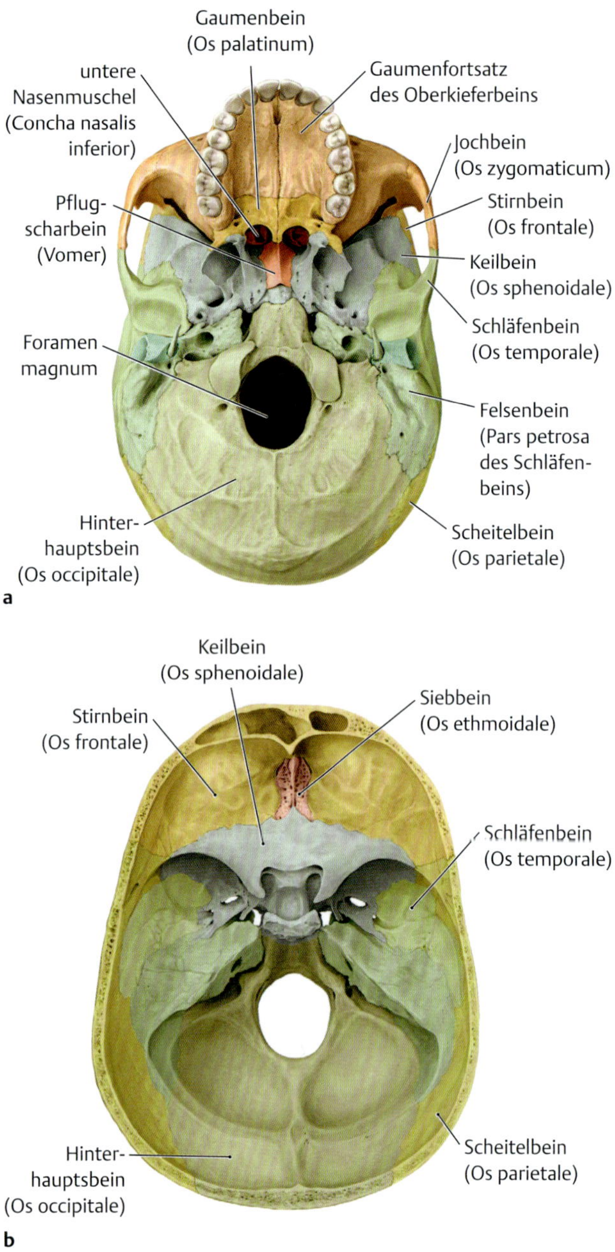

a Außenseite der Schädelbasis, Ansicht von unten.
b Innenseite der Schädelbasis, Ansicht von oben auf den Boden der Schädelhöhle. *Schünke M, Schulte E, Schumacher U. Prometheus. LernAtlas der Anatomie. Kopf, Hals und Neuroanatomie. Illustrationen von K. Wesker und M. Voll. 6. Aufl. Stuttgart: Thieme; 2022.*

Informationen empfängt und aussendet, müssen Gefäße und Nerven in die Schädelhöhle gelangen oder aus ihr herausführen. Deshalb sind besonders an den Knochen der Schädelbasis zahlreiche Öffnungen, Löcher und Gänge ausgeprägt.

Patho Intrakranielle Drucksteigerung

Auf der einen Seite schützt der knöcherne Schädel das Gehirn vor Schäden, auf der anderen Seite hat das Gehirn durch die feste Knochenschale keine Möglichkeit, auszuweichen oder sich auszudehnen. Dies wird dann gefährlich, wenn z. B. nach einem ***Schädel-***

Abb. 13.18 Schädelnähte und Fontanellen.

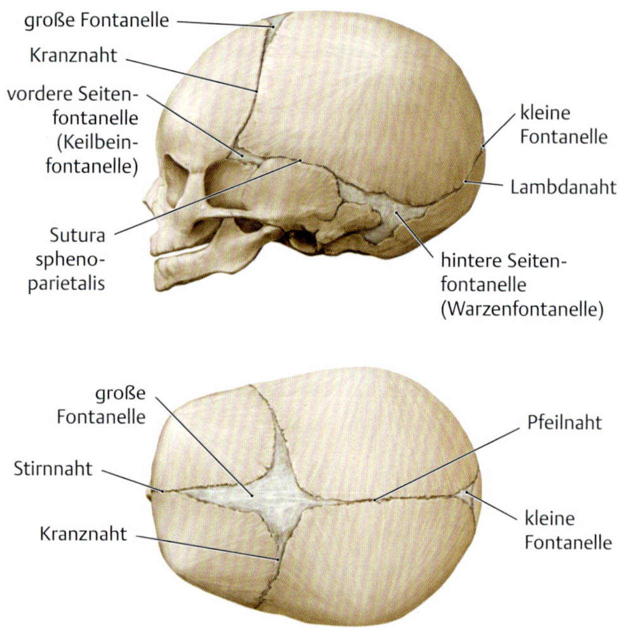

Quelle: Schünke M, Schulte E, Schumacher U. Prometheus. LernAtlas der Anatomie. Kopf, Hals und Neuroanatomie. Illustrationen von K. Wesker und M. Voll. 6. Aufl. Stuttgart: Thieme; 2022.

Hirn-Trauma *das Gehirn anschwillt oder es zu Einblutungen in die Schädelhöhle kommt. Der Druck in der Schädelhöhle steigt, und es besteht die Gefahr, dass das Gehirn in den knöchernen Strukturen (v. a. mittlere Schädelgrube und Foramen magnum) eingeklemmt und die Blut- und damit auch die Sauerstoffzufuhr unterbrochen wird.*

Bei Blutungen muss in den meisten Fällen operiert werden, wobei die Blutung gestoppt und das ausgetretene Blut entfernt wird. Um den Hirndruck zu kontrollieren, wird über ein Bohrloch in der Schädeldecke eine kleine Sonde in die Schädelhöhle eingeführt. Bei einer sehr starken Gehirnschwellung wird die Schädeldecke geöffnet, damit das Gehirn mehr Platz hat.

Die Hirnschädelknochen bilden nicht nur die Schädelhöhle. Viele von ihnen begrenzen zusammen mit den Knochen des Gesichtsschädels noch weitere Hohlräume wie z. B. die Nasenhöhle und die Nasennebenhöhlen, die Mundhöhle und die Augenhöhlen.

Verbindungen der Schädelknochen • Die platten Schädelknochen sind über die sog. **Schädelnähte** (Suturen, ▶ Abb. 13.18) miteinander verbunden. Diese Schädelnähte bestehen beim Kind nur aus Bindegewebe und verknöchern erst im Laufe des Lebens, je nach Naht zu unterschiedlichen Zeitpunkten:

- **Stirnnaht** (Sutura frontalis): Sie liegt zwischen der linken und der rechten Hälfte des Stirnbeins und verknöchert schon im Kindesalter.
- **Pfeilnaht** (Sutura sagittalis): Sie liegt zwischen der linken und der rechten Hälfte des Scheitelbeins und verknöchert zwischen dem 20. und 30. Lebensjahr.
- **Kranznaht** (Sutura coronalis): Sie liegt quer zwischen Stirnbein und Scheitelbein und verknöchert zwischen dem 30. und 40. Lebensjahr.
- **Lambdanaht** (Sutura lambdoidea): Sie liegt zwischen Scheitel- und Hinterhauptsbein und verknöchert erst zwischen dem 40. und 50. Lebensjahr.

Wo mehrere Knochen zusammenstoßen, gibt es beim Kind größere Knochenlücken, die sog. **Fontanellen** (▶ **Abb. 13.18**). An diesen Stellen werden das Gehirn bzw. die Hirnhäute nur von Bindegewebe bedeckt. Insgesamt gibt es 2 mittig liegende und 4 Seitenfontanellen:

- **große Fontanelle** (Stirnfontanelle): Die größte Fontanelle liegt zwischen den Stirnbeinhälften und dem Scheitelbein und schließt sich im 2. Lebensjahr.
- **kleine Fontanelle** (Hinterhauptsfontanelle): Sie füllt die Lücke zwischen Scheitel- und Hinterhauptsbein und schließt sich im 3. Lebensmonat.
- **vordere Seitenfontanellen** (Keilbeinfontanellen): Sie liegen auf beiden Seiten des Schädels oberhalb des Keilbeinrandes. Sie schließen sich mit etwa 6. Monaten.
- **hintere Seitenfontanellen** (Warzenfontanellen): Sie befinden sich beiderseits nahe des Warzenfortsatzes des Schläfenbeins. Sie schließen sich mit ca. 1 Jahr.

Dadurch, dass die Schädelnähte (Suturen) und die Fontanellen zunächst nur aus Bindegewebe bestehen, kann sich der Schädel in seiner Größe anpassen, wenn das Gehirn wächst. Die Fontanellen schließen sich erst nach der Geburt. Dieser Prozess ist bis zum 36. Lebensmonat abgeschlossen. Die zwischen den Knochen verbleibenden Reste von Bindegewebe in den Suturen ermöglichen ein weiteres Wachstum. Erst bei einer vollständigen Verschmelzung, einer Synostosierung, wird das Wachstum abgeschlossen. Auch während der Geburt ist es von Vorteil, dass die Schädelknochen durch Nähte und Fontanellen noch etwas beweglich sind. So kann sich der Schädel dem Verlauf des Geburtskanals zumindest ein wenig anpassen, was die Geburt vereinfacht (siehe zu Synarthrosen Kap. Unechte Gelenke).

Blitzlicht Praxis Geburt

*Die **Fontanellen** können am kindlichen Kopf gut getastet werden. So kann die Hebamme bei Schädellage des Kindes während der Geburt die Lage bzw. die Kopfposition des Kindes kontrollieren. Die große Fontanelle wird beim Säugling auch genutzt, um bei Verdacht auf eine Entzündung des Gehirns oder der Gehirnhäute Liquor (Gehirnwasser) zu entnehmen.*

Blitzlicht Praxis Fontanellen

*Die Fontanellen können Hinweise auf den Zustand des Kindes geben. Eine **eingesunkene Fontanelle** kann z. B. durch Flüssigkeitsmangel bedingt sein, wie er bei Hunger, Infektionen und Fieber, Erbrechen und Durchfall entstehen kann. Eine **Vorwölbung** der Fontanelle kann Anzeichen für einen **erhöhten Schädelinnendruck** sein. Dieser kann z. B. als Folge von Entzündungen, Tumoren oder eines Hydrozephalus („Wasserkopf") auftreten.*

WISSEN TO GO

Hirnschädel

Der Hirnschädel besteht aus mehreren Knochen: Stirnbein (Os frontale), Scheitelbeinen (Ossa parietales), Schläfenbeinen (Ossa temporales), Siebbeinplatte (Lamina cribrosa), Keilbein (Os sphenoidale) und Hinterhauptsbein (Os occipitale). Sie bilden das **Schädeldach** und die **Schädelbasis**, die zusammen die **Schädelhöhle** umschließen. An der Schädelbasis befindet sich ein großes Loch (**Foramen magnum**). Durch diese Öffnung tritt das Rückenmark aus der Schädelhöhle aus.

Zusammen mit den Knochen des Gesichtsschädels formen die Hirnschädelknochen außerdem die Augen- und Nasennebenhöhlen und die Nasen-, Mund- und Paukenhöhle.

Die Knochen des Hirnschädels sind über **4 Schädelnähte** (Suturen) miteinander verbunden. Beim Kind bestehen zwischen den Schädelknochen größere Lücken, die mit Bindegewebe überbrückt werden. Zwei davon liegen vorn bzw. hinten am Schädeldach (**große** und **kleine Fontanelle**), seitlich am Schädel liegen die **4 Seitenfontanellen**. Die Schädelnähte verknöchern bis zum 50., die Fontanellen bis zum 2. Lebensjahr.

Gesichtsschädel

Die Schädelknochen, die das Gesicht formen, nennt man **Gesichtsschädel** (Viscerocranium). Der Gesichtsschädel setzt sich zusammen aus:

- einem linken und einem rechten Jochbein (Os zygomaticum),
- einem rechten und einem linken Tränenbein (Os lacrimale),
- einem rechten und einem linken Nasenbein (Os nasale),
- einem rechten und einem linken Gaumenbein (Os palatinum),
- einer rechten und einer linken unteren Nasenmuschel (Concha nasalis inferior),
- dem Oberkieferbein (Os maxillare, kurz Maxilla),
- dem Siebbein (Os ethmoidale) ohne Lamina cribrosa,
- dem Pflugscharbein (Vomer) und
- dem Unterkieferbein (Os mandibulare, kurz Mandibula).

Hier liegt ein Großteil der Sinnesorgane.

13.4.2 Zungenbein

Das **Zungenbein** (Os hyoideum) ist ein kleiner, U-förmiger Knochen. Es liegt zwischen Mundboden und Kehlkopf und ist nur durch Muskeln und Bindegewebe befestigt. Das Zungenbein bildet also kein Gelenk mit einem anderen Knochen. Es dient als Ansatzstelle für die Zungenbeinmuskulatur (S. 366) und als Aufhängung für den Kehlkopf (S. 167).

WISSEN TO GO

Gesichtsschädel und Zungenbein

Der Gesichtsschädel besteht aus Oberkieferbein (Maxilla), Siebbein (Os ethmoidale), Pflugscharbein (Vomer), Unterkieferbein (Mandibula), den Jochbeinen (Ossa zygomatica), Tränenbeinen (Ossa lacrimales), Nasenbeinen (Ossa nasales), Gaumenbeinen (Ossa palatina) und den beiden unteren Nasenmuscheln (Conchae nasales inferiores).

Das **Unterkieferbein** ist als einziger Schädelknochen beweglich. In den Knochenfächern der **Alveolarbögen** von Ober- und Unterkieferbein sind die Zähne verankert. Das Jochbein bildet zusammen mit dem Schläfenbein den **Jochbogen**, das Gaumenbein und das Oberkieferbein den **harten Gaumen**.

Das **Zungenbein** (Os hyoideum) liegt als kleiner Knochen in Höhe des Kehlkopfs am Hals. Es ist dort nur über Muskeln aufgehängt.

Abb. 13.19 Aufbau der Nasenhöhle.

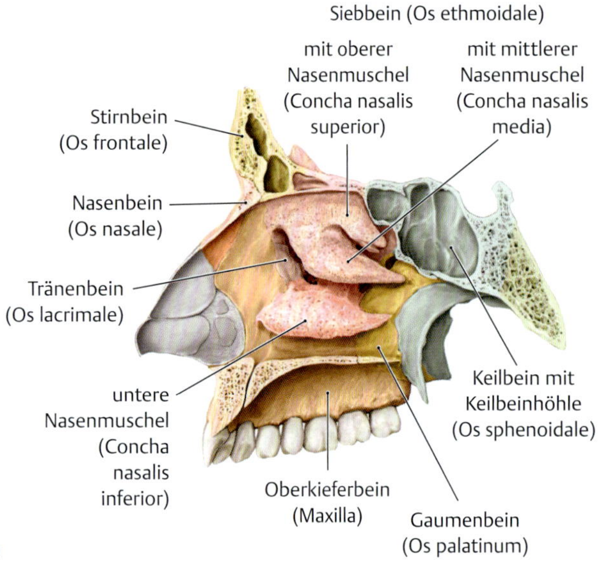

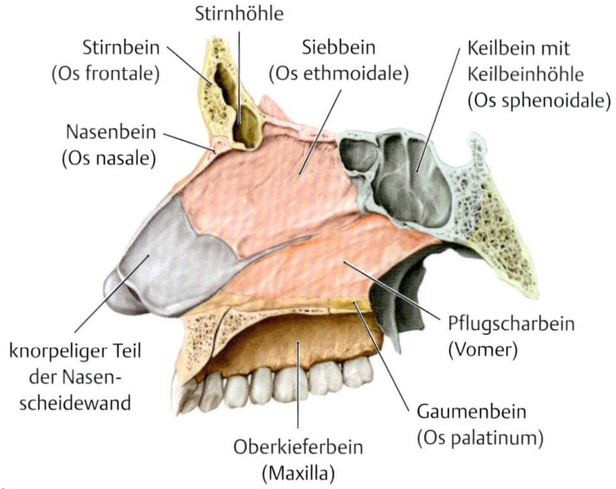

a Blick von innen auf die Außenwand der Nasenhöhle mit den Nasenmuscheln.
b Innenwand der Nasenhöhle mit Nasenscheidewand. Der vordere Anteil der Nasenscheidewand besteht aus Knorpel. *Quelle: Schünke M, Schulte E, Schumacher U. Prometheus. LernAtlas der Anatomie. Kopf, Hals und Neuroanatomie. Illustrationen von K. Wesker und M. Voll. 6. Aufl. Stuttgart: Thieme; 2022.*

13.4.3 Gelenke des Kopfes

Kiefergelenk

Die beiden **Kiefergelenke** ermöglichen die Bewegung des Unterkiefers gegenüber dem restlichen Schädel. Die Gelenkpfanne befindet sich am **Schläfenbein**, der Gelenkkopf an einem Fortsatz am Ende des **Unterkieferasts**.

Das Kiefergelenk (Art. temporomandibularis) ist ein **Scharniergelenk** und ermöglicht dadurch das Öffnen und Schließen des Mundes. Gleichzeitig erlaubt es aber auch **Verschiebebewegungen**, mit denen die Nahrung zwischen den Zähnen zermahlen werden kann.

Kopfgelenke

Es gibt 2 Kopfgelenke: Das **obere Kopfgelenk** ist das Gelenk zwischen Hinterhauptsbein und 1. Halswirbel, als **unteres Kopfgelenk** wird das Gelenk zwischen 1. und 2. Halswirbel bezeichnet. Die beteiligten Halswirbel und die Gelenke werden genauer bei der Wirbelsäule (S. 366) beschrieben.

> **WISSEN TO GO**
>
> **Kiefergelenk**
>
> Das Kiefergelenk besteht zwischen Unterkieferast und Schläfenbein. Als **Scharniergelenk** ermöglicht es das Öffnen und Schließen des Mundes. Es erlaubt außerdem Verschiebebewegungen, mit denen die Nahrung zermahlen wird.

13.4.4 Muskeln des Kopfes

Am Kopf kann man prinzipiell unterscheiden zwischen den Muskeln, die den Kopf mit der Wirbelsäule oder dem Schultergürtel verbinden, und denjenigen, bei denen sowohl Ursprung als auch Ansatz am Schädel liegen und die sich daher auf den Kopf beschränken. Letztgenannte werden nach ihrer Funktion in Kaumuskeln und mimische Muskeln eingeteilt. Sie werden hier besprochen, die anderen bei der Hals- (S. 365) bzw. der Schultergürtelmuskulatur (S. 396).

Kaumuskulatur

Die **oberflächlichen Kaumuskeln** verlaufen von der seitlichen Schädelwand zur Außenseite des Unterkieferasts, die **tiefen Kaumuskeln** von der Schädelbasis zur Unterkieferinnenseite. Fast alle Kaumuskeln ziehen den Unterkiefer nach oben und **schließen** damit den Mund. Außerdem können sie den Unterkiefer leicht zur Seite oder nach vorn bzw. hinten ziehen, sodass die **Mahlbewegungen** beim Kauen entstehen.

Oberflächlich liegt als stärkster Kaumuskel der **M. temporalis** (Schläfenmuskel). Beim Kauen ist er bei einigen Menschen als oberflächlicher Muskel von außen in der Schläfengrube sichtbar. Die Bewegungen des **M. masseter** (Kaumuskel) können beim Kauen im Bereich des Unterkieferasts beobachtet werden.

Zu den tiefen Kaumuskeln gehören **M. pterygoideus medialis** und **M. pterygoideus lateralis** (der einzige Kaumuskel, der den Kiefer **öffnen** kann). Geöffnet wird der Mund hauptsächlich von der oberen Zungenbeinmuskulatur (S. 366).

Mimische Muskulatur

Um anderen seine Gefühle oder Meinung mitzuteilen, reicht manchmal eine bestimmte Bewegung des Gesichts, wie z. B. ein Stirnrunzeln, ein Lächeln oder das Hochziehen der Augenbraue. Der Wechsel des Gesichtsausdrucks (Mienenspiel, **Mimik**) ist für die Verständigung zwischen Menschen sehr wichtig. Er wird auch als **nonverbale Kommunikation** bezeichnet – im Gegensatz zur verbalen Kommunikation, bei der die Sprache eingesetzt wird.

Die Kopfmuskeln, die das Mienenspiel ermöglichen, werden als **mimische Muskulatur** zusammengefasst. Sie besteht aus 21 Muskeln, von denen meist mehrere an einem Gesichtsausdruck beteiligt sind. Da die mimischen Muskeln keine Gelenke bewegen müssen, ziehen sie zu keinem Knochen, sondern enden in der **Unterhaut**. Einige Muskeln setzen auch an der **Kopfschwarte** an. Sie besteht aus der Kopfhaut, der Unterhaut und einer Sehnenplatte, die das Schädeldach wie eine Kappe bedeckt. Sie ist mit ihrer Unterseite locker mit der Knochenhaut, mit ihrer Oberseite mit der Unterhaut verbunden und etwa 5 mm dick.

Patho Platzwunden

Da die Kopfschwarte sehr gut durchblutet ist, bluten Kopfplatzwunden besonders stark. Sie wirken deshalb häufig dramatischer, als sie eigentlich sind.

Auch der Ursprung ist nur bei einem Teil der Muskeln knöchern. Einige mimische Muskeln gehen aus anderen hervor oder beginnen bereits in der Unterhaut. Der großflächigste mimische Muskel ist das Platysma (S. 366), das wegen seiner Lage allerdings zur oberflächlichen Halsmuskulatur und nicht zur Gesichtsmuskulatur gezählt wird.

Die beiden wichtigsten mimischen Muskeln sind 2 Ringmuskeln: der **M. orbicularis oculi** (Augenringmuskel) und der **M. orbicularis oris** (Mundringmuskel). Nahezu alle anderen Gesichtsmuskeln strahlen mit ihren Fasern in diese beiden Muskeln ein.

Die gesamte mimische Muskulatur wird vom Gesichtsnerv (**N. facialis**, VII. Hirnnerv) innerviert.

Patho Fazialisparese

Durch Infektionen, Entzündungen, Verletzungen oder auch ohne bestimmte Ursache (idiopathisch) kann es zu einer Schädigung des N. facialis kommen, die meist einseitig auftritt. Durch die Lähmung der mimischen Muskulatur der betroffenen Seite (Fazialisparese) entsteht ein ganz typischer Gesichtsausdruck mit ***hängendem Mundwinkel*** *und* ***erweiterter Lidspalte****. Der Patient kann die Stirn nicht mehr runzeln und auch die Lippen nicht mehr zum Pfeifen spitzen. In den meisten Fällen erholt sich der Nerv und die Lähmung geht zurück. Wenn der Patient die Augenlider nicht mehr schließen kann, muss das Auge unbedingt mit Tränenersatzmittel feucht gehalten werden, weil es bei Austrocknen zu Hornhautschäden kommt.*

Die Fazialisparese kann auch als ***Geburtsverletzung*** *auftreten: Sie wird durch intrapartalen Druck auf den peripheren Teil des N. facialis in der Region vor dem Ohr verursacht, z. B. bei vaginal-operativen Entbindungen [20].*

WISSEN TO GO

Muskeln des Kopfes

Es gibt **4 Kaumuskeln**. Sie verlaufen von der Schädelbasis (tiefe Kaumuskulatur) bzw. der seitlichen Schädelwand (oberflächliche Kaumuskulatur) an den Unterkieferast. Sie ziehen den Unterkiefer nach oben und schließen den Mund. Auch kleine Seitwärtsbewegungen sind möglich.

Die **mimische Muskulatur** setzt sich aus 21 Muskeln zusammen. Sie ist für den Gesichtsausdruck verantwortlich. Ursprung und Ansatz der meisten mimischen Muskeln ist die Unterhaut.

13.5 Knochen, Gelenke und Muskeln des Halses

Der **Hals** (Collum) verbindet den Kopf mit dem Rumpf. Er reicht vom oberen Brustkorbeingang auf Höhe der Schlüsselbeine bis zum Zungenbein kurz unterhalb des Unterkiefers. In ihm verlaufen neben der **Halsmuskulatur** und der **Halswirbelsäule** mit dem Rückenmark noch zahlreiche weitere Strukturen:

- **Arterien:** Zu den großen Arterien zählen die **A. carotis externa**, die **A. carotis interna** und die A. subclavia (S. 147).
- **Venen:** Die beiden Hauptvenen sind die **V. jugularis interna** und die V. jugularis externa (S. 150). Etwa parallel zum Schlüsselbein verläuft beiderseits die **V. subclavia**.
- **Nerven:** Im Hals verlaufen Äste des IX., des X., des XI. und des XII. Hirnnervs (S. 432). Die Hirnnerven entspringen am Gehirn, verlassen die Schädelhöhle über Löcher und Kanäle und ziehen im Hals in Richtung Rumpf. In die entgegengesetzte Richtung ziehen die Nerven der **Halsganglien**. Dabei handelt es sich um Nervengeflechte, die aus dem Grenzstrang des Sympathikus (S. 440) stammen. Weitere Nerven des Halses, die Spinalnerven (S. 432), entspringen direkt im Halsbereich, nämlich aus dem Rückenmark der Halswirbel.
- **Organe:** Im Hals liegen außerdem Teile der Speise- und der Luftröhre, der Kehlkopf, der Rachen, die Schilddrüse und die Nebenschilddrüsen.

Patho Halskontur

Auch wenn der Hals ein recht kurzer Körperteil ist, kann er – schon von außen betrachtet – wertvolle Hinweise auf Erkrankungen geben. Ein ***Kropf*** *(Struma) zum Beispiel kann Anlass geben, die Schilddrüsenfunktion näher zu untersuchen, eine schmerzlose Vergrößerung der* ***Halslymphknoten*** *kann auf Lymphknotenkrebs (Morbus Hodgkin) hindeuten. Eine* ***Halsvenenstauung*** *ist ein typischer Befund bei einer Rechtsherzinsuffizienz.*

WISSEN TO GO

Hals

Der Hals (Collum) reicht vom Brustkorbeingang bis kurz unterhalb des Unterkiefers. Durch ihn ziehen die Wirbelsäule inkl. Rückenmark, Gefäße, Nerven, die Luft- und die Speiseröhre. Außerdem liegen im Hals der Kehlkopf, die Schilddrüse und die Nebenschilddrüsen.

13.5.1 Halswirbel und Gelenke des Halses

Die Halswirbel und ihre Gelenke werden bei der Wirbelsäule (S. 366) beschrieben.

13.5.2 Muskulatur des Halses

Die Halsmuskulatur gliedert sich in eine oberflächliche, eine mittlere und eine tiefe Schicht. Die mittlere Schicht wird von der Zungenbeinmuskulatur gebildet.

Oberflächliche Schicht

Die oberflächlichen Halsmuskeln überspannen den Hals, ohne an den Halswirbeln anzusetzen. Sie werden von **Hirnnerven** versorgt. Es gibt 2 oberflächliche Halsmuskeln: Ein großflächiger Hautmuskel **Platysma** spannt die Haut des Halses. Der große Kopfwender (**M. sternocleidomastoideus**) zieht an der Halsseite diagonal von vorn-unten nach hinten-oben (s. auch ▶ **Abb. 13.59**), woraus man gut seine Funktion ableiten kann:

- Wenn er sich **beidseitig** zusammenzieht, legt man den **Kopf in den Nacken**.
- Kontrahiert er sich nur **auf einer Seite**, wird der Kopf zu dieser Seite **geneigt**, wobei sich das Gesicht nach oben wendet.

Patho Torticollis

*Der **muskuläre Schiefhals** (Torticollis muscularis oder kurz Torticollis) wird durch eine einseitige Kontraktur (Verkürzung) des **M. sternocleidomastoideus** verursacht. Sie führt dazu, dass der Kopf ständig zur betroffenen Seite hin geneigt und das Gesicht zur Gegenseite hin gedreht ist. Der Torticollis ist entweder schon bei der **Geburt** ausgeprägt oder entsteht in den ersten Lebenstagen. Auslöser der Kontraktur kann eine **ungünstige Lage** des Kindes im Uterus oder eine Verletzung des Muskels während der Geburt sein.*

*Durch äußere Einwirkungen wie Ziehen oder Überdehnen des Halses während der Geburt kann eine Einblutung entstehen. Das **Hämatom** im Gewebe führt zu der **Kontraktur** des Muskels und einer bindegewebigen Verhärtung, die erst nach einigen Tagen getastet werden kann. Die Behandlung sollte wegen der Gefahr einer erneuten Blutung erst ab der 1.–2. Lebenswoche beginnen und von geschulten **Physiotherapeutinnen** durchgeführt werden [20].*

Der Kopfwender kann auch als **Atemhilfsmuskel** eingesetzt werden, indem er das Brustbein etwas hebt.

Blitzlicht Praxis Unterstützung

Wenn Sie ein Kind mit Torticollis betreuen, können Sie mit wenig Aufwand die Therapie unterstützen: Zeigen Sie z. B. auf einen Gegenstand, der sich neben seiner gesunden Seite befindet, oder sprechen Sie das Kind von dessen gesunder Seite an. Damit verlocken Sie es, den Kopf so zu drehen, dass der verkürzte Muskel gedehnt wird.

Zungenbeinmuskulatur

Bei der mittleren Schicht, der Zungenbeinmuskulatur, unterscheidet man die Muskulatur, die **vom Körper zum Zungenbein** zieht, und die Muskulatur, die **vom Zungenbein in Richtung Schädel** zieht. Sie bildet den Mundboden und ist wichtig für den Schluckvorgang und für das Öffnen des Mundes.

Tiefe Schicht

Die Halsmuskeln der tiefen Schicht liegen unter den Zungenbeinmuskeln dicht an der Wirbelsäule. Dabei gibt es eine seitliche Muskelgruppe, die sog. **Skalenusgruppe**, und eine Muskelgruppe, die an der Vorderseite der Halswirbel liegt, die **prävertebrale Muskulatur**. Ziehen sich die Muskeln beider Seiten zusammen, werden Kopf und Halswirbelsäule nach vorn geneigt (Nickbewegung). Ziehen sich nur die Muskeln einer Seite zusammen, dreht und neigt sich der Kopf zu derselben Seite.

WISSEN TO GO

Halsmuskulatur

Die **oberflächliche Schicht** der Halsmuskulatur bildet ein Muskel, der zwischen Brustbein bzw. Schläfenbein und Schlüsselbein verläuft (**M. sternocleidomastoideus**). Er kann den Kopf nach hinten und zur Seite neigen. Die **mittlere Schicht** besteht aus der **Zungenbeinmuskulatur**. Die Muskeln der **tiefen Schicht** liegen den Halswirbeln vorn an. Wenn sie sich zusammenziehen, entsteht eine Nickbewegung oder eine Seitneigung des Kopfes.

13.6 Knochen, Gelenke und Muskeln des Rumpfes

Als **Rumpf** (Truncus) wird der Teil des Körpers bezeichnet, der übrig bleibt, wenn man sich Kopf, Hals, Arme und Beine wegdenkt. Das **Rumpfskelett** (▶ **Abb. 13.20**) besteht aus dem Brustkorb (Thorax), dem Becken (Pelvis) und der Wirbelsäule (Columna vertebralis) mit Kreuz- und Steißbein – wobei die Halswirbelsäule streng genommen nicht zum Rumpfskelett gehört. Wir besprechen sie trotzdem hier, damit die gesamte Wirbelsäule zusammenhängend beschrieben wird.

13.6.1 Wirbelsäule

Die **Wirbelsäule** (Columna vertebralis) stellt als sog. **Achsenskelett** die Verbindung zwischen Kopf, Ober- und Unterkörper dar. Sie ermöglicht durch ihren Aufbau die **Rumpfbewegungen** und umschließt schützend das **Rückenmark**.

Im Hals-, Brust- und Lendenbereich besteht die Wirbelsäule aus einzelnen, gegeneinander nur mäßig beweglichen Wirbeln (▶ **Abb. 13.21**):

- **7 Halswirbel** (Zervikalwirbel: C 1 bis C 7) bilden die **Halswirbelsäule** (HWS).
- **12 Brustwirbel** (Thorakalwirbel: Th 1 bis Th 12) bilden die **Brustwirbelsäule** (BWS).
- **5 Lendenwirbel** (Lumbalwirbel: L 1 bis L 5) bilden die **Lendenwirbelsäule** (LWS).

Die auf die Lendenwirbelsäule folgenden **5 Wirbel** (Sakralwirbel: S 1 bis S 5) sind zu einem gemeinsamen Knochen, dem **Kreuzbein** (Os sacrum), verschmolzen und dadurch nicht gegeneinander beweglich. Das Kreuzbein verbindet die Wirbelsäule mit dem Becken.

Als letzter Abschnitt der Wirbelsäule schließt sich das **Steißbein** (Os coccygis) an. Es kann aus **bis zu 5 Wirbelrudimenten** (Kokzygealwirbel: Co1 bis Co5) bestehen, meist sind nur 3 oder 4 ausgebildet. Insgesamt wird die Wirbelsäule damit aus 32, 33 oder 34 Wirbeln gebildet.

Patho Hexenschuss

*Die Vorgeschichte ist ganz typisch: Jemand hebt einen schweren Gegenstand oder macht eine eigentlich ganz normale Drehbewegung im Rücken und plötzlich schießt ein stechender Schmerz in die **Lendenwirbelsäule**. Danach kann er den Oberkörper – wenn überhaupt – nur noch unter großen Schmerzen aufrichten und bewegt sich in einer Schonhaltung, meist vornübergebeugt. Beim Husten oder Niesen verschlimmern sich die Schmerzen noch. Dieser plötzlich auftretende Lendenschmerz wird als Hexenschuss oder **Lumbago** bezeichnet. Damit ist aber nur der **Schmerzzustand**, nicht die*

Abb. 13.20 Rumpfskelett.

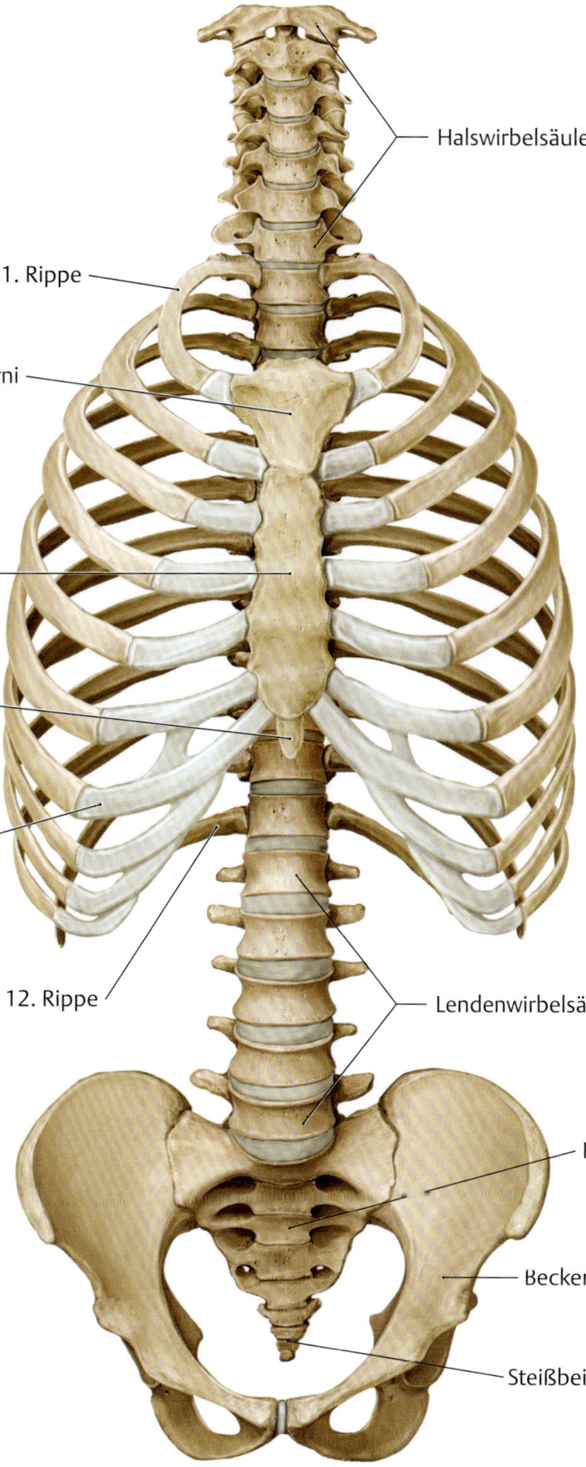

Ansicht von vorn. Das Rumpfskelett besteht aus dem Brustkorb, dem Becken, der Brustwirbelsäule und der Lendenwirbelsäule mit Kreuzbein und Steißbein. *Quelle: Schünke M, Schulte E, Schumacher U. Prometheus. LernAtlas der Anatomie. Allgemeine Anatomie und Bewegungssystem. Illustrationen von K. Wesker und M. Voll. 6. Aufl. Stuttgart: Thieme; 2022.*

Ursache des Schmerzes gemeint. Diese kann von Fall zu Fall unterschiedlich sein, z. B. eine Muskelzerrung oder eine Vorwölbung der Bandscheibe. Ein Hexenschuss bildet sich nach einigen Tagen von selbst zurück, wegen der Schmerzen und der Bewegungseinschränkung werden aber meist Schmerzmittel gegeben. Mit Rückentraining und dem richtigen Heben (aus den Knien mit geradem Rücken) kann man versuchen, einem erneuten Hexenschuss vorzubeugen.

Von hinten oder von vorn betrachtet ist die Wirbelsäule gerade, sie weist also im Normalfall keine Abweichungen nach links oder rechts auf. Anders stellt es sich dar, wenn man die Wirbelsäule von der Seite anschaut: Hier erkennt man mehrere Krümmungen (▶ **Abb. 13.21b**), nämlich 2 nach vorn (konvexe Krümmungen, **Lordosen**) und 2 nach hinten (konkave Krümmungen, **Kyphosen**):

Abb. 13.21 Knöcherne Wirbelsäule.

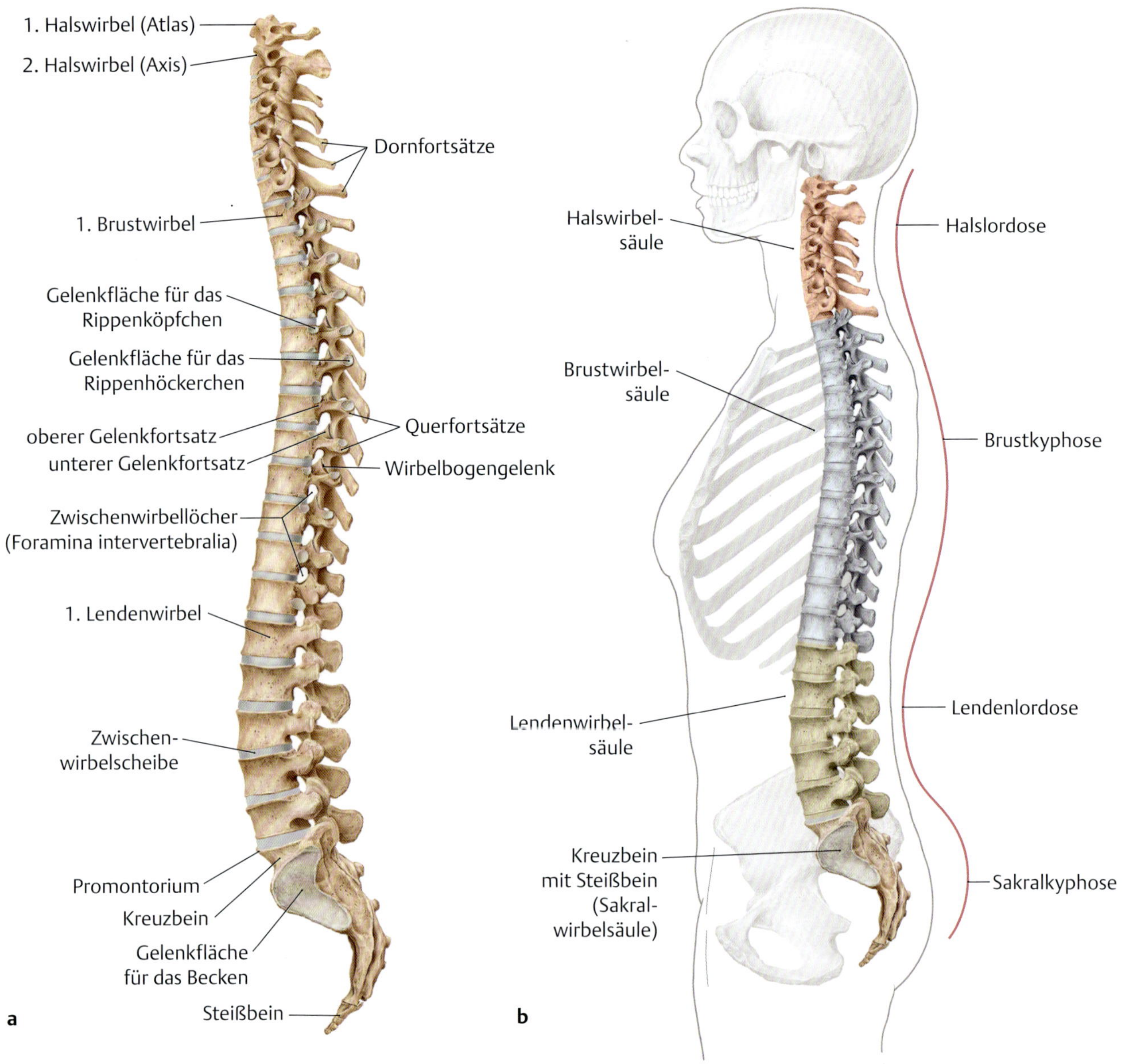

a Ansicht der Wirbelsäule von der linken Seite.
b Einteilung in Hals-, Brust-, Lenden- und Sakralwirbelsäule. Die Biegungen der einzelnen Abschnitte (Kyphosen und Lordosen) sind gut zu erkennen. *Quelle: nach Schünke M, Schulte E, Schumacher U. Prometheus. LernAtlas der Anatomie. Allgemeine Anatomie und Bewegungssystem. Illustrationen von K. Wesker und M. Voll. 6. Aufl. Stuttgart: Thieme; 2022.*

1. Halslordose,
2. Brustkyphose,
3. Lendenlordose und
4. Sakralkyphose.

Diese Krümmungen werden erst durch den aufrechten Gang ausgebildet. Bei **Säuglingen** ist deshalb die Wirbelsäule noch relativ gerade und eher insgesamt in einer leichten Kyphosestellung.

! Merke Lordose

Wo welche Krümmung auftritt, kann man sich gut merken: Die ***Lordose*** *beginnt mit einem L und tritt an den Abschnitten der Wirbelsäule auf, die ein L im Namen haben – also an der* ***Hals-*** *und der* ***Lendenwirbelsäule****.*

Patho Wirbelsäulenverkrümmungen

Krümmt sich die Wirbelsäule zur Seite, spricht man von einer ***Skoliose****. Sie entwickelt sich erst im Laufe des Wachstums, v. a. während der Pubertät. Bei leichten Formen ist der Mensch beschwerdefrei. Sehr schwere Verkrümmungen können Organe, wie z. B. Herz oder Lunge, in Mitleidenschaft ziehen. In solchen Fällen muss die Skoliose operativ begradigt werden, indem direkt an den Wirbelkörpern eine Metallschiene angebracht wird. Mittelschwere Skoliosen werden in der Wachstumsphase mit einem Korsett behandelt. Dadurch soll einer weiteren Verkrümmung vorgebeugt werden. Die bereits bestehende Verkrümmung kann nicht mehr beeinflusst werden.*

Sind die normalen Krümmungen der Wirbelsäule in Lenden- und Brustbereich verstärkt ausgeprägt, spricht man von einer ***Hyperlordose*** *(Hohlkreuz) (häufig bei Hochschwangeren) bzw.* ***Hyperkyphose*** *(Rundrücken oder Buckel).*

Hals-, Brust- und Lendenwirbel

Die Wirbel der Hals-, Brust- und Lendenwirbelsäule sind grundsätzlich gleich aufgebaut. Sie setzen sich zusammen aus (▶ **Abb. 13.22** und ▶ **Abb. 13.23**):

- Wirbelkörper (Corpus vertebrae),
- Wirbelbogen (Arcus vertebrae) und
- Wirbelbogenfortsätzen (Processus arcus vertebrae).

Eine **Ausnahme** bilden die ersten beiden Halswirbel, die mit **Atlas** (1. Halswirbel) und **Axis** (2. Halswirbel) nicht nur eigene Namen, sondern auch einen abweichenden Aufbau besitzen (s. u.).

Je weiter unten sich der Wirbel in der Wirbelsäule befindet, desto mehr Gewicht und damit Druck lastet auf ihm. Deshalb nimmt die Größe der Wirbelkörper in Richtung Kreuzbein zu.

Typischer Aufbau der Wirbel

Der **Wirbelkörper** macht den größten Anteil des Wirbels aus. In seinem Inneren enthält er Spongiosa (S. 343) und blutbildendes rotes Knochenmark. Die relativ dünne Kompakta umgibt ringförmig die Spongiosa. Oben und unten wird der Wirbelkörper nicht von Kompakta verschlossen, sondern von einer etwa 1 mm starken Platte aus hyalinem Knorpel (S. 101). Zwischen den Körpern der einzelnen Wirbel befinden sich die Zwischenwirbelscheiben (S. 372). Bei den Brustwirbeln sind am Wirbelkörper Gelenkflächen für die Rippenköpfchen (S. 374) ausgebildet.

Patho Sinterungsfraktur

Bei Osteoporose (S. 346) sind wegen des verstärkten Knochenabbaus die Trabekel der Spongiosa dünner und weniger belastbar als bei einer gesunden Knochenstruktur. Knochen, die viel Spongiosa enthalten, sind deshalb bei dieser Erkrankung stark bruchgefährdet. An den Wirbelkörpern von Osteoporose-Erkrankten kommt es häufig auch ohne äußere Gewalteinwirkung zu sog. ***Sinterungsfrakturen****. Dabei sinken die Wirbelkörper immer mehr ein, weil sie der Last des Körpergewichts nicht mehr standhalten können.*

An die Rückseite des Wirbelkörpers schließt sich der U-förmige **Wirbelbogen** an. Er umschließt zusammen mit der Rückwand des Wirbelkörpers das **Wirbelloch** (Foramen vertebrale). Dadurch, dass die Wirbellöcher aller Wirbel über die gesamte Wirbelsäule hinweg direkt übereinander liegen, entsteht der **Wirbelkanal** (Canalis vertebralis), der das Rückenmark enthält.

Kurz hinter seinem Ansatz am Wirbelkörper verbreitert sich der Wirbelbogen beiderseits zu je einem **oberen** und einem **unteren Gelenkfortsatz**. Dahinter verjüngt er sich wieder. Setzt man nun die Wirbel übereinander, berühren die unteren Gelenkfortsätze des oberen Wirbels die oberen Gelenkfortsätze des darunterliegenden Wirbels. Dadurch bilden sie rechts und links je ein Wirbelbogengelenk (S. 373). Dabei bleibt zwischen den Gelenkfortsätzen, der Wirbelkörperrückseite und den schmalen Ansatzstellen des oberen und des unteren Wirbelbogens ein Zwischenraum frei, das **Zwischenwirbelloch** (Foramen intervertebrale, ▶ **Abb. 13.21a**). Durch diese Zwischenwirbellöcher treten die Spinalnerven (S. 432) aus.

Achtung

Rückenschmerzen mit organischen Ursachen

Rückenschmerzen können auch bei ***Nierenbeckenentzündungen*** *auftreten.*

Außer den 4 Gelenkfortsätzen gibt es mit dem Dornfortsatz (Processus spinosus) und einem rechten und einem linken Querfortsatz (Processus transversus) an jedem Wirbel noch 3 weitere Wirbelbogenfortsätze. Diese Wirbelbogenfortsätze dienen nicht als Gelenkflächen, sondern als Ansatzpunkte für Bänder und Muskeln. Die **Dornfortsätze** befinden sich jeweils hinten mittig am Wirbelbogen. Sie sind als eine Reihe kleiner Erhebungen unter der Haut zu sehen, wenn man sich nach vorn beugt. Den längsten Dornfortsatz trägt der letzte Halswirbel (C 7), er ist unter der Haut am Ende des Halses leicht zu tasten (S. 549). Die **Querfortsätze** entspringen seitlich am Wirbelbogen, dort, wo auch die Gelenkfortsätze liegen. Die Querfortsätze der Brustwirbel besitzen eine Gelenkfläche für die Rippenhöckerchen (S. 374).

Abb. 13.22 Typischer Aufbau eines Wirbels.

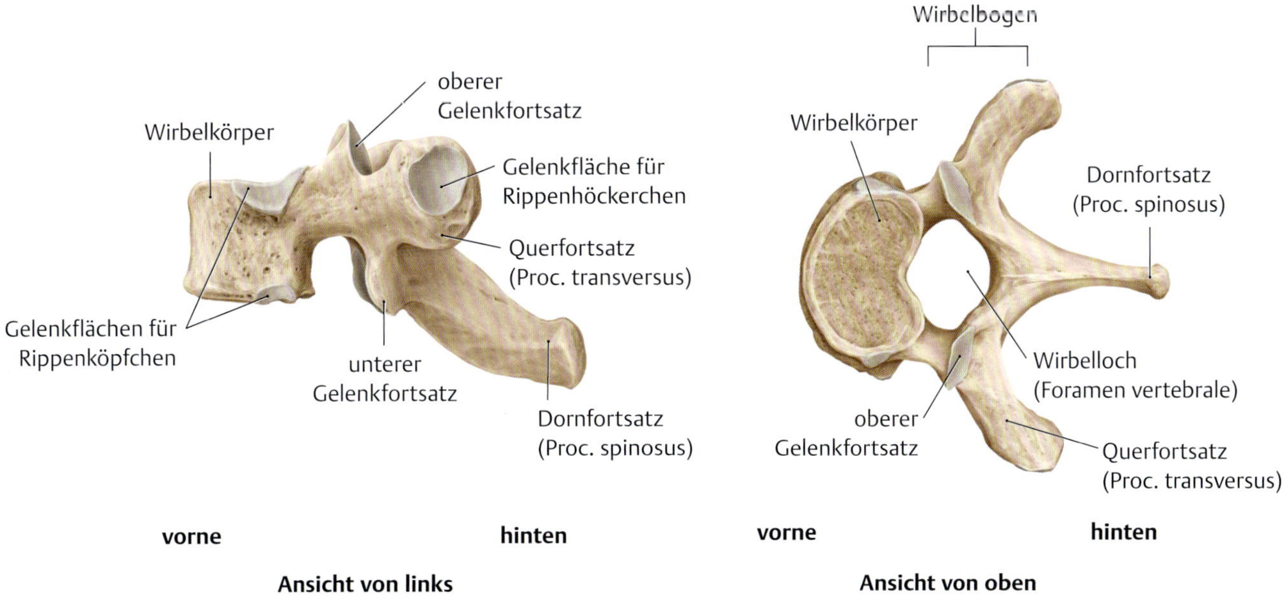

Hier gezeigt am Beispiel des 2. Brustwirbels. Die Brustwirbel besitzen zusätzliche Gelenkflächen für die Rippen, die den Wirbeln der anderen Wirbelsäulenabschnitte fehlen. *Quelle: Schünke M, Schulte E, Schumacher U. Prometheus. LernAtlas der Anatomie. Allgemeine Anatomie und Bewegungssystem. Illustrationen von K. Wesker und M. Voll. 6. Aufl. Stuttgart: Thieme; 2022.*

Abb. 13.23 Atlas (1. Halswirbel).

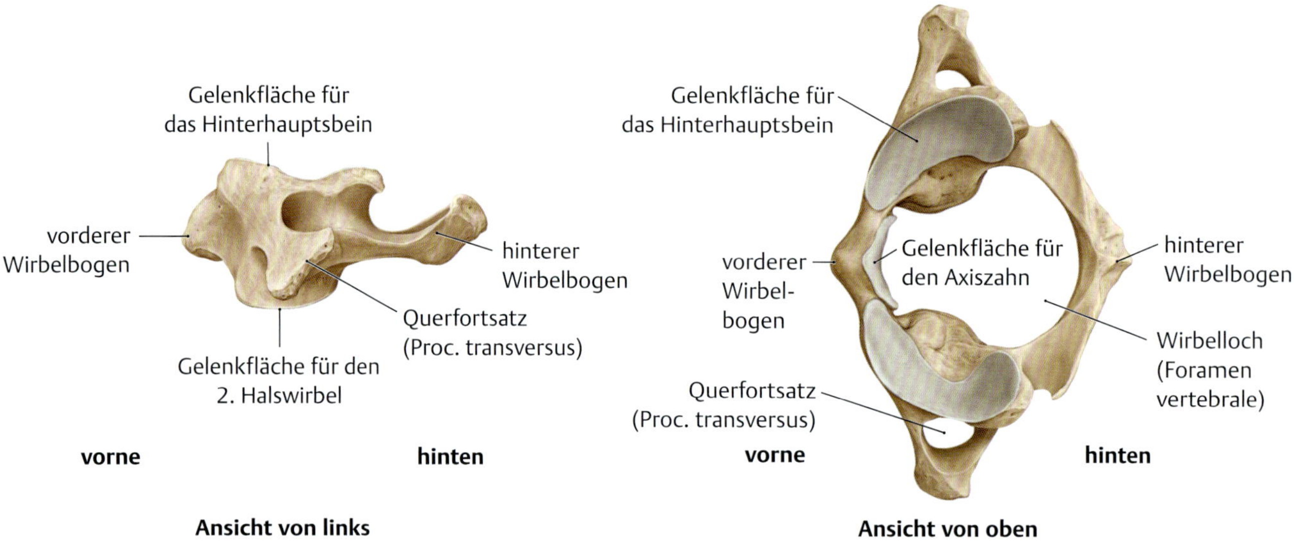

Beim Atlas fehlen Wirbelkörper und Dornfortsatz. Er ist nahezu ringförmig. *Quelle: Schünke M, Schulte E, Schumacher U. Prometheus. LernAtlas der Anatomie. Allgemeine Anatomie und Bewegungssystem. Illustrationen von K. Wesker und M. Voll. 6. Aufl. Stuttgart: Thieme; 2022.*

Diagnostik Lumbalpunktion

Wenn zu diagnostischen Zwecken Liquor (Gehirn-Rückenmark-Flüssigkeit) gewonnen werden soll, wird unter sterilen Bedingungen eine Kanüle ***zwischen den Dornfortsätzen des 4. und 5. Lendenwirbels*** *in den Canalis spinalis vorgeschoben. Diese Stelle wird gewählt, weil das Rückenmark auf Höhe des 2. Lendenwirbels endet und deshalb nicht mehr durch die Nadel verletzt werden kann. Es gibt aber noch einen weiteren Vorteil: Die Dornfortsätze der Lendenwirbel stehen – im Gegensatz zu den nach unten weisenden Fortsätzen der Brustwirbel – nahezu senkrecht auf dem Wirbelkörper. Bei der Punktion wird der Patient gebeten, die Lendenwirbelsäule möglichst stark zu krümmen, indem er sich bei angezogenen Beinen nach vorn beugt. Hierdurch erweitern sich die Räume zwischen den Dornfortsätzen und die Kanüle kann leichter vorgeschoben werden.*

WISSEN TO GO

Allgemeiner Aufbau der Wirbelsäule

Die Wirbelsäule (Columna vertebralis) besteht aus 7 Hals-, 12 Brust- und 5 Lendenwirbeln, dem Kreuzbein und dem Steißbein. Sie ist in ihrem Verlauf **S-förmig** gekrümmt. Die beiden Krümmungen nach vorn sind die Hals- und die Lendenlordose, die beiden Krümmungen nach hinten die Brust- und die Sakralkyphose.

Bis auf den 1. und den 2. Halswirbel folgen alle Wirbel demselben Bauprinzip aus **Wirbelkörper** (Corpus vertebrae), **Wirbelbogen** (Arcus vertebrae), **Dornfortsatz** (Proc. spinosus), **Querfortsätzen** (Proc. transversus) und oberen und unteren **Gelenkfortsätzen**. Wirbelbogen und Wirbelkörper umschließen das **Wirbelloch**. Dadurch, dass die Wirbellöcher aller Wirbel übereinander liegen, bilden sie den **Wirbelkanal**. Er enthält das Rückenmark.

Die Gelenkfortsätze eines Wirbels bilden mit denjenigen der benachbarten Wirbel die **Wirbelbogengelenke**. Der Zwischenraum zwischen Wirbelkörpern und Wirbelbogengelenk ist das **Zwischenwirbelloch** (Foramen intervertebrale).

Aufbau des 1. und des 2. Halswirbels

Der 1. Halswirbel (**Atlas**) und der 2. Halswirbel (**Axis**) bilden zusammen mit dem Hinterhauptsbein die Kopfgelenke (S. 364). Im Vergleich zu den übrigen Wirbelgelenken ermöglichen die Kopfgelenke eine größere Beweglichkeit, die v. a. für das Drehen des Kopfes und das Nicken wichtig ist. Diese Beweglichkeit kommt dadurch zustande, dass die ersten beiden Halswirbel anders aufgebaut sind als die übrigen Halswirbel.

Der **Atlas** (C 1, ▸ **Abb. 13.23**) hat eine nahezu ringförmige Struktur mit einem vorderen und einem hinteren Knochenbogen (Arcus anterior und Arcus posterior). Der **Axis** (C 2, ▸ **Abb. 13.24**) entspricht in seinem Aufbau schon eher dem typischen Wirbel: Er besitzt 1 Wirbelkörper, 1 Dornfortsatz und 2 Querfortsätze. Die Besonderheit des Axis ist der **Axiszahn** (Dens axis). Er sitzt dem Wirbelkörper nahezu senkrecht auf und ragt in das Wirbelloch des Atlas hinein. An seiner Vorderseite besitzt er eine Gelenkfläche, die mit der Innenseite des vorderen Atlasbogens Kontakt hat.

WISSEN TO GO

Atlas und Axis

Der 1. und der 2. Halswirbel (Atlas und Axis) haben einen speziellen Aufbau: Der **Atlas** ist ringförmig und besitzt weder Wirbelkörper noch Dornfortsatz. Die Besonderheit des **Axis** ist der Axiszahn (Dens axis).

Kreuzbein

Auf den letzten Lendenwirbel folgt das **Kreuzbein** (Os sacrum, ▸ **Abb. 13.25**). An dessen Oberfläche ist gut erkennbar, dass es eigentlich aus **5 Sakralwirbeln** besteht, die miteinander zu 1 Knochen verschmolzen sind. Das Kreuzbein ist in sich konkav gekrümmt, wodurch die Sakralkyphose (S. 367) entsteht. Von seiner Form her ist es dreieckig. Sein breiter oberer Teil setzt sich zusammen aus der Kontaktfläche mit dem Wirbelkörper des letzten Lendenwirbels, die als **Kreuzbeinbasis** bezeichnet wird, und den beiden **Kreuzbeinflü-**

Abb. 13.24 Axis (2. Halswirbel).

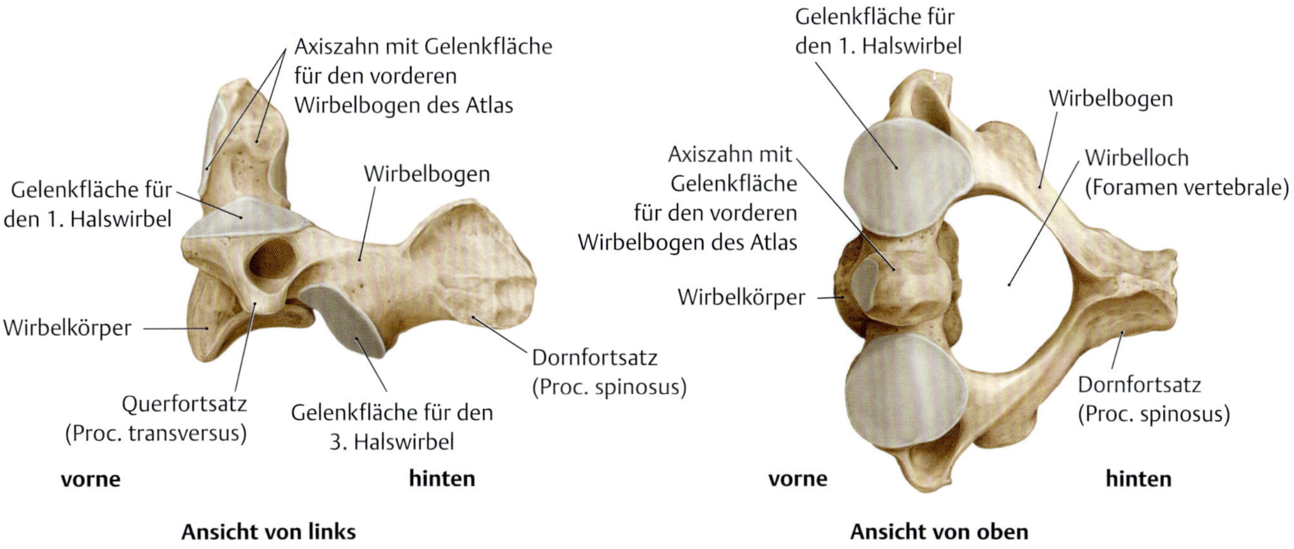

Der Axis unterscheidet sich vor allem durch den Axiszahn von den anderen Wirbeln. *Quelle: Schünke M, Schulte E, Schumacher U. Prometheus. LernAtlas der Anatomie. Allgemeine Anatomie und Bewegungssystem. Illustrationen von K. Wesker und M. Voll. 6. Aufl. Stuttgart: Thieme; 2022.*

Abb. 13.25 Kreuzbein (Os sacrum) und Steißbein (Os coccygis).

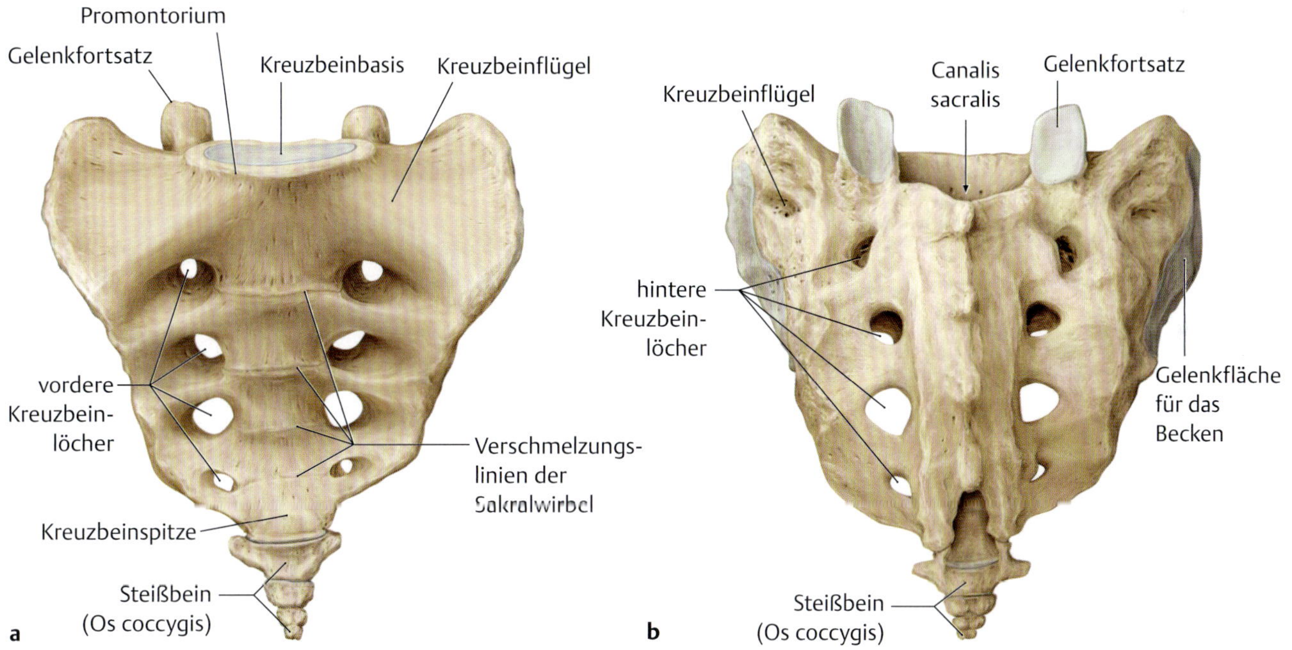

Das Steißbein ist mit der Kreuzbeinspitze knorpelig verbunden.

a Ansicht von vorn.

b Ansicht von hinten. *Quelle: Schünke M, Schulte E, Schumacher U. Prometheus. LernAtlas der Anatomie. Allgemeine Anatomie und Bewegungssystem. Illustrationen von K. Wesker und M. Voll. 6. Aufl. Stuttgart: Thieme; 2022.*

geln. Sie entsprechen weitestgehend den Querfortsätzen des 1. Sakralwirbels. Die leicht vorspringende vordere Kante der Kreuzbeinbasis wird **Promontorium** genannt. In Richtung Steißbein wird das Kreuzbein immer schmaler, bis es an der **Kreuzbeinspitze** endet. Hier schließt sich das Steißbein an.

Die Wirbellöcher der verschmolzenen Sakralwirbel bilden einen geschlossenen Kanal, den **Canalis sacralis** (▶ **Abb. 13.25b**). Seitlich an den Kreuzbeinflügeln befinden sich die großen Gelenkflächen für das Gelenk mit dem Becken, das Iliosakralgelenk (S. 376).

Steißbein

Das **Steißbein** (Os coccygis, ▶ **Abb. 13.25**) stellt im Prinzip einen verkümmerten Schwanz dar. Es ist knorpelig mit der Kreuzbeinspitze verbunden und besteht meist aus 3 oder 4 (max. 5) miteinander verwachsenen Wirbeln.

Abb. 13.26 Zwischenwirbelscheiben.

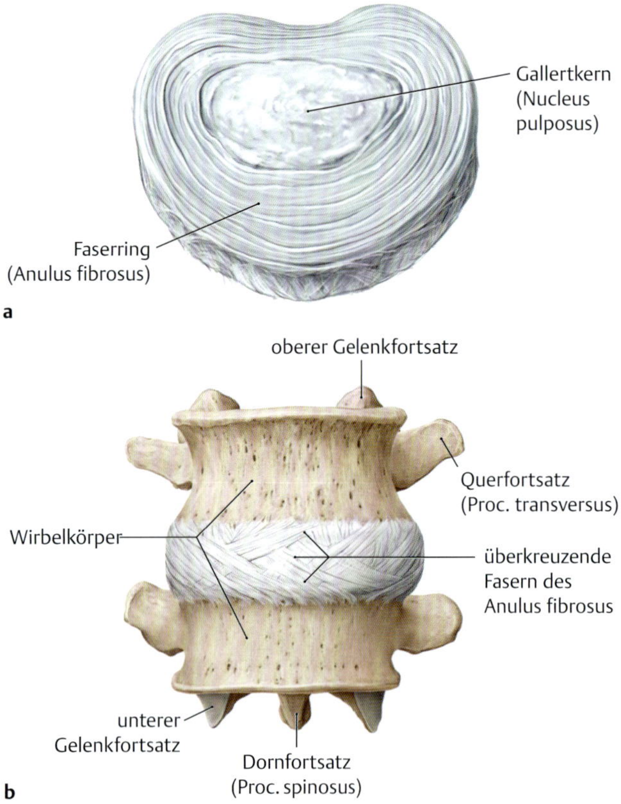

a Aufbau, Ansicht von oben.
b Lage zwischen 2 Wirbelkörpern. *Quelle: Schünke M, Schulte E, Schumacher U. Prometheus. LernAtlas der Anatomie. Allgemeine Anatomie und Bewegungssystem. Illustrationen von K. Wesker und M. Voll. 6. Aufl. Stuttgart: Thieme; 2022.*

> **WISSEN TO GO**
>
> **Kreuzbein und Steißbein**
>
> Das **Kreuzbein** (Os sacrum) setzt sich aus 5 Sakralwirbeln zusammen, die miteinander verschmolzen sind. Sein oberes Ende ist die **Kreuzbeinbasis**, deren Vorderkante das **Promontorium**. Das untere Ende nennt man **Kreuzbeinspitze**. Der Wirbelkanal setzt sich im Kreuzbein als **Canalis sacralis** fort. Auf das Kreuzbein folgt das **Steißbein** (Os coccygis). Es besteht aus 3 oder 4 verkümmerten Wirbeln.

Zwischenwirbelscheiben

Zwischen den Wirbelkörpern benachbarter Wirbel liegen die **Zwischenwirbelscheiben** (Einzahl: Discus intervertebralis. Sie werden häufig auch als **Bandscheiben** bezeichnet. Sie sind jeweils mit der Unterseite des einen und der Oberseite des anderen Wirbelkörpers verwachsen und bilden eine **Synchondrose**.

Durch diese Knorpelverbindung können die einzelnen Wirbel gegeneinander nur in geringem Ausmaß gekippt werden, ein Verschieben der Wirbel gegeneinander wird komplett verhindert. Damit sorgen die Zwischenwirbelscheiben dafür, dass die Wirbelsäule auch ohne große Muskelarbeit in ihrer Form weitestgehend **stabil** bleibt. Sie ist aber keineswegs steif, was an der Anzahl der Zwischenwirbelscheiben liegt: Insgesamt gibt es 23, sie fehlen nur zwischen Atlas und Axis und im Kreuzbein-Steißbein-Bereich. Auch wenn jede Synchondrose nur eine geringe Beweglichkeit erlaubt, ergibt sich über alle Wirbel zusammen ein relativ großer Bewegungsumfang.

Die Zwischenwirbelscheiben bestehen aus einem äußeren, knorpeligen **Faserring** (Anulus fibrosus) und einem wasserhaltigen **Gallertkern** (Nucleus pulposus). Durch diesen Aufbau wirkt die Bandscheibe wie ein Stoßdämpfer und verteilt die **Druckbelastungen** gleichmäßig auf die Wirbelkörper. Neigt sich die Wirbelsäule nach hinten, nach vorn oder zur Seite, weichen die Gallertkerne innerhalb der Faserringe leicht zur Gegenseite aus (▶ **Abb. 13.27**).

Bei stetiger Druckbelastung werden kleine Mengen Wasser aus der Bandscheibe gepresst. Hierzu reicht schon eine normale Belastung, wie z. B. längeres Stehen oder Sitzen. Dadurch kann die Körpergröße um bis zu 2 cm pro Tag abnehmen. Im Liegen, z. B. nachts beim Schlafen, ist der Druck, der auf den Zwischenwirbelscheiben lastet, geringer. Dann können sie wieder Flüssigkeit in ihren Kern aufnehmen und dadurch ihren ursprünglichen Füllungszustand und damit auch ihre ursprüngliche Höhe wiederherstellen. Diese Fähigkeit der Bandscheiben nimmt allerdings im Alter ab, was ein Grund dafür ist, dass sich die Körpergröße im Alter vermindert (S. 542). Der Wechsel zwischen Flüssigkeitsabgabe und -aufnahme dient der Ernährung der Bandscheibe.

> **WISSEN TO GO**
>
> **Zwischenwirbelscheiben**
>
> Zwischen den Wirbelkörpern liegt jeweils eine Zwischenwirbelscheibe (Discus intervertebralis), die aus einem **Gallertkern** und einem **Faserring** besteht. Wirbelkörper und Zwischenwirbelscheiben sind zu **Synchondrosen** verwachsen. Dadurch ist die Wirbelsäule zwar beweglich, bleibt aber gleichzeitig auch ohne großen Muskelaufwand in ihrer aufrechten Form stabil. Außerdem dienen die Zwischenwirbelscheiben zur **Dämpfung** und **Verteilung** des Drucks, der auf der Wirbelsäule lastet.

Gelenke und Bänder der Wirbelsäule

Der Bewegungsumfang der Wirbelsäule wird durch die Zwischenwirbelscheiben, die Gelenke zwischen den einzelnen Wirbeln und die Bandstrukturen bestimmt.

Bänder der Wirbelsäule

Neben den Zwischenwirbelscheiben stabilisieren auch verschiedene Bänder die Wirbelsäule. Dabei gibt es lange Bänder, die entlang der gesamten Wirbelsäule ziehen, und kürzere, die nur von Wirbel zu Wirbel verlaufen (▶ **Abb. 13.28**).

Zu den **langen Bändern** gehören:

- das **vordere** und das **hintere Längsband**, die auf der Vorder- bzw. Rückseite der Wirbelkörper verlaufen und
- das **Lig. supraspinale** und das **Lig. nuchae** an den Dornfortsätzen.

Die **kurzen Bänder** verlaufen zwischen den Wirbelbögen (**Ligg. flava**) bzw. den Querfortsätzen (**Ligg. intertransversaria**) der einzelnen Wirbel.

Abb. 13.27 Funktion der Zwischenwirbelscheiben.

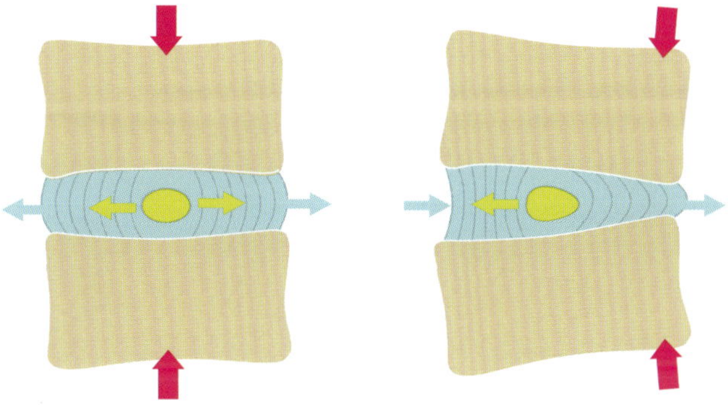

Bei einer gleichmäßigen Belastung (links) wird Druck auf die gesamte Bandscheibe ausgeübt. Die Bandscheibe wird flacher und der Faserring tritt ringförmig etwas über die Ränder der Wirbelkörper. Bei einer einseitigen Belastung (rechts), wie z. B. beim Rumpfbeugen zur Seite, wird nur auf einen Teil der Bandscheibe Druck ausgeübt. Auf der Gegenseite treten Zugkräfte auf, die von den Fasern des Faserrings aufgenommen werden. Der Gallertkern verschiebt sich dabei etwas in Richtung der Seite mit der geringeren Druckbelastung. *Quelle: Schwegler JS, Lucius R. Der Mensch – Anatomie und Physiologie. Stuttgart: Thieme; 2016.*

Abb. 13.28 Bänder der Wirbelsäule.

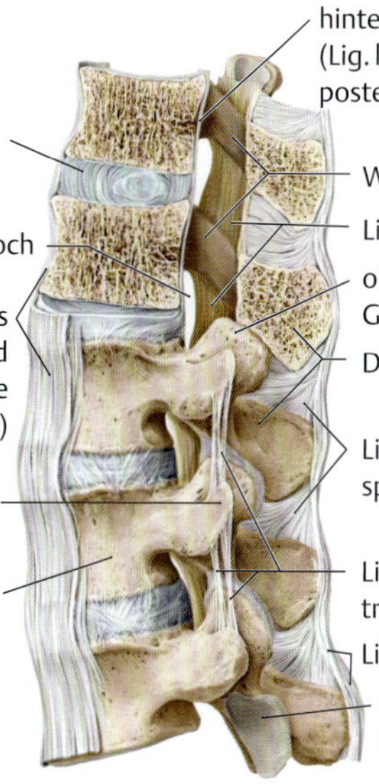

Gezeigt wird hier der Übergang zwischen Brust- und Lendenwirbelsäule. Die oberen beiden Wirbel sind in halbiert, damit die Ligg. flava sichtbar werden. *Quelle: Schünke M, Schulte E, Schumacher U. Prometheus. LernAtlas der Anatomie. Allgemeine Anatomie und Bewegungssystem. Illustrationen von K. Wesker und M. Voll. 6. Aufl. Stuttgart: Thieme; 2022.*

Wirbelbogengelenke

Im Gegensatz zu den Synchondrosen zwischen den Wirbelkörpern sind die **Wirbelbogengelenke** (Articulationes zygapophysiales) echte Gelenke. Die Gelenkpartner sind dabei die Gelenkfortsätze benachbarter Wirbel. Die Wirbelbogengelenke werden auch **kleine Wirbelgelenke** oder **Facettengelenke** genannt.

Kopfgelenke

Auch die beiden Kopfgelenke sind echte Gelenke:

- **oberes Kopfgelenk** (Articulatio atlantooccipitalis): Es verbindet Atlas und Hinterhauptsbein.
- **unteres Kopfgelenk** (Articulatio atlantoaxialis): Es verbindet Atlas und Axis.

Die Kopfgelenke besitzen **keine** Bandscheiben und daher eine wesentlich größere Beweglichkeit als die Wirbelverbindungen der restlichen Wirbelsäule. Um den Kopf zu bewegen, wird aber in den seltensten Fällen nur eines der beiden Gelenke genutzt, meistens sind beide Kopfgelenke oder gleich die gesamte Halswirbelsäule beteiligt.

Patho Schleudertrauma

*Bei einem Schleudertrauma handelt es sich um eine „Verstauchung" der Halswirbelsäule (**HWS-Distorsion**). Es sind also nur Weichteilstrukturen wie Muskeln und Bänder, aber keine Knochen beschädigt. Das Schleudertrauma entsteht meist bei **Auffahrunfällen**, bei denen der Kopf (sitzt man im vorderen Auto) zuerst plötzlich weit nach hinten und dann schnell nach vorn befördert wird. Dabei werden die Strukturen, die die Halswirbelsäule umgeben, stark gedehnt. Direkt nach dem Unfall oder auch erst am nächsten Tag kommt es deshalb zu Bewegungseinschränkungen und Schmerzen. Auch Schwindel oder Kopfschmerzen können auftreten. Die Beschwerden klingen nach einigen Tagen von selbst wieder ab. Um dem Patienten die Schmerzen zu nehmen, können Schmerzmittel gegeben werden. Eine Halskrawatte („Halskrause") ist nicht notwendig und sollte – wenn der Patient sie als hilfreich empfindet – nur für wenige Tage getragen werden. Bei der Untersuchung muss durch Röntgen oder MRT unbedingt abgeklärt werden, ob die Halswirbel unverletzt sind.*

Kreuzbein-Darmbein-Gelenk

Das Kreuzbein-Darmbein-Gelenk wird bei den Gelenken des Beckens (S. 376) besprochen.

WISSEN TO GO

Bänder und Gelenke der Wirbelsäule

Bei den Bändern, die die Wirbelsäule stabilisieren, unterscheidet man lange und kurze Bänder. Die **langen Bänder** verlaufen entlang der Vorder- und der Rückseite der Wirbelkörper und der Enden der Dornfortsätze über die gesamte Wirbelsäule. Die **kurzen Bänder** verbinden die Bögen und die Fortsätze benachbarter Wirbel miteinander.

Die **Wirbelbogengelenke** bestehen zwischen den Gelenkfortsätzen der Wirbel. Sie sind nur wenig beweglich und stabilisieren zusammen mit den Zwischenwirbelscheiben die Wirbelsäule. Im Gegensatz zu den Wirbelbogengelenken sind die beiden Kopfgelenke sehr beweglich.

13.6.2 Brustkorb

Das Skelett des **Brustkorbs** (Thorax) besteht aus (▶ **Abb. 13.20**):

- 12 Rippenpaaren (gezählt wird vom Brustkorbeingang am Hals abwärts),
- dem Brustbein (Sternum) und
- den 12 Brustwirbeln (S. 366).

Wie ein knöcherner Käfig schützt es die Brustorgane. Außerdem stabilisiert es die Brustwand gegen den Über- oder Unterdruck, der im Inneren des Thorax während der Atmung entsteht. Die Bewegung der Brustwand spielt bei der At-

Abb. 13.29 Rippe und Brustwirbel.

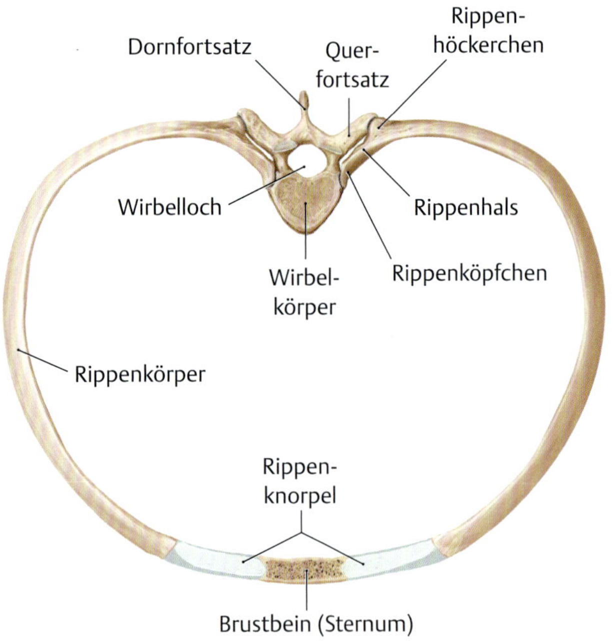

Die Rippe bildet sowohl mit ihrem Köpfchen als auch mit ihrem Höckerchen Gelenke mit dem Brustwirbel. Der Rippenknorpel verbindet die knöcherne Rippe mit dem Brustbein. *Quelle: Schünke M, Schulte E, Schumacher U. Prometheus. LernAtlas der Anatomie. Allgemeine Anatomie und Bewegungssystem. Illustrationen von K. Wesker und M. Voll. 6. Aufl. Stuttgart: Thieme; 2022.*

mung eine wichtige Rolle, da die Lunge über das Lungenfell (S. 162) an ihr befestigt ist.

Rippen

Die Rippen (Costae) sind schmale, nahezu halbkreisförmig gebogene Knochen, die die Brustwirbel mit dem Brustbein verbinden (▶ **Abb. 13.29**). An dem Ende, mit dem sie ein Gelenk mit den **Brustwirbelkörpern** bilden, sitzt als Gelenkkopf das **Rippenköpfchen**. Wenige Zentimeter weiter befindet sich ein kleiner knöcherner Vorsprung, das **Rippenhöckerchen**. Es bildet ein Gelenk mit den **Querfortsätzen** der Brustwirbel. Beim 11. und beim 12. Rippenpaar fehlt es. Der Abschnitt zwischen Rippenkopf und Rippenhöckerchen wird als **Rippenhals**, der restliche Anteil der Rippe als **Rippenkörper** bezeichnet. Die Rippenkörper des 7. Rippenpaars sind am längsten, in Richtung Hals und Bauch nehmen sie an Länge ab.

An das brustbeinwärts gelegene knöcherne Rippenende schließt sich der **Rippenknorpel** an (▶ **Abb. 13.20**). Weil bei jeder Rippe die Brustwirbel-Rippen-Gelenke höher liegen als das Brustbein-Rippen-Gelenk, verlaufen die Rippen von hinten-oben nach vorn-unten. Durch diesen **schrägen Verlauf** kann sich der Brustkorb bei der **Atmung** erweitern (S. 177). Dabei heben sich das Brustbein und damit auch die Rippenknorpel an.

Die Abstände zwischen den einzelnen Rippen werden als **Interkostalräume** bezeichnet. Sie werden, wie die Rippen auch, von oben nach unten durchgezählt und durch die Zwischenrippenmuskulatur (S. 377) überbrückt. An der Unterseite jeder Rippe verlaufen Leitungsbahnen (Interkostalnerven und Interkostalgefäße).

Abb. 13.30 Erweiterung des Brustkorbs bei der Einatmung.

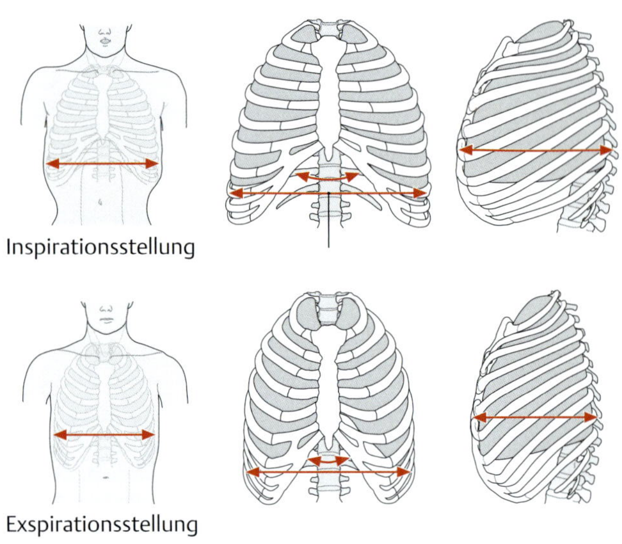

Bei Brustatmung werden bei der Einatmung das Brustbein und die Rippenknorpel angehoben. Die Rippen verlaufen dann weniger steil und der Thoraxdurchmesser nimmt zu. *Quelle: Schünke M, Schulte E, Schumacher U. Prometheus. LernAtlas der Anatomie. Allgemeine Anatomie und Bewegungssystem. Illustrationen von K. Wesker und M. Voll. 6. Aufl. Stuttgart: Thieme; 2022.*

Brustbein

Das flache **Brustbein** (Sternum, ▶ **Abb. 13.20**) können Sie gut vorn am Brustkorb unter der Haut tasten (S. 550). Es setzt sich aus 3 Anteilen zusammen:

- einem verbreiterten Anfangsteil (Manubrium sterni, „Handgriff") mit Gelenkflächen für die beiden Schlüsselbeine und die Knorpel des 1. Rippenpaars,
- einem schmaleren Brustbeinkörper (Corpus sterni), mit dem die Knorpel des 2.–7. Rippenpaars verbunden sind, und
- einem kleinen spitzen Fortsatz, dem Xiphoid (Proc. xiphoideus).

WISSEN TO GO

Aufbau des Brustkorbs

Der **Brustkorb (Thorax)** setzt sich aus 12 Rippenpaaren, dem Brustbein und den 12 Brustwirbeln zusammen.

Die **Rippen (Costae)** bestehen aus einem knöchernen Teil und dem Rippenknorpel. Ihr knöchernes Ende ist mit den Brustwirbeln, ihr knorpeliges mit dem Brustbein verbunden. Die Rippen verlaufen schräg nach unten in Richtung Brustbein. Bei der Einatmung heben sie sich an und der Brustkorb erweitert sich.

Das **Brustbein (Sternum)** ist ein länglicher, flacher Knochen. Außer mit den Rippen ist es auch mit den Schlüsselbeinen verbunden.

13.6.3 Becken

Das **Becken** (Pelvis) ist über das Kreuzbein mit der Wirbelsäule und über die Hüftgelenke mit den Oberschenkelknochen verbunden. Dadurch überträgt es das Gewicht des Oberkörpers, des Kopfes und der Arme auf die Beine. Das Becken bildet außerdem den unteren Abschluss des Bauchraums und trägt damit auch das Gewicht der Bauch- und Beckenorgane.

Beckenknochen

Das knöcherne Becken besteht aus einem rechten und einem linken **Hüftbein** (Os coxae). Beide sind vorn im Schambereich über die **Schambeinfuge** (Symphyse, s. u.) miteinander verbunden. Zwischen ihren hinteren Enden liegt das Kreuzbein, mit dem jedes Hüftbein ein Kreuzbein-Darmbein-Gelenk (**Iliosakralgelenk**, s. u.) bildet. Die beiden Hüftbeine werden zusammen auch als **Beckengürtel**, Hüftbeine und Kreuzbein gemeinsam als **Beckenring** bezeichnet (▶ **Abb. 13.31**).

Genauso wie der Schädel setzen sich auch die Hüftbeine aus mehreren Knochen zusammen (▶ **Abb. 13.32**):
- Darmbein (Os ilium),
- Sitzbein (Os ischii) und
- Schambein (Os pubis).

Das **Darmbein** (Os ilium) macht den größten Anteil des Hüftbeins aus und bildet in seinem oberen Abschnitt die **Darmbeinschaufel** (Ala ossis ilii, ▶ **Abb. 13.33**). Deren Vorderrand, der auch als **Darmbeinstachel** (Spina iliaca anterior superior) bezeichnet wird, ist bei schlanken bzw. gut trainierten Menschen oberhalb des Hüftgelenks unter der Haut zu sehen (S. 548). Der Oberrand der Darmbeinschaufel wird **Beckenkamm** (Crista iliaca) genannt. Nach unten verjüngt sich die Darmbeinschaufel zum relativ kurzen und dicken **Darmbeinkörper** (Corpus ossis ilii). Er bildet einen Teil der Gelenkpfanne des Hüftgelenks.

Diagnostik Knochenmarkpunktion

Besteht der Verdacht auf eine Erkrankung des Blutes, z. B. eine Leukämie, ist für die genaue Diagnose meist die Untersuchung des Knochenmarks notwendig. Da das Darmbein als platter Knochen auch beim erwachsenen Menschen noch rotes Knochenmark enthält und der Beckenkamm dicht unter Haut liegt, ist er für ***Knochenmarkpunktionen*** *besonders gut geeignet. Hierbei wird nach lokaler Betäubung und einem kleinen Hautschnitt eine spezielle Punktionsnadel durch die Kompakta bis ins Knochenmark gestochen. Das so gewonnene Material wird anschließend zytologisch untersucht.*

An den Darmbeinkörper schließt sich das **Sitzbein** (Os ischii) mit seinem **Sitzbeinkörper** (Corpus ossis ischii) an, der ebenfalls an der Gelenkpfanne des Hüftgelenks beteiligt ist. Er wird unten vom hakenförmigen **Sitzbeinast** (Ramus ossis ischii) fortgesetzt (▶ **Abb. 13.33**). Ein dorsaler Knochenvorsprung etwa auf Höhe der Hüftpfanne ist besonders wichtig für Hebammen: die **Spina ischiadica**, also ein „Stachel" am Sitzbein (▶ **Abb. 13.32**, ▶ **Abb. 13.34**). Die sog. **Interspinallinie**, eine gedachte Linie zwischen den paarig angelegten Spinae, hilft bei der Beurteilung des Geburtsfortschritts mittels vaginaler Untersuchung. Der Sitzbeinast ist an der Stelle, an der er nach innen abbiegt, durch den **Sitzbeinhöcker** (Tuber ischiadicum) verstärkt. Diesen Höcker spürt man, wenn man auf einem harten Untergrund sitzt.

Das **Schambein** (Os pubis) verbindet das Ende des Sitzbeinastes mit der Stelle, an der der Sitzbein- in den Darmbeinkörper übergeht. Dadurch entsteht ein knöcherner Ring (▶ **Abb. 13.33**). Das Loch, das dieser umschließt, ist das **Foramen obturatum**, durch das Gefäße und Nerven aus dem Becken in Richtung Bein ziehen. Es wird – bis auf die Durchtrittsstelle – von einer Bindegewebsmembran verschlossen. Der Anteil des Schambeins, der das Foramen obturatum oben begrenzt, wird als **oberer Schambeinast** (Ramus superior) bezeichnet. Der Anteil, der die vordere Begrenzung bildet und mit dem Sitzbeinast verbunden ist, wird **unterer Schambeinast** (Ramus inferior) genannt.

Mit seinem Ansatz an Sitz- und Darmbein ist auch das Schambein an der Bildung der Hüftpfanne beteiligt. Zwischen den Schambeinen beider Seiten besteht ein unechtes Gelenk (S. 350), die **Schambeinfuge** (Symphyse). Einige Zentimeter links und rechts der Schambeinfuge sitzt jeweils am oberen Schambeinast ein kleiner Knochenvorsprung, das **Schambeinhöckerchen** (Tuberculum pubicum, ▶ **Abb. 13.33**).

Abb. 13.31 Beckenring.

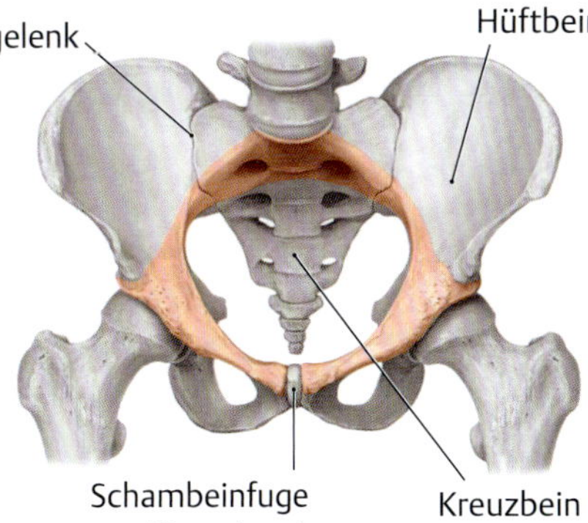

Der Beckenring umfasst die beiden Hüftbeine und das Kreuzbein. Er ist farblich hervorgehoben. *Quelle: Schünke M, Schulte E, Schumacher U. Prometheus. LernAtlas der Anatomie. Allgemeine Anatomie und Bewegungssystem. Illustrationen von K. Wesker und M. Voll. 6. Aufl. Stuttgart: Thieme; 2022.*

Abb. 13.32 Darmbein, Sitzbein und Schambein.

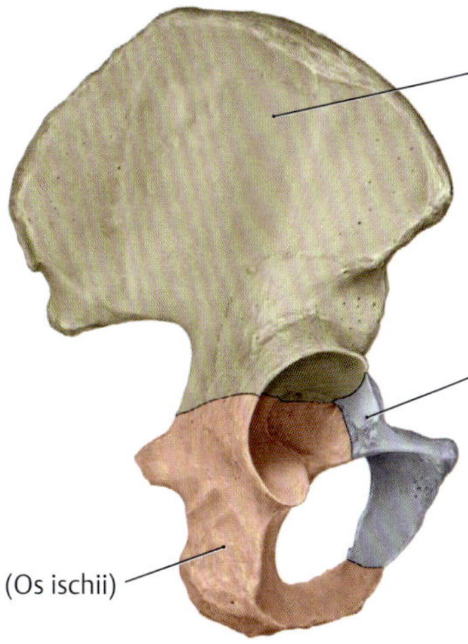

Dargestellt ist das rechte Hüftbein in der Seitenansicht. Seine Anteile (Darmbein, Sitzbein und Schambein) sind unterschiedlich eingefärbt. *Quelle: Schünke M, Schulte E, Schumacher U. Prometheus. LernAtlas der Anatomie. Allgemeine Anatomie und Bewegungssystem. Illustrationen von K. Wesker und M. Voll. 6. Aufl. Stuttgart: Thieme; 2022.*

Abb. 13.33 Knöchernes Becken und Kreuzbein.

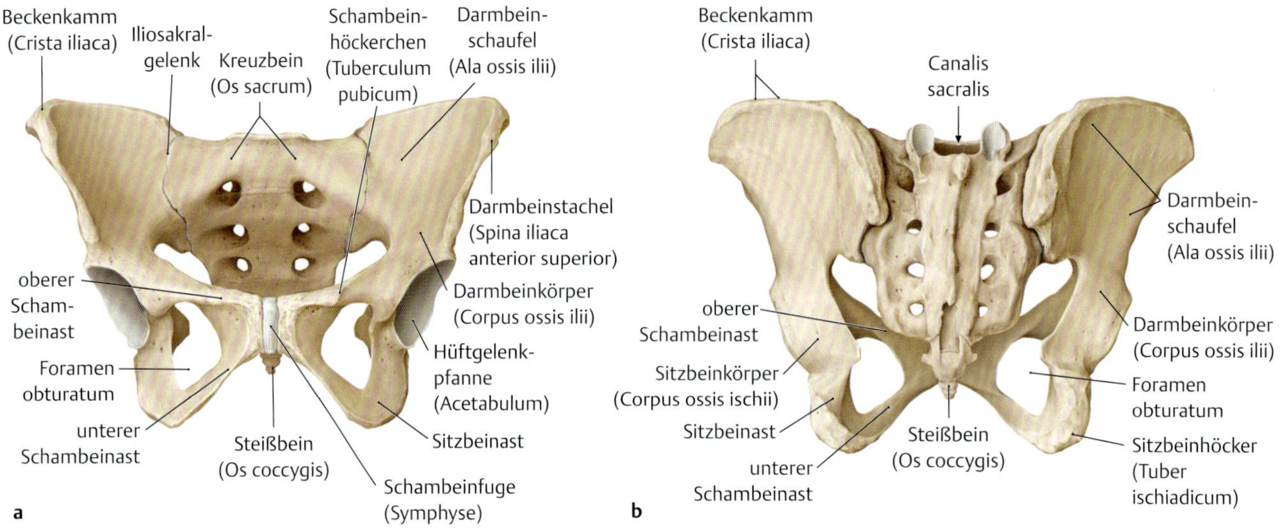

Dargestellt ist das Becken einer Frau.
a Ansicht von vorn.
b Ansicht von hinten. *Quelle: Schünke M, Schulte E, Schumacher U. Prometheus. LernAtlas der Anatomie. Allgemeine Anatomie und Bewegungssystem. Illustrationen von K. Wesker und M. Voll. 6. Aufl. Stuttgart: Thieme; 2022.*

Abschnitte des Beckens

Der Raum, den Becken, Kreuz- und Steißbein umschließen, wird durch die sog. Linea terminalis in einen oberen Abschnitt (großes Becken) und einen unteren Abschnitt (kleines Becken) unterteilt. Die **Linea terminalis** ist eine gedachte Linie, die vom Promontorium (S. 370) des Kreuzbeins entlang des Innenrands von Darm- und Sitzbein bis zur Symphyse verläuft. Das oberhalb dieser Linie liegende **große Becken** wird noch zur Bauchhöhle (S. 182) gezählt. Hier liegen Teile des Darms. Das unterhalb der Linie gelegene **kleine Becken** umschließt die Beckenhöhle (▶ **Abb. 9.2a**) mit Harnblase, Mastdarm und – bei Frauen – den inneren Geschlechtsorganen. Bei der Geburt stellt das kleine Becken außerdem den Geburtskanal dar.

Der Übergang zwischen großem und kleinem Becken wird als **Beckeneingang** (Apertura pelvis superior) bezeichnet. Er besitzt einen größeren Durchmesser als der **Beckenausgang** (Apertura pelvis inferior), der durch die Schambeinhöcker, die Sitzbeinäste, die Symphyse und das Steißbein begrenzt wird.

Weil das Becken beim **Geburtsverlauf** eine wichtige Rolle spielt, ist es bei der Frau und beim Mann etwas unterschiedlich geformt: Das weibliche Becken ist insgesamt breiter und der Abstand zwischen den Sitzbeinhöckern ist größer als beim Mann. Auch der Winkel zwischen den beiden Schambeinen und der Beckeneingang sind bei der Frau größer als beim Mann.

Blitzlicht Praxis Geburtsweg

*Bei der Frau weist der **Beckeneingang** eine **querovale**, die Beckenmitte eine runde und der **Beckenausgang** eine **längsovale** Form auf. Bei der idealen Geburt liegt das Kind deshalb zunächst seitlich, die Pfeilnaht ist quer im Beckeneingang zu tasten. Auf dem Weg vom Beckeneingang zum Beckenausgang dreht sich der Kopf des Kindes, sodass im Beckenausgang die Pfeilnaht senkrecht verläuft. Der Hinterkopf zeigt dabei zur Symphyse, das Gesicht in Richtung Steißbein der Mutter. Würde diese Position während der restlichen Geburt beibehalten, würden die nun quer stehenden Schultern vor dem längsovalen Beckenausgang stecken bleiben. Deshalb dreht sich das Kind zurück, sobald der Kopf den Geburtsweg vollständig verlassen hat. Kopf und Pfeilnaht stehen wieder quer, die Schultern dadurch längs. So können die Schultern durch den Beckenausgang treten, und die Geburt kann beendet werden.*

WISSEN TO GO

Aufbau des Beckens

Das **Becken (Pelvis)** verbindet den Rumpf mit den Beinen und beherbergt die Beckenorgane. Es besteht aus den beiden **Hüftbeinen** (Ossa coxae) und ist über das **Iliosakralgelenk** mit dem Kreuzbein verbunden. Hüftbeine und Kreuzbein bilden zusammen den **Beckenring**.

Jedes Hüftbein besteht aus 3 verschiedenen Knochen: **Darmbein** (Os ilium), **Sitzbein** (Os ischii) und **Schambein** (Os pubis). Das linke und das rechte Schambein sind über die **Schambeinfuge** (Symphyse) miteinander verbunden. Alle 3 Knochen bilden zusammen die **Hüftpfanne** (Acetabulum) und umschließen ein großes Loch, das Foramen obturatum.

Der Raum, den der Beckenring umschließt, teilt sich in ein oberes **großes Becken**, das noch zur Bauchhöhle zählt und Darmteile enthält, und ein unteres **kleines Becken**, das die Beckenhöhle mit den Beckenorganen umschließt. Dort, wo beide ineinander übergehen, liegt der **Beckeneingang**. Der **Beckenausgang** wird von Schambein, Sitzbein und Steißbein gebildet.

Gelenke und Bänder des Beckens

Die Hüftknochen sind an 3 Gelenken beteiligt (Kreuzbein-Darmbein-Gelenk, Schambeinfuge und Hüftgelenk). Bis auf das Hüftgelenk handelt es dabei um Gelenke mit nur sehr geringer Beweglichkeit, wodurch Becken und Kreuzbein eine sehr stabile Einheit bilden. Diese **Stabilität des Beckenrings** ist wichtig für das Gehen: Bei jedem Schritt muss das gesamte Körpergewicht auf nur ein Bein übertragen werden

Abb. 13.34 Geburtshilflich relevante Längsdurchmesser des Beckens.

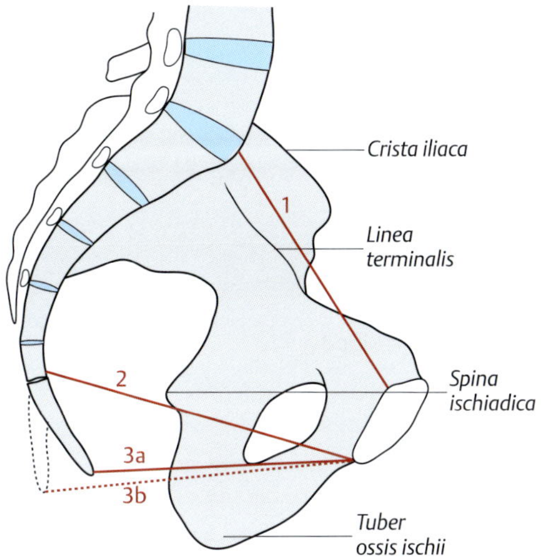

Quelle: Stiefel A, Brendel K, Bauer N, Hrsg. Hebammenkunde. 6., aktualisierte und erweiterte Auflage. Stuttgart: Thieme; 2020.

können, während das andere Bein nach vorn schwingt. Verschöbe sich das Becken dabei in sich oder gegenüber dem Kreuzbein, wäre dies nicht möglich.

Kreuzbein-Darmbein-Gelenk (Iliosakralgelenk) • Hierbei handelt es sich um ein **echtes Gelenk** zwischen Darmbeinkörper und Kreuzbein. Vom Typ her ist es ein planes Gelenk, das aufgrund starker straffer Bänder nur einen sehr kleinen Bewegungsumfang besitzt (**Amphiarthrose**, ▶ **Tab. 13.2**).

Schambeinfuge (Symphyse) • Sie verbindet die beiden Schambeine miteinander und besteht aus 2 Bändern und einer Faserknorpelscheibe. Damit ist sie ein **unechtes Gelenk**, das Verschiebungen oder Drehungen von nur 1–2 mm erlaubt. Nur bei **Schwangeren** kurz vor und während der Geburt ist die Beweglichkeit größer. Unter Hormoneinfluss lockern sich die Bänder der Schambeinfuge und auch des Iliosakralgelenks, sodass sich der Geburtsweg weiten kann.

Patho Symphysenlockerung

*Eine **Lockerung** der Symphyse kann durch **Östrogeneinfluss** und **verstärkte Dehnung** in der **Schwangerschaft** und bei der **Geburt** entstehen.*

***Schmerzen** treten oft in den letzten Wochen der Schwangerschaft auf: Druckschmerz im Bereich der Symphyse, Stauchungsschmerz beim Zusammendrücken beider Beckenknochen oder Gehstörungen besonders beim Treppensteigen. Der Schmerz kann bis in die Oberschenkel oder zum Kreuzbein ausstrahlen; einige Frauen sind durch die Intensität der Schmerzen kaum bewegungsfähig [20].*

*Wenn das Kind während der Geburt durch den Beckenausgang tritt, werden die beiden Schambeine auseinandergedrückt. Kommt es dabei zu einer Stufenbildung der beiden Schambeinäste (bis zu 1 cm Höhenunterschied), spricht man von einer **Symphysenlockerung**. Sie führt zu einer **Instabilität des Beckenrings**. Er gibt beim Gehen nach, weshalb die betroffenen Mütter nach der Geburt hinken und einen Watschelgang zeigen. Therapeutisch reicht meist eine Schonung von 1–2 Wochen aus.*

WISSEN TO GO

Beckengelenke

Das **Iliosakralgelenk** zwischen Darmbeinschaufeln und Kreuzbein ist ein **straffes Gelenk** mit vielen großflächigen starken Bändern. Auch die **Schambeinfuge** ist als Knorpelverbindung nahezu unbeweglich. Dadurch ist der Beckenring sehr stabil.

Gelenkpfanne des Hüftgelenks • Sie wird von allen 3 Knochen des Hüftbeins gebildet und genauer beim Hüftgelenk (S. 404) besprochen.

Leistenband (Ligamentum inguinale) • Es zieht vom Darmbeinstachel an das Schambeinhöckerchen. Im Gegensatz zu den anderen Beckenbändern stabilisiert das Leistenband aber kein Gelenk, sondern dient v. a. den Endsehnen einiger Bauchmuskeln als Ansatz. Dadurch ist es an der Bildung des Leistenkanals (S. 383) beteiligt.

WISSEN TO GO

Leistenband

Das Leistenband (Lig. inguinale) zieht als schmales Band vom Darmbein an das Schambein. Es hat damit keinen Gelenkbezug, sondern ist die untere Begrenzung des **Leistenkanals**.

13.6.4 Rumpfmuskulatur

Die Rumpfmuskulatur besteht aus der Brustwandmuskulatur, dem Zwerchfell, der Rücken-, der Bauch- und der Beckenbodenmuskulatur. Diese Muskeln sind nicht nur dafür zuständig, dass sich der Rumpf bewegt und die Wirbelsäule stabilisiert wird, sondern sie dienen – je nach Muskelgruppe – auch als Atemmuskeln, als Bauchpresse oder der Stuhl- und Harnkontinenz. Das Zwerchfell trennt außerdem die Brust- von der Bauchhöhle.

Muskeln, die zwar am Rumpf ansetzen, aber in erster Linie der Bewegung einer Gliedmaße dienen, werden bei den Arm- (S. 396) und Beinmuskeln (S. 407) besprochen.

Brustwandmuskulatur

Unter der **Brustwandmuskulatur** (▶ **Abb. 13.35**) im engeren Sinne versteht man die Muskeln, deren Ursprung **und** Ansatz im Bereich der Rippen und des Brustbeins liegen. Sie dienen als Atemmuskeln und sind für die Brustatmung (S. 177) verantwortlich. Bei der Brustatmung erweitert sich der Thorax im Bereich der Rippen, also zur Seite und nach vorn.

Der eigentlichen Brustwandmuskulatur liegt die oberflächliche Brustmuskulatur auf. Auch sie setzt am Thorax an. Da sie aber in erster Linie der Bewegung des Schultergürtels dient, wird sie bei der Muskulatur des Schultergürtels (S. 396) besprochen.

Die meisten Brustwandmuskeln verlaufen zwischen den einzelnen Rippen, weshalb sie auch **Zwischenrippenmuskeln** bzw. **Interkostalmuskeln** genannt werden. Dabei unterscheidet man hauptsächlich 2 Gruppen:

Abb. 13.35 Muskeln des Brustkorbs.

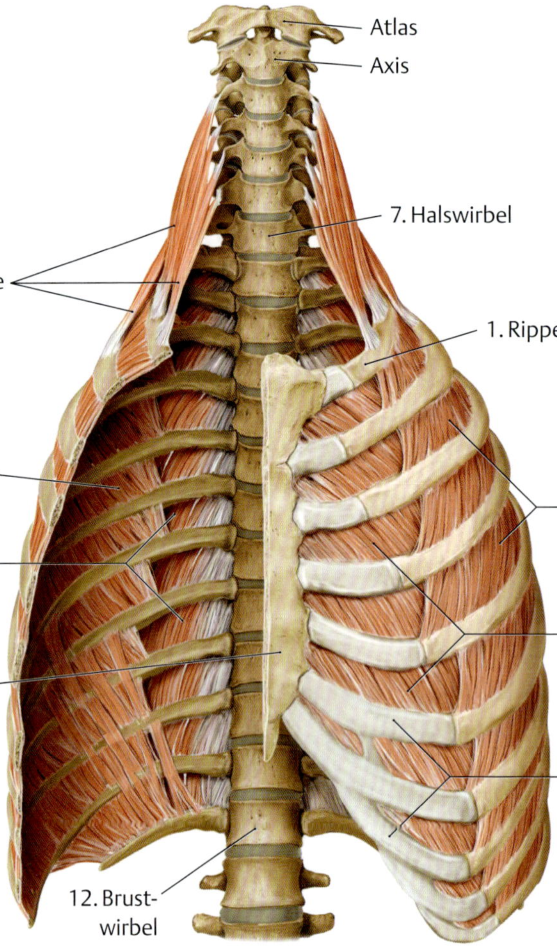

Damit auch die inneren Zwischenrippenmuskeln zu sehen sind, wurde die Hälfte des Brustbeins und ein Teil der Thoraxwand entfernt. Der M. transversus thoracis ist nicht zu sehen, weil er an der Innenseite des Brustbeins und des vorderen Anteils der Rippen liegt.
Quelle: Schünke M, Schulte E, Schumacher U. Prometheus. LernAtlas der Anatomie. Allgemeine Anatomie und Bewegungssystem. Illustrationen von K. Wesker und M. Voll. 6. Aufl. Stuttgart: Thieme; 2022.

Die **äußeren Zwischenrippenmuskeln** (Mm. intercostales externi) heben bei der Zusammenziehung (Kontraktion) die Rippen an und unterstützen so die **Einatmung**.

Die **inneren Zwischenrippenmuskeln** (Mm. intercostales interni) senken die Rippen ab. Sie unterstützen so die **Ausatmung**. Eine ähnliche Wirkung wie die inneren Zwischenrippenmuskeln hat auch der **M. transversus thoracis**.

Die Brustwandmuskulatur wird von den **Zwischenrippennerven** (Nn. intercostales) versorgt. Sie sind Äste der Spinalnerven (S. 432).

WISSEN TO GO

Brustwandmuskulatur

Die **äußeren Zwischenrippenmuskeln** (Mm. intercostales externi) ziehen die Rippen nach oben und unterstützen die Einatmung. Die **inneren Zwischenrippenmuskeln** (Mm. intercostales interni) ziehen die Rippen nach unten und unterstützen die Ausatmung.

Zwerchfell

Das **Zwerchfell** (Diaphragma) trennt nicht nur die Brust- von der Bauchhöhle, sondern ist zugleich der **wichtigste Atemmuskel**. Es ermöglicht die Bauchatmung (S. 177), bei der sich die Brusthöhle in Richtung Bauchraum erweitert.

Es entspringt mit seinen **Muskelfasern** ringförmig am Brustbeinfortsatz, an den Knorpeln der 4.–10. Rippe und den ersten 4 Lendenwirbeln. Die Muskelfasern verlaufen in Richtung Zwerchfellmitte und setzen dort an einer **Sehnenplatte** (Centrum tendineum) an (▶ **Abb. 13.37**).

Im Ruhezustand – also am Ende der Ausatmung – ist das Zwerchfell **kuppelartig** nach oben gewölbt. Bei der Einatmung zieht es sich zusammen, und die Kuppel flacht ab. Dadurch erweitert sich der Brustraum, während sich der Bauchraum verkleinert (▶ **Abb. 13.38**). Die Bauchorgane werden nach unten gedrückt. Gleichzeitig erschlaffen die Bauchmuskeln, sodass sich der Bauchraum nach vorn vergrößert und den Bauchorganen ausreichend Platz zur Verfügung steht. Beim Ausatmen erschlafft das Zwerchfell wieder und kehrt in die Ausgangsposition zurück. Dabei können die Bauchmuskeln (S. 381) als Exspirationsmuskeln unterstützend wirken.

Abb. 13.36 Arterien der Rumpfwand.

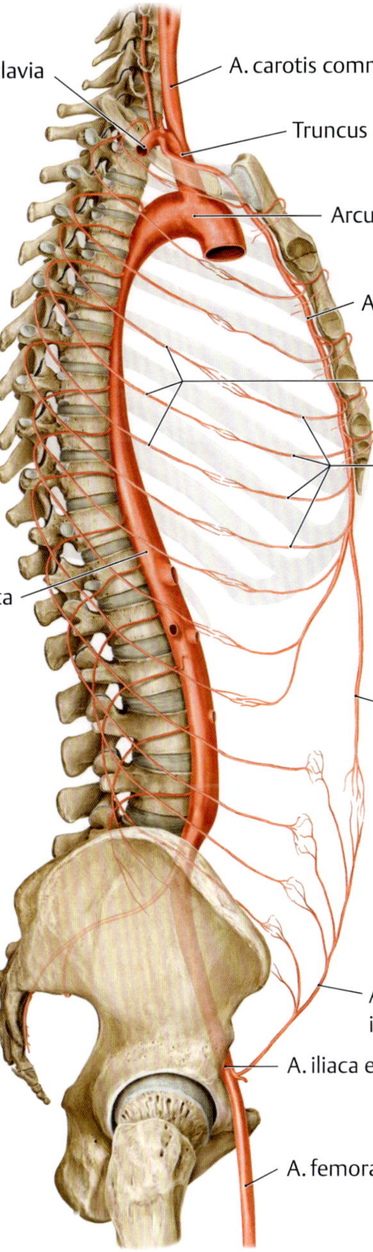

Die Gefäße, die den Rumpf mit Blut versorgen, entstammen hauptsächlich 4 Arterien, die senkrecht an der Vorder- bzw. Rückseite des Rumpfes verlaufen: hinten die Aorta, vorn die A. thoracica interna, die A. epigastrica superior und die A. epigastrica inferior. Sie entlassen kleine Äste (Aa. intercostales), die sich seitlich am Rumpf mit den Ästen der Gegenseite treffen. *Quelle: Schünke M, Schulte E, Schumacher U. Prometheus. LernAtlas der Anatomie. Allgemeine Anatomie und Bewegungssystem. Illustrationen von K. Wesker und M. Voll. 5. Aufl. Stuttgart: Thieme; 2018.*

Die **Speiseröhre**, die **Aorta**, die **untere Hohlvene**, der **Milchbrustgang**, der **Sympathikus** und weitere Nerven und Gefäße ziehen vom Brust- in den Bauchraum bzw. umgekehrt. Für diese Strukturen besitzt das Zwerchfell unterschiedliche **Durchtrittsstellen**.

WISSEN TO GO

Zwerchfell

Das Zwerchfell (Diaphragma) trennt als Muskel-Sehnen-Platte die Brust- von der Bauchhöhle. Es ist der **wichtigste Atemmuskel**. Zusammen mit den Bauchwandmuskeln bildet es die **Bauchpresse**.

Rückenmuskulatur

Die **Rückenmuskulatur** liegt zu beiden Seiten der Wirbelsäule und erstreckt sich entlang des gesamten Rückens vom Hinterhauptsbein bis zum Becken (▶ **Abb. 13.39**). Sie ist mitverantwortlich für die Bewegungen des Rumpfes und stabilisiert die Wirbelsäule bei Belastung. Man kann eine tiefe von einer oberflächlichen Muskelschicht abgrenzen:

Tiefe Rückenmuskulatur

Die tiefe Rückenmuskulatur besteht aus mehreren einzelnen Muskeln, die zwischen den Dorn- und Querfortsätzen der Wirbel und z. T. auch den Rippen, dem Hinterhauptsbein und dem Beckenkamm verlaufen. Kurze Muskeln verbinden jeweils die Fortsätze benachbarter Wirbel bzw. Wirbel und Rippen. Längere Muskeln überspringen zwischen ihrem Ursprung und ihrem Ansatz mehrere Wirbel. Im Bereich der Brust- und Lendenwirbelsäule werden die tiefen Rückenmuskeln gemeinsam von einer starken **Muskelfaszie** (Fascia thoracolumbalis, ▶ **Abb. 13.58**) umhüllt, die einigen anderen Muskeln – z. B. dem inneren schrägen Bauchmuskel (S. 381) – als Ursprung dient.

Da alle tiefen Rückenmuskeln an der Rückseite der Wirbelsäule verlaufen, bewirkt ihre Kontraktion ein **Aufrichten der Wirbelsäule**. Sie werden deshalb auch unter dem Begriff **M. erector spinae** (Muskel zur Aufrichtung der Wirbelsäule) zusammengefasst. Zieht sich die tiefe Rückenmuskulatur nur einseitig zusammen, kommt es zur **Seitneigung** oder – bei schrägem Faserverlauf – zur **Drehung** des Rumpfes zur Gegenseite.

Zu den tiefen Rückenmuskeln zählt auch die Mehrheit der **kurzen Nackenmuskeln** (Mm. suboccipitales). Diese verlaufen auf der Rückseite der Wirbelsäule von Atlas und Axis zum Hinterhauptsbein und sind wichtig für die präzise Bewegung des Kopfes (Seitneigung, Kopfdrehung, Beugung nach hinten).

Die tiefen Rückenmuskeln werden von den **Dorsalästen** der jeweiligen Spinalnerven (S. 432) versorgt.

Oberflächliche Rückenmuskulatur

Die oberflächlichen Rückenmuskeln bedecken die tiefe Rückenmuskulatur und entspringen (bis auf 1 Ausnahme) alle an den **Dornfortsätzen** der Hals-, Brust- und Lendenwirbelsäule. Bis auf den M. serratus posterior setzen allerdings alle Muskeln der oberflächlichen Rückenmuskulatur am Schulterblatt oder am Oberarmknochen an und dienen deshalb in 1. Linie der Bewegung der oberen Gliedmaßen. Aus diesem Grund werden der M. rhomboideus, der M. levator scapulae, der M. trapezius und der M. latissimus dorsi bei der Muskulatur des Schultergürtels und der Schulter (S. 396) besprochen.

Abb. 13.37 Zwerchfell.

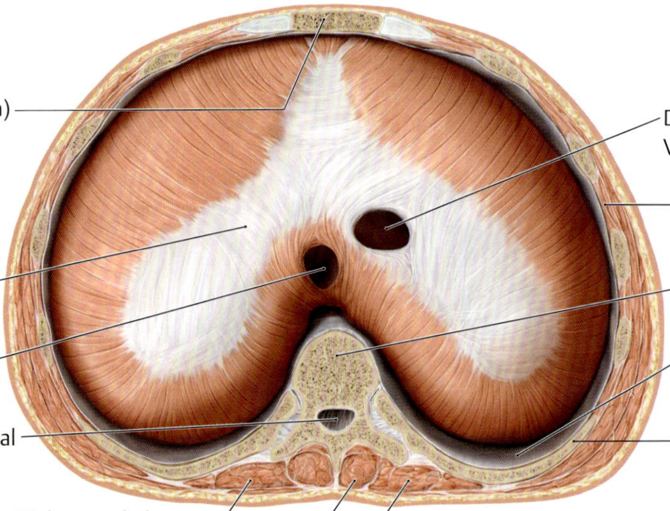

Ansicht von oben. *Quelle: Schünke M, Schulte E, Schumacher U. Prometheus. LernAtlas der Anatomie. Allgemeine Anatomie und Bewegungssystem. Illustrationen von K. Wesker und M. Voll. 6. Aufl. Stuttgart: Thieme; 2022.*

Abb. 13.38 Bauchatmung.

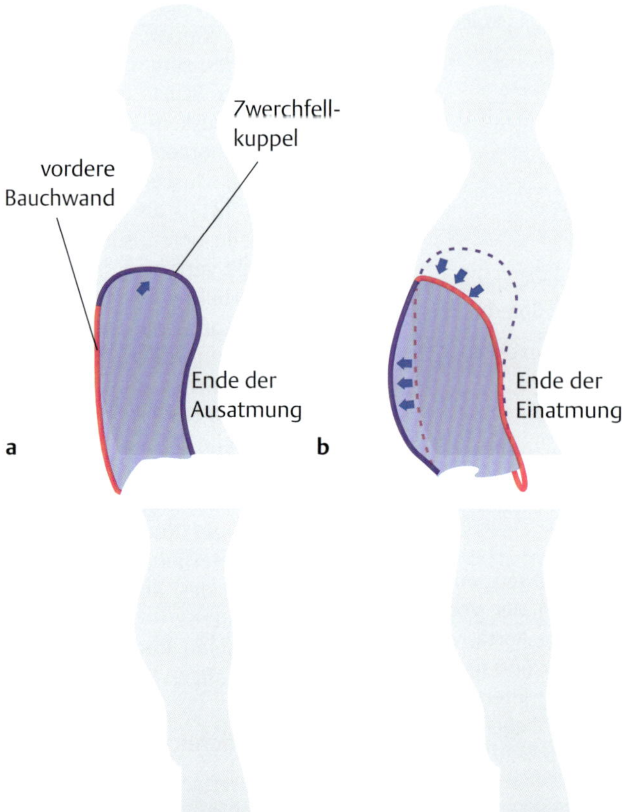

Am Ende der Ausatmung ist das Zwerchfell entspannt und steht kuppelartig in den Brustraum vor (**a**). Bei der Einatmung flacht die Zwerchfellkuppel ab, wodurch sich der Brustraum vergrößert und der Bauchraum verkleinert. Um dies auszugleichen, erschlaffen die Bauchmuskeln, wodurch die Bauchorgane wieder mehr Platz haben (**b**). *Quelle: Aumueller G et al. Duale Reihe Anatomie. Stuttgart: Thieme; 2017.*

Abb. 13.39 Tiefe Rückenmuskulatur.

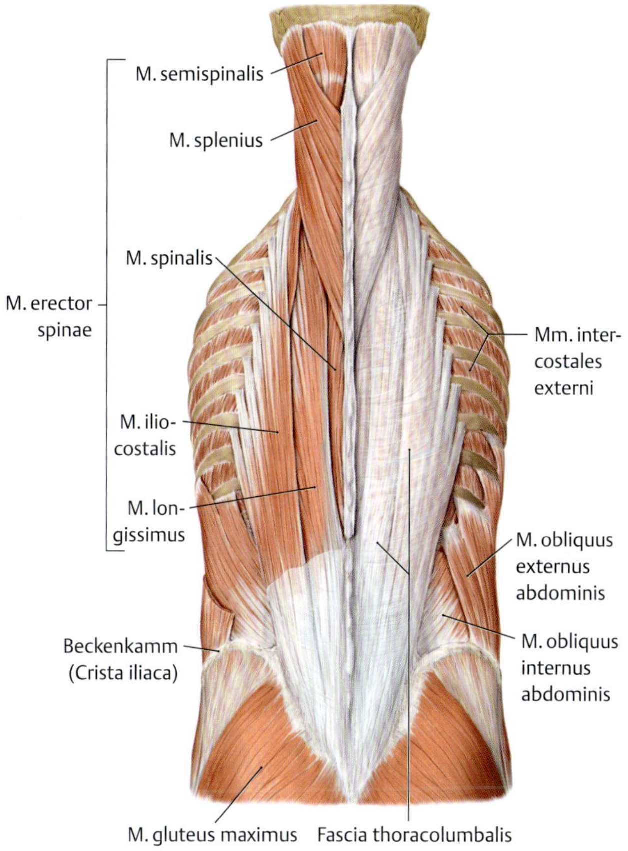

Die autochthonen Rückenmuskeln liegen direkt den Knochen an. Sie werden von den oberflächlichen Rückenmuskeln (▶ **Abb. 13.58**) bedeckt, die hier nicht dargestellt sind. Damit der Verlauf der Muskeln besser zu sehen ist, ist auf der linken Seite die Muskelfaszie entfernt. Die kurzen Nackenmuskeln und die kleinen Muskeln, die zwischen den einzelnen Wirbeln verlaufen, werden von den größeren Muskeln des M. erector spinae verdeckt und sind hier nicht zu sehen. *Quelle: Schünke M, Schulte E, Schumacher U. Prometheus. LernAtlas der Anatomie. Allgemeine Anatomie und Bewegungssystem. Illustrationen von K. Wesker und M. Voll. 6. Aufl. Stuttgart: Thieme; 2022.*

Der zweiteilige **M. serratus posterior** (hinterer Sägezahnmuskel, ▶ **Abb. 13.58**) zieht von den Dornfortsätzen zu den Rippen. Dadurch kann er die Wirbelsäule bewegen und dient als **Atemhilfsmuskel**.

Die oberflächlichen Rückenmuskeln werden von den **Ventralästen** der **Spinalnerven** versorgt.

WISSEN TO GO

Rückenmuskulatur

Die **tiefen Rückenmuskeln** verlaufen direkt an der Rückseite der Wirbel. Kurze Muskeln verbinden die Fortsätze benachbarter Wirbel, längere Muskeln ziehen über mehrere Wirbel hinweg. Gemeinsam bilden sie den **M. erector spinae** und richten die Wirbelsäule auf oder neigen sie zur Seite.

Die **oberflächliche Rückenmuskulatur** entspringt an den Dornfortsätzen der Wirbel, setzt aber – bis auf eine Ausnahme – an den Knochen des Schultergürtels an. Deshalb ist ihre Hauptfunktion die Bewegung der oberen Gliedmaßen.

Bauchwandmuskulatur

Die **Bauchwandmuskulatur** begrenzt die Bauchhöhle nach vorne, seitlich und zusammen mit den Rückenmuskeln nach hinten, sie dient als Atemmuskulatur und kann den Rumpf bewegen. (▶ **Abb. 13.40a**) Bei der **Einatmung** tritt das Zwerchfell tiefer und die Bauchmuskulatur entspannt sich. Bei der **Ausatmung** zieht sich die Bauchmuskulatur zusammen, erhöht den Druck im Bauchraum und unterstützt so die Ausatmung. Bei der sogenannten **Bauchpresse** (▶ **Abb. 13.40**) spannen Bauchwandmuskulatur und Zwerchfell gemeinsam an. Die Bauchpresse erfüllt mehrere Funktionen in unterschiedlichen Situationen:

- **Miktion und Defäkation**: Unterstützung von Harnblase und Darm bei der Entleerung.
- **Heben schwerer Gegenstände:** Über die Bauchpresse bildet der Rumpf eine Art „aufblasbaren Raum", der die Wirbelsäule vorne stützt. Dies reduziert die Kraft, die die Rückenstrecker aufbringen müssen und entlastet die Bandscheiben (▶ **Abb. 13.41**) [18].
- **Geburt:** Die Bauchpresse unterstützt in der Austrittsphase der Entbindung die Kontraktionen des Uterus („Presswehen") [18].

In Zusammenarbeit mit den Rückenmuskeln sind die Bauchwandmuskeln an den **Rumpfbewegungen** beteiligt: **Vorwärts-**, **Seitwärtsneigung** und **Rotation** (▶ **Abb. 13.43**).

Die Bauchwandmuskulatur unterteilt man in die oberflächliche (▶ **Abb. 13.42**) und die tiefe Bauchmuskulatur.

Oberflächliche Bauchwandmuskulatur

Die oberflächliche Bauchwandmuskulatur (▶ **Abb. 13.42**) besteht aus 4 Muskeln, von denen 3 schräg bzw. quer verlaufen und übereinander liegen und einer gerade oder senkrecht. Die Aponeurosen der schrägen bzw. queren sind an der Bildung der **Linea alba** (weiße Linie), der Rektusscheide (bindegewebige Hülle der geraden Bauchmuskeln) und des Leistenkanals beteiligt.

ACHTUNG

Bauchmuskelkräftigung

*Kräftigende Übungen für die Bauchmuskulatur dürfen nach einer Geburt frühestens dann durchgeführt werden, wenn die Frau ihre Beckenbodenmuskulatur während der Übungen wieder voll aktiv **kontrollieren** kann [20].*

M. obliquus externus abdominis (äußerer schräger Bauchmuskel) • Er ist der oberflächlichste der 4 Muskeln und entspringt außen an den **Rippenkörpern** der 5.–12. Rippe. Zur Körpermitte hin geht er in eine **Aponeurose** über, die sich mit derjenigen der Gegenseite vereint (▶ **Abb. 13.42a**). Mit einigen Fasern setzt er auch am Beckenkamm an. Damit ist seine Verlaufsrichtung von oben-außen nach unten-innen.

M. obliquus internus abdominis (innerer schräger Bauchmuskel) • Er liegt zwischen dem äußeren schrägen und dem quer verlaufenden Bauchmuskel (▶ **Abb. 13.42b**). Sein Ursprung ist die **Faszie der tiefen Rückenmuskulatur**, der **Beckenkamm** und das **Leistenband**, von wo er an die unteren **Rippen** zieht. Seine Fasern verlaufen also von unten-außen nach oben-innen und damit im rechten Winkel zu denen des äußeren schrägen Bauchmuskels. Genauso wie der äußere schräge Bauchmuskel geht auch der innere schräge Bauchmuskel in Richtung Körpermitte in eine **Aponeurose** über.

Abb. 13.40 Bauchpresse Erhöhung des intraabdominalen Druckes durch Anspannung der Bauchwand- und Beckenbodenmuskeln sowie des Zwerchfells.

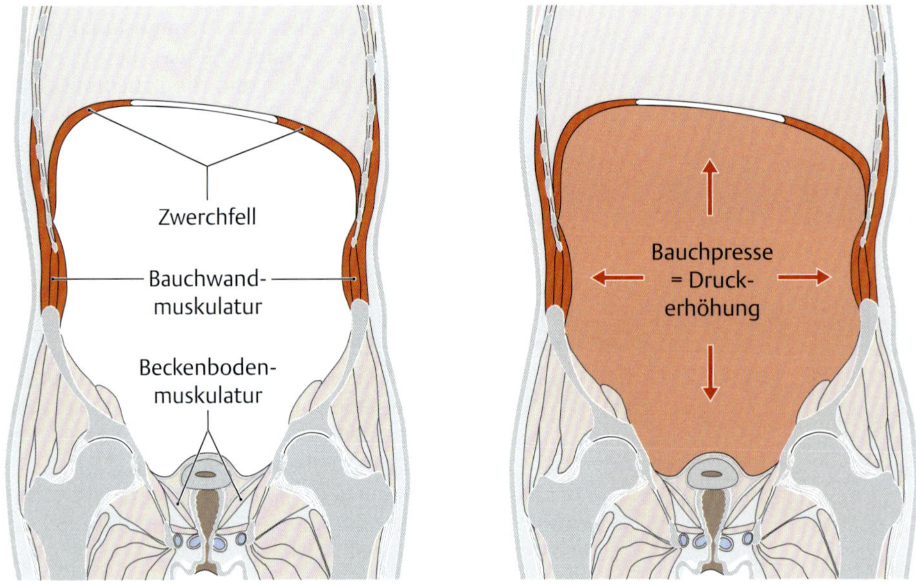

Schematisierte Frontalschnitte durch den Bauchraum, Ansicht von ventral.

a Die Wände der Bauch- und Beckenhöhle werden sowohl von Knochen (Wirbelsäule, Brustkorb und Becken) als auch von Muskeln (Zwerchfell, Bauch- und Beckenbodenmuskeln) gebildet.

b Bei Kontraktion der beteiligten Muskeln (Bauchpresse) kommt es zu einer Verkleinerung des Bauchraumes und damit zu einer intraabdominalen Druckerhöhung. Hierbei wird aktiv Druck auf die Eingeweide ausgeübt. *Quelle: Schünke M, Schulte E, Schumacher U. Prometheus. LernAtlas der Anatomie. Allgemeine Anatomie und Bewegungssystem. Illustrationen von K. Wesker und M. Voll. 6. Aufl. Stuttgart: Thieme; 2022.*

Abb. 13.41 Bauchpresse Stabilisierung der Wirbelsäule durch Erhöhung des intraabdominalen Druckes.

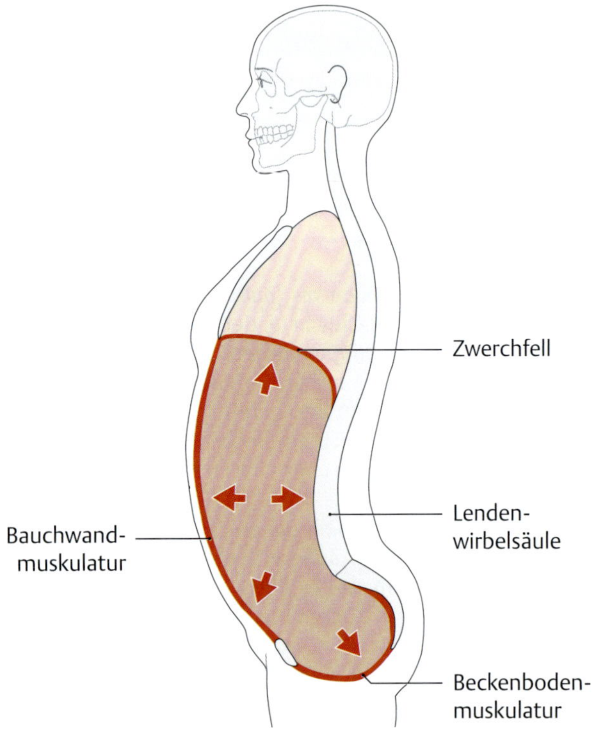

Schematisierter Mediansagittalschnitt durch den Rumpf, Ansicht von links. *Quelle: Schünke M, Schulte E, Schumacher U. Prometheus. LernAtlas der Anatomie. Allgemeine Anatomie und Bewegungssystem. Illustrationen von K. Wesker und M. Voll. 6. Aufl. Stuttgart: Thieme; 2022.*

M. transversus abdominis (quer verlaufender Bauchmuskel) • Er liegt am weitesten innen und wird nur durch die Fascia transversalis vom Bauchfell getrennt. Er entspringt an der 7.–12. **Rippe**, der **Faszie der tiefen Rückenmuskeln**, dem **Beckenkamm** und dem **Leistenband** und zieht mit horizontalem Faserverlauf in Richtung Körpermitte (▶ **Abb. 13.42b**). Dort vereinigt sich seine **Aponeurose** mit derjenigen der Gegenseite. Einige Fasern setzen auch am Schambein an.

Weiße Linie (Linea alba) • Dort, wo die schrägen und die quer verlaufenden Bauchmuskeln beider Seiten zusammentreffen, sind die Fasern ihrer Aponeurosen stark miteinander verflochten. Dadurch entsteht zwischen Brustbeinfortsatz und Schambeinfuge ein schmaler, dichter Sehnenstreifen, die Linea alba (weiße Linie) (▶ **Abb. 13.42**). Am Bauchnabel ist die Linea alba direkt mit der Bauchhaut verwachsen.

Blitzlicht Praxis Linea nigra

*In der Schwangerschaft kann sich die Linea alba dunkel verfärben, man spricht von Linea nigra (lateinisch: schwarze Linie) oder Linea fusca (lateinisch: braune Linie). Ursache ist eine erhöhte Produktion des **melanozyten-stimulierenden Hormons**. Dieses Hormon reguliert in den pigmentbildenden Melanozyten u. a. die Melaninsynthese.*

M. rectus abdominis (gerader Bauchmuskel) • Er verläuft rechts und links der Linea alba in der Mitte des Bauches (▶ **Abb. 13.42**). Er entspringt auf der Vorderseite der **Knorpel der 5.–7. Rippen** und dem **Brustbeinfortsatz** und setzt am **Schambein** an. Dabei verläuft er zwischen den Aponeurosen der schrägen Bauchmuskeln, die dort zusammen mit der Faszia transversalis die sog. Rektusscheide bilden.

Abb. 13.42 Oberflächliche Bauchwandmuskulatur.

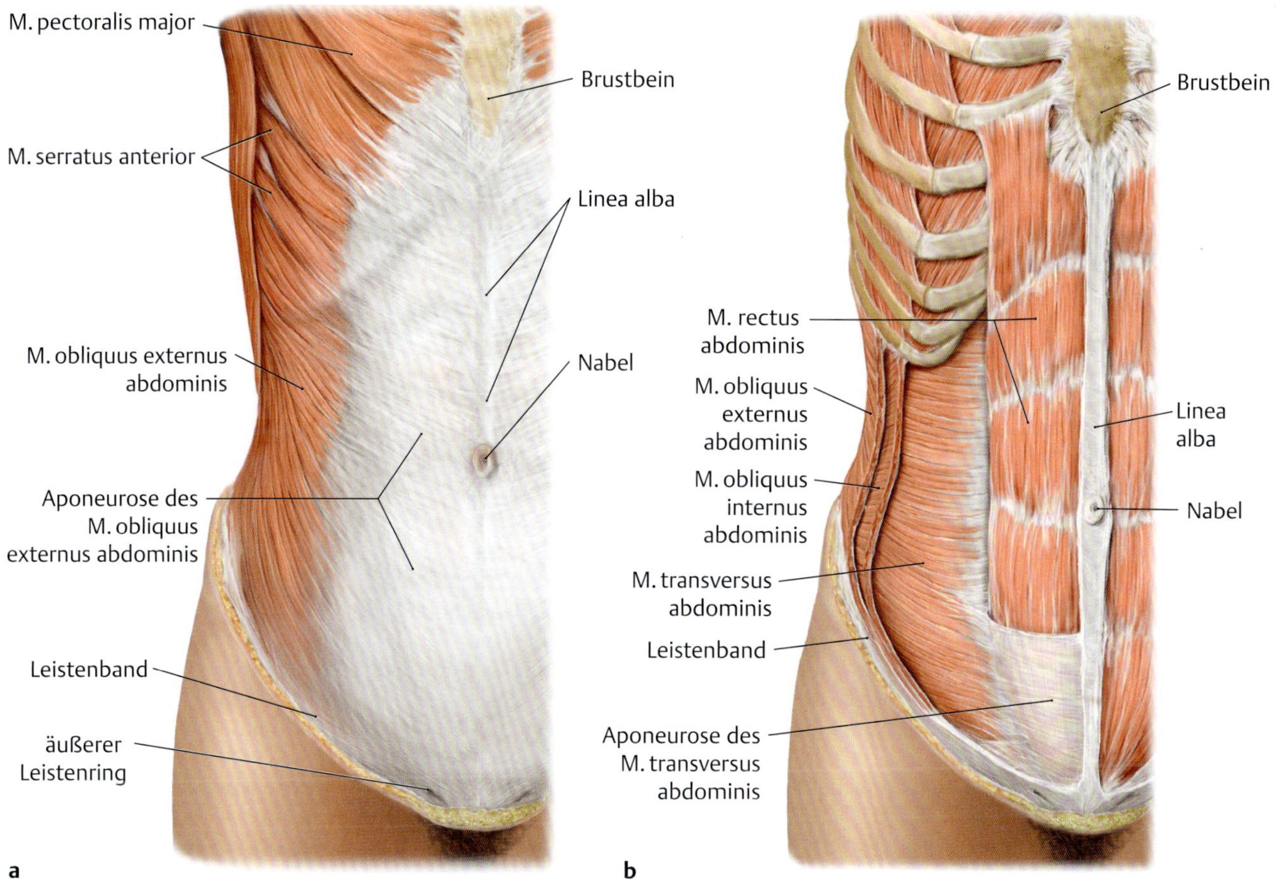

a Der äußere schräge Bauchmuskel (M. obliquus externus abdominis) bildet die äußere Muskelschicht der Bauchwand und seine Aponeurose die oberflächliche Schicht der Rektusscheide.

b Auf dem Bild sind der äußere und der unter ihm liegende innere schräge Bauchmuskel (M. obliquus internus abdominis) entfernt, damit der M. transversus abdominis sichtbar wird. Dessen Aponeurose zieht als Teil der Rektusscheide im oberen Teil unter dem M. rectus abdominis hindurch, im unteren Teil bedeckt sie ihn. Dort liegt der M. rectus abdominis der Fascia transversalis direkt auf. *Quelle: Schünke M, Schulte E, Schumacher U. Prometheus. LernAtlas der Anatomie. Allgemeine Anatomie und Bewegungssystem. Illustrationen von K. Wesker und M. Voll. 6. Aufl. Stuttgart: Thieme; 2022.*

Der M. rectus abdominis wird durch quer verlaufende Zwischensehnen in **3 oder 4 einzelne Abschnitte** aufgeteilt und ist damit ein **mehrbäuchiger Muskel**. Wenn er gut trainiert ist, kann man die einzelnen Abschnitte unter der Haut sehen, umgangssprachlich „Sixpack" oder „Waschbrettbauch" genannt. Die Mittellinie, die die linken von den rechten Muskelpartien trennt, ist die Linea alba (s. o.).

Einen Überblick über die **Funktionen** gibt ▶ **Abb. 13.43**.

Patho Rektusdiastase

*Von einer Rektusdiastase spricht man, wenn beim Anspannen der Bauchmuskulatur der linke und der rechte M. rectus abdominis im Bereich der **Linea alba** auseinanderweichen. Eine Rektusdiastase kann angeboren sein oder erst später auftreten, z. B. nach einer Schwangerschaft. Hier wird die Bauchmuskulatur durch die Größenzunahme des Uterus und des Feten stark gedehnt. Dies wird Rektusdiastase genannt und kann als **finger- bis handbreiter Spalt** bei Anspannung (z. B. beim Anheben des Oberkörpers aus Rückenlage) sicht- und tastbar werden.*

*Aus diesem Grund ist es sinnvoll, der Schwangeren und auch der Wöchnerin zu zeigen das sie die queren Bauchmuskeln nutzen soll um aufzustehen. Dafür dreht sie sich zuerst in Seitlage, dann stützt sie sich mit dem oben liegenden Arm vor dem Körper ab und drückt sie sich in den Sitz hoch. Nach der Schwangerschaft kann sich die Rektusdiastase (▶ **Abb. 13.44**) wieder zurückbilden, eventuell mit Unterstützung der Rückbildungsgymnastik [20].*

Leistenkanal (Canalis inguinalis) • Die schrägen Bauchmuskeln sind an der Bildung einer weiteren Struktur beteiligt, dem Leistenkanal. Er ist 4–5 cm lang und zieht durch die Bauchwand. Während der Entwicklung des männlichen Fetus steigt der Hoden aus der Bauchhöhle durch den Leistenkanal in den Hodensack ab. Beim Mann enthält der Leistenkanal daher den **Samenstrang** und die Versorgungsnerven für den Hodensack. Bei der Frau verlaufen die Nerven für die großen Labien (Schamlippen) und das Lig. teres uteri im Leistenkanal. Dabei handelt es sich um ein kleines, funktionsloses Band, das den Fundus des Uterus mit dem Bindegewebe der ventralen Bauchwand verbindet.

Abb. 13.43 Funktion der oberflächlichen Bauchmuskulatur.

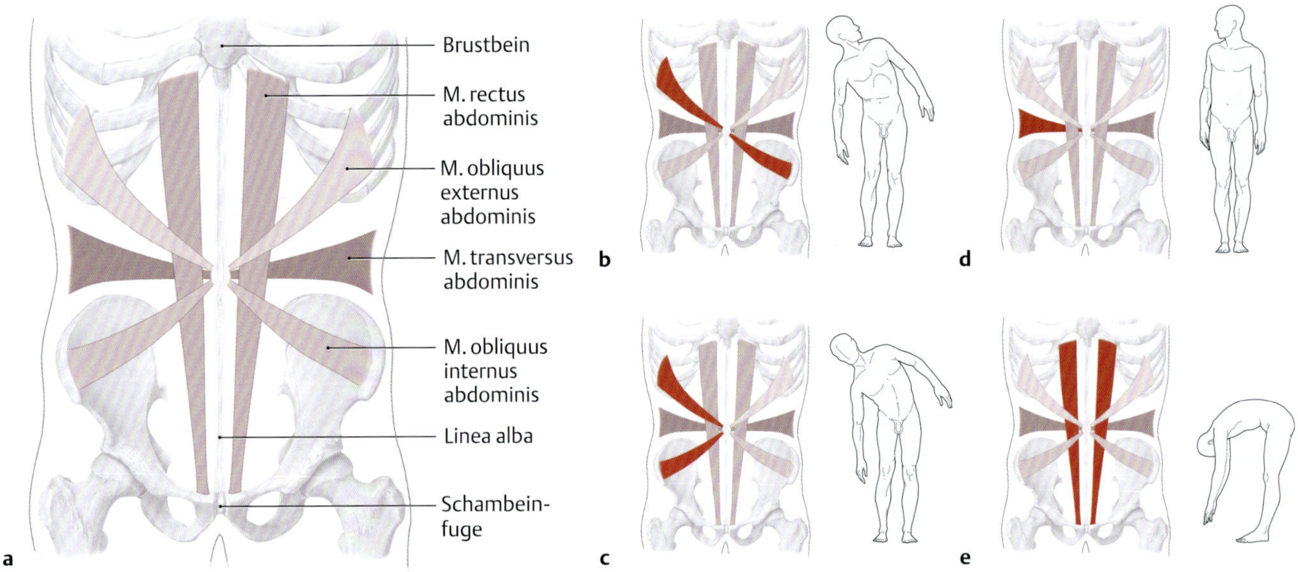

a Dargestellt sind die beiden schrägen, der quer verlaufende und der gerade Bauchmuskel. Der Verlauf der Muskeln ist zur besseren Übersicht im Bild nur angedeutet.
b Ziehen sich rechts der äußere schräge und links der innere schräge Bauchmuskel gleichzeitig zusammen, neigt sich der Oberkörper nach rechts bei gleichzeitiger Drehung nach links.
c Ziehen sich beide schräge Bauchmuskeln der rechten Seite zusammen, kommt es zu einer stärkeren Seitneigung nach rechts ohne Drehung.
d Bei einseitiger Zusammenziehung (Kontraktion) des quer verlaufenden Bauchmuskels dreht sich der Rumpf ohne Seitneigung zur selben Seite.
e Zieht sich der gerade Bauchmuskel beider Seiten im Stehen zusammen, beugt sich der Rumpf nach vorne. *Quelle: Schünke M, Schulte E, Schumacher U. Prometheus. LernAtlas der Anatomie. Allgemeine Anatomie und Bewegungssystem. Illustrationen von K. Wesker und M. Voll. 6. Aufl. Stuttgart: Thieme; 2022.*

Abb. 13.44 Rektusdiastase.

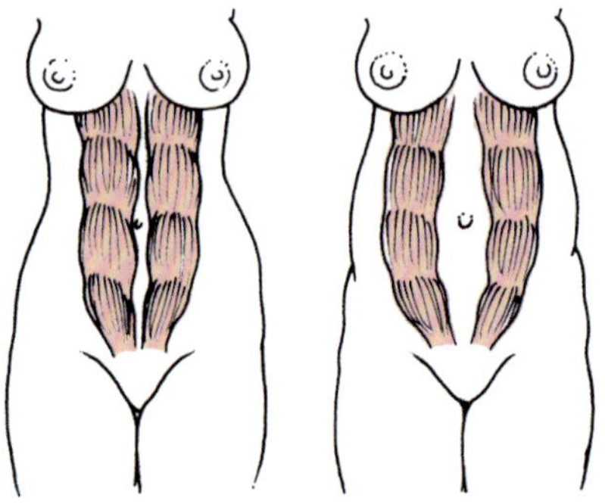

Quelle: Stiefel A, Brendel K, Bauer N, Hrsg. Hebammenkunde. 6., aktualisierte und erweiterte Auflage. Stuttgart: Thieme; 2020.

Patho Hodenhochstand

*Beim sog. Hodenhochstand, sind ein oder beide Hoden nicht im **Hodensack** (Skrotum) tastbar. Sie können ganz fehlen oder einen **Hochstand** aufweisen, z. B. in der Bauchhöhle (Kryptorchismus) liegen. Bei etwa 5 % der Neugeborenen haben die Hoden bei der Geburt das Skrotum noch nicht erreicht. Aber eine Kontrolle sollte durchgeführt werden [20].*

Der Leistenkanal beginnt mit dem **inneren Leistenring** an der Innenseite der Bauchwand. Von dort verläuft er unter dem Unterrand des quer verlaufenden Bauchmuskels und oberhalb des Leistenbands zwischen der Aponeurose des äußeren schrägen Bauchmuskels und der Fascia transversalis weiter. Er überquert das mediale Ende des Leistenbands und endet am **äußeren Leistenring**, einem Schlitz in der Aponeurose des M. obliquus externus abdominis, der durch Bindegewebe verstärkt ist (▶ **Abb. 13.42a**). Von dort zieht der Samenstrang weiter in Richtung Hoden.

Patho Leistenhernie

*Wenn sich, z. B. durch schweres Heben, der Druck im Bauchraum erhöht, kann ein Bruch (Hernie) entstehen. Es kann sich das Bauchfell an schwachen Stellen der Bauchwand durch eine Bauchwandlücke (**Bruchpforte**) nach außen stülpen (**Bruchsack**). Die häufigste **Hernie** ist die Leistenhernie. Eine Gefahr ist die sog. **Inkarzeration:** der Bruchinhalt wird in der Bruchpforte eingeklemmt, es kann zu einem **Darmverschluss** (Ileus) und ohne Behandlung zur **Bauchfellentzündung** kommen.*

Tiefe Bauchwandmuskulatur

Es gibt 2 tiefe Bauchmuskeln, die neben der Wirbelsäule verlaufen:

M. psoas major (großer Lendenmuskel) • Er zieht von den **Lendenwirbeln** an die Innenseite des **Oberschenkelknochens** und liegt den Wirbelkörpern seitlich an.

Funktion: Wenn er nur einseitig kontrahiert, trägt er zur **Seitneigung** im Bereich der Lendenwirbelsäule bei. Bei beidseitiger Kontraktion hilft er, den Oberkörper aus der Rückenlage aufzurichten bzw. die Oberschenkel anzuheben. Damit gehört er funktionell als **Hüftbeuger** zur Hüftmuskulatur.

M. quadratus lumborum (quadratischer Lendenmuskel) • Er zieht vom **Beckenkamm** an den knöchernen Abschnitt der

Abb. 13.45 Wirkung der Bauchwand- und Hüftmuskulatur auf die Bewegungen des Beckens und der Wirbelsäule.

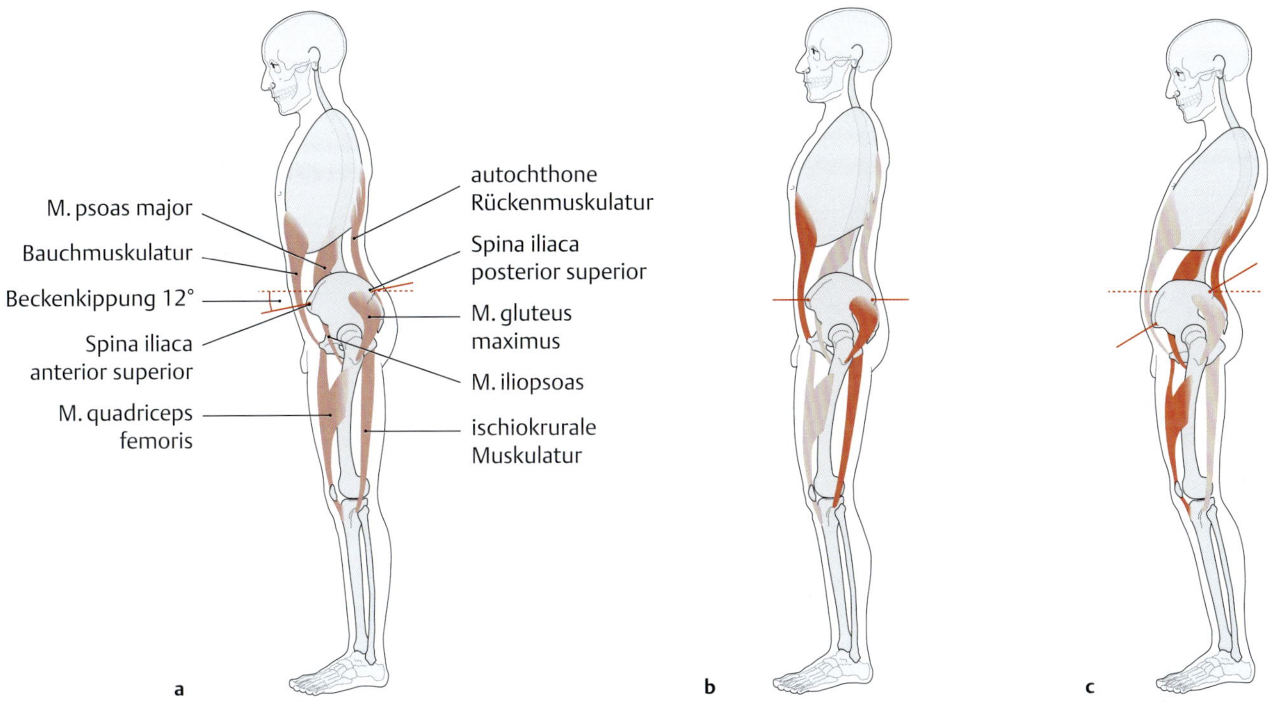

Ein Ungleichgewicht zwischen autochthonen Rückenmuskeln und Bauchmuskeln macht sich besonders im unteren Wirbelsäulenbereich und bei der Kippung des Beckens bemerkbar. Bei der aktiven normalen Haltung ist das Becken etwa um 12° nach vorne gekippt (a). Bei der aktiven strammen Haltung („Bauch rein, Brust raus") wird das Becken leicht aufgerichtet (b). Die beteiligten Muskeln sind v. a. die Bauchwandmuskeln sowie die Gesäßmuskeln und die ischiokruralen Muskeln. Bei erschlaffter und wenig trainierter Bauchmuskulatur resultiert eine passive schlaffe Haltung (c) mit einer übermäßigen Beckenkippung nach vorne. Hierbei wird die Lendenwirbelsäule übermäßig lordotisch (Hyperlordose: „Hohlkreuz"). Diese Haltung wird durch den zur Verkürzung neigenden M. iliopsoas (M. iliacus und M. psoas major) unterstützt.
a Aktive normale Haltung.
b Aktive stramme Haltung.
c Passive schlaffe Haltung. *Quelle: Schünke M, Schulte E, Schumacher U. Prometheus. LernAtlas der Anatomie. Allgemeine Anatomie und Bewegungssystem. Illustrationen von K. Wesker und M. Voll. 6. Aufl. Stuttgart: Thieme; 2022.*

12. Rippe, wobei er mit einigen Fasern auch an den **Lendenwirbeln** ansetzt.

Funktion: Auch er trägt bei einseitiger Kontraktion zur **Seitneigung** des Rumpfes im Bereich der Lendenwirbelsäule bei. Steht man auf einem Bein, kann er das Becken auf der Seite des angehobenen Beins nach oben ziehen. Der M. quadratus lumborum verläuft seitlich neben dem großen Lendenmuskel.

Patho Verkürzung M. iliopsoas

Durch vieles Sitzen in modernen Gesellschaften ist der M. iliopsoas (bestehend aus M. iliacus und M. psoas major) häufig verkürzt. Dies kann bewirken, dass das Becken im Stehen stark nach vorne kippt und die Lendenwirbelsäule in die ***Hyperlordose*** *(Hohlkreuz) geht.*

*Es wird diskutiert, ob dieser Einfluss des M. iliopsoas an Stellungsauffälligkeiten des Kindes und Einstellungsproblemen im Beckeneingang mitbeteiligt ist. Die Dehnung des Muskels kann in der Schwangerschaft sinnvoll sein, auch bei evtl. Schmerzen im Iliosakralgelenk (**▸* ***Abb. 13.45****)* *[24].*

Beckenbodenmuskulatur

Der Beckenboden (S. 551) besteht aus Bindegewebe und Muskulatur, er verschließt den Beckenausgang. Außer Nerven und Gefäßen ziehen nur die Harnröhre, das Rektum und bei der Frau die Vagina durch das Gewebe des Beckenbodens aus der Beckenhöhle nach außen.

Von innen nach außen kann man 3 Schichten unterscheiden:
- Das Diaphragma pelvis,
- das Diaphragma urogenitale und
- eine Schicht aus Schließmuskeln und Schwellkörpermuskeln.

Im Becken liegen außer der Beckenbodenmuskulatur noch weitere Muskeln, die zur Hüftmuskulatur zählen.

Patho Beckenbodenschwäche

Für die ***Geburt*** *wird der Beckenboden unter der Steuerung von Schwangerschaftshormonen weicher. Bei der Geburt wölbt sich der Beckenboden weit vor den Beckeneingang, da der kindliche Kopf die Muskulatur nicht nur zur Seite, sondern auch nach unten (außen) dehnt. Durch seine Elastizität erlangt der Beckenboden nach der Geburt normalerweise wieder seine Stützfunktion. Gezielte* ***Beckenbodengymnastik*** *ist indiziert. Ein geschwächter Beckenboden kann zu Rückenschmerzen, Harn- und Stuhlinkontinenz führen [20].*

Regio perinealis und oberflächliche Faszien

Die Dammregion (S. 551) der Frau besteht aus Muskeln, Faszien, Haut, Unterhaut- und Bindegewebe sowie Nerven und Gefäßen.

Abb. 13.46 Dammregion (Regio perinealis) bei der Frau.

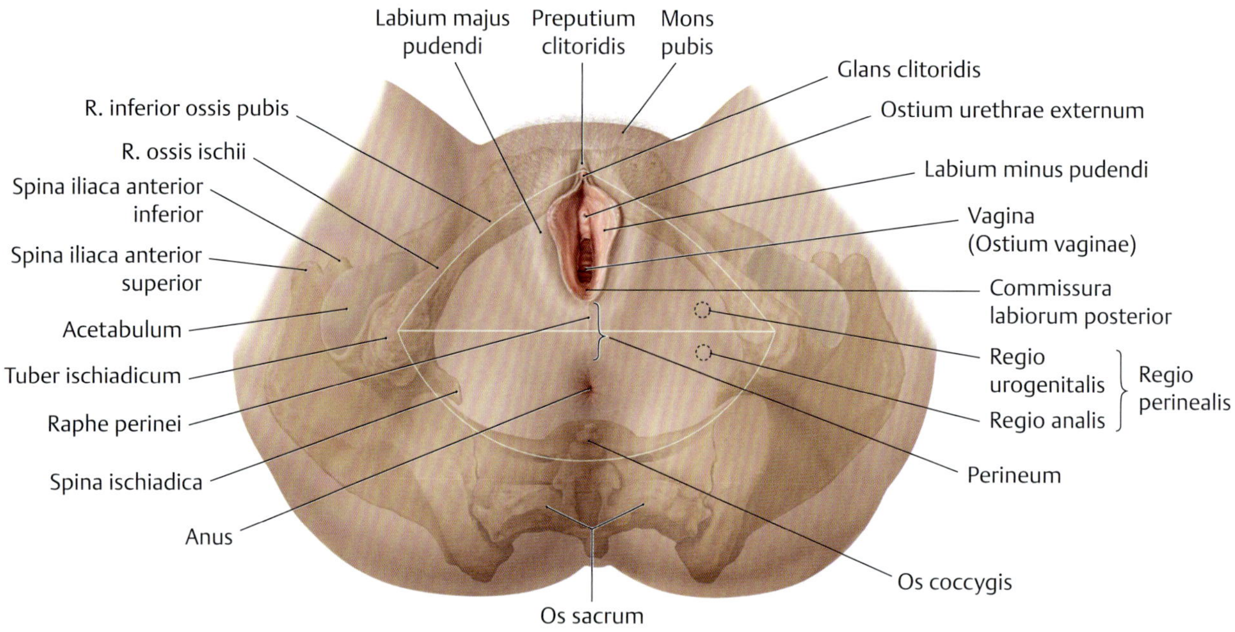

Steinschnittlage, Ansicht von kaudal. Die Dammregion gliedert sich bei Mann und Frau in die vorne liegende **Regio urogenitalis** und die sich nach hinten anschließende **Regio analis**. Die Grenze zwischen beiden Regionen verläuft auf Höhe der Tubera ischiadica. Als **Damm (Perineum)** im engeren Sinne bezeichnet man die Weichteilebrücke zwischen Analöffnung (Anus) und Genitale, die den Harn- und Geschlechtsweg vom Verdauungstrakt trennt. Bei der Frau ist der Damm relativ kurz und erstreckt sich vom Vorderrand des Anus bis zur hinteren Kommissur der Vagina. Der Damm ist ein von zahlreichen glatten und quer gestreiften Muskelfasern durchsetztes Bindegewebsgebilde (Centrum perinei mit dem darüber liegenden Corpus perineale). *Quelle: Schünke M, Schulte E, Schumacher U. Prometheus. LernAtlas der Anatomie. Allgemeine Anatomie und Bewegungssystem. Illustrationen von K. Wesker und M. Voll. 6. Aufl. Stuttgart: Thieme; 2022.*

Blitzlicht Praxis Dammriss, -naht und Episiotomie

Geburtshilflich interessant ist, dass keine wichtige nervale Bahn und keine großen Blutgefäße die Mittellinie zwischen hinterer Kommissur und Anus kreuzen. Unter einer Geburt kann der sog. ***Dammriss*** *auftreten, der je nach Grad genäht werden muss. Ein recht häufiger chirurgischer Eingriff zur Erweiterung des Vaginalausgangs ist die* ***Episiotomie*** *(Dammschnitt) [20].*

Diaphragma pelvis

Das Diaphragma pelvis bildet von der Beckenhöhle aus gesehen die oberste Schicht des Beckenbodens. Es setzt sich aus dem **M. levator ani** (übersetzt „Heber des Afters") und 2 Faszien zusammen, die ober- bzw. unterhalb des Muskels verlaufen. Der M. levator ani wiederum setzt sich aus **3 Muskeln** zusammen:

M. puborectalis • Er hat seinen Ursprung beiderseits der **Symphyse**, an den oberen **Schambeinästen** und verläuft **schlingenförmig** um die Junctio anorectalis, die tastbare Übergangsstelle des Rektums (▶ **Abb. 13.51**) in den Analkanal ([19]), verwoben mit der Pars profunda des M. sphincter ani externus (▶ **Abb. 13.47a**).

M. pubococcygeus • Er entspringt am **Schambein**, lateral am Ursprung des M. puborectalis und setzt am **Lig. anococcygeum** und am **Steißbein** an (▶ **Abb. 13.47a**).

M. iliococcygeus • Der Muskel entspringt am **Sehnenbogen** der **Faszie des M. obturatorius internus** (innerer Hüftlochmuskel) und setzt an der **Raphe (Verwachsungslinie) zwischen den Mm. Iliococcygei** und am **Steißbein** an (▶ **Abb. 13.47a**).

Funktion: Alle 3 Anteile zusammen sichern die Lage der Beckenorgane.

Der M. levator ani zieht also als Ganzes betrachtet vom **Schambein** beiderseits der Symphyse bzw. den **Darmbeinästen** aus an das **Steißbein**, wobei die Fasern der linken Seite mit denen der rechten Seite eine V-förmige Struktur bilden. Zwischen den beiden Schenkeln des V, den **Levatorschenkeln**, liegt das sog. **Levatortor**. Es bildet die Durchtrittsstelle für **Rektum**, **Harnröhre** und **Vagina**, wobei die Durchtrittsstelle für das Rektum von derjenigen von Harnröhre und Vagina durch einige zwischen den Levatorschenkeln verlaufende Fasern getrennt wird (prärektale Fasern). Andere Fasern ziehen nicht bis an das Steißbein, sondern vereinigen sich hinter dem Rektum mit denen der Gegenseite zu einer Muskelschlinge.

Spannt sich der M. levator ani an, wird das Rektum in Richtung Beckenhöhle gezogen, daher auch der Name des Muskels. Gleichzeitig zieht die Muskelschlinge das Rektum etwas nach vorn, wodurch es leicht abknickt (▶ **Abb. 13.49**). Damit bildet der M. levator ani nicht nur einen Teil des Beckenbodens, sondern spielt auch eine wichtige Rolle für die **Stuhlkontinenz**. Beim Stuhlgang erschlafft der M. levator ani, das Rektum sinkt ab und begradigt sich.

Diaphragma urogenitale

Terminologie

Der Begriff des „Diaphragma urogenitale" ist in der neuen Terminologica anatomica nicht mehr vorgesehen, v. a. deshalb, weil die Existenz des ***M. transversus perinei profundus*** *im weiblichen Becken kontrovers diskutiert wird. Dies liegt daran, dass dieser Muskel mit zunehmendem Alter und besonders nach vaginalen Entbindungen mit viel Bindegewebe durchsetzt ist. Bei älteren Frauen enthält*

Abb. 13.47 Beckenbodenmuskulatur im Überblick.

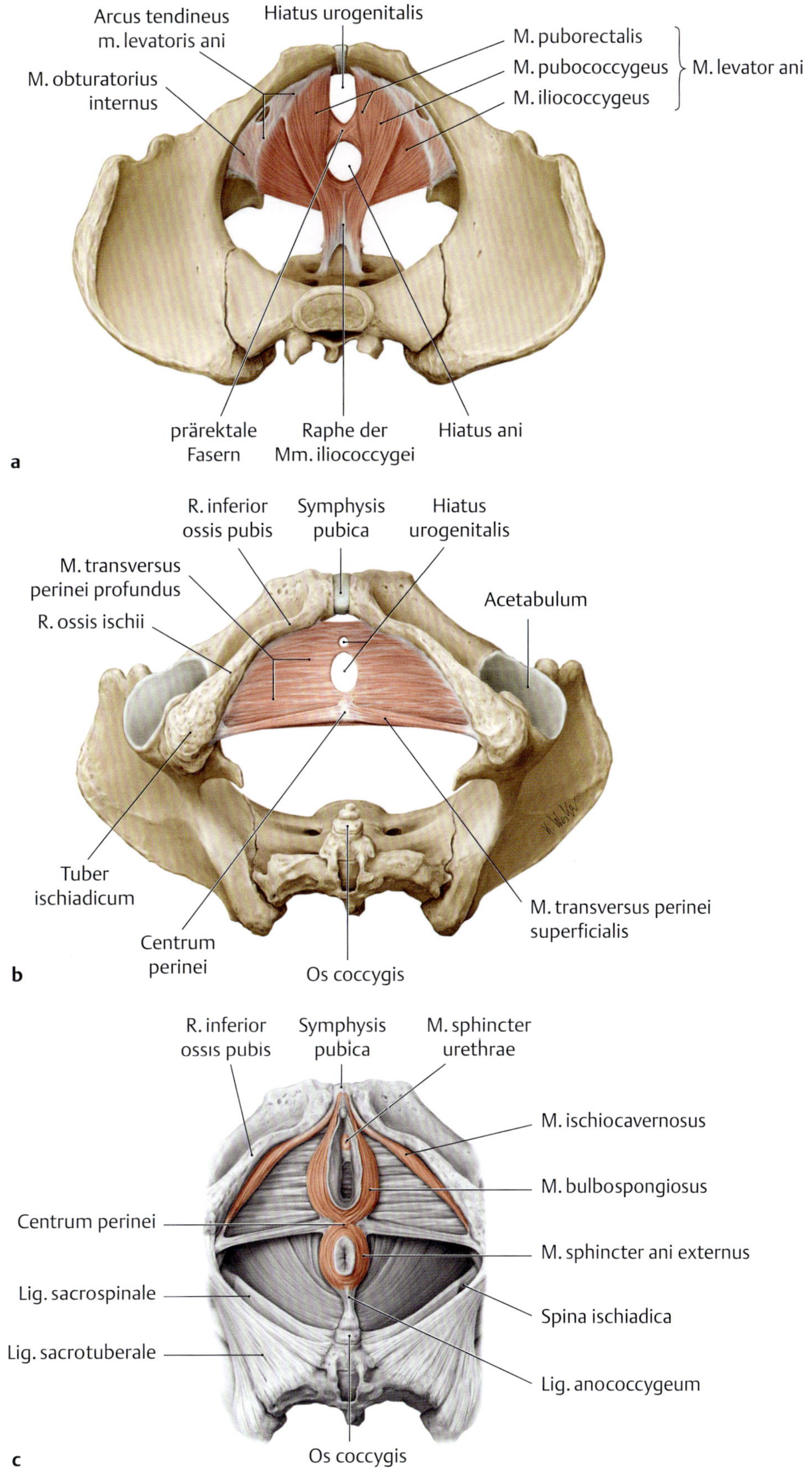

a Diaphragma pelvis.
b Diaphragma urogenitale.
c Schließ- bzw. Schwellkörpermuskeln des Beckenbodens im Überblick. *Quelle: Schünke M, Schulte E, Schumacher U. Prometheus. LernAtlas der Anatomie. Allgemeine Anatomie und Bewegungssystem. Illustrationen von K. Wesker und M. Voll. 6. Aufl. Stuttgart: Thieme; 2022.*

Abb. 13.48 Beckenbodenmuskulatur und Faszien des weiblichen Beckens.

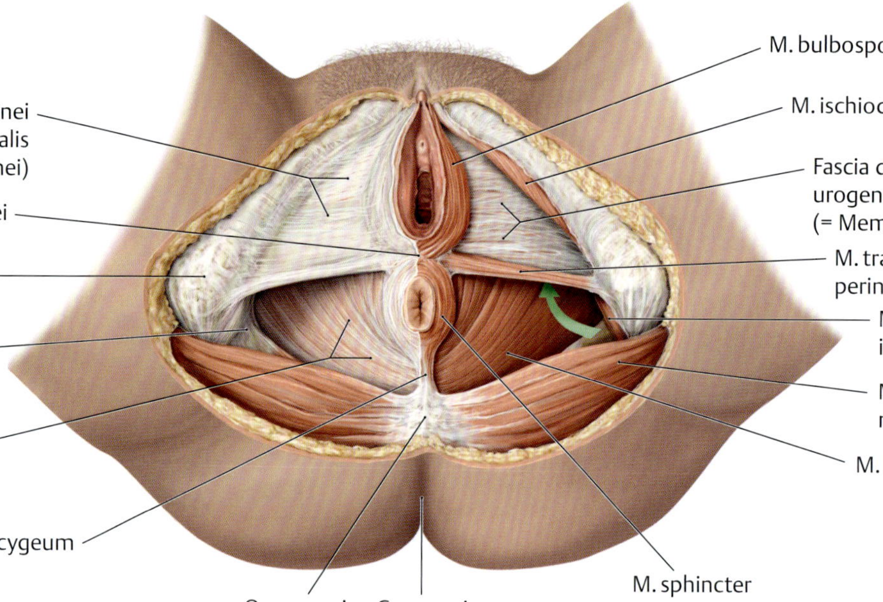

Ansicht von kaudal. *Quelle: Schünke M, Schulte E, Schumacher U. Prometheus. LernAtlas der Anatomie. Allgemeine Anatomie und Bewegungssystem. Illustrationen von K. Wesker und M. Voll. 6. Aufl. Stuttgart: Thieme; 2022.*

*das Spatium profundum perinei im Wesentlichen **Bindegewebe** (anatomische Präparationen werden natürlich häufiger an den Leichen älterer Menschen durchgeführt) [18].*

Da der Begriff aber in Lehrbüchern (u. a. für Hebammen) und im klinischen Sprachgebrauch genutzt wird, soll er hier auch genutzt werden.

*Zum Spatium profundum perinei siehe auch ▸ **Abb. 13.50b**.*

Auf das Diaphragma pelvis folgt als 2. Schicht des Beckenbodens das Diaphragma urogenitale. Es wird vom **M. transversus perinei** und einer oberen und unteren Faszie gebildet. Wie es sein Name vermuten lässt, verlaufen die Fasern des M. transversus perinei quer über den Beckenausgang, und zwar zwischen den **Sitzbein-** und **Schambeinästen** (R. ossis ischii und pubis) beider Seiten. Dadurch schließt der M. transversus perinei den vorderen Teil des Levatortors des darüberliegenden Diaphragma pelvis, wobei er ebenfalls eine Öffnung für **Harnröhre** und **Vagina** aufweist. Das Rektum tritt nicht durch das Diaphragma urogenitale, da es im hinteren Teil des Levatorspalts verläuft. Die Fasern, die die Durchtrittsstelle für die Harnröhre umgeben (▸ **Abb. 13.49**), bilden den **äußeren Harnröhrensphinkter**.

Der M. transversus perinei wird in einen oberflächlichen und einen tiefen Anteil gegliedert:

M. transversus perinei profundus • Er entspringt an den **unteren Schambeinästen** (Ramus inferior ossis pubis) und an den **Sitzbeinästen** (Ramus ossis ischii). Seinen Ansatz bilden die **Wand der Vagina und der weiblichen bzw. männlichen Urethra** und das **Centrum perinei** (▸ **Abb. 13.51**).

M. transversus perinei superficialis • Seinen Ursprung bilden die **Sitzbeinäste**, seinen Ansatz bildet das **Centrum perinei**.

Funktion: Beide Anteile zusammen sichern die Lage der Beckenorgane und bilden einen Verschlussmechanismus für die Urethra.

Der Anteil des Diaphragma urogenitale, der hinter der Durchtrittsstelle für Harnröhre (beim Mann) und **Vagina** (bei der Frau) liegt, bildet zusammen mit den prärektalen Fasern des M. levator ani den muskulären Unterbau des **Dammes** (Perineum) (▸ **Abb. 13.46**).

Abb. 13.49 Funktion des Beckenbodens bei der Kontinenz.

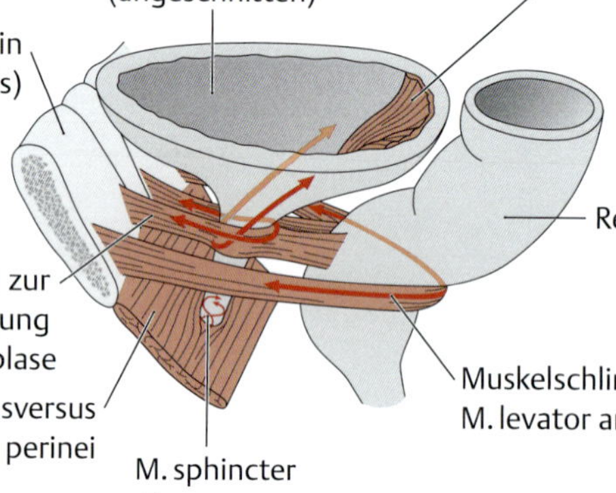

Quelle: Schünke M, Schulte E, Schumacher U. Prometheus. LernAtlas der Anatomie. Allgemeine Anatomie und Bewegungssystem. Illustrationen von K. Wesker und M. Voll. 6. Aufl. Stuttgart: Thieme; 2022.

Äußere Schließ- und Schwellkörpermuskulatur

Die äußerste Schicht des Beckenbodens wird von 4 Muskeln gebildet:

M. sphincter ani externus • Er verläuft als ringförmiger Schließmuskel um den Analkanal und erstreckt sich vom **Centrum perinei** bis zum **Lig. anococcygeum**. Man unterteilt ihn in Pars subcatenea, Pars superficialis und Pars profunda (▸ **Abb. 13.47c** und ▸ **Abb. 13.51**).

Funktion: Er verschließt den Anus.

Abb. 13.50 Beckenboden und Beckenräume.

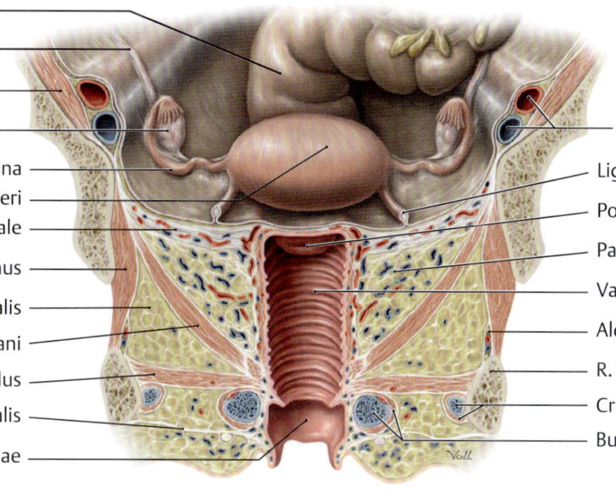

a

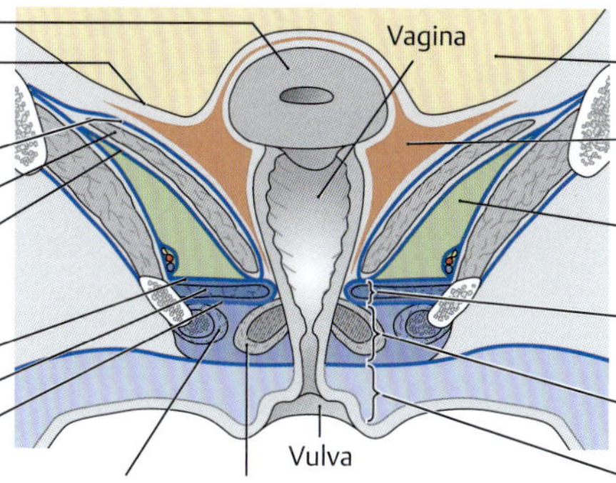

b

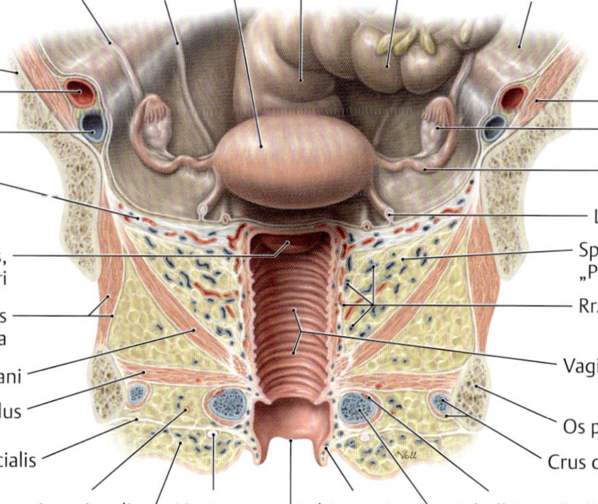

c

a Frontalschnitt durch das Becken einer Frau (Ansicht von ventral).
b Beckenräume, Faszien und Anordnung der Beckenbodenmuskulatur in einem weiblichen Becken (Frontalschnitt auf Höhe der Vagina, genaue Lage der Schnittebene s. Navigator oben). Die Etagen des Beckenraumes sind farbig dargestellt.
c Gliederung des Beckenraumes und Aufbau des Beckenbodens (trifft für beide Geschlechter zu). *Quelle: Schünke M, Schulte E, Schumacher U. Prometheus. LernAtlas der Anatomie. Allgemeine Anatomie und Bewegungssystem. Illustrationen von K. Wesker und M. Voll. 6. Aufl. Stuttgart: Thieme; 2022.*

Abb. 13.51 Beckenbodenmuskeln: Lage in Bezug auf die Organe bei der Frau.

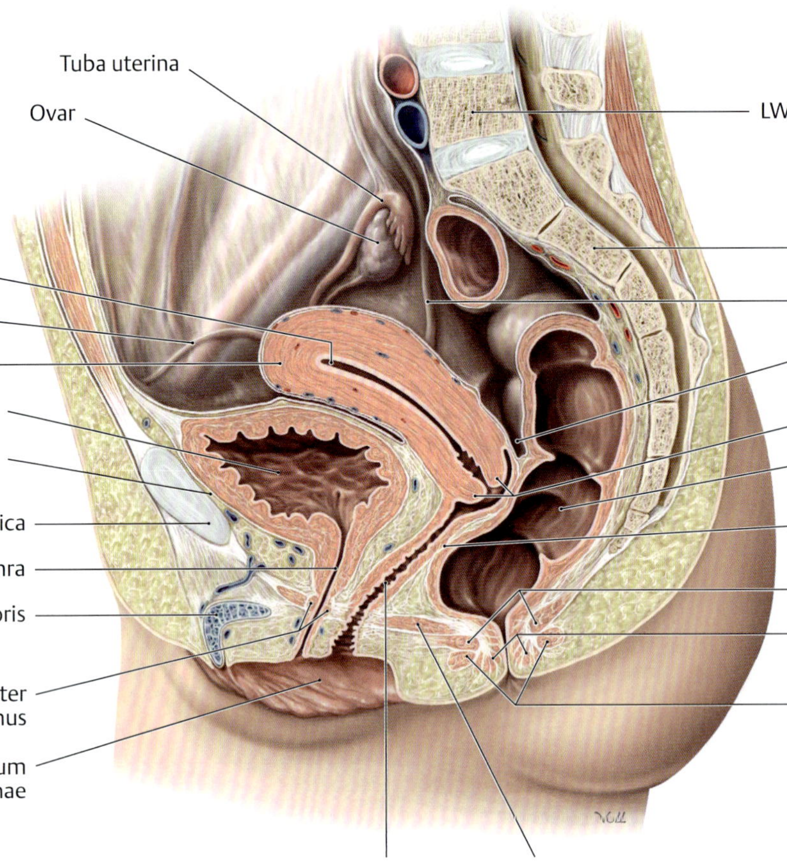

Mediansagittalschnitt durch ein weibliches Becken. *Quelle: Schünke M, Schulte E, Schumacher U. Prometheus. LernAtlas der Anatomie. Allgemeine Anatomie und Bewegungssystem. Illustrationen von K. Wesker und M. Voll. 6. Aufl. Stuttgart: Thieme; 2022.*

M. sphincter urethrae (Externus) • Er besteht aus 2 Anteilen: einem **inneren**, ringförmigen und glattmuskulärem Anteil und einem **äußeren**, quergestreiften Anteil (Omega-Form) (▶ Abb. 13.47c).

Funktion: Er verschließt die Urethra.

M. bulbospongiosus • Er verläuft bei der Frau vom **Centrum perinei** nach ventral zur **Clitoris** (▶ Abb. 13.51), (beim Mann zur **Raphe Penis**) (▶ Abb. 13.47c).

Funktion: Er verengt den Vaginaeingang bei der Frau und umhüllt das Corpus spongiosum beim Mann.

M. ischiocavernosus • Er entspringt an den **Sitzbeinästen**. Bei der Frau setzt er am **Crus clitoris** (Schenkel der Clitoris) an, beim Mann am **Crus penis** (Schwellkörperschenkel) (▶ Abb. 13.47c).

Funktion: Der Muskel presst Blut in das Corpus cavernosum clitoris / penis.

Zusammenfassend kann man also sagen, dass die beiden **Hauptaufgaben** des Beckenbodens die Sicherung der Lage der Beckenorgane und die Kontinenz sind.

Patho Inkontinenz

*Eine Ursache der Harninkontinenz ist die Beckenbodenschwäche. Diese kann nach einer oder natürlich vor allem auch nach mehreren Geburten auftreten. Bei der sogenannten **Belastungsinkontinenz** kommt es beim Husten, Niesen, Tragen, Heben zu einem unwillkürlichen Urinverlust. Ursache ist, dass die Blase tiefer getreten ist, sodass sich die „Verschlusslänge" verkürzt und der Blasenhals sich öffnet [14].*

13.7 Knochen, Gelenke und Muskeln der oberen Gliedmaße

Die obere Gliedmaße (auch als **obere Extremität** bezeichnet) umfasst den Schultergürtel und den Arm (▶ Abb. 13.52).

Der **Schultergürtel** verbindet den Arm mit dem Rumpf. Er besteht aus **Schulterblatt** und **Schlüsselbein**. Sieht man vom Schlüsselbein-Schulterblatt-Gelenk ab, ist das Schulterblatt ausschließlich über Muskulatur am Rumpf befestigt.

Der **Arm** unterteilt sich in Oberarm (Brachium), Unterarm (Antebrachium) und Hand (Manus). Die Verbindung zwischen Schultergürtel und Oberarm ist das **Schultergelenk** und diejenige zwischen Oberarm und Unterarm das **Ellenbogengelenk**. Das umgangssprachlich als Handgelenk bezeichnete Gelenk zwischen Unterarm und Hand besteht aus 2 **Handwurzelgelenken**. Außer dem Daumen (Pollex) ist jeder Finger über 3 **Fingergelenke** beweglich, der Daumen besitzt nur 2.

Abb. 13.52 Knochen des Schultergürtels und des Arms.

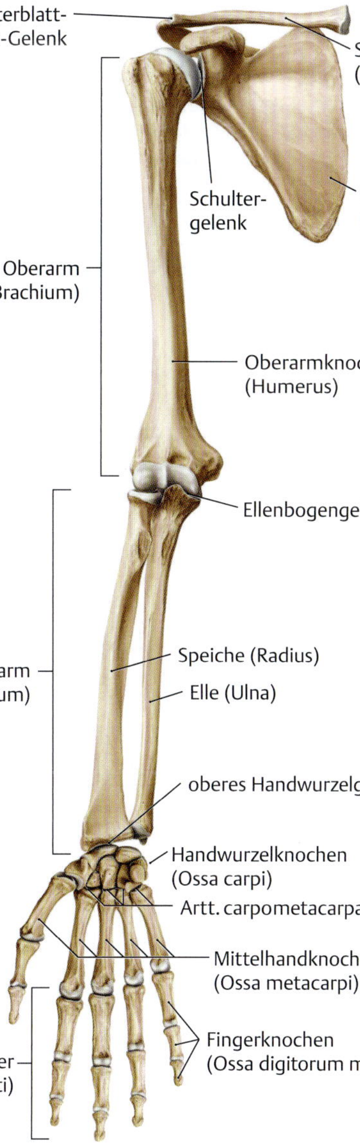

Ansicht der Innenseite des rechten Arms. *Quelle: Schünke M, Schulte E, Schumacher U. Prometheus. LernAtlas der Anatomie. Allgemeine Anatomie und Bewegungssystem. Illustrationen von K. Wesker und M. Voll. 6. Aufl. Stuttgart: Thieme; 2022.*

13.7.1 Knochen von Arm und Schultergürtel

Knochen des Schultergürtels

Schulterblatt (Scapula) • Dieser Schultergürtelknochen ist flach und hat die Form eines auf der Spitze stehenden Dreiecks. Die Rückseite besitzt eine quer verlaufende Knochenleiste (**Spina scapulae**), deren verdicktes äußeres Ende als **Akromion** bezeichnet wird. Am Akromion liegt die Gelenkfläche für das **Schulterblatt-Schlüsselbein-Gelenk**. Am äußeren Winkel des Schulterblatts ist die Pfanne für das **Schultergelenk** ausgebildet.

Schlüsselbein (Clavicula) • Dieser Knochen verbindet das obere Ende des **Brustbeins** mit dem **Akromion** des Schulterblatts. Das Schlüsselbein besitzt deshalb an beiden Enden eine Gelenkfläche.

Oberarmknochen

Der **Oberarmknochen** (**Humerus**, ist ein typischer Röhrenknochen (S. 339) mit oberer und unterer Epiphyse und einem dazwischen liegenden Knochenschaft (Corpus humeri).

Am oberen Ende des Oberarmknochens befinden sich der halbkugelige **Humeruskopf** (Caput humeri). Der Humeruskopf bildet zusammen mit der entsprechenden Gelenkfläche des Schulterblatts das Schultergelenk.

Das untere Ende des Oberarmknochens ist etwas verbreitert und wird als **Condylus humeri** bezeichnet. Bei gebeugten Ellenbogen kann man dessen seitliche Vorsprünge (**Epicondylus medialis** bzw. **lateralis**) auf beiden Seiten des Ellenbogengelenks gut unter der Haut tasten (S. 554).

Es gibt 2 Unterarmknochen (Elle und Speiche), mit denen der Oberarmknochen das Ellenbogengelenk bildet: Elle und Speiche.

> **WISSEN TO GO**
>
> **Knochen von Schultergürtel und Oberarm**
>
> Das **Schulterblatt (Scapula)** ist platt und dreieckig. Auf seiner Rückseite verläuft quer ein Knochenkamm mit verdicktem Ende (**Spina scapulae** mit **Akromion**).
>
> Das **Schlüsselbein (Clavicula)** ist 12–14 cm lang und verbindet das Brustbein mit dem Schulterblatt.
>
> Der **Oberarmknochen (Humerus)** besteht aus dem **Humeruskopf** (Caput humeri), dem Knochenschaft und dem **Condylus humeri**.

Unterarmknochen

Das Skelett des Unterarms besteht aus 2 Knochen: **Elle (Ulna)** und **Speiche (Radius)** (▸ **Abb. 13.52**). Die beiden Knochen liegen nebeneinander und bilden an beiden Enden miteinander je ein Gelenk. Dadurch ist es möglich, dass man die Handfläche nach oben oder unten drehen kann, ohne den gesamten Arm im Schultergelenk drehen zu müssen.

! Merke Elle innen oder außen?

Mit dem folgenden Merksatz können sich vor allem die Kung-Fu-Film-Freunde unter Ihnen merken, dass die Elle außen liegt: „Mit der Elle hau' ich 'ne Delle." (Zugegeben haut man die eher mit der Handkante, aber bei einem Merksatz darf man das nicht so eng sehen.)

> **WISSEN TO GO**
>
> **Unterarmknochen**
>
> Die **Elle (Ulna)** besitzt an ihrem oberen Ende einen hakenförmigen Fortsatz (**Olekranon**), der den Kondylus des Humerus aufnimmt. Auch das obere Ende der **Speiche (Radius)** besitzt eine Gelenkfläche für den Condylus humeri. An den unteren Enden beider Knochen sind Gelenkflächen für die Handwurzelknochen ausgebildet. Die oberen und unteren Enden von Ulna und Radius bilden miteinander jeweils ein Gelenk.

Abb. 13.53 Knochen der rechten Hand.

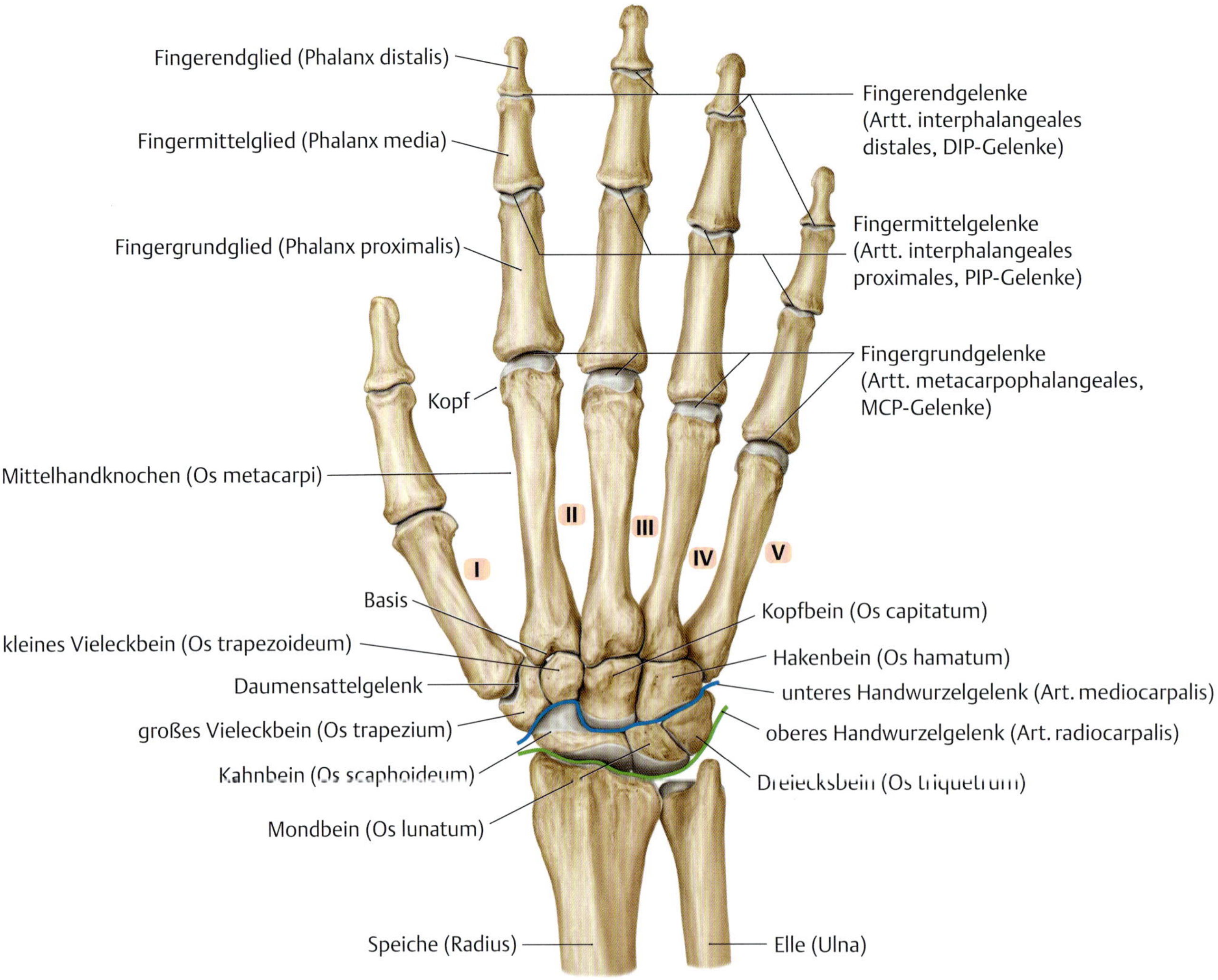

Blick auf den Handrücken. Die farbigen Linien markieren den Verlauf des oberen und des unteren Handwurzelgelenks (S. 395). *Quelle: Schünke M, Schulte E, Schumacher U. Prometheus. LernAtlas der Anatomie. Allgemeine Anatomie und Bewegungssystem. Illustrationen von K. Wesker und M. Voll. 6. Aufl. Stuttgart: Thieme; 2022.*

Knochen der Hand

Die Hand (Manus) unterteilt sich in Handwurzel (Carpus), Mittelhand (Metacarpus) und Finger (Digiti manus). Dementsprechend besteht das Handskelett aus (▶ **Abb. 13.53**):

- 8 Handwurzelknochen,
- 5 Mittelhandknochen und
- 14 Fingerknochen.

Die **Handwurzelknochen** verbinden die Unterarm- mit den Mittelhandknochen und bilden mit diesen zusammen das Handgelenk. Die **Mittelhandknochen** sind kurze Röhrenknochen, deren proximales (rumpfnahes) Ende über ein Gelenk mit der unteren Handwurzelknochenreihe in Verbindung steht und ihr distales (rumpfferne) Ende jeweils mit 1 Fingerknochen. Die Köpfe der einzelnen Mittelhandknochen sind an der Faust als Knöchel gut zu sehen. Die **Fingerknochen** von Zeige-, Mittel-, Ring- und kleinem Finger bestehen aus 3 Fingergliedern, von denen jedes einen eigenen Fingerknochen besitzt:

- Fingergrundglied (Phalanx proximalis),
- Fingermittelglied (Phalanx media) und
- Fingerendglied (Phalanx distalis).

Beim **Daumen** fehlt das Fingermittelglied, er besteht nur aus Grund- und Endglied. Dadurch kommt man auf 14 Fingerknochen pro Hand.

WISSEN TO GO

Handknochen

Die Hand besteht aus Handwurzel-, Mittelhand- und Fingerknochen. Die **8 Handwurzelknochen** (Ossa carpi) sind in 2 Reihen angeordnet. Die **5 Mittelhandknochen** verbinden die Handwurzel mit den Fingerknochen. Die Finger sind aus jeweils 3 Knochen aufgebaut: **Fingergrundglied**, **Fingermittelglied** und **Fingerendglied**. Eine Ausnahme bildet der Daumen, dem das Fingermittelglied fehlt.

13.7.2 Gelenke und Bänder von Arm und Schultergürtel

Die **große Beweglichkeit** der oberen Gliedmaße beruht darauf, dass zwischen den einzelnen Knochen der Schulter, des Arms und der Hand zahlreiche Gelenke bestehen.

Abb. 13.54 Schultergelenk.

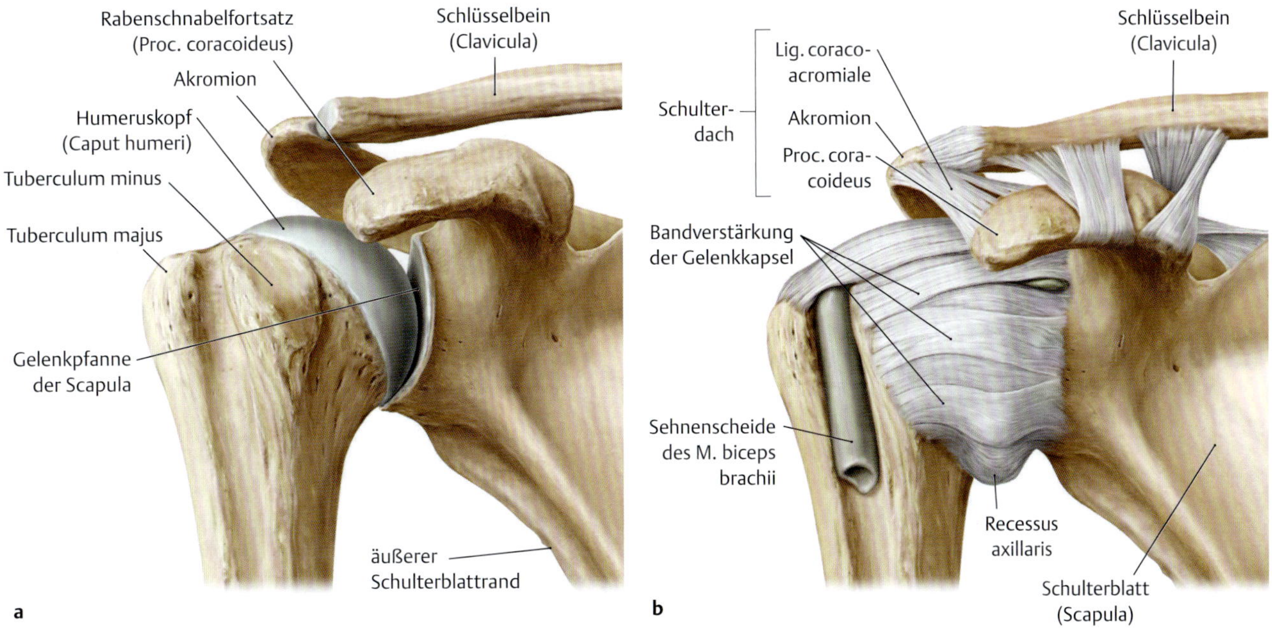

a Ansicht von vorn. Im Verhältnis zum Gelenkkopf ist die Gelenkpfanne des Schultergelenks klein und flach. Die Knorpellippe ist hier nicht dargestellt.

b Bänder des Schultergelenks, Ansicht von vorn. An ihrer Vorderseite wird die Gelenkkapsel durch Bänder verstärkt. Das Lig. coracoacromiale bildet das Schulterdach. *Quelle: Schünke M, Schulte E, Schumacher U. Prometheus. LernAtlas der Anatomie. Allgemeine Anatomie und Bewegungssystem. Illustrationen von K. Wesker und M. Voll. 6. Aufl. Stuttgart: Thieme; 2022.*

Schultergürtel

Das Schlüsselbein verbindet zwar knöchern das Brustbein mit dem Akromion des Schulterblatts, die Hauptbefestigung des Schulterblatts am Rumpf ist aber muskulär. Auf der Vorderseite des Rumpfes sind dafür vorwiegend die Brustmuskeln und auf der Rückseite die oberflächlichen Rückenmuskeln (S. 396) verantwortlich.

Schlüsselbeingelenke

Das **innere Schlüsselbeingelenk** (Art. sternoclavicularis) zwischen Schlüsselbein und Brustbein ist die einzige Gelenkverbindung des Schultergürtels mit dem Rumpf. Mit dem Schulterblatt ist das Schlüsselbein über das **äußere Schlüsselbeingelenk** verbunden, das auch als **Schultereckgelenk** bezeichnet wird.

Die beiden Gelenke können nicht unabhängig voneinander oder unabhängig vom Schulterblatt bewegt werden. Ändert sich die Stellung des Schulterblatts und damit des Schlüsselbeins, sind immer beide Gelenke betroffen.

Schultergelenk

Das **Schultergelenk** ist ein Kugelgelenk (▶ **Tab. 13.2**). Im Verhältnis zum großen, kugeligen Gelenkkopf des Humerus ist aber die Gelenkpfanne am äußeren Schulterblattwinkel eher flach und klein (▶ **Abb. 13.54a**). Sie wird deshalb rundherum durch eine Lippe aus Faserknorpel ergänzt, sodass Gelenkpfanne und Knorpellippe gemeinsam eine größere Gelenkfläche bieten.

Die **Gelenkkapsel** ist sehr weit und umfasst den gesamten Humeruskopf und ist am Schulterblatt am Rand der Gelenkpfanne befestigt. Die Gelenkkapsel ist so weit, dass sie bei herabhängendem Arm an ihrer Unterseite eine Aussackung bildet. Diese verstreicht, wenn der Arm nach oben gehalten wird. Die Gelenkkapsel wird nur in ihrem vorderen Bereich von Bändern verstärkt, die jedoch relativ schwach sind. Zusätzlich bildet ein Band das sog. **Schulterdach** (▶ **Abb. 13.54b**). Es verhindert, dass der Humeruskopf nach oben aus der Gelenkpfanne rutscht. Mit der Rotatorenmanschette (S. 397) hat auch die Muskulatur großen Anteil daran, den Kopf in der Pfanne zu halten.

Patho Schultersteife

*Aus ungeklärter Ursache kann es zu einer Schrumpfung und Verhärtung der **Gelenkkapsel** des Schultergelenks kommen. Die Beweglichkeit des Gelenks ist stark eingeschränkt, besonders die Außenrotation und die Abduktion. Zeitweise treten auch Schmerzen auf. In vielen Fällen löst sich die Schultersteife von selbst wieder.*

Im Bereich des Schultergelenks befinden sich zusätzlich mehrere **Schleimbeutel**. Die beiden wichtigsten polstern die Sehnen des M. supraspinatus (S. 397) und des M. deltoideus (S. 397).

Dadurch, dass das Schultergelenk als Kugelgelenk angelegt ist, und durch seine weite und nur wenig verstärkte Gelenkkapsel ist es das Gelenk des Körpers mit der **größten Bewegungsfreiheit**. Diese wird noch dadurch verstärkt, dass die Stellung der Gelenkpfanne durch **Bewegungen des Schulterblatts** verändert werden kann. Das merkt man z. B., wenn man den Arm auf den Rücken legt. Bei dieser Bewegung gleitet das Schulterblatt am Rumpf entlang, die Schulterblattspitze steht etwas vom Rücken ab. Mit einem fixierten Schulterblatt könnte die Bewegung nicht ausgeführt werden.

WISSEN TO GO

Gelenke des Schultergürtels

Das **Schulterblatt** ist hauptsächlich über die Brust- und die oberflächlichen Rückenmuskeln beweglich am Rumpf befestigt. Die einzige knöcherne Verbindung ist das **Schlüsselbein**. Das innere Schlüsselbeingelenk verbindet es mit dem Brustbein, das äußere Schlüsselbeingelenk (**Schultereckgelenk**) mit dem Akromion.

Das **Schultergelenk** (Art. humeri) zwischen Schulterblatt und Humerus ist ein **Kugelgelenk**. Es hat eine flache Gelenkpfanne und eine weite Kapsel, die nur durch wenige Bänder verstärkt wird. Dadurch ist das Gelenk sehr beweglich. Das **Schulterdach** wird vom Akromion, dem Rabenschnabelfortsatz und einem Band gebildet, das zwischen beiden verläuft. Es verhindert, dass der Gelenkkopf nach oben aus der Pfanne rutscht.

Ellenbogengelenk

Das **Ellenbogengelenk** setzt sich aus 3 Einzelgelenken zusammen. Dabei bilden das Gelenk zwischen Oberarmknochen und Elle (Ulna) und das Gelenk zwischen Oberarmknochen und Speiche (Radius) das „eigentliche Ellenbogengelenk“. Es ermöglicht als zusammengesetztes Scharniergelenk (▶ **Tab. 13.2**) das **Strecken und Beugen** des Arms.

Das dritte Gelenk ist das Gelenk zwischen Elle und Speiche. Es dient als Radgelenk (▶ **Tab. 13.2**) in erster Linie den Wendebewegungen der Hand. Dabei spricht man

- von **Supination**, wenn die Handfläche nach oben zeigt (Elle und Speiche liegen parallel), und
- von **Pronation**, wenn der Handrücken nach oben zeigt (dabei überkreuzt die Speiche die Elle).

Bei der Supination und der Pronation dreht sich immer die Speiche um die Elle, nicht umgekehrt (▶ **Abb. 13.55**). Dabei sind das obere und das untere Gelenk, das kurz oberhalb des Handgelenks liegt (s. u.), miteinander gekoppelt. Sobald sich der Radius in dem einen Gelenk um die Ulna dreht, entsteht auch Bewegung in dem anderen Gelenk.

! Merke Wer um wen?

*Wer sich um wen dreht, kann man sich gut merken: „Das **Rad** dreht sich.“ Soll heißen: Der **Rad**ius dreht sich (um die Ulna).*

Alle 3 Gelenke besitzen eine **gemeinsame Gelenkkapsel**, die durch seitliche, gefächerte Bänder verstärkt wird. Ein weiteres Band, das ebenfalls innerhalb der Kapsel liegt, setzt seitlich an der Elle an und umschließt den Radiuskopf ringförmig. Dadurch verhindert es, dass sich der Radiuskopf verschiebt.

Unteres Radioulnargelenk

Genauso wie das obere ist auch das untere Gelenk zwischen Elle und Speiche ein **Radgelenk**, in dem sich der Radius um die Ulna dreht. Um zu verhindern, dass sich Elle und Speiche der Länge nach gegeneinander verschieben, sind sie im Bereich ihrer Knochenschäfte über eine Membran aus Bindegewebsfasern miteinander verbunden. Diese ist locker genug, dass sich der Radius um die Ulna drehen kann.

WISSEN TO GO

Ellenbogengelenk und unteres Radioulnargelenk

Das Ellenbogengelenk besteht aus 3 Einzelgelenken. Das **Humeroradialgelenk** verbindet dabei den Humerus mit der Speiche, das **Humeroulnargelenk** besteht zwischen Humerus und Elle. Diese beiden **Scharniergelenke** erlauben das Beugen und Strecken des Ellenbogens. Das 3. Gelenk ist das **obere Radioulnargelenk** zwischen Ulna und Radius. Es ist funktionell an das **untere Radioulnargelenk** gekoppelt. Gemeinsam ermöglichen sie, dass sich der Radius um die Ulna drehen kann und damit die Supination und Pronation der Hand.

Abb. 13.55 Ellenbogengelenke und unteres Radioulnargelenk.

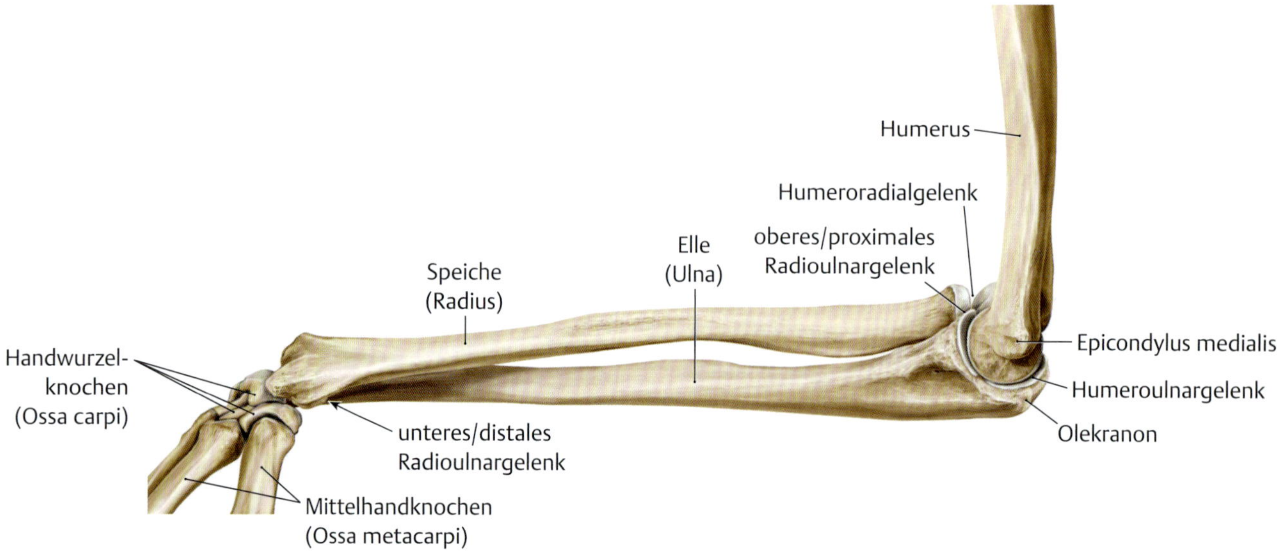

Blick auf die Innenseite des Ellenbogengelenks, der Unterarm befindet sich in Pronationsstellung. Auf dem Bild ist gut erkennbar, dass sich bei der Pronation die Speiche um die Elle dreht. *Quelle: Schünke M, Schulte E, Schumacher U. Prometheus. LernAtlas der Anatomie. Allgemeine Anatomie und Bewegungssystem. Illustrationen von K. Wesker und M. Voll. 6. Aufl. Stuttgart: Thieme; 2022.*

Handwurzelgelenke

Hauptverantwortlich für die Bewegungen der Hand gegenüber dem Unterarm sind das **obere** und das **untere Handwurzelgelenk**. Beide Gelenke sind immer gemeinsam an den Bewegungen beteiligt. Bei den übrigen Handgelenken (Intercarpalgelenke und Carpometacarpalgelenke) handelt es sich um straffe Gelenke, die nur wenig zum Bewegungsumfang beitragen.

Oberes Handwurzelgelenk • Als oberes Handwurzelgelenk (Art. radiocarpalis) wird das Gelenk zwischen Elle und Speiche und der oberen Reihe der Handwurzelknochen bezeichnet (▶ **Abb. 13.53**). Beim oberen Handwurzelgelenk handelt es sich um ein Eigelenk (▶ **Tab. 13.2**). Sein bogenförmiger Gelenkspalt erlaubt neben einer **Beugung** (Palmarflexion) und **Streckung** (Dorsalextension) des Gelenks auch **Seitwärtsbewegungen** der Hand. Die Seitwärtsbewegung in Richtung Daumen wird als **Radialabduktion**, die in Richtung des kleinen Fingers als **Ulnarabduktion** bezeichnet (▶ **Abb. 13.56**). Drehbewegungen sind dagegen nicht möglich.

Unteres Handwurzelgelenk • Das untere Handwurzelgelenk (Art. mediocarpalis) liegt zwischen der oberen und der unteren Handwurzelknochenreihe (▶ **Abb. 13.53**). Es ist ein Scharniergelenk (▶ **Tab. 13.2**), das in erster Linie die **Streckung** (Dorsalextension) und die **Beugung** (Palmarflexion) des Gelenks erlaubt (▶ **Abb. 13.56**).

Kleinere Handwurzelgelenke • Sowohl die Gelenke zwischen den Handwurzelknochen einer Reihe (Artt. intercarpales) als auch die Gelenke zwischen der unteren Handwurzelknochenreihe und den Mittelhandknochen (Artt. carpometacarpales) sind **Amphiarthrosen** (▶ **Tab. 13.2**).

Eine Ausnahme bildet das **Daumensattelgelenk**, also das Gelenk zwischen einem Handwurzelknochen und dem Mittelhandknochen des Daumens (▶ **Abb. 13.53** und ▶ **Abb. 13.55**). Es hat als Sattelgelenk einen wesentlich größeren Bewegungsumfang als die anderen Carpometacarpalgelenke. Neben Streckung und Beugung und Abduktion und Adduktion erlaubt das Gelenk auch eine Drehbewegung. Diese Rotation ist wichtig für die **Oppositionsbewegung** des Daumens, bei der sich der Daumen in Richtung des kleinen Fingers bewegt. Die Oppositionsbewegung des Daumens ist Voraussetzung für das **Greifen**.

Bänder des Handgelenks • Die am Handgelenk beteiligten Knochen werden durch zahlreiche Bänder verbunden (▶ **Abb. 13.57**). Einige verstärken die Gelenkkapsel, andere haben keinen Bezug dazu. Die Bänder verlaufen sowohl auf der Handunter- als auch auf der Handoberseite.

Ein breites und unelastisches Band an der Unterseite des Handgelenks ist das **Retinaculum flexorum**. Es überspannt wie eine Brücke die gesamte Unterseite des Handgelenks (▶ **Abb. 13.57**). Zwischen den Handwurzelknochen und dem Band liegt ein Kanal, der **Karpaltunnel** (Canalis carpi). Innerhalb des Karpaltunnels ziehen die Sehnen einiger Hand- und Fingerbeugemuskeln in ihren Sehnenscheiden vom Unterarm zur Hand, außerdem verläuft hier der N. medianus (S. 401).

Abb. 13.56 Bewegungen des Handgelenks.

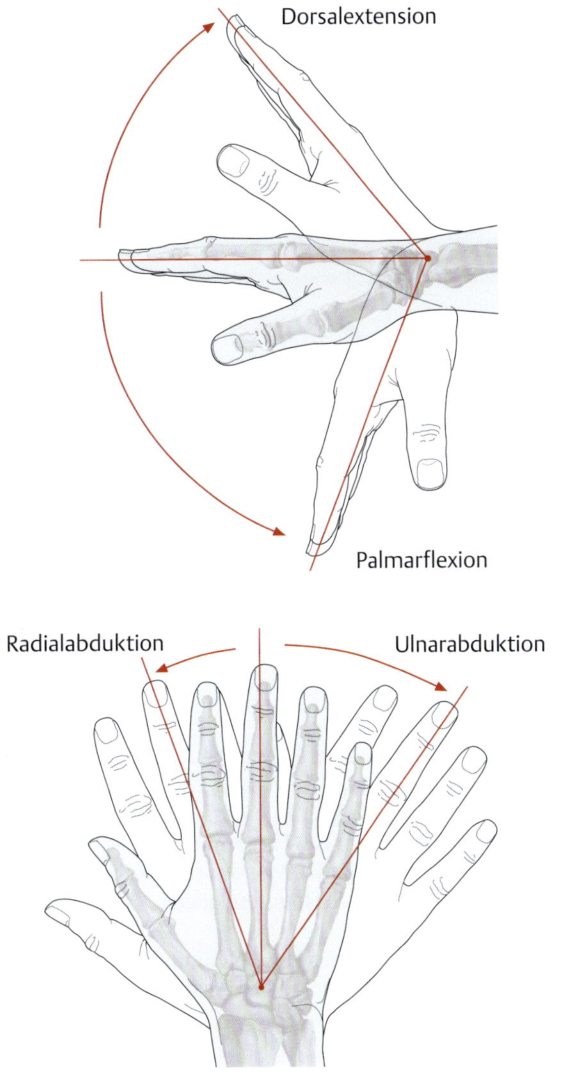

Die Beugung des Handgelenks wird als Palmarflexion, die Streckung als Dorsalextension bezeichnet. Seitwärtsbewegungen sind in Richtung Daumen (Radialabduktion) und in Richtung des kleinen Fingers (Ulnarabduktion) möglich. *Quelle: Schünke M, Schulte E, Schumacher U. Prometheus. LernAtlas der Anatomie. Allgemeine Anatomie und Bewegungssystem. Illustrationen von K. Wesker und M. Voll. 6. Aufl. Stuttgart: Thieme; 2022.*

Patho Karpaltunnelsyndrom

Die Wände des Karpaltunnels (Handwurzelknochen und Retinaculum flexorum) sind nicht elastisch. Schwellen Strukturen innerhalb des Karpaltunnels an (z. B. die Beugesehnen oder ihre Sehnenscheiden), können sie nicht nachgeben, und der Druck innerhalb des Karpaltunnels steigt. Dies führt dazu, dass der ***N. medianus*** *zusammengedrückt wird (sog.* ***Nervenkompressionssyndrom****). Die betroffene Hand schläft oft ein, und es kommt zu Empfindungsstörungen von Daumen, Zeige-, Mittel- und Ringfinger. Bei länger bestehendem Karpaltunnelsyndrom bilden sich die Muskeln des Daumenballens zurück, weil sie vom N. medianus motorisch versorgt werden. Zu Beginn der Erkrankung wird zunächst das Handgelenk geschient und damit ruhiggestellt. Führt dies nicht zum Erfolg, kann in schweren Fällen das Retinaculum flexorum operativ durchtrennt und der Druck dadurch vermindert werden.*

Auch auf seiner Oberseite überspannt ein Band das Handgelenk in voller Breite, unter ihm verlaufen die Sehnen der Streckmuskeln.

Fingergelenke

Außer dem Daumen, dem das Mittelglied fehlt, haben alle Finger 3 Gelenke (▶ **Abb. 13.53**):

Abb. 13.57 Karpaltunnel.

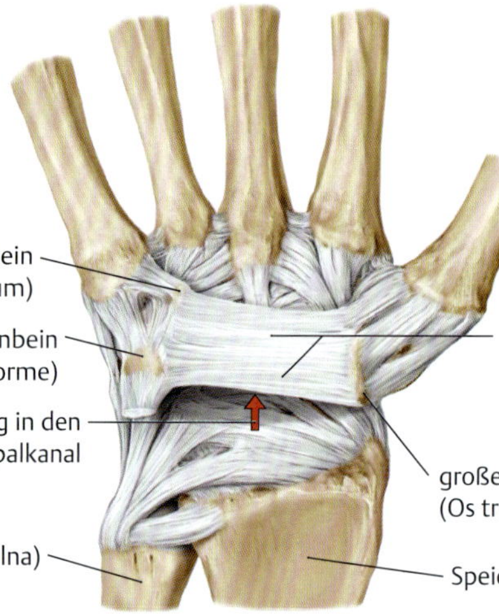

Blick auf die Unterseite des Handgelenks. Das Retinaculum flexorum bildet das Dach des Karpaltunnels (roter Pfeil), die Handwurzelknochen mit ihren Bändern dessen Boden. *Quelle: Schünke M, Schulte E, Schumacher U. Prometheus. LernAtlas der Anatomie. Allgemeine Anatomie und Bewegungssystem. Illustrationen von K. Wesker und M. Voll. 6. Aufl. Stuttgart: Thieme; 2022.*

- **Fingergrundgelenk**: Gelenk zwischen dem Mittelhandknochen und dem Knochen des Fingergrundglieds.
- **Fingermittelgelenk**: Gelenk zwischen dem Knochen des Fingergrund- und dem des Fingermittelglieds.
- **Fingerendgelenk**: Gelenk zwischen dem Knochen des Fingermittel- und dem des Fingerendglieds.

Die Fingergelenke erlauben die **Beugung** und **Streckung** der Finger. In den Fingergrundgelenken ist außerdem eine Adduktion und Abduktion möglich (**Spreizen** und **Schließen** der Finger).

WISSEN TO GO

Gelenke der Hand

Das **obere Handwurzelgelenk** verläuft zwischen Elle und Speiche auf der einen und der oberen Handwurzelreihe auf der anderen Seite. Als **Eigelenk** erlaubt es Beugung und Streckung und die Seitwärtsbewegung der Hand.

Das **untere Handwurzelgelenk** ist ein **Scharniergelenk**. Es liegt zwischen der oberen und der unteren Handwurzelknochenreihe und kann gestreckt und gebeugt werden.

Die übrigen Gelenke der Handwurzel sind **straffe Gelenke**. Nur das **Daumensattelgelenk** ist beweglich. Es ermöglicht die **Oppositionsbewegung** des Daumens, die für das Greifen wichtig ist.

An jedem Finger (bis auf den Daumen) gibt es 3 Gelenke: **Fingergrundgelenk**, **Fingermittelgelenk** und **Fingerendgelenk**. Sie erlauben das Strecken, Beugen, Spreizen und Schließen der Finger.

Zwischen den einzelnen Handknochen verlaufen zahlreiche Bänder. Auf der Unterseite des Handgelenks zieht das breite **Retinaculum flexorum** von den äußeren zu den inneren Handwurzelknochen und bildet das Dach des **Karpaltunnels**.

13.7.3 Schulter- und Armmuskeln

Muskulatur des Schultergürtels

Das Schulterblatt wird hauptsächlich von der oberflächlichen Rücken- und der oberflächlichen Brustmuskulatur am Rumpf befestigt und bewegt.

! Merke Schultergürtelmuskeln

*Die Schultergürtelmuskeln entspringen am **Rumpf** (Wirbel oder Rippen) und setzen am **Schulterblatt** oder am **Schlüsselbein** an.*

Oberflächliche Rückenmuskulatur

Die oberflächlichen Rückenmuskeln (S. 379) entspringen an den **Dornfortsätzen** der Hals-, Brust- und Lendenwirbelsäule (► **Abb. 13.58**). Je nachdem, auf welcher Höhe sie entspringen und wo am Schulterblatt sie ansetzen, können sie das Schulterblatt nach innen, oben, unten oder vorn ziehen oder drehen. Der größte unter ihnen ist der M. trapezius.

Oberflächliche Brustmuskulatur

Zwei Muskeln ziehen von der Vorderseite des Rumpfes an das Schulterblatt: M. pectoralis minor (kleiner Brustmuskel). Er wird vom großen Brustmuskel (S. 505) vollständig bedeckt; und der M. subclavius (Unterschlüsselbeinmuskel).

WISSEN TO GO

Schultergürtelmuskulatur

Das Schulterblatt wird von 4 **oberflächlichen Rückenmuskeln** und 2 **oberflächlichen Brustmuskeln** bewegt. Je nachdem, wo sie am Schulterblatt ansetzen, verschieben sie die Scapula nach innen, außen oder oben oder drehen sie.

Muskulatur des Schultergelenks

Die Schultermuskeln bewegen den **Oberarm** gegenüber dem Schulterblatt. Dabei sind die hauptsächlichen Bewegungen:
- das Anheben des Arms (Abduktion),
- das Absenken des Arms bzw. sein Heranführen an den Oberkörper (Adduktion),
- die Innen- und Außenrotation und
- Anteversion (Vorschwingen des Arms) und Retroversion (Rückschwingen des Arms).

Weil viele Bewegungen des Arms, z. B. das Anheben über Schulterhöhe, nur durch eine gleichzeitige Bewegung des Schulterblatts möglich sind, arbeiten Schultergürtel- und Schultermuskeln eng zusammen.

! Merke Schultergelenkmuskeln

*Die Muskeln, die das Schultergelenk bewegen, entspringen (mit wenigen Ausnahmen) am **Schulterblatt** und setzen am oberen Ende des **Humerus** an.*

Die Schultermuskeln haben aber nicht nur die Aufgabe, den Arm zu bewegen, sondern stabilisieren auch den Humeruskopf in der Gelenkpfanne. Da die Kapsel des Schultergelenks (S. 393) weit ist und es nur wenige Bänder gibt, besteht die Gefahr, dass der Gelenkkopf aus der Pfanne springt. Um dies zu verhindern, bilden einige der Schultermuskeln die **Rotatorenmanschette**, die den Humeruskopf im Gelenk hält.

Abb. 13.58 Oberflächliche Rückenmuskulatur.

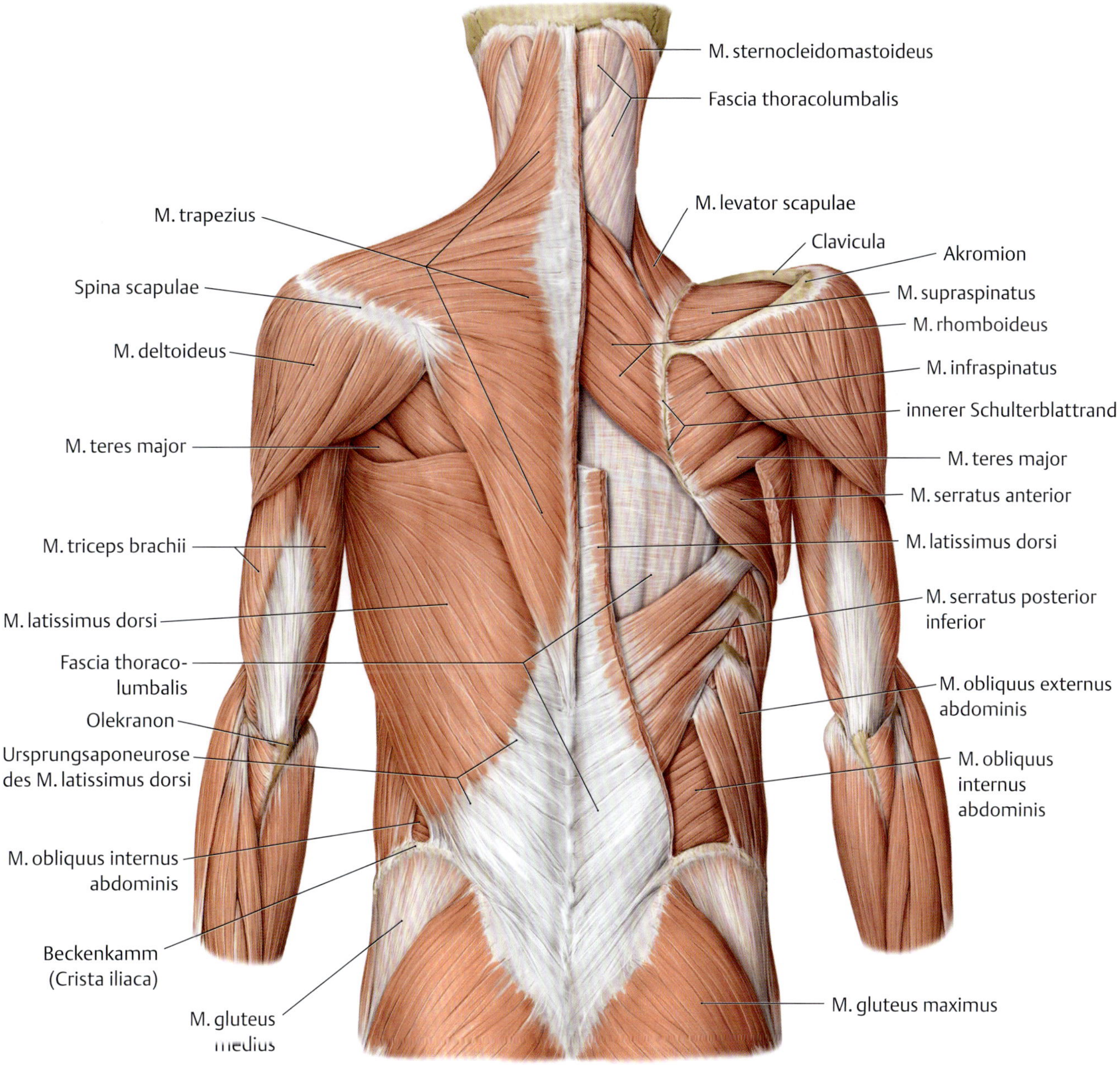

Auf der rechten Seite wurden der M. trapezius und der M. latissimus dorsi entfernt, damit die Fascia thoracolumbalis sichtbar wird.
Quelle: Schünke M, Schulte E, Schumacher U. Prometheus. LernAtlas der Anatomie. Allgemeine Anatomie und Bewegungssystem. Illustrationen von K. Wesker und M. Voll. 6. Aufl. Stuttgart: Thieme; 2022.

Außer den reinen Schultermuskeln, die am Oberarmknochen ansetzen, tragen auch der Bizeps (M. biceps brachii) und der Trizeps (M. triceps brachii) zur Bewegung des Oberarms bei. Da sie aber erst an Elle und Speiche ansetzen, sind sie hauptsächlich **Beweger des Ellenbogengelenks** und werden auch dort (S. 399) besprochen.

Muskeln der Rotatorenmanschette

Die Rotatorenmanschette wird von **4 Muskeln** gebildet, die vom Schulterblatt aus hinten, oben und vorne über das Schultergelenk ziehen und dicht hinter dem Humeruskopf am Oberarmknochen ansetzen:

- M. supraspinatus
- M. infraspinatus
- M. teres minor (kleiner Rundmuskel)
- M. subscapularis (Unterschulterblattmuskel)

Sie liegen der Gelenkkapsel eng an und sichern den Humeruskopf in der Gelenkpfanne. Gleichzeitig strahlen ihre Sehnen in die Gelenkkapsel ein, wodurch diese verstärkt wird.

Weitere Schultermuskeln

Der **M. deltoideus** (dreieckiger Schultermuskel) ist einer der größten Schultermuskeln und liegt der Rotatorenmanschette außen auf (▶ **Abb. 13.59**). Damit umgibt er – außer an der Unterseite – das gesamte Gelenk und ist für die äußere Form der Schulter verantwortlich. Er ist der stärkste Abduktor unter den Schultermuskeln. Der Muskelbauch des **M. coracobrachialis** (Rabenschnabelmuskel) liegt zusammen mit den Muskeln des Ellenbogengelenks am Oberarm. Der M. coracobrachialis kann den Arm an den Oberkörper ziehen (Adduktion), nach innen drehen (Innenrotation) und nach vorn schwingen (Anteversion). Der **M. latissimus dorsi** (breiter

Abb. 13.59 Muskulatur des Schultergelenks.

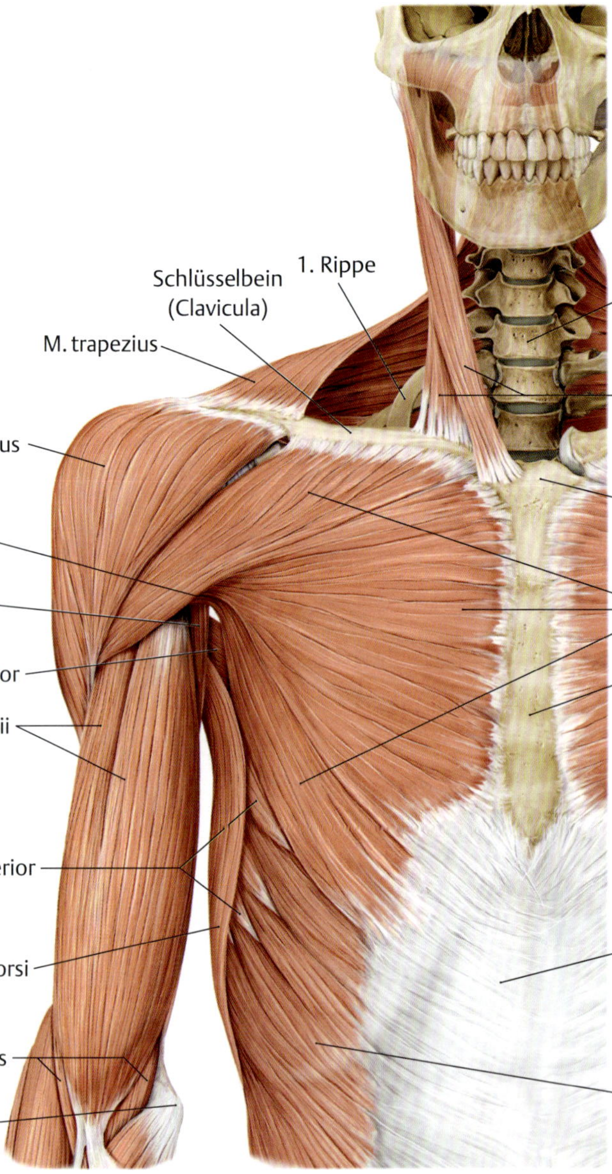

Die Muskeln der Rotatorenmanschette sind nicht sichtbar, sie werden vom M. deltoideus verdeckt. *Quelle: Schünke M, Schulte E, Schumacher U. Prometheus. LernAtlas der Anatomie. Allgemeine Anatomie und Bewegungssystem. Illustrationen von K. Wesker und M. Voll. 6. Aufl. Stuttgart: Thieme; 2022.*

Rückenmuskel) entspringt mit einer breiten Aponeurose an den Dornfortsätzen der unteren Brustwirbel und der Lendenwirbel, am Beckenkamm, den unteren beiden Rippen und dem unteren Schulterblattwinkel. Seine Fasern setzen innen am Humerusschaft an. Damit ist er der **wichtigste Adduktor** des Arms. Außerdem trägt er zur Innenrotation bei und kann den Arm nach hinten führen (Retroversion). Der **M. teres major** (großer Rundmuskel) hat einen ähnlichen Verlauf wie ein Teil des M. latissimus, nämlich vom unteren Schulterblattwinkel an den Humerusschaft (▶ **Abb. 13.59**). Dadurch hat er auch dieselben Funktionen. Als einziger Muskel zieht der **M. pectoralis major** (großer Brustmuskel) von der Vorderseite des Oberkörpers an den Oberarm und bedeckt fast den ganzen vorderen Rippenbereich inkl. des M. pectoralis minor (▶ **Abb. 13.59**). Sein Ansatz ist die Vorderseite des Humerusschafts kurz unter dem Tuberculum majus. In seinen Funktionen ähnelt er dem M. latissimus dorsi, er ist ebenfalls ein **wichtiger Adduktor**. Ein Anteil, der an den Rippen entspringt, dient auch als **Atemhilfsmuskel**,

WISSEN TO GO

Muskulatur des Schultergelenks

Die meisten Schultergelenkmuskeln ziehen vom **Schulterblatt** an den **Humerus**. Die tiefste Schicht bilden die 4 Muskeln der **Rotatorenmanschette**, die der Gelenkkapsel eng anliegen. Sie bewegen nicht nur den Arm, sondern stabilisieren auch den Gelenkkopf in der Pfanne.

Die Rotatorenmanschette wird vom **M. deltoideus** bedeckt. Er ist der größte Schultermuskel und der stärkste **Abduktor** des Arms. Sein Gegenspieler ist der **M. latissimus dorsi**. Er ist der stärkste **Adduktor** des Arms und entspringt als oberflächlicher Rückenmuskel u. a. an den Dornfortsätzen der Brust- und Lendenwirbel. Dieselbe Wirkung hat der **M. pectoralis major**, der als Brustmuskel von den Rippen, dem Brustbein und der Rektusscheide an den Oberarmknochen zieht.

Viele Bewegungen des Oberarms sind nur bei gleichzeitiger Bewegung des Schulterblatts möglich.

Muskulatur des Ellenbogengelenks

Vereinfacht kann man sagen:

- Die stärksten **Strecker** und **Beuger** des Ellenbogengelenks liegen am **Oberarm**.
- Die **Pronatoren** und **Supinatoren** der Radioulnargelenke liegen am **Unterarm**.

Beuger des Ellenbogengelenks

Für die Beugung des Ellenbogengelenks sind mit dem M. brachialis und dem M. biceps brachii hauptsächlich 2 **Oberarmmuskeln** verantwortlich (▶ **Abb. 13.60a**). Auch einige der **Unterarmmuskeln** wirken an der Flexion des Ellenbogengelenks mit, sie sind aber nur schwache Beuger. Da ihre Hauptaufgabe die Bewegung der Hand- und Fingergelenke ist, werden sie dort (S. 400) besprochen. Der einzige Muskel am Unterarm, der ausschließlich auf das Ellenbogengelenk wirkt, ist der M. brachioradialis.

Der **M. brachialis** (Oberarmmuskel) ist der stärkste Beugemuskel am Oberarm. Beide Köpfe des **M. biceps brachii** (zweiköpfiger Oberarmmuskel) entspringen am Schulterblatt. Sie vereinigen sich zu einem gemeinsamen Muskelbauch, dessen Sehne an der Speiche ansetzt. Damit ist er ein zweigelenkiger Muskel. Der M. biceps brachii **beugt** das **Ellenbogengelenk**, aber über seinen Ansatz an der Speiche bewirkt er zusätzlich eine **Supination** des Unterarms und damit der Hand. Am Schultergelenk unterstützt er hauptsächlich die Anteversion. Der **M. brachioradialis** (Oberarm-Speichen-Muskel) ist der oberflächlichste Muskel auf der Speichenseite des **Unterarms.**

Strecker des Ellenbogengelenks

An der Streckung des Ellenbogengelenks sind 2 Muskeln beteiligt, die beide hinten am **Oberarm** liegen (▶ **Abb. 13.60b**): Der **M. triceps brachii** (dreiköpfiger Oberarmmuskel) ist hauptverantwortlich für die Streckung des Ellenbogengelenks. Er ist ein zweigelenkiger Muskel, da einer seiner 3 Köpfe am Gelenkfortsatz des Schulterblatts entspringt. Die anderen beiden Köpfe entspringen außen-hinten und innen-hinten am Humerusschaft (▶ **Abb. 13.60b**). Die gemein-

Abb. 13.60 Muskeln des Oberarms.

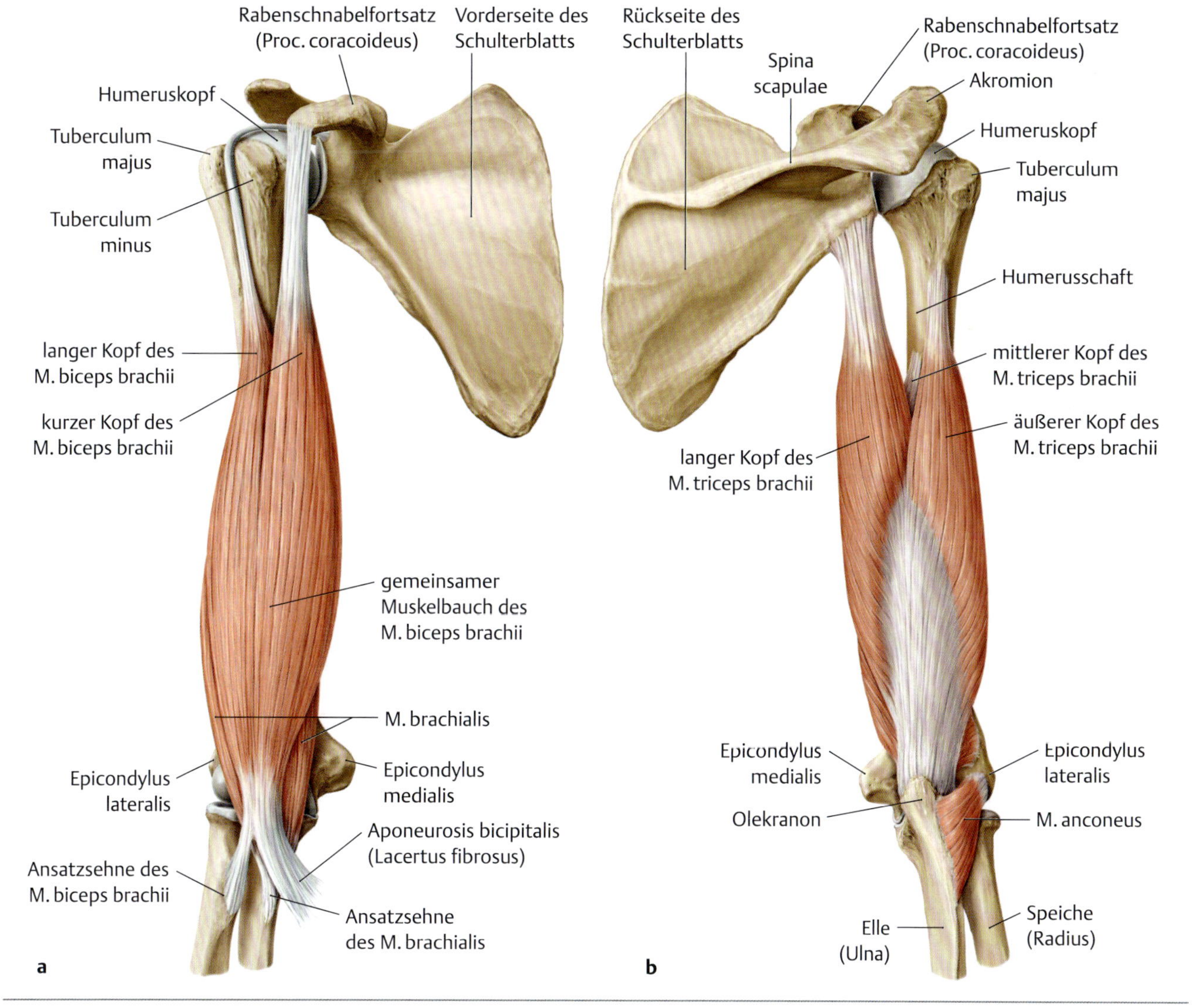

a Ansicht von vorn. Die Hauptbeuger des Ellenbogengelenks liegen an der Vorderseite des Oberarms. Dabei bedeckt der M. biceps brachii den M. brachialis.

b Ansicht von hinten. Von den 3 Köpfen des M. triceps brachii entspringt einer am Schulterblatt, die anderen beiden am Humerus. Der Trizeps liegt an der Rückseite des Oberarms und ist der Hauptstreckmuskel des Ellenbogengelenks. *Quelle: Schünke M, Schulte E, Schumacher U. Prometheus. LernAtlas der Anatomie. Allgemeine Anatomie und Bewegungssystem. Illustrationen von K. Wesker und M. Voll. 6. Aufl. Stuttgart: Thieme; 2022.*

same Endsehne des Muskels setzt am **Olekranon** an. Die Schultermuskulatur unterstützt er hauptsächlich bei der Retroversion des Arms. Der **M. anconeus** spannt als kleiner, kurzer Muskel die Gelenkkapsel und unterstützt den M. triceps brachii bei der Extension des Ellenbogengelenks.

Supinatoren und Pronatoren

Die Muskeln, deren Hauptaufgabe die Drehung des Radius um die Ulna (also Pronation und Supination) ist, liegen am **Unterarm**. Bei gebeugtem Arm ist allerdings der **M. biceps brachii** (s. o.) der stärkste Supinator. Der **M. pronator teres** (runder Pronatormuskel) entspringt am distalen Humerus sowie am **oberen Ende** der Speiche und setzt an der Außenseite der Ulna an. Er wirkt damit pronierend auf das **proximale Radioulnargelenk**. Der Ursprung des **M. pronator quadratus** (quadratischer Pronatormuskel) ist das **untere Ende** der Speiche, von wo er schräg nach unten-außen an das untere Ende der Elle zieht. Damit wirkt er auch pronierend auf das **distale Radioulnargelenk**. Der **M. supinator** (Supinatormuskel) zieht auf der **Oberseite** des Unterarms hauptsächlich vom Olekranon und der Außenseite des distalen Humerus um die Speiche herum und endet auf deren Vorderseite. Dadurch bewirkt er bei Kontraktion eine **Supination** des Unterarms und der Hand.

> **WISSEN TO GO**
>
> **Muskulatur des Ellenbogengelenks**
>
> An der **Vorderseite** des Oberarms liegen die **Beugemuskeln** des Ellenbogengelenks, an seiner **Rückseite** die **Streckmuskeln**.
>
> Die beiden wichtigsten **Ellenbogenbeuger** sind der **M. brachialis**, der vom Humerusschaft an die Elle zieht, und der **M. biceps brachii**, der ihn bedeckt. Seine beiden Köpfe entspringen am Schulterblatt, Ansatzstelle ist die Speiche. Der **M. brachioradialis** liegt als einziger Ellenbogenbeuger am Unterarm.
>
> Der wichtigste **Ellenbogenstrecker** ist der **M. triceps brachii**. Einer seiner Köpfe entspringt am Schulterblatt, die anderen beiden am Humerus. Ansatzstelle ist das Olekranon.
>
> Die beiden Muskeln für die **Pronation** liegen an der **Unterarmunterseite**, der Muskel für die **Supination** an der **Unterarmoberseite**.

Muskulatur der Hand- und der Fingergelenke

Die Muskeln, die für die Bewegungen der Hand- und Fingergelenke verantwortlich sind, liegen am **Unterarm**. Bereits oberhalb des Handgelenks gehen ihre Muskelbäuche in die Endsehnen über.

Ob die Muskeln nur die Handgelenke oder auch das Ellenbogengelenk oder die Fingergelenke bewegen, hängt von ihrem Ursprung und Ansatz ab:

- Muskeln, die vom **Humerus** an die **Handwurzelknochen** oder **Mittelhandknochen** ziehen, bewegen die Handwurzelgelenke und das Ellenbogengelenk.
- Muskeln, die vom **Humerus** an die **Fingerglieder** ziehen, bewegen die Fingergelenke, die Handwurzelgelenke und das Ellenbogengelenk.
- Muskeln, die von der **Elle** oder **Speiche** an die **Fingerglieder** ziehen, bewegen die Fingergelenke und die Handwurzelgelenke.

> **! Merke Hand- und Fingerstrecker**
>
> *Verlaufen die Muskeln auf der **Oberseite** des Unterarms, sind es **Streckmuskeln** der Hand- und Fingergelenke, verlaufen sie auf der **Unterseite**, sind es **Beugemuskeln**.*

Alle Hand- und Fingermuskeln, die am Humerus ihren Ursprung haben, wirken am Ellenbogengelenk als Beuger – auch wenn sie Strecker der Hand- oder Fingergelenke sind. Ihre Wirkung am Ellenbogengelenk ist allerdings nur gering ausgeprägt. Die eigentlichen Beugemuskeln des Ellenbogengelenks liegen am Oberarm (S. 399).

An den Bewegungen der Finger und der Hand sind neben den Unterarmmuskeln noch viele kleine Muskeln beteiligt, die zwischen den Handwurzel-, Mittelhand- und Fingerknochen verlaufen. Sie werden als **kurze Handmuskeln** bezeichnet.

> **WISSEN TO GO**
>
> **Beuge- und Streckmuskeln der Hand- und Fingergelenke**
>
> An der **Unterseite** des Unterarms liegen die **Beugemuskeln** der Hand- und Fingergelenke, an seiner **Oberseite** die **Streckmuskeln**.

Kurze Handmuskeln

Die Vielfalt der Bewegungen, die wir mit den Fingern und Händen ausführen können, und deren hohe Genauigkeit wäre allein mit den Fingerstreckern und -beugern der Unterarmmuskulatur nicht zu erreichen. Dafür gibt es zusätzlich **etwa 20 kurze Handmuskeln**, die zwischen den Handwurzelknochen, den Mittelhandknochen und den Knochen der Fingergrundglieder verlaufen. Sie steuern zusammen mit der Unterarmmuskulatur die **Feinmotorik** der Hand und der Finger. Nur um z. B. den Daumen zu bewegen, sind schon 9 Muskeln im Einsatz.

Die kurzen Handmuskeln können in 3 Gruppen eingeteilt werden:

- Muskeln des Daumenballens (Thenargruppe),
- Muskeln der Mittelhand und
- Muskeln des Kleinfingerballens (Hypothenargruppe).

Ihre Verteilung kann man gut erkennen, wenn man die Handfläche betrachtet: Während die Mitte des Handtellers flach ist, liegen auf der Seite des kleinen Fingers und am Daumen stärkere Muskelgruppen, die den Daumen- bzw. den Kleinfingerballen bilden.

Eine weitere bindegewebige Struktur liegt an der Handinnenseite, die **Palmaraponeurose.** Diese Bindegewebsplatte ist zwischen dem Retinaculum flexorum (S. 395) und den Bändern der Fingergrundgelenke ausgespannt und fest mit Haut verbunden. Die Palmaraponeurose schützt die Handfläche beim Greifen von Gegenständen. Sie bildet auch die Grundlage der schwimmhautähnlichen Falten zwischen den Fingergrundgelenken.

> **WISSEN TO GO**
>
> **Kurze Handmuskeln**
>
> Zwischen den einzelnen Knochen der Hand verlaufen zahlreiche kleine Muskeln, die für die **Feinmotorik** der Hand verantwortlich sind. Ihre Muskelbäuche sind die Grundlage des Daumen- und des Kleinfingerballens und des Handtellers.

Innervation der oberen Gliedmaße

Die Muskulatur der oberen Gliedmaße wird von verschiedenen Nerven versorgt. Nahezu alle stammen aus dem Plexus brachialis (S. 435). Dieses Nervengeflecht setzt sich aus den Ventralästen der Spinalnerven der letzten 4 Halswirbel und des 1. Brustwirbels zusammen. Er entlässt neben mehreren kleineren auch 3 große Nerven: den N. radialis, den N. ulnaris und den N. medianus. Diese 3 ziehen entlang des gesamten Arms bis zur Hand und geben auf ihrem Weg mehrere Äste ab. Sie versorgen die Muskeln des Ellenbogengelenks und der Hand- und Fingergelenke. Außerdem versorgt jeder der 3 Nerven bestimmte Teile der Haut von Oberarm, Unterarm und Hand.

> **WISSEN TO GO**
>
> **Innervation des Arms**
>
> Die Nerven stammen aus dem **Plexus brachialis**, einem Nervengeflecht im Bereich des Schlüsselbeins. Er entlässt mit dem **N. radialis**, dem **N. ulnaris** und dem **N. medianus** 3 große Nerven. Sie versorgen die Muskulatur des Oberarms (bis auf die Ellenbogenbeuger), des Unterarms und der Hand.

13.8 Knochen, Gelenke und Muskeln der unteren Gliedmaße

Die untere Gliedmaße – auch als **untere Extremität** bezeichnet – umfasst den Beckengürtel und das Bein (▶ **Abb. 13.61**). Der Beckengürtel (S. 375) spielt also nicht nur eine Rolle als unterer Abschluss des Rumpfs, sondern zählt gleichzeitig zur unteren Gliedmaße, da er das Gewicht des Körpers auf die Beine überträgt.

Im Gegensatz zum Schultergürtel, der hauptsächlich über Muskeln am Rumpf befestigt ist, stehen der Beckengürtel und der Rumpf über das Kreuzbein knöchern miteinander in Verbindung. Der Beckengürtel und die untere Gliedmaße werden über das Hüftgelenk (S. 404) miteinander verbunden. Die Gelenkpfanne des Hüftgelenks (Acetabulum) wird von allen Beckenknochen gemeinsam gebildet.

Das **Bein** setzt sich zusammen aus Oberschenkel (Femur), Unterschenkel (Crus) und Fuß (Pes). Die Verbindung zwischen Ober- und Unterschenkel ist das **Kniegelenk**. Die **Kniescheibe** (Patella) ist als Sesambein in der Sehne des stärksten Kniestreckers (M. quadriceps femoris) eingelagert. Zwischen Unterschenkel und Fuß liegt das **Sprunggelenk**. Genauso wie das Handgelenk ist auch das Sprunggelenk aus mehre-

Abb. 13.61 Knochen des Beckengürtels und des Beins.

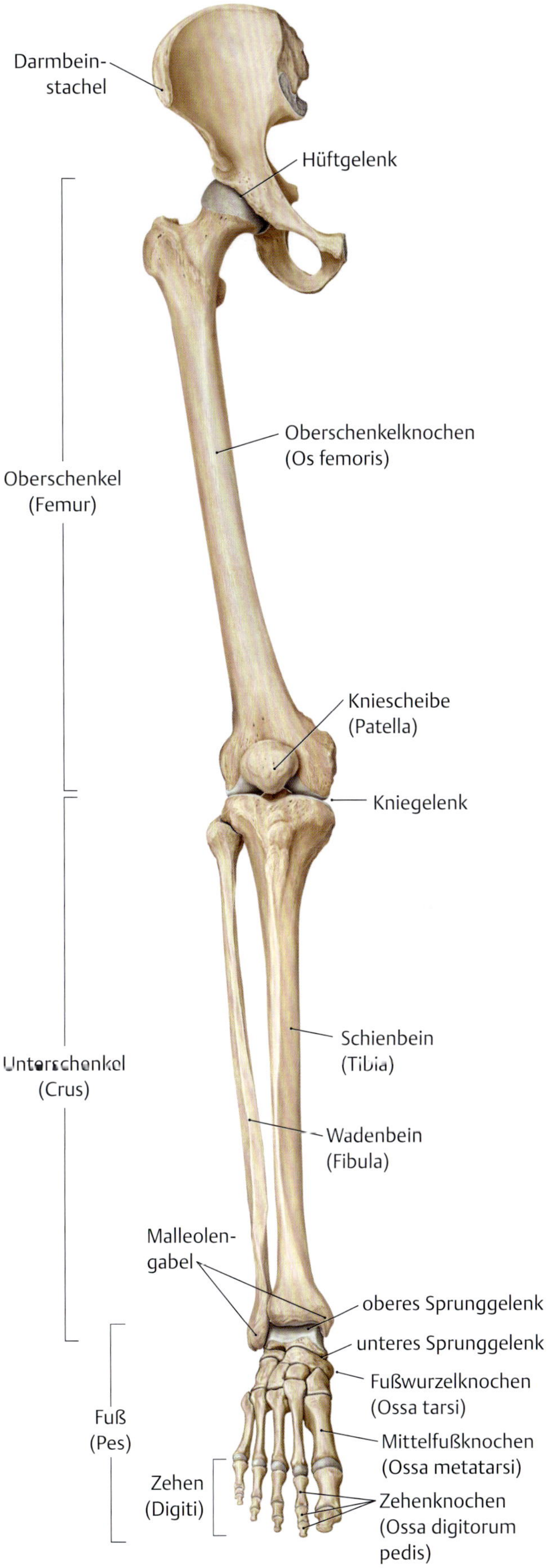

Gezeigt wird das rechte Bein. *Quelle: Schünke M, Schulte E, Schumacher U. Prometheus. LernAtlas der Anatomie. Allgemeine Anatomie und Bewegungssystem. Illustrationen von K. Wesker und M. Voll. 6. Aufl. Stuttgart: Thieme; 2022.*

ren Knochen und einem oberen und einem unteren Gelenk aufgebaut. Mit den Zehen verhält es sich ähnlich wie mit den Fingern: Der große Zeh besitzt nur 2, die übrigen Zehen jeweils 3 **Zehengelenke**.

13.8.1 Knochen des Beins

Oberschenkelknochen

Der **Oberschenkelknochen** (Os femoris) ist der längste und kräftigste Röhrenknochen des Menschen. Er wird häufig auch kurz als **Femur** bezeichnet – also mit demselben Wort wie der gesamte Oberschenkel. „Femur" ist übrigens sächlich: Es heißt „das Femur".

Sein oberes Ende trägt den kugeligen **Hüftkopf** (Femurkopf, Caput femoris), der zusammen mit der Hüftpfanne des Beckens (Acetabulum) das Hüftgelenk bildet. Er ist über den **Schenkelhals** (Collum femoris) mit dem **Femurschaft** (Corpus femoris) verbunden.

Am Übergang vom Schenkelhals zum Femurschaft sind 2 deutliche Knochenvorsprünge ausgebildet, die Trochanter. Der größere der beiden (**Trochanter major**) liegt an der Außenseite, der kleinere (**Trochanter minor**) an der Innenseite. Sie dienen als Ansatzflächen für die Hüftmuskulatur. Den Trochanter major kann man an der Außenseite des Oberschenkels knapp unter dem Hüftgelenk durch die Haut tasten.

Am unteren Ende des Femurschafts befindet sich die Gelenkfläche für das Schienbein. Sie ist mit einem **Condylus medialis femoris** und einem **Condylus lateralis femoris** zweigeteilt. Dazwischen liegt auf der Vorderseite des Femurs die Gleitfläche für die Kniescheibe. Seitlich trägt jeder Kondylus eine kleine Knochenerhebung, den **Epicondylus medialis** bzw. **lateralis**. Dort setzen die Seitenbänder des Kniegelenks an.

> **WISSEN TO GO**
>
> **Oberschenkelknochen**
>
> Der **Oberschenkelknochen** trägt an seinem oberen Ende den **Hüftkopf**. Dieser ist über den **Schenkelhals** mit dem Knochenschaft verbunden. Am oberen Ende des Schafts liegen 2 Knochenvorsprünge, außen der **Trochanter major**, innen der **Trochanter minor**. Sein unteres Ende bilden der **Condylus medialis** und der **Condylus lateralis**.

Unterschenkelknochen

Das Skelett des Unterschenkels besteht aus 2 Knochen: **Schienbein (Tibia)** und **Wadenbein (Fibula)**. Im Gegensatz zum Unterarm, bei dem beide Knochen am Ellenbogengelenk beteiligt sind, bildet am Unterschenkel nur 1 Knochen, nämlich das Schienbein, ein Gelenk mit dem Oberschenkelknochen. Damit überträgt auch überwiegend das Schienbein das Gewicht des Körpers auf den Fuß. Ein weiterer Unterschied zum Unterarm ist der, dass sich Tibia und Fibula so gut wie nicht gegeneinander bewegen können. Zwischen den beiden Knochenschäften ist eine straffe Bindegewebsplatte (Membrana interossea cruris) ausgespannt.

Das untere Ende des Schienbeins ist verbreitert und trägt die Gelenkfläche für das obere Sprunggelenk. Auf der Innenseite gibt es einen zusätzlichen Knochenvorsprung, den **Malleolus medialis**. Er ist als Innenknöchel am Sprunggelenk sichtbar und bildet zusammen mit der Gelenkfläche und dem Malleolus lateralis des Wadenbeins die sog. **Malleolengabel**. Die Malleolengabel umfasst seitlich und oben die Gelenkfläche des obersten Fußwurzelknochens, des Sprungbeins (S. 402), und bildet mit diesem das obere Sprunggelenk.

Kniescheibe

Die **Kniescheibe (Patella)** ist ein flacher, rundlicher Knochen und das größte Sesambein des Körpers (▶ **Abb. 13.61**). Ihre Rückseite ist mit Knorpel überzogen, mit dem sie sich auf der Gleitfläche zwischen Condylus medialis und lateralis des **Femurs** auf und ab bewegt. Mit dem Schienbein hat sie keinen Kontakt.

> **WISSEN TO GO**
>
> **Knochen des Unterschenkels**
>
> Das **Schienbein** ist der größere der beiden Unterschenkelknochen. Sein breites oberes Ende mit den beiden Gelenkflächen für den Oberschenkelknochen wird **Tibiaplateau** genannt. Unten endet der Tibiaschaft mit der Gelenkfläche für das Sprunggelenk. Seitlich davon sitzt ein Knochenvorsprung (**Malleolus medialis**), der den Innenknöchel bildet.
>
> Das **Wadenbein (Fibula)** ist ein relativ dünner Knochen. Über das **Wadenbeinköpfchen** ist es oben fest mit der Tibia verbunden. Eine Verdickung am unteren Ende (**Malleolus lateralis**) bildet den Außenknöchel. Die Malleoli von Schien- und Wadenbein bilden die **Malleolengabel**. Schienbein und Wadenbein können sich im Gegensatz zu Elle und Speiche nicht umeinander bewegen.
>
> Die flache, rundliche **Kniescheibe (Patella)** ist das größte Sesambein des Körpers.

Knochen des Fußes

Wie die Hand unterteilt sich der Fuß (Pes) in 3 Abschnitte: Fußwurzel (Tarsus), Mittelfuß (Metatarsus) und Zehen (Digiti pedis). Dementsprechend besteht das Fußskelett aus (▶ **Abb. 13.62**):

- 7 Fußwurzelknochen (Ossa tarsi),
- 5 Mittelfußknochen (Ossa metatarsi) und
- 14 Zehenknochen (Ossa digitorum pedis).

Das **Sprungbein** besteht aus dem hinteren Sprungbeinkörper und dem vorderen Sprungbeinkopf. Die Oberseite des **Sprungbeinkörpers** (Corpus tali) bildet die Gelenkrolle für das obere Sprunggelenk. Das **Fersenbein** ist der größte Fußwurzelknochen und bildet die knöcherne Grundlage der Ferse. Es ist länglich und steht weit nach hinten über das Sprungbein hinaus.

Mittelfußknochen (Ossa metatarsi) • Sie entsprechen mit Basis, Körper und Kopf im Aufbau den Mittelhandknochen (S. 392).

Zehenknochen (Ossa digitorum pedis) • Der Aufbau der Zehenknochen ähnelt dem der Fingerknochen.

Fußgewölbe • Betrachtet man die Innenkante des Fußes, erkennt man, dass der Fuß nicht mit seiner gesamten Fläche auf dem Boden aufliegt, sondern dass sein Mittelteil gewölbt ist. Diese Wölbung wird als **Fußlängsgewölbe** bezeichnet.

Abb. 13.62 Knochen des rechten Fußes.

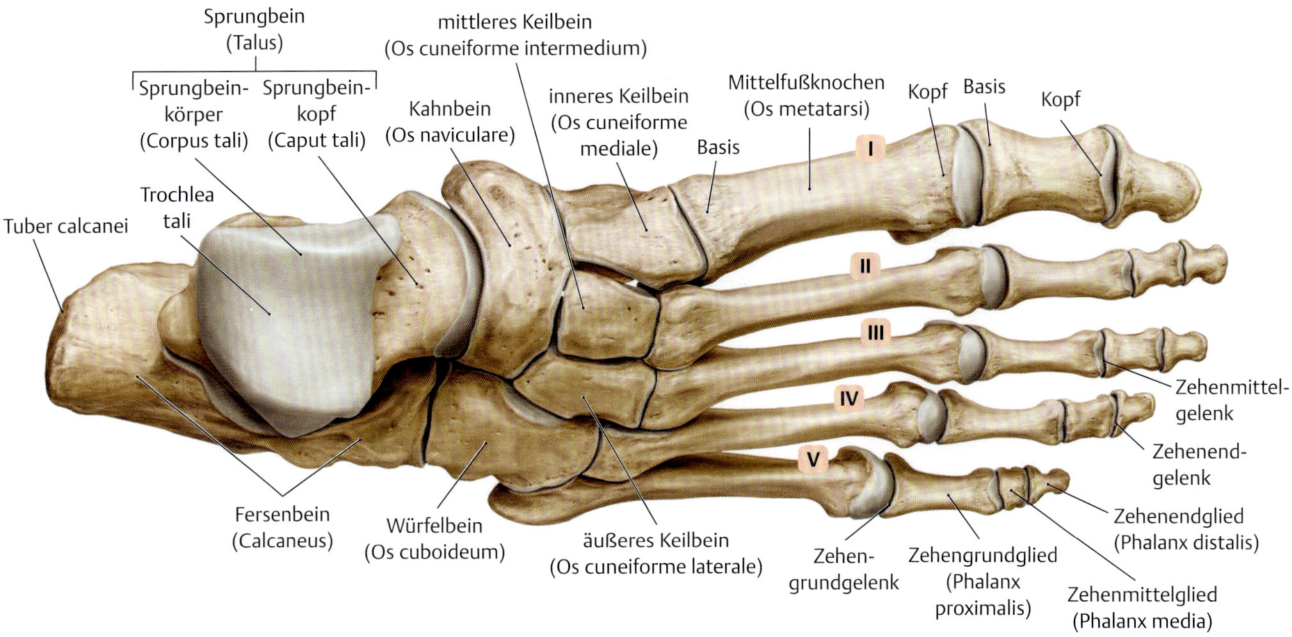

Blick auf den Fußrücken. *Quelle: Schünke M, Schulte E, Schumacher U. Prometheus. LernAtlas der Anatomie. Allgemeine Anatomie und Bewegungssystem. Illustrationen von K. Wesker und M. Voll. 6. Aufl. Stuttgart: Thieme; 2022.*

Sie ist an der Fußinnenkante am stärksten ausgeprägt. Die Fußaußenkante liegt dagegen am Boden auf, trägt allerdings nur wenig Gewicht.

Auch bei der Betrachtung des Fußes von vorn kann man eine Wölbung erkennen, das **Fußquergewölbe**. Es entsteht dadurch, dass die 3 Keilbeine und das Würfelbein bogenförmig nebeneinander angeordnet sind. Dieser Bogen kommt durch die dreieckige Form des mittleren und des äußeren Keilbeins zustande.

Der Fuß ruht dadurch hauptsächlich auf Ferse, Fußaußenkante und Zehenballen. Die übrigen Teile der Fußsohle tragen im Stand nur wenig oder kein Gewicht. Die Gewölbekonstruktion des Fußes hat den Vorteil, dass Stöße, die beim Laufen oder Springen über die Sprunggelenke auf den Fuß übertragen werden, abgefedert werden können: Die Fußgewölbe werden vorübergehend flacher und kehren wieder in ihre ursprüngliche Form zurück. Sowohl die Längs- als auch die Querwölbung werden durch Bänder, Muskeln und Sehnen stabilisiert.

Patho Platt-, Senk- und Knickfuß

*Bei vielen Menschen weicht die Fußform vom idealen Fußgewölbe ab. Ursache ist meist eine Bindegewebsschwäche. Beim **Senkfuß** ist das Längsgewölbe so weit abgeflacht, dass ein Großteil der Fußsohle den Boden berührt, ihr Innenrand aber nicht. Liegt auch dieser (und damit die gesamte Fußsohle) am Boden auf, spricht man von einem **Plattfuß**. In beiden Fällen ist der Fuß häufig im Sprunggelenk nach innen abgeknickt, sodass gleichzeitig ein **Knickfuß** besteht. Solange keine Beschwerden bestehen, ist keine Therapie notwendig.*

WISSEN TO GO

Fußknochen

Der Fuß besteht aus Fußwurzel-, Mittelfuß- und Zehenknochen. Die **7 Fußwurzelknochen** sind in 2 Reihen angeordnet:

- obere Reihe: Sprungbein und Fersenbein,
- untere Reihe: Kahnbein, inneres, mittleres und äußeres Keilbein, Würfelbein.

Das **Sprungbein** besteht aus dem **Sprungbeinkörper** mit der **Trochlea tali** (Gelenkfläche für die Malleolengabel) und dem **Sprungbeinkopf**. Das **Fersenbein** ist der größte Fußwurzelknochen. An seinem verdickten Ende (**Tuber calcanei**) setzt die Achillessehne an.

Die **5 Mittelfußknochen** (Ossa metatarsalia) verbinden die Fußwurzel mit den Zehenknochen. Der Aufbau der Zehen entspricht dem Aufbau der Finger. Wie auch dem Daumen fehlt dem großen Zeh das Mittelglied.

Die Fußsohle ist nicht flach, sondern gebogen. Die Biegung entlang ihrer Längsachse nennt man **Fußlängsgewölbe**. Sie ist an der Fußinnenkante am stärksten. Die Biegung entlang der Querachse ist das **Fußquergewölbe**.

13.8.2 Gelenke und Bänder der Hüfte und des Beins

Während die obere Gliedmaße so aufgebaut ist, dass sie möglichst beweglich ist, steht bei der unteren Gliedmaße die **Stabilität** im Vordergrund. Auch wenn das Schulter- und das Hüftgelenk vom selben Gelenktyp – nämlich Kugelgelenke – sind, ist das Hüftgelenk weniger beweglich als das Schultergelenk. Die Beweglichkeit der Zehen liegt ebenfalls unter derjenigen der Finger. Die höhere Stabilität der unteren Gliedmaße im Vergleich zur oberen ist notwendig, weil auf den Beinen durch den aufrechten Gang wesentlich mehr

Abb. 13.63 Hüftgelenk.

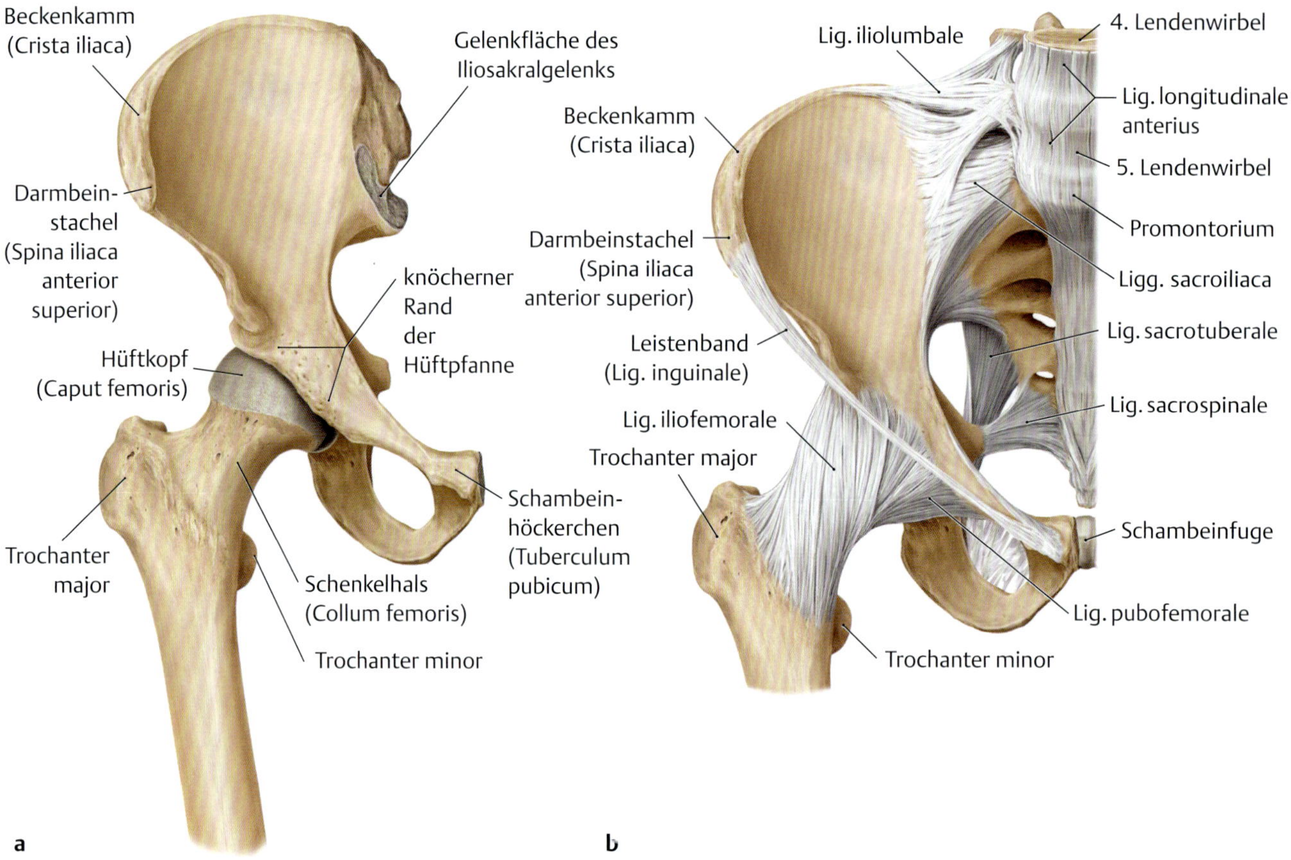

a Ansicht von vorn. Die Knorpellippe der Hüftpfanne ist hier nicht dargestellt.
b Bänder des Hüftgelenks, Ansicht von vorn. Das Lig. ischiofemorale liegt an der Rückseite der Gelenkkapsel und ist auf dem Bild nicht zu sehen. Die Ligg. sacroiliaca, iliolumbale, sacrotuberale und sacrospinale verstärken das Iliosakralgelenk (S. 376). *Quelle: Schünke M, Schulte E, Schumacher U. Prometheus. LernAtlas der Anatomie. Allgemeine Anatomie und Bewegungssystem. Illustrationen von K. Wesker und M. Voll. 6. Aufl. Stuttgart: Thieme; 2022.*

Gewicht lastet als auf den Armen. Außerdem ist die Vielfalt der Bewegungen, welche die Beine ausführen müssen, kleiner als bei den Armen: Die Beine werden hauptsächlich zur **Fortbewegung** genutzt.

Hüftgelenk

Genauso wie das Schultergelenk ist auch das Hüftgelenk (Art. coxae) ein **Kugelgelenk**. Allerdings ist die Gelenkpfanne des Hüftgelenks (**Acetabulum**) so tief ausgebildet, dass sie etwa ⅔ des Gelenkkopfs umfasst (▶ **Abb. 13.63a**). Die Kapsel reicht vom knöchernen Rand des Acetabulums bis zum Schenkelhals und wird durch **3 starke Bänder** verstärkt (▶ **Abb. 13.63b**):

Patho HD beim Säugling

*Die **Hüftgelenkdysplasie (HD)** ist eine angeborene Fehlbildung des Hüftgelenks, die sich im Säuglingsalter weiterentwickelt. Die Gelenkpfanne ist dabei zu flach oder zu steil angelegt, sodass der Hüftkopf nicht ausreichend umschlossen wird und die Gefahr einer Luxation besteht. Da eine frühzeitige Erkennung und Behandlung zu sehr guten Ergebnissen führt, ist die Untersuchung auf eine HD Teil der 3. Kindervorsorgeuntersuchung (**U3**) nach dem 1. Lebensmonat. Dabei wird eine Ultraschalluntersuchung der Hüfte durchgeführt. Therapeutisch wird durch Spreizhosen oder Bandagen der Oberschenkel so fixiert, dass sich der Hüftkopf in der Pfannenmitte befindet. Die Gelenkpfanne formt sich dann um den Hüftkopf herum und vertieft sich.*

WISSEN TO GO

Hüftgelenk

Das Hüftgelenk (Art. coxae) ist ein **Kugelgelenk**. Seine tiefe Gelenkpfanne (**Acetabulum**) umschließt den Femurkopf fast komplett. Starke Bänder verstärken die Gelenkkapsel und beschränken die Beweglichkeit des Hüftgelenks.

Kniegelenk

Das **Kniegelenk** (Art. genus) setzt sich aus 2 Teilgelenken zusammen, dem **Femorotibialgelenk** zwischen Femur und Schienbein und dem **Femoropatellargelenk** zwischen Femur und Kniescheibe (▶ **Abb. 13.64**). Vom Gelenktyp her entspricht das Kniegelenk einem Drehscharniergelenk: Es ermöglicht als Scharniergelenk die Beugung und die Streckung des Beins, außerdem kann bei gebeugtem Bein der Unterschenkel im Knie nach innen oder außen gedreht werden.

Abb. 13.64 Kniegelenk.

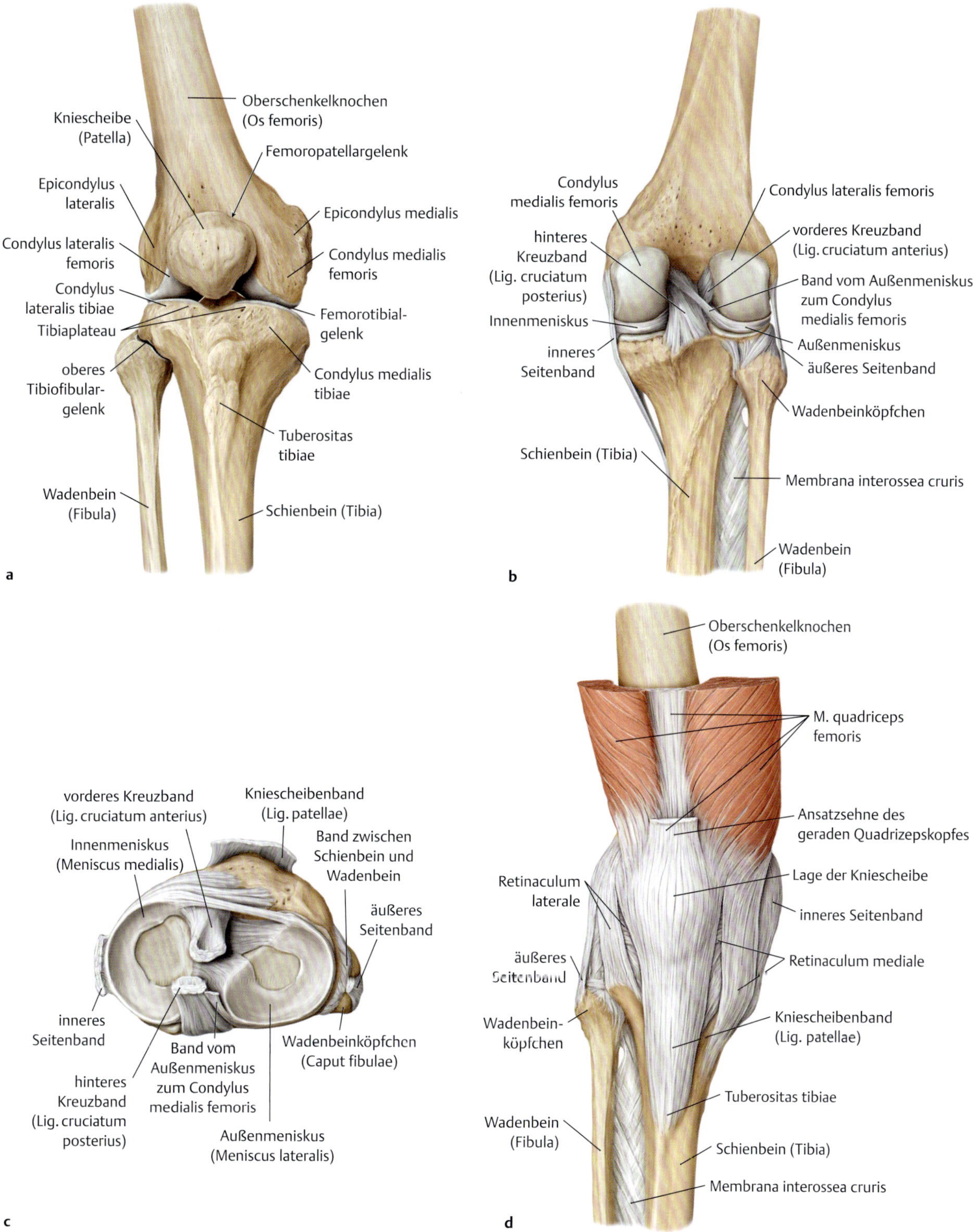

a Rechtes Kniegelenk, Ansicht von vorn. Zwischen Femur und Tibia besteht das Femorotibialgelenk, zwischen Femur und Kniescheibe das Femoropatellargelenk. Das Wadenbein ist nicht am Kniegelenk beteiligt.

b Kreuz- und Seitenbänder in der Ansicht von hinten. Die Gelenkkapsel und die Muskeln sind zur besseren Darstellung der Bänder und der beiden Menisken entfernt.

c Blick von oben auf das Tibiaplateau mit dem inneren und dem äußeren Meniskus.

d Kapsel und Außenbänder des rechten Kniegelenks, Ansicht von vorn. Die Kniescheibe ist unter der Endsehne des M. quadriceps femoris zu erkennen. Rechts und links des Kniescheibenbandes liegen das Retinaculum laterale und mediale als Reservestreckapparat. *Quelle: Schünke M, Schulte E, Schumacher U. Prometheus. LernAtlas der Anatomie. Allgemeine Anatomie und Bewegungssystem. Illustrationen von K. Wesker und M. Voll. 6. Aufl. Stuttgart: Thieme; 2022.*

Patho X- und O-Beine

Als ***Beinachse*** *bezeichnet man eine gedachte Linie, die senkrecht durch das Femur und die Tibia verläuft. Normalerweise verläuft sie gerade, ein leichter Knick nach innen (bis ca. 7°) im Bereich des Knies gilt als normal. Weicht die Achse stärker nach innen ab, kommt es zur* ***X-Beinigkeit (Valgus-Stellung)****, weicht sie nach außen ab, zur* ***O-Beinigkeit (Varus-Stellung)****. Meist entsteht diese Achsenfehlstellung im Kniegelenk (Art. genus), man spricht dann von einem* ***Genu valgum*** *(X-Bein) und einem* ***Genu varum*** *(O-Bein). Aber auch ein abweichender CCD-Winkel (S. 402) oder eine Verkrümmung der Tibia, z. B. nach einer Fraktur, können Gründe für eine Achsabweichung sein. Die Beinachse begradigt sich übrigens erst während der Entwicklung. Bei* ***Neugeborenen*** *ist eine* ***Varus-Stellung****, bei Kindern im Vorschulalter eine Valgus-Stellung normal.*

Damit sich der Druck besser verteilt, liegt zwischen den Kondylen und den Gelenkflächen der Tibia je eine halbkreisförmige Knorpelscheibe, der **Meniskus** (▶ **Abb. 13.64b**). Dadurch, dass dessen innerer Rand sehr dünn und der äußere hochgezogen ist, formt er eine Mulde für den jeweiligen Kondylus und die Kontaktfläche des Condylus femoris vergrößert sich.

Der Außenrand beider Menisken ist mit der Gelenkkapsel verwachsen. Ihre Enden sind über kurze Bänder mit dem Knochen zwischen den beiden Gelenkflächen der Tibia verbunden (▶ **Abb. 13.64c**). Darüber hinaus ist jeder Meniskus noch an weiteren Strukturen befestigt:

> **WISSEN TO GO**
>
> **Kniegelenk**
>
> Das Kniegelenk besteht aus 2 Einzelgelenken: dem Femorotibialgelenk zwischen Femur und Schienbein und dem Femoropatellargelenk zwischen Femur und Kniescheibe.
>
> Im **Femorotibialgelenk** hat nur ein kleiner Bereich der Femurkondylen Kontakt mit dem Tibiaplateau. Durch den knorpeligen **Innen-** und den **Außenmeniskus** wird die Kontaktfläche vergrößert. Als **Drehscharniergelenk** erlaubt das Femorotibialgelenk die Beugung und Streckung des Knies und bei gebeugtem Bein die Drehung des Unterschenkels.
>
> Im **Femoropatellargelenk** gleitet die Kniescheibe auf der Vorderfläche des Femurkondylus auf und ab. Sie liegt dabei als Sesambein in der Endsehne des M. quadriceps femoris.

Bänder • Die Bänder des Kniegelenks kann man grob in 2 Gruppen einteilen:
- Bänder, die innerhalb der Gelenkkapsel liegen (▶ **Abb. 13.64b**),
- Bänder, die außerhalb der Gelenkkapsel liegen (▶ **Abb. 13.64d**).

Die wichtigsten Bänder innerhalb der Gelenkkapsel sind die beiden Kreuzbänder. Sie verbinden die Innenseiten der beiden Kondylen des Femurs mit dem Tibiaplateau und liegen damit zentral im Kniegelenk. Die meisten Bänder, die außerhalb der Gelenkkapsel liegen, sind mit dieser verwachsen und verstärken sie insbesondere seitlich und vorn. Das **innere Seitenband** zieht vom Epicondylus medialis des Femurs an die Innenseite des Tibiakopfs und ist mit der Kapsel und dem Rand des Innenmeniskus verwachsen. Das **äußere Seitenband** (Lig. collaterale laterale) verläuft zwischen dem Epicondylus lateralis des Femurs und dem Wadenbeinköpfchen.

Als **Kniescheibenband** (Lig. patellae; ▶ **Abb. 13.64d**) wird das Endstück der Sehne des M. quadriceps bezeichnet, das zwischen der Kniescheibe und der Ansatzstelle an der Tibia verläuft.

Auch die hintere Kapsel wird durch Bänder verstärkt. Sie verhindern zusammen mit den Kreuzbändern die Überstreckung des Kniegelenks.

> **WISSEN TO GO**
>
> **Bänder des Kniegelenks**
>
> Beide Kniegelenksanteile werden von einer **gemeinsamen Gelenkkapsel** umgeben, die durch Bänder verstärkt ist. Die wichtigsten Bänder sind dabei das **innere** und das **äußere Seitenband** und das **Kniescheibenband**. Letzteres ist der Teil der Endsehne des M. quadriceps femoris, der von der Kniescheibe an das Schienbein zieht.
>
> Das **vordere** und das **hintere Kreuzband** liegen **innerhalb** der Gelenkkapsel. Sie verlaufen zwischen dem inneren bzw. dem äußeren Kondylus des Femurs und dem Tibiaplateau.

Tibiofibulargelenke

Schienbein und Wadenbein stehen sowohl an ihren oberen als auch an ihren unteren Enden miteinander in Kontakt. Die proximale (obere, rumpfnähere) Verbindung ist ein **straffes Gelenk** (Amphiarthrose, ▶ **Tab. 13.2**), die distale (untere, rumpffernere) eine **Syndesmose** und damit ein unechtes Gelenk. Im Gegensatz zu den Gelenken zwischen Elle und Speiche sind die Verbindungen zwischen Tibia und Fibula daher nahezu unbeweglich. Beide Verbindungen werden zusätzlich durch Bänder verstärkt. Außerdem sind die Schäfte der beiden Knochen über eine straffe Bindegewebsmembran miteinander verbunden.

Sprunggelenke und weitere Fußgelenke

Man unterscheidet ein **oberes** und ein **unteres Sprunggelenk**. Im Gegensatz zum Handgelenk verläuft der jeweilige Gelenkspalt aber nicht entlang der einzelnen Reihen der Fußwurzelknochen, sondern innerhalb dieser Reihen.

Beide Sprunggelenke sind Scharniergelenke. Das obere Sprunggelenk wird immer zusammen mit dem unteren Sprunggelenk bewegt.

Oberes Sprunggelenk (OSG, Art. talocruralis) • Die beiden Gelenkpartner im OSG sind die von den unteren Enden der Tibia und der Fibula gebildete Malleolengabel (S. 402) und der Rollkamm des Sprungbeins, die **Trochlea tali**.

Dadurch, dass die Malleolengabel die Trochlea tali an 3 Seiten (links, rechts und oben bzw. kranial) umschließt, besitzt das obere Sprunggelenk nur 1 Bewegungsachse: Es ermöglicht das **Anheben** (Streckung, Dorsalextension) und das **Absenken der Fußspitze** (Beugung, Plantarflexion). Damit ist es hauptverantwortlich für das **Abrollen** des Fußes beim Gehen und Laufen.

Unteres Sprunggelenk (USG, Art. talotarsalis) • Der Fuß kann im unteren Sprunggelenk vor allem **Kippbewegungen** ausführen. Durch das Kippen des Fußes werden beim Stehen und Gehen Bodenunebenheiten ausgeglichen. Auch am Fuß verwendet man für diese Bewegungen die Begriffe „Supination“ und „Pronation“: Hebt sich der **innere** Fußrand, spricht man von **Supination**, hebt sich der **äußere** Fußrand, von **Pronation**.

Zehengelenke

Die Zehengelenke sind im Prinzip genauso aufgebaut wie die Fingergelenke (S. 395).

Patho Hallux valgus

*Der Hallux valgus ist eine Fehlstellung des **großen Zehs**, die vor allem bei älteren Frauen auftritt. Der Metatarsalknochen des großen Zehs verläuft dabei in seinem Tarsometatarsalgelenk stärker nach innen, während das Grundglied des großen Zehs im Zehengrundgelenk in einem entgegengesetzten Winkel in Richtung Fußaußenkante verläuft. Dadurch tritt der Großzehballen an der Fußinnenkante stark hervor. An diesem typischen „Ballen“ kann man die Erkrankung meist schon von außen gut erkennen. Das Tragen spitzer Schuhe mit hohen Absätzen begünstigt die Entstehung eines Hallux valgus.*

WISSEN TO GO

Fußgelenke

Das **obere Sprunggelenk** wird von der Malleolengabel und dem Sprungbein gebildet. Als **Scharniergelenk** erlaubt es eine Beugung und eine Streckung.

Das **untere Sprunggelenk** ist ebenfalls ein **Scharniergelenk**. Hebt sich bei der seitlichen Kippbewegung der **innere** Fußrand, spricht man von **Supination**, hebt sich der **äußere** Fußrand, von **Pronation**.

Beide Sprunggelenke werden durch **starke Seitenbänder** stabilisiert. Die Knochen des unteren Sprunggelenks sind zusätzlich durch weitere Bänder verbunden.

Die übrigen Gelenke zwischen Fußwurzel- und Mittelfußknochen sind **straffe Gelenke**. Die Zehengelenke entsprechen in ihrem Aufbau den Fingergelenken.

13.8.3 Hüft- und Beinmuskeln

Muskulatur des Hüftgelenks

Die Hüftgelenkmuskeln bewegen den **Oberschenkel** gegenüber dem **Becken** bzw. umgekehrt.

! *Merke* Hüftgelenkmuskeln

*Die Hüftgelenkmuskeln entspringen am **Becken** und setzen je nach Funktion am Trochanter major, am Trochanter minor oder an der Innenseite des **Oberschenkelknochens** an.*

Außer den eingelenkigen Muskeln des Hüftgelenks, die zwischen Becken und Oberschenkel verlaufen, sind auch einige zweigelenkige Muskeln an dessen Bewegung beteiligt. Sie entspringen ebenfalls am Becken, setzen aber an den Knochen des Unterschenkels an. Ihre Hauptaufgabe ist das Strecken bzw. das Beugen des Kniegelenks, weshalb sie bei den Muskeln des Kniegelenks (S. 409) beschrieben werden.

Strecker des Hüftgelenks

Die Streckung des Hüftgelenks ist Bedingung für den **aufrechten Gang**. Der Oberkörper hat allerdings die Neigung, nach vorn zu kippen und dadurch das Hüftgelenk zu beugen. Um dem entgegenzuwirken, ist eine starke Muskulatur nötig. Deshalb ist der Muskel, der das Hüftgelenk hauptsächlich streckt, auch entsprechend mächtig ausgebildet: Der große Gesäßmuskel (**M. gluteus maximus**) ist einer der größten Muskeln des Körpers (▶ **Abb. 13.65a**). Er ist der oberflächlichste Muskel des Gesäßes und bestimmt damit dessen Form.

Er entspringt an der **Außenseite** des **Kreuzbeins**, des **Steißbeins** und der **Darmbeinschaufel** und an der Muskelfaszie der tiefen Rückenmuskeln und setzt an der **Rückseite des Femurschafts** an. Dadurch bewirkt der M. gluteus maximus nicht nur die Streckung des Hüftgelenks, sondern auch eine **Außenrotation** des Beins. Seine Endsehne strahlt außerdem in die **Faszie des Oberschenkels** (Fascia lata) ein. Diese ist an der Außenseite des Oberschenkels verstärkt und bildet dort einen festen flachen Strang (**Tractus iliotibialis**; ▶ **Abb. 13.65a**), der vom Beckenkamm bis zum äußeren Kondylus des Schienbeins zieht. Der Tractus iliotibialis vermindert die Biegebelastung, die durch das Körpergewicht am Oberschenkelknochen entsteht.

Der große Gesäßmuskel ist nicht nur im Stehen oder Gehen wichtig, er wird auch genutzt, wenn man z. B. aus der Hocke aufstehen will oder sich beim Sprinten oder Springen vom Boden nach vorn abdrückt.

Er wird unterstützt von Muskeln, die vom Sitzbein zum Unterschenkel ziehen (ischiokrurale Muskelgruppe). Deren wichtigste Aufgabe ist aber das Beugen des Kniegelenks, weshalb sie bei den Kniebeugern (S. 409) besprochen werden.

Beuger des Hüftgelenks

Für die Beugung des Hüftgelenks sind nicht so starke Muskeln notwendig wie für die Streckung. Das liegt zum einen daran, dass die Neigung des Oberkörpers, nach hinten zu kippen und dadurch das Hüftgelenk zu überstrecken, relativ gering ist. Zum anderen wirkt die vordere Verstärkung der Hüftgelenkkapsel, das **Lig. iliofemorale**, einer Überstreckung des Hüftgelenks entgegen.

Bei der Beugung der Hüfte kann entweder der Oberschenkel angehoben werden (z. B. beim Laufen oder Springen) oder das Becken nach vorn gekippt werden (z. B. beim Aufrichten des Oberkörpers aus der Rückenlage). Die Bewegung im Hüftgelenk ist dabei dieselbe (▶ **Abb. 13.65b**).

Der wichtigste und kräftigste Hüftbeuger ist der **M. iliopsoas** (Lenden-Darmbein-Muskel). Er besteht aus 2 Anteilen (M. iliacus und M. psoas major), von denen der eine auf der **Innenseite** der **Darmbeinschaufel** entspringt. Der andere hat seinen Ursprung an den **Lendenwirbelkörpern**. Beide Anteile ziehen über die Vorderseite des Schenkelhalses und setzen hinten am Femur am **Trochanter minor** an, weshalb sie das Bein nicht nur nach vorn ziehen, sondern auch nach außen drehen können.

Unterstützt wird der M. iliopsoas bei der Beugung durch Anteile der Abduktoren des Hüftgelenks (S. 407) und durch einen Kopf des M. quadriceps femoris (S. 409).

Abduktoren des Hüftgelenks

Alle Abduktoren des Hüftgelenks liegen auf der **Außenseite** des Darmbeins unter dem großen Gesäßmuskel. Neben der Abduktion unterstützen die anterioren, ventralen Anteile auch die Beugung des Hüftgelenks.

Das Bein wird im Wesentlichen von 3 Muskeln abgespreizt: dem M. gluteus medius, dem M. gluteus minimus und dem M. tensor fasciae latae.

Abb. 13.65 Muskulatur des Hüftgelenks und des Oberschenkels.

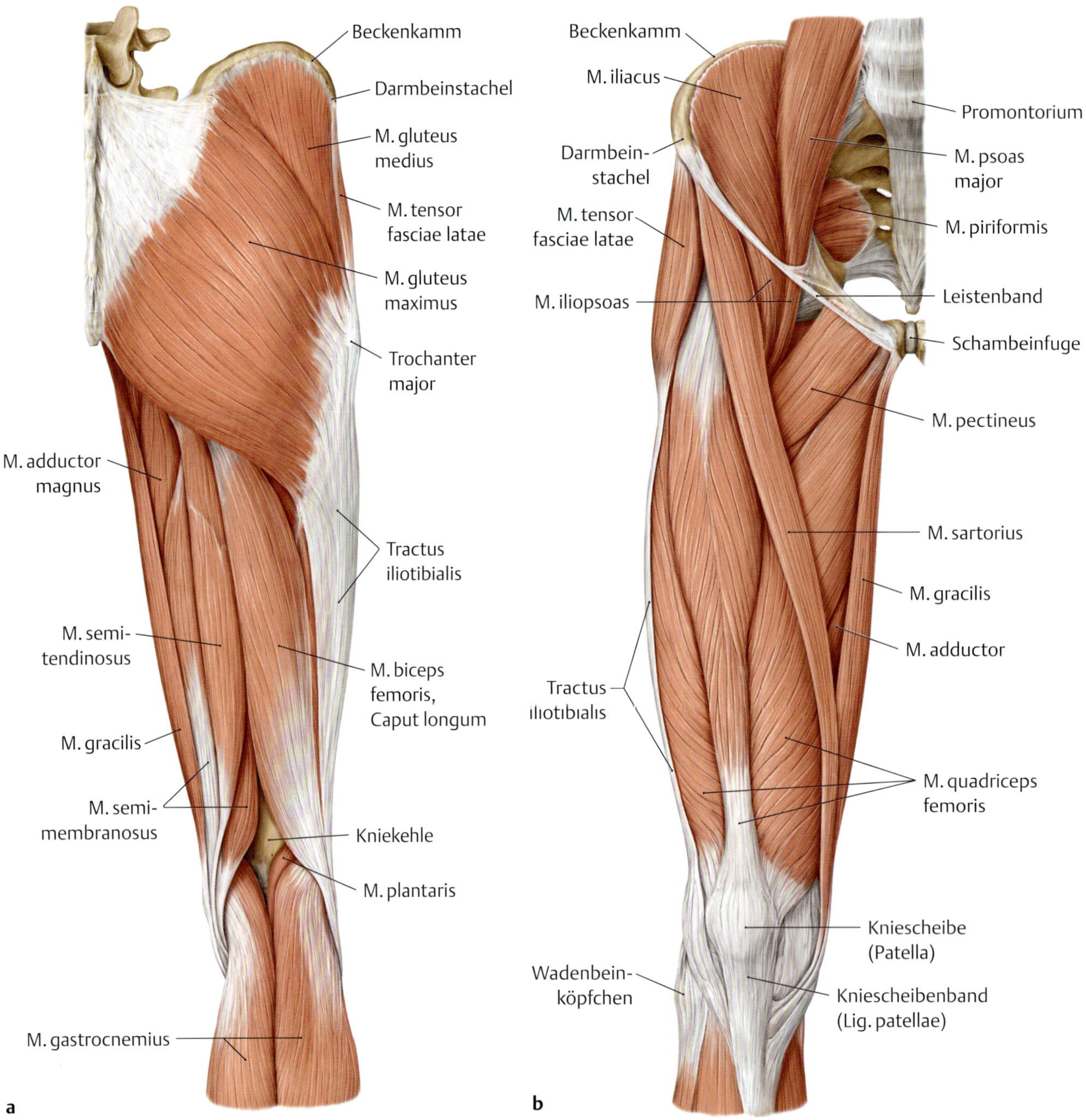

a Blick von hinten. An der Außenfläche des Beckens liegen die Streckmuskulatur, die Abduktoren und die Außenrotatoren des Hüftgelenks. Der M. gluteus minimus und die Außenrotatoren sind nicht zu sehen, da sie vom M. gluteus maximus und vom M. gluteus medius verdeckt werden.

b Blick von vorn. An der Innenfläche des Beckens liegt die Beugemuskulatur des Hüftgelenks. *Schünke M, Schulte E, Schumacher U. Prometheus. LernAtlas der Anatomie. Allgemeine Anatomie und Bewegungssystem. Illustrationen von K. Wesker und M. Voll. 6. Aufl. Stuttgart: Thieme; 2022.*

M. gluteus medius (mittlerer Gesäßmuskel) • Er liegt an der Außenseite der Darmbeinschaufel auf dem M. gluteus minimus und wird bis auf seinen vorderen Teil vom M. gluteus maximus bedeckt. Er entspringt knapp unterhalb des **Beckenkamms** und setzt am **Trochanter major** an.

Wenn sich der gesamte Muskel zusammenzieht, **hebt** er das Bein **zur Seite** an. Da diese Bewegung beim Ballett häufig vorkommt, ist der M. gluteus medius bei Tänzern gut trainiert und wird deshalb auch „Tänzermuskel" genannt. Kontrahiert sich nur sein vorderer Anteil, kommt es zur **Innenrotation** des Beins, bei Kontraktion des hinteren Anteils zur **Außenrotation**.

Eine wichtige Rolle spielt der M. gluteus medius zusammen mit dem M. gluteus minimus beim **Gehen** und **Laufen**. Bei diesen Bewegungen wird ein Bein ohne Bodenkontakt nach vorn geschwungen (Spielbein), während das andere Bein auf dem Boden steht (Standbein). Bei jedem Schritt spannen sich die beiden Glutealmuskeln auf der **Standbeinseite** an. Da das Standbein durch das Körpergewicht am Boden fixiert ist, kann es nicht im Hüftgelenk abgespreizt werden. Stattdessen bewegt sich das Becken gegenüber dem Standbein. Es kippt leicht in Richtung Standbeinseite ab, wodurch es auf der Spielbeinseite etwas angehoben wird. Dadurch kann das Spielbein besser nach vorn geführt werden.

Der M. gluteus medius arbeitet dabei mit dem **M. quadratus lumborum** zusammen, der das Becken auf der Spielbeinseite nach oben zieht.

Patho Trendelenburg-Zeichen

Wenn intramuskuläre Injektionen in den M. gluteus medius nicht richtig durchgeführt werden, kann dabei der Nerv verletzt werden, der die Gesäßmuskulatur versorgt. Wird jetzt das Bein der gesunden Seite angehoben, kann die Muskulatur der geschädigten Standbeinseite das Becken nicht fixieren und es ***sinkt auf der Spielbeinseite*** *ab (sog. Trendelenburg-Zeichen). Um die Schwäche auszugleichen, verlagert der Betroffene sein Gewicht bei jedem Schritt stark auf die Standbeinseite, indem er seinen Oberkörper auf diese Seite verschiebt. Dadurch entsteht ein* ***hinkender, watschelnder Gang****. Neben einer Nervenschädigung tritt das Trendelenburg-Zeichen z. B. auch bei Hüftgelenkluxation, Morbus Perthes (aseptische Knochennekrose) oder einer Verkürzung des Schenkelhalses auf.*

M. gluteus minimus (kleiner Gesäßmuskel) • Er liegt als tiefster Glutealmuskel unter dem M. gluteus medius und dem Darmbein außen direkt an. Er setzt ebenfalls am **Trochanter major** an und hat dieselben Aufgaben wie der M. gluteus medius.

M. tensor fasciae latae (Spanner der Oberschenkelfaszie) • Er zieht vom **Darmbeinstachel** zum Tractus iliotibialis (S. 407) der seitlichen **Oberschenkelfaszie** und liegt am Vorderrand des M. gluteus medius. Er wird auch „Sprintermuskel" genannt, da er besonders bei Sprintern (mit ziemlich kurzen Hosen) deutlich als kurzer Muskel an der Oberschenkelaußenseite unterhalb des Hüftknochens zu sehen ist (▶ **Abb. 13.65**). Er **spannt** die seitliche Oberschenkelfaszie und vermindert dadurch die Biegebelastung des Femurs. Außerdem bewirkt er eine **Innenrotation** des Beins.

Adduktoren des Hüftgelenks

Die Adduktoren sind die Gegenspieler der Abduktoren, sie ziehen das Bein nach innen. Deswegen liegen sie auch auf der entgegengesetzten Seite des Oberschenkelknochens und ziehen – bis auf eine Ausnahme – vom **Schambein** an die **Innenseite des Femurs** (▶ **Abb. 13.65**). Damit liegen ihre Muskelbäuche nicht wie die der meisten anderen Hüftgelenkmuskeln am Gesäß, sondern an der **Innenseite des Oberschenkels**.

Außenrotatoren des Hüftgelenks

Die Muskeln, deren Hauptaufgabe die Außendrehung des Beins ist, liegen alle an der **Außenseite** des Beckens und setzen am Trochanter major oder zumindest in dessen Nähe an. Dadurch haben sie einen nahezu waagerechten Verlauf.

Innenrotatoren

Es gibt keine speziellen Hüftmuskeln für das Einwärtsdrehen des Beins. Diese Aufgabe wird von 3 Muskeln mit übernommen: dem M. gluteus medius, dem M. gluteus minimus und dem M. tensor fasciae latae.

WISSEN TO GO

Muskeln des Hüftgelenks

Der stärkste **Hüftgelenkstrecker** ist der **M. gluteus maximus** (großer Gesäßmuskel). Er zieht von der Rückseite des Kreuzbeins und der Beckenschaufel an die Rückseite des Femurs.

Der stärkste **Hüftgelenkbeuger** ist der **M. iliopsoas**. Er entspringt an der Innenseite der Darmbeinschaufel und an den Lendenwirbeln und setzt am Trochanter minor an.

Die 3 wichtigsten **Abduktoren** des Beins liegen größtenteils unter dem M. gluteus maximus an der Rückseite der Darmbeinschaufel. Der **M. gluteus medius** und der **M. gluteus minimus** setzen beide am Trochanter major an. Sie können das Bein nicht nur abspreizen, sondern stabilisieren auch das Becken während des Laufens. Der **M. tensor fasciae latae** verläuft an der Oberschenkelaußenseite.

Die 3 **Adduktoren** des Beins haben ihren Ursprung am Schambeinast und ziehen zur Innenseite des Femurs bzw. des Schienbeins. Sie bilden die Muskulatur der Oberschenkelinnenseite.

Die 4 **Außenrotatoren** ziehen von hinten (Sitzbeinhöcker, Rückseite von Sitzbein und Kreuzbein) an den Trochanter major bzw. in dessen Nähe.

Muskulatur des Kniegelenks

Die meisten Muskeln des Kniegelenks liegen am **Oberschenkel** (▶ **Abb. 13.65** und ▶ **Abb. 13.66**). Für sie gilt etwas vereinfacht:

- Die wichtigsten **Beugemuskeln** liegen auf der **Rückseite** des Oberschenkels.
- Die wichtigsten **Streckmuskeln** liegen auf der **Vorderseite** des Oberschenkels.

! *Merke* Kniegelenkmuskeln

Die wichtigsten Streck- und Beugemuskeln des Kniegelenks entspringen am ***Becken*** *oder am* ***Femur*** *und setzen am* ***Schienbein*** *an. Die Strecker liegen dabei an der Vorderseite, die Beuger an der Rückseite des Oberschenkels.*

Die Muskeln, die am Becken entspringen, sind 2-gelenkige Muskeln. Sie wirken auch auf das Hüftgelenk. Ihre Hauptfunktion ist aber die Bewegung des Kniegelenks.

Beuger des Kniegelenks

Die 3 stärksten Beuger des Kniegelenks ziehen vom Sitzbeinhöcker (**Tuber ischiadicum**) an die Rück- oder Innenseite des Unterschenkels (**Crus**). Sie werden als **ischiokrurale Muskelgruppe** zusammengefasst. Als 2-gelenkige Muskeln unterstützen sie zusätzlich die Hüftstreckung.

Strecker des Kniegelenks

Das Knie wird von nur einem großen Muskel gestreckt, dem **M. quadriceps femoris** (vierköpfiger Oberschenkelmuskel). Er setzt sich aus **4 Muskelbäuchen bzw. -köpfen** zusammen (▶ **Abb. 13.65b** und ▶ **Abb. 13.66b**). Sie haben unterschiedliche Ursprünge, aber eine **gemeinsame Endsehne**. In diese Endsehne ist die **Kniescheibe** als Sesambein eingelagert. Die gemeinsame Endsehne setzt sich unterhalb der Kniescheibe als Kniescheibenband (S. 406) (Patellarsehne) fort und endet vorn am Schienbeinkopf.

Abb. 13.66 Muskeln des Kniegelenks.

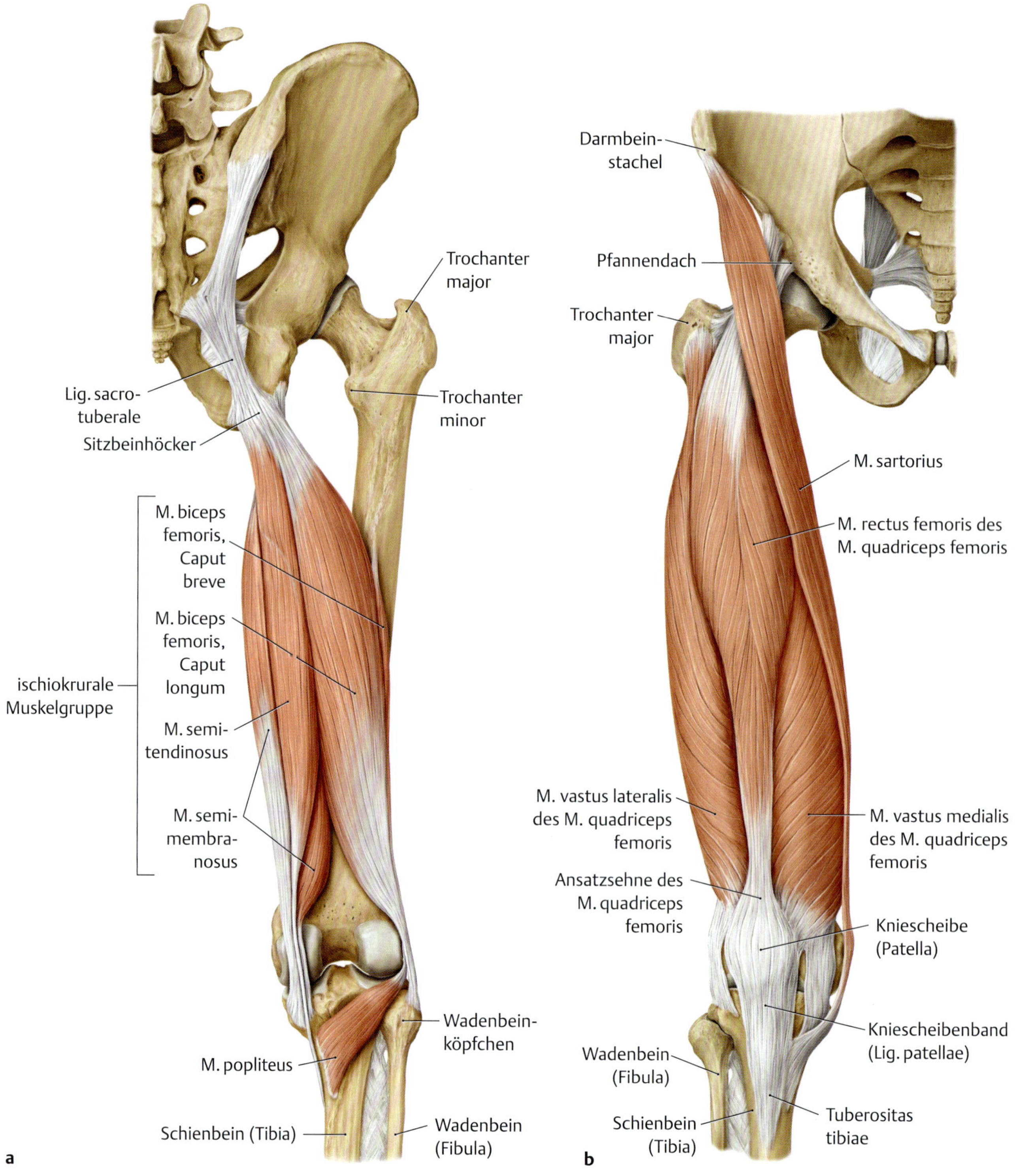

a Ansicht von hinten. Die Beugemuskeln des Kniegelenks liegen an der Oberschenkelrückseite.
b Ansicht von vorn. Die Streckmuskeln des Kniegelenks liegen an der Vorderseite des Oberschenkels. Der M. vastus intermedius ist nicht zu sehen, da er vom M. rectus femoris verdeckt wird. *Quelle: Schünke M, Schulte E, Schumacher U. Prometheus. LernAtlas der Anatomie. Allgemeine Anatomie und Bewegungssystem. Illustrationen von K. Wesker und M. Voll. 6. Aufl. Stuttgart: Thieme; 2022.*

WISSEN TO GO

Muskulatur des Kniegelenks

Die 3 stärksten **Kniegelenkbeuger** (M. semitendinosus, M. semimembranosus und M. biceps femoris) liegen an der Oberschenkelrückseite und bilden die **ischiokrurale Muskelgruppe**.

Der einzige **Kniegelenkstrecker** ist der **M. quadriceps femoris** an der Oberschenkelvorderseite. Er besitzt 4 Muskelköpfe, deren gemeinsame Endsehne die **Patellarsehne** bildet.

Muskulatur der Sprung- und der Zehengelenke

Die Muskeln, die für die Bewegung der Sprung- und der Zehengelenke verantwortlich sind, liegen am **Unterschenkel**. Wie am Unterarm gehen auch die Muskelbäuche der Unterschenkelmuskeln noch proximal (oberhalb) des Sprunggelenks in ihre Endsehne über.

! Merke Fußgelenkmuskeln

*Verlaufen die Muskeln auf der **Vorderseite** des Unterschenkels, sind es **Streckmuskeln**, verlaufen sie auf der **Rückseite**, sind es **Beugemuskeln**.*

Im Vergleich zu den Fingern hat die Feinmotorik bei den Zehen eine wesentlich geringere Bedeutung. Deshalb ist auch bei den Zehenbeugern und -streckern die wichtigere Funktion die Bewegung der Sprunggelenke, nicht die der Zehen.

An den Bewegungen der Zehen und des Fußes sind neben den Unterschenkelmuskeln noch viele kleine Muskeln beteiligt, die zwischen den Fußwurzel-, Mittelfuß- und Zehenknochen verlaufen. Sie werden als **kurze Fußmuskeln** bezeichnet.

Beuger der Sprung- und der Zehengelenke

Die Flexoren liegen als kräftigste Muskelgruppe hinten und außen am Unterschenkel. Sie geben der **Wade** ihre Form. Die Sprunggelenkbeuger ziehen den Fuß nach unten und ermöglichen so die Abrollbewegung des Fußes und z. B. den Stand auf den Zehenspitzen. Bleibt im Stand der gesamte Fuß auf dem Boden, wirken sie einem Vornüberkippen des Körpers im Sprunggelenk entgegen und unterstützen so den Stand.

Die Endsehnen aller Köpfe des größten Wadenmuskels vereinigen sich zur **Achillessehne** (Tendo calcaneus). Sie ist ca. 1 cm dick und setzt am **Fersenbeinhöcker** an.

WISSEN TO GO

Beuger der Sprung- und der Zehengelenke

Die Flexoren liegen an der Unterschenkelrückseite, wo sie u. a. die Wade bilden. Die gemeinsame Endsehne des größten Wadenmuskels ist die **Achillessehne**, die am Fersenbein ansetzt.

Strecker der Sprung- und der Zehengelenke

Die Extensoren liegen an der **Vorderseite** des Unterschenkels an der Außenseite des Schienbeins. Ihre Sehnen laufen über die Oberseite des Sprunggelenks, entlang des Fußrückens und teilweise bis an die **Dorsalaponeurosen** des großen Zehs bzw. der restlichen 4 Zehen. Sie strecken damit Sprung- und **Zehengelenke**.

WISSEN TO GO

Strecker der Sprung- und der Zehengelenke

Es gibt 3 Streckmuskeln an der Vorderseite des Unterschenkels, die Sprung- und Zehengelenke strecken.

Kurze Fußmuskeln

Auch am Fuß gibt es zahlreiche kleine Muskeln, die zwischen Fußwurzelknochen, Mittelfußknochen und Zehenknochen verlaufen. Bis auf 2 Streckmuskeln liegen alle kurzen Fußmuskeln an der **Fußsohle**. Die Hauptaufgabe der kurzen Fußmuskeln ist es, das **Längs-** und das **Quergewölbe** des Fußes zu stabilisieren. Außerdem polstern sie den Fuß beim Gehen. Die Beweglichkeit der einzelnen Zehen spielt nur eine geringe Rolle.

An der **Fußsohle** finden sich 2 Bandverstärkungen, das Lig. plantare longum (langes Fußsohlenband) und die Plantaraponeurose (▸ **Abb. 13.67**). Beide verhindern, dass die Fußwurzel- und Mittelfußknochen absinken, und sichern so das Fußlängsgewölbe. Die **Plantaraponeurose** verbindet dagegen mit dem Fersenbeinhöcker und den Köpfen der Mittelfußknochen weit voneinander entfernt liegende Knochenpunkte. Dadurch wölben sich die dazwischenliegenden Knochen oberhalb der Plantaraponeurose auf. Die Plantaraponeurose liegt dicht unter der Fußsohle und wird von der Haut nur durch eine Fettschicht getrennt.

13.8.4 Innervation der unteren Gliedmaße

Die Nerven für die Innervation der Beinmuskeln stammen aus demselben Nervengeflecht, das auch die Beckenbodenmuskulatur versorgt, dem Plexus lumbosacralis (S. 435). Er wird von den Spinalnerven der Lenden- und Sakralnerven gebildet und liegt beiderseits der Lendenwirbelsäule. Neben mehreren kleinen Ästen entspringen hier 3 größere Nerven für die Versorgung der Beinmuskulatur. Einer davon, der **N. ischiadicus,** ist der dickste Nerv des menschlichen Körpers. Er zieht am hinteren Rand des Darmbeinkörpers auf die Außenseite des Beckens und hinter dem Acetabulum an die Beinrückseite (▸ **Abb. 13.68**). In der Regel teilt er sich kurz oberhalb der Kniekehle in den N. tibialis und den N. fibularis communis.

Patho Ischialgie

*Schmerzzustände im Bereich des Versorgungsgebietes des **N. ischiadicus** werden als Ischialgie („Ischiasschmerz") bezeichnet. Wie Lumbago (S. 366) ist damit auch die Ischialgie keine Erkrankung, sondern ein Symptom. Die Schmerzen entstehen durch eine Reizung der Nervenwurzel. Häufigster Auslöser ist eine Einengung der Nervenwurzel an der Stelle, an der sie aus Rückenmark austritt (**spinales Kompressionssyndrom**), z. B. durch einen Bandscheibenvorfall (S. 372). Auch Osteophyten im Bereich des Zwischenwirbellochs,*

Abb. 13.67 Plantaraponeurose.

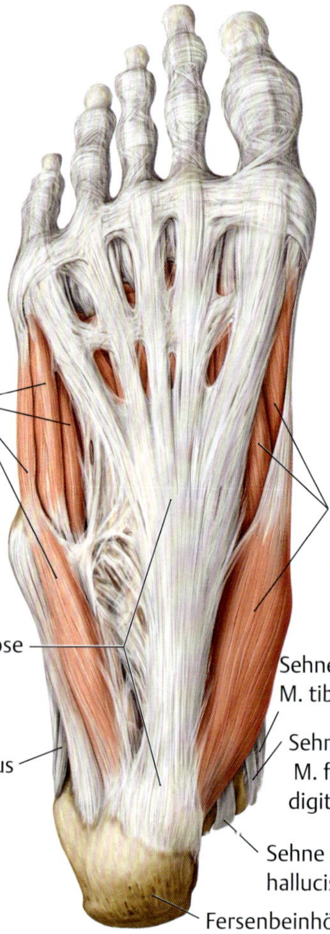

Blick auf die rechte Fußsohle von unten. Die Plantaraponeurose verstärkt als Sehnenplatte die Fußsohle. An der Fußaußenkante sind die Muskeln des Kleinzehenballens, an der Fußinnenkante die Muskeln des Großzehenballens zu sehen. *Quelle: Schünke M, Schulte E, Schumacher U. Prometheus. LernAtlas der Anatomie. Allgemeine Anatomie und Bewegungssystem. Illustrationen von K. Wesker und M. Voll. 6. Aufl. Stuttgart: Thieme; 2022.*

Tumoren oder eine Blutung können Druck auf die Nervenwurzel ausüben. Eine weitere Ursache sind ***Entzündungen*** *des N. ischiadicus, wie sie z. B. bei Borreliose oder Gürtelrose (Herpes zoster) auftreten können. Der Schmerz besteht meist einseitig und strahlt vom Gesäß über die Oberschenkelrückseite und den Unterschenkel bis in den Fuß aus. Im diesem Gebiet treten häufig zusätzlich Gefühlsstörungen (****Parästhesien****) auf. Bestehen gleichzeitig Schmerzen im Bereich der Lendenwirbelsäule, spricht man von einer* ***Lumboischialgie****. Typisch ist, dass der Schmerz zunimmt, wenn man im Liegen das gestreckte Bein anhebt (sog.* ***Lasègue-Test****).*

WISSEN TO GO

Innervation des Beins

Die Nerven stammen aus dem **Plexus lumbosacralis**, einem Nervengeflecht im Bereich der Lendenwirbelsäule. Es entlässt mit dem **N. ischiadicus**, dem **N. femoralis** und dem **N. obturatorius** 3 große Nerven.

Abb. 13.68 Nerven aus dem Plexus lumbosacralis zur Innervation der Beinmuskulatur.

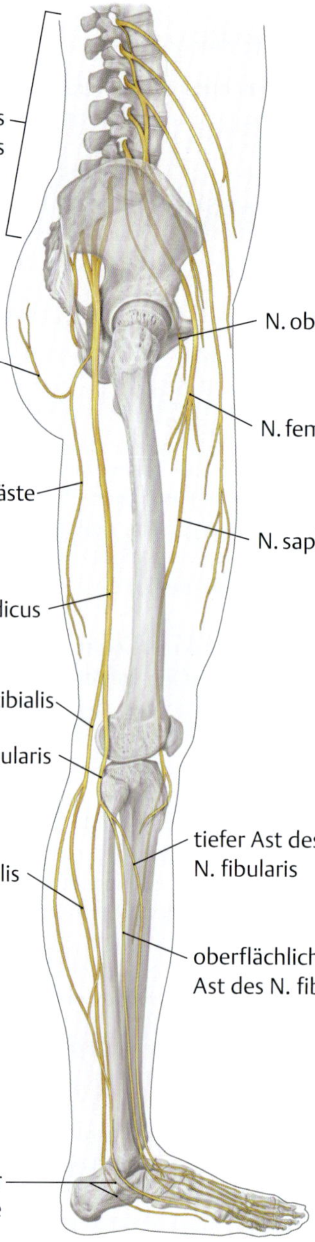

Quelle: Schünke M, Schulte E, Schumacher U. Prometheus. LernAtlas der Anatomie. Allgemeine Anatomie und Bewegungssystem. Illustrationen von K. Wesker und M. Voll. 6. Aufl. Stuttgart: Thieme; 2022.

13.9 Anfassen erlaubt!

Es lässt sich nicht bestreiten: In keinem anderen Kapitel werden so viele neue Begriffe, Namen und Strukturen eingeführt, wie in diesem. Aber die **gute Nachricht** ist: Kaum ein Organsystem ist so einfach zu lernen wie der Bewegungsapparat. Eine Leber zum Beispiel kann man ziemlich lange betrachten, ihre Funktion sieht man ihr trotzdem nicht an. Bei Knochen und Muskeln dagegen ist das anders: Schon durch bloßes Hinschauen und ein bisschen Nachdenken kann man auf ihre Funktion schließen – und muss damit weniger auswendig lernen, als man denkt!

Form und Verlauf der einzelnen Strukturen geben dabei wichtige Hinweise:

Der glatte, runde Gelenkkopf des Oberarms beispielsweise lässt vermuten, dass es sich um ein Gelenk mit großer Beweglichkeit handelt, während die unregelmäßigen Gelenkflächen zwischen Kreuzbein und Becken dagegensprechen.

Die Funktion eines Muskels ergibt sich nahezu von selbst, wenn man weiß, wo am Knochen die Muskeln ansetzen: Ein Muskel, der z. B. von der Vorderseite des Oberschenkelknochens an die Vorderseite des Schienbeins zieht, wird das Kniegelenk strecken, während ein Muskel, der die Rückseiten der beiden Knochen verbindet, das Kniegelenk beugt. Und die Vorsprünge der einzelnen Knochen lassen sich mit größerer Motivation lernen, wenn man sich vorher klarmacht, dass sie nicht einfach grundlos hervorstehen, sondern dass dort Muskeln oder Bänder ansetzen.

Dazu kommt, dass viele Knochenvorsprünge, Muskeln und Sehnen von außen **sichtbar** oder **tastbar** sind. An Armen und Beinen lässt sich einfach nachvollziehen, wo die Muskeln für welche Bewegungen liegen.

Eigener Abschnitt zur Palpation • Sie finden im letzten Abschnitt dieses Buches die „**Anatomie in vivo**", das heißt die Anatomie am lebenden Körper. Hier erhalten Sie eine allgemeine Einführung in die **Palpation**, also das Ertasten von Körperstrukturen. Außerdem wird für bestimmte für den Hebammenberuf wichtige Regionen dargestellt, wie sie vorgehen müssen, um für Sie besonders wichtige Strukturen am lebenden Körper sicher aufzufinden. Beispielsweise wird die Palpation der **Lenden-Becken-Hüftregion** und der **Beckenbodenmuskulatur** ausführlich und berufsrelevant dargestellt.

14 Nervensystem

14.1 Aufgaben

Das Nervensystem **steuert die Organfunktionen und die Bewegungen**. Es nimmt Informationen (Sinnesreize) aus der Umwelt und aus dem Körper selbst auf, leitet sie weiter und verarbeitet sie. Falls notwendig löst es eine Reaktion auf den Reiz aus, die bewusst oder unbewusst sein kann. Gleichzeitig kann es die Informationen auch speichern (**Gedächtnis**). Das Nervensystem ist außerdem der Sitz des Bewusstseins, des Denkens, des Lernens und des Empfindens.

14.2 Gliederung des Nervensystems

Man kann das Nervensystem unter verschiedenen Gesichtspunkten einteilen: Zum einen gibt es eine topografische Einteilung, also eine Einteilung nach Form und Struktur (▶ **Abb. 14.1**). Zum anderen kann man das Nervensystem auch funktionell betrachten.

Bei der **topografischen Einteilung** spielt die Funktion der einzelnen Bestandteile eine untergeordnete Rolle. Vielmehr werden sie danach eingeteilt, wo im Körper sie sich befinden:

- **zentrales Nervensystem (ZNS):** Es setzt sich aus dem **Gehirn** und dem **Rückenmark** zusammen.
- **peripheres Nervensystem (PNS):** Es umfasst alle Nervenstrukturen, die außerhalb des ZNS liegen. Dabei bilden die **Spinal-** und die **Hirnnerven** den Hauptanteil des peripheren Nervensystems.

Da die Spinal- und die Hirnnerven am ZNS entspringen, ist der Übergang zwischen zentralem und peripherem Nervensystem fließend.

Bei der **funktionellen Einteilung** ist es unwichtig, ob die entsprechende Struktur zentral oder peripher liegt. Vielmehr werden die Bestandteile des Nervensystems danach zusammengefasst, welche Aufgaben sie erfüllen:

- **somatisches Nervensystem:** Es nimmt Reize aus der Umwelt oder aus dem Körper auf, verarbeitet sie und löst eine Reaktion auf den Reiz aus. Diese kann entweder dem Willen unterworfen, also **willkürlich**, sein oder in Form eines **Reflexes** erfolgen, also unwillkürlich.
- **autonomes Nervensystem:** Es kontrolliert die Funktionen der **inneren Organe**. Seine Impulse sind im Unterschied zum somatischen Nervensystem **nicht** willkürlich steuerbar.

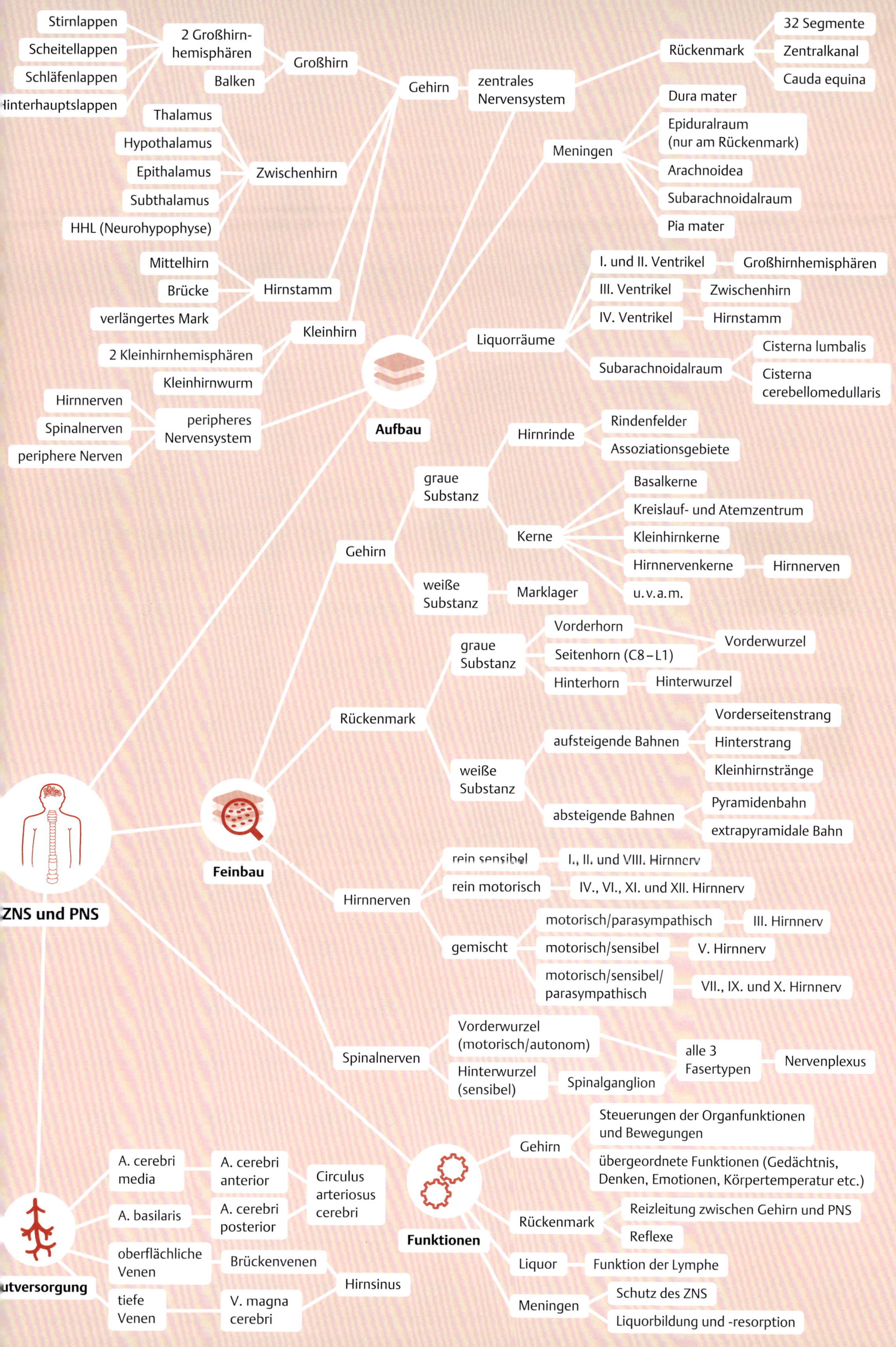

ZNS und PNS
Aufbau
zentrales Nervensystem
Gehirn
Großhirn
2 Großhirn-hemisphären
Stirnlappen
Scheitellappen
Schläfenlappen
interhauptslappen
Balken
Zwischenhirn
Thalamus
Hypothalamus
Epithalamus
Subthalamus
HHL (Neurohypophyse)
Hirnstamm
Mittelhirn
Brücke
verlängertes Mark
Kleinhirn
2 Kleinhirnhemisphären
Kleinhirnwurm
Rückenmark
32 Segmente
Zentralkanal
Cauda equina
Meningen
Dura mater
Epiduralraum (nur am Rückenmark)
Arachnoidea
Subarachnoidalraum
Pia mater
Liquorräume
I. und II. Ventrikel
Großhirnhemisphären
III. Ventrikel
Zwischenhirn
IV. Ventrikel
Hirnstamm
Subarachnoidalraum
Cisterna lumbalis
Cisterna cerebellomedullaris
peripheres Nervensystem
Hirnnerven
Spinalnerven
periphere Nerven
Feinbau
Gehirn
graue Substanz
Hirnrinde
Rindenfelder
Assoziationsgebiete
Kerne
Basalkerne
Kreislauf- und Atemzentrum
Kleinhirnkerne
Hirnnervenkerne
Hirnnerven
u.v.a.m.
weiße Substanz
Marklager
Rückenmark
graue Substanz
Vorderhorn
Seitenhorn (C8 – L1)
Vorderwurzel
Hinterhorn
Hinterwurzel
weiße Substanz
aufsteigende Bahnen
Vorderseitenstrang
Hinterstrang
Kleinhirnstränge
absteigende Bahnen
Pyramidenbahn
extrapyramidale Bahn
Hirnnerven
rein sensibel
I., II. und VIII. Hirnnerv
rein motorisch
IV., VI., XI. und XII. Hirnnerv
gemischt
motorisch/parasympathisch
III. Hirnnerv
motorisch/sensibel
V. Hirnnerv
motorisch/sensibel/parasympathisch
VII., IX. und X. Hirnnerv
Spinalnerven
Vorderwurzel (motorisch/autonom)
Hinterwurzel (sensibel)
Spinalganglion
alle 3 Fasertypen
Nervenplexus
Funktionen
Gehirn
Steuerungen der Organfunktionen und Bewegungen
übergeordnete Funktionen (Gedächtnis, Denken, Emotionen, Körpertemperatur etc.)
Rückenmark
Reizleitung zwischen Gehirn und PNS
Reflexe
Liquor
Funktion der Lymphe
Meningen
Schutz des ZNS
Liquorbildung und -resorption
utversorgung
A. cerebri media
A. basilaris
A. cerebri anterior
A. cerebri posterior
Circulus arteriosus cerebri
oberflächliche Venen
tiefe Venen
Brückenvenen
V. magna cerebri
Hirnsinus

Abb. 14.1 Zentrales und peripheres Nervensystem.

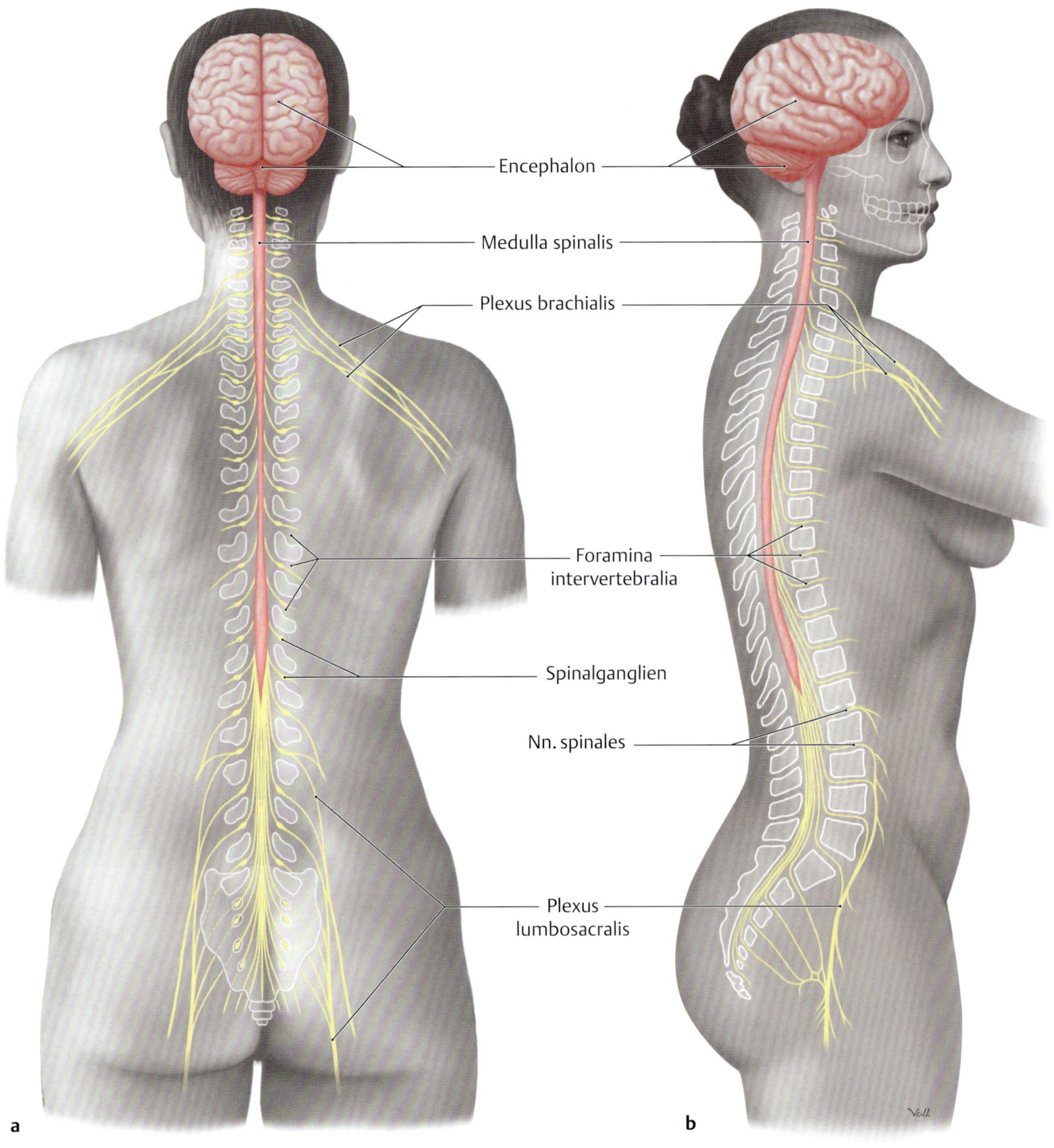

Das zentrale Nervensystem (ZNS) besteht aus Gehirn und Rückenmark. Es geht in das periphere Nervensystem (PNS) über, das die Reize vom ZNS in die Peripherie bzw. umgekehrt leitet. Das PNS ist nicht komplett dargestellt. *Quelle: Illustration von M. Voll.*

WISSEN TO GO

Aufgaben und Gliederung des Nervensystems

Das Nervensystem steuert die **Bewegungen** und die **Organfunktionen**. Außerdem ist es Sitz des Gedächtnisses, des Bewusstseins, des Denkens und des Empfindens.

Topografisch wird das Nervensystem eingeteilt in:

- **zentrales Nervensystem (ZNS):** Gehirn und Rückenmark,
- **peripheres Nervensystem (PNS):** alle anderen Nervenstrukturen.

Funktionell erfolgt eine Einteilung in:

- **somatisches Nervensystem:** vermittelt bewusste Reaktionen und motorische Reflexe,
- **autonomes Nervensystem:** kontrolliert unbewusst die Organfunktionen.

Dabei besitzen ZNS und PNS sowohl somatische als auch autonome Anteile, genauso wie das somatische und das autonome Nervensystem jeweils aus einem zentralen als auch einem peripheren Teil bestehen.

14.3 Zentrales Nervensystem (ZNS)

14.3.1 Aufgaben

Das **Gehirn** hat 3 wesentliche Funktionen:

1. Es ist die **Schaltzentrale des Nervensystems**. Es wertet Informationen aus und entscheidet, welche Reaktion auf einen bestimmten Reiz die geeignete ist. Die entsprechenden Informationen werden vom Gehirn an die Peripherie weitergeben, wo die Reaktion dann ausgeführt wird.
2. Es kontrolliert die **Organfunktionen**. Zum einen kann das Gehirn über Nerven direkt Einfluss auf die Organe nehmen. Zum anderen kann es längerfristige Anpassungsvorgänge über das Hormonsystem steuern.
3. Es vollbringt **„höhere“ Hirnleistungen**. Dabei handelt es sich z. B. um Gedächtnisleistung, Lernfähigkeit, Denkvermögen, Urteilsfähigkeit, Kreativität und Sprache. Das Gehirn ermöglicht es, Dinge bewusst wahrzunehmen.

Das **Rückenmark** stellt die Verbindung zwischen dem Gehirn und den Rückenmarksnerven (Spinalnerven) her. Es verfügt über Leitungsbahnen, die Nervenimpulse vom Gehirn zur Peripherie – und umgekehrt – leiten. Einige Reflexe laufen auch direkt im Rückenmark ab, ohne dass das Gehirn in den Vorgang einbezogen wird.

WISSEN TO GO

Aufgaben des ZNS

Das **Gehirn** wertet Informationen aus und veranlasst eine entsprechende Reaktion. Darüber hinaus ist das Gehirn für „höhere Leistungen“ zuständig, wie etwa Sprache und Gedächtnis.

Das **Rückenmark** leitet die Informationen von der Peripherie zum Gehirn bzw. umgekehrt.

14.3.2 Lage, Form und Größe

Gehirn

Das Gehirn (**Enzephalon**) liegt in der Schädelhöhle (S. 361). Es wiegt ca. 1300 g.

ACHTUNG

*Das Großhirn wird auch als **Telencephalon** (Endhirn) bezeichnet.*

Den Hauptanteil des Gehirns macht das **Großhirn** (Cerebrum) aus, dessen äußere Form an einen halben Walnusskern erinnert. Eine in der Mitte verlaufende Rinne, die Fissura longitudinalis cerebri (▶ **Abb. 14.10a**), teilt das Großhirn in 2 Hälften, die linke und die rechte **Großhirnhemisphäre**. Auf der Oberfläche des Großhirns sind die zahlreichen Hirnwindungen (**Gyri**) deutlich erkennbar. Sie werden durch Furchen (**Sulci**) voneinander abgegrenzt (▶ **Abb. 14.3**).

Bei Betrachtung von der Seite fallen unterhalb des Großhirns 2 Strukturen auf: der längliche **Hirnstamm** und das eher rundliche **Kleinhirn** (Cerebellum), das seiner Rückseite direkt aufsitzt (▶ **Abb. 14.2** und ▶ **Abb. 14.3**). Auch das Kleinhirn zeigt an seiner Oberfläche zahlreiche Windungen und Furchen, die allerdings wesentlich feiner sind als die des Großhirns. Genauso wie das Großhirn ist das Kleinhirn in 2 Hälften unterteilt, die **Kleinhirnhemisphären**. Der sog. Kleinhirnwurm verbindet beide Hemisphären.

Da das **Zwischenhirn** zwischen dem Großhirn und dem Hirnstamm liegt, ist es von außen nur teilweise an der Unterseite des Gehirns sichtbar.

Abb. 14.2 Das Gehirn und seine Abschnitte.

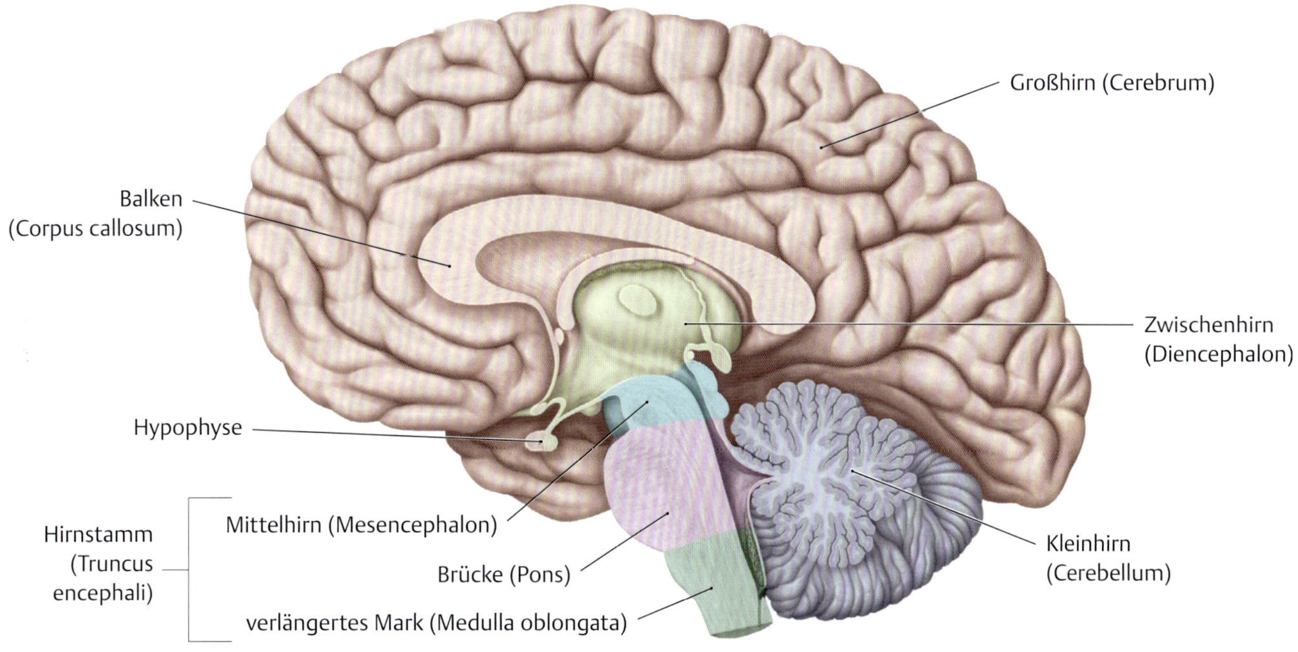

Längsschnitt durch das Gehirn. Das Gehirn gliedert sich in Großhirn, Zwischenhirn, Hirnstamm und Kleinhirn. *Quelle: Schünke M, Schulte E, Schumacher U. Prometheus. LernAtlas der Anatomie. Kopf, Hals und Neuroanatomie. Illustrationen von K. Wesker und M. Voll. 6. Aufl. Stuttgart: Thieme; 2022.*

Abb. 14.3 Oberfläche des Gehirns.

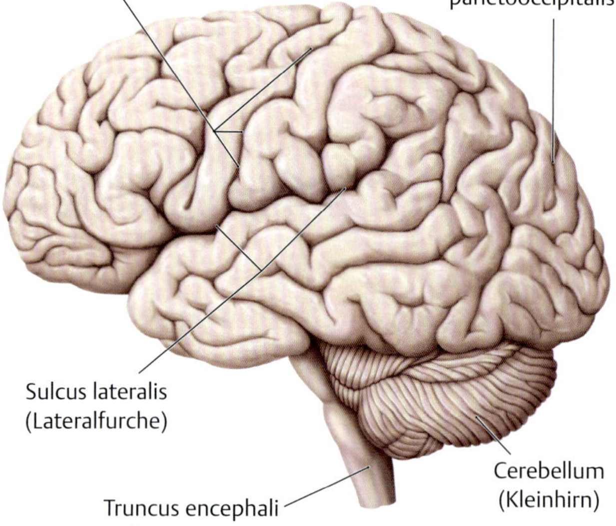

Linke Hirnhälfte von außen. Die Hirnwindungen (Gyri) und die Furchen (Sulci) sind deutlich zu sehen. *Quelle: Schünke M, Schulte E, Schumacher U. Prometheus. LernAtlas der Anatomie. Kopf, Hals und Neuroanatomie. Illustrationen von K. Wesker und M. Voll. 6. Aufl. Stuttgart: Thieme; 2022.*

Abb. 14.4 Großhirnlappen.

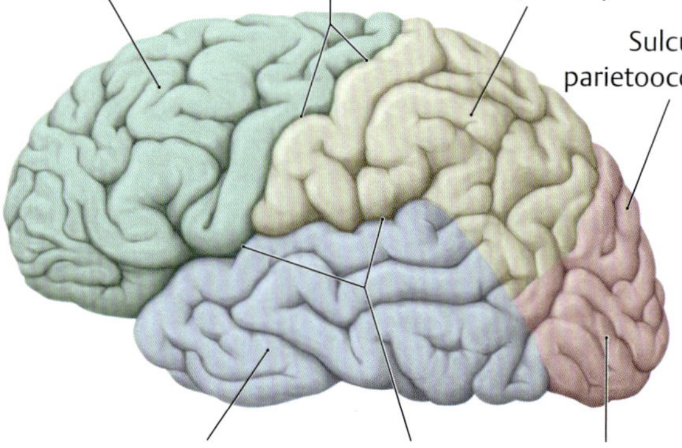

Die verschiedenen Großhirnlappen sind zur besseren Unterscheidbarkeit unterschiedlich eingefärbt. *Quelle: Schünke M, Schulte E, Schumacher U. Prometheus. LernAtlas der Anatomie. Kopf, Hals und Neuroanatomie. Illustrationen von K. Wesker und M. Voll. 6. Aufl. Stuttgart: Thieme; 2022.*

WISSEN TO GO

Einteilung des Gehirns

Das Gehirn unterteilt sich in Großhirn, Zwischenhirn, Hirnstamm und Kleinhirn. Das **Großhirn** besteht aus 2 Hälften, deren Oberfläche in zahlreiche Windungen gelegt ist. Das **Zwischenhirn** liegt zwischen Großhirn und Hirnstamm. Der längliche **Hirnstamm** bildet den Übergang zum Rückenmark. Ihm sitzt das **Kleinhirn** an seiner Rückseite auf.

Rückenmark

Das Rückenmark (**Medulla spinalis**) liegt innerhalb der Wirbelsäule im knöchernen Wirbelkanal (S. 369). Es schließt sich auf Höhe des Foramen magnum des Hinterhauptsbeins an den Hirnstamm an und endet beim Erwachsenen etwa auf Höhe des 1. oder 2. Lendenwirbels. Das Rückenmark ist ca. 45 cm lang und etwa fingerdick.

Das Rückenmark weist **2 Verdickungen** auf (▶ **Abb. 14.6a**), an denen sich besonders viele Nervenzellen befinden. Die obere Verdickung liegt am Übergang zwischen Hals- und Brustwirbelsäule. Hier verlassen die Nerven für die Arme das Rückenmark. Die untere Verdickung liegt am Ende der Brustwirbelsäule. Die hier austretenden Nervenfasern ziehen zu den Beinen.

WISSEN TO GO

Einteilung des Rückenmarks

Das **Rückenmark** liegt im Wirbelkanal und reicht vom Hinterhauptsbein bis zum 2. Lendenwirbel. Es schließt sich an den Hirnstamm an.

14.3.3 Aufbau des ZNS

Gehirn

Großhirn

Nicht alle Funktionen des Großhirns sind gleichmäßig auf die beiden Großhirnhemisphären verteilt. Die Sprachfähigkeit z. B. ist bei den meisten Menschen in der linken Hirnhälfte angesiedelt, das Verständnis für räumliche Verhältnisse dagegen eher in der rechten.

Einige der Furchen, die auf der Oberfläche des Großhirns erkennbar sind, sind besonders tief. Sie unterteilen jede Großhirnhemisphäre in jeweils 4 sog. Lappen (▶ **Abb. 14.4**).

Die einzelnen Lappen haben charakteristische **Windungen** (Gyri), denen man z. T. spezielle Hirnfunktionen zuordnen kann. Bekannte Beispiele sind der Gyrus praecentralis (Hirnwindung vor der Zentralfurche) und der Gyrus postcentralis (Hirnwindung hinter der Zentralfurche) (▶ **Abb. 14.11**). Während der Gyrus praecentralis das Zentrum zur Steuerung der Bewegungen enthält, befindet sich im Gyrus postcentralis das sensible Zentrum, wo wichtige Sinneseindrücke verarbeitet werden.

Die beiden Großhirnhemisphären stehen oberhalb des Zwischenhirns über den sog. **Balken** (Corpus callosum) in Verbindung (▶ **Abb. 14.2**).

WISSEN TO GO

Aufbau des Großhirns

Die beiden **Großhirnhälften** werden durch den **Balken** (Corpus callosum) miteinander verbunden. Die Oberfläche jeder Großhirnhemisphäre gliedert sich in einen Stirn-, einen Scheitel-, einen Schläfen- und einen Hinterhauptslappen.

Zwischenhirn

Das Zwischenhirn besteht aus Thalamus, Hypothalamus, Subthalamus, Epithalamus und der Neurohypophyse mit Infundibulum (▶ **Abb. 14.5**):

Thalamus • Er leitet Informationen zu Schmerz, Temperatur, Druck, Berührung sowie Sehen und Hören weiter und ist damit die Schaltstelle für **sensible Reize**.

Hypo-, Epi- und Subthalamus • Der **Hypothalamus** bildet die Schnittstelle zwischen Nerven- und Hormonsystem (S. 265). Außerdem steuert er die **Körperkerntemperatur** und den **Tag-Nacht-Rhythmus** und kontrolliert das autonome Nervensystem (S. 437) und das Sozialverhalten. Er ist die vegetative Schaltzentrale des Körpers. Der Hypothalamus liegt unterhalb des Thalamus.

Auch der **Epithalamus** ist an der Steuerung des Tag-Nacht-Rhythmus (S. 451) beteiligt. Zu ihm gehört die **Epiphyse** (Zirbeldrüse), die das Hormon Melatonin freisetzt (S. 270). Der **Subthalamus** ist Teil des motorischen Systems der Basalkerne (S. 426).

Neurohypophyse • Die Hypophyse (S. 268) zählt funktionell zum **Hormonsystem**. Nur ihr Hinterlappen, die Neurohypophyse, wird zum Zwischenhirn gezählt. Die Neurohypophyse entlässt die Hormone Oxytocin und ADH, die im Hypothalamus gebildet werden.

Abb. 14.5 Zwischenhirn (Diencephalon).

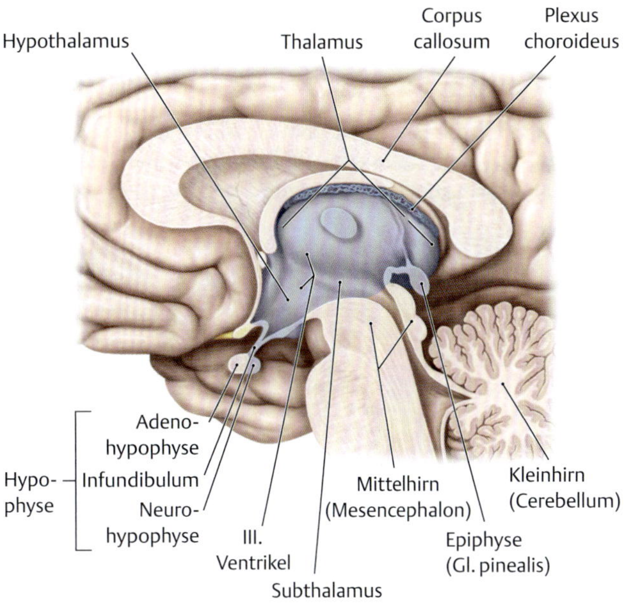

Das Zwischenhirn mit Thalamus, Hypothalamus und Neurohypophyse ist zur besseren Erkennbarkeit bläulich eingefärbt. Die Zirbeldrüse (Epiphyse) wird zum Epithalamus gerechnet.
Quelle: Schünke M, Schulte E, Schumacher U. Prometheus. LernAtlas der Anatomie. Kopf, Hals und Neuroanatomie. Illustrationen von K. Wesker und M. Voll. 6. Aufl. Stuttgart: Thieme; 2022.

WISSEN TO GO

Aufbau des Zwischenhirns

Zum **Zwischenhirn** zählen der Thalamus, der Hypo-, der Epi- und der Subthalamus und die Neurohypophyse. Der **Thalamus** verarbeitet hauptsächlich sensible Reize und filtert die Informationen für die Weiterleitung ans Großhirn. Der **Hypothalamus** steuert das Hormonsystem, die Körpertemperatur und – genauso wie der **Epithalamus** – den Tag-Nacht-Rhythmus. Der **Subthalamus** spielt bei der Regulation der Motorik eine Rolle. Die **Neurohypophyse** gibt die Hormone Oxytocin und ADH frei, die im Hypothalamus gebildet werden.

Hirnstamm

Auch der Hirnstamm liegt innerhalb der Schädelhöhle. Er beginnt unterhalb des Zwischenhirns und endet am Foramen magnum an seinem Übergang ins Rückenmark. Seine gesamte Rückseite wird vom Kleinhirn verdeckt. Bis auf den I. und den II. Hirnnerv treten alle Hirnnerven (S. 432) am Hirnstamm aus.

Der Hirnstamm besteht aus 3 Anteilen: dem Mittelhirn, der Brücke und dem verlängerten Mark (▶ **Abb. 14.2**).

Mittelhirn (Mesencephalon) • Das Mittelhirn liegt zwischen Hypothalamus und Brücke. In einem bestimmten Abschnitt, der **Vierhügelplatte**, enthält es wichtige Bestandteile der **Sehbahn** und der **Hörbahn**. Hier werden optische bzw. akustische Reize auf ihrem Weg ins Großhirn umgeschaltet.

Brücke (Pons) • Sie liegt zwischen dem Mittelhirn und dem verlängerten Mark. Die Brücke ist eine wichtige Verbindung für auf- und absteigende Nervenbahnen.

Verlängertes Mark (Medulla oblongata) • Es ist der unterste Teil des Hirnstamms und stellt den Übergang zwischen Gehirn und Rückenmark dar. Im verlängerten Mark befinden sich das **Atem- und Kreislaufzentrum** und das **Brechzentrum**, in dem Übelkeit und Erbrechen gesteuert werden. Außerdem dient das verlängerte Mark als Durchgangsstation vieler Nervenbahnen, die vom Rückenmark zum Gehirn und umgekehrt ziehen.

WISSEN TO GO

Aufbau des Hirnstamms

Der **Hirnstamm** gliedert sich in das Mittelhirn, die Brücke und das verlängerte Mark. Das **Mittelhirn** (Mesencephalon) enthält die Seh- und die Hörbahn. Die **Brücke** (Pons) liegt zwischen Mittelhirn und verlängertem Mark. Das **verlängerte Mark** (Medulla oblongata) verbindet das Gehirn mit dem Rückenmark. Hier liegen das Atem- und das Kreislaufzentrum. Durch Brücke und verlängertes Mark verlaufen viele Nervenbahnen zwischen Thalamus und Rückenmark.

Kleinhirn

Das Kleinhirn ist vor allem an der **Feinabstimmung** der willkürlichen Bewegungen beteiligt, wozu es eng mit dem Großhirn zusammenarbeiten muss. Außerdem steuert es Bewegungen und Körperhaltung so, dass das **Gleichgewicht** erhalten bleibt. Dazu steht es mit dem Gleichgewichtsorgan des Innenohrs (S. 468) in Verbindung. Es liegt in der Schädelhöhle in der hinteren Schädelgrube (S. 361).

WISSEN TO GO

Kleinhirn

Das **Kleinhirn** arbeitet mit dem Großhirn zur Feinabstimmung der Körperbewegungen zusammen und mit dem Innenohr zum Erhalt des Gleichgewichts.

Abb. 14.6 Rückenmark (Medulla spinalis).

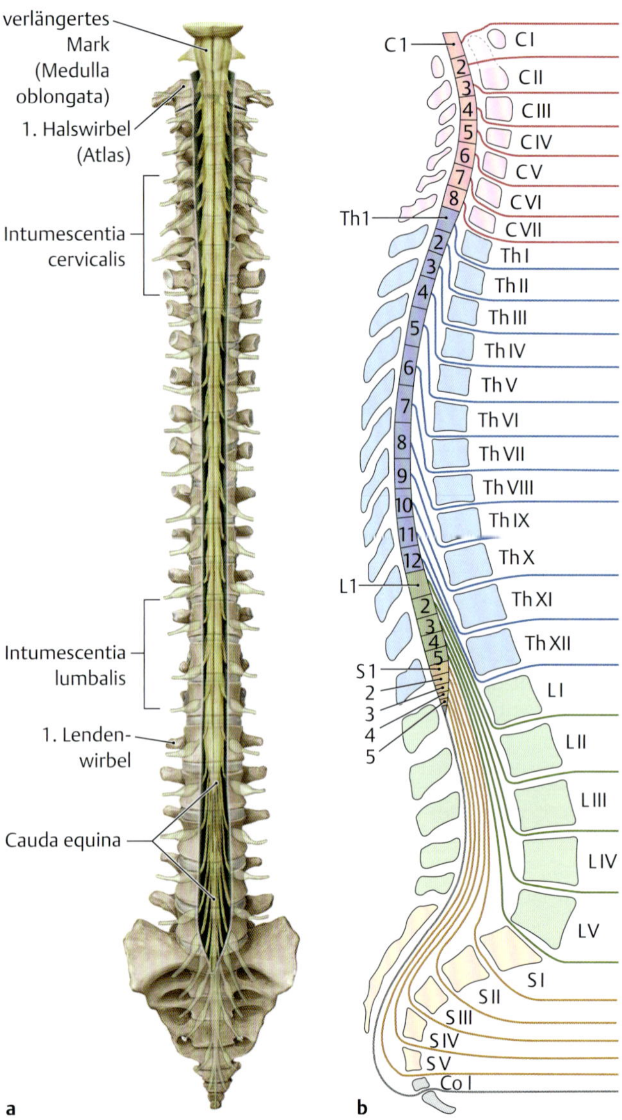

a Lage des Rückenmarks im knöchernen Spinalkanal (Ansicht von vorn). Zur besseren Darstellung wurden die Wirbelkörper und die Hüllen des Rückenmarks entfernt. Das Rückenmark endet bereits auf Höhe des 1. bis 2. Lendenwirbels. Der untere Teil des Wirbelkanals enthält kein Rückenmark, sondern ein Bündel aus Wurzelfäden, die Cauda equina.

b Schematische Darstellung, Ansicht von rechts. Das Rückenmark besteht aus 8 Hals- (rot), 12 Brust- (blau), 5 Lenden- (grün), 5 Kreuzbein- (gelb) und 2 Steißbeinsegmenten (grau). Die Segmente tragen die Nummer desjenigen Wirbels, über (Zervikalsegmente) bzw. unter (ab Thorakalsegmente) dem ihr Spinalnerv austritt. *Quelle: Schünke M, Schulte E, Schumacher U. Prometheus. LernAtlas der Anatomie. Kopf, Hals und Neuroanatomie. Illustrationen von K. Wesker und M. Voll. 6. Aufl. Stuttgart: Thieme; 2022.*

Rückenmark

Das Rückenmark ist über Bänder im Wirbelkanal befestigt. Auf beiden Seiten des Rückenmarks entspringen Nerven, die Rückenmarks- bzw. **Spinalnerven**. Sie gehören zum peripheren Nervensystem (S. 432). Sie verlassen das Rückenmark paarweise (jeweils ein linker und ein rechter Nerv) in relativ regelmäßigen Abständen (▶ **Abb. 14.6a**). Der jeweilige Abschnitt des Rückenmarks, aus dem ein solches Spinalnervenpaar entspringt, wird als **Rückenmarksegment** bezeichnet.

ACHTUNG

*Die Rückenmarksegmente liegen beim Erwachsenen **nicht** auf derselben Höhe wie die gleichnamigen Wirbel! Das 1. Kreuzbeinsegment befindet sich zum Beispiel etwa auf Höhe des 12. Brustwirbels.*

Die Benennung der Rückenmarksegmente folgt **nicht** den Wirbeln, auf deren Höhe sie liegen. Sie richtet sich vielmehr nach dem Wirbel, unterhalb dessen die Spinalnerven den Wirbelkanal durch das Zwischenwirbelloch verlassen. Für die Segmente des **Halsmarks** gilt diese Regel allerdings nicht: Hier treten die Nerven **oberhalb** des zugehörigen Wirbelkörpers aus.

Der Grund für die Verschiebung des Rückenmarksegments in Bezug auf „seinen" Wirbel ist das unterschiedliche Wachstum von Rückenmark und Wirbelkanal: Beim **Säugling** füllt das Rückenmark noch den gesamten Wirbelkanal aus. Hier liegen die Rückenmarksegmente deshalb auf gleicher Höhe mit „ihren" Wirbeln und „ihren" Zwischenwirbellöchern. Da das **Rückenmark aber langsamer wächst** und früher sein Wachstum einstellt als der Wirbelkanal, endet es beim Erwachsenen bereits auf Höhe des 1. oder des 2. Lendenwirbels. Die Spinalnerven ziehen aber natürlich immer noch durch dasselbe Zwischenwirbelloch wie zu Beginn der Entwicklung. Sie verlassen daher den Wirbelkanal teilweise ein erhebliches Stück unterhalb ihres Ursprungs (▶ **Abb. 14.6b**). Deshalb enthält der Wirbelkanal im Lenden- und Kreuzbeinbereich kein Rückenmark mehr, sondern nur noch ein dichtes Bündel aus **Wurzelfäden** (Fila radicularia), die aus den Vorder- und Hinterwurzeln (S. 427) stammen und zu ihrem jeweiligen Zwischenwirbelloch ziehen. Dort vereinigen sich die Wurzelfäden zum Spinalnerv. Dieses Bündel aus Wurzelfäden, das sich unten ans Rückenmark anschließt, wird als **Cauda equina** („Pferdeschwanz") bezeichnet (▶ **Abb. 14.6a**).

WISSEN TO GO

Aufbau des Rückenmarks

Das **Rückenmark** ist in 32 Segmente unterteilt. Pro **Rückenmarksegment** entspringt 1 Spinalnervenpaar (rechter und linker Spinalnerv). Die Segmente sind nach dem Wirbel benannt, durch dessen Zwischenwirbelloch der Spinalnerv den Wirbelkanal verlässt. Da das Rückenmark auf Höhe des 2. Lendenwirbels endet, verlaufen die Wurzelfäden der unteren Segmente noch eine gewisse Strecke innerhalb des Wirbelkanals, bevor sie ihn verlassen. Sie bilden die **Cauda equina**.

Hirn- und Rückenmarkshäute

Gehirn und Rückenmark haben keinen direkten Kontakt mit den Schädelknochen bzw. den Wänden des Wirbelkanals. Ihre direkte Hülle wird vielmehr von den Hirn- bzw. Rückenmarkshäuten (**Meningen**) gebildet.

Patho Hirnhautentzündung

*Eine Entzündung der Hirnhäute (**Meningitis**) wird am häufigsten von Viren verursacht, z. B. den Erregern der Kinderlähmung oder des Mumps. Aber auch Bakterien können eine Meningitis hervorrufen. **Bakterielle** Meningitiden nehmen meist einen ernsthafteren Verlauf als virale. Es kann vorkommen, dass zunächst nur leicht beeinträchtigt wirkende Erkrankte innerhalb von wenigen Stunden intensivpflichtig werden.*

*Typisch für eine Meningitis ist die **Nackensteife**, der Kopf kann nur unter Schmerzen bewegt werden. Außerdem treten häufig Kopfschmerzen, Fieber, Übelkeit und z. T. auch Bewusstseinstrübungen auf. Die wichtigste diagnostische Maßnahme ist die Untersuchung des Nervenwassers (Liquor cerebrospinalis) mit anschließender Bakterienkultur. Der Liquor kann über eine Lumbalpunktion (S. 422) gewonnen werden.*

*Kommt es zusätzlich zur Entzündung der Hirnhäute auch zu einer Entzündung des Hirngewebes, spricht man von einer **Meningoenzephalitis**. Sie kann z. B. im Rahmen einer Frühsommermeningoenzephalitis (FSME) oder einer Masernerkrankung auftreten.*

Die Hirn- und Rückenmarkshäute **schützen** das empfindliche Nervengewebe des ZNS. Sie **befestigen** es in Schädelhöhle und Wirbelkanal und verhindern so, dass es bei Bewegungen (z. B. bei Sprüngen) gegen seine knöcherne Umgrenzung stößt. Außerdem wirken sie an der Ernährung und dem Stoffwechsel des Nervengewebes mit und bilden die **Blut-Hirn-Schranke**.

Prinzipiell ist der Aufbau der Gehirn- und der Rückenmarkshäute gleich. Es wird zwischen 3 Hirn- bzw. Rückenmarkshäuten unterschieden, die schichtartig übereinanderliegen (▶ **Abb. 14.7**). Von außen nach innen sind dies:

- Dura mater (harte Hirn- bzw. Rückenmarkshaut),
- Arachnoidea (Spinnengewebshaut) und
- Pia mater.

Arachnoidea und Pia mater sind die weiche Hirn- bzw. Rückenmarkshaut.

Patho Periduralanästhesie (PDA)

*Bei der **Periduralanästhesie (PDA)** (auch Epiduralanästhesie genannt) wird ein **Lokalanästhetikum** auf Höhe der Lendenwirbelsäule in den Periduralraum injiziert. Das Lokalanästhetikum diffundiert dann zu den Nerven und hemmt die Schmerzweiterleitung. Die Periduralanästhesie ist mittlerweile das Standardverfahren zur Schmerztherapie bei **Geburten**. Auch bei großen bauchchirurgischen Eingriffen wird sie zum postoperativen Schmerzmanagement eingesetzt.*

*Beim **Kaiserschnitt**, vor allem beim geplanten, ist die **Spinalanästhesie (SPA)** ein bevorzugtes Verfahren.*

Patho Subarachnoidalblutung

*Bei einer **Subarachnoidalblutung** gelangt Blut in den Subarachnoidalraum der Hirnhäute. Das Gehirn hat wegen des knöchernen Schädels keine Möglichkeit, dem so entstehenden Druck auszuweichen, weshalb der **Hirndruck ansteigt**. Die Hirndurchblutung wird dadurch gestört und sinkt, häufig ist ein **Schlaganfall** die Folge.*

*Die Ursache der Subarachnoidalblutung liegt darin, dass sich an den Aufzweigungen der Arterien, die im Subarachnoidalraum verlaufen, Aussackungen (Aneurysmen) bilden. Reißt ein solches **Aneurysma** ein, gelangt das Blut in den Subarachnoidalraum. Als Symptom treten ein plötzlicher, sehr heftiger Kopfschmerz (**Vernichtungskopfschmerz**) und eine **Nackensteife** mit **Bewusstseinsstörung** auf. Die wichtigste diagnostische Maßnahme ist die Computertomografie, auf der die Blutung meist zu erkennen ist. Therapeutisch kommt es darauf an, die Blutung schnellstmöglich chirurgisch zu stoppen.*

*Eine Subarachnoidalblutung ist ein **lebensbedrohliches Krankheitsbild**. In über der Hälfte der Fälle endet sie tödlich, bei Überlebenden bleiben häufig neurologische Schäden wie z. B. Lähmungen oder Sprachstörungen zurück.*

Abb. 14.7 Hirnhäute.

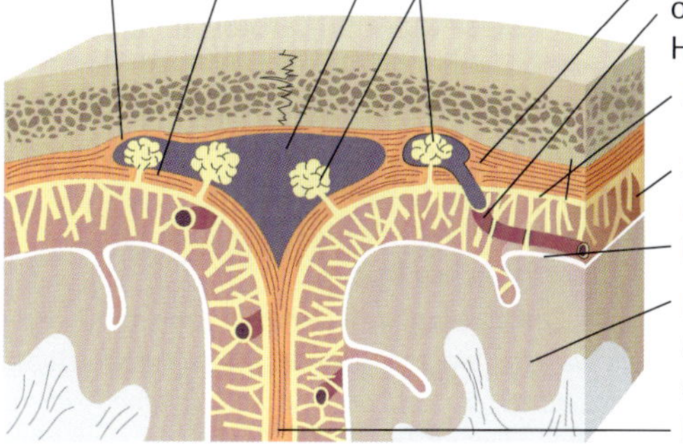

Frontalschnitt durch den Schädel etwa in Höhe der Zentralfurche. Das Gehirn ist von 3 Hüllen umgeben: der Dura mater, der Arachnoidea und der Pia mater. Die beiden Blätter der Dura mater sind im Bereich des Gehirns fest miteinander verbunden. Ausnahmen bilden nur die Stellen, an denen venöse Sinus oder Gefäße liegen. Im Bereich des Rückenmarks liegt zwischen der Knochenhaut und der Dura der Epiduralraum. Quelle: Bommas-Ebert U, Teubner P, Voss R. Kurzlehrbuch Anatomie und Embryologie. Stuttgart: Thieme; 2011.

> **WISSEN TO GO**
>
> **Hirn- und Rückenmarkshäute**
>
> Gehirn und Rückenmark werden von 3 schützenden Bindegewebshüllen (**Meningen**) umgeben. Die äußerste Hülle ist die **Dura mater**. Die mittlere Hülle ist die **Arachnoidea** (Spinnengewebshaut). Von der inneren Hülle, der Pia mater, ist sie durch den **Subarachnoidalraum** getrennt, der zahlreiche Gefäße enthält.

Liquor und Liquorräume

Gehirn und Rückenmark werden von einer Flüssigkeit umgeben, die man **Liquor cerebrospinalis** (oder kurz Liquor) nennt.

Funktion des Liquors

Der Liquor erfüllt im ZNS die Funktion der Lymphe (S. 158), die es im ZNS nicht gibt. Er steht im Austausch mit der Gewebsflüssigkeit des ZNS, die sich zwischen den Nervenzellen befindet, und transportiert Stoffwechselprodukte aus dem Nervengewebe ab.

Dadurch, dass der Liquor das ZNS wie ein Wasserkissen umgibt, **schützt** er es außerdem vor Schäden durch Erschütterungen oder Stöße.

Zusammensetzung des Liquors

Der Liquor ist normalerweise klar und farblos. In seiner Zusammensetzung unterscheidet er sich kaum von der Gewebsflüssigkeit anderer Organe: Er ist eiweißarm und enthält nur wenige Zellen, meist Leukozyten. Insgesamt enthalten die Liquorräume ca. 130 ml Liquor.

Diagnostik Liquoruntersuchung

*Bei Verdacht auf eine **Erkrankung des Gehirns** kann die Untersuchung des Liquors wichtige diagnostische Hinweise liefern. Dabei werden die Farbe des Liquors, die Zahl der darin enthaltenen Zellen, der Eiweiß- und der Glukosegehalt bestimmt. Außerdem kann eine Bakterienkultur angelegt werden. Ein **blutiger Liquor** zum Beispiel deutet auf eine Hirnblutung hin, eine Trübung kann Hinweis auf eine Entzündung sein. In diesem Fall ist auch eine erhöhte Zellzahl zu erwarten.*

Liquorräume

Der Liquor, der das ZNS außen umgibt, befindet sich im Subarachnoidalraum (▶ **Abb. 14.7**). Dieser wird auch als **äußerer Liquorraum** bezeichnet. Innerhalb des Gehirns und des Rückenmarks befinden sich weitere Hohlräume, die ebenfalls mit Liquor gefüllt sind. Sie werden unter dem Begriff **innere Liquorräume** zusammengefasst. Zu ihnen zählen die Hirnkammern (Ventrikel) und der Zentralkanal des Rückenmarks.

Diagnostik Lumbalpunktion

*Mithilfe der **Lumbalpunktion** wird Liquor für die Liquoruntersuchung gewonnen. Dazu punktiert man die **Cisterna lumbalis**, indem man eine Nadel zwischen dem 4. und dem 5. Lendenwirbel bis in den Subarachnoidalraum einsticht. Da das Rückenmark auf Höhe des 2. Lendenwirbels endet, besteht an dieser Stelle nicht die Gefahr, es bei der Punktion zu verletzten. Bei **Kindern**, deren Rückenmark noch den gesamten Wirbelkanal ausfüllt, kann Liquor aus der **Cisterna cerebellomedullaris** entnommen werden.*

Hirnventrikel • Innerhalb des Gehirns gibt es 4 mit Liquor gefüllte Hohlräume, die Hirnventrikel (▶ **Abb. 14.8** und ▶ **Abb. 14.9**).

Abb. 14.8 Innere Liquorräume.

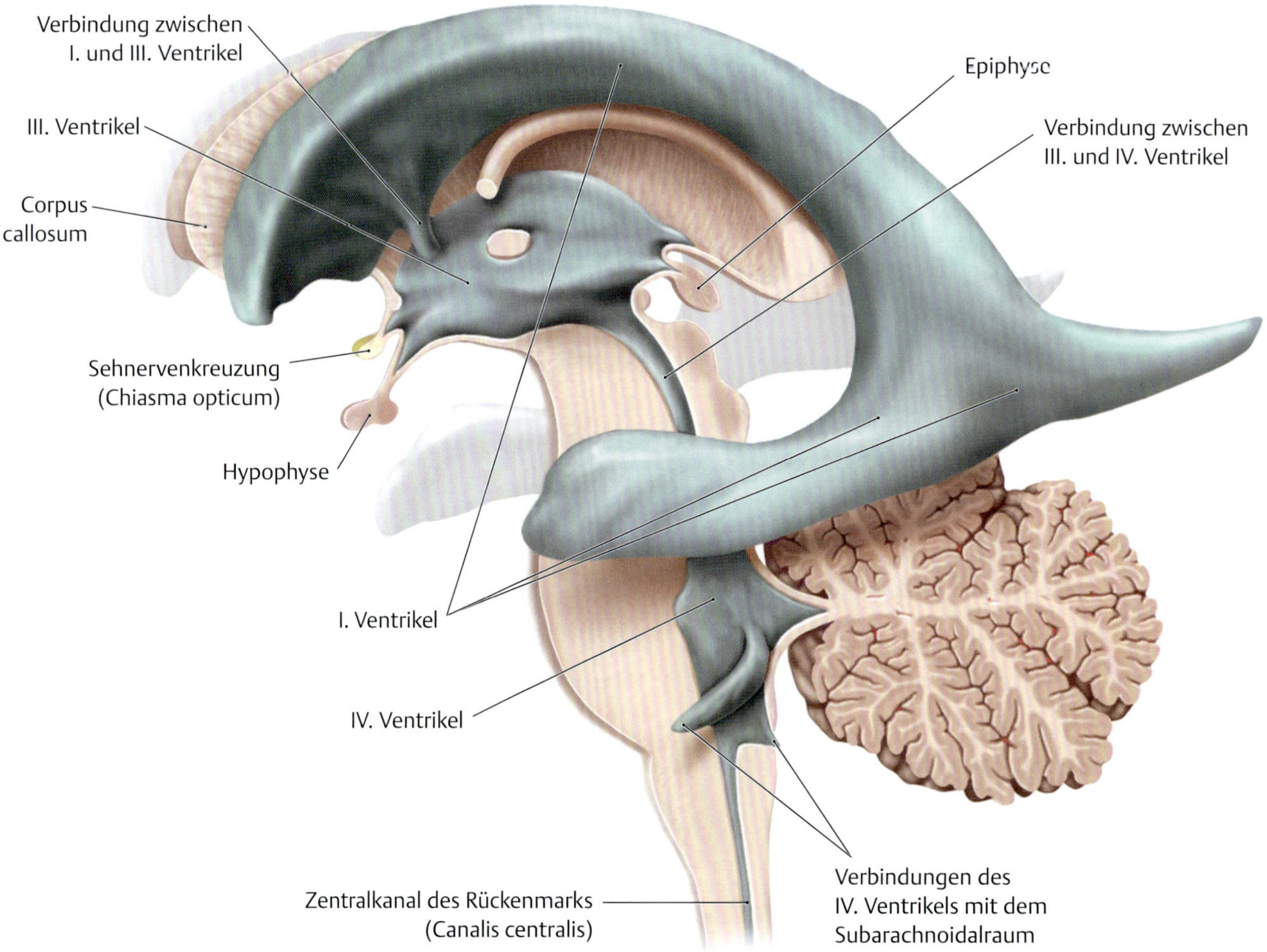

Innerhalb des ZNS liegt ein System aus liquorgefüllten Hohlräumen, das aus den Hirnventrikeln und dem Zentralkanal des Rückenmarks besteht. Dargestellt ist die linke Seite, der Seitenventrikel ist also der I. Ventrikel (rechts wäre es der II. Ventrikel). Die Ventrikel stehen untereinander und mit dem Zentralkanal in Verbindung, der IV. Ventrikel besitzt außerdem Öffnungen zum Subarachnoidalraum. *Quelle: Schünke M, Schulte E, Schumacher U. Prometheus. LernAtlas der Anatomie. Kopf, Hals und Neuroanatomie. Illustrationen von K. Wesker und M. Voll. 6. Aufl. Stuttgart: Thieme; 2022.*

Abb. 14.9 Bildung und Resorption des Liquors.

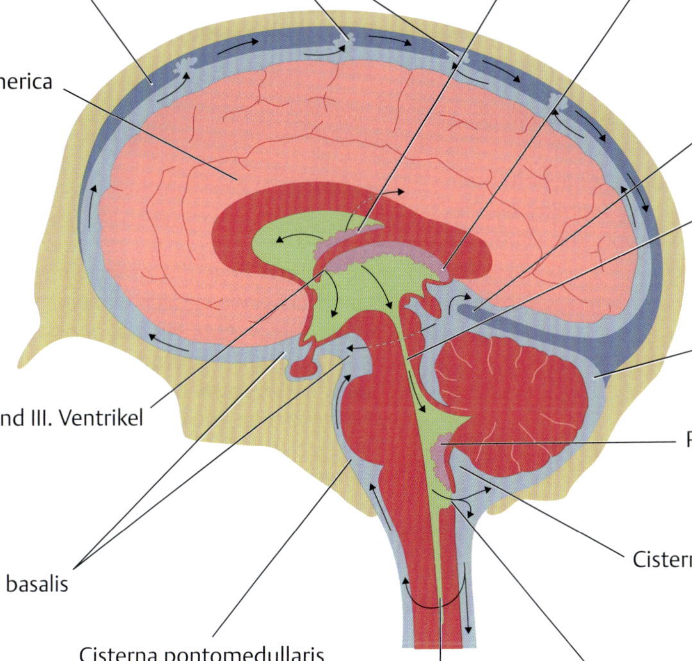

Der Liquor wird von den Plexus choroidei gebildet und in die Ventrikel abgegeben. Über die Verbindungen zwischen den Ventrikeln gelangt er in den IV. Ventrikel. Von dort fließt ein Teil weiter in den Zentralkanal, der andere Teil gelangt über die Öffnungen des IV. Ventrikels in den Subarachnoidalraum. Hier nimmt er seinen Weg über die verschiedenen Zisternen in Richtung Schädeldach. In diesem Bereich stülpt sich die Arachnoidea in den venösen Sinus sagittalis superior aus. Über diese Ausstülpungen wird der Liquor ins venöse Blut resorbiert. *Quelle: I care Anatomie, Physiologie. 2., aktualisierte Auflage. Stuttgart: Thieme; 2020.*

Zentralkanal des Rückenmarks • Er liegt etwa mittig im Rückenmark und durchzieht es auf seiner gesamten Länge (▸ **Abb. 14.10b**). An seinem oberen Ende steht er mit dem IV. Ventrikel in Verbindung (▸ **Abb. 14.8**).

Bildung und Resorption des Liquors

Bildung • Verantwortlich für die Bildung des Liquors sind bestimmte Bereiche der **Pia mater**, die als **Plexus choroidei** bezeichnet werden und innerhalb der Hirnventrikel liegen (▸ **Abb. 14.9** und ▸ **Abb. 14.5**). An diesen Stellen bildet die Pia mater Ausstülpungen in den Liquorraum, die zahlreiche Kapillaren enthalten. Diese Ausstülpungen sind von dem Epithel überzogen, das die Ventrikel auskleidet. An diesem Epithel und den Kapillarwänden laufen Prozesse ab, über die Bestandteile des Blutplasmas aus den Kapillaren in den Liquorraum transportiert werden, wodurch der Liquor entsteht.

Die Plexus choroidei bilden pro Tag ca. 500 ml Liquor, d. h., dass die Hirn- und Rückenmarksflüssigkeit etwa alle **7 Stunden** ausgetauscht wird.

Resorption • Der Liquor wird hauptsächlich über einen venösen Sinus (Sinus sagittalis superior) aufgenommen, der in Längsrichtung zwischen den Großhirnhemisphären am Schädeldach verläuft. Dabei spielt die **Arachnoidea** eine entscheidende Rolle: Sie bildet in diesem Bereich feine Ausstülpungen, die durch die Dura mater bis in das Sinussystem reichen (▸ **Abb. 14.9** und ▸ **Abb. 14.7**). Da der Liquordruck höher ist als der Venendruck, gelangt der Liquor durch diese Aussackung aus dem Subarachnoidalraum ins venöse Blutsystem. Ein ähnlicher Resorptionsmechanismus findet sich außerdem an den Stellen, an denen die Spinalnerven das Rückenmark und die Hirnnerven das Gehirn verlassen.

Patho Hydrozephalus

Kann der Liquor nicht mehr ungestört zirkulieren, staut er sich in den Liquorräumen, die sich als Folge davon erweitern. Das entsprechende Krankheitsbild nennt man ***Hydrozephalus*** *(Wasserkopf).*

Liegt die Ursache darin, dass die Liquorwege verengt sind, spricht man von einem ***Verschlusshydrozephalus****. Er kann beispielsweise durch Tumoren oder Blutungen hervorgerufen werden. Hier steigt der Hirndruck an, und es kommt zu den dafür typischen Symptomen wie Kopfschmerzen, Schwindel, Krampfanfällen oder Bewusstseinsstörungen. Je nach Schweregrad können auch Lähmungserscheinungen an Augen oder Gliedmaßen auftreten. Bei einem Verschlusshydrozephalus wird der Druck gesenkt, indem der Liquor über eine künstliche Verbindung aus den Liquorräumen in die Bauchhöhle abgeleitet wird.*

Der ***Normaldruckhydrozephalus*** *entsteht, wenn die Resorption des Liquors gestört ist. Dies kann z. B. infolge einer Meningitis oder einer Bestrahlungstherapie des Schädels auftreten. Der Druck in den Liquorräumen ist meist unverändert. Die Erkrankten fallen durch Gangstörungen, Harninkontinenz und Demenz auf. Nach Ablassen des überschüssigen Liquors verbessert sich die Symptomatik.*

WISSEN TO GO

Liquor und Liquorräume

Der **Liquor cerebrospinalis** umgibt das Gehirn und das Rückenmark. Er übernimmt im ZNS die Aufgabe der Lymphe und schützt es vor Erschütterungen. Der Liquor befindet sich im **Subarachnoidalraum**, in den **Hirnventrikeln** und im **Zentralkanal** des Rückenmarks.

Bei den 4 **Hirnventrikeln** handelt es sich um Hohlräume innerhalb der weißen Substanz des Gehirns.

Verantwortlich für die **Liquorbildung** sind bestimmte Abschnitte der **Pia mater** im Bereich der Ventrikel, die **Plexus choroidei**. Die **Resorption** des Liquors übernimmt die **Arachnoidea**.

14.3.4 Feinbau von Gehirn und Rückenmark

Im Querschnitt von Gehirn und Rückenmark fallen dunklere und hellere Bereiche auf (▶ Abb. 14.10):

- **graue Substanz** (Substantia grisea): Sie wird von den Zellkörpern der Nervenzellen (S. 114) gebildet und erscheint bei Betrachtung dunkler als die weiße Substanz. Im Gehirn liegt sie hauptsächlich an der Oberfläche, im Rückenmark im Zentrum.
- **weiße Substanz** (Substantia alba): Sie besteht aus zahlreichen Nervenfasern (S. 116). Im Gehirn liegt sie innen, im Rückenmark in den äußeren Bereichen.

WISSEN TO GO

Graue und weiße Substanz

Am Nervengewebe des ZNS lassen sich 2 Bereiche unterscheiden: Die **graue Substanz** besteht aus Nervenzellkörpern. Die **weiße Substanz** wird überwiegend von Nervenfasern gebildet.

Graue Substanz

Gehirn

Im Gehirn liegt die graue Substanz hauptsächlich an der Oberfläche, wo sie sich wie eine Schicht über die weiße Substanz legt (▶ Abb. 14.10a). Sie wird in diesen Bereichen deshalb auch als **Hirnrinde (Kortex)** bezeichnet. Die Hirnrinde ist am **Großhirn** besonders stark entwickelt. Dabei liegen Nervenzellen, die dieselben oder ähnliche Funktionen erfüllen (z. B. das Auslösen von Bewegungen, das Hören oder das Sehen), eng beieinander. Diese Gebiete mit funktionell verwandten Nervenzellkörpern nennt man **Rindenfelder**.

Kleinere Ansammlungen von Nervenzellkörpern liegen im Inneren des Gehirns. Sie werden als **Kerne (Nuclei)** bezeichnet und sind von der weißen Substanz umgeben (▶ Abb. 14.10a).

Abb. 14.10 Weiße und graue Substanz.

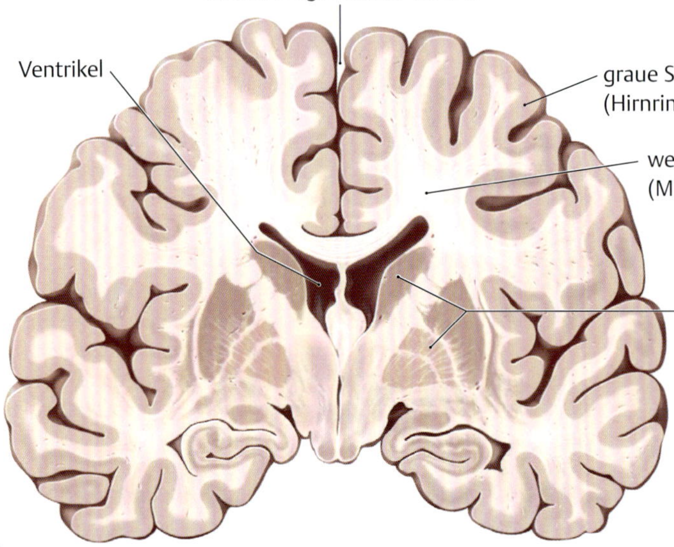

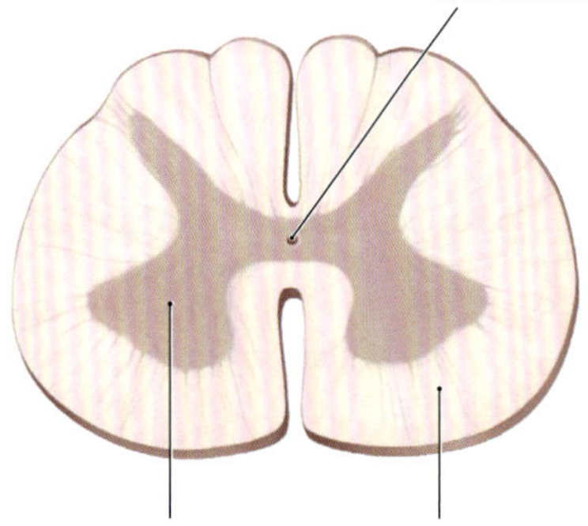

a Frontalschnitt durch das Großhirn. Im Gehirn liegt die weiße Substanz im Inneren, die graue Substanz vorwiegend an der Oberfläche (Hirnrinde). Im Inneren bildet sie die Kerne, die in die weiße Substanz eingebettet sind.

b Querschnitt durch das Rückenmark. Hier liegt die graue Substanz innen, die weiße außen. *Quelle: Schünke M, Schulte E, Schumacher U. Prometheus. LernAtlas der Anatomie. Kopf, Hals und Neuroanatomie. Illustrationen von K. Wesker und M. Voll. 6. Aufl. Stuttgart: Thieme; 2022.*

> **WISSEN TO GO**
>
> **Graue Substanz des Gehirns**
>
> Die graue Substanz liegt im Gehirn hauptsächlich an der Oberfläche und bildet dort die **Hirnrinde**. Nervenzellen mit ähnlichen Funktionen sind in der Hirnrinde zu **Rindenfeldern** angeordnet. Kleinere Ansammlungen grauer Substanz, die **Kerne**, liegen innerhalb der weißen Substanz im Inneren des Gehirns.

Rindenfelder • Je nach Funktion unterscheidet man motorische von sensiblen Rindenfeldern:

Die **motorischen Rindenfelder** liegen überwiegend im Gyrus praecentralis (S. 418) des Stirnlappens (▶ **Abb. 14.11**). Sie steuern bestimmte **Bewegungen**. Ihre Reize werden über die Pyramidenbahn (S. 428) ins Rückenmark und von dort weiter zu den jeweiligen Muskeln geleitet.

Für die Steuerung bestimmter Körperteile sind jeweils bestimmte Abschnitte der Rindenfelder verantwortlich. Die Größe dieser Abschnitte ist nicht abhängig von der Größe des jeweiligen Körperteils, sondern davon, wie fein dieser Körperteil bewegt werden kann. So ist z. B. der Abschnitt, der die Bewegungen der Finger steuert, wesentlich größer als derjenige für die Bewegungen des Knies. Überträgt man die Größenverhältnisse der Rindenfeldabschnitte auf die Größe der Körperteile, entsteht das Bild eines Menschen mit verzerrten Proportionen. Die Hände und der Mund wären beispielsweise sehr groß, die Beine dagegen eher kurz und dünn. Diese Figur, die die Größenverhältnisse der motorischen Rindenfelder widerspiegelt, wird als **motorischer Homunkulus** bezeichnet (▶ **Abb. 14.12**▶ **Abb. 14.12a**).

Die **sensiblen Rindenfelder** finden sich im Gyrus postcentralis (S. 418) des Scheitellappens (▶ **Abb. 14.11**). Hier werden die bewussten Empfindungen und Sinneswahrnehmungen verarbeitet. Die Informationen stammen größtenteils aus dem Thalamus (S. 419).

Abb. 14.11 Sensible und motorische Rindenfelder.

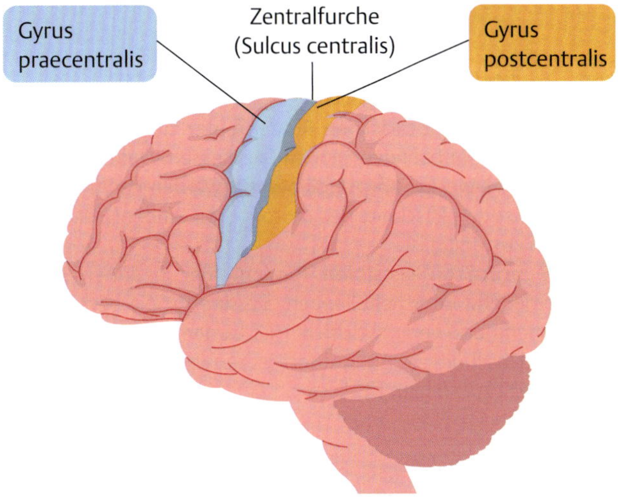

Die motorischen Rindenfelder liegen im Gyrus praecentralis unmittelbar vor der Zentralfurche, die sensiblen Rindenfelder im Gyrus postcentralis unmittelbar hinter der Zentralfurche. *Quelle: Schwegler JS, Lucius R. Der Mensch – Anatomie und Physiologie. Stuttgart: Thieme; 2016.*

Wie bei den motorischen Rindenfeldern sind auch hier bestimmte Abschnitte für bestimmte Körperteile zuständig. Ihre Größe ist abhängig von der Sensibilität der entsprechenden Körperregion. Zum Beispiel ist der Bereich, der die Lippen versorgt, relativ groß, während derjenige für Zunge eher klein ist. Die Figur, die sich aus diesen Größenverhältnissen ergibt, ist der **sensible Homunkulus** (▶ **Abb. 14.12b**).

Zu den sensorischen Rindenfeldern zählen u. a. das **Hör-** und das **Sehzentrum.**

Abb. 14.12 Motorischer und sensibler Homunkulus.

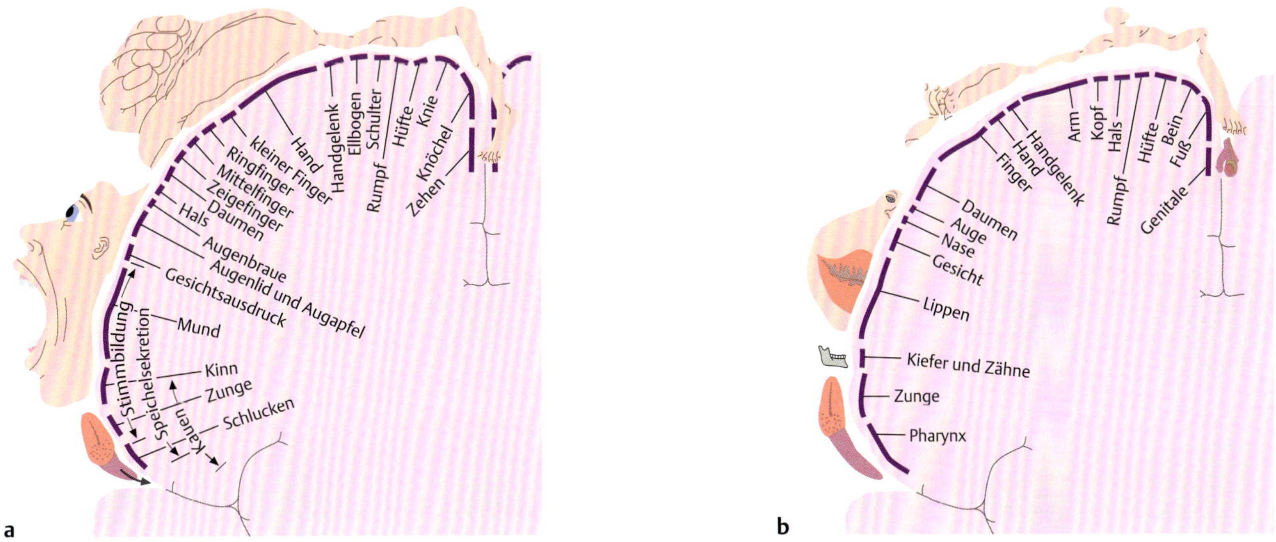

a Motorischer Homunkulus.
b Sensibler Homunkulus. *Quelle: Schwegler JS, Lucius R. Der Mensch – Anatomie und Physiologie. Stuttgart: Thieme; 2016.*

WISSEN TO GO

Rindenfelder

Die **primären motorischen Rindenfelder** steuern die Bewegungen, sie befinden sich im Stirnlappen. Dabei gilt: Je feiner der jeweilige Körperteil bewegt werden kann, desto größer ist der Abschnitt des motorischen Rindenfelds, der für ihn zuständig ist.

Die **primären sensiblen Rindenfelder** befinden sich überwiegend im Scheitellappen. Sie sind für die bewusste Wahrnehmung verantwortlich. Hier ist der zuständige Rindenfeldabschnitt umso größer, je sensibler die entsprechende Körperregion ist.

Das **Sprachzentrum** setzt sich aus einem motorischen und einem sensorischen Teil zusammen. Es liegt bei den meisten Menschen in der **linken Großhirnhemisphäre**. Das motorische Sprachzentrum befindet sich im unteren Bereich des Stirnlappens. Es wird nach seinem Entdecker Paul Broca auch als **Broca-Zentrum** bezeichnet. Es ist zuständig für Sprachmotorik, also die Bildung der Laute und der Wörter. Das sensorische Sprachzentrum, das sog. **Wernicke-Zentrum**, liegt im Schläfenlappen. Hier laufen entscheidende Prozesse für das Sprachverständnis ab.

Patho Aphasie

Kommt es im Sprachzentrum zu einer Funktionsstörung der Nervenzellen, z. B. durch einen Hirninfarkt, kann der Betroffene nicht mehr oder nur mit Mühe sprechen. Menschen, deren ***Broca-Zentrum*** *geschädigt ist, haben Schwierigkeiten mit der Lautbildung. Sie wissen zwar, was sie sagen möchten, können die Wörter aber nicht oder nur mit Mühe und langsam formen. Man nennt dieses Krankheitsbild* ***motorische Aphasie****. Ist dagegen das* ***Wernicke-Zentrum*** *gestört, fehlt den Menschen das Sprachverständnis. Sie sprechen meist schnell und viel (Logorrhö), die Sätze sind aber inhaltsleer, häufig werden auch neue Wörter kreiert. Dieser Zustand wird als* ***sensorische Aphasie*** *bezeichnet.*

WISSEN TO GO

Sprachzentrum

Das **Sprachzentrum** liegt meist in der linken Großhirnhälfte. Sein motorischer Anteil (**Broca-Zentrum**) steuert die Lautbildung, sein sensorischer Anteil (**Wernicke-Zentrum**) ist für das Sprachverständnis verantwortlich.

Kerne und Kerngruppen • In der weißen Substanz des Gehirns liegen zahlreiche Kerne, die z. T. zu Kerngruppen angeordnet sind. Genauso wie die Rindenfelder haben viele dieser Kerne spezielle Aufgaben:

Zum Beispiel kontrollieren die **Basalkerne** (auch Basal- oder Stammganglien genannt) das Ausmaß und die Richtung einer Bewegung und spielen so zusammen mit dem Zwischenhirn und dem Hirnstamm eine wichtige Rolle bei der **Koordination des Bewegungsablaufs**. Sie liegen größtenteils in der weißen Substanz des Großhirns und sind Teil des extrapyramidalen motorischen Systems (S. 428), zu dem auch bestimmte Nervenbahnen des Rückenmarks gehören. Die Neurotransmitter (S. 115) in den Basalkernen sind Glutamat als erregender Überträgerstoff und GABA als hemmender Transmitter. In bestimmten Bereichen der Basalkerne dient auch Dopamin als hemmender Neurotransmitter.

Patho Morbus Parkinson

Wie wichtig die Basalganglien für den kontrollierten Ablauf einer Bewegung sind, kann man bei Menschen mit ***Morbus Parkinson*** *erkennen. Im Verlauf der Erkrankung sterben immer mehr Nervenzellen in den Basalganglien ab. Infolgedessen kommt es zu einem* ***Dopaminmangel****. Die Wirkung des Dopamins als Neurotransmitter entfällt, und es treten neurologische Symptome in Form einer gestörten Motorik auf. Leitsymptome des Morbus Parkinson sind eine Verlangsamung der Spontan- und der Mitbewegungen (Bradykinese), ein erhöhter Muskeltonus (Rigor) und ein Zittern der Hände in Ruhe (Tremor). Morbus Parkinson ist nicht heilbar. Es kann versucht werden, durch Dopaminpräparate oder dopaminähnliche Wirkstoffe den Fortschritt der Erkrankung zu verhindern.*

Der **Mandelkern** (Amygdala, Corpus amygdaloideum) zählt im weiteren Sinne ebenfalls zu den Basalkernen. Er liegt im Schläfenlappen des Großhirns. Der Mandelkern gehört aber nicht zum extrapyramidalen motorischen System, sondern zum **limbischen System**. Das limbische System ist ein entwicklungsgeschichtlich sehr alter Teil des Gehirns, der sich u. a. aus dem Mandelkern selbst, dem Hippocampus (Ammonshorn), der ebenfalls im Schläfenlappen liegt, und Teilen des Hypothalamus zusammensetzt. Es ist besonders wichtig für die Entstehung von **Emotionen**. Aber auch intellektuelle Fähigkeiten wie Gedächtnis und Lernen werden durch das limbische System ermöglicht.

Wichtige Kerngruppen im Zwischenhirn sind die **klein- und die großzellige Kernregion des Hypothalamus**. Sie bilden verschiedene Hormone (S. 266).

Im verlängerten Mark bilden verschiedene Kerne das Kreislaufzentrum (S. 157) und das Atemzentrum (S. 181).

Im Kleinhirn liegen die **Kleinhirnkerne**. Auch sie sind an der Steuerung von **Bewegungen** beteiligt.

Im Hirnstamm liegen Kerngruppen, die den Ursprung der meisten Hirnnerven (S. 432) darstellen. Sie werden als **Hirnnervenkerne** bezeichnet. Die Hirnnerven gehören, genauso wie die Spinalnerven, zum peripheren Nervensystem.

WISSEN TO GO

Hirnkerne

Wie auch die Rindenfelder können **Hirnkerne** spezifische Aufgaben erfüllen.

Die **Basalkerne** im Großhirn koordinieren in Zusammenarbeit mit dem Zwischenhirn, dem Hirnstamm und den **Kleinhirnkernen** den **Bewegungsablauf**. Der **Mandelkern** (Amygdala) des Schläfenlappens bildet zusammen mit dem Hippocampus und Teilen des Hypothalamus das **limbische System**, das u. a. für die Emotionen, das Gedächtnis und Lernprozesse zuständig ist. Auch das **Kreislaufzentrum** und das **Atemzentrum** im verlängerten Mark setzen sich aus Hirnkernen zusammen.

An den **Hirnnervenkernen** des Hirnstamms entspringen die **Hirnnerven**.

Rückenmark

Im Rückenmark liegt die graue Substanz in der Mitte und wird von der weißen Substanz umgeben. Schneidet man das Rückenmark quer durch, erinnert der Form der grauen Substanz an einen **Schmetterling** (▶ **Abb. 14.10b**). Dessen

Abb. 14.13 Graue Substanz des Rückenmarks.

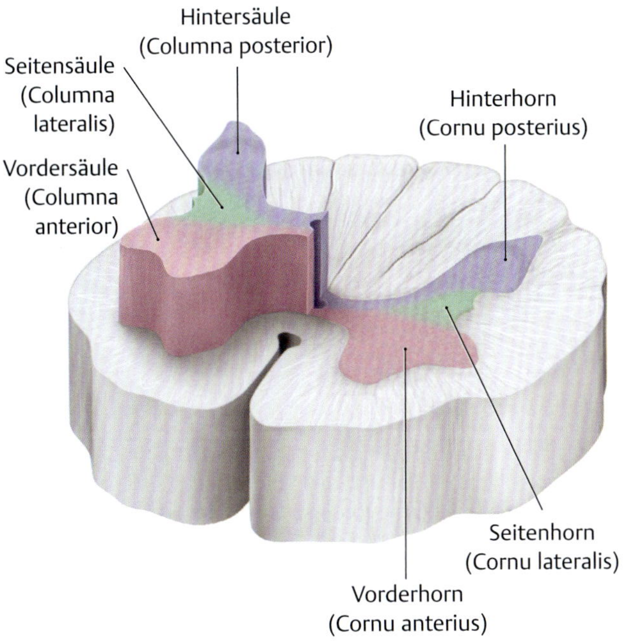

Die graue Substanz des Rückenmarks gliedert sich in Vorderhorn, Seitenhorn und Hinterhorn. Die Vorderhörner aller Rückenmarksegmente bilden zusammen die Vordersäule, die Seitenhörner die Seitensäule und die Hinterhörner die Hintersäule. Seitenhörner und Seitensäule sind nur zwischen C 8 und L 1–3 ausgebildet. *Quelle: Schünke M, Schulte E, Schumacher U. Prometheus. Lern-Atlas der Anatomie. Kopf, Hals und Neuroanatomie. Illustrationen von K. Wesker und M. Voll. 6. Aufl. Stuttgart: Thieme; 2022.*

schmalere, nach hinten in Richtung Dornfortsatz weisende „Flügel“ werden als **Hinterhörner** bezeichnet. Die beiden nach vorn weisenden „Flügel“ sind die beiden **Vorderhörner**. Zwischen Vorder- und Hinterhorn befindet sich das **Seitenhorn**. Dieses ist aber nur im Brust- und Lendenwirbelbereich ausgeprägt.

Die Hinterhörner aller Rückenmarksegmente bilden gemeinsam die linke bzw. rechte **Hintersäule**, die Vorderhörner aller Segmente entsprechend die linke bzw. rechte **Vordersäule** und die Seitenhörner die linke bzw. rechte **Seitensäule** (▶ Abb. 14.13).

Die Nervenzellkörper der Hinter-, der Vorder- und der Seitenhörner unterscheiden sich nicht nur durch ihre Lage, sondern auch durch ihre Aufgaben:

Hinterhörner • Die Nervenzellen, deren Zellkörper in den Hinterhörnern liegen, sind **sensibel**, d. h., sie sind für die Aufnahme von Informationen aus dem Körper bzw. aus der Umwelt zuständig. Die Reize fließen über afferente Nervenfasern (S. 117) aus dem Körper zu den Zellen des Hinterhorns und werden dort über Synapsen auf die Hinterhornzellen umgeschaltet. Die Zellkörper dieser afferenten Nervenfasern liegen außerhalb des ZNS. Die Zellen des Hinterhorns geben die Informationen in Richtung Gehirn weiter.

Alle Fasern, die aus der Peripherie in das Hinterhorn eines Rückenmarksegments ziehen, werden zusammen als **Hinterwurzel** (Radix posterior) bezeichnet.

Vorderhörner • Die Nervenzellen, deren Zellkörper in den Vorderhörnern liegen, sind **motorisch**, d. h., sie sind für die Bewegungen (Motorik) zuständig. Deshalb werden sie auch als **Motoneurone** bezeichnet. Ihre Zellkörper entlassen **efferente Nervenfasern**, die die Informationen aus dem ZNS in die Peripherie transportieren. Der Informationsfluss in den Vorderhörnern ist also demjenigen in den Hinterhörnern genau entgegengesetzt.

Alle Fasern, die von den Vorderhornzellen eines Segments in die Peripherie ziehen, werden zusammen als **Vorderwurzel** (Radix anterior) bezeichnet.

Seitenhörner • Hier sitzen die Zellkörper der Nervenfasern, die das autonome Nervensystem (S. 437) bilden. Ihre Nervenfasern ziehen noch innerhalb der grauen Substanz zum Vorderhorn und treten ebenfalls über die **Vorderwurzel** aus. Seitenhörner sind nur in den Rückenmarksegmenten C 8 bis L 1 ausgebildet.

Spinalnerven • Bevor die Nervenfasern der Vorder- und der Hinterwurzel den Wirbelkanal durch das Zwischenwirbelloch verlassen, schließen sie sich zum Spinalnerv (S. 432) zusammen. Die Spinalnerven bestehen deshalb aus afferenten und efferenten Nervenfasern. Sie zählen zum peripheren Nervensystem.

WISSEN TO GO

Graue Substanz des Rückenmarks

Im Rückenmark liegt die **graue Substanz** schmetterlingsförmig innerhalb der weißen Substanz. Die graue Substanz unterteilt sich in die beiden Hinterhörner und die beiden Vorderhörner. Zwischen C 8 und L 1–3 sind zusätzlich Seitenhörner ausgebildet.

In den **Hinterhörnern** liegen die **sensiblen** Nervenzellen. Sie erhalten ihre Informationen über Synapsen mit afferenten Fasern aus der Peripherie. Diese Fasern ziehen gemeinsam in das Hinterhorn und bilden die **Hinterwurzel**.

In den **Vorderhörnern** liegen die **motorischen** Nervenzellen (Motoneurone). Ihre efferenten Fasern ziehen zu den Muskeln. Dort, wo sie das Rückenmark verlassen, bilden sie die **Vorderwurzel**.

In den **Seitenhörnern** liegen **autonome** Nervenzellen. Ihre Fasern verlassen das Rückenmark ebenfalls über die **Vorderwurzel**.

Weiße Substanz

Im **Gehirn** bilden die Nervenfasern der weißen Substanz das sog. **Marklager** (▶ Abb. 14.10a). Es liegt unter der Hirnrinde und umgibt die Kerne. Es leitet die Reize aus dem Rückenmark zur Hirnrinde bzw. umgekehrt. Auch der Informationsfluss zwischen den Kernen verläuft über das Marklager.

Im **Rückenmark** umgibt die weiße Substanz die graue Substanz von allen Seiten. Die Nervenfasern der weißen Substanz sind im Rückenmark zu Bündeln angeordnet, den sog. **Bahnen** (Tractus). Diese wiederum lagern sich zu **Strängen** zusammen und stellen die Verbindung zwischen Gehirn und Rückenmark her. Einige kürzere Bahnen verbinden einzelne Rückenmarksegmente untereinander, sie gehören zum Eigenapparat des Rückenmarks (S. 444).

Je nachdem, in welcher Richtung die Informationen durch die Bahnen fließen, unterscheidet man:

- **aufsteigende Bahnen:** Sie transportieren die Informationen von den Hinterhörnern des Rückenmarks **zum Gehirn hin**, sind also sensibel.

Abb. 14.14 Prinzipieller Aufbau der aufsteigenden Bahnen des Rückenmarks.

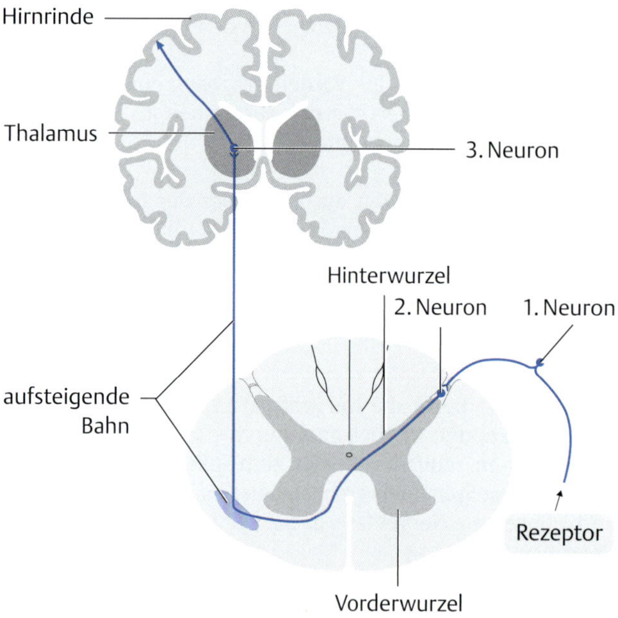

Der Reiz wird am Rezeptor aufgenommen und erreicht über 3 Nervenzellen die Hirnrinde. Das 1. Neuron verläuft im Spinalnerv, das 2. in der aufsteigenden Bahn und das 3. im Marklager des Gehirns. Die Synapse zwischen 1. und 2. Neuron liegt im Hinterhorn, diejenige zwischen 2. und 3. Neuron in einem Kern im Thalamus (wie hier dargestellt) oder im Kleinhirn. *Quelle: Schünke M, Schulte E, Schumacher U. Prometheus. LernAtlas der Anatomie. Kopf, Hals und Neuroanatomie. Illustrationen von K. Wesker und M. Voll. 6. Aufl. Stuttgart: Thieme; 2022.*

- **absteigende Bahnen:** Sie transportieren die Informationen **vom Gehirn weg** zu den Vorderhörnern des Rückenmarks und sind motorisch.

WISSEN TO GO

Weiße Substanz von Gehirn und Rückenmark

Die weiße Substanz des **Gehirns** liegt unterhalb der Hirnrinde. Sie leitet die Informationen zwischen Rückenmark, Hirnrinde und Hirnkernen und wird als **Marklager** bezeichnet.

Die Nervenfasern der weißen Substanz des **Rückenmarks** lagern sich zu Bahnen und diese wiederum zu Strängen zusammen. Die **aufsteigenden Bahnen** sind sensibel, sie transportieren Informationen von den Hinterhörnern zum Gehirn. Die **absteigenden Bahnen** sind motorisch, sie leiten Informationen vom Gehirn zu den Vorderhörnern.

Aufsteigende Bahnen

Die aufsteigenden Bahnen des Rückenmarks leiten in erster Linie Informationen, die die Mechanorezeption (S. 473) und die Propriozeption (S. 474) betreffen. Dabei handelt es sich um Reize, die über den Tast- und Berührungssinn wahrgenommen werden, und um Informationen darüber, in welcher Stellung sich die Gliedmaßen im Moment befinden oder welche Bewegungen gerade ablaufen (Eigenwahrnehmung des Körpers, **Tiefensensibilität**).

Abb. 14.15 Die Bahnen des Rückenmarks.

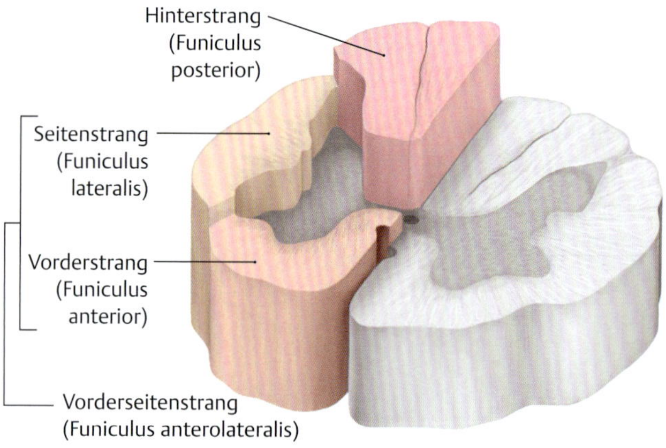

Die weiße Substanz des Rückenmarks gliedert sich in 3 Stränge: den Hinter-, den Seiten- und den Vorderstrang. Seiten- und Vorderstrang werden zum Vorderseitenstrang zusammengefasst. *Quelle: Schünke M, Schulte E, Schumacher U. Prometheus. LernAtlas der Anatomie. Kopf, Hals und Neuroanatomie. Illustrationen von K. Wesker und M. Voll. 6. Aufl. Stuttgart: Thieme; 2022.*

WISSEN TO GO

Aufsteigende Bahnen des Rückenmarks

Die **aufsteigenden Bahnen** des Rückenmarks leiten Reize zum Gehirn weiter, die über die Rezeptoren des Tast- und Berührungssinns und der Propriozeption (Tiefensensibilität) aufgenommen werden. Vom Hinterhorn werden die Informationen über den Thalamus zur Großhirnrinde oder direkt zum Kleinhirn geleitet.

Die afferenten Fasern des **Vorderseitenstrangs** sind zuständig für die Oberflächensensibilität, das Schmerz- und das Temperaturempfinden. Der **Hinterstrang** dient der Weiterleitung feinerer Tast- und Berührungsreize und propriozeptiver Informationen.

Absteigende Bahnen

Die absteigenden Bahnen des Rückenmarks leiten diejenigen Befehle des Gehirns weiter, mit denen **Bewegungen** gesteuert werden.

Die wichtigsten absteigenden Bahnen des Rückenmarks sind die Pyramidenbahn und die extrapyramidalen Bahnen. Sie sind funktionell eng gekoppelt und werden immer gemeinsam aktiviert. Die Pyramidenbahn ist für die **willkürlichen Bewegungen** verantwortlich. Ihre Fasern kreuzen sich im verlängerten Mark auf die andere Seite des Rückenmarks. Dies erklärt, warum die Zellkörper der Nervenfasern für eine bestimmte Körperhälfte in der entgegengesetzten Großhirnrinde liegen. Die extrapyramidalen Bahnen sind v. a. an der Entstehung der **unwillkürlichen Bewegungen** beteiligt. Dazu zählen auch automatisierte Bewegungsabläufe wie z. B. das Mitschwingen der Arme beim Gehen.

Für die Entstehung einer Bewegung ist also nicht eine bestimmte Hirnregion verantwortlich, sondern es spielen mehrere Gebiete eine Rolle. Damit eine geordnete Bewegung entsteht, müssen sich diese Gebiete untereinander abstimmen. Dazu sind alle beteiligten Kerne und Rindengebiete des Gehirns durch zahlreiche auf- und absteigende Fasern miteinander verbunden. Diejenigen Kerne und Rindengebie-

Abb. 14.16 Prinzipieller Aufbau der absteigenden Bahnen des Rückenmarks.

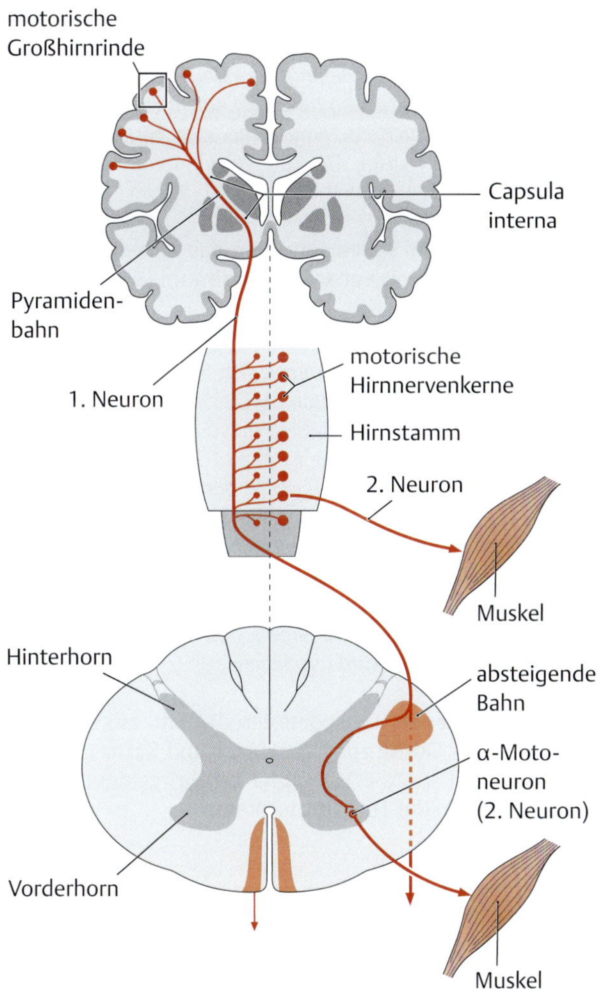

Der „Befehl" zu einer Bewegung entsteht in den Zellkörpern des 1. Neurons. Der Zellkörper liegt entweder in der motorischen Großhirnrinde oder in bestimmten motorischen Kernen des Hirnstamms (hier nicht dargestellt). Das 1. Neuron zieht durch die absteigenden Bahnen des Rückenmarks zum Vorderhorn des betreffenden Rückenmarksegments und bildet dort eine Synapse mit dem α-Motoneuron (2. Neuron). Dessen Axon verlässt das Rückenmark über den Spinalnerv und zieht zum Muskel, der die Bewegung ausführt. Über abzweigende Fasern kann der von der Großhirnrinde ausgehende Reiz statt zum Rückenmark auch zu den motorischen Hirnnervenkernen im Hirnstamm geleitet werden. In diesem Fall stellen die motorischen Fasern des entsprechenden Hirnnervs das 2. Neuron dar. *Quelle: Schünke M, Schulte E, Schumacher U. Prometheus. LernAtlas der Anatomie. Kopf, Hals und Neuroanatomie. Illustrationen von K. Wesker und M. Voll. 6. Aufl. Stuttgart: Thieme; 2022.*

te, die sie verbindenden Fasern und die extrapyramidalen Bahnen, die die dort entstandenen Informationen in Richtung Muskulatur leiten, werden unter dem Begriff **extrapyramidalmotorisches System** zusammengefasst. Die extrapyramidalen Bahnen stellen dessen Endstrecke dar.

Auch das **Kleinhirn** ist an der Entstehung der Bewegungen beteiligt, indem es seine Informationen mit den Kernen und Rindenfeldern des extrapyramidalmotorischen Systems austauscht.

Patho Querschnittsyndrom

Wird das Rückenmark teilweise oder in seinem gesamten Querschnitt geschädigt und dadurch die Nervenleitung unterbrochen, spricht man von einem Querschnittsyndrom. Ursache dafür ist meist ein Unfall. Die Folgen sind davon abhängig, auf welcher Höhe des Rückenmarks die Schädigung eintritt. Die Ausfälle (Lähmungen, Empfindungsstörungen) treten in den Körperabschnitten auf, die von denjenigen Rückenmarksegmenten versorgt werden, die unterhalb der Schädigung liegen. Je weiter oben das Rückenmark geschädigt wird, desto schwerwiegender sind die Folgen. Bei einer Schädigung oberhalb des 4. Halswirbels können das Atem- und das Kreislaufzentrum mitbetroffen sein.

WISSEN TO GO

Absteigende Bahnen des Rückenmarks

Die **absteigenden Bahnen** des Rückenmarks sind für **Bewegungen** zuständig. Sie beginnen in den motorischen Rindenfeldern bzw. den Hirnstammkernen und ziehen zu den Vorderhörnern des Rückenmarks. Dort wird der Reiz über eine Synapse auf das Motoneuron übertragen.

Über die **Pyramidenbahn** werden die **willkürlichen Bewegungen** gesteuert. Die **extrapyramidalen Bahnen** vermitteln hauptsächlich **unwillkürliche Bewegungen**. Sie stellen die Endstrecke des extrapyramidalmotorischen Systems dar.

Die Pyramidenbahn und die extrapyramidalen Bahnen verlaufen als efferente Fasern im **Vorderseitenstrang**.

14.3.5 Gefäßversorgung und Innervation

Gehirn und Hirnhäute

Das Gehirn benötigt große Mengen an Sauerstoff und Glukose. Um die Versorgung zu gewährleisten, entfallen in Ruhe rund 15 % des Herzzeitvolumens auf die Gehirndurchblutung.

Arterien • Die Grundlage für das arterielle Gefäßnetz, von dem das Gehirn versorgt wird, bilden

- die **A. carotis interna**: Sie ist ein Ast der A. carotis communis (S. 147) und zieht über einen Kanal im Felsenbein in die Schädelhöhle.
- die **A. vertebralis**: Sie entspringt aus der A. subclavia (S. 147) und verläuft durch die Querfortsätze der Halswirbelsäule. Sie tritt durch das Foramen magnum in die Schädelhöhle ein.

Patho Schlaganfall

Auslöser von etwa 85 % aller Schlaganfälle (Apoplex, Hirnschlag, zerebraler Insult) ist ein teilweiser oder vollständiger ***Verschluss einer Hirnarterie****. Das von ihr versorgte Gebiet wird nur noch unzureichend mit Blut und damit mit Sauerstoff versorgt (Ischämie), die betroffenen Nervenzellen werden geschädigt und sterben schließlich ab (****ischämischer Hirninfarkt****). Die Ursache des Verschlusses ist meist eine Arteriosklerose (S. 212). Sie kann die Hirnarterie selbst betreffen und dort zu dem Verschluss führen. Sie kann aber auch in einer entfernteren Arterie lokalisiert sein. Löst sich hier ein Teil einer arteriosklerotischen Plaques, kann er mit dem Blutstrom in ein Hirngefäß gelangen und dieses verstopfen. Man spricht dann von einer* ***arterioarteriellen Embolie****. Auch ein Blutgerinnsel kann als Embolus wirken. Es kann beispielsweise bei Vorhofflimmern im Herzen* *entstehen und von dort ins Gehirn geschwemmt werden (**kardiogene Embolie**).*

*Die Symptome des Schlaganfalls und deren Ausmaß sind abhängig von der geschädigten Hirnregion. Am häufigsten betroffen ist die A. cerebri media (sog. **Mediainfarkt**). Da sie mit ihren Ästen große Teile des Gehirns versorgt, kommt es auch zu schwerwiegenden Ausfällen: einer Halbseitenlähmung (v. a. des Gesichts und des Arms), Sprachstörungen und Bewusstseinsstörungen.*

*Auch eine **Hirnblutung** kann Ursache für einen Schlaganfall sein. Allein durch die klinische **Untersuchung** kann man nicht unterscheiden, welche Art von Schlaganfall vorliegt. Dazu ist immer eine bildgebende Untersuchung des Gehirns (CT/MRT) notwendig. Die Unterscheidung ist wichtig, da ein ischämischer Hirninfarkt anders behandelt werden muss als ein Schlaganfall, der aufgrund einer Blutung aufgetreten ist. Die Diagnostik muss schnell erfolgen, denn bis zum Therapiebeginn ist keine Zeit zu verlieren. Je mehr Hirngewebe Schaden nimmt, desto größer werden die neurologischen Ausfälle. Nicht umsonst heißt es: Time is brain!*

Die linke A. vertebralis vereinigt sich nach ihrem Eintritt in die Schädelhöhle mit der rechten A. vertebralis zur unpaarigen **A. basilaris**.

Zwischen der hinteren und der mittleren Gehirnarterie einer Seite besteht jeweils ein Verbindungsast, genauso wie zwischen den beiden vorderen Gehirnarterien. Dadurch entsteht ein Gefäßring an der Hirnbasis, der **Circulus arteriosus cerebri** oder Circulus Willisii.

Neben den beiden genannten Hauptarterien und ihren Ästen gibt es noch zahlreiche weitere, kleinere Arterien, die an der Versorgung des Gehirns mitwirken.

Patho Epiduralblutung

*Reißt bei einem Schädel-Hirn-Trauma eine Arterie, die die Hirnhäute versorgt, entsteht eine **Epiduralblutung**. Darunter versteht man eine Blutansammlung zwischen der Schädelkalotte und der Dura mater. Durch die Blutung hebt sich die Dura vom Knochen ab, und es entsteht ein unphysiologischer epiduraler Raum. Charakteristisch für dieses Krankheitsbild ist das sog. **freie Intervall**: Meist sind die Menschen nach dem Trauma kurz bewusstlos. Dann folgt eine Phase ohne Bewusstseinsstörung. Plötzlich verschlechtert sich der Zustand der Betroffenen jedoch wieder. Eine Bewusstseinseintrübung mit neurologischen Ausfallserscheinungen ist häufig.*

WISSEN TO GO

Hirnarterien

Die Hirnarterien stammen aus der **A. carotis interna** oder der **A. vertebralis**.

Venen • Das zerebrale Blut fließt über ein System aus oberflächlichen und tiefen Hirnvenen ab. Es sammelt sich in venösen Blutleitern, den **Hirnsinus**.

ACHTUNG

Die Hirnvenen und Hirnsinus besitzen im Gegensatz zu den anderen Venen des Körpers keine Venenklappen. Deshalb kann das Blut in beide Richtungen strömen.

Patho Sinusvenenthrombose

*Bei einer **Sinusvenenthrombose** verstopft ein **Blutgerinnsel** im Gehirn einen Hirnsinus. Durch das Blutgerinnsel ist der venöse Abfluss gestört. Wenn das venöse Blut nicht mehr richtig abfließen kann, ist auch der arterielle Blutfluss zum Gehirn gestört. Es entsteht ein Sauerstoffmangel, der zur Schädigung des Hirngewebes führt (**Hirninfarkt**). Infolge der Blutstauung treten außerdem Erythrozyten durch die Gefäßwand hindurch ins Hirngewebe über (**Hirnblutung**), wodurch der Hirndruck steigt. Die Sinusvenenthrombose ist **lebensbedrohlich**!*

Die **oberflächlichen Venen** sammeln das Blut aus der Hirnrinde. Sie verlaufen im Subarachnoidalraum (S. 422).

Patho Subduralblutung

*Zerreißen die Brückenvenen, sammelt sich Blut zwischen Arachnoidea und Dura mater (Subduralraum). Die Folge ist ein **subdurales Hämatom**. Die **akute Form** äußert sich durch eine rasch zunehmende Bewusstseinstrübung. Sie ist meist Folge eines Schädel-Hirn-Traumas. Bei Säuglingen kann sie auch durch Schütteln verursacht werden. Die **chronische Form** tritt vor allem bei alten Menschen auf. Hier sind die Brückenvenen anfälliger für Verletzungen, sodass schon durch ein leichtes Trauma reißen können. Als Symptome treten zunächst Kopfschmerzen, dann eine zunehmende Verwirrtheit auf. Diese wird häufig mit dem Alter des Menschen begründet, und das subdurale Hämatom wird übersehen.*

Die **tiefen Hirnvenen** transportieren das Blut aus dem inneren Bereich des Großhirns (Marklager und Kerne) und dem Zwischenhirn. Über die **V. magna cerebri** gelangt das Blut dann ebenfalls in das Hirnsinussystem.

WISSEN TO GO

Hirnvenen

Das venöse Blut fließt über oberflächliche oder tiefe Hirnvenen in die venösen Blutleiter, die **Hirnsinus**. Deren Wände werden von der Dura mater gebildet. Sie leiten das Blut weiter in die V. jugularis interna. Die oberflächlichen Venen verlaufen im Subarachnoidalraum. Sie stehen über die **Brückenvenen** mit den Hirnsinus in Verbindung.

Gehirndurchblutung • Das Gehirn erhält ca. 15 % des Herzzeitvolumens (S. 155). Dieser Wert bleibt **relativ konstant**, egal ob man sich gerade ausruht oder ob man sich bewegt. Innerhalb des Gehirns werden die einzelnen Bereiche allerdings unterschiedlich durchblutet, je nachdem, welche Hirnregion gerade aktiv ist. Dabei wird die graue Substanz stärker durchblutet als die weiße.

Über den Bayliss-Effekt (S. 156) ist das Gehirn – genauso wie die Niere – in der Lage, seinen Blutdruck unabhängig vom Blutdruck im restlichen Körper weitestgehend konstant zu halten.

Innervation der Hirnhäute • Die Hirnhäute werden von den Hirnnerven (S. 432) versorgt.

ACHTUNG

Im Gegensatz zur Dura mater und der Arachnoidea sind weder die Pia mater noch das Gehirn selbst durch sensible Fasern innerviert. Kopfschmerzen gehen also – sofern ihr Ursprung im Gehirn liegt – immer von der Dura mater oder der Arachnoidea aus.

Blut-Hirn-Schranke und Blut-Liquor-Schranke

Die Kapillaren des Gehirns gehören zum kontinuierlichen Typ (S. 145), weisen aber eine Besonderheit auf: Im Gegensatz zu den kontinuierlichen Kapillaren anderer Organe ist ihre Wand derart abgedichtet, dass auch kleine wasserlösliche Moleküle aus dem Blut **nicht** ins Hirngewebe übertreten können. Für diejenigen Stoffe, die das Gehirn benötigt, wie z. B. Glukose, Aminosäuren oder Elektrolyte, stehen spezielle Transportmöglichkeiten bereit (Carrier-Proteine und Ionenkanäle). Nur kleine **fettlösliche Stoffe** wie Sauerstoff oder Kohlenstoffdioxid können die Kapillarwand ungehindert durchdringen. Sie treten – je nachdem, wo ihre Konzentration größer ist – aus dem Blut ins Hirngewebe über oder umgekehrt.

Diese Undurchdringlichkeit der Kapillarwände wird als **Blut-Hirn-Schranke** bezeichnet. Sie schützt das Gehirn vor vielen schädlichen Substanzen, die im Blut enthalten sein können.

Patho Gehirngängige Substanzen

Die Blut-Hirn-Schranke kann nicht alle schädigenden Stoffe zurückhalten. Alkohol und Nikotin zum Beispiel können die Blut-Hirn-Schranke durchdringen. Auch Narkotika können durch die Blut-Hirn-Schranke ins Hirngewebe gelangen und dort ihre Wirkung entfalten.

Die Blut-Hirn-Schranke fehlt allerdings in bestimmten Abschnitten des Gehirns. Am Gefäßsystem der Hypophyse zum Beispiel ist sie nicht angelegt; andernfalls könnten die dort gebildeten Hormone nicht ins Blut gelangen. Hier sind Kapillaren vom fenestrierten Typ ausgebildet.

Eine ähnliche Barriere, die allerdings etwa durchlässiger ist als die Blut-Hirn-Schranke, besteht an den Kapillaren der Plexus choroidei (S. 423). Sie wird als **Blut-Liquor-Schranke** bezeichnet und schränkt den Stoffaustausch zwischen Blut und Liquor ein.

WISSEN TO GO

Blut-Hirn-Schranke

Die Wände der Hirnkapillaren sind so aufgebaut, dass sie nur von **kleinen fettlöslichen Stoffen** (z. B. Sauerstoff oder Kohlenstoffdioxid) frei durchdrungen werden können. Für einige weitere Stoffe, wie z. B. Glukose oder Elektrolyte, besitzt sie spezielle **Transportsysteme**. Alle anderen Stoffe werden im Blutgefäßsystem zurückgehalten und gelangen nicht ins Hirngewebe. Diese Filterfunktion der Kapillarwände wird als **Blut-Hirn-Schranke** bezeichnet. Sie fehlt an der Hypophyse.

14.3.6 Gehirnstoffwechsel

Die Blut-Hirn-Schranke verhindert, dass freie Fettsäuren vom Blut ins Hirngewebe übertreten. Sie können daher vom Gehirn **nicht** als Energielieferant genutzt werden.

! Merke Energielieferanten fürs Gehirn

Im Gegensatz zu den anderen Organen kann das Gehirn nur Glukose und Ketonkörper aus der Fettverbrennung als Energielieferanten nutzen.

Das Gehirn kann – in Form von Kreatinphosphat (S. 358) – nur sehr geringe Energievorräte speichern. Sind diese innerhalb kurzer Zeit aufgebraucht, ist es auf Glukose als Energielieferant angewiesen. Glukose wird über spezielle Glukose-Transporter aus dem Blut in die Nervenzellen und die Astrozyten (S. 116) aufgenommen. Dort wird sie über die Glykolyse, den Zitratzyklus und die Atmungskette (S. 29) abgebaut, wobei ATP entsteht. Ist kurzfristig zu wenig Glukose vorhanden, kann das Gehirn – im Gegensatz zu den anderen Organen – nicht auf den Abbau von Fettsäuren umstellen.

ACHTUNG

Das Gehirn reagiert sehr empfindlich auf einen Glukose- und damit Energiemangel!

Weil das Gehirn also auf Glukose angewiesen ist, wird es bei der Verteilung der im Körper vorhandenen Glukose auch bevorzugt behandelt. Das heißt, dass der Körper zunächst sicherstellt, dass dem Gehirn ausreichend Glukose zur Verfügung steht, bevor die Ansprüche der anderen Organe befriedigt werden. Besonders anspruchsvoll ist diese Regulation nach der Nahrungsaufnahme: Hier muss Insulin einerseits dafür sorgen, dass der Blutzuckerspiegel ausreichend gesenkt wird, indem die Glukose in Muskeln und Leber aufgenommen wird. Andererseits darf der Blutzuckerspiegel nicht so stark abfallen, dass dem Gehirn nicht mehr ausreichend Glukose zur Verfügung steht. Die Glukoseaufnahme durch das Gehirn selbst ist **insulinunabhängig**. Dadurch wird ein gleichmäßiger Glukoseeinstrom ins Gehirn gewährleistet und verhindert, dass je nach Insulinspiegel mal mehr und mal weniger Glukose ins Hirngewebe transportiert wird.

Bei längeren Hunger- oder Fastenphasen stellt der Körper seinen Stoffwechsel auf Fettverbrennung (S. 33) um, wobei **Ketonkörper** entstehen. Fällt nun der Blutglukosespiegel so weit ab, dass dem Gehirn nicht mehr ausreichend Glukose zur Verfügung steht, beginnt es, diese Ketonkörper als Energiequelle zu nutzen. Ketonkörper sind die einzige Alternative zur Glukose, die dem Gehirn zur Verfügung steht.

Fällt allerdings der Blutglukosespiegel kurzfristig stark ab, also bevor die Fettverbrennung und damit die Ketonkörperbildung einsetzt, kann das Gehirn nicht mehr ausreichend mit Energie versorgt werden.

WISSEN TO GO

Gehirnstoffwechsel

Das Gehirn kann als Energiequellen nur **Glukose** oder **Ketonkörper** nutzen. Da es nur über einen geringen Energievorrat verfügt, ist es auf die ständige Zufuhr von Glukose oder Ketonkörpern angewiesen.

14.4 Peripheres Nervensystem (PNS)

14.4.1 Aufgaben

Das periphere Nervensystem hat im Wesentlichen 3 Aufgaben:

- Über seine **sensiblen (afferenten) Fasern** leitet es Informationen aus dem Körper bzw. aus der Umwelt an das ZNS.
- Über seine **motorischen (efferenten) Fasern** sorgt es dafür, dass die Bewegungsbefehle, die in Gehirn und Rücken-

mark als Antwort auf einen Reiz entstehen, zu den entsprechenden Muskeln gelangen und ausgeführt werden.
- Über seine **autonomen (efferenten Fasern)** steuert es die Funktion vieler Organe.

14.4.2 Aufbau des PNS

Das periphere Nervensystem umfasst alle Nervenstrukturen, die außerhalb von Gehirn und Rückenmark liegen. Es besteht aus 3 Anteilen:
- **Hirnnerven:** Sie entspringen an den Hirnnervenkernen des Gehirns, die größtenteils im Hirnstamm liegen. Es gibt 12 Hirnnervenpaare.
- **Spinalnerven:** Sie setzen sich aus den Vorder- und den Hinterwurzeln der Rückenmarksegmente zusammen. Es sind 31–33 Spinalnervenpaare ausgebildet.
- **periphere Nerven:** Sie bilden die Fortsetzung der Hirn- und Spinalnerven in der Peripherie.

Das PNS setzt sich hauptsächlich aus **Nervenfasern** zusammen. Die dazugehörenden Zellkörper liegen entweder im ZNS (Vorder- und Seitenhörner und Hirnnervenkerne) oder außerhalb des ZNS im PNS. Diejenigen Nervenzellkörper, die Teil des PNS sind, lagern sich zu größeren Gruppen zusammen, den sog. **Ganglien**. Die Ganglien sind also im Prinzip die „graue Substanz des PNS".

Den Aufbau des PNS darf man sich nicht so vorstellen, dass der eine Nerv für die Vermittlung motorischer Befehle an die Muskulatur verantwortlich ist, während ein anderer Nerv Informationen aus der Umwelt in Richtung ZNS transportiert. Vielmehr kann ein und derselbe Nerv motorische, sensible und autonome Nervenfasern enthalten.

WISSEN TO GO

Aufgaben und Aufbau des PNS

Das periphere Nervensystem setzt sich aus den **Hirnnerven**, den **Spinalnerven** und den **peripheren Nerven** zusammen. Dabei besteht es überwiegend aus Nervenfasern. Die wenigen Nervenzellkörper liegen in Gruppen zusammen, den **Ganglien**.

Das PNS besitzt **alle 3 Fasertypen**: Über die sensiblen afferenten Fasern leitet es Informationen aus der Peripherie an das ZNS. Über seine motorischen efferenten Fasern leitet es die Bewegungsimpulse zu den Muskeln. Über seine autonomen efferenten Fasern steuert es die Organfunktionen.

Hirnnerven

Bis auf den X. Hirnnerv, den N. vagus, verlaufen alle Hirnnerven im Bereich des Kopfes und des Halses und erfüllen dort unterschiedliche Aufgaben. Sie sind einerseits an den **Sinneswahrnehmungen** (Sehen, Hören, Schmecken und Gleichgewichtssinn) und der Berührungsempfindung in der Kopf-Hals-Region beteiligt, andererseits innervieren sie auch **Muskeln**, wie z. B. die mimische Muskulatur, die Muskeln von Rachen und Kehlkopf, die Augen- und die Kaumuskeln. Die Äste einiger Hirnnerven steuern außerdem **Organfunktionen** (▶ Abb. 14.17).

Patho Fazialisparese

Der N. facialis versorgt als Hirnnerv große Teile der mimischen Muskulatur. Ist er geschädigt, entsteht das typische Bild der ***Fazialisparese****: Der Mundwinkel hängt auf der betroffenen Seite herab, das Auge kann nicht mehr geschlossen und die Stirn nicht mehr gerunzelt werden.*

Bei der ***peripheren Fazialisparese*** *ist der Nerv selbst oder sein Kern im Hirnstamm geschädigt. Ursache kann z. B. ein Tumor der Ohrspeicheldrüse sein, der auf den Nerv drückt, aber auch Infektionen (Borreliose oder Virusinfektionen) kommen als Auslöser infrage. Die genaue Ursache kann nicht immer herausgefunden werden. Die Symptome sind dann nur einseitig zu beobachten.*

Bei einer ***zentralen Fazialisparese*** *ist die Leitung von der Hirnrinde zu den Kernen gestört, z. B. infolge eines Hirninfarkts. Die Ausfälle treten auf beiden Seiten auf, allerdings kann die Stirn meist noch gerunzelt werden.*

Die Hirnnerven entspringen bzw. enden an einem der **Hirnnervenkerne**, die sich überwiegend im **Hirnstamm** befinden. Über verschiedene Öffnungen und Kanäle im Schädelknochen verlassen die Hirnnerven die Schädelhöhle und ziehen zu ihrer Zielstruktur. Die meisten Hirnnerven geben in ihrem Verlauf mehrere Äste ab.

Blitzlicht Praxis Nervus vagus

Eine unabsichtliche Stimulation des N. vagus im Rachenbereich ist durch das Absaugen des Neugeborenen postpartal möglich. Dieser sogenannte Vagusreiz kann eine Bradykardie und/oder Bronchospasmus auslösen, weshalb das Absaugen nur bei Indikation durchgeführt werden und nicht länger als 5 bis 10 Sekunden dauern sollte [21].

WISSEN TO GO

Hirnnerven

Die **12 Hirnnerven** entspringen an den Hirnnervenkernen im Großhirn und im Hirnstamm. Bis auf den X. Hirnnerv (N. vagus) verlaufen sie im Bereich des Kopfes. Ihre **sensiblen Fasern** sind zuständig für die Aufnahme der Sinneswahrnehmungen, ihre **motorischen Anteile** für die Bewegungen der Muskulatur des Kopfes. Einige Hirnnerven führen auch **autonome Fasern** zur Regulation der Organfunktion.

Spinalnerven

Die Spinalnerven entstehen, indem sich die Fasern der Hinter- und der Vorderwurzel (S. 426) der einzelnen Rückenmarksegmente zusammenlagern. Im Gegensatz zu den Hirnnerven ist jeder Spinalnerv hinsichtlich seiner Faserqualitäten und seiner Äste gleich aufgebaut.

Insgesamt besitzt der Mensch **32 Spinalnervenpaare:**
- 8 Halsnerven (Zervikalnerven, C 1–C 8),
- 12 Brustnerven (Thorakalnerven, Th 1–Th 12),
- 5 Lendennerven (Lumbalnerven, L 1–L 5),
- 5 Kreuzbeinnerven (Sakralnerven, S 1–S 5) und
- 2 Steißbeinnerven.

Die Spinalnerven verlassen den Wirbelkanal durch die **Zwischenwirbellöcher**. Außer im Halsbereich sind sie nach demjenigen Wirbel benannt, der oberhalb ihrer Austrittsstelle liegt (▶ **Abb. 14.6b**). Der Spinalnerv L 1 beispielsweise tritt also durch das Wirbelloch, das zwischen dem 1. und dem 2. Lendenwirbel liegt.

Abb. 14.17 Die 12 Hirnnerven.

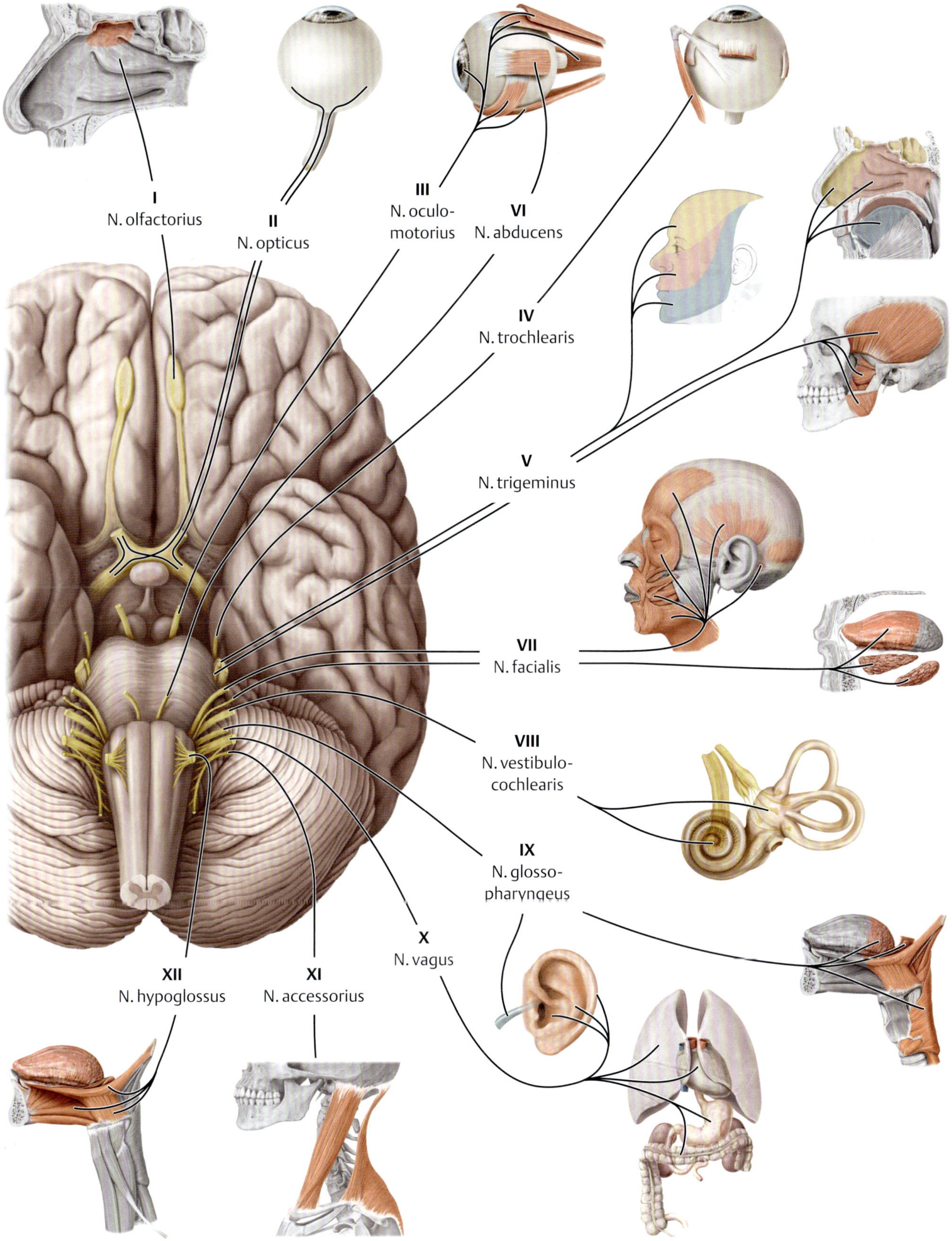

Dargestellt sind jeweils die wichtigsten Funktionen und Innervationsgebiete der einzelnen Hirnnerven. *Quelle: Schünke M, Schulte E, Schumacher U. Prometheus. LernAtlas der Anatomie. Kopf, Hals und Neuroanatomie. Illustrationen von K. Wesker und M. Voll. 6. Aufl. Stuttgart: Thieme; 2022.*

Tab. 14.1 Die 12 Hirnnerven und ihre Aufgaben.

Hirnnerv	Name	Faserqualitäten	Aufgabe	Verlauf
I	**N. olfactorius** (Riechnerv)	sensibel (sensorisch)	Geruchsempfinden	obere Nasenmuschel (Fila olfactoria) → durch das Siebbein → Riechkolben (S. 473) → Frontallappen
II	**N. opticus** (Sehnerv)	sensibel (sensorisch)	Sehen	Netzhaut → Augenhöhle → durch die Schädelbasis → vordere Schädelgrube mit **Chiasma opticum** (Sehnervenkreuzung: linker Nerv kreuzt teilweise nach rechts, rechter Nerv teilweise nach links) → primäre Sehrinde
III	**N. oculomotorius**	motorisch	Bewegung des Augapfels Heben des Augenlids	Hirnstamm → durch die Rückwand der Augenhöhle → Aufteilung in parasympathische Äste und Äste für die Augen- und Lidmuskulatur
		parasympathisch*	Pupillenreflex (S. 463) Akkommodation (S. 460)	
IV	**N. trochlearis**	motorisch	Bewegung des Augapfels nach außen-unten	Hirnstamm → durch die Rückwand der Augenhöhle → äußerer schräger Augenmuskel
V	**N. trigeminus** (Drillingsnerv)	motorisch	Kauen	Brücke → durch die mittlere Schädelgrube → Aufteilung in 3 Hauptäste: • **N. mandibularis:** zieht durch das Keilbein durch die Schädelbasis, dann Aufteilung in mehrere sensible und motorische Äste; versorgt die Unterkieferregion sensibel und die Kaumuskeln motorisch • **N. maxillaris:** Aufteilung in mehrere Äste, die durch das Keilbein in die Kieferhöhle und zu den oberen Schneidezähnen ziehen; versorgt die Oberkieferregion sensibel • **N. ophthalmicus:** teilt sich in 3 Äste und zieht in die Augenhöhle; versorgt die Augenregion sensibel
		sensibel	Empfinden im Gesicht	
VI	**N. abducens**	motorisch	Bewegung des Augapfels nach außen	Brücke → durch die Rückwand der Augenhöhle → äußerer gerader Augenmuskel
VII	**N. facialis** (Gesichtsnerv)	motorisch	Mimik und Dämpfung lauter Geräusche (Mittelohrmuskel)	verlängertes Mark → zusammen mit dem VIII. Hirnnerv durch den inneren Gehörgang und das Felsenbein → Austritt aus dem Schädel nahe dem Warzenfortsatz • im Gehörgang Abgabe von sensiblen Ästen zur Zunge und zum Gaumen und eines parasympathischen Astes (**N. petrosus major**) zu den Speichel- und Tränendrüsen • im Felsenbein Abgabe des motorische **N. stapedius** zum Mittelohrmuskel und der sensiblen und parasympathischen **Chorda tympani**, die weiter durch die Paukenhöhle verläuft • nach Austritt aus dem Schädel Aufteilung in mehrere motorische Äste (**Gesichtsstrahlung**) zur mimischen Muskulatur
		sensibel (sensorisch)	Geschmacksempfinden	
		parasympathisch*	Bildung des Speichels und der Tränenflüssigkeit	
VIII	**N. vestibulocochlearis** (Hör- und Gleichgewichtsnerv)	sensibel (sensorisch)	Hör- und Gleichgewichtssinn	Hirnstamm → zusammen mit dem VII. Hirnnerv in den inneren Gehörgang → Aufteilung in den **N. vestibularis** und den **N. cochlearis** (verlaufen beide im Innenohr)
IX	**N. glossopharyngeus** (Zungen-Rachen-Nerv)	motorisch	Bewegungen der Rachenmuskulatur	Hirnstamm → durch die Schädelbasis → Zungenwurzel; Abgabe des N. tympanicus, dessen parasympathischer Ast (**N. petrosus minor**) zieht zur Parotis
		sensibel	Empfinden des hinteren Zungendrittels, der Paukenhöhle, des äußeren Ohrs und der Gaumenmandel	
		parasympathisch*	Speichelbildung	

Tab. 14.1 Fortsetzung

Hirn-nerv	Name	Faser-qualitäten	Aufgabe	Verlauf
X	**N. vagus**	motorisch	Bewegungen des Kehlkopfs und der Rachenmuskulatur	verlängertes Mark → durch die Schädelbasis → zwischen A. carotis interna und V. jugularis interna in die Brusthöhle → bildet Geflecht um die Speiseröhre → daraus entstehen der vordere und der hintere Vagusstamm → durch das Zwerchfell in die Bauchhöhle • im Kopfbereich: Abgabe sensibler Äste zu den Meningen und zur Ohrmuschel • im Halsbereich: Abgabe von sensiblen und motorischen Ästen (ziehen zum Rachen), des N. laryngeus (S. 169) und von parasympathischen Ästen (ziehen zum Herzen) • im Brustbereich: sensible und parasympathische Äste (ziehen zu den Brustorganen) • im Bauchbereich: sensible und parasympathische Äste zu Magen, Nieren, Leber, Gallenblase und Darm bis zur linken Kolonflexur (S. 202)
		sensibel	Empfinden an Kehlkopf und Rachen, an der Ohrmuschel und an den Brust- und Bauchorganen bis zur linken Kolonflexur	
		parasympathisch*	Regulation der Funktionen der Brust- und Bauchorgane (bis zur linken Kolonflexur)	
XI	**N. accessorius**	motorisch	Bewegung der Kehlkopf- und Rachenmuskulatur, des M. sternocleidomastoideus und des M. trapezius	Hirnstamm und Halsmark → durch die Schädelbasis → Aufteilung in 2 Äste: • 1 Ast zusammen mit N. vagus zu Rachen und Kehlkopf • 1 Ast zum M. sternocleidomastoideus (S. 366) und zum M. trapezius (S. 396)
XII	**N. hypoglossus** (Unterzungennerv)	motorisch	Bewegungen der Zunge	verlängertes Mark → durch das Hinterhauptsbein → zwischen A. carotis interna und V. jugularis interna → Zungenmuskulatur

** Näheres zum Sympathikus und Parasympathikus finden Sie in Kap.* **14.5**.

ACHTUNG

Diese Regel gilt im Halsbereich nicht: Da es 8 Rückenmarksegmente und damit auch Halsnervenpaare gibt, aber nur 7 Halswirbel, treten die Halsnerven ***oberhalb*** *(anstatt unterhalb) des jeweiligen Halswirbels aus (der 1. Halsnerv also oberhalb des 1. Halswirbels und der 8. Halsnerv unterhalb des 7. Halswirbels).*

Durch die Vereinigung der motorischen und autonomen Vorderhornfasern und der sensiblen Hinterhornfasern führt jeder Spinalnerv (außer dem rein motorischen 1. Spinalnerv) **alle 3 Faserqualitäten**. Unterschiede gibt es allerdings bei der Lage der dazugehörigen Nervenzellkörper:

- Die **motorischen und autonomen Fasern** leiten die Information vom Rückenmark weg. Ihre Zellkörper liegen daher im Vorder- bzw. Seitenhorn des jeweiligen Rückenmarksegments und damit im **ZNS**. Die Zellkörper des Hinterhorns dagegen gehören schon zu den Nervenfasern der aufsteigenden Bahnen (S. 428) des Rückenmarks.
- Die **sensiblen Fasern** leiten die Informationen zum Rückenmark hin. Ihre Zellkörper befinden sich außerhalb des ZNS in den sog. **Spinalganglien**. Die Spinalganglien liegen innerhalb der jeweiligen Hinterwurzel, kurz oberhalb der Stelle, an der sich diese mit der Vorderwurzel vereinigt.

! Merke Nervenzellkörper und Nervenzellfaser

Bei den motorischen und autonomen Nervenzellen liegt der Zellkörper im ZNS und der Fortsatz (Axon) im PNS. Bei den sensiblen Nervenzellen gehören sowohl Zellkörper als auch Axon zum PNS. Das Axon endet mit einer Synapse an einer Nervenzelle des ZNS.

Die regelmäßige Anordnung der Spinalnerven und ihr fast gleicher Verlauf führen dazu, dass jeder Spinalnerv bzw. seine Äste einen bestimmten Hautbezirk sensibel versorgt. Diese meist streifenförmigen Hautbezirke werden als **Dermatome** bezeichnet (▶ **Abb. 14.18**).

Patho Sensibilitätsstörungen

Bei Schädigungen der Spinalnervenwurzeln, z. B. durch einen Bandscheibenvorfall, ist häufig das Empfindungsvermögen der Haut im entsprechenden ***Dermatom*** *vermindert. Die Empfindlichkeit ist allerdings nicht ganz aufgehoben, weil auch der darüber- und der darunterliegende Spinalnerv an der Innervation des Dermatoms beteiligt ist.*

WISSEN TO GO

Spinalnerven

Die **Spinalnerven** entstehen durch die Vereinigung von Vorder- und Hinterwurzel. Damit gibt es pro Rückenmarksegment einen linken und einen rechten Spinalnerv. Sie verlassen den Wirbelkanal durch die Zwischenwirbellöcher. Alle Spinalnerven (mit Ausnahme des 1.) führen afferente sensible und efferente motorische und autonome Fasern. Die Zellkörper der afferenten Fasern liegen in den **Spinalganglien** in der Hinterwurzel, diejenigen der efferenten Fasern im Vorder- bzw. Seitenhorn.

Periphere Nerven

Die peripheren Nerven sind die Fortsetzung der Spinalnerven (▶ **Abb. 14.19**). In ihrem Verlauf teilen sie sich meist in mehrere Nerven auf oder geben Äste ab, die dann eigene Namen erhalten.

Die Nervengeflechte, die **Nervenplexus**, entstehen, indem sich die vorderen Äste (Rami anteriores) mehrerer Spinalnerven zusammenlagern. Dabei tauschen sie ihre Nervenfasern aus. Dadurch, dass sich die Fasern der beteiligten Spinalnerven neu zusammenfinden, entstehen die peripheren

Abb. 14.18 Dermatome.

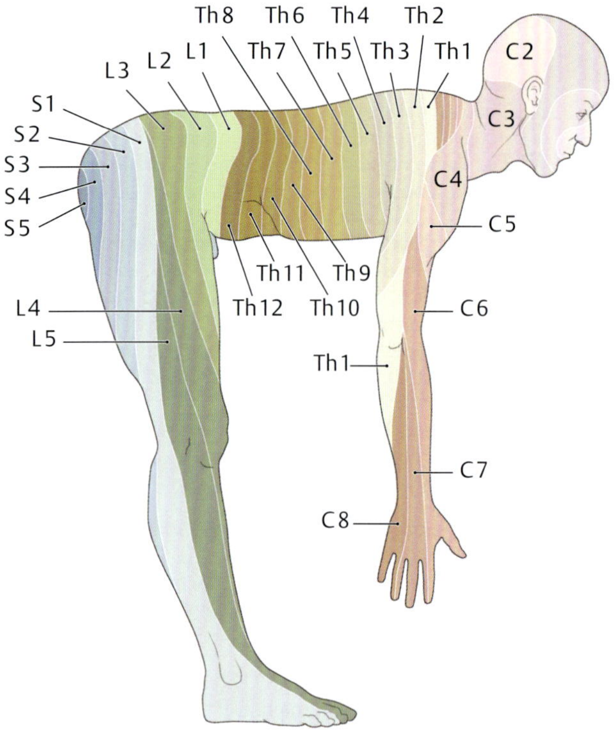

Jeder Hautbezirk entspricht einem bestimmten Spinalnerv. Nur dem 1. Spinalnerv ist kein Dermatom zugeordnet, er ist rein motorisch. *Quelle: Schünke M, Schulte E, Schumacher U. Prometheus. LernAtlas der Anatomie. Kopf, Hals und Neuroanatomie. Illustrationen von K. Wesker und M. Voll. 6. Aufl. Stuttgart: Thieme; 2022.*

Abb. 14.19 Einfacher Verlauf eines Spinalnervs.

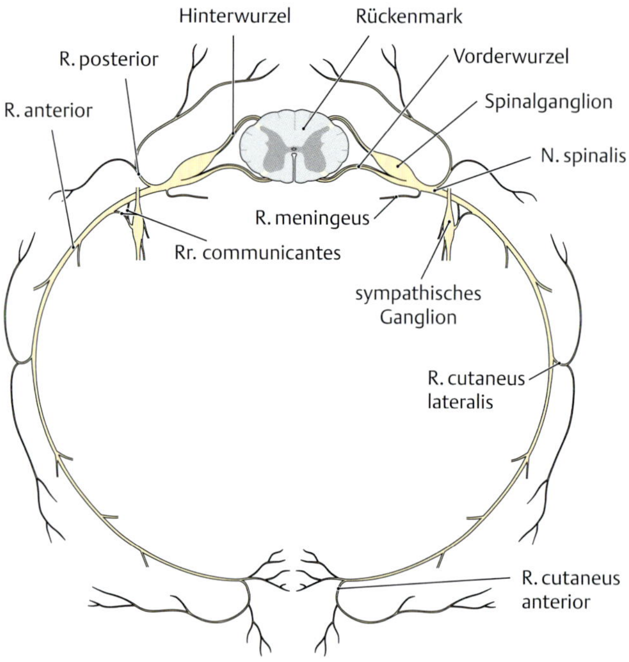

Dargestellt ist der Spinalnerv eines Brustsegments. Nachdem der Spinalnerv seinen Ramus meningeus und Ramus posterior und seine Rami communicantes abgegeben hat, zieht sein Ramus anterior als N. intercostalis im Zwischenrippenraum weiter. Im seitlichen Rumpfbereich gibt er einen Ramus cutaneus lateralis, im Bereich des Brustbeins weitere kleine Äste zur Haut ab. *Quelle: Schünke M, Schulte E, Schumacher U. Prometheus. LernAtlas der Anatomie. Allgemeine Anatomie und Bewegungssystem. Illustrationen von K. Wesker und M. Voll. 6. Aufl. Stuttgart: Thieme; 2022.*

Nerven (▶ **Abb. 14.20**). Sie treten aus dem Plexus aus und ziehen in die Peripherie. Durch diese Umlagerung der Spinalnervenfasern zu den peripheren Nerven erhalten die meisten Muskeln ihre Reize nicht nur von einem, sondern von mehreren Rückenmarksegmenten.

Die Rami anteriores der Spinalnerven bilden 4 große Plexus:

- **Plexus cervicalis**: Das Halsnervengeflecht liegt seitlich-unten am Hals in der Halsmuskulatur. Seine Hautäste treten am Hinterrand des M. sternocleidomastoideus (S. 366) an die Oberfläche. Diese Stelle wird als **Punctum nervosum** oder **Erb-Punkt** bezeichnet.
- **Plexus brachialis**: Das Armnervengeflecht erstreckt sich von oberhalb des Schlüsselbeins bis zur Achsel.
- **Plexus lumbosacralis** (▶ **Abb. 14.20**): Das Lenden-Kreuzbein-Geflecht liegt an der Innenseite der Kreuzbeinflügel. (▶ **Abb. 14.21**).
- **Plexus coccygeus:** Der kleinste der 4 Plexus liegt vor dem Steißbein im kleinen Becken. Er wird manchmal auch zum Plexus lumbosacralis gerechnet.

Patho Lähmungen des Plexus brachialis

Die Armplexuslähmung kann infolge einer Geburtsverletzung auftreten, z. B. durch eine energische Schulterlösung nach Schulterdystokie oder durch starkes Ziehen/Drehen am geborenen Kopf. Es kommt je nach Höhe der Schädigung zu Lähmungserscheinungen am Arm der betroffenen Seite.

14.4.3 Feinbau des PNS

Das periphere Nervensystem besteht größtenteils aus **Nervenfasern**. Die Nervenzellkörper machen nur einen geringen Anteil aus. Der Aufbau des Nervengewebes wird näher in Kap. 5.5 beschrieben.

WISSEN TO GO

Periphere Nerven

Die Rami anteriores der meisten Spinalnerven bilden mit denjenigen anderer Spinalnerven Nervengeflechte (**Nervenplexus**). Dort lagern sich die Fasern der beteiligten Spinalnerven neu zusammen, wodurch die **peripheren Nerven** entstehen. Diese ziehen zu ihren jeweiligen Zielstrukturen, wobei sie z. T. noch mehrere Äste abgeben.

Die größten Nervengeflechte des Körpers sind der **Plexus cervicalis** seitlich am Hals, der **Plexus brachialis** im Bereich des Schlüsselbeins und der Achsel und der **Plexus lumbosacralis** an der Innenseite des Kreuzbeinflügels.

Abb. 14.20 Umlagerung der Spinalnervenfasern am Beispiel des Plexus lumbosacralis.

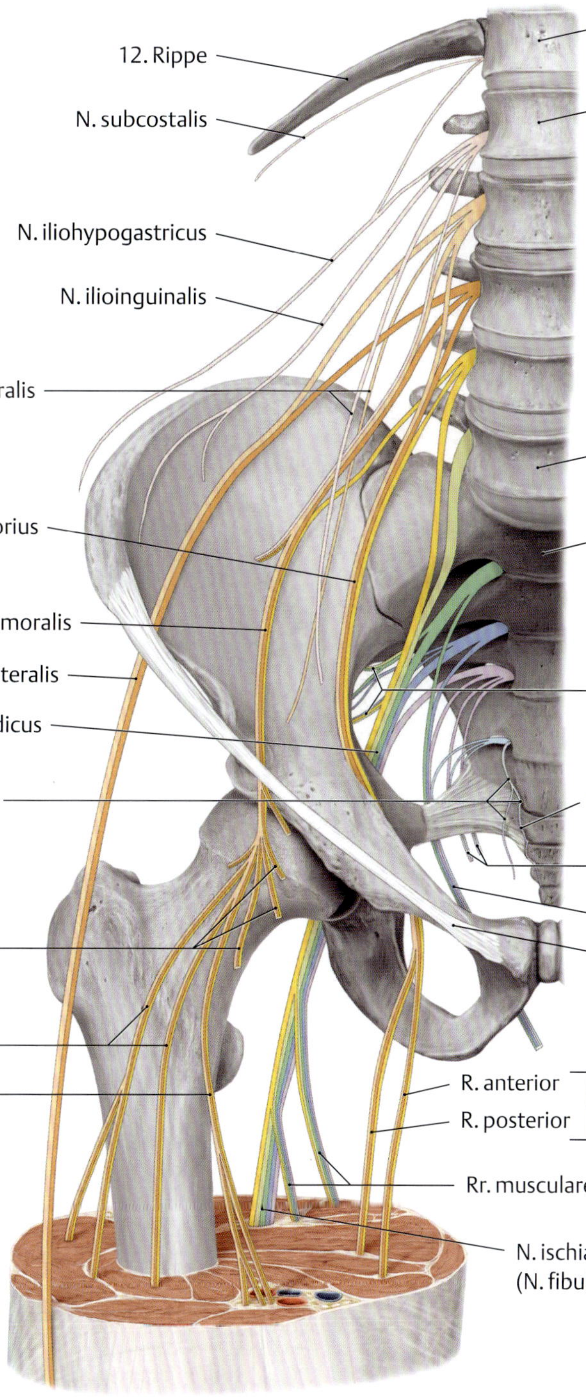

Damit sich die jeweiligen Spinalnerven während ihrer Umlagerung besser verfolgen lassen, sind sie in verschiedenen Farben dargestellt. Nach ihrem Austritt aus dem Zwischenwirbelloch teilen sich die Rami anteriores der Spinalnerven in mehrere Äste auf. Diese Äste lagern sich innerhalb des Plexus neu zusammen, wodurch die peripheren Nerven entstehen. So setzt sich der N. ischiadicus z. B. aus Fasern der Spinalnerven L4 bis S3 zusammen, der N. femoralis aus Fasern der Spinalnerven L1 bis L4. *Quelle: Schünke M, Schulte E, Schumacher U. Prometheus. LernAtlas der Anatomie. Allgemeine Anatomie und Bewegungssystem. Illustrationen von K. Wesker und M. Voll. 6. Aufl. Stuttgart: Thieme; 2022.*

14.5 Autonomes Nervensystem

14.5.1 Aufgaben

Das autonome Nervensystem steuert und kontrolliert die **Organfunktionen**. Deshalb wird es auch **vegetatives** oder **viszerales Nervensystem** genannt. Die Bezeichnung „autonom" rührt daher, dass es eigenständig, also vom Willen unabhängig agiert.

Mithilfe des autonomen Nervensystems passt sich der Körper an unterschiedliche Umweltbedingungen und wechselnde Belastungen an. Das autonome Nervensystem steuert dabei beispielsweise die Herz- und die Atemfrequenz, die Verdauungs- und Ausscheidungsvorgänge und den Stoffwechsel. Dabei stellt es auch sicher, dass die einzelnen Organe aufeinander abgestimmt arbeiten und die Homöostase (S. 251) aufrechterhalten wird. Bei der Regulation der Körperfunktionen spielen auch Reflexe eine Rolle, die über das

Abb. 14.21 Plexus sacralis.

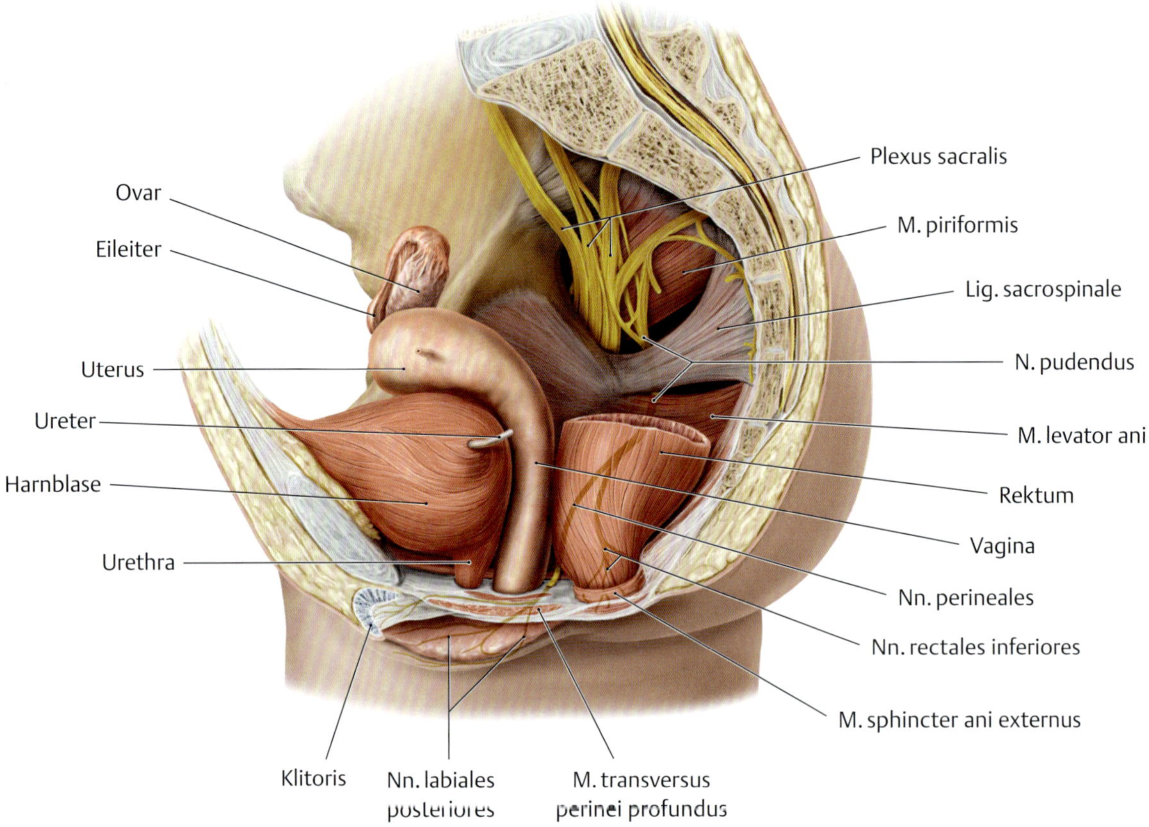

Der Plexus lumbosacralis setzt sich aus dem Plexus lumbalis und dem Plexus sacralis zusammen. Einen Gesamtüberblick liefert ▶ **Abb. 14.20**. Der Plexus lumbalis ist hier nicht dargestellt, seine größten Nerven verlaufen an der Oberschenkelvorderseite (▶ **Abb. 13.68**). Der Plexus sacralis setzt sich aus den Spinalnerven L 4 bis S 3 zusammen. *Quelle: Schünke M, Schulte E, Schumacher U. Prometheus. LernAtlas der Anatomie. Allgemeine Anatomie und Bewegungssystem. Illustrationen von K. Wesker und M. Voll. 6. Aufl. Stuttgart: Thieme; 2022.*

autonome Nervensystem ablaufen, wie z. B. der Pressorezeptorenreflex (S. 157) und der Miktionsreflex (S. 250).

14.5.2 Aufbau

Die Strukturen des autonomen Nervensystems liegen sowohl im ZNS als auch im PNS. Beteiligt sind der Hirnstamm, das Rückenmark, die Spinalnerven, autonome Ganglien und periphere Nerven. Die Steuerzentralen für das autonome Nervensystem sind der **Hypothalamus** und das limbische System.

Efferenzen • Im autonomen Nervensystem werden diejenigen Nervenfasern als Efferenzen bezeichnet, die die „Anweisungen" aus dem ZNS an die Organsysteme übermitteln. Sie setzen sich aus jeweils 2 Nervenzellen zusammen, die über eine Synapse hintereinandergeschaltet sind (▶ **Abb. 14.22**). Das **1. Neuron** stammt aus dem ZNS. Sein Zellkörper liegt in einem Kern im Gehirn oder im Seitenhorn des Rückenmarks. Die Zellkörper der 2. Neurone liegen in Gruppen zusammen, den vegetativen oder **autonomen Ganglien**. Hier enden die Nervenfasern des 1. Neurons mit einer Synapse am Zellkörper des 2. Neurons. Dessen Fasern ziehen direkt zum Zielorgan. Die Fasern des 2. Neurons des autonomen Nervensystems enden schließlich überwiegend an folgenden Strukturen:

- der glatten Muskulatur der Organe und Gefäße,
- den Herzmuskelzellen oder
- an Drüsenzellen.

Da sich die Fasern des 1. Neurons vor dem autonomen Ganglion befinden, werden sie auch als **präganglionäre Fasern** („prä" = „vor") bezeichnet. Die Fasern des 2. Neurons heißen dementsprechend auch **postganglionäre Fasern** („post" = „nach").

Innerhalb des efferenten Teils des autonomen Nervensystems werden 3 Anteile unterschieden:

- sympathisches Nervensystem (Sympathikus),
- parasympathisches Nervensystem (Parasympathikus) und
- Darmwandnervensystem (enterisches Nervensystem).

Afferenzen • Der afferente Teil des autonomen Nervensystems teilt sich seine Fasern im Prinzip mit dem afferenten Teil des somatischen Nervensystems. Informationen werden über Rezeptoren (z. B. Dehnungs- oder Chemorezeptoren) an den Organen aufgenommen und über afferente Nervenfasern in Richtung ZNS geleitet. Die Zellkörper dieser afferenten Nervenzellen liegen in den **Spinalganglien**, die zum somatischen Nervensystem gezählt werden. Deshalb zählen einige Autoren die Afferenzen nicht zum autonomen System, sondern betrachten dieses als rein efferent.

Die afferente Seite des autonomen Nervensystems wird nicht weiter unterteilt, sondern alle seine Fasern werden als **viszerale Afferenzen** zusammengefasst – „viszeral" deswegen, weil sie Informationen über den Zustand der Eingeweide transportieren.

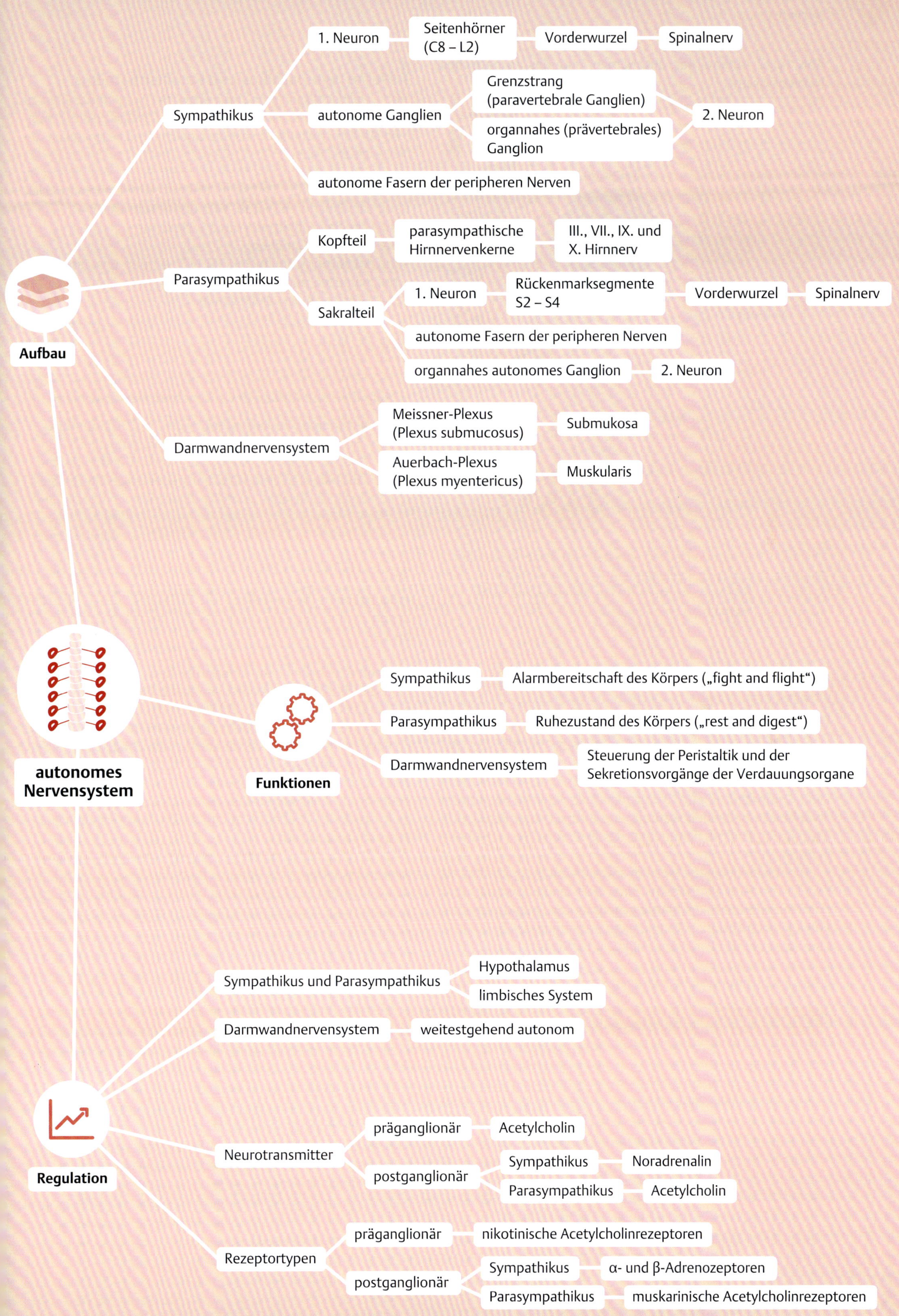

autonomes Nervensystem
Aufbau
Sympathikus
1. Neuron
Seitenhörner (C8 – L2)
Vorderwurzel
Spinalnerv
autonome Ganglien
Grenzstrang (paravertebrale Ganglien)
organnahes (prävertebrales) Ganglion
2. Neuron
autonome Fasern der peripheren Nerven
Parasympathikus
Kopfteil
parasympathische Hirnnervenkerne
III., VII., IX. und X. Hirnnerv
Sakralteil
1. Neuron
Rückenmarksegmente S2 – S4
Vorderwurzel
Spinalnerv
autonome Fasern der peripheren Nerven
organnahes autonomes Ganglion
2. Neuron
Darmwandnervensystem
Meissner-Plexus (Plexus submucosus)
Submukosa
Auerbach-Plexus (Plexus myentericus)
Muskularis
Funktionen
Sympathikus
Alarmbereitschaft des Körpers („fight and flight“)
Parasympathikus
Ruhezustand des Körpers („rest and digest“)
Darmwandnervensystem
Steuerung der Peristaltik und der Sekretionsvorgänge der Verdauungsorgane
Regulation
Sympathikus und Parasympathikus
Hypothalamus
limbisches System
Darmwandnervensystem
weitestgehend autonom
Neurotransmitter
präganglionär
Acetylcholin
postganglionär
Sympathikus
Noradrenalin
Parasympathikus
Acetylcholin
Rezeptortypen
präganglionär
nikotinische Acetylcholinrezeptoren
postganglionär
Sympathikus
α- und β-Adrenozeptoren
Parasympathikus
muskarinische Acetylcholinrezeptoren

Abb. 14.22 Aufbau des autonomen und des somatischen Nervensystems.

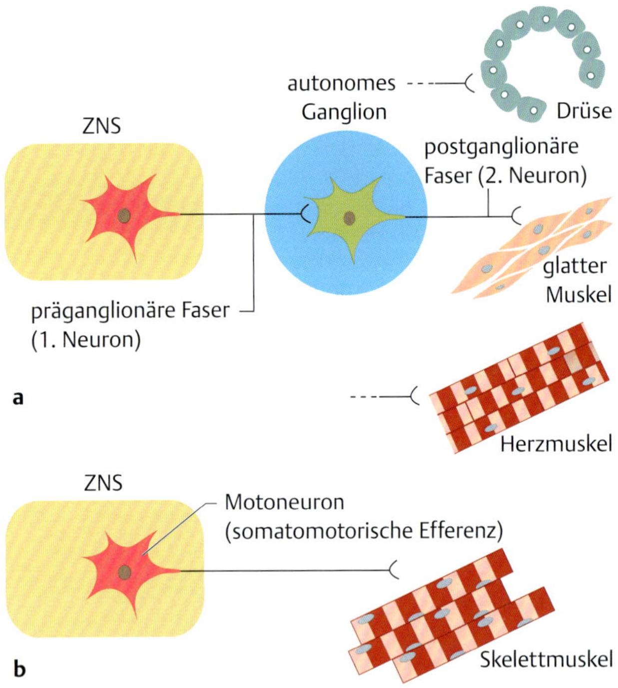

Während das autonome Nervensystem (**a**) seine Reize über 2 Neurone mit dazwischenliegendem Ganglion weiterleitet, zieht im somatischen Nervensystem (**b**) das Neuron ohne weitere synaptische Umschaltung zum Zielorgan. *Quelle: Behrends JC et al. Duale Reihe Physiologie. Stuttgart: Thieme; 2016.*

Sympathisches und parasympathisches Nervensystem

Das sympathische und das parasympathische Nervensystem kontrollieren lebenswichtige Funktionen, wie die des Atmungs- und des Herz-Kreislauf-Systems und den Stoffwechsel. Die einzelnen Organe bzw. Organsysteme können dabei von Sympathikus und Parasympathikus direkt beeinflusst werden. Diese beiden Systeme sind ihrerseits der Regulation durch den Hypothalamus und das limbische System unterworfen.

Die meisten Organe werden sowohl vom Sympathikus als auch vom Parasympathikus innerviert, wobei Sympathikus und Parasympathikus häufig gegensätzliche Funktionen haben. Je nach Situation kann dabei der Einfluss des Sympathikus oder der des Parasympathikus überwiegen.

! Merke Sympathikus und Parasympathikus

Stark vereinfacht kann man sich merken: Der Sympathikus führt zu einer Aktivitäts- und Leistungssteigerung („fight and flight"), während der Parasympathikus eher die Erholung und Regeneration fördert („rest and digest").

Sympathikus und Parasympathikus unterscheiden sich hauptsächlich durch (▶ **Tab. 14.2** und ▶ **Tab. 14.3**):

- die Lage des Zellkörpers ihres 1. Neurons,
- die Lage ihrer Ganglien,
- die Art ihrer Transmitter (S. 115) an den postganglionären Synapsen und
- ihre Effekte an den Zielorganen.

WISSEN TO GO

Aufgaben und Aufbau des autonomen Nervensystems

Das **autonome Nervensystem** steuert die **Organfunktionen**. Es gliedert sich in Sympathikus, Parasympathikus und das Darmwandnervensystem. Sympathikus und Parasympathikus haben an vielen Organen gegenteilige Effekte. Sie erhalten ihre „Befehle" vom Hypothalamus und dem limbischen System.

Sympathikus

Präganglionäre Nervenzellen • Die Zellkörper des 1. Neurons liegen in den Seitenhörnern der Rückenmarksegmente **C 8 bis L 2**.

Autonome Ganglien • Im sympathischen Nervensystem erfolgt die Umschaltung vom 1. auf das 2. Neuron größtenteils in Ganglien, die sich links und rechts entlang der Wirbelsäule aufreihen. Diese Ganglienketten werden als **Grenzstrang** (Truncus sympathicus) bezeichnet (▶ **Abb. 14.23**).

Das sog. Ganglion coeliacum und das Ganglion mesentericum superius bilden zusammen den **Solarplexus** (Sonnengeflecht). Er liegt knapp unterhalb des Zwerchfells am Ende des Brustbeins. Neben sympathischen führt er auch parasympathische Fasern.

Neurotransmitter • Der Botenstoff an der Synapse vom 1. auf das 2. Neuron ist Acetylcholin. Die Reizweiterleitung vom 2. Neuron auf das Zielorgan erfolgt in erster Linie über Noradrenalin (S. 279).

Tab. 14.2 Unterschiede zwischen Sympathikus und Parasympathikus. Zu den Wirkungen am Zielorgan s. ▶ Tab. 14.3.

Unterscheidungsmerkmal	Sympathikus	Parasympathikus
Lage des 1. Neurons	Seitenhörner der Hals-, Brust- und Lendensegmente des Rückenmarks (C 8 bis L 2)	Kerne im Hirnstamm (Kopfteil) und im Sakralmark (S 2 bis S 4; Sakralteil)
Verlauf der autonomen Fasern	Vorderwurzel und Spinalnerv (Rr. communicantes), periphere Nerven	Kopfteil: Hirnnerven III (N. oculomotorius), VII (N. facialis), IX (N. glossopharyngeus) und X (N. vagus) Sakralteil: Vorderwurzel und Spinalnerv (Rr. communicantes), periphere Nerven
Lage der Ganglien	paarweise rechts und links der Wirbelsäule (Grenzstrang) oder in der Nähe des Zielorgans	in der Nähe des Zielorgans oder direkt am Zielorgan
postganglionärer Transmitter	Noradrenalin	Acetylcholin

Abb. 14.23 Sympathikus und Parasympathikus.

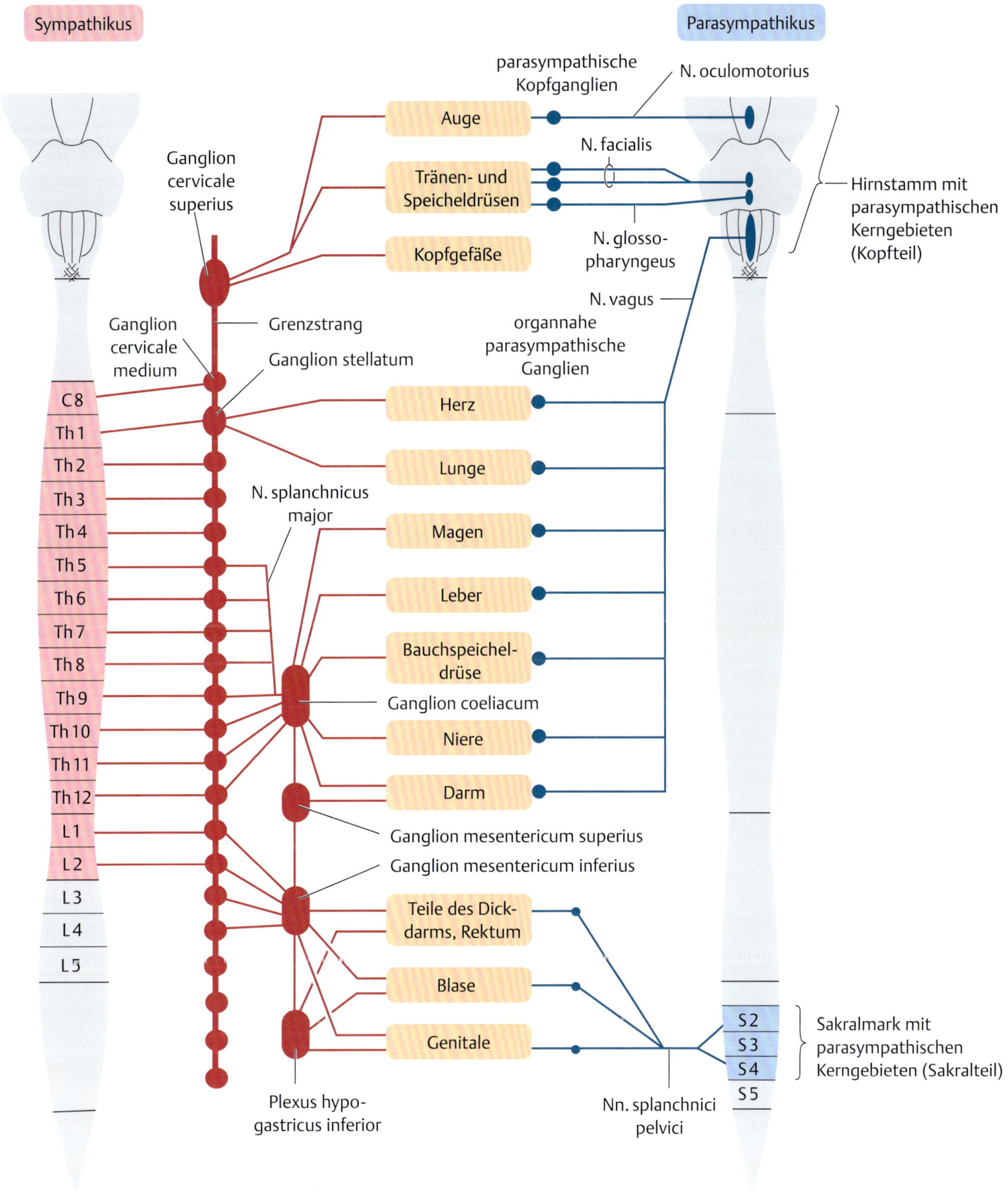

Vereinfacht gilt: Die sympathischen Ganglien liegen wirbelsäulennah im Grenzstrang. Daher hat der Sympathikus kurze präganglionäre und lange postganglionäre Fasern. Beim Parasympathikus ist es umgekehrt: Seine Ganglien liegen organnah, weshalb er lange präganglionäre und kurze postganglionäre Fasern besitzt. *Quelle: Schünke M, Schulte E, Schumacher U. Prometheus. LernAtlas – Kopf, Hals und Neuroanatomie. Illustrationen von K. Wesker und M. Voll. 5. Aufl. Stuttgart: Thieme; 2018.*

Effekte am Zielorgan • Der Sympathikus ist dafür verantwortlich, dass der Körper auf Stress bzw. auf eine Bedrohung sofort reagiert: Das Herz schlägt schneller, die Muskeln werden besser durchblutet, die Bronchien weiten sich. Gleichzeitig fährt er die Leistung derjenigen Organe zurück, die für die aktuelle Situation nicht wichtig sind, wie z. B. das Verdauungssystem (▶ **Tab. 14.3**).

Diese **plötzliche, automatisch eintretende Reaktionsbereitschaft** des Körpers, die durch die Aktivierung des Sympathikus entsteht, war vielleicht für unsere Vorfahren noch wichtiger als für uns. Sprang z. B. ein Säbelzahntiger aus seinem Versteck, hatten sie genau 2 Möglichkeiten: entweder wegzulaufen („flight“) oder zu kämpfen („fight“) – für lange Überlegungen war da keine Zeit. Heutzutage sehen Bedrohungen zwar meist etwas anders aus (Ärger auf Station, zahlreiche Überstunden und Stress im Verkehr), unser sympathisches Nervensystem hat sich jedoch nicht verändert. Das bemerkt man (leider) häufig in Prüfungssituationen: Das Herz klopft wie wild. Der Mund ist trocken. Die Haut wirkt blass und kalt. Man schwitzt vermehrt. All dies sind unangenehme Folgen der Aktivierung des Sympathikus.

Die Wirkung des Sympathikus an den einzelnen Organen fasst ▶ **Tab. 14.3** zusammen.

Rezeptortypen • Die Zellen der Zielorgane besitzen bestimmte Rezeptoren für den Botenstoff des 2. Neurons, das Noradrenalin. Diese sog. **Adrenozeptoren** werden durch Katecholamine (S. 279) aktiviert, zu denen auch das Noradrenalin gehört. So kann die Information vom 2. Neuron an das Organ übertragen werden.

Die Adrenozeptoren zählen zu den G-Protein-gekoppelten Rezeptoren (S. 262). Die Signalwege, die sie über ihr G-Protein in Gang setzen, können sich allerdings voneinander unterscheiden. Je nachdem, welchen Signalweg der Rezeptor aktiviert, unterscheidet man die **α-Rezeptoren** von den **β-Rezeptoren**. Abhängig davon, mit welchem Rezeptortyp die Zielzelle ausgestattet ist, erzielt eine Aktivierung des Sympathikus an eigentlich demselben Gewebe unterschiedliche Wirkungen. Ein Beispiel sind die glatten Muskelzellen: Hier wird über α-Rezeptoren eine Konstriktion ausgelöst, während über β-Rezeptoren eine Relaxation vermittelt wird:

- Die glatten Muskelzellen der meisten Gefäße oder auch die Schließmuskeln der Blase besitzen α-Rezeptoren, sie ziehen sich also unter Einwirkung des Sympathikus zusammen. Es kommt zur Vasokonstriktion bzw. Kontinenz.
- Die glatten Muskelzellen der Bronchien, der Koronararterien und der kleinen Arterien der Skelettmuskulatur sind dagegen mit β-Rezeptoren ausgestattet. Sie erschlaffen bei Aktivierung des Sympathikus, die Folge ist eine Vasodilatation bzw. eine Bronchodilatation.

Blitzlicht Betablocker

*Die unterschiedlichen **Rezeptortypen** sind von großer klinischer Bedeutung. Zum Beispiel verhindern **β-Rezeptoren-Blocker** (kurz: Betablocker) die synaptische Übertragung des Sympathikus. Am Herzen macht man sich dies bei Hypertonikern zunutze: Die Herzfrequenz und der Blutdruck können mithilfe von Betablockern gesenkt werden. Allerdings sollte man Betablocker nicht bei Menschen mit Lungenerkrankungen einsetzen: Die Entspannung der Bronchialmuskulatur und damit die Weitstellung der Bronchien wird über die β-Rezeptoren vermittelt. Blockiert man diesen Effekt mit Betablockern, verstärkt man ggf. die Atembeschwerden bei Asthmatikern.*

Tab. 14.3 Wirkungen von Sympathikus und Parasympathikus an den Organen.

Organ/Organsystem	Sympathikus	Parasympathikus
Herz	Frequenz steigt (positiv chronotrop) Kontraktionskraft steigt (positiv inotrop)	Herzfrequenz sinkt (negativ chronotrop) Kontraktionskraft der Vorhöfe sinkt
Blutgefäße	Vasokonstriktion Koronararterien und Gefäße der Skelettmuskulatur: Vasodilatation	Vasodilatation der Blutgefäße der Geschlechtsorgane, des Gehirns und der Speicheldrüsen keine direkte Beeinflussung der Blutgefäße der übrigen Organe (sie erweitern sich, wenn der Einfluss des Sympathikus nachlässt)
Atmung	keine direkte Beeinflussung der Bronchialmuskulatur (Bronchodilatation durch Adrenalin aus dem Nebennierenmark)	Bronchokonstriktion Schleimsekretion nimmt zu
Verdauungssystem	Peristaltik sinkt Sekretion (Speichel, Salzsäure, Schleim, Verdauungsenzyme) sinkt Sphinkter kontrahiert	Peristaltik steigt Sekretion (Speichel, Salzsäure, Schleim, Verdauungsenzyme) steigt Sphinkter erschlafft (Defäkation)
Niere	Ausscheidung sinkt (Antidiurese)	Ausscheidung steigt (Diurese)
Harnblase	Sphinkter kontrahiert (Kontinenz) M. detrusor vesicae erschlafft	Sphinkter erschlafft M. detrusor vesicae kontrahiert
Leber	Glykogenabbau (Glykogenolyse) Gallebildung sinkt	über gesteigerte Insulinausschüttung indirekt Steigerung der Glykogenbildung Gallebildung steigt
Bauchspeicheldrüse	Insulinausschüttung sinkt	Insulinausschüttung steigt
Schweißdrüsen	Schweißbildung steigt	keine parasympathische Wirkung, Innervation ist rein sympathisch
Augen	Pupille weitet sich (Mydriasis)	Pupille verengt sich (Miosis)
Penis	Ejakulation	Erektion
Nebennieren	Freisetzung von Adrenalin und in geringerem Maße Noradrenalin	keine parasympathische Wirkung, Innervation ist rein sympathisch

WISSEN TO GO

Sympathikus

Der **Sympathikus** versetzt den Körper in **Alarmbereitschaft**. So steigt z. B. die Herzfrequenz, die Muskeldurchblutung nimmt zu und die Bronchien werden weitgestellt.

Der Sympathikus hat seinen Ursprung in den Seitenhörnern der Rückenmarksegmente **C 8 bis L 2**. Seine autonomen Ganglien bilden den **Grenzstrang**, eine Ganglienkette rechts und links der Wirbelsäule.

Der Neurotransmitter, mit dem der Sympathikus den Reiz auf das Zielorgan überträgt, ist **Noradrenalin**. Es bindet an spezielle Rezeptoren der Zielzellen, die **Adrenozeptoren**. Diese lassen sich in 2 Gruppen einteilen: die **α-Rezeptoren** und die **β-Rezeptoren**. Je nachdem, welchen Rezeptortyp ein Gewebe besitzt, kann der Sympathikus unterschiedlich wirken.

Parasympathikus

Präganglionäre Nervenzellen • Am Parasympathikus unterscheidet man einen Kopf- und einen Sakralteil. Die Zellkörper des 1. Neurons liegen für den Kopfteil in den **Hirnnervenkernen** des Hirnstamms und für den Sakralteil in den Rückenmarksegmenten **S 2 bis S 4**.

Der **N. vagus** ist der wichtigste parasympathische Hirnnerv. Während die parasympathischen Fasern in anderen Hirnnerven meist nur einen kleinen Anteil ausmachen, besteht der N. vagus größtenteils aus parasympathischen Nervenfasern. Sein Versorgungsgebiet erstreckt sich weit über den Kopf hinaus: Die Nervenfasern des N. vagus innervieren u. a. das Herz, die Lungen und die Bauchorgane. Auf seinem Weg in die Peripherie zieht der N. vagus auch durch den **Solarplexus**.

Die Nerven, in denen die parasympathischen Fasern aus dem Sakralteil zum entsprechenden Ganglion verlaufen, werden unter dem Begriff **Becken-Eingeweide-Nerven** (Nn. splanchnici pelvici) zusammengefasst.

ACHTUNG

*Der **N. splanchnicus major** und der N. splanchnicus minor führen sympathische Fasern, die **Nn. splanchnici pelvici** parasympathische.*

Neurotransmitter • Sowohl im parasymphatischen Ganglion als auch bei der Reizweiterleitung auf das Zielorgan ist **Acetylcholin** der synaptische Überträgerstoff.

! Merke Neurotransmitter

*Präganglionärer Überträgerstoff ist sowohl beim Sympathikus als auch beim Parasympathikus **Acetylcholin**. Die postganglionären Neurotransmitter unterscheiden sich allerdings: Beim Parasympathikus ist es ebenfalls **Acetylcholin**, beim Sympathikus **Noradrenalin**.*

Effekte am Zielorgan • Nach jeder Stresssituation muss sich der Körper auch wieder erholen. Es ist wichtig, verbrauchte Reserven wieder aufzubauen. Der Parasympathikus dominiert vor allem im Schlaf über den Sympathikus. **Ruhe** und **Erholung** sind seine zentralen Funktionen. Organfunktionen, die in dieser Phase wichtig sind, werden von ihm gesteigert (▶ Tab. 14.3). Beispielsweise regt er das Verdauungssystem an: Es wird mehr Speichel produziert, die Peristaltik im Magen-Darm-Trakt nimmt zu, und die Freisetzung der Verdauungsenzyme wird gesteigert. Auch auf das Herz kann der Parasympathikus Einfluss nehmen. Er senkt die Herzfrequenz und ist damit für den Ruhepuls verantwortlich.

Rezeptortypen • Die Zellen der **Endorgane** des parasympathischen Systems sind mit Acetylcholinrezeptoren ausgestattet. Sie werden, da sie auch Muskarin (Gift des Fliegenpilzes) binden können, als **muskarinische Acetylcholinrezeptoren** bezeichnet.

Da auch der Neurotransmitter zwischen 1. und 2. Neuron Acetylcholin ist, müssen die postsynaptischen Rezeptoren im sympathischen und im parasympathischen **Ganglion** ebenfalls Acetylcholinrezeptoren sein. Sie gehören allerdings zu den **nikotinischen Acetylcholinrezeptoren**. Dieser Rezeptortyp kann, wie sein Name schon sagt, neben Acetylcholin auch Nikotin binden.

WISSEN TO GO

Parasympathikus

Der **Parasympathikus** versetzt den Körper in einen eher **entspannten Zustand**. Er senkt z. B. die Herzfrequenz und steigert die Tätigkeit des Verdauungstrakts.

Der Parasympathikus unterteilt sich in einen Kopf- und einen Sakralteil. Der **Kopfteil** entspringt in den Hirnnervenkernen. Insbesondere der **N. vagus** (X. Hirnnerv) enthält viele parasympathische Fasern. Im Gegensatz zu den anderen Hirnnerven verläuft er nicht nur in der Kopfregion, sondern zieht auch zum Herzen, zur Lunge und zu den Bauchorganen. Der Ursprung des **Sakralteils** liegt in den Seitenhörnern der Rückenmarksegmente S 2 bis S 4. Die **autonomen Ganglien**, in denen das 1. Neuron auf das 2. Neuron umschaltet, liegen **organnah**.

Der Neurotransmitter, mit dem der Parasympathikus den Reiz auf das Zielorgan überträgt, ist **Acetylcholin**.

Darmwandnervensystem

Aufgaben

Das Darmwandnervensystem (enterisches Nervensystem) steuert die Funktionen des Verdauungssystems, vor allem die **Peristaltik** und die **Sekretionsvorgänge**. Es kann zwar von Sympathikus und Parasympathikus beeinflusst werden, arbeitet aber weitestgehend **selbstständig**. Deshalb wird es manchmal auch als das „Gehirn des Darms" bezeichnet.

Lage und Aufbau

Das Darmwandnervensystem besteht aus zahlreichen Ganglien, die untereinander verbunden sind. Sie liegen direkt in der **Wand der Verdauungsorgane** und erstrecken sich von der Speiseröhre bis zum Rektum. Seine Zellen zählen ausschließlich zum **peripheren Nervensystem**. Die einzige Verbindung zum zentralen Nervensystem ist die Vernetzung mit Sympathikus und Parasympathikus.

Patho Morbus Hirschsprung

*Beim Morbus Hirschsprung, einer angeborenen Erkrankung, fehlt der **Plexus myentericus** im Bereich des unteren Dickdarms und des Rektums. Die Muskulatur der betroffenen Darmabschnitte ist dauerhaft kontrahiert, und das Darmlumen ist verengt. Dadurch können die Fäzes nicht weitertransportiert werden und stauen sich vor dem verengten Abschnitt. Im Bereich des Rückstaus weitet sich deshalb* *der Darm, weshalb die Erkrankung auch als* ***angeborenes Megakolon*** *bezeichnet wird.*

Bereits wenige Tage nach der Geburt leiden die ***Neugeborenen*** *an Erbrechen und Verstopfung, ihr Bauch ist aufgebläht. Es kann auch zu einem Darmverschluss kommen. Die betroffenen Darmabschnitte müssen operativ entfernt werden.*

Afferenzen • Seine Informationen erhält das Darmwandnervensystem über afferente Nervenfasern von Chemo-, Mechano- und Schmerzrezeptoren, die in der Muskularis und in der Schleimhaut der Verdauungsorgane liegen.

Neurotransmitter

Als synaptische Überträgerstoffe dienen verschiedene Transmitter, u. a. Serotonin oder Stickstoffmonoxid. Die glatten Muskel- und die Drüsenzellen werden meist durch Acetylcholin erregt.

> **WISSEN TO GO**
>
> **Darmwandnervensystem**
>
> Das **Darmwandnervensystem** besteht aus zahlreichen, untereinander vernetzten Ganglien und steuert weitestgehend selbstständig die Funktion des **Verdauungssystems**; es kann von Sympathikus und Parasympathikus beeinflusst werden.

14.6 Somatisches Nervensystem

14.6.1 Aufgaben

Das somatische Nervensystem steuert die Skelettmuskulatur und damit die **willkürlichen** und die **reflexartigen Körperbewegungen**. Seine Informationen erhält es über afferente sensible Fasern, die Reize aus der Umwelt oder dem Körper aufnehmen. Diese werden dann in einem komplexen Verschaltungsprozess im Gehirn verarbeitet.

14.6.2 Aufbau

Das somatische Nervensystem gehört teilweise zum ZNS und teilweise zum PNS.

Efferenzen • Das somatische Nervensystem nutzt für die Weiterleitung seiner Informationen vom Gehirn zu den Muskeln zunächst die absteigenden Bahnen (S. 428) des ZNS. In den Vorderhörnern des Rückenmarks oder in den Hirnnervenkernen bilden deren Fasern Synapsen mit den Motoneuronen (S. 356). Diese verlassen über die Vorderwurzel im Spinalnerv das Rückenmark bzw. im Hirnnerv das Gehirn.

Die motorischen Fasern ziehen dann als peripherer Anteil des somatischen Nervensystems ohne eine weitere synaptische Verschaltung zu ihrem jeweiligen Zielmuskel (▶ **Abb. 14.22**). Dort übertragen sie den Reiz über die motorische Endplatte (S. 111) auf die Muskelfasern. Da sie innerhalb der peripheren Nerven verlaufen, durchziehen die meisten Motoneurone auf ihrem Weg einen der großen Nervenplexus (S. 435).

Afferenzen • Sie bestehen aus den sensiblen Fasern, die von der Haut, den Skelettmuskeln und den Gelenken in Richtung ZNS ziehen. Sie verlaufen zunächst auch in den peripheren Nerven, um dann über die Hinterwurzel des Spinalnervs die Hinterhörner des Rückenmarks bzw. den Hirnstamm zu erreichen. Der Zellkörper dieser afferenten Neuronen liegt im Spinalganglion.

In den Hinterhörnern bzw. den Kernen des Hirnstamms wird der Reiz auf die Neurone der aufsteigenden Bahnen (S. 428) des ZNS übertragen und an die zuständigen Abschnitte des Gehirns weitergeleitet.

An ihrem peripheren Ende nehmen die afferenten Fasern die Informationen aus dem Skelettsystem oder aus der Umwelt auf. Dafür können sie entweder als **freie Nervenendigungen**, z. B. in Form von Golgi-Sehnenorganen und Muskelspindeln (S. 356), vorliegen oder über eine Synapse an einen Rezeptor (S. 454) gekoppelt sein.

> **WISSEN TO GO**
>
> **Aufgaben und Aufbau des somatischen Nervensystems**
>
> Das **somatische Nervensystem** steuert die willkürlichen Bewegungen und die motorischen Reflexe.
>
> Sein **efferenter Anteil** besteht aus den **absteigenden Bahnen** des Rückenmarks und den **Motoneuronen.** Die **sensiblen Afferenzen** nutzen ebenfalls die peripheren Nerven und die Spinalnerven. Die Weiterleitung an das Gehirn erfolgt über die **aufsteigenden Bahnen** des Rückenmarks.

14.6.3 Reflexe

Das somatische Nervensystem ist auch für diejenigen Reflexe zuständig, an denen die Skelettmuskulatur beteiligt ist (S. 356). Bei einem Reflex handelt es sich um eine unwillkürliche Reaktion auf einen Reiz, die immer gleich abläuft. Zentrales Organ bei der Reflexentstehung ist das **Rückenmark**.

Der Reflex wird über afferente und efferente Neurone ausgelöst, die zusammen den **Reflexbogen** bilden. Im einfachsten Fall nimmt ein Rezeptor den Reiz auf, der dann über eine afferente Nervenfaser ins Rückenmark geleitet wird. Dort bildet die afferente Faser eine Synapse mit der motorischen Vorderhornzelle aus. Über ihre efferente Nervenfaser gibt die Vorderhornzelle die Information an den Muskel weiter.

Die Reflexe können neben anderen Kriterien auch nach der Anzahl der beteiligten Organe unterschieden werden:

- **Eigenreflexe:** Die Afferenzen und die Efferenzen enden im selben Organ. Der Ort, an dem der Reiz aufgenommen wird, ist also auch der Ort der Reizantwort.
- **Fremdreflexe:** Die Afferenzen enden in einem anderen Organ als die Efferenzen. Der Reiz wird also beispielsweise durch Rezeptoren in der Haut aufgenommen, als Antwort zieht sich aber ein Muskel zusammen.

Typisches Beispiel für einen Eigenreflex ist der Patellasehnenreflex.

Patellasehnenreflex • Dieser Reflex ist ein Beispiel für einen **Eigenreflex**. Sowohl der Reiz als auch die Reaktion auf den Reiz betreffen den M. quadriceps femoris. Der Reiz ist ein kurzer Schlag auf die Patellasehne (Endsehne des M. quadriceps femoris), wodurch der Muskel gedehnt wird. Als Antwort zieht sich der Muskel zusammen, und das Bein streckt

Abb. 14.24 Patellasehnenreflex.

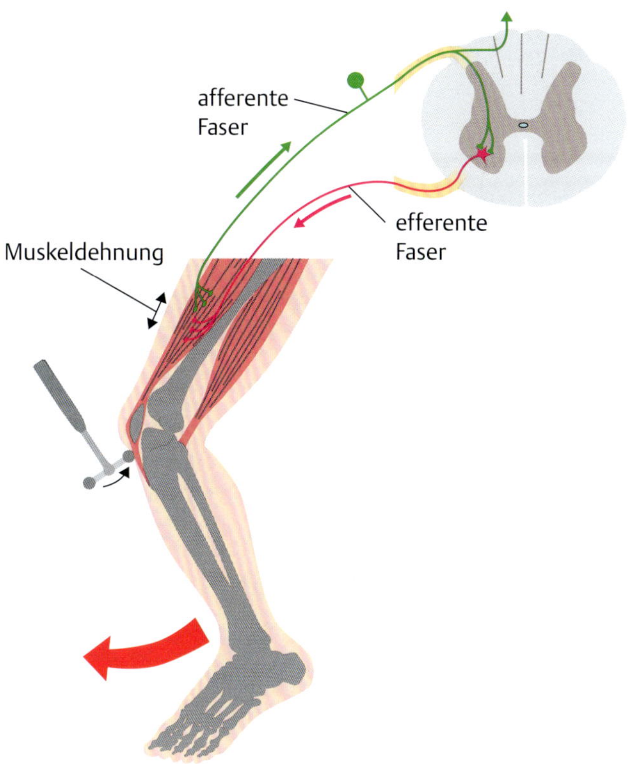

Die Dehnung des Muskels durch den Schlag mit dem Reflexhammer wird über die Muskelspindeln wahrgenommen. Die afferenten Fasern leiten die Information in Richtung Rückenmark. Sie ziehen ohne synaptische Verschaltung durch Hinterwurzel und Hinterhorn ins Vorderhorn. Dort ist die Afferenz direkt synaptisch mit dem Motoneuron verbunden, das für den M. quadriceps femoris zuständig ist. Diese Efferenz vermittelt dann die Kontraktion des Muskels. *Quelle: Aumueller G et al. Duale Reihe Anatomie. Stuttgart: Thieme; 2017.*

sich im Kniegelenk. An diesem Vorgang sind nur 2 Neurone beteiligt (▶ **Abb. 14.24**). Der Patellasehnenreflex zählt zu den Muskeldehnungsreflexen (S. 356).

Diagnostik Patellasehnenreflex

*Der Patellasehnenreflex wird **klinisch** insbesondere bei der Diagnostik neurologischer Erkrankungen genutzt. Ein abgeschwächter oder fehlender Patellasehnenreflex spricht für eine Schädigung im Bereich des Reflexbogens. Häufige Ursache ist ein **Bandscheibenvorfall** im Bereich des 4. Lendenwirbels. Hier treten die am Reflexbogen beteiligten Spinalnerven aus, deren Wurzeln durch das vorgefallene Bandscheibengewebe eingeklemmt werden können. Aber auch eine Verletzung des N. femoralis oder des Rückenmarksegments selbst kann der verzögerten oder fehlenden Reflexantwort zugrunde liegen.*

Diagnostik Babinski-Reflex

*Es gibt auch Reflexe, die beim Gesunden nicht auslösbar sind, sondern nur bei bestimmten Störungen oder als frühkindliche Reflexe (▶ Tab. 18.2) auftreten. Das wichtigste Beispiel ist der **Babinski-Reflex**. Um diesen Reflex zu testen, streicht man am äußeren Fußrand entlang. Der Reflex ist positiv, wenn es zu einer Streckung der Großzehe kommt. Die anderen Zehen sind dabei gebeugt. Ein positiver Babinski-Reflex deutet auf eine Schädigung der **Pyramidenbahn** hin. Achtung: **Beim Säugling ist er physiologisch**!*

WISSEN TO GO

Motorische Reflexe

Reagiert der Körper mit einer **unwillkürlichen Bewegung** auf einen Reiz, bezeichnet man dies als **Reflex**. Dabei gelangen die Informationen zu dem Reiz nicht ins Gehirn, sondern die Reaktion wird direkt im **Rückenmark** ausgelöst. Dort sind die sensiblen Afferenzen und die motorischen Efferenzen als **Reflexbogen** direkt synaptisch miteinander verschaltet.

Bei einem **Eigenreflex** sind der Ort der Reizaufnahme und der Ort der Reflexantwort identisch. Bei einem **Fremdreflex** erfolgt die Reflexantwort an einem anderen Ort als die Reizaufnahme.

14.7 Übergeordnete Funktionen des ZNS

Das ZNS ist nicht nur die Zentrale für die Bewegungen und die Funktion der einzelnen Organe. Es steuert auch Funktionen, die den Gesamtorganismus betreffen, wie z. B. den Schlaf, die Körperkerntemperatur oder das Gedächtnis.

14.7.1 Körpertemperatur

Für Menschen ist es lebenswichtig, dass die Temperatur im Körperinneren, dem **Körperkern**, relativ konstant bei etwa **37 °C** (36–38 °C) bleibt. Denn viele Enzyme können bei Temperaturen unter 35 °C oder über 42 °C nicht mehr richtig arbeiten. Mit seiner konstanten Körperkerntemperatur zählt der Mensch, wie auch die anderen Säugetiere und die Vögel, zu den gleichwarmen Lebewesen. Diese sind in der Lage, selbst Wärme zu produzieren, können also ihre Körpertemperatur von innen heraus steuern. Dazu sind sie auf eine regelmäßige Energiezufuhr angewiesen.

Aber auch bei den gleichwarmen Lebewesen ist die Temperatur nicht an allen Stellen des Körpers gleich. Die konstante Temperatur von 37 °C herrscht nur im Körperkern. In den Außenbereichen des Körpers wie den Gliedmaßen und der Haut, der sog. **Körperschale**, ist die Temperatur bei normaler Umgebungstemperatur meist deutlich niedriger. In einer heißen Umgebung (Sauna, Tropen) kann die Körperschalentemperatur die 37 °C auch übersteigen.

Temperaturregulation

Das Steuerzentrum für die Körperkerntemperatur liegt im Hypothalamus (S. 419). Er ist dafür verantwortlich, dass sich Wärmebildung und Wärmeabgabe die Waage halten: Bei Wärmeverlust muss die Wärmeabgabe gedrosselt bzw. die Wärmebildung verstärkt werden, während es bei einem „Wärmestau“ umgekehrt ist (▶ **Abb. 14.25**).

Der Hypothalamus erhält seine Informationen über Temperatursensoren, die **Thermorezeptoren**. Sie liegen sowohl im Hypothalamus selbst als auch in der Haut (S. 482). Sie registrieren jede Abweichung von der regulären Körpertemperatur und geben diese Informationen als Ist-Wert sofort ans Temperaturzentrum im Hypothalamus weiter. Der Hypothalamus vergleicht den gemeldeten Ist-Wert mit dem Soll-Wert von im Normalfall 37 °C. Dabei können 3 verschiedene Situationen entstehen:

Abb. 14.25 Thermoregulation.

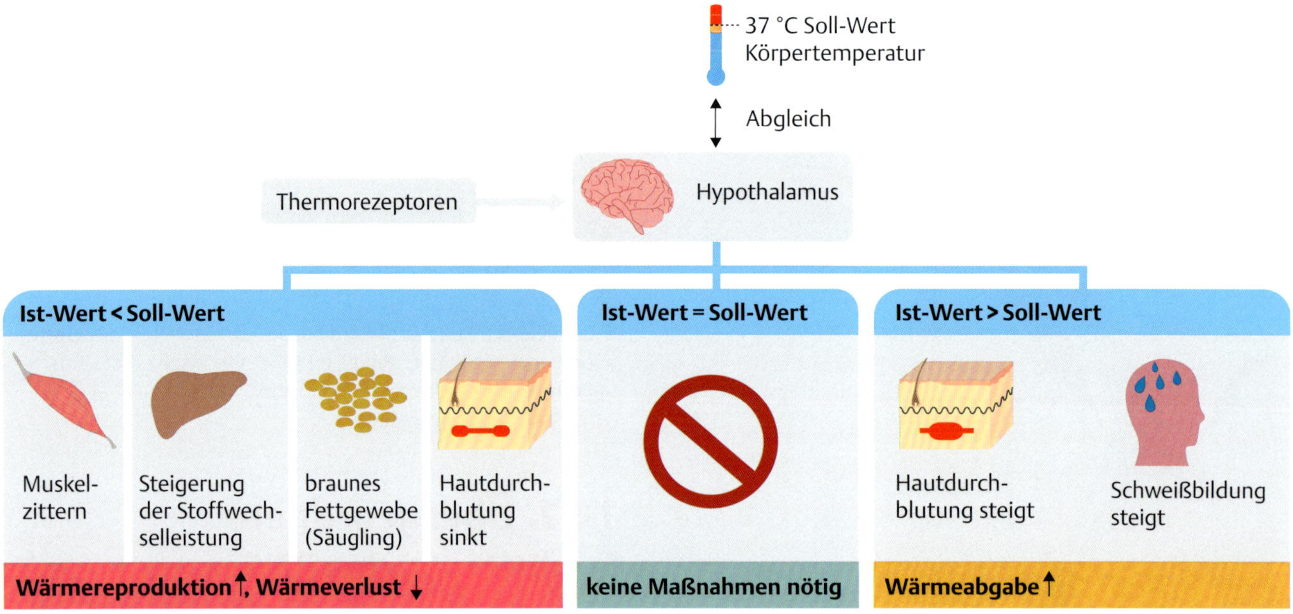

Der Hypothalamus vergleicht den Ist- mit dem Soll-Wert. Bei Abweichung veranlasst er Maßnahmen, die entweder die Wärmeproduktion oder die Wärmeabgabe steigern. *Quelle: I care Anatomie, Physiologie. 2., aktualisierte Auflage. Stuttgart: Thieme; 2020.*

- Der Ist-Wert entspricht dem Soll-Wert.
- Der Ist-Wert ist niedriger als der Soll-Wert.
- Der Ist-Wert ist höher als der Soll-Wert.

Ist-Wert = Soll-Wert • Alles ist in Ordnung, der Hypothalamus leitet keine Maßnahmen ein.

Ist-Wert < Soll-Wert • In dieser Situation wird die Wärmeproduktion gesteigert und die Wärmeabgabe vermindert. Zur Wärmebildung stehen 2 Methoden zur Verfügung: das Muskelzittern (S. 357) und die **Steigerung der Stoffwechselleistung** der Organe mit Erhöhung des Grundumsatzes. Die Erhöhung des Grundumsatzes wird über die verstärkte Ausschüttung von TSH und Adrenalin erreicht. **Säuglinge** verfügen außerdem über braunes Fettgewebe (S. 105), bei dessen Abbau Wärme produziert wird. Sie sind daher in der Lage, über einen begrenzten Zeitraum auch ohne Kältezittern Wärme zu produzieren.

Blitzlicht Praxis Säuglinge

*Säuglinge sind besonders stark durch Auskühlung gefährdet, da sie eine im Vergleich zu ihrer Körpergröße sehr große Körperoberfläche besitzen. Deshalb muss bei ihnen stets auf eine **ausreichende Wärmeerhaltung** (Schlafsack, Kleidung, Wärmelampe) geachtet werden.*

Um die Wärmeverluste des Körpers zu verringern, **drosselt** der Hypothalamus über das vegetative Nervensystem die Durchblutung der Haut (S. 480). Dadurch geht wesentlich weniger Wärme an die Umgebung verloren.

Ist-Wert > Soll-Wert • Liegt der Ist-Wert über dem Soll-Wert, muss der Körper Wärme abgeben, sonst droht Überhitzung. Dafür veranlasst der Hypothalamus eine Weitstellung der Hautgefäße (S. 480) und steigert über den Sympathikus die Schweißbildung (S. 486).

WISSEN TO GO

Körperkerntemperatur

Damit alle Organe bestmöglich funktionieren können, sollte die Temperatur im Körperkern nahezu konstant bei **37°C** liegen. Regulationszentrum der Körperkerntemperatur ist der **Hypothalamus**, der seine Informationen über periphere und zentrale **Thermorezeptoren** erhält.

Liegt die gemeldete Temperatur **unter** dem Soll-Wert von 37 °C, veranlasst der Hypothalamus Maßnahmen zur **Steigerung der Wärmeproduktion** und zur **Senkung des Wärmeverlusts**. Liegt die gemeldete Temperatur **über** dem Soll-Wert, steigert er die **Wärmeabgabe**.

Hypothermie

Sinkt die Körperkerntemperatur trotz der eingeleiteten Maßnahmen **unter 36 °C**, spricht man von einer Hypothermie (Unterkühlung).

Ursachen • Der häufigste Grund für eine Hypothermie ist der Aufenthalt in kaltem Wasser. Wasser kann Wärme etwa 100-mal besser leiten als Luft und hat auch eine höhere Wärmespeicherkapazität. Dies führt dazu, dass dem Körper schnell Wärme entzogen wird. Auch Menschen mit einer Hypothyreose (S. 274) und dadurch bedingten TSH-Mangel sind durch eine Unterkühlung besonders gefährdet.

Anzeichen • Die Haut ist blass und kühl, weil die Hautdurchblutung vermindert wird, um weiterem Wärmeverlust vorzubeugen. Zudem zittert die betroffene Person stark.

Folgen • Nimmt die Temperatur ab, verlangsamen sich auch die Stoffwechselvorgänge. Außerdem sinken die Gerinnungsfähigkeit des Blutes, die Aktivität des Nervensystems und die Leitungsgeschwindigkeit der Nervenfasern. Das Zittern hört auf, der Betroffene verliert langsam das Bewusstsein und die Reflexe setzen aus. Dadurch, dass auch die Erregungsleitung im Herzen gestört ist, kommt es bei starker Unterkühlung zum Kammerflimmern. Die verminderte Belüftung der Lunge führt zu einer Ansäuerung des Blutes. Bleibt Hilfe aus, tritt der Tod ein.

Hyperthermie

Von einer Hyperthermie (Überhitzung) spricht man, wenn die Körperkerntemperatur auf bis zu **40 °C** erhöht ist. Bei einer weiteren Erhöhung drohen ein **Hitzschlag** und ggf. der Hitzetod.

! Merke Hyperthermie und Fieber

Im Unterschied zum Fieber ist bei der Hyperthermie der Soll-Wert für die Körperkerntemperatur normal, nur der Ist-Wert ist erhöht.

Ursachen • Eine Hyperthermie entsteht, wenn die Wärmeabgabe gestört ist. Dies tritt insbesondere dann ein, wenn der Körper bei einer hohen Umgebungstemperatur und hoher Luftfeuchtigkeit stark belastet wird. Dabei entsteht durch die Muskelarbeit im Körper selbst vermehrt Wärme, die aber wegen der äußeren Bedingungen weder durch Konvektion oder Strahlung noch die Verdunstung von Schweiß (S. 480) abgegeben werden kann. Damit steigt die Körperkerntemperatur an.

Patho Sonnenstich

Im Unterschied zur Hyperthermie steigt bei einem Sonnenstich die Körperkerntemperatur ***nicht*** *an, sondern es kommt nur zu einer Überwärmung des Gehirns. Auslöser ist eine lange und direkte Sonneneinstrahlung auf den Kopf und den Nacken. Anzeichen eines Sonnenstichs sind Schwindel, Kopfschmerzen und ein erhöhter Puls. In schweren Fällen kann der Betroffene auch ohnmächtig werden. Einem Sonnenstich kann man sehr gut mit einer Kopfbedeckung vorbeugen.*

Anzeichen • Symptome sind Kopfschmerzen, Schwindel, beschleunigte Herzfrequenz und Atmung. Die Haut ist heiß, weil der Körper versucht, über die Haut möglichst viel Wärme abzugeben.

Folgen • Wegen des Versuchs, die überschüssige Wärme über die Haut abzuleiten, sind die Hautgefäße maximal weitgestellt, und es fließt ein höherer Anteil des Blutvolumens durch die Peripherie. Durch die verstärkte Schweißbildung verliert der Körper außerdem Flüssigkeit. Beides zusammen führt zu einer Hypovolämie mit Blutdruckabfall, sodass die Durchblutung des Gehirns sinkt. Kommt es jetzt zu einer Ohnmacht, spricht man von einem **Hitzekollaps**.

Steigt die Temperatur weiter an, wird auch die Funktion des Hypothalamus durch die Minderdurchblutung beeinträchtigt. Er vermindert seine Bemühungen, die Kerntemperatur zu regulieren, und die Kerntemperatur steigt weiter an. Die Minderdurchblutung führt zu Wandschäden in den kleineren Hirngefäßen, Flüssigkeit tritt aus und sammelt sich im Hirngewebe an. Ein Hirnödem entsteht. Auch die Funktion der anderen Organe ist gestört. Diese Situation ist lebensbedrohlich und wird als **Hitzschlag** bezeichnet.

WISSEN TO GO

Hypothermie und Hyperthermie

Bei der **Hypothermie** liegt die Körperkerntemperatur **unter 36 °C**, der Soll-Wert aber unverändert bei 37 °C. Bei starker Unterkühlung kann es zum Kammerflimmern mit Todesfolge kommen.

Bei der **Hyperthermie** steigt die Körperkerntemperatur auf **bis zu 40 °C** an. Auch hier ist der Soll-Wert unverändert. Hält diese Situation länger an, kommt es zu einem Hitzekollaps und schlimmstenfalls zu einem lebensbedrohlichen Hitzschlag.

Fieber

Bei Fieber kommt es – wie bei der Hyperthermie auch – zu einem Anstieg der Körperkerntemperatur. Im Gegensatz zur Hyperthermie entsteht Fieber aber **unabhängig** von der **Umgebungstemperatur**, vielmehr ist die Ursache eine **Erhöhung des Soll-Werts** im Hypothalamus. Fieber ist also eine Reaktion auf Vorgänge, die sich im Körper selbst abspielen.

Auslöser dieser Soll-Wert-Erhöhung sind fieberauslösende Stoffe, die **Pyrogene**. Sie können entweder von außen in den Körper eindringen (exogene Pyrogene) oder vom Körper selbst gebildet werden (endogene Pyrogene):

- **exogene Pyrogene:** Sie sind meist Bestandteil von Bakterien oder Viren und die häufigste Fieberursache. Sie stammen entweder direkt vom Erreger oder werden beim Zerfall von Neutrophilen frei, die den Erreger phagozytiert haben (S. 335). Exogene Pyrogene regen körpereigene Zellen zur Bildung und Freisetzung der endogenen Pyrogene an.
- **endogene Pyrogene:** Zu dieser Gruppe gehören die Zytokine (insbesondere die Interleukine) und die Prostaglandine (S. 259). Sie werden von aktivierten Immunzellen (Makrophagen, Lymphozyten) freigesetzt. Anlass hierfür sind nicht immer exogene Pyrogene, auch Tumoren oder Autoimmunerkrankungen können zur Bildung endogener Pyrogene führen.

Da jetzt der Soll-Wert erhöht ist, wird die aktuelle Körperkerntemperatur (Ist-Wert) vom Hypothalamus als zu niedrig eingestuft – selbst wenn sie bei 37 °C liegt. Der Hypothalamus setzt deshalb Mechanismen in Gang, die Wärme produzieren bzw. Wärmeverluste vermindern und so den Ist-Wert erhöhen: Die Durchblutung der Haut wird gedrosselt und damit die Wärmeabgabe vermindert. Die Haut wird blass und kalt. Die Thermorezeptoren der Haut werten dies als Umgebungskälte, und der Erkrankte beginnt zu frieren. Bei einer starken Soll-Wert-Erhöhung tritt auch Muskelzittern auf, wodurch Wärme erzeugt wird. Beide Maßnahmen führen zum Anstieg des Ist-Wertes.

Sind nun im Körper keine Pyrogene mehr vorhanden, sinkt der Soll-Wert wieder auf das normale Niveau ab. Nun ist der Ist-Wert im Vergleich zum Soll-Wert erhöht. Der Körper versucht deshalb, die überschüssige Wärme wieder loszuwerden. Das Kältegefühl verschwindet, und die Haut wird wieder vermehrt durchblutet. Außerdem schwitzt der Mensch vermehrt. Dies ist ein Zeichen, dass das Fieber bald überstanden ist.

Blitzlicht Praxis Temperaturmessung

Je nach verwendetem Thermometer kann man die Temperatur an folgenden Orten messen:

- *im After (rektal),*
- *in der Achselhöhle (axillär),*
- *unter der Zunge (sublingual) oder*
- *im Gehörgang (aurikulär).*

Die Temperaturmessung in der Achselhöhle ist in der Regel eher ungenau. Außerdem liegen die Messwerte meist um 0,5 °C niedriger als bei der rektalen Temperaturmessung. Die Temperaturmessung im Ohr bietet sich als schnell und zuverlässig an. Da sie auch relativ angenehm ist, wird sie meistens angewandt.

WISSEN TO GO

Fieber

Im Gegensatz zu Hypo- und Hyperthermie steigt beim **Fieber** die Körperkerntemperatur nicht aufgrund äußerer Bedingungen, sondern weil der **Soll-Wert** im Hypothalamus **erhöht** wird. Hier veranlasst also der Körper selbst den Temperaturanstieg.

Grund dafür sind **Pyrogene**, also Botenstoffe, die dem Hypothalamus vermitteln, dass die aktuelle Temperatur zu niedrig ist. Pyrogene werden meist im Zusammenhang mit Infektionskrankheiten freigesetzt. Der Hypothalamus reagiert darauf, indem er Maßnahmen zur Wärmebildung veranlasst und Wärmeverluste reduziert.

14.7.2 Schmerz

Schmerzen erfüllen eine **Schutzfunktion**, da sie vor eventuellen Schäden warnen. Im Prinzip handelt es sich bei Schmerzen um eine Sinneswahrnehmung, die im Gehirn komplex verarbeitet wird. Hierbei spielen u. a. **motorische** (Schutzreflexe) oder **organische Reaktionen** (Anstieg der Herzfrequenz) eine Rolle. Auf der Ebene des **Bewusstseins** wird der Schmerz bewertet. Diese Bewertung kann bei jedem Menschen unterschiedlich ausfallen, abhängig davon, welche Erfahrungen er bisher mit Schmerzen gemacht hat und wie er kulturell und sozial geprägt ist. Nicht zuletzt spielt beim Schmerz mehr als bei den anderen Sinneswahrnehmungen eine zusätzliche **emotionale Komponente** eine große Rolle.

Schmerzarten

Einteilung nach Ursachen • Es gibt insgesamt 4 verschiedene Schmerzarten, die körperliche Ursachen haben (▶ Abb. 14.26):

- **somatischer Oberflächenschmerz:** Er tritt bei Verletzungen der Haut auf, z. B. bei Kratzern, feinen Schnitten oder Nadelstichen.
- **somatischer Tiefenschmerz:** Die Ursachen liegen im Bewegungsapparat, z. B. Gelenkerkrankungen, Knochen- oder Sehnenverletzungen oder Muskelkrämpfe.
- **viszeraler Schmerz:** Der Eingeweideschmerz geht von Organen aus, z. B. bei Nieren- oder Gallensteinen, Blähungen oder Magenkrämpfen. Dabei geht der Schmerz meist von der Organkapsel aus, das Gewebe als solches ist nur selten innerviert.
- **neuropathischer Schmerz:** Er tritt z. B. bei einer Verletzung, Reizung oder Entzündung von Nerven auf.

Abb. 14.26 Schmerzarten.

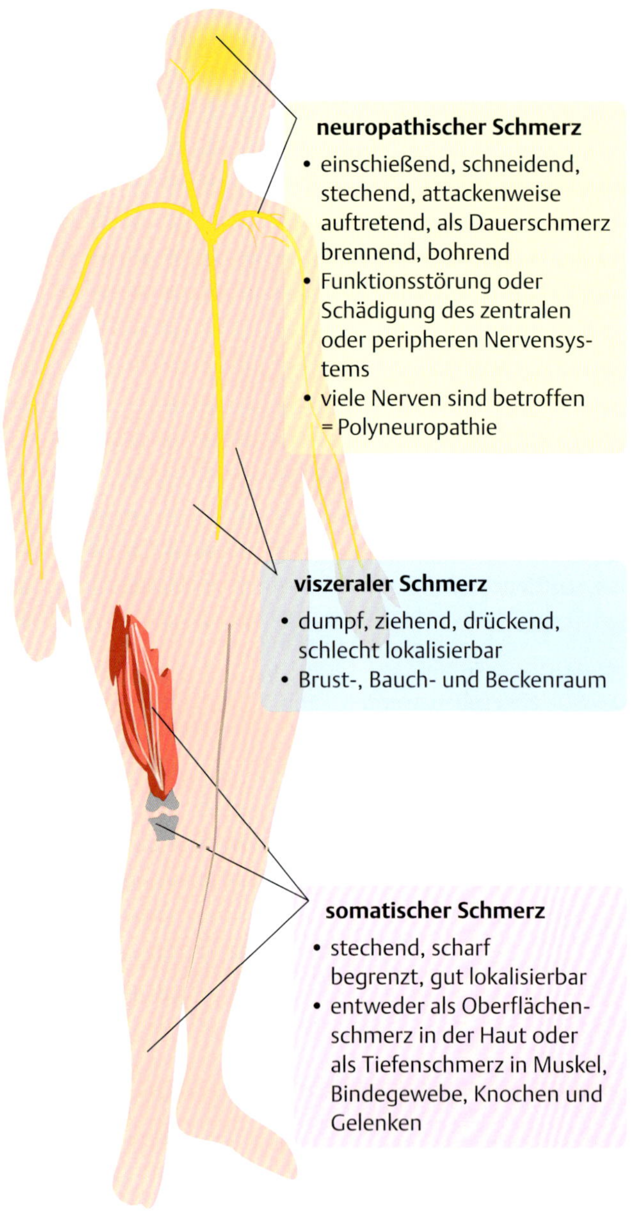

Quelle: I care Anatomie, Physiologie. 2., aktualisierte Auflage. Stuttgart: Thieme; 2020.

Einteilung nach Dauer • Schmerzen können auch nach ihrer Dauer eingeteilt werden. Hierbei unterscheidet man den akuten (kurze Dauer) vom chronischen (langandauernd) Schmerz:

Der **akute Schmerz** tritt meist plötzlich auf und dient als Warnsignal. Ausgelöst wird der akute Schmerz durch eine Verletzung oder eine akute Erkrankung, z. B. durch eine Verbrennung, einen Knochenbruch, eine Appendizitis oder eine Angina pectoris. Die Schmerzintensität hängt dabei meist mit dem auslösenden Reiz zusammen. Ein Ende der Schmerzen ist in der Regel absehbar, die Schmerzdauer ist kurz.

Blitzlicht Praxis Geburtsschmerz

*Eine der intensivsten Schmerzerfahrungen, die eine Frau machen kann, ist der Schmerz bei der Geburt. Schmerz ist ein subjektiv wahrgenommenes **biopsychosoziales** Ereignis. **Schmerztoleranz** und das **Schmerzerleben** hängen u. a. von unterschiedlich geprägten Einstellungen und Ansichten ab. Dies bedeutet, dass der Einfluss des Geburtsschmerzes auf den Geburtsablauf unterschiedlich ist [20].*

Der **chronische Schmerz** besteht meist über mehrere Monate oder Jahre. Dabei kann er dauerhaft bestehen oder häufig wiederkehren (rezidivieren), wie z. B. bei Migräne. Chronische Schmerzen können für den Körper und die Seele sehr belastend sein. Sie haben ihre Funktion als Warnsignal verloren.

Schmerzleitung

Die schmerzauslösenden Ereignisse werden über freie Nervenendigungen mit Schmerzsensoren, sog. **Nozizeptoren**, wahrgenommen. Sie reagieren auf verschiedene Reize, wie z. B. große Hitze, starken mechanischen Druck oder chemische Auslöser (▶ **Abb. 14.27**). Demnach unterscheidet man folgende Rezeptorarten:

- **Thermonozizeptoren:** Sie reagieren auf extreme Temperaturen.
- **Mechanonozizeptoren:** Sie reagieren auf starke mechanische Reize.
- **polymodale Nozizeptoren:** Sie reagieren auf verschiedene, u. a. chemische Reize und Entzündungsmediatoren (S. 335) wie Bradykinin, Histamin oder Prostaglandine.

Diese Rezeptoren unterscheiden sich von den „normalen" Rezeptoren für diese Reize (Mechanorezeptoren und Thermorezeptoren) u. a. dadurch, dass ihre Reizschwelle vergleichsweise hoch ist. Wäre dies nicht der Fall, würden z. B. schon kleine Berührungen der Haut Schmerzen verursachen. Im Gegensatz zu anderen Sinneszellen lässt ihre Empfindlichkeit bei dauerhafter oder wiederholter Reizung **nicht** nach, sondern nimmt zu. Dies hat den Zweck, bereits geschädigtes Gewebe vor weiteren Schäden zu bewahren. Die Zunahme der Empfindlichkeit wird auch als **Schmerzgedächtnis** bezeichnet.

Aufsteigende Schmerzbahnen • Nehmen die Nozizeptoren einen Reiz auf, geben sie ihn über ihre afferenten Nervenfasern an das Rückenmark weiter. Je nachdem, ob es sich um einen somatischen oder einen viszeralen Schmerz handelt, verlaufen diese Nervenfasern im somatischen oder im vegetativen Nervensystem. Die Zellkörper dieser afferenten Fasern liegen in beiden Fällen in den Spinalganglien. Im Hinterhorn wird synaptisch vom 1. auf das 2. Neuron umgeschaltet. Über den Vorderseitenstrang des Rückenmarks (S. 428) erreicht der Reiz zunächst den **Thalamus**, von wo er an verschiedene Bereiche der **Hirnrinde** weitergeleitet wird. Erst hier entsteht die bewusste Schmerzempfindung.

Die freien Nervenendigungen können aber nicht nur Reize aufnehmen, sondern sie setzen bei Aktivierung auch verschiedene Substanzen frei, z. B. die **Substanz P** (für engl. „pain") und CGRP (Calcitonin-gene related peptide). Diese Stoffe bewirken, dass die Gefäßwände im betroffenen Gebiet durchlässiger werden, die Durchblutung durch Vasodilatation ansteigt und die Mastzellen Histamin freisetzen (▶ **Abb. 14.27**). Damit wirken sie als Entzündungsmediatoren und tragen dazu bei, dass im beschädigten Bereich eine Entzündung (S. 335) entsteht.

Absteigende Bahnen (Schmerzhemmsystem) • Bereits auf seinem Weg zum Gehirn wird der Reiz über absteigende Nervenbahnen abgeschwächt, die ständig aktiv sind. Sie **hemmen** die Reizübertragung vom afferenten auf das 2. Neuron. Hierfür schütten sie neben ihrem Neurotransmitter GABA (S. 115) auch **körpereigene Opioide** aus. Diese binden an

Abb. 14.27 Schmerz und Entzündung.

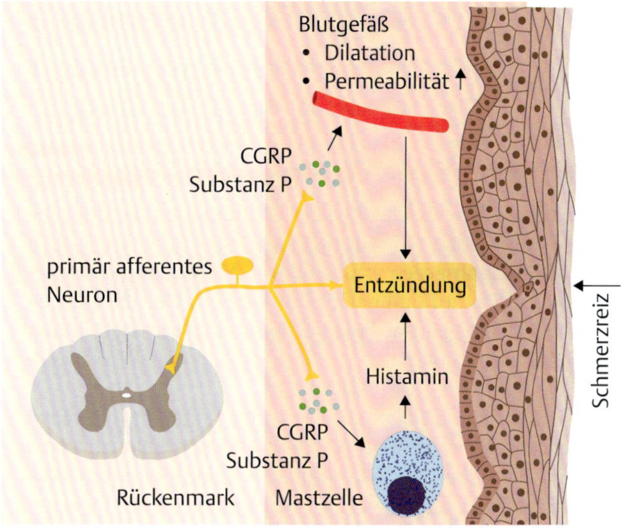

Die afferenten Neurone leiten nicht nur den Schmerzreiz in Richtung Rückenmark, sondern setzen gleichzeitig Entzündungsmediatoren (Substanz P, CGRP) frei. Dies führt dazu, dass im betroffenen Bereich eine neurogene Entzündung entsteht. *Quelle: Behrends JC et al. Duale Reihe Physiologie. Stuttgart: Thieme; 2016.*

spezielle Opioid-Rezeptoren am präsynaptischen Ende der afferenten Nervenfaser und vermindern dort die Neurotransmitterausschüttung. Dadurch kann der Schmerzreiz nur noch abgeschwächt weitergeleitet werden.

Blitzlicht Praxis Morphin

Die Opioid-Rezeptoren sind auch das Ziel bestimmter schmerzlindernder Medikamente, der ***Opioid-Analgetika****. Diese ähneln in ihrer Struktur dem natürlichen Wirkstoff* ***Morphin*** *(Morphium), der im Saft des Schlafmohns (Opium) enthalten ist. Morphin selbst kommt als stark wirksames Opioid-Analgetikum bei stärksten Schmerzen zum Einsatz, z. B. im fortgeschrittenen Stadium verschiedener Krebserkrankungen. Als Nebenwirkungen können eine Atemdepression, Halluzinationen und Verstopfung auftreten. Wegen seiner halluzinogenen Wirkung wurde (und wird) Morphin auch als Droge konsumiert. In Deutschland unterliegt Morphin dem Betäubungsmittelgesetz.*

Bei einem gesunden Menschen werden die hemmenden Bahnen unter Stress und extremen Belastungen verstärkt. Dies erklärt, weshalb Verletzte unter hohen Belastungen häufig keinen oder nur einen geringen Schmerz empfinden (z. B. Unfallopfer, Soldaten im Krieg). Bei chronischen Schmerzen nimmt die Aktivität dieser schmerzhemmenden Bahnen ab.

Blitzlicht Praxis Schmerzerleichterung bei der Geburt

Auch während der Geburt üben die hemmenden Bahnen ihren Einfluss aus. Da der Schmerz auch von absteigenden Bahnen des Zentralen Nervensystems moduliert bzw. gehemmt wird, kommt affektiven und kognitiven Aspekten eine große Rolle zu. Unter anderem diesen physiologischen Mechanismus, machen sich ***nichtmedikamentöse Methoden zur Schmerzerleichterung*** *zunutze, z. B.: Information und Kommunikation, Körperarbeit und Bewegung, Atmung und Entspannungstechniken, Berührung und Massage [20].*

WISSEN TO GO

Schmerz

Schmerzen erfüllen prinzipiell eine **Schutzfunktion**, da sie den Körper vor eventuellen Schäden warnen. Man unterscheidet den somatischen Oberflächen- und Tiefenschmerz, den viszeralen Schmerz und den neuropathischen Schmerz.

Akute Schmerzen erfüllen diese Warnfunktion. Sie treten plötzlich auf und halten nur kurz an. Der **chronische Schmerz** dagegen ist langanhaltend und tritt ggf. immer wieder auf. Damit hat er meist seine Funktion als Warnsignal verloren.

Schmerz wird über freie Nervenendigungen, die **Nozizeptoren**, wahrgenommen. Deren Reizschwelle ist relativ hoch, wird aber bei wiederholter Reizung geringer. Diese Empfindlichkeitszunahme bezeichnet man als **Schmerzgedächtnis**. Über sensible Afferenzen gelangt der Schmerzreiz vom Nozizeptor zum Rückenmark und dort über die aufsteigenden Bahnen zum Gehirn.

14.7.3 Schlaf

Aufgabe des Schlafs

Welche Vorgänge im Schlaf exakt ablaufen, ist noch nicht komplett geklärt. Bekannt ist aber, dass starker Schlafmangel u. a. zu einer Abwehrschwäche und zu einer verminderten Leistungs- und Konzentrationsfähigkeit führt.

Schlafen dient der **Regeneration**, Körper und Geist können sich erholen. Auch für das **Wachstum** ist Schlaf wichtig, ein großer Teil der Wachstumshormone wird während des nächtlichen Schlafens ausgeschüttet. Im Schlaf wird außerdem das Gedächtnis geprägt: Wenn nicht spätestens 30 Stunden nach dem Lernen ausreichend Schlaf folgt, bleibt das Gelernte schlechter im Gedächtnis.

Der Mensch verbringt etwa ein Drittel seines Lebens mit Schlafen. Dabei richtet sich der **Schlafbedarf** nach dem Alter. Während ein Erwachsener im Durchschnitt 8 Stunden pro Nacht schlafen sollte, muss ein Jugendlicher ca. 9 Stunden Schlaf bekommen. **Neugeborene** schlafen sogar bis zu 16 Stunden pro Tag. Im Alter sinkt der Schlafbedarf auf 5–6 Stunden pro Nacht, der Schlaf ist störanfälliger und wird daher leichter unterbrochen.

Schlafzyklen und Schlafphasen

Das Steuerungszentrum für den Schlaf-Wach-Rhythmus liegt im Hirnstamm. Hier laufen Informationen über den körperlichen Zustand bzw. den Ermüdungszustand zusammen. Das Schlaf-Wach-Zentrum passt daraufhin die Aktivität der Hirnrinde an, indem es ggf. die Ausschüttung ihrer Neurotransmitter drosselt.

Man kann 2 Schlafphasen unterscheiden: den REM- und den Non-REM-Schlaf. REM steht für **Rapid Eye Movements**. Benannt wurde diese Schlafphase so, weil sie durch rasche Augenbewegungen hinter den geschlossenen Lidern gekennzeichnet ist.

Schlafzyklen • Im nächtlichen Schlaf wechseln sich Non-REM-Phasen und REM-Phasen ab. Ein Schlafzyklus umfasst immer eine Non-REM-Phase und die folgende REM-Phase. Pro Nacht werden gewöhnlich 5–6 Schlafzyklen durchlaufen, die je ca. 1,5 Stunden dauern.

Non-REM-Schlaf • Diese Schlafphase macht etwa 80 % eines Schlafzyklus aus. Sie verläuft relativ regungslos, die charakteristischen Augenbewegungen der REM-Phase fehlen. Die Aktivität des Parasympathikus überwiegt in dieser Phase. Blutdruck und Atemfrequenz sinken, das Herz schlägt langsamer. Beim Non-REM-Schlaf unterscheidet man je nach Schlaftiefe 4 Schlafstadien.

- **Stadium 1:** Hierbei handelt es sich um das Einschlafstadium.
- **Stadium 2:** Ein leichter, oberflächlicher Schlaf herrscht vor. Äußere Sinneseindrücke werden vom Gehirn noch unbewusst verarbeitet.
- **Stadium 3:** Der Übergang in den Tiefschlaf ist durch eine mittlere Schlaftiefe charakterisiert. Die Weckschwelle liegt hoch, der Schlafende kann nur schlecht aufgeweckt werden.
- **Stadium 4:** Es entspricht der Tiefschlafphase. Die Sinneseindrücke erreichen die Hirnrinde nicht mehr. Auch in dieser Phase liegt die Weckschwelle hoch.

Diese 4 Schlafstadien – einige Autoren fassen Stadium 1 und 2 zusammen, sodass sie nur von insgesamt 3 Stadien ausgehen – werden auch als synchronisierter oder **orthodoxer Schlaf** bezeichnet. Sie werden zunächst in aufsteigender Reihenfolge (Stadium 1 bis Stadium 4) durchlaufen, anschließend in absteigender Reihenfolge (Stadium 4 bis Stadium 1). Damit endet die Non-REM-Phase eines Schlafzyklus und die REM-Phase schließt sich an.

Allerdings müssen in der Non-REM-Phase nicht immer alle Schlafstadien durchlaufen werden. Die Tiefschlafphasen nehmen im Laufe der Nacht ab. In den frühen Morgenstunden treten sie gar nicht mehr auf (▶ **Abb. 14.28**).

Abb. 14.28 Schlafzyklen und Schlafstadien.

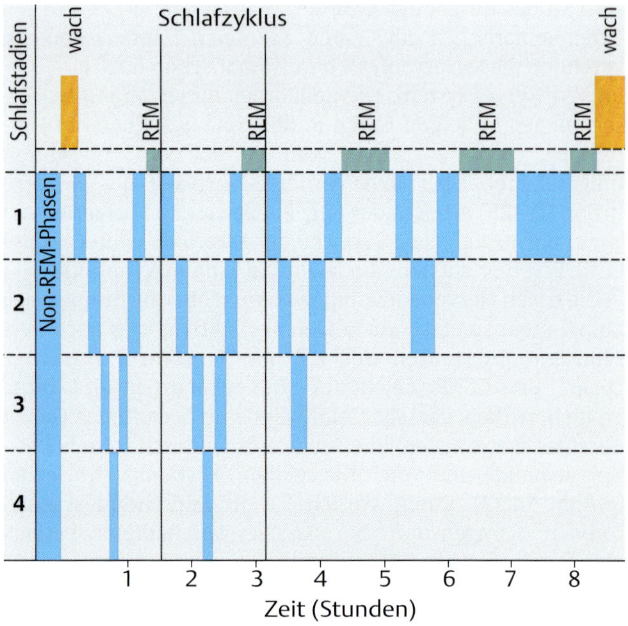

Ein Schlafzyklus setzt sich aus einer Non-REM-Phase und einer REM-Phase zusammen. In der Non-REM-Phase werden die Schlafstadien zunächst in aufsteigender und dann in absteigender Reihenfolge durchlaufen. Dabei werden im Lauf der Nacht die Non-REM-Phasen kürzer, da nicht mehr alle Schlafstadien eintreten. Die REM-Phasen dagegen werden gegen Morgen länger. *Quelle: Behrends JC et al. Duale Reihe Physiologie. Stuttgart: Thieme; 2016.*

REM-Schlaf • Nachdem wieder das Stadium 1 der Non-REM-Phase erreicht wurde, schließt sich REM-Schlaf an. Diese Phase dauert in der Regel 10–50 min und wird manchmal auch als Stadium 5 bezeichnet. Obwohl man weiterhin tief schläft, ist der Körper aktiver als im Non-REM-Schlaf. Das Gehirn benötigt mehr Sauerstoff und wird besser durchblutet. Das Herz schlägt schneller und die Atemfrequenz steigt. Die typischen Augenbewegungen setzen ein. Leitet man in dieser Phase die Hirnströme mit einem EEG ab, ähneln die Werte solchen im Wachzustand. Trotzdem ist die Weckschwelle im REM-Schlaf sehr hoch, d. h., dass der Schlafende nur durch sehr starke äußere Reize erweckbar ist. Da diese beiden Merkmale in Widerspruch zueinander stehen, wird der REM-Schlaf auch als **paradoxer Schlaf** bezeichnet. Nach Ende des REM-Schlafs beginnt erneut eine Non-REM-Phase.

Die Dauer der REM-Phasen nimmt im Laufe der Nacht zu (▶ **Abb. 14.28**). Am längsten sind die REM-Phasen in den frühen Morgenstunden. Weckt man einen Schlafenden aus einer REM-Phase, berichtet er wesentlich häufiger von Träumen als bei einem Wecken in der Non-REM-Phase.

Beim Erwachsenen macht der **REM-Schlaf** ca. 20 % eines Schlafzyklus aus, beim Neugeborenen sind es noch 50 %. Bei ihnen und bei **Kleinkindern** ist der REM-Schlaf wichtige Voraussetzung für die **Hirnentwicklung**.

Patho Schlafstörungen

Schlafstörungen sind ein weitverbreitetes Problem in der Bevölkerung. Vor allem ältere Menschen sind davon betroffen. Generell wird zwischen Einschlaf- und Durchschlafstörungen unterschieden. Für die Betroffenen sind Schlafstörungen eine große Belastung. Sie fühlen sich am Tag ständig erschöpft und müde. Für Schlafstörungen gibt es zahlreiche Ursachen, z. B. organische oder psychische Erkrankungen, Medikamenteneinnahme oder Koffeinkonsum. Deshalb sollte man nach Diagnose einer Schlafstörung erst einmal nach deren Ursache suchen. Viele Menschen mit Schlafstörungen leiden zusätzlich an einer Depression.

*Bei Schlafstörungen sollte, sofern sie keine organische Ursache haben, zunächst versucht werden, das Problem ohne Medikamente in den Griff zu bekommen. Eine geregelte Tagesstruktur mit festen **Ritualen** kann bei einer bestehenden Schlafstörung bereits helfen. Darüber hinaus gibt es einige Verhaltensempfehlungen: Zum einen hilft es, immer zur gleichen Zeit ins Bett zu gehen und aufzustehen. Zum anderen sollte man darauf achten, nicht während des Tages zu schlafen. Dies gilt vor allem für alte Menschen, die insgesamt nicht mehr so viel Schlaf benötigen. Schlaftabletten sollten nur zurückhaltend eingesetzt werden, da das Risiko einer Gewöhnung besteht. Kann man trotzdem nicht auf Schlafmittel verzichten, sollten diese nur über einen kurzen definierten Zeitraum verwendet werden. Das Risiko einer Gewöhnung ist dann geringer.*

WISSEN TO GO

Schlaf

Im **Schlaf** kann sich der Körper erholen. Was genau dabei abläuft, ist noch nicht geklärt. Der durchschnittliche **Schlafbedarf** eines Erwachsenen liegt bei **8 Stunden**, im Kindesalter liegt er höher, im Alter ist er geringer.

Beim Schlaf wechseln sich REM- und Non-REM-Phasen ab (REM = rapid eye movements). Eine Non-REM-Phase und die darauffolgende REM-Phase bezeichnet man als **Schlafzyklus**. Jeder Schlafzyklus dauert ca. 1,5 Stunden. Die **Non-REM-Phasen** wiederum gliedern sich in **4 Schlafstadien**, die zunächst in aufsteigender, dann in absteigender Reihenfolge durchlaufen werden. Damit ist ein Schlafzyklus folgendermaßen aufgebaut:

- Non-REM-Phase
  - Einschlafstadium (Stadium 1)
  - leichter Schlaf (Stadium 2)
  - Übergangsphase (Stadium 3)
  - Tiefschlafphase (Stadium 4)
  - Übergangsphase (Stadium 3)
  - leichter Schlaf (Stadium 2)
  - Einschlafstadium (Stadium 1)
- REM-Phase

Dabei müssen in der Non-REM-Phase nicht alle Schlafstadien ausgeprägt sein. Gegen Morgen nehmen die Tiefschlafphasen an Häufigkeit ab.

Die **REM-Phasen** dauern 10–50 min. Sie werden gegen Morgen länger. Die Weckschwelle ist, wie auch im Tiefschlafstadium, hoch, die Gehirnströme ähneln aber denjenigen im Wachzustand.

14.7.4 Tag-Nacht-Rhythmus

Der Schlaf-Wach-Rhythmus ist eng an den Tag-Nacht-Rhythmus gekoppelt, den man als „innere Uhr“ kennt. Dabei handelt es sich um einen **zirkadianen Rhythmus**. „Zirkadian“ leitet sich von lat. „circa“ (= ungefähr) und „dies“ (= Tag) ab. Gemeint ist, dass alle Phasen des Tag-Nacht-Rhythmus ungefähr innerhalb 1 Tages einmal durchlaufen werden.

Untersuchungen haben gezeigt, dass sich bei Menschen, die gegen äußere Einflüsse abgeschirmt werden, der Tag-Nacht-Rhythmus auf **25 Stunden** einpendelt. Dieser natürliche Rhythmus kann allerdings durch äußere Reize, sog. Zeitgeber, innerhalb bestimmter Grenzen verändert und damit z. B. in einen 24-Stunden-Rhythmus umgewandelt werden. Als Zeitgeber wirkt v. a. **Licht**, aber auch das tägliche Klingeln des Weckers oder ein zeitlich festgelegter Arbeitsalltag können den Tag-Nacht-Rhythmus beeinflussen.

Gesteuert wird der Tag-Nacht-Rhythmus von einem bestimmten Kern im **Hypothalamus**. Ist dieser nicht funktionsfähig, verteilen sich Ruhe- und Aktivitätsphasen ohne festes Muster über den gesamten Tag. Die beiden wichtigsten Zeitgeber für den Hypothalamuskern sind Melatonin und Tageslicht:

- **Melatoninausschüttung:** Das Hormon Melatonin (S. 270) wird von der **Epiphyse** gebildet und freigesetzt. Dabei folgt seine Freisetzung einer bestimmten Tagesrhythmik: Nachts steigt sie an und sinkt zum Morgen hin wieder ab. Licht wirkt hemmend auf die Melatoninfreisetzung.
- **Tageslicht:** Die Zellen des Hypothalamuskerns sind über Nervenbahnen mit der Netzhaut des Auges (Retina) verbunden. So erhält der Hypothalamus direkt Informationen darüber, ob es Tag oder Nacht ist bzw. wie lange es tagsüber hell ist.

Nicht nur der Schlaf folgt der zirkadianen Tag-Nacht-Rhythmik, sondern auch zahlreiche weitere Körperfunktionen wie z. B. der Hormonhaushalt oder der Blutdruck.

WISSEN TO GO

Tag-Nacht-Rhythmus

Der Tag-Nacht-Rhythmus wird auch als **innere Uhr** bezeichnet. Er wird von Kernen im Hypothalamus gesteuert, die wiederum vom Hormon **Melatonin** der Epiphyse und von **Tageslicht** beeinflusst werden.

14.7.5 Gedächtnis und Lernen

Im Leben kommt man nicht umhin, sich mit seiner Umwelt auseinanderzusetzen. Dabei können Situationen eintreten, die neu sind, oder solche, die man bereits kennt. Um die aktuelle Situation besser einschätzen zu können und um möglichst angemessen zu reagieren, vergleicht man sie automatisch mit bereits Erlebtem oder Gelerntem. Gefundene Ähnlichkeiten oder Unterschiede tragen zur Entscheidung darüber bei, welche Reaktion gewählt wird. Voraussetzung für diesen Vergleich ist, dass Erlebnisse und Fakten gespeichert werden.

Gedächtnis

Das Gedächtnis ist 3-stufig aufgebaut. Um dauerhaft im Gedächtnis zu bleiben, muss jede Information alle 3 Stufen durchlaufen:

1. sensorisches Gedächtnis,
2. Kurzzeitgedächtnis und
3. Langzeitgedächtnis.

Sensorisches Gedächtnis • Alle Informationen gelangen zunächst hierher. Zu diesen Informationen zählt alles, was durch die Sinnesrezeptoren aufgenommen werden kann: Gehörtes, Gesehenes, Lichtverhältnisse, Berührungen, Gefühle, Temperatur, Schmerzen, Gerüche usw. Um diese Vielzahl von Informationen aufnehmen zu können, besitzt das sensorische Gedächtnis eine große Speicherkapazität. Seine Speicherorte sind großflächig in der Hirnrinde verteilt. Im sensorischen Gedächtnis werden die Informationen **unbewusst** verarbeitet. Hier wird entschieden, welche Informationen für den Organismus wichtig sind. Als unwichtig eingestufte Inhalte werden vergessen, d. h., ihr „Speicherplatz" wird durch neue Informationen sozusagen überschrieben. Wichtige Inhalte wandern weiter in das Kurzzeitgedächtnis und damit ins Bewusstsein. Die Entscheidung „unwichtig oder wichtig" fällt innerhalb kürzester Zeit. Die Speicherdauer der Informationen im sensorischen Gedächtnis liegt **unter 1 Sekunde**.

Kurzzeitgedächtnis • Die Informationen gelangen im Kurzzeitgedächtnis ins **Bewusstsein**. Die Speicherkapazität des Kurzzeitgedächtnisses ist wesentlich geringer als die des sensorischen Gedächtnisses: Es können für gewöhnlich nur bis zu 10 voneinander unabhängige Inhalte gleichzeitig gespeichert werden. Das Kurzzeitgedächtnis nimmt erst zu **Beginn des 1. Lebensjahrs** seine Arbeit auf und erreicht mit Eintritt der Pubertät seine volle Leistung. Die Speicherdauer des Kurzzeitgedächtnisses beträgt mehrere Minuten. Sie kann allerdings durch Wiederholung der gespeicherten Information erhöht werden. Auch im Kurzzeitgedächtnis fällt eine Entscheidung zwischen Vergessen und Weitergabe. Informationen, die als wichtig eingestuft oder oft genug wiederholt werden, wandern weiter ins Langzeitgedächtnis. Das Kurzzeitgedächtnis wird auch als **Arbeitsgedächtnis** bezeichnet.

Langzeitgedächtnis • Hier werden die Informationen über Monate, Jahre oder sogar lebenslang gespeichert. Je nach Art der Information geschieht dies an unterschiedlichen Orten des Gehirns:

- **Wissensgedächtnis:** Es enthält Fakten und Erlebnisse und liegt hauptsächlich im limbischen System. Die dort gespeicherten Informationen werden meist **bewusst** abgerufen.
- **Verhaltensgedächtnis:** Hier werden vorwiegend Abläufe gespeichert, z. B. Bewegungsfolgen beim Radfahren. Aber auch assoziativ oder nicht assoziativ Gelerntes (s. u.) landet im Verhaltensgedächtnis. Der Abruf der Informationen geschieht immer **unbewusst**.

Patho Amnesie

*Wird z. B. bei einem Schädel-Hirn-Trauma der Hippocampus geschädigt, kann es zu einem Gedächtnisverlust (**Amnesie**) kommen. Betrifft die Erinnerungslücke Geschehnisse, die vor dem Trauma lagen, handelt es sich um eine **retrograde** (rückwärtsgerichtete) Amnesie. Kann ein Mensch sich nicht an Dinge erinnern, die nach dem Trauma passiert sind, spricht man von einer **anterograden** (vorwärtsgerichteten) Amnesie.*

WISSEN TO GO

Gedächtnis

Bis eine Information dauerhaft im Gedächtnis bleibt, durchläuft sie 3 Stufen:

Zunächst gelangt sie ins **sensorische Gedächtnis**. Hier wird unbewusst darüber entschieden, ob sie wichtig ist oder nicht. Ist sie unwichtig, wird sie vergessen, ist sie wichtig, gelangt sie ins Kurzzeitgedächtnis. Für diese Entscheidung braucht das sensorische Gedächtnis max. 1 Sekunde.

Im **Kurzzeitgedächtnis** gelangt die Information erstmalig ins **Bewusstsein**. Auch hier fällt wieder die Entscheidung „Vergessen oder Behalten?". Zur Entscheidungsfindung werden zusätzliche Informationen aus den sekundären Rindenfeldern und den Assoziationsgebieten herangezogen. Die Entscheidung fällt innerhalb einiger Minuten. Wird die Information als wichtig eingestuft, geht sie ins Langzeitgedächtnis über.

Im **Langzeitgedächtnis** wird die Information tage- bis lebenslang gespeichert.

Lernen

Lernen bedeutet im Prinzip, sein Langzeitgedächtnis zu befüllen. Beim Lernen verändert sich die synaptische Übertragung zwischen den Nervenzellen und damit die Feinstruktur des Gehirns. Diese Fähigkeit wird als **synaptische Plastizität** bezeichnet.

Die synaptische Plastizität beruht u. a. auf der sog. **Langzeitpotenzierung**: Als Folge häufiger Aktionspotenziale (S. 119) wird ein weiterer Rezeptortyp aktiviert, wodurch sich die synaptische Übertragung verstärkt. Außerdem werden an der präsynaptischen Membran vermehrt Neurotransmitter ausgeschüttet, was ebenfalls eine verstärkte Übertragung zur Folge hat. Später steigt auch die Proteinsynthese des Neurons an. Die gebildeten Proteine werden dann z. B. zur Bildung zusätzlicher Synapsen verwendet.

> **WISSEN TO GO**
>
> **Synaptische Plastizität**
>
> Die Fähigkeit zu lernen beruht auf der **synaptischen Plastizität**, also der Wandlungsfähigkeit der synaptischen Verbindungen. Werden diese während des Lernprozesses häufig beansprucht, werden mehr Neurotransmitter ausgeschüttet und weitere postsynaptische Rezeptoren genutzt. Außerdem werden zusätzliche Synapsen gebildet. Diese Prozesse werden unter dem Begriff **Langzeitpotenzierung** zusammengefasst.

Beim Lernen selbst unterscheidet man verschiedene Mechanismen:

Nicht assoziatives Lernen • An dieser Form des Lernens ist hauptsächlich 1 Reiz beteiligt. Das nicht assoziative Lernen entspricht im Prinzip der Gewöhnung (**Habituation**) an immer wiederkehrende Reize, die sich als unschädlich erweisen. Der Körper lernt, dass der Reiz für ihn keine Gefahr bedeutet, und schwächt seine Reaktion darauf ab.

Assoziatives Lernen • Diese Art des Lernens wird auch als Konditionierung bezeichnet. Sie erfordert mindestens 2 Reize, die miteinander gekoppelt sind. Erfolgt die Reaktion auf diese Reize **unwillkürlich**, spricht man von **klassischer Konditionierung**. Ein bekanntes Beispiel ist der Versuch, den der Wissenschaftler Iwan **Pawlow** mit einem Hund durchführte: Er stellte dem Hund Futter in Aussicht, was dazu führte, dass der Hund zu speicheln begann. Während der Futtergabe ließ er einen Glockenton erklingen. Nach einer Weile verknüpfte der Hund den Glockenton mit der Futtergabe und begann bereits zu speicheln, wenn er den Ton hörte – auch wenn kein Futter angeboten wurde.

Einem ähnlichen Muster folgt die **operante Konditionierung**. Sie beruht auf dem Prinzip „Aktion und Reaktion": Folgt einer Handlung eine Belohnung, kommt es zu einer positiven Verstärkung, folgt eine Strafe, zu einer negativen Verstärkung. Eigentlich kann der Betroffene frei, also **willkürlich** entscheiden, ob er die Handlung ausführen möchte oder nicht; infolge der Belohnung oder der Strafe bilden sich aber feste Reaktionsmuster aus.

Prozedurales Lernen • Darunter versteht man das Erlernen komplexer motorischer Abläufe. Muss man sich zum Beispiel im Kindergartenalter noch konzentrieren, um seine Schuhe richtig zu binden, ist das nach einiger Zeit der Übung nicht mehr der Fall. Die einzelnen Schritte des Schuhebindens sind dann so weit gelernt, dass sie automatisiert ablaufen und man sich währenddessen auf andere Dinge konzentrieren kann.

Einsichtiges Lernen • Dies ist die anspruchsvollste Art des Lernens. Sie beruht auf Wahrnehmung und Vorstellung und wird deshalb auch als **kognitives Lernen** bezeichnet. Beim einsichtigen Lernen trifft man Entscheidungen nicht aufgrund von Erfahrungen, die man selbst gemacht hat. Vielmehr berücksichtigt man bei seiner Entscheidungsfindung Beobachtungen, die man zum Verhalten anderer gemacht hat und die man hinsichtlich der Situation bewertet, die gerade vorliegt. Die Lösung wird damit durch **Beobachten** und **Denken** gefunden und nicht durch eigenes Ausprobieren, das sog. Trial-and-Error-Verfahren („Versuch und Irrtum").

Voraussetzung für einsichtiges Lernen ist, dass der Lernende in der Lage ist, den Zusammenhang zwischen Ursache und Wirkung herzustellen. Er muss den Sinn und die Bedeutung einer Situation einschätzen und deren Einzelheiten miteinander in Beziehung setzen können. Nur wenn er die Hintergründe der beobachteten Situation erkennt, kann er diese „Fremderfahrungen" sinnvoll für eigene Entscheidungen einsetzen.

> **WISSEN TO GO**
>
> **Lernen**
>
> Reagiert der Körper immer schwächer auf einen wiederkehrenden unschädlichen Reiz, spricht man von **Gewöhnung** oder **nicht-assoziativem Lernen**.
>
> Bei der **Konditionierung** oder dem **assoziativen Lernen** wird eine Reaktion durch einen Reiz ausgelöst, der physiologisch eigentlich nichts mit der Reaktion zu tun hat. Bekanntes Beispiel ist der Pawlow-Versuch.
>
> Das **prozedurale Lernen** umfasst motorische Abläufe. Werden diese häufig geübt, können sie im Laufe der Zeit automatisch durchgeführt werden, ohne dass man ihnen größere Aufmerksamkeit schenken muss.
>
> Das **einsichtige Lernen** beruht auf Beobachtungen und Denken. Dabei müssen mögliche Lösungen nicht selbst ausprobiert werden. Vielmehr kann man sich vorstellen, was passieren wird, weil man andere bereits in ähnlichen Situationen beobachtet hat.

15 Sinnesorgane

15.1 Aufgaben

Mit den Sinnen nimmt der Mensch Reize aus seiner Umwelt oder aus seinem Körper wahr. Die Reize werden in den Zellen der Sinnesorgane in neuronale Signale umgewandelt und über afferente Nervenfasern zum ZNS transportiert. Dort werden sie verarbeitet, und es wird entschieden, ob und wie auf den Reiz reagiert werden muss.

Man unterscheidet 8 Sinnesmodalitäten: Sehen, Hören, Geschmack, Geruch, Tastsinn, Gleichgewichtssinn, Temperatur- und Schmerzwahrnehmung. Auch die Tiefensensibilität kann zu den Sinneswahrnehmungen gezählt werden.

WISSEN TO GO

Aufgaben der Sinnesorgane

Die Sinnesorgane nehmen die Reize aus der Umwelt auf und wandeln sie in elektrische Impulse um, die zum ZNS geleitet werden.

15.2 Sinneszellen und Rezeptoren

Zur Aufnahme von Reizen verfügt jedes Sinnesorgan über **spezielle Sinneszellen**, die nur auf die jeweilige Reizart ansprechen. Die Sinneszellen des Auges z. B. reagieren nur auf visuelle Reize, diejenigen des Ohres nur auf akustische usw.

Die Sinneszellen ihrerseits nehmen die Reize über bestimmte Membranproteine auf, die Rezeptoren. Häufig wird aber auch die gesamte Sinneszelle als Rezeptor bezeichnet.

15.2.1 Rezeptoren

Rezeptoren können anhand der Reize eingeteilt werden, für die sie empfänglich sind:

- **Photorezeptoren** reagieren auf Lichtreize.
- **Chemorezeptoren** reagieren auf Geschmacks- und Geruchsstoffe.
- **Mechanorezeptoren** nehmen mechanische Reize wahr (▶ Tab. 16.1).
- **Propriozeptoren** dienen der Wahrnehmung der Tiefensensibilität (S. 474).
- **Nozizeptoren** reagieren auf Schmerzreize (S. 474).
- **Thermorezeptoren** nehmen Wärme oder Kälte wahr (S. 474).

Werden die Rezeptoren durch einen Reiz aktiviert, entsteht ein **Rezeptorpotenzial.** Im Gegensatz zum Aktionspotenzial ist das Rezeptorpotenzial vieler Rezeptoren abstufbar, wodurch die Intensität des Reizes vermittelt wird. Das Rezeptorpotenzial wird anschließend in ein Aktionspotenzial umgewandelt, das sich entlang der afferenten Nervenfasern in Richtung ZNS fortpflanzt.

Je nachdem, ob zwischen die Sinneszelle und die afferente Nervenfaser eine Synapse geschaltet ist oder nicht, unterscheidet man **primäre** von **sekundären Sinneszellen.**

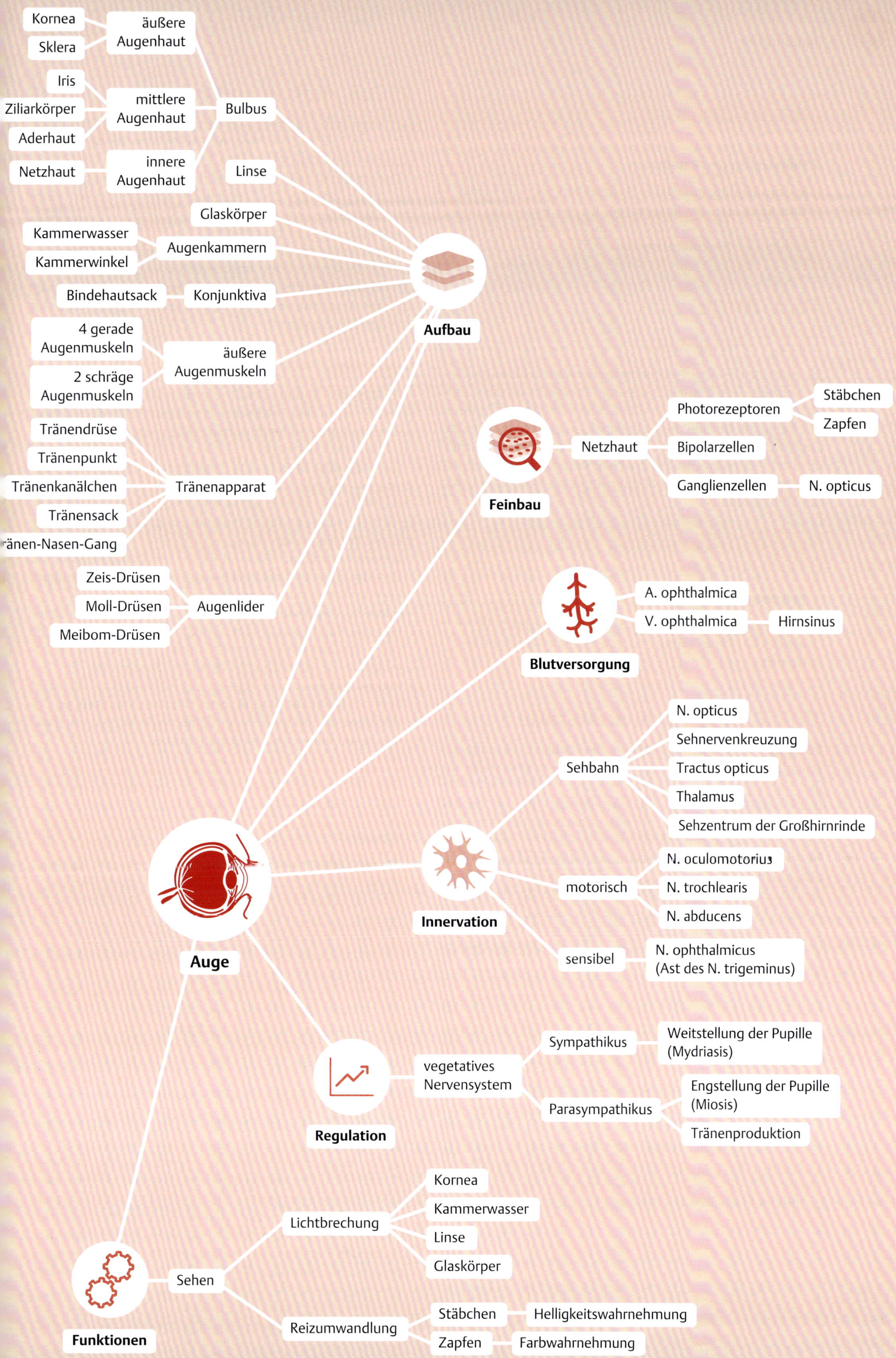
Auge
Aufbau
Bulbus
äußere Augenhaut
Kornea
Sklera
mittlere Augenhaut
Iris
Ziliarkörper
Aderhaut
innere Augenhaut
Netzhaut
Linse
Glaskörper
Augenkammern
Kammerwasser
Kammerwinkel
Konjunktiva
Bindehautsack
äußere Augenmuskeln
4 gerade Augenmuskeln
2 schräge Augenmuskeln
Tränenapparat
Tränendrüse
Tränenpunkt
Tränenkanälchen
Tränensack
änen-Nasen-Gang
Augenlider
Zeis-Drüsen
Moll-Drüsen
Meibom-Drüsen
Feinbau
Netzhaut
Photorezeptoren
Stäbchen
Zapfen
Bipolarzellen
Ganglienzellen
N. opticus
Blutversorgung
A. ophthalmica
V. ophthalmica
Hirnsinus
Innervation
Sehbahn
N. opticus
Sehnervenkreuzung
Tractus opticus
Thalamus
Sehzentrum der Großhirnrinde
motorisch
N. oculomotorius
N. trochlearis
N. abducens
sensibel
N. ophthalmicus (Ast des N. trigeminus)
Regulation
vegetatives Nervensystem
Sympathikus
Weitstellung der Pupille (Mydriasis)
Parasympathikus
Engstellung der Pupille (Miosis)
Tränenproduktion
Funktionen
Sehen
Lichtbrechung
Kornea
Kammerwasser
Linse
Glaskörper
Reizumwandlung
Stäbchen
Helligkeitswahrnehmung
Zapfen
Farbwahrnehmung

WISSEN TO GO

Sinneszellen und Rezeptoren

In den Sinnesorganen liegen **Sinneszellen**. Sie nehmen die Reize über spezielle **Rezeptoren** auf, die jeweils nur für 1 Reizart empfänglich sind. Trifft ein Reiz ein, entsteht am Rezeptor ein **Rezeptorpotenzial**.

15.3 Auge

15.3.1 Aufgaben

Die Aufgabe des Auges ist die **optische Wahrnehmung** unserer Umwelt. Sein optischer Apparat ermöglicht es, das Gesehene auf der Netzhaut abzubilden. Von den Photorezeptoren der Netzhaut werden die Lichtsignale in elektrische Signale umgewandelt, die über die Sehbahn letztendlich zur Großhirnrinde geleitet werden. Dort werden die Informationen ausgewertet, und es entsteht ein komplexes Bild dessen, was der Mensch sieht.

WISSEN TO GO

Aufgaben des Auges

Das Auge nimmt visuelle Reize wahr und wandelt sie in elektrische Impulse um, die zum Gehirn weitergeleitet werden.

15.3.2 Lage, Form und Größe

Jedes Auge liegt in einer Augenhöhle (**Orbita**), die von verschiedenen Schädelknochen begrenzt wird. Die Stelle, an der die Augen am Kopf angeordnet sind, bestimmt über die Größe des **Gesichtsfelds**, also über den Bereich, der wahrgenommen werden kann, ohne dass der Kopf bewegt wird. Die Größe des Gesichtsfelds wird in Grad (°) angegeben. Beim Menschen, dessen Augen weitestgehend nach vorn ausgerichtet sind, beträgt das Gesichtsfeld ca. **175°**, wobei sich die Gesichtsfelder beider Augen stark überschneiden (▶ **Abb. 15.5**). Das Pferd beispielsweise, dessen Augen wesentlich weiter seitlich platziert sind, besitzt ein Gesichtsfeld von rund 355°. Die Überschneidung beider Gesichtsfelder ist dabei wesentlich geringer.

WISSEN TO GO

Gesichtsfeld

Die knöcherne **Augenhöhle (Orbita)**, in der das Auge liegt, befindet sich beim Menschen an der Vorderseite des Schädels. Der Bereich, der ohne Bewegung des Kopfes gesehen werden kann, das **Gesichtsfeld**, ist daher weitestgehend nach vorn gerichtet. Es beträgt beim Menschen etwa **175°**, wobei sich das Gesichtsfeld des linken und des rechten Auges stark überschneiden.

15.3.3 Aufbau und Feinbau

Das Auge selbst besteht aus dem Augapfel, der Hornhaut, der Linse, den inneren Augenmuskeln, den beiden Augenkammern und dem Glaskörper.

Diejenigen Anteile des Auges, die am Entstehen des Netzhautbildes beteiligt sind (Hornhaut, Kammerwasser, Linse und Glaskörper), werden zusammen als optischer oder **lichtbrechender Apparat** bezeichnet.

Hinzu kommen Strukturen, die das Auge umgeben und die für dessen Funktion erforderlich sind. Sie werden auch als **Hilfsapparat** des Auges bezeichnet. Hierzu zählen die äußeren Augenmuskeln, die Augenlider, die Augenbindehaut und der Tränenapparat.

Augapfel

Der **Augapfel** (Bulbus oculi) gibt dem Auge seine kugelige Form. Er ist in den **Fettkörper** eingebettet, der dem Periost der Augenhöhle aufliegt. Innerhalb des Augapfels liegen die Linse und der Glaskörper.

Der Augapfel besteht aus 3 Schichten, der äußeren, der mittleren und der inneren Augenhaut. Während die äußere Augenhaut geschlossen ist, lassen die mittlere und die innere Schicht an der Vorderseite des Augapfels eine Öffnung frei, die **Pupille** (▶ **Abb. 15.1**).

- **äußere Augenhaut:** Sie sorgt für die mechanische Stabilität des Augapfels und setzt sich aus 2 Anteilen, der Hornhaut und der Lederhaut, zusammen.
- **mittlere Augenhaut:** Sie bildet das Kammerwasser, reguliert die Pupillenweite und enthält zahlreiche Gefäße. Sie setzt sich aus Iris (Regenbogenhaut), Ziliarkörper (Strahlenkörper) und Aderhaut (Choroidea) zusammen.
- **innere Augenhaut:** Sie besteht aus Nervenzellen und wird auch als Netzhaut (Retina) bezeichnet. Aus ihr geht an der Rückseite des Augapfels der Sehnerv (N. opticus) hervor. Weiterhin bildet sie das Pigmentepithel.

WISSEN TO GO

Augapfel

Der **Augapfel** liegt im Fettpolster der knöchernen Augenhöhle (Orbita). Im Inneren des Augapfels liegen die Linse und der Glaskörper. Die Bulbuswand ist 3-schichtig aufgebaut:
- **äußere Augenhaut** mit Hornhaut und Lederhaut,
- **mittlere Augenhaut** mit Iris, Ziliarkörper und Aderhaut,
- **innere Augenhaut** mit Netzhaut.

Während die äußere Augenhaut durchgehend ist, haben die mittlere und die innere Augenhaut an der Vorderseite des Augapfels eine Öffnung, die **Pupille**.

Äußere Augenhaut

Die äußere Augenhaut ist relativ stabil und schützt damit den Augapfel vor Verformungen, die andernfalls durch den Zug der Augenmuskeln und den Augeninnendruck auftreten könnten. Damit gewährleistet sie, dass an der Netzhaut ein reelles und kein verzerrtes Bild abgebildet wird.Sie besteht aus 2 Anteilen (▶ **Abb. 15.1**): die weiße, undurchsichtige **Lederhaut** (Sklera) umgibt den kompletten Augapfel mit Ausnahme des Bereichs der Pupille, wo sie in die Hornhaut übergeht. Die **Hornhaut** (Kornea) liegt vor Pupille und Linse

Abb. 15.1 Aufbau des Auges.

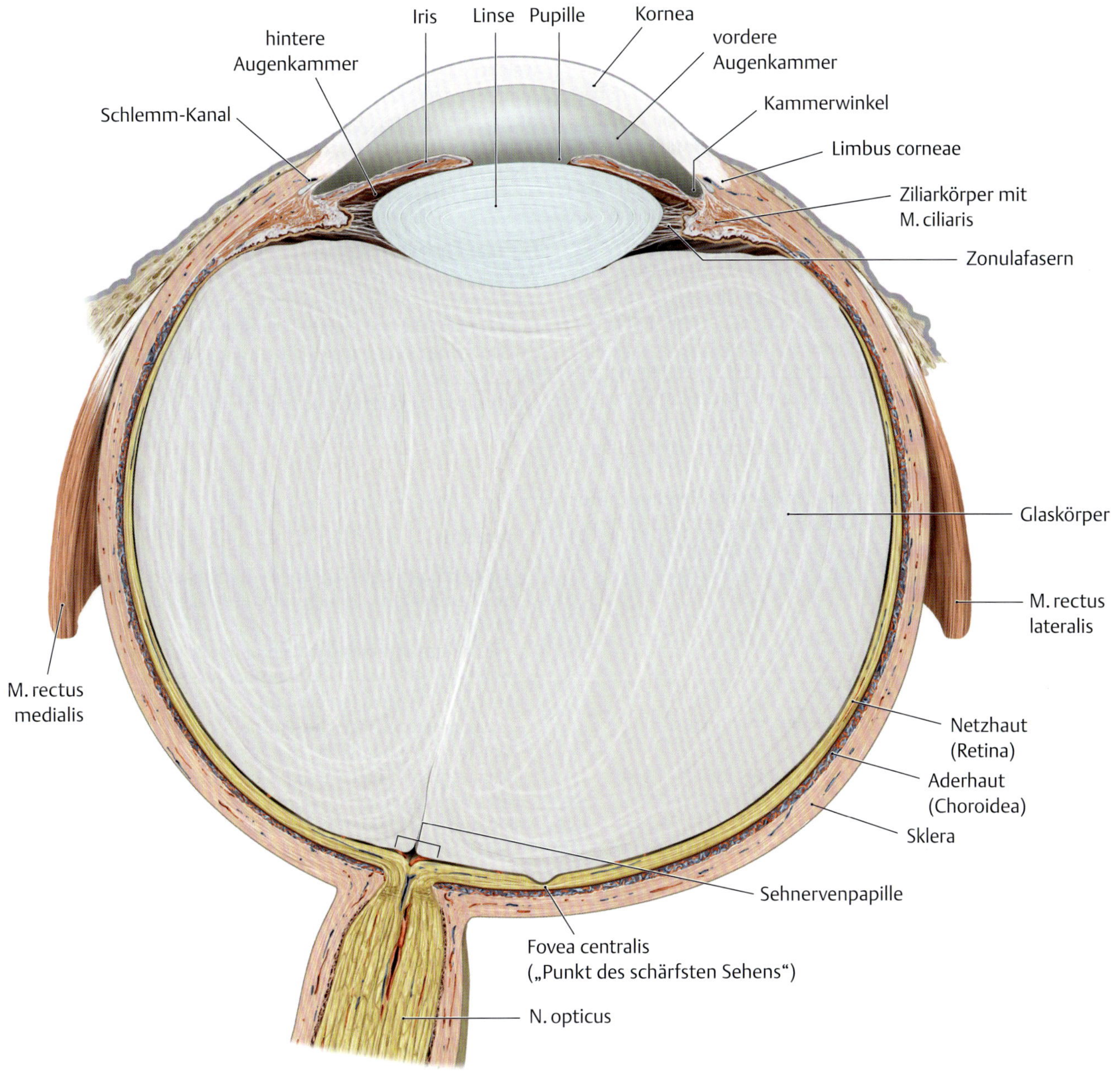

Der Augapfel wurde in der Horizontalebene geteilt, Blick von oben auf die untere Hälfte des rechten Auges. *Quelle: Schünke M, Schulte E, Schumacher U. Prometheus. LernAtlas der Anatomie. Kopf, Hals und Neuroanatomie. Illustrationen von K. Wesker und M. Voll. 6. Aufl. Stuttgart: Thieme; 2022.*

und ist stärker gekrümmt als die Lederhaut (▶ **Abb. 15.1**). Sie ist gefäßfrei und **durchsichtig**. Nur so kann überhaupt Licht in das Auge eindringen. Sie wird durch einen Flüssigkeitsfilm feucht gehalten, der vom Sekret der Lidbindehaut, der Tränen- und der Meibom-Drüsen gebildet wird.

Patho Hornhauterosion

*Oberflächliche Verletzungen der Hornhaut (**Hornhauterosionen**) kommen häufig vor. Sie können durch einen spitzen Gegenstand entstehen, z. B. Fingernägel oder umherfliegende Metallspäne, der direkt auf die Hornhaut trifft. Auch Fremdkörper, die unter das Oberlid gelangt sind (z. B. Sandkörner), können durch die Reibung beim Blinzeln Hornhautschäden verursachen. An der betroffenen Stelle fehlt die Epithelschicht, sodass die Nervenendigungen freiliegen. Eine Hornhauterosion ist daher sehr schmerzhaft. Es kommt zur Rötung des Auges und starkem Tränenfluss, häufig auch zu einem Lidkrampf. Wird eine Hornhauterosion nicht behandelt, kann sich ein **Hornhautgeschwür** bilden.*

WISSEN TO GO

Leder- und Hornhaut

Die weiße **Lederhaut** umgibt den größten Teil des Augapfels. Nur in dem Bereich, der vor der Pupille liegt, wird sie durch die durchsichtige **Hornhaut** ersetzt. Die äußere Augenhaut schützt den Augapfel vor Verformung.

Mittlere Augenhaut

Die mittlere Augenhaut wird auch als **Uvea** oder Gefäßhaut bezeichnet. Sie besteht aus 3 Anteilen (▶ **Abb. 15.1**):
- der Regenbogenhaut (Iris),
- dem Ziliar- oder Strahlenkörper (Corpus ciliare) und
- der Aderhaut (Choroidea).

Die Regenbogenhaut (Iris) ist der Anteil der mittleren Augenhaut, der hinter der Hornhaut sichtbar ist, und bildet den farbigen Ring um die Pupille (▶ Abb. 15.2). Die **Augenfarbe** ist davon abhängig, wie viele Melanozyten (S. 482) die Iris enthält. Bei einem hohen Anteil wirkt die Regenbogenhaut braun, bei einem mittelgroßen Anteil grün und bei einem geringen Gehalt an Melanozyten blau oder grau.Im Irisgewebe verlaufen kleine Muskeln, die die **Pupillenweite** und damit den Lichteinfall ins Auge regulieren (▶ Abb. 15.2). Bei starkem Lichteinfall verengt sich die Pupille (**Miosis**), bei geringem Lichteinfall weitet sie sich (**Mydriasis**).

Der Ziliar- oder Strahlenkörper reicht vom vorderen Anteil der Netzhaut bis zum Ansatz der Iris (▶ Abb. 15.1 und ▶ Abb. 15.2). Der Strahlenkörper ist über die sog. **Zonulafasern** mit dem Rand der **Linse** verbunden. Er enthält den ringförmigen **Ziliarmuskel** (M. ciliaris). Spannt dieser sich an, rundet sich die Linse ab und nahe Objekte werden damit scharfgestellt. Entspannt sich der Muskel, flacht die Linse ab, und es können entfernt liegende Gegenstände scharf gesehen werden. Vom Epithel des Strahlenkörpers wird außerdem das **Kammerwasser** gebildet.

Die **Aderhaut** liegt zwischen Leder- und Netzhaut. Die Aderhaut enthält zahlreiche **Gefäße**, die nahezu für die gesamte Blutversorgung des Auges verantwortlich sind.

> **WISSEN TO GO**
>
> **Iris, Ziliarkörper und Aderhaut**
>
> Iris, Ziliarkörper und Aderhaut bilden zusammen die mittlere Augenhaut (**Uvea**).
>
> Die **Iris** bildet den farbigen Ring um die Pupille. Sie enthält kleine Muskelfasern über die die Weite der Pupille gesteuert wird.
>
> Der **Ziliarkörper** liegt unter dem äußeren Rand der Iris. Er ist über die **Zonulafasern** mit dem Linsenrand verbunden und enthält den **M. ciliaris**. Der Ziliarkörper reguliert die Wölbung der Linse und bildet das Kammerwasser.
>
> Die **Aderhaut** liegt der Lederhaut innen an. Sie enthält zahlreiche Gefäße und ist damit für die Durchblutung des Auges verantwortlich.

Innere Augenhaut

Die innere Augenhaut ist die **Netzhaut (Retina)** (▶ Abb. 15.1). Sie besteht aus 2 Schichten, dem Pigmentepithel und dem neurosensorischen Epithel.

Das **Pigmentepithel** ist die äußere Schicht. Seinen Namen verdankt es seinem Gehalt an dem Pigment Melanin, der für die dunkle Färbung und die Lichtundurchlässigkeit des Pigmentepithels verantwortlich ist. Es unterstützt den Stoffaustausch zwischen der Aderhaut und der inneren Schicht der Netzhaut.

Die innere Schicht, das **neurosensorische Epithel** der Retina (Stratum nervosum retinae), dient als Projektionsfläche für das Bild, das über den optischen Apparat des Auges erzeugt wird, und enthält die **Photorezeptoren**, die diese ankommenden Lichtreize aufnehmen und in elektrische Signale umwandeln. Es gibt 2 Typen von Photorezeptoren:

- **Stäbchen:** Sie sind helligkeitsempfindlich und ermöglichen das Sehen bei geringer Helligkeit (Dämmerungssehen, Schwarz-Weiß-Sehen).
- **Zapfen:** Sie sind farbempfindlich und dienen der Wahrnehmung von Farben (Tages- und Farbsehen). Man unterscheidet Blau-, Grün- und Rot-Zapfen, die jeweils von Lichtstrahlen mit einer bestimmten Wellenlänge angeregt werden (S. 462).

Durch die Information, welche Zapfensorten stärker und welche schwächer aktiviert worden sind, entsteht im Gehirn schließlich ein Farbeindruck. Die Gelb-Zapfen benötigen übrigens die geringste Lichtintensität, um angesprochen zu werden. Deshalb eignet sich Gelb gut als Warnfarbe, da es auch bei einbrechender Dämmerung noch wahrgenommen werden kann, wenn die anderen Farben bereits verblassen.

Patho Farbsinnstörung

Wenn eine Zapfensorte nicht funktioniert oder fehlt, kommt es zu einer Farbsinnstörung. So fehlen bei knapp 5 % der Männer die Grün-Zapfen (Deuteranomalie, Grünschwäche). Statt Grün nehmen die Betroffenen eine andere Farbe wahr, z. B. Braun oder Gelb. Da diese Störungen X-chromosomal rezessiv (S. 77) vererbt werden, sind hauptsächlich Männer betroffen.

> **WISSEN TO GO**
>
> **Netzhaut**
>
> Die **Netzhaut** stellt die innere Augenhaut dar. Sie besteht aus 2 Schichten, die nur punktuell miteinander verwachsen sind:
>
> Das **Pigmentepithel** ist lichtundurchlässig und liegt zwischen der Aderhaut und dem neurosensorischen Epithel, das es mit Nährstoffen versorgt.
>
> Das **neurosensorische Epithel** ist lichtdurchlässig und liegt an der Innenfläche des Augapfels, auf die das Licht fällt. Mit den **Stäbchen** und den **Zapfen** enthält es die Sinneszellen des Auges. Außerdem besteht es aus Nervenzellen (unter anderem den **Ganglienzellen**), deren Axone sich an der Sehnervenpapille zum N. opticus zusammenschließen.

Linse

Die **Linse** (Lens) ist auf beiden Seiten konvex aufgewölbt und damit eine Sammellinse (S. 49). Sie hat einen Durchmesser von ca. 10 mm. Sie befindet sich hinter Iris und Pupille und ist über die Zonulafasern am Ziliarmuskel aufgehängt (▶ Abb. 15.2). Sie liegt mit ihrer Rückseite dem Glaskörper auf (▶ Abb. 15.1), ihre übrigen Seiten sind von Kammerwasser umgeben.

Die durchsichtige Linse bricht die eintreffenden Lichtstrahlen. Sie ist die einzige Struktur im lichtbrechenden Apparat, die ihre Form und damit ihre **Brechkraft** der Entfernung **anpassen** kann, in der das betrachtete Objekt liegt. Damit stellt sie sicher, dass auf der Netzhaut ein scharfes Bild entsteht. Verantwortlich für diese Anpassung ist der **Ziliarmuskel**, der die Zugkräfte der Zonulafasern steuert.

> **WISSEN TO GO**
>
> **Linse**
>
> Bei der **Linse** des Auges handelt es sich um eine Sammellinse. Sie liegt hinter der Pupille und ist über die Zonulafasern mit dem Ziliarkörper verbunden. Durch den Zug dieser Fasern verändert sie ihre Wölbung und damit ihre **Brechkraft**.

Abb. 15.2 Iris und Ziliarkörper.

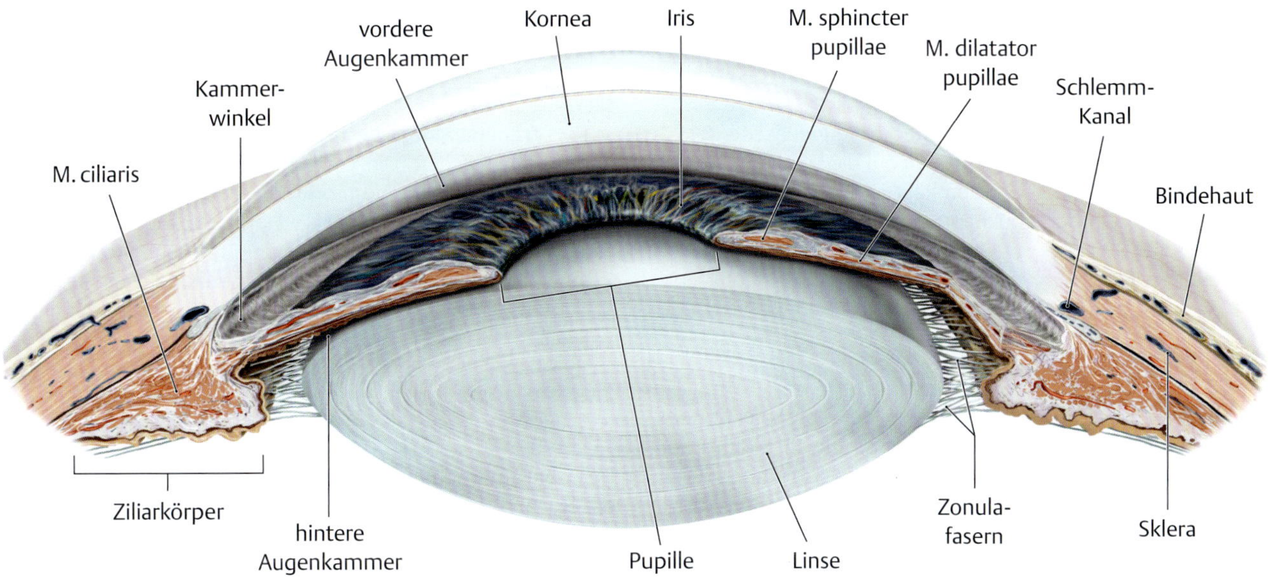

Iris und Ziliarkörper bilden zusammen mit der Aderhaut die mittlere Augenhaut. Die Aderhaut ist auf ▶ **Abb. 15.1** dargestellt. In der Iris befinden sich kleine Muskeln, über die die Pupillenweite geregelt wird (M. sphincter und dilatator pupillae). Der Muskel des Ziliarkörpers (M. ciliaris) steuert über die Zonulafasern die Form der Linse. *Quelle: Schünke M, Schulte E, Schumacher U. Prometheus. LernAtlas der Anatomie. Kopf, Hals und Neuroanatomie. Illustrationen von K. Wesker und M. Voll. 6. Aufl. Stuttgart: Thieme; 2022.*

Glaskörper

Der kugelige **Glaskörper** füllt nahezu den gesamten Augapfel aus und grenzt vorn an die Linse und die hintere Augenkammer (▶ **Abb. 15.1**). Er enthält eine Gallertmasse, die zu 99 % aus Wasser besteht. Deren visköse Beschaffenheit entsteht durch kollagene Fasern und Hyaluronsäure. Der Glaskörper besitzt weder Zellen noch Gefäße und gehört ebenfalls zu den lichtbrechenden Strukturen.

Augenkammern und Kammerwasser

Man unterscheidet die vordere von der hinteren Augenkammer (▶ **Abb. 15.1** und ▶ **Abb. 15.2**). Die **vordere Augenkammer** wird vorn von der Kornea und hinten von der Irisvorderseite und der Linse begrenzt. Die **hintere Augenkammer** liegt zwischen Irisrückseite und Glaskörper, die seitlichen Grenzen bilden Ziliarkörper und Linse. Beide Augenkammern stehen über die **Pupille** miteinander in Verbindung.

Die Augenkammern enthalten das **Kammerwasser**, pro Auge ca. 0,3 ml. Es dient der **Ernährung** der Linse und der Hornhaut und ist für den **Augeninnendruck** (intraokularer Druck) verantwortlich.

WISSEN TO GO

Glaskörper und Augenkammern

Der **Glaskörper** liegt hinter der Linse und füllt den Innenraum des Augapfels aus. Er ist mit einer durchsichtigen viskosen Flüssigkeit gefüllt.

Die **vordere Augenkammer** wird vorn von der Hornhaut und hinten von Iris und Linsenvorderfläche begrenzt.

Die **hintere Augenkammer** liegt zwischen Irisrückseite, Linse, Ziliarkörper und Glaskörper. Die Augenkammern sind mit **Kammerwasser** gefüllt. Es wird vom Ziliarkörper gebildet und gelangt aus der hinteren Augenkammer durch die Pupille in die vordere. Das Kammerwasser dient der Ernährung von Linse und Kornea, seine Menge bestimmt den **Augeninnendruck**.

Bindehaut

Die Bindehaut des Auges (**Konjunktiva**) kleidet die Innenseite der Augenlider aus und schlägt dann auf die Vorderseite des Augapfels um, wo sie der **Lederhaut** aufliegt. Die Umschlagfalte wird als Konjunktival- oder **Bindehautsack** bezeichnet.

Blitzlicht Praxis Einbringen von Augenmedikamenten

*Augentropfen und -salben sollten **nicht** direkt auf die Hornhaut gegeben werden, da diese sehr empfindlich ist. Bereits der Temperaturunterschied wird als sehr unangenehm empfunden. Es ist besser, solche Medikamente in den **unteren Bindehautsack** zu applizieren. Dieser fasst ca. 1 Tropfen Flüssigkeit. Die Flaschen- oder Tubenöffnung darf bei der Anwendung nicht mit dem Auge in Kontakt kommen, Tropfen sollten frei in den Bindehautsack fallen.*

In der Bindehaut verlaufen zahlreiche kleine Gefäße. Im inneren Augenwinkel bildet die Bindehaut die **Tränenkarunkel**, ein knötchenförmiges Gebilde, das kleine Talg- und Schleimdrüsen enthält.

! *Merke* Augenbindehaut

*Die Hornhaut ist **nicht** von Bindehaut bedeckt.*

> **WISSEN TO GO**
>
> **Bindehaut des Auges**
>
> Die **Bindehaut (Konjunktiva)** bedeckt die Innenseite der Lider und schlägt im **Bindehautsack** auf die Lederhaut der Bulbusvorderseite um. Die Hornhaut ist **nicht** von Bindehaut bedeckt. In der Bindehaut liegen kleine Gefäße und Becherzellen. Letztere sind an der Bildung der Tränenflüssigkeit beteiligt.

Äußere Augenmuskeln

Die äußeren Augenmuskeln bewegen den Augapfel innerhalb der Augenhöhle und bestimmen so die **Blickrichtung**. Bei nahezu allen Augenbewegungen (mit Ausnahme des Schielens) bewegen sich die Augäpfel in dieselbe Richtung, also z. B. nach rechts. Dazu müssen an jedem Auge unterschiedliche Muskeln aktiviert werden, denn „nach rechts" bedeutet für den einen Augapfel eine Bewegung nach innen, für den anderen jedoch eine Bewegung nach außen.

> **WISSEN TO GO**
>
> **Äußere Augenmuskeln**
>
> Die **äußeren Augenmuskeln** setzen außen am Augapfel an und steuern die Blickrichtung.

Tränenapparat

Der Tränenapparat setzt sich aus der Tränendrüse und den Tränenwegen zusammen.

Die **Tränendrüse** (Glandula lacrimalis) liegt in einer kleinen Mulde des Stirnbeins am oberen äußeren Augenhöhlenrand. Ihre Ausführungsgänge münden in den **oberen Bindehautsack**. Sie bildet täglich 5–10 ml **Tränenflüssigkeit**, die durch den Lidschlag über die Hornhaut verteilt werden. Die Tränenflüssigkeit schützt die Hornhaut vor Austrocknung, hält sie sauber und gleicht kleinere Unebenheiten aus. Die Bildung der Tränenflüssigkeit wird vom **Parasympathikus** gefördert. Beim Weinen oder ausgelöst durch einen Fremdkörper im Auge kann die Tränenproduktion deutlich gesteigert sein.

Die **Tränenwege** beginnen im inneren Augenwinkel, in den die Flüssigkeit durch den Lidschlag gelenkt wird. Hier liegt im Ober- und im Unterlid je eine kleine Öffnung, der **Tränenpunkt**. Er führt in das Tränenkanälchen, das in den **Tränensack** mündet. Der Tränensack liegt in einer kleinen Grube im Tränenbein. Von hier fließt die Flüssigkeit über den **Tränen-Nasen-Gang** in den unteren Nasengang (S. 165). Deshalb läuft einem beim Weinen die Nase.

> **WISSEN TO GO**
>
> **Tränenapparat**
>
> Der **Tränenapparat** besteht aus den Tränendrüsen und den Tränenwegen. Die **Tränendrüsen** liegen am äußeren oberen Orbitarand. Sie produzieren die Tränenflüssigkeit, die mit dem Lidschlag über die Hornhaut verteilt wird. Die Tränenflüssigkeit gelangt über die **Tränenpünktchen** im inneren Augenwinkel und die **Tränenkanälchen** in den **Tränensack**. Von dort fließt sie über den **Tränen-Nasen-Gang** in die Nasenhöhle.

Augenlider

Das **obere** und das **untere Augenlid** schützen bei Lidschluss die Hornhaut vor Schäden und dienen als Licht- und Blendschutz. Der **Lidrand** bildet den Abschluss des Augenlids. Er ist an seiner Vorderseite mit **Wimpern** besetzt. Der Zwischenraum zwischen oberem und unterem Lidrand wird als **Lidspalte** bezeichnet. Ihre Weite wird durch mimische Muskeln gesteuert, deren Sehnen in die Lider einstrahlen.

> **WISSEN TO GO**
>
> **Augenlider**
>
> Die **Augenlider** schutzen das Auge vor Schäden und dienen als Licht- und Blendschutz.

Die Pupillenweite wird von Sympathikus und Parasympathikus beeinflusst. Dabei stellt der **Sympathikus** die Pupille über Muskelwirkung weit, der **Parasympathikus** stellt sie eng. Er steigert außerdem die Tränenproduktion.

15.3.4 Funktionen

Der Sehvorgang lässt sich in verschiedene Schritte einteilen, an denen jeweils unterschiedliche Strukturen beteiligt sind:

- **lichtbrechender Apparat:** Unter Mitwirkung der Hornhaut, des Kammerwassers, der Pupille, der Linse und des Glaskörpers wird durch Lichtbrechung, Steuerung des Lichteinfalls und Akkommodation ein scharfes, aber umgekehrtes und verkleinertes Bild des Gegenstandes auf die Netzhaut projiziert.
- **neuraler Anteil:** Die Lichtreize, die so an der Netzhaut ankommen, werden von den Sinneszellen in elektrische Reize umgewandelt, die dann über die Sehbahn zur Großhirnrinde transportiert werden. Dort werden sie verarbeitet und ausgewertet.

Lichtbrechender Apparat

Lichtbrechung und Akkommodation

Damit auf der Netzhaut ein **scharfes Bild** entsteht, müssen die Lichtstrahlen, die von einem Punkt des betrachteten Objekts ausgehen, auf der Netzhaut wieder in einem Punkt zusammentreffen. Durch die fixe Größe des Augapfels ist die Retina und damit auch dieser Punkt immer gleich weit von der Linse entfernt, nämlich ca. 24 mm. Das heißt, egal wie weit ein Objekt vom Auge entfernt ist, muss in exakt diesem Abstand das scharfe Bild entstehen. Allerdings fallen je nach

Abb. 15.3 Anpassung der Brechkraft der Linse an die Entfernung des Objekts.

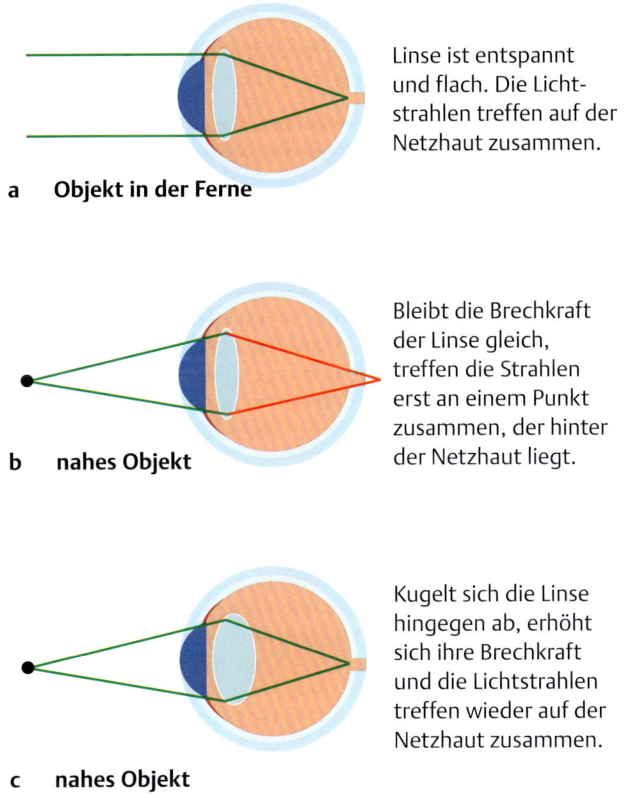

Bei entspannter Linse werden Objekte, die in der Ferne liegen, scharf auf der Netzhaut abgebildet (**a**). Veränderte sich die Brechkraft der Linse nicht, träfen sich bei der Betrachtung naher Objekte die Strahlen erst hinter der Netzhaut (**b**). Das Bild wäre somit unscharf. Dadurch, dass die Linse ihre Form und damit ihre Brechkraft verändert, können aber auch nahe Objekte scharf auf der Netzhaut abgebildet werden (**c**). Die Brechkraft der Kornea und des Glaskörpers wurden in der Abbildung nicht berücksichtigt, weil sie nicht veränderbar ist. *Quelle: I care Anatomie, Physiologie. 2., aktualisierte Auflage. Stuttgart: Thieme; 2020.*

Abb. 15.4 Akkommodation.

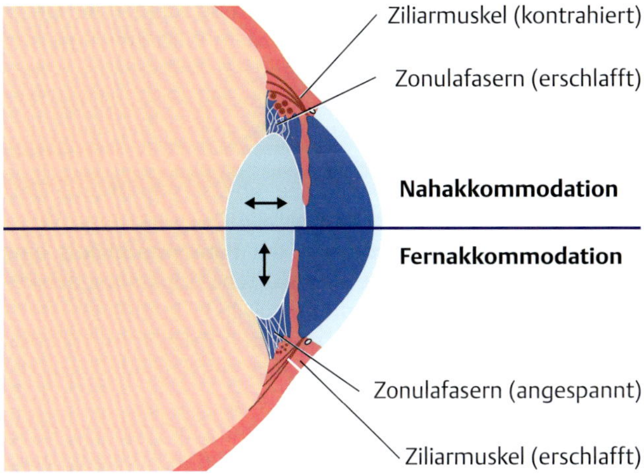

Werden Objekte in der Nähe betrachtet, zieht sich der ringförmige Ziliarmuskel zusammen. Der Ziliarkörper wird dadurch in Richtung Glaskörper gezogen, und die Zonulafasern erschlaffen. Der Zug an der Linse lässt nach, die Linse kugelt sich ab und nimmt an Dicke zu. Beim Blick in die Ferne erschlafft der Ziliarmuskel. Dadurch spannen sich die Zonulafasern, ihr Zug an der Linse nimmt zu und die Linse flacht ab. *Quelle: Schwegler JS, Lucius R. Der Mensch – Anatomie und Physiologie. Stuttgart: Thieme; 2016.*

Entfernung des Objekts die Lichtstrahlen in unterschiedlichen Winkeln aufs Auge. Damit sie trotzdem auf der Netzhaut in einem Punkt zusammentreffen, müssen sie je nach Entfernung des Objekts unterschiedlich stark gebrochen werden (▶ Abb. 15.3). Dabei ist die Brechkraft von Hornhaut und Glaskörper immer gleich, verändert werden kann nur die Brechkraft der **Linse**. Diese Anpassung der Brechkraft der Linse wird als **Akkommodation** bezeichnet.

Patho Weitsichtigkeit

*Bei einer **Weitsichtigkeit** werden nur weit entfernte Gegenstände scharf gesehen, nah gelegene Objekte erscheinen unscharf. Meist liegt die Ursache in einem **verkürzten Augapfel**. Durch den verkürzten Abstand zwischen Linse und Netzhaut werden aus der Nähe einfallende Lichtstrahlen in einem Punkt gebündelt, der hinter der Retina liegt. Die Brechkraft der Linse reicht nicht aus, um diesen Punkt auf die Netzhaut zu verlagern.*

Patho Kurzsichtigkeit

*Bei der **Kurzsichtigkeit** werden nur nah gelegene Objekte scharf gesehen, weiter entfernte Gegenstände erscheinen unscharf. Der Grund dafür ist meist ein **zu langer Augapfel**. Aus der Ferne einfallende Lichtstrahlen bündeln sich in einem Punkt, der vor der Netzhaut liegt, das Objekt erscheint deshalb unscharf. Seltenere Ursache ist eine zu hohe Brechkraft der Linse oder der Hornhaut bei einem Augapfel mit normaler Länge.*

Patho Korrekturlinsen

*Ausgleichen kann man die Kurz- und Weitsichtigkeit durch spezielle Brillengläser oder Kontaktlinsen. Bei Kurzsichtigkeit hilft eine **Zerstreuungslinse**, bei Weitsichtigkeit eine Sammellinse (S. 49).*

Bei der Akkommodation verändert die Linse ihre Form und damit ihre Krümmung. Beim Blick in die Ferne flacht sie ab (**Fernakkommodation**), wodurch sich ihre Brechkraft (S. 49) vermindert. Werden Objekte in der Nähe betrachtet, nimmt ihre Wölbung und damit ihre Brechkraft zu (**Nahakkommodation**).

Ist die Linse bei ruhendem Auge (Fernakkommodation) abgeflacht, liegt die Gesamtbrechkraft des Auges bei etwa 59 Dioptrien. Fokussiert das Auge auf einen nahen Gegenstand (Nahakkommodation), steigt die Gesamtbrechkraft des Auges auf bis zu 74 Dioptrien an. An der Gesamtbrechkraft des Auges hat die **Hornhaut** mit rund 43 Dioptrien den größten Anteil.

Auslöser für die Änderung der Linsenform ist die Kontraktion oder Relaxation des **Ziliarmuskels**. Entspannt sich der Muskel, entsteht über die Zonulafasern Zug auf die Linse, wodurch sie abflacht. Kontrahiert sich der Muskel, entspannen sich die Zonulafasern, und die Linse kann sich abkugeln (▶ Abb. 15.4).

Die minimale und die maximale Brechkraft des Auges bestimmen darüber, in welchem Abstand zum Auge Objekte noch scharf gesehen werden können. Der **Fernpunkt** ist der entfernteste Punkt, den man noch scharf wahrnimmt. Er liegt in jungen Jahren im Unendlichen. Der **Nahpunkt** ist der nächstgelegene Punkt, den man noch scharf sehen kann. Er liegt normalerweise bei 10 cm. Die Spanne zwischen Fern- und Nahpunkt ist die **Akkommodationsbreite**.

Steuerung des Lichteinfalls

Durch die Anpassung der Pupillengröße kann eine Überblendung verhindert werden. Trotzdem wird gewährleistet (sofern von den äußeren Bedingungen her möglich), dass ausreichend Licht für den Sehvorgang ins Auge gelangt. Die Pupillengröße kann auf einen Durchmesser zwischen 2 mm und 8 mm eingestellt werden.

Die Größe der Pupille wird dabei über das autonome Nervensystem gesteuert: Der **Sympathikus** bewirkt eine Weitstellung der Pupille (**Mydriasis**), der **Parasympathikus** eine Engstellung (**Miosis**). Diese automatische Anpassung der Pupillenweite wird als Pupillenreflex (S. 463) bezeichnet.

Die Pupille wirkt aber auch bei der **Nahakkommodation** mit: Bei der Naheinstellung verengt sie sich, wodurch die Tiefenschärfe erhöht wird. Gleichzeitig werden beide Augäpfel in Richtung Nase gedreht (Konvergenz). Die Pupillenverengung und die Konvergenz werden unter der sog. **Naheinstellungsreaktion** zusammengefasst.

WISSEN TO GO

Lichtbrechung und Akkommodation

Die **Linse** ist die einzige Struktur des Auges, die ihre Brechkraft verändern kann. Dadurch passt sie die Gesamtbrechkraft des Auges so an, dass die betrachteten Objekte unabhängig von ihrer Entfernung zum Auge scharf auf der Netzhaut abgebildet werden. Die Anpassung der Linse an die Entfernung des Objekts bezeichnet man als **Akkommodation**. Der **Fernpunkt** ist dabei der entfernteste Punkt, der scharf wahrgenommen wird, der **Nahpunkt** ist der am nächsten gelegene.

Bei der **Nahakkommodation** spielt auch die **Pupille** eine Rolle. Sie erhöht die Tiefenschärfe, indem sie sich verengt.

Neuraler Anteil

Aufbau des neurosensorischen Epithels

Vom lichtbrechenden Apparat wird das Bild auf die Netzhaut und damit auf den lichtempfindlichen Teil des Auges projiziert. Ihre Lichtempfindlichkeit erhält die Netzhaut durch die Photorezeptoren im neurosensorischen Epithel (S. 458).

Das neurosensorische Epithel der Netzhaut setzt sich aus 3 Zellschichten zusammen: den Photorezeptoren, den Bipolarzellen und den Ganglienzellen.

Unsere Sinne sind unser Tor zur Welt.

Aufnahme und Umwandlung der Lichtreize

Damit die Informationen über das Gesehene über elektrische Signale zum Gehirn geleitet werden können, muss der Lichtreiz (elektromagnetische Wellen) zunächst in ein Membranpotenzial (S. 118) umgewandelt werden. Dieser Vorgang wird als **Phototransduktion** bezeichnet.

Phototransduktion • Hierfür ist der **Sehfarbstoff** verantwortlich. Er besteht aus einem Protein und einem Abkömmling des Vitamins A (▶ **Tab. 9.1**), dem **Retinal**.

Trifft ein Lichtreiz auf den Sehfarbstoff, ändert das Retinal seine räumliche Struktur. Dadurch wird eine Signalkaskade in Gang gesetzt, die dazu führt, dass **Kationenkanäle** in der Membran des Photorezeptors geschlossen werden. Dadurch hyperpolarisiert der Photorezeptor und schüttet **weniger** Transmitter (Glutamat) aus.

ACHTUNG

*Die Photorezeptoren reagieren anders auf einen Reiz als die meisten anderen erregbaren Zellen: Sie **hyperpolarisieren** auf einen Reiz hin, während die anderen erregbaren Zellen depolarisieren.*

Die verringerte Transmitterausschüttung an der Synapse zu den Bipolarzellen hat zur Folge, dass sich an den **Bipolarzellen** das Membranpotenzial verändert. Über ihre Synapse gibt die Bipolarzelle das Signal an die **Ganglienzelle** weiter, in der daraufhin Aktionspotenziale entstehen. Diese bilden die elektronische Information, die über die Sehbahn (S. 463) zum Gehirn geleitet wird.

Helligkeitswahrnehmung • Für die Wahrnehmung der Helligkeit sind die Stäbchen (S. 458) verantwortlich. In der Netzhaut jeden Auges liegen ungefähr 120 Mio. Stäbchen und damit wesentlich mehr als Zapfen (ca. 6 Mio.). Die Stäbchen sind überall in der Retina angeordnet, um den gelben Fleck herum ist ihre Dichte besonders hoch. Sie sind lichtempfindlicher als die Zapfen. Im Gegensatz zu diesen können sie **keine Farben** unterscheiden. Der Sehfarbstoff der Stäbchen ist das **Rhodopsin**. Es ist empfindlich für Wellenlängen von ca. 500 nm, also zwischen den Farben Blau und Grün.

Farbwahrnehmung • Die Farben werden von den Zapfen (S. 458) wahrgenommen. Sie sind weniger lichtempfindlich als die Stäbchen. Ihre größte Dichte besitzen sie im gelben Fleck, hier sind sie die überwiegenden Photorezeptoren. Zum Netzhautrand hin nimmt ihre Dichte deutlich ab.

Das menschliche Auge besitzt 3 verschiedene Zapfentypen, die unterschiedliche Sehfarbstoffe enthalten und deshalb jeweils für eine andere Wellenlänge empfindlich sind:

- **Rot-Zapfen** sind empfindlich für rotes Licht (Absorptionsmaximum 565 nm).
- **Blau-Zapfen** sind empfindlich für blaues Licht (Absorptionsmaximum 420 nm).
- **Grün-Zapfen** sind empfindlich für grünes Licht (Absorptionsmaximum 535 nm).

Der Farbeindruck setzt sich aus den Informationen aller 3 Zapfentypen zusammen, weshalb auch Mischfarben wie z. B. Orange, Gelb oder Lila wahrgenommen werden können. Zusätzlich spielen die Helligkeit und Sättigung der Farben eine Rolle.

Patho Farbsinnstörungen

*Unter einer **Farbsinnstörung** versteht man den Ausfall eines **Zapfentyps** (Rot, Grün oder Blau), der meist angeboren ist. Dabei fallen nur die Farbanteile des jeweiligen Zapfentyps aus. Am häufigsten ist eine Störung des **Rot-Grün-Sehens**. Sie betrifft sehr viel häufiger Männer (8 %) als Frauen (0,4 %).*

*Eine **vollständige Farbenblindheit** (Achromasie) tritt nur sehr selten auf. Dadurch, dass alle 3 Zapfentypen ausfallen, können bei dieser Anomalie keine Farben wahrgenommen werden.*

> **WISSEN TO GO**
>
> **Aufbau der Retina und Reizumwandlung**
>
> Die Netzhaut besteht aus 3 Schichten: den **Photorezeptoren** auf der lichtabgewandten Seite, den **Bipolarzellen** als mittlere Schicht und den **Ganglienzellen** auf der Innenseite. Die Zellen der einen Schicht sind mit denen der benachbarten Schicht über Synapsen verbunden.
>
> Die **Photorezeptoren** wandeln eintreffende Lichtstrahlen in elektrische Signale um. Diese werden über die Bipolarzellen an die Ganglienzellen weitergegeben, in denen ein Aktionspotenzial entsteht.
>
> Bei den Photorezeptoren unterscheidet man **Stäbchen** für die Helligkeitswahrnehmung und **Zapfen** für das Farbsehen. Es gibt 3 Zapfentypen: Rot-Zapfen, Blau-Zapfen und Grün-Zapfen.

Sehbahn

Die Sehbahn beginnt mit dem **Photorezeptor** als 1. Neuron. Als 2. Neuron folgt die **Bipolarzelle**, und die **Ganglienzelle** stellt das 3. Neuron dar. Die Axone aller Ganglienzellen ziehen zum blinden Fleck der Netzhaut, wo sie sich zum Sehnerv zusammenschließen (▶ **Abb. 15.5**).

> **WISSEN TO GO**
>
> **Die Sehbahn**
>
> Die Sehbahn besteht aus 4 hintereinandergeschalteten Neuronen. Der **Photorezeptor** stellt das 1., die **Bipolarzelle** das 2. und die **Ganglienzelle** das 3. Neuron dar. Die Axone der Ganglienzellen verbinden sich zum **Sehnerv**, der am **blinden Fleck** die Netzhaut verlässt. An der **Sehnervenkreuzung** kreuzen die Fasern so, dass jeweils die Fasern der rechten und die der linken Gesichtsfeldhälfte als rechter und linker **Tractus opticus** weiterverlaufen. Im Thalamus wird auf das 4. Neuron umgeschaltet, das dann weiter zur **Sehrinde** zieht.

Pupillenreflex

Der **Pupillenreflex** sorgt dafür, dass sich bei einem plötzlichen Helligkeitseinfall ins Auge die Pupille verengt.

Diagnostik Pupillenreflextest

*Beim **Pupillenreflextest** wird die Pupillenreaktion untersucht, indem ein Auge direkt angeleuchtet wird. Kommt es zu Abweichungen (sehr träge Reaktion, Unterschiede zwischen rechter und linker Pupille), liegt der Verdacht auf eine neurologische Störung nahe. Gestörte Pupillenreflexe können z. B. bei Kopfverletzungen oder nach Drogenkonsum auftreten. Eingesetzt wird dieser Test als Standarddiagnostik bei Notfalleinsätzen. Beidseitig weite Pupillen ohne Pupillenreflex (lichtstarre Pupillen) zählen zu den Todeszeichen.*

Für die **Weitstellung** der Pupille bei geringerem Lichteinfall sind die Afferenzen die gleichen wie beim Pupillenreflex. Liefern sie die Information an das Mittelhirn, dass die Lichtverhältnisse schlechter werden, veranlasst dieses die Pupillenweitstellung.

Abb. 15.5 Die Sehbahn.

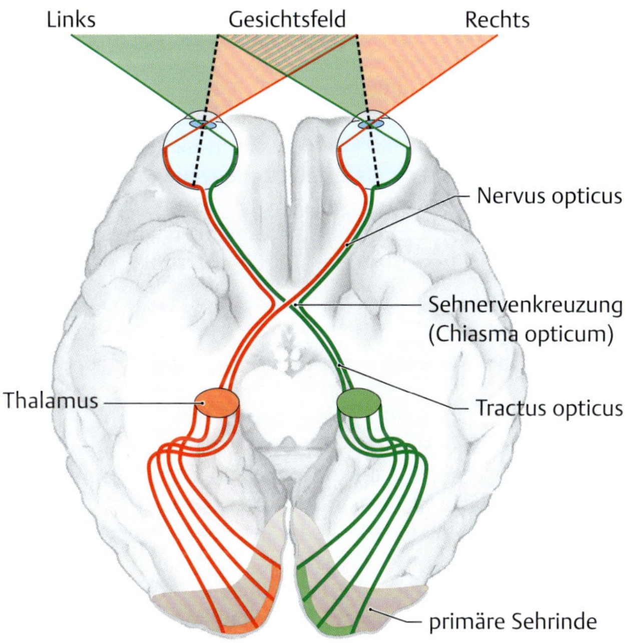

Die Axone der Ganglienzellen der Netzhaut verlaufen als N. opticus zur Sehnervenkreuzung. Dort kreuzen die Fasern der nasalen Gesichtsfelder jeweils auf die Gegenseite. Dadurch lagern sich die Fasern der jeweils rechten bzw. der linken Gesichtsfeldhälfte jedes Auges zusammen und ziehen als Tractus opticus zum Thalamus. Von hier werden die Reize an das primäre Sehzentrum in der Großhirnrinde weitergeleitet. *Quelle: Gekle M et al. Taschenlehrbuch Physiologie. Stuttgart: Thieme; 2015.*

Diagnostik Medikamentöse Mydriasis

*Für die Untersuchung des Augenhintergrunds muss die Pupille weitgestellt sein. Dafür stehen **Augentropfen** zur Verfügung, die **Mydriatika** enthalten. Dabei handelt es sich um Wirkstoffe, die den Parasympathikus und damit die Engstellung der Pupille hemmen, indem sie Acetylcholin an den parasympathischen Muskarinrezeptoren (S. 443) verdrängen.*

> **WISSEN TO GO**
>
> **Pupillenreflex**
>
> Bei einem plötzlichen Helligkeitseinfall in ein Auge verengt sich die Pupille **beider Augen** (konsensuelle Lichtreaktion). Der Reiz, der durch den Lichteinfall entsteht, wird über Teile der Sehbahn zum Kern des N. oculomotorius (III. Hirnnerv) transportiert. Die **parasympathischen** Fasern des N. oculomotorius veranlassen daraufhin eine Verengung der Pupille. Da einige der Fasern auf die Gegenseite kreuzen, wird die Engstellung an beiden Pupillen ausgelöst.

15.4 Ohr

15.4.1 Aufgaben

Das Ohr hat 2 Hauptaufgaben:

- **Hörsinn:** Das Hörorgan des Ohrs nimmt akustische Reize (Schallwellen) auf und wandelt sie in elektrische Signale um, die im Hörnerv als Aktionspotenziale weitergegeben werden.
- **Gleichgewichtssinn:** Über das Gleichgewichtsorgan des Ohrs werden Informationen darüber erzeugt, in welcher Lage sich der Körper befindet.

15.4.2 Lage, Aufbau und Feinbau

Das Ohr gliedert sich in 3 Abschnitte (▶ **Abb. 15.6**):

- **Außenohr:** Es besteht aus der Ohrmuschel und dem äußeren Gehörgang, der am Trommelfell endet.
- **Mittelohr:** Das Mittelohr liegt hinter dem Trommelfell. Es umfasst die Paukenhöhle, in der die Gehörknöchelchen liegen.
- **Innenohr:** Hier liegen die Hörschnecke (Cochlea), das eigentliche Hörorgan, und der Vestibularapparat (Gleichgewichtsorgan).

WISSEN TO GO

Aufgaben und Aufbau des Ohrs

Das Ohr enthält sowohl das Hör- (Hörschnecke, Cochlea) als auch das Gleichgewichtsorgan (Vestibularorgan). Es gliedert sich in Außen-, Mittel- und Innenohr.

Außenohr

Das äußere Ohr (Auris externa) setzt sich aus der Ohrmuschel und dem äußeren Gehörgang zusammen. Durch das Trommelfell wird es vom Mittelohr abgegrenzt (▶ **Abb. 15.6**).

Ohrmuschel (Auricula) • Sie ist der Teil des Ohrs, der von außen sichtbar ist. Die Ohrmuschel sitzt an der Seite des Kopfes und ist individuell unterschiedlich geformt. Unter der Haut befindet sich **elastischer Knorpel**, nur das **Ohrläppchen** (Lobulus auriculae) ist knorpelfrei.

Oberhalb des Ohrläppchens befindet sich der Eingang zum äußeren Gehörgang. Der obere Rand der Ohrmuschel ist zu einem Bogen eingerollt (▶ **Abb. 15.6**).Die Ohrmuschel fängt die Schallwellen – ähnlich einem Trichter – auf und leitet sie in den äußeren Gehörgang.

Äußerer Gehörgang • Er beginnt an der Öffnung in der Ohrmuschel, an seinem Ende ist er durch das Trommelfell verschlossen. Der äußere Gehörgang ist 3–4 cm lang und verläuft nahezu horizontal. Seine beiden vorderen Drittel besitzen ein **knorpeliges Skelett**, während das letzte, innere Drittel als knöcherner Kanal im Schläfenbein (S. 361) verläuft. Am Übergang vom knorpeligen zum knöchernen Anteil macht der Gehörgang einen leichten Knick nach unten.

***Diagnostik* Otoskopie**

Damit man den äußeren Gehörgang bei der Otoskopie bis zum Trommelfell einsehen kann, muss sein Knick ausgeglichen werden. Dies gelingt, indem der Untersucher beim Einführen des Otoskops die Ohrmuschel leicht nach hinten und oben zieht.

Der äußere Gehörgang ist mit Haut ausgekleidet, in der **Talgdrüsen** liegen. Diese produzieren das Ohrenschmalz, das hauptsächlich aus Talg und Epithelzellen besteht. Es wirkt antibakteriell und antimykotisch, ist also in Maßen gegen Bakterien und Pilze wirksam.

***Blitzlicht Praxis* Ohrschmalzpfropf**

*Die falsche Säuberung mit **Wattestäbchen** kann dazu führen, dass das Ohrschmalz in Richtung Trommelfell geschoben wird und dort einen Pfropf bildet. Dieser verstopft den Gehörgang und behindert die Schallleitung. Die Betroffenen hören womöglich schlechter. Wird der Gehörgang zu häufig gesäubert, erhöht sich die Ohrschmalzproduktion, was eine Verstopfung des Gehörgangs begünstigt.*

Der äußere Gehörgang leitet den Schall von der Ohrmuschel zum Trommelfell.

Trommelfell • Es bildet die Grenze zwischen Außen- und Mittelohr. An seiner Außenfläche wird das Trommelfell von der Haut des äußeren Gehörgangs überzogen, an seiner Innenfläche von der Schleimhaut der Paukenhöhle. Dazwischen liegt eine Membran aus Kollagenfasern. Über einen Ring aus Faserknorpel ist es am Knochen befestigt. Das 1. Gehörknöchelchen, der **Hammer**, ist direkt mit der Innenfläche des Trommelfells verbunden (▶ **Abb. 15.6**). An dieser Stelle, dem sog. **Umbo**, ist das Trommelfell trichterartig eingezogen.

Das Trommelfell überträgt die Schallwellen auf das Mittelohr: Wenn Schallwellen auf das Trommelfell treffen, fängt es an zu schwingen. Diese Schwingung wird in Form von mechanischen Bewegungen zunächst auf den Hammer übertragen, der sie an die anderen beiden Gehörknöchelchen weitergibt.

WISSEN TO GO

Außenohr und Trommelfell

Zum Außenohr zählen die Ohrmuschel und der äußere Gehörgang.

Die **Ohrmuschel** besitzt, außer im Bereich des Ohrläppchens, ein knorpeliges Grundgerüst. Ihre Aufgabe ist es, Schallwellen aufzufangen und zum äußeren Gehörgang zu leiten. Der Eingang zum äußeren Gehörgang liegt oberhalb des Ohrläppchens.

Der **äußere Gehörgang** leitet den Schall zum **Trommelfell** weiter. Er verläuft zunächst in Knorpelgewebe, nur sein letztes Drittel zieht durch einen Knochenkanal im Schläfenbein. Er ist mit Haut ausgekleidet, deren Talgdrüsen das **Ohrenschmalz** bilden.

Das **Trommelfell** trennt das Außen- vom Mittelohr. Es besteht aus einer Membran, die außen von Haut und innen von Schleimhaut überzogen ist. Am **Umbo** ist es trichterartig eingezogen. Dort ist es auf der Innenseite mit dem 1. Gehörknöchelchen verbunden, auf das es die eintreffenden Schallwellen überträgt.

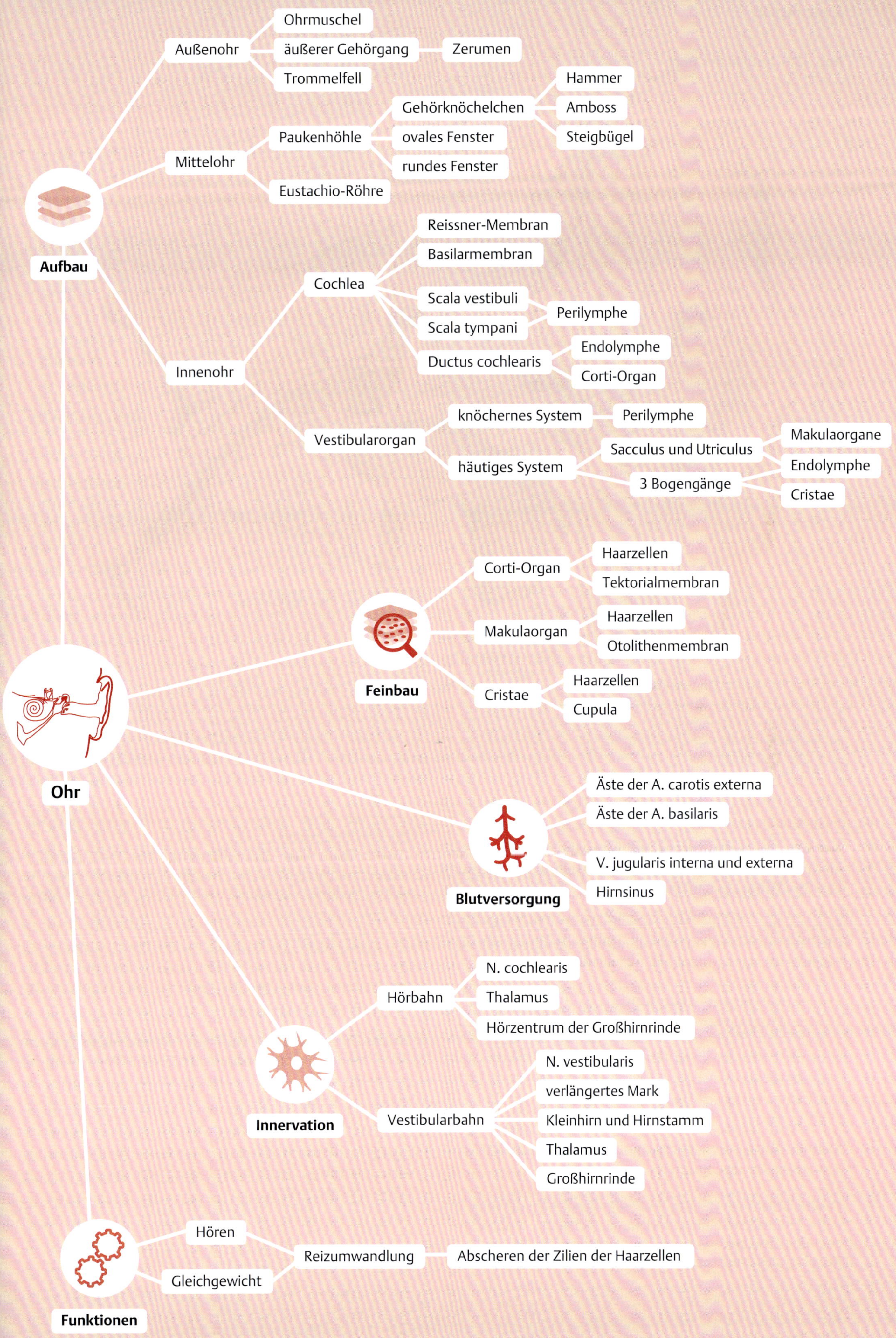
Ohr
Aufbau
Außenohr
Ohrmuschel
äußerer Gehörgang
Zerumen
Trommelfell
Mittelohr
Paukenhöhle
Gehörknöchelchen
Hammer
Amboss
Steigbügel
ovales Fenster
rundes Fenster
Eustachio-Röhre
Innenohr
Cochlea
Reissner-Membran
Basilarmembran
Scala vestibuli
Scala tympani
Perilymphe
Ductus cochlearis
Endolymphe
Corti-Organ
Vestibularorgan
knöchernes System
Perilymphe
häutiges System
Sacculus und Utriculus
3 Bogengänge
Makulaorgane
Endolymphe
Cristae
Feinbau
Corti-Organ
Haarzellen
Tektorialmembran
Makulaorgan
Haarzellen
Otolithenmembran
Cristae
Haarzellen
Cupula
Blutversorgung
Äste der A. carotis externa
Äste der A. basilaris
V. jugularis interna und externa
Hirnsinus
Innervation
Hörbahn
N. cochlearis
Thalamus
Hörzentrum der Großhirnrinde
Vestibularbahn
N. vestibularis
verlängertes Mark
Kleinhirn und Hirnstamm
Thalamus
Großhirnrinde
Funktionen
Hören
Gleichgewicht
Reizumwandlung
Abscheren der Zilien der Haarzellen

Abb. 15.6 Aufbau des Ohrs.

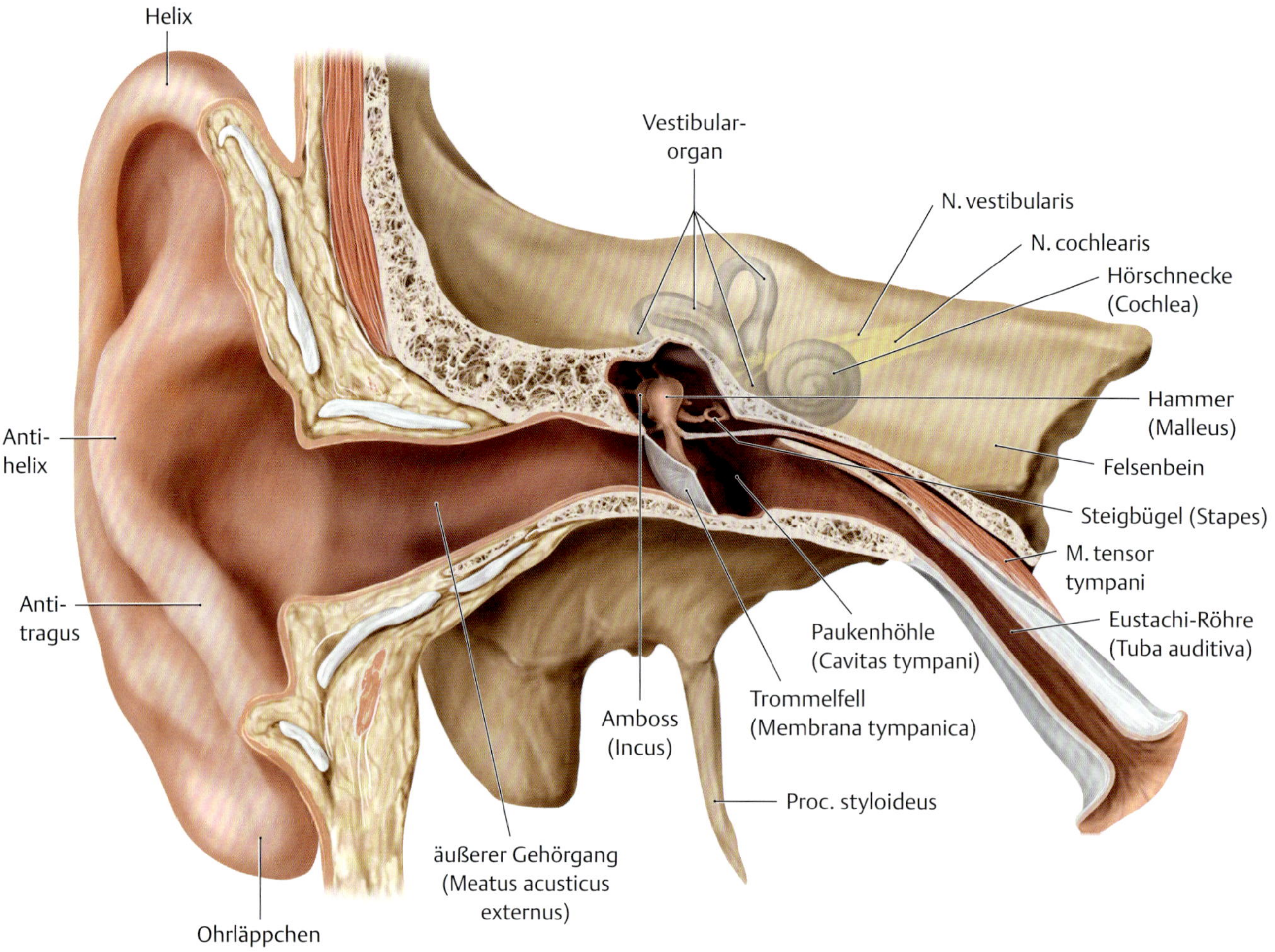

Frontalschnitt durch das rechte Ohr. Das Außenohr mit Ohrmuschel und äußerem Gehörgang endet am Trommelfell. Zum Mittelohr zählen Paukenhöhle und Gehörknöchelchen, die Tuba auditiva verbindet es mit der Rachenhöhle. Das Innenohr besteht aus dem Hör- und dem Vestibularorgan. *Quelle: Schünke M, Schulte E, Schumacher U. Prometheus. LernAtlas der Anatomie. Kopf, Hals und Neuroanatomie. Illustrationen von K. Wesker und M. Voll. 6. Aufl. Stuttgart: Thieme; 2022.*

Mittelohr

Das Mittelohr setzt sich aus der Paukenhöhle mit den Gehörknöchelchen und den Mittelohrmuskeln und der Eustachischen Röhre zusammen.

Paukenhöhle • Sie liegt zwischen Trommelfell und Innenohr. Die Paukenhöhle ist ein mit Luft gefüllter Hohlraum im Felsenbein, der mit Schleimhaut ausgekleidet ist.

Patho Mittelohrentzündung

*Bei einer **Mittelohrentzündung (Otitis media)** entzündet sich die Schleimhaut der Paukenhöhle. Auslöser sind meist virale, aber auch bakterielle Infektionen im Rachenraum, deren Erreger über die Eustachische Röhre ins Mittelohr gelangen. Seltener gelangen die Keime durch einen Trommelfelldefekt über den äußeren Gehörgang in die Paukenhöhle. Durch den Entzündungsprozess bildet sich im Mittelohr ein Flüssigkeitserguss. Steigt dadurch der Druck in der Paukenhöhle zu stark an, kann das Trommelfell einreißen und die Flüssigkeit nach außen ablaufen.*

Gehörknöchelchen • Es gibt 3 Gehörknöchelchen, die in einer Reihe hintereinanderliegen: Hammer (Malleus), Amboss (Incus) und Steigbügel (Stapes). Der Steigbügel ist der kleinste Knochen des Menschen. Jedes Knöchelchen ist mit dem benachbarten über kleine Gelenke verbunden und von Schleimhaut umgeben.

Der **Amboss** liegt als mittleres Knöchelchen zwischen Hammer und Steigbügel. Der **Hammer** ist mit der Rückseite des Trommelfells verbunden, während die Platte des **Steigbügels** an der Membran des ovalen Fensters befestigt ist. Damit bildet die Kette aus Gehörknöchelchen eine Verbindung vom Trommelfell zum **Innenohr** (▶ **Abb. 15.7**). Geraten die Gehörknöchelchen durch Schwingungen des Trommelfells in Bewegung, übertragen sie diese auf die Membran des ovalen Fensters und damit auf die Hörschnecke.

Eustachische Röhre • Sie wird auch **Ohrtrompete** genannt und verbindet als feine Röhre die Paukenhöhle mit der Rachenhöhle (▶ **Abb. 15.6**). Sie dient der Belüftung der Paukenhöhle und dem Druckausgleich des Mittelohrs. Normalerweise ist die Röhre verschlossen. Durch Gähnen, Schlucken oder das Ausatmen gegen die zugehaltene Nase kann der Eingang der Eustachischen Röhre geöffnet werden, was für einen Druckausgleich (z. B. bei Flügen oder auf hohen Passstraßen) hilfreich ist.

Abb. 15.7 Das Mittelohr.

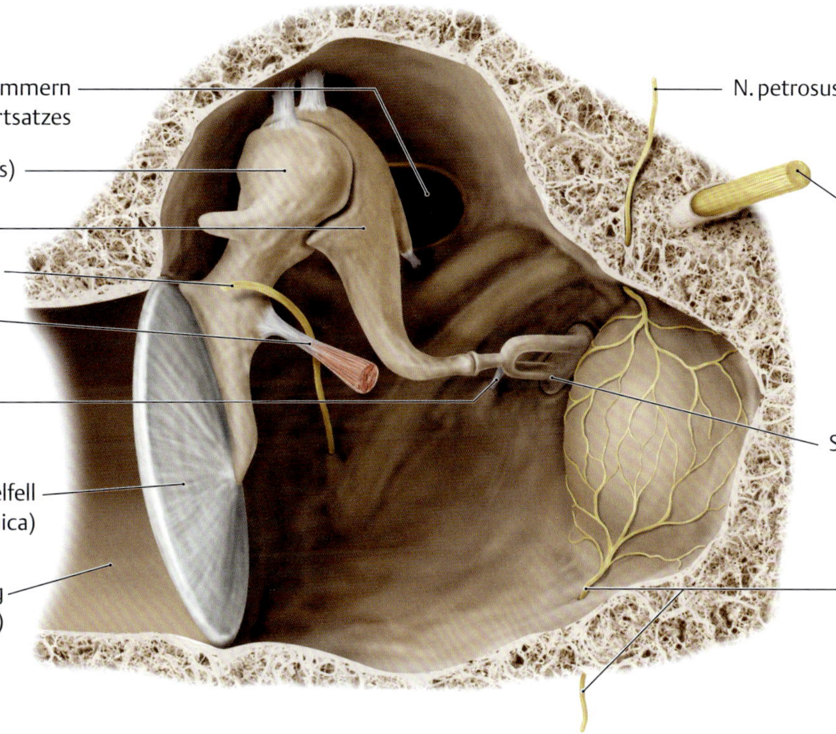

Ansicht des rechten Mittelohrs von vorn nach Entfernung der Vorderwand. An das Trommelfell schließt sich die Paukenhöhle an. In ihr befinden sich die Gehörknöchelchen (Hammer, Amboss und Steigbügel). In der Paukenhöhle verläuft außerdem die Chorda tympani. Der M. tensor tympani ist angeschnitten dargestellt. *Quelle: Schünke M, Schulte E, Schumacher U. Prometheus. LernAtlas der Anatomie. Kopf, Hals und Neuroanatomie. Illustrationen von K. Wesker und M. Voll. 6. Aufl. Stuttgart: Thieme; 2022.*

WISSEN TO GO

Mittelohr

Das **Mittelohr** dient der Schallleitung. Es besteht aus der Paukenhöhle mit den Gehörknöchelchen, den Mittelohrmuskeln und der Ohrtrompete.

Die **Paukenhöhle** liegt im Felsenbein zwischen dem Trommelfell und dem Innenohr, mit dem sie über das **ovale Fenster** und das **runde Fenster** in Verbindung steht. Beide Fenster sind mit einer Membran verschlossen.

Die **3 Gehörknöchelchen** liegen in der Paukenhöhle. **Hammer**, **Amboss** und **Steigbügel** leiten die Schwingungen des Trommelfells an das ovale Fenster weiter, hinter dem die Hörschnecke liegt.

Die **Ohrtrompete** führt von der Pauken- in die Rachenhöhle.

Innenohr

Das Innenohr (Labyrinth) befindet sich, wie auch das Mittelohr, im Felsenbein. Es enthält die Hörschnecke (Cochlea) und das Gleichgewichtsorgan (▶ **Abb. 15.8**).

Hörschnecke (Cochlea)

Aufbau der Cochlea • Sie erinnert in ihrem Aufbau an ein Schneckenhaus: Ein kleiner Knochenkanal (**Canalis spiralis cochleae**) legt sich in 2½ Windungen um eine knöcherne Achse, den **Modiolus** (▶ **Abb. 15.8**). Innerhalb des Knochenkanals sind 2 Membranen ausgespannt, die den Kanal in 3 Etagen unterteilen (▶ **Abb. 15.9**):

- **Reissner-Membran:** Sie trennt die obere Etage, die sog. **Scala vestibuli** (Vorhoftreppe), von dem mittig gelegenen Schneckengang (**Ductus cochlearis**).
- **Basilarmembran:** Sie grenzt den Ductus cochlearis nach unten ab und trennt ihn von der unteren Etage, der sog. **Scala tympani** (Paukentreppe).

Die **Scala vestibuli** beginnt hinter dem **ovalen Fenster** der Paukenhöhle, die **Scala tympani** hinter dem **runden Fenster**. Scala tympani und Scala vestibuli stehen an der Spitze der Hörschnecke über das sog. Schneckenloch miteinander in Verbindung. Beide Gänge sind mit einer natriumreichen Flüssigkeit gefüllt, der **Perilymphe**.

Der **Ductus cochlearis** endet blind in der Schneckenspitze und ist mit einer kaliumreichen Flüssigkeit gefüllt, der **Endolymphe**. Am Boden des Ductus cochlearis sitzt auf der Basilarmembran außerdem das **Corti-Organ** (▶ **Abb. 15.9**), das den akustischen Reiz wahrnimmt und an das Gehirn weiterleitet.

Corti-Organ • Aufgabe des Corti-Organs ist es, die bei ihm eintreffenden Reize in elektrische Signale umzuwandeln. Hier befinden sich die Sinneszellen, die die Reize über den Hörnerv zum Gehirn leiten. Bei den Sinneszellen handelt es sich um sog. **Haarzellen**. Sie sind sekundäre Sinneszellen (S. 454), die auf ihrer Oberseite kleine, haarartige Fortsätze, die **Stereozilien** (Sinneshärchen), tragen. Die Spitzen der Stereozilien (S. 94) der äußeren Haarzellen reichen in eine gallertige Masse, die **Tektorialmembran**. Sie liegt wie ein Deckel auf dem Corti-Organ (▶ **Abb. 15.9**). Neben den Haarzel-

Abb. 15.8 Das Innenohr.

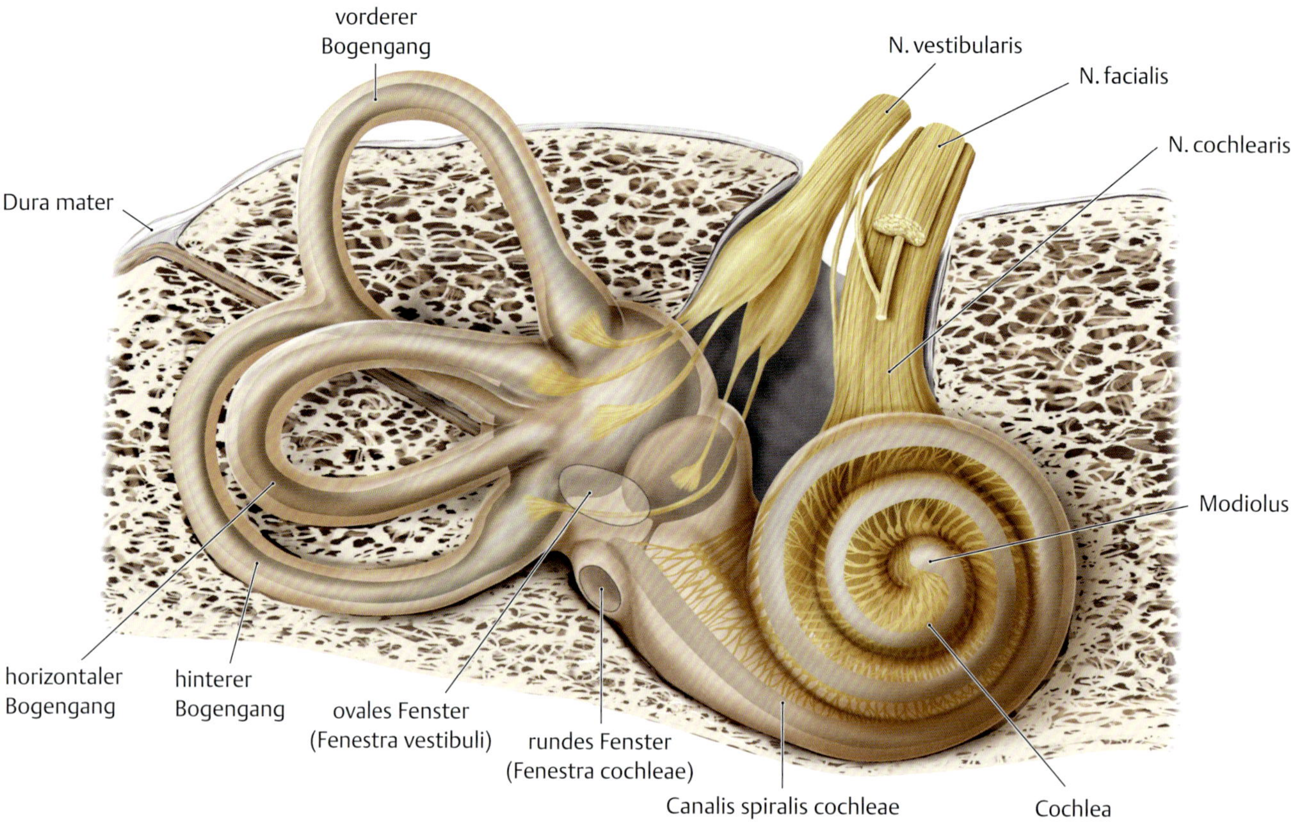

Das Innenohr besteht aus der Hörschnecke (Cochlea) und dem Gleichgewichtsorgan. Das knöcherne Labyrinth ist mit einer Membran ausgekleidet, die das häutige Labyrinth bildet. In den Gängen des häutigen Labyrinths befindet sich die Endolymphe. *Quelle: Schünke M, Schulte E, Schumacher U. Prometheus. LernAtlas der Anatomie. Kopf, Hals und Neuroanatomie. Illustrationen von K. Wesker und M. Voll. 6. Aufl. Stuttgart: Thieme; 2022.*

len kommen im Epithel des Corti-Organs noch Stützzellen vor.

WISSEN TO GO

Hörschnecke

Die Hörschnecke (**Cochlea**) liegt im Innenohr (Labyrinth). Sie besteht aus einem knöchernen Kanal im Felsenbein, der durch 2 Membranen (Reissner- und Basilarmembran) unterteilt wird:

- Die **Scala vestibuli** beginnt hinter dem ovalen Fenster, die **Scala tympani** hinter dem runden Fenster. Beide Gänge sind mit **Perilymphe** gefüllt.
- Der **Ductus cochlearis** liegt zwischen Scala vestibuli und Scala tympani. Er ist mit Endolymphe gefüllt. Hier liegen im **Corti-Organ** die Hörzellen.

Gleichgewichtsorgan (Vestibularapparat)

Wie die Hörschnecke liegt auch das Gleichgewichtsorgan in kleinen Hohlräumen im Felsenbein, die mit einer häutigen Membran ausgekleidet sind. Der Raum zwischen Knochen und Membran ist mit **Perilymphe** gefüllt, während sich in den Innenräumen des häutigen Vestibularapparates **Endolymphe** befindet. Die Peri- und die Endolympheräume des Vestibularapparates stehen mit denen der Cochlea in Verbindung.

Zwei der häutigen Innenräume, der **Utriculus** und der **Sacculus,** sind eher kugelförmig, während die **3 Bogengänge** – wie ihr Name schon sagt – bogenförmig verlaufen (▶ **Abb. 15.8**).

Utriculus und Sacculus • Beide Hohlräume stehen miteinander in Verbindung. Sie enthalten neben der Endolymphe jeweils ein sog. **Makulaorgan**, welches die Sinneszellen enthält und **lineare (geradlinige) Beschleunigungen** bzw. Verzögerungen wahrnimmt. Dabei liegt das Makulaorgan des Sacculus parallel zur Körperachse (▶ **Abb. 15.10**), wodurch in erster Linie vertikale Beschleunigungen (z. B. beim Fahrstuhlfahren) wahrgenommen werden. Das Makulaorgan des Utriculus liegt quer zur Körperachse und erkennt dadurch horizontale Beschleunigungen (wie z. B. beim Beschleunigen des Autos).

Bei den Sinneszellen der Makulaorgane handelt es sich um **Haarzellen**, die in eine kristallhaltige, sog. **Otolithenmembran** ragen. Der Aufbau der Makulaorgane ähnelt also prinzipiell dem des Corti-Organs.

Bogengänge • Der horizontale, der hintere und der vordere Bogengang gehen vom **Utriculus** ab, wobei jeder der 3 Bogengänge eine unterschiedliche Ausrichtung im Raum hat (▶ **Abb. 15.8**). An der Basis jedes Bogengangs sitzen Sinneszellen (▶ **Abb. 15.10**), die **Dreh- bzw. Winkelbeschleunigungen** wahrnehmen. Diese kleinen Sinnesorgane werden als Cristae ampullares bezeichnet. Sie ähneln in ihrem Aufbau den Makulaorganen von Sacculus und Utriculus, ihre **Cupula** genannte Deckmembran enthält allerdings keine Kristalle.

Abb. 15.9 Querschnitt durch die Cochlea.

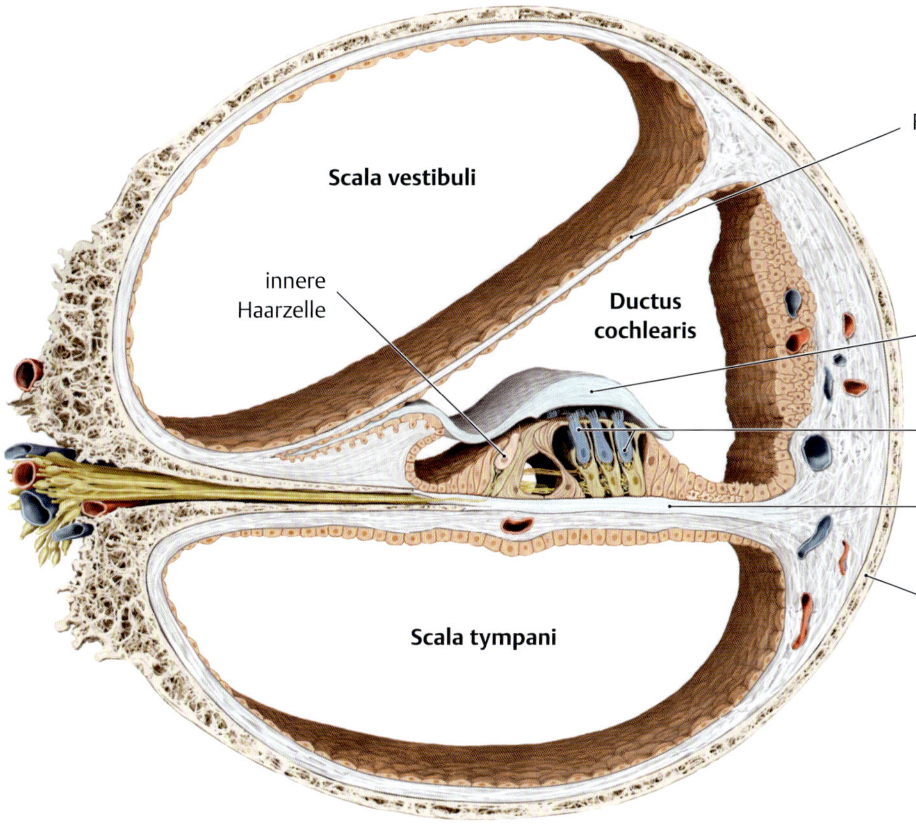

Die Reissner- und die Basilarmembran unterteilen den Knochenkanal der Cochlea in 3 Etagen: die Scala vestibuli, die Scala tympani und den Ductus cochlearis. Im Ductus cochlearis befindet sich auf der Basilarmembran das Corti-Organ, das die Sinneszellen für den Hörsinn enthält. Scala vestibuli und Scala tympani enthalten Perilymphe, während der Ductus chochlearis mit Endolymphe gefüllt ist.
Quelle: Schünke M, Schulte E, Schumacher U. Prometheus. LernAtlas der Anatomie. Kopf, Hals und Neuroanatomie. Illustrationen von K. Wesker und M. Voll. 6. Aufl. Stuttgart: Thieme; 2022.

WISSEN TO GO

Vestibularorgan

Das Gleichgewichtsorgan liegt im Innenohr. Es besteht aus knöchernen Kanälchen, die von einer Membran ausgekleidet werden. Zwischen Knochen und Membran befindet sich **Perilymphe**, innerhalb der häutigen Auskleidung **Endolymphe**.

Das häutige Labyrinth des Vestibularorgans gliedert sich in **Utriculus** und **Sacculus** und die **3 Bogengänge**. In allen Abschnitten liegen Sinneszellen, über die **Beschleunigungen** wahrgenommen werden. In Utriculus und Sacculus liegen die Sinneszellen in den **Makulaorganen** und sind für lineare Beschleunigungen empfindlich. Die Sinneszellen der Bogengänge in den **Cristae** registrieren Dreh- und Winkelbeschleunigungen.

15.4.3 Funktionen

Gehör

Prinzipiell können die Schallwellen beim Hörvorgang auf 2 Wegen weitergeleitet werden: dem der Luftleitung und dem der Knochenleitung. Dabei ist beim normalen Hörvorgang die **Luftleitung** die wesentlich wichtigere. Sie wird im Mittelohr genutzt und auch im Folgenden beschrieben. Bei der **Knochenleitung** wird der Schall nicht über Gehörgang, Trommelfell und Gehörknöchelchen ins Innenohr übertragen, sondern über den Schädelknochen, der von den Schallwellen in Schwingungen versetzt wird. Diese Schallübertragung ist aber bei Weitem nicht so effektiv, und die Töne werden als wesentlich leiser wahrgenommen.

Diagnostik Unterscheidung Mittel- und Innenohrschwerhörigkeit

*Für eine orientierende Untersuchung, in welchem Teil des Ohres eine Schwerhörigkeit ihre Ursache hat, können verschiedene **Stimmgabelversuche** verwendet werden.*

*Beim **Versuch nach Rinne** setzt der Untersucher eine schwingende Stimmgabel am Warzenfortsatz an. Die Schallwellen werden jetzt über die Knochenleitung ans Innenohr übertragen. Sobald der Mensch den Ton nicht mehr wahrnimmt, wird die Stimmgabel vor den äußeren Gehörgang gehalten. Nun müsste, da die Luftleitung besser ist als die Knochenleitung, der Ton wieder hörbar sein. Ist dies nicht der Fall und ist der Ton über die Knochenleitung besser hörbar, liegt der Schwerhörigkeit höchstwahrscheinlich eine Schallleitungsstörung im Mittelohr zugrunde.*

*Beim **Versuch nach Weber** wird die schwingende Stimmgabel mittig auf dem Scheitel aufgesetzt. Bei gesunden Ohren hört man den Ton auf beiden Seiten gleich gut. Bei einer gestörten Schallleitung erscheint der Ton auf der gesunden Seite leiser und auf der kranken Seite lauter. Bei einer Schallempfindungsstörung, also einer Innenohrschwerhörigkeit, ist es umgekehrt: Der Ton wird auf der kranken Seite leiser gehört.*

Abb. 15.10 Makulaorgane und Cristae des Vestibularorgans.

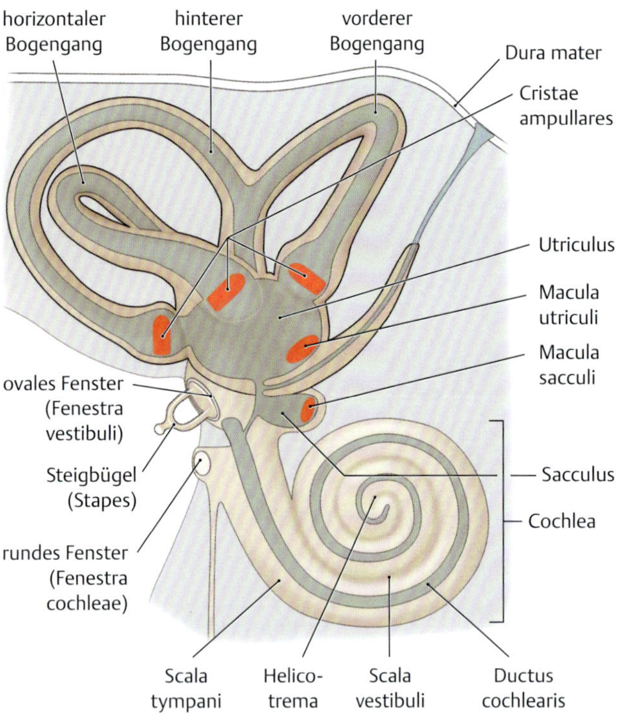

Im Sacculus, im Utriculus und an der Basis jedes Bogengangs sitzen Sinneszellen, über die Beschleunigungen wahrgenommen werden (rot eingezeichnet). Die Sinneszellen in Sacculus und Utriculus werden als Makulaorgane, diejenigen der Bogengänge als Cristae ampullares bezeichnet. *Quelle: Schünke M, Schulte E, Schumacher U. Prometheus. LernAtlas der Anatomie. Kopf, Hals und Neuroanatomie. Illustrationen von K. Wesker und M. Voll. 6. Aufl. Stuttgart: Thieme; 2022.*

Schallleitung • Die **Ohrmuschel** nimmt die Schallwellen (S. 53) auf und leitet sie in den **äußeren Gehörgang**. An dessen Ende setzen die Schallwellen das **Trommelfell** in Schwingungen. Diese Schwingungen übertragen sich auf den Hammer und setzen sich über Amboss und Steigbügel bis zum **ovalen Fenster** fort. Bei ihrer Weiterleitung über Trommelfell und Mittelohr werden die Schallwellen verstärkt. Hinter dem ovalen Fenster liegt die **Scala vestibuli**.

Durch die Schwingungen der Membran, die das ovale Fenster verschließt, entsteht in der **Perilymphe** der Scala vestibuli eine Druckwelle (▶ **Abb. 15.10**). Sie führt zu einer Auslenkung der Reissner-Membran und diese wiederum zu einer Kompression des Ductus cochlearis (▶ **Abb. 15.9**). Dadurch wird die **Basilarmembran**, auf der das Corti-Organ sitzt, wellenartig ausgelenkt (▶ **Abb. 15.12**).

Die Schwingungen setzen sich über das Helicotrema in die Perilymphe der Scala tympani fort und lenken die Membran des runden Fensters aus (▶ **Abb. 15.10**). Die Elastizität dieser Membran ist wichtig, damit die Perilymphe überhaupt schwingen kann. Befände sich hier eine starre Wand, hätte die Perilymphe nicht die Möglichkeit auszuweichen und könnte – da Flüssigkeiten nicht zusammengepresst werden können – nicht schwingen.

Umwandlung in elektrische Reize • Durch die Auslenkung der Basilarmembran verschieben sich die **Haarzellen** des Corti-Organs gegenüber der **Tektorialmembran**. Da die Stereozilien der äußeren Haarzellen bis in die Membran reichen, werden diese abgeschert und aktiviert. Sie ziehen sich zusammen, wodurch sie die Schwingungen der Basalmembran verstärken, wodurch auch die Stereozilien der inneren Haarzellen in Kontakt mit der Membran kommen und abgeschert werden. Das Abscheren der Zilien bewirkt, dass sich Ionenkanäle in der Membran der Haarzellen öffnen und Kalium aus der Endolymphe in die Zelle fließt. An der Haarzelle bildet sich ein **Rezeptorpotenzial**, und sie schüttet Neurotransmitter in den synaptischen Spalt aus. Dies gibt dem postsynaptischen Neuron den Impuls zur Bildung von Aktionspotenzialen. Damit ist die Umwandlung der mechanischen Schwingungen in elektrische Reize beendet.

Abb. 15.11 Schallaufnahme und Weiterleitung.

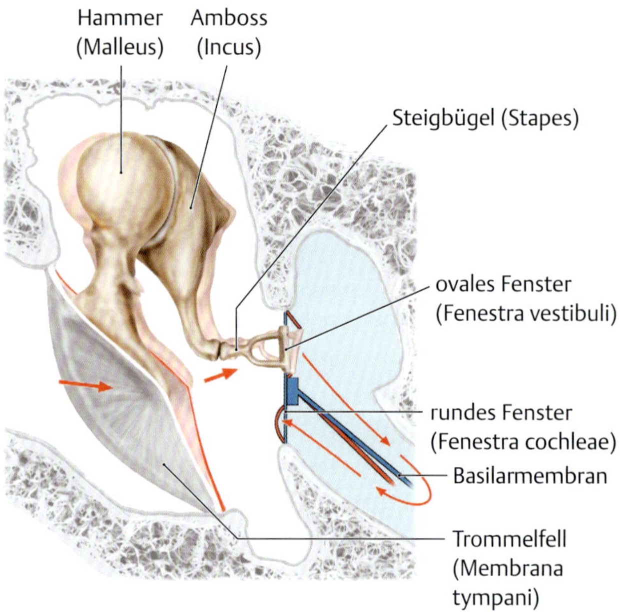

Die Schallwellen versetzen das Trommelfell in Schwingungen, die von den Gehörknöchelchen auf das ovale Fenster übertragen werden. Dadurch entsteht zunächst in der Perilymphe der Scala vestibuli, dann in der der Scala tympani eine Druckwelle, die durch die Auslenkung der Membran des runden Fensters aufgefangen wird. Auf der Abbildung ist nur der Beginn der Cochlea dargestellt. *Quelle: Schünke M, Schulte E, Schumacher U. Prometheus. LernAtlas der Anatomie. Kopf, Hals und Neuroanatomie. Illustrationen von K. Wesker und M. Voll. 6. Aufl. Stuttgart: Thieme; 2022.*

WISSEN TO GO

Gehör

Schallwellen können über die Luft (**Luftleitung**) und über den Knochen (**Knochenleitung**) zum Innenohr gelangen. Die Luftleitung ist beim Hörvorgang die wichtigere. Hierbei treffen die Schallwellen aufs **Trommelfell** und versetzen es in Schwingungen. Diese werden über die **Gehörknöchelchen** auf das ovale Fenster übertragen und bringen die dahinter gelegene **Perilymphe** der Scala vestibuli zum Schwingen. Es entsteht eine Druckwelle, von der letzlich die Basilarmembran ausgelenkt wird. Dies wird von den Sinneszellen im **Corti-Organ** wahrgenommen. Sie bilden ein Rezeptorpotenzial aus, das sich synaptisch auf das anschließende afferente Neuron überträgt. Der so entstandene Reiz wird über die Hörbahn weitergeleitet.

Hörbahn • Die Neurone, die mit den einzelnen Haarzellen synaptisch verschaltet sind, vereinigen sich zum **N. cochlearis**. Ziel der Hörbahn ist das **primäre Hörzentrum** der Großhirnrinde.

Abb. 15.12 Funktion des Corti-Organs.

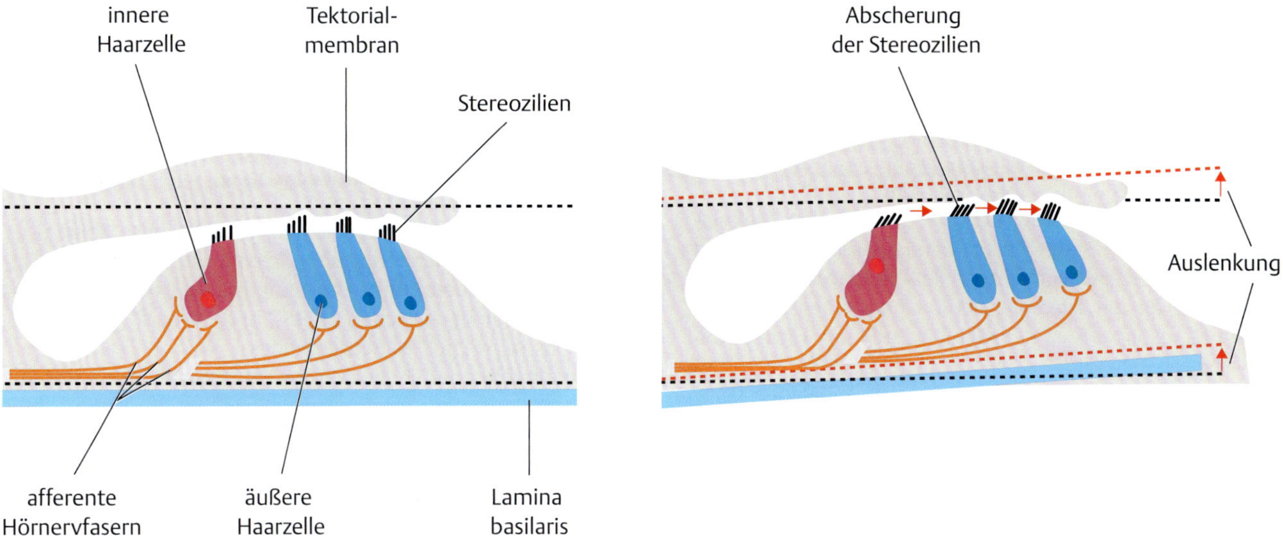

Durch die Druckwelle in der Perilymphe verschieben sich die Haarzellen des Corti-Organs gegenüber der Tektorialmembran. Dadurch werden die Stereozilien abgeschert. *Quelle: Schünke M, Schulte E, Schumacher U. Prometheus. LernAtlas der Anatomie. Kopf, Hals und Neuroanatomie. Illustrationen von K. Wesker und M. Voll. 6. Aufl. Stuttgart: Thieme; 2022.*

Patho Schwerhörigkeit

*Eine Schwerhörigkeit kann verschiedene Ursachen haben. Bei der **Altersschwerhörigkeit** (Presbyakusis) ist die Schallleitung im Mittelohr intakt, die Verarbeitung der Reize – insbesondere hoher Frequenzen – im Innenohr und im Gehirn hat allerdings altersbedingt nachgelassen. Bei der **Lärmschwerhörigkeit** kommt es zu einer traumatischen Schädigung der Haarzellen des Innenohrs. Ursache kann ein lauter Knall mit hohem Schalldruckpegel (> 140 Dezibel) sein, durch den die Haarzellen direkt Schaden nehmen. Aber auch Schallpegel unter 140 Dezibel können Schäden verursachen, indem sie die Durchblutung des Innenohrs herabsetzen. Schon bei lauten Konzerten kann deshalb eine Schwerhörigkeit eintreten. Da die Haarzellen selbst aber nicht geschädigt sind, erholen sie sich nach Ende der Beschallung wieder und die Schwerhörigkeit geht zurück.*

WISSEN TO GO

Horbahn

Die Neurone, die über Synapsen mit den Sinneszellen verbunden sind, vereinigen sich zum **Hörnerv** (N. cochlearis). Die Reize werden zum **Hörzentrum** des Großhirns geleitet.

Gleichgewichtssinn

Der **Gleichgewichtssinn** (vestibuläres System) übermittelt dem Körper Informationen über seine Lage, seine Haltung und gerade ablaufende Bewegungen. Diese Informationen benötigt das Gehirn, um kommende Bewegungen zu planen, ungünstige Bewegungen zu erkennen und zu unterbrechen oder um den aus dem Gleichgewicht geratenen Körper auszubalancieren.

Umwandlung in elektrische Reize • Die **Makulaorgane** von Sacculus und Utriculus und die **Cristae** der Bogengänge funktionieren nach demselben Prinzip wie das Corti-Organ, nämlich über die **Abscherung der Stereozilien** der Haarzellen: Bei Bewegungen des Kopfes bzw. gesamten Körpers bleibt die in der Endolymphe schwebende Otolithenmembran bzw. die Cupula aufgrund ihrer größeren Trägheit etwas hinter der Bewegung zurück. Dadurch verschiebt sie sich gegenüber den Haarzellen und deren Stereozilien werden abgelenkt. Über die Bildung eines Rezeptorpotenzials mit nachfolgender Transmitterausschüttung kommt es zu einer veränderten Impulsfrequenz des nachgeschalteten Neurons.

Da die Endo- und Perilymphe nicht sofort stillstehen, wenn die Bewegung aufhört, hat man das Gefühl, sich weiterzudrehen, wenn man gerade mit einem Karussell gefahren ist.

Vestibularbahn • Die Informationen, die das Gleichgewichtsorgan sammelt, erreichen über den **N. vestibularis** zunächst die **Vestibulariskerne** im verlängerten Mark. Dort treffen auch Informationen aus dem **Kleinhirn** und dem **Hirnstamm** zur Körperhaltung und -orientierung im Raum ein, die über die **Propriozeption** und das **visuelle System** wahrgenommen wurden. Die Kombination dieser Informationen wird schließlich im Thalamus und in der Großhirnrinde ausgewertet.

Nystagmus • Das Gleichgewichtsorgan und die Augenmotorik sind eng miteinander verbunden. Andernfalls würde – sofern nicht der Blick bewusst auf einen Punkt gerichtet bliebe – bei jeder Bewegung des Kopfes ein anderer Ausschnitt der Umgebung wahrgenommen. Die Kopplung der beiden Systeme vermeidet dies: Wird der Kopf oder der gesamte Körper bewegt, bleiben die Augen automatisch weiterhin auf den zuvor betrachteten Gegenstand gerichtet.

Gut beobachten lässt sich dies beim Zugfahren: Schaut man dabei aus dem Fenster, ruht der Blick durch langsame Bewegungen der Augäpfel so lange auf demselben Gegenstand, bis sich dieser nicht mehr im Sichtfeld befindet. Dann schnellt der Blick auf einen neuen Punkt, der sich aktuell in der Nähe befindet, und folgt diesem wieder langsam, bis er verschwindet. Diese langsame „Wegbewegung" des Augapfels mit der nachfolgenden schnellen Rückbewegung wird als **Nystagmus** bezeichnet. Er tritt nicht nur auf, wenn der gesamte Körper wie beim Zugfahren passiv fortbewegt wird, sondern auch bei Drehungen des Kopfes.

WISSEN TO GO

Gleichgewichtssinn

Der **Gleichgewichtssinn** gibt dem Körper Auskunft über dessen aktuelle Lage, Haltung und Bewegungen. Bei Bewegungen des Körpers erfährt die **Endolymphe** im Vestibularorgan eine Beschleunigung, die von den **Makulaorganen** bzw. den **Cristae** wahrgenommen wird. An deren Sinneszellen entsteht ein Rezeptorpotenzial, das synaptisch an das afferente Neuron übertragen und über den N. vestibularis an das **Kleinhirn** und den **Hirnstamm** weitergegeben wird.

Dort werden die Informationen mit denjenigen kombiniert, die von der Tiefensensibilität und dem visuellen System eintreffen. Die Gesamtinformation wird schließlich vom Thalamus und von der Hirnrinde ausgewertet.

15.5 Geschmackssinn

15.5.1 Aufgaben

Über den Geschmackssinn werden die unterschiedlichen Geschmacksqualitäten (S. 190) wahrgenommen. Der Geschmackssinn hilft herauszufinden, ob die Nahrung genießbar ist oder nicht. Geschmackssinn und Geruchssinn arbeiten eng zusammen.

15.5.2 Lage, Aufbau und Feinbau

Das Geschmacksorgan (Organum gustatorium) besteht aus 500–1000 **Geschmacksknospen**, die sich hauptsächlich in den Zungenpapillen (S. 190) befinden. Je nach Typ enthält jede Papille 50–400 Geschmacksknospen. Auch am Gaumen, an der Rachenwand und in der Schleimhaut des Kehlkopfs sind vereinzelt Geschmacksknospen zu finden.

Die Geschmacksknospen bestehen aus Geschmackszellen, Stützzellen und Basalzellen. Jede Geschmacksknospe enthält 20–50 **Geschmackszellen**, die zu den sekundären Sinneszellen (S. 454) gehören und an ihrem oberen Ende Mikrovilli ausbilden. An ihrem unteren Ende sind sie über Synapsen mit afferenten Nervenzellen verbunden. Die Anordnung der Sinneszellen erinnert an den Aufbau einer Mandarine.

Die Geschmacksknospen liegen leicht versenkt im Epithel, sodass dort eine kleine Vertiefung, die **Geschmackspore** entsteht. In die Geschmackspore reichen die Mikrovilli der Geschmacksknospen. Wenn nun bei der Nahrungsaufnahme kleine Nahrungsteile in die Geschmacksporen gelangen, wird deren Geschmack von **Chemorezeptoren** in den Mikrovilli der Geschmackszellen wahrgenommen.

Die Lebensdauer der Geschmackszellen ist relativ kurz. Etwa alle 10 Tage werden sie erneuert, indem sich aus den Basalzellen neue Geschmackszellen entwickeln.

Umwandlung in elektrische Reize • Auch die Geschmackswahrnehmung wird dadurch weitergeleitet, dass die Sinneszelle ein Rezeptorpotenzial ausbildet, durch das es zu einer Neurotransmitterausschüttung und nachfolgend zu Aktionspotenzialen in der afferenten Nervenfaser kommt.

Je nach Geschmacksqualität (S. 190) liegt der Entstehung des Rezeptorpotenzials ein anderer Mechanismus zugrunde:

- **salzig** und **sauer:** Bei diesen beiden Geschmacksqualitäten wird das Rezeptorpotenzial über **Ionenkanäle** ausgelöst.
- **süß, bitter** und **umami:** Die Wahrnehmung dieser Geschmacksqualitäten erfolgt über einen G-Protein-gekoppelten Rezeptor (S. 262).

Wahrscheinlich enthält jede Geschmacksknospe Rezeptoren für alle 5 Geschmacksqualitäten, deren Empfindlichkeit aber je nach Zungenregion unterschiedlich stark ausgeprägt ist. So wird ein bitterer Geschmack z. B. besonders intensiv am Zungengrund wahrgenommen.

Wenn wir etwas Scharfes essen, werden diese Reize über **Thermorezeptoren** vermittelt. „Scharf" ist somit **keine** Geschmackswahrnehmung. Im Englischen wird übrigens sprachlich nicht zwischen „heiß" und „scharf" unterschieden. Das Wort „hot" bedeutet beides.

Die eingehenden Reize werden im Gehirn verarbeitet. Als Reaktion auf die Geschmackswahrnehmung nimmt beispielsweise die Menge des Speichels zu, bei ekligem Geschmack können auch Übelkeit oder Brechreiz ausgelöst werden.

WISSEN TO GO

Geschmackssinn

Der Geschmackssinn nimmt den Geschmack über die **Geschmacksknospen** wahr, die sich hauptsächlich in den Papillen der **Zunge** befinden. In den Geschmacksknospen liegen die **Geschmackszellen**, die sich etwa alle 10 Tage erneuern. Kommt die Geschmackszelle mit einer Geschmacksrichtung (salzig, sauer, süß, bitter oder umami) in Kontakt, auf die sie empfindlich reagiert, bildet sie ein Rezeptorpotenzial aus, das synaptisch an die nachfolgende afferente Nervenfaser übertragen wird. Über bestimmte Hirnnerven, verlängertes Mark und Thalamus wird der Reiz zur Hirnrinde geleitet, wo er ausgewertet wird. Die Reaktion auf den Reiz ist je nach Geschmack unterschiedlich. Sie kann von verstärkter Speichelbildung und Appetit bis zu Ekel und Übelkeit reichen.

15.6 Geruchssinn

15.6.1 Aufgaben

Die Aufgabe des Geruchssinns ist es, Duftstoffe in der Umgebungsluft wahrzunehmen. Der Geruchssinn hat u. a. eine Warnfunktion, z. B. kann er den Menschen auf austretendes Gas oder Rauch aufmerksam machen. Auf der anderen Seite bereiten z. B. appetitliche oder angenehme Gerüche das Verdauungssystem auf die Nahrungsaufnahme vor oder tragen zur Entspannung bei. Auch an der Fortpflanzung, genauer an der wechselseitigen Anziehungskraft der beiden Partner, wirken Duftstoffe (Pheromone) und damit auch der Geruchssinn mit.

Die meisten Menschen können mehrere Tausend verschiedene Gerüche unterscheiden. Bei den meisten Gerüchen handelt es sich um eine Mischung verschiedener Duftstoffe.

15.6.2 Lage, Aufbau und Feinbau

Das Riechorgan liegt hauptsächlich in der Nasenhöhle im Bereich der oberen Nasenmuschel (Regio olfactoria). Hier befindet sich die Riechschleimhaut mit etwa 10 Mio. flaschenförmigen Riechzellen. Wie auch in den Geschmacksknospen kommen außer den Riechzellen noch Stütz- und Basalzellen vor. Die Riechschleimhaut ist von einem Schleimfilm bedeckt.

Bei den **Riechzellen** handelt es sich um primäre Sinneszellen (S. 454). Ihre Dendriten reichen in die Schleimhaut der Regio olfactoria. An ihrem Ende besitzen sie feine **Riechhärchen** in Form von Zilien (S. 94). Die Axone der Riechzellen, die **Riechfasern** ziehen durch die Poren der Siebbeinplatte (S. 363) und vereinigen sich zum Riechnerv.

Die Riechzellen werden etwa alle 30–60 Tage durch neue Riechzellen ersetzt, die sich aus den Basalzellen des Riechepithels entwickeln.

15.6.3 Funktion

Umwandlung in elektrische Reize • Die Duftmoleküle aus der Luft treffen auf **Chemorezeptoren**, die sich in der Membran der Riechhärchen befinden. Es gibt mehr als 1000 unterschiedliche Duftrezeptoren, wobei jeder Rezeptor für mehrere Düfte empfindlich ist. Bei den Duftrezeptoren handelt es sich um G-Protein-gekoppelte Rezeptoren. Werden sie aktiviert, kommt es zur Depolarisation der Zelle und zur Ausbildung eines Aktionspotenzials, das entlang der Riechfasern im N. olfactorius zum Gehirn geleitet wird. Je intensiver der Geruch ist, desto höher ist die Frequenz der ausgelösten Aktionspotenziale.

Riechbahn • Die Umschaltung vom 1. Neuron auf das 2. Neuron erfolgt im **Riechkolben**. Er liegt an der Basis des Frontalhirns der Siebbeinplatte direkt auf. Von hier aus ziehen die Fasern des 2. Axons als **Riechbahn** hauptsächlich zu 3 Strukturen:

- **primäre Riechrinde** des Temporallappens: Hier findet die bewusste Wahrnehmung und Unterscheidung der Gerüche statt.
- **Hypothalamus** und limbisches System (S. 426): Diese Regionen sind zuständig für die emotionale Komponente, die gerade bei Gerüchen stark ausgeprägt ist.

WISSEN TO GO

Geruchssinn

Über den **Geruchssinn** werden Duftstoffe wahrgenommen. Die Sinneszellen liegen dabei in der **Riechschleimhaut** im Bereich der oberen Nasenmuschel. Sie zählen zu den primären Sinneszellen. Ihre Dendriten enden in feinen **Riechhärchen**, die über Chemorezeptoren die Duftstoffe wahrnehmen. Ihre Axone ziehen als **Riechfasern** durch die Siebbeinplatte. Über den Riechkolben werden die Reize zur Riechrinde des Großhirns, zum Hypothalamus und zum limbischen System geleitet. Wie beim Geschmack spielt auch bei der Auswertung der Gerüche die emotionale Komponente eine wichtige Rolle.

15.7 Tast- und Berührungssinn

15.7.1 Aufgaben

Der Tast- und Berührungssinn setzt sich aus der Wahrnehmung von Vibration, Druck, Berührung und Dehnung zusammen. Er ermöglicht es, die Form und Struktur berührter Gegenstände einzuschätzen und zu bewerten.

15.7.2 Lage, Aufbau und Feinbau

Die Tast- und Berührungsempfindungen werden über bestimmte Rezeptoren vermittelt, die Mechanorezeptoren (S. 481). Sie liegen in der **Haut** bzw. **Schleimhaut**, je nach Rezeptortyp aber in unterschiedlicher Dichte (▶ **Abb. 15.13**). Ihre Anzahl variiert außerdem je nach Körperregion: An der Zungenspitze und den Fingerbeeren kommen sie z. B. in großer Dichte vor, während ihr Abstand am Unterarm bereits größer ist. Die geringste Dichte an Mechanorezeptoren besitzt die Rückenhaut. Die Reizaufnahme über die Mechanorezeptoren wird als **Mechanozeption** bezeichnet.

Man unterscheidet verschiedene Mechanorezeptoren, die in unterschiedlichen Hautschichten liegen und auf unterschiedliche Reize reagieren (▶ **Abb. 16.5** und ▶ **Tab. 16.1**):

- **Merkel-Zellen** zählen zu den **Drucksensoren** und messen in erster Linie die **Stärke** eines senkrecht eintreffenden, dauerhaften Drucks. An länger anhaltenden Druck passen sie sich nur langsam an.
- **Ruffini-Körperchen** zählen ebenfalls zu den **Drucksensoren**, reagieren aber im Gegensatz zu den Merkel-Zellen auf die **Gewebedehnung**, also auf Scherkräfte. Auch sie messen die **Stärke** der auf sie einwirkenden Kraft.
- **Meissner-Körperchen** zählen zu den **Berührungssensoren**, messen also nicht, wie stark der Reiz (Druck oder Dehnung) ist, sondern wie schnell er sich verändert. Bei stetigem Druck nimmt ihre Empfindlichkeit rasch ab.
- **Vater-Pacini-Körperchen** sind für die Wahrnehmung von **Vibrationen** verantwortlich. Sie messen die Beschleunigung, mit der ihre Umgebung verformt wird. Sie kommen nicht nur in der Haut, sondern beispielsweise auch in Gelenken, Knochen und Blutgefäßen vor.

Abb. 15.13 Dichte der Hautrezeptoren.

Rezeptoren	Dichte	
Merkel-Zellen	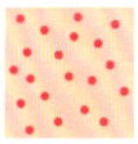	20 pro cm²
Ruffini-Körperchen	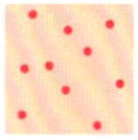	10 pro cm²
Meissner-Körperchen	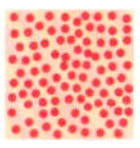	100 pro cm²
Vater-Pacini-Körperchen	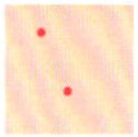	2 pro cm²

Dargestellt ist die durchschnittliche Dichte der unterschiedlichen Rezeptortypen pro Quadratzentimeter Haut. Je nach Körperregion können ihr Verhältnis zueinander und ihre Anzahl allerdings variieren. *Quelle: Schwegler JS, Lucius R. Der Mensch – Anatomie und Physiologie. Stuttgart: Thieme 2016.*

Die Mechanorezeptoren verschlüsseln ihre Wahrnehmung über ihre Aktionspotenzialdifferenz: Je stärker der Druck ist bzw. je schneller er sich verändert oder je größer die Beschleunigung ist, desto höher ist ihre Aktionspotenzialfrequenz.

Zu den Mechanorezeptoren werden auch die **freien Nervenendigungen** gezählt. Je nach Art reagieren sie ebenfalls auf Druck, können aber auch Temperatur- oder Schmerzreize wahrnehmen. Sie sind somit nicht auf nur eine Reizart spezialisiert wie die anderen Mechanorezeptoren.

15.7.3 Funktion

Umwandlung in elektrische Reize • Bei den Meissner-, Ruffini- und Vater-Pacini-Körperchen handelt es sich vermutlich um primäre Sinneszellen, während die Merkel-Zellen wahrscheinlich sekundäre Sinneszellen sind.

Sensible Bahnen • Die Reize werden über die Afferenzen des somatischen Nervensystems (S. 444) und die aufsteigenden Bahnen des Rückenmarks zu den sensiblen Feldern der Großhirnrinde (S. 425) geleitet.

WISSEN TO GO

Tast- und Berührungssinn

Über die **Mechanorezeptoren** des Tast- und Berührungssinns werden Druck, Berührung, Dehnung und Vibration wahrgenommen. Dadurch können wir die Form und Struktur berührter Gegenstände einschätzen.

Bei den Mechanorezeptoren unterscheidet man:

- **Merkel-Zellen** für die Messung der Druckstärke,
- **Ruffini-Körperchen** für die Messung der Gewebedehnung (Scherkräfte),
- **Meissner-Körperchen** für die Messung der Druckveränderung (Berührung) und
- **Vater-Pacini-Körperchen** für die Messung von Vibrationen.

Je nach Region kommen die Mechanorezeptoren in unterschiedlicher Dichte in der Haut und Schleimhaut vor.

15.8 Temperatursinn

Über den Temperatursinn (**Thermorezeption**) werden Wärme und Kälte wahrgenommen. Dazu verfügt der Körper über Kalt- und Warmsensoren (S. 482), die in jeweils anderen Temperaturbereichen ansprechen (▶ **Abb. 16.6**). Sie leiten ihre Informationen an das Wärmeregulationszentrum weiter, das sich im Hypothalamus befindet. Die Einzelheiten zur Thermoregulation werden in Kap. 14.7.1 besprochen.

15.9 Schmerzwahrnehmung

Die Schmerzwahrnehmung wird in Kap. 14.7.2 besprochen.

15.10 Tiefensensibilität

Die Tiefensensibilität (**Propriozeption**) dient der Eigenwahrnehmung des Körpers. Sie liefert Informationen über die Muskelspannung und -länge und damit über die Lage und die Stellung der einzelnen Körperteile und aktuell ablaufende Bewegungen. Diese Informationen sind sowohl für die Planung und Kontrolle willkürlicher als auch für unwillkürliche Bewegungen wichtig.

Die Rezeptoren der Propriozeption, die Golgi-Sehnenorgane und die Muskelspindeln (S. 356), liegen direkt in den Muskeln und Sehnen. Sie leiten ihre Informationen über sensible Afferenzen und den Hinterstrang und die Kleinhirnstränge des Rückenmarks (S. 428) zum **Kleinhirn** und zu den **motorischen Rindenfeldern** des Großhirns.

16 Haut, Haare und Nägel

16.1 Haut

16.1.1 Aufgaben

Die Haut bildet die äußere Oberfläche des Körpers. Eine ihrer wichtigsten Aufgaben ist der **Schutz vor äußeren Einflüssen**. Hierzu gehören:

- Schutz vor Unterkühlung bzw. Überwärmung,
- Schutz vor Austrocknung,
- Schutz der darunterliegenden Strukturen, z. B. der Gefäße,
- Schutz vor dem Eindringen von Krankheitserregern,
- Schutz vor Chemikalien oder Strahlung (z. B. Sonnenstrahlung).

Patho **Brandwunden**

Wird die Haut bei schweren ***Brandverletzungen*** *geschädigt, kann sie ihre Schutzfunktion nicht mehr wahrnehmen. Brandverletzte sind daher besonders gefährdet durch Auskühlung und Infektionen und haben hohe Wasserverluste durch Verdunstung. Daher ist oft eine intensivmedizinische Therapie notwendig.*

Neben ihrer Schutzfunktion dient die Haut der **Wahrnehmung** von Berührungen, Druck und Temperatur. Sie spielt außerdem als Fassade zur Außenwelt eine wichtige Rolle im **sozialen Kontext** (Erröten oder Erblassen) und kann viel über Alter, Stimmung und Gesundheitszustand einer Person verraten.

Blitzlicht Praxis **Hautfärbung**

Gerade weil die Haut so viel mitteilen kann, ist es wichtig, dass man dieses Organ sehr gut zu beobachten lernt: Eine bläuliche Verfärbung (Zyanose) lässt z. B. auf Herzkrankheiten schließen, eine gelbliche Verfärbung (Ikterus) deutet auf Störungen der Leberfunktion hin.

WISSEN TO GO

Aufgaben der Haut

Die Haut schützt den Körper vor äußeren Einflüssen. Außerdem dient sie der Wahrnehmung von Berührungen, Druck und Temperatur.

16.1.2 Größe, Dicke und Gewicht

Die Haut ist das größte Organ unseres Körpers. Bei Erwachsenen hat sie ausgebreitet eine Fläche von ca. 1,5–2 m^2. Je nach Körperregion beträgt die Dicke der Haut ca. 1–2 mm. Sie wiegt ca. 3–4 kg. Rechnet man das Fettgewebe mit, so kann sie ein Gewicht von 10–20 kg erreichen.

16.1.3 Aufbau

Die Haut ist nicht überall am Körper gleich aufgebaut, da sie an unterschiedlichen Stellen des Körpers unterschiedlichen Belastungen ausgesetzt ist und verschiedene Funktionen übernimmt. Insbesondere die Dicke und der Verhornungsgrad variieren erheblich.

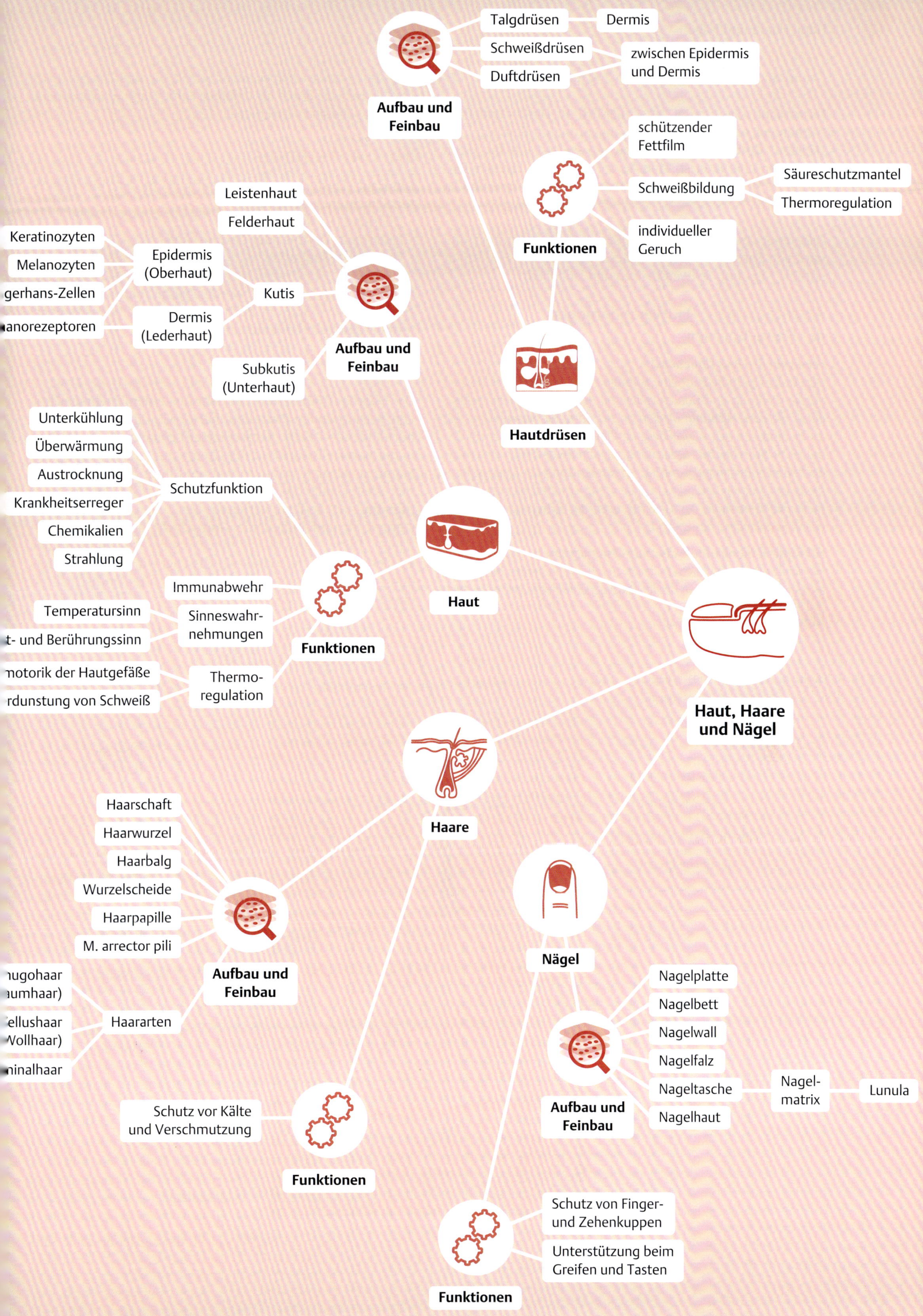

Haut, Haare und Nägel
Haut
Aufbau und Feinbau
Kutis
Epidermis (Oberhaut)
Keratinozyten
Melanozyten
gerhans-Zellen
anorezeptoren
Dermis (Lederhaut)
Leistenhaut
Felderhaut
Subkutis (Unterhaut)
Funktionen
Schutzfunktion
Unterkühlung
Überwärmung
Austrocknung
Krankheitserreger
Chemikalien
Strahlung
Immunabwehr
Sinneswahr-nehmungen
Temperatursinn
t- und Berührungssinn
Thermo-regulation
motorik der Hautgefäße
rdunstung von Schweiß
Hautdrüsen
Aufbau und Feinbau
Talgdrüsen
Dermis
Schweißdrüsen
Duftdrüsen
zwischen Epidermis und Dermis
Funktionen
schützender Fettfilm
Schweißbildung
Säureschutzmantel
Thermoregulation
individueller Geruch
Haare
Aufbau und Feinbau
Haarschaft
Haarwurzel
Haarbalg
Wurzelscheide
Haarpapille
M. arrector pili
Haararten
ıugohaar
ıumhaar)
ellushaar
Vollhaar)
ninalhaar
Funktionen
Schutz vor Kälte und Verschmutzung
Nägel
Aufbau und Feinbau
Nagelplatte
Nagelbett
Nagelwall
Nagelfalz
Nageltasche
Nagel-matrix
Lunula
Nagelhaut
Funktionen
Schutz von Finger- und Zehenkuppen
Unterstützung beim Greifen und Tasten

Grundsätzlich unterscheidet man 2 Arten von Haut:

Leistenhaut • Sie kommt ausschließlich an Hand- und Fußflächen vor und ist von parallel angeordneten Furchen bzw. „Leisten" durchzogen. Diese Furchen weisen ein für jeden Menschen charakteristisches Muster auf (individueller Fingerabdruck). Die Leistenhaut enthält Schweißdrüsen und ist unbehaart.

Felderhaut • Sie bedeckt die größten Teile des Körpers und wird von Furchen in kleine Felder eingeteilt. Die Felderhaut enthält Talg- und Schweißdrüsen und ist behaart.

Blitzlicht Praxis Hautveränderungen des Neugeborenen

Feuermal (Naevus flammeus)

*Der Naevus flammeus ist eine konnatale (angeborene) Fehlbildung mit Vermehrung und Dauererweiterung der kapillaren Hautgefäße, daher die **rote Färbung**. Median an der Stirn zur Nasenwurzel hin auslaufend, auf den Augenlidern und im Nacken wird sie im Volksmund als **Storchenbiss** bezeichnet. Die Stirnherde bilden sich meist noch in der Säuglingszeit zurück. Im Nacken kann der Naevus flammeus von Haaren verdeckt ein Leben lang erhalten bleiben. Asymmetrische Feuermale des Gesichts oder der Extremitäten bleiben ebenfalls zeitlebens bestehen [12].*

Sakralfleck (kongenitale dermale Melanozytose)

*Die sichtbaren pigmentierten Stellen treten häufig bereits bei der Geburt auf. Sie sind meist in der Iliosakralgegend lokalisiert, aber auch über den sonstigen Körperstamm verteilt. Sie sind unterschiedlich groß, haben eine **graue bis tiefblaue Farbe** (Lage in tieferen Hautschichten) und sind nicht erhaben [12].*

16.1.4 Feinbau

Die Haut (Leistenhaut und Felderhaut) besteht aus mehreren Schichten (▶ **Abb. 16.1**):

- Oberhaut (Epidermis),
- Lederhaut (Dermis oder Corium) und
- Unterhaut (Subkutis).

Oberhaut und Lederhaut werden zusammen als Kutis bezeichnet. Daher stammt auch der lateinische Name der Unterhaut: Subkutis bedeutet „unter der Kutis".

Oberhaut

Die Oberhaut (**Epidermis**) besteht aus einem mehrschichtigen, verhornenden Plattenepithel (S. 95). Ihre Zellen werden hornbildende Zellen (**Keratinozyten**) genannt. Sie entstehen in der **Basalzellschicht** an der Grenze zur Lederhaut aus sog. Stammzellen und wandern während ihrer Entwicklung immer weiter nach oben. Dabei produzieren sie Hornmaterial (**Keratin**). Schließlich verlieren die Zellen ihre Zellkerne, sterben ab und bilden die **Hornschicht** der Haut („Hornhaut"). Diese wird durch mechanische Belastung immer wieder abgetragen, sodass ein Gleichgewicht zwischen Bildung der Keratinozyten und Entfernung alter Hornschichten entsteht.

Abb. 16.1 Aufbau der Haut.

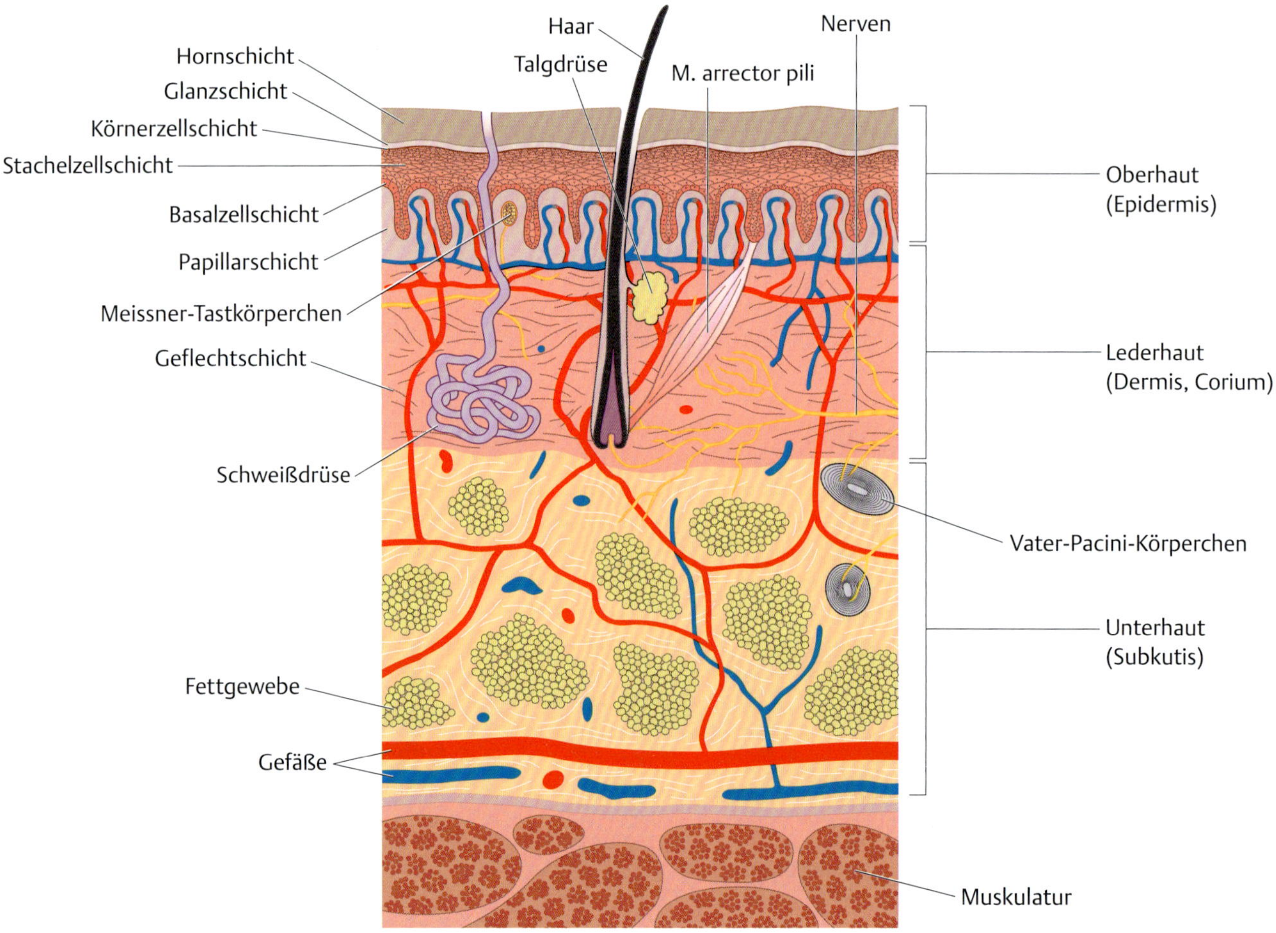

Mit Oberhaut, Lederhaut und Unterhaut besteht die Haut aus 3 Schichten. Im Bereich der Papillarschicht, die zur Dermis zählt, sind Ober- und Lederhaut miteinander verzahnt und überlappen sich dadurch. *Quelle: Schwegler JS, Lucius R. Der Mensch – Anatomie und Physiologie. Stuttgart: Thieme; 2016.*

Blitzlicht Praxis Milchschorf

Beim Milchschorf handelt es sich um eine Form der ***seborrhoischen Dermatitis****, die bei Säuglingen vorkommt. Typisch sind* ***rote bis gelb-braune, schuppende Hautbereiche****. Eventuell zeigen sich auch vereinzelt Pusteln. Lokalisiert sind sie meist zuerst an den Wangen und breiten sich auf Stirn, Kopfhaut und Hals aus.*

Neben den Keratinozyten finden sich noch weitere Zelltypen in der Oberhaut. Dazu zählen die Melanozyten (S. 482). Sie bilden das braune Hautpigment Melanin. Außerdem enthält die Oberhaut Zellen der Immunabwehr, die Langerhans-Zellen (S. 482) und Zellen für die Sinneswahrnehmung, die **Merkel-Tastzellen** (▶ **Tab. 16.1**).

Schichten der Oberhaut

Durch die Wanderung der Keratinozyten von unten nach oben und ihre Reifung entstehen die 5 Schichten der Epidermis (▶ **Abb. 16.1**). Von unten nach oben sind das:

Basalzellschicht (Stratum basale) • Hier liegen die Stammzellen, die sich teilen können und aus denen immer neue Keratinozyten gebildet werden.

Stachelzellschicht (Stratum spinosum) • Die Keratinozyten bilden enge Kontakte mit ihren Nachbarzellen aus, wodurch sie unter dem Mikroskop eine stachelige Form annehmen.

Körnerzellschicht (Stratum granulosum) • In den Zellen sammelt sich mit Keratohyalin das Material an, welches später die Hornschicht bilden wird. Es liegt in kleinen Speicherkörnchen im Zytoplasma, die der Zellschicht unter dem Mikroskop ein gekörntes Aussehen verleihen.

Glanzschicht (Stratum lucidum) • Diese Schicht markiert die Zone, an der die Keratinozyten absterben.

Hornschicht (Stratum corneum) • Die abgestorbenen hornbildenden Zellen (Keratinozyten) heißen Hornzellen (Korneozyten). Sie bilden den Hauptanteil der Hautbarriere. Deren Abdichtung erfolgt zum einen durch die noch erhaltenen Zellverbindungen, zum anderen durch Fette zwischen den Zellen.

Patho Hautkrebs

In der Haut entstehen häufig Tumoren. Dabei unterscheidet man umgangssprachlich den „weißen Hautkrebs" vom „schwarzen Hautkrebs":

Der „weiße Hautkrebs" geht von Keratinozyten aus. Hierzu zählen das Spinaliom und das Basaliom. Das ***Spinaliom*** *ist bösartig (maligne), das* ***Basaliom*** *ist semimaligne, d. h., es schädigt als maligner Tumor das umgebende Gewebe, bildet aber nur ganz selten Metastasen.*

Beim „schwarzen Hautkrebs", dem ***Melanom****, liegt eine unkontrollierte Vermehrung der Melanozyten vor. Die dunkle Färbung entsteht durch die übermäßige Produktion von Melanin. Das Melanom ist maligne.*

Beide Hautkrebsarten können durch intensive Sonnenexposition und häufige Sonnenbrände entstehen.

Lederhaut

Die Lederhaut (**Dermis** oder **Corium**) besteht aus Bindegewebe (S. 100) und ist für die Festigkeit und die Elastizität der Haut verantwortlich. Zu diesem Zweck ist das Bindegewebe

Abb. 16.2 Verlauf der Hautspaltlinien.

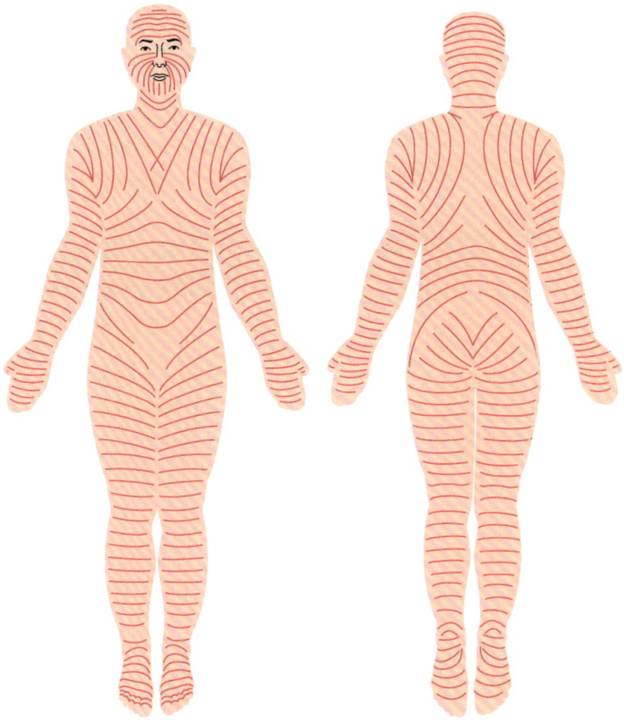

Quelle: Aumueller G et al. Duale Reihe Anatomie. Stuttgart: Thieme; 2017.

hier besonders straff organisiert und kann viel Wasser binden.

Im Alter lässt die Fähigkeit der Haut nach, Wasser zu binden. Deshalb kommt es zum Verlust der Elastizität und zur Faltenbildung. Auch eine übermäßige Lichtexposition kann hierfür verantwortlich sein.

Schichten der Lederhaut

In der Lederhaut unterscheidet man 2 Schichten (▶ **Abb. 16.1**): Die Papillarschicht liegt direkt unter der Oberhaut. Hier liegen die meisten **Sinnesrezeptorzellen** (Rezeptoren). Die Geflechtschicht liegt unter der Papillarschicht. Die Anordnung und die Dichte der Fasern in der Geflechtschicht ist je nach Körperregion unterschiedlich und spiegelt sich in den sog. **Hautspaltlinien**wider (▶ **Abb. 16.2**).

Blitzlicht Praxis Schnittführung

Bei Operationen wird versucht, den Schnitt entlang der Hautspaltlinien auszurichten, um eine bessere Wundheilung und günstigere kosmetische Ergebnisse zu erreichen.

Unterhaut

Die Unterhaut (**Subkutis**) besteht zum größten Teil aus Fettgewebe (dem subkutanen weißen Fettgewebe). Dabei unterscheidet man 2 verschiedene Sorten Fett (S. 104): Das **Baufett** dient als mechanisches Polster an stark belasteten Körperregionen, z. B. an der Fußsohle. Das **Depotfett** dient hauptsächlich als Energiespeicher. Bei Männern lagert sich Depotfett bevorzugt unter der Bauchhaut ab, bei Frauen erfolgt die Verteilung gleichmäßiger, v. a. an Hüfte und Oberschenkeln. Auch im subkutanen Fettgewebe liegen bestimmte Rezeptoren. Sie heißen **Vater-Pacini-Körperchen** und nehmen Vibrationen wahr.

Blitzlicht Praxis Subkutane Injektion

*Bei der subkutanen Injektion wird eine Flüssigkeit unter die Haut in das **subkutane Fettgewebe** gespritzt. Die Methode wird z. B. von Diabetikern genutzt, die Insulin spritzen müssen, oder wenn nach einer Operation zur Vermeidung von Thrombosen das blutverdünnende Medikament Heparin gegeben wird. Als Injektionsort wird üblicherweise der Bauch gewählt, da dort bei den meisten Menschen das subkutane Fettgewebe gut ausprägt ist.*

16.1.5 Hautfarbe

Die Hautfarbe (**Hautkolorit**) eines Menschen ist von vielen Faktoren abhängig, im Wesentlichen wird sie jedoch durch das braune Hautpigment **Melanin** bestimmt. Melanin wird in der Basalzellschicht der Oberhaut gebildet. Die Menge des produzierten Melanins ist abhängig von genetischen Faktoren und der Sonneneinstrahlung. Melanin sorgt für die Bräunung der Haut und schützt die Haut vor Sonneneinstrahlung.

WISSEN TO GO

Aufbau der Haut

Die Haut ist das größte Organ des Körpers, ausgebreitet hat sie eine Fläche von ca. 1,5–2 m^2. Sie ist ca. 1–2 mm dick. Die Hautfarbe wird durch das braune Hautpigment Melanin bestimmt.

Grundsätzlich unterscheidet man 2 Arten der Haut:

- **Leistenhaut**: Sie kommt ausschließlich an Hand- und Fußflächen vor.
- **Felderhaut:** Sie bedeckt die größten Teile des Körpers.

Die Haut besteht aus mehreren Schichten:

- **Oberhaut (Epidermis):** besteht aus Plattenepithel.
- **Lederhaut (Corium):** besteht aus Bindegewebe.
- **Unterhaut (Subkutis):** besteht aus Fettgewebe.

Die Gefäßversorgung der Haut erfolgt über kleine Arterien und Venen, die den Muskelgefäßen entstammen und Gefäßnetze bilden. In der Haut befinden sich zahlreiche Nervenfasern, die sensorische Reize von den Sinnesrezeptoren zum Rückenmark leiten.

16.1.6 Funktionen

Temperaturregulation

Hautgefäße und die Schweißbildung spielen bei der Aufrechterhaltung einer konstanten Körpertemperatur eine große Rolle. Die genaue Beschreibung der Wärmeregulation finden Sie deshalb in Kap. 14.7.1.

Anpassung an Wärme

Wärme entsteht im Körper hauptsächlich bei Stoffwechselvorgängen in den Organen und bei Muskelarbeit. Über die Haut kann die Wärme durch verschiedene Mechanismen abgegeben werden:

- Konvektion (S. 39): Sie ist die wichtigste Form der Wärmeabgabe (▶ **Abb. 16.4a**). Mit dem Blut wird die Wärme zur Haut transportiert (innere Wärmeübertragung) und von dort aus über die Haut an die Außenwelt abgegeben (äußere Wärmeabgabe). Die an der Hautoberfläche befindliche kühlere Luft wird erwärmt und steigt auf. Diese Oberflächenkonvektion kann vermieden werden, indem die Haut durch Kleidung vor der kühlen Luft geschützt wird.
- Konduktion (S. 39): Über diesen Mechanismus (▶ **Abb. 16.4b**) wird Wärme abgegeben, wenn die Haut mit kalten Gegenständen oder Stoffen (z. B. Eis oder Schnee) in Berührung kommt.
- Strahlung (S. 52): Der Körper strahlt über die Haut Wärme ab (▶ **Abb. 16.4c**), wenn zwischen ihm und einem anderen Körper in der näheren Umgebung (z. B. einer Wand) eine Temperaturdifferenz besteht.
- Verdunstung (S. 40): Über die Wasserdampfabgabe beim Ausatmen, die Diffusion von Wasser durch die Haut und durch die Verdunstung von Schweiß wird dem Körper ebenfalls Wärme entzogen (▶ **Abb. 16.4d**).

Abb. 16.3 Gefäßversorgung der Haut.

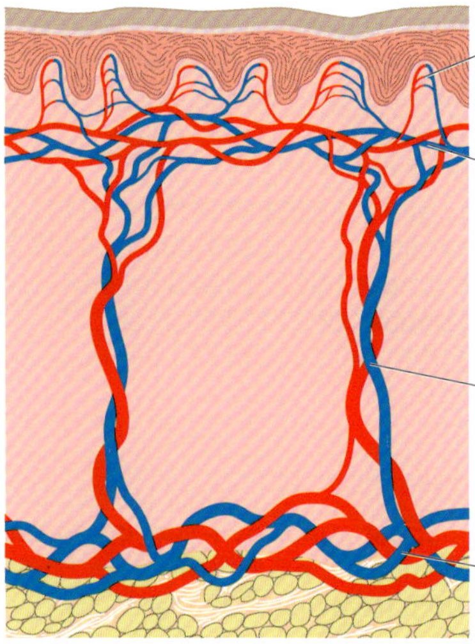

Man unterscheidet ein tief gelegenes Gefäßnetz (Plexus profundus) und ein Gefäßnetz, das oberflächlicher liegt (Plexus superficialis). Die beiden Gefäßnetze sind über Arteriolen und Venolen miteinander verbunden. *Quelle: Aumueller G et al. Duale Reihe Anatomie. Stuttgart: Thieme; 2017.*

Bei Wärme versucht die Haut, ihre Wärmeabgabe zu steigern. Dies erfolgt durch **Weitstellung der Hautgefäße**. So können bis zu 5 % des gesamten Blutvolumens durch die Haut fließen und dort Wärme an die Umgebung abgeben. Zusätzlich beginnt der Körper, **Schweiß** zu produzieren.

Anpassung an Kälte

Das subkutane Fettgewebe dient (zusammen mit der Kleidung) als Isolationsschicht. Dadurch können Umgebungstemperaturen bis ca. 20 °C ohne zusätzliche Wärmebildung toleriert werden. Bei niedrigeren Temperaturen versucht der Körper zunächst, Wärmeverluste zu vermeiden, indem die Haut **weniger durchblutet** wird. Dazu verengen sich die Gefäße in der Lederhaut, und das Blut wird in die tiefer liegenden Schichten umverteilt. Weil dieser Vorgang v. a. in Händen und Füßen stark ausgeprägt ist, kommt es im Winter häufig zu kalten Füßen.

Reichen diese Maßnahmen nicht aus, versucht der Körper, zusätzliche Wärme zu produzieren. Dies geschieht durch das **Kältezittern**, da bei Muskelarbeit Wärme entsteht. **Säuglinge** verfügen außerdem über braunes Fettgewebe (S. 105), bei dessen Abbau ebenfalls Wärme entsteht.

Abb. 16.4 Mechanismen der Wärmeabgabe.

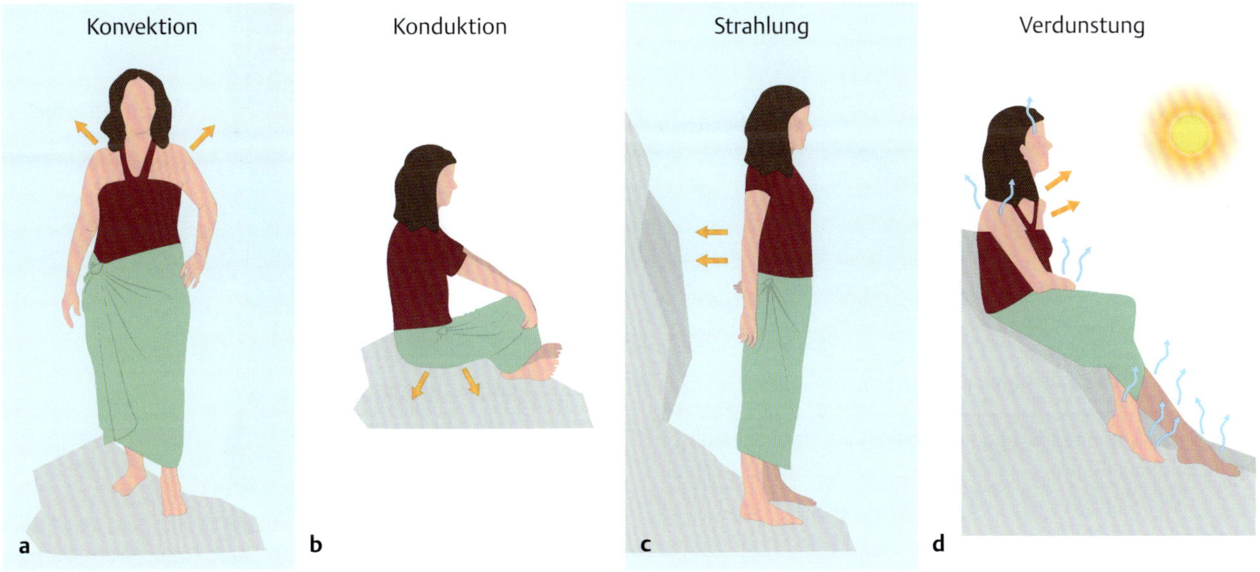

a Konvektion. Wärme wird an die kühle Umgebungsluft abgegeben (gasförmiges Medium).
b Konduktion. Wärme wird über den kalten Boden abgeleitet.
c Strahlung. Wärme wird über die Luft auf die kalte Felswand übertragen.
d Verdunstung. Flüssigkeitsentzug durch Schwitzen.

WISSEN TO GO

Temperaturregulation

Wärme wird in den inneren Organen und bei Muskelarbeit gebildet. Die Wärmeabgabe über die Haut erfolgt vorwiegend durch Konvektion, aber auch durch **Konduktion**, Strahlung und Verdunstung.

Bei **Wärme** steigert die Haut die Wärmeabgabe durch Weitstellung der Hautgefäße. Zusätzlich beginnt der Körper, Schweiß zu produzieren.

Bei **Kälte** vermeidet die Haut unnötige Wärmeabgabe, indem die Hautgefäße eng gestellt werden. Als Isolatoren dienen das subkutane Fettgewebe und Kleidung. Durch Kältezittern wird durch Muskelarbeit zusätzliche Wärme produziert.

Sinneswahrnehmung

Die Haut ist das größte Sinnesorgan des Menschen. Sie nimmt über die verschiedenen Rezeptoren unterschiedliche Reize auf. Die Reize werden über Nervenbahnen und das Rückenmark zum Gehirn weitergeleitet.

Tast- und Berührungssinn

Der Tast- und Berührungssinn ermöglicht es, Form und Struktur berührter oder betasteter Gegenstände einzuschätzen und zu bewerten. Man unterscheidet hierbei unterschiedliche Empfindungsqualitäten:

- **Druck:** Er entsteht, wenn eine mechanische Kraft auf die Hautoberfläche wirkt.
- **Spannung:** Sie wird durch eine Dehnung der Haut hervorgerufen.
- **Berührung:** Sie ist durch leichten, kurzen Hautkontakt gekennzeichnet.
- **Vibration:** Sie wird wahrnehmbar bei mechanischen Schwingungen von mehr als 10 Hz.

Die Tast- und Berührungsempfindungen werden über spezialisierte Nervenendigungen vermittelt, die man **Mechanorezeptoren** nennt (▶ Tab. 16.1 und ▶ Abb. 16.5).

Tab. 16.1 Mechanorezeptoren.

Rezeptor	Reiz	Lage
Merkel-Tastzellen	Druck	Oberhaut (Basalzellschicht)
freie Nervenendigungen	Druck, Temperatur, Schmerz	Oberhaut und Lederhaut
Meissner-Tastkörperchen	Berührung/Tasten	Lederhaut
Ruffini-Körperchen	Hautdehnung	Lederhaut
Vater-Pacini-Körperchen	Vibration	Unterhautfettgewebe

Abb. 16.5 Mechanorezeptoren.

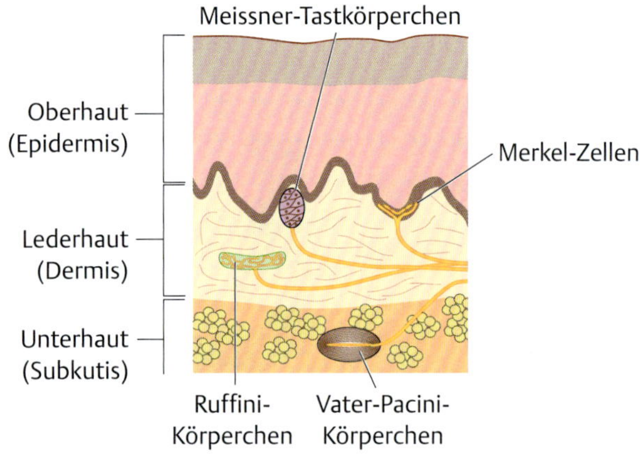

Spezialisierte Nervenendigungen reagieren auf unterschiedliche Empfindungsqualitäten. *Quelle: Behrends JC et al. Duale Reihe Physiologie. Stuttgart: Thieme; 2016.*

Abb. 16.6 Kälte- und Wärmewahrnehmung.

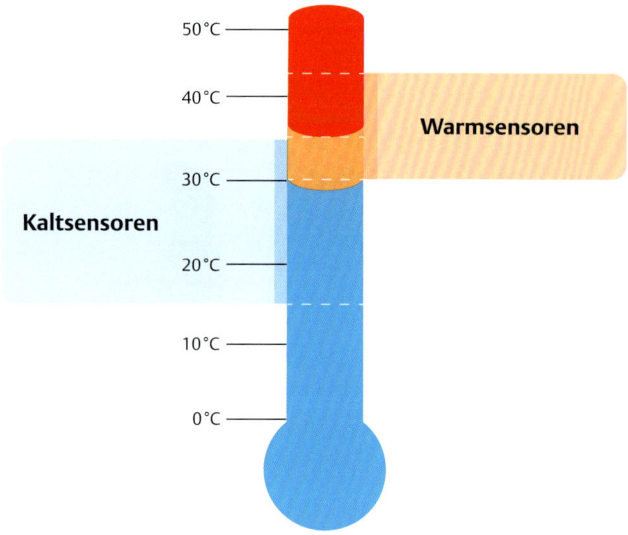

Die Thermorezeption erfolgt über Kalt- bzw. Warmsensoren. Der Temperaturbereich zwischen 30 °C und 35 °C wird als angenehm empfunden und von beiden Rezeptortypen wahrgenommen. *Quelle: I care Anatomie, Physiologie. 2., aktualisierte Auflage. Stuttgart: Thieme; 2020.*

Temperatursinn

Die Wahrnehmung von Kälte und Wärme wird als **Thermorezeption** bezeichnet. Der Temperatursinn informiert über die Temperatur von Gegenständen, die mit der Haut in Berührung kommen. Die Temperaturempfindungen werden dabei durch freie Nervenendigungen vermittelt, die man **Kalt-** bzw. **Warmsensoren** nennt. Die Temperatursensoren liegen in der Lederhaut, besonders viele befinden sich an den Lippen.

Die Temperaturbereiche, in denen die Sensoren ansprechen, unterscheiden sich je nach Rezeptortyp. Sie liegen für:

- Kaltsensoren bei 15–35 °C,
- Warmsensoren bei 30–43 °C.

Dabei werden Temperaturen zwischen 30 und 35 °C als angenehm empfunden. Temperaturen unter 15 °C bzw. über 43 °C werden als Schmerzreiz wahrgenommen.

Ab einer Temperatur von etwa 40 °C kommt es zur **paradoxen Kälteempfindung**. Das bedeutet, dass der Gegenstand vorübergehend als kalt empfunden wird, obwohl er heiß ist. Grund hierfür ist wahrscheinlich, dass in diesem Temperaturbereich zunächst wieder die Kaltsensoren aktiviert werden. Man spricht hierbei von einem inadäquaten Reiz.

Weitere Funktionen der Haut

Die Haut schützt vor **Austrocknung**, da sie relativ wasserundurchlässig ist und dadurch verhindert, dass das Körperwasser verdunstet. Außerdem dient vor allem die relativ widerstandsfähige Oberhaut zusammen mit dem Unterhautfettgewebe dem mechanischen Schutz der darunterliegenden Strukturen, z. B. von Gefäßen, Nerven und Organen.

Die **Langerhans-Zellen** im Stratum spinosum nehmen körperfremde Proteine (sog. Antigene) auf, die in die Epidermis eingedrungen sind, und transportieren sie zu den Lymphknoten. Sie tragen damit zur **Immunabwehr** bei.

Die **Melanozyten** im Stratum basale produzieren das braune Hautpigment (**Melanin**) und geben es an die Keratinozyten weiter. Dort lagert es sich ein und schützt so den Zellkern der Keratinozyten vor Schäden, die durch Sonneneinstrahlung entstehen. Die Menge des produzierten Melanins ist dabei abhängig von der Sonneneinstrahlung und davon, ob ein heller oder ein dunkler Hauttyp vorliegt. Die Bräunung der Haut bei Aufenthalt in der Sonne wird durch Melanin verursacht.

Patho Albinismus

*Beim **Albinismus** liegt eine Störung in der Melaninproduktion vor. Haut, Haare und Augen sind deswegen sehr hell.*

In den **Keratinozyten** wird bei Sonneneinstrahlung aus Cholesterin das **Cholecalciferol** gebildet. Es stellt die Vorstufe des Vitamin D_3 (S. 222) dar.

WISSEN TO GO

Sinneswahrnehmung und Schutzfunktion der Haut

Die Haut nimmt über Rezeptoren verschiedene Reize auf, die über Nervenbahnen an das Gehirn weitergeleitet werden. Mithilfe des **Tastsinns** werden Form und Struktur berührter Gegenstände wahrgenommen. Der **Temperatursinn** erfasst über Kalt- und Warmsensoren die Temperatur von Gegenständen.

Die Haut schützt den Körper vor **Austrocknung**, da sie verhindert, dass das Körperwasser verdunstet. Die Oberhaut dient als **mechanischer Schutz** der darunterliegenden Strukturen (Gefäße, Nerven, Organe) und spielt eine Rolle in der **Immunabwehr**. Die **Melanozyten** der Oberhaut produzieren das braune Hautpigment (Melanin), es schützt die Haut vor Sonneneinstrahlung.

16.2 Haare

16.2.1 Aufgaben

Die Haare haben beim Menschen nur noch eine geringe biologische Funktion. Sie sind an der Temperaturregulation und am Schutz der Haut vor äußeren Einflüssen beteiligt.

16.2.2 Vorkommen und Länge

Haare bedecken fast den ganzen Körper. Lediglich die Bereiche des Körpers, die mit Leistenhaut bedeckt sind (z. B. Handinnenflächen und Fußsohlen), sind unbehaart. Die Ausprägung der Behaarung variiert von Mensch zu Mensch und ist abhängig vom **Geschlecht**.

16.2.3 Aufbau

Man unterscheidet 3 Arten von Haaren:

- **Lanugohaar:** Das Flaumhaar ist sehr fein und verschwindet kurz nach der Geburt. Die Behaarung hilft dabei, dass die Vernix caseosa (Käseschmiere) an der Haut haften bleibt und schützt sie im Fruchtwasser vor Aufweichung.
- **Vellushaar:** Das Wollhaar ersetzt **nach der Geburt** das Lanugohaar. Diese kurzen, weichen Haare bilden die allgemeine Körperbehaarung.
- **Terminalhaar: Nach der Pubertät** entsteht unter dem Einfluss von Sexualhormonen das dicke Terminalhaar und ersetzt in vielen Körperregionen (Scham, Achseln, Brust usw.) das Vellushaar. Vor der Pubertät sind Terminalhaare nur als Kopfhaar, Augenbrauen und Wimpern vorhanden.

16.2.4 Feinbau

Derjenige Teil des Haares, der über die Hautoberfläche hinausragt, heißt **Haarschaft**, der in der Haut gelegene Teil ist die **Haarwurzel**. Die Haarwurzel sitzt in einer trichterförmigen Einsenkung der Oberhaut, dem **Haarbalg**. Hier münden auch die Ausführungsgänge der Talgdrüsen (▶ Abb. 16.7). Die Wand des Haarbalgs wird von der **Wurzelscheide** gebildet, am Boden des Haarbalgs befindet sich die **Haarpapille**. Indem sich die Zellen der Haarpapille teilen, wächst das Haar. Stellen die Zellen ihre Teilung ein, fällt das Haar aus. In der Haarpapille kommen außerdem Melanozyten vor, die über die Melaninmenge, die sie produzieren, die Haarfarbe bestimmen.

An jedem Haarbalg setzt ein kleiner Muskel an, der **M. arrector pili** (▶ Abb. 16.7). Wenn er sich anspannt, richtet sich das Haar auf, und es entsteht die sog. Gänsehaut.

Das Haar selbst ist dreischichtig aufgebaut:

Schuppenschicht • Sie bildet die äußerste Schicht des Haares. Sie besteht aus abgestorbenen, verhornten Zellen, die wie Dachziegel übereinander angeordnet sind, und so die darunterliegenden Strukturen vor äußeren Einflüssen schützt. Durch die regelmäßige Anordnung der Zellen entsteht am gesunden Haar der Glanz.

Rindenschicht • Sie liegt unter der Schuppenschicht und macht den größten Teil des Haares aus. Sie besteht aus extrem harter, regelmäßig angeordneter Hornmasse (Keratin) und gibt dadurch dem Haar seine Stabilität und Flexibilität.

Haarmark • Es liegt im Zentrum des Haares und besteht aus ungeordneter Hornmasse.

Abb. 16.7 Haar.

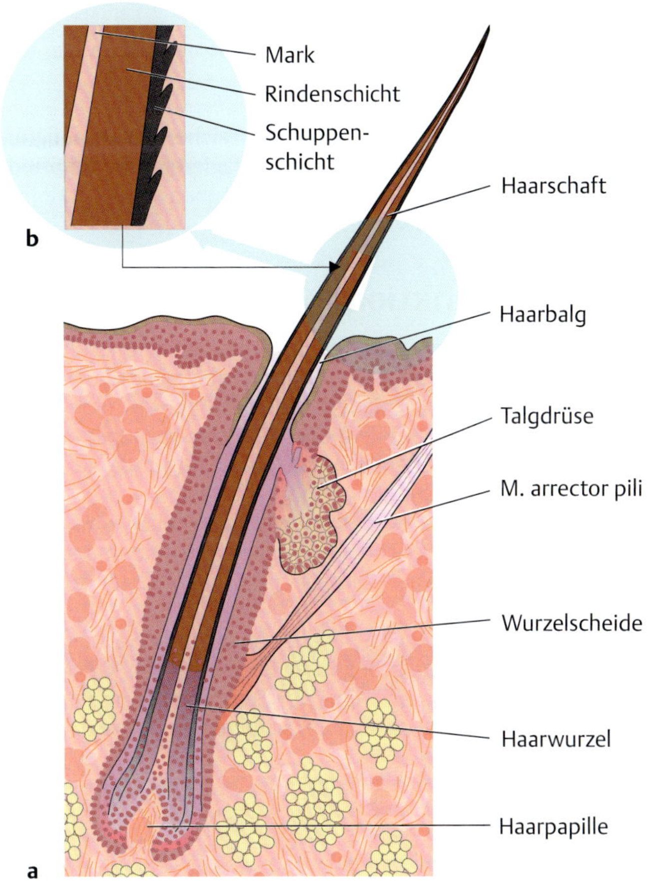

a Längsschnitt durch Haar und Haarwurzel.
b Dreischichtiger Aufbau des Haares. *Quelle: Aumueller G et al. Duale Reihe Anatomie. Stuttgart: Thieme; 2017.*

16.2.5 Entwicklung und Wachstum

Die Haarbildung lässt sich in 3 Phasen unterteilen:

- **Wachstumsphase:** In dieser Phase teilen sich die Zellen der Haarpapille. Das Haar wächst und erscheint schließlich an der Hautoberfläche. Die meisten Haare befinden sich in dieser Phase, die mehrere Jahre dauert. Die Wachstumsgeschwindigkeit liegt bei ca. 0,3 mm pro Tag.
- **Übergangsphase:** Die Produktion neuer Zellen an der Haarpapille wird eingestellt. Das Haar wächst nicht mehr und ist nur noch locker in der Wurzelscheide verankert. Diese Phase dauert ca. 4 Wochen.
- **Ruhephase:** Sie dauert mehrere Monate und dient der Erholung der Haarpapille.

Nach der der Ruhephase beginnt die Produktion eines neuen Haares. Während es wächst, wird das alte Haar nach oben aus der Wurzelscheide geschoben, bis es schließlich ausfällt. Jeder Mensch verliert am Tag zwischen 80 und 100 Haare. Da für jedes ausgefallene Haar normalerweise wieder ein neues wächst, bleibt die Zahl der Haare insgesamt konstant.

Den normalen Ablauf eines Haarzyklus aus Wachstums-, Übergangs- und Ruhephase bezeichnet man als **Haarwechsel**. Kopfhaar hat eine Lebensdauer von 2–8 Jahren.

Patho Haarausfall

Bei Störungen des Haarzyklus kommt es zum ***Haarausfall****, der bis zur vollständigen Haarlosigkeit führen kann. Hiervon sind besonders Männer betroffen, wobei die häufigste Ursache eine Überempfind-*

lichkeit der Haarwurzel gegen männliche Sexualhormone ist. Auch eine Schädigung der Haarwurzeln, z. B. durch Chemotherapeutika in der Krebstherapie, kann der Auslöser für Haarausfall sein. Im Gegensatz zum männlichen Haarausfall wachsen die Haare aber wieder nach, sobald der Auslöser beseitigt ist.

Um den Haarbalg herum liegen zahlreiche Nervenendigungen, sog. **Haarfollikelsensoren**. Sie reagieren sehr empfindlich auf Bewegungen der Haare und können so selbst kleinste Luftbewegungen wahrnehmen.

16.2.6 Funktionen

Das **Kopfhaar** wirkt bei Kälte als Isolation vor unerwünschten Wärmeverlusten. Bei großer Wärme funktionieren die Kopfhaare als Kühler, indem sie dem Schweiß eine große Oberfläche bieten, auf dem er sich für die Verdunstung verteilen kann. Außerdem schützt das Kopfhaar die Kopfhaut vor Sonneneinstrahlung.

Bei Kälte richten sich die **Vellushaare** auf (Gänsehaut). Zwischen den aufgerichteten Härchen entsteht ein Luftpolster, das den Körper umgibt und vor Wärmeverlusten schützt.

Augenbrauen fangen Schweiß ab, der sonst von der Stirn ins Auge liefe, und haben eine Bedeutung für die Mimik. **Wimpern** schützen das Auge vor Staub und Fremdkörpern, und Ohren- und Nasenhaare schützen vor Insekten und Schmutz.

WISSEN TO GO

Haare

Die dünnen, feinen Körperhaare werden als **Vellushaar** (Wollhaar) bezeichnet. Sie ersetzen nach der Geburt das **Lanugohaar** (Flaumhaar) des Säuglings. In und nach der Pubertät werden in bestimmten Körperregionen die dicken **Terminalhaare** (z. B. Barthaar, Schamhaar, Achselhaar) gebildet. Kopfhaar, Augenbrauen und Wimpern zählen ebenfalls zur Terminalbehaarung.

Der **Haarschaft** reicht über die Hautoberfläche, die **Haarwurzel** liegt in der Haut. Das Haar wird an der **Haarpapille** gebildet. Es besteht aus Horn (Keratin) und ist dreischichtig aufgebaut:
- Schuppenschicht,
- Rindenschicht,
- Haarmark.

Haare besitzen weder eine Blut- noch eine Nervenversorgung.

Die Haarbildung verläuft in 3 Phasen:
- **Wachstumsphase:** Das Haar wächst, indem sich die Zellen der Haarpapille teilen.
- **Übergangsphase:** Die Produktion neuer Zellen an der Papille wird eingestellt.
- **Ruhephase:** Die Papille erholt sich. Danach beginnt die Produktion eines neuen Haares.

Der normale Ablauf eines Haarzyklus wird als **Haarwechsel** bezeichnet.

16.3 Nägel

16.3.1 Aufgaben und Funktion

Die Finger- und Zehennägel schützen die Finger- bzw. Zehenkuppen und stabilisieren die darunterliegenden Finger- bzw. Zehenbeeren. Dadurch ermöglichen sie eine bessere Wahrnehmung beim Ertasten oder Greifen von Gegenständen.

16.3.2 Aufbau und Wachstum

Als **Nagelplatte** wird die leicht gebogene, ca. 0,5 mm dicke Hornplatte bezeichnet, die aus vielen Keratinschichten besteht. Sie liegt dem **Nagelbett** auf. Seitlich wird die Nagelplatte vom **Nagelwall** umgeben, der am **Nagelfalz** umschlägt und am unteren Nagelende die **Nageltasche** bildet (▶ Abb. 16.8). Die am Nagelwall dem Nagel direkt aufliegende Haut wird als **Nagelhaut** bezeichnet.

Patho Nagelentzündungen

Die Umschlagfalte am Nagelfalz ist besonders gefährdet durch Infektionen mit Bakterien. Diese können sich dort gut vermehren und eine eitrige Entzündung verursachen.

Das Wachstum des Nagels geht von der **Nagelmatrix** in der Nageltasche aus. Ihr Ende ist als weißer Halbmond bei vielen Menschen am Nagel sichtbar. Abgestorbene Hornzellen der Nagelmatrix bilden die Grundlage der Nagelplatte. Sie werden dicht gepackt übereinandergelagert und durch die kontinuierliche Neubildung nach vorn geschoben. Das Nagelwachstum beträgt ca. 0,1 mm pro Tag. **Nagelbett** und **Nagelmatrix** sind sehr gut durchblutet.

Abb. 16.8 Nägel.

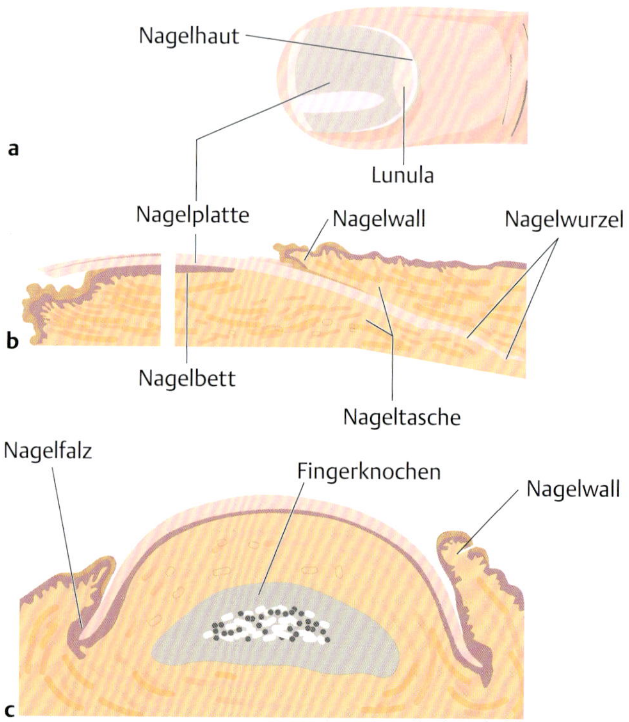

a Blick von oben auf den Nagel.
b Längsschnitt durch das letzte Fingerglied. Die weiße Linie zeigt die Schnittebene der Teilabbildung c.
c Querschnitt durch das letzte Fingerglied. Quelle: Schwegler JS, Lucius R. Der Mensch – Anatomie und Physiologie. Stuttgart: Thieme; 2016.

Abb. 16.9 Talgdrüse.

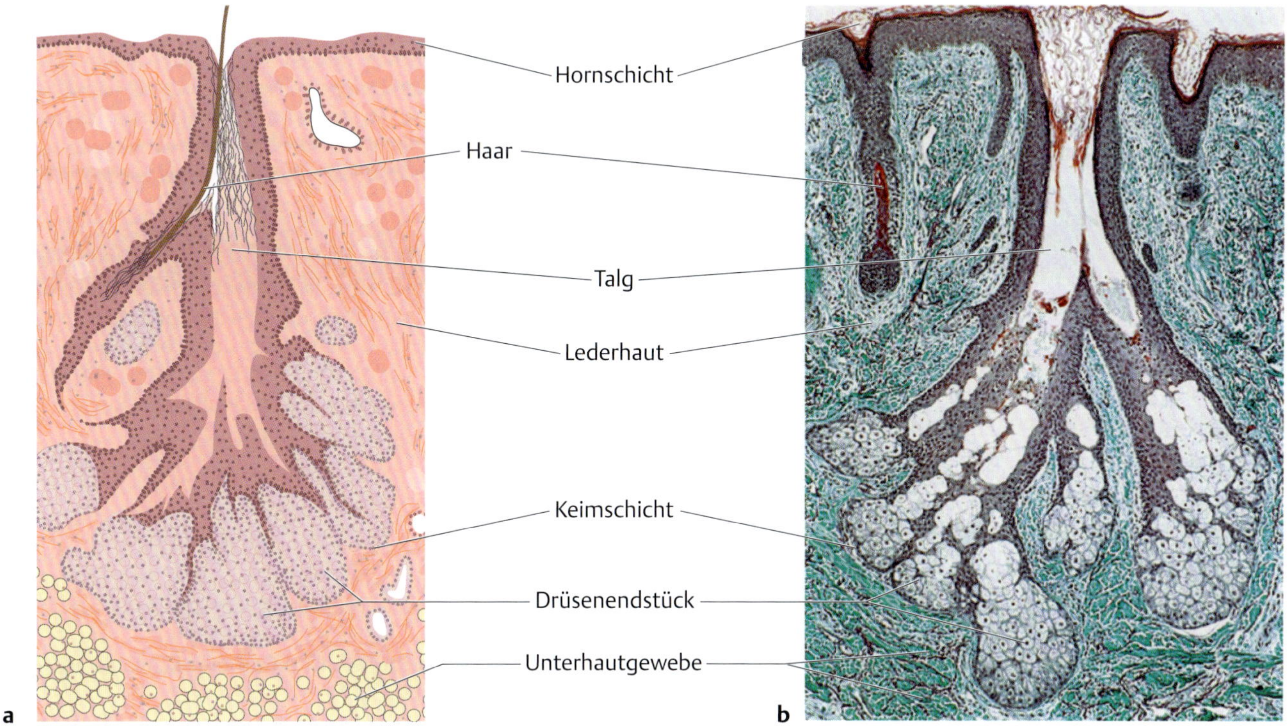

a Talgdrüsen münden meist in einen Haarbalg.
b Angefärbter Gewebsschnitt. *Quelle: Schwegler JS, Lucius R. Der Mensch – Anatomie und Physiologie. Stuttgart: Thieme 2016.*

Diagnostik **Nagelbettprobe**

*Das Nagelbett kann genutzt werden, um die Durchblutung der herzfernen Körperregionen (periphere Durchblutung) zu prüfen. Dazu wird bei der **Nagelbettprobe** für einige Sekunden kräftig Druck auf den Fingernagel ausgeübt, sodass das Nagelbett nicht mehr durchblutet ist und blass wird. Anschließend lässt man los und beobachtet, wie schnell die rosige Färbung wieder zurückkehrt. Normalerweise sollte dies in weniger als 2 Sekunden der Fall sein. Diese Zeitspanne wird als **Rekapillarisierungszeit** bezeichnet. Eine verlängerte Rekapillarisierungszeit kann Hinweis auf einen Schock sein.*

WISSEN TO GO

Nägel

Nägel schützen die Finger- und Zehenkuppen. Sie bestehen aus einer verhornten **Nagelplatte**, seitlich wird die Nagelplatte vom **Nagelwall** umgeben. Der Teil des Nagelwalls, der direkten Kontakt mit dem Nagel hat, wird **Nagelhaut** genannt.

Die Neubildung der Nägel erfolgt aus der **Nageltasche**. Abgestorbene Hornzellen bilden die Grundlage der Nagelplatte.

Die Nägel bestehen aus totem Gewebe und sind weder mit Gefäßen noch mit Nerven versorgt.

16.4 Hautdrüsen

16.4.1 Talgdrüsen

Aufgaben

Talgdrüsen produzieren ein sehr fettreiches Sekret, den **Talg** (Sebum). Er hält die Haut geschmeidig und schützt sie vor Austrocknung. Auch infektiöse Erreger wie Bakterien oder Viren werden durch die Talgschicht auf der Haut abgehalten.

Vorkommen

Die Talgdrüsen liegen in der **Lederhaut** und befinden sich meist direkt neben Haarbälgen. Denn sie besitzen keinen eigenen Ausführungsgang zur Hautoberfläche, sondern leiten ihr Sekret über den Haarbalg nach außen ab. Manchmal werden Talgdrüsen deshalb als **Haarbalgdrüsen** bezeichnet (▶ **Abb. 16.9**).

Einige Talgdrüsen haben keine Beziehung zu Haarbälgen, sondern liegen frei in der Lederhaut, so z. B. die Talgdrüsen im äußeren Gehörgang, die Ohrenschmalz produzieren.

Die Talgdrüsen sind nicht gleichmäßig über den Körper verteilt. Sehr talgdrüsenreiche Hautbereiche sind die Kopfhaut, das Gesicht und der Genitalbereich. Frei von Talgdrüsen sind die Handflächen und Fußsohlen.

Aufbau und Feinbau

Talgdrüsen bestehen aus Drüsenzellen (Sebozyten) in verschiedenen Reifungsstufen sowie aus Talg. Talgdrüsen sind holokrine Drüsen (S. 98), ihr Sekret besteht aus den Drüsenzellen selbst.

Funktionen

Im unteren Teil der Drüse liegt eine **Keimschicht**, in der sich ständig neue Drüsenzellen bilden. Die alten Drüsenzellen werden dadurch nach oben geschoben. Währenddessen bilden sie in ihrem Inneren Talg. Die Drüsenzelle wächst und wächst, bis sie schließlich zu viel Talg enthält und platzt. Der zähe Talgbrei mit den Zelltrümmern wird in den Haarbalg gedrückt und erreicht die Hautoberfläche, wo er sich verteilt und Haut und Haare mit einer schützenden Fettschicht überzieht.

Talg enthält hauptsächlich Fette, Cholesterin, Eiweiße und Elektrolyte. Die Zusammensetzung sowie die Menge des produzierten Talgs variieren von Mensch zu Mensch und hängen u. a. vom Alter des Menschen ab. Während **Säuglinge** viel Talg produzieren, lässt die Talgproduktion während der Kindheit vorübergehend nach. In der Pubertät steigt unter dem Einfluss der Sexualhormone die Talgproduktion wieder. Im Alter geht die Talgproduktion stark zurück.

Patho Akne

Der starke Anstieg der Talgproduktion in der Pubertät stellt bei vielen Jugendlichen ein Problem dar. Wenn es zu einem Sekretstau im Ausführungsgang kommt, bilden sich Mitesser, die als schwarze Punkte in den Haarbälgen sichtbar werden. In ihnen können sich Bakterien, die zur normalen Hautflora gehören, gut vermehren und eitrige Entzündungen verursachen. Es entstehen eitergefüllte Pusteln („Pickel"), die typisch für das Krankheitsbild der ***Akne*** *sind.*

WISSEN TO GO

Talgdrüsen

Talgdrüsen produzieren **Talg** (Sebum), der die Haut geschmeidig hält und sie vor Austrocknung schützt. Sie liegen in der **Lederhaut**, meist direkt neben Haarbälgen, und bestehen aus Drüsenzellen (Sebozyten). Ihr Sekret wird über den Haarbalg nach außen geleitet. Talgdrüsen werden über die Hautgefäße versorgt und sind nicht innerviert.

Die **Keimschicht** im unteren Teil der Drüse bildet ständig Drüsenzellen. Diese wandern nach oben und bilden Talg. Schließlich platzt die Zelle, der zähe Talgbrei wird in den Haarbalg gedrückt und erreicht die Hautoberfläche.

16.4.2 Schweißdrüsen

Aufgaben

Schweißdrüsen produzieren Schweiß, der an die Hautoberfläche abgegeben wird und dort verdunstet. Damit tragen die Schweißdrüsen zur **Thermoregulation** des Körpers bei.

Daneben bildet Schweiß zusammen mit Talg aus den Talgdrüsen den **Säureschutzmantel** der Haut. Durch einen sauren pH-Wert sorgt der Schweiß dafür, dass sich nur bestimmte Bakterien auf der Hautoberfläche wohlfühlen können.

Blitzlicht Praxis Hautschäden vermeiden

Der ***Säureschutzmantel*** *der Haut kann durch häufiges Waschen oder eine feuchte Umgebung beschädigt werden. Insbesondere Beschäftigte in medizinischen Berufen sind durch häufiges Händewaschen und Tragen von Einmalhandschuhen besonders gefährdet. Zur Vorbeugung gegen Hautschäden sollte daher rückfettendes Händedesinfektionsmittel verwendet und auf eine ausreichende Hautpflege v. a. nach dem Händewaschen geachtet werden.*

Vorkommen

Die Haut enthält fast überall Schweißdrüsen. Besonders dicht liegen sie auf der Stirn, an den Handflächen und an den Fußsohlen, weshalb man dort auch besonders stark schwitzt. An diesen Stellen kann die Dichte bis zu 300 Stück/cm^2 betragen. Die geringste Dichte weist der Rücken auf, dort finden sich lediglich 50 Stück/cm^2.

Aufbau und Feinbau

Schweißdrüsen zählen zu den tubulären Drüsen (S. 97). Sie liegen als Knäuel zwischen der Ober- und der Lederhaut und haben einen Ausführungsgang, der zur Hautoberfläche führt. Umgeben sind die Drüsenschläuche von glatten Muskelfasern, die durch ihre Kontraktion den Schweiß aus den Drüsen pressen können.

Die Innervation erfolgt durch Nervenfasern des **Sympathikus**. Dies ist sinnvoll, da insbesondere in Situationen, in denen der Sympathikus aktiv ist (z. B. Angst, Panik, Flucht), der Körper auf eine ausreichende Kühlung angewiesen ist.

Patho Schock

Menschen, die einen ***Schock*** *erleiden, befinden sich in einer Stresssituation. Deshalb ist ihr Sympathikus stark aktiviert und die Patienten schwitzen stark. Da die Haut aber wegen der im Schock schlechten Durchblutung der Haut kalt ist, transportiert der Schweiß keine Wärme und ist kalt. Neben der Blässe ist der* ***kalte Schweiß*** *das wichtigste klinische Zeichen eines Schocks.*

Funktionen

Täglich produziert der Mensch ungefähr **200 ml** Schweiß. Bei starker körperlicher Anstrengung oder bei hohen Umgebungstemperaturen kann diese Menge auf bis zu 10 l ansteigen.

Zur Schweißproduktion gelangt Flüssigkeit aus den Kapillaren in die Hohlräume der Drüsenschläuche. Der dabei entstehende Primärschweiß enthält neben Wasser auch die im Blut vorhandenen Elektrolyte, er ist also isoton. Im Verlauf des Drüsenschlauchs wird ein Teil der Elektrolyte über Pumpsysteme wieder zurück ins Blut transportiert. Der Schweiß wird dadurch **hypoton**.

Die Pumpsysteme zum Rücktransport der Elektrolyte ins Blut haben allerdings nur eine begrenzte Leistungsfähigkeit. Ist die Schweißproduktion sehr hoch, können nicht mehr alle Elektrolyte zurückgepumpt werden und gehen über den Schweiß verloren. Wer viel schwitzt, z. B. bei einem Marathonlauf, muss daher nicht nur auf eine ausreichende Flüssigkeitszufuhr, sondern auch auf ausreichende Aufnahme von Elektrolyten achten.

Frischer Schweiß ist **geruchlos**. Erst die Besiedelung der Hautoberfläche mit Bakterien, die Inhaltsstoffe des Schweißes abbauen, führt zum typischen Schweißgeruch.

WISSEN TO GO

Schweißdrüsen

Schweißdrüsen produzieren **Schweiß**, der durch seine Verdunstung dem Körper Wärme entzieht. Die Haut enthält fast überall Schweißdrüsen. Sie liegen zwischen der Ober- und der Lederhaut und haben einen Ausführungsgang zur Körperoberfläche. Schweißdrüsen sind mit kleinen Blutgefäßen aus der Haut versorgt, die die Flüssigkeit für den Schweiß liefern. Die Innervation erfolgt durch Nervenfasern des Sympathikus.

Schweiß ist **hypoton** und **geruchlos**. Er entsteht, indem Flüssigkeit aus den Kapillaren in die Schweißdrüsen gelangt und die Elektrolyte wieder resorbiert werden.

16.4.3 Duftdrüsen

Aufgaben

Duftdrüsen produzieren ein zähes Sekret, das jedem erwachsenen Menschen seinen individuellen Geruch verleiht.

Vorkommen

Man findet Duftdrüsen hauptsächlich in den Achselhöhlen, um die Brustwarzen herum und im Genitalbereich. Sie liegen am Übergang zwischen Ober- und Lederhaut, meist in Nachbarschaft zu Haaren.

Aufbau und Feinbau

Duftdrüsen sind etwas größer als Schweißdrüsen. Sie bestehen aus einem Drüsenschlauch und einem Ausführungsgang. Dieser mündet in den meisten Fällen nicht direkt auf die Hautoberfläche, sondern gibt sein Sekret in einen benachbarten Haarbalg ab.

Funktionen

Das Sekret der Duftdrüsen ist für den Menschen primär geruchlos. Wie auch der Schweiß erhält es erst nach bakterieller Zersetzung der Inhaltsstoffe einen für jeden Menschen typischen Geruch. Duftdrüsen beginnen ihre Arbeit erst mit der Pubertät. Im Alter lässt ihre Leistungsfähigkeit wieder nach. Die Abgabe des Sekrets erfolgt nicht gleichmäßig, sondern unter dem Einfluss von Hormonen und psychischen Faktoren. Bei Frauen im gebärfähigen Alter werden besonders viele Duftstoffe abgegeben, wenn der Eisprung kurz bevorsteht.

WISSEN TO GO

Duftdrüsen

Duftdrüsen produzieren ein Sekret, das jedem Menschen seinen individuellen Geruch verleiht. Sie befinden sich hauptsächlich in den Achselhöhlen, um die Brustwarzen herum und im Genitalbereich. Duftdrüsen bestehen aus einem Drüsenschlauch und einem Ausführungsgang.

17 Geschlechtsorgane

17.1 Geschlechtsmerkmale

Der weibliche und der männliche Körper sind zwar im Prinzip gleich aufgebaut, unterscheiden sich aber in einigen Merkmalen. Diese Merkmale kommen entweder nur bei Frauen oder bei Männern vor oder sind bei den beiden Geschlechtern unterschiedlich ausgeprägt. Sie werden als **Geschlechtsmerkmale** bezeichnet. Man unterscheidet (▶ Tab. 17.1):

- **primäre Geschlechtsmerkmale:** Diese Merkmale sind von Geburt an vorhanden. Zu ihnen zählen die weiblichen und die männlichen Geschlechtsorgane.
- **sekundäre Geschlechtsmerkmale:** Sie entwickeln sich erst während der Pubertät.

Blitzlicht Praxis Intersexualität

*In seltenen Fällen kann das Geschlecht anhand der Geschlechtsmerkmale nicht eindeutig bestimmt werden. So können z. B. die primären Geschlechtsmerkmale ganz oder teilweise fehlen oder bei einer Person sowohl männliche als auch weibliche Geschlechtsmerkmale gleichzeitig vorkommen. Man spricht dann von **„Intersexualität“** oder **„Störungen der Geschlechtsentwicklung“** (engl. Disorders of Sexual Development, DSD). Eine Intersexualität kann verschiedene Ursachen haben. Häufig sind eine Fehlverteilung oder Anomalien der Geschlechtschromosomen oder Störungen der Sexualhormonbildung.*

WISSEN TO GO

Geschlechtsmerkmale

Die Geschlechtsmerkmale sind diejenigen Merkmale, in denen sich der Körper der Frau von dem des Mannes unterscheidet. Man unterteilt sie in:

- **primäre Geschlechtsmerkmale:** Sie sind angeboren (weibliche bzw. männliche Geschlechtsorgane).
- **sekundäre Geschlechtsmerkmale:** Sie entwickeln sich in der Pubertät (z. B. Bartwuchs, Körperform, Brust).

17.2 Weibliche Geschlechtsorgane

Die weiblichen Geschlechtsorgane (▶ Abb. 17.1) lassen sich unterteilen in die äußeren Geschlechtsorgane, die man schon von außen sehen kann, und die inneren Geschlechtsorgane, die in der **Beckenhöhle** liegen.

Die **äußeren** weiblichen Geschlechtsorgane werden unter dem Begriff **Vulva** zusammengefasst. Zu den **inneren** weiblichen Geschlechtsorganen zählen Vagina (Scheide), Uterus (Gebärmutter), beide Salpingen (Eileiter) und beide Ovarien (Eierstöcke).

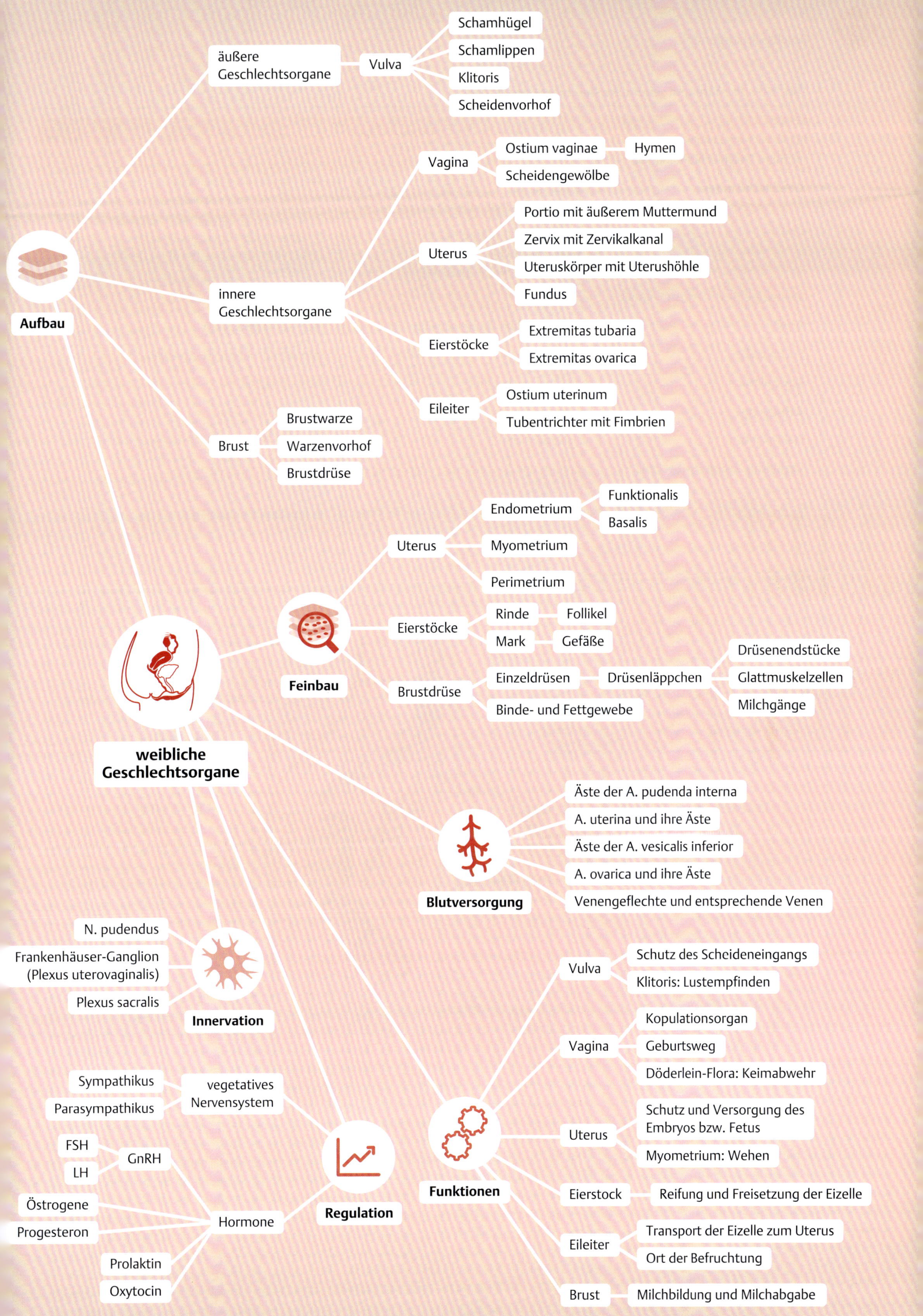
weibliche Geschlechtsorgane
Aufbau
äußere Geschlechtsorgane
Vulva
Schamhügel
Schamlippen
Klitoris
Scheidenvorhof
innere Geschlechtsorgane
Vagina
Ostium vaginae
Hymen
Scheidengewölbe
Uterus
Portio mit äußerem Muttermund
Zervix mit Zervikalkanal
Uteruskörper mit Uterushöhle
Fundus
Eierstöcke
Extremitas tubaria
Extremitas ovarica
Eileiter
Ostium uterinum
Tubentrichter mit Fimbrien
Brust
Brustwarze
Warzenvorhof
Brustdrüse
Feinbau
Uterus
Endometrium
Funktionalis
Basalis
Myometrium
Perimetrium
Eierstöcke
Rinde
Follikel
Mark
Gefäße
Brustdrüse
Einzeldrüsen
Drüsenläppchen
Drüsenendstücke
Glattmuskelzellen
Milchgänge
Binde- und Fettgewebe
Blutversorgung
Äste der A. pudenda interna
A. uterina und ihre Äste
Äste der A. vesicalis inferior
A. ovarica und ihre Äste
Venengeflechte und entsprechende Venen
Innervation
N. pudendus
Frankenhäuser-Ganglion (Plexus uterovaginalis)
Plexus sacralis
Regulation
vegetatives Nervensystem
Sympathikus
Parasympathikus
Hormone
GnRH
FSH
LH
Östrogene
Progesteron
Prolaktin
Oxytocin
Funktionen
Vulva
Schutz des Scheideneingangs
Klitoris: Lustempfinden
Vagina
Kopulationsorgan
Geburtsweg
Döderlein-Flora: Keimabwehr
Uterus
Schutz und Versorgung des Embryos bzw. Fetus
Myometrium: Wehen
Eierstock
Reifung und Freisetzung der Eizelle
Eileiter
Transport der Eizelle zum Uterus
Ort der Befruchtung
Brust
Milchbildung und Milchabgabe

Tab. 17.1 Primäre und sekundäre Geschlechtsmerkmale.

Merkmal	Frau	Mann
primäre Geschlechtsmerkmale		
Geschlechtsorgane	• Vulva mit Mons pubis (Schamhügel), Klitoris und Labia pudendi (Labien, Schamlippen) • Vagina (Scheide) • Uterus (Gebärmutter) • Ovar (Eierstock) • Ovidukt (Eileiter, Salpinx, Tuba uterina)	• Penis • Hoden (Testis) mit Hodensack (Skrotum) • Nebenhoden (Epididymis) • Samenleiter (Ductus deferens) • Geschlechtsdrüsen (Prostata, Samenbläschen, Cowper-Drüsen)
sekundäre Geschlechtsmerkmale		
Brust	gut entwickeltes Drüsengewebe	nur wenig entwickelt
Fettgewebe	ausgeprägtes Unterhautfettgewebe	nur wenig Unterhautfettgewebe
Muskulatur	schwächer ausgeprägt	ausgeprägt
Behaarung	geringe Körperbehaarung	starke Körperbehaarung, Bartwuchs
Haaransatz	gleichmäßig oval	zackiger Ansatz (Geheimratsecken)
Verhältnis Schultern/Becken	Schultern und Becken mehr oder weniger gleich breit	Schultern breiter als Becken
Beckeneingang	queroval	schmaler als bei der Frau

Abb. 17.1 Lage der Geschlechtsorgane bei der Frau.

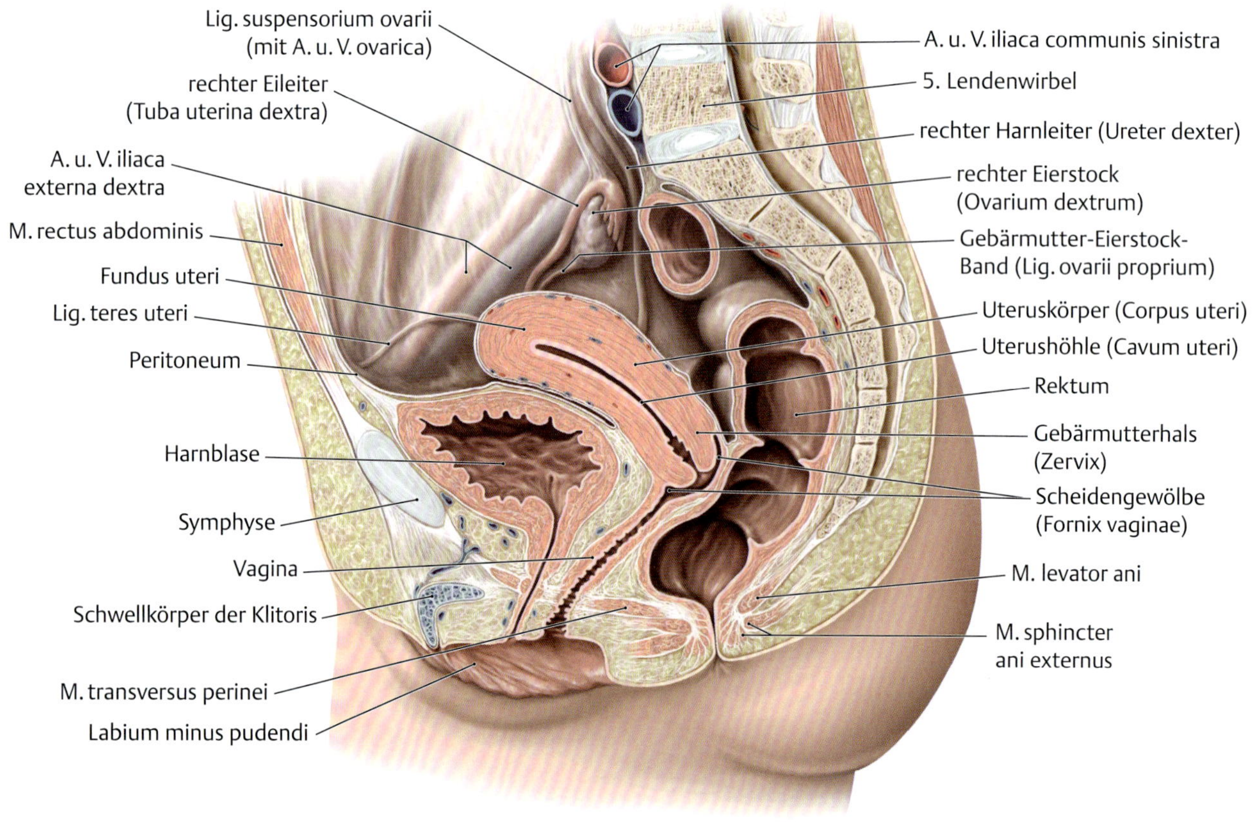

Sagittalschnitt durch die weibliche Beckenhöhle. *Quelle: Schünke M, Schulte E, Schumacher U. Prometheus. LernAtlas der Anatomie. Innere Organe. Illustrationen von K. Wesker und M. Voll. 5. Aufl. Stuttgart: Thieme; 2018.*

17.2.1 Vulva

Zur Vulva zählen (▶ Abb. 17.2):

- der Mons pubis (Schamhügel),
- die großen und die kleinen Labien (Labia majora pudendi und Labia minora pudendi) (Schamlippen),
- die Glans clitoridis (Klitoriskopf)) und
- das Vestibulum vaginae (Scheidenvorhof).

Aufgaben

Die Vulva umgibt mit den Labien (Schamlippen) schützend den Eingang zu den inneren Geschlechtsorganen. In der Klitoris liegen viele sensible Nervenendigungen. Wird sie gereizt, entsteht ein Lustempfinden.

Lage und Aufbau

Venushügel (Mons pubis) • Der Venus- oder auch Schamhügel erhebt sich oberhalb der Symphyse (S. 376). Seine Form erhält er durch ein Fettpolster, das zwischen Schambein und Haut liegt. Vor der Pubertät ist der Schamhügel noch unbehaart, mit Einsetzen der Pubertät beginnt die **Schambehaarung** zu wachsen.

Labien (Labia pudendi, Schamlippen) • Bei den Labien (Schamlippen) handelt es sich um Hautlappen aus lockerem Bindegewebe. Die **kleinen Labien** (Labia minora) liegen innen, sie umgeben das Vestibulum vaginae, sind unbehaart und grenzen vorn an die Klitoris. Sie sind von einem pigmentierten Plattenepithel überzogen, reich an Nervengewebe und Talgdrüsen und haben eine dunklere rote bis bräunliche Färbung. Während das Plattenepithel an der Innenseite unverhornt ist, ist es an der Außenseite leicht verhornt. An der Innenseite der kleinen Labien münden die **Bartholin-Drüsen** (s. u.).

Vom unteren Rand des Mons pubis ziehen zwei Hautlängsfalten, die **großen Labien** (Labia majora), nach hinten und vereinigen sich hinter der Öffnung der Vagina zur hinteren Kommissur (Commissura posterior). Sie liegen den kleinen Labien außen auf. Ihr unterer Rand bildet die **Rima pudendi/vulvae** (Schamspalte). Die Außenseite der großen Labien ist – genauso wie der Mons pubis (Schamhügel) – behaart; die Innenseite ist nur wenig verhornt. Sie enthalten reichlich Fettgewebe sowie Talg- und Schweißdrüsen.

Abb. 17.2 Vulva.

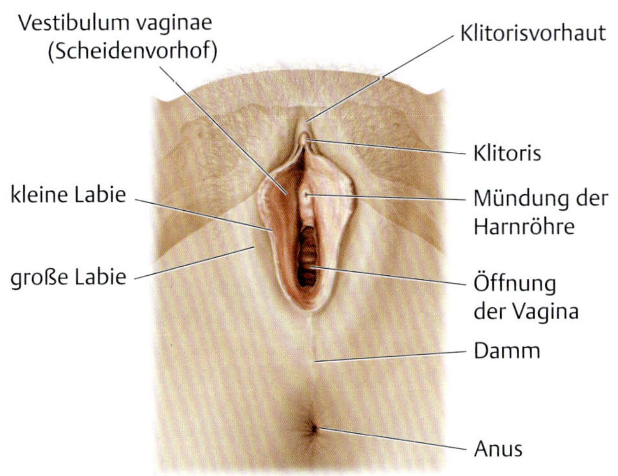

Die Labien sind gespreizt, damit das Vestibulum vaginae sichtbar ist. *Quelle: Schünke M, Schulte E, Schumacher U. Prometheus. LernAtlas der Anatomie. Allgemeine Anatomie und Bewegungssystem. Illustrationen von K. Wesker und M. Voll. 6. Aufl. Stuttgart: Thieme; 2022.*

Blitzlicht Praxis **Labienriss**

Da die Labien gut nerval versorgt sind, schmerzen Risse hier bedeutend mehr als Dammrisse [20].

Bulboklitoralorgan • Das Bulboklitoralorgan (▶ Abb. 17.3), häufig nur Klitoris oder auch Kitzler, ist ein von der Klitoriseichel (Glans clitoridis) bis zu den Enden der Klitorisschenkel (Crura clitoridis) etwa 9 cm langer kavernöser und spongiöser Strukturenkomplex des äußeren weiblichen Genitale mit unterschiedlichen Funktionen und embryonalen Ursprüngen. Die Organstrukturen sind als erektile Schwellkörper von zentraler Bedeutung bei der Entstehung sexueller Erregung und Lust. Zu den kavernösen Anteilen (Corpora cavernosa) gehört der Klitoris-Körper (Corpus clitoridis), bestehend aus dem Absteigenden Klitoriskörper (Pars descendes), dem Klitoriswinkel (Angulus clitoridis) und dem Aufsteigenden Klitoriskörper (Pars ascendes), sowie den sich anschließenden paarigen Klitorisschenkeln (Crura clitoridis bzw. Crus clitoridis sinistrum/dextrum). Den spongiösen Anteilen (Corpora spongiosa) des Organs zugehörig ist neben der Klitoriseichel (Glans clitoridis), auch der infra-corporeale („unter dem Klitoriskörper") Residual Spongy Part, kurz RSP und die paarigen Vorhofbulben (Bulbi vestibuli), die zwischen Klitorisschenkeln und Urethra bzw. Vagina liegen. Zwischen RSP und Klitoriskörper liegt der sogenannte Kobeltsche Venenkomplex, über den bei sexueller Erregung durch Muskelkontraktionen von Klitorisschenkeln (M. ischiocavernosus) und Vorhofbulben (M. bulbospongiosus) rhythmisch Blut in Klitoriskörper und Klitoriseichel gepresst wird.

Das Bulboklitoralorgan liegt im Arcus pubicus (Schambeinbogen) (▶ Abb. 17.3). Der Klitoriskörper ist sowohl über das breitflächig zur Symphyse ziehende Lig. suspensorium cloritidis am Becken befestigt als auch über Faszien welche von den Klitorisschenkeln zum Rr. inferiores ossis pubis ziehen. Das Frenulum clitoridis (Klitorisbändchen) verläuft paarig von der Glans Klitoris in die jeweilige Labia minora (kleine Vulvalippe). Äußerlich sichtbar ist nur der vorderste Teil des Bulboklitoralorgans, die Glans clitoridis (Klitoriseichel), der das kegelförmige Ende des absteigenden Klitoriskörpers darstellt (▶ Abb. 17.4). Geschützt wird dieser Teil durch die klitorale Vorhaut (Preputium clitoridis). Die im Vestibulum Richtung Urethraöffnung und Glans clitoridis tastbare und teilweise sichtbare Vorwölbung ist eine Bindegewebsstruktur die als Raphe oder Harnröhrenzügel bezeichnet wird. Die nervale Versorgung des Bulboklitoralorgans und insbesondere des Glans clitoridis ist durch den N.dorsalis clitoridis und seiner Verzweigungen gegeben. Von lateral kommend zieht der N. dorsalis clitoridis, mit einer Dicke von bis zu 2 mm und geschützt durch seinen Verlauf im Lig. Suspensorium, und später in Tunica albuginea und Fascia clitoridis, dorsal entlang des absteigenden Klitoriskörpers. Er verzweigt sich im Glans clitoridis (Klitoriseichel) und macht diese mit über 8 000 Nervenendigungen zu einer der empfindlichsten Strukturen des weiblichen Körpers.

Abb. 17.3 Bulboklitoralorgan.

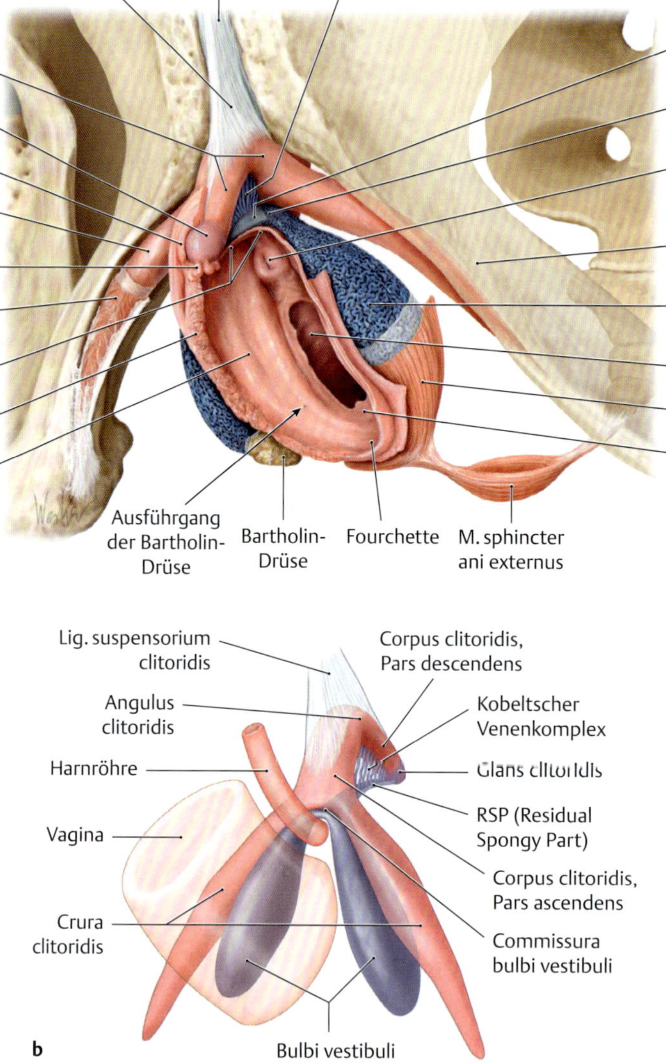

a Bulboklitoralorgan in situ, teilweise gefenstertes Präparat von vorne links.
b Bulboklitoralorgan isoliert und schematisiert von hintenrechts, Lagebeziehung zu Harnröhre und Vagina. *Quelle: Schünke M, Schulte E, Schumacher U. Prometheus. LernAtlas der Anatomie. Allgemeine Anatomie und Bewegungssystem. Illustrationen von K. Wesker und M. Voll. 6. Aufl. Stuttgart: Thieme; 2022.*

Blitzlicht Praxis Female Genital Mutilation (FGM)
*Nach der WHO ist die Female Genital Mutilation (FGM) (Genitalverstümmelung) „jede nicht therapeutische, z. B. religiös oder kulturell begründete, teilweise oder vollständige Entfernung oder Verletzung des weiblichen äußeren Genitales" [20]. Aber in der Gegenwart von betroffenen Frauen sollte der Begriff **„Beschneidung"** verwendet werden, da die Frauen sich subjektiv nicht verstümmelt sehen [20].*

Vestibulum vaginae (Scheidenvorhof) • Er wird seitlich von den kleinen Labien umschlossen, die vordere Abgrenzung bildet die Klitoris. Hinter der Klitoris mündet die Harnröhre in das Vestibulum vaginae. Den Übergang zur Vagina bildet das Ostium vaginae, das hinter der Harnröhrenöffnung liegt (▶ **Abb. 17.2**). Es wird durch das Jungfernhäutchen (**Hymen**) teilweise verschlossen (s. u.). Der Verschluss ist nicht komplett, sodass während der Periode das Menstruationsblut ablaufen kann. Das Hymen reißt meist beim ersten Geschlechtsverkehr ein. Dabei kommt es häufig zu einer kleinen Blutung.

Kleine Vorhofdrüsen (Skene-Drüsen) • Die Glandulae vestibulares minores (Skene-Drüsen) münden kaum sichtbar seitlich unterhalb der Harnröhrenöffnung. Die beiden ca. 1,5 cm langen, verzweigten Drüsenkörper verlaufen parallel zur Urethra. Sie werden auch Paraurethraldrüsen oder Prostata feminina genannt, denn ihr Bau entspricht dem des drüsigen Anteils der männlichen Prostata. Die Skene-Drüsen sondern zum Schutz des Harnröhreneingangs und beim Orgasmus ein dünnflüssiges Sekret ab, die weibliche Ejakulation.

Große Vorhofdrüsen (Bartholin-Drüsen) • Die Glandula vestibularis major (Bartholin-Drüse) ist paarig angelegt. Sie liegt hinten rechts und links vom Ostium vaginae (Scheideneingang) und wird von den kleinen Labien bedeckt. Ihr 1–2 cm langer Ausführungsgang mündet in das hintere Vestibulum vaginae. Die Vorhofdrüse ist eine akzessorische Geschlechtsdrüse der Frau, ihr Sekret befeuchtet das Ostium vaginae und sondert bei sexueller Erregung vermehrt Flüssigkeit ab.

Abb. 17.4 Klitoriskörper.

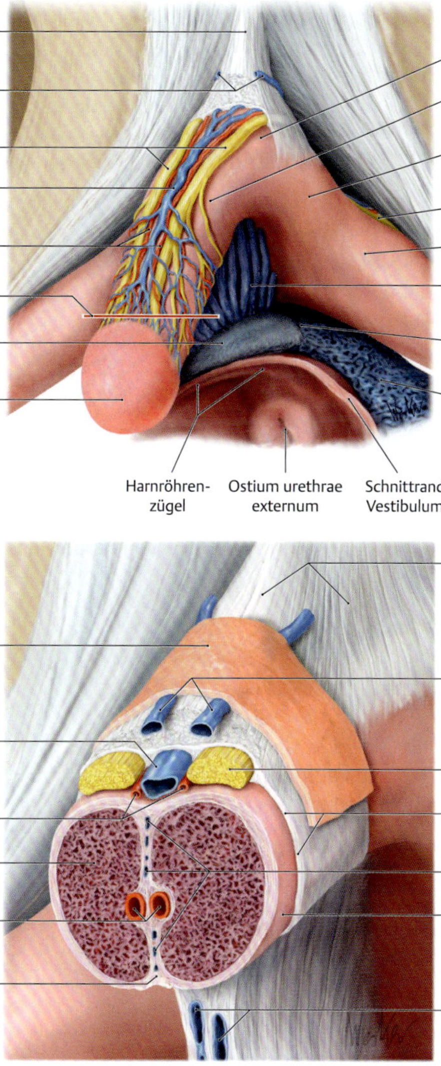

a Verlauf des N. dorsalis clitoridis auf dem absteigenden Klitoriskörper, Ansicht von vorne-links.
b Querschnitt durch den absteigenden Klitoriskörper (Schnitthöhe s. a). Der N. dorsalis clitoridis zieht, von lateral kommend, entlang des jeweiligen Crus clitoridis auf die Dorsalseite des Klitoriskörpers und verläuft zunächst geschützt im Lig. suspensorium clitoridis, später zwischen Tunica albuginea und Fascia clitoridis weiter zur Glans clitoridis (s. b). *Quelle: Schünke M, Schulte E, Schumacher U. Prometheus. LernAtlas der Anatomie. Allgemeine Anatomie und Bewegungssystem. Illustrationen von K. Wesker und M. Voll. 6. Aufl. Stuttgart: Thieme; 2022.*

Patho Bartholinitis

Eine Entzündung der Bartholin-Drüse samt Ausführungsgang kann eine schmerzhafte, bis zu hühnereigroße Schwellung der großen Labien verursachen, den Bartholin-Abszess.

Hymen • Das Hymen (Jungfernhäutchen) gehört zum Vorhof, eine dünne, von Blutgefäßen durchzogene Haut, welche beidseitig von einem schleimhautähnlichen Plattenepithel überzogen ist. Das Hymen verdeckt nur teilweise das Ostium vaginae. Seine Öffnung variiert in Form und Festigkeit, daher ist sie entweder elastisch genug oder reißt beim ersten Geschlechtsverkehr bzw. bei der Verwendung von Tampons ein. Es bleibt immer **Hymenalsaum** als unregelmäßiger Rand mit kleineren **Carunculae** (Fleischwärzchen) bestehen.

Vorhofschwellkörper • Die Bulbi vestibuli (Vorhofschwellkörper) liegen rechts und links des Ostium vaginae, sie verlaufen von der Klitoris bis zur Bartholin-Drüse. Die Bulbi vestibuli enthalten ein Venengeflecht, welches bei sexueller Erregung stark durchblutet wird und dadurch anschwillt.

Gefäßversorgung und Innervation

Die Vulva wird hauptsächlich von Ästen der **A. pudenda interna** versorgt, die aus der A. iliaca interna entspringt. Das venöse Blut fließt in die V. pudenda interna, den Plexus venosus vesicalis (S. 248) und die V. femoralis.

Der wichtigste sensible Nerv in diesem Gebiet ist der **N. pudendus** (Schamnerv). Er entspringt aus dem Plexus sacralis (S. 435) und versorgt mit seinen Ästen die Vulva. Dabei verlaufen besonders viele Nervenfasern zum Bulbo-Klitoralorgan.

Blitzlicht Praxis Pudendusblock

*Zur **Schmerzbehandlung** u. a. während der Austrittsphase, der Ausführung des Dammschnitts oder zur Schmerzlinderung im Bereich des Geburtskanals ist der Pudendusblock eine Möglichkeit. Mittels der Injektion eines lokalen Betäubungsmittels werden die schmerzleitenden Bahnen des N. pudendus gehemmt.*

WISSEN TO GO

Vulva

Zur Vulva zählen **Mons pubis** (Schamhügel), **Labia pudendi** (Schamlippen), **Klitoris** und **Vestibulum vaginae** (Scheidenvorhof). Die Vulva stellt die **äußeren Geschlechtsorgane** der Frau dar.

Der **Mons pubis** (Schamhügel) wölbt sich oberhalb der Symphyse und trägt die Schambehaarung. Die **4 Labia pudendi** umgeben das **Ostium vaginae** (Scheideneingang). Die innen liegenden kleinen Labien umschließen dabei das **Vestibulum vaginae**. Sie treffen vorn an der **Klitoris** (Kitzler) zusammen, die einen Schwellkörper und zahlreiche sensible Nervenendigungen enthält.

In das Vestibulum vaginae münden die Vagina und die Harnröhre. Am Übergang vom Vestibulum vaginae zur Vagina liegt das **Hymen** (Jungfernhäutchen).

17.2.2 Vagina (Scheide)

Aufgaben

Die Vagina ist ein verbindendes Hohlorgan zwischen Uterus und Vulva, welches im Falle einer Schwangerschaft den natürlichen **Geburtsweg** darstellt. Während der Periode fließt das Menstruationsblut aus dem Uterus über die Vagina ab. Der **saure pH-Wert**, der im Inneren der Vagina herrscht, erschwert es eindringenden Erregern, sich zu vermehren und in Richtung Uterus aufzusteigen.

ACHTUNG

Vaginale Untersuchungen

Man sollte sich immer der ungleichen Machtverhältnisse zwischen Schwangerer oder Gebärender und medizinischem Fachpersonal bewusst sein. Es besteht immer die Gefahr, das Selbstbestimmungsrecht der Frau zu verletzen und damit auch deren Würde. Vaginale Untersuchungen sollten daher immer mit dem größten ***Einfühlungsvermögen*** *und unter bestmöglicher Wahrung der* ***Intimsphäre*** *vorgenommen werden. Wichtig ist das Geben guter Informationen zu Grund und Ergebnis der Untersuchung [20].*

Lage und Aufbau

Die Vagina verbindet als 6–10 cm langer, dünnwandiger, sehr dehnbarer Muskelschlauch das Vestibulum vaginae mit dem Uterus. Sie verläuft schräg nach hinten und oben. Nach etwa 1 cm tritt sie durch den **Beckenboden** in die Beckenhöhle ein. Dort liegt ihr vorn die **Harnblase** und hinten das **Rektum** (Mastdarm) an (▶ **Abb. 17.1**), mit denen die Vagina über Bindegewebe verbunden ist: über das **Septum rectovaginale** mit dem Mastdarm und die Vorderwand durch das **Septum vesicovaginale** mit Harnröhre und Harnblase. Die Vorderwand der Vagina ist kürzer als die Hinterwand, die hintere reicht bis in den höher liegenden hinteren Fornix vaginae (Scheidengewölbe). Seitlich besteht auch eine bindegewebige Verbindung mit der **Beckenwand** (Parakolpium). Durch die benachbarten Organe wird das Lumen der Vagina zusammengepresst, sodass es eher spaltförmig als rund ist. Beide Wände der Vagina liegen locker, aber eng aneinandergeschmiegt und bilden große Längsfalten. Die Vaginalwand enthält zirkulär- und längsverlaufende glatte Muskulatur, ihre Längsmuskelfasern gehen in die oberflächlichen Muskelbündel des Uterus über. Zusätzlich bildet die Vaginalwand die **Rugae vaginales** (quer verlaufende kleine Falten), die ihr die enorme Dehnungsfähigkeit verleihen.

Abb. 17.5 Vagina.

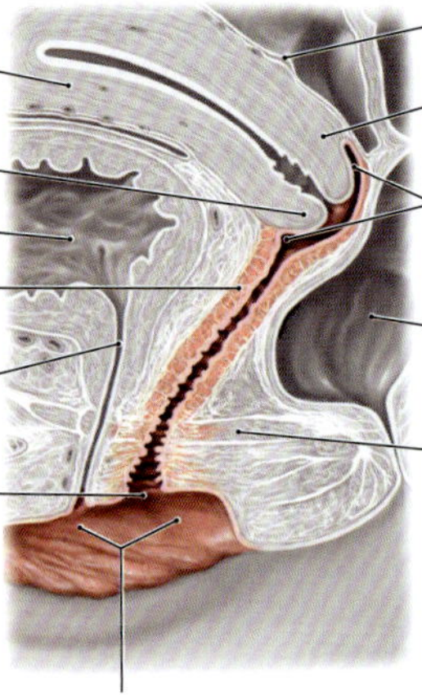

Die Vagina und das Vestibulum vaginae sind rötlich eingefärbt. Die Portio ragt wie ein Zapfen in den Fornix vaginae. *Quelle: Schünke M, Schulte E, Schumacher U. Prometheus. LernAtlas der Anatomie. Innere Organe. Illustrationen von K. Wesker und M. Voll. 6. Aufl. Stuttgart: Thieme; 2022.*

Die Vagina beginnt am Vestibulum vaginae mit dem **Ostium vaginae**. An ihrem oberen Ende ragt das Ende der Portio (S. 495) (Gebärmutterhals) mit dem äußeren Muttermund wie ein Zapfen in die Vagina (▶ **Abb. 17.5** und ▶ **Abb. 17.9**). Um die Portio herum bildet die Vagina den Fornix vaginae (Scheidengewölbe, ▶ **Abb. 17.1** und ▶ **Abb. 17.9**).

Patho **Vaginalfistel**

Infolge eines schweren Geburtsverlaufs oder einer fehlerhaften Nahtversorgung kann sich eine Fistel bilden (Durchlass im Septum), was zu unwillkürlichem Harn- oder Stuhlabgang aus der Vagina führt. Vaginalfisteln sind ein gravierendes, zum Glück nur selten auftretendes Frauenleiden.

Feinbau

Die Vaginalwand ist **3-schichtig** aufgebaut:

Mukosa • Die Vagina ist von einem mehrschichtigen unverhornten Plattenepithel ausgekleidet, das sich ständig erneuert. Das geschieht, indem die Zellen der unteren Schichten an die Oberfläche wandern und dabei ihre Gestalt ändern. Schließlich verlassen sie den Zellverband und lösen sich von der Mukosa ab (Abschilferung). Die abgelösten Zellen bilden zusammen mit Schleim, der von Drüsen in der Portio gebildet wird, und ausgetretenem Gewebewasser das **Vaginalsekret**.

ACHTUNG

Die Vaginalschleimhaut selbst enthält ***keine*** *Drüsen.*

Die Zellen der oberflächlichen Schicht lagern in ihrem Zytoplasma **Glykogen** ein. Dieses Glykogen wird von der sog. Döderlein-Flora der Vagina zu Milchsäure abgebaut. Unter dem Begriff **Döderlein-Flora** werden diejenigen Bakterien zusammengefasst, die natürlicherweise die Vaginalschleimhaut besiedeln. Die von ihnen gebildete Milchsäure senkt den pH-Wert in der Vagina auf etwa 4–4,5, was eindringenden

Erregern das Überleben und die Vermehrung erheblich erschwert.

Blitzlicht Praxis Saures Milieu

*Das saure Milieu der Vagina schützt Uterus und Adnexe (Tuben und Ovarien) vor aufsteigenden **Krankheitskeimen** [20].*

Muskularis • Die Muskelschicht der Vaginalwand enthält glatte Muskulatur und kollagene und elastische Fasern. Letztere sind gitterförmig angeordnet, wodurch die Vagina (z. B. unter der Geburt) stark gedehnt werden kann. Am unteren Ende der Vagina geht die Muskularis in die Muskulatur des Damms (S. 551), am oberen in die Muskulatur der Portio über.

Patho Dammriss

*Einteilung der Dammrisse nach **4 Schweregraden**:*

***DR I°**: Einriss der Haut ohne Verletzung der Damm- und Vaginalmuskulatur.*

***DR II°**: Einriss aller Schichten der Dammmuskulatur, meist mit Vaginalriss.*

***DR III°**: Einriss des gesamten Dammes, des M. sphincter ani und ausgedehnte Vaginalrisse. Da hier auch die Rektumvorderwand eingerissen ist, wird diese Verletzung auch **DR IV°** genannt.*

[20]

Adventitia • Die Vagina besitzt keinen Bauchfellüberzug. Ihre Adventitia enthält ebenso wie die Muskularis elastische Fasern.

Gefäßversorgung und Innervation

Die Vagina wird über Äste der A. pudenda, der A. uterina und der A. vesicalis inferior mit Blut versorgt. Viele Frauen besitzen auch eine A. vaginalis, die direkt aus der A. iliaca interna hervorgeht.

Das venöse Blut fließt über ein großes Venengeflecht (Plexus venosus vaginalis) und weiter über die V. iliaca interna ab.

Die Nervenversorgung der Vagina stammt aus dem Plexus uterovaginalis und dem Plexus sacralis. Der vegetative Plexus uterovaginalis (Frankenhäuser-Ganglion) liegt beidseits des Uterus im Becken.

WISSEN TO GO

Vagina

Die 6–8 cm lange **Vagina** (Scheide) nimmt beim Geschlechtsverkehr den Penis auf und bildet den Geburtsweg. Sie tritt durch den Beckenboden in die Beckenhöhle und liegt dort zwischen Harnblase und Rektum. Ihren oberen Abschluss bildet der **Fornix vaginae** (Scheidengewölbe), der die **Portio** umgibt.

Die Vaginalschleimhaut wird vom **Vaginalsekret** feucht gehalten, das aus abgestoßenen Schleimhautzellen, Schleim und Gewebewasser besteht. Sie ist außerdem von Bakterien besiedelt (**Döderlein-Flora**), die durch Laktatbildung für einen niedrigen pH-Wert (4–4,5) in der Vagina sorgen.

Die Vaginalwand besteht aus **glatten Muskelfasern**. Ihre gitterförmige Anordnung erlaubt eine starke Dehnung der Vagina während der Geburt.

Abb. 17.6 Regelrechte Anteversio-anteflexio-Lage des Uterus.

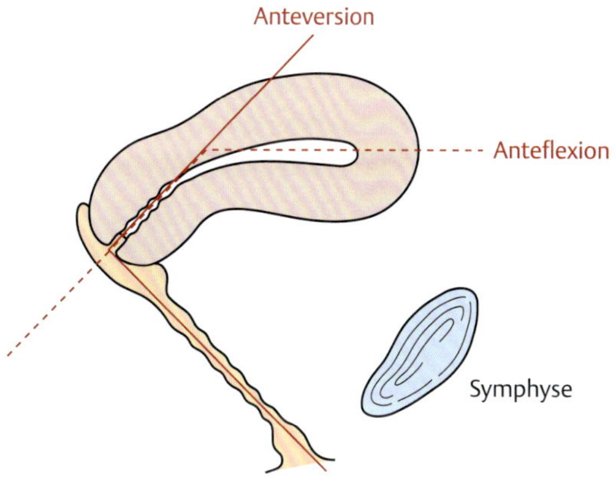

Quelle: Stiefel A, Brendel K, Bauer N, Hrsg. Hebammenkunde. 6., aktualisierte und erweiterte Auflage. Stuttgart: Thieme; 2020.

17.2.3 Uterus (Gebärmutter)

Aufgaben

Der **Uterus** (Gebärmutter) ist der Ort der **Embryonal-** und **Fetalentwicklung**. Er schützt und versorgt das Kind während dessen Entwicklung von der befruchteten Eizelle bis zur Geburt. Während der **Geburt** zieht sich seine Muskelschicht zusammen, wodurch die **Wehen** entstehen.

Lage

Der Uterus befindet sich zentral im kleinen Becken zwischen Blase und Rektum (▶ **Abb. 17.1**). Normalerweise liegt er nach vorne geneigt (anteversio) und nach vorne geknickt (anteflexio) über der Blase. Seiner Unterseite liegt der Körper der Harnblase an, seiner Oberseite das Rektum. Er ist etwa 7 cm lang und 5 cm breit, wobei die Größe von Frau zu Frau stark variieren kann. Bei Frauen, die bereits Kinder geboren haben, ist der Uterus meist größer. Die Wanddicke beträgt 2–3 cm.

Aufbau

Außerhalb der Schwangerschaft hat der Uterus die Form einer Birne, die auf dem Kopf steht (▶ **Abb. 17.9**). Sein schmalerer, unterer Anteil wird als Zervix (Gebärmutterhals) bezeichnet. Sie ragt mit ihrem Abschluss, der **Portio vaginalis**, in die Vagina hinein. Die Zervix umgibt den **Zervikalkanal** (Canalis cervicis), der an der Portio mit dem **Ostium uteri externum** (Äußerer Muttermund) beginnt. Oben ist die Zervix über eine Engstelle (Isthmus uteri) mit dem Uteruskörper verbunden. Hier endet der Zervikalkanal mit dem **Ostium uteri internum** (Innerer Muttermund), der einen Durchmesser von nur 2–3 mm hat.

Blitzlicht Praxis Vaginale Untersuchung

„Vaginale Untersuchungen sind ein wichtiges geburtshilfliches Diagnose-Instrument zur Vermeidung von Komplikationen bei der Geburt, wenn sie als Eindringen in die Intimsphäre der Frau verstanden und nur nach Indikation und mit dem Einverständnis der Frau durchgeführt werden [20]."

*Zum Beispiel beim **Ostium uteri** (Muttermund) wird die Weite der Öffnung getastet. Bei Erstgebärenden öffnet sich das Ostium uteri meist erst, wenn die Portio verstrichen ist, bei Mehrgebärenden auch mit einer teilweise stehenden Portio [20].*

Abb. 17.7 Vaginaler Untersuchungsbefund.

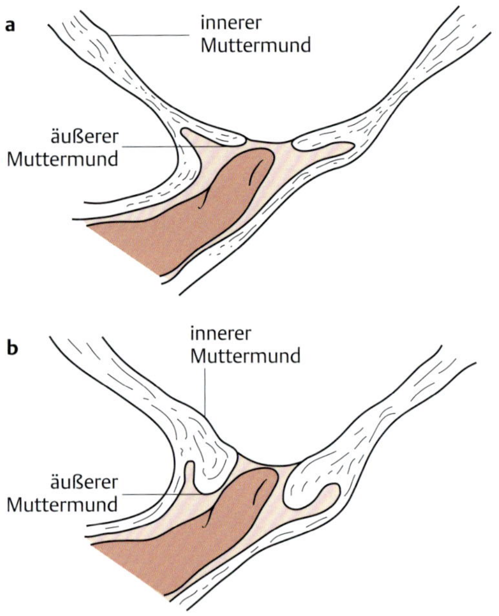

a Erstgebärende: Der Finger tastet eine flache Öffnung.
b Mehrgebärende: Der Finger rutscht durch den 1–2 cm langen Zervixkanal. *Quelle: Stiefel A, Brendel K, Bauer N, Hrsg. Hebammenkunde. 6., aktualisierte und erweiterte Auflage. Stuttgart: Thieme; 2020.*

Corpus uteri • Der **Uteruskörper** (Corpus uteri) macht etwa ⅔ des Uterus aus. Er umgibt die **Uterushöhle** (Cavum uteri). Sein abgerundetes Ende wird als **Fundus uteri** bezeichnet. Knapp unterhalb des Fundus münden die Ovarien (Eileiter) in den Uterus.

Bei der Geburt leistet der *Corpus uteri* (Gebärmutterkörper) die aktive Muskelarbeit, denn hier ist die Uteruswand sehr dick. Sie enthält viele Muskel- und Nervenzellen sowie reichlich Blutgefäße. Als Fundus uteri (Gebärmuttergrund) wird die oberhalb der Ovarien gelegene Kuppe des Corpus uteri bezeichnet. Uteruskontraktionen (Wehen) beginnen am Fundus, sie lassen sich darum am oberen Drittel des Uterus am besten mit der Hand ertasten.

Cavum uteri • Das Cavum uteri (Gebärmutterhöhle) ist ein flacher, 3-seitig ausgezogener Raum. Die untere Spitze geht in den Zervixkanal über. In die beiden oberen Ecken münden rechts und links die Ovarien (auch Tubae uterinae, Eileiter). Durch eine Schwangerschaft wird die Uterushöhle geweitet, das Innenvolumen vergrößert sich dann um das 800- bis 1000-Fache.

Isthmus und Cervix uteri • Der Corpus uteri ist über den *Isthmus uteri* (Gebärmutterenge) mit der Cervix uteri (Zervix, Gebärmutterhals) verbunden. Der Isthmus uteri wird im Verlauf der Schwangerschaft aufgedehnt und verlängert. Dadurch vergrößert sich die Uterushöhle für den Feten, der Isthmus wird dann **unteres Uterinsegment** genannt.

Die Grenze zwischen Corpus uteri und unterem Uterinsegment wird in Schwangerschaft und unter Geburt als sogenannter Bandl-Kontraktionsring, Bandl-Furche oder auch Bandl'sche Schnürfurche (nach dem österreichischen Gynäkologen Ludwig Bandl) tast- und sichtbar. Ein Hochsteigen des Bandl-Rings mehr als 4 Querfinger über die Symphyse gilt als ein Zeichen einer drohenden Uterusruptur [8].

Isthmus und Zervix bestehen überwiegend aus Bindegewebe, durchsetzt von elastischen Fasern, und enthalten nur wenig Muskelgewebe. Vorne sind sie relativ straff mit den äußeren Gewebsschichten der Blase verbunden, die Hinterwand ist nicht fixiert. Gemeinsam mit der Zervix verhält sich das untere Uterinsegment bei der Geburt passiv. Beide werden durch die Kontraktionen des Corpus gedehnt, nach oben gezogen und dünner in ihrer Wandstärke.

Portio vaginalis uteri • Das untere Ende der Zervix ragt zapfenförmig in die Vagina hinein und wird *Portio vaginalis uteri* (Vaginalanteil des Uterus), kurz Portio, genannt. Die Portio ist wie die Vagina von einem mehrschichtigen, unverhornten Plattenepithel überzogen. Sie ist blassrosa bis violett gefärbt und hat eine glänzende glatte Oberfläche.

Zervixkanal • In der Mitte der Portio mündet der Canalis cervicis uteri (Zervixkanal), der die Vagina mit dem **Cavum uteri** (Gebärmutterhöhle) verbindet. Der Zervixkanal ähnelt einem zur Mitte hin ausgebuchteten Schlauch. Seine Schleimhautauskleidung (Zylinderepithel) wirft an der Vorder- und Hinterseite die **Plicae palmatae** (palmenförmige Falten) auf, welche dem Zervixkanal eine vollständige Dehnung bei der Geburt ermöglichen.

Muttermund • Während einer Geburt dehnen sich der äußere und der innere Muttermund bis zu einer Weite von ca.

Abb. 17.8 Uterusanteile.

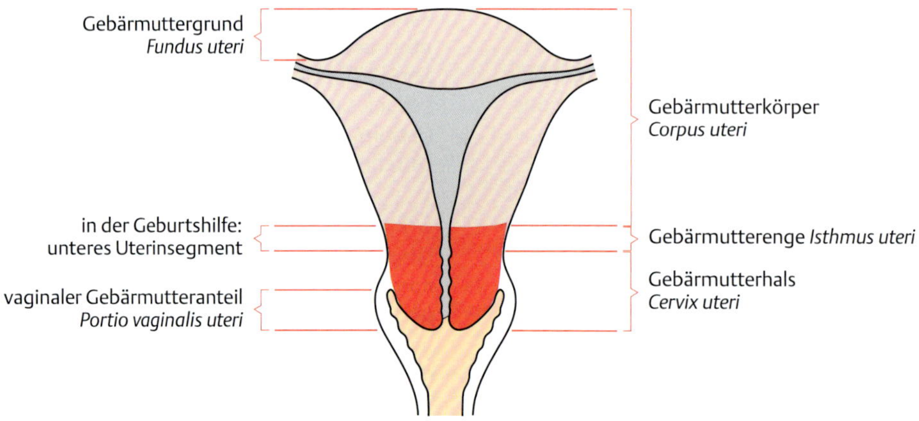

Aufteilung der Uterusanteile nach ihren Funktionen. *Quelle: Stiefel A, Brendel K, Bauer N, Hrsg. Hebammenkunde. 6., aktualisierte und erweiterte Auflage. Stuttgart: Thieme; 2020.*

Abb. 17.9 Uterus.

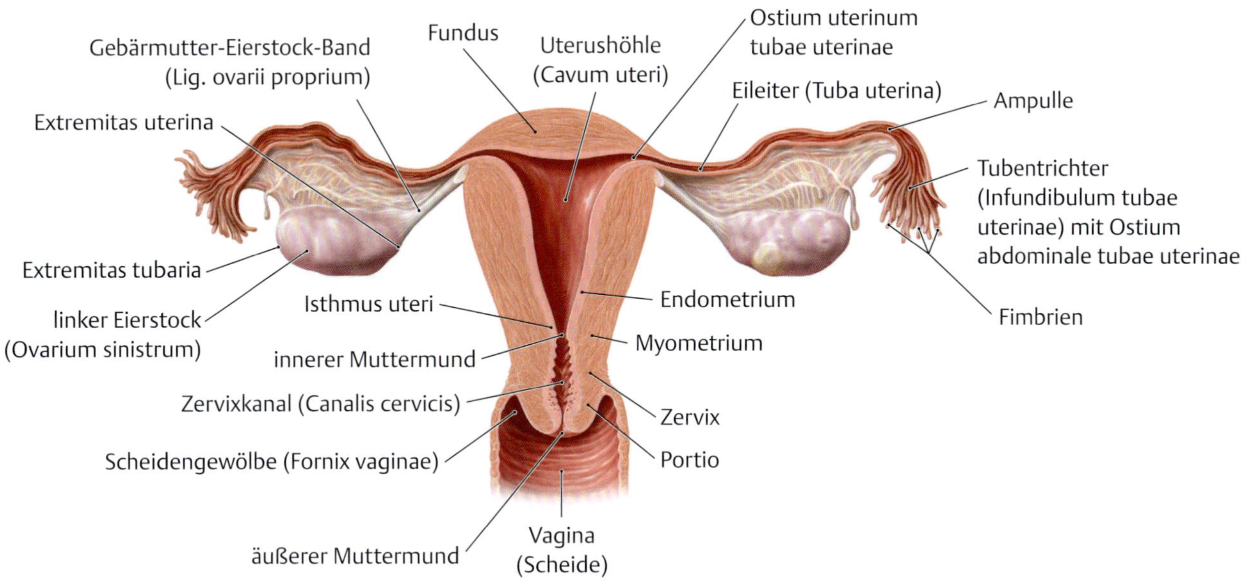

Längsschnitt durch Uterus, Ovarien und Fornix vaginae (Ansicht von dorsal). Die Ovarien sind komplett dargestellt. *Quelle: Schünke M, Schulte E, Schumacher U. Prometheus. LernAtlas der Anatomie. Innere Organe. Illustrationen von K. Wesker und M. Voll. 6. Aufl. Stuttgart: Thieme; 2022.*

10 cm. Wenn sich die Zervix nach der Geburt wieder formiert, schließen sich auch der äußere und innere Muttermund wieder. Der äußere Muttermund verliert aber seine runde Grübchenform. Bei Frauen, die geboren haben, zeigt er sich als quergestellte Spalte (mundähnliche Form).

Definition Muttermund

Ostium externum uteri *(äußerer Muttermund) bezeichnet die Mündung des Zervixkanals auf der Portio.*

Ostium internum uteri *(innerer Muttermund) bezeichnet die Übergangsstelle des Zervixkanals zum Isthmus.*

Patho Zervixkarzinom

Beim Zervixkarzinom handelt es sich um die ***Entartung der Plattenepithelzellen*** *der Zervixschleimhaut im Bereich der Portio, die sich über verschiedene Vorstufen (****Präkanzerosen****) entwickelt. Bleibt das Karzinom unerkannt, kann es auf die umliegenden Strukturen, wie z. B. die Vagina, die Beckenwand, die Harnblase oder das Rektum, übergreifen. Im späten Stadium können auch organferne Metastasen entstehen. Die Therapie besteht in der teilweisen oder kompletten Entfernung des Uterus (Hysterektomie) und – je nach Befall – auch der angrenzenden Strukturen.*

Als Hauptursache eines Zervixkarzinoms wird eine Infektion mit ***Papillomaviren*** *angesehen. Schutz bieten eine entsprechende* ***Impfung*** *möglichst vor dem 1. Geschlechtsverkehr und die Verwendung von* ***Kondomen****. Außerdem ist die Teilnahme an den* ***Früherkennungsuntersuchungen*** *wichtig, bei denen im Rahmen der gynäkologischen Routineuntersuchungen ein schmerzloser Zervixabstrich durchgeführt wird. Mit dieser Methode können schon die Präkanzerosen erkannt und rechtzeitig behandelt werden.*

Diagnostik Fundusstand

Während der Schwangerschaft ändert sich der Stand des Fundus uteri. In der 12. Schwangerschaftswoche ist er knapp über der Symphyse zu tasten, in der 24. Woche befindet er sich schon auf Nabelhöhe. In der 36. Schwangerschaftswoche liegt er unter dem Rippenbogen und hat damit seinen höchsten Punkt erreicht. Danach kommt es zu Senkwehen, wodurch der Fundus um 1–2 Fingerbreit absinkt. So kann schnell und einfach die bisherige Schwangerschaftsdauer grob eingeschätzt werden.

Die Bindegewebsplatte, über die die Vagina seitlich mit der Beckenwand verbunden ist, setzt sich nach oben fort und befestigt auch den Uterus im Becken. Der Abschnitt, der zwischen Beckenwand und Uterus verläuft, wird als **Parametrium** bezeichnet. Die Teile des Parametriums, die vom Bauchfell überzogen werden, bilden links und rechts das **breite Mutterband** (Lig. latum uteri, ▶ **Abb. 17.15**).

! *Merke* Peri- und Para-

Folgende Begriffe können wegen ihrer Wortähnlichkeit leicht verwechselt werden:

- ***Peritoneum*** *(Bauchfell)*
- ***Perimetrium*** *(Bauchfell um den Uterus herum)*
- ***Parametrium*** *(Bindegewebe neben der Zervix)*
- ***Perineum*** *(Vorderdamm: Raum zwischen Anus und Genitalien)*

[20]

Feinbau

Der Uterus besitzt einen **3-schichtigen** Wandaufbau aus Endometrium, Myometrium und Perimetrium:

Endometrium (Gebärmutterschleimhaut) • Innen wird der Uterus vom Endometrium ausgekleidet, einem lockeren Bindegewebe, welches von einschichtigem Zylinderepithel bedeckt ist. Dieses besteht aus zahlreichen Drüsenzellen und Flimmerepithel. Das Endometrium wird durch viele Spiralarterien versorgt, die durch ein arteriovenöses Kapillarnetz mit den Venen verbunden sind. Das Endometrium ist das einzige Körpergewebe, das infolge einer periodisch auftretenden Nekrose und Abstoßung regelmäßig blutet, die Menstruationsblutung.

Das **Endometrium** besteht aus 2 Schichten:

1. **Lamina basalis** (Basalschicht): sie ist ca. 1 mm dick, liegt dem Muskel direkt auf und bleibt von den zyklischen Veränderungen weitestgehend unbeeinflusst. Sie gewährleis-

Abb. 17.10 Endometrium.

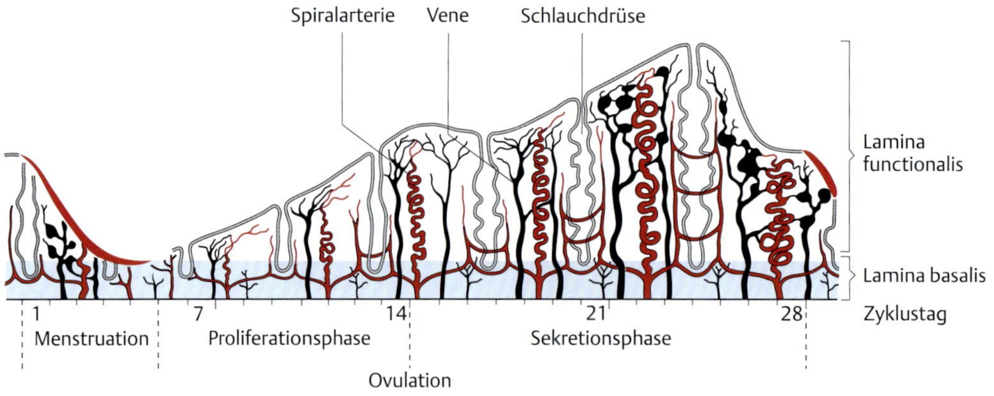

Aufbau des Endometriums. *Quelle: Stiefel A, Brendel K, Bauer N, Hrsg. Hebammenkunde. 6., aktualisierte und erweiterte Auflage. Stuttgart: Thieme; 2020.*

tet die Regeneration der Schleimhaut nach der Abstoßung der Funktionsschicht.

2. **Lamina functionalis** (Funktionsschicht): sie baut sich auf der Basalschicht auf und durchläuft jeden Monat bei 28 Zyklustagen folgende Stadien:
   - **Menstruationsblutung** (1.–5. Tag): Die Lamina functionalis wird abgelöst und ausgestoßen.
   - **Proliferationsphase** (5.–14. Tag): Die Lamina functionalis wird in der Regenerationsphase wieder bis zu 8 mm dick.
   - **Ovulation** (ca. 14. Tag)
   - **Sekretionsphase** (15.–28. Tag): Die Lamina functionalis baut sich weiter auf. Die Drüsen schlängeln sich und bilden schleimiges Sekret, alle Blutgefäße werden länger, die Bindegewebszellen vergrößern sich, Flüssigkeit wird eingelagert.

Die Auflockerung in der Sekretionsphase ermöglicht dem Endometrium, um den 21. Zyklustag ein befruchtetes Ei zur Einnistung aufzunehmen. Mit Beginn einer Schwangerschaft wird die Lamina functionalis weiter aufgebaut, sie wird dann **Dezidua** genannt.

Die **Endozervix** (Schleimhaut im Zervixkanal) wird vom Menstruationszyklus wenig beeinflusst. Sie bildet ein alkalisches Sekret, welches den Zervixkanal mit einem dichten Schleim verschließt und so das Aufsteigen von pathogenen Keimen aus der Vagina erschwert. Während der Ovulation verflüssigt sich der Schleim unter Östrogeneinwirkung, dadurch wird er für die Spermien durchlässig. In der Schwangerschaft verdichtet er sich zu einem **Schleimpfropf**. Erst wenn sich durch Wehen die Zervix etwas aufdehnt, löst sich der Schleimpfropf. Als Vorbote der Geburt bemerkt die Frau dann den Abgang von zähem, glasigem Schleim, dem etwas Blut beigemengt sein kann. Letzteres stammt von angerissenen kleinen Blutgefäßen im Zervixkanal und ist unbedenklich.

Patho Endometriose

Die Endometriose ist die zweithäufigste gynäkologische Erkrankung. Bei ca. 10 % der geschlechtsreifen Frauen kommt Endometriumgewebe auch außerhalb der Uterushöhle vor, z. B. im Myometrium, in den Ovarien, im Eileiter oder am Bauchfell. Sehr selten findet es sich auch in anderen Organen wie z. B. dem Darm oder der Harnblase. Liegen solche ***versprengten Endometriuminseln*** *vor, spricht man von einer* ***Endometriose****. Diese Schleimhautherde können sich genauso wie das eigentliche Endometrium zyklusabhängig verändern. Betroffene leiden dann meist unter zyklusabhängigen Schmerzen der jeweiligen Organe; je nach Lokalisation der Schleimhautherde können auch Schmerzen beim Geschlechtsverkehr auftreten. Die Endometriose ist eine der Ursachen für einen unerfüllten Kinderwunsch bei Frauen.*

Blitzlicht Praxis Psychische Belastung

Eine Endometriose betrifft häufig Frauen zwischen 20 und 40 Jahren [22]. Die Betroffenen sind durch die Krankheit in vielen Fällen in ihrer Sexualität beeinträchtigt und leiden bereits lange Zeit unter z. T. starken Schmerzen. Auch kommen die Beschwerden nach einer erfolgreichen Therapie nach einiger Zeit mitunter wieder. Hinzu kommt in manchen Fällen ein unerfüllter Kinderwunsch. Nicht immer kann die Behandlung hier weiterhelfen. Endometriose ist folglich oft mit einer enormen psychischen Belastung verbunden.

Sowohl im Endometrium der Zervix als auch im Endometrium des Uteruskörpers liegen zahlreiche Drüsen. Die **Zervixdrüsen** bilden einen Schleim, der außerhalb der fruchtbaren Tage den Zervikalkanal wie ein Pfropf verschließt.

Myometrium (Gebärmuttermuskel) • Der Gebärmuttermuskel besteht aus einer ca. 2 cm dicken, unwillkürlich arbeitenden glatten Muskelschicht. Das Myometrium ist Bestandteil eines komplex ineinandergreifenden Systems aus Uterus, Tuben und einstrahlenden Bändern (Ligamenta, Einzahl: Ligamentum). Über den Verlauf und die Anordnung der Muskelfasern existieren unterschiedliche Modellvorstellungen. Das Myometrium wird entweder als ein **3-dimensionales Muskel-Gefäß-Netzwerk** beschrieben oder als ein 3-schichtig aufgebauter Muskel, in dem sich innen längs verlaufende Muskelfasern befinden, in der Mitte verschlungene Spiralfasern und außen längs und zirkulär verlaufende Muskelfasern, in die zusätzlich glatte Muskelbündel von den Uterushaltebändern einstrahlen.

Das Wachstum des Uterus in der Schwangerschaft gelingt durch Vergrößerung und Vermehrung der Muskelzellen. Ihre spezielle netzartige Anordnung im Corpus uteri ermöglicht die enorme **Entfaltung** des Corpus uteri, während sich die ringförmig verlaufenden Musekelfasern in der Cervix uteri nicht weiten und die Portio bis zur Geburt geschlossen bleibt.

Patho Myom

Gutartige Tumoren des Myometriums, die Myome, kommen bei Frauen zwischen 35 und 55 Jahren häufig vor. Sie liegen als ***intramurale Hämatome*** *meist innerhalb der Muskelschicht. Wächst das Myom nach außen, liegt also direkt unter dem Perimetrium, spricht man von einem* ***subserösen Myom****, wächst es nach innen und liegt unter dem Endometrium, von einem* ***submukösen Myom****. Die meis-*

ten Myome verursachen keine Beschwerden und müssen nicht behandelt werden. Submuköse Myome können aber insbesondere zu verstärkten und schmerzhaften Menstruationsblutungen führen, große subseröse Hämatome drücken manchmal auf umliegende Organe. Diagnostiziert wird ein Myom meist mittels Ultraschall. Bei Beschwerden gibt es verschiedene Möglichkeiten der Entfernung bzw. Schrumpfung.

Perimetrium (Bauchfellüberzug des Uterus) • Der Uterus liegt extraperitoneal in einer breiten Querfalte des **Peritoneums** (Bauchfell). Das Peritoneum ist eine seröse Haut, die alle Eingeweide überzieht und die Bauchhöhle von innen auskleidet. Das Bauchfell sondert Peritonealflüssigkeit ab und ermöglicht so eine Verschieblichkeit der Organe im Bauchraum gegeneinander. An der Vorder- und Hinterwand des Uterus ist das Bauchfell mit dem Myometrium fest verwachsen und wird dort **Perimetrium** (um den Uterus herum) genannt. Seitlich des Uterus trifft dann Bauchfell auf Bauchfell und bildet das **Lig. latum** (breites Mutterband).

Gefäßversorgung und Innervation

Arterielles Blut erreicht den Uterus über die **A. uterina**. Sie ist ein Ast der A. iliaca interna und verläuft geschlängelt im Lig. latum, wo sie den Harnleiter kreuzt. Nimmt der Uterus im Verlauf einer Schwangerschaft an Größe zu, dehnt sich das Lig. latum und der Verlauf der A. uterina begradigt sich.

Das venöse Blut fließt zunächst in den **Plexus venosus uterinus** und gelangt von dort über die **V. uterina** in die **V. iliaca interna**.

Die Innervation erfolgt über das **vegetative Nervensystem** (Sympathikus und Parasympathikus), dessen Fasern durch den Plexus uterovaginalis ziehen.

Bindegewebe und Haltebänder

Schaut man von oben in das kleine Becken der Frau (▸ **Abb. 17.11**), liegen die Organe unterhalb des Bauchfells. Das Peritoneum bildet von der vorderen Bauchwand kommend eine Umschlagfalte mit mehreren Hügeln und Tälern über Harnblase und Uterus samt ihren Anhängen, bis es an der vorderen Rektumwand wieder aufsteigt. Das den Corpus uteri bedeckende Bauchfell ist fest mit dem Myometrium verwachsen und heißt Perimetrium. Seitlich des Uterus erstreckt sich das Bauchfell als freie Duplikatur und bildet das Lig. latum.

Die inneren Genitalorgane sind durch das Parametrium (Beckenbindegewebe) und paarige Ligamenta (Bänder) im kleinen Becken befestigt. Die elastischen Haltebänder, der Füllzustand von Rektum und Harnblase und das Zusammenspiel der Muskeln von Bauchwand, Beckenboden und Zwerchfell beeinflussen die Lage und Stellung des Uterus.

Als Parametrium wird der seitlich der Zervix gelegene Bindegewebsraum mit dem vom Lig. latum uteri eingeschlossenen Bindegewebe bezeichnet. Hier entspringen mehrere von Muskelfasern durchsetzte Bänder, die den Uterus in Höhe des inneren Muttermundes umfassen und federnd im kleinen Becken aufhängen

Vier paarige Bänder halten den unteren Teil des Uterus.

Lig. sacrouterinum (Gebärmutterkreuzband) • verläuft von der Zervix ums Rektum herum zum Os sacrum (Kreuzbein), es wird oft für die bei Wehen auftretenden Kreuzbeinschmerzen verantwortlich gemacht (▸ **Abb. 17.12**).

Lig. Vesicouterinum • verläuft von der Zervix um die Blase herum zur Symphyse, ist relativ schwach.

Lig. cardinale uteri (Kardinalband) • ist von glatter Muskulatur durchsetzt und verläuft an der Basis des Lig. latum entlang von der Zervix zum seitlichen Beckenrand.

Lig. latum uteri (breites Mutterband) • wird von den rechts und links des Uterus aufeinandertreffenden Bauchfellblättern gebildet (▸ **Abb. 17.12**, ▸ **Abb. 17.14**), oben wird es von den Eileitern und unten vom Lig. cardinale begrenzt.

Drei paarige Bänder (2 am Fundus, 1 am Ovar) halten den oberen Bereich des Uterus:

Lig. teres uteri (Lig. rotundum, rundes Mutterband) • setzt unterhalb der Tubenmündung an, zieht im Lig. latum zur seitlichen Beckenwand und tritt durch den Leistenkanal in die großen Labien ein, wo es sich pinselförmig auffasert. Es besteht aus glatter Muskulatur und Bindegewebsfasern. Entlang dieser Bänder empfinden einige Schwangere, bedingt durch Uteruswachstum und -aufrichtung, den so genannten Rotundumschmerz, der bis in die Labien ziehen kann (▸ **Abb. 17.12**)

Abb. 17.11 Blick von oben ins kleine Becken auf die 4 paarigen Haltebänder des Uterus und die beiden Bänder des Ovars.

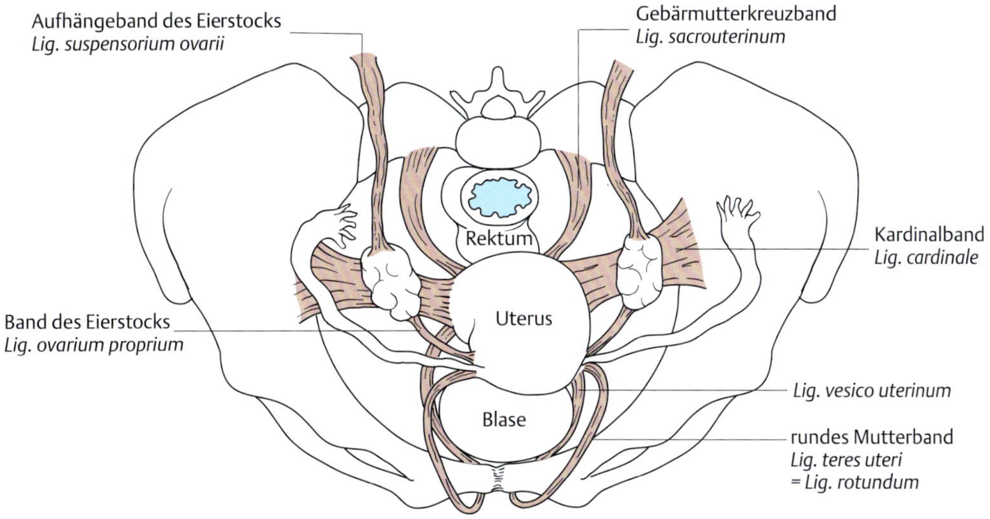

Das Lig. latum (breites Mutterband) ist hier nicht abgebildet, es würde den Blick auf die anderen Bänder verdecken. *Quelle: Stiefel A, Brendel K, Bauer N, Hrsg. Hebammenkunde. 6., aktualisierte und erweiterte Auflage. Stuttgart: Thieme; 2020.*

Abb. 17.12 Seitenansicht auf die Mutterbänder.

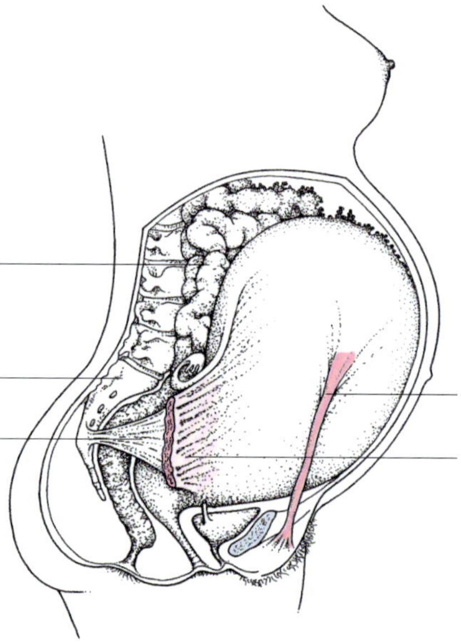

Seitenansicht auf die Mutterbänder (Lig. teres uteri, Lig. latum uteri) sowie das Gebärmutterkreuzband (Lig. sacrouterinum) am schwangeren Uterus. *Quelle: Stiefel A, Brendel K, Bauer N, Hrsg. Hebammenkunde. 6., aktualisierte und erweiterte Auflage. Stuttgart: Thieme; 2020.*

Abb. 17.13 Muskelfaserverlauf am Uterus und Einstrahlen der Haltebänder in das Myometrium.

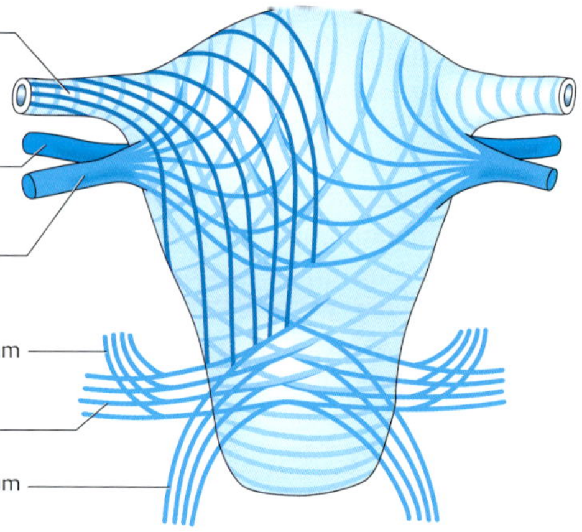

Quelle: Stiefel A, Brendel K, Bauer N, Hrsg. Hebammenkunde. 6., aktualisierte und erweiterte Auflage. Stuttgart: Thieme; 2020.

Lig. ovarii proprium (Band des Eierstocks) • Verbindungsband zwischen Uterusfundus und Ovar, beteiligt den Eierstock an Lageveränderungen des Uterus (▸ **Abb. 17.11**).

Lig. suspensorium ovarii (Aufhängeband des Eierstocks) • hält das Ovar seitlich in der Schwebe. Innen verlaufen die Blutgefäße zum Ovar (▸ **Abb. 17.13**).

WISSEN TO GO

Uterus (Gebärmutter)

Im Uterus (Gebärmutter) wächst das Kind bis zur Geburt heran. Während der Geburt entstehen durch die Kontraktion der Uterusmuskulatur die Wehen.

Der Uterus liegt im Becken zwischen Harnblase und Rektum. Die **Zervix** (Gebärmutterhals) bildet den unteren Anteil des Uterus. Sie endet mit der **Portio** und dem äußeren Muttermund in der Vagina und umschließt den **Zervikalkanal**. Dieser geht am inneren Muttermund in die Uterushöhle über, die im **Uteruskörper** (Corpus uteri) liegt. Dessen oberes abgerundetes Ende wird als **Fundus uteri** bezeichnet. Der Uterus ist über das Uterusgekröse (**Parametrium**) an der Beckenwand befestigt. Die beiden **breiten Mutterbänder** (Ligg. lata) sind ein Teil des Parametriums.

Die Uteruswand ist aus Endometrium, Myometrium und Perimetrium aufgebaut. Das **Endometrium** enthält zahlreiche Schleimdrüsen und ist mit Funktionalis und Basalis 2-schichtig. Die **Funktionalis** wird während der Menstruationsblutung abgestoßen, die **Basalis** dagegen ist als darunterliegende Schicht immer vorhanden.

Die Muskelfasern des **Myometriums** verlaufen an der Zervix ringförmig und am Uteruskörper in Längsrichtung. Das Bauchfell überzieht als **Perimetrium** den Uterus nur teilweise.

Die größeren Gefäße, die den Uterus versorgen (A. und V. uterina), verlaufen in den breiten Mutterbändern.

Abb. 17.14 Anatomische Darstellung von Uterus, Adnexen und Haltebändern.

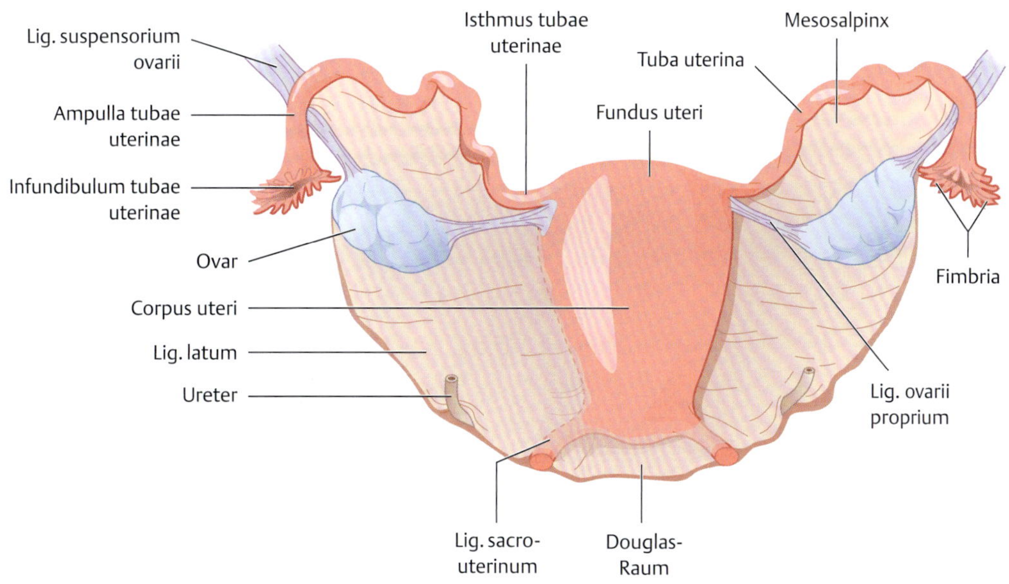

Anatomische Darstellung von Uterus, Adnexen und Haltebändern. Das aus 2 Bauchfellblättern gebildete Lig. latum ist gut zu erkennen. *Quelle: Stiefel A, Brendel K, Bauer N, Hrsg. Hebammenkunde. 6., aktualisierte und erweiterte Auflage. Stuttgart: Thieme; 2020.*

17.2.4 Ovarien

Aufgaben

Die **Ovarien** enthalten die weiblichen Keimzellen (**Eizellen**). Die Ovarien sind die Gonaden (Geschlechtsdrüsen) der Frau. Pro Menstruationszyklus reift dort (meist) 1 Eizelle zum sprungreifen Follikel heran. Beim Eisprung verlässt die Eizelle den Follikel und damit das Ovar und wandert durch den Eileiter in Richtung Uterus. Außer der Eizellreifung dienen die Ovarien auch der Bildung von Geschlechtshormonen (Östrogene und Gestagene) und sind damit wesentlich am Ablauf des Menstruationszyklus (S. 509) beteiligt.

Lage und Aufbau

Die beiden Ovarien liegen rechts bzw. links im kleinen Becken, kurz unterhalb der Stelle, an der sich die A. iliaca communis in die A. iliaca interna und externa aufteilt. Sie sind oval mit einer höckerigen Oberfläche, ihre Größe beträgt bei erwachsenen Frauen etwa 3,5 × 1,5 × 1 cm. Die Ovarien liegen **intraperitoneal**. Nach der Menopause bilden sich beide Ovarien zurück und verkleinern sich im Alter (Senium) etwa auf Mandelgröße.

Ihr äußerer Pol ist der Öffnung des Eileiters (Tuba uterina) benachbart und wird deshalb als **Extremitas tubaria** bezeichnet (▶ **Abb. 17.15**). Ihr innerer Pol zeigt in Richtung Uterus und wird **Extremitas uterina** genannt. Das Ovar ist über 3 Bänder relativ beweglich befestigt:

- Das **Gebärmutter-Eierstock-Band** (Lig. ovarii proprium) verläuft von der Extremitas uterina an den Uteruskörper.
- Das **Aufhängeband** (Lig. suspensorium ovarii) zieht von der Extremitas tubaria an die seitliche Beckenwand.
- Das **Eierstockgekröse** (Mesovarium) verbindet den vorderen Rand des Ovars mit dem Lig. latum.

In den Bändern verlaufen außerdem Nerven, Lymphbahnen und Blutgefäße.

Feinbau

Die Ovarien werden von einer Kapsel aus Bindegewebe eingehüllt, die außen vom Keimepithel überzogen ist. Am Ovargewebe kann man einen Rinden- und einen Markanteil unterscheiden, wobei der Übergang zwischen den beiden Schichten nicht deutlich zu erkennen ist. Die **Ovarrinde** enthält bei der geschlechtsreifen Frau unzählige primäre Oozyten (Eizellen) sowie Follikel in verschiedenen Reifestadien (Sekundärfollikel, Tertiärfollikel, Corpus luteum, Corpus albicans), welche die Hormone Östrogen und Progesteron bilden.

Das **Ovarmark** liegt innen. Es enthält Bindegewebe sowie reichlich Blutgefäße, welche den An- und Abtransport von Hormonen über die in den Ovarbändern verlaufenden Gefäße ermöglichen. Die Ovarien eines weiblichen Neugeborenen enthalten 200 000 bis 2 Mio. (variierende Literaturangaben) primäre Oozyten mit den sie umgebenden Follikelepithelzellen. Die Anzahl dieser sog. Primordialfollikel verringert sich im Lebensverlauf, da kontinuierlich Eizellen reifen und zugrunde gehen.

Patho Ovarialzyste

*Reift ein Follikel heran, ohne dass es zum Eisprung kommt, entsteht im Ovar ein flüssigkeitsgefüllter Hohlraum, eine **Follikelzyste**. Auch bei Einblutungen in den Gelbkörper kann ein solcher Hohlraum entstehen, man spricht dann von einer **Corpus-luteum-Zyste**. Diese Zysten rufen meist Zyklusstörungen und Unterbauchschmerzen hervor. Ovarialzysten können durch eine Ultraschalluntersuchung der Ovarien diagnostiziert werden. Häufig bilden sich die Zysten von selbst zurück. Bei großen Zysten kann es zu einer **Drehung des Ovars** kommen, die mit großen Schmerzen verbunden ist und ggf. einen **Notfall** darstellt.*

Abb. 17.15 Linkes Ovar.

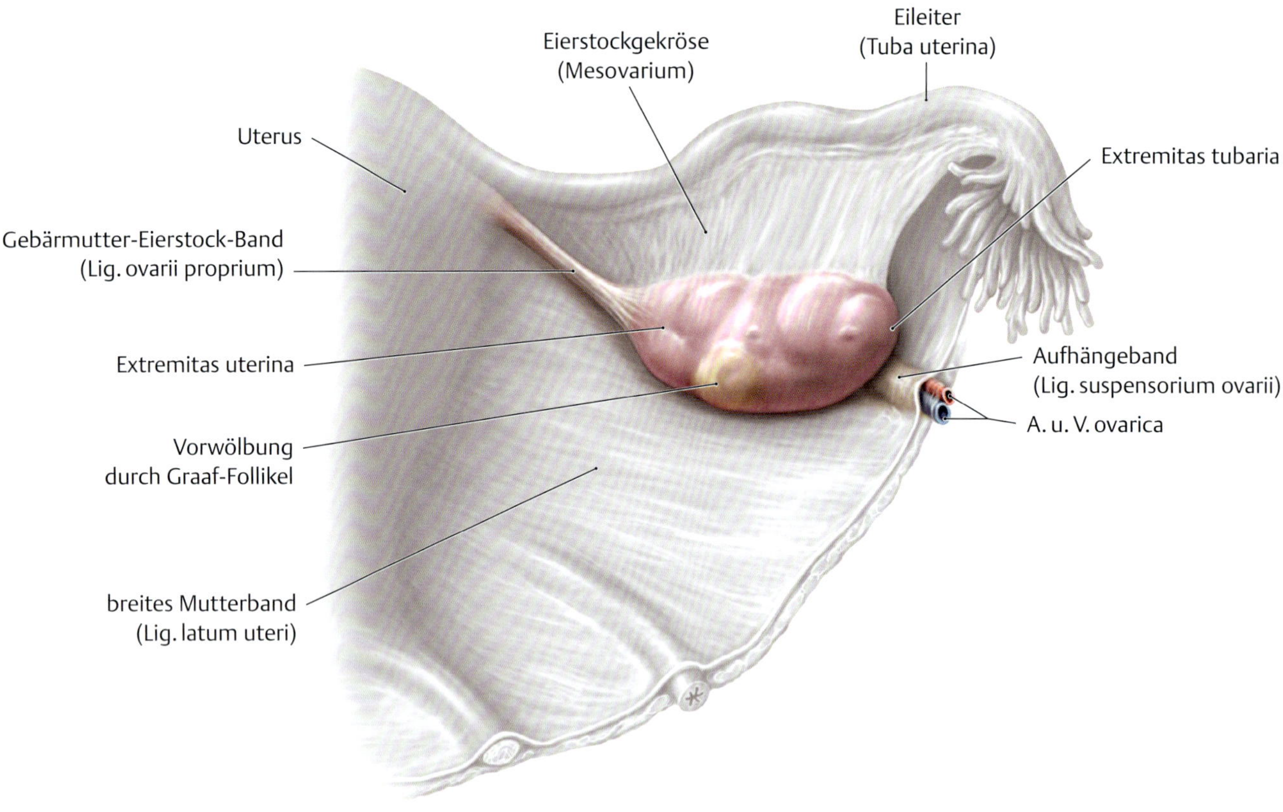

Ansicht von vorn. *Quelle: Schünke M, Schulte E, Schumacher U. Prometheus. LernAtlas der Anatomie. Innere Organe. Illustrationen von K. Wesker und M. Voll. 6. Aufl. Stuttgart: Thieme; 2022.*

17.2.5 Follikelreifung

Von der Pubertät an reifen ständig mehrere **Primordialfollikel** zu **Primär-, Sekundär- und Tertiärfollikeln** heran (▶ Abb. 17.16). Jedoch nur ein Follikel erreicht jeden Monat das letzte Reifestadium und setzt bei der Ovulation eine Eizelle frei. Die anderen teilweise ausgebildeten Follikel haben hormonbildende Funktionen (Östrogene), sie degenerieren, ohne das letzte Reifestadium zu erreichen. Sehr selten gelangen 2 oder mehr Follikel in einem Zyklus zur Ovulation. Werden sie befruchtet, entsteht eine Mehrlingsschwangerschaft (z. B. 2-eiige Zwillinge).

! Merke Follikelzahl

Zwischen Menarche und Menopause (erste und letzte Menstruationsblutung) reifen viele tausend Follikel bei der Frau heran, aber nur ca. 500 davon gelangen während der gut 30-jährigen Phase der Fertilität (Fruchtbarkeit) zum Eisprung.

Die Reifung beginnt durch Teilung der um die Eizelle herum gelegenen Follikelzellen und durch Sekretion der Follikelzellen zur Bildung der **Zona pellucida** (Schicht zwischen Eizelle und Follikelzellen). Im weiteren Verlauf setzt sich außen um die Follikelzellen eine Schicht **Thekazellen** an (▶ Abb. 17.16). Die Thekazellen versorgen die Follikelepithelzellen mit Androgenen, die zu Östradiol (natürliches Östrogen) umgewandelt und an den Blutkreislauf abgegeben werden. Während der Reifung wird der Follikel damit zu einer aktiven endokrinen Drüse.

Reifestadien eines **Follikels** (▶ Abb. 17.16):

- **Primärfollikel:** Die Oozyte ist von einem verdickten kubischen Follikelepithel umgeben.
- **Sekundärfollikel:** Das kubische Follikelepithel ist mehrschichtig geworden und produziert Östradiol.
- **Tertiärfollikel (Bläschenfollikel):** Durch Sekretion der Follikelzellen in das Zentrum des Follikels bildet sich ein flüssigkeitsgefüllter Hohlraum aus. Die Eizelle liegt, von Granulosazellen (körnchenartige Follikelzellen) umgeben, am Rande dieses ebenso von Granulosazellen ausgekleideten Hohlraums.
- **Graaf-Follikel:** Endstadium des Tertiärfollikels, er hat einen Durchmesser von 1,5–2 cm und wölbt die Oberfläche des Ovars sichtbar vor. Die von Granulosazellen umgebene Eizelle schwimmt jetzt fast in der Hohlraumflüssigkeit.
- **Ovulation (Eisprung):** Wenn die Follikelwand an der Oberfläche des Ovars einreißt, wird die Eizelle herausgespült und vom Tubentrichter aufgenommen.
- **Corpus luteum (Gelbkörper):** Nach erfolgter Ovulation kommt es im Follikelhohlraum zu einer leichten Blutung. Granulosa- und Thekazellen wuchern in das Blutgerinnsel und lagern gelbgefärbte Lipidtröpfchen ein. So bildet sich innerhalb von 3 Tagen das Corpus luteum aus, welches in seinem Blütestadium haselnussgroß wird und die ovarielle Oberfläche ausbeult. Auch der Gelbkörper ist eine endokrine Drüse, seine Granulosaluteinzellen (vorher Granulosazellen) sondern das Hormon Progesteron ab, von den Thekaluteinzellen (vorher Thekazellen) wird weiter Östrogen gebildet. Etwa 10 Tage nach der Ovulation beginnt die Rückbildung des Gelbkörpers, bis er am letzten Zyklustag keine Hormone mehr erzeugt.
- **Corpus albicans:** Aus dem zurückgebildeten Corpus luteum wird eine weißliche, bindegewebige Narbe, die kleiner werdend im Ovar verbleibt.

Abb. 17.16 Follikelreifung

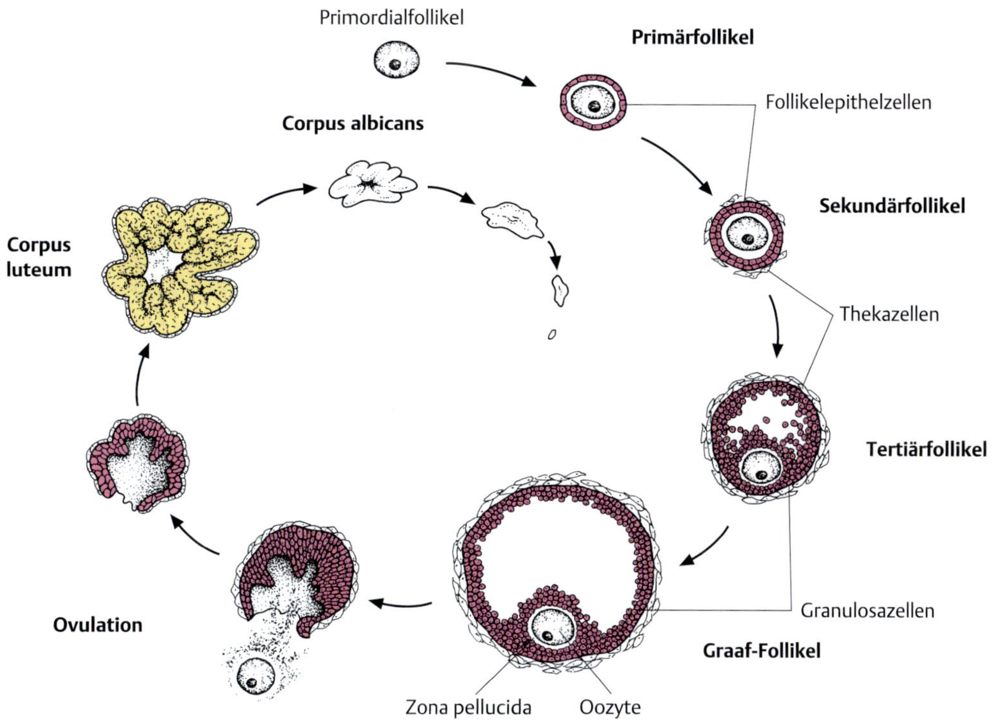

Follikelreifung bis zum Eisprung und anschließende Umwandlung in das Corpus luteum. *Quelle: Stiefel A, Brendel K, Bauer N, Hrsg. Hebammenkunde. 6., aktualisierte und erweiterte Auflage. Stuttgart: Thieme; 2020.*

Abb. 17.17 Arterielle Blutversorgung des weiblichen Genitales.

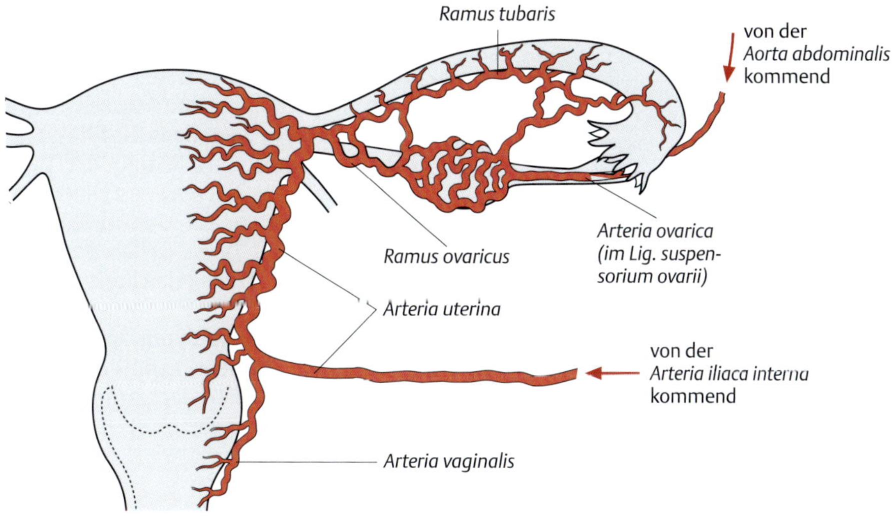

Die nicht dargestellten Venen verlaufen analog. *Quelle: Stiefel A, Brendel K, Bauer N, Hrsg. Hebammenkunde. 6., aktualisierte und erweiterte Auflage. Stuttgart: Thieme; 2020.*

Gefäßversorgung und Innervation

Die **A. uterina** (Gebärmutterschlagader) entspringt der A. iliaca interna (innerer Ast der Beckenarterie). Sie verläuft seitlich an der Beckenwand, kreuzt den Harnleiter und erreicht die Zervix am unteren Rand des Lig. latum. Nach der Abzweigung der A. vaginalis zur Versorgung der Vagina schlängelt sich die A. uterina neben dem Uterus im Lig. latum zum Fundus hoch. Sie entsendet diverse Gefäßäste vor und hinter den Uterus, wo sich diese über Anastomosen (natürliche Verbindungen von Blutgefäßen) mit den Ästen der Gegenseite verbinden. Im Tubenwinkel unterteilt sich die A. uterina in den Ramus ovaricus und den Ramus tubaris.

Die **A. ovarica** (Eierstockschlagader) entspringt unterhalb der Nierenarterien aus der Aorta und verläuft im Lig. suspensorium ovarii zum Ovar, ein Ast führt direkt in die Markschicht. Die A. ovarica unterteilt sich nun auch in einen Ramus ovaricus und Ramus tubaris. Diese beiden Rami verbinden sich ebenfalls durch Anastomosen mit den gleichnamigen Rami der A. uterina. Gemeinsam versorgen sie Ovar und Eileiter über 2 Gefäßbögen mit zahlreichen kleinen Arterien. Der Blutrückfluss erfolgt über ein ähnlich angeordnetes Venengeflecht und mündet in die inneren Beckenvenen.

Die nervale Versorgung der Ovarien erfolgt über das vegetative Nervensystem (Sympathikus und Parasympathikus): die beteiligten Nerven stammen aus verschiedenen Nervenplexus.

WISSEN TO GO

Ovarien

In den **Ovarien** liegen die **Follikel** mit den Eizellen. Pro Menstruationszyklus reift 1 Follikel zum sprungreifen Follikel heran. Beim Eisprung verlässt die Eizelle den Follikel und gelangt in den Eileiter. Die Follikel bilden außerdem die **weiblichen Geschlechtshormone** (Östrogene und Gestagene).

Die Ovarien liegen beiderseits des Uterus im kleinen Becken und sind am breiten Mutterband befestigt. In Nachbarschaft zu ihrem äußeren Pol befindet sich die trichterförmige Öffnung des **Eileiters**.

Die Follikel liegen in der Rindenschicht des Ovars, das Mark enthält v. a. Blutgefäße. Die Blutversorgung übernehmen die **A. ovarica** jeder Seite und Äste der **Aa. uterinae**.

17.2.6 Ovidukt (Eileiter)

Aufgaben

Durch den **Ovidukt** (Salpinx/ Tuba uterina) gelangt die Eizelle vom Ovar zum Uterus. Das trichterförmige Ende des Ovidukts fängt das Ei nach dem Eisprung auf und unterstützt dessen Wanderung in den Uterus durch aktive Bewegungen seiner Muskelschicht. Der Eileiter ist auch der Ort, an dem die Eizelle gegebenenfalls auf die Spermien trifft und die **Befruchtung** stattfindet.

Lage und Aufbau

Die Tubae uterinae sind zwei 10–16 cm lange Röhren, die rechts und links am Uterusfundus ansetzen und in ihrer Grundform 2 Trompeten ähneln (▶ **Abb. 17.18**). Sie verlaufen am oberen Rand des **Lig. latum**, an dem sie auch befestigt sind. Mit ihrem einen Ende münden sie mit dem Ostium uterinum knapp unterhalb des Fundus in die **Uterushöhle**, mit ihrer anderen Seite enden sie mit dem Ostium abdominale tubae uterinae **frei** in der Bauchfellhöhle in unmittelbarer Nähe der Extremitas tubaria der Ovarien (▶ **Abb. 17.9** und ▶ **Abb. 17.15**).

Außen liegt als erweitertes Ende das **Infundibulum tubae uterinae** (Tubentrichter), dessen Rand in vielen 1–2 cm langen Zipfeln, den **Fimbriae tubae** (Tubenfransen), ausläuft. Der Trichter befindet sich an der **Ampulla tubae uterinae** (Tubenampulle), welche ⅔ der Tubenlänge ausmacht. An die Ampulle schließt sich als enges Drittel **der Isthmus tubae uterinae** (Tubenenge) an. Die Tubenenge zieht oben seitlich durch den Uterusmuskel und mündet in das Cavum uteri (Uterushöhle).

Ovarien und Eileiter werden zusammen auch als **Adnexe** bezeichnet. Die Adnexe der Frau (Ovarien und Tuben) werden als intraperitoneal gelegen eingestuft. Die Tuben liegen im oberen freien Rand des breiten Mutterbandes (Lig. latum) in der mittleren von 3 Bauchfellfalten. Vor dem Eileiter zieht das **runde Mutterband** (Lig. rotundum) zum Leistenkanal, hinter ihm das Eierstockband vom Uterus zum Ovar.

Abb. 17.18 Ovulation.

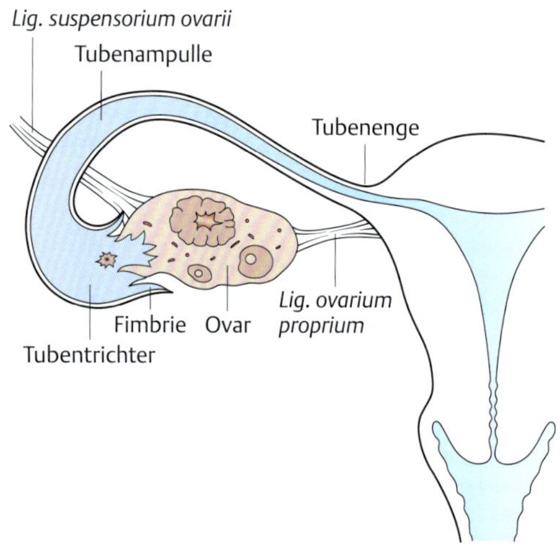

Frontaler Mittellängsschnitt durch Tube und Ovar zum Zeitpunkt der Ovulation. Tubentrichter und Fimbrien haben sich direkt über dem sprungbereiten Graaf-Follikel an das Ovar gelegt.
Quelle: Stiefel A, Brendel K, Bauer N, Hrsg. Hebammenkunde. 6., aktualisierte und erweiterte Auflage. Stuttgart: Thieme; 2020.

Eierstockband (Lig. ovarii proprium) und Tube sind von Bauchfell überzogen, nicht jedoch die Tubentrichter mit ihren Fimbrien und die Ovarien. Beide ragen durch eine Bauchfellöffnung in die freie Bauchhöhle und sind bauchfellfrei.

Beim Eisprung legt sich der Trichter mit seinen Fimbrien, von oben hinten kommend, an das Ovar an, um die Eizelle aufzufangen und in die Ampulle weiterzuleiten.

Der **Eitransport** wird durch den speziellen Aufbau der Tubenwand gewährleistet:

- Die Muskelschicht besteht innen aus ringförmig, außen aus längs verlaufenden Muskelfasern und kann **peristaltische Wellenbewegungen** ausführen.
- Die Schleimhautauskleidung der Tube bildet viele Falten. Sie besteht aus 2 Arten von Zylinderepithel: den **Wimpernzellen** mit ihrem zur Uterushöhle gerichteten Wimpernschlag und den **Drüsenzellen**, deren Sekret das Gleiten der befruchteten Eizelle erleichtert und sie ernährt.

Sind die Schleimhautfalten nach einer Salpingitis (Eileiterentzündung) verklebt, kann der Transport von Eizelle und Spermien verzögert oder verhindert werden, u. U. entsteht eine Eileiterschwangerschaft (Extrauteringravidität).

Feinbau

Die Wand der Eileiter besteht aus **3 Schichten**:

Mukosa • Die Schleimhaut des Eileiters besteht aus einem 1-schichtigen Zylinderepithel und ist in viele kleine Falten gelegt. Mithilfe von **Drüsenzellen** bildet sie ein Sekret, das die befruchtete Eizelle ernährt, bis diese den Uterus erreicht hat. Außerdem besitzt sie **Flimmerzellen**, die das Eileitersekret in Richtung Uterus strömen lassen. Dieser Sekretstrom hilft der Eizelle, den Uterus zu erreichen. Da Spermien darauf ausgerichtet sind, gegen den Strom zu schwimmen, zeigt er auch den Samenzellen den Weg in Richtung Eizelle.

Muskularis • Sie besteht aus mehreren Schichten glatter Muskelzellen und hat 2 wesentliche Aufgaben: Sie richtet den Tubentrichter so aus, dass er das Ei nach dem Eisprung auffangen kann, und unterstützt durch ihre Kontraktionen das Ei auf seinem Weg in den Uterus.

Serosa • Sie besteht aus Bauchfell, das von einer dünnen Bindegewebsschicht (Subserosa) unterlagert ist.

Gefäßversorgung und Innervation

Äste der A. ovarica und der A. uterina versorgen den Eileiter mit Blut, das venöse Blut fließt hauptsächlich in die V. uterina ab.

Die nervale Versorgung entspricht in etwa derjenigen der Ovarien.

> **WISSEN TO GO**
>
> **Ovidukt (Eileiter)**
>
> Der **Ovidukt** (Salpinx oder Tuba uterina) transportiert die Eizelle nach dem Eisprung vom Ovar zum Uterus. Während des Transports im Ovidukt findet ggf. auch die **Befruchtung** der Eizelle statt.
>
> Der 10–16 cm lange Ovidukt verläuft vom äußeren Pol des Ovars entlang des oberen Randes des Mutterbands zum Uterus, wo er kurz unterhalb des Fundus in die Uterushöhle mündet. Sein anderes Ende ist dem Ovar zugewandt. Es ist trichterartig erweitert (**Tubentrichter**) und trägt feine Fimbrien (Fransen), die das Ei nach dem Eisprung einfangen.
>
> In der Eileiterschleimhaut liegen Drüsen, deren **Sekret** das Ei auf dessen Weg in den Uterus versorgt. Durch Bewegungen der **Flimmerhärchen** des Epithels und der **Muskelschicht** bewegt sich das Sekret samt Eizelle in Richtung Uterus. Die Muskelschicht sorgt außerdem dafür, dass sich der Tubentrichter beim Eisprung an der richtigen Stelle befindet.

17.2.7 Weibliche Brust

Aufgaben

Die Aufgaben der Brust sind bei der Frau die **Milchbildung** und die **Milchabgabe**. Beim Mann ist sie funktionslos.

Lage und Aufbau

Die Brust der erwachsenen Frau liegt zwischen der 2. Rippe und dem 6. Rippenknorpel, seitlich zwischen dem Sternum (Brustbein) und der Axilla (Achselhöhle). Sie liegt dem M. pectoralis major (großer Brustmuskel) auf. Zwischen der Brust und dem Brustmuskel befindet sich ein Spalt, der **retromammäre Raum**, der eine leichte Verschiebbarkeit der Brust gestattet.

Die Mamille (Brustwarze, Nippel, Papilla mammae), in die die Milchausführungsgänge münden, liegt in der Mitte der Areola mammae (Warzenhof). Mamille und Areola sind rosa bis braun pigmentiert, in der Schwangerschaft nimmt die Pigmentierung zu. In der Mamille befindet sich der M. sphincter papillae. Dieses schraubenförmig angelegte Muskelfasernetz strahlt in den Warzenhof aus. Bei Berührung der Mamille kontrahieren sich die Muskelfasern, und die Brustwarze stellt sich auf (▶ **Abb. 17.19**).

Abb. 17.19 Muskelfasernetz der erigierten Mamille.

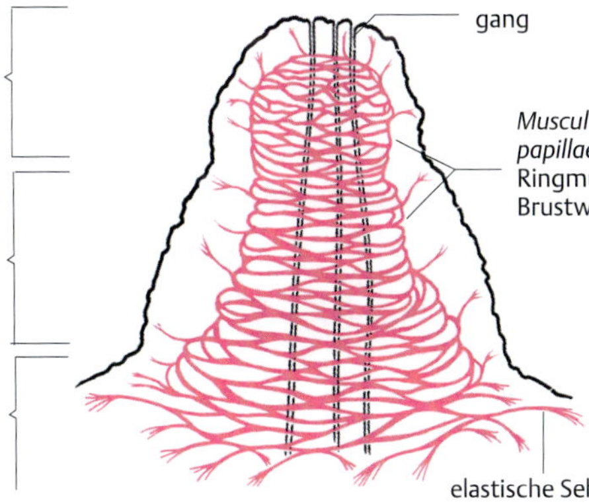

Quelle: Stiefel A, Brendel K, Bauer N, Hrsg. Hebammenkunde. 6., aktualisierte und erweiterte Auflage. Stuttgart: Thieme; 2020.

> ***Patho*** **Schmerzende und wunde Mamillen**
>
> *Während der ersten Stillmahlzeiten klagen viele Frauen über Missempfinden in den Mamillen. Studienergebnisse zeigen, dass zu Beginn der Stillzeit 34–96 % aller Wöchnerinnen betroffen sind. Die Mamillen sind noch nicht an die Aktivität des Kindes gewöhnt. In der Regel verschwinden diese Beschwerden schnell und ohne besondere Therapie, wenn aber zusätzlich zum Missempfinden Schmerzen* ***Wunden*** *an den Mamillen entstehen, liegt eine behandlungsbedürftige Situation vor, die eine gute Stillberatung erfordert. Schmerzhafte und wunde Mamillen sind ein wesentlicher Grund für vorzeitiges Abstillen.*

Die Areola hat meist einen Durchmesser von ca. 2–5 cm und ist leicht erhaben. Bei der Erektion der Mamille wird der Warzenhof kleiner. In ihm münden Talg-, Schweiß- und die Montgomery-Drüsen. Alle 3 gehören zu den exokrinen Drüsen (Drüsen mit äußerer Sekretion). Die Talgdrüsen sondern Fett ab, das beim Saugakt des Kindes Lippen und Areola luftdicht abschließt. Das Fett dient auch als Hautschutz.

> **! *Merke*** **Brustdrüse**
>
> *Die Hauptbestandteile der Brustdrüse sind*
> - *Drüsengewebe*
> - *Fettgewebe*
> - *Bindegewebe*

In der laktierenden Brust beträgt das Verhältnis von **Drüsengewebe zu Fettgewebe 2:1**. Die Anteile der beiden Gewebearten variieren von Frau zu Frau sehr stark. Das Fettgewebe ist ungleichmäßig subkutan, retromammär, interglandulär und intraglandulär in der Brust verteilt und schützt die Alveolen und Milchgänge. Der größte Anteil liegt bis zu ⅔ subkutan, am wenigsten findet man unterhalb der Mamille und der Areola.

Der größte Anteil des Drüsengewebes (65 %) liegt in einem Radius von 3 cm um die Mamille herum und unter der Areola, mehr seitlich als in der Mitte. Die 4–20 **Drüsensegmente** mit den Milchausführungsgängen sind von Frau zu Frau unterschiedlich radial oder symmetrisch angeordnet. Im Durchschnitt sind 9 Ausführungsgänge in den Mamillen angelegt.

Die Milchgänge haben die Fähigkeit zur Lumenvergrößerung um bis zu 55 %, um während eines **Milchspendereflexes** die Milch zu transportieren. Diese Fähigkeit führte wahrscheinlich bei der Untersuchung von Cooper im Jahr 1843 dazu, dass die Existenz von Milchseen (ampullenartige

Erweiterungen zur Speicherung von Milch) angenommen wurde. Da diese Annahme nicht überprüft wurde, hielt sie sich 165 Jahre lang bis zu neuen Forschungsergebnissen.

Die **Cooper-Ligamente** (Bindegewebestränge) sind im Unterhautfettgewebe und im Brustmuskel verankert und stützen das Drüsengewebe. Sie trennen die einzelnen Drüsensegmente, was bei einem Milchstau von großer Bedeutung ist, da sich nur der gestaute Milchgang lokal erhärtet, die restlichen Drüsensegmente jedoch weich bleiben. Drüsen-, Fett- und Bindegewebsanteile der Brust sind bei jeder Frau unterschiedlich und bestimmen die Größe und die äußere Form.

! Merke Stillfähigkeit

Die Größe der Brust hat keinen Einfluss auf die Stillfähigkeit.

17.2.8 Feinbau eines Drüsensegmentes

Die **Hauptmilchgänge** liegen oberflächlich und leicht komprimierbar hinter der Mamille. Sie verzweigen sich im Bereich der Areola zu Milchgängen und Milchkanälchen bis hin zu den Alveolen. Es entsteht also ein Netz von sich stets verkleinernden Milchgängen, deren alleinige Aufgabe der Transport der Milch von den Alveolen zur Mamille bzw. zum Kind ist. Einige Hauptmilchgänge vereinigen sich unterhalb der Areola zu 4 bis 18 Milchausführungsgängen.

Die Alveolen sind traubenförmige Bläschen, innen mit milchbildendem Zylinderepithel ausgekleidet und außen von Myoepithelzellen (Korbzellen) umgeben. Dies sind sternenförmige Muskelzellen, die sich durch Fortsätze miteinander verbinden. Die Korbzellen sind auch an den Milchkanälchen zu finden. Durch Kontraktion dieser Muskeln wird die Milch von den Alveolen in die Ausführungsgänge gepresst (▸ Abb. 17.20). Die Zylinderepithelzellen sind durch „tight junctions" verbunden. Diese können den Interzellularraum während der Laktation verschließen, um den Alveolarraum vor eindringenden Mikroorganismen zu schützen. Während der Schwangerschaft und bei einer Mastitis öffnen sich die tight junctions.

Gefäßversorgung und Innervation

Die Blutversorgung erfolgt hauptsächlich über Äste der A. subclavia. Die Gefäße bilden untereinander ein Netz. Die Venen folgen dem Arterienverlauf. Sie bilden unter dem Warzenhof ein Venengeflecht (▸ Abb. 17.21).

Nervenversorgung • Im Gegensatz zur restlichen Brust hat die Mamille viele sensible Nervenendigungen, die zusammen mit den Muskeln zur Erektion der Mamille führen.

Lymphsystem • Die Brustdrüse besitzt ein weit verzweigtes Lymphgefäßnetz. Die Lymphgefäße enden in den interlobären Räumen zwischen den Drüsensegmenten. Die Lymphe wird hauptsächlich über die Lymphknoten der Achselhöhle abgeleitet.

Patho Mammakarzinom

*Der **Brustkrebs** (Mammakarzinom) ist die häufigste Krebserkrankung bei Frauen, sehr selten tritt er auch bei Männern auf. In den meisten Fällen entarten dabei Epithelzellen der Milchgänge, seltener die der Drüsenendstücke. Viele Frauen bemerken als 1. Anzeichen eine knotige Verhärtung im Brustgewebe, die dann mittels Ultraschall und Mammografie untersucht wird. Wird das Mammakarzinom nicht rechtzeitig erkannt und behandelt, metastasiert es in der Regel zunächst in die regionären Lymphknoten und nachfolgend in Leber, Lunge und Knochen. Die Therapie besteht darin, den Tumor so zu entfernen, dass nur noch gesundes Gewebe übrigbleibt. Häufig kann dabei die Brust zumindest teilweise erhalten bleiben. Die **Achsellymphknoten** müssen nur dann entfernt werden, wenn sich im Wächterlymphknoten (S. 329) Tumorzellen finden. An die Operation schließt sich eine Bestrahlungs- und häufig noch eine zusätzliche Chemo- oder Hormontherapie an.*

Auch am Aufbau der **Mamille** sind glatte Muskelfasern beteiligt. Sie können die Mamille aufrichten, was besonders für das Stillen wichtig ist. In der Unterhaut des **Warzenhofs** befinden sich Schweiß- und Talgdrüsen (Glandulae areolares), deren Sekret den Bereich der Mamille schützt und geschmeidig hält.

Abb. 17.20 Brustdrüse.

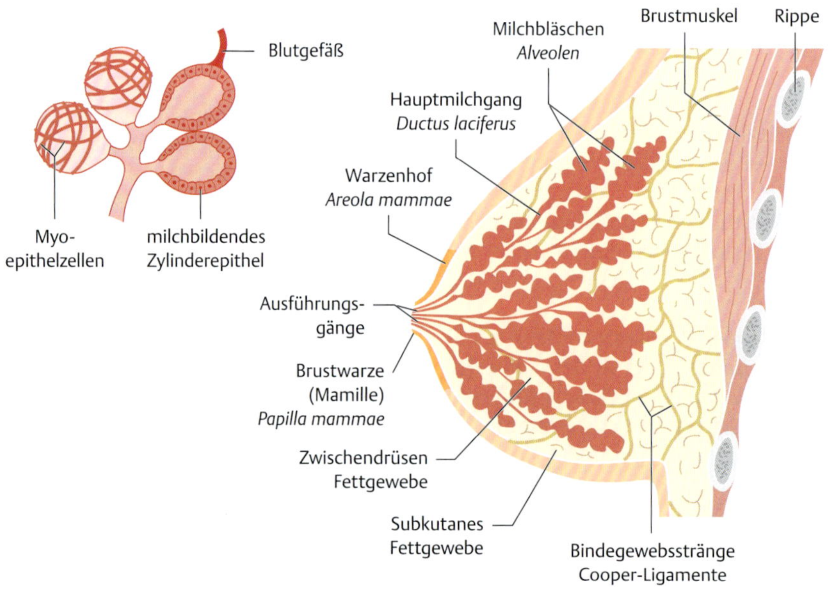

Längsschnitt durch die weibliche Brustdrüse mit 2 vergrößerten Alveolen aus einem Drüsensegment. *Quelle: Stiefel A, Brendel K, Bauer N, Hrsg. Hebammenkunde. 6., aktualisierte und erweiterte Auflage. Stuttgart: Thieme; 2020.*

Abb. 17.21 Blutversorgung der Brustdrüse.

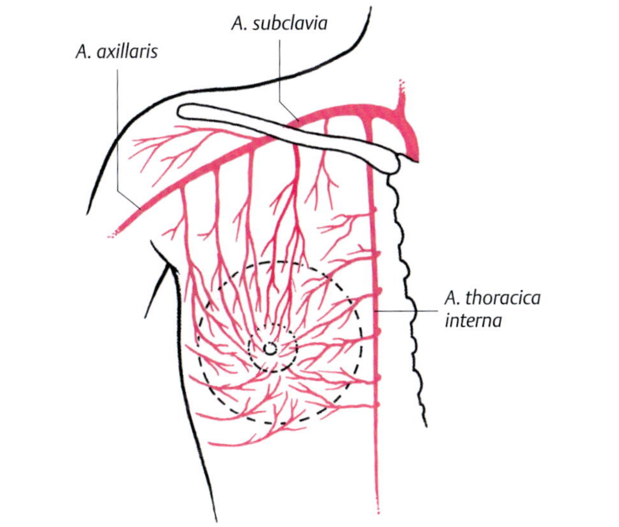

Quelle: Stiefel A, Brendel K, Bauer N, Hrsg. Hebammenkunde. 6., aktualisierte und erweiterte Auflage. Stuttgart: Thieme; 2020.

Abb. 17.22 Weibliche Brust.

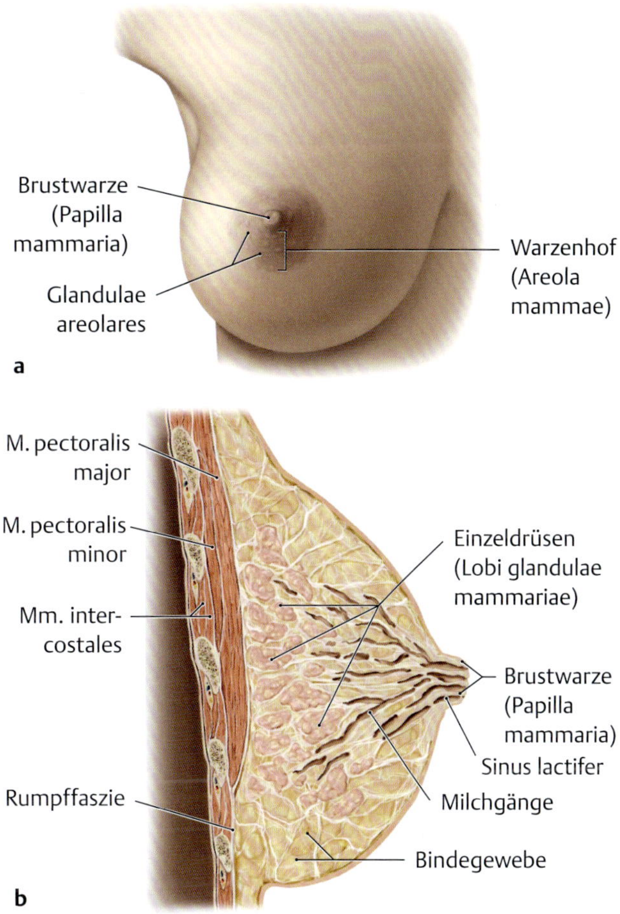

a Ansicht von vorn.
b Die Brust im Querschnitt. *Quelle: Schünke M, Schulte E, Schumacher U. Prometheus. LernAtlas der Anatomie. Allgemeine Anatomie und Bewegungssystem. Illustrationen von K. Wesker und M. Voll. 6. Aufl. Stuttgart: Thieme; 2022.*

Das **Fettgewebe** liegt vorwiegend zwischen Haut und Drüsengewebe, aber auch in den Drüsenläppchen selbst sind Fettzellen zu finden. Solange die Brustdrüsen keine Milch produzieren, beruhen ihre Größe und Form vor allem auf dem Fett- und Bindegewebe.

Außen ist die Brust von Haut bedeckt. Diese ist über feine Bindegewebszüge mit der Faszie des Brustmuskels verbunden, was der Brust einen gewissen Halt gibt.

Entwicklung der Brust

Die weibliche Brust ist ein paariges Drüsenorgan, welches bezüglich Größe und Form erheblich differieren kann. Die Brust gehört zu den sekundären Geschlechtsmerkmalen. Es gibt 2 wesentliche Phasen, in denen sich die Brust maßgeblich verändert: die Pubertät und die Laktation.

Embryonalentwicklung • In der 4. SSW entwickelt sich beim weiblichen und männlichen Embryo ein primitiver Milchstrang/Milchleiste. Zwischen der 12. und 16. SSW differenziert sich der Areola-Mamillen-Komplex mit glatten Muskelzellen sowie 15 bis 25 Epithelästen. Um die 32. SSW entwickeln sich durch den Einfluss des plazentaren Sexualhormons Milchgänge und es bilden sich etwa 4 bis 20 Aussprossungen an der Brust, von denen jede wiederum eine kleine Knospe erzeugt. Die Endknospen entwickeln sich zu Sammelkanälchen und Azini (während der Laktation Alveolen genannt).

Das Brustdrüsenvolumen kann sich bis zu der Geburt durch die Plazentahormone vervierfachen. Dabei entwickelt sich Kolostrum, welches bei Neugeborenen beiderlei Geschlechtes als sog. „Hexenmilch" abgesondert werden kann. Spätestens 3 bis 4 Wochen nach der Geburt ist dieser Effekt beendet, und die Brustdrüsen sind bis zum Beginn der Pubertät inaktiv.

Pubertät, Mammogenese • Im Alter von 9 bis 13 Jahren beginnt sich die weibliche Brust zu entwickeln, dieses Stadium wird Thelarche genannt. Das im Hypophysenvorderlappen (HVL) gebildete follikelstimulierende Hormon (FSH) regt die Follikelbildung im Ovar an, was zu einem steigenden Östrogenspiegel führt. Durch das Östrogen kommt es zu Wachstum und Verzweigung der Drüsengänge und der Bildung neuer Drüsenknospen. Das Östrogen ist zudem verantwortlich für die Fetteinlagerungen um das Drüsengewebe, welches die Form der Brust moduliert. (▶ **Abb. 17.25**).

Durch das Einsetzen des ovariellen Zyklus (Bildung des Gelbkörpers und damit Progesteronproduktion) beginnt die 2. Phase der Brustdrüsenentwicklung. Progesteron ist hauptverantwortlich für die Differenzierung des alveolären Systems. Neben den Sexualhormonen sind zahlreiche weitere Hormone und Wachstumsfaktoren an der **Mammogenese** beteiligt (Schilddrüsenhormone, Insulin, Estradiol, Cortisol). Etwa 1½ bis 2 Jahre nach Beginn der Menstruation ist die Mammogenese, d. h. die Gewebsdifferenzierung und das Wachstum der Brust außerhalb der Schwangerschaft, abgeschlossen.

Fehlentwicklungen der Brust

- Bei der Rückbildung der Milchleiste im Rahmen der embryonalen Entwicklung können **überschüssiges Brustdrüsengewebe** oder **überschüssige Mamillen** bestehen bleiben. Dies kann in jeder Form geschehen (überschüssiges Drüsengewebe mit und ohne Mamille, Mamillen ohne Drüsengewebe, sehr selten gar keine Brustanlage). Insbesondere nach der Geburt kann im Zusammenhang mit der initialen Brustdrüsenschwellung überflüssiges Brust-

Abb. 17.23 Drüsenläppchen und Drüsenendstücke der weiblichen Brust.

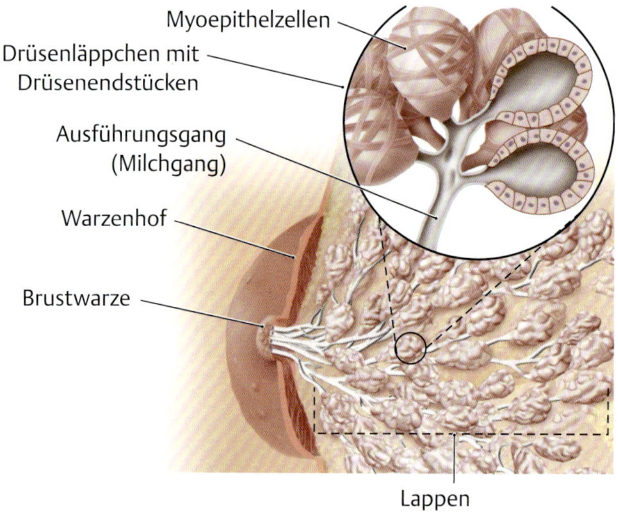

Die Drüsenläppchen setzen sich aus den Drüsenendstücken zusammen, deren Epithelzellen die Milch produzieren. Durch die Kontraktion der Myoepithelzellen wird die Milch in die Ausführungsgänge gepresst. *Quelle: Schwegler J, Lucius R. Der Mensch – Anatomie und Physiologie. Stuttgart: Thieme 2016.*

Abb. 17.24 Milchleiste und akzessorische (überzählige) Brustdrüsen.

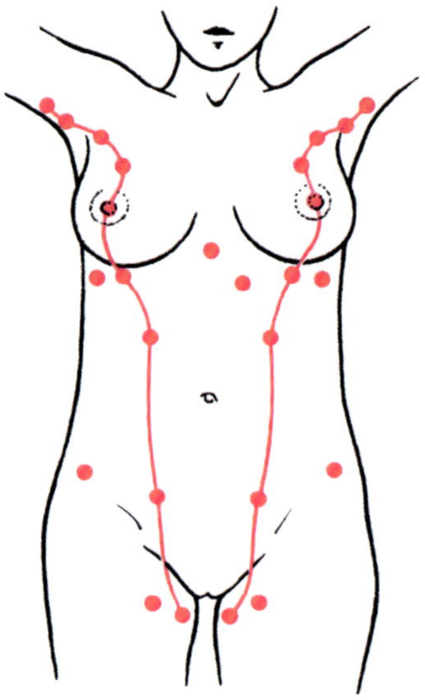

Quelle: Stiefel A, Brendel K, Bauer N, Hrsg. Hebammenkunde. 6., aktualisierte und erweiterte Auflage. Stuttgart: Thieme; 2020.

Abb. 17.25 Struktur der weiblichen Brust in unterschiedlichen Lebensabschnitten.

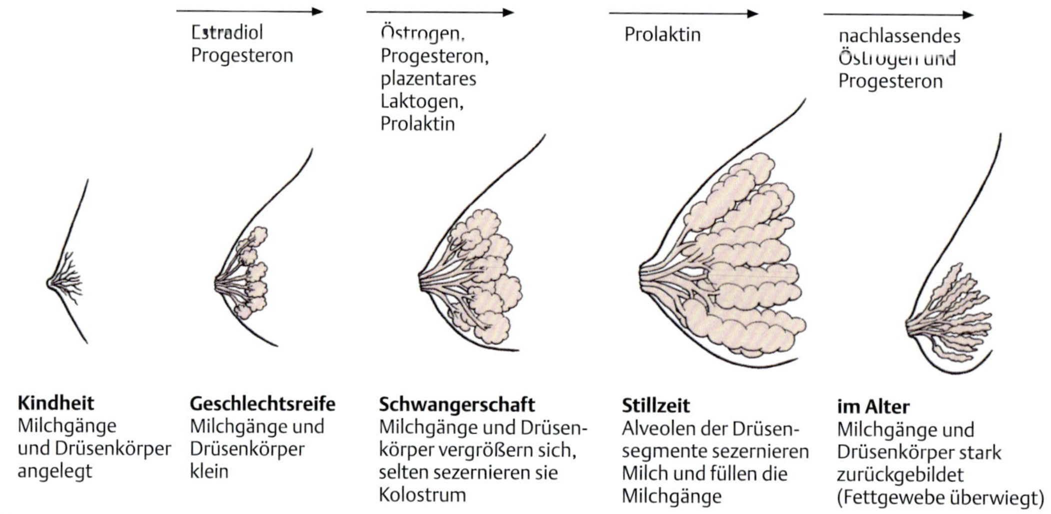

Quelle: Stiefel A, Brendel K, Bauer N, Hrsg. Hebammenkunde. 6., aktualisierte und erweiterte Auflage. Stuttgart: Thieme; 2020.

drüsengewebe als schmerzhafte Schwellung (z. B. unter der Achsel) tastbar sein und sollte durch Kühlung behandelt werden.

- Es kann zu einer **Unterentwicklung** von Brustdrüsengewebe kommen. Dies kann in einer oder mehreren Quadranten der Brust vorliegen, eine oder beide Brüste können betroffen sein (Mamma-Aplasie oder Mamma-Hypoplasie). Haben die Brüste dabei eine schmale, längliche Form, gelegentlich mit einer erhabenen Areola, wird von tubulären Brüsten gesprochen. Es muss unterschieden werden zwischen einer Brust, die klein ist, aber ein ganz normales Drüsengewebe enthält, und zwischen Brüsten, die wenig oder kein Drüsengewebe enthalten. Letzteres kann zu mangelhafter Milchbildung führen. Berichtet eine Frau, dass sich ihre Brust in der Schwangerschaft nicht verändert hat (insbesondere die Größe), so sollte sorgfältig beobachtet werden, ob eine ausreichende Laktation einsetzt.
- Hormonelle Störungen (z. B. Schilddrüsenhormonmangel) können zu einer **verzögerten Entwicklung** der Brustdrüse führen.

Im Internet finden sich zahlreiche Hinweise auf „fehlentwickelte" Brustformen. Als Therapie wird stets eine Operation empfohlen. Gerade junge Frauen sind häufig durch die Vorstellungen vom „normalen" Aussehen der Brust zu beeinflussen und zu verunsichern.

! Merke Bandbreite normal

Zu einem großen Teil handelt es sich bei den angeblichen Fehlentwicklungen um die normale Bandbreite weiblichen Aussehens, die weder auffällig ist noch eine Dysfunktion beim Stillen zu erwarten ist.

Veränderungen der Brustdrüse • Während der Sekretionsphase eines menstruellen Zyklus, in der Schwangerschaft und Stillzeit und mit zunehmendem Alter kommt es zu Gewichts- und Formveränderungen der Brust.

- **Sekretionsphase**: Progesteron bewirkt eine Wassereinlagerung und Gewebeauflockerung und somit eine kurzfristige Vergrößerung der Brust.
- **Schwangerschaft**: Unter Hormoneinfluss wachsen die Drüsensegmente und die Brust wird größer. Das Binde- und Fettgewebe wird mengenmäßig verdrängt. An der Haut können Striae (Streifen) entstehen.

Im Klimakterium bilden sich die Drüsensegmente zurück, ebenso das Binde- und Fettgewebe. Durch Ptose (Senkung) des Drüsenkörpers entsteht ein vermehrter Zug auf die weniger elastische Haut und damit das Bild der schlaffen Brust (▶ **Abb. 17.25**).

Gefäßversorgung und Innervation

Das **arterielle Blut** erreicht die Brustdrüsen über Äste der Brustwandarterien. Die **Venen** bilden ein oberflächliches und ein tiefer im Gewebe gelegenes Netz. Die oberflächlichen Venen schimmern häufig durch die Brusthaut hindurch.

Die **Lymphe** fließt durch zahlreiche kleine Lymphgefäße hauptsächlich zu den Lymphknoten in der Achselhöhle und am unteren Rand des Brustmuskels. Ein kleinerer Teil wird auch zu den Lymphknoten im Bereich des Brustbeins geleitet.

Patho Lymphödem im Arm

Auch die Lymphe des Arms fließt über die Achsellymphknoten ab. Werden bei einer Brustkrebsoperation diese Lymphknoten entfernt oder die Lymphgefäße durch die Bestrahlung geschädigt, kann die Lymphe nicht mehr ungehindert abfließen und staut sich im Arm. Nimmt der Armumfang infolgedessen um mehr als 2 cm zu, spricht man von einem ***Lymphödem****. Der Flüssigkeitsstau schränkt die Beweglichkeit des Arms ein. Besteht das Lymphödem über längere Zeit, bildet sich in der Unterhaut vermehrt Bindegewebe und das Gewebe verhärtet. Lymphödeme können auch noch auftreten, wenn die Operation oder Bestrahlung schon längere Zeit (bis zu 5 Jahre) zurückliegt.*

Die sensible Versorgung der Brust wird über die Hautäste der Zwischenrippennerven sichergestellt.

WISSEN TO GO

Weibliche Brust

Die Brust (**Mamma**) dient der Milchbildung und der Milchabgabe. Sie besteht aus der eigentlichen Brustdrüse, der Mamille mit Warzenhof, Binde- und Fettgewebe und der äußeren Haut. Sie liegt dem Brustmuskel außen auf.

Die Brustdrüse besteht aus mehreren **Einzeldrüsen**, die sich wiederum aus **Drüsenläppchen** zusammensetzen. Deren **Drüsenendstücke** produzieren die Milch. Sie sind von einer dünnen Glattmuskelschicht umgeben. Wenn sich die Muskelzellen zusammenziehen, wird die Milch aus den Endstücken in die **Ausführungsgänge** gepresst. Die Ausführungsgänge der Einzeldrüsen (**Milchgänge**) enden auf der Mamille.

17.2.9 Menstruationszyklus

Ein Menstruationszyklus umfasst den Zeitraum vom 1. Tag der Regelblutung bis zum letzten Tag vor der nächsten Blutung. Während des Menstruationszyklus entstehen 1 oder 2 und in seltenen Fällen auch mehr **befruchtungsfähige Eizellen**, die mit dem Eisprung das Ovar verlassen und in den Eileiter gelangen. Gleichzeitig bereitet sich das Endometrium auf die **Einnistung** (Nidation) der befruchteten Eizelle vor. Bleibt die Befruchtung aus, setzt die Regelblutung ein, und der Zyklus beginnt von vorn.

Die 1. Menstruation (**Menarche**) setzt meist zwischen dem 12. und 15. Lebensjahr ein. Sie markiert das Ende des 1. Zyklus. Ab einem Alter von ca. 45 Jahren beginnt die Funktionsfähigkeit der Ovarien nachzulassen. Diese Phase wird als Wechseljahre (**Klimakterium**) bezeichnet und dauert bis etwa zum 55. Lebensjahr. Später bleibt dann die Blutung komplett aus. Die letzte Blutung einer Frau ist die **Menopause**.

Die Zykluslänge beträgt ca. **28 Tage**, wobei Schwankungen zwischen 21 und 35 Tagen häufig sind. Die Zykluslänge kann sich dabei von Frau zu Frau unterscheiden, sie kann aber auch von Zyklus zu Zyklus bei derselben Frau variieren.

Gesteuert wird der Menstruationszyklus von Hormonen, die vom Hypothalamus (GnRH) und von der Hypophyse freigesetzt werden (LH und FSH), und solchen, die direkt aus dem Ovar stammen (Östrogene, Progesteron). Die **Einteilung** des Menstruationszyklus in verschiedene Phasen kann sich entweder auf Abläufe am Ovar (ovarieller Zyklus) oder auf Abläufe an der Uterusschleimhaut (endometrialer Zyklus) beziehen:

- **ovarieller Zyklus:** Er unterteilt sich in 3 Phasen: Follikelbildung, Eisprung, Gelbkörperbildung. Die Menstruation wird nicht als Teil des ovariellen Zyklus betrachtet, weil sie nicht am Ovar stattfindet.
- **endometrialer Zyklus:** Da er die Abläufe der Uterusschleimhaut abbildet, besteht er aus 4 Phasen: Menstruationsphase, Proliferationsphase, Sekretionsphase, ischämische Phase. Die Menstruationsphase lässt sich noch einmal in Desquamations- und Regenerationsphase unterteilen.

Im Folgenden wird der Zyklus in Bezug auf die Abläufe am Ovar erklärt, da so die Zusammenhänge der hormonellen Steuerung leichter nachzuvollziehen sind. Die 3 Phasen des **ovariellen Menstruationszyklus** sind:

- **Follikelphase** (1. bis ca. 12. Zyklustag),
- **Ovulationsphase** (ca. 13. bis 15. Zyklustag) und
- **Lutealphase** (ca. 16. bis 28. Zyklustag).

WISSEN TO GO

Menstruationszyklus

Der Menstruationszyklus umfasst den Zeitraum vom 1. Tag der Regelblutung bis zum letzten Tag vor der nächsten Regelblutung. Der Zyklus umfasst durchschnittlich 28 Tage (21–35 Tage). Die 1. Menstruation (**Menarche**) setzt meist zwischen dem 12. und 15. Lebensjahr ein, zur letzten Menstruation (**Menopause**) kommt es etwa um das 55. Lebensjahr. Der Zeitraum vor der Menopause, in der die Funktionsfähigkeit der Ovarien nachlässt, ist das **Klimakterium** (Wechseljahre).

Abb. 17.26 Sexualhormone.

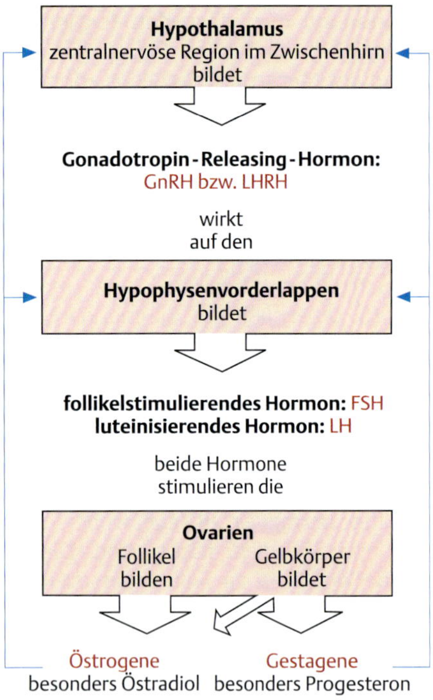

Funktionskreis von Hypothalamus, Hypophyse und Ovarien zur Bildung von Sexualhormonen. Die durch FSH und LH im Zyklusverlauf veränderten Östradiol- und Progesteronkonzentrationen im Blut beeinflussen ihrerseits rückkoppelnd Hypothalamus und Hypophyse und bewirken Veränderungen in der GnRH- sowie der FSH/LH-Ausschüttung. *Quelle: Stiefel A, Brendel K, Bauer N, Hrsg. Hebammenkunde. 6., aktualisierte und erweiterte Auflage. Stuttgart: Thieme; 2020.*

Follikelphase

Die Follikelphase beginnt am 1. Tag der Regelblutung und endet kurz vor dem Eisprung. Während dieser Zeit reift ein Follikel zum sprungbereiten Graaf-Follikel heran.

Follikel • Unter dem Begriff **Follikel** werden die Eizelle und die Zellschichten, die sie umgeben, zusammengefasst. Je nach Reifestadium unterscheidet man Primordial-, Primär-, Sekundär-, Tertiär- und Graaf-Follikel (▶ **Abb. 17.27**). Die **Eizellen** (Oozyten) bilden sich bereits während der Embryonal- und Fetalentwicklung in den Ovarien. Bei der Geburt sind 400 000–500 000 Eizellen vorhanden. Sie werden von einer Schicht aus Epithelzellen umhüllt; Ei und Zellschicht zusammen werden in diesem Stadium als **Primordialfollikel** bezeichnet. Die Eizelle befindet sich dabei in einem Ruhezustand in der 1. Reifeteilung der Meiose (S. 71). In diesem Stadium wird sie als **Oozyte I** bezeichnet. Die Reifeteilung wird erst dann fortgesetzt, wenn der Follikel während des Menstruationszyklus zu reifen beginnt. Bis zur Pubertät geht ein Großteil der Primordialfollikel zugrunde, sodass bei Beginn des 1. Menstruationszyklus nur noch ca. 40 000 Primordialfollikel vorhanden sind.

Entwicklung zum Graaf-Follikel • In der Follikelphase des Menstruationszyklus wird vermehrt GnRH (S. 266) freigesetzt. Dies geschieht nicht gleichmäßig, sondern stoßweise (pulsatil). Die Frequenz dieser Stöße ist in der Follikelphase wesentlich höher als in der Lutealphase (▶ **Abb. 17.28**), was dazu führt, dass von der Hypophyse vermehrt FSH (S. 269) freigesetzt wird. Die hohe FSH-Konzentration bewirkt, dass sich pro Menstruationszyklus 40–100 der Primordialfollikel zu **Primärfollikeln** weiterentwickeln. Dabei wandeln sich ihre Epithelzellen in Granulosazellen um, die v. a. **Östrogene** bilden. Unter dem Einfluss dieser Östrogene reifen die Primärfollikel zu den **Sekundärfollikeln**. Diese verfügen über ein mehrschichtiges Epithel und zusätzlich zur Granulosazellschicht noch über eine Schicht aus Thekazellen. Sie bilden Androgene, die in Östrogene umgewandelt werden. Zwischen der Eizelle und den Granulosazellen bildet sich eine Schutzschicht, die **Zona pellucida**.

Die ansteigende Östrogenkonzentration **hemmt** über eine negative Rückkopplung die Ausschüttung von FSH, dessen Konzentration wieder abnimmt. Infolgedessen reifen keine neuen Follikel mehr heran. Die Sekundärfollikel stellen ihr Wachstum ein und gehen um den 7. Zyklustag zugrunde. Nur 1 Sekundärfollikel (nämlich derjenige, der am empfindlichsten auf FSH reagiert) bleibt erhalten und entwickelt sich über den **Tertiärfollikel** weiter zum **Graaf-Follikel**. Tertiär- und Graaf-Follikel unterscheiden sich – neben ihrer Größe – durch eine **Follikelhöhle** vom Sekundärfollikel (▶ **Abb. 17.27**). Der Graaf-Follikel produziert große Mengen **Östrogene**, weshalb die Östrogenkonzentration im Blut am Ende der Follikelphase am höchsten ist.

Veränderungen am Endometrium • Die während der Follikelphase ansteigende Östrogenkonzentration bewirkt neben der Follikelreifung auch, dass die Basalis der Gebärmutterschleimhaut (S. 497) beginnt, die während der letzten Regelblutung abgestoßene **Funktionalis** wieder aufzubauen. Sie geht von der **Regenerations-** in die **Proliferationsphase** über. Die Epithel- und Bindegewebszellen vermehren sich, Arterien wachsen in die Schleimhaut ein und die Gänge der Schleimhautdrüsen verlängern sich. Die Proliferationsphase dauert ca. 11 Tage und ist kurz vor dem Eisprung beendet.

WISSEN TO GO

Follikelphase des Menstruationszyklus

Der Menstruationszyklus beginnt mit der **Follikelphase** (1.–12. Zyklustag), in der ein Follikel zum sprungreifen Follikel heranreift. Wichtigstes Hormon dabei ist zunächst das **FSH**, das in dieser Phase verstärkt ausgeschüttet wird. Es bewirkt, dass sich 40–100 **Primordialfollikel** zu **Primärfollikeln** weiterentwickeln. Da die Primärfollikel **Östrogene** bilden, steigt der Östrogenspiegel an und aus den Primärfollikeln entstehen die Sekundärfollikel. Der steigende Östrogenspiegel hemmt zunächst die FSH-Ausschüttung (**negative Rückkopplung**), was dazu führt, dass außer einem alle Sekundärfollikel zugrunde gehen. Dieser eine Follikel entwickelt sich über den Tertiär- zum Graaf-Follikel, welcher große Mengen Östrogene freisetzt.

Während der Follikelphase baut die Basalis des **Endometriums** die in der letzten Menstruation abgestoßene Funktionalis wieder auf. Man spricht dabei von der **Proliferationsphase** des Endometriums.

Ovulationsphase

LH-Peak und Eisprung • Etwa am 12. Tag des Zyklus ist die **Östrogenkonzentration** so hoch, dass die negative in eine positive Rückkopplung umschlägt. Jetzt **fördern** die Östrogene die **LH-Freisetzung** der Hypophyse. Die LH-Konzentration steigt dadurch sehr schnell an und erreicht innerhalb kurzer Zeit ihren Höhepunkt (**LH-Peak**). Dieser LH-Peak löst den

Abb. 17.27 Follikelreifung im Ovar.

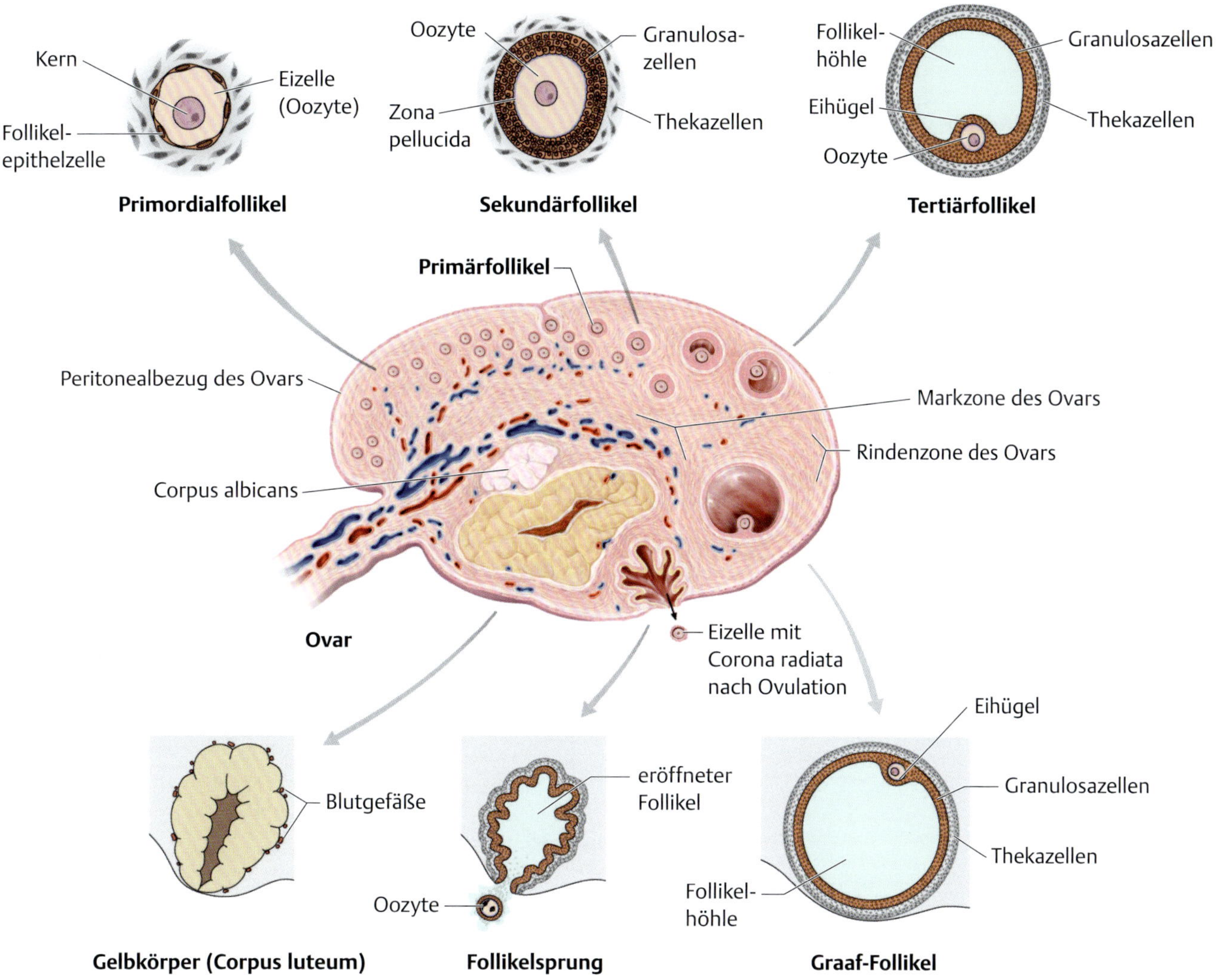

Der Primordialfollikel entwickelt sich über den Primär-, Sekundär- und Tertiärfollikel zum sprungbereiten Graaf-Follikel. Tertiär- und Graaf-Follikel enthalten eine mit Flüssigkeit gefüllte Follikelhöhle, in die der Eihügel hineinragt. Er besteht aus einem Wall von Granulosazellen und der darin eingeschlossenen Eizelle. Nach dem Eisprung bilden sich die Reste des Graaf-Follikels zum Gelbkörper (Corpus luteum) um. *Quelle: Schünke M, Schulte E, Schumacher U. Prometheus. LernAtlas der Anatomie. Innere Organe. Illustrationen von K. Wesker und M. Voll. 6. Aufl. Stuttgart: Thieme; 2022.*

Eisprung (Ovulation) aus: Der Graaf-Follikel reißt ein und setzt das Ei frei, das nun nur noch von einer dünnen Schicht Granulosazellen (sog. **Corona radiata**) umgeben ist. Es wird von den Fimbrien des Tubentrichters aufgefangen und wandert durch den Eileiter zum Uterus.

Nach dem Eisprung sinkt die Östrogenausschüttung durch den Graaf-Follikel wieder ab. Sobald die Östrogenkonzentration unter einen bestimmten Wert fällt, wird aus der positiven wieder eine negative Rückkopplung und die LH-Freisetzung wird gehemmt.

Entstehung des Gelbkörpers • Unter dem Einfluss von LH wachsen in die Reste des Follikels kleine Blutgefäße ein und aus den Granulosa- und den Thekazellen bilden sich **Lutealzellen**. Diese produzieren – unter dem Einfluss von LH – **Progesteron** und in geringerem Ausmaß auch Östrogene. Da sie viele Fette eingelagert haben, erscheinen sie gelb. Damit hat sich der Follikel in den **Gelbkörper (Corpus luteum)** umgewandelt.

Blitzlicht Praxis Ovulationshemmer

*Ovulationshemmer sind Medikamente, die den **Eisprung unterdrücken** und damit eine Schwangerschaft verhindern. Sie enthalten Östrogene und Gestagene, die über eine negative Rückkopplung die GnRH- und damit auch die FSH- und LH-Freisetzung unterdrücken. Der LH-Peak wird damit verhindert, und der Eisprung findet nicht statt. Zu den Ovulationshemmern zählen z. B. die verschiedenen Arten der Antibabypille, die Hormonspirale, das Verhütungspflaster, das Verhütungsstäbchen und der Vaginalring. Die sog. Minipille enthält nur Gestagene.*

Entwicklung der Eizelle • Einige Stunden vor der Ovulation beginnt die Eizelle des Graaf-Follikels, ihre **1. Reifeteilung** fortzusetzen. Diese endet kurz vor dem Eisprung damit, dass 2 Tochterzellen mit je einem haploiden Chromosomensatz entstanden sind. Die eine Tochterzelle ist wesentlich kleiner als die andere, sie wird als **Polkörperchen** bezeichnet und besitzt nur sehr wenig Zytoplasma. Die andere Tochterzelle ist die **Oozyte II**. Sie beginnt mit der 2. Reifeteilung, die aber erst abgeschlossen werden kann, wenn die Eizelle durch eine männliche Samenzelle befruchtet wird.

Abb. 17.28 Weiblicher Zyklus.

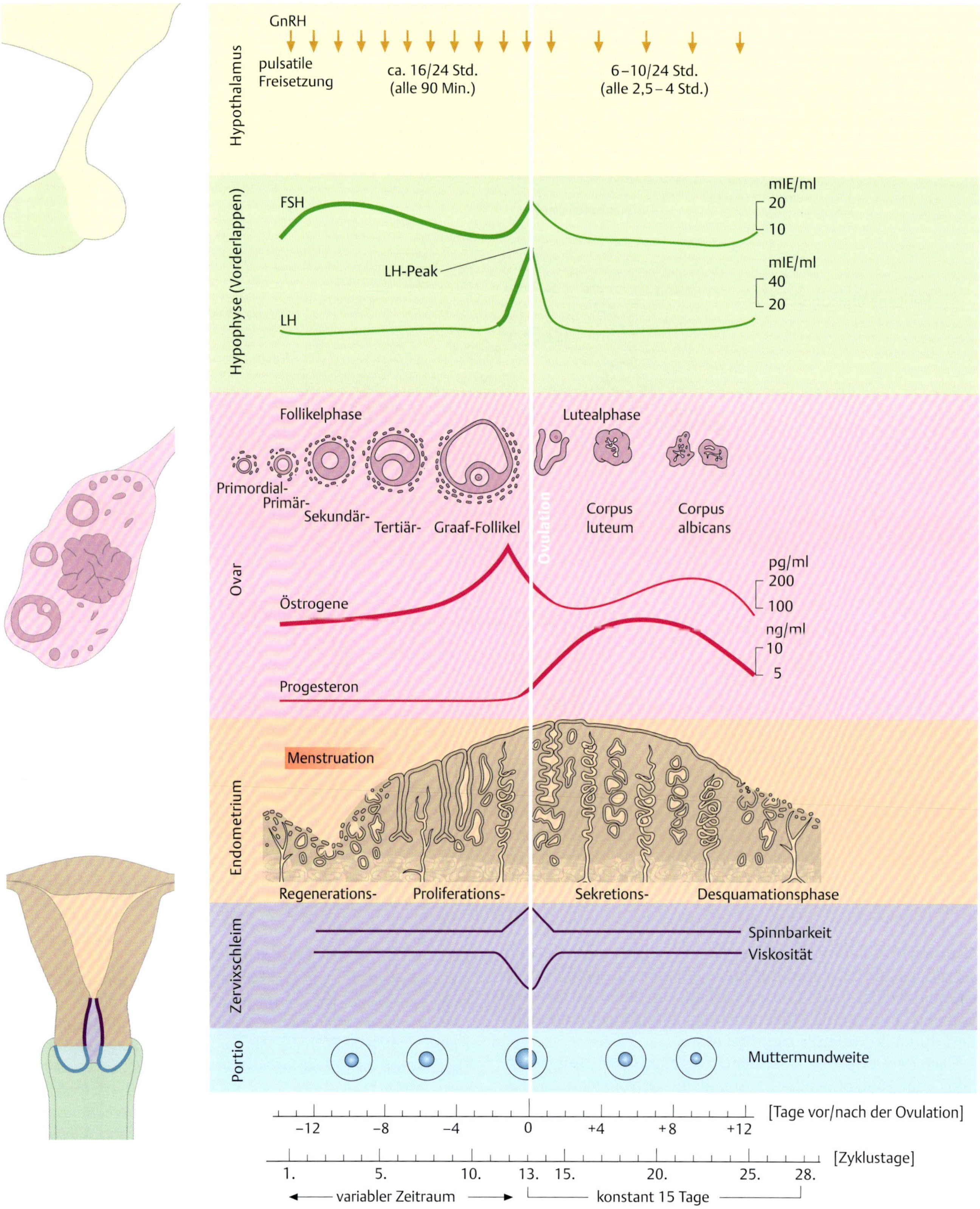

Zu Beginn der Follikelphase überwiegt zunächst die FSH-Freisetzung. FSH bewirkt die Umwandlung des Primordialfollikels in den Tertiärfollikel und weiter in den Graaf-Follikel. Diese produzieren große Mengen Östrogene. Der hohe Östrogenspiegel bewirkt einen sprunghaften Anstieg der LH-Konzentration (LH-Peak), der die Ovulation auslöst. In der Lutealphase ist das vorherrschende Hormon das Progesteron, das vom Gelbkörper gebildet wird. Die LH- und FSH-Spiegel sind in dieser Phase niedrig. *Quelle: Aumueller G et al. Duale Reihe Anatomie. Stuttgart: Thieme; 2017.*

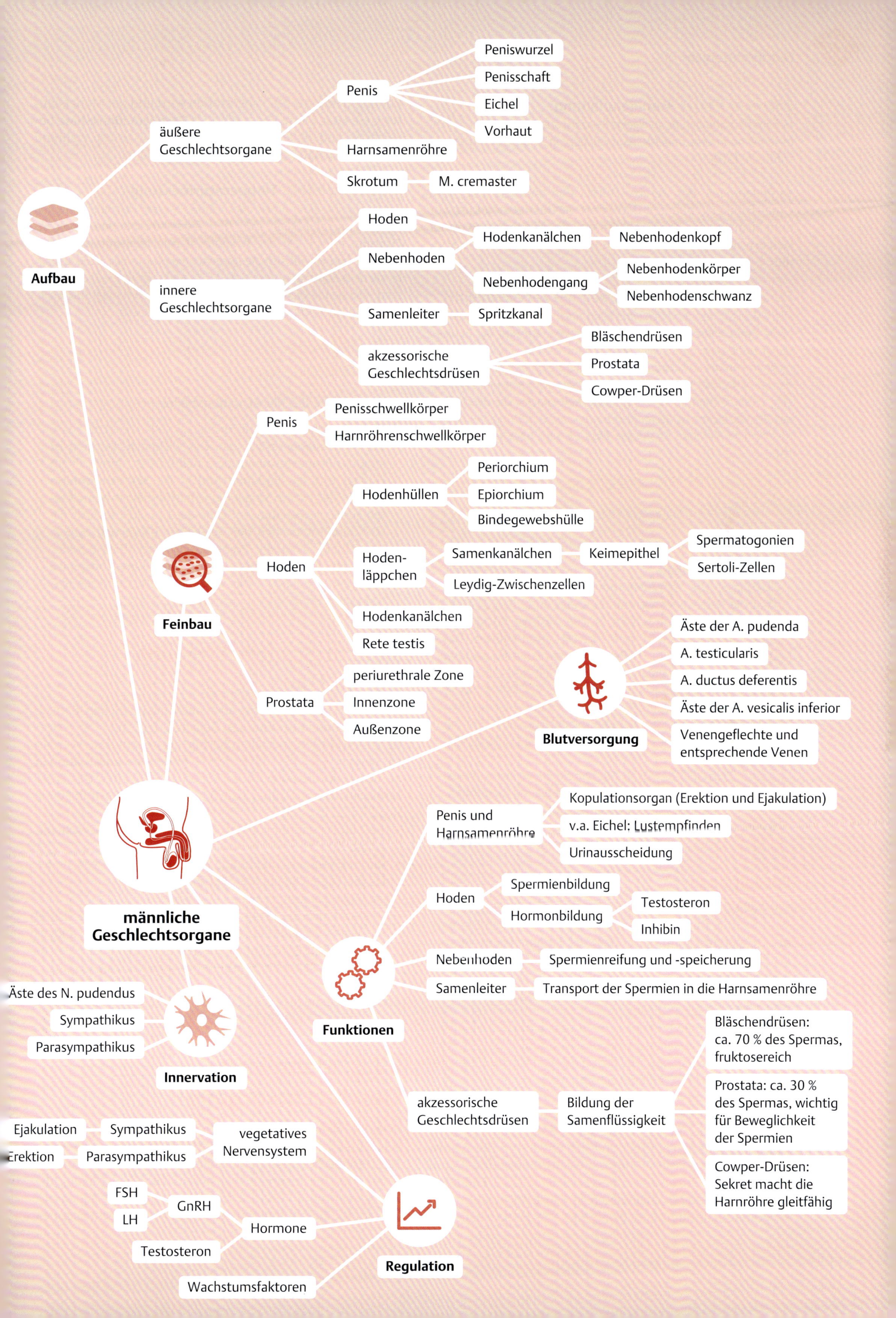
männliche Geschlechtsorgane
Aufbau
äußere Geschlechtsorgane
Penis
Peniswurzel
Penisschaft
Eichel
Vorhaut
Harnsamenröhre
Skrotum
M. cremaster
innere Geschlechtsorgane
Hoden
Nebenhoden
Hodenkanälchen
Nebenhodenkopf
Nebenhodengang
Nebenhodenkörper
Nebenhodenschwanz
Samenleiter
Spritzkanal
akzessorische Geschlechtsdrüsen
Bläschendrüsen
Prostata
Cowper-Drüsen
Feinbau
Penis
Penisschwellkörper
Harnröhrenschwellkörper
Hoden
Hodenhüllen
Periorchium
Epiorchium
Bindegewebshülle
Hoden-läppchen
Samenkanälchen
Keimepithel
Spermatogonien
Sertoli-Zellen
Leydig-Zwischenzellen
Hodenkanälchen
Rete testis
Prostata
periurethrale Zone
Innenzone
Außenzone
Blutversorgung
Äste der A. pudenda
A. testicularis
A. ductus deferentis
Äste der A. vesicalis inferior
Venengeflechte und entsprechende Venen
Funktionen
Penis und Harnsamenröhre
Kopulationsorgan (Erektion und Ejakulation)
v.a. Eichel: Lustempfinden
Urinausscheidung
Hoden
Spermienbildung
Hormonbildung
Testosteron
Inhibin
Nebenhoden
Spermienreifung und -speicherung
Samenleiter
Transport der Spermien in die Harnsamenröhre
akzessorische Geschlechtsdrüsen
Bildung der Samenflüssigkeit
Bläschendrüsen: ca. 70 % des Spermas, fruktosereich
Prostata: ca. 30 % des Spermas, wichtig für Beweglichkeit der Spermien
Cowper-Drüsen: Sekret macht die Harnröhre gleitfähig
Innervation
Äste des N. pudendus
Sympathikus
Parasympathikus
Regulation
vegetatives Nervensystem
Sympathikus
Ejakulation
Parasympathikus
Erektion
Hormone
GnRH
FSH
LH
Testosteron
Wachstumsfaktoren

Blitzlicht Praxis Familienplanung
Hebammen sind befugt, in eigener Verantwortung zu Fragen der Familienplanung eine angemessene Aufklärung und Beratung durchzuführen ([20]).

Veränderungen der Zervix • Durch den Einfluss der vom Graaf-Follikel gebildeten Östrogene verflüssigt sich kurz vor dem Eisprung der **Zervixschleim** und der **Muttermund** öffnet sich etwas, sodass die Spermien in den Uterus gelangen können.

Blitzlicht Praxis Spinnbarkeit des Zervixschleims
Die Viskosität des Zervixschleims kann auch als Hinweis auf die aktuelle Zyklusphase gedeutet werden. Ist sie hoch und der Schleim damit zähflüssig, verschließt er den Muttermund und deutet auf nicht fruchtbare Zyklustage hin. Um den Zeitpunkt der Ovulation herum nimmt die Viskosität ab, der Schleim wird klar und zieht Fäden, weshalb man auch von ***Spinnbarkeit*** *spricht. Die Beurteilung des Zervixschleims ist Bestandteil natürlicher Verhütungsmethoden. Als alleinige Methode ist sie allerdings als sehr unsicher zu bewerten.*

WISSEN TO GO

Ovulationsphase des Menstruationszyklus

Die **Ovulationsphase** (13.–15. Zyklustag) folgt auf die Follikelphase. Die Östrogenproduktion des **Graaf-Follikels** lässt die Östrogenkonzentration weiter ansteigen. Die negative Rückkopplung schlägt in eine **positive Rückkopplung** um, und es wird vermehrt **LH** ausgeschüttet. Dadurch kommt es zum **LH-Peak**, der den Eisprung auslöst: Die Membran des Graaf-Follikels reißt ein und das Ei gelangt in den Eileiter. Die Reste des Graaf-Follikels wandeln sich in den **Gelbkörper** (Corpus luteum) um, welcher **Progesteron** freisetzt. Der Östrogenspiegel sinkt und über die jetzt wieder negative Rückkopplung wird die LH-Ausschüttung gehemmt.

Zum Zeitpunkt des Eisprungs hat die Eizelle ihre 1. Reifeteilung beendet und mit der 2. Reifeteilung begonnen. Der Muttermund ist leicht geöffnet und der Zervixschleim hat sich verflüssigt.

Lutealphase

Der **Gelbkörper** beginnt mit der Freisetzung von Progesteron (S. 285). In geringerem Ausmaß produziert er auch Östrogene. Progesteron sorgt dafür, dass das **Endometrium** von der Proliferationsphase in die **Sekretionsphase** übergeht. Das Endometrium wird stärker durchblutet, die Drüsen wachsen weiter und produzieren Schleim, der Glykogen enthält. Die Schleimhaut lagert Glykogen, Fett und Proteine ein, wodurch sie optimale Bedingungen für das Einnisten einer befruchteten Eizelle schafft. Die Sekretionsphase dauert etwa 14 Tage. Außerdem bewirkt Progesteron, dass die Viskosität des **Zervixschleims** wieder zunimmt.

Progesteron und Östrogen hemmen die Freisetzung von FSH und LH. Da der Gelbkörper aber LH benötigt, um zu bestehen, führt der Abfall des LH-Spiegels dazu, dass er seine Hormonproduktion einstellt und sich um den ca. 26. Zyklustag in das funktionslose Corpus albicans umwandelt. Damit sinkt auch der Progesteronspiegel wieder. Da das **Endometrium** auf Progesteron angewiesen ist, führt das Absinken der Progesteronkonzentration dazu, dass die Funktionalis des Endometriums (S. 497) abgestoßen wird und die Monatsblutung einsetzt. Diese Phase wird als **Desquamationsphase** bezeichnet und dauert ca. 3 Tage. Der Blutverlust während einer Menstruationsblutung liegt bei ca. 50 ml.

Blitzlicht Praxis Temperaturmessung
Durch regelmäßiges orales oder rektales Messen der morgendlichen Körpertemperatur kann jede Frau feststellen, ob und wann ihr ***Eisprung*** *erfolgt. Da das Progesteron eine temperatursteigernde Wirkung hat, erhöht sich die Körpertemperatur in der 2. Zyklushälfte mit dem Eisprung um ca. 0,4–0,6 °C. Sinkt der Progesteronspiegel zum Zyklusende nicht ab, bleibt auch die Körpertemperatur hoch. Dies kann ein Zeichen für eine Schwangerschaft sein.*

WISSEN TO GO

Lutealphase des Menstruationszyklus

Die **Lutealphase** (16.–28. Zyklustag) stellt die letzte Phase des Menstruationszyklus dar. Das wichtigste Hormon ist jetzt das **Progesteron** aus dem **Gelbkörper**. Unter seinem Einfluss tritt das **Endometrium** in die **Sekretionsphase** über, in der es sich so auf die Einnistung einer befruchteten Eizelle vorbereitet. Am Ende der Lutealphase sinkt die LH-Konzentration und der Gelbkörper bildet sich zurück. Damit sinkt auch der Progesteronspiegel. Dies bewirkt, dass das **Endometrium** in die **Desquamationsphase** übergeht: Die Funktionalis wird abgestoßen und die Blutung setzt ein.

17.2.10 Sexuelle Erregung bei der Frau

Vor allem an der **Klitoris**, aber auch im restlichen Bereich der Vulva und in bestimmten Gebieten der Haut (sog. erogene Zonen) liegen speziellen Berührungsrezeptoren. Werden sie gereizt, geben sie über den N. pudendus Informationen an das **Erektionszentrum** im Rückenmark weiter. Das Erektionszentrum setzt über parasympathische Fasern folgende Reaktionen in Gang:

- Die Klitoris und die kleinen Labien (Schamlippen) schwellen an.
- Von der Vaginalschleimhaut wird ein Sekret abgesondert, das die Vagina befeuchtet (Lubrikation).
- Die Vagina erweitert sich.
- Verstärkt sich die Erregung, zieht sich das vordere Drittel der Vagina zusammen (orgastische Manschette), und es treten rhythmische Kontraktionen der Vagina, des Uterus und des Beckenbodens auf.

Endet die sexuelle Erregung, bilden sich die oben genannten Veränderungen wieder zurück.

17.3 Männliche Geschlechtsorgane

Wie die weiblichen lassen sich auch die männlichen Geschlechtsorgane (▶ **Abb. 17.29**) in die äußeren und die inneren Geschlechtsorgane unterteilen. Zu den **äußeren** männlichen Geschlechtsorganen gehören das Glied (Penis), die Harnsamenröhre (Urethra masculina) und der Hodensack (Skrotum). Zu den **inneren** männlichen Geschlechtsorganen

Abb. 17.29 Lage der Geschlechtsorgane beim Mann.

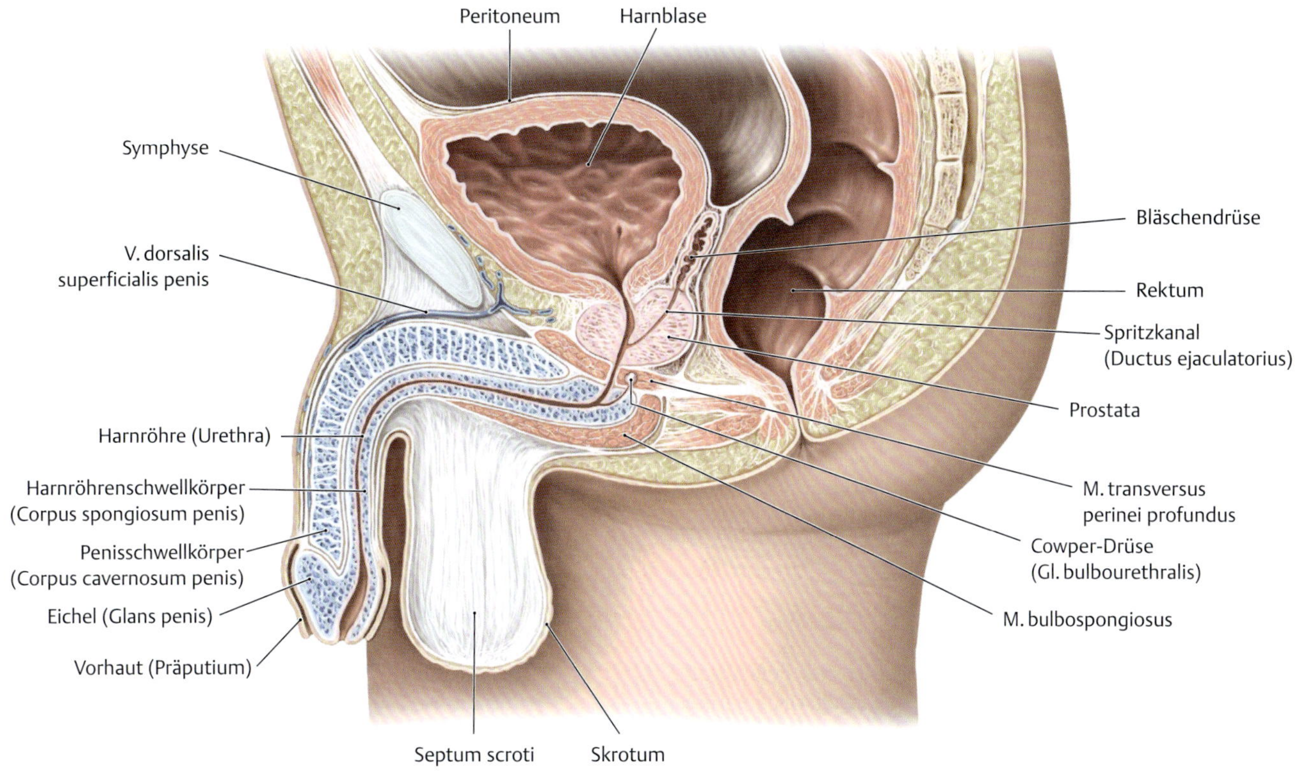

Sagittalschnitt durch die männliche Beckenhöhle. Da die Schnittebene direkt durch das Septum des Hodensacks verläuft, sind die Hoden nicht sichtbar. *Quelle: Schünke M, Schulte E, Schumacher U. Prometheus. LernAtlas der Anatomie. Innere Organe. Illustrationen von K. Wesker und M. Voll. 6. Aufl. Stuttgart: Thieme; 2022.*

zählen die Nebenhoden (Epididymes), die Samenleiter (Ductus deferentes) und die akzessorischen Geschlechtsdrüsen (Bläschendrüse, Prostata und Cowper-Drüse). Auch die Hoden (Testes) werden zu den inneren Geschlechtsorganen gerechnet, obwohl sie außen am Körper und damit außerhalb der Beckenhöhle liegen. Denn sie entwickeln sich in der Beckenhöhle und steigen kurz vor der Geburt durch den Leistenkanal in den Hodensack ab.

17.3.1 Penis

Aufgaben

Mithilfe des männlichen Glieds (Penis) können die Spermien beim **Geschlechtsverkehr** (Kohabitation) möglichst nah am äußeren Muttermund abgesetzt werden. Damit verkürzt sich ihr Weg zur befruchtungsfähigen Eizelle. Vor allem die Eichel ist mit Berührungsrezeptoren ausgestattet, deren Aktivierung dazu beträgt, dass der Mann zum Orgasmus kommt und das Sperma aus dem Penis austritt (**Ejakulation**).

Dadurch, dass das Endstück der Harnröhre im Penis verläuft, dient er auch zum **Wasserlassen**.

Lage und Aufbau

Der Penis hängt, sofern er nicht erregt ist, unterhalb der Symphyse frei herab. Hinter ihm liegt der Hodensack mit den Hoden (▶ **Abb. 17.29**).

Über die **Peniswurzel** (Radix penis) ist der Penis an Bauchwand, Symphyse und Schambein befestigt. Sie liegt im Dammbereich unter der Haut und ist deshalb von außen nicht sichtbar.

Der sichtbare, freie Teil des Penis ist der **Penisschaft** (Corpus penis). In erregtem Zustand liegt seine durchschnittliche Länge bei ca. 14 cm, wobei aber starke individuelle Schwankungen möglich sind. Der Penisschaft endet mit der **Eichel** (Glans penis, ▶ **Abb. 17.31**), an deren Spitze die Öffnung der Harnsamenröhre liegt. Die Haut, die den Penisschaft bedeckt, bildet am Übergang zur Eichel eine Reservefalte, die **Vorhaut** (Präputium). Sie bedeckt die Eichel, solange der Penis nicht erregt ist. Wenn sich der Penis bei Erregung verlängert, schaut die Eichel aus der Vorhaut hervor.

Blitzlicht Praxis Beschneidung

Bei der Beschneidung wird die Vorhaut mit einem ringförmigen Schnitt entfernt. Sie kann aus ***medizinischen*** *Gründen notwendig werden, z. B. wenn sie nicht zurückgeschoben werden kann und die Öffnung der Harnröhre verlegt oder wenn sie so eng ist, dass sie bei einer Erektion die Eichel einschnürt (Paraphimose). Häufiger wird die Beschneidung aber aus* ***religiösen*** *(insbesondere bei jüdischen und muslimischen Jungen) oder* ***hygienischen Gründen*** *durchgeführt.*

Aufgebaut ist der Penis hauptsächlich aus 2 Schwellkörpern, deren Faszien und der Harnsamenröhre (▶ **Abb. 17.30**). Die beiden **Schwellkörper** sind dafür verantwortlich, dass sich der Penis bei Erregung aufrichtet (**Erektion**). In ihrem Aufbau unterscheiden sie sich leicht voneinander:

Der **Penisschwellkörper** (kavernöser Schwellkörper, Corpus cavernosum penis) liegt auf der Penisoberseite und ist der größere der beiden Schwellkörper. Eine mittig verlaufende Bindegewebsschicht (Septum penis) teilt ihn in 2 Hälften. In Richtung Schambein trennen sich die beiden Hälften voneinander, ziehen als **Penispfeiler** (Crura penis) an die

Abb. 17.30 Aufbau des Penis.

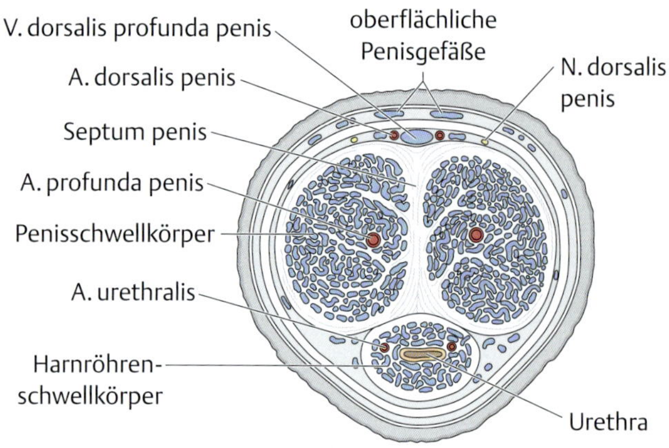

Querschnitt durch den Penis. Der Penisschwellkörper ist durch ein Septum in 2 Hälften geteilt. Er ist hauptverantwortlich für die Erektion. Der Harnröhrenschwellkörper umgibt die Harnröhre. *Quelle: Schünke M, Schulte E, Schumacher U. Prometheus. LernAtlas der Anatomie. Innere Organe. Illustrationen von K. Wesker und M. Voll. 6. Aufl. Stuttgart: Thieme; 2022.*

unteren Schambeinäste und tragen damit zur Befestigung des Penis bei. Seinen Namen hat der Schwellkörper daher, dass er aus zahlreichen Hohlräumen, den **Kavernen**, besteht. Sie sind mit einer Endothelzellschicht ausgekleidet, zwischen ihnen liegen elastisches Bindegewebe und glatte Muskulatur. Außen ist der Schwellkörper von einer festen **Faszie** umgeben. Bei Erregung lässt die Wandspannung der Kavernen und der arteriellen Gefäße nach, sodass mehr Blut in die Kavernen fließt. Da die umgebende Faszie nur wenig nachgibt, steigt der Druck im Schwellkörper an und der Penis versteift sich. Da auch Druck auf die venösen Gefäße des Penis ausgeübt wird, kann das venöse Blut nur noch schlecht ablaufen, was den Druck verstärkt.

Der **Harnröhrenschwellkörper** (spongiöser Schwellkörper, Corpus spongiosum penis) verläuft an der Penisunterseite zwischen Dammbereich und Eichel und umgibt die Harnröhre (▶ **Abb. 17.30**). Er spielt bei der Erektion eine geringere Rolle als der kavernöse Schwellkörper. Er besteht aus einem dichten **Gefäßnetz** und wird ebenfalls von einer Faszie umgeben. Diese ist allerdings nachgiebiger als die des kavernösen Schwellkörpers, sodass der Druck nicht so stark ansteigen kann. So wird die Harnsamenröhre nicht zusammengedrückt und damit bleibt der Weg für die Spermien offen.

Beide Schwellkörper werden gemeinsam von einer weiteren Faszie eingehüllt.

Gefäßversorgung und Innervation

Das Blut hat im Penis nicht nur die Aufgabe, das Gewebe mit Sauerstoff und Nährstoffen zu versorgen, sondern verursacht dadurch, dass es sich in den Schwellkörpern staut, auch die Erektion.

Das Blut fließt über mehrere kleine Arterien in den Penis. Sie alle sind Äste der **A. pudenda interna**, die aus der A. iliaca interna abzweigt.

Das venöse Blut fließt über ein oberflächliches oder ein tiefes Venensystem entweder in die V. femoralis oder in die V. iliaca interna.

Für die Erweiterung der Schwellkörperkavernen und der arteriellen Blutgefäße und damit die Erektion bzw. die Erschlaffung des Penis ist der **Parasympathikus** verantwortlich. Sensorisch wird der Penis über einen Ast des Schamnervs (N. pudendus) versorgt.

Abb. 17.31 Penis, Hodensack und Hodenhüllen.

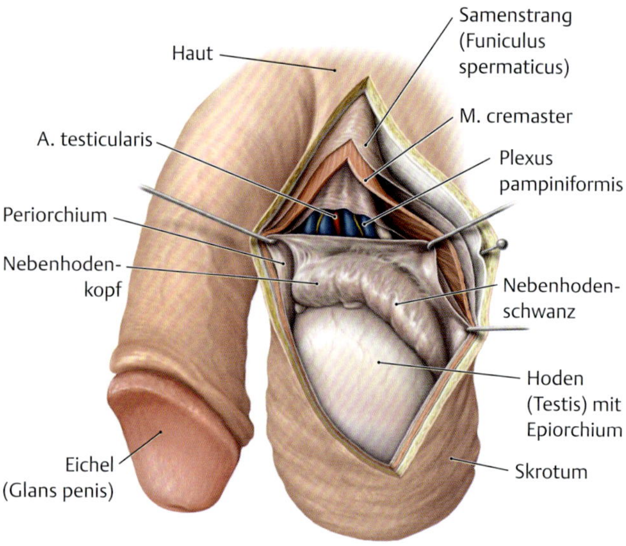

Der Hodensack, die Hodenhüllen und die Hüllen des Samenstrangs sind eröffnet, damit der Hoden und die Nebenhoden sichtbar sind. *Quelle: Schünke M, Schulte E, Schumacher U. Prometheus. LernAtlas der Anatomie. Innere Organe. Illustrationen von K. Wesker und M. Voll. 6. Aufl. Stuttgart: Thieme; 2022.*

WISSEN TO GO

Penis

Über den Penis werden sowohl der **Urin** als auch das **Sperma** abgegeben. Er ist über die **Peniswurzel** an Bauchwand, Symphyse und Schambein befestigt. Von außen sichtbar sind der **Penisschaft** (Corpus penis) und die **Eichel** (Glans penis). Bei erschlafftem Penis ist die Eichel von der **Vorhaut** (Präputium) bedeckt. An ihrer Spitze endet die Harnsamenröhre.

Der Penis besteht hauptsächlich aus 2 Schwellkörpern: dem **kavernösen Schwellkörper** (Corpus cavernosum penis), der am Schambein ansetzt, und dem **spongiösen Schwellkörper** (Corpus spongiosum penis), durch den die Harnsamenröhre verläuft. Bei Erregung füllen sich die Schwellkörper stärker mit Blut und schwellen an. Dadurch versteift sich der Penis, es kommt zur **Erektion**. Die Erektion wird in erster Linie durch den **Parasympathikus** vermittelt.

17.3.2 Hoden und Hodensack

Aufgaben

Von den unterschiedlichen Zellarten des **Hodens** (Testis) werden die **Samenzellen** (Spermien) und die Hormone **Testosteron** und **Inhibin** gebildet. Die Produktion setzt mit dem Beginn der Pubertät ein.

Der **Hodensack** (Skrotum) ist ein Hautsack, in dem der Hoden außerhalb der Bauch- und Beckenhöhle liegt. Diese Lage ist wichtig, da Spermien nur bei einer Temperatur ungestört gebildet werden können, die etwas unter der Körperkerntemperatur liegt.

Abb. 17.32 Querschnitt durch den Hoden und Nebenhoden.

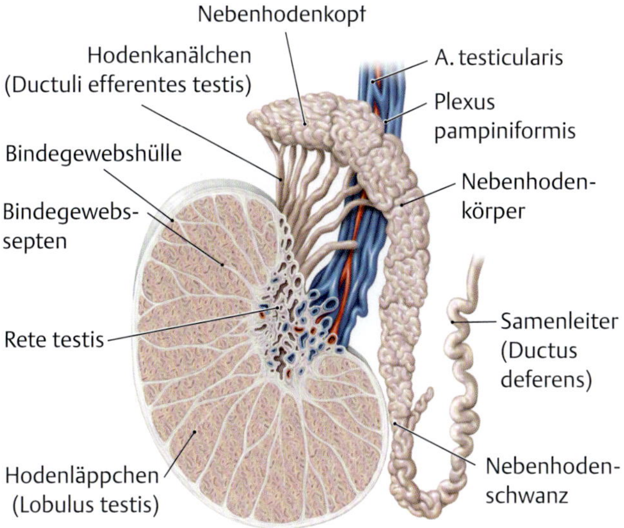

Der Nebenhoden wurde im Bild etwas angehoben, damit die Ductuli efferentes testis sichtbar werden. *Quelle: Schünke M, Schulte E, Schumacher U. Prometheus. LernAtlas der Anatomie. Innere Organe. Illustrationen von K. Wesker und M. Voll. 6. Aufl. Stuttgart: Thieme; 2022.*

Patho Hodenhochstand

*Während der Fetalentwicklung wandern die Hoden aus dem Bauchraum durch den Leistenkanal in den Hodensack. Diese Wanderung (Descensus testis) ist im Normalfall bei der Geburt abgeschlossen. Bei etwa 5 % der Neugeborenen haben die Hoden bei der Geburt das Skrotum noch nicht erreicht. Man spricht dann von einem **Hodenhochstand**. Je nachdem, wo die Hoden liegen, unterscheidet man:*

- ***Bauchhoden:** Die Hoden liegen noch in der Bauchhöhle (Kryptorchismus).*
- ***Leistenhoden:** Die Hoden befinden sich im Leistenkanal.*
- ***ektope Hoden:** Die Hoden befinden sich im Oberschenkel- oder Bauchdeckenbereich und damit außerhalb des Bereichs, den sie normalerweise beim Abstieg durchwandern.*

*Beim **Gleithoden** kann der Hoden aus dem Leistenkanal ins Skrotum verlagert werden, gleitet aber nach Loslassen wieder zurück. Andersherum verhält es sich beim **Pendelhoden**: Er liegt normalerweise im Skrotum, wird aber bei bestimmten Reizen in den Leistenkanal zurückgezogen.*

Häufig verschwindet der Hodenhochstand bis zum 6. Lebensmonat, und der Hoden steigt komplett ab. Geschieht dies nicht, sollte medikamentös (mit Hormonen) und im Anschluss ggf. operativ vorgegangen werden. Da nicht abgestiegene Hoden höheren Temperaturen ausgesetzt sind, besteht die Gefahr, dass später die Spermienbildung (bis hin zur Unfruchtbarkeit) gestört ist. Auch das Risiko für Hodentumoren steigt.

Lage und Aufbau

Die beiden **Hoden** sind oval und wiegen einzeln 15–20 g. Beim erwachsenen Mann sind sie etwa 4 cm lang, 3 cm breit und 2 cm dick. Jeder Hoden ist von einer Hülle aus festem Bindegewebe (Tunica albuginea) umgeben. Oben liegt dem Hoden der **Nebenhoden** auf. Zwischen Hoden und Hodensack schiebt sich eine Bauchfellfalte. Ihr inneres Blatt, das dem Hoden anliegt, wird als **Epiorchium** bezeichnet, ihr äußeres Blatt als **Periorchium** (▶ Abb. 17.31). Zwischen beiden Blättern befindet sich ein schmaler Spaltraum.

Patho Hydrozele

*Bei einer **Hydrozele** („Wasserbruch") sammelt sich in dem Spaltraum zwischen Epi- und Periorchium Flüssigkeit an. Von außen macht sich dies dadurch bemerkbar, dass der Hodensack angeschwollen, aber nicht schmerzhaft ist. Hydrozelen können **angeboren** sein oder erst später, z. B. als Folge einer Entzündung, entstehen.*

Die Gefäße und Nerven treten an seinem oberen Ende in den Hoden ein bzw. aus dem Hoden aus.

Im **Hodensack** liegen die beiden Hoden in getrennten Kammern, die durch ein bindegewebiges Septum voneinander getrennt werden. In die Wand des Hodensacks strahlen Fasern des M. obliquus internus (S. 381) aus. Sie ziehen, vom unteren Rand des Bauchmuskels kommend, als **M. cremaster** durch den Leistenkanal bis zum Skrotum. Wenn sich der M. cremaster zusammenzieht, werden die Hoden dichter an den Rumpf gezogen, entspannt er sich, hängen sie weiter vom Rumpf entfernt. Durch die unterschiedliche Entfernung vom Rumpf kann die Hodentemperatur beeinflusst werden. Das ist deswegen wichtig, weil die Bildung befruchtungsfähiger Spermien nur in einem gewissen Temperaturbereich möglich ist.

Feinbau

Von der Hodenhülle, die glatte Muskelzellen enthält, ziehen Bindegewebssepten ins Hodengewebe und unterteilen es so in zahlreiche **Läppchen** (▶ Abb. 17.32). In den Läppchen liegen die **Samenkanälchen** (Tubuli seminiferi). Sie sind mit dem **Keimepithel** ausgekleidet, dessen Keimzellen die Spermien bilden. Ebenfalls im Keimepithel liegen die **Sertoli-Zellen**, die das Hormon Inhibin (S. 286) freisetzen. Zwischen den Samenkanälchen finden sich die **Leydig-Zwischenzellen**. Sie produzieren Testosteron (S. 286).

Die Samenkanälchen ziehen zu der Stelle des Hodens, an der auch die Gefäße eintreten. Dort bilden sie ein feines Netzwerk (**Rete testis**), in dem die Kanälchen stark verzweigt und untereinander verbunden sind. Aus dem Rete testis gehen **ableitende Hodenkanälchen** (Ductuli efferentes testis) hervor, die das Rete testis mit dem Nebenhoden verbinden. Sie dienen in erster Linie dem Transport der Spermien in den Nebenhoden.

Das Skrotum besitzt denselben Aufbau wie die äußere Haut (S. 476), allerdings fehlt die subkutane Fettschicht. Stattdessen befindet sich unter der Subkutis eine Schicht glatter Muskelzellen (Tunica dartos). Die Skrotalhaut ist häufig dunkler pigmentiert als die übrige Körperhaut.

Gefäßversorgung und Innervation

Die Blut- und Lymphgefäße und die Nerven verlaufen in den Bindegewebssepten zwischen den Hodenläppchen.

Die Hoden werden durch die rechte und die linke Hodenarterie (**A. testicularis**) mit Blut versorgt. Die beiden Gefäße entspringen kurz unterhalb der Nierenarterien aus der Bauchaorta. Die A. testicularis ist von einem Venennetz (Plexus pampiniformis) umgeben, über den das venöse Blut aus dem Hoden in die jeweilige **V. testicularis** fließt. Von dort gelangt es auf der linken Seite in die Nierenvene (V. renalis), auf der rechten direkt in die V. cava inferior.

Sympathische Fasern regulieren die Weite der Hodengefäße und damit die Durchblutung und innervieren die Glattmuskelzellen der Hodenhülle. Sie erreichen über verschiedene Nervengeflechte den Hoden.

WISSEN TO GO

Hoden und Hodensack

Die beiden Hoden (**Testes**) bilden die Samenzellen (**Spermien**) und die Hormone **Testosteron** und **Inhibin**. Sie sind jeweils von einer Hülle aus Bindegewebe und dem inneren (**Epiorchium**) und dem äußeren (**Periorchium**) Blatt des Bauchfells umgeben. Dem oberen Hodenpol liegt der Nebenhoden auf.

Im Hodengewebe liegen die **Samenkanälchen** (Tubuli seminiferi), deren Keimepithel die Spermien bildet. Am oberen Hodenpol bilden die Samenkanälchen ein Netz (Rete testis), aus dem die **Hodenkanälchen** (Ductuli efferentes testis) hervorgehen. Sie leiten die Spermien in den Nebenhoden.

Die **Sertoli-Zellen** des Keimepithels setzen Inhibin und Substanzen frei, die der Spermienreifung dienen. Die **Leydig-Zwischenzellen**, die zwischen den Samenkanälchen liegen, produzieren Testosteron.

Der Hodensack (**Skrotum**) besteht aus 2 getrennten Kammern, in denen jeweils ein Hoden liegt. In seine Wand strahlt der **M. cremaster** ein. Er kann bei Kälte die Hoden näher an den Körper ziehen.

Spermatogenese

Unter **Spermatogenese** versteht man die Entwicklung einer befruchtungsfähigen Samenzelle (Spermium) aus einer Keimzelle. Sie dauert ca. 70 Tage. Davon entfallen auf die Entwicklung im Hoden rund 5 Wochen und auf diejenige im Nebenhoden etwa 2 Wochen. Im Gegensatz zur Frau, deren Fruchtbarkeit mit der Menopause zu Ende geht, kann der Mann bis zu seinem Tod befruchtungsfähige Samenzellen bilden.

Ausgangszelle der Spermatogenese ist eine Keimzelle (**Spermatogonie**) im Keimepithel der Samenkanälchen. Sie teilt sich (Mitose), wobei die eine der beiden Tochterzellen als Stammzelle im Keimepithel verbleibt. Die andere durchläuft die 1. meiotische Teilung (S. 71), wodurch 2 **Spermatozyten** gebildet werden. Aus jedem Spermatozyten entstehen dann durch die 2. meiotische Reifeteilung 2 **Spermatiden** mit haploidem Chromosomensatz. Damit ist die Phase der Zellteilungen beendet.

Die Spermatiden entwickeln sich weiter zu **Spermien** (Spermatozoen), die allerdings **noch nicht befruchtungsfähig** sind. Sie bestehen aus einem Kopf und einem Schwanz. Der **Kopf** enthält das Chromatin und das **Akrosom**, in welchem Enzyme gespeichert sind, die später bei der Befruchtung der Eizelle eine Rolle spielen. Der **Schwanz** ist beweglich und dient der Fortbewegung des Spermiums. Insgesamt ist ein Spermium ca. 60 µm lang.

Diese unreifen Spermien gelangen über die Samen- und Hodenkanälchen in den **Nebenhoden**. Dessen Epithelzellen unter dem Einfluss von Testosteron bestimmte Substanzen frei, die das Spermium reifen lassen, sodass es befruchtungsfähig wird. Die reifen Spermien werden im Nebenhoden gespeichert.

Neben den Keimzellen sind für die Spermatogenese auch die **Sertoli-Zellen** wichtig. Sie setzen neben Inhibin auch Substanzen (z. B. Wachstumsfaktoren) frei, die für die Entwicklung der Spermien notwendig sind. Außerdem sind die Sertoli-Zellen am Aufbau der Blut-Hoden-Schranke beteiligt.

Abb. 17.33 Spermatogenese.

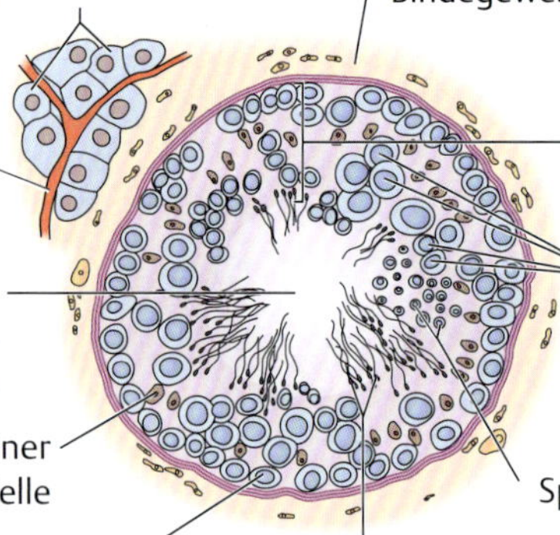

Querschnitt durch ein Samenkanälchen. Die Spermienbildung geht von den Spermatogonien des Keimepithels aus. Über die Spermatozyten und die Spermatiden entwickeln sich die Spermien, die aber zunächst noch nicht befruchtungsfähig sind. *Quelle: Schwegler J, Lucius R. Der Mensch – Anatomie und Physiologie. Stuttgart: Thieme; 2016.*

An der Spermatogenese sind – außer GnRH – im Wesentlichen 3 Hormone beteiligt:

- **FSH** regt die Sertoli-Zellen zur Ausschüttung der entwicklungsfördernden Substanzen an.
- **LH** bewirkt an den Leydig-Zwischenzellen die Freisetzung von Testosteron.
- **Testosteron** hat an den Sertoli-Zellen dieselbe Wirkung wie FSH. Weitere Zielzellen sind die Epithelzellen des Nebenhodens.

WISSEN TO GO

Spermatogenese

Die Spermien entwickeln sich aus den Keimzellen (**Spermatogonien**) des Keimepithels der Hodenkanälchen. Dort entstehen durch die 1. und die 2. meiotische Teilung aus jeder Keimzelle **4 Spermatiden**, die sich zu noch unreifen **Spermien** (Spermatozoen) weiterentwickeln. Hierbei spielen Substanzen eine große Rolle, die von den **Sertoli-Zellen** unter dem Einfluss von FSH und Testosteron gebildet werden. Die unreifen Spermien gelangen in den Nebenhoden, wo sie zu befruchtungsfähigen Spermien reifen. Insgesamt dauert die Entwicklung etwa 70 Tage.

Ein Spermium ist etwa 60 µm lang und besteht aus einem **Kopf**, der das **Chromatin** und das **Akrosom** enthält, und einem **Schwanz**, der der Fortbewegung dient.

17.3.3 Nebenhoden

Aufgaben

Im Nebenhoden (Epididymis) erlangen die Spermien ihre **Befruchtungsfähigkeit** und werden anschließend dort gespeichert. Der Nebenhoden zählt zu den samenableitenden Wegen.

Lage und Aufbau

Der Nebenhoden liegt auf dem oberen Ende des Hodens (▶ **Abb. 17.31**). Er liegt außerhalb der Hodenhülle, aber innerhalb des Hodensacks und ist gut zu tasten.

Der Nebenhoden erscheint mit Kopf, Körper und Schwanz dreigeteilt. Während der **Nebenhodenkopf** aus den ca. 12 ableitenden Hodenkanälchen besteht und deshalb streng genommen noch zum Hoden zählt, stellen Körper und Schwanz den eigentlichen Nebenhoden dar. Der **Nebenhodenkörper** und der **Nebenhodenschwanz** werden vom **Nebenhodengang** (Ductus epididymidis) gebildet, der 5–6 cm lang ist, aber stark geschlängelt verläuft. In seinen Anfang münden die Hodenkanälchen. Er geht in den Samenleiter über.

Patho Nebenhodenentzündung

*Eine Nebenhodenentzündung (**Epididymitis**) entsteht meist dadurch, dass sexuell übertragbare Keime (z. B. Gonokokken oder E. coli) über die Harnröhre und den Samenleiter in den Nebenhoden aufsteigen. Meist bestehen dann starke Schmerzen im Bereich des Skrotums, die bis in die Leiste ausstrahlen können. Typisch ist, dass der Schmerz durch das Anheben der Hoden gelindert werden kann. Unbehandelt kann eine Nebenhodenentzündung zur Unfruchtbarkeit führen. Die Therapie besteht in erster Linie in einer Antibiotikagabe.*

Feinbau

Die Epithelzellen des Nebenhodengangs tragen einen Besatz aus feinen Härchen (**Stereozilien**). Diese sorgen dafür, dass die Spermien auf ihrem Weg zum Samenleiter nicht an der Wand des Nebenhodengangs kleben bleiben. Außerdem enthalten die Stereozilien Vakuolen, in denen die Substanzen auf ihre Freisetzung warten, die die Spermien zu ihrer Reifung benötigen.

Gefäßversorgung und Innervation

Die Gefäßversorgung und die Innervation des Nebenhodens entspricht der des Hodens (S. 517).

WISSEN TO GO

Nebenhoden

In den Nebenhoden (Epididymes) reifen die unreifen Samenzellen zu befruchtungsfähigen Spermien heran und werden anschließend dort gespeichert. Die Nebenhoden liegen den Hoden direkt auf. Ihr **Kopf** besteht aus den Hodenkanälchen, **Körper** und **Schwanz** aus dem **Nebenhodengang** (Ductus epididymidis). Dieser ist stark geschlängelt und geht in den Samenleiter über.

17.3.4 Samenleiter und Harnsamenröhre

Aufgaben

Der Samenleiter (Ductus deferens) transportiert beim Samenerguss (Ejakulation) die Spermien aus dem Nebenhodengang in die Harnsamenröhre.

Lage und Aufbau

Der etwa 50 cm lange Samenleiter schließt sich an den Nebenhodengang an. Er zieht im **Samenstrang** (Funiculus spermaticus) durch den Leistenkanal (S. 383). Der Samenstrang besteht aus den Arterien, Venen und Nerven, die die äußeren Geschlechtsorgane und die Hoden versorgen, und dem Samenleiter. Diese Strukturen besitzen eine gemeinsame mehrschichtige Hülle, die u. a. aus Ausläufern der oberflächlichen Bauchwandfaszie, der Faszie des M. obliquus internus und der Fascia transversalis (S. 354) besteht. Auch der M. cremaster ist Teil der Hülle des Samenstrangs (▶ **Abb. 17.31**).

Nachdem er den Leistenkanal verlassen hat, zieht der Samenleiter seitlich der Harnblase in Richtung Harnröhre. Dabei verläuft er streckenweise durch die Prostata (▶ **Abb. 17.34**). Kurz bevor er in die Harnröhre mündet, erweitert sich der Samenleiter (Ampulla ductus deferentis). Hier mündet der Ausführungsgang der Bläschendrüse (s. u.) in den Samenleiter. Der Abschnitt des Samenleiters zwischen der Mündungsstelle des Ausführungsgangs und seinem Eintritt in die Urethra wird Spritzkanal (**Ductus ejaculatorius**) genannt.

Da die Urethra (S. 249) ab der Einmündung des Samenleiters sowohl Urin als auch Sperma transportiert, wird sie von diesem Punkt an als **Harnsamenröhre** bezeichnet.

Blitzlicht Praxis Vasektomie

*Eine sichere Verhütungsmethode seitens des Mannes ist die **Vasektomie**, bei der die Samenleiter im Bereich des Hodensacks durchtrennt werden. Diese Maßnahme verhindert, dass die Spermien aus dem Hoden ins Ejakulat gelangen. Sie beeinträchtigt aber nicht die Spermienproduktion oder die Fähigkeit zur Erektion und zum Orgasmus. Beachtet werden muss aber, dass die Zeugungsfähigkeit nach dem Eingriff noch einige Wochen anhält, da sich befruchtungsfähige Spermien auch hinter der Durchtrennungsstelle befinden. Aus diesem Grund sollte das Ejakulat nach dem Eingriff mehrfach untersucht werden, bis sicher ist, dass sich keine Spermien mehr darin befinden.*

*Überlegt es sich der Mann später anders, kann versucht werden, die beiden Enden des Samenleiters wieder zu verbinden. Diese sog. **Vasovasostomie** hat eine Erfolgsquote von ca. 80 %.*

Feinbau

Das Epithel des Samenleiters entspricht weitestgehend dem des Nebenhodengangs. Die Muskelschicht ist beim Samenleiter allerdings 3-schichtig und damit wesentlich stärker ausgeprägt.

Gefäßversorgung und Innervation

Die **A. ductus deferentis**, die den Samenleiter mit Blut versorgt, kann aus unterschiedlichen Arterien (A. umbilicalis, A. vesicalis, A. iliaca interna) entspringen. Das venöse Blut fließt über das Gefäßnetz des Hodens ab.

Die Durchblutung des Samenleiters wird über den **Sympathikus** gesteuert. Er löst auch die Kontraktion der Muskelschicht des Samenleiters bei der Ejakulation aus.

Abb. 17.34 Samenleiter und akzessorische Geschlechtsdrüsen.

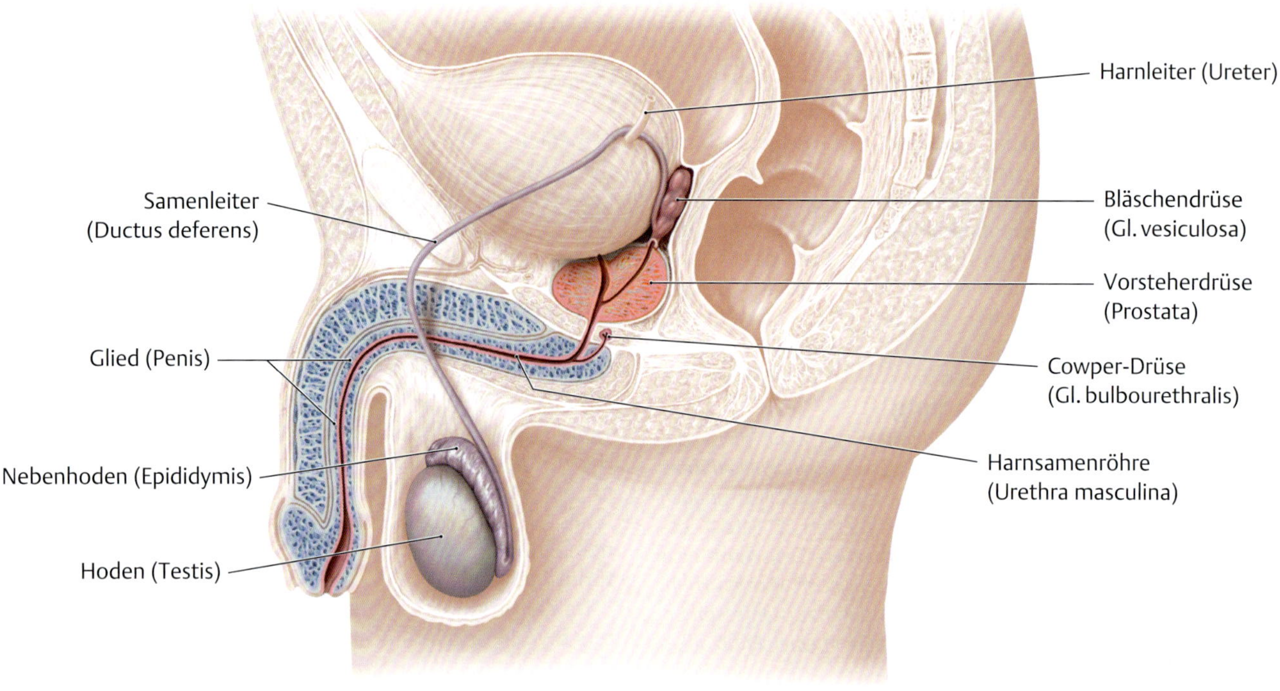

Der Samenleiter verläuft vom Hoden zunächst durch den Leistenkanal (nicht dargestellt) und dann durch die Prostata, bis er innerhalb des Prostatagewebes in die Harnröhre einmündet. Die Mündungsstelle der Bläschendrüse liegt oberhalb der Prostata, die Cowper-Drüsen entlassen ihr Sekret erst nach der Prostata in die Harnsamenröhre. *Quelle: Schünke M, Schulte E, Schumacher U. Prometheus. LernAtlas der Anatomie. Innere Organe. Illustrationen von K. Wesker und M. Voll. 6. Aufl. Stuttgart: Thieme; 2022*

WISSEN TO GO

Samenleiter und Harnsamenröhre

Der Samenleiter (**Ductus deferens**) zieht vom Nebenhoden durch den **Leistenkanal** und die Prostata zur Harnröhre. Er leitet die Spermien aus dem Nebenhoden in die Harnröhre. Außerdem mündet der Ausführungsgang der Bläschendrüse in den Samenleiter. Der Abschnitt zwischen Mündungsstelle und Vereinigung mit der Harnröhre wird Spritzkanal (**Ductus ejaculatorius**) genannt. Nach der Einmündung des Samenleiters wird die Harnröhre zur **Harnsamenröhre**.

17.3.5 Akzessorische Geschlechtsdrüsen

Die akzessorischen Geschlechtsdrüsen bilden Sekrete, die sie während der Ejakulation abgeben. Zusammen mit den Spermien bilden diese Sekrete das **Sperma** (Ejakulat, Samenflüssigkeit).

Es gibt 5 akzessorische Geschlechtsdrüsen (▶ **Abb. 17.34**):

- 2 Bläschendrüsen,
- 1 Vorsteherdrüse (Prostata) und
- 2 Cowper-Drüsen.

Bläschendrüse

Aufgaben • Das Sekret, das von den beiden Bläschendrüsen (Glandulae vesiculosae) gebildet wird, macht etwa **70 % des Spermas** aus. Es ist eher zähflüssig und enthält **Fruktose** (Fruchtzucker), die von den Spermien als Energiequelle genutzt wird. Sein leicht alkalischer pH-Wert beeinflusst außerdem die Beweglichkeit der Spermien positiv.

Lage und Aufbau • Die beiden Bläschendrüsen liegen links und rechts jeweils zwischen dem Harnleiter und dem erweiterten Abschnitt des Samenleiters. Sie sind mit der **Rückwand der Harnblase** verwachsen, hinten haben sie losen Kontakt zum Rektum (▶ **Abb. 17.29**). Sie bestehen aus einem Drüsengang von etwa 18 cm Länge, der aber so stark gewunden ist, dass die Drüse als solche nur 4–5 cm lang ist.

Der Ausführungsgang der Bläschendrüse mündet in den Samenleiter (▶ **Abb. 17.34**), der ab dieser Stelle als Spritzkanal (**Ductus ejaculatorius**) bezeichnet wird. Er verläuft durch das Gewebe der Prostata und führt in die Harnröhre. An der Mündungsstelle befindet sich ein Sphinkter, der verhindert, dass Urin aus der Harnröhre in die Bläschendrüse fließt.

Feinbau • Der Gang der Bläschendrüse ist mit Drüsenepithel ausgekleidet. Darunter befindet sich eine ausgeprägte Muskelschicht.

Gefäßversorgung und Innervation • Die Blutversorgung übernehmen kleine Äste der A. vesicalis und der A. ductus deferentis. Das venöse Blut fließt über die Venennetze der Prostata und der Blase ab.

Durch den Einfluss des **Sympathikus** öffnet sich der Sphinkter beim Übergang in die Harnröhre während der Ejakulation. Außerdem kontrahiert sich die Muskelschicht, sodass das Sekret zügig nach außen befördert wird. Der **Parasympathikus** sorgt für Kontraktion des Sphinkters und steigert die Sekretproduktion. Auch Androgene sind an der Steuerung der Aktivität der Bläschendrüsen beteiligt.

Prostata

Aufgaben • Die Prostata (Vorsteherdrüse) bildet etwa 30 % des Spermas. Ihr Sekret ist dünnflüssig und leicht sauer. Es enthält zahlreiche **Enzyme** und andere Stoffe, die v. a. für die Beweglichkeit der Spermien wichtig sind.

Lage und Aufbau • Die Prostata liegt direkt unterhalb der Harnblase und umgibt die **Harnröhre** (▶ **Abb. 17.29** und ▶ **Abb. 17.35**). Sie hat einen Durchmesser von ca. 3 cm. Der Anteil, der rechts der Harnröhre liegt, wird als rechter Lappen (Lobus dexter), derjenige auf der linken Seite als linker Lappen (Lobus sinister) bezeichnet. Unten liegt sie dem Beckenboden auf, ihre Rückseite grenzt an das Rektum.

Diagnostik Früherkennung Prostatakarzinom

*Durch ihre Lage vor dem Rektum kann die Prostata abgetastet werden, indem der Untersucher einen Finger in den Enddarm einführt (**digital-rektale Palpation**). So können Veränderungen im Prostatagewebe gefunden werden. Zusammen mit der Bestimmung des **PSA-Wertes** und evtl. einem transrektalen Ultraschall wird diese Untersuchung zur Frühdiagnostik des Prostatakarzinoms verwendet. PSA steht für „prostataspezifisches Antigen", eine Erhöhung des PSA-Wertes kann auf eine Veränderung des Prostatagewebes hinweisen. Da er aber auch bei anderen Veränderungen der Prostata (z. B. bei einer gutartigen Größenzunahme oder nach der rektalen Palpation) erhöht sein kann, ist seine Erhöhung kein eindeutiges Zeichen.*

Ein Band verbindet die Prostata mit dem Hinterrand der Symphyse. Das Prostatagewebe ist von einer festen Kapsel umgeben, deren innere Schicht aus glatter Muskulatur besteht.

Feinbau • Man unterscheidet an der Prostata von innen nach außen 3 Zonen: Als **periurethrale Zone** wird der Anteil bezeichnet, der die Harnröhre direkt umgibt. Darauf folgt als mittlere Schicht die **Innenzone**. In ihr verlaufen die beiden Spritzkanäle. Die **Außenzone** umfasst den größten Teil des Prostatagewebes.

In allen Zonen liegen Drüsen, wobei diejenigen der Innen- und der Außenzone von Bindegewebe umgeben sind, das **glatte Muskelzellen** enthält. Die Drüsen münden über 15–20 kleine Ausführungsgänge direkt in die Harnröhre.

Abb. 17.35 Prostata.

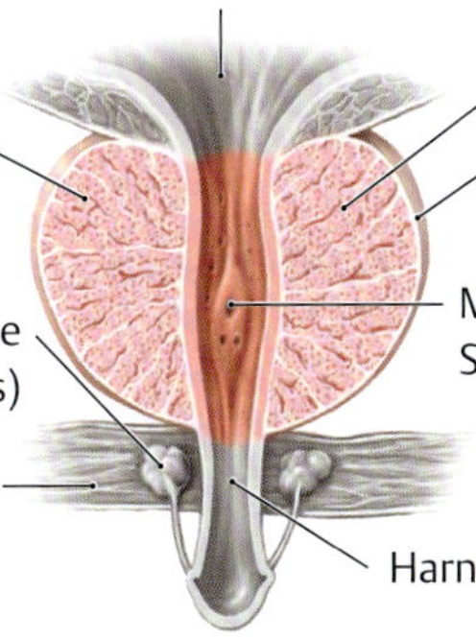

Querschnitt. Die Prostata und der Abschnitt der Harnröhre, der durch sie hindurchzieht, sind rötlich eingefärbt. *Quelle: Schünke M, Schulte E, Schumacher U. Prometheus. LernAtlas der Anatomie. Innere Organe. Illustrationen von K. Wesker und M. Voll. 6. Aufl. Stuttgart: Thieme; 2022.*

Patho Prostatakarzinom

*Beim Prostatakarzinom entarten die Epithelzellen der **Prostatadrüsen**, insbesondere die der Außenzone. Es handelt sich um die häufigste bösartige Tumorerkrankung beim Mann. Im frühen Stadium ist die Erkrankung symptomlos, später treten durch die Vergrößerung der Prostata Schwierigkeiten beim Entleeren der Blase auf. Häufig ist der Urin auch blutig. Das Prostatakarzinom metastasiert zunächst in die regionären Lymphknoten und dann überwiegend in die Knochen (v. a. Becken, Wirbelsäule und Rippen). Als 1. Symptom eines Prostatakarzinoms können deshalb auch Rückenschmerzen auftreten.*

Es gibt mehrere Therapiemöglichkeiten (z. B. operative Entfernung der Prostata, Hormontherapie oder Bestrahlung), unter denen u. a. abhängig vom Alter des Erkrankten und dem Krankheitsfortschritt ausgewählt wird.

Gefäßversorgung • Die kleinen Äste, die die Prostata mit Blut versorgen, stammen aus der A. vesicalis inferior oder der A. rectalis media. Der venöse Abfluss entspricht demjenigen der Bläschendrüse. Auch die Wirkungen von Sympathikus und Parasympathikus sind ähnlich.

Cowper-Drüsen

Die Cowper-Drüsen (Glandulae bulbourethrales) sind nur erbsengroß und damit die kleinsten der akzessorischen Geschlechtsdrüsen. Ihre beiden Ausführungsgänge münden in den Schwellkörperanteil der Harnröhre und damit unterhalb der Ausführungsgänge der anderen Drüsen (▶ **Abb. 17.29** und ▶ **Abb. 17.34**). Damit erreicht ihr Sekret als Erstes die Harnröhre. Es ist klar und leicht zähflüssig. Es macht die Harnröhre für den nachfolgenden Teil des Spermas gleitfähig.

WISSEN TO GO

Akzessorische Geschlechtsdrüsen

Die Sekrete der akzessorischen Geschlechtsdrüsen bilden zusammen mit den Spermien das **Sperma** (Ejakulat, Samenflüssigkeit).

Etwa 70 % der Flüssigkeit wird von den beiden **Bläschendrüsen** (Glandulae vesiculosae) gebildet. Deren Sekret enthält viel **Fruktose**, die den Spermien als Energiequelle dient. Die Bläschendrüsen liegen zwischen Harnblase, Rektum, Harnleiter und Samenleiter. Sie münden in den Samenleiter.

Das Sekret der **Prostata** (Vorsteherdrüse) trägt hauptsächlich zur Beweglichkeit der Spermien bei. Es macht knapp 30 % des Spermas aus. Die Prostata umgibt die Harnröhre, unten grenzt sie an den Beckenboden, hinten an das Rektum. Ihre Ausführungsgänge münden direkt in die Harnröhre.

Die kleinen **Cowper-Drüsen** (Glandulae bulbourethrales) münden unterhalb der Ausführungsgänge der Prostata ebenfalls direkt in die Harnröhre. Sie entlassen nur geringe Sekretmengen, die die Harnsamenröhre für das nachfolgende Sperma gleitfähig machen.

17.3.6 Sexuelle Erregung beim Mann und Ejakulation

Vor allem an der Eichel, aber auch am Penis, an den Hoden und in bestimmten Hautarealen des Körpers (sog. erogenen Zonen) befinden sich spezielle Rezeptoren, die bei Berührung über den N. pudendus Reize an das **Erektionszentrum** im Rückenmark weitergeben. Das Erektionszentrum befindet sich auf Höhe des 2. bis 4. Sakralwirbels und aktiviert daraufhin **parasympathische Fasern**. Diese erreichen über die Nn. pelvici splanchnici den Penis und sorgen dort für die Erweiterung und Blutfüllung der Schwellkörper, der Penis versteift und richtet sich auf (**Erektion**). Die Erektion ist Voraussetzung für die **Kohabitation** (Beischlaf, Koitus, Geschlechtsverkehr).

Nimmt die Erregung weiter zu, wird das **Ejakulationszentrum** im Rückenmark auf Höhe des 2. und 3. Lendenwirbels aktiviert. Über **sympathische Fasern** vermittelt es folgende Reaktionen, die zum Samenerguss (**Ejakulation**) führen:

1. Der M. cremaster zieht das Skrotum und damit die Hoden etwas nach oben, wodurch sich der Samenstrang verkürzt.
2. Die Cowper-Drüsen geben ihr Sekret in die Harnröhre ab.
3. Der Hoden wird komplett angehoben.
4. Die Hodenkanälchen, die beiden Samenleiter, die Harnröhre und die Muskulatur, die die Drüsen von Prostata und Bläschendrüse umgeben, ziehen sich nacheinander zusammen. Dadurch werden die Spermien und die Sekrete der übrigen Geschlechtsdrüsen in die Harnröhre abgegeben und vermischen sich dort zum Sperma.
5. Durch das Sperma wird die Harnröhre gedehnt. Das ruft rhythmische Kontraktionen der Harnröhrenmuskulatur und der umliegenden Muskeln hervor, durch die das Sperma aus der Harnröhre gepresst wird. Es kommt zum Samenerguss.

Gleichzeitig spannen sich der Beckenboden und der innere Sphinkter der Harnblase an. Das verhindert, dass sich das Sperma harnröhrenaufwärts bewegt und in die Blase gelangt bzw. sich umgekehrt Harn aus der Blase ins Sperma mischt.

ACHTUNG

Für die Erektion ist der Parasympathikus verantwortlich, für die Ejakulation der Sympathikus.

Pro Ejakulation werden 2–6 ml **Sperma** (Ejakulat, Samenflüssigkeit) ausgestoßen. Jeder Milliliter enthält 20–100 Mio. Spermien. Das Sperma ist leicht alkalisch und kann so den sauren pH-Wert der Vagina neutralisieren.

Nach der Ejakulation lässt der Einfluss des Parasympathikus nach, die Gefäßwände der Schwellkörperarterien spannen sich wieder an und die Schwellkörper verlieren an Festigkeit und Größe. Die Erektion endet.

WISSEN TO GO

Ejakulation

Bei Berührung leiten bestimmte Rezeptoren, v. a. der Eichel, des Peniskörpers und der erogenen Zonen, Reize an das **Erektionszentrum** im Rückenmark. **Parasympathische Fasern** vermitteln daraufhin die Blutfüllung der Schwellkörper und damit die Aufrichtung des Penis. Dauert die Erregung an, wird das **Ejakulationszentrum** im Rückenmark aktiviert. Daraufhin geben die akzessorischen Geschlechtsdrüsen ihre Sekrete und die Nebenhoden die Spermien ab. Beides vermischt sich in der Harnröhre zum Sperma. Die Muskulatur der Harnröhre zieht sich rhythmisch zusammen, und es kommt zum Samenerguss (**Ejakulation**). Diese Vorgänge werden über **sympathische Fasern** vermittelt.

Pro Ejakulation werden 2–6 ml Sperma freigesetzt, das pro Milliliter 20–100 Mio. Spermien enthält.

17.3.7 Literatur

[7] Aumüller G, Aust G, Conrad A, Engele J, Kirsch J, Maio G, Mayerhofer A, Mense S, Reißig D et al., Hrsg. Duale Reihe Anatomie. 5., korrigierte Auflage. Stuttgart: Thieme; 2020

[8] Breckwoldt M, Gätje R, Karck U, Kaufmann M, Keck C, Pfleiderer A, Schneider H, Schuth W, Hrsg. Gynäkologie und Geburtshilfe. 5. Auflage. Stuttgart: Thieme, 2008

[9] Bause H, Kochs E, Scholz J, Schulte am Esch J, Standl T. Duale Reihe Anästhesie. Intensivmedizin, Notfallmedizin, Schmerztherapie. Stuttgart: Thieme; 2011

[10] Claudi-Böhm S, Böhm B. Diabetes und Schwangerschaft: Prävention, Beratung, Betreuung vor, während und nach der Schwangerschaft. Springer; 2007

[11] Brookes M, Zietman A. Clinical Embryology: A Color Atlas and Text. CRC-Press; 1998

[12] Deutscher Hebammenverband. Das Neugeborene in der Hebammenpraxis; 3. überarbeitete und erweiterte Auflage. Stuttgart: Thieme; 2021

[13] Führer D, Mann K, Feldkamp J, Krude H, Spitzweg C, Kratzsch J, Schott M. Schilddrüsenfunktionsstörungen in der Schwangerschaft. DMW - Deutsche Medizinische Wochenschrift 2014; 139 (42): 2148–2152

[14] Grosch M. Inkontinenz. In: Schraut A, Trögner J. Hrsg. Pflege Heute. München: Elsevier; 2020

[15] Klinke R, Pape HC, Silbernagel S. Physiologie. 5., komplett überarbeitete Auflage. Stuttgart: Thieme; 2005

[16] Koletzko B. (Hrsg.). Kinder- und Jugendmedizin. Springer; 2007

[17] Schneider H, Husslein PW, Schneider K-TM. Die Geburtshilfe. 5. Auflage. Springer; 2016

[18] Schünke M, Schulte E, Schumacher U. Prometheus. Band 1: Allgemeine Anatomie und Bewegungssystem. 5., vollständig überarbeitete Auflage. Stuttgart: Thieme; 2018a

[19] Schünke M, Schulte E, Schumacher U. Prometheus. Band 2: Innere Organe. 5., vollständig überarbeitete Auflage. Stuttgart: Thieme; 2018b

[20] Stiefel A, Brendel K, Bauer NH. Hebammenkunde. 6., aktualisierte und erweiterte Auflage. Stuttgart: Thieme; 2020

[21] Teising D, Jipp H. Neonatologische und pädiatrische Intensivpflege. Springer; 2009

[22] Weyerstahl T, Stauber M. Duale Reihe Gynäkologie und Geburtshilfe. 2., aktualisierte Auflage. Stuttgart: Thieme; 2005

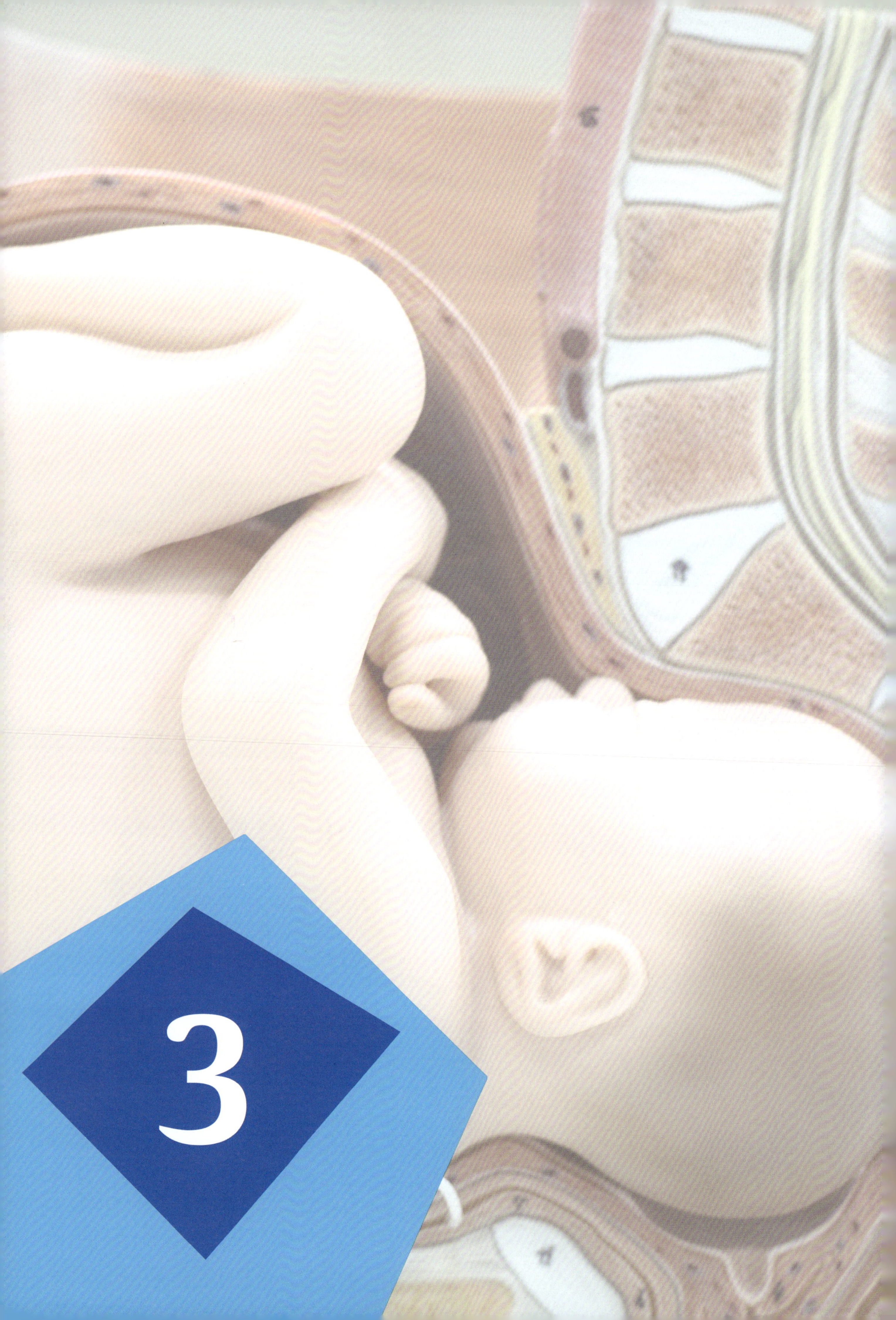

3

Heranwachsen und Altern

18 Kindliche Entwicklung

18.1 Einleitung

Die Entwicklung vom Säugling zum Erwachsenen dauert nahezu 20 Jahre. Im Vergleich zu den meisten anderen Säugetieren ist diese Phase sehr lang. Dementsprechend lang dauert es auch, bis wichtige Fähigkeiten wie z. B. Stehen und Laufen erlangt werden. Während z. B. Fohlen und Kälber unmittelbar nach der Geburt aufstehen und laufen können, sind Kinder im Schnitt erst mit 1 bis 1,5 Jahren dazu in der Lage.

Die kindliche Entwicklung ist ein kontinuierlicher Prozess, die in verschiedene Phasen eingeteilt wird:

- **Neugeborenenperiode:** 1. bis 28. Lebenstag,
- **Säuglingsalter:** 1. Lebensjahr,
- **Kleinkindalter:** 2. und 3. Lebensjahr,
- **Kindesalter:** 4. bis 13. Lebensjahr,
- **Jugendalter:** 14. bis 21. Lebensjahr.

Während dieser Phasen macht das Kind entscheidende körperliche, geistige und soziale Entwicklungsschritte. Besonders in den ersten Lebensjahren machen Kinder eine rasante Entwicklung durch. **Meilensteine** der Entwicklung sind Fähigkeiten, die ein normales Kind in einem bestimmten Alter erreicht haben sollte (▶ **Abb. 18.1**). Allerdings entwickelt sich jedes Kind unterschiedlich schnell und nicht jede kleine Verzögerung beim Erreichen der Meilensteine muss unnormal oder ein Hinweis auf eine Krankheit sein – genauso wenig wie jedes frühzeitige Eintreten auf besondere Begabungen hinweist.

Diagnostik **Vorsorgeuntersuchungen**

*Um festzustellen, ob ein Kind sich altersgemäß entwickelt, sind regelmäßige Termine beim Kinderarzt wichtig. Dieser prüft in bestimmten Untersuchungen (U1 bis J2), ob es Hinweise auf bestimmte Krankheiten oder Entwicklungsstörungen gibt. Die Befunde werden im „gelben Vorsorgeheft", die der U10, U11 und J2 im „grünen Vorsorgeheft" festgehalten. Die erste Untersuchung findet direkt nach der Geburt, die letzte im Alter von 13–14 Jahren statt (▶ **Tab. 18.1**). Ein Großteil dieser Untersuchungen ist in den meisten Bundesländern (Deutschland) verpflichtend; versäumen Kinder die Untersuchungstermine, erhalten die Eltern eine Mahnung.*

Abb. 18.1 11 Meilensteine der Entwicklung.

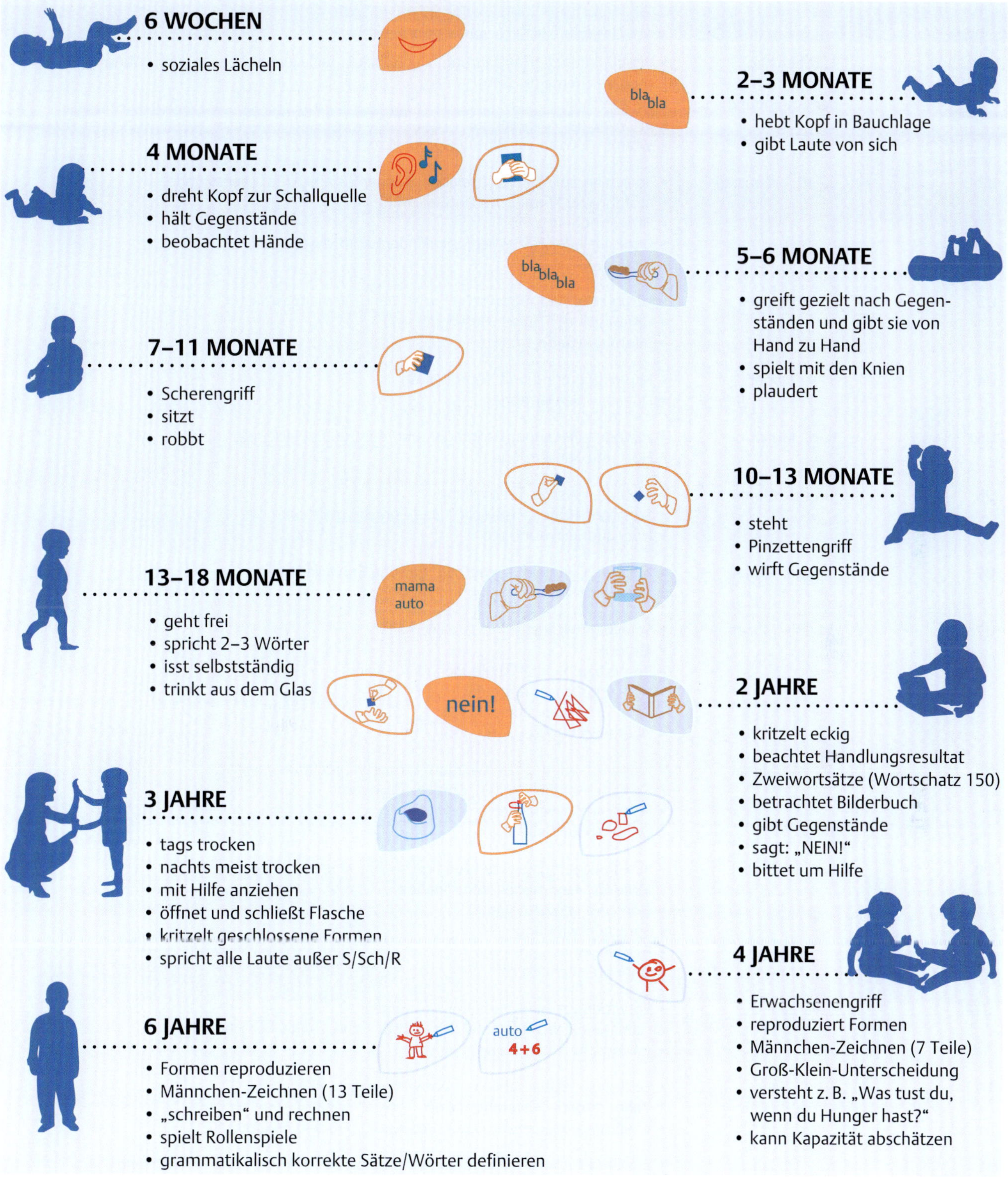

Quelle: I care Anatomie, Physiologie. 2., aktualisierte Auflage. Stuttgart: Thieme; 2020.

Tab. 18.1 Vorsorgeuntersuchung bei Kindern und Jugendlichen.

Untersuchung	Zeitpunkt	Schwerpunkte der einzelnen Untersuchungen
U1	1. Lebenstag (direkt nach der Entbindung)	• Vitalfunktionen: Hautfärbung, Herzschläge, Reflexe, Muskelspannung, Atmung (Apgar-Schema (S. 529)) • Reifezeichen • pH-Wert der Nabelschnur • Vitamin-K-Gabe zur Blutungsprophylaxe
U2	3.–10. Lebenstag	• Screening auf Stoffwechselerkrankungen (36. bis 72. Lebensstunde) • ausführliche körperliche Untersuchung • Hörvermögen • Ultraschall der Hüfte bei Risikokindern (Hüftdysplasie?) • Vitamin-K-Gabe
U3	4.–5. Woche	• körperliche und motorische Entwicklung, Verhaltensmuster • Ultraschall der Hüfte (Hüftdysplasie?) • Vitamin-K-Gabe
U4	3.–4. Monat	• Muskelspannung und Koordination • Hör- und Sehvermögen
U5	6.–7. Monat	• zerebrale Bewegungsstörungen und geistige Entwicklung • Hör- und Sehvermögen
U6	10.–12. Monat	• Motorik, geistige Entwicklung • Sozialverhalten („Fremdeln“) und Sprachentwicklung • Hör- und Sehvermögen
U7	21.–24. Monat	• Motorik, Gangbild, Körperbau, geistige Entwicklung • Sozialverhalten und Sprachentwicklung
U7a	34.–36. Monat	• Sprachentwicklung und Sozialverhalten • Motorik • Körperbau, Beinfehlstellungen (X-/O-Beine) • Hör- und Sehvermögen/Schielen • Zahn- und Kieferentwicklung • Übergewicht, Allergien
U8	46.–48. Monat	• Muskelspannung, Koordination, Hirnnervenfunktion • Verhaltensauffälligkeiten, Sprachstörungen • Hör- und Sehvermögen • Urinuntersuchung
U9	60.–64. Monat	• ausführliche Anamnese (durchgemachte Kinderkrankheiten usw.) • Motorik, Hand-Augen-Koordination • Hör- und Sehvermögen • Sprachentwicklung • Blutdruckmessung • Urinuntersuchung
U10	7.–8. Jahr	• Entwicklungs- und Verhaltensstörungen • schulische Leistungsschwächen (Lese-, Schreib-, Rechenschwäche) • motorische Entwicklung
U11	9.–10. Jahr	• Leistungs-, Sozialisations-, Verhaltensstörungen • Zahn-, Mund-, Kieferanomalien • Ernährung, Medienverhalten, Bewegung (Freizeitverhalten)
J1	12.–14. Jahr	• ausführliche Anamnese (chronische Krankheiten, körperliche Behinderung, seelische Probleme, schulische Entwicklung) • Pubertätsentwicklung • Blutdruckmessung
J2	16.–17. Jahr	• ausführliche Anamnese und körperliche Untersuchung • Fehlhaltungen • Pubertätsentwicklung • Gespräch über Sozial- und Sexualverhalten (ggf. ohne Eltern)

18.2 Neugeborenenperiode und Säuglingsalter

In seinen ersten 4 Lebenswochen bezeichnet man ein Kind als **Neugeborenes**, danach bis zur Vollendung des 1. Lebensjahrs als **Säugling**. Der Begriff „Säugling" leitet sich davon ab, dass das Kind in diesem Zeitraum meistens an der Mutterbrust saugt, also durch Stillen ernährt wird.

Blitzlicht Praxis Apgar-Schema

*Zur Beurteilung und Dokumentation des Zustandes der **Vitalität** eines Neugeborenen hat sich das Apgar-Schema etabliert. Dies hat die amerikanische Anästhesistin **Virginia Apgar** (1909–1974) eingeführt [25].*

Direkt nach der Geburt kann anhand verschiedener äußerer Zeichen, der sog. Reifezeichen, beurteilt werden, ob sich das Kind im Mutterleib optimal entwickelt hat.

! Merke Das gesunde Neugeborene

*Ein gesundes, reifes Neugeborenes sollte ca. **3 500 g** schwer und ca. **51 cm** groß sein sowie einen Kopfumfang von ca. 35 cm haben.*

Körperliche Entwicklung • Das **Geburtsgewicht** verdreifacht sich im 1. Lebensjahr von etwa 3,5 auf 10 kg. Die **Körpergröße** steigt von ca. 50 auf 75 cm. Die **Körperproportionen** von Säuglingen unterscheiden sich deutlich von denjenigen der Erwachsenen: Die Beine machen beim Kind nur ein Drittel, beim Erwachsenen dagegen die Hälfte der Körperlänge aus. Auch die Arme sind im Verhältnis zur Gesamtkörperlänge wesentlich kürzer. Auffallend ist, dass das Verhältnis der Körperlänge zur Kopfhöhe bei Säuglingen (4:1) wesentlich geringer ist als bei Erwachsenen (8:1), d. h., Kinder haben im Vergleich zum noch recht kleinen Körper einen sehr großen Kopf (▶ **Abb. 18.2**).

Blitzlicht Praxis Dokumentation

Die 3 Messwerte für Gewicht, Länge und Kopfumfang sind dokumentationspflichtig [25].

Das Kopfwachstum steht in den ersten Lebensjahren noch in engem Zusammenhang mit dem Wachstum des Gehirns, das im Säuglingsalter lediglich 300 g wiegt, dann aber rasch an Größe und Gewicht zunimmt. Man kann also in diesem Alter durch Messen des **Kopfumfangs** Rückschlüsse auf das Gehirnwachstum ziehen. Damit das Gehirn ungehindert wachsen kann, sind die Knochen der Schädeldecke beim Säugling noch nicht vollständig verknöchert, sondern an den Stellen der Schädelnähte und der Fontanellen (S. 362) nur durch Bindegewebe verbunden. Etwa nach dem 3. Monat verschließt sich zunächst die kleine hintere Fontanelle, die große vordere Fontanelle meist erst im 2. Lebensjahr.

Abb. 18.2 Veränderungen der Körperproportionen im Verlauf der Entwicklung (nach Stratz).

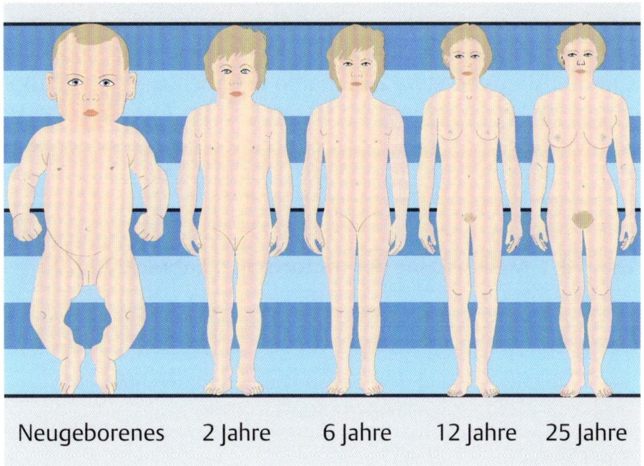

Während der körperlichen Entwicklung verändern sich die Proportionen. Während beim Neugeborenen der Kopf relativ groß ist und die Gliedmaßen relativ kurz sind, nimmt während der Entwicklung die Kopfgröße im Verhältnis zum Rumpf ab, während die Länge der Gliedmaßen zunimmt. Quelle: Gortner L, Meyer S. Duale Reihe Paediatrie. Stuttgart: Thieme; 2018.

ACHTUNG

***Eingesunkene** Fontanellen können ein Hinweis auf einen **Flüssigkeitsmangel** sein. **Vorgewölbte** Fontanellen können bei **erhöhtem Hirndruck** auftreten.*

Entwicklung der Motorik • Direkt nach der Geburt sind die Bewegungen des Kindes zunächst sehr stark durch **Reflexe** geprägt. Diese dienen insbesondere dem **Schutz**, aber auch der **Nahrungsaufnahme** (z. B. Schluck- und Saugreflex). Zahlreiche weitere Reflexe können Hinweise auf die regelhafte Entwicklung des Kindes geben und können in der Erstuntersuchung des Neugeborenen durch den Kinderarzt geprüft werden. Beispiele wichtiger **Neugeborenenreflexe** finden sich in ▶ **Tab. 18.2**.

Tab. 18.2 Beispiele für wichtige Reflexe des Neugeborenen.

Reflex	Ablauf	Dauer
Saugreflex	Wird ein Finger leicht an den Gaumen des Neugeborenen gepresst, beginnt es zu saugen. Der Saugreflex ist direkt nach der Geburt am stärksten ausgeprägt.	bis max. 6. Lebensmonat
Greifreflex	Bestreicht man vorsichtig die Handinnenfläche des Neugeborenen, schließt es die Hand zur Faust.	bis 3./4. Lebensmonat
Moro-Reflex	Bei Erschütterungen oder lauten Geräuschen kommt es zuerst zu einer Anspannung der Streckmuskulatur und einer Streckung des Kopfes, anschließend zu einer Anspannung der Beugemuskulatur und Beugung des Kopfes und dadurch zu einem Festklammern an der Bezugsperson.	bis 3. Lebensmonat
Schreitreflex	Hält man das Neugeborene so unter den Achseln, dass es mit seinen Fußsohlen die Unterlage berührt, beginnt es automatisch mit Gehbewegungen.	bis 3. Lebensmonat

Im **Säuglingsalter** reifen die Nervenbahnen und die Verbindungen (Synapsen) weiter aus. Dadurch kann der Säugling einerseits immer mehr wahrnehmen, andererseits ist er immer besser in der Lage, **willkürliche Bewegungen** durchzuführen und seinen Körper zu kontrollieren. So kann ein Kind im Alter von etwa 2 Monaten in Bauchlage seinen Kopf halten, mit etwa 9 Monaten sitzen und im Alter von ca. 18 Monaten laufen (▶ **Tab. 18.3**). Während willkürliche, geplante Bewegungen häufiger und vielfältiger werden, bilden sich die Neugeborenenreflexe zurück.

Tab. 18.3 Meilensteine der motorischen Entwicklung.

Alter	Fähigkeiten
ca. 3 Monate	auf dem Bauch liegen und den Kopf hochhalten (Kopfkontrolle)
ca. 9 Monate	sitzen
ca. 12 Monate	stehen
ca. 18 Monate	laufen
ca. 3 Jahre	Dreirad bzw. Laufrad fahren
ca. 4 Jahre	freihändiges Treppauf- und Treppabgehen
ca. 5 Jahre	Hüpfen auf einem Bein
Einschulung	Unterscheidung, wann Geschicklichkeit und wann grobe Bewegungen notwendig sind

Tab. 18.4 Entwicklung der Feinmotorik der Hand.

Alter	Fähigkeiten
1. Monat	Die Hände sind meist in Faustposition. Es finden unkoordinierte Greifreflexe statt.
3./4. Monat	Das Kind greift nach Gegenständen mit der ganzen Faust, die Hände sind häufig schon geöffnet. Bewegungen der einzelnen Finger.
5./6. Monat	Beginn der Zusammenarbeit von Auge und Hand sowie beider Hände. Absichtliches Tasten nach Objekten. Die Bewegungen werden langsam feiner.
9./10. Monat	Das Kind kann mit jeder Hand nach etwas anderem greifen, es benutzt den Zangengriff.
12. Monat	Das Kind benutzt den Pinzettengriff.
15. Monat	Das Kind kann aus Bauklötzen Türmchen bauen.
2. Lebensjahr	Das Kind kann ein Bonbon auspacken. Es beginnt, eine Hand bevorzugt zu bewegen, während die andere die Haltefunktion übernimmt. Bilder malen in groben Strichen (Faustgriff).
3. Lebensjahr	Das Kind greift mit den Fingern (z. B. beim Schneiden mit einer Schere) und bevorzugt immer stärker eine Hand.
4. Lebensjahr	Das Kind kann im Dreipunktgriff einen Stift festhalten und damit malen.
5. Lebensjahr	Das Kind kann mit beiden Händen zugleich unterschiedliche Bewegungen durchführen, kann sauber ausmalen und beginnt, konkrete Formen zu malen. Es kann in großen Druckbuchstaben seinen Namen schreiben.

Patho Entwickungsverzögerungen

*Entwicklungsverzögerungen machen sich im Säuglingsalter meist zuerst in der **motorischen Entwicklung** bemerkbar.*

Die Entwicklung der **Feinmotorik** steht in engem Zusammenhang mit der Entwicklung der **Handfunktion**. Ungefähr ab dem 3. oder 4. Lebensmonat beginnt das Kind, mit der ganzen Hand nach Gegenständen zu greifen. Die Bewegungen werden immer feiner, und auf den **Zangengriff**, bei dem der gebeugte Zeigefinger auf den gestreckten Daumen drückt, folgt der feinere **Pinzettengriff**. Hierbei drückt der gebeugte Zeigefinger auf den angewinkelten Daumen. Auf den Pinzettengriff folgt der Dreipunktgriff (▶ **Tab. 18.4**), an dem Daumen, Zeige- und Mittelfinger beteiligt sind. Mit diesem Griff werden beispielsweise Stifte gehalten.

ACHTUNG

*Mit den ersten Greifversuchen wächst die Gefahr, dass kleine **Gegenstände** gezielt aufgehoben, zum Mund geführt und **verschluckt** werden können.*

Entwicklung des Sozialverhaltens • Die soziale Entwicklung beginnt, sobald das Kind auf der Welt ist, im Normalfall mit der **Mutter-Kind-Beziehung**. Ein wichtiges Ereignis ist das **soziale Lächeln** des Kindes, das etwa in der 6. Lebenswoche auftritt. Dieses Lächeln hat je nach Alter und Entwicklungsstand des Kindes einen anderen Auslöser: Im Alter von ca. 1 Monat ist es die menschliche Stimme. Ab dem 2. Lebensmonat sind es eher Bewegungen des menschlichen Gesichts (insbesondere die Mimik der Augenbrauen und der Stirn des Gegenübers beim Lächeln). Im Alter von etwa 3 Monaten ist es ein Gesicht mit allen charakteristischen menschlichen Eigenschaften.

Durch Beobachten und Blicke nimmt der Säugling Kontakt zu den Personen in seiner nächsten Umgebung auf – zu Beginn insbesondere zu seiner Mutter. Auf bekannte Gesichter reagieren Säuglinge ca. ab dem 6. Lebensmonat verstärkt, da sie diese erst dann voneinander unterscheiden können. Ab diesem Zeitpunkt beginnen viele Kinder mit dem sog. **Fremdeln**, eine Phase, in der sie große Probleme haben, von der engsten Bezugsperson getrennt zu sein.

Spracherwerb • Die Sprachentwicklung ist im Säuglingsalter zunächst noch geprägt von zusammenhangslosem **Lallen** und **Babbeln**, das mit der Zeit aber immer deutlicher wird. **Einzelne Sprachlaute** können ab 12 Monaten imitiert werden. Sprache verstehen können Kinder in der Regel wesentlich früher (mit 8–10 Monaten).

WISSEN TO GO

Meilensteine der Entwicklung im Säuglingsalter

- **Körper:** Ein Neugeborenes wiegt ca. **3 500 g** und ist ca. **51 cm** groß. Bis zum Ende des 1. Lebensjahrs verdreifacht sich das Geburtsgewicht und das Kind wächst ca. 15 cm.
- **Motorik:** Ab dem 3. Lebensmonat kann das Kind in Bauchlage seinen Kopf halten, ab etwa 9 Monaten sitzen und mit 18 Monaten laufen.
- **Sozialverhalten:** Ab der 6. Lebenswoche tritt das soziale Lächeln auf. Ab dem 6. Lebensmonat beginnen die Kinder zu fremdeln.
- **Sprache:** Ab 12 Monaten können einzelne Sprachlaute imitiert werden.

18.3 Kleinkindalter

Als **Kleinkind** bezeichnet man Kinder zwischen dem **2. und 3. Lebensjahr**. Auch in dieser Phase finden große Entwicklungssprünge statt.

Körperliche Entwicklung • Das **Gewicht** vervierfacht sich im Verhältnis zum Geburtsgewicht. Die **Körpergröße** nimmt stetig zu, allerdings nicht mehr ganz so schnell wie im 1. Lebensjahr.

Diagnostik Perzentilenkurven

Die Werte für die Körpermaße werden bei der Geburt und allen weiteren Vorsorgeuntersuchungen in sog. ***Perzentilenkurven*** *(▸ Abb. 18.3) dokumentiert, um den Entwicklungsverlauf zu beobachten und frühzeitig Abweichungen festzustellen. Neben* ***Körpergewicht*** *und* ***Körpergröße*** *gibt es Perzentilenkurven auch für den* ***Kopfumfang****, den* ***BMI*** *(Body-Mass-Index) sowie für die* ***Wachstumsgeschwindigkeit*** *und verschiedene ethnische Gruppen.*

Abb. 18.3 Perzentilenkurven für Körpergröße und Körpergewicht.

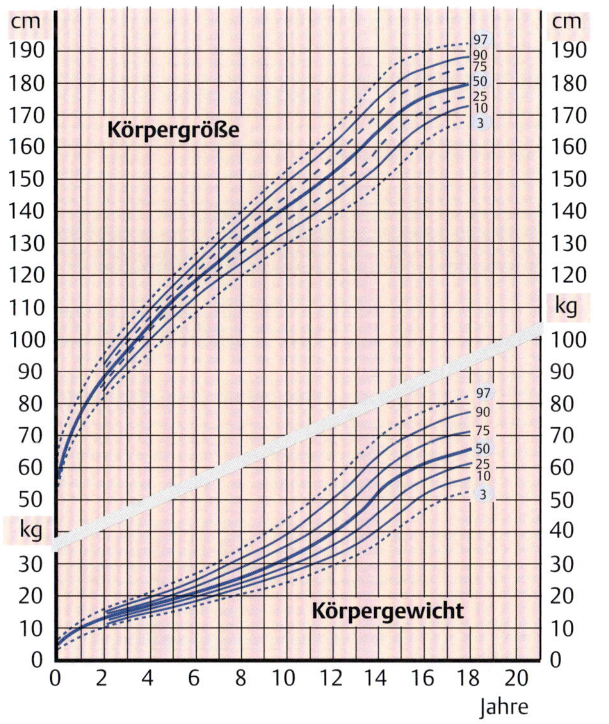

Perzentilenkurven helfen, die Entwicklung des Kindes mit der Gleichaltriger zu vergleichen. Der Normbereich befindet sich zwischen der 3. und der 97. Perzentile. Liegt das Kind bei Körpergröße bzw. Körpergewicht auf der 50. Perzentile, bedeutet das, dass ca. 50 % der Gleichaltrigen größer bzw. schwerer und 50 % kleiner bzw. leichter sind. Liegen die Maße auf der 3. Perzentile, sind 3 % der Gleichaltrigen kleiner bzw. leichter und 97 % schwerer bzw. größer, d. h., das Kind ist kleiner bzw. leichter als der Durchschnitt. Liegen die Maße auf der 97. Perzentile, sind 97 % der Gleichaltrigen kleiner bzw. leichter und 3 % größer bzw. schwerer, d. h., das Kind ist größer bzw. schwerer als der Durchschnitt. *Quelle: Hoehl M, Kullick K. Gesundheits- und Kinderkrankenpflege. Stuttgart: Thieme; 2012.*

Entwicklung der Motorik • Die Bewegungsmuster werden immer komplexer. Das Kind lernt beispielsweise das **Treppensteigen.** Zunächst meistert es die Aufgabe im Nachführschritt, bei dem immer ein Bein auf die nächsthöhere Stufe und dann das andere dazugestellt wird. Bis zum 3. Lebensjahr gelingt den meisten Kindern dann der Wechselschritt, bei dem mit jedem Bein eine Stufe genommen wird. Das Kind kontrolliert seinen Körper immer besser, kann **frei gehen** und völlig **ohne Hilfe aufstehen** (▸ **Tab. 18.3**). Dadurch kann es seinen Bewegungsradius erweitern und seine Umgebung erkunden.

Da sich auch die **feinmotorischen Fähigkeiten** (d. h. seine Handbewegungen) verbessern, kann es immer mehr Aktionen selbstständig durchführen, wie etwa einen Reißverschluss öffnen, mit Buntstiften malen, mit Bauklötzen bauen oder auch ohne Hilfe essen und trinken (▸ **Tab. 18.4**).

Nach und nach bildet sich der **Gleichgewichtssinn** aus, wodurch das Kind noch komplexere Bewegungen ausführen und sich so unterschiedlichen Umweltbedingungen anpassen kann.

Entwicklung des Sozialverhaltens • Da sich die optische Wahrnehmung verbessert, kann das Kleinkind nun seine Kontaktpersonen besser beobachten. Dies ist eine wichtige Voraussetzung, um durch **Nachahmung** zu lernen, sich im Spiegel zu betrachten, Bilderbücher anzuschauen oder Dinge in der Entfernung zu erkennen. Durch diese neugewonnenen Fähigkeiten sieht sich das Kind immer neuen Reizen gegenüber, was wiederum Auswirkungen auf die psychischen und sozialen Entwicklungen hat. Es kann nun selbst entscheiden, ob es sich einer Person annähern oder lieber Abstand halten will. Nach und nach kommt es zu einer **Hinwendung zu Gleichaltrigen**. Durch gemeinsames Spielen werden zusätzlich Geschicklichkeit und Wissen gewonnen.

Spracherwerb • Für den Aufbau sozialer Kontakte ist der Spracherwerb essenziell. Eine wichtige Voraussetzung dafür ist, dass die Kinder über ein intaktes Gehör verfügen, da es sonst zu Sprachentwicklungsstörungen kommt. Die Untersuchung des Hörvermögens ist daher ein wichtiger Teil der Vorsorgeuntersuchungen im Kindesalter (▸ **Tab. 18.1**).

ACHTUNG

Für die Entwicklung der Sprache ist ein ***intaktes Gehör*** *wichtig!*

Im Alter von 12 bis 18 Monaten spricht das Kind seine ersten Wörter (Nachahmung einfacher Silben wie bei „Mama" und „Papa"). Im Alter von etwa 2 Jahren sollte es einen **Wortschatz** von mindestens **20 Wörtern** besitzen und **2- bis 3-Wort-Sätze** (z. B. „Mama Aua") sprechen können. Durch ein sich verbesserndes Hörverständnis lernt es, auf seinen Namen zu reagieren oder auch einfache Sätze oder Aufforderungen zu verstehen. Durch diese Weiterentwicklung beginnt das erste **„Fragenalter"**: Das Kind beginnt, einfache Fragen zu stellen, auf die Erwachsene mit „Ja" oder „Nein" antworten können.

Patho Sprachentwicklungsstörungen

Sprachentwicklungsstörungen können unterschiedliche Ursachen haben, z. B. Hörstörungen, Autismus, geistige Verlangsamung.

Blitzlicht Praxis Wenn die Worte fehlen

Bei Kleinkindern spielt die ***Körpersprache (nonverbale Kommunikation)*** *eine große Rolle, da sich die Kinder aufgrund des Alters oft noch nicht sprachlich äußern und ausdrücken können. Durch Mimik, Gestik, Blickkontakte und Körperhaltung geben sie Signale, die ihr Befinden, Schmerzen oder Bedürfnisse ausdrücken. Die Beobachtung und Deutung dieser Signale ist daher sehr wichtig.*

Kontrolle des Harn- und Stuhldrangs • Im Alter von 2–3 Jahren lernen Kinder, ihre Ausscheidung (Stuhl und Harn) zu kontrollieren. Erst dann sind die anatomischen und zentralnervösen Voraussetzungen ausreichend ausgereift. Zunächst kann ein Kind meist den Stuhldrang kontrollieren, später dann auch den Harndrang, wobei die Blasenkontrolle tagsüber früher erreicht wird als nachts.

WISSEN TO GO

Meilensteine der Entwicklung im Kleinkindalter

- **Körper:** Das Kind wächst nicht mehr ganz so schnell wie im Säuglingsalter. Mit 2 bis 2,5 Jahren hat sich das Geburtsgewicht vervierfacht.
- **Motorik:** Das Kind kann **frei gehen** und völlig **ohne Hilfe aufstehen**.
- **Sozialverhalten:** Durch Beobachtung der Umgebung und Nachahmung anderer werden viele neue Fähigkeiten gewonnen.
- **Sprache:** Im Alter von etwa 2 Jahren besteht der **Wortschatz** aus mindestens **20 Wörtern**. 2- bis 3-Wort-Sätze sind möglich.

18.4 Kindesalter

Die Phase des **Kindesalters** beginnt mit dem 4. Lebensjahr und endet mit dem 13. Lebensjahr.

Körperliche Entwicklungen • Im Kindesalter verlaufen die **Gewichts-** und die **Körpergrößenentwicklung** mehr oder weniger gleichmäßig: 2–3 kg Gewichtszunahme und 5–7 cm Körpergrößenzunahme pro Jahr. Dies bedeutet, dass ein Kind mit 6 Jahren bei einer Körpergröße von etwa 120 cm sein Geburtsgewicht etwa versechsfacht (18–21 kg) hat. Im Alter von 12 Jahren hat ungefähr ein Körpergewicht von 40 kg und eine Körpergröße von 150 cm erreicht.

! *Merke* Gewichtsentwicklung

Eckdaten für die normale Gewichtsentwicklung:
- ***Neugeborenes:*** *Geburtsgewicht von ca.* ***3,5 kg***
- *bis Ende* ***1. Lebensjahr:*** *Geburtsgewicht × 3 = ca.* ***10 kg***
- *bis Ende* ***6. Lebensjahr:*** *Geburtsgewicht × 6 = ca.* ***20 kg***
- *bis Ende* ***12. Lebensjahr:*** *Geburtsgewicht × 12 = ca.* ***40 kg***

Entwicklung der Motorik • Durch Kraft-, Größen- und Gewichtszuwachs erfährt die motorische Entwicklung einen weiteren Schub. Bereits erlernte Bewegungsabläufe werden verfeinert und können gezielter eingesetzt werden, sodass auch **komplexere Bewegungen** und koordinativ schwierigere Aufgaben ausgeführt werden können, z. B. bei verschiedenen Sportarten. Mit 4 Jahren können Kinder meist freihändig **treppauf-** und **treppabgehen** und mit 5 Jahren **auf einem Bein hüpfen** (▶ Tab. 18.3).

Bei der **Einschulung** sollte ein Kind normalerweise über einen funktionierenden **Gleichgewichtssinn** verfügen. Es sollte zudem seinen Kraftaufwand an wechselnde Anforderungen anpassen können, d. h., es sollte selbst regeln können, wann eher feine, vorsichtige Bewegungen (**Geschicklichkeit**) und wann gröbere Bewegungen (**Grobmotorik**) gefragt sind, wie etwa beim Tragen schwerer Gegenstände. Diese Fähigkeit gibt Hinweise auf einen normgerechten Entwicklungsstand.

Soziale und geistige Entwicklung • Enorme Fortschritte sind im Rahmen der geistigen und sozialen Entwicklung zu beobachten. Das Kind strebt immer mehr nach **Selbstständigkeit** (Autonomiebestreben), was sich zu Beginn vor allem durch **Trotzreaktionen** äußern kann. Auch wenn dieses trotzige Verhalten für Kontaktpersonen oft anstrengend ist, sollten sie sich immer bewusst sein, dass es sich hierbei um eine wichtige Phase auf dem Weg zu einer selbstbewussten Persönlichkeit handelt. Das **Austesten gewisser Grenzen** äußert sich auch durch den Beginn einer neuen Ebene des Fragens im 4.–5. Lebensjahr. In dieser 2. Fragephase stellen die Kinder vermehrt **Warum-Fragen** zu ganz bestimmten Themengebieten und nehmen die Antworten der Erwachsenen nicht mehr kritiklos hin. Sie trauen sich zu widersprechen und erkennen ein Zögern der Eltern als mögliche Unwissenheit.

„Warum? Warum? Warum?“
„Nervig“, aber wichtig!

Spracherwerb • Mit 4 Jahren kann das Kind meist schon recht gut von Erlebnissen erzählen. Mit 5 Jahren ist die Aussprache sicher und nahezu fehlerfrei. Erlebnisse können flüssig und zeitlich korrekt wiedergegeben werden.

Blitzlicht Praxis **Entwicklung**

Wie sich eine Frau bis zum Eintritt in die reproduktive Phase ***emotional*** *und psychosexuell entwickelt, wirkt sich darauf aus, wie sie Schwangerschaft und Geburt erlebt und auch wie sie sich gegenüber dem Neugeborenen und Kleinkind verhält bzw. wie sie auf seine Bedürfnisse reagieren kann ([25]).*

WISSEN TO GO

Meilensteine der Entwicklung im Kindesalter

- **Körper:** Pro Jahr wächst das Kind um ca. 5–7 cm und nimmt ca. 2–3 kg zu. Mit 12 Jahren werden ein Körpergewicht von etwa 40 kg und eine Körpergröße von 150 cm erreicht.
- **Motorik:** Mit 4 Jahren ist freihändiges **Treppauf-** und **Treppabgehen** und mit 5 Jahren **Hüpfen auf einem Bein** möglich.
- **Sozialverhalten:** Mit 3 Jahren beginnt die **Trotzphase**. Grenzen werden ausgetestet und vermehrt **Warum-Fragen** gestellt.
- **Sprache:** Mit 5 Jahren ist die Aussprache nahezu fehlerfrei.

18.5 Jugendalter

Jugend ist der Lebensabschnitt zwischen Kindheit und Erwachsenalter und bezeichnet ungefähr den Zeitraum zwischen dem 14. und 21. Lebensjahr (auch **Adoleszenz** genannt).

Körperliche Entwicklung • Das **Längenwachstum** erfährt in der Pubertät nochmals eine Beschleunigung, die bei den Armen und Beinen beginnt. Auch die **Körpersilhouette** verändert sich, wobei Jungen oft an Unterhautfettgewebe verlieren (Verhältnis Muskulatur zu Fettgewebe = 3:1) und daher schmaler und schlaksiger wirken. Mädchen hingegen bekommen mehr „Rundungen“ (Verhältnis 5:4), weil der Körperfettanteil hormonbedingt zunimmt.

Soziale Entwicklungen • Durch die körperlichen Veränderungen werden sich Jugendliche immer mehr ihres Geschlechts bewusst. Dies äußert sich häufig durch sehr enge gleichgeschlechtliche Freundschaften. Zugleich versucht der Jugendliche, sich von seinem **Elternhaus** und dem familiären Umfeld **abzulösen**. Dies kann oftmals in heftigen **Konflikten** resultieren. Autoritäten (Eltern und auch Lehrer) werden nicht mehr einfach als gegeben hingenommen, sondern infrage gestellt, Grenzen werden ausgelotet. Auch die Suche nach Erfolgserlebnissen, Selbstbestätigung und Vorbildern ist ein wichtiger Faktor des Erwachsenwerdens. **Peergroups** (Gruppen Gleichaltriger) anzugehören, hilft oft bei der Suche nach der eigenen Identität und bei der Abgrenzung der eigenen Persönlichkeit. Man kann diese Peergroups als eine Art Raum auffassen, in dem soziales Verhalten eingeübt werden kann. Die Eltern sind üblicherweise aus dieser Welt ausgeschlossen. Aus dieser Atmosphäre heraus können Probleme entstehen, z. B. durch Gruppenzwang, der zu extremen Verhaltensweisen (Vandalismus, Drogenkonsum) führen kann. Der nächste Schritt in der Entwicklung des Jugendlichen in Richtung eines stabilen Selbstbewusstseins ist schließlich der, sein eigenes Verhalten in der Gruppe kritisch zu überdenken.

Pubertät • In der Pubertät erreichen die Jugendlichen die **Geschlechtsreife** und damit die **Fortpflanzungsfähigkeit**.

ACHTUNG

*Die Pubertät tritt **bei Mädchen früher** ein als bei Jungen.*

Bei den Mädchen beginnt die Pubertät im Alter von ca. 10 Jahren und bei Jungen im Alter von ca. 12 Jahren. In dieser Zeit kommt es zu einem Anstieg der Geschlechtshormone **Östrogen** (Mädchen) und **Testosteron** (Jungen). Auf körperlicher Ebene entwickeln sich die **Keimdrüsen** (Hoden und Ovarien), was sich bei den Mädchen durch die erste Monatsblutung (Menarche) und bei den Jungen durch den ersten Samenerguss bemerkbar macht. Des Weiteren bilden sich die sekundären Geschlechtsmerkmale (S. 488) aus. Das Ende der Pubertät markiert der Abschluss des Längenwachstums (bei Mädchen ungefähr im Alter von 16, bei Jungen im Alter von etwa 18 Jahren).

! *Merke* -arche

- ***Menarche*** = *1. Regelblutung*
- ***Thelarche*** = *Beginn des Brustwachstums*
- ***Pubarche*** = *Beginn der Schambehaarung*

WISSEN TO GO

Meilensteine der Entwicklung im Jugendalter

- **Körper:** In der Pubertät erfolgt ein zweiter **Wachstumsschub**, der auch die Körpersilhouette entscheidend verändert (Mädchen eher Rundungen, Jungen eher schmal und schlaksig).
- **Sozialverhalten:** Jugendliche lösen sich immer mehr von ihrem Elternhaus ab, testen Grenzen aus und stellen Autoritäten infrage. Sie kommen unter den Einfluss von **Peergroups** (Gleichaltrige), in denen soziales Verhalten „geübt" wird.
- **Pubertät:** Zeitraum vom Auftreten der ersten sekundären Geschlechtsmerkmale bis zur vollen Geschlechtsreife (Fortpflanzungsfähigkeit). Bei Mädchen beginnt die Pubertät mit ca. 10 Jahren, bei Jungen etwa 2 Jahre später.

18.6 Entwicklung der Organe

18.6.1 Herz-Kreislauf-System

Herz • Im Laufe der kindlichen Entwicklung wächst das Herz sehr schnell. Im Allgemeinen verdoppelt sich die Herzmasse innerhalb des 1. Lebensjahrs, bis zum 9. Lebensjahr versechsfacht sie sich. Dies ist notwendig, da es neben der Zunahme der Körperlänge und -masse auch zu einem Wachstum aller inneren Organe kommt, deren Blutbedarf ständig steigt. Das Kind wird immer mobiler, sein Bewegungsdrang und damit auch die mechanische Belastung des Herzens nehmen zu.

Blitzlicht Praxis **Schläge pro Minute**

Die kindliche Herzfrequenz in der Geburtshilfe wird in Schlägen pro Minute angegeben (SpM). Der Normbereich der Grundfrequenz (durch CTG-Aufzeichnung ermittelt) liegt zwischen 110 SpM und 160 SpM [25].

Um den kindlichen Körper mit ausreichend Blut zu versorgen, wird das zu Beginn noch geringe Schlagvolumen (S. 137) durch eine erhöhte **Herzfrequenz** ausgeglichen. Später nimmt das Schlagvolumen zu und die Herzfrequenz sinkt (▶ **Tab. 18.5**).

Da die Herzmuskulatur mit dem Alter und dem wachsenden Bewegungsdrang immer stärker wird, erhöht sich auch der **Blutdruck**: Im Alter von 1 Jahr liegt er systolisch zu diastolisch bei etwa 90/60 mmHg, mit ca. 10 Jahren werden die Werte eines Erwachsenen erreicht (▶ **Tab. 18.5**).

Tab. 18.5 Herzfrequenz, Schlagvolumen und Blutdruck bei Kindern.

Alter	Herzfrequenz (Schläge/min)	Schlagvolumen (ml)	Blutdruckwert (mmHg) systolisch/diastolisch
Neugeborenes	145	5	60–80/40–50
6 Monate	120	10	
1 Jahr	115	13	90/60
5 Jahre	95	31	100/60
10 Jahre	75	50	110/70
15 Jahre	70	85	120/75

Kreislauf • Je kleiner das Schlagvolumen, desto höher muss die Herzfrequenz sein, um den Körper mit Sauerstoff zu versorgen. Bei körperlicher Aktivität steigt daher bei kleinen Kindern die Frequenz stärker an. Somit ist auch die maximale Herzfrequenz eines Kindes höher als beim Erwachsenen. Sie kann bis zu 200 Schläge/min betragen.

Patho **Bradykardie**

*Eine schwere kindliche Bradykardie liegt bei einem Abfall der fetalen Herzfrequenz länger als **10 Minuten unter 100 Schläge pro Minute** vor. Sie ist keine isoliert auftretende Problematik, sondern die Reaktion des fetalen Herzens auf ein schwerwiegendes Ereignis. Das primäre Ziel des Notfallmanagements ist daher nicht die Beseitigung der Bradykardie, sondern die Identifikation und möglichst die Behebung der Ursache. ([25])*

WISSEN TO GO

Herz-Kreislauf-System

Das Herz von Kindern schlägt schneller als das Erwachsener. Bei Neugeborenen ist eine **Herzfrequenz** von ca. 140 Schlägen/min normal. Im 1. Lebensjahr sinkt die Herzfrequenz auf 115 Schläge/min und erst mit ca. 15 Jahren erreichen Kinder den Wert von Erwachsenen (70 Schläge/min). Beim **Blutdruck** verhält es sich umgekehrt: Bei der Geburt sind die Werte relativ niedrig (ca. 70/45 mmHg systolisch zu diastolisch) und steigen im Laufe der Jahre an.

18.6.2 Atmungssystem

Lunge • Es dauert ca. 1 Woche, bis das neugeborene Kind über einen gleichmäßigen Atemrhythmus verfügt. Manche Alveolen sind noch unreif, weshalb die Sauerstoffaufnahme noch nicht optimal verläuft.

Atemwege • Die Luftröhre (Trachea) ist bei Neugeborenen noch sehr elastisch. Um eine Blockade der Atemwege zu verhindern, muss immer darauf geachtet werden, beim Tragen des Kindes den Kopf zu unterstützen. Aufgrund der noch sehr kurzen oberen Luftwege sind Kinder anfälliger für Atemwegsinfektionen.

Blitzlicht Praxis **Wassergeburt**

*Solange das Kind bei einer Wassergeburt mit dem Gesicht im Wasser ist, verhindert der sog. **Diving-Reflex (Tauch-Reflex)** den ersten Atemzug. Dieser Schutzreflex bewirkt eine Apnoe in Expirationsstellung mit Epiglottisverschluss. Der Reiz „Eintauchen des Gesichtes ins Wasser" löst beim Neugeborenen den Reflex „Verschluss der Luftröhre und Luftanhalten" aus. Der Tauch-Reflex bildet sich in den letzten Schwangerschaftsmonaten aus; bei Frühgeborenen ist er noch nicht voll entwickelt [25].*

Im Laufe der Entwicklung nimmt die **Totalkapazität** der Lunge (▶ **Tab. 8.1**) beachtlich zu. Vergleicht man die Totalkapazität eines 5-jährigen Kindes mit der eines pubertären Jugendlichen, hat sie sich durch Zunahme des Lungengewebes verdreifacht (von ca. 1,4 l auf 4,5 l). Das Ein- und Ausatmen wird dadurch maßgeblich erleichtert. Auch die **Atemfrequenz** verändert sich: Während die Werte in der Kindheit noch recht hoch sind, nähern sie sich ab dem 10. Lebensjahr den Werten Erwachsener an (▶ **Tab. 18.6**).

Tab. 18.6 Atemfrequenz in verschiedenen Lebensphasen.

Alter	Atemzüge/min
Neugeborene	40–50
1 Jahr	26–40
2 Jahre	20–30
4 Jahre	20–26
5 Jahre	19–25
6 Jahre	18–24
7 Jahre	17–24
8 Jahre	17–23
9 Jahre	16–23
10 Jahre	15–22
11 Jahre	14–21
Erwachsene	14–16

WISSEN TO GO

Atmungssystem

Die **Totalkapazität** der Lunge nimmt während der Entwicklung beachtlich zu. Die **Atemfrequenz** ist bei der Geburt noch recht hoch (ca. 40–50 Atemzüge/min) und nähert sich ab dem 10. Lebensjahr den Werten Erwachsener (14–16/min).

18.6.3 Verdauungssystem

Mund • Die Lippen des Neugeborenen haben genau die passende Form, um die Mamille der Mutter zu umfassen – eine erste wichtige Voraussetzung dafür, den korrekten Saugvorgang durchzuführen. Dieser besteht darin, die Mamille komplett in den Mund aufzunehmen, sie mit dem Rücken der Zunge gegen den harten Gaumen zu drücken und so die Milch auszupressen. Auch beim Schluckvorgang wird das Kind von Tag zu Tag sicherer, ab dem 5. bis 6. Lebensmonat kann es weiche Nahrung aufnehmen. Die Kinder bekommen vermehrt Lust zu beißen und kauen, was das Stillen erschwert.

Zähne • Für gewöhnlich brechen die ersten Zähne im Alter von 6–8 Monaten durch, manchmal dauert es auch über 1 Jahr. Ein kompletter Satz **Milchzähne** umfasst 20 Zähne (S. 190), die nach ungefähr 30 Monaten komplett durchgebrochen sind (▶ **Abb. 18.4**). Auch die Milchzähne müssen sorgfältig gepflegt werden. In Absprache mit dem Kinderarzt kann eine Fluoridgabe sinnvoll sein.

Im 6.–8. Lebensjahr verliert ein Kind die Milchzähne. Bis die neuen Zähne vollständig nachgewachsen sind, kann bis ins frühe Erwachsenenalter dauern. Das **Erwachsenengebiss** besteht aus **32 Zähnen**.

Speiseröhre • Die Speiseröhre ist bei kleineren Kindern noch sehr kurz und ihre Muskulatur nur schwach ausgebildet. Auch der untere **Ösophagussphinkter**, der die Speiseröhre gegenüber dem Magen verschließt, ist bei Säuglingen noch

Abb. 18.4 Zahnentwicklung.

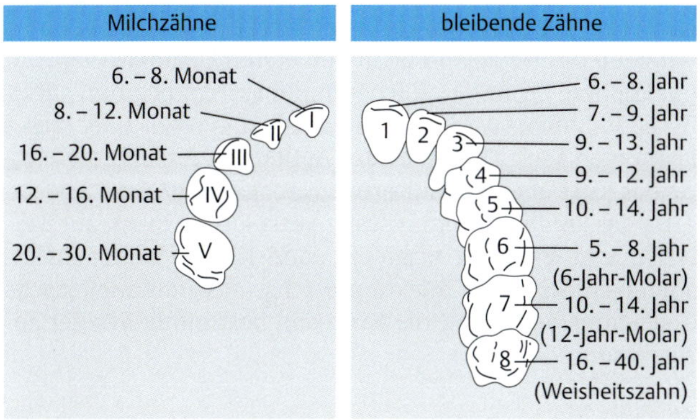

Der erste Milchzahn bricht meist im Alter von 6 Monaten durch, der letzte mit etwa 2 Jahren. Der Zahnwechsel zum bleibenden Gebiss beginnt im 7. Lebensjahr. Quelle: Gortner L, Meyer S. Duale Reihe Paediatrie. Stuttgart: Thieme; 2018.

nicht voll entwickelt. Dadurch kann der Mageninhalt nach dem Essen leichter in die Speiseröhre und bis in den Mund zurückfließen.

! Merke Wenn der Säugling spuckt

Der Rückfluss (Reflux) kleinerer, unverdauter Nahrungsmengen nach einer Mahlzeit ist in den ersten Lebensmonaten normal und bessert sich mit zunehmendem Alter.

Magen und Darm • Bereits vor der Geburt beginnt der Fetus, Fruchtwasser, Haare und Hautzellen zu schlucken. Diese Stoffe werden nach der Geburt als zähflüssige, schwarzgrüne Masse (**Mekonium** oder „Kindspech") über den Enddarm entleert. Der Abgang des Mekoniums ist ein wichtiges Zeichen dafür, dass die Darmentwicklung richtig verlaufen ist.

ACHTUNG

*Ist 48 Stunden nach der Geburt noch kein **Mekonium** abgegangen, muss eine weitere Abklärung erfolgen.*

Der **Magen** kleiner Kinder liegt noch hoch im Bauch und eher horizontal als vertikal. Das Fassungsvermögen steigt von ca. 30–90 ml bei Neugeborenen auf ca. 2000–3 000 ml bei Erwachsenen.

Magensäure wird nur in kleinen Mengen produziert. Dies macht Kinder anfälliger für bakterielle Infektionen des Magen-Darm-Trakts, da aufgenommene Bakterien schlechter abgetötet werden können.

Wichtige Enzyme zur Verdauung von Milchzucker (Laktose), Kohlenhydraten und Eiweißen sind in ausreichender Menge auch im kindlichen **Dünndarm** vorhanden. Lediglich die Verdauung von Fetten verläuft eher schleppend, da die Bauchspeicheldrüse (Pankreas) in den ersten 3 Lebensmonaten nicht genug von den notwendigen Enzymen (Lipasen) produziert. Kinder neigen vermutlich auch deshalb öfter zu Koliken, da für komplex aufgebaute Nährstoffe oftmals die nötigen abbauenden Enzyme fehlen. Diese Stoffe gelangen dann unverdaut in den Dickdarm, wo sie Wasser in das Darminnere ziehen. Die Folgen sind verstärkte Darmbewegungen und weiche Stühle.

Leber • Die Leber des Menschen spielt eine wichtige Rolle beim Abbau des roten Blutfarbstoffs (Hämoglobin), eines Bestandteils der roten Blutkörperchen (Erythrozyten). Hierfür produziert sie die entsprechenden Enzyme. Bei Geburt des Kindes werden diese Enzyme vermehrt in Anspruch genommen, da das fetale Hämoglobin zugunsten des erwachsenen (adulten) Hämoglobins abgebaut wird. Bei diesem Abbau entsteht Bilirubin (S. 215). Bevor dieser Stoff ausgeschieden werden kann, muss er durch ein weiteres Enzym (Glukuronyltransferase) bearbeitet werden. Dessen Funktionsfähigkeit ist allerdings unmittelbar nach der Geburt noch nicht voll ausgereift, weswegen sich Bilirubin anstaut. Die Folge ist eine leichte Gelbfärbung der Haut (**Neugeborenenikterus**), die nach wenigen Tagen wieder abklingt. Die physiologische Gelbsucht betrifft etwa 15 % der Neugeborenen; sie beginnt üblicherweise am 3.–6. Lebenstag und endet etwa am 10. Lebenstag. Sollte diese Zeitspanne verlängert sein, muss eine weitere Abklärung erfolgen.

Blitzlicht Praxis Starker Neugeborenenikterus

Bei einigen Neugeborenen ist – auch ohne organische Störungen – die Bilirubin-Konzentration im Blut stark erhöht. Diese Neugeborenen werden dann vorsorglich mit kurzwelligem Licht behandelt (Phototherapie). Durch den Einfluss des kurzwelligen Lichts (455 nm) wandelt sich das Bilirubin, das sich in der Haut des Neugeborenen abgelagert hat, in ein wasserlösliches Produkt um, das dann über Nieren und Gallenflüssigkeit ausgeschieden wird. Dadurch wird die Bilirubinkonzentration gesenkt und das Übertreten des Bilirubins durch die Blut-Hirn-Schranke und damit Folgeschäden verhindert.

WISSEN TO GO

Verdauungssystem

- **Zähne:** Die ersten Zähne brechen im Alter von 6–8 Monaten durch. Diese **Milchzähne** (20 Zähne) verliert das Kind zwischen dem 6.–8. Lebensjahr wieder; sie werden durch bleibende Zähne (insgesamt 32) ersetzt.
- **Magen und Darm:** Kurze Zeit nach der Geburt (innerhalb der ersten 48 h) kommt es das erste Mal zu Stuhlgang (**Mekonium**).
- **Leber:** In den ersten Lebenstagen ist die Funktion der Leber noch nicht voll ausgereift. Daher kommt es bei einigen Neugeborenen durch Abbau des fetalen Hämoglobins zu einer Gelbfärbung der Haut (**Neugeborenenikterus**), die sich bis zum 10. Lebenstag wieder zurückbildet.

18.6.4 Harnsystem und Wasserhaushalt

Niere • Bei Geburt nimmt der Blutfluss durch die Plazenta abrupt ab, und die Nieren werden stärker durchblutet. Sie sind allerdings direkt nach der Geburt funktionell noch nicht ausgereift: Ihre Fähigkeit zur Harnkonzentrierung ist eingeschränkt, sodass mehr Flüssigkeit ausgeschieden wird. Die Nieren wachsen in Abhängigkeit von den steigenden Anforderungen an das Organ. Bis zur Pubertät haben sie die Größe einer erwachsenen Niere erreicht.

Wasserhaushalt • Der Körper eines Kindes verliert mehr Flüssigkeit als der eines Erwachsenen. Das liegt zum einen daran, dass die Niere noch nicht voll funktionsfähig ist und viel Wasser ausscheidet, zum anderen ist die **Körperoberfläche** des Kindes im Verhältnis zum Körpervolumen recht groß, wodurch der Flüssigkeitsverlust beim Schwitzen sehr hoch ist.

ACHTUNG

*Die größere Körperoberfläche im Verhältnis zum Körpervolumen begünstigt auch ein **schnelleres Unterkühlen**.*

Auch der Energieverbrauch ist bei Kindern physiologisch erhöht. Sie verbrennen pro Kilogramm Körpergewicht etwa 100 Kalorien, wohingegen Erwachsene lediglich 40 Kalorien pro Kilogramm Körpergewicht verbrauchen.

Blitzlicht Praxis Trinken ist wichtig

Aufgrund der erhöhten Flüssigkeitsverluste muss unbedingt darauf geachtet werden, dass Kinder genügend trinken. Kinder sind beim Spielen oft so abgelenkt, dass sie keinen Durst verspüren und das Trinken vergessen.

WISSEN TO GO

Harnsystem und Wasserhaushalt

Der Körper eines Kindes scheidet im Vergleich zum Körper eines Erwachsenen mehr Flüssigkeit aus. Das liegt zum einen an der noch nicht ausgereiften Nierenfunktion und zum anderen an der verhältnismäßig großen Körperoberfläche.

18.6.5 Blut und Immunsystem

Blut • Im Verhältnis zum Körpergewicht verfügen Kinder über ein höheres **Blutvolumen** als Erwachsene. Insgesamt ist das Blutvolumen allerdings geringer:

- **Erwachsene:** Pro Kilogramm Körpergewicht fließen ca. 65 ml Blut. Bei einem Körpergewicht von 80 kg ergibt sich ein Blutvolumen von **5 l.**
- **Kleinkinder:** Pro Kilogramm Körpergewicht fließen ca. 70–75 ml Blut. Bei einem Körpergewicht von 15 kg beträgt das Blutvolumen ungefähr **1,1 l.**

ACHTUNG

*Bereits **geringe Blutverluste** können bei Kindern wesentlich schneller zu einem bedrohlichen Volumenmangel mit Kreislaufversagen führen.*

Der **Hämoglobinwert** und der **Hämatokrit** sind bei Neugeborenen relativ hoch (▶ **Tab. 18.7**) und fallen bis zum 3. Monat kontinuierlich ab.

Immunsystem • Während der Schwangerschaft werden dem Fetus Antikörper vom Typ **IgG** (▶ **Tab. 12.7**) übertragen, da nur diese die Plazentaschranke durchdringen können. Sie schützen das Neugeborene in den ersten Lebenswochen vor Infektionen, bis das kindliche Immunsystem beginnt, spezifische Immunantworten aufzubauen. Man bezeichnet dieses Phänomen auch als **Nestschutz**. Außerdem versorgt die Mutter das Kind über die Muttermilch auch mit **IgA**.

Da das kindliche Immunsystem erst lernen muss, auf Bakterien und Viren zu reagieren, sind Kinder häufig infektanfälliger. Mit jeder Infektion wächst das immunologische Gedächtnis und damit die Fähigkeit, bestimmte Erreger abzuwehren.

WISSEN TO GO

Blut und Immunsystem

- Das **Blutvolumen** von Kleinkindern beträgt ca. 1 Liter, das von Erwachsenen ca. 5 Liter.
- **Hämatokrit** und **Hämoglobin** sind bei Neugeborenen relativ hoch.
- Das **Immunsystem** ist bei Geburt noch nicht ausgereift. Antikörper der Mutter schützen das Kind in den ersten Lebenswochen (**Nestschutz**).

18.6.6 Nervensystem

Bei Geburt sind die Strukturen des Nervensystems noch nicht ausgereift. Das Gewicht des **Gehirns** beträgt bei der Geburt mit 300 g etwa ein Viertel des Gehirngewichts eines Erwachsenen. Im Alter von 6 Jahren sind ca. 90 % des endgültigen Gehirngewichts erreicht.

Auch **periphere Nerven** erfahren eine bedeutsame Entwicklung, da sie erst mehrere Jahre nach der Geburt vollständig myelinisiert sind. Die Myelinisierung (S. 117) ist für die Nervenleitgeschwindigkeit von Bedeutung. Zudem kommt es zu einer zunehmenden Funktionsfähigkeit der Nervenverknüpfungen (Synapsen).

Blitzlicht Praxis Babinski-Reflex

*Der Babinski-Reflex (S. 445) ist bei **Säuglingen physiologisch**, da die Myelinisierung der Pyramidenbahnen erst im Alter von 1–2 Jahren abgeschlossen ist.*

Tab. 18.7 Hämatokrit, Hämoglobin- und Leukozytenwerte bei Kindern und Erwachsenen.

	Hämatokrit	Hämoglobin	Leukozyten
Neugeborene	60 %	16–22 g/dl (1. Tag)	20 000/µl
Säuglinge	34 % (3. Monat)	15,5–19,6 g/dl	9 000–15 000/µl
Kinder	36 %	11–14,4 g/dl	8 000–12 000/µl
Erwachsene	Frauen 42 % Männer 47 %	Frauen 11,7–16 g/dl Männer 13–18 g/dl	4 000–10 000/µl

18.6.7 Sinnesorgane

Auge • Die Entwicklung des Auges beginnt in der 4. Schwangerschaftswoche. Bei der Geburt sind die wesentlichen Strukturen des Sehapparats angelegt, allerdings finden im Bereich der Nervenverbindungen, die die Information vom Sehnerv zum Gehirn weiterleiten, und in der Netzhaut noch entscheidende Organisationsprozesse statt. Eine wichtige Voraussetzung für diese visuelle Entwicklung ist eine ausreichende **Stimulation der Augen** durch Seheindrücke.

Patho Sehschwäche (Amblyopie)

Fehlstellungen des Auges oder angeborene Beeinträchtigungen (Schielen, Katarakt) sollten bis zum 6. Lebensjahr (= sensitive Phase der visuellen Entwicklung) korrigiert werden, da sich sonst durch den fehlenden Gebrauch des Auges eine irreversible Sehschwäche (Amblyopie) einstellen kann.

Ohr • Neugeborene können bereits die Lautstärke oder die Herkunft von Geräuschen und Tönen wahrnehmen. Daher lassen sie sich meist durch bekannte Stimmen beruhigen. Der einzige bedeutsame Unterschied zwischen dem Ohr eines Kindes und dem des Erwachsenen ist die wesentlich kürzere und weitere Ohrtrompete (S. 466). Infektionen können daher leichter aus dem Nasen-Rachen-Raum in das Mittelohr gelangen und dort Entzündungen (Mittelohrentzündung) auslösen.

ACHTUNG

Angeborene Hörstörungen

Wenn die Diagnose schwerer angeborener Hörstörungen zu spät gestellt wird, sind die Folgen für die Kinder schwerwiegend. Hör- und Sprachstörungen führen zu kognitiven und psychosozialen Beeinträchtigungen und Benachteiligungen, wenn sie nicht rechtzeitig behandelt werden [25].

WISSEN TO GO

Sinnesorgane

Im Gegensatz zum Ohr durchlaufen die **Augen** und alle Strukturen, die am Sehvorgang beteiligt sind, vor allem in den ersten 6 Lebensjahren noch entscheidende Entwicklungsprozesse.

18.6.8 Geschlechtsorgane

Weibliche Geschlechtsorgane • Bei den Mädchen kommt es ab der **Pubertät** – ebenfalls ausgelöst durch Hypothalamus- und Hypophysenhormone – zu einer Erhöhung der **Östrogen-** und **Progesteronproduktion**. Die Östrogene führen zu einer Vergrößerung der Brust und der Brustwarzen sowie der Vagina, der Ovarien und des Uterus. Später kommt es dann zur ersten Regelblutung (Menarche) sowie einer Verbreiterung des Beckendurchmessers.

Männliche Geschlechtsorgane • Einen Monat vor der Geburt wandert der **Hoden** aus der Bauchhöhle in Richtung Hodensack. Der Hodenabstieg ist normalerweise zum Zeitpunkt der Geburt abgeschlossen. Haben die Hoden den Hodensack bei der Geburt nicht erreicht, spricht man auch von einem Hodenhochstand (S. 516).

Ab der Pubertät (S. 533) kommt es zur Ausreifung der Spermien. Die Entwicklung der sekundären Geschlechtsmerkmale (S. 488) wird durch bestimmte Hormone des Hypothalamus und der Hypophyse ausgelöst, die im Hoden eine vermehrte **Testosteronproduktion** bewirken. Das Testosteron führt zu einer Vergrößerung der Hoden und des Hodensacks sowie zu einem Wachstum des Penis. Auch die Gesichts- und Körperhaare wachsen stärker und der Körperbau wird kräftiger. Aufgrund von anatomischen Veränderungen des Kehlkopfs wird die Stimme tiefer (Stimmbruch).

WISSEN TO GO

Geschlechtsorgane

Die vermehrte Produktion von weiblichen (**Östrogen**, **Progesteron**) und männlichen (**Testosteron**) Geschlechtshormonen während der Pubertät führt zur Entwicklung und Ausreifung der Geschlechtsorgane.

19 Physiologie des Alterns

19.1 Jung oder Alt?

Was bedeutet das Wort „alt" eigentlich? Bis zu welchem Alter ist man „jung" und ab wann ist man „alt"? Der Übergang vom Jung- zum Altsein verläuft fließend. Zwar definiert die Weltgesundheitsorganisation (WHO) Menschen als „alt", die das 61. Lebensjahr begonnen haben und differenziert dabei zwischen „jungem Alter" (60 bis 74 Jahre) und „höherem Alter" (ab 75 Jahren). Allerdings spiegelt diese Definition – wie oben gesagt – nicht unbedingt das Altersempfinden der einzelnen Personen wider. Fest steht, dass der Lebensabschnitt „Alter" heute im Vergleich zu früher deutlich verlängert ist. Lag die durchschnittliche **Lebenserwartung** in Deutschland bei den 1960 Geborenen noch bei etwa 70 Jahren, ist sie bei den im Jahr 2020 Geborenen auf 81,5 Jahre angestiegen. Die durchschnittliche Lebenserwartung der Frauen liegt dabei mit 84 Jahren über derjenigen der Männer mit 79 Jahren. Der Trend geht weiterhin nach oben.

Aber nicht nur der Einzelne wird älter, sondern auch die deutsche Gesamtbevölkerung. Das liegt zum einen an der steigenden Lebenserwartung, zum anderen daran, dass die Geburtenrate sinkt. Diese Entwicklung führt zu einer Verschiebung des Durchschnittsalters der Bevölkerung nach oben, die auch als **demografischer Wandel** bezeichnet wird.

19.2 Alter und Altern

Die Begriffe Altern und Alter dürfen nicht miteinander verwechselt werden:

- **Alter** meint den aktuellen **Zustand** bzw. einen Abschnitt im Leben. Das Alter kann durch das Datum im Kalender genau definiert werden (**kalendarisches Alter**) oder anhand des Gesundheitszustands abgeschätzt werden (**biologisches Alter**).
- **Altern** beschreibt den biologischen, psychischen und sozialen **Prozess** des Älterwerdens. Er verläuft nicht bei allen gleich und ist auch nicht streng festgelegt, sondern wird in seinem Verlauf von vielen Faktoren beeinflusst.

***Diagnostik* Laborwerte und Lebensalter**

Auch zahlreiche Laborwerte werden unter Berücksichtigung des kalendarischen Alters bewertet. Insbesondere für ***Neugeborene****, Säuglinge, Kinder und ältere Menschen gelten andere Normwerte und Referenzbereiche als für Erwachsene.*

Das **biologische Alter** berücksichtigt die körperliche und geistige Leistungsfähigkeit und die gesundheitliche Situation. Ihm liegen die fortschreitenden Abbauprozesse des menschlichen Körpers zugrunde, womit nicht Verfalls- oder Krankheitsprozesse gemeint sind, sondern die natürlichen physiologischen Vorgänge. Diese werden mithilfe verschiedener Theorien (S. 539) beschrieben.

„Altern" ist keine Krankheit, sondern ein natürlicher Prozess.

Das biologische Alter ist im Gegensatz zum kalendarischen Alter eine relative Bewertung, da es den Alterungsprozess der jeweiligen Person im Vergleich zum durchschnittlichen Verlauf des Alterns betrachtet. Liegt das biologische Alter über dem kalendarischen Alter (d. h., sind die Alterungsprozesse der betrachteten Person schon weiter fortgeschritten als bei den meisten Personen mit demselben kalendarischen Alter), spricht man von „vorgealtert", liegt es darunter von „rüstig" oder „jünger wirkend".

! Merke Sexualität im Alter
Trotz verbreiteter Vorurteile ist ein aktives Sexualleben bei Frauen und Männern bis in das hohe Alter möglich. Für viele bedeutet Sexualität auch Lebensqualität [25].

Altern • Dieser Prozess äußert sich durch eine nachlassende Leistungsfähigkeit, die sich sowohl durch **physische** (körperliche) als auch **psychische** (geistige) Veränderungen bemerkbar macht. Alterungsvorgänge werden sowohl von äußeren Faktoren (z. B. UV-Licht, Rauchen) als auch von inneren Faktoren (genetische Veranlagung) beeinflusst.

WISSEN TO GO

Alter und Altern

Altern beschreibt den **Prozess** des Älterwerdens und ist ein natürlicher Vorgang. **Alter** dagegen bezeichnet den aktuellen **Zustand** des Alters bzw. einen Lebensabschnitt. Alter kann über den Kalender bzw. die Geburt genau definiert werden (**kalendarisches Alter**) oder anhand des Gesundheitszustands und der Leistungsfähigkeit abgeschätzt werden (**biologisches Alter**).

19.3 Alterstheorien

Die Frage, welche Faktoren nun eigentlich genau für den Alterungsprozess verantwortlich sind, wird mit verschiedenen **Alterstheorien** zu beantworten versucht: Theorien zum Altern des Immunsystems, zum Altern durch freie Radikale und die Glykierungstheorie.

Altern des Immunsystems • Dieser Theorie nach nimmt im Alter die Reaktionsfähigkeit des Immunsystems ab.

Altern durch freie Radikale • Verschiedene Theorien schreiben den **freien Radikalen** eine tragende Rolle beim Altern zu. Allerdings verfügt der Körper über Schutzmechanismen, mit denen die schädliche Wirkung der freien Radikale aufgehoben werden kann. Diese sog. **Antioxidanzien** („Radikalfänger") verhindern die schädigende Oxidation der Biomoleküle durch die freien Radikale. Ihre Bildung scheint aber mit steigendem Alter nachzulassen. Werden mehr freie Radikale gebildet als durch die Antioxidanzien abgefangen werden können, spricht man von **oxidativem Stress**.

Glykierungstheorie des Alterns • Die Glykierungstheorie macht für die altersbedingten Veränderungen sog. **Advanced Glycation Endproducts** (AGEs) verantwortlich. Diese Substanzen entstehen durch nicht enzymatische Reaktionen zwischen Kohlenhydraten und Proteinen.

WISSEN TO GO

Alterstheorien

Die Alterungsprozesse sind das Ergebnis genetischer und äußerer Einflüsse. Eine wichtige Rolle scheinen dabei eine nachlassende Anpassungsfähigkeit des Immunsystems und eine vermehrte Bildung von freien Radikalen und AGEs (Advanced Glycation Endproducts) zu spielen.

19.4 Veränderungen der Organsysteme im Alter

Wann und wie schnell altersbedingte Veränderungen eintreten, ist von Mensch zu Mensch unterschiedlich. Manche bekommen beispielsweise schon mit 25 Jahren die ersten grauen Haare, andere ergrauen erst mit Ende 50. Dabei sind vermutlich genetische Faktoren beteiligt, aber auch äußere Einflüsse haben Auswirkungen auf den Alterungsprozess. Die altersbedingten Veränderungen umfassen nicht nur äußerliche Merkmale, sondern äußern sich auch durch nachlassende Organreserven bei Belastung und eine sinkende Kompensationsfähigkeit bei Krankheiten der Organsysteme.

19.4.1 Herz-Kreislauf-System

Im Alter nimmt die Elastizität der Blutgefäße ab. Die Ursachen dafür liegen zum einen in den häufig auftretenden arteriosklerotischen Veränderungen der Blutgefäße, zum anderen in der altersbedingten Zunahme des Bindegewebsanteils der Gefäßwand. Durch diese Umbauprozesse werden die Gefäßwände steifer, und der Widerstand im Blutgefäßsystem steigt. Um das Blut gegen diesen erhöhten Widerstand zu pumpen, muss das Herz einen größeren Druck erzeugen. Die Folge ist ein **Anstieg des Blutdrucks**.

Patho Arteriosklerose
*Ein hoher Blutdruck (Hypertonie) wiederum ist eine der Hauptursachen der Arteriosklerose. Bei dieser Erkrankung kommt es zu einer Verhärtung der Gefäßwand durch degenerative Veränderungen der Gefäßinnenhaut. Cholesterin (S. 212) und Kalk lagern sich an der Gefäßwand ab, und es entstehen **arteriosklerotische Plaques**. Die arteriosklerotischen Veränderungen können die Gefäße verengen oder im schlimmsten Fall komplett verschließen. Das Versorgungsgebiet der betroffenen Arterie wird dann nicht mehr ausreichend durchblutet, und es kann z. B. zu einem Herz- oder Hirninfarkt kommen. Durch die Plaque-bedingt starreren Gefäßwände kann die Weite der Blutgefäße nur noch eingeschränkt an die Druckverhältnisse angepasst werden, was häufig zum Anstieg des meist ohnehin schon erhöhten Blutdrucks führt.*

Die Wand der linken Herzkammer reagiert auf die stärkere Belastung mit einer Verdickung (**Linksherzhypertrophie**). Zudem finden Umbildungsprozesse im Herzmuskel statt, durch die die bindegewebigen Anteile immer mehr zunehmen. Dadurch sinkt die Dehnbarkeit der Muskulatur, was die Füllung der Herzkammer während der Diastole erschwert. Durch diese Veränderungen nimmt außerdem die Kontraktionskraft des Herzmuskels ab. Dies macht sich insbesondere unter körperlicher Belastung bemerkbar.

Auch die **Blutdruckregulation** verändert sich im Alter: Beim Übergang vom Liegen zum Stehen kommt es zu einer Ansammlung des Blutes in den Beinvenen, zugleich sinkt der Blutdruck in der oberen Körperhälfte ab. Normalerweise setzt nun sofort eine Reaktion des Sympathikus ein: Der Blutdruck und die Herzfrequenz erhöhen sich rasch, um einer Ohnmacht (Synkope) entgegenzuwirken. Dies bezeichnet man als **Orthostasereaktion.** Bei älteren Menschen setzt diese sympathische Reaktion häufig erst **zeitverzögert** ein. Dies stellt eine besondere Gefahr dar, da der zu niedrige Blutdruck zu Schwindelgefühlen führt und die Sturzneigung verstärkt.

WISSEN TO GO

Veränderungen des Herz-Kreislauf-Systems im Alter

Mit zunehmendem Lebensalter kommt es häufig zu:

- einer Abnahme der Elastizität der Gefäßwände,
- einem Blutdruckanstieg,
- einer Verdickung des linken Herzmuskels (Linksherzhypertrophie),
- einer Abnahme der Kontraktionskraft des Herzmuskels,
- einer verminderten Herzfrequenzsteigerung unter Belastung (Absinken des Maximalpulses) und
- einer verzögerten Orthostasereaktion.

19.4.2 Atmungssystem

Im Alter nimmt die **Compliance** der Lunge (S. 177) ab, da sich die elastischen Rückstellkräfte vermindern. Das Lungengewebe kann sich bei Ausatmung nicht mehr so stark zusammenziehen, weshalb sich das **Residualvolumen** (▶ **Tab. 8.1**) erhöht. Auch die Elastizität der Rippenknorpel nimmt altersbedingt ab. Der Brustkorb kann nur noch eingeschränkt erweitert werden, und auch die Atemmuskulatur verliert an Kraft. Insgesamt muss im Alter deshalb zum Ausatmen mehr Kraft aufgewandt werden.

Da das Flimmerepithel im Bronchialsystem zurückgeht und die Aktivität des Hustenreflexes abnimmt, kann Sekret, dass sich in den Bronchien ansammelt, nicht mehr so gut durch Abhusten beseitigt werden. Dadurch steigt das Risiko einer Atemwegsinfektion an.

In der 2. Lebenshälfte beginnt sich auch der Innendurchmesser der Bronchien zu verkleinern, wodurch sich der **Atemwiderstand** erhöht. Dies führt zusammen mit der altersbedingten Rückbildung des Bindegewebes dazu, dass die Kollapsneigung der Bronchiolen und der Alveolen zunimmt. In den Lungen wird weniger Sauerstoff ins Blut übernommen, wodurch die Sauerstoffsättigung des Blutes (in Ruhe und bei Raumluft) im Alter auf Werte bis zu 93 % abnehmen kann.

WISSEN TO GO

Veränderungen des Atmungssystems im Alter

Am Atmungssystem sind folgende altersbedingte Veränderungen zu erwarten:

- eine verminderte Dehnbarkeit und nachlassende Rückstellkräfte der Lunge,
- eine eingeschränkte Beweglichkeit des Brustkorbs,
- schwächere Atemmuskulatur und
- eine reduzierte Gasaustauschfläche.

19.4.3 Verdauungssystem

Ab dem 60. Lebensjahr steigt das Risiko einer leichtgradigen **Stuhlinkontinenz** an. Bei der Kontinenz spielen verschiedene Mechanismen eine Rolle, u. a. die Spannung der Schließmuskeln, die betreffenden Nervenstrukturen und die Gefäßschwellkörper des Analkanals (S. 202).

Patho **Stuhlinkontinenz**

Es gibt 3 verschiedene Schweregrade:

- ***Grad I*** *(leichte Form): Es kommt zu unkontrolliertem Abgang von Darmwinden (Meteorismus). Häufig wird dabei die Unterwäsche leicht verschmutzt.*
- ***Grad II*** *(mittelschwere Form): Es kommt zu unkontrolliertem Abgang von dünnflüssigem Stuhl, gelegentlich auch zu unkontrolliertem Abgang von geformtem Stuhl.*
- ***Grad III*** *(schwere Form): Geformter Stuhl und Darmwinde gehen vollständig unkontrolliert ab.*

Auch Verdauungsschwierigkeiten können das Risiko für eine Stuhlinkontinenz erhöhen. Gerade eine Obstipation (S. 204) tritt im Alter häufiger auf. Dafür gibt es verschiedene Gründe: Nachlassen der **Darmbewegungen,** der **Enddarm** verengt sich zu stark, die Leistungsfähigkeit von **Leber** und **Pankreas** nehmen ab, die Magen- und Darmschleimhaut bildet sich im Alter zurück und ältere Menschen nehmen oft weniger **Flüssigkeit** und **Ballaststoffe** zu sich.

Blitzlicht **Chronische Obstipation**

Von einer chronischen Verstopfung spricht man, wenn mindestens 2 der 4 folgenden Kriterien zutreffen:

- *Der Stuhlgang erfolgt seltener als 3-mal pro Woche.*
- *Bei etwa ¼ der Stuhlgänge ist starkes Pressen erforderlich.*
- *Bei ¼ der Stuhlgänge stellt sich das Gefühl einer unvollständigen Entleerung ein.*
- *Der Stuhl ist eher hart.*

WISSEN TO GO

Veränderungen des Verdauungssystems im Alter

Verstopfungen werden mit zunehmendem Alter häufiger, was vor allem auf verlangsamte Darmbewegungen zurückzuführen ist. Die Entgiftungsfunktion der Leber sinkt.

19.4.4 Niere und Harnsystem

Niere • Im Alter nimmt die Nierenfunktion ab. Die Anzahl der Nierenkörperchen nimmt ab, so besitzen 80-Jährige nur noch rund ⅔ der ursprünglich vorhandenen Glomeruli.

Beckenboden • Die Muskulatur des Beckenbodens bildet sich im Alter zurück. Dadurch erhöht sich das Risiko einer **Harninkontinenz.** Bei Frauen führt der erniedrigte Östrogenspiegel nach der Menopause zu einer verminderten Durchblutung und einer verringerten Elastizität des Beckenbodengewebes, sodass der Beckenboden noch weiter geschwächt wird.

Der Beckenbodenmuskulatur (S. 390) kommen aber entscheidende Funktionen zu: Sie stützt die Organe des Bauchraums und des Beckens und ist an den Verschlussmechanismen von Blase und Darm beteiligt. Zudem stabilisiert sie die Lendenwirbelsäule sowie das Kreuz- und das Steißbein.

Harnblase • Die Ruhespannung der Harnblasenmuskulatur nimmt zu, während das Fassungsvermögen der Harnblase abnimmt. Folge ist ein häufigeres Wasserlassen, auch in der Nacht. Die Blasenentleerung ist insgesamt verlangsamt, ihre Steuerung ist beeinträchtigt („Wasserlassen auf Raten").

Patho Harninkontinenz

*Die **Dranginkontinenz** ist die häufigste Form der Inkontinenz in höherem Alter. Hauptsymptom ist das Gefühl des Harndrangs, das nicht unterdrückt werden kann und dessen Ausmaß so extrem ist, dass man es noch nicht einmal mehr auf die Toilette schafft.*

Prostata • Bei über 70 % der 70-jährigen Männer findet sich eine Prostatavergrößerung. Ursache ist die altersbedingte Umstellung der Geschlechtshormone, durch die das Wachstum der Prostata stimuliert wird.

WISSEN TO GO

Veränderungen der Niere und des Harnsystems im Alter

Die Nierenfunktion nimmt im Alter ab. Die Rückbildung der Beckenbodenmuskulatur kann zu einer Harninkontinenz führen.

19.4.5 Wasserhaushalt

Mit zunehmendem Alter sinkt der Wassergehalt des Körpers von 60 % auf zum Teil weniger als 50 %. Gleichzeitig reduziert sich das Durstempfinden, was zusammen mit den geringeren Flüssigkeitsreserven das Risiko einer Austrocknung (**Exsikkose**) erhöht, daher muss auf eine ausreichende Flüssigkeitsaufnahme geachtet werden.

WISSEN TO GO

Veränderungen des Wasser- und Elektrolythaushalts im Alter

Ältere Menschen haben weniger Flüssigkeitsreserven im Körper und ein geringeres Durstempfinden. Daher kommt es schneller zu einem kritischen Flüssigkeitsmangel (Exsikkose).

19.4.6 Hormonsystem

Auch das Hormonsystem stellt sich im Laufe des Lebens um, wovon eine Reihe von Organen bzw. Körperfunktionen betroffen ist. Die auffälligsten Auswirkungen zeigen die Veränderungen der Sexualhormone.

Sexualhormone • Bei **Männern** lässt im Alter die Produktion des Sexualhormons Testosteron (S. 286) nach, wodurch es zu einer Vergrößerung der Prostata kommen kann (s. o.). Dennoch sind Männer häufig auch noch in hohem Alter zeugungsfähig.

Bei **Frauen** fällt nach der Menopause, im Klimakterium („Wechseljahre"), die Produktion von Östrogenen und Progesteron (S. 283) stark ab. Körperliche Veränderungen sind v. a. auf den Östrogenmangel zurückzuführen.

Patho Östrogenmangelsyndrom

*Die 3 wichtigsten Symptome eines Östrogenmangelsyndroms sind **Blutungsstörungen** (vor Eintreten der Menopause), **Hitzewallungen** und ein **Abbau des Vaginagewebes**. Außerdem kann es zu Schlafstörungen, einer verminderten Leistungsfähigkeit, Herz-Rhythmus-Beschwerden, Gelenk- und Muskelbeschwerden sowie Harnwegsproblemen kommen.*

*Früher behandelte man die Beschwerden der Menopause durch die Gabe von Hormonen. Studien ergaben, dass diese **Hormonsubstitution** das Krebsrisiko um ein Vielfaches erhöht. Deshalb geht man heute sehr vorsichtig damit um.*

Wachstumshormon • Im Alter fällt die Produktion des Wachstumshormons (S. 270) ab. Die Folgen sind ein Verlust von Muskelmasse und Muskelkraft, ein Anstieg des Körperfettanteils sowie eine verringerte Knochendichte mit erhöhtem Risiko für Knochenbrüche.

Insulin • Die Insulinproduktion (S. 281) bleibt zwar auch im Alter stabil, jedoch dauert die Synthese in der Bauchspeicheldrüse etwas länger. Auch der Wirkeintritt ist verzögert. Daher weisen ältere Menschen häufig einen leicht erhöhten Blutzuckerspiegel auf.

ADH • Bei älteren Menschen kommt es zu einer verminderten ADH-Ausschüttung und zu einer verminderten ADH-Wirkung (ADH-Resistenz), sodass der Körper bei Zuständen mit erhöhtem Wasserbedarf nicht mehr richtig gegenregulieren kann: Alte Menschen haben weniger Durst.

WISSEN TO GO

Veränderungen des Hormonsystems im Alter

Sowohl bei Männern als auch bei Frauen lässt die Produktion der **Sexualhormone** nach. Vor allem bei der Frau macht sich dies durch die Wechseljahre (Menopause) bemerkbar.

Die Ausschüttung des **Wachstumshormons** verringert sich. Die Folgen sind ein Verlust an Muskelmasse, der Anstieg des Körperfettanteils und eine verringerte Knochendichte.

Der verzögerte Wirkeintritt des **Insulins** führt häufig zu einem leicht erhöhten Blutzuckerspiegel.

19.4.7 Blut- und Immunsystem

Mit zunehmendem Alter wird das Immunsystem schwächer, sodass Infektionen häufiger auftreten und zum Teil auch einen schwereren Verlauf nehmen. Ein Grund für die abnehmende Leistung des Immunsystems ist die **Abnahme des blutbildenden Knochenmarks**.

Blitzlicht Praxis Grippe- und COVID-19-Impfung

Grippe, ausgelöst durch Influenza-Viren, und COVID-19 können bei älteren Menschen aufgrund des schwächeren Immunsystems einen schweren Verlauf nehmen. Aus diesem Grund werden von der Ständigen Impfkommission (STIKO) neben weiteren Impfungen, wie z. B. gegen Pneumokokken, entsprechende Impfungen empfohlen.

WISSEN TO GO

Veränderungen des Blut- und Immunsystems im Alter

Durch die Abnahme des blutbildenden Knochenmarks ist die Immunantwort im Alter verzögert und abgeschwächt. Auch Erythrozyten werden bei Blutverlust langsamer nachgebildet.

19.4.8 Bewegungssystem

Jenseits des 60. Lebensjahrs kommt es zu einem Verlust von Motoneuronen (S. 356). Es kommt dadurch zur Ausbildung größerer motorischer Einheiten, da andere Axone die nicht mehr innervierten Muskelfasern mitversorgen. Der Verlust von Motoneuronen kann so recht lange kompensiert werden. Allerdings geht die Bildung der größeren motorischen Einheiten auf Kosten der **Feinmotorik.**

Im Laufe der Jahre kommt es zudem zu einem fortschreitenden **Verlust von Muskelgewebe** und damit auch von **Muskelmasse**. Die Veränderungen der Muskulatur im Alter bezeichnet man auch als **Sarkopenie**.

Durch einen veränderten Knochenstoffwechsel nimmt der Kalksalzgehalt der Knochen ab, es kommt zu einer **erhöhten Brüchigkeit**. Der Knorpelüberzug der Gelenke nutzt sich im Lauf des Lebens ab, was nicht selten mit schmerzhafter Funktionseinschränkung des Gelenkes (Arthrose) verbunden ist.

Im Alter kommt es meist zu einer **Abnahme der Körpergröße.** Dies ist zum Teil darauf zurückzuführen, dass die Bandscheiben an Flüssigkeit verlieren bzw. die Fähigkeit nachlässt, während der Ruhephasen wieder Flüssigkeit aufzunehmen. Dadurch reduziert sich das Volumen der Bandscheiben und damit auch die Körpergröße.

WISSEN TO GO

Veränderungen des Bewegungssystems im Alter

Im Alter nehmen Muskelmasse und Muskelkraft ab, die Knochen werden brüchiger. Die Körpergröße verringert sich, da die Bandscheiben weniger Flüssigkeit speichern.

19.4.9 Nervensystem

Mit zunehmendem Alter kommt es im gesamten Nervensystem zum **Verlust von Nervenzellen**. Auch beim gesunden älteren Menschen treten die für die Alzheimer-Demenz (s. u.) typischen veränderten Nervenzellen auf, wenn auch im geringeren Ausmaß. Auch das Hirngewicht nimmt um 40–50 % ab (Altersatrophie), dafür nimmt der Gehalt an Wasser (Liquor) im Gehirn zu. Trotzdem ist ein Nachlassen der intellektuellen Fähigkeiten nicht alterstypisch. Allerdings nimmt durch eine verzögerte Nervenleitgeschwindigkeit das Reaktionsvermögen ab. Die Folge sind langsamere Entscheidungen in unübersichtlichen Situationen, verzögerte Orientierung oder erschwerte Gedächtnisbildung.

Patho **Demenz**

Demenzsyndrome *müssen von normalen Alterungsprozessen des Gehirns abgegrenzt werden. Es handelt sich um Syndrome, bei denen sich die individuellen kognitiven Fähigkeiten durch den fortschreitenden Abbau von Hirngewebe stark verschlechtern.*

Die häufigste Demenzform ist die ***Alzheimer-Krankheit*** *(Morbus Alzheimer). Die Erkrankung beginnt mit leichten Störungen der Merkfähigkeit und des Kurzzeitgedächtnisses. Sie äußern sich z. B. durch das Vergessen von Verabredungen oder Erledigungen. Im Verlauf kommen Störungen anderer kognitiver Bereiche hinzu. Zuerst zeigt sich meist eine erst zeitlich, dann auch räumliche Desorientierung. Später fällt auch das abstrakte Denken schwerer und das Erkennen von Dingen oder Personen lässt nach, genauso wie die kognitiven Fähigkeiten. Im fortgeschrittenen Stadium wird auch das Langzeitgedächtnis in Mitleidenschaft gezogen, und die Menschen verlieren die Fähigkeiten, die sie im Laufe ihres Lebens erworben haben. Häufig verändert sich auch ihre Persönlichkeit.*

Eine weitere Veränderung im Alter betrifft das **Schlafverhalten**. Der Schlaf älterer Menschen ist störanfälliger als der jüngerer Menschen.

WISSEN TO GO

Veränderungen des Nervensystems im Alter

Das Reaktionsvermögen lässt aufgrund einer verzögerten Nervenleitgeschwindigkeit ab. Der Schlaf wird störanfälliger.

19.4.10 Sinnesorgane

Auge • Ab dem 40. Lebensjahr wird das Sehen in der Nähe schwieriger, was sich v. a. beim Lesen bemerkbar macht. Diese **Alterssichtigkeit** (Presbyopie) ist ein natürlicher Vorgang und wird dadurch verursacht, dass die Linse mit zunehmendem Alter an Elastizität verliert.

Weitere Veränderungen betreffen die **Pupillen**, die im Alter langsamer auf veränderte Lichtverhältnisse (Wechsel von Hell zu Dunkel oder umgekehrt) reagieren, und die Lichtempfindlichkeit der **Netzhaut**.

Gehör • Viele ältere Menschen leiden unter einer mehr oder weniger ausgeprägten **Schwerhörigkeit**, die v. a. hohe Frequenzbereiche betrifft.

Gleichgewichtsorgan • Auch die Leistungsfähigkeit des Vestibularorgans lässt im Alter nach. Ältere Menschen müssen sich deshalb mehr auf ihre Sehfähigkeit verlassen, um Haltung und Gleichgewicht zu wahren.

! *Merke* **Sturzgefahr im Alter**

Die Einschränkungen der Leistungsfähigkeit der Sinnesorgane (Sehvermögen, Gleichgewicht) erhöhen zusammen mit dem Nachlassen der Muskelkraft und dem Reaktionsvermögen die ***Sturzgefahr*** *im Alter.*

Sensomotorisches System • Die Sensomotorik beschreibt das Zusammenspiel von sensorischen und motorischen Funktionen unseres Körpers, das unsere Bewegungen steuert und kontrolliert. Ab etwa dem 60. Lebensjahr lassen diese fein abgestimmten Vorgänge nach.

WISSEN TO GO

Veränderungen der Sinnesorgane im Alter

Ab dem 40. Lebensjahr wird das Sehen in der Nähe schwieriger (Alterssichtigkeit). Die Anpassung der Pupillen an veränderte Lichtverhältnisse verlangsamt sich.

Das Gehör verschlechtert sich, wobei v. a. höhere Frequenzen betroffen sind.

Die Kontrolle der Haltung und Bewegung sowie des Gleichgewichts verschlechtert sich.

19.4.11 Haut, Haare und Nägel

Haut • Im Alter bildet sich das subkutane Fettgewebe zurück. Die Haut wird schlaffer, weniger elastisch und empfindlicher für Verletzungen. Durch die Abnahme der Talgdrüsen ist die Haut des älteren Menschen trockener.

Zeichen der Hautalterung sind (▸ **Abb. 20.2**):

- vergröberte Hautfalten und -furchen,
- erhöhte Hauttrockenheit, ggf. mit Juckreiz,
- vermehrte Gefäßzeichnung (Teleangiektasien),
- Pigmentveränderungen („Altersflecken") und
- Alterswarzen.

Blitzlicht **Alterswarzen**

Bei Alterswarzen (Verrucae seniles) handelt sich um Hautveränderungen, die insbesondere an Brustkorb, Rücken und Brust auftreten. Sie sind oval und relativ zerklüftet, treten oft in großer Zahl auf und können jucken. Obwohl sie in der Regel gutartig sind, sollten sie beobachtet werden, da sie in seltenen Einzelfällen entarten können.

Haare • Die offensichtlichste Veränderung der Haare ist der zunehmende Pigmentverlust im Alter, was sich durch **„Grau- oder Weißwerden"** der Personen äußert. Im Alter verringert sich die Melaninproduktion, weshalb es zu einem Verlust der Haarfarbe kommt. Eine weitere Veränderung ist **Haarausfall**, wobei dieser hauptsächlich genetisch festgelegt ist. Bei der Frau ist er oft Zeichen der Hormonveränderung nach der Menopause.

Nägel • Im Alter verlangsamt sich das Wachstum der Finger- und Fußnägel. Durch die veränderte Struktur und den geringeren Wassergehalt der Nägel werden diese immer brüchiger.

Abb. 19.1 Altersflecken.

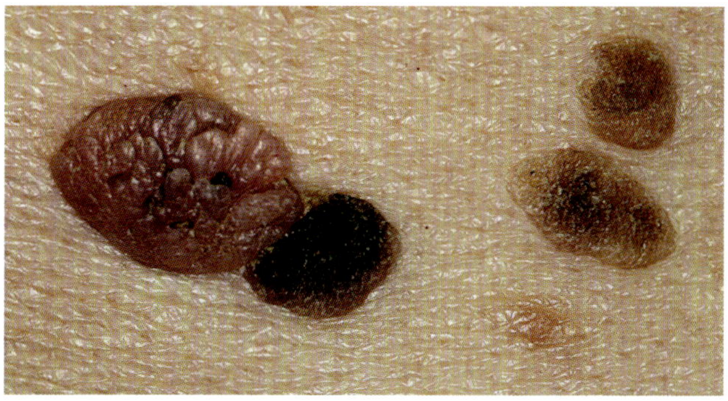

Altersflecken treten v. a. an den Händen und im Gesicht auf.
Quelle: I care Anatomie, Physiologie. 2., aktualisierte Auflage. Stuttgart: Thieme; 2020.

WISSEN TO GO

Veränderungen von Haut, Haaren und Nägeln im Alter

Die Hautalterung macht sich insbesondere durch Faltenbildung und eine erhöhte Hauttrockenheit bemerkbar. Die Haare werden aufgrund der nachlassenden Melaninproduktion weiß oder grau. Finger- und Fußnägel wachsen im Alter langsamer und werden brüchiger.

19.4.12 Geschlechtsorgane

Weibliche Geschlechtsorgane • Die weiblichen Geschlechtsorgane verändern sich mit zunehmendem Alter folgendermaßen:

- Der Uterus verkleinert sich.
- Der Menstruationszyklus läuft nicht mehr ab und die Fortpflanzungsfähigkeit endet.
- Die Vaginaschleimhaut bildet sich zurück und trocknet aus.
- Der Beckenboden wird schwächer, Beckenhöhlenorgane sinken ggf. ab.

Männliche Geschlechtsorgane • Die Veränderungen der männlichen Geschlechtsorgane im Alter äußern sich hauptsächlich in:

- einer Vergrößerung der Prostata durch relatives Östrogenübergewicht und
- dem Nachlassen der Fortpflanzungsfähigkeit.

19.4.13 Literatur

[23] Deutsche Gesellschaft für Kardiologie. ESC/ESh Pocket Guidelines. Management der arteriellen Hypertonie. 2018. 28_2018_pocket_leitlinien_arterielle_hypertonie.pdf (dgk.org)

[24] Mändle C, Opitz-Kreuter S. Das Hebammenbuch. 6., überarbeitete und aktualisierte Auflage. Stuttgart; Schattauer 2014

[25] Stiefel A, Brendel K, Bauer NH. Hebammenkunde. 6., aktualisierte und erweiterte Auflage. Stuttgart: Thieme; 2020

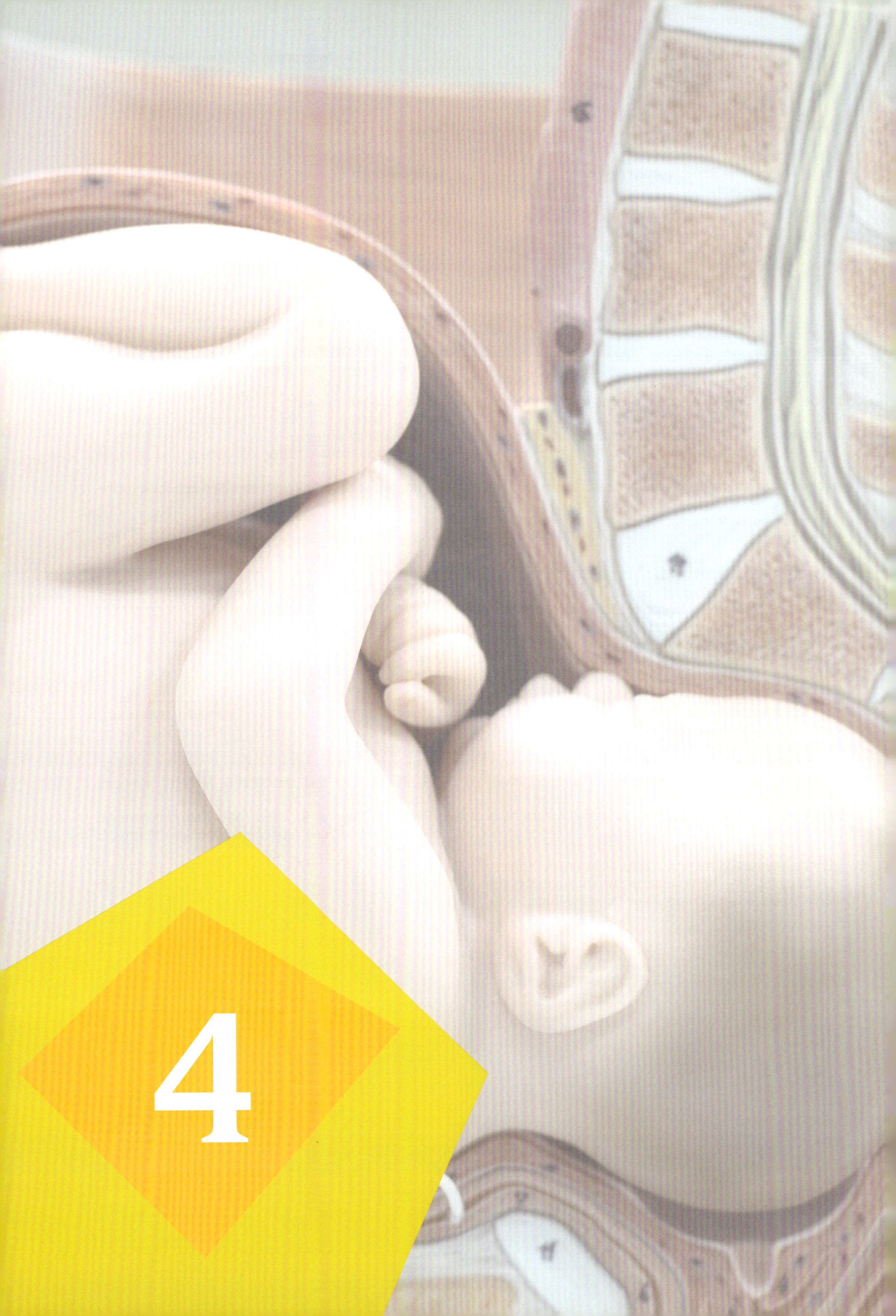
4

Anatomie in vivo

20 Einführung

Viele Situationen im Hebammenberuf erfordern es, Körperstrukturen von Mutter oder Kind sicher identifizieren und auffinden zu können. Im Regelfall tut dies die Hebamme ohne den Einsatz von Instrumenten oder Geräten, sondern mit den eigenen Händen. Damit die Orientierung sicher gelingt, gibt es viele technische Tricks, Leitstrukturen und auch Hilfszeichnungen, die eine Palpation erleichtern können. Wichtig ist, dass vor jeder Berührung und körperlichen Untersuchung die zu untersuchende Person um Erlaubnis gefragt wird.

„Anatomie" bedeutet wörtlich: das Zerschneiden (des Körpers) (Kap. 1). Die sogenannte **Anatomie in vivo**, also die **Anatomie am lebenden Menschen**, sollte am besten im Zusammenhang mit der Anatomie explizit erlernt werden – und nicht nebenbei oder mehr oder weniger zufällig in Ausbildung und Beruf.

In diesem Abschnitt finden Sie allgemeine Hinweise zur **Palpationstechnik** sowie spezielle Anleitungen für bestimmte **Körperregionen und -strukturen**, wie Wirbelsäule, Becken, Brustkorb, Bauch, Beckenboden / weibliche Geschlechtsorgane, Nerven und Arterien. Außerdem werden Sie die Lage großer Organe wie Herz, Lunge, Magen, Leber und Darm besser kennenlernen.

Ein Nebeneffekt ist, dass Sie die bisher vielleicht stellenweise als schwierig oder trocken empfundene Materie im wahrsten Sinne des Wortes „lebendiger" festigen können.

Blitzlicht Praxis Palpation

Einige Strukturen können Sie am eigenen Körper finden bzw. ertasten, für andere Regionen brauchen Sie eine ***Übungspartnerin*** *(oder auch einen Übungspartner). Das Markieren von Strukturen auf der Haut zu Übungs- und Ausbildungszwecken kann mit handelsüblichen Kajalstiften erfolgen.*

20.1 Palpation allgemein

Ein Grundprinzip der Anatomie ist die **Variation**. So müssen Sie immer damit rechnen, dass Sie Strukturen nicht so wie im Lehrbuch dargestellt vorfinden: Es gibt topographische und morphologische Varianten. So lernen Sie zum Beispiel in der Anatomie, dass die Lendenwirbelsäule 5 Wirbel zählt. Tatsache ist aber, dass sie in 5–20 % der Fälle mehr oder weniger Wirbel aufweist [26]. Natürlich gehen Sie bei der Palpation zunächst von der Norm aus – aber Sie sollten offen sein für Abweichungen.

Nach Reichert [26] überträgt man bei der Palpation das Wissen über diese Norm zunächst auf den Körper: **„Was man nicht kennt, spürt man nicht."** Man sucht und findet die Struktur; dann stellt man sich ihre Lage und Form vor. Jetzt beginnt man mit der gezielten Ertastung. Die richtige Technik und die richtige Erwartung dazu, was man unter seinen Fingern spüren sollte, führen zum Erfolg.

Zunächst ist Anatomie in vivo zum „**Begreifen**" – im wörtlichen Sinn – anatomischer Strukturen sehr hilfreich. Aber auch in vielen **beruflichen Situationen** ist es wichtig, u. a.:

- Abtasten des Bauches der Schwangeren, z. B. um den Fundusstand zu ermitteln,
- Untersuchung des Beckens,
- Kontrolle der korrekten Muskelspannung beim Beckenbodentraining,
- Vaginale Untersuchung (nur aus speziellen diagnostischen Gründen),
- Puls messen.

Abb. 20.1 Bizepssehne.

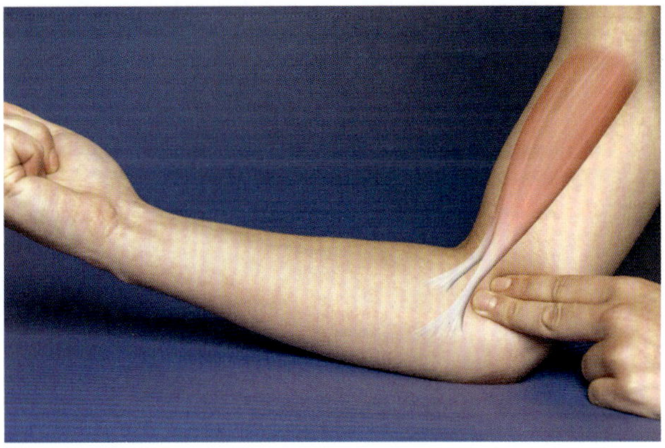

Eigenpalpation der Bizepssehne als Beispiel für eine Sehnenstruktur. *Quelle: © Kirsten Oborny/Thieme, grafische Einzeichnungen von M. Voll.*

Abb. 20.2 Außenband des Knies.

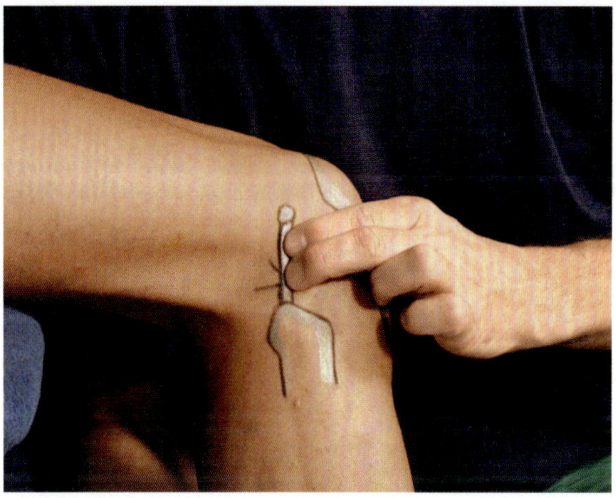

Eigenpalpation Außenband als Beispiel für eine Bandstruktur. *Quelle: Reichert B, Hrsg. Palpations-Techniken. 1. Auflage. Stuttgart: Thieme; 2018.*

Vorgehensweise • Grundsätzlich beginnen Sie damit, Strukturen aufzusuchen, die Sie relativ einfach und sicher finden können, z. B. die vorderen, oberen Darmbeinstacheln am Becken. Sind diese sicher identifiziert, eventuell auch markiert, beginnen Sie von dort aus, schwieriger aufzufindende Strukturen zu suchen, also z. B. knöcherne, muskuläre, ligamentäre oder neurale Details.

Nach Reichert [26] ist die Palpationstechnik von 3 wesentlichen Merkmalen geprägt:

- Einsatz der geeigneten **Palpationstechnik**,
- erwartete **Konsistenz**,
- Differenzierung der **Widerstände** der palpierten Strukturen.

An eine knöcherne Kante, wie zum Beispiel den Beckenkamm, tasten Sie sich aus einer Richtung rechtwinkelig zu dieser Kante an. Sie erwarten einen harten Widerstand. Für den **Palpationsdruck** gilt: So viel Druck wie nötig und so wenig Druck wie möglich [26].

20.2 Spezielle Palpationstechniken

Die eingesetzte Technik richtet sich nach der gesuchten Körperstruktur. Im Folgenden finden Sie die von Reichert [26] und anderen Autorinnen und Autoren empfohlenen Vorgehensweisen.

Knöcherne Erhebungen • Flächig, kreisend, einen harten Widerstand erwartend (vgl. Kap. 21.3, Kap. 21.2, Kap. 21.3).

Muskelbäuche • Flächig, wenig Druck, möglichst quer zum Faserverlauf, eine weiche Konsistenz erwartend; Muskelränder kann man unter Anspannung des betreffenden Muskels verfolgen (Kap. 21.6).

Sehnen • Mit der Fingerbeere direkt auf die vermutete Stelle und den Muskel an- und entspannen lassen; feste und unter Anspannung harte Konsistenz (zur Erinnerung: Eine Sehne verbindet Muskeln mit Knochen).

Blitzlicht Praxis Beispiel Bizepssehne

*Eine Sehne, die Sie an sich selbst leicht ertasten können, ist die Sehne des Bizeps-Muskels (▶ **Abb. 13.60**) am Arm: Legen Sie ihren rechten Arm entspannt vor sich auf einen Tisch. Legen Sie 2 Finger der linken Hand quer, mit wenig Druck in die Ellenbeuge. Nun machen Sie „Muckis", d. h., Sie spannen den großen bekannten Oberarmmuskel an. Sie spüren sofort, wie sich die dicke runde Sehne des M. bizeps heraushebt; sie weist in diesem angespannten Zustand eine harte Konsistenz auf. Beim Entspannen wird sie wieder weicher und verschwindet im Gewebe.*

Ligamente • Mit der Fingerbeere direkt auf die vermutete Stelle gehen; gegebenenfalls durch eine geeignete Gelenkstellung vor- oder entspannen; feste und unter Spannung harte Konsistenz (zur Erinnerung: Ein Ligament verbindet Knochen mit Knochen).

Blitzlicht Praxis Beispiel Außenband am Knie

*Setzen Sie sich auf einen Stuhl. Das Knie ist nicht ganz 90°gebeugt, sondern etwas weniger. Es muss unbekleidet sein. Nun ertasten Sie mit 2 Fingern der rechten Hand außen am rechten Knie das **Wadenbeinköpfchen** – einen runden, deutlich hervortretenden Knochen. Danach rutschen Sie mit einem Finger etwas nach oben (kranial). Sie sinken ganz leicht ein und die Struktur fühlt sich etwas weicher, elastischer an als Knochen. Dies ist das **Außenband** Ihres Knies. Sie können quer zum Verlauf (kaudal-kranial) „reiben": Sie spüren das gewölbte, sehr starke Band.*

Gefäße • Wichtig ist ein sehr geringer Druck; erwartet wird bei einer Arterie eine Pulsation (Kap. 21.7).

Neurale Strukturen • Mit der Fingerbeere quer zum Verlauf; ist der Nerv unter Spannung, kann man ihn wie eine Gitarrensaite vorsichtig „anzupfen"; erwarten Sie eine sehr feste und elastische Konsistenz („Spaghetti al dente") (Kap. 21.8).

21 Spezielle Körperregionen und -strukturen

21.1 Becken

Dorsale Palpation • Wir beginnen mit der im Hebammenberuf zentralen Körperregion, dem Becken. Außerdem sind hier die knöchernen Leitstrukturen relativ leicht aufzufinden.

Die Untersuchung wird am besten in der Bauchlage durchgeführt, weil so die Muskelspannung am geringsten ist, bei Schwangeren immer im Stehen oder Sitzen. Man sucht zunächst mit der waagerecht eingestellten Hand und der Innenseite des Zeigefingers den Darmbeinkamm (Crista Iliaca) an den Körperseiten auf. Nun kann man mit dem Daumen, die Beckenkämme nach dorsal abfahrend, die **hinteren, oberen Darmbeinstacheln** (Spina iliaca posterior superior, SIPS) aufsuchen und palpieren. Die SIPS bilden das Ende der Beckenkämme und sind eine gut tastbare Struktur. Die erhabensten Stellen der SIPS kann man quer verbinden, um den Proc. spinosus S 2, also den 2. Dornfortsatz des Kreuzbeins zu finden. Mit einer leicht umkreisenden Bewegung der Fingerbeere wird dieser genau lokalisiert. Der lokalisierte S 2 ermöglicht das Aufsuchen der Dornfortsätze kaudal und kranial (steiß- und kopfwärts).

Jetzt rutscht die Fingerbeere ca. 1 Zentimeter kranial, um den Proc. spinosus S 1 aufzusuchen. Dabei überspringt sie den fühlbaren Spalt zwischen S 1 und L 5. Wieder ca. 1 Zentimeter kranial jenseits des Spaltes findet man den Proc. spinosus von L 5. Nun können mit einiger Übung weiter kranial die weiteren Dornfortsätze der Lendenwirbelsäule (LWS) aufgesucht werden.

Michaelis-Raute • Es handelt sich um eine **rautenförmige** Figur des Oberflächenreliefs des unteren Rückens. Sie wird durch 4 Eckpunkte definiert:

- Kranial: 3. oder 4. Dornfortsatz der LWS,
- Kaudal: Die letzten Wirbel des Steißbeins am oberen Ende der Gesäßfurche,
- Rechts und links: die beiden SIPS bzw. die oft vorhandenen sogenannten Lendengrübchen.

Anhand der Form der Raute können sich Abweichungen und Fehlstellungen des Beckens erkennen lassen, die in der Geburtshilfe wichtig sind.

Becken von ventral • Die Palpation ist in Rückenlage einfacher, kann aber auch im Stehen oder sitzend durchgeführt werden. Zunächst palpiert man den **Beckenkamm** als runde, knöcherne, harte Struktur und lässt sich von ihm nach distal und medial führen. Am Ende des Kamm rutscht man auf eine flache Struktur, die auf Druck eine hart-elastische Konsistenz zeigt. Dies ist das **Leistenband**. Der „Stachel" am Ende des Kamms ist der **vordere, obere Darmbeinstachel** (Spina iliaca anterior superior, SIAS).

Ein weiterer wichtiger knöcherner Orientierungspunkt ist die **Symphysis pubica**. Sie ist mittig auf der Verbindungslinie zwischen den SIAS lokalisiert, in der Verlängerung der Linea alba. Man tastet auf der Bauchhaut behutsam von kranial kommend mit den Fingerbeeren nach kaudal gerichtet und stößt auf eine knöcherne Struktur. Wenn man den palpierenden Finger nach links und rechts bewegt, kann der Raum zwischen den Schambeinästen als kleine Lücke ertastet werden. Achtung: Die Strukturen sind manchmal sehr druckempfindlich! Wichtig in der Praxis für die Messung des Symphysen-Fundus-Abstandes (SFA). Man kann die Schwangeren auch gut ihre Symphyse selbst ertasten lassen.

Abb. 21.1 Palpation Becken dorsal.

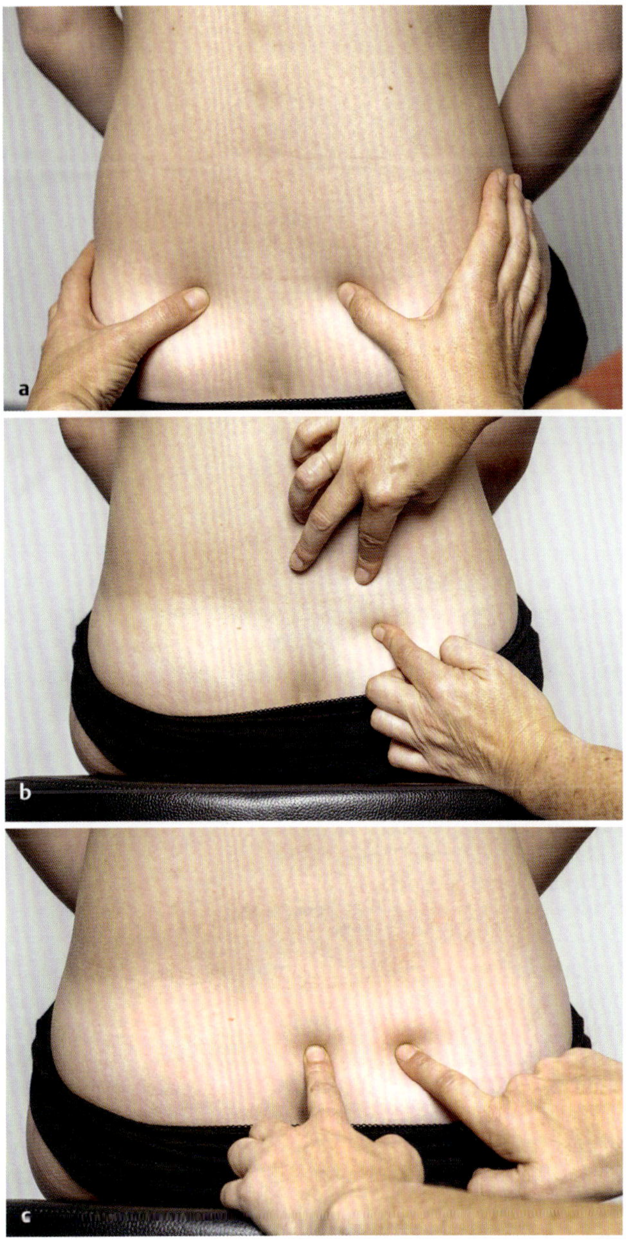

Quelle: © Kirsten Oborny/Thieme

Abb. 21.3 Palpation der Symphysis pubica.

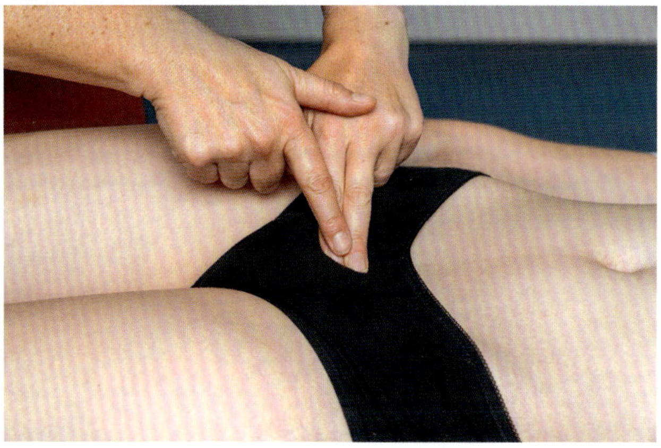

Quelle: © Kirsten Oborny/Thieme

Blitzlicht Praxis Untersuchung des Beckens der Schwangeren

*Im Rahmen der Untersuchung kann von den Distanzen der Darmbeinstacheln auf die sog. **Conjugata vera** geschlossen werden, das „wahre Beckenmaß“.*

*Die Erkennung von Asymmetrien und/oder Symphysenschmerzen kann zur frühzeitigen Einschätzung von möglichen **Rücken- und Beckenschmerzen** der Schwangeren führen. Hier kann die Hebamme gegebenfalls an die Ärztin oder Physiotherapeutin verweisen.*

21.2 Wirbelsäule

Beginnen können Sie für eine orientierende Palpation am stehenden Probanden. Vom Dornfortsatz des 2. Kreuzbeinwirbels (Proc. spinosus S2), der auf der Verbindungslinie der beiden SIPS gefunden wird (Kap. 21.1), kann nach kranial vorgegangen werden. Dornfortsatz für Dornfortsatz kann ertastet werden. Hierbei ist zu beachten, dass die Lücken zwischen 2 Dornfortsätzen in Streckung der Wirbelsäule (Rückneigung des Rumpfes) kleiner werden, bis sie nicht mehr zu tasten sind und mit Beugung größer werden – ab einem bestimmten Punkt werden die Bandstrukturen zwischen den Dornfortsätzen aber gespannt und die Lücke füllt sich. Mit seitlich herabhängendem Arm der Probandin ist der untere Schulterblattwinkel ungefähr auf Höhe des 7. Brustwirbels, die Schulterblattgräte auf Höhe des 3. und

Abb. 21.2 Michaelis-Raute am Skelett.

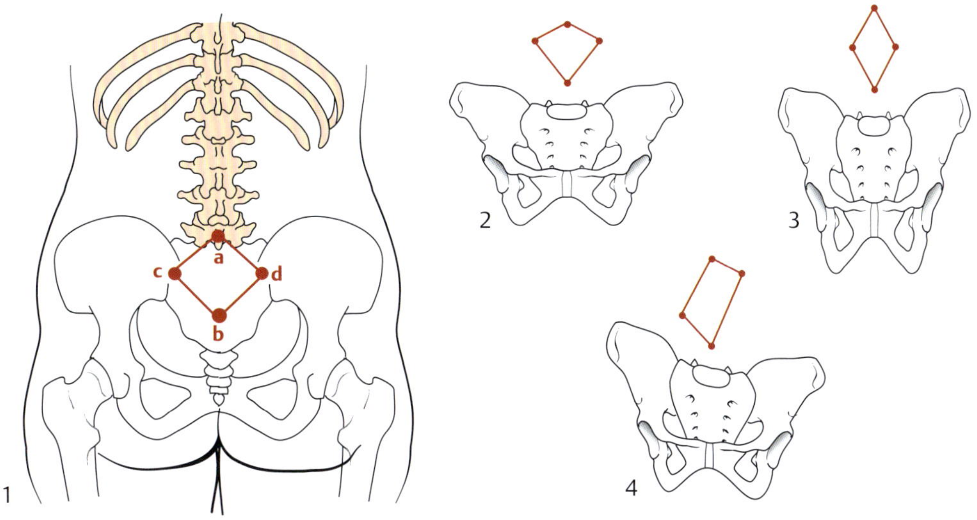

Quelle: Stiefel A, Brendel K, Bauer N, Hrsg. Hebammenkunde. 6., aktualisierte und erweiterte Auflage. Stuttgart: Thieme; 2020.

Abb. 21.4 Orientierung an der Wirbelsäule.

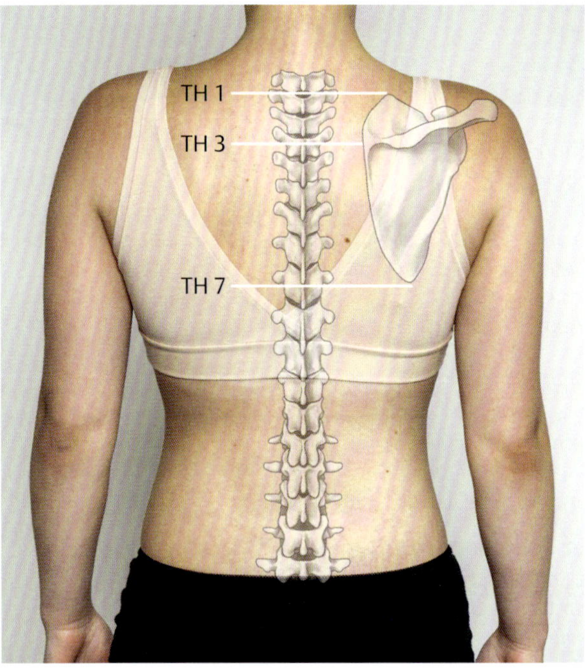

Quelle: © Kirsten Oborny/Thieme, grafische Einzeichnungen von M. Voll.

Abb. 21.5 Palpation Brustkorb ventral.

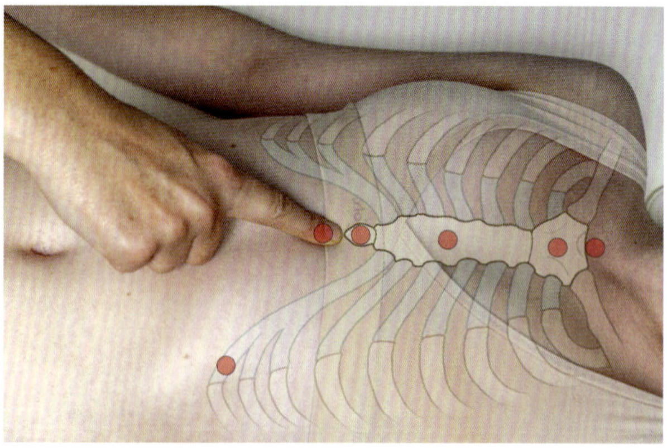

Quelle: © Kirsten Oborny/Thieme, grafische Einzeichnungen von M. Voll.

der obere Schulterblattwinkel auf Höhe des ersten Brustwirbels (▶ Abb. 21.4).

Wenn man sich vom Beckenkamm einige Zentimeter neben der Wirbelsäule nach kranial vortastet, spürt man die relativ weiche Konsistenz von Muskulatur. Schnell stößt man dann auf die untersten **Rippen** des Brustkorbes.

Am **Übergang von der Hals- zur Brustwirbelsäule** findet man einen prominenten (hervorstehenden) Abschnitt. Hier liegt der 7. Wirbelkörper der Halswirbelsäule, die **Vertebra prominens**. Da der 6. Halswirbel und besonders der 1. Brustwirbel auch lange, hervorstehende Dornfortsätze aufweisen, ist die genaue Unterscheidung zwischen diesen 3 Wirbeln nicht ganz einfach und erfordert viel Palpationserfahrung und genaue Kenntnisse der Biomechanik der Wirbelsäule (Manualtherapeutinnen können über Bewegung differenzieren: Es wird während der Rückneigung des Kopfes palpiert). Aber zur groben Unterscheidung der WS-Abschnitte reicht es, den Übergang von HWS zu BWS an diesem prominenten Abschnitt zu erkennen.

So bekommt man eine Orientierung über die Abschnitte der Wirbelsäule. Nun kann man sich von der Seite schauend einen Eindruck von den Biegungen der einzelnen Abschnitte (**Kurvaturen**) verschaffen. Wir unterscheiden **Halslordose**, **Brustkyphose**, **Lendenlordose** und **Sakralkyphose** (▶ Abb. 13.21).

Blitzlicht Praxis Hohlkreuz in der Schwangerschaft

Die Schwangerschaft kann mit zunehmendem Gewicht des Kindes die ***Wirbelsäulenhaltung*** *stark verändern. Aufgrund des ventralen Gewichtes nimmt die Schwangere oft eine verstärkte* ***Lordosehaltung*** *ein. Dies kann zu* ***Kreuzschmerzen*** *führen. Weitere Ursachen für Kreuzschmerzen (Schmerzen des unteren Rückens) können die Beanspruchung der Gebärmutterbänder und die Auflockerung des Kreuz-Darmbein-Gelenkes sein. Grundkenntnisse über diese Strukturen können der Hebamme helfen, Beschwerden richtig einzuschätzen und gegebenenfalls zur Ärzt*in, Osteopath*in oder Physiotherapeut*in weiterzuverweisen.*

Auch das Tragen des Kindes nach der Geburt mit den damit einhergehenden Haltungsänderungen kann zu Rückenschmerzen führen.

21.3 Brustkorb

Das **Brustbein** (Sternum) (▶ Abb. 21.5) ist ein schwertförmiger Knochen, bestehend aus:

- **Manubrium sterni** (Handgriff),
- **Corpus sterni** (Körper),
- **Processus xiphoideus** (Schwertfortsatz).

Das **Brustbein** kann als Ausgangspunkt für eine einfache Palpation am ventralen Brustkorb dienen. Die Probandin kann sich in Rückenlage oder im Sitz befinden. Zuerst ertasten Sie die sog. **Incisura jugularis**, eine seichte Vertiefung am oberen Ende des Brustbeins. Sie rutschen zum Aufsuchen mit einer Fingerbeere auf dem Brustbein vorsichtig nach kranial, bis Sie über einen runden Rand in eine Vertiefung gelangen. Dieser Bereich, wie überhaupt der ganze Halsbereich, reagiert auf Berührung oft sehr empfindlich. Manche Menschen zeigen heftige vegetative Reaktionen. Hier ist also mit Langsamkeit und Behutsamkeit vorzugehen!

Nun palpieren Sie flächig mit 1 oder 2 Fingerkuppen auf dem **Manubrium** nach kaudal. Nach 2–4 Fingerbreiten spürt man einen queren knöchernen Wulst, der das Manubrium mit dem Corpus sterni verbindet: der sogenannte **Angulus sterni**. Dies ist die Stelle, an der der „Handgriff" auf den „Schwertkörper" trifft. Die Verbindung bildet von seitlich betrachtet einen nach hinten offenen Winkel (Angulus).

Wenn Sie dann mit dem Finger weiter nach kaudal gleiten, gelangen Sie zum **Schwertfortsatz**, den man mit der Fingerbeere gut ertasten kann. Dort rutscht man von den knöchernen Strukturen nach kaudal ab und ein vorsichtiger Druck zeigt eine weiche Konsistenz. Man befindet sich im sog. **epigastrischen Raum**, also im **Oberbauch**.

Bei weiterer Palpation nach lateral-kaudal, am besten mit den Fingern von unten nach oben gegen die knöchernen Strukturen stoßend, verfolgen Sie den **Arcus costalis**, den **Rippenbogen**, also den unteren, vorderen Rand des Brustkorbs.

21.4 Bauch und Unterbauch

Für die Bauchwand ist eine **Gliederung in Regionen** sinnvoll, um dann wiederum Muskeln und vor allem auch Organe lokalisieren zu können. Die Untergliederung wird mithilfe von gedachten bzw. eingezeichneten **Linien** und **Ebenen** vorgenommen.

Eine Rechts-Links-Aufteilung kann man anhand der **Linea alba** vornehmen, einem „weißen Sehnenstreifen" zwischen den beiden geraden Bauchmuskeln. Die Haut über dieser Linie pigmentiert manchmal bei Frauen im 2. Schwangerschaftsdrittel. Diese dunkle Färbung bildet sich nach der Schwangerschaft teilweise oder vollständig zurück.

Hilfslinien, -ebenen und Regionen [26]:

- **Subkostalebene**: Verbindung der Unterränder der 10. Rippen,
- **Epigastrischer Raum**: enthält das sog. Leberfeld und das Magenfeld,
- **Mittlerer Bauchraum** (Regio abdominalis media): steißwärts (kaudal) der Subkostalebene; er enthält die Nabelregion,
- **Medioklavikularlinie**: Eine Linie, die senkrecht durch die Mitte des Schlüsselbeins läuft und nach kaudal Richtung vordere, obere Darmbeinstachel (SIAS) verlängert werden kann,
- **Seitliche Bauchwandregionen** (Regiones abdominales laterales): seitlich der Medioklavikularlinie bzw. ungefähr seitlich der Ränder der geraden Bauchmuskeln,
- **Interspinalebene**: Verbindungslinie beider SIAS,
- **Regiones inguinales** (Leistenregionen) und **Regio pubica**: kaudal der Interspinalebene, seitlich bzw. mittelständig.

Blitzlicht Praxis Höhenstand des Fundus uteri

*Um auf die **Größe des Kindes** schließen zu können, wird der Bauch der Schwangeren untersucht. Unter anderem wird der Höhenstand des Fundus uteri in den verschiedenen Schwangerschaftswochen beurteilt. Hierfür sind **Rippenbogen** und **Symphysis pubica** wichtige knöcherne Orientierungspunkte.*

21.5 Organsystem

Mithilfe der knöchernen Orientierungspunkte dorsal und ventral am Rumpf und der Hilfslinien und Ebenen (Kap. 21.4) können Sie innere Organe verorten: u. a. Leber, Magen und Dickdarm.

Blitzlicht Praxis Bauchbeschwerden

*In jedem medizinischen Beruf ist es wichtig, eine Vorstellung davon zu haben, wo im Körper welches Organ verortet ist und diese Stellen am lebenden Körper ungefähr lokalisieren zu können. So können Magen- von Darmbeschwerden und Darm- von Unterbauchbeschwerden grob abgegrenzt werden. So ist es z. B. bei sehr akuten, starken Beschwerden wichtig, die typischen Anzeichen einer **Blinddarmentzündung** zu kennen und auch die potenzielle Stelle lokalisieren zu können.*

Bei Vorliegen eines HELLP-Syndroms ist die Leber sehr druckempfindlich.

21.6 Beckenboden

Blitzlicht Praxis Zuerst am eigenen Körper

Es empfiehlt sich, die Palpationen im Beckenbodenbereich im Vorfeld am eigenen Körper durchzuführen. Üben Sie auch, die entsprechenden Muskeln selektiv anzuspannen und dies mit den eigenen Fingern zu erspüren.

Um vor dem Aufsuchen eine Vorstellung von Lokalisation und Funktion der zu palpierenden Strukturen zu haben, studieren Sie das Kapitel zum knöchernen Becken (Kap. 13.6.3) sowie das ausführliche Kapitel zur Beckenbodenmuskulatur (Kap. Beckenbodenmuskulatur). Denn: **„Was man nicht kennt, spürt man nicht"** [26].

Hier stellen wir eine relativ einfache Palpation des Beckenbodens (vgl. Kap. Beckenbodenmuskulatur) vor. Die Probandin befindet sich in Rückenlage mit angestellten Beinen. Sie als Untersucherin sitzen so, dass Sie den Beckenboden manuell erreichen können. Zuerst werden 4 wichtige knöcherne Bezugspunkte aufgesucht: „Kaudale Kante" der **Symphyse** (s.o), **Sitzbeinhöcker** und **Steißbeinspitze** (▶ **Abb. 13.33**).

„Kaudale Kante" der Symphyse • Zum Aufsuchen der Symphyse insgesamt siehe oben (Kap. 21.1). Um zur Beckenbodenmuskulatur zu gelangen, tasten Sie sich behutsam nach kaudal Richtung Vagina bis zu der Unterkante der Symphyse. Hier befinden Sie sich in der Muskulatur, erkennbar an ihrer weichen Konsistenz.

Sitzbeinhöcker (Tuber ischiadicum) • Während Sie die Finger 2 bis 5 am Gesäß anlegen, ertasten Sie mit dem Daumen dorsal, mittig am Oberschenkel/Gesäß (▶ **Abb. 13.46**) die knöchernen Sitzbeinhöcker, große Strukturen, die Sie mit dem Daumen umfahren können, um eine Vorstellung vom Ausmaß zu bekommen (▶ **Abb. 21.8**).

Steißbeinspitze • Sie suchen mit dem Mittelfinger die Analfurche auf und tasten sich dann vorsichtig Richtung Analbereich vor. Sie brauchen etwas kräftigeren Druck, um dann die Steißbeinspitze zu fühlen. Sie gehen gleichzeitig sehr behutsam vor, weil die meisten Menschen dort sehr empfindlich auf Druck reagieren (▶ **Abb. 21.8**).

Äußere Schließmuskulatur • **M. sphincter ani externus (▶ Abb. 13.47)**: Legen Sie den Mittelfinger auf den Anus (▶ **Abb. 13.46**) und geben der Probandin den Bewegungsauftrag, den ringförmigen Schließmuskel zusammenzuziehen, oder anders ausgedrückt, den Darmausgang zu verschließen. Wichtig ist, dass dies mit wenig Kraft geschieht, weil die Probandin sonst die Gesäßmuskeln nutzt.

M. bulbospongiosus (▶ Abb. 13.47): Sie tasten mit Daumen und Mittelfinger einer Hand medial der Sitzbeinhöcker und geben den Auftrag „Schamlippen einziehen" oder auch „Vaginaausgang verengen". Es erfordert etwas Übung, diese Kontraktion von der Kontraktion der mittleren Schicht, dem Diaphragma urogenitale, zu unterscheiden.

M. transversus perinei superficialis (▶ Abb. 13.47) Diaphragma urogenitale (Kap. Diaphragma urogenitale): • Sie suchen mit Daumen und Mittelfinger einer Hand die medialen Seiten der Sitzbeinhöcker auf. Sie spüren die weiche Konsistenz von Muskulatur. Sie geben jetzt Ihrer Probandin den Auftrag, die Sitzbeinhöcker in Gedanken von innen aufeinander zuzubewegen: „Stellen Sie sich vor, ein Gummiband, welches zwischen den Höckern aufgespannt ist, zieht diese aufeinander zu." Ein häufiger Fehler ist, dass die Probandin versucht, den Bewegungsauftrag über die Gesäßmuskulatur umzusetzen, also die Sitzbeinhöcker von außen zusammenzuschieben. Die Muskelkontraktion (Zusammenziehung) wird durch den taktilen Reiz der Finger unterstützt (▶ **Abb. 21.8**). Wenn der Auftrag richtig ausgeführt wird, spüren Sie, dass sich die Muskulatur zwischen den Sitzbeinhöckern anspannt [26].

Abb. 21.6 Bauchwand.

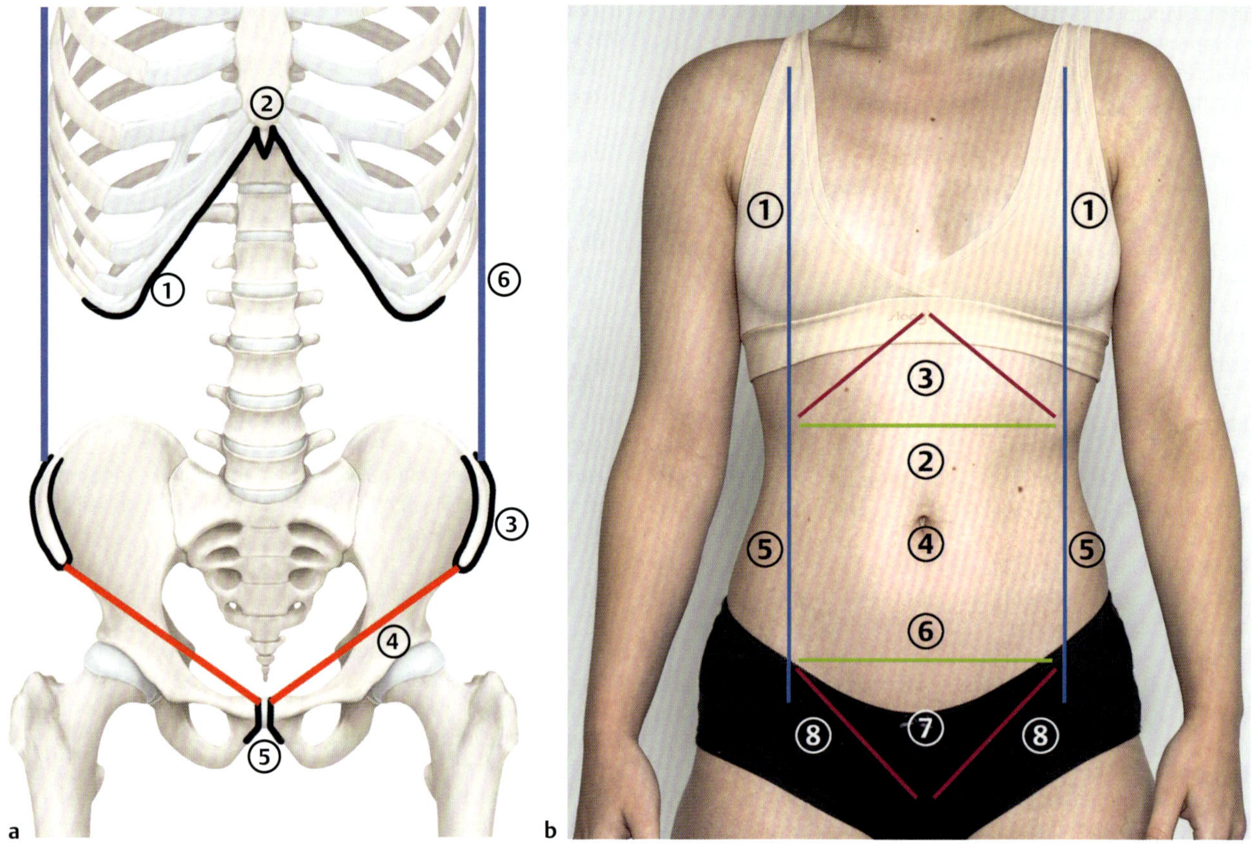

Begrenzungen der Bauchwand und Gliederung der Bauchwand in Regionen.

a *Quelle: Reichert B, Hrsg. Palpations-Techniken. 1. Auflage. Stuttgart: Thieme; 2018.*

b *© Kirsten Oborny/Thieme, grafische Einzeichnungen von M. Voll.*

M. levator ani (Diaphragma pelvis) • Sie tasten medial der Sitzbeinhöcker und geben der Probandin den Bewegungsauftrag, den After Richtung Schambein hochzuschieben. Es erfordert Übung, diese Kontraktion nicht mit der Anspannung des Sphincter ani externus zu verwechseln (▸ Abb. 21.8) [26].

ACHTUNG

Kein Druck nach außen!

Das Anspannen der Muskeln muss so durchgeführt werden, dass am Beckenausgang kein Druck von innen nach außen entsteht, sondern so, dass sich die Wölbung des Beckenbodens eher verringert. Dies entscheidet beim Beckenbodentraining darüber, ob es hilfreich ist, oder sogar eher kontraproduktiv.

Blitzlicht Praxis Beckenbodentraining

*Im Rahmen der Inkontinenzprophylaxe empfiehlt sich nach jeder Geburt ein Beckenbodentraining. Die klinische Erfahrung zeigt, dass eine reine Anleitung ohne Palpation oft zu einer Anspannung der falschen Muskeln führt. Oft werden anstatt der Beckenbodenmuskeln der große Gesäßmuskel (M. gluteus maximus) oder die Hüftadduktoren angespannt. Eine **Kontrolle der richtigen Ausführung** der Übungen ist nur durch eine **Palpation** durch die das Training durchführende Person gewährleistet [26].*

*Idealerweise wird der Frau zunächst an einem Modell oder einer guten Darstellung die **Anatomie des Beckens und Beckenbodens** erklärt. Hier sollten die knöchernen Bezugspunkte gezeigt werden: Sitzbeinhöcker, Symphyse, Steißbeinspitze. Die 3 wichtigen Muskelschichten sollten von Lage und Funktion her von der Frau verstanden werden: äußere Schließmuskeln, Diaphragma urogenitale und Diaphragma pelvis.*

Das Beckenbodentraining kann im Rahmen entsprechender Kurse erlernt werden. Gute anatomische Kenntnisse und Erfahrung mit der Palpation sind hier von großem Vorteil.

21.7 Gefäßsystem

Aufgrund der großen Bedeutung für die manuelle **Pulsmessung** soll hier die **Arteria radialis** als Beispiel behandelt werden. Die Probandin sollte die Hand mit der Handfläche nach oben bequem abgelegt haben und die Untersucherin sollte von der radialen Seite (Daumenseite) des Unterarms her palpieren.

Zur Orientierung dient die Sehne des **M. flexor carpi radialis**. Um diese Sehne zu finden, ballt die Probandin die Hand zu einer Faust und beugt sie leicht Richtung Handfläche an. Jetzt treten 2 starke, runde Sehnen hervor. Die radial, also daumenseitig, gelegene Sehne ist die des M. flexor carpi radialis. Oft tritt sie noch stärker hervor, wenn die Hand leicht Richtung radial geführt wird. Nun lässt sich proximal der Handbeugefalten, auf der Knochenfläche des **Radius** (Speiche) die **Pulsation** der **A. radialis** fühlen bzw. die Pulsfrequenz messen.

Geübte Personen können jetzt noch die sog. **Pulsqualität** beurteilen: hohe oder niedrige Anstiegssteilheit, hart oder weich schlagender Puls, hoch- oder niedrigamplitudiger Puls.

Abb. 21.7 Projektion der Organe.

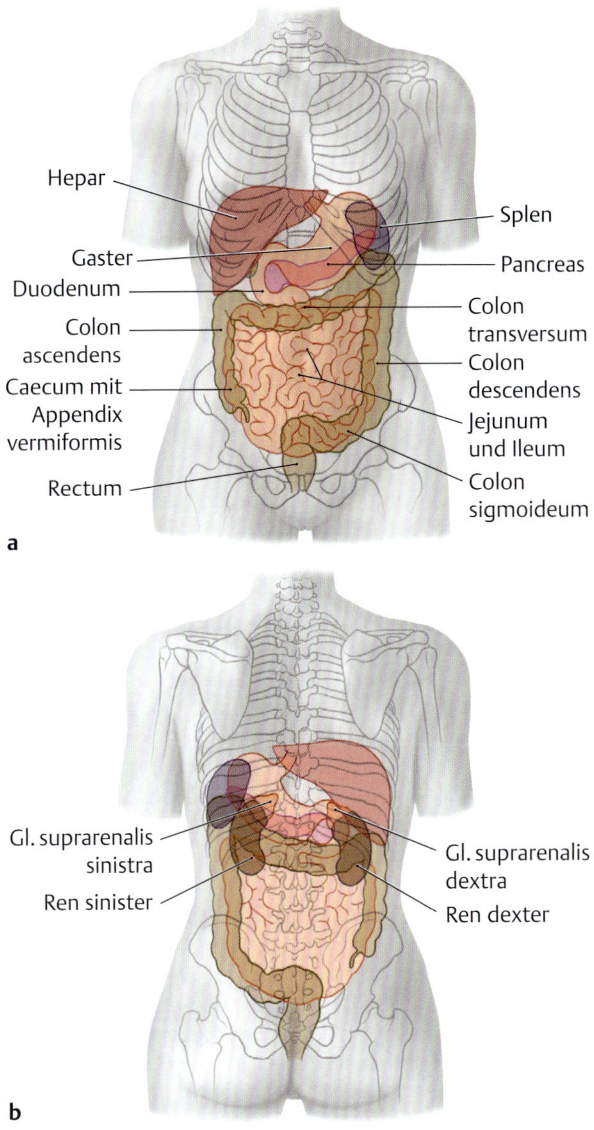

Quelle: Schünke M, Schulte E, Schumacher U. Prometheus. LernAtlas der Anatomie. Innere Organe. Illustrationen von K. Wesker und M. Voll. 6. Aufl. Stuttgart: Thieme; 2022.

Abb. 21.8 Palpation Sitzbeinhöcker.

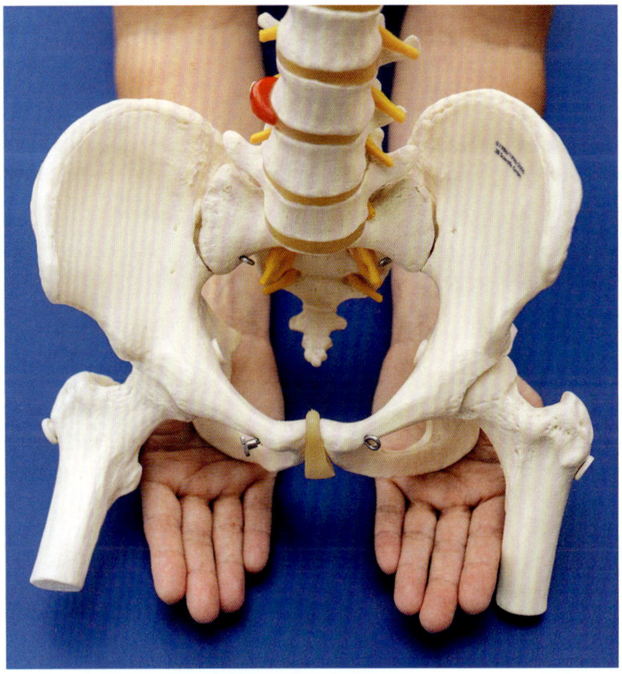

Quelle: © Kirsten Oborny/Thieme

Abb. 21.9 Sehne des M. flexor carpi radialis.

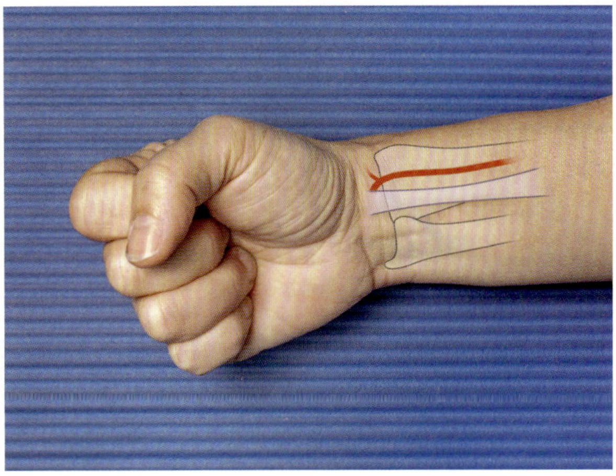

Quelle: © Kirsten Oborny/Thieme, grafische Einzeichnungen von M. Voll.

Abb. 21.10 Palpation der A. radialis.

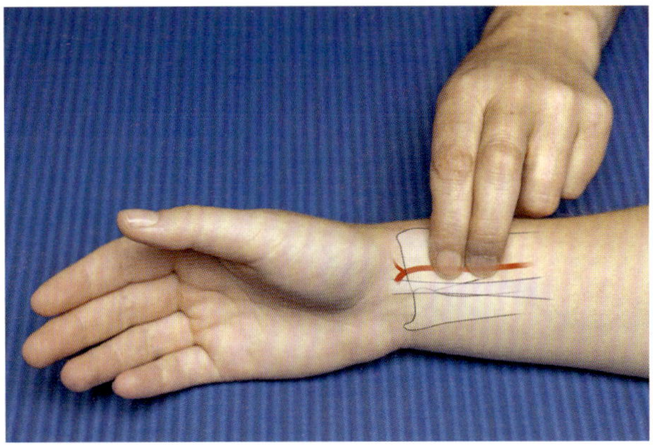

Quelle: © Kirsten Oborny/Thieme, grafische Einzeichnungen von M. Voll

Einige Pulsqualitäten weisen auf **Pathologien** hin, z. B.:

- **Pulsus alternans:** abwechselnd stärker und schwächer werdender Puls, z. B. bei Herzinsuffizienz,
- **Pulsus bigeminus:** regelmäßiger Wechsel zwischen hartem und weichem Puls, z. B. bei ventrikulären Extrasystolen,
- **Pulsus filiformis:** fadenförmiger, dünner Puls, z. B. bei Kreislaufkollaps oder Schock.

Blitzlicht Praxis Pulsmessung

Die Pulsmessung sicher zu beherrschen, ist für jeden Angehörigen eines Gesundheitsberufes eine wichtige Kompetenz.

Abb. 21.11 Ellenbogengelenk.

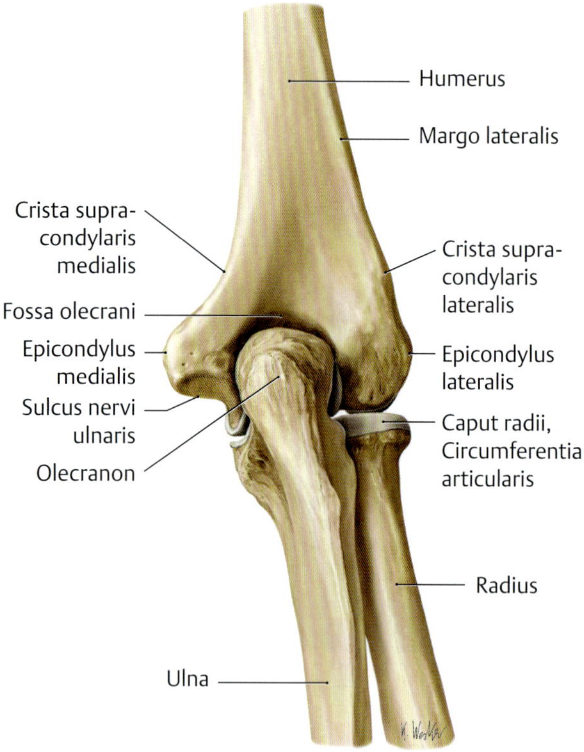

Das knöcherne Ellenbogengelenk von dorsal, mit Olekranon, Epicondylus lateralis (radial, Daumenseite) und Epicondylus medialis. *Quelle: Schünke M, Schulte E, Schumacher U. Prometheus. LernAtlas der Anatomie. Allgemeine Anatomie und Bewegungssystem. Illustrationen von K. Wesker und M. Voll. 6. Aufl. Stuttgart: Thieme; 2022.*

21.8 Nervensystem

Als Beispiel soll hier der **N. ulnaris** dienen. Er ist ein relativ einfach zu palpierender Nerv und noch dazu auch klinisch interessant.

Die folgende Palpation kann am eigenen Körper durchgeführt werden. Wenn sie an einer Probandin durchgeführt wird, sollte diese den Arm in leichter Beugestellung (40°–70°) entspannt ablegen können. Der Therapeut sollte von lateral palpieren können, also um den Ellenbogen herumgreifen.

Epicondylus medialis • Auf der dorsalen Seite des Ellenbogens sind 3 Knochenvorsprünge deutlich zu spüren: **Olekranon**, **Epicondylus lateralis** (radial, Daumenseite) und **Epicondylus medialis**. Der mediale Epicondylus wird als Orientierungspunkt zum Auffinden des N. ulnaris genutzt.

Abb. 21.12 N. ulnaris.

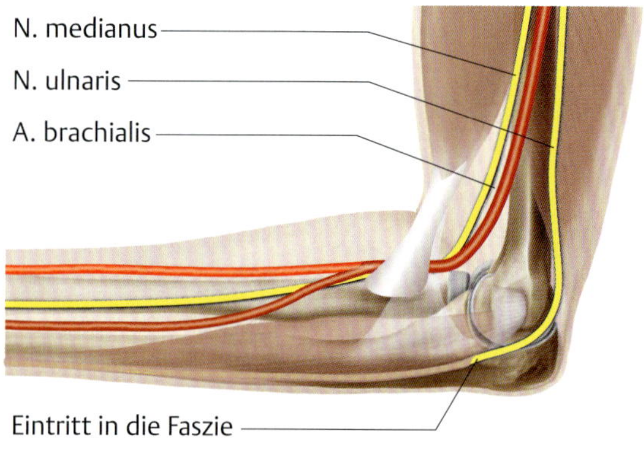

Verlauf des N. ulnaris medial am Ellenbogengelenk. *Quelle: Reichert B, Hrsg. Palpations-Techniken. 1. Auflage. Stuttgart: Thieme; 2018.*

N. ulnaris • Auf der Rückseite (dorsal) des Epicondylus medialis ist eine Rinne zu spüren, der sog. **Sulcus nervi ulnaris**. Hierin liegt zusammen mit einer kleinen Arterie der N. ulnaris. Man palpiert ihn quer zum Verlauf mit der Fingerbeere. Wie ein **Spaghetti al dente** oder eine **dicke Gitarrensaite** lässt er sich „anzupfen", kann also unter dem Finger wegschnellen. Dies ist von einem typischen unangenehmen Gefühl seitens der Probandin begleitet, das bei zu starker Ausführung bis in die Hand ausstrahlen kann. Das versehentliche Anstoßen mit dieser Ellenbogenregion an einem harten Gegenstand, kann ja bekanntlich plötzliche, heftige Schmerzen auslösen. Daher spricht man hier umgangssprachlich auch vom **„Musikknochen"**.

Blitzlicht Praxis Druckschädigung von Nerven

Durch eine wiederholte Belastung in der Region des Epicondylus medialis kann es auch zur Beeinträchtigung des Nervs kommen: ***Ulnarisrinnen-Syndrom****. Dies wird beispielsweise manchmal bei Menschen beobachtet, die längere Zeit im Bett liegen und die Ellenbogen auf der Matratze abstützen, um ein Buch in der Hand zu halten und zu lesen. Bemerkt wird als Erstes ein* ***Kribbeln*** *und* ***taubes Gefühl*** *an der* ***Kleinfingerseite*** *der Hand. Diese Beeinträchtigung ist reversibel, wenn die Druckbelastung rechtzeitig wegfällt.*

21.9 Literatur

[26] Reichert B, Hrsg. Palpationstechniken. Anatomie in vivo. Stuttgart: Thieme; 2018
[27] Stiefel A, Brendel K, Bauer NH. Hebammenkunde. 6., aktualisierte und erweiterte Auflage. Stuttgart: Thieme; 2020

22 Die Beweglichkeit des Beckens und dessen Einflüsse auf Schwangerschaft und Geburt

Barbara Fisahn

22.1 Einführung

Wer ist eigentlich für den Bereich der Biomechanik, das heißt, wer ist für das gut vorbereitete Becken zur Geburt verantwortlich? Es gibt sehr gute Manualtherapeut*innen, aber viele haben großen Respekt vor der Behandlung von Schwangeren oder es fehlt manchmal an einer guten Ausbildung in diesem Bereich. In meiner Physiotherapie-Ausbildung wurde unterrichtet, dass man bloß vorsichtig sein solle und vieles Wehen auslösen könnte, ohne genaue Erklärung, warum das so ist. Erst im Osteopathie-Studium und durch meinen Dozenten, Prof. Renzo Molinari, gewann ich die Sicherheit, schwangere Frauen gut und sicher zu behandeln.

Viele Hebammen suchen, wenn sie praktizieren, nach Lösungen, wenn Geburten nicht „rund" laufen. Eine der häufigsten Fragen in den Seminaren lautet: „Wie kann ich die entbindende Frau unterstützen, wenn die Geburt nicht weiter geht?" Und meine Antwort ist dann: „Erst bei der Geburt das Becken auf seine Beweglichkeit zu prüfen, ist etwas spät; es lohnt sich, vorher zu schauen, ob die werdende Mutter Dysfunktionen hat, die die Geburt schwerer oder unmöglich machen könnte."

Bei Beschwerden von Schwangeren, wie zum Beispiel Rückenschmerzen, Schmerzen der Symphyse, Problemen beim Sitzen, Laufen oder Liegen etc., hören Schwangere leider immer noch viel zu häufig, dass dies in der Schwangerschaft nun mal so ist, oder der Schmerz wird eher mit Medikamenten behandelt. Eigentlich sind solche Schmerzen aber ein wichtiges Signal, die eine genaue Prüfung der Anatomie und Physiologie der Schwangeren und vor allem ihres Beckens erfordern. Das Durchschnittsalter der werdenden Mütter steigt und damit auch die Wahrscheinlichkeit, dass sich z. B. durch Operationen, Stürze, Entzündungen, Bandscheibenvorfälle, mangelnde Bewegung oder durch einen entsprechenden Beruf Dysfunktionen ergeben, die sich auf den Geburtsverlauf negativ auswirken können.

Aus diesen Gründen ist es sinnvoll, dass Hebammen mehr über Dysfunktionen in der Schwangerschaft erfahren. Sie sind direkt im Kontakt und Ansprechpartner*innen für die Schwangeren. Auch wenn dieses Kapitel kein Behandlungskonzept liefern kann, so soll es für die therapeutischen Möglichkeiten sensibilisieren und ihre Vorteile, eine Geburt positiv zu unterstützen.

Die Biomechanik des menschlichen Körpers ist kompliziert und die Bewegungseinflüsse auf das Becken sind sehr umfangreich. Ziel ist es aber, hier einfach und gut verständlich die wichtigsten Aspekte zu beschreiben, um nützliches Handwerkszeug zur täglichen Arbeit der Hebammen zu geben. Aus diesem Grund erhebt dieses Kapitel nicht den Anspruch auf eine wissenschaftliche Vollständigkeit des Themas. Es beschreibt vielmehr die Aspekte meiner täglichen Arbeit mit Schwangeren. Für das Fundament gebührt den Lehrer*innen Dank, insbesondere Prof. Renzo Molinari. Er ist einer der führenden Osteopathen zum Thema Frauengesundheit und leitet das Molinari Institute of Health in London.

22.2 Die allgemeine Untersuchung

22.2.1 Die Anamnese

Eine ausführliche Anamnese ist sehr wichtig, um auszuschließen oder zu wissen, ob es Ereignisse oder Befunde gab, die Einfluss auf die für die Geburt nötige Beckenmobilität haben könnten. Dazu gehören Fragen, wie zum Beispiel:

- Gab es Stürze, auch lange zurückliegend, bei denen Becken oder Steißbein betroffen waren?
- Gab es Unfälle oder Schleudertraumata?
- Gab es häufige Blasen- oder Nierenbeckenentzündungen?
- Liegen gynäkologische Befunde vor, wie z. B. Endometriose, Myome, Zysten, Uterusanomalien, Prämenstruelles Syndrom o. ä.?
- Gab es operative Eingriffe, und wenn ja, welche, sowohl orthopädisch, chirurgisch als auch internistisch oder gynäkologisch?
- Gab es entzündliche Prozesse im Bauchraum?
- Gibt es Probleme mit der oberen Halswirbelsäule oder dem Kiefer?
- Gibt es chronische Erkrankungen wie z. B. Rheuma?
- Gibt es Bewegungseinschränkungen im Alltag oder beim Sport?
- Gibt es Schmerzen in Ruhe, bei Bewegung oder beim Koitus?

22.2.2 Allgemeine Tests für das parietale System

Tests können einen ersten Eindruck zur Gesundheit der Schwangeren vermitteln. Dazu gehören zum Beispiel:

- Die visuelle Betrachtung der Schwangeren von anterior, posterior und lateral, um statische und anatomische Abweichungen von der Norm zu erkennen, wie z. B. ein starkes Hohlkreuz, eine Skoliose, einen Beckenschiefstand, muskuläre Spannungsmuster, eine auffällige, von der Norm abweichende Form oder Position des Bauches o. ä.
- Wie bewegt sich die Schwangere beim normalen Gehen, Hinsetzen/Hinlegen, Aufstehen, Ausziehen?
- Eine manuelle Kontrolle des Beckens im Stand oder in Rückenlage, um einen eventuellen Beckenschiefstand genauer zu diagnostizieren.

Abb. 22.1 Erweiterter Rautentest.

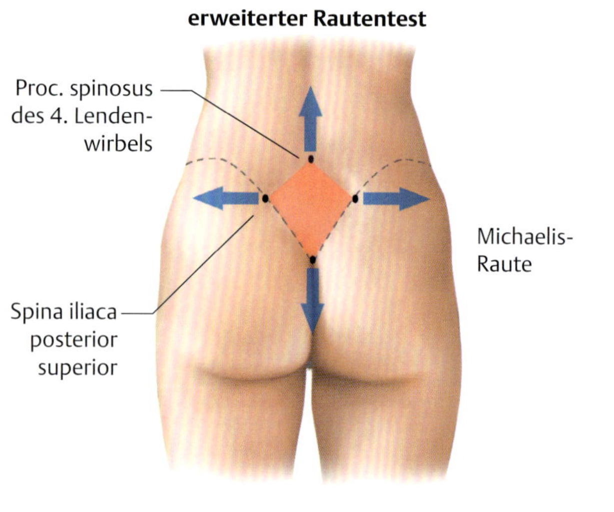

Quelle: nach Schünke M, Schulte E, Schumacher U. Prometheus. LernAtlas der Anatomie. Allgemeine Anatomie und Bewegungssystem. Illustrationen von K. Wesker und M. Voll. 6. Aufl. Stuttgart: Thieme; 2022.

Video 22.1 Erweiterter Rautentest

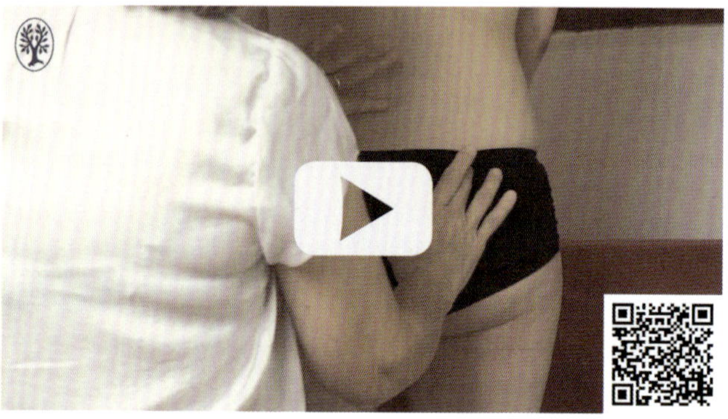

- Vorlauftest im Stand und im Sitz.
- Der Rautentest, der den Hebammen bekannt ist. Im Stand werden 4 Punkte zur Michaelis-Raute verbunden. Das sind L 4, die rechte und die linke Spina iliaca posterior superior (SIPS) und das caudale Ende des Sakrums. Je breiter die Raute nach lateral, desto „gebärfreudiger“ das Becken.

Abb. 22.2 Erweiterter Rautentest.

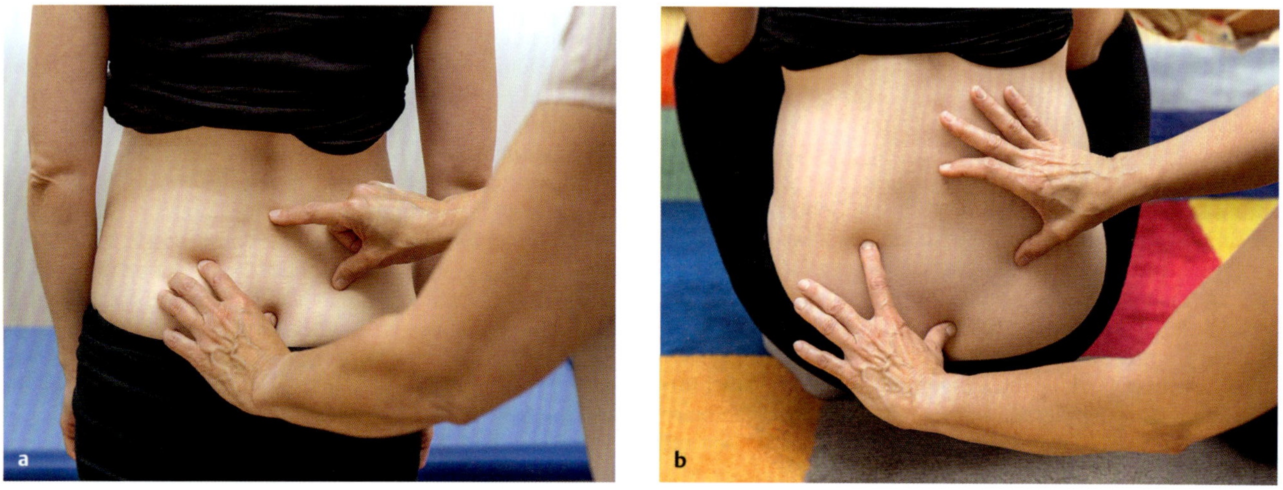

Er gibt einen Eindruck darauf wie gut sich das Becken in der Austrittsphase der Geburt öffnet . *Quelle: © Kirsten Oborny/Thieme*

Von Prof. Molinari lernte ich den erweiterten Rautentest. Er lässt die Frauen in die Hocke gehen, dabei stehen die Füße hüftbreit auseinander und die Fußspitzen zeigen nach vorne (▸ **Abb. 22.2**, ▸ **Video 22.1**). Das ist wichtig, denn wenn die Füße in Außenrotation stehen, erfolgt die Bewegung der Hocke nur in den Hüftgelenken. Mit den nach vorne gestellten Füßen bekomme ich einen Eindruck, wie gut sich das Becken zur Austrittsphase öffnen kann. Wenn sich die Raute auf dem Weg in die Hocke in alle 4 Richtungen vergrößert, spricht das für eine gute Beckenmobilität. Wird die Raute nach lateral zu einer Seite nicht breiter, spricht das für eine Dysfunktion des Iliosakralgelenkes auf dieser Seite. Verlängert sich die Raute nicht, muss man sich z. B. die Mobilität der unteren Lendenwirbel und die thorakolumbale Faszie genauer anschauen. Damit hat die simple Ergänzung einer Bewegung während des Rautentests einen sehr großen Nutzen, um auch die Mobilität des Beckens zur Geburt zu überprüfen!

Blitzlicht Praxis

Eine gründliche Anamnese und Untersuchung in Bezug auf das Becken ist sehr wichtig, um frühzeitig dessen Mobilität wenn nötig wieder herzustellen und damit den Geburtsprozess bestmöglich vorzubereiten.

22.3 Die geburtsrelevanten Gelenke

22.3.1 Die Symphyse

Bei Beschwerden im Bereich der Symphyse, in der Osteopathie als Pubisgelenk bezeichnet, lautet die gängige Diagnose in der Schulmedizin immer „Symphysenlockerung“. Dieser Diagnose muss ich in den meisten Fällen widersprechen.

Von den schwangeren Frauen, die mit Beschwerden im Bereich der Symphyse in meine Praxis kommen, finde ich im Jahr maximal 3–4 echte Lockerungen. Die allermeisten Schwangeren weisen eine Dysfunktion der Symphyse auf, bei der die kraniokaudale Bewegung auf einer Seite des Gelenks nicht möglich ist. Eine solche Dysfunktion lässt sich osteopathisch hervorragend behandeln und vergrößert den Raum und die Symmetrie des Beckeneingangs und stellt damit einen großen Vorteil für die Geburt dar!

Auf der Suche nach einer Röntgenaufnahme, die ein physiologisches Becken zeigt, stieß ich auf eine Aufnahme, die zwar als physiologisch definiert war, aber ein hervorragendes Anschauungsmaterial für eine Dysfunktion der Symphyse darstellt.

Abb. 22.3 Physiologisches Becken mit Dysfunktion der Symphyse.

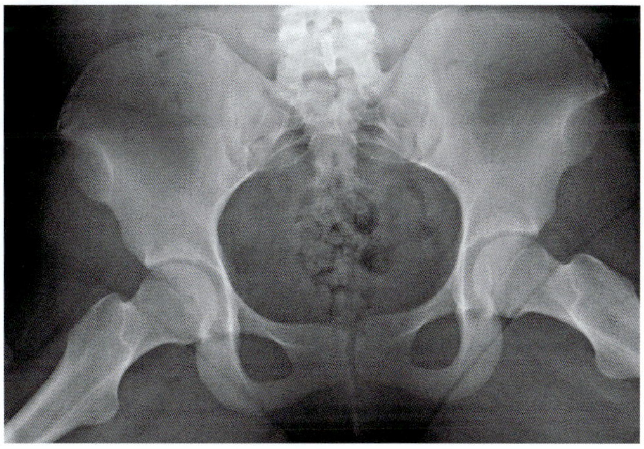

Quelle: Kahn S, Gaskin C, Sharp V, Keats T, Hrsg. Normalbefunde in der Skelettreifung. 1. Auflage. Stuttgart: Thieme; 2012.

Leider gibt es nicht sehr viele Studien zu diesem Thema. In dem Buch „Biomechanik der menschlichen Gelenke“ ([29]) haben Prof. Paul Klein und Peter Sommerfeld, Osteopath einige Studien zusammengefasst. Wahlheim (1984; [29]) hat gesunde Proband*innen untersucht und festgestellt, dass die Bewegung des Pubisgelenks vorwiegend kraniokaudal ist und dass das durchschnittliche Bewegungsmaß bei Frauen 1,6 bis 1,7 mm beträgt. In Einzelfällen kann die Bewegung größer ausfallen. Björklund (1999; [29]) hat mit radiologischen Untersuchungen festgestellt, dass bei Schmerzen der Symphyse häufig auch entzündliche Veränderungen in einem oder beiden Iliosakralgelenken vorlagen. Ein deutlicher Hinweis ist, dass man die Symphyse und die Iliosakralgelenke immer als biomechanische Einheit sehen muss, deren Partner sich gegenseitig beeinflussen, und dass Beschwerden in den Iliosakralgelenken durchaus mit einer Dysfunktion der Symphyse in Verbindung stehen können.

In Bezug auf das Becken in der Schwangerschaft konnte eine Studie von Damen et al. (2002; [29]) zeigen, dass keine signifikante Korrelation zwischen schwangerschaftsbedingten Beckenschmerzen und einer möglicherweise größeren Mobilität des Beckenringes zu finden ist!

Die meisten Dysfunktionen des Gelenks sind wohl nach der Entbindung zu finden. Die Morbiditätsrate wird zwischen 1:300 und 1:30 000 angegeben (Lindsay at al. 1988;

Abb. 22.4 Beweglichkeitstest der Symphyse.

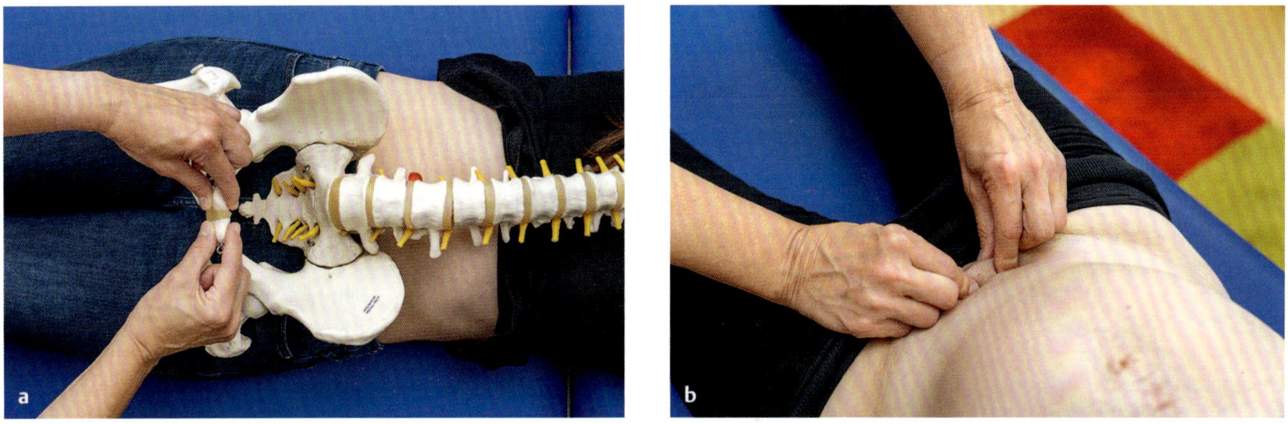

Quelle: © Kirsten Oborny/Thieme

[29]). Übrigens finden Bjorklund et al. (1999; [29]) auch hier keine signifikanten Korrelationen zwischen dem Schweregrad der Beschwerden und radiologisch, als auch mit Ultraschall feststellbaren, Diastasen! Das bestätigt meine Vermutung, dass es sich bei Beschwerden des Pubisgelenks während oder nach der Schwangerschaft häufiger um Dysfunktionen als um Lockerungen der Symphyse handelt. Diese sind manualtherapeutisch sehr gut zu behandeln.

Diese Erkenntnisse sollten nach so vielen Jahren endlich Einzug in die Schwangerenvorsorge halten! Denn bisher wird bei Beschwerden der Symphyse immer nur eine Lockerung diagnostiziert und ein Gurt verordnet. Bei einer echten Lockerung kann das eine sehr gute Hilfe sein. Viele Schwangere legen den Gurt aber meist wieder ab, da dieser bei einer Dysfunktion der Symphyse eher mehr Schmerzen verursacht als Entlastung bringt. Hier ist eine sanfte osteopathische Mobilisation bei weitem hilfreicher!

Fallbeispiel

Eine Schwangere, die nun zum 3. Mal schwanger war, wurde in meine Praxis empfohlen. Ihre ersten beiden Kinder waren per Sectio zur Welt gekommen, weil sich beide nicht ins Becken einstellten. Nun hatte sie eine Klinik gefunden, die nach 2 Sectiones doch noch einmal eine spontane Geburt versuchen wollte, wenn sie auf Empfehlung ihrer Hebamme vorher eine Untersuchung und gegebenenfalls eine Behandlung des Beckens durchführen ließe. Bei der Anamnese in der 20. Schwangerschaftswoche beschrieb sie unter anderem auch diverse Stürze vom Pferd im Alter von 12 bis 16 Jahren mit Prellungen, aber ohne Frakturen oder ähnliches. Da das Sakrum durch seine Form quasi wie ein Keil zwischen den Beckenschaufeln steht, kann es durch einen seitlichen Aufprall z. B. einen Beckenschiefstand verursachen, der nicht nur bestehen bleibt, sondern sich auf alle Beckengelenke, also auch auf die Symphyse auswirken kann.

Bei der Schwangeren stellte sich als die primäre Dysfunktion heraus, dass die Symphyse links deutlich kaudaler zu palpieren war als rechts und beim Bewegungstest die Symphyse links fixiert war. Beschwerden gab die Frau aber in diesem Bereich nicht an, sondern eher leichte Schmerzen im Bereich des rechten Iliosakralgelenkes, welches aber frei beweglich war. Die Dysfunktion der Symphyse ließ sich sehr gut korrigieren. Eine Kontrolle in der 37. Schwangerschaftswoche ergab, dass das Becken frei in seiner physiologischen Beweglichkeit geblieben war. Die Schmerzen im Iliosakralgelenk sind nach der Behandlung nicht mehr aufgetreten. Das 3. Kind ist spontan und ohne Komplikationen geboren.

Blitzlicht Praxis

*Ohne entsprechende Fortbildung ist die Behandlung der Symphyse nicht möglich, aber anhand ▸ **Abb. 22.4** ist es möglich, den Mobilitätstest der Symphyse zu beschreiben und die Schwangere dann weiter zu schicken, um die Symphyse korrigieren zu lassen.*

*Die Frau liegt in Rückenlage, die Beine sind ausgestreckt und der Bereich der Symphyse sollte frei von Kleidung sein, damit das Tasten gut möglich ist. In ▸ **Abb. 22.4** sieht man die genaue Position des Griffes. Mit Zeigefingern und Daumen nimmt man sanft (sonst kann die Symphyse sich nicht frei bewegen!) Kontakt mit dem kranialen Teil der Symphyse auf. Zwischen den Fingern liegt maximal 1 cm, denn je weiter man nach lateral greift, desto geringer wird das Bewegungsausmaß, das bei der Symphyse sowieso nicht sehr groß ist und also auch nicht ganz leicht zu untersuchen ist. Dann werden die Beine abwechselnd und gestreckt etwa 20–30 cm angehoben.*

Video 22.2 Test der Symphysenmobilität.

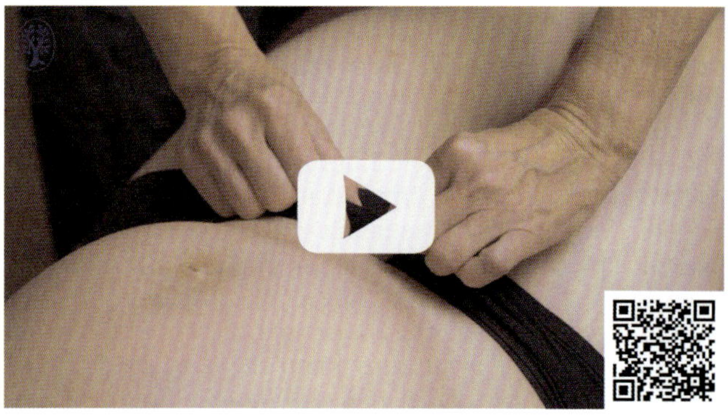

*Wenn das rechte Bein angehoben wird, muss sich der rechte Teil des Pubisgelenks nach kranial bewegen. Wird das linke Bein gehoben, sollte sich die linke Seite der Symphyse nach kranial bewegen. Ist das nicht der Fall, sollte auf jeden Fall eine Mobilisierung durchgeführt werden, auch wenn die Schwangere dort keine Beschwerden hat, da es auch um die Lage des Kindes und vor allem um die Beweglichkeit des Beckens für die Geburt geht (▸ **Abb. 22.2**).*

Wichtig ist: Bei Symphysenschmerzen handelt es sich häufiger um eine Dysfunktion als um eine Lockerung. Eine gut eingestellte Symphyse beeinflusst die Lage des Babys mit, erleichtert ihm den Weg ins Becken und beeinflusst die Raumgröße des Beckens für einen leichteren Geburtsverlauf.

22.3.2 Die Iliosakralgelenke (ISG)

Das Iliosakralgelenk (siehe Kap. 13.2.3) ist mit allen Strukturen eines synovialen Gelenks ausgestattet und kann entsprechend auch Blockierungen, Fixationen, Reizzustände oder einer Hypermobilität unterworfen sein. Die Gelenkflächen sehen wie ein Bumerang aus. Sie haben kranial einen kürzeren, kaudal einen längeren Abschnitt und stehen in einem Winkel zueinander, der variieren kann. Die Form der Gelenkflächen ist sehr variabel und auch altersabhängig.

Lange Zeit wurde angenommen, dass sich diese Gelenke nicht bewegen, da meist Präparate älterer Menschen untersucht wurden, deren Gelenke zum Teil versteift waren. Aus dem gynäkologischen Bereich wuchs die Erkenntnis, dass sich die Iliosakralgelenke, vor allem in Bezug auf die Geburt, sehr wohl bewegen können und sogar müssen. Denn eine gute Beweglichkeit der ISG ist neben einer guten Mobilität der unteren Lendenwirbelsäule eine wichtige Voraussetzung für ein mobiles Sakrum. Zum einen fördert diese Beweglichkeit die Durchblutung, die Mikrozirkulation und den lymphatischen Rückfluss (quasi die „Müllabfuhr" in unserem Körper). Zum anderen ist die Beweglichkeit enorm wichtig für die Austrittsphase der Geburt, bei der sich das Sakrum in die Flexion bzw. Nutation bewegen muss. Es gab einige Studien zum Thema der Beweglichkeit der Iliosakralgelenke, die zusammengefasst einen Spielraum von 2–4° festgestellt haben, aber nach meinem Wissen keine, die Messungen in der Schwangerschaft oder im Geburtsprozess miteinschließen. Es wird aber angenommen, dass das Bewegungsausmaß zur Geburt größer ist.

Es ist im Rahmen dieses Kapitels nicht möglich, einen gesamten Überblick zu Forschungsergebnissen zu diesem Thema zu liefern. Einen wichtigen und neueren Aspekt, der Bezug auf die Geburtsmechanik haben könnte, soll hier aber noch genannt werden. Eine Orientierung zum Bewegungskonzept der Iliosakralgelenke war das theoretische Modell nach Kapandji (1985; [29]), der beschrieb, dass die Achsen

Video 22.3 Test der Beweglichkeit des Iliosakralgelenks.

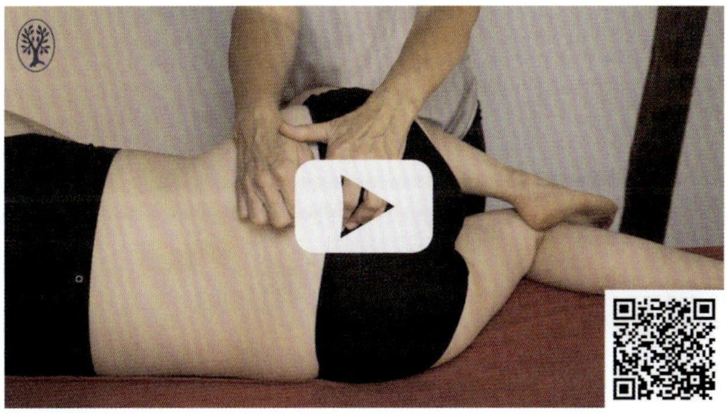

der ISG symmetrisch zueinander stehen und sich damit bei einer Nutationsbewegung des Sakrums die Sitzbeinhöcker (Tuber ischiadicum) gleichmäßig lateralisieren und die Darmbeinkämme (Christa iliaca) medialisieren. Kinematische Analysen haben aber wohl gezeigt, dass die Bewegung der beiden ISG schon durch ihre Unterschiedlichkeit der Gelenkflächen keine symmetrischen Bewegungen aufweisen dürften. Wenn das zutrifft, müssen wir über eine deutlich größere Variationsbreite von Bewegungen des Beckens und damit auch dem Bewegungsspektrum der Frauen bei der Geburt nachdenken. Es erklärt vielleicht auch, warum Frauen manchmal uns unerklärliche Positionen einnehmen, um besser entbinden zu können.

Meine Erfahrungen zeigen, dass bei vielen Schwangeren häufig im Bereich der ISGs einseitig oder auch beidseitig Schmerzen angegeben werden. Neben Dysfunktionen wie Beweglichkeitseinschränkungen der ISGs sind aber auch Reizzustände ohne Bewegungseinschränkung möglich. Im Zusammenhang dieser Beschwerden findet man sehr häufig Dysfunktionen der Symphyse, die dort nicht immer schmerzhaft sind. Aber sie führen dazu, dass die ISGs die mangelnde Bewegungsmöglichkeit der Symphyse kompensieren müssen und dadurch überreizt werden. Die drei Beckengelenke müssen als biomechanische Einheit betrachtet werden, die sich gegenseitig, aber auch die umliegenden Strukturen bei vorliegenden Dysfunktionen beeinflussen können (▶ **Video 22.3**).

Blitzlicht Praxis

Zur Testung der Gelenke gibt es bekannte Tests wie z. B. den Spine Test (Rücklaufphänomen), den Flexionstest (Vorlauftest) im Stehen und im Sitzen, die Testung der Beinlänge, den Patrick Fabere Test oder den Mennell-Test.

! Iliosakralgelenke: wichtige Voraussetzung

Gut funktionierende Iliosakralgelenke sind neben einer mobilen unteren Lendenwirbelsäule Voraussetzung für ein bewegliches Sakrum. Vor allem für die Austrittsphase braucht das Sakrum einen ausreichenden Bewegungsspielraum in die Nutation.

22.3.3 Das Sacrococcygialgelenk

Das Sacrococcygialgelenk (gelenkige Verbindung zwischen Sakrum und Steißbein) und das Steißbein selbst weisen anatomisch sehr unterschiedliche Variationen in Form und Größe auf. Das Sacrococcygialgelenk bewegt sich laut Rondas (1994; [29]) ca. 15° in Extension und Flexion, also nach anterior und posterior. An dieser Studie beteiligten sich keine schwangeren Probandinnen, aber wir können annehmen,

Abb. 22.5 Bewegung und Blockierung im Iliosakralgelenk.

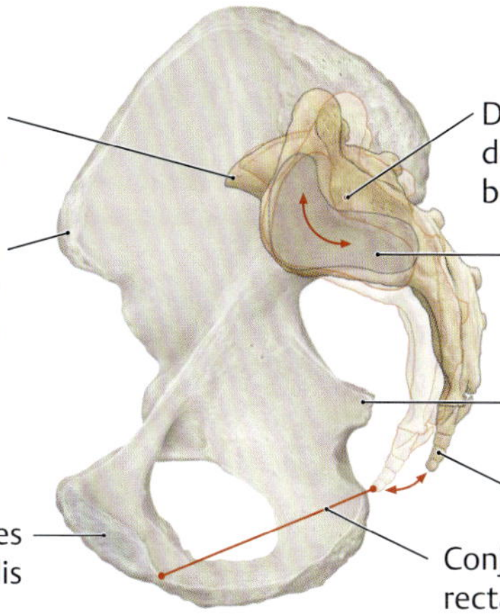

Quelle: Schünke M, Schulte E, Schumacher U. Prometheus. LernAtlas der Anatomie. Allgemeine Anatomie und Bewegungssystem. Illustrationen von K. Wesker und M. Voll. 5. Aufl. Stuttgart: Thieme; 2018.

dass der Bewegungsradius im Geburtsprozess eher größer ist. Diese Extensionsbewegung im Sacrococcygialgelenk ist enorm wichtig für die Austrittsphase. Damit diese Bewegung gut funktioniert, müssen auch die angrenzenden Bandstrukturen elastisch sein, auf die später noch zurückgekommen wird (▶ **Abb. 22.6**).

Neben diesen physiologischen Aspekten ist es auch unerlässlich, vor der Geburt in der Anamnese zu klären, ob es Stürze auf das Steißbein gegeben hat. Aber auch wenn sich dort keine Unfälle erinnern lassen, untersuche ich diese Struktur grundsätzlich mit und achte auf Form, Position und Beweglichkeit des Steißbeins. Denn manche Frakturen können sehr lange zurückliegen. Da diese Verletzungen normalerweise nicht weiter behandelt werden, ist es nicht selten, dass ein Steißbein nach einem Sturz in einer Flexionsposition bleibt und recht weit in den Geburtskanal reichen kann. Gerade weil es auch in der Länge anatomische Unterschiede aufweist, kann ein recht langes und in Flexion stehendes Steißbein einen Widerstand im Geburtskanal bilden. Es ist möglich, vor der Geburt ein Steißbein und seine umliegenden Strukturen zu behandeln und die Beweglichkeit zu verbessern. Eine gute Prävention verringert das Risiko einer Fraktur oder Luxation des Steißbeins durch die Geburt.

Blitzlicht Praxis

*Die Schwangere liegt in Seitlage. Man palpiert mit dem Mittelfinger das Sakrum entlang in Richtung kaudal, tastet dann den Übergang zum Steißbein und folgt ihm bis zur Spitze. Dabei achtet man auf außergewöhnliche Strukturen wie zum Beispiel deutliche Abknickungen oder Verschiebungen nach lateral. Mit einem sanften Druck spürt man, ob das Steißbein federt, also mobil ist. Der Weg zur Steißbeinspitze ist oft weiter als man glaubt. Gerade bei einer Bruchstelle meint man oft, das Ende erreicht zu haben und übersieht eine eventuelle Dysfunktion. Aus diesem Grund ist eine sorgfältige Palpation sehr wichtig, um bei der Geburt nicht überrascht zu werden (▶ **Abb. 22.7**, ▶ **Video 22.4**).*

Wichtig: Das Coccyx in seiner Struktur, Position und Elastizität vor der Geburt zu untersuchen und gegebenenfalls zu behandeln, reduziert das Risiko von Geburtsverletzungen in diesem Bereich.

Abb. 22.6 Bewegung des Sacrococcygialgelenk.

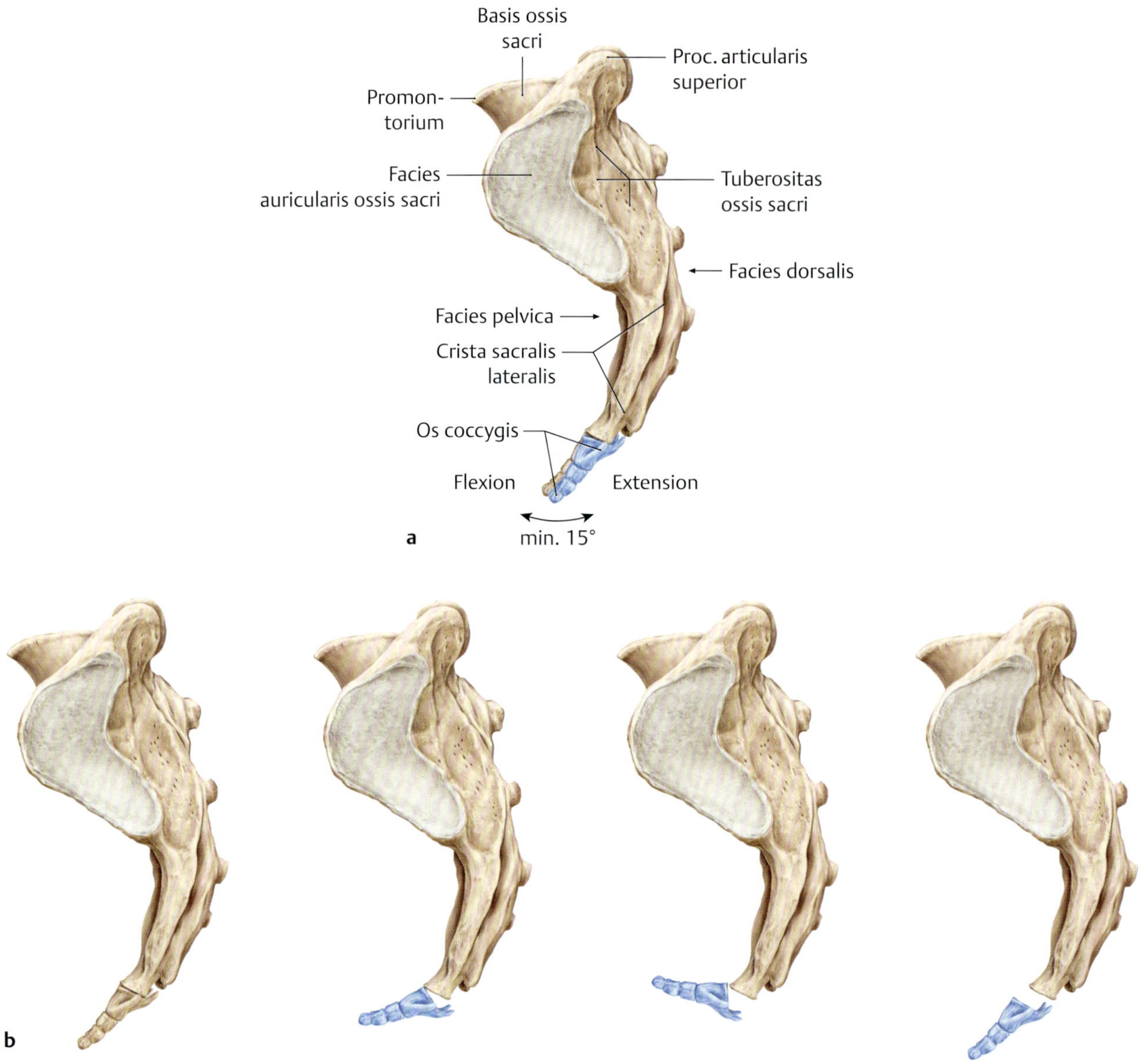

Quelle: nach Schünke M, Schulte E, Schumacher U. Prometheus. LernAtlas der Anatomie. Allgemeine Anatomie und Bewegungssystem. Illustrationen von K. Wesker und M. Voll. 6. Aufl. Stuttgart: Thieme; 2022.

Abb. 22.7 Palpation Sakrum und Os coccygis mit dem Mittelfinger in Seitlage.

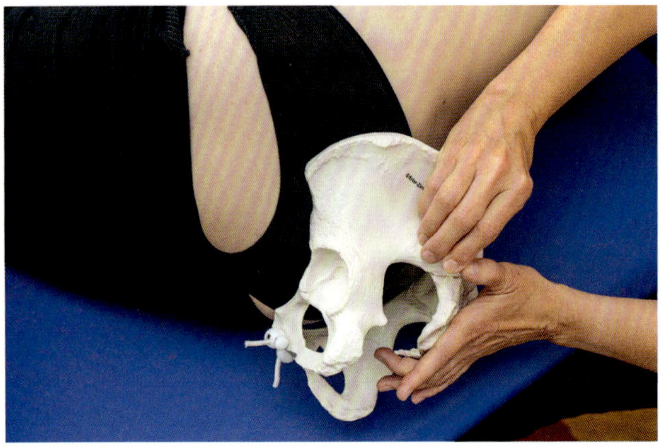

Quelle: © Kirsten Oborny/Thieme

Video 22.4 Palpation des Sacrums in Seitlage.

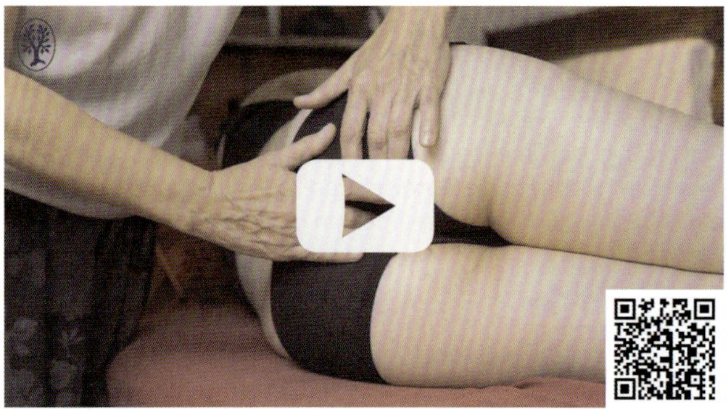

Abb. 22.8 Kraftübertragung Hüftgelenk.

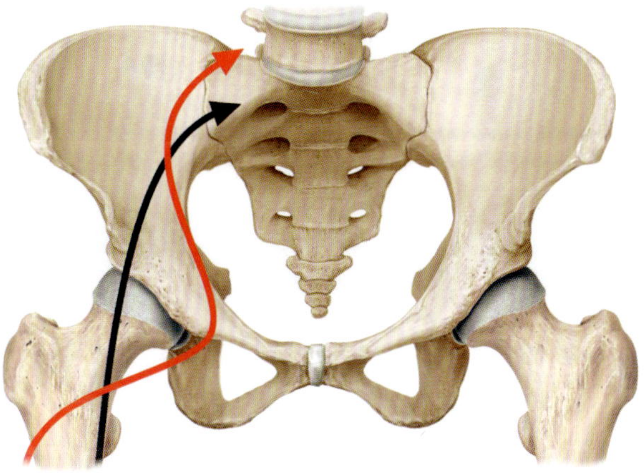

Quelle: nach Schünke M, Schulte E, Schumacher U. Prometheus. LernAtlas der Anatomie. Allgemeine Anatomie und Bewegungssystem. Illustrationen von K. Wesker und M. Voll. 6. Aufl. Stuttgart: Thieme; 2022.

22.3.4 Hüftgelenke

Zu diesen Gelenken soll nur kurz der Bereich angesprochen werden, der für Schwangerschaft und Geburt relevant ist. In der Schwangerschaft gibt es auch Einflüsse, die sich von den Beinen nach oben auf das Becken auswirken. Die Kraftübertragung im Stand erfolgt nach Kapandji (1985; [29]) von kaudal nach kranial vom lateralen und medialen Femurschaft über das Hüftgelenk und dann zum oberen und unteren Pol des Iliosakralgelenkes.

Die Hüftgelenke gewährleisten von kaudal also bei einer optimalen Position eine gute Balance des Beckens und der dazugehörenden Beckenorgane (▶ **Abb. 22.8**). Bei Dysfunktionen dieser Gelenke kann ein Ungleichgewicht entstehen, welches zu Fehlspannungen führen kann, von denen auch die Beckenbodenmuskulatur und der Uterus betroffen sein können. Dies kann wiederum zu Beschwerden im Beckenbereich führen, aber auch die Lage des Ungeborenen beeinflussen.

Wichtig: In der Anamnese oder bei Beschwerden im Bereich der Hüftgelenke, ISGs oder der Beckenmuskulatur Vorerkrankungen des Hüftgelenks abklären.

22.4 Die thoracolumbale Faszie

Knöchern sind es nur die Lendenwirbel, die unseren Oberkörper in der Aufrichtung halten. Da der aber einen großen Teil unseres Körpergewichts ausmacht, braucht es unbedingt Unterstützung in der Stabilisierung. Hier übernimmt die thorakolumbale Faszie eine wichtige Aufgabe. Wie viel sie leisten muss, erkennt man schon am sehr festen, weißlichen Gewebe, das viel haltgebender ist als normale Muskulatur.

Die tiefe thoracolumbale Faszie ist rautenförmig und erstreckt sich kranio/kaudal vom Bereich der unteren Brustwirbelsäule bis zum Sakrum. Lateral hat dort die transversale Bauchmuskulatur zum Teil ihren Ursprung. Es gibt mehrere Aspekte in Schwangerschaft und Geburt, bei der die thoracolumbale Faszie eine Rolle spielt.

Sie hat 2 Schichten und die obere verbindet die Dornfortsätze der Lendenwirbelsäule miteinander. Eine freie Faszie ist wichtig für eine gute Beweglichkeit der Lendenwirbelsäule, die wiederum eine optimale Beweglichkeit des Sakrums, wie schon beschrieben, mitbestimmt und vor allem für die Austrittsphase wichtig ist.

Abb. 22.9 Thoracolumbale Faszie.

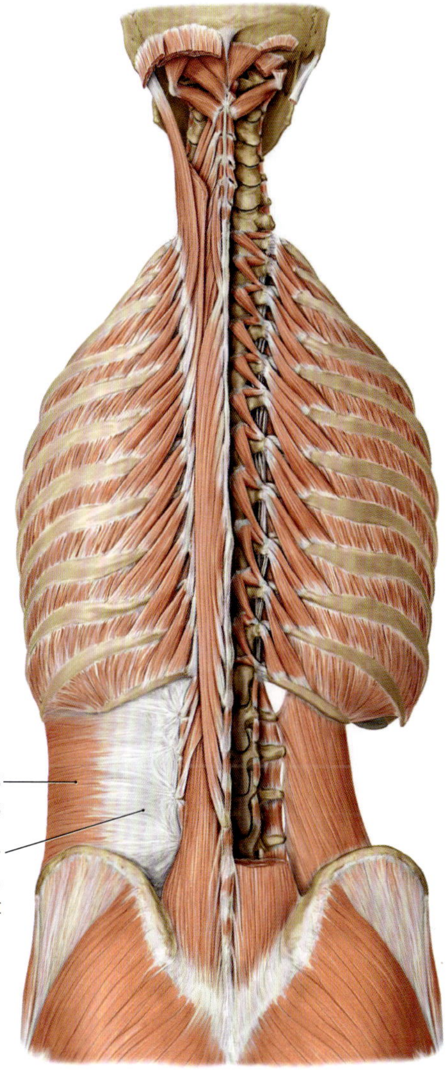

Quelle: nach Schünke M, Schulte E, Schumacher U. Prometheus. LernAtlas der Anatomie. Allgemeine Anatomie und Bewegungssystem. Illustrationen von K. Wesker und M. Voll. 6. Aufl. Stuttgart: Thieme; 2022.

Dann bildet die thorakolumbale Faszie mit dem Diaphragma, der Beckenbodenmuskulatur und dem M. transversus abdominus den Abdomino-Pelvischen „Zylinder“, der für die Intra-abdominellen Druckverhältnisse mitverantwortlich ist. Neben einer guten viszeralen Mobilität sorgen die für eine gute Viszera- und Rumpfstabilität. Bei einer guten physiologischen Ausgangslage verteilt sich das meiste Gewicht der Beckenorgane auf den Beckenring und es bleibt nur wenig Druck auf dem Sphinkter der Blase. Das ist ein Aspekt, den ich auch bei einer postgeburtlichen Inkontinenz zur Diskussion stellen möchte. Denn es würde bedeuten, dass dem erfolgreichen Beckenbodentraining eine Kontrolle und gegebenenfalls eine Wiederherstellung der physiologischen Kräfteverteilung des Rumpfes vorausgehen sollte.

Wie schon erwähnt, entspringt die transversale Bauchmuskulatur der tiefen thorakolumbalen Faszie (▶ **Abb. 22.9**). Ihr Ansatz befindet sich unter anderem an der Rektusscheide. Dies ist ein sehr interessanter Aspekt in Bezug auf die Rektusdiastase. Da nicht ein einziger Muskel die Rektusscheide überkreuzt, halte ich es für sinnvoll, neben der

Rückbildungsgymnastik auch für eine mobile thorakolumbale Faszie zu sorgen, die quasi wie eine „Nahtzugabe" die laterale Zugkraft auf die Rektusscheide minimiert.

Fallbeispiel

Ein Fallbeispiel soll hier beschrieben werden, bei dem eine PDA Einfluss auf die Beweglichkeit der thoracolumbalen Faszie genommen hat: Vor 10 Jahren behandelte ich eine Schwangere, bei der die Geburt schon 13 Jahre zurücklag. In regelmäßigen Abständen bekam sie seit der Geburt bei einer nur kleinen Rumpfbewegung zur Seite und in die Flexion einen heftigen „Hexenschuss", der eine Aufrichtung für mehrere Tage fast unmöglich machte. Bei der Geburt bekam die Schwangere damals eine PDA, bei der der Anästhesist mehrmals ansetzen musste und es ist nach der Geburt Liquor abgetröpfelt. Meine Überlegung zu diesem Fall war damals, dass zum einen mit einer dicken Nadel durch mehrere Gewebeschichten gegangen wurde und zum anderen häufigeres Einstechen mehr Gewebe verletzt und damit die Elastizität der thorakolumbalen Faszie nachträglich eingeschränkt haben könnte, und dass nun die Belastbarkeit bei bestimmten Bewegungen negativ beeinflusst wird. Bei der Testung der Faszie stellte sich tatsächlich eine deutliche Restriktion im Bereich der Lendenwirbelsäule heraus. Das heißt, eine kraniokaudale Verschiebung des Gewebes war nicht möglich. Nach der Mobilisation der Faszie, die auch nach so langer Zeit nach einigen Behandlungen gut möglich war, ist die Frau nun seit 10 Jahren beschwerdefrei.

Blitzlicht Praxis

Die Schwangere liegt in Seitenlage mit leicht angewinkelten Beinen. Man legt die Daumen lateral direkt neben die Dornfortsätze von L 1, gibt erst einen Druck in die Tiefe, um Kontakt mit der Faszie zu bekommen und um nicht nur die Haut zu verschieben. Erst dann verschiebt man die Faszie leicht in Richtung kranial und testet damit die Elastizität. So testet man von Wirbel zu Wirbel bis L 5, ob sich die Faszie überall gleich verschieben lässt. In dem Bereich, in dem die Elastizität eingeschränkt ist, kann man den Druck so lange in Richtung kranial halten, bis das Gewebe unter den Daumen weicher wird. Anschließend wird getestet, ob die thorakolumbale Faszie in diesem Bereich elastischer geworden ist. Gegebenenfalls wiederholt man diese Technik noch einmal, um ein gutes Ergebnis zu bekommen (▸ ***Abb. 22.10****, ▸* ***Video 22.5****).*

Wichtig: Die thorakolumbale Faszie beeinflusst die Beckenbeweglichkeit in der Geburt. Sie ist mitverantwortlich für den intraabdominellen Druck und die Stabilität des Rumpfes. Sie hat Einfluss auf die Rektusdiastase. Und nach einer PDA oder Spinalanästhesie sollte man auf ihre Mobilität achten, um möglichen Rückenbeschwerden vorzubeugen.

Abb. 22.10 Mobilisation der thoracolumbalen Faszie.

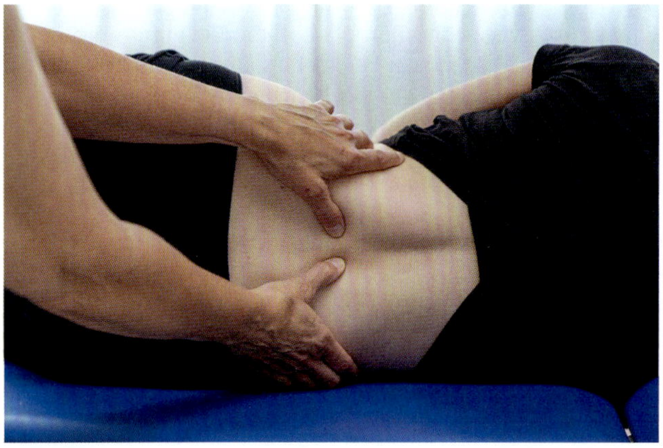

Quelle: © Kirsten Oborny/ Thieme

Video 22.5 Mobilisation der thoracolumbalen Faszie

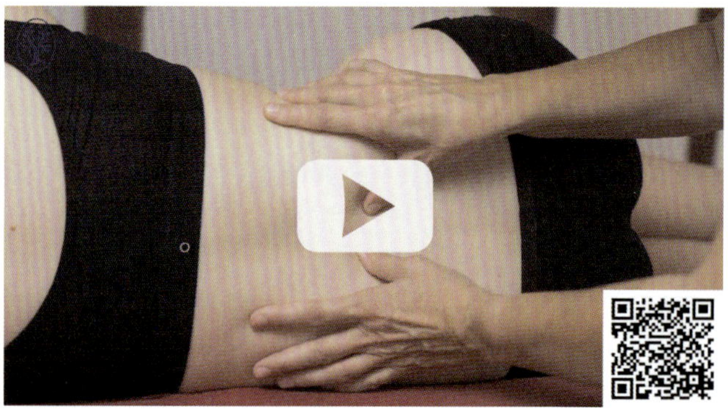

22.5 Die wichtigsten Ligamente

Die Lage des Uterus wird von seinen Bandaufhängungen wesentlich mitbestimmt und damit auch die Lage des Kindes. Neben einer freien Mobilität des Uterus, den ich in der Schwangerschaft kontrolliere, möchte ich aber auf die folgenden Bänder besonderen Bezug nehmen, weil sie vor allem für die Geburt eine sehr wichtige Rolle spielen.

22.5.1 Lig. Sacrotuberale und Lig. Sacrospinale

Lig. Sacrotuberale und Lig. Sacrospinale sind, wie der Name schon sagt, Verbindungsstrukturen zwischen dem Tuber, dem Sitzbeinhöcker und dem Sakrum bzw. Steißbein (▸ **Abb. 22.11**). Damit haben sie einen sehr großen Einfluss auf die Mobilität des Beckens in der Austrittsphase, weil sie Sakrum und Steißbein in ihrer Bewegung hemmen können! Immer wieder palpiere ich bei den Schwangeren, vor allem bei vorhergegangenen Verletzungen des Steißbeins, Restriktionen dieser Ligamente, ein- oder manchmal auch beidseitig. Meist liegen die Verletzungen durch Stürze lange zurück oder können noch nicht einmal mehr erinnert werden, ob-

Abb. 22.11 Lig. Sacrotuberale und Lig. Sacrospinale.

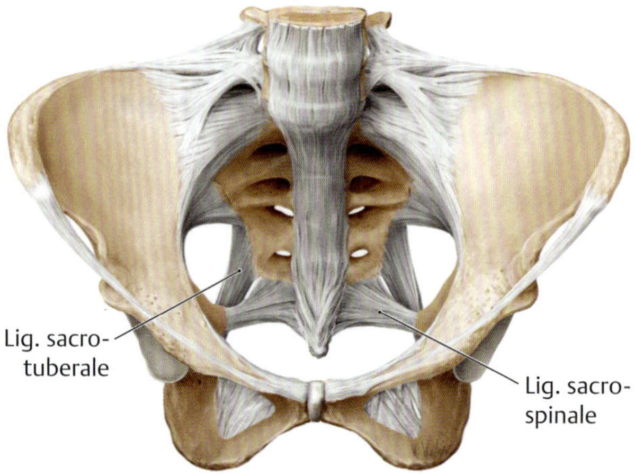

Quelle: nach Schünke M, Schulte E, Schumacher U. Prometheus. LernAtlas der Anatomie. Allgemeine Anatomie und Bewegungssystem. Illustrationen von K. Wesker und M. Voll. 6. Aufl. Stuttgart: Thieme; 2022.

wohl die Bruchstelle des Steißbeins palpierbar ist. Die Bänder behalten nach solchen Traumata oft eine erhöhte Spannung und sind teilweise fibrosiert. Sie lassen sich sehr gut osteopathisch behandeln; das beugt einer Steißbeinverletzung während der Geburt vor und erleichtert das Öffnen des Beckens für die Austrittsphase.

Fallbeispiel

Eine Schwangere kam in der 16. Schwangerschaftswoche zur Behandlung. Die erste Geburt vor 2 Jahren hatte sehr lange gedauert, eine Vakuumextraktion war nötig, und eine Steißbeinfraktur hat ihr nach der Geburt lange Beschwerden bereitet. Bei der Untersuchung war ein rechtwinklig abgewinkeltes und recht langes Steißbein zu palpieren, welches in den Geburtskanal ragte. Die ligamentären Strukturen waren sehr fest. Da die Länge des Steißbeins und dessen Winkel, der durch die erste, wohl schon vor der Geburt stattgefundene Fraktur nicht beeinflusst werden kann, ist es umso wichtiger, alle umliegenden Strukturen zu behandeln, damit diese so elastisch wie möglich die vorhandene Dysfunktion kompensieren können. Nach der Mobilisation des Beckens und vor allem der Ligg. Sacrotuberale und Sacrospinale im Abstand von 14 Tagen bis zur Entbindung ist es bei der 2. Geburt trotz der ungünstigen Position des Steißbeins zu keiner weiteren Fraktur gekommen. Sicher hat sich auch die Geburt im Vierfüßlerstand positiv ausgewirkt, da der Druck auf das Steißbein dadurch deutlich geringer ausgefallen ist als in der Rückenlage.

Blitzlicht Praxis

*In der Untersuchung des Steißbeins habe ich den Zusammenhang der oben genannten Bänder schon beschrieben. Nach der Untersuchung des Steißbeins bietet sich eine Überprüfung der Lig. Sacrotuberale und Lig. Sacrospinale an, da sie für die Mobilität von Sakrum und Steißbein eine wichtige Rolle spielen. Dafür liegt die schwangere Frau auf der linken Seite mit leicht angewinkelten Beinen. Man sitzt hinter der Frau auf der Liege mit Blick zum Kopfende. Mit der rechten Hand nimmt man mit den Fingerspitzen und mit ausgestreckten Fingern Kontakt zwischen Tuber (Sitzbeinhöcker) und Steißbein auf. Wenn man die Hand in Richtung kranial sanft einsinken lässt, spürt man die Elastizität der Bänder. Wichtig ist, nicht gegen knöcherne Strukturen zu drücken, sondern im ligamentären und muskulären Bereich zu bleiben. Ist der Widerstand sehr rigide, kann ich den Druck halten, bis die Spannung im Gewebe nachlässt. Um die Bänder der linken Seite zu testen, muss sich die Frau auf die rechte Seite legen (▶ **Abb. 22.12**, ▶ **Video 22.6**).*

22.5.2 Lig. Sacrouterinum

Das Lig. Sacrouterinum ist ein sehr festes Band und enorm wichtig für die Position und Funktion der Cervix! Ist die Spannung in einem oder beiden Bändern zu hoch, wird die Cervix nach dorsal oder lateral gezogen (▶ Abb. 22.13). Wenn sie sich nicht – wie dies physiologisch sein sollte – zentriert in der Vagina befindet, kann sich der Kopf des Kindes nicht richtig darauf einstellen und somit bleibt der Reiz auf die Oxytocinrezeptoren des Muttermundes aus. Das wiederum führt zu einer verlängerten Eröffnungsphase.

Abb. 22.12 Handhaltung zur Bändermobilisierung

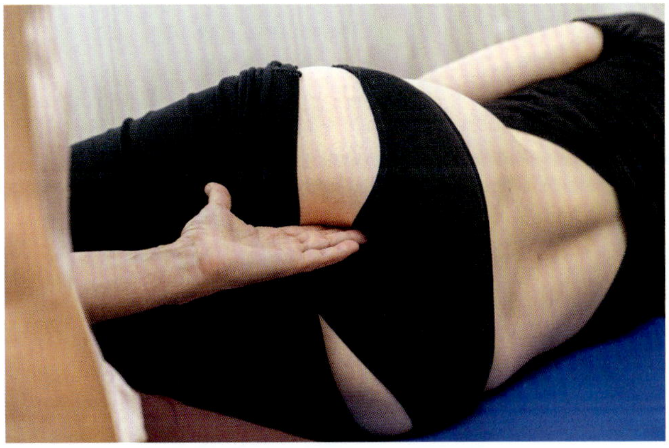

Quelle: © Kirsten Oborny/Thieme

Video 22.6 Test der Steißbeinbänder auf Elastizität.

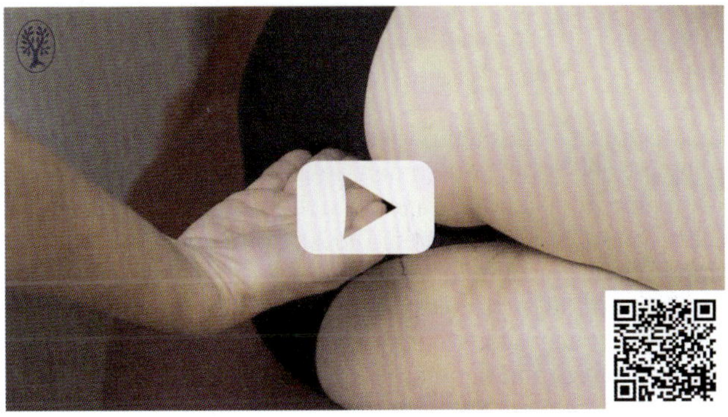

Abb. 22.13 Verlauf des Lig. Sacrouterinum.

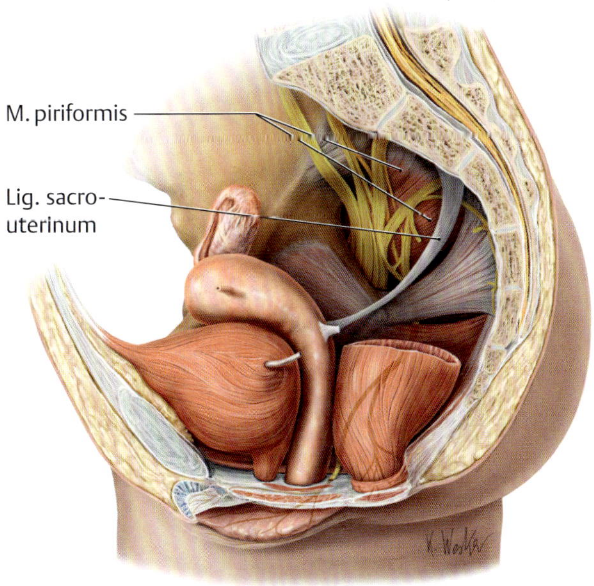

Quelle: nach Schünke M, Schulte E, Schumacher U. Prometheus. LernAtlas der Anatomie. Allgemeine Anatomie und Bewegungssystem. Illustrationen von K. Wesker und M. Voll. 6. Aufl. Stuttgart: Thieme; 2022.

Blitzlicht Praxis

Da ich nicht im Kreißsaal praktiziere, fehlt mir mit der folgenden Technik die eigene Erfahrung. Aber in meinen Kursen gebe ich den Hebammen die Empfehlung weiter, die Ligg. sacrouterina, die lateral der Cervix auf „5:00 Uhr und 7:00 Uhr" zu finden sind, intravaginal nacheinander jeweils durch einen sanften Druck so lange zu inhibieren, bis die Spannung der Bänder nachlässt, wenn die Geburt stagniert. Die Rückmeldungen dazu waren sehr positiv. Eine Hebamme ist in meinen Kurs gekommen und erzählte, sie hätte eine Kollegin, die sie immer rufen, wenn die Geburt nicht weiter geht und „die macht dann da was intravaginal", was oft hilft und das wollte sie nun auch lernen. Ich bin mir ziemlich sicher, dass es sich um diese Technik handelte.

Wichtig: Lig. Sacrotuberale und Lig. Sacrospinale müssen für die Austrittsphase entspannt und flexibel sein. Das Lig. Sacrouterinum beeinflusst die Position und Funktion der Cervix in der Eröffnungsphase der Geburt.

22.6 Die Muskeln, die das Baby bei der Geburtsbewegung unterstützen

Im Gegensatz zu allen Säugetieren muss das menschliche Baby bei der Geburt durch den Geburtskanal rotieren und es ist spannend, sich die Frage zu stellen, was dem Baby hilft, diese Rotation zu vollziehen. Die Anatomie des Beckens gibt durch seinen größeren lateralen Durchmesser im Beckeneingang und dem größeren anterior-posterioren Durchmesser im Beckenausgang den Weg vor. Der Uterus liegt leicht rechts geneigt und hat eine diagonal angeordnete Muskelfaserstruktur, die die Rotation unterstützt. Aber auch Muskeln haben Einfluss auf diesen Prozess.

Abb. 22.14 Verlauf des M. psoas major.

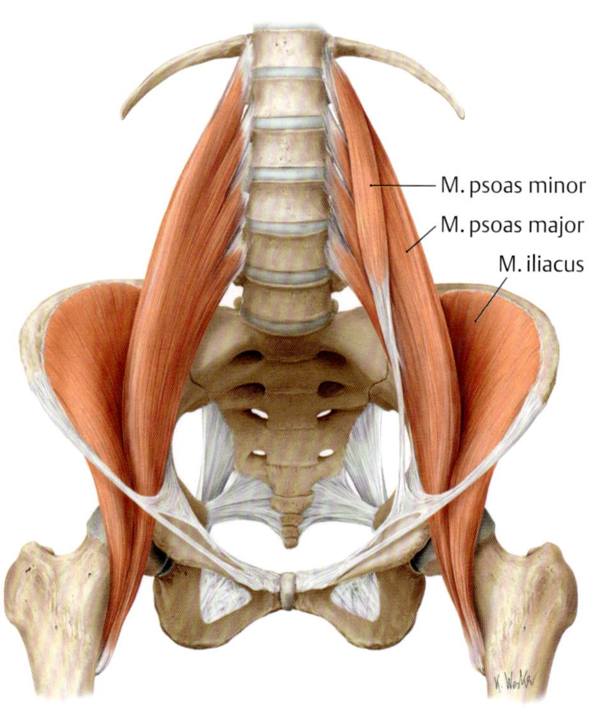

Quelle: nach Schünke M, Schulte E, Schumacher U. Prometheus. LernAtlas der Anatomie. Allgemeine Anatomie und Bewegungssystem. Illustrationen von K. Wesker und M. Voll. 6. Aufl. Stuttgart: Thieme; 2022.

22.6.1 M. psoas major

Zum Beispiel der M. psoas major, der seinen Ursprung im Bereich von TH12 bis L4 hat und am Trochanter minor femoris ansetzt (▶ **Abb. 22.14**). Er beeinflusst durch seine Form und Lage das Volumen des Beckens. Bei einem physiologisch ausgeglichenen Spannungszustand schützt er den Kopf des Babys und gibt ihm durch seine Lage einen schrägen Einstieg ins mütterliche Becken vor. Da dieser Muskel aber leider auch sehr reaktiv ist, das bedeutet, er verspannt sich schnell bei Dysfunktionen des Beckens, können Fehlspannungen den Weg des Babys ungünstig beeinflussen. Das gilt vor allem bei einem einseitig verspannten M. psoas major.

Fallbeispiel

Eine Schwangere in der 32. SSW gibt in der Anamnese an, mit dem rechten Bein ein Problem beim Anziehen der Hose zu haben. Sie kann das Bein nicht gut anheben. Der M. psoas major ist der Muskel, der für die Beinflexion hauptverantwortlich ist. Bei meiner Bitte, sich zur Untersuchung auf den Rücken zu legen, weist sie darauf hin, dass ihr in dieser Position leicht übel und schwindelig wird. Das Zwerchfell setzt mit seinen Schenkeln im Bereich TH12 bis L 1/L 2 an und hat damit teilweise den gleichen Ansatz wie der M. psoas major. Somit können sich Spannungen auf das Diaphragma übertragen. Die Vena cava kann dadurch wiederum ungünstig beeinflusst werden, da sie durch das Diaphragma führt. Wenn der venöse Rückfluss durch Fehlspannungen nicht gut funktioniert, sprechen wir vom Vena cava-Syndrom. Hier hat die Entspannung dieser Strukturen immer Vorrang, um den venösen Rückfluss zu optimieren. Erst danach ist es wichtig, weiter zu schauen, was den M. psoas major in eine unphysiologische Spannung versetzt.

Blitzlicht Praxis

Die Schwangere liegt in Rückenlage und man steht auf der linken Seite auf Taillenhöhe. Man nimmt die Hände übereinander und greift um die Frau herum und nimmt mit den Fingerspitzen Kontakt auf der rechten Seite, lateral der Wirbelsäule in Höhe L 1 auf. Dann gibt man einen Zug auf die verspannten Muskelansätze, indem man die Frau mit den übereinander gelegten Händen leicht anhebt. Damit werden die Ansätze von M. psoas major und Diaphragma gedehnt. Das Gleiche wiederholt man auf der anderen Seite. Das ist allerdings eine Technik, die Übung erfordert und nur effektiv ist, wenn sie exakt ausgeführt wird. Ich beschreibe sie hier der Vollständigkeit halber, aber im Zweifel gibt man die Frau in therapeutische Hände weiter.

22.6.2 M. piriformis

Wenn wir eine Schwangere im Schaukelgang auf uns zukommen sehen, lohnt es sich, den M. piriformis anzuschauen. Dieser Muskel verläuft von anterior des Sakrums im Bereich S2 zum Trochanter major des Femurs (▶ **Abb. 22.15**; ▶ **Video 22.7**). Bei einer Dysfunktion des Beckens versucht er, mit einem höheren Tonus das Becken zu stabilisieren. Das reduziert aber dessen Beweglichkeit und verändert auch hier, vor allem bei einer einseitigen Dysfunktion, den Raum, den das Baby zur Rotation benötigt. Übrigens geht ein verspannter M. piriformis nicht selten mit Ischiasschmerzen einher, die ins Bein ziehen, denn der N. ischiadicus verläuft quer zum Muskelverlauf unter dem M. piriformis. In meinem Praxisalltag ist eine Behandlung dieses Muskels bei Is-

Abb. 22.15 Verlauf von M. piriformis und N. ischiadicus in der tiefen Gesäßregion.

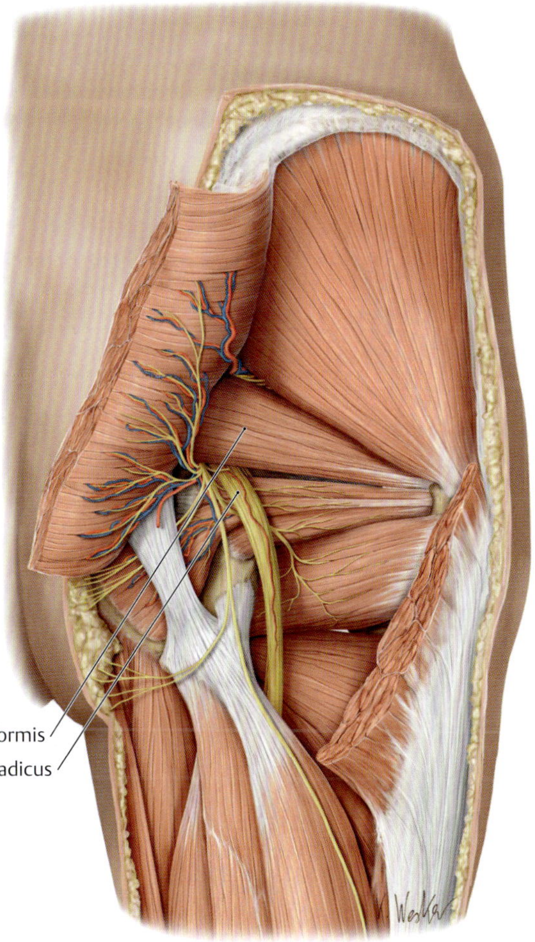

Quelle: nach Schünke M, Schulte E, Schumacher U. Prometheus. LernAtlas der Anatomie. Allgemeine Anatomie und Bewegungssystem. Illustrationen von K. Wesker und M. Voll. 6. Aufl. Stuttgart: Thieme; 2022.

Video 22.7 Test und Behandlung des M. piriformis.

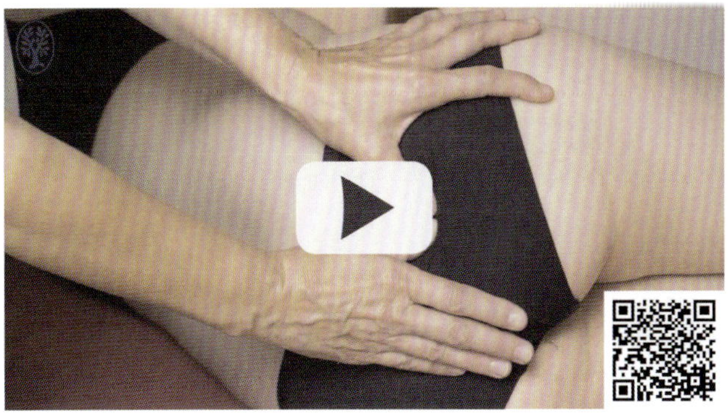

chias-Beschwerden nahezu ausnahmslos erfolgreich, soweit keine Bandscheibenerkrankungen vorliegen. Es gibt Yogaübungen, um diesen Muskel zu dehnen: wenn dabei keine Verbesserung erfolgt, gibt es auch hier osteopathische Behandlungsansätze.

22.6.3 Beckenbodenmuskulatur

Gerade der Beckenboden zeigt die Komplexität der aufeinander wirkenden Strukturen des Körpers, von denen ich mich hier aber nur auf den Einfluss der Geburt beziehen möchte.

Wie schon zum Thema der thorakolumbalen Faszie beschrieben, ist der Beckenboden ein Teil des Abdomino-Pelvischen Zylinders, der für eine optimale Druckverteilung auch im kleinen Becken mitverantwortlich ist. Bei physiologischer Spannung wirkt die Beckenbodenmuskulatur wie ein Trichter, der dem ungeborenen Baby die Richtung weist. Ein Ungleichgewicht kann zu Fehlspannungen führen, die sich negativ auf den Geburtsweg auswirken können. Ist der M. levator ani und/oder der M. obturatorius einseitig oder beidseitig in dysfunktionaler Spannung, erschwert und verlängert das den Geburtsprozess (▸ **Abb. 22.16**).

Blitzlicht Praxis

*Die Schwangere sitzt auf der Behandlungsbank, die Kniekehlen sind nahe der Bank und die Hände der Frau liegen entspannt im Schoß. Man sitzt hinter der Frau und legt die Hände so unter das Gesäß, dass die Sitzhöcker genau in den Handtellern liegen. So können die Hände möglichst entspannt wahrnehmen, ob es Spannungsungleichgewichte in der Beckenbodenmuskulatur gibt. Wenn man die Frau bittet, die Beckenbodenmuskulatur anzuspannen, sollten sich die Sitzhöcker annähern, beim Entspannen sollen sie sich wieder nach lateral bewegen. Diese Bewegung kann man mit den Händen begleiten, um auch die Wahrnehmung der Frau für ihren Beckenboden zu sensibilisieren. Für die Geburt kann man hiermit vor allem das Loslassen üben (▸ **Video 22.8**).*

Video 22.8 Test der Beckenbodenmuskulatur.

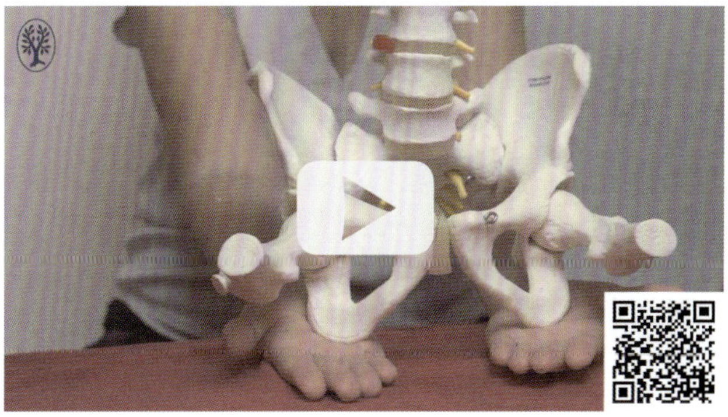

Abb. 22.16 Beckenbodenmuskulatur.

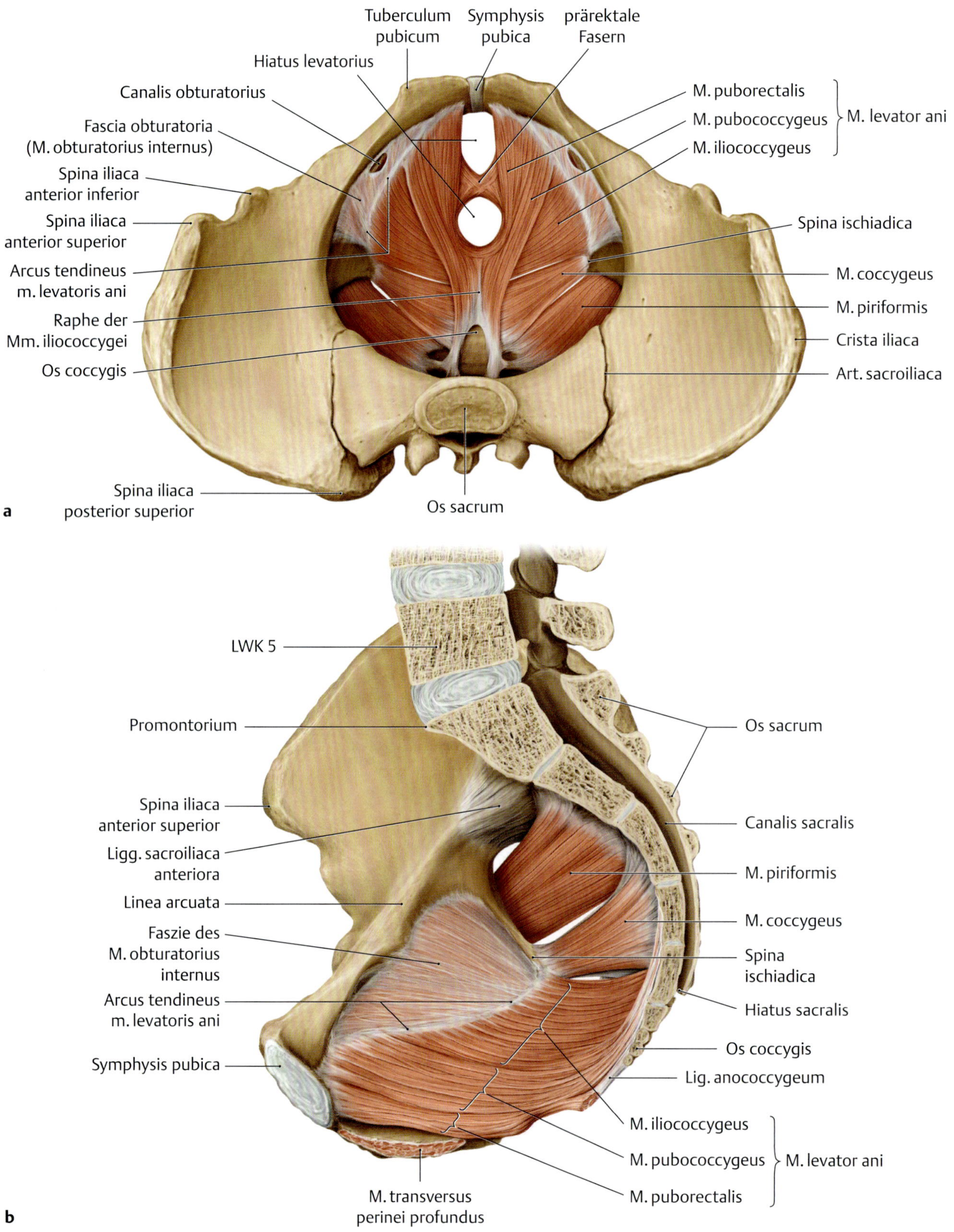

a Ansicht von cranial.

b Rechte Beckenhälfte. Ansicht von medial. *Quelle: Schünke M, Schulte E, Schumacher U. Prometheus. LernAtlas der Anatomie. Allgemeine Anatomie und Bewegungssystem. Illustrationen von K. Wesker und M. Voll. 6. Aufl. Stuttgart: Thieme; 2022.*

22.7 Schlussbemerkung

Ich hoffe, dass ich die eine oder andere Hebamme neugierig auf die mechanischen Aspekte der Geburtsvorbereitung machen konnte. Die praktischen Tipps sollen Möglichkeiten zur ersten Hilfe aufzeigen, die aber sicher leichter umzusetzen sind, wenn man entsprechende praktische Fortbildungen besucht. Auch eine mobile Behandlungsliege ist von Vorteil, um den eigenen Körper zu schonen.

Es gibt weitere Behandlungsmöglichkeiten von Schwangeren, z. B. bei Rippenschmerzen, Hyperemesis, Reflux, Nierenstau, Kopfschmerzen etc., die in meinem Arbeitsbereich mit abgedeckt werden können, aber ein umfangreicheres, therapeutisches Studium erfordern. Die in diesem Kapitel beschriebenen Techniken sollen ein Einstieg in dieses Thema sein und für die Notwendigkeit der Prävention sensibilisieren. Wenn Techniken nicht von Erfolg gekrönt sind, ist es sinnvoll, die schwangeren Frauen in therapeutische Hände weiterzuverweisen.

Als ein großer Fan von Vernetzung habe ich neben dem Unterricht bei meinen Dozent*innen, sowohl in der Zusammenarbeit mit Hebammen und Gynäkolog*innen als auch in meinen Fortbildungen für Hebammen, viel darüber lernen können, was die schwangeren Frauen brauchen. Und ich halte es für wünschenswert, durch diesen Austausch dafür zu sorgen, werdende Mütter möglichst gut auf eine physiologische Geburt vorzubereiten und den Babys den ersten Schritt auf die Welt zu erleichtern. Es wäre sehr erfreulich, wenn dieses Kapitel ein Baustein dazu sein kann.

22.8 Literatur

[28] Corts M. Anatomie für Osteopathen. Stuttgart: Thieme; 2019

[29] Klein P, Sommerfeld P. Biomechanik der menschlichen Gelenke. München: Elsevier; 2012

[30] Riedl KH, Schleupen A. Osteopathie in der Frauenheilkunde. München: Elsevier; 2010

[31] Liem T, Dobler TK. Leitfaden Osteopathie Parietale Techniken. München: Elsevier; 2005

[32] Calais-Germain B, Pares NV. Das bewegte Becken. Hannover: Elwin Staude Verlag; 2018

[33] Schünke M, Schulte E, Schumacher U, Voll M, Wesker K. Prometheus Lernatlas der Anatomie, Hals und innere Organe. Stuttgart: Thieme; 2005

[34] Schünke M, Schulte E, Schumacher U, Voll M, Wesker K. Prometeus Lernatlas Anatomie, Allgemeine Anatomie und Bewegungssystem. Stuttgart: Thieme; 2005

[35] Barral JP. Viszerale Osteopathie in der Gynäkologie. München: Elsevier; 2004

[36] Meert GF. Das Becken aus osteopathischer Sicht. München: Urban und Fischer; 2007

[37] Liem T, Schleupen A, Altmeyer P, Zweedijk R. Osteopathische Behandlung von Kindern. Stuttgart: Hippokrates; 2010

[38] Molinari R. Mitschriften von Barbara Fisahn aus Fortbildungsseminaren zwischen 2010 und 2019

Sachverzeichnis

Die **halbfetten** Seitenzahlen verweisen auf Haupttextstellen.

A

B

C

H

I

J

K

Q

R

S

W

X

Z